カラー図解

人体の正常構造と機能

1	呼吸器
2	循環器
3	消化管
4	肝・胆・膵
5	腎・泌尿器
6	生殖器
7	血液・免疫
8	内分泌
9	神経系(1)
10	神経系(2)
11	運動器

カラー図解

人体の正常構造と機能

改訂第5版

STRUCTURE, FUNCTION AND MATERIALS OF THE HUMAN BODY

総編集
坂井建雄
河原克雅

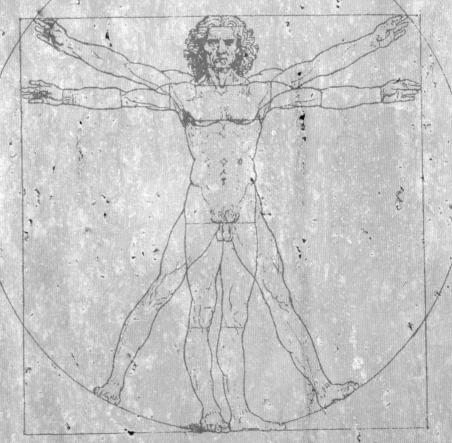

日本医事新報社

執筆者

初版から第5版までの執筆者（執筆順, 肩書は2024年時点のもの）

牛木辰男
新潟大学学長
顕微解剖学

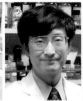
小林弘祐
北里大学名誉教授
呼吸器内科学

大谷修
富山大学名誉教授
解剖学

堀尾嘉幸
札幌医科大学名誉教授
薬理学

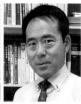
千田隆夫
岐阜大学教授
解剖学

横山詩子
東京医科大学主任教授
生理学

河原克雅
北里大学名誉教授
生理学

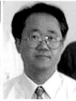
佐々木克典
信州大学名誉教授
組織発生学

飯野哲
福井大学教授
解剖学

杉田誠
広島大学教授
口腔生理学

酒井秀紀
富山大学教授
薬物生理学

浅野真司
立命館大学教授
分子生理学

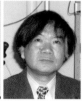
泉井亮
元 弘前大学教授
生理学

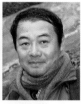
妹尾春樹
秋田大学名誉教授
細胞生物学

金田研司
元 大阪市立大学教授
解剖学

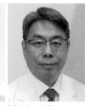
池田一雄
大阪公立大学副学長
機能細胞形態学

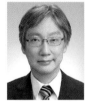
安田宏
聖マリアンナ医科大学
教授 消化器病学

眞嶋浩聡
自治医科大学さいたま医療
センター教授 消化器内科学

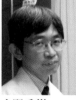
大野秀樹
東京女子医科大学足立医療
センター講師 消化器内科学

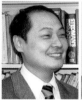
坂井建雄
順天堂大学特任教授
解剖学・医史学

市村浩一郎
順天堂大学教授
解剖学

安西尚彦
千葉大学教授
腎生理学

年森清隆
千葉大学名誉教授
生殖生物医学

川内博人
元 北里大学講師
産婦人科学

若山友彦
熊本大学教授
生体微細構築学

松村謙臣
近畿大学教授
産婦人科学

山本一彦
東京大学名誉教授
アレルギー・リウマチ内科学

松村讓兒
杏林大学客員教授
解剖学

多久和陽
金沢大学名誉教授
生理学

萩原清文
JR東京総合病院主任医長
リウマチ・膠原病科

梶博史
近畿大学主任教授
再生機能医学

河田光博
京都岡本記念病院
臨床検査科

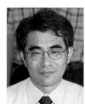
稲瀬正彦
近畿大学名誉教授
生理学

小林靖
防衛医科大学校副校長・
医学教育部長 解剖学

久野みゆき
元 大阪市立大学准教授
分子細胞生理学

安藤啓司
神戸大学教授
生理学

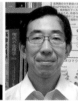
杉原泉
大東文化大学特任教授／東京
科学大学名誉教授 神経生理学

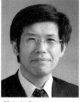
秋田恵一
東京科学大学教授
臨床解剖学

橙野陽幸
京都府立医科大学教授
細胞生理学

宮本賢一
龍谷大学教授
病態栄養学

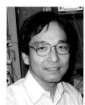
小西真人
東京医科大学アドミッション
センター特任教授 細胞生理学

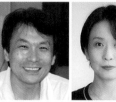
工藤宏幸
元 順天堂大学准教授
解剖学

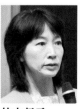
瀬川博子
徳島大学教授
栄養学・食理学

林由起子
東京医科大学主任教授
病態生理学

第5版の序

　本書の初版は2008年に刊行され，解剖学と生理学の高度な内容をやさしく学べる教科書として，多くの方たちに迎え入れられました。その後，2012年に第2版，2017年に第3版，2021年に第4版が出版され，今回の第5版は4年ぶりの改訂となります。

　解剖学と生理学は，けっして難しい学科ではありません。人体という1つの対象を，構造と機能という別の側面から眺めるもので，2つの学科の間には深い関連があります。そういった構造と機能の関連，全身の器官系の間の関連が見えてくると，これほど分かりやすく面白いものはありません。そしてこのアプローチは，細胞生物学や分子生物学の進歩とともに，また発展した臨床医学との関連においても，さらに重要になってきています。とはいえ，これまでの教科書は，解剖学と生理学が別々に編集されているために，相互の関連が分かりにくいという欠点がありました。

　本書のもとになった『カラー図解　人体の正常構造と機能』シリーズ全10巻は，人体の構造と機能を臓器ごとにまとめて編集し，それぞれの分野で先端的な研究を行っている解剖学と生理学に造詣の深い専門家が協力して執筆しました。シリーズ全体の監修は坂井と河原が行いました。幸いにも読者の支持を得て，これまでの総発行部数は25万部にのぼります。今回の改訂においても，新たに数名の執筆者に加わっていただき，最新の知見に基づいて内容を更新しました。その一方で，初版からの特長である読みやすさは堅持し，初学者にとってより一層分かりやすい教科書を目指しました。

　本書の特色は，ページを開いてすぐに分かるように，フルカラーの図解を中心に構成されていることと，1項目を1見開きにおさめて解説していることです。各項目は，図解に沿って人体の構造を学び，その構造がどのような機能を果たしているのか，さらにその構造や機能を支えている物質は何かということを，順を追って関連づけながら学んでいけるよう配列してあります。精妙に構築され機能している人体の世界を，総合的な視野から眺めていただきたいと思います。

　多くの方たちが，本書を通して解剖学と生理学の面白さと奥深さを学び，より高度な医学の学習に役立ててくれることを願っています。

2025年1月

著者を代表して　坂井建雄・河原克雅

CREDITS

● 執筆協力
山田貴穂（新潟大学大学院医歯学総合研究科）　第1章
伊藤千鶴（千葉大学大学院医学研究院）　第6章

● イラストレーション
二階堂聡明　第1～11章
鈴木眞理子　第9～11章
服部知徳　　第6, 7, 9章

● 写真提供

第1章
13 21	副鼻腔CT・喉頭鏡	新潟大学医学部耳鼻咽喉科
24	気管支樹の鋳型標本	SPL/PPS
25 103	気管支鏡・胸部X線	厚生連 村上総合病院
42	肺胞毛細血管の鋳型標本	大谷　修（富山大学医学部解剖学）
100	胸部X線	新潟大学医学部放射線科
95 96 97	胸部MRI	多田信平（駿河台クリニック画像診断センター）

第2章
8 9 10	胸部X線写真	河合祥雄（順天堂大学医学部循環器内科）
31 32	心筋の電顕像	坂井建雄（順天堂大学医学部解剖学）
66	大腿部プラスティネーション標本	坂井建雄（順天堂大学医学部解剖学）
72 73	膵臓の毛細血管電顕像	坂井建雄（順天堂大学医学部解剖学）
74	毛細血管の"窓"の電顕像	望月洋一（札幌医科大学附属がん研究所）
76	腎糸球体の毛細血管電顕像	坂井建雄（順天堂大学医学部解剖学）
78	肝臓の洞様毛細血管電顕像	Pietro Motta, SPL/PPS

第3章
24 31 36	食道・胃のX線造影像	多田信平（駿河台クリニック画像診断センター）
33 34 44 68	食道・胃・小腸粘膜の光顕像	城倉浩平（信州大学医学部解剖学）
45	胃粘膜の電顕像	高橋　元（弘前大学医学部解剖学）
55	胃潰瘍粘膜の電顕像	Pietro Motta, SPL/PPS
55	胃潰瘍粘膜の光顕像	伊藤隆明（熊本大学医学部機能病理学）
55 61	内視鏡像および術中写真	加藤高明（日本大学医学部第三外科）
57	*Helicobacter pylori* の電顕像	A.B. Dowsett, SPL/PPS
58 113	腹部CT像	小菅宇之（横浜市立大学附属市民総合医療センター）
63 100	胆管造影・注腸二重造影像	小菅宇之（横浜市立大学附属市民総合医療センター）
69	小腸粘膜の電顕像	S. Cinti, CNRI/SPL/PPS
75	吸収上皮細胞の電顕像	坂井建雄（順天堂大学医学部解剖学）

第4章
2	腹部CT像	加藤高明（日本大学医学部第三外科）
9	肝臓の血管鋳型標本	加藤　征（東京慈恵会医科大学解剖学）
12	胆管周囲毛細血管叢	大塚愛二（岡山大学医学部解剖学）
15	肝細胞索の光顕像	広橋一裕（大阪市立大学医学部第二外科）
20	星細胞（上）	和氣健二郎（ミノファーゲン製薬）
21	クッパー細胞の電顕像（下）	Pietro Motta, SPL/PPS
25 26 28 29	肝病理組織の光顕像	若狭研一（大阪市立大学医学部付属病院病理部）
42	ミトコンドリアの電顕像	若林　隆（名古屋大学医学部解剖学）
56	肝組織の光顕像（脂肪肝）	須田耕一（順天堂大学医学部病理学）
60	CTで見た皮下脂肪と内臓脂肪	宮崎　滋（東京逓信病院内分泌・代謝内科）
77	膵島の電顕像	坂井建雄（順天堂大学医学部解剖学）

第5章
7	静脈性腎盂造影	長谷川倫男（東京慈恵会医科大学泌尿器科）
8	CT画像；L2横断面	加藤高明（日本大学医学部第三外科）
59	腎動脈造影	藤目　眞（順天堂大学医学部泌尿器科）
89	膀胱壁の断面	東京医科歯科大学解剖学教室
90	移行上皮の電顕像	臼倉治郎（名古屋大学医学部解剖学）
96	CT画像；馬蹄腎	木村　明（東京共済病院泌尿器科）

第6章
6	ヒト受精卵	KH Kjeldsen, SPL/PPS

6 73 受精後30日および50日のヒト胚子	小泉憲司	(順天堂大学医学部解剖学)
47 48 50 子宮内膜・頸管内膜の光顕像	金井督之	(北里大学医学部産婦人科学)
51 コルポスコピー像	金井督之	(北里大学医学部産婦人科学)
90 91 乳腺の光顕像・透過電顕像	土屋眞一	(長野県がん検診・救急センター検査部)

第7章

4 各種血液細胞の光顕像	押味和夫	(順天堂大学医学部内科)
8 105 骨髄および脾洞の走査電顕像	牛木辰男	(新潟大学大学院医歯学総合研究科)
11 赤血球の走査電顕像	Andrew Syred, SPL/PPS	
23 血小板の走査電顕像	新潟大学大学院医歯学総合研究科・顕微解剖学分野	
35 血栓の走査電顕像	Susumu Nishinaga, SPL	
37-42, 59-62, 64 白血球の透過電顕像	榎本康弘	(慶應大学医学部病理学)
100 リンパ濾胞の光顕像	牛木辰男	(新潟大学大学院医歯学総合研究科)
103 腹部CT像	加藤高明	(日本大学医学部第三外科)

第8章

12 13 下垂体の光顕像・透過電顕像	塩田清二	(昭和大学医学部解剖学)
24 36 甲状腺および副甲状腺の光顕像	深山正久	(東京大学医学部人体病理学)
25 甲状腺濾胞の透過電顕像	石村和敬	(徳島大学医学部解剖学)
43-45 副腎皮質の透過電顕像	石村和敬	(徳島大学医学部解剖学)
46 47 副腎髄質の透過電顕像	小林　繁	(元名古屋大学医学部解剖学)

第9章

6 神経線維の透過電顕像	牛木辰男	(新潟大学大学院医歯学総合研究科)
101 プルキンエ細胞	牛木辰男	(新潟大学大学院医歯学総合研究科)
110 頭部MRI	多田信平	(駿河台クリニック画像診断センター)
124 脳機能イメージング画像	菅野　巖	(秋田県立脳血管研究センター)

第10章

70 眼底写真	大野京子	(東京医科歯科大学眼科)
74 網膜の光顕像	東京医科歯科大学医学部組織実習標本	
96 107 コルチ器および平衡砂の走査電顕像	牛木辰男	(新潟大学大学院医歯学総合研究科)
117 味蕾の光顕像	Astrid & Hanns-Frieder Michler, SPL/PPS	
120 表皮の光顕像	熊谷二朗	(東京医科歯科大学人体病理学)

第11章

33 神経筋接合部の走査電顕像	出崎順三	(愛媛大学医学部機能組織学)

● 図版引用

第1章

50 Morgan, TE : Pulmonary surfactant. *N. Engl. J. Med.* 284 ; 1185, 1971

55 65 Rahn, H & Fenn, WO : *A Graphical Analysis of the Respiratory Gas Exchange* ; The O_2-CO_2 diagram. The American Physiological Society, 1955

56 Wagner, PD : *Regulation of Ventilation and Gas Exchange 8* ; Measurement of the distribution of ventilation-perfusion ratios. Academic Press, 1978

59 West, JB : *Ventilation/Blood Flow and Gas Exchange*. 3rd ed., Blackwell, 1977

60 Murray, JF : *The Normal Lung*. Saunders, 1976

69 Kobayashi, H, *et al.* : Effect of the curvature of the O_2 equilibrium curve on alveolar O_2 uptake theory. *Respir. Physiol.* 83 ; 255-260, 1991

72 Arnone, A : X-ray diffraction study of binding of 2,3-diphosphoglycerate to human deoxyhemoglobin. *Nature* 237 ; 146, 1972

83 Moore, KL & Agur, AMR : *Essential Clinical Anatomy*. 2nd ed., Lippincott Williams & Wilkins, 2002

120 Mines, AH : *Respiratory Physiology*. 3rd ed., Raven, 1993

125 Hyatt, RE : Expiratory flow limitation. *J. Appl. Physiol. Environmental & Exercise Physiol.* 55 ; 1-8, 1983

第5章

40 木村健二郎 編：腎生検から学ぶ腎臓病学. 診断と治療社, 1998, p.12 (改変)

第8章

21 Sassin JF, *et al.* : Human prolactin 24 hr pattern with increased release during sleep. *Science* 177 ; 1205-1207, 1972 (改変)

51 本間研一：標準生理学, 第5版, p.881, 医学書院, 2000 (改変)

第9章

23 驚異の小宇宙・人体Ⅱ脳と心1『進化』, 日本放送出版協会, 1993, p.74

CONTENTS

1　呼吸器　〈牛木辰男・小林弘祐〉

呼吸器系の概観
- 2　酸素は体内に貯蔵できないので，絶えず供給し続けなければならない

鼻腔
- 4　鼻腔は8つの骨と軟骨で囲まれている
- 6　鼻腔は鼻中隔と鼻甲介で仕切られ，粘膜が発達している
- 8　4つの副鼻腔が鼻腔に開口している

喉頭
- 10　多くの軟骨が靱帯・筋で連結され，喉頭を形づくる
- 12　6種の内喉頭筋が軟骨を動かすことにより，発声を調節する

気管・気管支
- 14　気管(支)は2分岐を繰り返しつつ次第に細くなり，肺胞に至る
- 16　気管支の枝はそれぞれ一定の領域に分布して，肺葉と肺区域を形づくる
- 18　気道内腔を覆う粘液は，線毛の働きで口側へ向かって流れている

呼吸器系の発生
- 21　下気道は食道と同じく前腸に由来する
- 27　肺の発生過程は，外分泌腺の発生過程によく似ている

肺胞とガス交換
- 22　肺胞の総表面積はテニスコートの半分ほどの広さを持つ
- 24　肺胞上皮はきわめて薄く，ここをガスが拡散してゆく
- 26　血管内皮細胞と肺胞上皮細胞を隔てて，血液と空気が出会う
- 28　表面活性物質が肺胞を虚脱から守る
- 30　肺胞でのガス交換は拡散による

換気と血流
- 34　ガス交換の効率は，換気と血流のバランスによって決まる
- 36　重力などのために換気血流比の不均等が生じる
- 38　低酸素血症の原因は低換気，拡散障害，シャント，換気血流比不均等分布

血液によるガス運搬
- 40　ヘモグロビン1分子は酸素4分子と結合できる
- 42　血液のpH低下やCO_2増加は，ヘモグロビンから酸素を離れやすくする
- 44　CO_2の大部分は血漿HCO_3^-またはカルバミノ化合物として運搬される

呼吸による酸塩基調節
- 46　肺からのCO_2排出は酸塩基調節にとって重要である
- 48　代謝に伴う酸塩基平衡の異常は呼吸により速やかに代償される

肺循環
- 50　肺の機能血管は肺動脈，栄養血管は気管支動脈である
- 52　肺循環は広大な毛細血管床を持つ低圧系である
- 54　肺の間質に出た水はリンパ管を通って排液される

肺と呼吸運動
- 56 呼吸運動は肺の大きさを変える
- 58 肺は胸郭の中で，縦隔を除くすべてのスペースを占めている
- 60 肺の内側面は多くの構造物に接している
- 62 胸膜は肺表面と胸郭内面とを覆う閉じた袋で，内部は常に陰圧である
- 64 横隔膜は胸腔と腹腔を隔てるドーム状の横紋筋である
- 66 呼吸運動は，胸郭の変形と横隔膜の移動による
- 68 呼吸運動の中枢は脳幹にある
- 70 化学受容器が動脈血のガス分圧を監視し，呼吸を調節する

肺気量と呼吸の力学
- 72 安静時の一回換気量は0.5L程度であるが，肺活量は7〜9倍の予備を持つ
- 74 肺気量分画は圧−量曲線と呼吸筋の筋力とから決まる
- 76 努力呼吸では呼出時の気道抵抗が増大する

肺の代謝機能と防御機構
- 78 肺は代謝と感染防御にも重要な役割を果たしている

2 循環器 〈大谷修・堀尾嘉幸・千田隆夫・横山詩子〉

循環器系の概観
- 82 循環器系は血液を運ぶ回路で，1分間で全血液が一巡する

心臓
- 84 心臓は第2〜第5肋間の高さで，縦隔の大半を占める
- 86 心臓は袋状の心膜に覆われ，その中を滑らかに動く
- 88 X線写真で心臓・大血管の輪郭は6つのカーブを描く
- 90 4つの部屋，4つの弁が2系統のポンプを構成する
- 92 心臓の弁は圧の変化によって開閉し，血液の逆流を防ぐ
- 94 洞房結節に生じたインパルスは，刺激伝導系を通って心室に伝えられる
- 96 心臓活動の5つのステージを心電図と心音図でモニターする
- 100 心電図の異常は，波の高さ（電位）と間隔（リズム）にあらわれる
- 102 心臓活動の調節(1) ハードウエア；ポンプとしての心臓
- 104 心臓活動の調節(2) ソフトウエア；自律神経によるコントロール

心筋の興奮と収縮
- 106 多数の心筋細胞が特有の接着構造でつながり，心筋線維をつくる
- 110 心筋の活動電位とイオンチャネル──長い脱分極相が特徴
- 112 心筋収縮のメカニズム──Ca^{2+}が収縮の抑制機構をはずす

全身の動静脈
- 114 大動脈は体循環の本幹である
- 116 冠状動脈は心臓を栄養する機能的終動脈である
- 118 外頸動脈は頭蓋の外の構造を栄養する

CONTENTS

- 120 内頸動脈は椎骨動脈とともに頭蓋内(脳)を養う
- 122 脳の静脈は主に硬膜静脈洞に集められ，内頸静脈に注ぐ
- 124 上腕動脈の枝と橈骨動脈・尺骨動脈の反回枝が肘周囲に動脈網をつくる
- 126 橈側皮静脈は腋窩静脈に，尺側皮静脈は上腕静脈に注ぐ
- 128 胸大動脈の枝は胸壁と横隔膜，気管支・食道に分布する
- 130 胸腹壁の静脈は奇静脈に集められ，上大静脈に注ぐ
- 132 腹大動脈の枝は消化器と泌尿生殖器に分布する
- 134 消化管，胆・膵・脾の血液は門脈に集められ，肝臓に入る
- 136 内腸骨動脈の枝は骨盤内臓・骨盤壁・殿筋に分布する
- 138 大腿動脈は枝分かれしながら下肢全体を栄養する
- 140 四肢の皮静脈は，深部を走る伴行静脈と吻合している
- 142 血管の壁は毛細血管を除き3層構造である

毛細血管・リンパ系
- 144 毛細血管は血液と組織の間での物質交換の場である
- 146 毛細血管網は各器官の機能に応じて様々に形を変える
- 148 毛細血管から漏出した蛋白質は，組織間液とともにリンパ管に回収される
- 150 特定の領域のリンパは特定のリンパ節に注ぐ
- 152 リンパ液は血流に戻る前にリンパ節で濾過される

循環動態の調節
- 154 細動脈が末梢血管抵抗を，静脈系が心臓への還流量を決める
- 156 血圧の調節機構(1) ホルモンによる全身性調節
- 158 血圧の調節機構(2) 血管の局所性調節
- 160 血圧の調節機構(3) 自律神経による調節
- 162 血管平滑筋収縮の分子機構——受容体刺激によりCa^{2+}が動員される
- 164 局所循環は各組織の要求に合うように作られている

循環器系の疾患
- 166 循環器系の異常はあらゆる臓器に影響を及ぼす

心臓・大血管の発生
- 168 心内膜筒はS字状に弯曲し，将来の心室と心房を形づくる
- 170 心内膜床を軸として中隔と房室弁が形成され，心臓を4つの部屋に分ける
- 172 右静脈洞角と原始肺静脈はそれぞれ心房に合体してその後壁をつくる
- 174 らせん状のドテが大動脈路と肺動脈路を分ける
- 176 3対の咽頭弓動脈が生後まで残り，肺動脈，大動脈弓およびその枝をつくる
- 178 出生時，胎児循環に激変が起こる

3　消化管　〈河原克雅・佐々木克典・飯野哲・杉田誠・酒井秀紀・浅野真司〉

消化管の概観
- 182 消化管は外界に開いた中空の管で，口から肛門まで長さ9mに及ぶ

184 消化管は食物を低分子の栄養素に分解し，細胞が利用できる形に変える
186 消化とは，酵素により食物を加水分解する化学反応である

顎・口腔
188 顎関節は上下2段の関節腔を持ち，下顎を自由に動かす
190 4つの咀嚼筋が下顎を閉じ，前後左右のすり合わせ運動を行う
192 舌は多数の筋からなる筋性器官である
193 3種の大唾液腺と多数の小唾液腺が口腔内に唾液を分泌する
194 唾液腺には粘液細胞と漿液細胞があり，自律神経により分泌が調節される

咽　頭
196 咽頭は横紋筋の管で，気道と消化管が交叉する
198 口腔の筋と咽頭の筋が順序よく働いて，食塊を食道へ送り込む

食　道
200 食道は気管と脊柱に挟まれて下行し，横隔膜を貫いて腹腔に出る
202 蠕動により，逆立ちしていても食塊は胃に送られる
204 食道の静脈は上大静脈と門脈の吻合路となる

胃
208 胃は心窩部付近にあり，腹膜でゆるく固定されている
210 平滑筋による蠕動運動は，胃内容を撹拌して少量ずつ送り出す
212 胃の粘膜は，びっしりと並んだ胃腺でできている
214 固有胃腺は4種類の細胞がトンネル状に並び，胃液を分泌する
216 酸分泌細胞のプロトンポンプが胃酸（HCl）を分泌する
218 胃液の分泌は迷走神経と局所ホルモンによって調節される
220 胃粘膜は粘液のバリアーで自らを守る

小　腸
222 十二指腸の大半は後腹壁に固定されている
224 小腸内壁の表面積はバレーボールのコートより広い
226 腸管は豊富な壁在神経叢を持ち，自律的に蠕動と分泌を調節する
228 絨毛を構成する吸収上皮細胞は24時間で新しい細胞に入れ替わる
230 微絨毛の膜が最終的な消化吸収の場である

栄養素の消化と吸収
232 3大栄養素の消化は加水分解，吸収は小腸粘膜細胞の膜輸送である
234 炭水化物は単糖に分解され，Na^+とともに細胞内に入る
236 蛋白質はジペプチドやアミノ酸に分解され，それぞれの輸送体で吸収される
238 脂質は胆汁酸の助けを借りて粘膜表面に運ばれ，単純拡散で吸収される
240 腸管に入った水の98％は吸収される
242 ビタミンの多くは生体内で合成できないため，食物から摂取しなければならない

大　腸
244 結腸のうち横行結腸とS状結腸のみが間膜を持つ
246 回腸末端が盲腸内に突出して弁となり，逆流を防ぐ
247 直腸の下1/3は漿膜を欠き，周囲臓器と直に接する

620 海馬は記憶の形成に関わる
622 扁桃体は情動と本能行動の統合中枢である
624 脳幹からの上行性投射が意識水準を調節している

運動系
626 運動機能は複数の中枢により階層的に制御されている
628 脊髄は運動における下位中枢である
630 姿勢制御，眼球運動の中枢は脳幹にある
632 錐体路が運動指令を脊髄に伝える
634 基底核の損傷により特異な運動障害が生じる
636 小脳皮質には規則的な神経回路が存在する
638 小脳は感覚情報と運動指令を統合し，運動を調節する

脳・脊髄を包む構造
640 脳と脊髄は3重の被膜で包まれ，髄液中に浮かんでいる
642 髄液は中枢神経系を物理的・化学的に保護している

脳循環
644 大脳への血液供給は，大部分を内頸動脈が担っている
646 脳幹と小脳は椎骨・脳底動脈から血液供給を受ける
648 神経細胞は虚血にさらされると容易に死滅する

神経系の発生
650 脳・脊髄は神経管から形成される
652 神経堤細胞が遊走して脊髄神経節，自律神経節をつくる

10 神経系2 末梢神経系の構造・自律神経機能・感覚系 〈久野みゆき・安藤啓司・杉原泉・秋田恵一・樽野陽幸〉

脊髄神経
656 脊髄神経は椎間孔を出るとすぐに前枝と後枝に分かれる
658 後枝は体壁の背側，前枝は体壁の腹側および体肢に分布する
660 頸神経叢の枝は，頸部の皮膚，舌骨下筋群，横隔膜に分布する
662 腕神経叢の枝は上肢に分布する
664 筋皮神経は上腕の屈筋，正中神経は前腕の屈筋，尺骨神経は手の小筋を支配する
666 橈骨神経は上腕と前腕のすべての伸筋を支配する
668 腰神経叢の枝は，下腹部と大腿前面に分布する
670 仙骨神経叢の枝は，殿部・大腿後面・下腿・足に分布する
672 坐骨神経は人体最大の神経で，その枝は足底にまで及ぶ

自律神経
674 自律神経は内臓・血管・腺を支配する
676 胸部内臓は，幹神経節を出た節後線維と迷走神経とによって支配される
678 腹部の自律神経は，腹大動脈の分枝に伴って諸臓器に至る

184 消化管は食物を低分子の栄養素に分解し，細胞が利用できる形に変える
186 消化とは，酵素により食物を加水分解する化学反応である

顎・口腔
188 顎関節は上下2段の関節腔を持ち，下顎を自由に動かす
190 4つの咀嚼筋が下顎を閉じ，前後左右のすり合わせ運動を行う
192 舌は多数の筋からなる筋性器官である
193 3種の大唾液腺と多数の小唾液腺が口腔内に唾液を分泌する
194 唾液腺には粘液細胞と漿液細胞があり，自律神経により分泌が調節される

咽頭
196 咽頭は横紋筋の管で，気道と消化管が交叉する
198 口腔の筋と咽頭の筋が順序よく働いて，食塊を食道へ送り込む

食道
200 食道は気管と脊柱に挟まれて下行し，横隔膜を貫いて腹腔に出る
202 蠕動により，逆立ちしていても食塊は胃に送られる
204 食道の静脈は上大静脈と門脈の吻合路となる

胃
208 胃は心窩部付近にあり，腹膜でゆるく固定されている
210 平滑筋による蠕動運動は，胃内容を撹拌して少量ずつ送り出す
212 胃の粘膜は，びっしりと並んだ胃腺でできている
214 固有胃腺は4種類の細胞がトンネル状に並び，胃液を分泌する
216 酸分泌細胞のプロトンポンプが胃酸（HCl）を分泌する
218 胃液の分泌は迷走神経と局所ホルモンによって調節される
220 胃粘膜は粘液のバリアーで自らを守る

小腸
222 十二指腸の大半は後腹壁に固定されている
224 小腸内壁の表面積はバレーボールのコートより広い
226 腸管は豊富な壁在神経叢を持ち，自律的に蠕動と分泌を調節する
228 絨毛を構成する吸収上皮細胞は24時間で新しい細胞に入れ替わる
230 微絨毛の膜が最終的な消化吸収の場である

栄養素の消化と吸収
232 3大栄養素の消化は加水分解，吸収は小腸粘膜細胞の膜輸送である
234 炭水化物は単糖に分解され，Na^+とともに細胞内に入る
236 蛋白質はジペプチドやアミノ酸に分解され，それぞれの輸送体で吸収される
238 脂質は胆汁酸の助けを借りて粘膜表面に運ばれ，単純拡散で吸収される
240 腸管に入った水の98%は吸収される
242 ビタミンの多くは生体内で合成できないため，食物から摂取しなければならない

大腸
244 結腸のうち横行結腸とS状結腸のみが間膜を持つ
246 回腸末端が盲腸内に突出して弁となり，逆流を防ぐ
247 直腸の下1/3は漿膜を欠き，周囲臓器と直に接する

CONTENTS

- 248　肛門管は粘膜と皮膚が出会う場所である
- 249　結腸は水分を吸収して糞便を固め，直腸へ押し出す

消化管の病態
- 250　嘔吐は生理的防御反応である
- 251　蠕動運動のバランスが崩れると下痢や便秘になる
- 252　あらゆる食物抗原がアレルゲンになりうる

消化管と腹膜の発生
- 254　消化管は卵黄嚢のくびれから，1本の真っ直ぐな管として生ずる
- 256　胃と腸は回転しながらそれぞれの位置に収まる
- 258　前腸と中腸の回旋に伴い，腸間膜に大きな変化が起こる

4　肝・胆・膵　〈泉井亮・妹尾春樹・金田研司・池田一雄・安田宏・眞嶋浩聡・大野秀樹〉

腹部内臓の概観
- 262　肝・胆・膵は，胃や脾臓とともに上腹部の大部分を占める

肝臓・胆嚢
- 264　肝臓は最大の実質臓器で，横隔膜直下にある
- 266　胆嚢は肝臓の下面にあり，胆汁を貯え濃縮する
- 268　肝臓は毛細血管の塊で，多量の血液を含む
- 270　直径1 mmほどの肝小葉が無数に集まって肝臓をつくる
- 272　門脈血は類洞壁を通って肝細胞と出会い，活発な代謝が営まれる
- 274　肝臓には多くの免疫細胞が存在し，免疫器官としての働きは小さくない
- 276　肝炎は放置すればやがて肝硬変，肝癌へと進行する

代　謝
- 280　肝臓は代謝の中心的役割を担う
- 282　肝臓は糖をグリコーゲンとして貯え，必要に応じてグルコースを放出する
- 284　グルコースのエネルギー変換は解糖から始まる
- 286　異化の最終段階；ミトコンドリア内膜で大量のATPが生成される
- 288　体内の貯蔵エネルギーの大半は脂肪である
- 290　肝臓は脂肪の物流基地である
- 292　血漿蛋白質の大部分は肝臓でアミノ酸から合成される
- 294　血漿アミノ酸濃度は一定に保たれる
- 296　アルコールや多くの薬物が肝臓の酵素で代謝される
- 298　体内には3つのエネルギー貯蔵庫がある

胆　汁
- 300　肝臓は余剰コレステロールと老化赤血球から胆汁をつくる
- 302　胆汁の分泌は，小腸からのセクレチンとコレシストキニンによって促進される

膵　臓
- 304　膵臓は後腹膜に埋まっており，脊椎と大血管をまたいで脾臓に及ぶ

- 306 膵臓は多くの腺房からなる外分泌腺で，その中に内分泌細胞群が点在する
- 308 ランゲルハンス島は数種類のホルモン分泌細胞からなる内分泌組織である

膵　液
- 310 膵液には三大栄養素を分解する酵素がすべて含まれている
- 312 膵液はその分泌速度と電解質組成を巧妙に変えている
- 314 消化管ホルモンが膵液の分泌を調節している

血糖の調節
- 316 種々の調節機構によって血糖値は狭い範囲に保たれている
- 318 膵島ホルモンは互いの分泌を調節し合う
- 320 インスリンはグルコースの細胞内取り込みと利用を促進する
- 322 糖尿病はインスリンの分泌低下または作用低下によって起こる

肝・胆・膵の発生
- 324 肝・胆・膵は消化管の付属腺として発生する

5　腎・泌尿器　〈坂井建雄・河原克雅・市村浩一郎・安西尚彦〉

人体の中の腎臓
- 328 腎臓の第一の目的は，体液の恒常性を維持することである
- 330 腎臓の主な働きは5つある
- 332 腎臓は背中側で肋骨になかば隠れている
- 334 腎臓は腹膜後隙にあり，脂肪組織で守られている

腎臓の概観
- 336 腎組織は皮質と髄質に分かれ，糸球体・尿細管・血管が規則正しく並ぶ
- 338 尿細管は，その走行と上皮細胞の種類によって区分される
- 340 糸球体は皮質迷路にあり，尿細管は皮質と髄質を縦横に走る

腎小体（糸球体とボウマン嚢）
- 342 糸球体とそれを包むボウマン嚢が腎小体を作る
- 344 糸球体には3種類の細胞がある
- 346 糸球体濾過のフィルターは3層からなる
- 350 糸球体濾過は血圧を駆動力とし，血球や蛋白質を通さない
- 352 腎臓の自己調節機構により，糸球体濾過量(GFR)は一定に保たれる
- 354 腎クリアランスは，非侵襲的・定量的な腎機能解析法である
- 356 糸球体は壊れやすく，再生しない

尿細管
- 358 尿細管の上皮細胞は，分節ごとに特徴的な構造と機能を持っている(1)
- 360 尿細管の上皮細胞は，分節ごとに特徴的な構造と機能を持っている(2)
- 364 濾液中の有用な血漿成分は近位尿細管で回収される(1)
- 366 濾液中の有用な血漿成分は近位尿細管で回収される(2)
- 368 近位尿細管における再吸収の特徴は"等張性"と"制限性"である

CONTENTS

- 370 ヘンレループの下行脚と集合管で水が再吸収される
- 372 ヘンレループの対向流の働きで髄質は高浸透圧となり，尿が濃縮される

腎循環
- 374 心拍出量の20％が腎臓に入り，毛細血管を2回通る
- 376 腎臓内の動脈は典型的な筋性動脈である
- 378 傍糸球体装置は血管極周辺の細胞からなり，糸球体濾過量を調節している

水・電解質・pHの調節
- 380 体内ナトリウム量が体液量を決定する
- 382 集合管のNa^+輸送はホルモンにより調節され，体液量は一定に保たれる
- 384 利尿薬は尿細管でのナトリウムと水の再吸収を抑制する
- 386 腎臓とホルモン産生
- 388 細胞内外のカリウム分布は，不均等な状態でバランスを保っている
- 390 濾液中のK^+は近位尿細管で大量に再吸収され，集合管で分泌される
- 392 血漿Ca^{2+}濃度が低下するとPTHが分泌され，骨吸収と尿細管での再吸収を増やす
- 394 近位尿細管での無機リンの再吸収は，PTHにより抑制される
- 396 代謝によって生じた酸のため，血液は酸性に傾きやすい
- 398 尿細管はH^+を尿中に排出し，血漿pHを一定に保つ

尿管・膀胱
- 400 膀胱は腹膜直下，骨盤腔の最前部にある
- 402 尿管と膀胱の粘膜は，伸縮自在の移行上皮で出来ている
- 404 尿管と膀胱の壁は3層の筋からなり，伸縮性に富む

泌尿器系の発生
- 406 泌尿器と生殖器は同じ原基から発生する
- 408 腎臓は発生の過程で90度回転しながら上昇する

6 生殖器 〈年森清隆・川内博人・若山友彦・松村謙臣〉

生殖器の概観
- 412 生殖器は種の存続のための器官である
- 414 男女の生殖器は共通の起源から分化するが，両者の構造は大きく異なる

男の生殖器
- 418 精巣はもともと腹腔内にあった
- 420 1日3,000万個の精子が精細管で作られる
- 422 ライディッヒ細胞の産生するテストステロンが精子の形成を促す
- 424 精子は輸精路の中で何週間でも生きている
- 426 射精された数億の精子のうち，受精の場に到達するのはごく少数である
- 428 多量の血液が海綿体に流れ込むことにより，勃起が起こる

女の生殖器
- 430 卵巣・卵管・子宮はひとつづきの腹膜をかぶっている

432 卵巣は骨盤側壁にある腹腔内臓器である
434 卵細胞は，卵巣中で卵胞に包まれて育つ
436 下垂体ホルモンが卵胞を成長させ，排卵に導く
438 放出された卵子は卵管に取り込まれ，子宮に運ばれる
440 子宮は厚い平滑筋の袋で，体部は腹腔に，頸部は腟内に突出する
442 子宮体部と頸部は異なる粘膜で内張りされている
444 子宮内膜は受精卵のために毎月新しい寝床を用意する
446 月経周期は，卵巣ホルモンの分泌パターンによって支配されている
448 腟内は酸性に保たれる

骨盤底・会陰
450 筋性の隔壁が骨盤内臓器を下から支えている

妊娠・分娩
452 精子は酵素を放出して卵子の外被を突破する
454 受精卵は約280日間で急成長する
456 受精卵は卵管内を移送され，1週間後に子宮内膜に着床する
458 胚は栄養膜に包まれて子宮内膜に埋まっていく
460 人体の各器官は内・中・外の三胚葉のいずれかから作られる
462 胎児の絨毛は母体血の池に浸され，物質交換が始まる
464 胎盤はいわば万能の臓器である
466 胎児の成長に伴い，母体の全身に大きな変化が起こる
468 分娩時，子宮体部と底部は収縮し，頸管は上方へ引っぱられて開大する
470 乳腺の組織構造は妊娠中に大きく変化する

思春期と更年期
472 性ホルモンの分泌開始が思春期をもたらし，分泌低下とともに更年期に入る

生殖器の発生
474 Y染色体が性分化のスイッチを入れる
476 男の生殖管はWolff管から，女の生殖管はMüller管から作られる
478 外生殖器の性分化はステロイドホルモンによって誘導される

7 血液・免疫 〈山本一彦・松村讓兒・萩原清文〉

血液の組成
482 血液の45％は細胞成分で，そのほとんどが赤血球である

造血
484 血液細胞は骨髄でつくられる
486 すべての血液細胞は共通の幹細胞から分化する

物質輸送；赤血球
488 赤血球はヘモグロビンの入った弾力性に富む袋である
490 エリスロポエチンは酸素需要に応じて赤血球の産生を調節する

CONTENTS

- 492 赤血球は約120日で寿命を終え，脾臓で処理される
- 494 赤血球膜上の抗原が血液型を決める

止血機構；血小板と凝固因子
- 496 血管壁，血小板，凝固因子が協同して出血を止める
- 500 凝固系と線溶系のバランスが血栓の成長と溶解を調節する

生体防御(1) 食細胞と自然免疫
- 502 好中球とマクロファージが自然免疫の最前線で活躍する
- 504 好中球は真っ先に感染局所に動員される
- 506 補体は食細胞の貪食を助けるとともに，それ自身殺菌作用を持つ
- 508 炎症は，生体防御反応を肉眼レベルの現象としてとらえたものである

生体防御(2) リンパ球と適応免疫
- 512 リンパ球は血中とリンパ組織の間を循環しながら，抗原を探す
- 514 活性化した樹状細胞が適応免疫を発動させる
- 516 B細胞は，抗原特異性の異なる$10^7 \sim 10^9$種類の抗体を作りだす
- 518 病原体の種類に応じて適切なT細胞が誘導される

生体防御(3) 免疫の異常
- 524 適応免疫の過剰による組織傷害を広い意味でアレルギーと呼ぶ
- 526 自己抗原に対する免疫応答を回避する複数の仕組みがある

生体防御(4) リンパ器官
- 528 粘膜面は常に外来抗原にさらされており，粘膜関連リンパ組織が防御する
- 530 リンパ節は感染組織の抗原を集め，適応免疫応答を発動させる
- 532 白脾髄は二次リンパ組織，赤脾髄は血液濾過装置である
- 534 T細胞は胸腺で成熟する

8 内分泌 〈松村讓兒・多久和陽・梶博史〉

内分泌系の概観
- 538 ホルモンはきわめて微量で生理機能を調節する

視床下部と下垂体
- 542 視床下部と下垂体は神経内分泌を行う機能単位である
- 544 下垂体ホルモンの分泌機構は，前葉と後葉で大きく異なる
- 546 視床下部ホルモンは内分泌系の最上位ホルモンである
- 548 下垂体前葉ホルモンは，末梢内分泌腺からのホルモン分泌を促進する
- 550 成長ホルモンは，脳を除くすべての組織の成長を促進する

甲状腺・副甲状腺(上皮小体)
- 552 コロイドを満たした濾胞上皮が甲状腺ホルモンをつくる
- 554 甲状腺ホルモンはチロシンとヨウ素から合成され，コロイド中に前駆体蛋白分子として貯えられる
- 556 甲状腺ホルモンはほとんどの組織に作用して代謝を亢進させる
- 558 PTHは活性型ビタミンD，カルシトニンとともに血漿Ca^{2+}濃度を調節する

副腎
- 560 副腎は，発生起源と機能の異なる2種類の組織からなる
- 562 副腎皮質はステロイド分泌細胞，髄質はカテコールアミン分泌細胞からなる
- 564 副腎髄質の分泌するアドレナリンは，交感神経の興奮と類似の作用を及ぼす
- 566 副腎皮質ではコレステロールから3種類のステロイドホルモンがつくられる
- 568 糖質コルチコイドは代謝を調節し，ストレスに対抗する
- 570 電解質コルチコイドは腎集合管でのNa^+再吸収を促進し体液量を維持する

性腺，松果体
- 572 性ホルモンは，精巣・卵巣・副腎皮質において共通の経路で合成される

9 神経系1　中枢神経系の構造・高次神経機能・運動系　〈河田光博・稲瀬正彦・小林靖〉

神経系の概観
- 576 神経系は全身に張りめぐらされた情報ネットワークである
- 578 神経系を構成する細胞はニューロンとグリアである

神経系における情報伝達の仕組み
- 580 軸索は電気信号を伝える導線，髄鞘は絶縁被膜である
- 582 ニューロンの活動電位はNa^+とK^+によって形成される
- 584 シナプスで電気信号を化学信号に変える
- 586 ひとつの神経伝達物質が複数の受容体に働き，さまざまな応答が起きる

脳・脊髄の構造
- 588 中枢神経系は脊椎動物とともに誕生，進化してきた
- 590 脊髄の灰白質は神経細胞，白質は縦走する神経線維からなる
- 592 脊髄の後根から感覚神経線維が入り，前根から運動神経線維が出る
- 594 延髄，橋，中脳を合わせて脳幹といい，脳神経が出入りする
- 596 上行性，下行性の伝導路は脳幹内で対側に交叉する
- 598 脳神経の核は一般の運動核と知覚核に加え，特殊核を有する
- 600 小脳は系統発生学的に3区分され，各部は別々の機能を担っている
- 602 身体の位置情報や筋・腱の深部感覚は小脳核で統合される
- 604 視床は中枢神経系で最大の神経核である
- 606 視床核は下位脳と大脳皮質を連絡する中継核である
- 608 巨大化した新皮質を頭蓋内に詰め込んだため，多くのしわが生じた
- 610 新皮質は6層からなり，各層の発達の程度は部位により異なる
- 612 嗅脳と辺縁系は古い皮質からなり，大脳半球の隅に押しやられている
- 614 大脳髄質の深部にかつての運動中枢があり，錐体路系を補佐する

高次神経機能
- 616 中心溝の前方に運動野，後方に感覚野がある
- 618 連合野はさまざまな情報を統合し知的機能を営む

- 620 海馬は記憶の形成に関わる
- 622 扁桃体は情動と本能行動の統合中枢である
- 624 脳幹からの上行性投射が意識水準を調節している

運動系
- 626 運動機能は複数の中枢により階層的に制御されている
- 628 脊髄は運動における下位中枢である
- 630 姿勢制御，眼球運動の中枢は脳幹にある
- 632 錐体路が運動指令を脊髄に伝える
- 634 基底核の損傷により特異な運動障害が生じる
- 636 小脳皮質には規則的な神経回路が存在する
- 638 小脳は感覚情報と運動指令を統合し，運動を調節する

脳・脊髄を包む構造
- 640 脳と脊髄は3重の被膜で包まれ，髄液中に浮かんでいる
- 642 髄液は中枢神経系を物理的・化学的に保護している

脳循環
- 644 大脳への血液供給は，大部分を内頸動脈が担っている
- 646 脳幹と小脳は椎骨・脳底動脈から血液供給を受ける
- 648 神経細胞は虚血にさらされると容易に死滅する

神経系の発生
- 650 脳・脊髄は神経管から形成される
- 652 神経堤細胞が遊走して脊髄神経節，自律神経節をつくる

10 神経系2 末梢神経系の構造・自律神経機能・感覚系 〈久野みゆき・安藤啓司・杉原泉・秋田恵一・樽野陽幸〉

脊髄神経
- 656 脊髄神経は椎間孔を出るとすぐに前枝と後枝に分かれる
- 658 後枝は体壁の背側，前枝は体壁の腹側および体肢に分布する
- 660 頸神経叢の枝は，頸部の皮膚，舌骨下筋群，横隔膜に分布する
- 662 腕神経叢の枝は上肢に分布する
- 664 筋皮神経は上腕の屈筋，正中神経は前腕の屈筋，尺骨神経は手の小筋を支配する
- 666 橈骨神経は上腕と前腕のすべての伸筋を支配する
- 668 腰神経叢の枝は，下腹部と大腿前面に分布する
- 670 仙骨神経叢の枝は，殿部・大腿後面・下腿・足に分布する
- 672 坐骨神経は人体最大の神経で，その枝は足底にまで及ぶ

自律神経
- 674 自律神経は内臓・血管・腺を支配する
- 676 胸部内臓は，幹神経節を出た節後線維と迷走神経とによって支配される
- 678 腹部の自律神経は，腹大動脈の分枝に伴って諸臓器に至る

- 680 交感神経は身体活動の活性化に，副交感神経は身体活動の安静化に働く
- 682 自律神経の伝達物質はアセチルコリンとノルアドレナリンである
- 684 内臓は自律神経によって反射性調節を受ける
- 686 視床下部は自律神経，内分泌，体性神経の統合中枢である

脳神経
- 688 脳神経は特殊感覚線維と副交感線維を含む
- 690 動眼神経，滑車神経，外転神経は眼球運動を司る
- 692 三叉神経第1枝と第2枝は顔面の皮膚感覚を司る
- 694 三叉神経第3枝は咀嚼筋を支配する
- 696 顔面神経と舌咽神経は，分泌線維，味覚線維を含む
- 698 迷走神経は主として副交感線維からなり，胸腹部内臓に広く分布する

体性感覚
- 700 皮膚・筋・腱・関節の受容器によって生じる感覚を体性感覚という
- 702 応答特性の異なる種々の受容器が皮膚感覚を司る
- 704 体性感覚は3つのニューロンを介して大脳皮質感覚野に伝えられる

視 覚
- 706 眼球は眼筋や涙器とともに眼窩に収まり，それらの隙間を脂肪が埋めている
- 708 眼球各部の働きは，カメラの部品にたとえられる
- 710 網膜は高度に分化した神経組織である
- 712 視細胞の外節において，光は電気信号に変換される
- 714 網膜は明暗，色，形，動きをとらえる
- 716 網膜からの信号は外側膝状体を経て一次視覚野へ伝えられる

聴覚と平衡覚
- 718 鼓膜の振動は，耳小骨を介して内耳の外リンパに伝えられる
- 720 蝸牛内で音の周波数が弁別される
- 722 有毛細胞は，音の振動を感覚毛の傾きとして検出する
- 724 聴覚中枢は音の強さ，高低，音源の方向を弁別する仕組みを備えている
- 726 半規管は回転加速度の受容器である
- 728 平衡斑は重力の方向を検出する装置である
- 730 前庭覚は，姿勢と眼球の向きを制御して身体平衡を維持している

嗅覚と味覚
- 732 嗅細胞は最も原始的な感覚ニューロンである
- 734 味細胞は5つの基本味に特異的に応答する

外 皮
- 736 表皮細胞は基底層で新生し，角化しながら表層へ移動する
- 738 皮膚は生体防衛の最前線である

CONTENTS

11 運動器 〈坂井建雄・宮本賢一・小西真人・工藤宏幸・瀬川博子・林由起子〉

運動器の概観
- 742 支持する骨と動かす筋の組み合わせにより，各部の多彩な運動が行われる
- 744 体幹と四肢の骨格はそれぞれの役割に適した構造を持つ

骨格系
- 746 骨は緻密質と海綿質で構築され，丈夫さと軽さを兼ね備えている
- 748 骨組織は絶え間ない骨吸収と骨形成によって再構築される
- 750 丈夫な骨を作るためには，ホルモン，栄養，運動が必要である
- 752 骨端板における軟骨細胞の増殖が，骨を長軸方向に成長させる
- 754 関節面の形状が関節の可動性を規定する
- 756 関節運動の結果，骨の遠位端で複雑な動きが生じる

筋系
- 758 骨格筋は骨に付き，随意運動ならびに姿勢の維持に働く
- 760 筋線維は，収縮蛋白質を含む細長い細胞である
- 762 細胞内 Ca^{2+} 濃度の上昇によって分子スイッチが作動し，筋収縮が起こる
- 764 筋細胞膜の脱分極は瞬時に細胞内に伝わり，筋小胞体から Ca^{2+} が放出される
- 766 神経筋接合部ではアセチルコリンを用いたシナプス伝達が行われる
- 768 骨格筋の収縮力は神経からの刺激頻度と運動単位の数によって決まる
- 770 平滑筋は横紋筋に比べ収縮速度が遅く，張力も弱い

上肢
- 772 上肢帯は，自由上肢と体幹との間をつなぐ骨格単位である
- 774 肩関節は大きな可動域を持つが安定性に乏しく，多くの筋で補強されている
- 776 前腕は，屈伸と回外・回内の組み合わせにより自由に動く
- 778 手根の関節は，橈骨と手根骨が作る楕円関節である
- 780 ヒトの手の巧緻な運動は，母指の動きによるところが大きい
- 782 浅背筋と浅胸筋は上肢帯を保持し，肩甲骨をいろいろな方向へ動かす
- 784 肩関節の運動は，多くの筋の協同作用である
- 786 肘関節の主要な屈筋は上腕筋，伸筋は上腕三頭筋である
- 788 前腕の前面には，手の骨に付く屈筋群と，前腕骨に付く回内筋が存在する
- 790 前腕後面の伸筋群は，6つのトンネルを通って手に向かう
- 792 手の内在筋は，指の精緻な運動を行う

下肢
- 794 骨盤は体重を支え，また自由下肢を連結する
- 796 股関節は，肩関節に比べはるかに安定性が高い
- 798 膝関節は最も酷使される関節であり，半月板が存在する
- 800 足の骨はアーチ形に組み合わさり，体重を分散する
- 802 骨盤から起こる強大な筋群が直立二足歩行を可能にした
- 804 大腿の伸筋と屈筋は，股関節と膝関節の両方に作用する
- 806 内転筋群は大腿を内側に引き，直立位の維持に寄与する

- 808 足の内反・外反は，歩行にとって重要な働きのひとつである
- 810 強大な下腿屈筋のおかげで，つま先立ちができる
- 812 足底の筋は協同して足弓を維持し，体重を支える

体　幹
- 814 椎骨の形は部位ごとに特徴がある
- 816 個々の椎骨の運動はわずかでも，脊柱全体としては非常な柔軟性を持つ
- 818 胸式呼吸は肋骨の上下運動である
- 820 固有背筋は脊柱の起立と運動に働く
- 822 頸部の筋は頭部の運動と内臓機能に関与する
- 824 安静時の主要な吸息筋は外肋間筋と横隔膜である
- 826 腹壁の筋は腹部内臓を保護するとともに，腰椎の運動，呼吸運動に関わる

頭　部
- 828 15種23個の骨が主に縫合でつながり，頭蓋を構成する
- 830 表情筋はすべて第2鰓弓に由来し，顔面神経の支配を受ける

基礎知識

- 20 線毛運動
- 32 呼吸生理学の用語と基本式
- 98 心電図
- 108 膜電位
- 206 上皮組織の分類
- 278 生命活動は代謝によって支えられている
- 348 細胞結合，細胞骨格，細胞外基質
- 362 細胞膜における物質輸送
- 416 有糸分裂と減数分裂
- 498 アラキドン酸カスケードとその産物
- 510 自然免疫と適応免疫
- 511 免疫応答と種々の疾患との関係
- 520 MHC（主要組織適合遺伝子複合体）
- 522 サイトカイン
- 540 細胞内シグナル伝達系

1 呼吸器

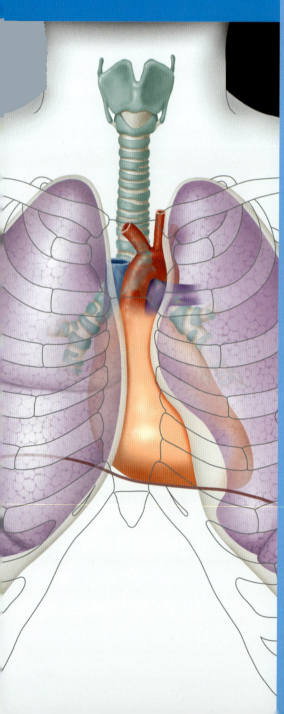

呼吸器系の概観
- 2 酸素は体内に貯蔵できないので、絶えず供給し続けなければならない

鼻腔
- 4 鼻腔は8つの骨と軟骨で囲まれている
- 6 鼻腔は鼻中隔と鼻甲介で仕切られ、粘膜が発達している
- 8 4つの副鼻腔が鼻腔に開口している

喉頭
- 10 多くの軟骨が靱帯・筋で連結され、喉頭を形づくる
- 12 6種の内喉頭筋が軟骨を動かすことにより、発声を調節する

気管・気管支
- 14 気管(支)は2分岐を繰り返しつつ次第に細くなり、肺胞に至る
- 16 気管支の枝はそれぞれ一定の領域に分布して、肺葉と肺区域を形づくる
- 18 気道内腔を覆う粘液は、線毛の働きで口側へ向かって流れている

呼吸器系の発生
- 21 下気道は食道と同じく前腸に由来する
- 27 肺の発生過程は、外分泌腺の発生過程によく似ている

肺胞とガス交換
- 22 肺胞の総表面積はテニスコートの半分ほどの広さを持つ
- 24 肺胞上皮はきわめて薄く、ここをガスが拡散してゆく
- 26 血管内皮細胞と肺胞上皮細胞を隔てて、血液と空気が出会う
- 28 表面活性物質が肺胞を虚脱から守る
- 30 肺胞でのガス交換は拡散による

換気と血流
- 34 ガス交換の効率は、換気と血流のバランスによって決まる
- 36 重力などのために換気血流比の不均等が生じる
- 38 低酸素血症の原因は低換気、拡散障害、シャント、換気血流比不均等分布

血液によるガス運搬
- 40 ヘモグロビン1分子は酸素4分子と結合できる
- 42 血液のpH低下やCO_2増加は、ヘモグロビンから酸素を離れやすくする
- 44 CO_2の大部分は血漿HCO_3^-またはカルバミノ化合物として運搬される

呼吸による酸塩基調節
- 46 肺からのCO_2排出は酸塩基調節にとって重要である
- 48 代謝に伴う酸塩基平衡の異常は呼吸により速やかに代償される

肺循環
- 50 肺の機能血管は肺動脈、栄養血管は気管支動脈である
- 52 肺循環は広大な毛細血管床を持つ低圧系である
- 54 肺の間質に出た水はリンパ管を通って排液される

肺と呼吸運動
- 56 呼吸運動は肺の大きさを変える
- 58 肺は胸郭の中で、縦隔を除くすべてのスペースを占めている
- 60 肺の内側面は多くの構造物に接している
- 62 胸膜は肺表面と胸郭内面とを覆う閉じた袋で、内部は常に陰圧である
- 64 横隔膜は胸腔と腹腔を隔てるドーム状の横紋筋である
- 66 呼吸運動は、胸郭の変形と横隔膜の移動による
- 68 呼吸運動の中枢は脳幹にある
- 70 化学受容器が動脈血のガス分圧を監視し、呼吸を調節する

肺気量と呼吸の力学
- 72 安静時の一回換気量は0.5L程度であるが、肺活量は7～9倍の予備を持つ
- 74 肺気量分画は圧-量曲線と呼吸筋の筋力とから決まる
- 76 努力呼吸では呼出時の気道抵抗が増大する

肺の代謝機能と防御機構
- 78 肺は代謝と感染防御にも重要な役割を果たしている

[基礎知識]
- 20 線毛運動
- 32 呼吸生理学の用語と基本式

overview

鼻　腔	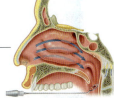	● 呼吸において鼻腔はどんな役割を果たしているか？（単なる空気の通り道ではない） ● 副鼻腔はどこにあるか？　鼻炎のあとで副鼻腔炎や中耳炎になりやすいのはなぜか？
喉　頭		● 呼吸時と嚥下時では，喉頭の位置や形はどのように違うか？ ● 喉頭における発声とその調節の仕組みを説明できるようになろう。
気管・気管支	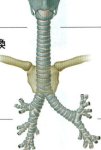	● 肺胞に至る気道各部の名称を列挙しよう。その中でガス交換に関与するのはどこからか？ ● 気管支の分岐には一定のパターンがあり，肺葉と肺区域を形づくっていることを理解しよう。 ● 気管と気管支の内面を覆う線毛上皮の働きは何か？
肺胞とガス交換		● 肺胞の微細構造がガス交換にとってどんな意味を持っているか考えよう。 ● 肺胞における表面活性物質（サーファクタント）の重要性を理解しよう。 ● ガス交換は拡散によって行われる。ガス分子を拡散させる駆動力は何か？ ● 肺拡散能が低下するとどうなるか？
換気と血流		● 肺胞でのガス交換の効率は換気量と血流量のバランス（$\dot{V}_A/\dot{Q}$）で決まることを理解しよう。 ● 換気血流比の不均等分布はなぜ起こるか？ ● 拡散障害や血流シャントは血液ガスにどのような影響を及ぼすか？
血液によるガス運搬	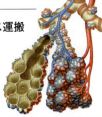	● 酸素運搬の主役は赤血球中のヘモグロビンであることを理解しよう。 ● ヘモグロビンの酸素解離曲線がＳ字状であることはどんなメリットがあるか？ ● 代謝が活発な組織では，酸素解離曲線は右寄りにシフトする。その生理的意義は？ ● 二酸化炭素（CO_2）は主に重炭酸イオン（HCO_3^-）の形で血中を運搬され，肺で再びCO_2となって排出されることを理解しよう。
呼吸による酸塩基調節	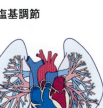	● CO_2とHCO_3^-は生体内で酸と塩基の関係にあることを理解しよう。 ● 代謝によって生じた過剰な酸または塩基はどのようにして緩衝されるか？ ● 肺からのCO_2排出が血液の酸塩基調節に重要な役割を果たしていることを理解しよう。
肺循環	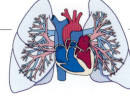	● 運動時に心拍出量が増しても肺動脈圧はさほど上昇しない。なぜか？ ● 肺高血圧はなぜ危険か？　肺水腫はどうして起こる？ ● 肺循環がフィルターとして血栓を濾過したり，種々の物質の代謝を行っていることも重要。
肺と呼吸運動	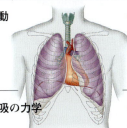	● 縦隔とそれに接する肺の内側面の構造を理解しよう。 ● 呼吸筋と胸郭の運動，胸腔内圧の変化と肺容積の変化を関連づけて理解しよう。 ● 胸腔内圧が常に陰圧であること，吸息時にさらに陰圧となることは，どんな意味があるか？ ● 呼吸中枢はどこにあるか？　呼吸（換気）を調節する因子は何か？
肺気量と呼吸の力学		● 肺気量分画に影響を与える肺と胸郭の力学的関係を理解しよう。 ● 気道抵抗は何によって決まるか？　喘息患者で吸息よりも呼息が困難になるのはなぜか？
肺の代謝機能と防御機構		● 気道と肺胞上皮における感染防御の仕組みを知ろう。

呼吸器　呼吸器系の概観

酸素は体内に貯蔵できないので，絶えず供給し続けなければならない

呼吸器系の役割と構成ユニット

呼吸器系は，生存に必要な酸素（O_2）を大気中から体内に取り入れ，生命維持に必要な好気的エネルギー代謝〔p.278参照〕により生成された二酸化炭素（CO_2）を体外に排出する装置である。**1 2**

呼吸器系は**鼻腔，咽頭，喉頭，気管，気管支**と**肺**で構成される**1**。これらのうちガス交換に関与するのは主に肺（肺胞）である（**23**，**39**～**45**）。肺胞壁はごく薄く，その表面を毛細血管網がくまなく覆っている。ここで肺胞気と肺胞毛細血管の血液との間のガス交換が行われる（**39**）。それ以外の部分（鼻腔〜終末細気管支）は呼気/吸気の通り道にあたるので**気道** airwayと呼ばれる（**23**）。なお，口腔から咽頭までは消化器と呼吸器の共通の通路であり，嚥下時に誤嚥が起きやすい（誤嚥性肺炎）〔p.14参照〕。

呼吸とは？ 呼吸の4ステップ

呼吸器系のガス交換およびガス運搬機能は4ステップに分けられる：①換気（吸気/呼気），②外呼吸（肺胞気−血液間の拡散），③ガスの運搬（循環），④内呼吸（末梢組織−血液間の拡散）**2**。なお，体内でのマクロな物質移動，吸気/呼気（気流），血液循環（血流），蠕動運動による食塊の移動（嘔吐・下痢など）は，convectionと称される。

①**換気**：呼吸器系（気道，肺）は，適度な**呼吸運動**〔p.66〜69参照〕で肺胞気を入れ替え，その組成（O_2，CO_2，水蒸気濃度など）をほぼ一定レベルに保つ（**54**）。安静時の過度な呼吸運動は肺胞気CO_2濃度（分圧）を低下させ〔p.34〜35参照〕，呼吸性アルカローシス（RAl）をまねく（不安神経症などによる過換気症候群 hyperventilation）〔↔過呼吸 hyperpnea：短距離走ゴール後の酸素負債（代謝性アシドーシスMAc）を解消するための早くて大きな呼吸運動〕（呼吸性代償）〔p.396, 397参照〕。

②**外呼吸**：肺胞気（気相）と血液（液相）間の相互性ガス拡散（通称ガス交換）。肺胞毛細血管（静脈血）から肺胞気にCO_2が拡散し，肺胞気から毛細血管にO_2が拡散することで，静脈血は動脈血化する（**42 52**）。

③**O_2/CO_2ガス運搬**：肺循環で取得したO_2（動脈血）は，心臓のポンプ作用で全身細胞（末梢組織）に運搬（輸送）される。一方，静脈血は末梢組織の好気的エネルギー代謝で生成されたCO_2を主に赤血球中に取り込み，右心室経由で肺（肺胞毛細血管）に運ぶ。血液中の赤血球（ヘモグロビン Hb）が，O_2（動脈血）とCO_2（静脈血）運搬の重要な担い手である。

④**内呼吸**：末梢組織細胞（液相）と毛細血管中の血液（液相）間の相互性ガス拡散（ガス交換）は，内呼吸と呼ばれる。末梢組織を灌流する毛細血管（動脈血）から周囲組織にO_2が供給され，細胞内（ミトコンドリア内）に拡散し，好気的条件下の細胞内エネルギー代謝に利用される。その代謝過程で生成されたCO_2は，細胞から毛細血管（静脈側）へと拡散し，血液循環（静脈血）により肺に運ばれる（クエン酸回路におけるATP産生機序は，p.284, 285を参照）。

呼吸器系と肺循環の役割：異物除去，発生，酸塩基調節ほか

気道の内面は粘膜に覆われ，分泌液と線毛運動で吸気中の異物（埃，微粒子，細菌など）を排出し，清浄化に寄与している。同時に，吸気が気道（細気管支）を通過する間に，加湿し温められる（大気と肺胞気の"差"が小さくなる）。さらに，上鼻道は嗅部（嗅神経終端部と嗅線毛が露出）〔p.732参照〕に匂い物質を届け（**9**），喉頭内部の声帯ひだは発声の役割を担う（**20 21**）。

次に，肺循環は全身から戻ってきた静脈血が通過する場所に位置し，血管内異物（小さな血餅，脂肪球，空気など）を除去する。仮に，肺胞毛細血管で異物が除去されなかった場合，左心室を経て動脈血に流入し，下流の細い動脈を詰まらせる（血栓症，塞栓症）〔p.167参照〕。

最後に，酸塩基調節における呼吸器系の役割はp.46〜49に，種々の血管作動性物質の活性化や不活性化はp.78, 79に記述されている。

1 呼吸器系の基本構成：気道と肺

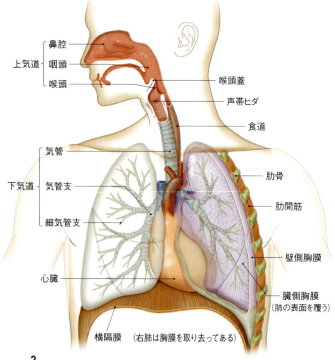

驚異の外呼吸 external respiration

魚類の呼吸：水中での鰓呼吸は，英語で "water breathing", "gills are ventilated with a unidirectional flow of water" のように用いられる。本章では，魚類の鰓呼吸の記述においても"換気"をそのまま使用することにした。

外界（大気，水中）からO_2を摂取し，細胞内の好気的代謝で生成されたCO_2を体外に排出する呼吸系の仕組みは，特に換気と外呼吸において特徴的に進化した。

魚類の場合，鰓（二次ラメラ）**3**を灌流する水流の方向は必然的に泳ぐ方向と逆となる（対向流）〔p.372参照〕。回遊魚（マグロなど）は，呼吸のために泳ぎ続けないとO_2不足になることが知られている（鰓周囲の水流がO_2摂取に重要）。

鳥類の場合，飛行方向と呼吸細管 parabronchus の気流は同一方向である。吸気時に肺 lung 周囲の気嚢 air sac に空気を溜め「呼気時に吐き出す」ことで，呼吸細管の気流を常に「同一方向（血流と対向流）」に維持している**3**中央左。さらに，対向交差流への進化で飛行時の急激なO_2需要増加に対応できる**3**中央右。

爬虫類と哺乳類は，外気の入れ替え機能（換気）を付加した肺（肺胞）で呼吸する（呼気/吸気）。交互流方式-ガス交換能の弱点は，肺胞面積の増大で補っている。交互流方式は，細胞外液のpHを一定に保つために必要な"CO_2分圧の維持"を優先しているともいえる（$[HCO_3^-]/[H_2CO_3]$緩衝系）〔p.396参照〕。平常時の呼吸中枢は，O_2センサーではなくCO_2センサーであることに留意したい。

両生類は，成長過程で鰓呼吸から肺呼吸（＋皮膚呼吸）に切り替わる**3**。カエルの場合，オタマジャクシ（水中生活）の成熟途中で肺呼吸を始める。

3 外呼吸の仕組み

ガス交換部位のO_2分圧（P_{O_2}）変化の模式図。水流／気流中のP_{O_2}の高低をドット密度の多寡で示した。毛細血管の血流方向は全て静脈血（左）から動脈血（右）へ。魚類：二次ラメラ（secondary lamellae）は，鰓呼吸におけるガス交換効率を高めるための薄層構造。内部の毛細血管網（血流）は左から右に流れ（破線），水流と対向している。対向流の利点：P_{O_2}は入口から出口に向かって低下するが，ΔP_{O_2}（拡散の駆動力）は常に一定である。鳥類：呼吸細管と毛細血管のP_{O_2}変化。地上で休息中（左）の場合，P_{O_2}は入口から出口に向かって低下する〔呼吸細管（休息時）の➡は左ほど短い〕。一方，飛行中（右）の場合，細管を流れる気流速度は速いので，O_2が毛細血管に拡散してもP_{O_2}はほとんど低下しない（ほぼ一定）〔呼吸細管（飛行時）の➡の長さは一定〕。哺乳類：肺胞毛細血管（健常者）のP_{O_2}は急峻に上昇し肺胞気圧と平衡するが，肺水腫の場合，肺胞灌流中には大気圧レベルまで上昇できない。

2 呼吸の4ステップ

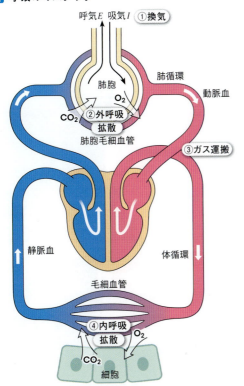

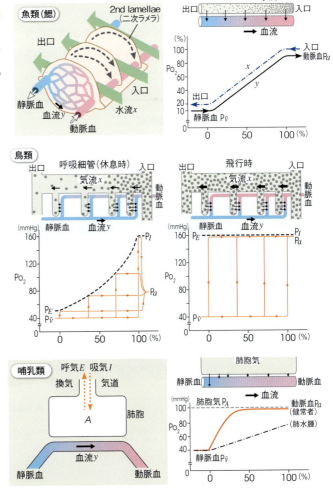

呼吸器　鼻腔

鼻腔は8つの骨と軟骨で囲まれている

　ヒトは口呼吸も行うが，安静時には鼻で息をしている。呼吸器の入り口である**鼻腔** nasal cavityは，鼻の中に広がる比較的大きな空所である。前方は**外鼻孔** nares（鼻の穴）で外界に通じ，後方は**後鼻孔** choanaeで咽頭に続く。

　鼻腔の枠組みは骨と軟骨でできているが，その主体をなすのは，**鼻骨** nasal bone，**前頭骨** frontal bone，**篩骨** ethmoid bone，**蝶形骨** sphenoid bone，**下鼻甲介** inferior nasal concha，**上顎骨** maxilla，**口蓋骨** palatine bone，**鋤骨** vomerの8つの骨である。これらが頭蓋骨の前面で骨性の鼻腔，すなわち骨鼻腔を構成する。

　骨鼻腔の前面は，鼻骨と上顎骨で囲まれた西洋梨状の孔（**梨状口** piriform aperture）として顔面に開いている **4**。この梨状口の前面を鼻軟骨が覆うことにより，**外鼻** external noseが形づくられる。鼻軟骨は1個の軟骨ではなく，鼻中隔軟骨，外側鼻軟骨，大鼻翼軟骨，小鼻翼軟骨という複数の軟骨が組み合わさってできているので，可動性を保つことができる。**5**

鼻腔を囲む4つの壁

　鼻腔そのものは，**鼻中隔** nasal septumにより正中で左右に仕切られている。左右の部屋はそれぞれ上壁，下壁，内側壁，外側壁の4つの壁で囲まれている。

上壁：鼻腔の上壁は比較的狭く，主として篩骨の篩板からなる。篩板は薄い骨の板で，篩という名前が示すように，多数の小孔があいている（篩は，底に網を張った容器で，細かいものをふるい分ける道具）。この小孔は後で述べるように，嗅神経の通路となっている。

下壁：比較的広く平坦な壁で，硬口蓋の上面に相当する。その大部分は上顎骨の口蓋突起からなるが，後方の小部分は口蓋骨の水平板でできている。

内側壁：平らな鼻中隔でできている。鼻中隔は主に骨鼻中隔，すなわち篩骨の垂直板と鋤骨からなるが，前部は鼻中隔軟骨からなる。**6**

外側壁：凹凸のきわめて激しい壁であり，**上・中・下鼻甲介** superior/middle/inferior nasal conchaという，ひさしのような形をした出っぱりが内下方に向かってせり出している **7**。上鼻甲介と中鼻甲介は篩骨の出っぱりであるが，下鼻甲介は独立した骨である。外側壁の前部は上顎骨（前頭突起）と鼻骨，中部は篩骨（篩骨迷路）と上顎骨（上顎体）と下鼻甲介，後部は口蓋骨（垂直板）と蝶形骨（翼状突起の内側板）でそれぞれ構成されている。なお，中鼻甲介がせり出しているために隠れて見にくいが，その裏側には上顎洞の鼻腔への開口部（上顎洞裂孔）がある。また，蝶口蓋孔は翼口蓋窩と交通し，血管・神経の通路ともなる。

4 骨鼻腔の前面〔骨の名称は **7** 参照〕

5 鼻軟骨

6 骨鼻腔の内側壁

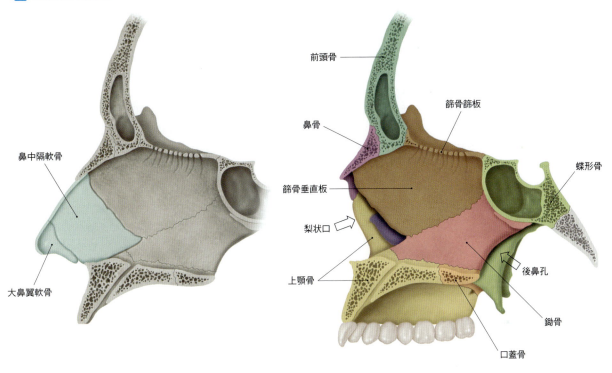

7 骨鼻腔の外側壁

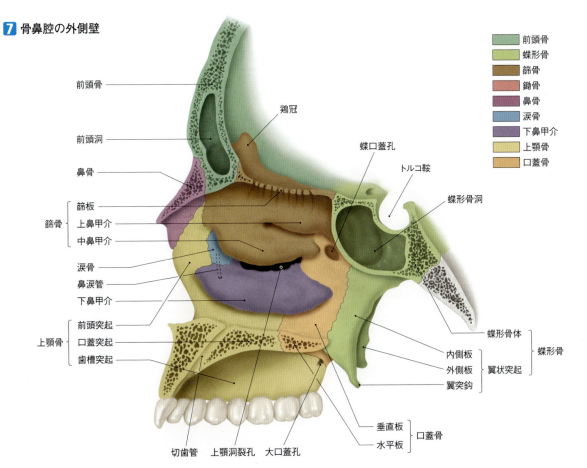

鼻腔は鼻中隔と鼻甲介で仕切られ、粘膜が発達している

鼻腔は鼻中隔により左右に仕切られている。また、その外側壁から3つの鼻甲介（上鼻甲介、中鼻甲介、下鼻甲介）がせり出すことで、それぞれの鼻甲介の下に**上鼻道、中鼻道、下鼻道** superior/middle/inferior nasal meatus という通路がつくられる。外鼻孔から吸い込まれた空気は、鼻腔の上部に向かって上昇した後、各鼻道を通って咽頭に流れていく。9

外鼻孔から鼻腔に入った最初の1〜2cmの部分は**鼻前庭**と呼ばれる。この部分はまだ皮膚の続きで覆われており、鼻毛が生えている。鼻前庭以外の鼻腔壁はすべて粘膜で覆われている。鼻腔の粘膜は**呼吸部** respiratory area と**嗅部** olfactory area に分けられる。

鼻粘膜は血管に富む

鼻腔には前・後篩骨動脈、蝶口蓋動脈、大口蓋動脈、上唇動脈の枝が分布する。これらの枝は鼻中隔前下部で吻合し、粘膜内に密な血管網をつくっている。ここを**キーゼルバッハ部位** Kiesselbach's area といい、粘膜の軽い損傷でも**鼻出血** epistaxis を起こしやすい。8

呼吸部の粘膜は吸気を温め、湿らせ、清浄化する

呼吸部は鼻腔の大部分を占める。血管に富むため、肉眼的には淡紅色に見える。顕微鏡で見ると、その表面は**多列線毛上皮**からなり、線毛細胞とともに杯細胞が豊富に分布する。10。線毛細胞の鼻腔面には線毛が生えており、後鼻孔に向かって運動している。杯細胞は鼻腔面に粘液を分泌する。さらに、上皮下の粘膜固有層には**鼻腺** nasal gland がよく発達しており、上皮の杯細胞とともに粘膜表面を潤している。また粘膜固有層には**静脈叢**が発達しているのも特徴で、特に下鼻甲介で著しい。粘膜固有層の下は粘膜下層を欠き、骨膜を経てすぐに骨組織に続く。

鼻甲介が存在するために鼻粘膜の面積が大であること、粘膜内に静脈叢が発達していることは重要な意義を持つ。吸気は、鼻道を通過する間に粘液によって加湿され、咽頭に達するまでに水蒸気で飽和される。また、豊富な静脈叢があるために、吸気は37℃まで加温される。吸気中のほこりは、大きな物は鼻毛で濾過され、小さな物は鼻粘膜に付着することにより取り除かれる。粘膜に付着したほこりは、線毛運動によって粘液とともに咽頭へ押し出される。

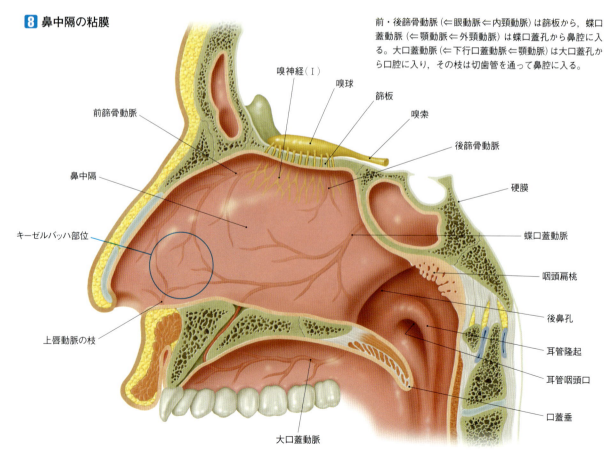

8 鼻中隔の粘膜

前・後篩骨動脈（⇐眼動脈⇐内頸動脈）は篩板から、蝶口蓋動脈（⇐顎動脈⇐外頸動脈）は蝶口蓋孔から鼻腔に入る。大口蓋動脈（⇐下行口蓋動脈⇐顎動脈）は大口蓋孔から口腔に入り、その枝は切歯管を通って鼻腔に入る。

● 鼻閉・鼻汁
呼吸部の粘膜固有層に発達した静脈叢は，炎症や飲酒などでうっ血しやすい。このため下鼻甲介が腫脹して下鼻道が閉塞してしまうことがある。これが鼻閉（鼻づまり）である。また，感冒などで起こる急性鼻炎では，鼻粘膜からの分泌が亢進し，鼻汁として自覚されることがある。

嗅部の粘膜は嗅覚にあずかる

嗅上皮 olfactory epithelium に覆われた部分を嗅部といい，鼻腔上壁およびその付近の鼻中隔と上鼻甲介に限局している。肉眼的には黄褐色を帯びて見える。顕微鏡で見ると，嗅上皮は多列上皮でできており，嗅覚にあずかる**嗅細胞** olfactory cell が密に存在する。嗅細胞は一種の双極性ニューロンであり，鼻腔に向かって感覚毛（嗅小毛）を出し，一方で基底側に向かって軸索を出している。この軸索が集まって**嗅神経**（Ⅰ）となり，鼻腔上壁の篩板の小孔を通って前頭蓋窩に進入し，**嗅球**に達する。

外鼻孔から吸いこまれた空気のうち，鼻腔上部の嗅部に沿って流れたものは，その中に含まれる匂い物質により嗅細胞を刺激する。この嗅細胞の興奮が嗅神経を介して脳に伝えられるのである。〔嗅覚の詳細は p.732 参照〕

10 呼吸部粘膜の光顕像

上皮は線毛細胞と杯細胞からなる多列線毛上皮である。粘膜固有層には漿液性（S）および粘液性（M）の鼻腺，静脈叢（V）が発達している。

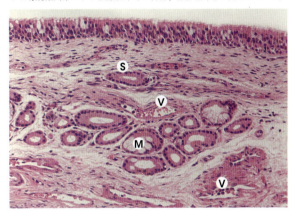

9 鼻腔の外側壁の粘膜

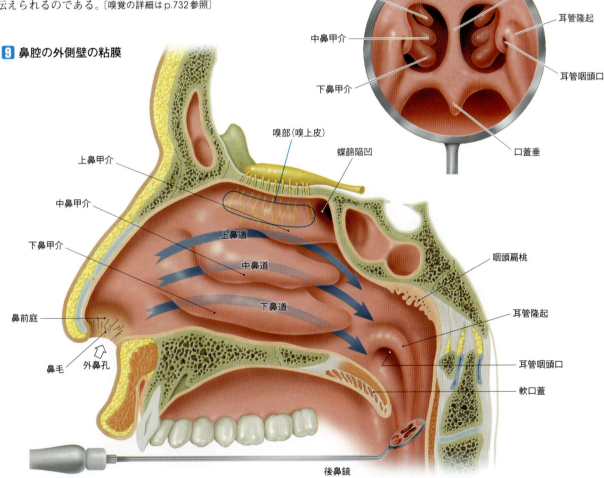

4つの副鼻腔が鼻腔に開口している

鼻腔を取り囲む骨（上顎骨，前頭骨，篩骨，蝶形骨）の内部には空洞があり，それぞれが鼻腔と連絡している。これらの空洞を**副鼻腔** paranasal sinus と呼ぶ。副鼻腔の内面は鼻腔と同様に粘膜で覆われている。副鼻腔は頭蓋骨の重さを軽減するとともに，声の共鳴腔となっている。

副鼻腔には次の4種がある。11 12 13

①**上顎洞** maxillary sinus：副鼻腔のうち最大のもので，上顎体の内部の大部分を占める空洞である。上顎洞の上壁は上顎骨の眼窩面に相当し，眼窩底に接している。下壁は歯槽突起に相当し，洞内に上顎の歯の歯根が突出している。内側壁のやや高い位置に鼻腔への開口部があり，**半月裂孔** semilunar hiatus を経て中鼻道に開く。

②**前頭洞** frontal sinus：前頭骨の内部で，ほぼ眉の高さにあり，薄い隔壁で左右に仕切られている。前頭洞は**鼻前頭管** frontonasal canal を介して篩骨漏斗（半月裂孔の前上方にある陥凹）に開き，これがさらに中鼻道の半月裂孔の前上端に開口する。

③**篩骨洞** ethmoidal sinus：篩骨の内部で，鼻腔と眼窩の間にある。薄い骨で仕切られた多数の小さな空洞からなり，**篩骨蜂巣** ethmoidal cells と呼ばれる。全体は前部，中部，後部に分けられる。前部は篩骨漏斗を経て中鼻道に開く。中部は篩骨胞という高まりをなし，中鼻道に直接開口する。後部は上鼻道に直接開口する。

④**蝶形骨洞** sphenoidal sinus：蝶形骨体の内部にある洞で，鼻腔の後上部に位置する。蝶形骨洞の上壁はトルコ鞍となって下垂体に接している。鼻腔への出口は**蝶篩陥凹** sphenoethmoidal recess に開いている。

鼻腔はまた，**鼻涙管** nasolacrimal duct を介して眼窩ともつながっている。鼻涙管の開口部は，外鼻孔から2〜3cm後方の下鼻道にあり，粘膜ヒダで囲まれている。この粘膜ヒダは逆流を防ぐ弁の働きをする。目にたまった涙は，涙小管，涙嚢，鼻涙管を通って下鼻道に流出する。涙ぐんだときに鼻汁が出るのはこのためである。さらに，鼻腔の後方の咽頭が始まるところに**耳管** auditory tube の開口部があり，鼓室につながっている。

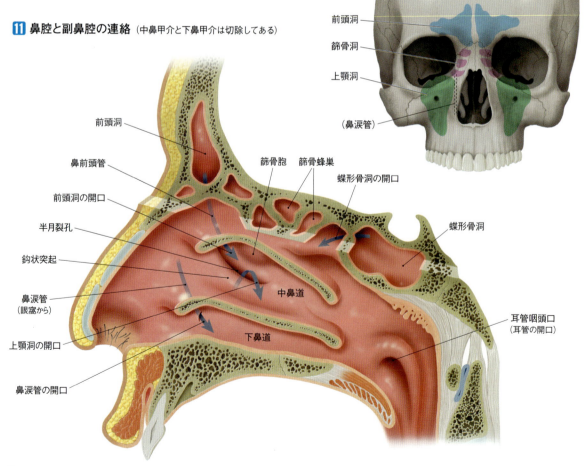

11 鼻腔と副鼻腔の連絡（中鼻甲介と下鼻甲介は切除してある）

12 副鼻腔を頭蓋に投影（蝶形骨洞は描かれていない）

● 副鼻腔炎

副鼻腔は鼻腔と連続しているので，鼻腔の感染はしばしば副鼻腔に波及する。特に上顎洞では，鼻腔への開口部が洞の底より高い位置にあるため，炎症の際に膿が排出されにくく，蓄膿症となることがある。上顎洞の粘膜には前・中・後上歯槽神経（上顎神経の枝）が分布しており，上顎洞の痛みは上顎神経の皮膚支配領域や上顎の歯痛として感じられる。

副鼻腔炎の発症機序の1つとして，次のような現象が考えられる。副鼻腔の鼻腔への開口部が閉じると，副鼻腔内の空気が閉じこめられてガスポケットができる。血液や組織に溶けているガスの分圧の和は大気圧よりも低いので，ガスポケットはやがて吸収され，水分が浸出し，空気と置き換わってゆく。

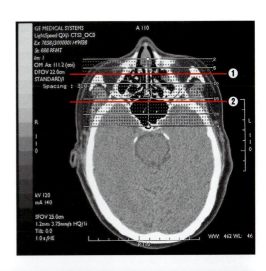

13 CTで見た副鼻腔（右上図は前頭断のスライス面を示す）

《前頭断》

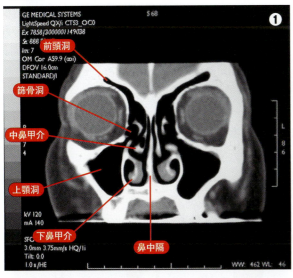

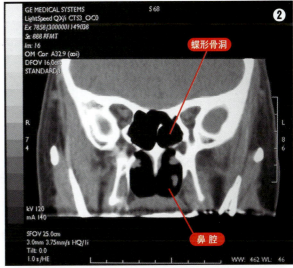

《水平断》

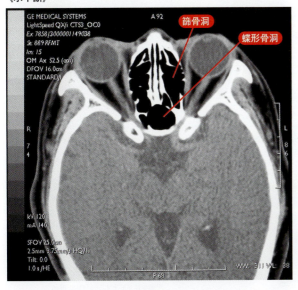

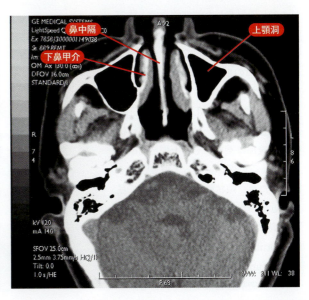

多くの軟骨が靱帯・筋で連結され，喉頭を形づくる

喉頭 larynx は咽頭と気管をつなぐ長さ5cmほどの管状の器官で，第4～6頸椎の高さの前頸部にある。喉頭は気道の一部として働くだけでなく，内部に声帯ヒダを持ち，発声器官としても重要な役割を演じる。また，嚥下時には喉頭口にふたをし，食物が気管に入らないようにする（誤嚥を防ぐ）働きがある。14

舌骨と喉頭軟骨が組み合わさって喉頭の支柱をつくる 15 16

喉頭の枠組みは**舌骨** hyoid bone と**喉頭軟骨** laryngeal cartilage でつくられる。喉頭軟骨は6種類9個の軟骨（無対の甲状軟骨・輪状軟骨・喉頭蓋軟骨と，各一対の披裂軟骨・小角軟骨・楔状軟骨）からなる。これらは互いに靱帯や膜で連結し，さらにその内面を粘膜が覆っている。

甲状軟骨 thyroid cartilage は喉頭軟骨のうち最も大きい。左右2枚の板が前面で合わさった形をしており，後方は開いている。この軟骨は成人，特に男性では前方に強く突出して**喉頭隆起** laryngeal prominence をつくる。いわゆる喉仏（欧米ではアダムの林檎 Adam's apple）がこれにあたる。甲状軟骨の上縁は甲状舌骨膜で舌骨とつながる。後縁は上下に突起を出し，上角は舌骨と靱帯で結ばれ，下角は輪状軟骨と関節をつくる。

輪状軟骨 cricoid cartilage は指輪のような形をしており，後方は幅の広い板となって閉じている。上方にある甲状軟骨，下方にある第1気管軟骨とはそれぞれ靱帯で結ばれている。

喉頭蓋軟骨 epiglottic cartilage は，しゃもじの形をした弾性軟骨で，柄の部分が甲状軟骨の後面の正中部に靱帯で結ばれている。この軟骨を芯にして，喉頭口の前方に**喉頭蓋** epiglottis がつくられる。

披裂軟骨 arytenoid cartilage は三角錐の形をした左右一対の軟骨で，輪状軟骨の後部に乗り，その上縁と関節をつくる。この関節によって披裂軟骨は回旋したり，輪状軟骨の上を滑って互いに近づいたり離れたりできる。

披裂軟骨の上には**小角軟骨** corniculate cartilage が付き，その前上方に**楔状軟骨** cuneiform cartilage がある。いずれも披裂喉頭蓋ヒダの中にある。

外喉頭筋は嚥下に，内喉頭筋は発声に関わる

喉頭軟骨には多くの小筋が付く。喉頭筋は**外喉頭筋**と**内喉頭筋**に大別される。

外喉頭筋は喉頭と周囲とを結び，喉頭全体を上げ下げするために働く。甲状舌骨筋や胸骨甲状筋がこれに属する。これ以外にも，舌骨に付く筋（舌骨上筋群・舌骨下筋群）は舌骨を動かすことで間接的に喉頭を動かす。嚥下時には喉頭全体が挙上し，喉頭蓋は舌根部に押しつけられる形となり後方へ倒れて喉頭口をふさぐ。〔嚥下の詳細はp.198参照〕

内喉頭筋は喉頭内にある固有の筋である。17。**輪状甲状筋** cricothyroid muscle，**後輪状披裂筋** posterior cricoarytenoid muscle，**外側輪状披裂筋** lateral cricoarytenoid muscle，**横・斜披裂筋** transverse/oblique arytenoid muscle，**甲状披裂筋** thyroarytenoid muscle はそれぞれ軟骨を動かして位置関係を変えることにより，声門裂の開閉や声帯ヒダの緊張にあずかっている。**披裂喉頭蓋筋** aryepiglottic muscle は披裂喉頭蓋ヒダの中を走るため，その収縮により喉頭口を閉じる働きがある。

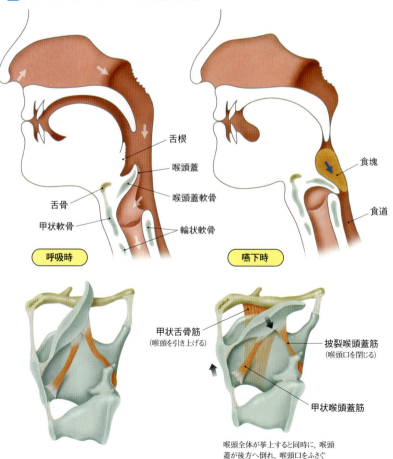

14 呼吸時と嚥下時における喉頭の位置

呼吸時／嚥下時

舌根／喉頭蓋／喉頭蓋軟骨／舌骨／甲状軟骨／輪状軟骨／食塊／食道

甲状舌骨筋（喉頭を引き上げる）／披裂喉頭蓋筋（喉頭口を閉じる）／甲状喉頭蓋筋

喉頭全体が挙上すると同時に，喉頭蓋が後方へ倒れ，喉頭口をふさぐ

15 喉頭軟骨

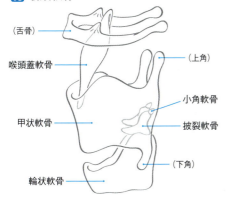

17 内喉頭筋 〔作用の図解は 20 参照〕

	起始	停止	神経支配	作用
輪状甲状筋	輪状軟骨の前外側部	甲状軟骨の下縁と下角	上喉頭神経の外枝	甲状軟骨を前下方に引き,声帯ヒダを緊張させる
後輪状披裂筋	輪状軟骨の後面	披裂軟骨の筋突起	反回神経	披裂軟骨を外転させ,声門裂を開く
外側輪状披裂筋	輪状軟骨の外側面			披裂軟骨を内転させ,声門裂を閉じる
横披裂筋および斜披裂筋	披裂軟骨の後内側面	対側の披裂軟骨		左右の披裂軟骨を近づけ,声門裂の後部を閉じる
披裂喉頭蓋筋	披裂軟骨の筋突起	喉頭蓋		嚥下の際に喉頭口を閉じる
甲状披裂筋（声帯筋*）	甲状軟骨の正中部後面	披裂軟骨の前外側面		披裂軟骨を前方に引き,声帯ヒダの緊張を減ずる

＊甲状披裂筋の一部で,声帯靱帯に沿って走り,披裂軟骨の声帯突起に付く

16 喉頭の筋と靱帯

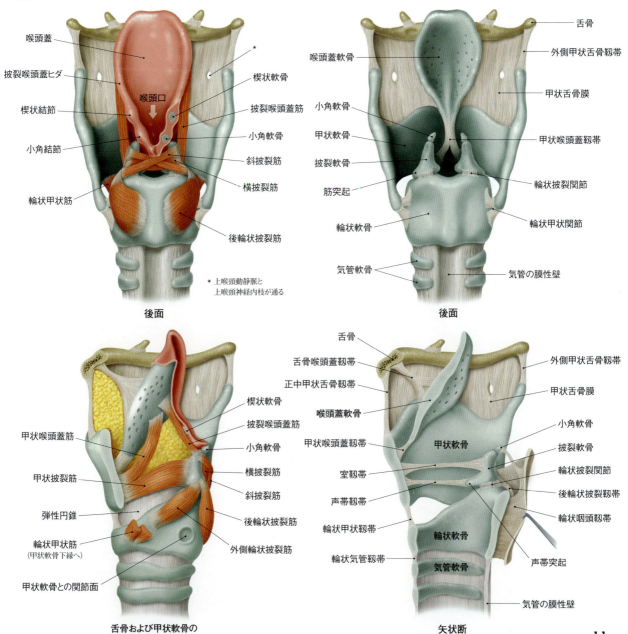

6種の内喉頭筋が軟骨を動かすことにより，発声を調節する

喉頭で音波を発し，口腔などで共鳴させて声にする

喉頭には**声帯**vocal cordというひだ状の構造があり，呼気によってこのひだを振動させて音を出す（発声）。生じた音は咽頭・鼻腔・副鼻腔・口腔などの空所で共鳴して大きな音声となり，さらに口唇・舌・軟口蓋などの働きで特徴的な音声となる（構音）。

声帯は喉頭腔のほぼ中央にあり，これが喉頭の内腔にせり出すことで，喉頭腔を上下に分けている。声帯の上方は**喉頭前庭**laryngeal vestibule，下方は**声門下腔**infraglottic cavityと呼ばれる。声帯そのものは前後に走る2条のひだからなり，上のひだを**前庭ヒダ（室ヒダ）** vestibular fold，下のひだを**声帯ヒダ**vocal foldという。ひだの内部にはそれぞれ室靱帯と声帯靱帯が走っている。左右の声帯ヒダの間を**声門裂**rima glottidisといい，声帯ヒダとあわせて**声門**glottisと呼ぶ。前庭ヒダと声帯ヒダの間にある小部屋は**喉頭室**laryngeal ventricleと呼ばれる。18 19

声帯ヒダを緊張させ，声門裂をせばめることで音を出す

声帯ヒダの芯をつくる**声帯靱帯**vocal ligamentは，前端は甲状軟骨後面の正中部に左右合わさるように付着しており，後端は左右の披裂軟骨に付着している。そのため呼吸時には，声門裂は前端で合し後端で開いた三角形のスリットになっている。一方，発声時には声門裂はせばめられ，ここを呼気が通り抜けることで声帯ヒダが振動する。このとき，前項で述べた6種類の内喉頭筋が，声門の閉じ具合や声帯ヒダの緊張度を微妙に変えることで音声を調節している 20。声門の変化は喉頭鏡で観察することができる 21。

発声は反回神経に支配される

喉頭には，迷走神経の枝である**上喉頭神経**と**下喉頭神経（反回神経）**が分布している（111）。これらの神経は，喉頭の粘膜に分布する知覚神経と，喉頭筋を支配する運動神経を含む。内喉頭筋のうち輪状甲状筋は上喉頭神経の支配を受けるが，その他はすべて下喉頭神経の支配を受ける（17）。

反回神経は胸部で迷走神経から分かれ，右は鎖骨下動脈，左は大動脈弓の下をくぐった後，再び頸部に向かって上行する。このため特に左の反回神経は，大動脈瘤や肺癌など胸部の病変によって障害を受けることがある。反回神経が一側で障害されると，その側の喉頭筋が麻痺して（反回神経麻痺という），声帯ヒダが片側だけ動かなくなり声がかすれる。これが**嗄声**hoarsenessである。両側の反回神経が障害されると，喉頭筋は完全に麻痺し，声を失う。

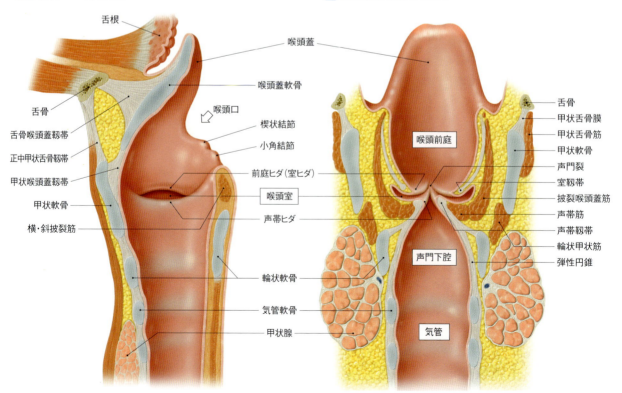

18 喉頭の正中矢状断　　19 前頭断を後方から見る

20 内喉頭筋の働き

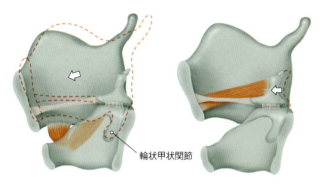

輪状甲状筋
甲状軟骨を前下方へ引き，声帯を緊張させる

甲状披裂筋（声帯筋）
披裂軟骨を前方へ引き，声帯を弛緩させる

輪状甲状関節

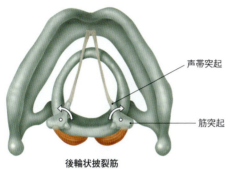

声帯突起
筋突起

後輪状披裂筋
披裂軟骨を外転させ，声門を開く

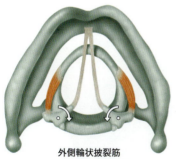

外側輪状披裂筋
披裂軟骨を内転させ，声門を閉じる

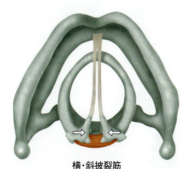

横・斜披裂筋
左右の披裂軟骨を近づけ，声門の後部を閉じる

● 睡眠時無呼吸症候群

睡眠中に口や鼻の気流が停止したり低下する疾患で，呼吸運動そのものが停止（低下）する中枢型と，呼吸運動は継続しているにもかかわらず上気道の閉塞により気流が停止（低下）する閉塞型がある。後者が約9割を占め，例外なく著明ないびきの常習者で，日中の傾眠傾向が強い。一般に上気道の開存性は，形態（解剖学的広さ）と機能（上気道筋の緊張度）に規定される。咽頭が狭い場合，舌や扁桃が大きい場合，顎が小さい場合，肥満のため咽頭部に脂肪が付く場合などでは，仰臥位で上気道の狭小化が著しくなる。睡眠中に鼻から持続的に陽圧をかけ，上気道を拡げる治療が有効である。

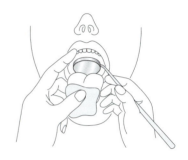

21 喉頭鏡で見た声帯

前庭ヒダはピンク色に，声帯ヒダは白っぽく見える。上図に示した間接喉頭鏡のほか，現在では喉頭内視鏡（ファイバースコープ）も多く用いられる。

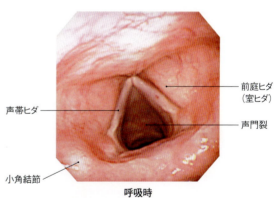

声帯ヒダ
前庭ヒダ（室ヒダ）
声門裂
小角結節

呼吸時

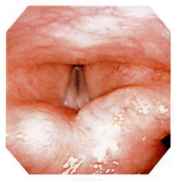

発声時

気管(支)は2分岐を繰り返しつつ次第に細くなり，肺胞に至る

気管はU字形の軟骨で保護されている 22

気道は，第6～7頸椎の高さで喉頭から気管へ移行する。**気管**tracheaは直径約2～2.5cm，長さ約10cmの管で，16～20個のU字形の気管軟骨が上下に積み重なってできており，その内腔は粘膜で覆われている。

粘膜は多列線毛上皮と，その下の粘膜固有層からなる。粘膜固有層は膠原線維と多量の弾性線維からなり，血管，リンパ管，**気管腺**tracheal glandが存在する。その外側を**気管軟骨**tracheal cartilageが取り巻き，吸気時の陰圧で管がつぶれないようになっている。軟骨は，気管の前壁から側壁にかけて全周の4/5～2/3を覆う。後壁には軟骨がなく，軟骨輪の両端を連結するように平滑筋が横走する。この部分を**膜性壁**membranous wallといい，その背側に食道が接する。気管支鏡で内腔を見ると，膜性壁には弾性線維束による縦走ヒダがみられる 25。咳き込んだりすると膜性壁が内腔へ盛り上がる。上下の各軟骨間には**輪状靱帯**anular ligamentが張っている。軟骨の外側は疎性結合組織の**外膜**で覆われる。

気管支は2分岐を繰り返す 23

気管は，左心房の後ろ，第4～5胸椎の高さで左右の**主気管支**bronchusに分かれる。左主気管支は長さ約4.5cmで9～12個の軟骨を持ち，右主気管支は約2.5cmで6～8個の軟骨を持つ。これらの軟骨も全周は覆わず，2/3～1/2周を占めるのみである。主気管支の分岐角度は左右で多少異なり，右の主気管支は左に比べ太く，垂直方向に走行する。そのため気管に入った異物は右気管支へ落ちやすい。誤嚥性肺炎が右下肺野に多いのはこのためである。

主気管支は肺門から肺内に入り，すぐに分岐して右は3本，左は2本の**葉気管支**lobar bronchusとなる。葉気管支はさらに2～3分岐し，右が10区域，左が8区域の肺区域を支配する**区域気管支**segmental bronchus 24 となる。区域気

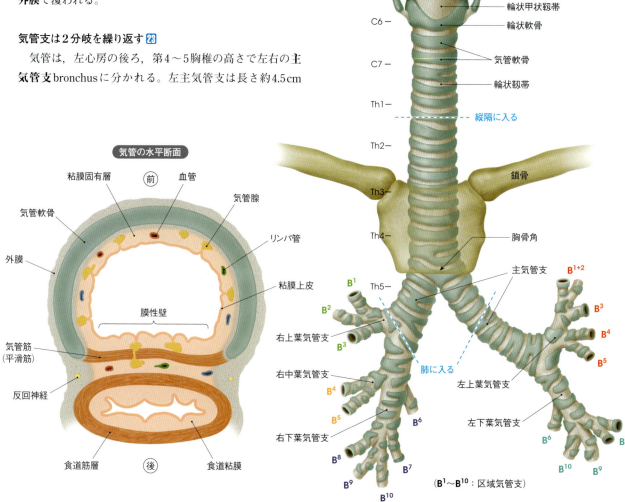

22 気管および気管支

管支がさらに数回分岐するところまでは，区域気管支の枝（区域気管支枝）と呼ばれる。ここまでは管壁に軟骨が存在するが，軟骨は次第に小さくなり，形や配列も不規則になってゆき，ついには存在しなくなる。内径2mmに満たず軟骨を持たない膜性気管支を**細気管支** bronchiole という。

ガス交換に関与するのは呼吸細気管支以下である

　肺の実質は，結合組織の中隔で仕切られたピラミッド形の小区画が集まってできている。この区画を**小葉**（肺小葉）という（89）。細気管支はピラミッドの頂点から各小葉に入り込み，小葉内で分岐を繰り返して，4〜6本の**終末細気管支** terminal bronchiole になる。細気管支以下の構造上の特徴は軟骨と気管腺を欠くことで，細気管支では輪状に走行する平滑筋線維と豊富な弾性線維が特徴的である。

　終末細気管支は2本の**呼吸細気管支** respiratory bronchiole に分かれ，これがさらに1回分岐した後に，数本の**肺胞管** alveolar duct になり，その先は袋状の**肺胞囊** alveolar sac で終わる。呼吸細気管支以下では，その壁に外へ向かうポケット状の膨らみ，すなわち**肺胞** alveolus が現れる。ここでガス交換が行われる。肺胞は呼吸細気管支ではまばらに存在するが，肺胞管や肺胞囊ではすべての壁が肺胞で占められる。

　したがって，下気道を機能面から考えると，気管から終末細気管支までのガス交換に関与しない**導管部**と，呼吸細気管支以下のガス交換に関与する**呼吸部**に分けることができる。口腔から終末細気管支までの，ガス交換に関与しない導管部の容積を**解剖学的死腔**と呼ぶ。

25 気管支鏡で見た気管の内腔

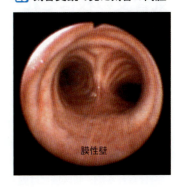

23 気管支の分岐

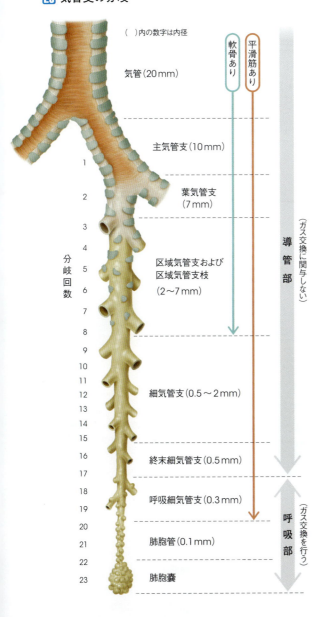

24 気管支樹の鋳型標本

区域気管支ごとに色分けしてある。区域気管支の枝が一定の領域に分布しているのがわかる。この領域が肺区域である〔27 28 参照〕。

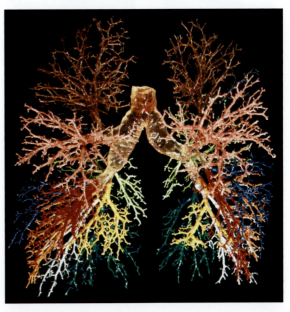

気管支の枝はそれぞれ一定の領域に分布して，肺葉と肺区域を形づくる

肺は気管支の分岐に対応して区分される。すなわち，右肺が3葉，左肺が2葉に分かれるのは，それぞれが3本と2本の**葉気管支**を持つことによる。

葉気管支は各葉でそれぞれ数本の枝に分かれ，肺葉内の一定の領域に分布する。この気管支を**区域気管支** segmental bronchus と呼び，その分布領域のことを**肺区域** bronchopulmonary segment という。右肺は10区域，左肺は8区域に分けられる 26。肺区域には固有の区域気管支とそれに伴う動脈が分布し，肺の基本的な構成単位とみなされる。したがって肺区域を理解することは，X線写真やCT，気管支鏡による診断や外科手術においてきわめて重要となる。

区域気管支は，右上葉と左上葉の上区域枝を除き，基本的に鋭角に分岐する。区域気管支の枝もごく一部を除き，鋭角に分岐する。これらの分岐角度は，腫瘍やリンパ節腫脹など，壁内外の病変があると鈍化する。

右主気管支は気管分岐部より約2cmの位置，すなわち肺に進入する直前に，まず右上葉気管支を出す。

右上葉：右上葉気管支は肺内で外上方へ走り，肺尖枝（B^1），後上葉枝（B^2），前上葉枝（B^3）の3本の区域気管支に分かれ，それぞれの区域をつくる。

右中葉：右上葉気管支分岐部の約2cm下方で右中葉気管支が分岐する。右中葉気管支は前外方に向かい，外側中葉枝（B^4）と内側中葉枝（B^5）の2本の区域気管支に分かれ，それぞれの区域をつくる。

右下葉：右主気管支は右中葉気管支を出したのち，さらに後下方へ進み右下葉気管支となる。ここからまず上-下葉枝（B^6）が分かれ，上-下葉区をつくる。次いで肺底部へ向かって順に内側肺底枝（B^7），前肺底枝（B^8），外側肺底枝（B^9），後肺底枝（B^{10}）が分かれ，それぞれ横隔膜と接する肺区域をつくる。

左主気管支は気管分岐部より約5cmの位置，すなわち肺内に進入した後に，上下の葉気管支に分かれる。

左上葉：左上葉気管支は直ちに上下の2枝に分かれ，上方の枝は肺尖後枝（B^{1+2}）と前上葉枝（B^3）に，下方の枝は上舌枝（B^4）と下舌枝（B^5）に分岐して各区域をつくる。

左下葉：左下葉気管支はまず上-下葉枝（B^6）を後方へ出したのち肺底部へ向かい，順に前肺底枝（B^8），外側肺底枝（B^9），後肺底枝（B^{10}）を分岐する。心臓が張り出しているために，内側肺底枝（B^7）とそれに対応する内側肺底区は欠けていることが多い。

27 肺区域；前面と後面

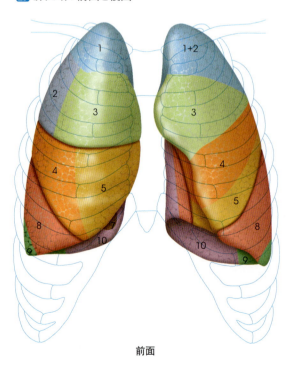
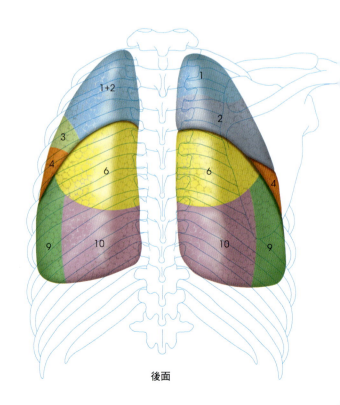

前面 　　　　　　　　　後面

26 肺区域

	肺区域		分布
右上葉	S^1	肺尖区	肺尖と上縦隔周囲
	S^2	後上葉区	後方から外側域 上1/3
	S^3	前上葉区	前方から外側域 上1/2
右中葉	S^4	外側中葉区	前方の外側域 下1/2
	S^5	内側中葉区	前方の内側域 下1/2
右下葉	S^6	上-下葉区	下葉上部，背側中央1/3
	S^7	内側肺底区	肺底部内側
	S^8	前肺底区	肺底部前方の外側域
	S^9	外側肺底区	肺底部後方の外側域
	S^{10}	後肺底区	肺底部後方

	肺区域		分布
左上葉	S^{1+2}	肺尖後区	肺尖と上縦隔周囲および後方から外側域 上1/3
	S^3	前上葉区	前方から外側域 上1/2
	S^4	上舌区	前方から外側域 中1/4
	S^5	下舌区	前方から内側域 下1/4
左下葉	S^6	上-下葉区	下葉上部，背側中央1/3
	S^8	前肺底区	肺底部前方の外側域
	S^9	外側肺底区	肺底部後方の外側域
	S^{10}	後肺底区	肺底部後方

28 肺区域；内側面と外側面

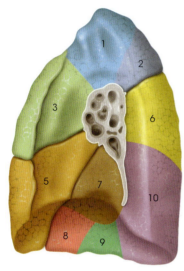

右肺：内側面

気管支：前面

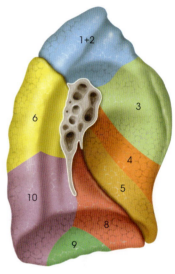

左肺：内側面

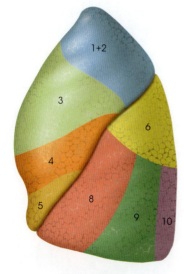

左肺：外側面

気管支：後面

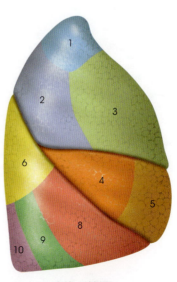

右肺：外側面

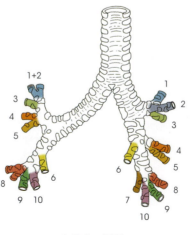

気道内腔を覆う粘液は，線毛の働きで口側へ向かって流れている

気管（支）上皮は主に線毛細胞と杯細胞からなる

　気管と気管支の構造は類似しており，軟骨部では内腔面から上皮，粘膜固有層，粘膜下組織，軟骨，外膜の各層でできている 29。上皮は**多列線毛上皮**でできており，主に線毛細胞と杯細胞で構成される。ほかに若干の基底細胞，刷子細胞などが存在する 30。

　線毛細胞 ciliated cell は気管（支）上皮で最も多くみられる円柱状の細胞で，管腔面に多数の線毛 cilia を持つのが特徴である 31。線毛は杯細胞や気管（支）腺から分泌された厚い粘液層に埋まっており，喉頭のほうへ向かって速い速度で波打つことで，異物を外へ排出する働きを持つ 32。

　杯細胞 goblet cell は粘液を分泌する細胞で，気管（支）上皮の20～30％を占める。細胞の基底側は細く，管腔側が広い杯のような形をしているのでこの名がある。表面には線毛がなく，短い微絨毛が散在するのみである。管腔側の細胞質には，大きな粘液性の分泌顆粒が多く集まっている。分泌された粘液は，気道内腔を潤し吸気の湿潤化に役立つとともに，異物をからめ取り微生物の侵入を防ぐ防御層として寄与する。

　粘液は，上皮の杯細胞のほかに，気管と気管支の粘膜固有層に存在する腺からも分泌される。**気管腺**または**気管支腺**と呼ばれるこの混合腺は上皮間に開口する。気道の杯細胞と気管（支）腺が産生する分泌液の量は1日に120mL以上になるが，これらの分泌液は上で述べた線毛運動により，絶えず咽頭へと押し流され，痰として排出される。

　基底細胞 basal cell は気管（支）上皮の基底面にある小型の細胞で，細胞質や細胞内小器官に乏しい。線毛細胞や杯細胞を補う，未分化細胞と考えられている。**刷子細胞** brush cell は，頂上部に電子顕微鏡で見える太くてやや長い微絨毛を持つ細胞であるが，その機能はわかっていない。

細気管支上皮では杯細胞に代わってクラブ細胞がみられる

　細気管支では軟骨は存在しない。上皮は**単層線毛上皮**でできているが，末梢に行くにつれて丈が低くなり，円柱上皮から立方上皮に移行する。細気管支の上皮を構成する細胞は，主に線毛細胞と**クラブ細胞** club cell である 33。杯細胞は，中枢側の太い細気管支には少数存在するが，すぐに減少し消失する。クラブ細胞は円柱ないし立方形の細

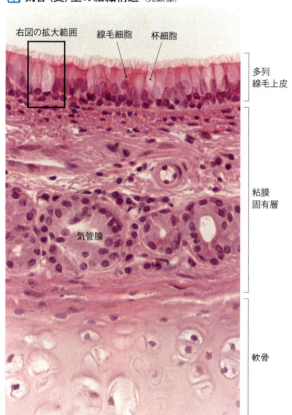

29 気管（支）壁の組織構造 （光顕像）

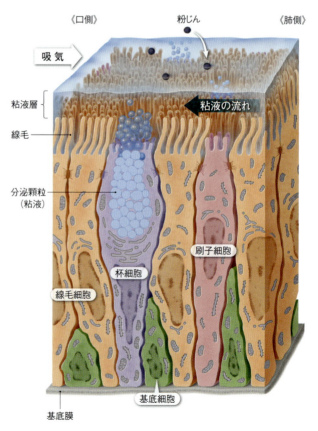

30 多列線毛上皮の模式図

で，内腔に向かってドーム状に突出し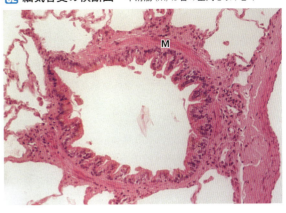，棍棒状の細胞に見えるのでこの名がある。かつては発見者の名前からクララ細胞と呼ばれた。細胞質には滑面小胞体やゴルジ装置，ミトコンドリアがよく発達しているが，分泌顆粒の量は動物種により異なる。この細胞が分泌するサーファクタント様の物質が表面張力を低下させ，細気管支の内径の維持に役立っている。また炎症を抑える物質（クラブ細胞分泌蛋白質CC16）を分泌する。一方で，クラブ細胞は細気管支の幹細胞として働き，肺障害時には増殖して肺胞の再生に寄与する。細気管支上皮には，このほかに若干の基底顆粒細胞（内分泌細胞）も存在する。

　細気管支の粘膜固有層は，膠原線維と多量の弾性線維でできている。弾性線維は，軟骨の代わりに管腔を保持する働きをする。固有層には毛細血管や遊走細胞も多くみられるが，腺は存在しない。平滑筋は，気管や太い気管支では主に膜性壁にあるのみだが，細気管支では全周を覆うようになる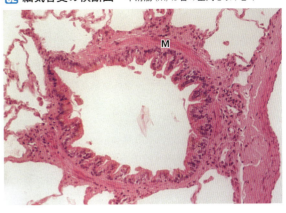。この平滑筋も，弾性線維とともに管径の保持・調節の働きをすると考えられる。平滑筋が攣縮して気道が狭まり呼吸困難になった状態が，気管支喘息である。

32 細気管支の横断面　平滑筋（M）は管の全周を取り巻く

33 細気管支の上皮（光顕像）

31 気管（支）上皮（走査電顕像）
線毛細胞と杯細胞が混在している。杯細胞の頂部には時折，細胞膜直下の顆粒がみられる。矢印は刷子細胞。

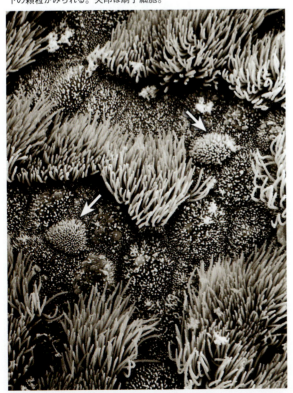

34 細気管支の上皮（走査電顕像）
線毛細胞とクラブ細胞。線毛を持たない，丈の高い細胞がクラブ細胞である。

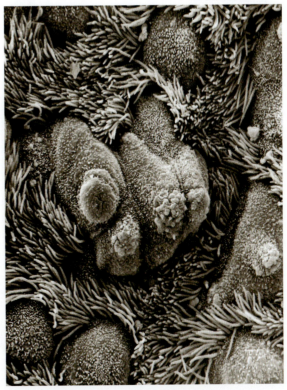

基礎知識

線毛運動

線毛の芯は"9+2配列"の微小管でできている 35

　線毛細胞の表面には200～250本の線毛ciliaがあり，これらは統合のとれた屈曲運動をし，一定方向の波動を作る。

　線毛の中央部は直径0.25～0.3μmで，電子顕微鏡で観察すると，各線毛は細胞膜で囲まれ，その中に**微小管**microtubuleとその付属蛋白からなる**軸糸**axonemeという構造が認められる。軸糸を構成する微小管は，チュブリンという球状蛋白が重合してできた管状の構造物で，外径25nm，壁厚5nmほどである。軸糸の中心には1対の単一微小管からなる**中心微小管**があり，そのまわりを9対の二連微小管からなる**周辺微小管**が取り囲む。各周辺微小管の作る面は，線毛の接線面に対し5～10度傾いており，中心近くにあるものからA細管，B細管と呼ぶ。A細管と中心微小管とはスポークで連結される。またA細管から隣の周辺微小管のB細管へ向かって，ダイニンdyneinというモーター蛋白でできた2本の腕突起（内腕と外腕）が伸びており，内腕はさらにネキシンnexinの細い線維が結合している。これらは微小管の長軸方向に一定の間隔で並ぶ。線毛の先端側は微小管のプラス端にあたり，各微小管は自由な断端となって終わる。線毛の根元側は微小管のマイナス端にあたり，細胞質内まで伸びたところで周辺微小管にさらにC細管が加わり，**基底小体**basal bodyという三連微小管となる。この周辺には根小毛という線維束があり，線毛を細胞質に固定している。基底小体下にはミトコンドリアが豊富である。

線毛の屈曲運動は微小管の滑り合いによって起こる 36

　線毛は鞭のような動きをし，**有効打**と**回復打**を交互に繰り返す。有効打では，線毛はまっすぐ伸びたまま表面の液体をすばやく打ち付ける。回復打で線毛は根元から先端に向かって，しなるように屈曲しながらゆっくりと元に戻る。このような運動が順次隣の線毛へ伝わり，一定方向の波動を生じる。

　線毛の屈曲は，周辺微小管の滑り合いにより生じる。周辺微小管の腕突起を構成するダイニン蛋白はATPase活性を持ち，ATPの存在下で隣の微小管のB細管上をマイナス端へ向かって移動する。その結果，微小管どうしが滑り合い，線毛は屈曲する。滑り合いと屈曲運動の関係は，短冊状の紙を2枚に折って重ねて指で滑らせてみると納得いくだろう。線毛内のスポークやその他の連結の役目をする構造物も，線毛運動の調節をしていると考えられている。

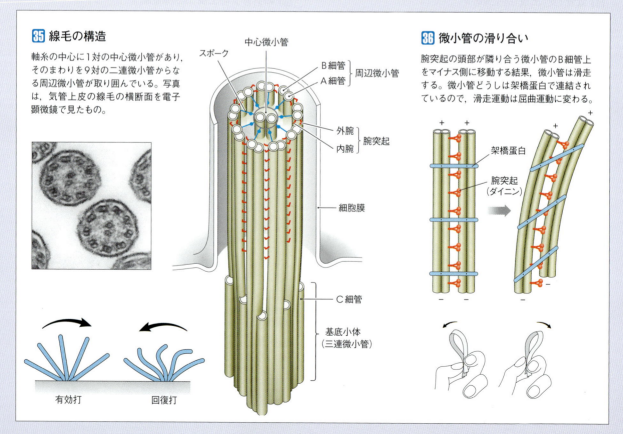

35 線毛の構造
軸糸の中心に1対の中心微小管があり，そのまわりを9対の二連微小管からなる周辺微小管が取り囲んでいる。写真は，気管上皮の線毛の横断面を電子顕微鏡で見たもの。

36 微小管の滑り合い
腕突起の頭部が隣り合う微小管のB細管上をマイナス側に移動する結果，微小管は滑走する。微小管どうしは架橋蛋白で連結されているので，滑走運動は屈曲運動に変わる。

呼吸器　呼吸器系の発生

下気道は食道と同じく前腸に由来する

胎生4週に前腸が縦方向に分割されて下気道が生じる 37

　喉頭以下の下気道は，前腸の腹側壁の憩室として胎生4週初めに生じる。これを**肺芽** lung bud または**呼吸憩室** respiratory diverticulum と呼ぶ。したがって，肺の上皮と喉頭・気管・気管支の内面を覆う上皮（および腺）は，すべて前腸の内胚葉に由来する。また，気管と肺の結合組織，軟骨および平滑筋は，前腸を取り巻く間葉組織から生じる。

　肺芽は，初めは前腸と広く交通しており，周囲を間葉組織に囲まれながら腹側尾方へ成長する。その過程で憩室の側面に2条の縦走する稜（気管食道稜）が生じるが，これが正中で癒合して憩室と食道の間に間葉組織が入り込み，**気管食道中隔** tracheoesophageal septum ができあがる。その結果，前腸は背側の食道と腹側の気管に分割される。このとき，気管の口側は喉頭として咽頭尾側と交通を保った状態にある。

　一方で肺芽の先端は側方へ2本に分岐して，左右の**一次気管支芽** primary bronchial bud を形成する。5週になると，右の一次気管支芽から3本，左から2本の**二次気管支芽** secondary bronchial bud が生じて，これが葉気管支となる。6週にはさらに分岐が進み，三次気管支芽すなわち区域気管支が形成される。これにより肺区域ができあがる。

　その後，25週までに14回ほどの分岐が繰り返され，約17次の分枝が形成され，終末細気管支の先端に呼吸細気管支が出現する。気管支樹が最終的に完成するのは，出生後さらに6〜7回分岐した後になるといわれている。

分割が不完全な場合，食道閉鎖をきたすことが多い 38

　気管食道中隔による気管と食道の分割に異常があると，**食道閉鎖**や**気管食道瘻**という奇形を生じる。先天性食道閉鎖症は5種類に分類することができる（Grossの分類）。このうち最も多いC型は，食道の上部が盲端に終わり，下部が気管分岐部近くで気管に通じているものである。この奇形を持って生まれた新生児は，過剰な量の唾液が口中や上気道にたまり，嚥下の際に咳をしたり，のどを詰まらせたりする。ミルクを飲んでも，食道上部が盲端のために逆流し，すぐに嘔吐してしまう。また，胃の内容物が気管食道瘻を通って肺内に逆流して窒息したり，肺炎を起こしたりする。

37 下気道の発生

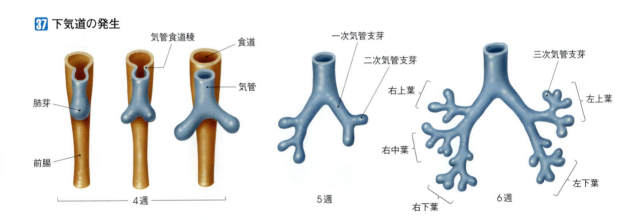

38 先天性食道閉鎖症（Grossの分類）　（　）内は頻度

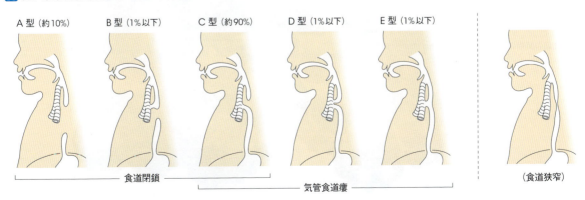

呼吸器　肺胞とガス交換

肺胞の総表面積はテニスコートの半分ほどの広さを持つ

肺の中には肺胞という小部屋がびっしり詰まっている39

　区域気管支は枝分かれを繰り返して細くなり，やがて内径1〜2mmの**細気管支**となる。細気管支は，結合組織の中隔に囲まれた小区画すなわち**小葉**（肺小葉lung lobule）に入り込む。小葉は不規則なピラミッド形をしており，その頂点から細気管支が入り込み，基底面は胸膜の方に向いている(39)。したがって，肺の表面を観察すると，臓側胸膜を透かして，小葉の基底面が直径0.5〜3cmほどの多角形の紋理として識別できる。

　細気管支は小葉内で分岐を繰り返し，**終末細気管支**になる。各小葉内には50〜80本の終末細気管支が存在するといわれている。終末細気管支がもう一度分岐すると，管壁にポケット状の膨らみを持った細気管支が出現する。この膨らみこそが，外気と血液のガス交換にあずかる**肺胞** alveolusという構造である。

　肺胞を持った細気管支は**呼吸細気管支** respiratory bronchioleと呼ばれ，その先は数本の**肺胞管** alveolar ductに分かれる。肺胞管はさらに分かれて，最後は**肺胞嚢** alveolar sacとなって終わるが，これらの部分はすき間なく肺胞が並び，ブドウの房のように見える。

　細気管支の管腔を廊下にたとえるならば，呼吸細気管支では廊下のところどころに肺胞という小部屋があるにすぎないが，さらに進んで肺胞管まで来ると，廊下の壁のいたるところにドアを開けた小部屋（肺胞）が並んでいるような状態といえる。この廊下の先は同様の部屋で行き止まりになる（肺胞嚢）。

　このように肺の中には肺胞がすき間なく並んでいるので，断面を顕微鏡で見ると，肺の実質は泡がいっぱい詰まったように見える40 41。1個の肺胞の大きさは直径250

39 肺の末梢の構造

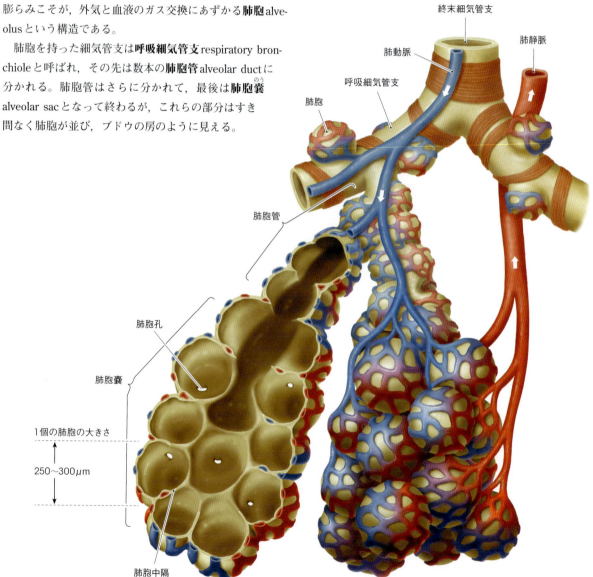

22

〜300μmほどなので，肺胞の数は両肺で3〜5億個にも及ぶと計算される。これは，肺胞の総表面積が両肺で100〜140m²ほどになることを意味する。大体ダブルスのテニスコート（約260m²）の半分ぐらいの広さということができるだろう。

肺胞の壁には毛細血管網が張りめぐらされている 42

　肺胞の内面は薄い肺胞上皮に覆われており，そのすぐ外側には肺動脈由来の毛細血管網が密に張りめぐらされている。ここで，肺胞壁を介して，肺胞腔と毛細血管の間でガス交換が行われる。つまり，毛細血管は100m²を超える広い表面積を肺胞壁に接しているわけで，血液量でいえば，少なく見積もっても100〜200mLほどの血液が一度にガス交換を行うことができることになる。

42 肺胞毛細血管の鋳型標本（走査電顕像）
血管に樹脂を注入し固めた後，肺胞壁を薬品で溶かして作製した。毛細血管網が肺胞（球形の空間）を密に取り囲んでいるのがわかる。

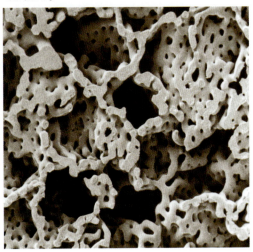

40 光顕で見た肺の末梢
すき間なく並んだ泡のような構造は，すべて肺胞である。

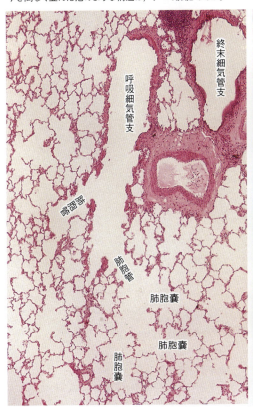

41 走査電顕で見た肺の末梢
肺の実質には肺胞が詰まっており，スポンジ状に見える。この写真では終末細気管支とその先の肺胞管も見える。この標本はラットの肺のため，ヒトの肺のような呼吸細気管支ははっきりしない。

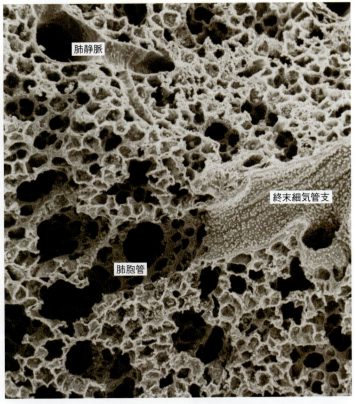

肺胞上皮はきわめて薄く，ここをガスが拡散してゆく

肺胞は肺内ですき間なく並んでいるので，隣り合う肺胞どうしは1枚の壁で隔てられたような状態になる。この肺胞壁のことを**肺胞中隔**alveolar septumと呼んでいる。この関係は，同一の肺胞管（ないし肺胞嚢）の隣り合う肺胞どうしにおいても，また背中合わせになった別の肺胞管（ないし肺胞嚢）の肺胞との間においても同様である。

肺胞壁には，ところどころに**肺胞孔**alveolar poreという7〜15μmの小孔があり，背中合わせになった肺胞どうしの交通路になっている。肺胞孔は，異なる肺胞管どうしの気圧のバランス調節に役立っているものと思われる。

肺胞上皮は2種類の細胞で構成される

肺胞の表面は必ず肺胞上皮によって覆われている。その下には薄い結合組織があるが，その中に毛細血管網が密に張りめぐらされているため，本来の結合組織成分（膠原線維や弾性線維，線維芽細胞など）は極端に少ないのが特徴である。つまり肺胞中隔は，隣接する肺胞どうしがおのおのの毛細血管と結合組織を互いの肺胞上皮で挟みこんだ構造となっている。43 45

肺胞上皮を構成する細胞は，次の2種類が知られている。

I型肺胞上皮細胞type I alveolar epithelial cell（または**扁平肺胞上皮細胞**）は，きわめて薄い膜状の細胞で，肺胞表面のほとんど（約95％）を覆っている。細胞内小器官は核の周囲のみに存在し，それ以外の細胞質は0.05〜0.2μm厚の薄い膜のようになって肺胞表面に広がる。したがって光学顕微鏡では核以外の構造はほとんど識別できない44。この薄い細胞質をガスが拡散してゆく。

II型肺胞上皮細胞type II alveolar epithelial cell（または**大肺胞上皮細胞**）は，背の高い膨隆した大型の細胞で，I型肺胞上皮細胞に挟まって散在する。電子顕微鏡で見ると，表面に少量の微絨毛を持つ。細胞質にはゴルジ装置，ミトコンドリア，粗面小胞体，ライソソームなどの細胞内小器官とともに，核上部にオスミウムに黒染する特有の小体を含むのが特徴である。この小体は直径0.5〜2μmの球形を呈し，通常の透過電顕写真では内部に同心円状の層板構造が見られることから**層板小体**lamellar bodyと呼ばれる46。層板小体は**表面活性物質**surfactantを含んだ分泌顆粒で，開口分泌によって肺胞腔に放出される。この物質の働きで肺胞内の表面張力が減少し，肺胞は虚脱を免れている51。

肺胞腔にはマクロファージが存在する。**肺胞マクロファージ**（または**塵埃細胞**）と呼ばれ，吸気中のほこりや細菌などの異物を貪食する130。マクロファージは肺胞腔を自由に移動し，また一部は間質や血管内にも存在する。

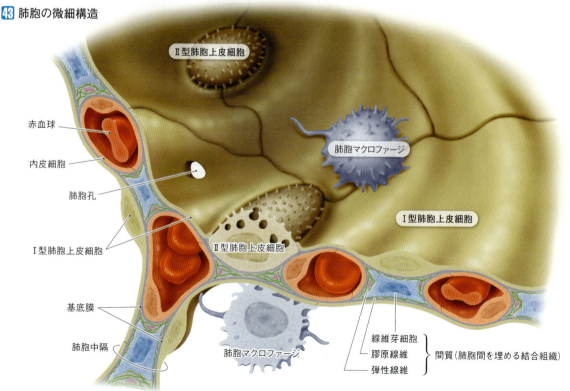

43 肺胞の微細構造

44 光顕で見た肺胞

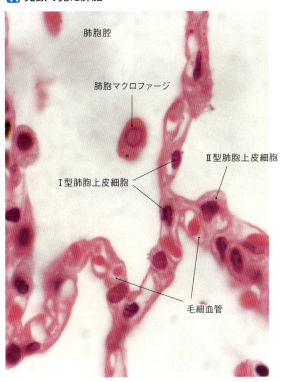

46 II型肺胞上皮細胞（透過電顕像）

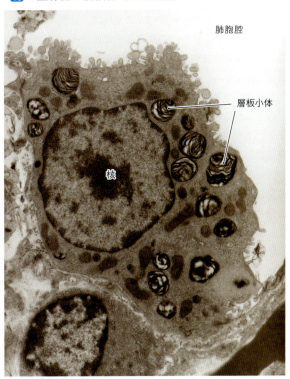

45 走査電顕で見た肺胞

肺胞の表面は，扁平なI型肺胞上皮細胞と，表面に微絨毛を持つII型肺胞上皮細胞（矢印）に覆われる。
毛細血管は，隣接する肺胞の上皮細胞に挟みこまれている。

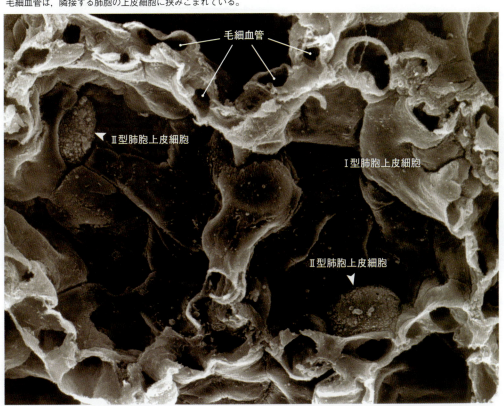

呼吸器　肺胞とガス交換

血管内皮細胞と肺胞上皮細胞を隔てて，血液と空気が出会う

　肺胞における空気と血液のガス交換は，拡散によって行われる。すなわち肺胞内の酸素は毛細血管へ，毛細血管内の二酸化炭素は肺胞へ，それぞれ濃度勾配（ガス分圧差）に従って移動する。

　肺胞内の空気と肺胞毛細血管内の血液は，肺胞壁によって隔てられている。この部分の肺胞上皮は，前項で述べたようにⅠ型肺胞上皮細胞が作るごく薄い（0.2μm以下の）細胞質シートである。一方，肺胞毛細血管の壁は1層の内皮細胞からなる。この内皮細胞は小孔を持たず，また内皮細胞どうしはタイト結合 tight junction でつながれている。肺胞上皮と血管内皮の間には1枚の基底膜が挟まっている。この基底膜は，肺胞上皮の基底膜と血管内皮の基底膜が融合したものである。

　したがって，肺胞内の空気に含まれる酸素が毛細血管内の血液に入るためにも，毛細血管内の血液に含まれる二酸化炭素が肺胞へ出るためにも，①Ⅰ型肺胞上皮細胞，②基底膜，③肺胞毛細血管内皮細胞の3層を通過する必要がある。この3層で構成される障壁を**血液空気関門** blood-air barrier と呼ぶ 47。その厚さは平均0.5μmほどである。ガス（気体）はこの関門を通過できるが，水や他のほとんどの分子は通過できない。

　こうして血中に入った酸素の大半は，赤血球膜を通過してヘモグロビンと結合する。赤血球は直径約7.5μm，厚さ約2μmであるから，生理学的には肺胞壁だけでなく，血中に入ってから赤血球内のヘモグロビンに到達して結合するまでが，拡散障壁となっている。〔p.30右列参照〕

47 血液空気関門

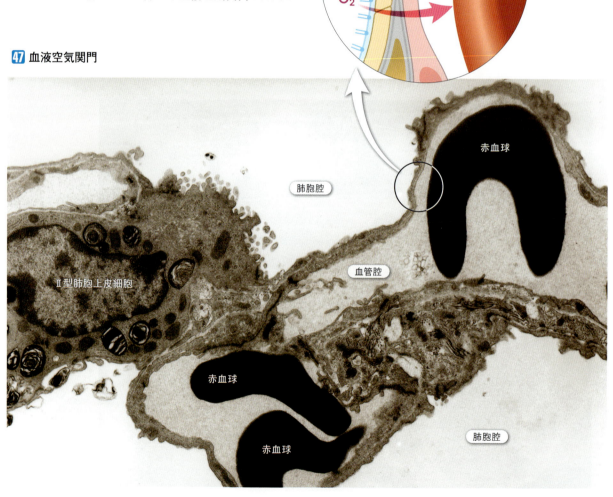

呼吸器　呼吸器系の発生

肺の発生過程は，外分泌腺の発生過程によく似ている

肺の発生は組織学的にみると，次の4期に分けることができる。48

1) 腺様期（胎生5～16週）
この時期の肺は，円柱上皮で覆われた複合管状腺からなり，外分泌腺に似た形態を示す。終末細気管支までは形成されるが，ガス交換に関与する構造はまだ存在しない。

2) 管状期（胎生16～25週）
終末細気管支の先端が分岐して呼吸細気管支ができ，それがさらに分岐して肺胞管が形成される。肺胞管の末端部には膨らみを持った**終末嚢（原始肺胞）**が出現する。また，周囲の組織には毛細血管が発達してくる。49

3) 終末嚢期（胎生24～36週）
たくさんの終末嚢が形成され，その上皮は非常に薄くなり，Ⅰ型肺胞上皮細胞としての形態を備えてくる。毛細血管網も急速に発達し，肺胞上皮と密に接するようになる。28週頃にはⅡ型肺胞上皮細胞が出現し，表面活性物質を産生し始める。したがって，この時期を過ぎれば，早期産児でも理論的には肺呼吸が可能であり生存しうる。ただし，実際には表面活性物質の量が不十分であったり，肺胞の発達が未熟であったりするために呼吸困難となり，人工呼吸器が必要となることも多い。

4) 肺胞期（胎生36週～小児期）
Ⅰ型肺胞上皮細胞は十分に薄くなり，また毛細血管が終末嚢内に突出して，血液空気関門がほぼ完成する。ただし，典型的な成熟肺胞は出生後まで形成されない。
新生児の肺胞数は成人の約1/6であることが知られている。呼吸細気管支は生後も分岐を続け，新たな肺胞が作られることによって肺が発育してゆく。肺胞数の増加は10歳頃まで続く。

49 **5ヵ月胎児の肺**
肺は管状腺に似た形態を示す。肺胞はまだ形成されていない。

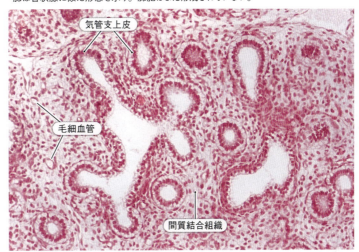

48 **肺の発生**

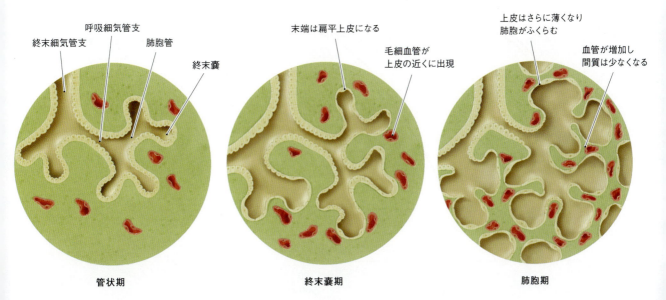

表面活性物質が肺胞を虚脱から守る

肺胞内面（肺胞液）には表面張力を下げる物質が存在する

気相-液相境界部の液体の表面は常に収縮しようとする性質を持つ。この縮まろうとする力を**表面張力**といい，液体の表面で表面張力を減少させる物質を**表面活性物質（サーファクタント** surfactant**）**という。

肺胞の内面は薄い水の層に覆われている。この水と空気との界面には表面活性物質が存在し，水の表面張力と拮抗している。肺胞表面活性物質は脂質と蛋白質の複合体と考えられている。脂質の80％はリン脂質が占め，特にホスファチジルコリン（レシチン）の一種 dipalmitoylphosphatidylcholine；DPPCの表面活性作用が最も強い。また，4種の表面活性物質関連蛋白 surfactant protein；SPが知られており，SP-AとSP-Dは糖蛋白，SP-BとSP-Cは脂質親和性蛋白である。

表面活性物質はⅡ型肺胞上皮細胞から分泌され，SP-C以外は細気管支のクララ細胞からも分泌される。カルシウムの存在下で，DPPC，phosphatidylglycerol，SP-AおよびSP-Bは**管状ミエリン**と呼ばれる細長い管を形づくり，多数の管状ミエリンが肺胞の表面を網目のように覆っている。

表面活性物質がなかったら肺は縮んでしまう

肺の内圧と容量の関係をプロットしたものを圧-量曲線といい，肺の弾性特性によって決まる。肺の**弾性**は主に，①肺組織自身の持つ弾性（エラスチンやコラーゲン線維などによる）と，②肺胞内面を覆う液体の表面張力から決定される。

肺に生理的食塩水を満たした状態で圧-量関係を測定すると，圧-量曲線は左にシフトする 50。つまり，少ない圧の変化で大きな容積の変化がみられる。食塩水を満たした状態では，肺胞内に界面はなく，表面張力も働かない。したがって，この場合の圧-量曲線は肺組織の弾性を表している。

空気で満たされた肺では，肺組織の弾性が，表面張力により制限される。吸気時にふくらんだ肺胞には，大きな表面張力が働く。肺気量が減少する（肺胞が小さくなる）につれて表面活性物質の密度が増加するために表面張力は減少していき，低肺気量位ではゼロ近くになる。最大表面張力は平均35mN/mといわれ，表面活性物質の働きで純水の表面張力（常温で72.7mN/m）の約半分になっている。

表面活性物質がないと仮定すると，肺胞の表面張力は一定であり，**Laplace**（ラプラス）**の法則**〔球の内圧（球内外の圧差）をP，球の半径をr，表面張力をγとしたとき，$P = 2\gamma/r$〕から，rがゼロに近づくとPは無限大になる。つまり，一度虚脱した肺胞は，二度と拡がることができない。

表面活性物質分子は，分子の密度，面が引っ張られる速度，ひずみ履歴に関係して吸気時と呼気時で界面上の配列が変わり，それらに伴い表面張力も変化する。また表面張力が働いていると，虚脱した肺胞を拡げるのに強い力が必要であるが，いったん拡がると空気が入りやすくなる。これらを反映して，肺の圧-量曲線は 50 の赤線のように，吸

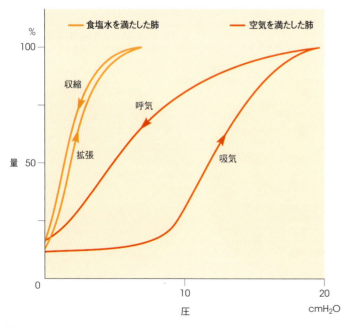

50 肺の圧-量曲線

食塩水を満たした肺では表面張力は働かないから，2つの曲線の差は表面張力がもたらしたものである。

気時と呼気時とで異なる経路をたどる（ヒステリシス：履歴効果）。

表面活性物質はさまざまな大きさの肺胞を安定に保つ

両肺で3〜5億個あるといわれる肺胞の大きさは一定ではない。もし表面活性物質がなかったら，ラプラスの法則により，小さい肺胞では大きい肺胞よりも内圧Pが高くなる。この内圧差に従って，小さい肺胞から大きい肺胞へとガスが移動し，小さい肺胞はますます小さく，大きい肺胞はますます大きくなってしまう。

しかし，表面活性物質があるおかげで，肺胞が小さくなると，表面活性物質の密度が増加するため表面張力γが減少し，肺胞内圧は高くならない。そのため，大きい肺胞と小さい肺胞との内圧差が生じにくくなり，肺胞は安定に保たれる。51

新生児の肺呼吸開始

胎児の呼吸様運動は胎生3ヵ月頃に始まる。このため胎児は羊水を飲み込む。その量は30〜60mLといわれる。出生後，新生児が肺呼吸を行うためには，肺内の羊水を喀出あるいは吸収するとともに，肺胞をふくらませるために予め十分量の表面活性物質が用意されていなければならない。表面活性物質の量は出生2週間前から急増する。

出生時に第一呼吸を引き起こす機序は明らかではないが，動脈血ガスの変化や寒冷刺激などが要因と考えられている。胎児は産道を通る際に胸郭を圧迫され，肺内の羊水が絞り出される。産道外に出ると，圧迫されていた胸郭が弾性で再び拡がり，肺に空気が入る。当初は表面活性物質も少なく，肺を拡げるために吸気筋による大きな陰圧が必要となる。第一呼吸によって空気が入り肺が開くと，次に産声をあげる。このとき新生児は声門を少し閉じて呼気筋を使い「オギャー」と泣き声を出すが，それにより肺内の気道に陽圧が加わり，末梢気道や肺胞がより均一に開くようになる。

● 新生児呼吸窮迫症候群

infantile respiratory distress syndrome；IRDS。肺の表面活性物質の主成分であるレシチンは胎生7ヵ月頃から生成されるが，未熟児ではこの生成が十分でなく，肺は虚脱し，呼吸障害をきたす。羊水中のレシチンの測定は，IRDSの出生前診断に役立つ。治療：呼吸管理下でO_2を投与しても患児の酸素飽和度が安定しない場合，人工肺サーファクタント補充療法を行い，人工呼吸器で管理する。

● 成人で発症する急性呼吸窮迫症候群

acute respiratory distress syndrome；ARDS。Ⅱ型肺胞上皮が障害され，表面活性物質の生成が低下する。そのため微小無気肺が多数生じ，低酸素血症に陥る。成人で表面活性物質を気管内投与するには，膨大な量が必要となり，現実的ではない。呼吸管理法：一回換気量の制限（4〜8mL/kg），低用量副腎皮質ステロイド（メチルプレドニゾロン換算1〜2mg/kg/日）の投与など（ARDS診療ガイドライン2021）。

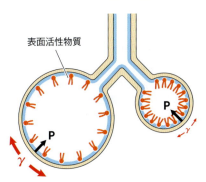

51 肺胞表面活性物質の働き

表面活性物質分子は，リン脂質の親水性部分を水中に，疎水性部分を空中に向けて拡がり，界面を形成する。

ラプラスの法則　$P = \dfrac{2\gamma}{r}$

P：内圧，γ：表面張力，r：半径

ラプラスの法則より，小さい肺胞のほうが内圧Pが高くなる。この圧差に従ってガスが移動し，小さい肺胞はさらに小さく，大きい肺胞はさらに大きくなる。

小さい肺胞では表面活性物質の濃度が高くなるため，表面張力γがより減少する。したがって，大きな肺胞との圧差は生じない。

呼吸器　肺胞とガス交換

肺胞でのガス交換は拡散による

拡散 diffusion とは，熱運動（ブラウン運動）によってもたらされる粒子のランダムな運動である．この運動自体に方向性はないが，周囲との間に圧力差や濃度差があると，粒子（ガス分子/溶液中の非荷電粒子）は，圧力/濃度の「高い起点」から「低い目的地」へと移動する（拡散）．拡散の駆動力は，その物質の圧勾配/濃度勾配（基質自身の化学ポテンシャル勾配）なので，平衡状態においても個々の粒子は熱運動で移動する．しかし，ネット（差引，相殺後）の移動はない．次いで，粒子が荷電粒子（イオン）の場合，粒子に加わる駆動力は濃度差と電位差の"和"になる（電気化学ポテンシャル勾配）．

拡散によって移動する単位時間当たりの物質量（J：フラックス flux）は，駆動力と測定エリア面積（A）に比例する．したがって，Fickの第一法則（拡散）は，

$$J = A \cdot D \cdot \frac{\Delta C}{\Delta x} \,[\mathrm{mol/s}]$$

ただし，Dは拡散係数 diffusion coefficient，$\Delta C/\Delta x$ は2点間（Δx）の濃度差（ΔC）である．〔注：Dは，呼吸生理学において，K（Krogh's diffusion coefficient）と表記されることも多い〕．

ここで，$\dot{V}_{ガス}$を単位時間あたりの移動容積（flow），ΔPを分圧差とすると，

$$J\,[\mathrm{mol/s}] = \dot{V}_{ガス} = A \cdot K \cdot \frac{\Delta P}{\Delta x}\,[\mathrm{m^3/s}]$$

肺胞壁（膜）を介するO₂輸送量 $\dot{V}_{O_2}$ は，$[\dot{V}_{O_2} = G \cdot \Delta P]$で表される．$\Delta P$は分圧差，Gは$O_2$の通りやすさ（コンダクタンス；抵抗の逆数）を表す．

Henryの法則：液体に溶解するガスXの濃度（C_X）は，その分圧（P_X）に比例する．すなわち，

$$C_X = sP_X$$

ただし，比例定数sはガスXの溶解度（solubility）を表す．O_2の溶解度は0.0013 mM/mmHg（37℃），CO_2の溶解度はその約23倍高い．

外呼吸におけるO₂の拡散

適切な呼吸（呼気/吸気）周期で外気が肺胞にもたらされる場合（換気），健常者の肺胞気ガス分圧（O_2，CO_2，水蒸気濃度）は正常域内（至適状態）に保たれている．次いで，肺胞気のO_2が，O_2分圧差で肺胞毛細血管血に拡散し，赤血球内のヘモグロビンHbに結合し（外呼吸），酸素化した血液（動脈血）は，心臓のポンプ力で全身に運ばれる（体循環）．外呼吸におけるO_2の拡散経路と拡散量は，BohrとRoughton-Forsterの式を元にして，

$$\dot{V}_{O_2} = D_{L_{O_2}} \cdot (P_A - P_{cap})\,[\mathrm{m^3/s}]$$

と表される．ただし，$D_{L_{O_2}}$（拡散能 diffusing capacity）は拡散経路のO_2コンダクタンス．P_A，P_{cap}は肺胞気と肺胞毛細血管内のO_2分圧（L：lung，A：alveolar，cap：capillary）．O_2拡散経路の障壁（抵抗$R \equiv 1/G$）は，

$$\frac{1}{D_L} \equiv \frac{1}{D_M} + \frac{1}{D_e}$$

ただし，D_Mは肺胞壁，毛細血管/血液成分のコンダクタンス，D_eはHb-O_2結合などを包含するコンダクタンスである．より詳細には，肺胞壁＝肺胞上皮細胞＋基底膜，毛細血管/血液成分＝毛細血管内皮細胞＋血漿＋赤血球膜＋赤血球内液．以上をまとめると，肺胞気から赤血球内Hb結合までのO_2拡散経路の全抵抗は，以下の式で表される：

$$\frac{1}{D_{L_{O_2}}} = \frac{1}{D_{M_{O_2}}} + \frac{1}{D_{e_{O_2}}}$$

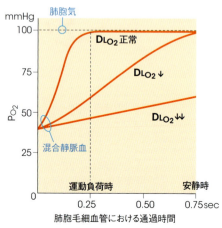

$$\frac{1}{D_{L_{O_2}}} = \frac{1}{D_{M_{O_2}}} + \frac{1}{D_{e_{O_2}}} \left(= \frac{1}{D_{M_{O_2}}} + \frac{1}{\theta V_c} \right)$$

ただし，V_c：肺胞毛細血管の血液量

53 肺におけるO_2の拡散

52 ガス拡散の法則

気相では，あるガスの拡散量は，そのガスの分子量に反比例する（Graham's law）．その他，以下の因子の影響を受ける：拡散面積（A），ガス分圧差（ΔP），ガスの溶解度（s）に比例し，膜の厚さ（拡散距離x）に反比例する．

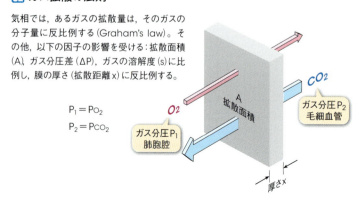

CO_2の拡散能はO_2の20倍

実際の**肺拡散能**D_Lについて考えてみよう。肺胞気から赤血球中のHb分子へ、O_2は拡散によって移動する。移動の途中には、肺胞壁、血管壁、血漿、赤血球膜、赤血球内液、Hb分子との反応時間といった各種の障壁がある（前述）。しかし、広い拡散面積A（約130m²）、薄い膜厚x（平均0.6μm）、血漿や赤血球内液の撹拌による運搬、Hb分子とO_2の速い反応速度のおかげで、健常者では、拡散による影響はほとんど無視できる。

拡散係数Dはガス分子量の平方根に反比例する（Grahamの法則）。よってCO_2とO_2の拡散能の比は、

$$\frac{D_{L_{CO_2}}}{D_{L_{O_2}}} = \frac{\alpha_{CO_2} \cdot D_{CO_2}}{\alpha_{O_2} \cdot D_{O_2}} = \frac{0.567 \cdot \sqrt{32}}{0.0239 \cdot \sqrt{44}} = 20.2$$

となり、CO_2はO_2の約20倍拡散能が大きい。そのため、肺胞気のCO_2分圧と肺胞毛細血管終末部の血液のCO_2分圧は、拡散能が低下しても、ほとんど差がない。一方、O_2は、特に運動時にO_2運搬量が多くなり、肺胞毛細血管内の血液通過時間が短くなる。このためO_2拡散能が低下すると、肺胞気O_2分圧と肺胞毛細血管終末部の血液O_2分圧の間に差が出てくる。したがって、$D_{L_{O_2}}$が低下すると、安静時に比べて、運動時に低酸素血症が顕著となる。53

肺拡散能の測定：COを指標

肺胞毛細血管血のO_2分圧は混合静脈血（$\bar{v}$）から終末毛細血管血まで変化するので、肺胞気との分圧差は一定ではない53。そこで、Hbとの親和性が高く（O_2の210倍）、肺胞毛細血管内分圧が小さく（ほぼ0）、O_2と同程度（1.23倍）の拡散能を有するCOを指標ガスとして用い、$D_{L_{CO}}$を測定する。

p.30右列下の式のO_2をCOに置き換えて計算した場合、θはCOとHbの反応速度である。高地居住者の場合（O_2分圧が低い）、ヘム分子の空き部分が多く反応速度が速くなるので、θが増大し$D_{L_{CO}}$は高くなる。逆に、喫煙者の場合、COがHbに多く結合するので、θが低下し$D_{L_{CO}}$も低下する。一方、貧血ではVcと$D_{L_{CO}}$が共に低下する。このような場合、Hbとの親和性がCOより高いNO（O_2の290万倍）を用いれば、$D_{L_{CO}}$と$D_{L_{NO}}$の同時測定が可能である。

● 肺拡散能が低下する疾患

肺線維症では間質が厚くなり膜厚xが大きくなるとともに、肺が壊れて拡散面積Aが減り、Vcも減少する。COPD（慢性閉塞性肺疾患）では肺胞が壊れてAが減り、Vcも減少する。特発性肺動脈性肺高血圧症では小動脈・細動脈の内皮が増殖し、Vcが減少する。肺血栓塞栓症では血液が流れない肺領域ができ、Vcが減少する。

54 O_2拡散障壁とO_2分圧の低下

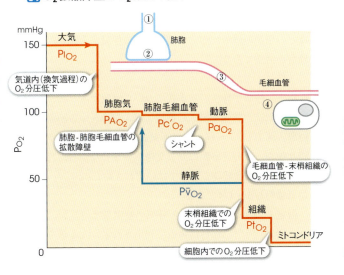

O_2の獲得と体内輸送：大気～末梢組織のミトコンドリア

肺胞気から赤血球中に拡散しHbと結合したO_2（Hb-O_2）は、体循環系によって全身の末梢組織へ運搬され、最終的に細胞内に拡散し、ミトコンドリア内でATPを生成するために消費される（好気的環境下のエネルギー代謝）。この間、O_2分圧は次第に低下してゆく54。

①換気（気道-肺胞気間のO_2分圧低下）：大気のO_2分圧は159mmHgでCO_2と水（水蒸気）の分圧はそれぞれ0.3、3.7mmHgである（大気圧：760mmHg）。吸気は、気道通過中に温められ加湿される（吸気のO_2分圧：149mmHg、水蒸気分圧：47mmHg）。さらに、肺胞では細胞内代謝で産生されたCO_2が呼気中に排出されて加わるので（CO_2分圧：40mmHg）、肺胞気O_2分圧は104mmHgに低下する。

②外呼吸（肺胞-肺胞毛細血管のO_2分圧低下）：肺胞気のO_2が肺胞毛細血管に拡散する際、O_2分圧はわずかに低下する。この低下率は小さいので、健常者の安静時においては無視できる。

*動静脈シャント：肺胞を通らない静脈血がシャント（短路）を介して合流するため、O_2分圧はやや低下する。健常者の動脈血O_2分圧（95mmHg）になる。

③体循環（動脈血のO_2運搬）-末梢組織でのO_2分圧低下：末梢組織-血液（動脈血）がO_2を放出した後、O_2分圧は40mmHgに低下する。末梢組織の毛細血管血や静脈血のO_2分圧はO_2消費量が多いと低下し、心拍出量$\dot{Q}$が多いと増加する。

④内呼吸と微小循環でのO_2分圧低下：末梢組織の毛細血管血から、O_2は組織へと拡散し、間質を経て、細胞内のミトコンドリアに到達する。ミトコンドリアのO_2分圧は数mmHg程度となる。

基礎知識

呼吸生理学の用語と基本式

呼吸生理学の正しい理解のために，ガス交換機序（拡散）などの用語の理解に加え，肺単位での換気血流比（変化）の理解が必要である。

以下，呼吸生理学の基本式について解説する。

肺胞気式，肺胞交換式の前提：ガス交換をする肺胞がない導入部（口腔から終末細気管支まで）の容積を解剖学的死腔と呼ぶ。一方，実際にガス交換に寄与しなかった容積を生理学的死腔と呼ぶ。正常ではいずれも約150 mLで，一回換気量の1/3～1/4である。

仮定1：吸入気の窒素量と呼気の窒素量は等しい。つまり，窒素（不活性ガス）は体内で利用されず，入る量も出る量も同じである。

仮定2：死腔ではガス交換がない。

ここで，分時肺胞気呼出量$\dot{V}_A$，分時肺胞気吸入量$\dot{V}_{AI}$は，仮定1，2から

$$\dot{V}_{N_2} = \dot{V}_I \cdot F_{I N_2} - \dot{V}_E \cdot F_{E N_2} = 0$$

$$\dot{V}_{N_2} = \dot{V}_{AI} \cdot F_{I N_2} - \dot{V}_A \cdot F_{A N_2} = 0$$

よって

$$\dot{V}_{AI} = \frac{\dot{V}_A \cdot F_{A N_2}}{F_{I N_2}} \quad \cdots\cdots (1)$$

同様に

$$\dot{V}_{CO_2} = \dot{V}_E \cdot F_{E CO_2} - \dot{V}_I \cdot F_{I CO_2}$$
$$= \dot{V}_A \cdot F_{A CO_2} - \dot{V}_{AI} \cdot F_{I CO_2} \quad \cdots\cdots (2)$$

また，式(1)から

$$\dot{V}_{CO_2} = \dot{V}_A \left(F_{A CO_2} - F_{I CO_2} \cdot \frac{F_{A N_2}}{F_{I N_2}} \right) \quad \cdots\cdots (3)$$

呼吸生理学でよく使われる記号

X_{Y_Z}：一次記号Xで指標を表し，二次記号Yで所在を表し，さらに下付き記号Zでガス種を表す。

例）Ca_{O_2}：動脈血酸素濃度，$P_{A O_2}$：肺胞気酸素分圧，P_B：大気圧

一次記号（大文字／小文字）

記号	英語	日本語	単位
A	area	面積	m^2
C	concentration	濃度	mol/m^3
D, K	diffusion coefficient	拡散係数	m^2/s
D_L	diffusing capacity	拡散能	mL/min/Torr
F	fraction	乾燥ガス中の各ガスの割合	各ガスの総計を1とする
G	conductance	抵抗Rの逆数	S
P	permeability	透過性	m/s
P	pressure	圧，分圧	mmHg（1mmHg≈1Torr）1kPa（キロパスカル）=7.5mmHg 注3
Q	volume of blood	血液量	L, dL
$\dot{Q}$	volume flow of blood 注1	血流速度（単位時間あたりの血流量）	L/min
R	respiratory exchange ratio	CO_2/O_2交換率（＝呼吸商）定常状態では代謝率に等しい 注2	無名数
RQ	respiratory quotient	呼吸商	無名数
s	solubility	溶解度	$mol/m^3 \cdot Torr$
V	volume of gas	ガスの容積	L, dL, mL
$\dot{V}$	volume flow of gas	気流速度（単位時間あたりのガス流量）	L/min

注1：記号の上にドットを付けたときは単位時間あたりの変化量を表す。
注2：定常状態 steady state とは，ガス交換が肺から組織まで一定で時間変化がない状態。
注3：ガス分圧はTorrあるいはkPa，液体の圧はmmHgかcmH$_2$Oを用いることが多い。

二次記号

呼吸器（スモールキャピタル；小さめの大文字）

A	alveolar	肺胞
B	barometric	大気
D	dead space	死腔
E	expired	呼気
I	inspired	吸気
L	lung	肺
T	tidal	一回換気

心・血管（小文字）

a	arterial	動脈血
c	capillary	毛細血管血
c'	end capillary	終末毛細血管血
cap	capillary	毛細血管
v	venous	静脈血
$\bar{v}$	mixed venous	混合静脈血

O_2 についても同様に

$$\dot{V}_{O_2} = \dot{V}_A \left(F_{IO_2} \cdot \frac{F_{AN_2}}{F_{IN_2}} - F_{AO_2} \right) \quad \cdots\cdots (4)$$

肺胞気式

肺胞でのガス交換率Rは,

$$R = \frac{\dot{V}_{CO_2}}{\dot{V}_{O_2}} \quad \cdots\cdots (5)$$

式(3)と式(4)を代入して

$$R = \frac{F_{ACO_2} - F_{ICO_2} \cdot \frac{F_{AN_2}}{F_{IN_2}}}{F_{IO_2} \cdot \frac{F_{AN_2}}{F_{IN_2}} - F_{AO_2}} \quad \cdots\cdots (6)$$

ここで,肺胞ガス分画は$F_{AN_2} = 1 - F_{AO_2} - F_{ACO_2}$であり,吸入気に$CO_2$が含まれないとして$F_{IN_2} = 1 - F_{IO_2}$を代入すると,$F_{AN_2}$と$F_{IN_2}$は消去できる。

次に,気圧をP_B [mmHg], 体温37℃のときの水蒸気圧を47mmHgとすると,あるガスXの割合F_Xは,分圧P_Xと$F_X = P_X/(P_B - 47)$の関係にあり,分圧に変換して,

$$R = \frac{P_{ACO_2}(1 - F_{IO_2})}{P_{IO_2} - P_{AO_2} - P_{ACO_2} \cdot F_{IO_2}} \quad \cdots\cdots (7)$$

あるいは

$$P_{AO_2} = P_{IO_2} - \frac{P_{ACO_2}}{R} + P_{ACO_2} \cdot F_{IO_2} \frac{(1-R)}{R} \quad \cdots\cdots (8)$$

となる。式(8)は肺胞気式と呼ばれる。

肺胞換気式

吸入気にCO_2が含まれないとすると,式(3)から,

$$\dot{V}_{CO_2} = \dot{V}_A \cdot F_{ACO_2} \quad \text{あるいは} \quad \dot{V}_A = \frac{\dot{V}_{CO_2}}{F_{ACO_2}} \quad \cdots\cdots (9)$$

ここで,$\dot{V}_A$と$\dot{V}_{CO_2}$はSTPD (standard temperature and pressure, dry), つまり0℃ 1気圧(760mmHg)で水蒸気圧0mmHgの標準状態(このとき1molの気体は22.4Lとなる)での関係式である。一般に$\dot{V}_{CO_2}$はSTPDでmL/minで表すが,$\dot{V}_A$はBTPS (body temperature, ambient pressure saturated with water vapor), つまり体温(37℃)・その時の大気圧(P_B)・水蒸気飽和(47mmHg)の条件でL/minで表す。

したがってボイル・シャルルの法則に基づいて,

$$\dot{V}_A = \dot{V}_{CO_2} \cdot \frac{310}{273} \cdot \frac{760}{P_B - 47} \cdot \frac{1}{1000} \cdot \frac{P_B - 47}{P_{ACO_2}}$$

つまり

$$\dot{V}_A\,[\text{L\,(BTPS)/min}] = 0.863 \cdot \frac{\dot{V}_{CO_2}\,[\text{mL\,(STPD)/min}]}{P_{ACO_2}\,[\text{mmHg}]} \quad \cdots\cdots (10)$$

となる。式(10)は肺胞換気式と呼ばれる。

肺胞換気血流式

肺循環中に出て行く酸素の量$\dot{V}_{O_2}$ [mL(STPD)/min] は,血流量を$\dot{Q}$ [L/min], ガスの含量をC [mL(STPD)/L]とすると,

$$\dot{V}_{O_2} = \dot{Q}(C_{aO_2} - C\bar{v}_{O_2}) \quad \cdots\cdots (11)$$

であり,式(10)と式(5)から

$$\frac{\dot{V}_A}{\dot{Q}} = \frac{0.863R(C_{aO_2} - C\bar{v}_{O_2})}{P_{ACO_2}} \quad \cdots\cdots (12)$$

解剖学的死腔と生理学的死腔

一回換気量をV_T, 混合呼気中のCO_2の割合をF_{ECO_2}, CO_2分圧をP_{ECO_2}, 生理学的死腔をV_Dとすると,

$$V_T \cdot F_{ECO_2} = V_A \cdot F_{ACO_2} \quad \cdots\cdots (13)$$

$V_A = V_E + V_D$であるから,式(13)のV_Aに代入して,

$$\frac{V_D}{V_T} = \frac{F_{ACO_2} - F_{ECO_2}}{F_{ACO_2}} = \frac{P_{ACO_2} - P_{ECO_2}}{P_{ACO_2}} \quad \cdots\cdots (14)$$

式(14)を**Bohrの式**と呼び,求めたV_Dを生理学的死腔という。P_{ACO_2}はP_{aCO_2}と等しいとすることが多い。

真性シャントと生理学的シャント

解剖学的に肺胞気と接することなく左心系に流れ込む混合静脈血量を,真性シャントと呼ぶ。一方,理想肺胞気と平衡している血液とシャントを通ってきた混合静脈血が混ぜ合わさって動脈血になったものと考えて推定するシャント量を,生理学的シャントと呼ぶ。

心拍出量を$\dot{Q}_T$とし,そのうち肺胞毛細血管を通らないシャント血流量を$\dot{Q}_S$とし,分時あたりに取り込む酸素量を$\dot{V}_{O_2}$, 終末毛細血管血酸素濃度をCc'_{O_2}, 動脈血酸素濃度をC_{aO_2}, 混合静脈血酸素濃度を$C\bar{v}_{O_2}$とすると,

肺毛細血管の前後で

$$\dot{V}_{O_2} = (\dot{Q}_T - \dot{Q}_S) \cdot (Cc'_{O_2} - C\bar{v}_{O_2}) \quad \cdots\cdots (15)$$

動静脈間で

$$\dot{V}_{O_2} = \dot{Q}_T \cdot (C_{aO_2} - C\bar{v}_{O_2}) \quad \cdots\cdots (16)$$

式(15)と式(16)から

$$\frac{\dot{Q}_S}{\dot{Q}_T} = \frac{Cc'_{O_2} - C_{aO_2}}{Cc'_{O_2} - C\bar{v}_{O_2}} \quad \cdots\cdots (17)$$

ここで,Cc'_{O_2}は理想肺胞気の値をもとに得られる。

呼吸器　換気と血流

ガス交換の効率は，換気と血流のバランスによって決まる

理想肺胞気のO_2分圧とCO_2分圧は，換気血流比によって決まる

すべての肺胞が均等に換気され，かつ均等に血流を受けると仮定したとき，すなわち換気血流比の不均等分布がないときの肺胞気ガス組成を**理想肺胞気**という。拡散能の低下や肺の血流シャント（短絡）がなければ，動脈血ガス分圧は理想肺胞気のガス分圧に等しくなる。

理想肺胞気のO_2分圧をP_{AO_2}，CO_2分圧をP_{ACO_2}，吸入気のO_2分圧をP_{IO_2}，**ガス交換率**つまり[分時CO_2排出量／分時O_2摂取量]をRとしたとき，肺胞気方程式（前項の式(8)）は

$$P_{AO_2} = P_{IO_2} - \frac{P_{ACO_2}}{R} + F_{IO_2}\left(\frac{P_{ACO_2}}{R} - P_{ACO_2}\right)$$

と複雑であるが，室内気吸入時は$[F_{IO_2}(P_{ACO_2}/R - P_{ACO_2})]$の項は無視できるほど小さい（$F_{IO_2}=0.21$，$P_{ACO_2}=40$ Torr，$R=0.8$のとき2.1 Torr）ので，

$$P_{AO_2} \fallingdotseq P_{IO_2} - \frac{P_{ACO_2}}{R}$$

と近似でき，換気側からみたときのP_{AO_2}とP_{ACO_2}の関係は，ガス交換率$R(=\dot{V}_{CO_2}/\dot{V}_{O_2})$が決まれば，吸入気の点[$P_{IO_2}$, 0]を通る直線になる 55。これを**ガスRライン**という。ここで，$P_{ACO_2} \fallingdotseq P_{aCO_2}$，$P_{IO_2}=150$ Torrであり，$R=0.8$と仮定すれば，動脈血ガス分析の結果からP_{AO_2}を計算できる。

一方，血液側からみたときは，混合静脈血の点 [$P\bar{v}_{O_2}$, $P\bar{v}_{CO_2}$] を通る曲線（**血液Rライン**）が描ける。なぜなら，混合静脈血の酸素濃度を$C\bar{v}_{O_2}$，二酸化炭素濃度を$C\bar{v}_{CO_2}$，理想肺胞気と平衡状態にあるときの酸素濃度をCa_{O_2}，二酸化炭素濃度をCa_{CO_2}とすると，

$$R = \frac{\dot{V}_{CO_2}}{\dot{V}_{O_2}} = \frac{Ca_{CO_2} - C\bar{v}_{CO_2}}{Ca_{O_2} - C\bar{v}_{O_2}}$$

である。ここで，$P\bar{v}_{O_2}$と$P\bar{v}_{CO_2}$の組みに対応して$C\bar{v}_{O_2}$と$C\bar{v}_{CO_2}$の組みが決まり，またRが決まれば，[Ca_{O_2}, Ca_{CO_2}]に対応して，平衡状態にある理想肺胞気の[P_{AO_2}, P_{ACO_2}]が決められるからである。

さてここで，ガスRラインと血液Rラインとの交点が，両方の条件を満足する理想肺胞気のガス組成に相当し，Rを変化させたとき，理想肺胞気のO_2分圧とCO_2分圧との関係[P_{AO_2}, P_{ACO_2}]を表す曲線が描ける。この曲線を一般に**O_2-CO_2ダイアグラム**と呼ぶ。この曲線の各点にRの値が対応し，同時に前項の式(12)

$$\frac{\dot{V}_A}{\dot{Q}} = \frac{0.863\,R\,(Ca_{O_2} - C\bar{v}_{O_2})}{P_{ACO_2}}$$

から，**換気血流比$\dot{V}_A/\dot{Q}$も混合静脈血（$\dot{V}_A/\dot{Q}=0$：換気がなく血流のみ）から吸入気（$\dot{V}_A/\dot{Q}=\infty$：換気のみで血流がない）までの値が各点に対応するため，換気血流比曲線**とも呼ばれている。

同じように，理想肺胞気に対応するガス含量[Ca_{O_2}, Ca_{CO_2}]のO_2-CO_2ダイアグラムも得られる。この際には，

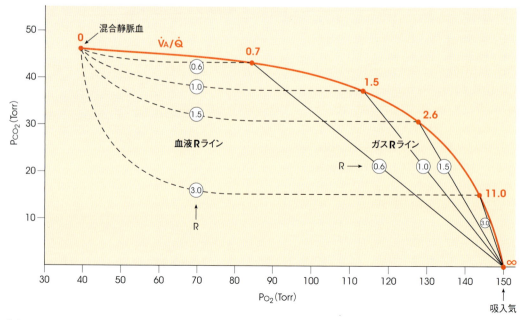

55 O_2-CO_2ダイアグラム（換気血流比曲線）

血液Rラインは混合静脈血の点 [C$\bar{v}_{O_2}$, C$\bar{v}_{CO_2}$] から始まる直線になり，一方，ガスRラインは曲線になる。**56**

以上の関係は，肺全体だけではなく，肺の局所についても当てはまり，その際の換気と血流は，局所肺の換気と血流になる。

換気血流比の不均等分布があるとAaP$_{O_2}$較差が増加する

理想肺胞気のO$_2$分圧と実際の動脈血O$_2$分圧との差を**肺胞気-動脈血酸素分圧（AaP$_{O_2}$）較差**と呼ぶ。

もし肺のすべての部分で換気血流比が等しければ，どこでも理想肺胞気 [P$_{A_{O_2}}$, P$_{A_{CO_2}}$] は同じになり，それらが混合する動脈血も肺全体の理想肺胞気の組成と等しくなる。しかし，実際の肺は，次項で説明するように健康人でも換気血流比は均等ではない。

いま，換気血流比が異なる [$\dot{V}_A/\dot{Q}$]$_1$ と [$\dot{V}_A/\dot{Q}$]$_2$ の2つの部分からなるとする。ガス含量のO$_2$-CO$_2$ダイアグラム上の2点 [Ca_{O_2}, Ca_{CO_2}]$_1$ と [Ca_{O_2}, Ca_{CO_2}]$_2$ が混ざって動脈血 [Ca_{O_2}, Ca_{CO_2}] になるとすると，

$$Ca_{O_2} = \frac{\dot{Q}_1[Ca_{O_2}]_1 + \dot{Q}_2[Ca_{O_2}]_2}{\dot{Q}_1 + \dot{Q}_2}$$

$$Ca_{CO_2} = \frac{\dot{Q}_1[Ca_{CO_2}]_1 + \dot{Q}_2[Ca_{CO_2}]_2}{\dot{Q}_1 + \dot{Q}_2}$$

であり，2点を結ぶ直線を $\dot{Q}_1:\dot{Q}_2$ で比例配分した点が動脈血を表す点になる。同様に，$\dot{V}_A/\dot{Q}$ の不均等があるとき，

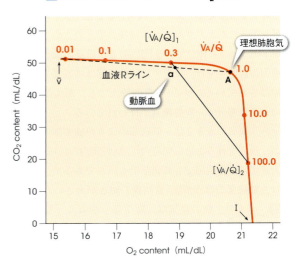

57 換気血流比不均等時のAaP$_{O_2}$較差

混合した動脈血は，O$_2$-CO$_2$ダイアグラムの凸の曲線の内側になる。**57**

一方，肺全体での血液Rラインは，混合静脈血の点と動脈血の点を結んだ直線になり，この直線とO$_2$-CO$_2$ダイアグラムとの交点が理想肺胞気に対応する [Ca_{O_2}, Ca_{CO_2}] の値になる。したがって，換気血流比に不均等があるときは，不均等がないときの理想肺胞気のO$_2$分圧に比べて，動脈血のO$_2$分圧は低くなることがわかる。つまり，換気血流比の不均等分布があるとAaP$_{O_2}$較差が増加する。

56 ガス分圧およびガス含量の**O$_2$-CO$_2$ダイアグラム**（換気血流比曲線）

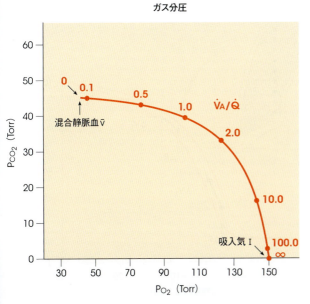
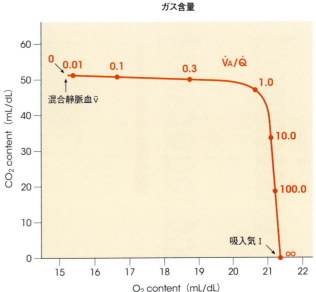

重力などのために換気血流比の不均等が生じる

局所肺気量は肺尖部で大きく,換気は肺底部で大きい

吊り下げられたバネは,バネ自身の重さのため,上のほうが下のほうより伸びている[58]。肺も肺自身の重さのために重力の影響を受け,立位では,肺尖部は肺底部よりも引き伸ばされている。肺の圧-量曲線上でも,肺尖部は肺気量の大きい部分で,**安静換気**が行われている。

一方,換気の大きさは,肺底部のほうが肺尖部よりも大きい。換気を行うための胸腔内圧(胸膜腔内の陰圧)の変化の大きさは,肺尖部でも肺底部でも同じであるが,肺尖部よりも肺底部のほうが圧-量曲線の傾きが大きいためである[59]。つまり,肺の換気は,肺尖部で少なく,肺底部で多く,不均等分布がみられる。

なお,肺尖部は引き伸ばされやすいために,肺気腫の病変や,気胸で肺が破れる部分は肺尖が好発部である。

局所血流は肺尖部で少なく,肺底部で多い

重力の影響は肺血管内圧にも及ぶ。高さにより静水圧差が生じるから,立位では肺尖部に比べ肺底部のほうが血管内圧が高くなる。肺胞内圧を Palv,肺動脈圧を Pa,肺静脈圧を Pv とすると,肺尖部では Palv>Pa>Pv となり(この部分を Zone 1 と呼ぶ),血管は閉じやすく,血液は流れにくい。肺の中部では Pa>Palv>Pv となり(この部分を Zone 2 と呼ぶ),血流は一定流速に制限される。肺底部では Pa>Pv>Palv となり(この部分を Zone 3 と呼ぶ),常に血流がある。ただし,横隔膜直上では間質の血管周囲圧の上昇による血管の圧排や,低酸素血による血管攣縮〔後述〕のために血管抵抗が上昇し,かえって血流が低下する(この部分を Zone 4 と呼ぶことがある)。つまり,肺の血流は,肺尖部で少なく,肺底部で多く,横隔膜直上ではやや少なく,不均等分布がみられる。[60]

なお,肺の血流分布の不均等は同一の平面上でも起こり,肺中心部から周辺部にかけて血流は低下する。これは重力の影響とは関係なく,肺血管の構築に規定される。

● 肺水腫と体位の関係(起坐呼吸)

肺底部は,重力の影響で血管内圧が高い。そのため,心不全のときなどに,肺水腫は肺底部や背部に多く生じる。宇宙飛行士も,打ち上げ時に腹側から背側に向けて大きな重力がかかるため,背側に一過性の肺水腫をきたす。膝を曲げて上半身を起こす起坐呼吸は,下半身からの血流の還流を減少させ,肺の血管内圧を低下させ,肺水腫を軽減させる。急性呼吸窮迫症候群(ARDS)の肺水腫も肺の下のほう(仰臥位では背部)に強いが,この場合,体位を変えるだけでも肺水腫の部分が軽減し,肺の酸素化能が改善し,呼吸が楽になる。

換気血流比は肺尖部で大きく,肺底部で小さくなる

肺全体としては,肺尖部で少なく肺底部で多いという不均等分布は,換気よりも血流のほうが著しい。そのために,健常人の肺でも,換気血流比は肺尖部で大きく,肺底部で小さくなる[61]。O_2-CO_2 ダイアグラム([55])から肺胞内の酸素分圧も肺尖部で高く,肺底部で低くなることがわかる。

[58] 重力の影響

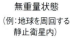
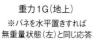
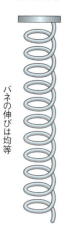
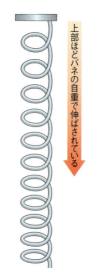

[59] 換気量の不均等分布(立位)

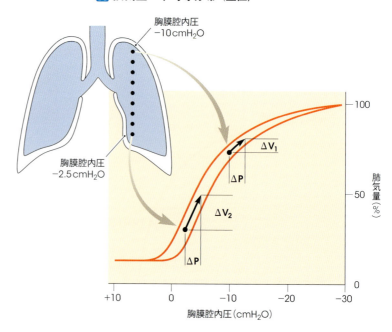

62 低酸素性肺血管攣縮

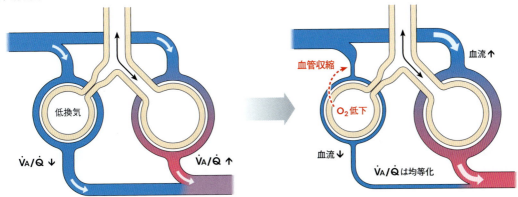

　肺血管は，一般の体血管とは異なり，低酸素により血管は攣縮し，血管抵抗は増大する。これを**低酸素性肺血管攣縮**hypoxic pulmonary vasoconstriction；HPVという。その生理学的意義としては次のようなことが考えられている。

①換気が悪くて低酸素状態に陥っている部分に行く血流を減らし，換気の良い部分に行く血流を増やすことにより，肺でのガス交換効率を良くする。62

②出生時の胎児循環（肺をほとんど通らない）から，出生後の肺循環への切り替わりに対応する（肺呼吸になり，急に肺に酸素が多くなると，肺血管が拡張し，血流は肺に向かう）。

　最近，低酸素性肺血管攣縮のメカニズムとしてvoltage-gated K⁺ channel（K_Vチャネル）が注目されている。低酸素はK_Vチャネルを抑制し，膜電位が脱分極するために，電位依存性Caチャネルから Caが流入する。その結果，細胞内Ca濃度が増加し，血管収縮が起こる。K_Vチャネルのサブユニットが酸素センサーであるのか，あるいは他の酸素センサーの制御下にあるのか，K_Vチャネルだけで低酸素性肺血管攣縮が説明できるのか，まだわかっていない。K_Vチャネルのシステインの-SH基が低酸素による酸化還元電位の変化に反応している可能性も指摘されている。以上のメカニズムは，頸動脈小体の酸素センサーの働き（114）と酷似している。

● 胸郭成形術

結核菌など発育に酸素を必要とする好気性菌は，肺胞内の酸素分圧が高い肺尖部で発育しやすい。抗結核薬がなかった時代に，肺尖部の肋骨を切り取ってつぶして肺尖部の換気を低下させ，結核菌の発育を抑える外科療法（胸郭成形術）が行われ，有効であった。

60 血流量の不均等分布（立位）

61 換気血流比の不均等分布

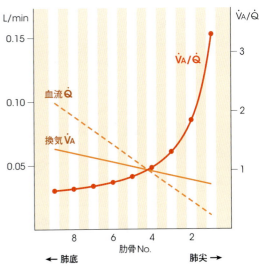

低酸素血症の原因は低換気，拡散障害，シャント，換気血流比不均等分布

低酸素血症に対して種々の代償機構が働く

「室内気吸入時のPa_{O_2}が60Torr以下となる呼吸障害，またはそれに相当する呼吸障害を呈する異常状態」を**呼吸不全**と診断し63，Pa_{CO_2}が正常なもの（Ⅰ型）と45Torrを超えて異常な高値を呈するもの（Ⅱ型）とに分類する。この基準の特徴は，Pa_{O_2}のみで呼吸不全を定義し，Pa_{CO_2}は病型分類に用いられている点である。

低酸素血症の症状として，頭痛，運動機能および判断力の低下，錯乱・せん妄，意識消失，血圧低下，頻脈，中心性チアノーゼ，血管拡張による四肢の温まりなどがあげられる。高炭酸ガス血症の急性症状として，頭痛，めまい，錯乱，意識消失，羽ばたき振戦，縮瞳・乳頭浮腫，血圧上昇，発汗などがあげられる。

低酸素血症に対し，種々の代償機構が働く。急性呼吸不全では，分時換気量や心拍出量が増加するとともに，脳など重要臓器への血流分布が増加する。呼吸不全が長期にわたると（1ヵ月以上呼吸不全が持続する状態を慢性呼吸不全と定義している），エリスロポエチンが産生され，赤血球が増多するために，血液の酸素運搬能は増加する。また，赤血球中の2,3-BPGが増加し，組織への酸素放出を容易にする（71 72）。

AaP_{O_2}較差が正常であっても，肺胞低換気や低酸素環境では呼吸不全になる

AaP_{O_2}（肺胞気-動脈血酸素分圧）較差が正常であっても，つまり動脈血のO_2分圧が理想肺胞気のO_2分圧に等しくとも，以下のような場合には呼吸不全になりうる。

1）肺胞気方程式から，Pa_{CO_2}が増加するとき，P_{AO_2}は減少する。つまり**肺胞低換気**の状態である。

2）高地などの**低酸素環境**にあるとき，F_{IO_2}は低下し，Pa_{O_2}は減少する。高地でなくとも，鉄分を多く含む土壌での土木作業（トンネル工事など）中に，酸素濃度のきわめて低いガスが土壌から突然吹き出してくることがある。船倉の清掃作業も，あらかじめ酸素濃度を測定しておかないと危険である。

● 古井戸と低酸素

Haldaneの教科書に次のような低酸素環境の例が紹介されている。天気の悪い日に機関車の車庫に入った人が意識を失い倒れるという事件が頻発した。調査したところ，その車庫は古井戸を埋めずにその上に建てられており，付近の土壌は鉄分を多く含んでいた。古井戸の空気中の酸素は鉄と結合し，酸素の少ないガスが充満していた。気圧が低くなると，古井戸内のガスが上の建物に溢れてきて，建物の中が低酸素状態になるのであった。日本でも，家を建てるときには敷地内の古井戸を埋めるという風習があるが，関係あるかもしれない。

拡散障害，血流シャント，換気血流比の不均等分布ではAaP_{O_2}較差が増加する 64

この型の呼吸不全では，Pa_{CO_2}は必ずしも高くなく，正常か低くなることも多い。

1）拡散障害

拡散障害があると，血液は肺毛細血管を循環する時間内に肺胞気と平衡状態に至らず，肺胞気のO_2分圧よりも毛細血管血のO_2分圧が低くなる。特に運動時には，O_2消費量も多く，肺循環時間も短いために，低酸素血症が著しく

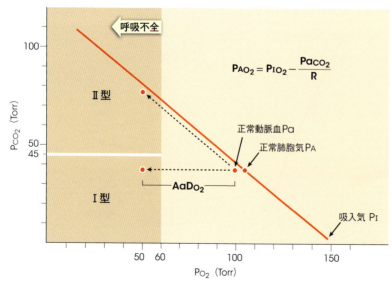

63 呼吸不全

AaD_{O_2}：alveolar-arterial oxygen difference，肺胞気-動脈血酸素分圧較差

64 AaP$_{O_2}$ 較差が増加する場合

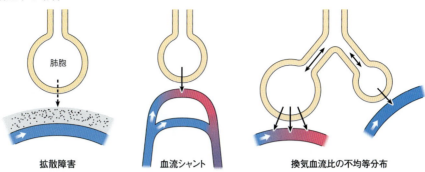

拡散障害　　血流シャント　　換気血流比の不均等分布

なる。このような場合、O_2を投与すれば、拡散のための肺胞気と肺毛細血管血との間のO_2分圧の勾配が大きくなり、より多くのO_2が拡散する。つまり、拡散障害による呼吸不全に対してはO_2投与が有効である。

2) 血流シャント（短絡）

短絡路を通ってきた静脈血が、肺胞でO_2を受け取った血液に混ざるため、動脈血のO_2分圧は低下する。先天性心奇形による**右→左シャント**、肝不全などでみられる**肺動静脈瘻**、肺の一部に空気が入らない**無気肺**などでは、静脈血は換気が行われないまま動脈血に合流する。血流シャントで低酸素状態になっている場合には、肺胞を通ってきた血液はもともと十分なO_2を含んでおり、O_2を投与しても、シャント血の酸素濃度には影響しない。つまり、シャントによる呼吸不全に対してはO_2投与は無効である。

3) 換気血流比の不均等分布

換気血流比の不均等分布があると、動脈血のO_2分圧は理想肺胞気よりも低くなる（57）。換気血流比の不均等分布による呼吸不全では、O_2投与はある程度有効であるが、換気血流比が低い部分を流れる血流が多いと、シャントの場合と同様、あまり効果はない。

AaP$_{O_2}$較差の増加に対する上記の3要因の寄与は、P$_{AO_2}$のレベルによって変わってくる。P$_{AO_2}$が高いときにはシャントがAaP$_{O_2}$較差増加の主たる要因であり、P$_{AO_2}$が低いときには拡散障害が主たる要因になる。換気血流比の不均等分布はP$_{AO_2}$がかなり低いときを除いて、P$_{AO_2}$の広い範囲にわたってAaP$_{O_2}$較差増加に影響を持つ。65

● **血液ガス分析とパルスオキシメーター**

動脈血を採血して血液ガス分析装置に投入するとPa$_{O_2}$, Pa$_{CO_2}$, pHが測定され、これらの値から動脈血酸素飽和度（Sa$_{O_2}$）、AaP$_{O_2}$較差などが算出される。パルスオキシメーターは皮下にある赤血球に赤外と赤色の2種類の光をあて、吸光度の変動部分を解析することにより動脈血の酸素飽和度を推定している。経皮的（percutaneous）に測定することからSp$_{O_2}$という。

65 AaP$_{O_2}$較差とP$_{AO_2}$の関係

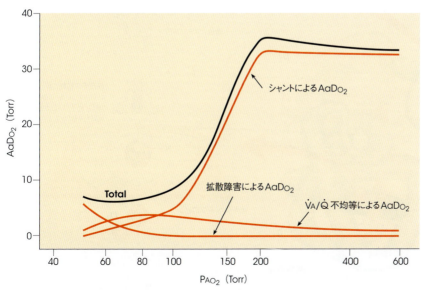

ヘモグロビン1分子は酸素4分子と結合できる

酸素は水溶液に非常に溶けにくい。37℃の血漿1dLに物理的に溶解する酸素は，酸素分圧1Torrあたり0.0031mLにすぎない。もし赤血球中の**ヘモグロビン**hemoglobin；Hbがなければ，血液は酸素分圧100Torrで0.3mL/dLの酸素しか運べないことになる。すなわち，血液による酸素運搬の主役はヘモグロビンである。

酸素が結合するとヘモグロビンの立体構造が変わる

ヘモグロビン1分子は4つの単体（成人のヘモグロビンAではα鎖とβ鎖が各2本ずつ）から構成されており，それぞれの単体に酸素が結合しうる。1gのヘモグロビン分子は1.34mLの酸素と結合できる。血液1dLあたり約15gのヘモグロビンが存在するから，ヘモグロビンだけで1.34×15＝20.1mL/dLの酸素を運搬できる。ちなみに37℃の水蒸気で飽和した空気中の酸素は約17.3mL/dLであり，ヘモグロビンの酸素運搬能がいかにすぐれているか理解できよう。

ヘモグロビンの単体は**ヘム**（鉄を中心に含むポルフィリン）と**グロビン蛋白**とから構成され，ヘム鉄に酸素分子が結合する。66

ヘモグロビン分子には緊張型（T型）と弛緩型（R型）があると予想されている。酸素が全く結合していない**デオキシヘモグロビン**はT型の状態にあり，初めは酸素が結合しにくい。しかし，その単体に酸素が1分子でも結合すると，**アロステリック効果**によりヘモグロビン分子全体の立体構造が変化してR型となり，酸素が結合しやすくなる。その結果，他の3つの単体に次々と酸素が結合し，**オキシヘモグロビン**となる。

●**アロステリック効果** allosteric effect ─
いくつかの異なる意味に用いられるが，ここでは，エフェクター〔この場合酸素〕が結合することにより蛋白質〔ヘモグロビン〕の立体構造が変わり，その機能〔酸素親和性〕が変化すること。『アロステリック』とは，"allo-（異なる）steric（立体構造の）"という意味である。

ヘモグロビンの酸素解離曲線はS字曲線を描く

ヘモグロビンの酸素飽和度（酸素と結合したヘモグロビンの割合）と血中酸素分圧P_{O_2}との関係を示したグラフを**酸素解離曲線**oxygen dissociation curveという。上述のアロステリック効果による酸素親和性の変化に伴い，ヘモグ

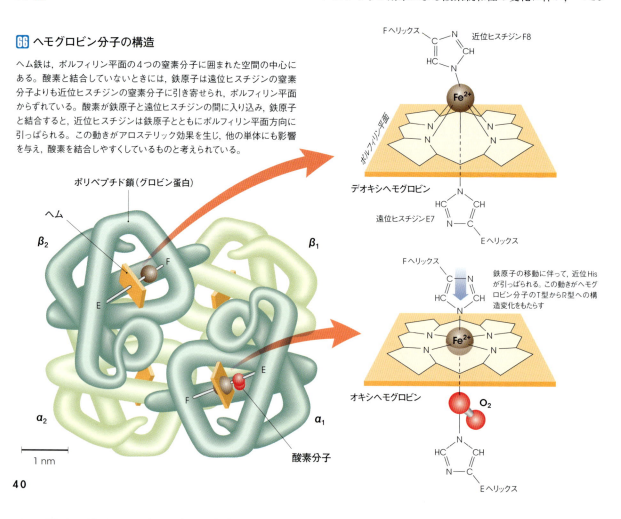

66 ヘモグロビン分子の構造

ヘム鉄は，ポルフィリン平面の4つの窒素分子に囲まれた空間の中心にある。酸素と結合していないときには，鉄原子は遠位ヒスチジンの窒素分子よりも近位ヒスチジンの窒素分子に引き寄せられ，ポルフィリン平面からずれている。酸素が鉄原子と遠位ヒスチジンの間に入り込み，鉄原子と結合すると，近位ヒスチジンは鉄原子とともにポルフィリン平面方向に引っぱられる。この動きがアロステリック効果を生じ，他の単体にも影響を与え，酸素を結合しやすくしているものと考えられている。

ロビンの酸素解離曲線はS字曲線を描く **67**。このことには次のような意義がある。

①肺では，酸素飽和度が増加しても，酸素解離曲線が直線の場合に比べて，しばらくの間，血中酸素分圧は低く保たれる **67**。このため，特に激しい運動時に，肺胞気から肺胞毛細血管血への拡散の駆動圧（酸素分圧差）を大きいまま維持でき，酸素運搬量を増やすことができる **68**。

②組織では，低酸素状態において酸素飽和度が低下しても，酸素解離曲線が直線の場合に比べて，しばらくの間，血中酸素分圧は高く保たれ，組織毛細血管血から細胞内への拡散の駆動圧（酸素分圧差）を大きいまま維持でき，酸素運搬量を増やすことができる。

なお，胎児のヘモグロビンFは，成人のヘモグロビンAに比べて酸素解離曲線が左方にあり，酸素が結合してもヘモグロビンAに比べて酸素分圧は低い。そのため，胎盤では母親の血液からの拡散による酸素運搬量を確保できる。筋細胞に含まれるミオグロビンの酸素解離曲線はさらに左方にあり，筋細胞内に酸素を保持している（**69**）。

● 一酸化炭素中毒

ヘモグロビンとCOの親和性はO_2の210倍であり，CO中毒では血液のO_2容量（酸素運搬能）が低下する。CO存在下の酸素解離曲線は左方に移動するために，組織で酸素がヘモグロビンから解離しにくくなり，同等の動脈血酸素濃度を有する貧血の場合よりも，組織における低酸素症はより重篤となる。ただし，肺のガス交換は障害されていないので，動脈血酸素分圧は正常値である。また，COヘモグロビンの吸光度のピークはオキシヘモグロビンとほぼ同じであるため，血液はピンク色に見える。

67 酸素解離曲線

肺毛細血管でのヘモグロビンの酸素飽和度は，混合静脈血（$P\bar{v}$）から終末毛細血管血（Pc'）まで，増加する。酸素解離曲線が上に凸であるために，肺胞から肺毛細血管への拡散の駆動圧を高く保てる。低酸素状態の組織においても同様に，駆動圧を高く保てる。胎児ヘモグロビンの解離曲線は母親のヘモグロビンよりも左方にあり，酸素飽和度は臍帯動脈（Pua）から臍帯静脈（Puv）へと増加するが，酸素と結合しても酸素分圧は低いため，母親の胎盤血からの拡散の駆動圧を高く保つことができる。

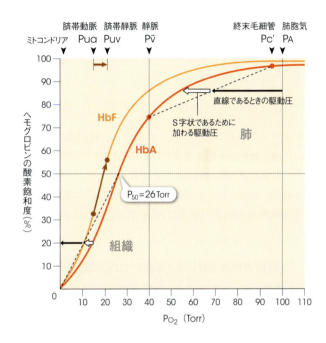

68 酸素解離曲線の形状による酸素摂取量の増加

酸素解離曲線が上に凸の形状をしているために増加する酸素摂取量の全酸素摂取量に対する割合（%）は，肺の酸素拡散能と心拍出量の比（$D/\dot{Q}$）と，酸素摂取量（＝酸素消費量）と心拍出量の比（$\dot{M}/\dot{Q}$）で決定される。安静時には形状の効果はみられないが，激しい運動時には10%程度の増加効果が予想される。図には示していないが，低酸素状態では酸素解離曲線はほとんどの部分で直線であり，形状による酸素摂取量の増加効果はみられない。

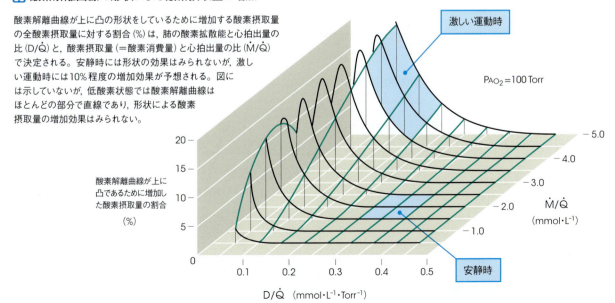

血液のpH低下やCO₂増加は，ヘモグロビンから酸素を離れやすくする

ヘモグロビンの酸素解離曲線は定常状態でS字曲線を描く。このためヘモグロビンは，酸素分圧の高い肺ではより多くの酸素と結合し，酸素分圧の低い末梢組織ではより多くの酸素を放出する。酸素解離曲線は，①血液のpHおよび②CO₂濃度，③体温，④赤血球の2,3-BPG濃度の影響を受けて偏位する。

pHの低下，CO₂の増加，温度の上昇は，ヘモグロビンから酸素を離れやすくする

血液中の水素イオン（H⁺）濃度が高くなると，すなわちpHが低くなると，水素イオンはヘモグロビンに結合し，下式の反応は右向きに進む。

$$H^+ + HbO_2 \rightleftharpoons H \cdot Hb + O_2$$

水素イオンの結合したヘモグロビンは立体構造が変化して，酸素親和性が低下する（アロステリック効果）。その結果，酸素解離曲線は右にシフトする。69

また，血液中のCO₂濃度が高くなると，赤血球中に存在する炭酸脱水酵素の働きでH⁺とHCO₃⁻が生成され（75），水素イオン濃度が増加する。また，CO₂分子自身は4量体のグロビン蛋白分子のいずれかのN末端バリンのα-アミノ基にカルバミノ結合し（75），アロステリック効果により酸素解離曲線を右にシフトさせる。

このようにH⁺（CO₂）によってヘモグロビンの酸素解離曲線が右にシフトすることを**ボーア効果** Bohr effect という（1904年にKroghとの共著でこの現象を初めて報告したのがChristian Bohrで，原子物理学のパイオニアNiels Bohrの父である）。ボーア効果により，同じ酸素分圧でも酸素飽和度は低下し，酸素はヘモグロビンから離れやすくなる。

代謝が活発な組織ではCO₂が多く産生され，pHは低下する。酸素不足の状態では嫌気的解糖が行われるため乳酸が蓄積し，pHはさらに低下する。このような場所でヘモグロビンはボーア効果により，結合していた酸素を放出する。また，活発な代謝により組織の温度が高くなると，酸素はさらにヘモグロビンから離れやすくなる。こうして毛細血管血の酸素分圧が増加し，低酸素状態の組織に，より多くの酸素を供給することができる。70

一方，肺では血液中からCO₂が排出され，CO₂分圧と水

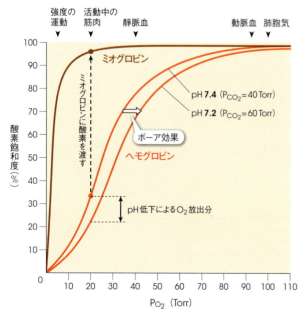

69 酸素解離曲線に与えるpH，CO₂の影響（ボーア効果）

血液中のpHの低下，あるいはP_{CO₂}の増加による酸素解離曲線の右方移動をボーア効果と呼ぶ。つまり，同じ酸素分圧で酸素飽和度は低下し，Hbに結合していた酸素は放出される。P_{CO₂}の増加によるボーア効果は，同時に起こるpH低下によるものと，CO₂のヘモグロビンへの直接作用の双方による。

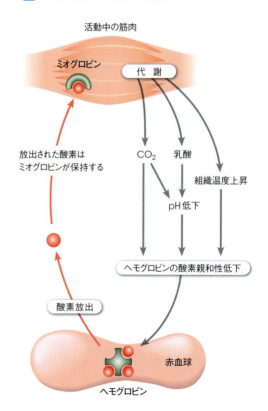

70 末梢組織への酸素の供給

素イオン濃度が低下する。このため，酸素解離曲線は左にシフトし，酸素はヘモグロビンに結合しやすくなる。また，肺胞気と肺胞毛細血管血との酸素分圧差を大きく保てるので，拡散による酸素運搬量も増加する。

赤血球の2,3-BPGは，毛細血管血でのデオキシヘモグロビンと酸素の再結合を防ぐ

2,3-ビスホスホグリセリン酸 2,3-bisphosphoglycerate；2,3-BPG（2,3-diphosphoglycerate；2,3-DPGと同じ）は赤血球内の嫌気的解糖の中間産物で，低酸素状態で増加する。ヘムには結合しないが，ヘモグロビン分子に対して酸素と競合関係にあり，酸素解離曲線を右にシフトさせる 71 。高所や肺疾患などで低酸素血症になると，1日程度で2,3-BPG濃度は増加する。

2,3-BPGはデオキシヘモグロビンの2本のβ鎖の間に入り込み，酸素が結合するヘムポケットの入口をふさぐ 72 。つまり，末梢組織で酸素を放出したデオキシヘモグロビンをT型のまま安定化し，酸素の再結合を防ぐ。肺でヘモグロビンがR型に戻ると，2本のβ鎖が接近し，2,3-BPGは押し出され，再び酸素が結合しやすくなる。

ミオグロビンは放出された酸素を筋組織にキープする

ミオグロビンmyoglobinはヘモグロビンと同様のヘム蛋白質であるが，単量体であり，酸素1分子と結合する。ヘモグロビンに比べ酸素親和性が高く，またヘモグロビンと異なりアロステリック効果を示さない。したがって，ミオグロビンの酸素解離曲線はヘモグロビンよりも左寄りに双曲線を描く。 69

ミオグロビンは筋組織に存在し，持続的に収縮して姿勢を維持する骨格筋に特に多く分布する。これらの筋が肉眼で赤っぽく見え「赤筋」と呼ばれるのは，ミオグロビンの赤味のためである。

活動中の筋組織のP_{O_2}は約20 Torrまで低下する。このような低酸素状態でも，ヘモグロビンから解離した酸素はほとんどのミオグロビンに結合し，筋細胞内に一時的に保持される。さらに強度・長時間の運動の結果，筋組織のP_{O_2}が5 Torr以下になると，ミオグロビンは酸素を放出して筋細胞に供給する。

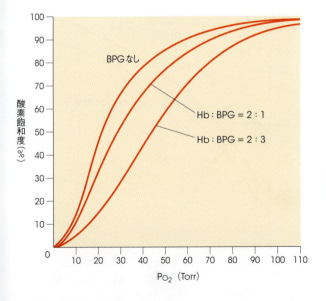

71 酸素解離曲線に与える2,3-BPGの影響

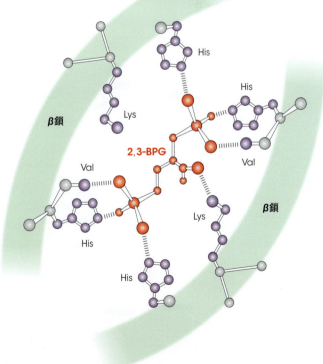

72 2,3-BPGとデオキシヘモグロビンの結合

2,3-BPG（マイナス荷電）は，ヘモグロビンβ鎖のアミノ基（プラス荷電）と結合して，2本のβ鎖間に架橋を形成する。これがヘムポケットの入口部をふさぎ，酸素の結合を妨げる。

CO_2の大部分は血漿HCO_3^-またはカルバミノ化合物として運搬される

酸素ガス〔炭酸ガス〕の分時あたりの組織での消費〔産生〕量，循環系を介した運搬量，肺での摂取〔排出〕量は，恒常状態ではそれぞれ一定であり，酸素が250 mL/min，二酸化炭素が200 mL/min程度である。

酸素は大部分がヘモグロビンに結合した状態で運ばれ，溶存酸素はごくわずかである。二酸化炭素（CO_2）は，①**重炭酸イオン**，②蛋白（主にヘモグロビン）と結合した**カルバミノ化合物**，③溶存炭酸ガスとして運ばれる。

末梢からのCO_2の運び出しは，血管内皮細胞表面や赤血球内でのHCO_3^-生成とカルバミノ結合が重要である

末梢組織で静脈血に取り込まれたCO_2約5 mL/dLのうち，63％は血漿および赤血球内のHCO_3^-として，29％は赤血球内のヘモグロビンのN末端アミノ基に結合したカルバミノ化合物として運搬され，肺で排出される。73

組織で産生されたCO_2は血漿中を拡散し，水と反応して重炭酸イオン（HCO_3^-）と水素イオン（H^+）になる。

$$CO_2 + H_2O \longrightarrow H_2CO_3 \longrightarrow H^+ + HCO_3^-$$

この反応は第一段階が律速段階となるが，赤血球内や血管内皮細胞表面に多量に存在する**炭酸脱水酵素**carbonic anhydraseに触媒され，反応は瞬時に起こる。赤血球内のHCO_3^-は，赤血球膜の**バンド3蛋白**という陰イオン受動輸送体を介して血漿中に出る。H^+は赤血球膜を通過しにくいので，イオンバランスとGibbs-Donnan平衡（下式：ヘモグロビン分子のマイナスイオンのために生じる）を保つため，クロールイオン（Cl^-）がHCO_3^-と同じ輸送体を介して赤血球内に移動する。これを**クロライドシフト**という。75

$$\frac{[H^+]_{ery}}{[H^+]_{plasma}} = \frac{[HCO_3^-]_{plasma}}{[HCO_3^-]_{ery}} = \frac{[Cl^-]_{plasma}}{[Cl^-]_{ery}}$$

（eryは赤血球内，plasmaは血漿を表す）

以上の反応は，肺毛細血管内では逆方向に進む。HCO_3^-は赤血球内や血管内皮細胞表面でCO_2に戻り，肺胞気へと拡散する。

酸素飽和度が低い静脈血では，CO_2運搬能が増加する

ボーア効果でみたように[$H^+ + HbO_2 \longrightarrow H \cdot Hb + O_2$]から，血中にデオキシヘモグロビンが多くなるほど水素イオン濃度は減る。そのため[$CO_2 + H_2O \longrightarrow H^+ + HCO_3^-$]の反応が起こり，同じ$CO_2$分圧でより多くの$HCO_3^-$を運搬できるようになる。また，ヘモグロビンにカルバミノ結合するCO_2量も増加する。

このように，酸素分圧の低下に伴ってCO_2運搬能が増す現象を**ホールデン効果**Haldane effectという74。ボーア効果が酸素を中心にみているのに対し，ホールデン効果はCO_2

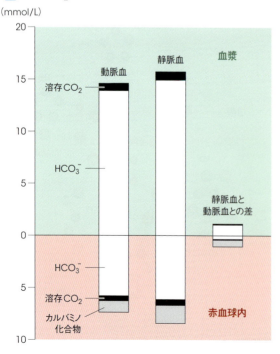

73 血中CO_2の内訳

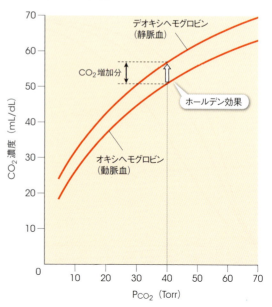

74 CO_2解離曲線

P_{O_2}が低下すると，血液のCO_2運搬量が増す（ホールデン効果）。ホールデン効果の大きさは，P_{CO_2}＝40 TorrでのオキシヘモグロビンとデオキシヘモグロビンとのCO_2濃度の差分を，単位ヘモグロビン濃度あたりで表す。

を中心にみており，両者は裏表の関係にある。

ホールデン効果により，組織では，酸素分圧の低下した静脈血は動脈血に比べより多くのCO_2を運ぶことができる。肺では，ヘモグロビンに酸素が結合するために，カルバミノ化合物は解離してCO_2に戻る。すなわち肺毛細血管内の酸素分圧が増加するにつれ，CO_2分圧も増加する。その結果，肺毛細血管血から肺胞気へのCO_2の拡散（排出）が促進される。

炭酸ガスの体内貯蔵量は酸素ガスの60倍以上ある

呼吸ガスの分時あたりの運搬量は呼吸商に依存し，酸素が約250 mL/min，炭酸ガスが約200 mL/minとあまり変わらない。しかし，体内貯蔵量は76に示すように炭酸ガスと酸素とで大きく異なっている。

酸素はそのままでは液体に溶けにくいため，肺胞気中に，あるいはヘモグロビンと結合して血中に貯蔵されている。炭酸ガスは重炭酸イオンとして細胞内液や外液に大量に貯蔵されている。このため，呼吸を止めると，体内の酸素はすぐに減少し数分で消費されてしまうが，体内の炭酸ガスの増加量はその貯蔵量全体に比べれば小さい。

逆に，過換気を行ったとき，オキシヘモグロビンはもともとほとんど飽和しているので，酸素の増加量はわずかである。しかし，炭酸ガスの貯蔵量は過換気の時間経過に従って次第に減少していく。過換気の後では，組織で産生された炭酸ガスは体内貯蔵に回され，肺で排出される炭酸ガス量は減少する。このとき換気量は，炭酸ガス排出量の減少に見合った換気量に減少するため，過換気後の低換気や無換気が起こる。過換気によっても酸素の貯蔵量はほとんど増えないので，過換気後の低換気や無換気により肺での酸素の取り込み量が減少すると低酸素血症となり，失神することもある。したがって，潜水の前に過換気することは危険である。

76 体内のガス貯蔵量（体重70kgの成人男性の場合）

	CO_2		O_2	
肺	0.2 L	肺内気の炭酸ガス，肺組織中の重炭酸イオン	0.5 L	肺内気の酸素
血液	2.7 L	溶存ガス，重炭酸イオン，カルバミノ化合物	1.2 L	溶存酸素，オキシヘモグロビン
組織	120 L	溶存ガス，重炭酸イオン，炭酸イオン（骨），カルバミノ化合物	0.3 L	溶存酸素，オキシミオグロビン
計	123 L		2.0 L	

75 血液によるCO_2の運搬

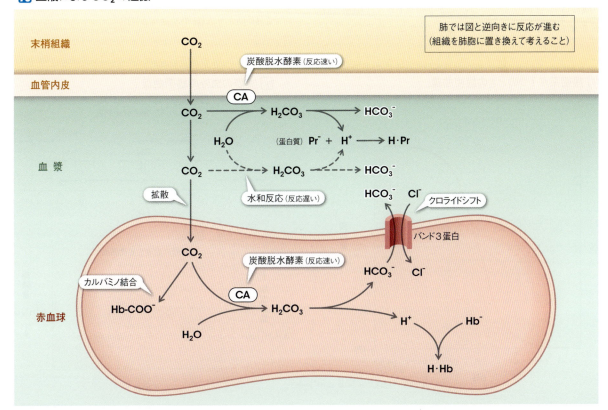

呼吸器　呼吸による酸塩基調節

肺からのCO_2排出は酸塩基調節にとって重要である

体液の水素イオン濃度を正常範囲に保つことが重要

　人体は生命を維持するために炭水化物や脂肪を代謝してエネルギーに変えているが，その過程で生じたCO_2は，水と反応して水素イオン（H^+）を放出する。このH^+の増加分を処理し酸塩基平衡を保つことは，人体にとってきわめて重要である。なぜなら，ほとんどの酵素はH^+濃度によって活性が変化するから，体液のH^+濃度が正常範囲を逸脱すると，細胞は正常な機能を営むことができない。そのため種々の酸塩基調節機構が備わっており，①血液による緩衝，②肺からのCO_2排出，③腎臓からの酸性尿の排泄がその基本となっている。

酸・塩基がpHの緩衝系として働くためには，pK'が生理的pHに近いこと，濃度が十分にあることが必要である

　体液の水素イオン濃度は他のイオンに比べてきわめて低い。そこで対数を用いて，pH＝－log[H^+]で表す。緩衝系のない純水では，わずかなH^+の変動でpHは大きく変化する。しかし，生体内には種々の緩衝系があり，体液のpHは7.35〜7.45の狭い範囲に保たれている。

　一般に酸と塩基は以下の平衡状態になっている。

　　$HB \rightleftharpoons H^+ + B^-$

　酸とはH^+を供与することのできる物質HBで，**塩基**とはH^+を結合することのできる物質B^-である。酸に対応した塩基は必ず存在し，共役塩基とも呼ぶ。ここで，

$$\frac{[H^+]\cdot[B^-]}{[HB]} = K$$

両辺の常用対数をとり，pH＝－log[H^+]とpK＝－log$K$より

$$pH = pK + \log\frac{[B^-]}{[HB]}$$

と表せる。Kを**解離定数**という（Kは正確には希釈した溶液で成り立つ解離定数であり，イオン濃度が高い場合には濃度の代わりに活動度activityを用いなければならない。しかし，実際にはactivityを得ることは難しいので，濃度で代用し，K'と表記する）。

　pHと[B^-]や[HB]との関係を表す**緩衝曲線**は，S字状になる**77**。ここに溶液中でほとんど解離する強酸HAを加えると，水素イオン（Δ[H^+]add）が解離し，一部は遊離し（Δ[H^+]free），残りは緩衝系のB^-と結合し（Δ[H^+]bound）HBとなる。すなわち，

$$\Delta[H^+]_{add} = \Delta[H^+]_{free} + \Delta[H^+]_{bound}$$

ここで，pHの変化が生理的範囲内であれば，Δ[H^+]freeはΔ[H^+]addに比べて無視できるほど微量である（たとえばpHが7.0から6.0に変化しても，Δ[H^+]freeは$10^{-6} - 10^{-7}$＝0.000001 － 0.0000001 ＝ 0.0000009 mol/Lしか変わらない）。よって，下式が成り立つ。

$$\Delta[H^+]_{add} \fallingdotseq \Delta[H^+]_{bound} = \Delta[HB]$$

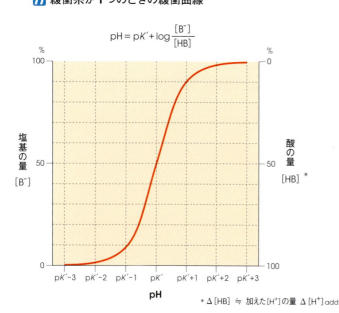

77 緩衝系が1つのときの緩衝曲線

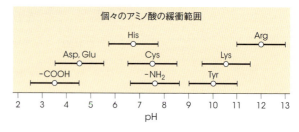

78 実際の血液の緩衝曲線

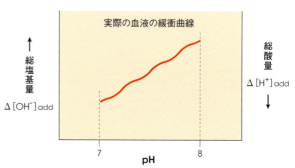

緩衝能（β）とはpHを1単位変えるのに負荷する水素イオン量と定義され，

$$\beta = -\frac{\Delta [H^+]_{add}}{\Delta pH}$$

で表される。緩衝系が1つのときは，

$$\beta = -\frac{\Delta [H^+]_{add}}{\Delta pH} = -\frac{\Delta [HB]}{\Delta pH} = \frac{\Delta [B^-]}{\Delta pH}$$

であり，77の曲線の傾きとなり，pK'付近のpH（一般にpK'±1.5の範囲）で最も緩衝能が高くなる。

したがって，酸・塩基がpHの緩衝系として働くためには，①pK'が生理的なpHに近いこと，②濃度が十分にあることが必要である。

乳酸のpK'は3.9で，生理的pH付近ではほとんどすべて解離状態にあり，アンモニアのpK'は9.4で，ほとんどすべて結合状態であり，ともに緩衝系としては働けない。リン酸のpK'は6.8で，濃度の高い細胞内では緩衝系として働ける。

実際の緩衝系はいくつもあり，その濃度やpK'もさまざまである。そのために，生体内の緩衝曲線はほぼ直線になる。78

重炭酸イオン緩衝系は濃度が高く，開放系であることから，きわめて強力な緩衝系となっている

二酸化炭素（CO_2）と重炭酸イオン（HCO_3^-）は生体内で酸・塩基の関係にある。

$$CO_2 + H_2O \rightleftharpoons H_2CO_3 \rightleftharpoons HCO_3^- + H^+$$

ここで，$CO_2 + H_2O \rightleftharpoons HCO_3^- + H^+$の平衡状態にあるとして，

$$pH = pK' + \log \frac{[HCO_3^-]}{[CO_2]}$$

となる。この式は**Henderson-Hasselbalchの式**と呼ばれる。$[CO_2] = \alpha P_{CO_2}$（αはCO_2ガスの溶解度）であり，37℃の血漿ではpK'=6.1，α=0.03 mmol/L/mmHgである。

重炭酸イオン緩衝系のCO_2は肺で排出されるので，開放系である。正常ではpH 7.4，P_{CO_2}=40 Torrで，$[CO_2]$は1.2 mmol/L，$[HCO_3^-]$は24 mmol/Lである。ここにたとえば強酸11.4 mmol/Lを加え，同量の水素イオンの解離（$\Delta [H^+]_{add}$）があるとする。微量に生じる$\Delta [H^+]_{free}$を無視し，重炭酸イオン緩衝系が閉鎖系だと仮定すると，$[CO_2]$も$[HCO_3^-]$も1.2+11.4=24-11.4=12.6 mmol/Lとなり，pHはpH=pK'=6.1まで低下する。

しかし，生体はP_{CO_2}を感知して換気調節を行いCO_2を排出しているので，P_{CO_2}=40 Torrのとき，$[CO_2]$は1.2 mmol/Lのまま増加しない。したがって，$[HCO_3^-]$が12.6 mmol/Lとなっても，pHは7.1までしか低下しない。さらにpH低下による呼吸調節で換気が倍増し，P_{CO_2}=20 Torrで$[CO_2]$が0.63 mmol/Lになると，pHは7.4まで戻る。79

79 重炭酸イオン緩衝系の作用

重炭酸イオン緩衝系は，$CO_2 = \alpha P_{CO_2}$の濃度（左図の$[CO_2]$）を換気により調節できるので，開放系である。強酸が加えられても，換気量が同じであれば，つまりP_{CO_2}が同じであれば，CO_2濃度を一定に保ち，pHの変化は少なくなる。さらに，呼吸性代償でP_{CO_2}を低下させると，pHは正常近くにまで戻る。このように，開放系である重炭酸イオン緩衝系は，閉鎖系であるときに比べて，緩衝作用が著しく大きい。

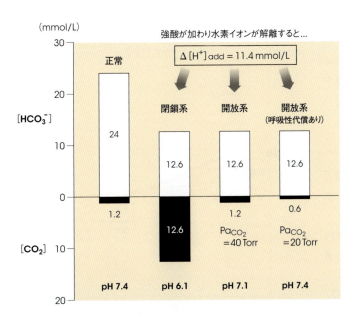

代謝に伴う酸塩基平衡の異常は呼吸により速やかに代償される

血液の非HCO_3^-緩衝系の中では，ヘモグロビンが最も緩衝能が高い

実際の血液の緩衝系は，開放系（HCO_3^-緩衝系）と閉鎖系（非HCO_3^-緩衝系）の2つの系からなる。

代謝により強酸が生じH^+の解離（ΔH^+負荷）が起こると，

肺で排気 ← $CO_2 + H_2O$ ← $HCO_3^- + H^+$ ← ΔH^+負荷
$\qquad\qquad\qquad\qquad\qquad\qquad +$
$\qquad\qquad\qquad\qquad\qquad\qquad B^-$
$\qquad\qquad\qquad\qquad\qquad\qquad \downarrow$
$\qquad\qquad\qquad\qquad\qquad\qquad HB$

つまり，ΔH^+からみて，HCO_3^-緩衝系と非HCO_3^-緩衝系は並列であり，両方の緩衝系で処理される。

一方，換気が低下し，CO_2の負荷が起こると，

CO_2負荷 → $CO_2 + H_2O$ → $HCO_3^- + H^+$
$\qquad\qquad\qquad\qquad\qquad\qquad +$
$\qquad\qquad\qquad\qquad\qquad\qquad B^-$
$\qquad\qquad\qquad\qquad\qquad\qquad \downarrow$
$\qquad\qquad\qquad\qquad\qquad\qquad HB$

つまり，ΔCO_2からみて，HCO_3^-緩衝系と非HCO_3^-緩衝系は直列の関係にあり，CO_2負荷により生じたH^+は非HCO_3^-緩衝系のみで処理される。

CO_2負荷によりHCO_3^-とH^+は等量生じる。

$$\Delta[HCO_3^-] = \Delta[H^+]_{add}$$

ここで，$\Delta[H^+]_{add} = \Delta[H^+]_{free} + \Delta[H^+]_{bound}$で，$\Delta[H^+]_{free}$は無視できるほど微量なので，

$$\Delta[HCO_3^-] \fallingdotseq \Delta[H^+]_{bound}$$

である。つまり，新たに生じたHCO_3^-量を測定することにより，非HCO_3^-緩衝系に流れ込んだH^+量を求めることができる。

P_{CO_2}をいくつか変化させてpHを測定すれば，Henderson-Hasselbalchの式から，血液の非HCO_3^-緩衝系の緩衝線を求めることができる 80。また，

$$\beta = -\frac{\Delta[H^+]_{add}}{\Delta pH} = \frac{\Delta[B^-]}{\Delta pH} = -\frac{\Delta[HCO_3^-]}{\Delta pH}$$

から，緩衝能が得られる（傾きが閉鎖系での緩衝線と逆であることに注意）。つまり，HCO_3^-緩衝系を利用して，非HCO_3^-緩衝系の緩衝能を求められる。

ここで，P_{CO_2}とpHの測定部位は血漿であり，赤血球内部は測定していない。しかし，CO_2は赤血球膜を自由に通り抜け，赤血球内部で炭酸脱水酵素により生成されたHCO_3^-は血漿に拡散するので，血漿での緩衝線の測定は，赤血球を含んだ血液全体の緩衝線を測定していることになり，真血漿と呼ばれる。一方，赤血球を除いた分離血漿での緩衝能は低い。

血液の非HCO_3^-緩衝系のうち，生理的なpHの範囲では，赤血球のHb蛋白が最も重要で，主にヒスチジンのイミダゾール基が担っている。したがって，Hb濃度がわかれば，血液（真血漿）の緩衝能を予測できる。

強酸を加え，解離したH^+の負荷（ΔH^+）が起きたとき，仮にP_{CO_2}を調節して，pHが変化しないように一定に保つようにすると，非HCO_3^-緩衝系にはH^+は流れず，ΔH^+はすべてHCO_3^-緩衝系で処理されることになる。その際，加えたΔH^+と等量のΔHCO_3^-が減少する。したがって，血液の非HCO_3^-緩衝系の緩衝線は正常の緩衝線から下方にΔH^+だけ平行移動する。この移動幅が，**酸過剰**（base deficit）を表す。同様に，強塩基を加え，解離したOH^-の負荷（ΔOH^-）が起きたとき，正常の緩衝線からΔOH^-だけ平行移動し，この移動幅が，**塩基過剰**（base excess）を表す。81

MAcまたはMAlに対しては，速やかに呼吸性代償が起こる

以上は血液（*in vitro*）をもとにした考え方であるが，生体（*in vivo*）にも同様に応用すると，Pa_{CO_2}が変化すると，正常域を通る緩衝線上を動く（実際にはゆるやかな曲線になる）。**RAc**はこの緩衝線上のPa_{CO_2}が増加した点で，**RAl**はPa_{CO_2}が減少した点である。酸の過剰があると緩衝線は下方にシフトし，Pa_{CO_2}が正常のときは呼吸性代償のない**MAc**となる。

80 血液の非重炭酸イオン緩衝系

健常者の分離血漿にはアルブミンが含まれているので傾き0（水平）にはならないが，重症の敗血症患者の場合，ほぼ水平になる。

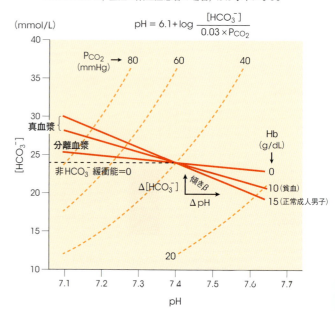

また，塩基の過剰があると緩衝線は上方にシフトし，Pa_{CO_2}が正常のときは呼吸性代償のない**MAl**となる。82

実際には，呼吸中枢が正常に働いていれば，MAcやMAlに対してすぐに**呼吸性代償**が起こり，pHは正常近くに保たれる。一方，RAcに対する代謝性代償には数日から5日程度かかる。代謝性代償がないRAcを急性RAcと呼び，代謝性代償があるRAcを慢性RAcと呼ぶ。RAl（つまり過換気）が長く持続することは少ないため，代謝性代償（慢性RAl）をみることはまれであるが，呼吸抑制に働く脳の部分の梗塞や出血，あるいは過換気症候群の発作頻発や高地の低酸素環境の住民にみられることがある。

血液（*in vitro*）で得られた酸塩基調節の考え方を，生体全体（*in vivo*）に応用するときには注意が必要である。なぜなら，緩衝系としては血液のほかに細胞外液のコンパートメントが多数あり，またHCO_3^-が移動するため *in vivo* の緩衝能は *in vitro* より小さい。*in vivo* の調節系としては腎臓や消化管が関わり，さらに骨のリン酸カルシウムなども動員されることから，非常に複雑である。

そこで，多くの症例や実験から得られたグラフ上の領域（significance band）で評価することがある。血液（*in vitro*）のbase excessは，P_{O_2}，P_{CO_2}，pHとHb濃度の関数として計算できる。生体全体（*in vivo*）ではHb濃度を6g/dLとして緩衝能を低く見積もり，base excessを算出している。

酸塩基平衡異常の評価法

血液（血漿）pHの評価法として，以下の3法が知られている：①Henderson-Hasselbalch式（H-H式）〔p.47, 396参照〕，②Base Excess法，③Stewart法。Base Excess法は，ポリオ流行時（1950年代前半）のCopenhagenで，患者（患児）の"血液ガス測定"が自由にできなかった時代に開発された評価法である81。現在の自動血液ガス分析装置で計測された血液ガス値は，血漿pH，pCO_2値は測定値であるが，$[HCO_3^-]$値はH-H式を使った計算値であることが多い。

アニオンギャップ（AG）は，血漿電解質の「主要カチオンと主要アニオンの差」で定義される：AG＝$[Na^+]$－（$[Cl^-]$＋$[HCO_3^-]$）。正常域は6〜12mEq/L。高AG型MAc：虚血や糖・脂質代謝異常による有機酸増加型。正常型AG（高Cl^-性）MAc：下痢によるHCO_3^-喪失や腎尿細管性アシドーシス（RTA）の場合，$[Cl^-]_{血漿}$が増加しAGは拡大しない（正常型AG）。低アルブミン（Alb^-）血症の場合，低栄養（低Alb^-血症）では「見かけのAG値（mEq/L）が小さくなる」。正しいAG値の算定には"見えないアニオン"の補正が必要となる。**Alb^-値（g/L）の補正**：補正AG値＝測定AG値＋0.25・（44－$[Alb^-]$）

Stewart法（1983年）では，「強イオン-弱イオンの差（strong ion difference；SIG）」が以下の式で定義される：SIG（mEq/L）＝（$[Na^+]$＋$[K^+]$＋$[Ca^{2+}]$＋$[Mg^{2+}]$）－（$[Cl^-]$＋$[Lac^-]$）。ただし，$[Lac^-]$は乳酸塩基濃度。敗血症や意識不明（交通事故，脳卒中など）で，患者本人から十分な病歴聴取が困難なICU患者の血液ガス評価に有効である。治療歴が不明でも血液電解質や血液ガスデータがあれば，救急患者の輸液治療（血漿pHの補正）を開始できる。

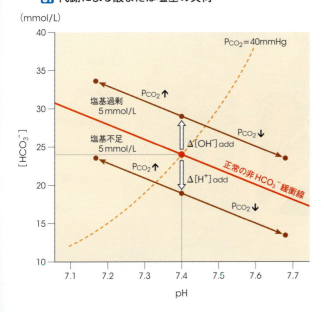

81 代謝による酸または塩基の負荷

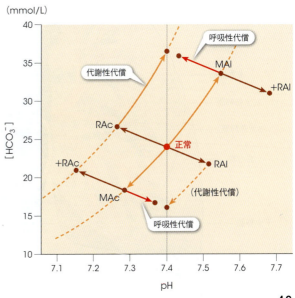

82 酸塩基平衡の異常（Davenportダイアグラム）

肺の機能血管は肺動脈，栄養血管は気管支動脈である

肺に血液を送る動脈には，肺動脈と気管支動脈の2系統がある。84

肺動静脈は機能血管で，肺循環系に属する 83

肺動脈 pulmonary artery は，ガス交換を行うために右心室から肺へ混合静脈血を送る機能血管で，肺循環系に属する。右心室から出た**肺動脈幹** pulmonary trunk は，大動脈弓の下で左右の肺動脈に分かれる。右肺動脈は上行大動脈および上大静脈の後ろ，右主気管支の前を通って右の肺門に至る（99）。左肺動脈は下行大動脈の前，左主気管支の上を通って左の肺門に至る。左右の肺動脈はそれぞれ肺門から肺に進入し，気管支に併走して枝分かれを繰り返し，細気管支とともに肺小葉に入り，呼吸細気管支の先で毛細血管となって肺胞壁を取り囲む（39）。

肺胞でガス交換を行った血液は動脈血となって肺小葉間の細静脈に注ぎ，これが集まって**肺静脈** pulmonary vein となる。肺静脈は気管支系とは併走せず，肺区域間の結合組織の中を走行する点が特徴的である（89）。各区域からの静脈は肺門の近くで合流して左右各2本（**上肺静脈**および**下肺静脈**）となり，肺門を出てほぼ水平に走り左心房に開く。

全身の静脈血は必ず肺循環を通る

全身を灌流して右心房に戻ってきた静脈血は，右心室から肺動脈を経て肺に送り出される。したがって，肺循環の血流量は，体循環の血流量すなわち心拍出量（安静時5L/min）にほぼ等しい。

肺循環系は全身から戻ってきた血液が必ず通過する場所であり，フィルターとして**血栓**を濾過して除く。これが機能しなければ，血栓は脳動脈や心臓の冠状動脈に詰まり梗塞を引き起こすため，危険である。

血栓以外に脂肪（骨折後など）や空気（手術や事故，減圧症など）が肺血管に詰まることがあり，**肺塞栓症**という。サイズの小さいものは肺血管の末梢で詰まるので，多数あっても血管抵抗はさほど上がらず，やがて血栓は溶かされ，脂肪はマクロファージに処理され，空気は血液に溶けてなくなっていく。しかし，大きなものが血管の太いところで詰まると，血管抵抗が急に上がり，肺高血圧となり，右心室が圧負荷に対応できず，心拍出量が減少してショックに陥る。

●エコノミークラス症候群

長時間座っていると下肢に血液がうっ滞し，深部静脈に血栓が生じやすくなる。その後，急に立ち上がると，血栓が血流に乗って移動し，肺血栓塞栓症を起こすことがある。飛行機のエコノミークラスの乗客に多くみられたためこの名が付いたが，頻度はビジネスクラスでも同じである。震災時の避難所生活や車中泊で高率に発生し問題となっている。脱水により血液が濃縮され粘稠になることも原因の1つである。水分を十分摂取し，下肢を動かして，血液のうっ滞を防ぐことが大事である。

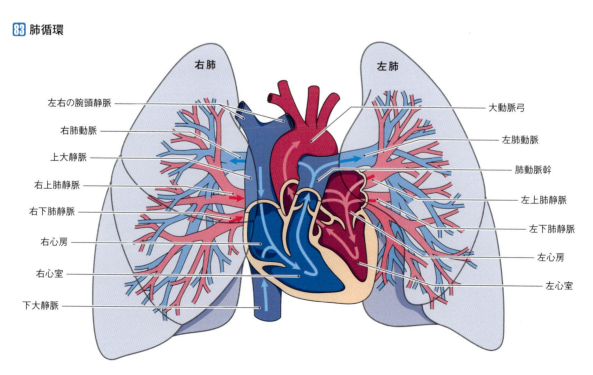

83 肺循環

血球は変形しながら肺毛細血管を通り抜ける

　一般に毛細血管の直径は，赤血球の直径（7.5 μm）よりも小さい．肺の毛細血管は内径5 μmほどであり，ここを通過する際，血球は変形しなければならない．赤血球は柔軟で変形しやすく，血漿とほぼ同じ速度で，肺毛細血管を約1.4秒で通り抜ける．好中球は，直径は赤血球とほぼ同じであるが，球形の細胞であるため細長く変形しなければならず，肺毛細血管を通り抜けるのに正常でも26秒程度かかる．

　肺血管の内皮細胞には一酸化窒素（NO）合成酵素が豊富に存在する．NOは細胞の変形能を増し，また血管平滑筋や毛細血管周囲の収縮性細胞を弛緩させて，血球の通りを良くしている．

　体循環系では，局所の炎症の際，好中球の血管壁への付着は，新たに発現した接着因子を介して，主に毛細血管後の小静脈で起こる．肺循環系では，局所の炎症の際，好中球の変形能が低下することにより，まず肺毛細血管に好中球の集積が起こる．肺毛細血管に集積した好中球に接着因子が発現すると，血管壁への付着は強固になる．その後，好中球は血管内皮細胞のすき間から間質へと遊走し，Ⅰ型肺胞上皮細胞とⅡ型肺胞上皮細胞の間のすき間から，肺胞腔内に侵入する．

気管支動静脈は栄養血管で，体循環系に属する 85

　気管支動脈 bronchial artery は，気管支および肺組織に酸素と栄養を供給する栄養血管で，体循環系に属する．気管支動脈は胸大動脈または肋間動脈から分岐し，肺門から肺に進入する．その後，気管支とその枝に沿って走り，気管支壁で毛細血管となって酸素と栄養を供給する．また一部の枝は小葉間結合組織を通り臓側胸膜下に分布する．

　このうち気管支壁に分布した毛細血管の一部は**気管支静脈** bronchial vein となって動脈の逆の経路をたどり奇静脈や半奇静脈，肋間静脈に注ぐが，残りは肺静脈に連絡する．また，臓側胸膜に分布した毛細血管も細静脈となって肺静脈に注ぐ．これらの静脈は，冠状動脈からのテベシウス静脈とともに，肺胞を通らずに（酸素化されないまま）直接左心系に流入する．これを**解剖学的シャント**または**真性シャント**といい，肺胞気-動脈血酸素分圧（AaP$_{O_2}$）較差を生じる要因の1つである．すなわち，正常でも動脈血酸素分圧（Pa$_{O_2}$）は肺胞気酸素分圧（P$_{A_{O_2}}$）より約10 Torr低くなる．

84 肺の血管系

気管支動脈によって供給される血液の大部分は体循環に戻らず，肺静脈に注ぐことに注意．

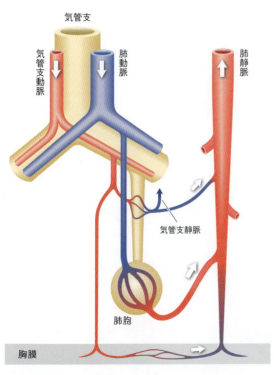

85 気管支動脈

気管分岐部付近の胸大動脈から起こる．左は通常2本ある．右は肋間動脈から分岐することも多い．

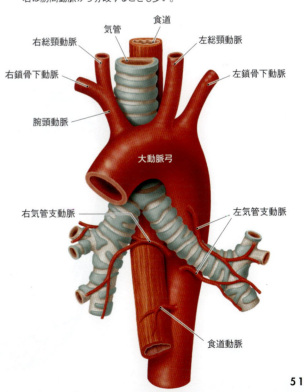

呼吸器　肺循環

肺循環は広大な毛細血管床を持つ低圧系である

肺血管は伸展性に富み，血流量の変化を柔軟に受けとめる

　肺循環系は広大な毛細血管床を持ち，血管抵抗が低い（体循環系の1/10以下）。また，肺動脈の壁は大動脈の壁の1/3程度と薄いこと，肺細動脈の壁も体循環系の細動脈に比べて平滑筋に乏しいことから，これらの肺血管は伸展性に富む。そのため体循環系の動脈圧に比べて，肺動脈圧はかなり低い86。運動により血流量が増大しても，①肺血管の受動的拡張と，②閉じていた毛細血管の再開通87とにより，血管抵抗は減少し，肺動脈圧の上昇はわずかである88。仮に肺を部分切除しても，安静時には肺動脈圧はあまり変わらない。

　このように肺動脈圧が低圧に保たれているために，間質や肺胞腔への水の移動（血漿の漏出）を少なくでき，肺胞を比較的乾いた状態に保つことができる。このことは，ガス交換にとって有利に働く。

　一方，肺循環は低圧系であるために体位の影響を受けやすい。立位では，肺尖部に比べ肺底部のほうが肺血管内圧は高くなる（60）。

肺循環の機能特性

　1）**肺**が**拡張**すると**肺血管抵抗**が**上がる**。肺が拡張するに従って毛細血管は伸ばされ，内径が狭くなるので，肺毛細血管抵抗は増える。一方，肺胞外の血管はまわりから陰圧で引っ張られているので，肺が縮小するに従い胸腔内圧は陰圧の程度が少なくなるために血管抵抗は上がる。両者の効果が合わさり，安静時の肺気量位に比べ，肺気量が多いときも少ないときも血管抵抗は上がる。

　2）**低酸素の肺領域**で**血管抵抗**が**上がる**。低酸素性肺血管攣縮は，局所の肺血流を調節し，換気の良い部分に血流を配分できるので，生理的な状態ではガス交換にとって有利

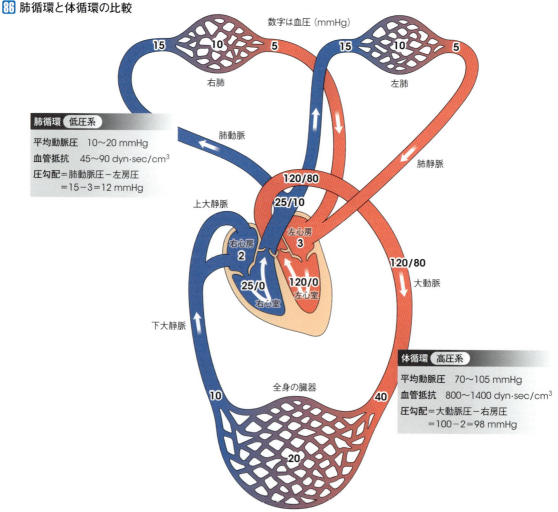

86 肺循環と体循環の比較

に働くと考えられている(62)。しかし、高所などの特殊な低酸素環境下では、換気血流比の不均等分布はガス交換効率にさほど影響を与えず(65)、かえって肺血管全体が収縮してしまい、肺血管抵抗が増加し、肺高血圧症となる。その結果、右心系に過剰な負荷がかかり、右心不全をきたし、十分な心拍出量を出せなくなってしまう。肺疾患で低酸素血症になると、同様のことが起こる。一方、アンデスやネパールなど高地に生息する動物では、低酸素性肺血管攣縮が減弱していることが知られている。

3) **重力の影響を受けて、高位の肺領域で血管抵抗が高くなる**。立位の肺尖部は、心臓よりも高い位置にあり、その高さ分だけ血管内圧が減少するため、肺胞内圧との圧差が少なくなり、毛細血管は狭くなり血管抵抗が高くなる。肺循環系は低圧系であるために、体循環系に較べて、このように重力の影響を強く受ける。

● 高地と低酸素性肺血管攣縮
上で述べたように、高地では低酸素性肺血管攣縮のために肺血管抵抗が増加し、右心系に負荷がかかる。ヒマラヤ登山のシェルパは、休憩時によく喫煙することが知られている。タバコの煙に含まれる一酸化窒素(NO)の肺血管拡張作用を利用しているのかもしれない。

肺高血圧が続くと右心不全をきたし危険である

平均肺動脈圧をmPAP、平均左房圧をmLAP、肺血管抵抗をPVR、血流量を$\dot{Q}$としたとき、肺循環の圧勾配ΔPは

$$\Delta P = mPAP - mLAP = PVR \times \dot{Q}$$

である。これを変形して

$$mPAP = mLAP + PVR \times \dot{Q}$$

から、**肺高血圧症**を生じる条件は次のようになる。

1) 左房圧の増加:心不全、僧房弁狭窄症、肺静脈閉塞症
2) 肺血管抵抗の増加:
  ①肺血管床の減少(肺組織が破壊され、血液が流れる肺毛細血管が減少した状態):肺気腫、肺線維症、肺結核後遺症、片肺切除など
  ②肺血管攣縮や閉塞:高地や肺疾患による呼吸不全、原発性肺高血圧症、肺塞栓症など
3) 血流量の増加:左右シャント、激しい運動、甲状腺機能亢進症

肺高血圧症が持続すると、右心系に圧負荷がかかるため右心肥大をきたし、やがて右心不全状態になる。肺疾患が原因で右心肥大や右心不全になった状態を**肺性心**と呼ぶ。右心室の横断面は正常では左心室に沿った三日月形をしているが(101)、肺性心では円形に近くなる。右心室と左心室は心膜で囲まれているので、左心室は逆に押されて三日月形になり、心拍出量が減少する(右-左連関と呼ぶ)。

87 肺毛細血管床の拡大

肺毛細血管床の面積は広大で、しかもかなりの予備能を持つ。血流量が増大すると、閉じていた毛細血管が開く。

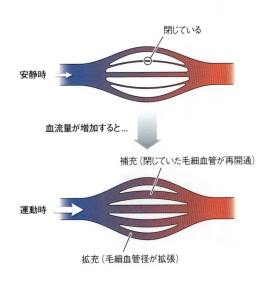

88 心拍出量と肺動脈圧の関係

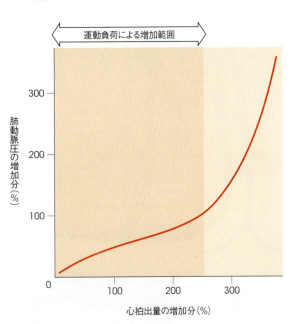

呼吸器　肺循環

肺の間質に出た水はリンパ管を通って排液される

肺内のリンパは肺門リンパ節に集まる 89 90

肺内にはリンパ管が比較的よく発達している。肺内のリンパ管は末梢のかなり細い気管支の周囲にも存在し，気管支や肺動静脈に沿って合流を繰り返しながら肺門へ向かって走る。その経過中にリンパ管はいくつかのリンパ節を通過する。これらのリンパ節は主に気管支の分岐部に存在し，**肺内リンパ節**という。

肺門部付近にはリンパ節が密集しており，**肺門リンパ節**（気管支肺リンパ節）と呼ぶ。肺内のリンパは左右の肺門リンパ節に集められ，次いで気管分岐部にある気管気管支リンパ節に注ぐ。特に分岐角の直下にある**下気管気管支リンパ節**（分岐角リンパ節）は，左右両肺からのリンパが注ぎ込むので，癌の転移を考える際に重要である。

右肺では，上葉・中葉・下葉からのリンパはいずれも気管の右壁を上行し，右気管支縦隔リンパ本幹を経て右静脈角に注ぐ。左肺では，上葉のリンパが左気管支縦隔リンパ本幹を経て左静脈角に注ぐのに対し，下葉のリンパは下気管気管支リンパ節を経由して右肺のリンパとともに右静脈角に注ぐ。

効率的なガス交換のためには，肺胞に水がたまらないようにすることが重要である

肺循環系は低圧であるが，正常でも液体成分は毛細血管から間質へ漏出しており，肺胞内にも少量の液体が存在する(51)。肺の間質に出た水，すなわち間質液（組織間液）は，肺動静脈や気管支周囲のリンパ管に回収される。一部は胸

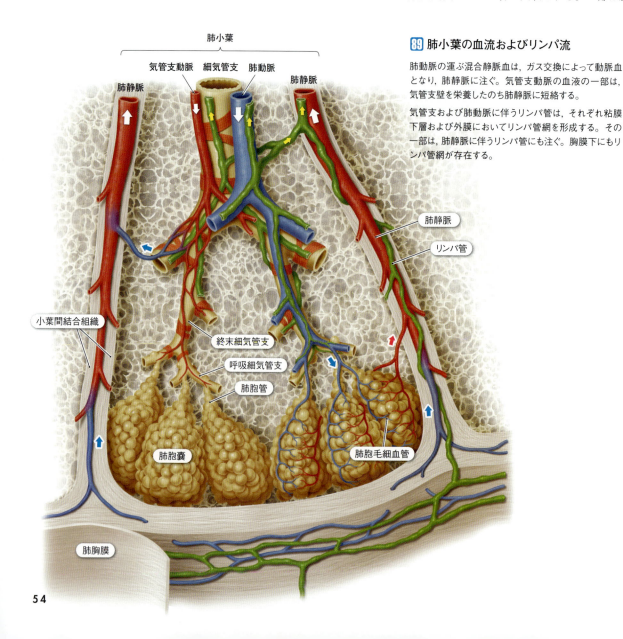

89 肺小葉の血流およびリンパ流

肺動脈の運ぶ混合静脈血は，ガス交換によって動脈血となり，肺静脈に注ぐ。気管支動脈の血液の一部は，気管支壁を栄養したのち肺静脈に短絡する。

気管支および肺動脈に伴うリンパ管は，それぞれ粘膜下層および外膜においてリンパ管網を形成する。その一部は，肺静脈に伴うリンパ管にも注ぐ。胸膜下にもリンパ管網が存在する。

90 肺のリンパ系

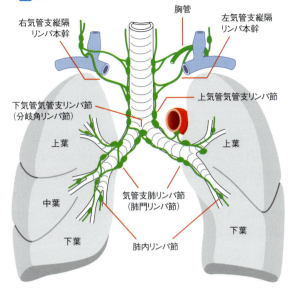

膜直下のリンパ管に回収され，排出される．間質への水の漏出量がリンパ管の排出能を超え，肺に水がたまった状態が**肺水腫** pulmonary edema である．

間質の液体成分が増加すると，間質のJ受容器（110）が刺激され，過換気となる．液体は重力の影響で下肺野や背部に多くたまり，同部のコンプライアンスが低下するため，下肺野の容量が減少し，換気も低下し，換気血流比の不均等分布が著しくなる．また，間質や肺胞内の液体成分が増加すると，酸素が毛細管血に到るまでの距離が離れてしまうため拡散能が低下し，低酸素血症になる．したがって，間質液をできるだけ少ない状態に保ち，効率的なガス交換を行うために，リンパ管による排液が重要となる．

血管透過性の亢進や左房圧の上昇は肺水腫の原因となる

肺毛細血管血から間質への水の移動は，静水圧と膠質浸透圧と血管透過性による．血管内と血管外の静水圧の差をΔPとし，膠質浸透圧の差を$\Delta \pi$としたとき，血管から間質への水の移動Qは，

$$Q = K(\Delta P - \sigma \Delta \pi)$$

となる．ここで，Kを濾過係数 filtration coefficient，σを反発係数 reflection coefficient と呼び，$\Delta P - \sigma \Delta \pi$を濾過圧とも呼ぶ．間質への水の移動は，①濾過係数が増大したとき，あるいは②濾過圧が上昇したときに増加する．前者は血管透過性が亢進したために起こる**透過亢進性肺水腫** permeability edema であり，後者の代表が左心不全による肺うっ血の際にみられる**血行動態性肺水腫** hemodynamic edema である．

病的状態で間質への漏出量が増すと，リンパ流量が増加してくる91．すると，まず気管支や血管の周囲のリンパ管が拡張し，X線写真でも気管支の壁が厚く見えるようになる（peribronchial cuffing という 92）．やがて，リンパ管の排出能力を超えると，肺胞内にも組織間液がたまるようになり，ガス拡散能が低下する．

91 肺の水分量とリンパ流量

左房圧の上昇→肺うっ血に対して，肺はリンパ流量を増すことにより，ある程度まで肺水分量の増加を抑えられる．しかし，リンパ流量が限界に近くなると，急に肺水分量が増加し，容易に肺水腫になる．

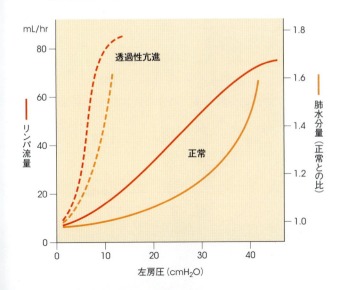

92 肺水腫初期のX線像（ネフローゼ症候群の症例）

肺水腫の初期には，リンパ系を通って排液されるため，肺胞隔壁や小葉間結合組織のリンパ管が太くなり，下肺野の外側で細い何本もの水平線（Kerley B line）が見られ，また葉間胸膜が太く見える．気管支が輪切りに見えるところでは，壁が厚く見える（peribronchial cuffing）．組織間液は肺門に集まってくるので，肺門付近が不透明に見える（hilar haze）．

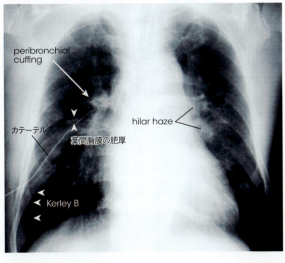

呼吸運動は肺の大きさを変える

　胸椎・肋骨・胸骨が連結して作るカゴ状の骨格を**胸郭**thoraxといい，内臓を保護するとともに呼吸運動を行う。胸郭に囲まれた内腔が**胸腔**thoracic cavityである。胸郭の入口部は第1胸椎・第1肋骨・胸骨柄で囲まれ，**胸郭上口**という。下方は横隔膜により腹腔と境されている。

　肺lungは胸郭内に存在し，心臓を挟むように胸腔の左右両半部を満たす大きな器官である。心臓の位置がやや左に偏っているために，左肺は右肺よりも小さく，かつ正面から見ると幅が狭くなっている。成人男子における肺の重量は両肺で約800g，容積は右肺が1,000mL，左肺が900mL程度である。

肺尖は鎖骨の上方にあり，肺底は横隔膜に接する

　肺の形状は半円錐形をしており，その上端を**肺尖**apex of lung，下端を**肺底**base of lungと呼ぶ。また肺の表面は，胸郭に面する広い**肋骨面**，縦隔に面する**内側面**，横隔膜に面する**横隔面**の3面に分けられる。

　肺尖は胸郭上口へ突出しており，前方では鎖骨の2～3cm上の高さ，後方では第1肋骨の高さに達している。一方，肺底はドーム状に挙上した横隔膜の上にあるので，横隔面は半月形にくぼんでいる。

　体表に投影すると，肺の下縁は前面では胸骨側縁で第6肋骨の高さにあり，鎖骨中線（鎖骨の中点を通る垂直線）上では第7肋骨の高さ，中腋窩線（腋窩の中央を通る垂直線）上では第8肋骨の高さを走る。また，後面では肩甲線（肩甲骨の下角を通る垂直線）上で第10肋骨の高さ，背部の正中部で第11胸椎の高さにある。 93 94

吸息時に肺は下方に伸展する

　肺の表面は袋状の**胸膜**pleuraに包まれている。肺を直接覆う臓側胸膜（肺胸膜）は，肺門で反転して，胸腔の内壁を裏打ちする壁側胸膜となる。両胸膜の間に胸膜腔というわ

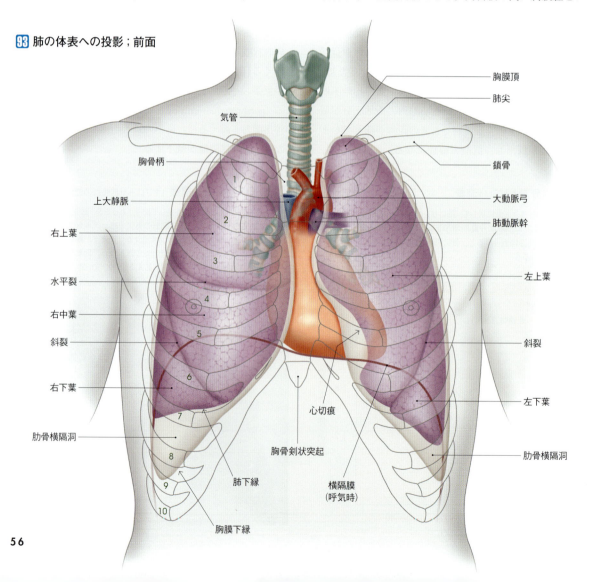

93 肺の体表への投影；前面

ずかな隙間がある(101 102)。胸膜腔には少量の漿液(胸膜液)が含まれており、両胸膜の表面を潤して滑りやすくしている。その点で胸膜腔は、吸息時に肺が伸展するのになくてはならない空間である。

臓側胸膜と壁側胸膜とは、その大部分でほぼ接しているが、肺の前縁と下縁では胸膜腔が広くなり、**胸膜洞** pleural recessesをなす。このうち肺の下縁から横隔膜に沿って下方に広がる胸膜洞を**肋骨横隔洞**と呼ぶ。肋骨横隔洞は特に外側および背側で下方に広がっており、中腋窩線上では第9肋骨の高さ、脊柱近傍では第12胸椎の高さにまで達している。

呼吸運動に伴って肺の大きさが変わることに注意しよう。肺の下縁は安静呼吸で約1cm、深呼吸では3〜5cm上下に移動する。深吸気時には、肺の下縁が肋骨横隔洞の上部に入り込む。このような肺下界の呼吸性移動は、背部の打診により知ることができる。

右肺は3葉、左肺は2葉からなる

肺は**葉間裂**と呼ばれる深い切れ込みによって、**肺葉**に分けられる。葉間裂は右に2本、左に1本あり、右肺は3葉(上・中・下葉)に、左肺は2葉(上・下葉)に分けられる。

右肺の上葉superior lobeと中葉middle lobeを分ける葉間裂は、肺の前面で第4肋骨に沿ってほぼ水平に走るので**水平裂** horizontal fissureと呼ばれる。右上中葉と下葉inferior lobeを分ける葉間裂は**斜裂** oblique fissureと呼ばれ、後方は第5肋骨付近から始まり、肋骨面を前下方へ斜めに走り、第6肋骨の骨肋軟骨境界付近で肺下縁と交差する。

左肺では斜裂のみが存在し、肺後縁の第4肋骨付近から肋骨面を前下方へ斜めに走り、第6肋骨の骨肋軟骨境界付近で肺下縁と交差する。

したがって、右肺では主として上葉と中葉が前面に、左肺では上葉が前面に位置する。後面では、右肺・左肺ともに主として下葉が表面に位置する。

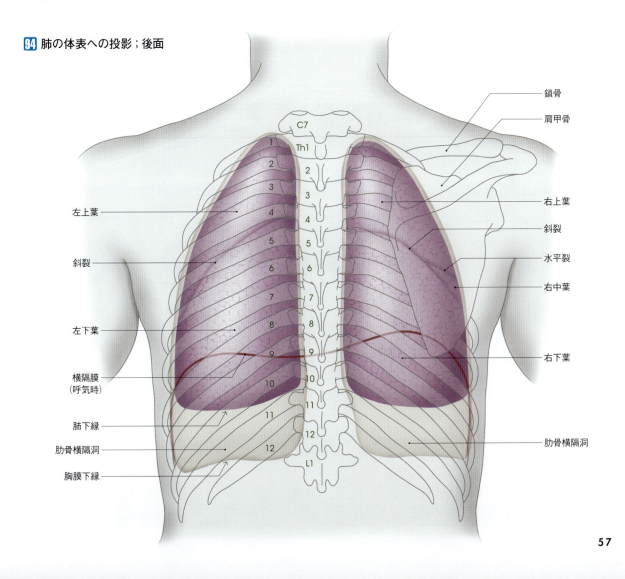

94 肺の体表への投影；後面

呼吸器　肺と呼吸運動

肺は胸郭の中で，縦隔を除くすべてのスペースを占めている

　胸腔の中央には心臓を容れた厚い隔壁が存在し，左右の肺を隔てている。この隔壁を**縦隔** mediastinum と呼ぶ。縦隔の上方は胸郭上口を経て頸部に続いているが，下方は横隔膜によって腹部と明瞭に境される。また，心臓の位置がやや左に偏っているために，縦隔の形も左右非対称となっている。95

　縦隔は心臓のほかに大血管，神経，気管，食道などを含む。それらの位置関係を知ることは，画像診断とりわけ CT や MRI による断層撮影の読影において重要である。

　縦隔は便宜的に心臓の上縁を境にして，上部と下部に大別される。上下の境界はほぼ**胸骨角平面**（胸骨角と第4胸椎下縁を通る平面）に相当する。さらに縦隔下部は，心臓のある中部と，その前後の前部および後部に区分される。97 98

　縦隔の上部（上縦隔）は胸郭上口から胸骨角平面までの領域を指す。この中には胸腺，気管，食道，大動脈弓とその枝（腕頭動脈，左総頸動脈，左鎖骨下動脈），上大静脈と左右の腕頭静脈，奇静脈，胸管などが含まれる。また，迷走神経，横隔神経，反回神経などが血管に併走していることも注意すべきである（99）。

　縦隔の前部（前縦隔）は胸骨と心臓の間の狭い領域で，胸腺の下部が含まれる。

　縦隔の中部（中縦隔）は心臓がある部分で，心臓とともに心臓に出入りする血管（上行大動脈，上大静脈，下大静脈，肺動脈，肺静脈）が含まれる。

　縦隔の後部（後縦隔）は心臓と脊柱の間の領域で，気管支，食道，胸大動脈，奇静脈，半奇静脈，胸管，リンパ節，迷走神経，交感神経幹などが含まれる。

　これらの臓器や血管・神経は疎性結合組織に包まれ，全体として胸腔を左右に隔てる隔壁，すなわち縦隔を形成する。肺の内側面は縦隔に面しているために凹面となり，それ以外の側面は肋骨弓に沿った凸面となる96。また，肺底が横隔膜に面していることはすでに述べた。右肺の直下には横隔膜を挟んで肝臓が存在し，左肺の直下には横隔膜を介して脾臓と胃底部が接している。横隔膜のドーム状の挙上は，肝臓がある右側のほうが左に比べて高いのが普通である。95

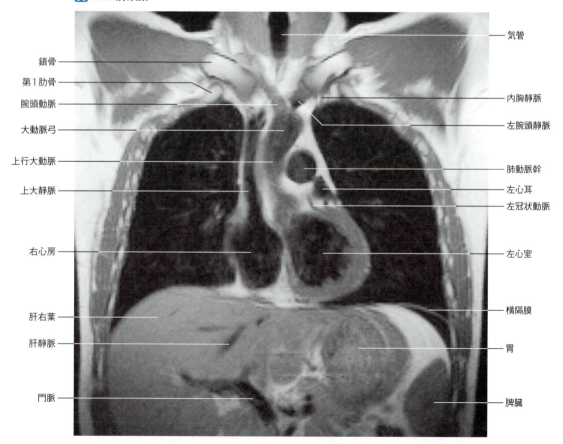

95 MRI前頭断

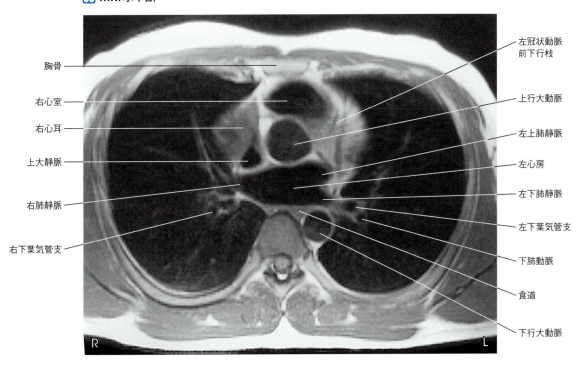

96 MRI水平断

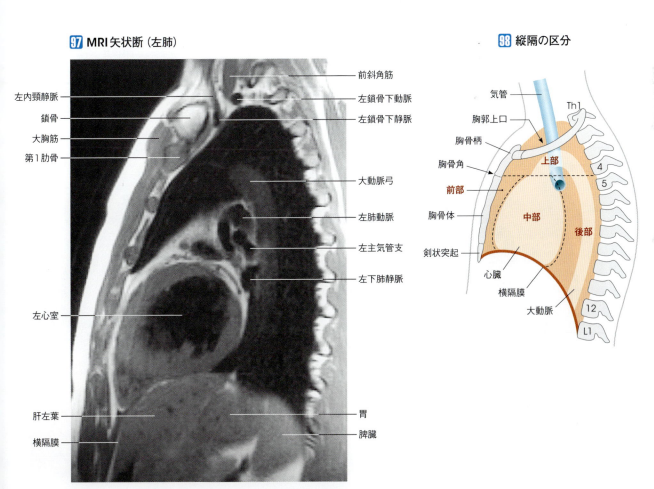

97 MRI矢状断（左肺）

98 縦隔の区分

| 呼吸器 | 肺と呼吸運動 |

肺の内側面は多くの構造物に接している

気管支や血管は肺門から肺に出入りする99

肺の内側面のほぼ中央に，気管支・血管・リンパ管・神経が肺に出入りする部位があり，**肺門** hilum of lung という。肺門は第5～7胸椎の高さにあり，右肺では右心耳の上方で上大静脈の後方に，左肺では大動脈弓直下で下行大動脈の前方に位置している。

肺門では原則として肺静脈が前方にあり，その後方に肺動脈と気管支がある。これら肺に出入りするものは結合組織で束ねられ，**肺根** root of lung と呼ばれる。肺の表面を覆う肺胸膜は，肺門で反転して肺根を包んだ後に壁側胸膜に移行する。その際，肺の前面と後面からの胸膜は肺門の下方で合わさって細長いヒダを作る。これを**肺間膜** pulmonary ligament という。

肺の内側面には，縦隔内のさまざまな構造物に押されてできた特有の圧痕が認められる。なかでも心臓によって作られた**心圧痕** cardiac impression は特徴的であり，左右とも内側面の前下方に認められるが，特に左肺で著しい。

胸部X線写真は，肺や縦隔の異常を知る上で重要である

胸部X線写真100を見てみよう。肺そのものは空気を多く含むため，X線はほとんど吸収されずに透過してしまう（写真には黒く写る）。この黒い領域を肺野といい，正常では血管や気管支の影がかすかに見られるのみである。

一方，周囲の構造はX線透過性が低いため白く写る。縦隔の陰影は正面像で右に2つ，左に4つの膨らみを形づくる。これらは心臓および大血管の作る影である。

横隔膜は通常，第10肋骨後部と第6肋骨前部の陰影の交点の高さにある。ドーム状に挙上しており，側方は肋骨横隔洞となって落ち込んでいるのが認められる。

肺門部にみられる影は肺動静脈および太い気管支によるもので，肺門陰影という。正常では左の肺門陰影は右より1～2cm高い位置にある。これは，左肺動脈が左主気管支を乗り越えるためである。癌や結核，サルコイドーシスなどの疾患では肺門リンパ節（90）が腫脹し，肺門部に異常陰影を認めることがある。

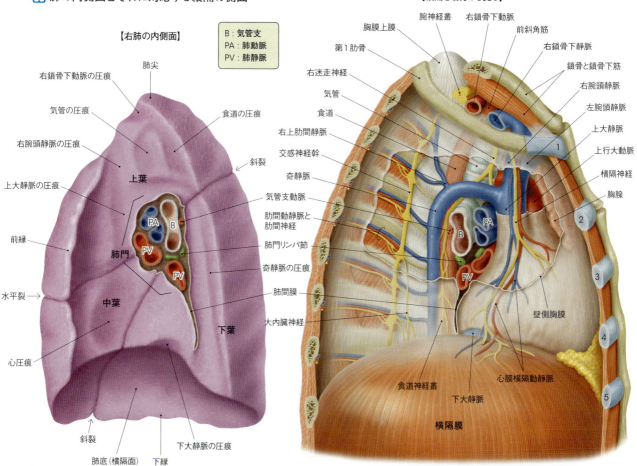

99 肺の内側面とそれに対応する縦隔の側面

60

100 胸部X線写真　縦隔陰影（白線）と肺門陰影（赤線）

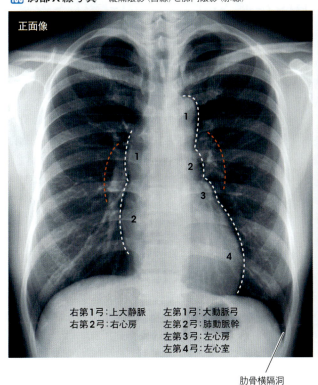
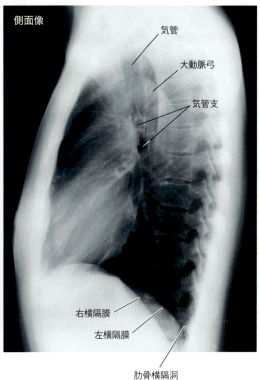
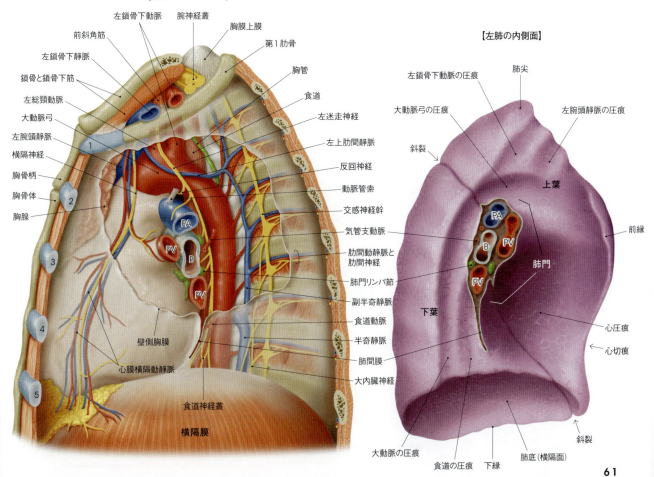

胸膜は肺表面と胸郭内面とを覆う閉じた袋で，内部は常に陰圧である

肺胸膜と壁側胸膜はひとつながりの膜である 101 102

　肺の表面と胸壁の内面は，薄くて透明な漿膜に覆われている。これが胸膜pleuraである。肺を覆う胸膜を**臓側胸膜（肺胸膜）** visceral pleura，胸壁および縦隔・横隔膜の内面を覆う胸膜を**壁側胸膜** parietal pleuraと呼ぶ。

　肺胸膜は葉間裂に沿って肺葉の間に入り込み，肺の葉間面をも覆っている。壁側胸膜はさらに部位により**肋骨胸膜**，**縦隔胸膜**，**横隔胸膜**に分けられる。肺尖を覆う壁側胸膜を特に**胸膜頂**といい，その外側を厚い**胸膜上膜** suprapleural membraneが覆う。胸膜上膜は別名Sibson筋膜とも呼ばれ，第7頸椎横突起と第1肋骨内縁にテントを張るように付着し，肺尖を保護している。

　肺胸膜と壁側胸膜は肺門のところで折り返したひとつながりの膜であり，全体として閉じた袋のようになっている。この袋の内腔が**胸膜腔** pleural cavityであるが，肺表面の大部分では肺胸膜と壁側胸膜がぴったりと接しているために，空所として見えるわけではない。ただし，肺の前縁および下縁では胸膜腔が広くなり，**胸膜洞** pleural recessesという空所をつくる。肺の前縁に沿って肋骨胸膜と縦隔胸膜の移行部にある空所を**肋骨縦隔洞**といい，肺の下縁に沿って肋骨胸膜と横隔膜の移行部にある空所を**肋骨横隔洞**という。これらの空所は，肺が大きく膨張する際の余地を与えるすき間といえる。安静呼吸時に肺が入り込むことはないが，深呼吸時には拡張した肺が胸膜洞に入り込む。

胸膜腔内の陰圧が肺をふくらませている

　胸膜の表面は滑らかな漿膜上皮でできており，**胸膜液** pleural fluidという少量の漿液によって潤されている。したがって，あい接する肺胸膜と壁側胸膜は互いに滑りやすく，かつはがれにくい（水で濡らした2枚のスライドグラスを重ねた場合と同じ）。呼吸運動は主に横隔膜の上下動と胸郭の拡大・縮小によるが，このとき肺胸膜と壁側胸膜は互いに滑り合いながら，横隔膜や胸郭の動きに追従して肺の容積を変える。

　胸膜腔は閉鎖された腔として肺を包んでいるが，肺そのものに弾性があるために，腔内は常に陰圧（大気圧より低い）になっている。この圧は**胸膜腔内圧**または**胸腔内圧**と呼ばれ，呼吸運動に伴って変化する（呼気終末で$-5\,cmH_2O$，吸気終末で$-8\,cmH_2O$程度）。肺は能動的に広がる能力を持たないが，吸気時に横隔膜が収縮しドームが下降したり，外肋間筋が収縮して胸郭の拡大が起こると，胸膜腔の陰圧がさらに増し，肺は受動的にふくらむことになる。

101 肺門部の水平断

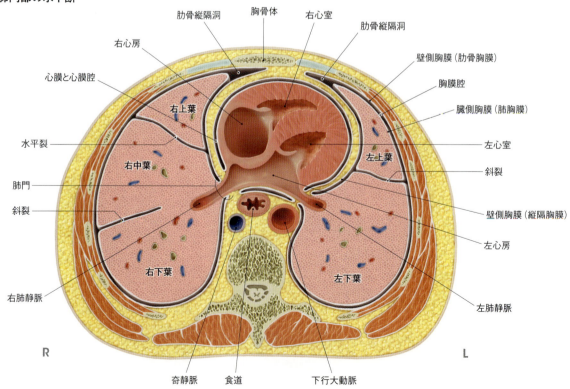

壁側胸膜は痛みに敏感である。これは壁側胸膜に多数の知覚神経が分布していることによる。この知覚線維は肋骨胸膜と横隔胸膜周辺部では肋間神経に由来し、縦隔胸膜と横隔胸膜中央部では横隔神経に由来する。一方、肺胸膜には知覚線維の分布はみられず、迷走神経と交感神経幹からの自律神経線維が分布する。

● 胸水・膿胸
体重70kgの成人で1日に約700mLもの胸水が胸膜腔を通過している（壁側胸膜で産生され、臓側胸膜に吸収される）が、そのうち胸膜腔に留まって胸膜液となるのは1〜20mLほどにすぎない。しかし、胸膜炎や腫瘍の際、胸膜腔に浸出液や膿が貯留し、胸水や膿胸を引き起こすことがある。その場合、重力の影響で肋骨横隔洞にたまるので、注射器で抜くことができる。側臥位でX線撮影すると、胸水の存在がわかりやすい。

● 気胸 pneumothorax
胸膜腔は陰圧になっているので、肺や胸壁が損傷すると、胸膜腔内に空気が入り込むことがある。その結果、胸膜腔内の圧が大気圧と等しくなり、肺は自身の弾性により小さく縮んでしまう103。一方、胸郭は自身の拡張力で患側がややふくらむ。この状態を気胸といい、突然の胸痛、咳嗽、呼吸困難が生じる。気胸の中には、外傷などの外因がないのに肺胞壁が破れて生じるものがあり、これを特に自然気胸と呼ぶ。痩せ形の若

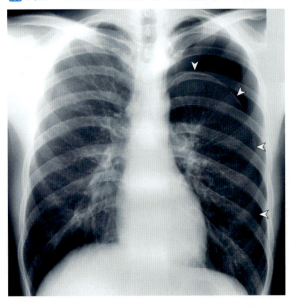

103 気胸 胸膜腔内に空気が入ると、肺は虚脱萎縮する（矢印）。

い男性に多い。治療は、胸膜腔内にチューブを刺し、持続的に低圧吸引して胸腔内圧を下げ、肺を拡張させる。胸水も気胸も、深く息を吐いてX線撮影すると、よく見える。その理由として、大きいパン〔肺〕と小さいパンがあるとき、同じ量のバター〔胸水あるいは空気〕を塗ると、どちらが厚く塗られるか考えてみよう。

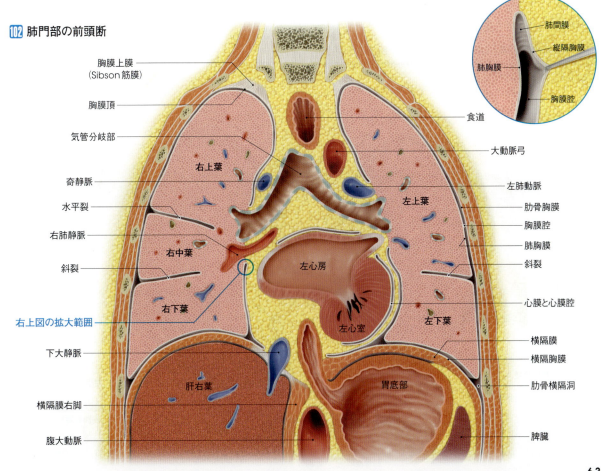

102 肺門部の前頭断

呼吸器　肺と呼吸運動

横隔膜は胸腔と腹腔を隔てるドーム状の横紋筋である

横隔膜は上方凸のドームで，収縮時には平坦化する 104 105

横隔膜 diaphragm は膜状の横紋筋であり，胸腔と腹腔を隔てている。横隔膜を構成する筋線維は胸郭下口の周縁から起こり，胸腔に向かってドーム状に盛り上がる。これらの筋線維はドームの天井に集まり，**腱中心** central tendon と呼ばれる腱膜を作る。

横隔膜は筋の起こる位置によって次の3部に分けられる。①**胸骨部**は胸骨の剣状突起から，②**肋骨部**は下位肋骨（左右第7～12肋骨）から，③**腰椎部**は上位腰椎（右脚は第1～3腰椎，左脚は第1・2腰椎）から起こり，いずれの筋線維も腱中心に付く。隣り合う2部の間には狭いすき間があり，それぞれ**胸肋三角**（胸骨部と肋骨部の間；上腹壁動静脈が通る），**腰肋三角**（腰椎部と肋骨部の間；いわゆるボホダレク孔）と呼ぶ。これらの三角は筋を欠き，抵抗の弱い部位である。

横隔膜腰椎部の右脚と左脚は正中弓状靱帯でつながる。また，第1腰椎の腰椎体と横突起との間に内側弓状靱帯が，そこからさらに第12肋骨との間に外側弓状靱帯が張っている。前者の後ろを交感神経幹と大腰筋が，後者の後ろを腰方形筋が通る。

食道，血管，神経などが横隔膜を貫く。**大動脈裂孔**は第12胸椎の前にあり，大動脈と胸管が通る。**食道裂孔**は大動脈裂孔の前方，第10胸椎の高さにあり，食道のほかに左胃動脈の枝，迷走神経，左横隔神経の枝が通る。**大静脈孔**は腱中心にあり，第8胸椎の高さで正中線のやや右に位置し，下大静脈と右横隔神経の枝が通る。また，腰椎部の右脚および左脚付近を奇静脈および半奇静脈，大・小内臓神経が貫く。

横隔膜を支配する**横隔神経** phrenic nerve は第3～5頸神経から分枝し，胸郭内を下行して横隔膜に達する。横隔神経には横隔膜の各筋を支配する運動神経と，横隔膜中央部を覆う胸膜および腹膜に分布する知覚神経が含まれる。横隔神経の刺激により筋が収縮すると，横隔膜の中央部は下降して，ドームは平坦化する。その結果，胸腔の上下径が増大して容積が増す。つまり，横隔膜は胸腔を広げることにより，吸息筋として働いている。また，ドームの平坦化により胸腔内圧を下げ，腹腔内圧を上げるために，腹部の静脈血を心臓に押し上げる働きもある。横隔膜が弛緩すると，ドームの膨らみは元に戻る。

104 横隔膜を上方から見る

横隔膜の上面は壁側胸膜と心膜に覆われる。胸大動脈の下部から出る上横隔動脈と，内胸動脈の枝である心膜横隔動脈および筋横隔動脈が血液を供給する。

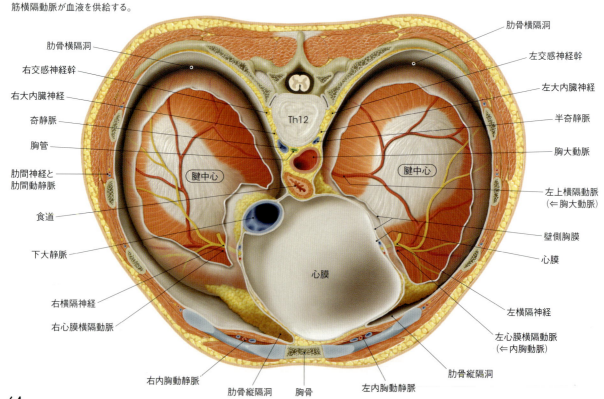

106 横隔膜の発生 （横断面を尾方から見た図）

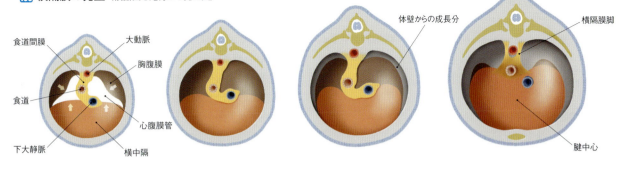

横隔膜は発生学的に4つの組織から生じる 106

胸腔と腹腔を隔てる隔壁として最初に生じるのは**横中隔**である。横中隔は胎生3週頃，心膜腔の頭方にある中胚葉の塊として生じ，やがて体壁前面から心膜腔と腹膜腔を部分的に仕切るようになる。この時期，食道は**背側間膜**で後腹壁とつながった状態で正中部にあり，胸腔と腹腔は食道の左右両側の開口部（心腹膜管）を介して連絡している。この開口部は，背側から伸び出てきた臓側中胚葉の**胸腹膜**で狭められ，やがてこれが横中隔や食道間膜と癒合する。こうして横隔膜が完成し，胸膜腔と腹膜腔が分離する。さらに胸腔の発達に伴い，周囲の**体壁**からの成長分が加わる。

したがって，成人の横隔膜の腱中心は主に横中隔に，腰椎部は食道間膜に，腱中心に接する左右の筋の一部は胸腹膜に由来する。また，横隔膜の周辺部は体壁に由来する。

● 横隔膜ヘルニアと食道裂孔ヘルニア

横隔膜は複雑な発生過程を経るため，形成不全がしばしば起こる。胸腹膜の片方ないし両方が形成不全に陥ると，心腹膜管が閉鎖されずに横隔膜の欠損部が生じる。これが先天性横隔膜ヘルニアで，腹腔臓器が胸郭内に侵入するため，肺や心臓が圧排される重篤な疾患である。このヘルニアは腰肋三角（ボホダレク孔）に生じ，特に左に多い（右側には肝臓があるため起こりにくい）。また，食道裂孔もヘルニアの好発部位で，ここに起こるものを食道裂孔ヘルニアと呼んでいる。この場合，噴門および胃の上部が胸郭内に侵入し，横隔膜によって胃が絞扼されてしまう。

105 横隔膜を下方から見る

横隔膜の下面は，肝臓の接する部分（無漿膜野）を除き，腹膜で覆われる。

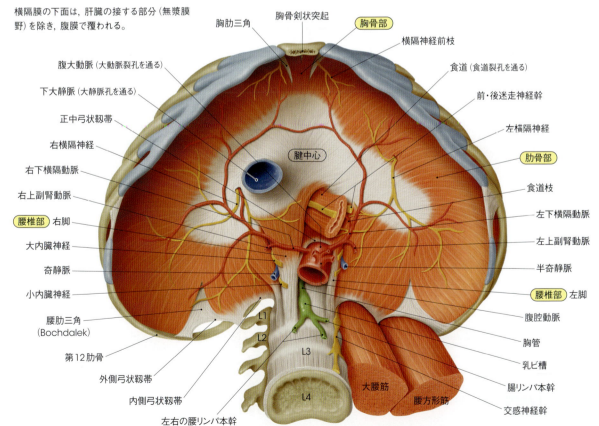

呼吸器　肺と呼吸運動

呼吸運動は，胸郭の変形と横隔膜の移動による

　呼吸運動は，主に胸郭の拡大・縮小と，横隔膜の移動によって行われる。これに関係する主要な筋は肋間筋と横隔膜であり，これらを**呼吸筋**と呼ぶ。

外肋間筋と横隔膜が主要な吸息筋である

　肋骨は，後方では胸椎と，前方では胸骨と関節を作り，上下に回転運動を行う（ただし胸肋関節を作るのは上位7対の肋骨のみ）。吸気時には，**外肋間筋** external intercostal muscle の収縮により肋骨が挙上し，胸郭の左右径と前後径が大きくなる。これは，肋骨が外肋間筋によって引き上げられ，肋椎関節を軸に上外方へ回転するため，左右の肋骨で形成される平面が水平面に近づき，横断面の面積が増加することによる。肋骨のこのような動きは，バケツの取っ手の動きを思い浮かべると分かりやすい[107]。さらに，前項で述べたように，横隔膜が収縮・下降することで胸郭の上下径も増大する。

　こうして主に外肋間筋と横隔膜の働きで胸腔が拡がると胸腔内圧（胸膜腔内圧）はさらに低下し，肺は自身の弾性に打ち勝って膨脹する。肋骨の移動による呼吸を**胸式呼吸**，横隔膜の移動による呼吸を**腹式呼吸**という。一般に安静時では後者が主体であり，運動時では前者の割合が大きい。

安静時には呼息筋の作用はわずかである

　呼気時には，**内肋間筋** internal intercostal muscle が収縮し肋骨を引き下げることで，胸郭の左右径と前後径は小さくなる。また，横隔膜が弛緩すると，腹圧により横隔膜はドーム状に圧し上げられ，肺は自身の弾性で収縮する。

　ただし，内肋間筋の能動的収縮は安静呼気時には顕著ではない。むしろ，吸気の過程で生じた肺や胸郭の変形が復元する方向に弾性収縮力が働き，胸腔内圧や肺胞内圧が上がって肺から空気が押し出されると考えたほうがよい。安静呼気は弾性エネルギーにより受動的に行われるといえる。

107 呼吸運動；胸郭と横隔膜の変化

肋骨は，肋骨頭と肋骨結節を結ぶ線を軸として回転する。吸気時には，外肋間筋などの働きで肋骨は上外方へ回転しつつ挙上する。その結果，胸郭の左右径が大きくなる。このとき肋骨の挙上に伴って胸骨が前上方へ移動するため，胸郭の前後径も大きくなる。また，横隔膜が収縮・下降すると，胸郭の上下径も大きくなる。

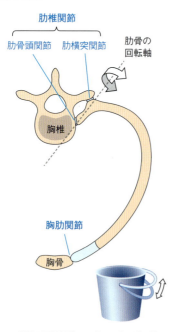

肋骨の回転運動は，バケツの取っ手の動きに似ている。この動きが右図に示す胸郭の上下運動を引き起こし，それは胸郭容積の変化に直結している。

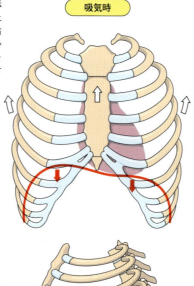

吸気時

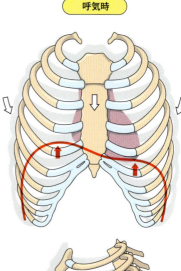

呼気時

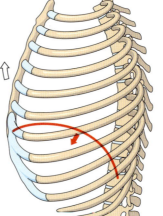

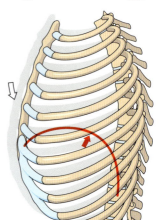

内・外の肋間筋はテコの原理で肋骨を動かす 108 109

　外肋間筋は，肋間隙を後上方から前下方へ斜走する．したがって，それぞれの外肋間筋の付着部と肋骨運動の支点（肋椎関節）との距離は，上位肋骨側で短く，下位肋骨側で長い．これは，外肋間筋が収縮した場合，上位肋骨を引き下げるよりも，下位肋骨を引き上げるほうが小さな力で済むことを意味する．そのため，外肋間筋の収縮により下位肋骨が引き上げられ，肋骨は全体として挙上する．

　一方，内肋間筋は外肋間筋の深層を，外肋間筋とは逆方向に斜走する．したがって，その収縮により上位肋骨が引き下げられる．ただし，内肋間筋の前部で肋軟骨の間を走る部分（**傍胸骨筋**とも呼ばれる）は，収縮により肋軟骨を挙上させるように働く．

　内肋間筋のさらに深層を最内肋間筋が走るが，弱い筋で，肋骨運動にはほとんど寄与しない．

深呼吸時にはさまざまな筋が働く

　肋間筋や横隔膜のほかにも，呼吸運動に関与する筋が知られている．特に深呼吸を行うような場合には，種々の筋が協同して働く．このような筋を**補助呼吸筋**と呼ぶ．

　深い吸気時には，主な吸息筋である外肋間筋と横隔膜が強く収縮するだけでなく，**胸鎖乳突筋**（胸骨頭および鎖骨頭に付く），**斜角筋**（第1・2肋骨に付く），**大胸筋**（胸骨および第1～5肋軟骨に付く），**前鋸筋**（上位肋骨に付く）などが収縮して肋骨を大きく挙上させる．激しい運動のあとに「肩で息をする」というような状態では，**僧帽筋**や**肩甲挙筋**も働き，肩甲骨と鎖骨を挙上させることで，さらに胸郭の拡張を助ける．

　深い呼気時には，内肋間筋を強く収縮させるだけでなく，腹壁筋（**外腹斜筋**，**内腹斜筋**，**腹直筋**）を強く収縮させることで腹圧を高め，横隔膜をさらに挙上させようとする．

● 気管支喘息や肺気腫で残気量が増加する理由
安静呼気における呼息筋の寄与はわずかであり，ほとんどを肺の弾性収縮力に頼っている．したがって，気道の抵抗が大きくなったり（気管支喘息），肺の弾性組織が破壊されたり（肺気腫）すると，吸気よりも呼気が困難となり，機能的残気量が増える．このような病態では，呼気終末時でも胸腔は拡張したままで，横隔膜は正常より平坦になっている．そのため，吸気時に横隔膜が収縮しても，有効な胸腔の拡張をもたらさなくなる．

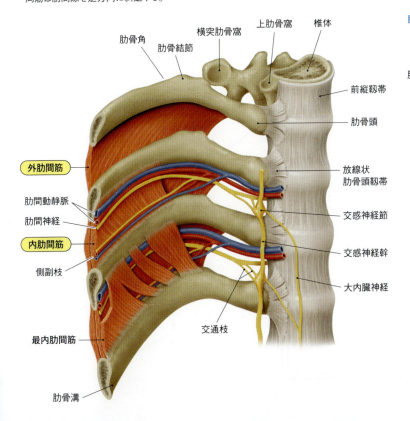

108 肋間筋
外肋間筋は肋骨結節付近で始まり，前方では肋軟骨の手前で終わる．
内肋間筋は胸骨縁で始まり，後方では肋骨角付近で終わる．
両筋は肋間隙を逆方向に斜走する．

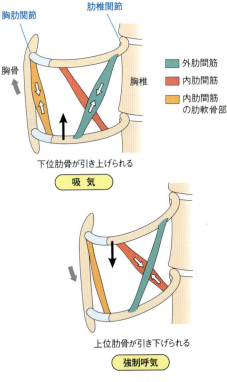

109 肋間筋の作用
テコの原理により，支点（肋椎関節）から遠いほど，より小さな力で動かすことができる．

呼吸運動の中枢は脳幹にある

延髄の呼吸中枢が自発的な呼吸のリズムをつくり出す110

呼吸の基本的なリズムは延髄で形成される。延髄には，①孤束核に密集する**背側呼吸ニューロン群**dorsal respiratory group；DRGと，②疑核とその周囲に密集する**腹側呼吸ニューロン群**ventral respiratory group；VRGとがある。これらを含む無意識下で呼吸の維持・調節を司る下部脳幹内のニューロン群を総称して**呼吸中枢**と呼ぶ。

肺・上気道・胸郭に存在する知覚受容器や，頸動脈小体などの化学受容器113からの信号は，舌咽神経（Ⅸ）や迷走神経（Ⅹ）を介してDRGに入力され統合される。DRGからの信号はVRGに伝達され，VRGから頸髄横隔神経核を介して横隔膜を収縮させ，また肋間神経を介して肋間筋や腹筋などの補助呼吸筋に吸息および呼息の信号を送っている。発生学的にはVRGのほうが古く，魚などの鰓呼吸では重要な役割を果たしている。DRGは，のちに空気呼吸をするようになってから発達したと推測される。

呼吸リズムは橋-延髄間を切断しても維持されるが，延髄-上位頸髄間を切断すると消失することから，呼吸リズムは延髄で形成されることが分かる。現在有力な説によれば，VRGの一部（pre-Bötzinger complex）が呼吸リズム形成の核（kernel）であり，延髄橋境界部にある後台形核（retrotrapezoid nucleus；RTN）は中枢化学感受性において重要な役割を果たしていると考えられている。また，傍顔面神経核領域（parafacial respiratory group；pFRG）のリズム形成も注目されている。呼吸リズムの発生機構については，特定の細胞群がペースメーカーになり生じるとするペースメーカー説と，複数の細胞群のネットワークによって形成されるとする神経回路説とがある。また，個々のニューロンはペースメーカー機能を持たないが，集合体としてペースメーカー機能を発揮し，呼吸リズムが形成されるというグループペースメーカー説も提唱されている。

橋の吻外側部に位置する**橋呼吸ニューロン群**（pontine respiratory group；PRG）は，より上位の脳と延髄呼吸ニューロンネットワークとをつなぎ，情報を統合する。延髄で形成されたリズムは橋からの修飾を受け，正常な呼吸リズムが形成されると考えられる。

このように呼吸運動は主に延髄と橋で調節されるが，間脳や視床下部，小脳などの影響も当然受けている。たとえ

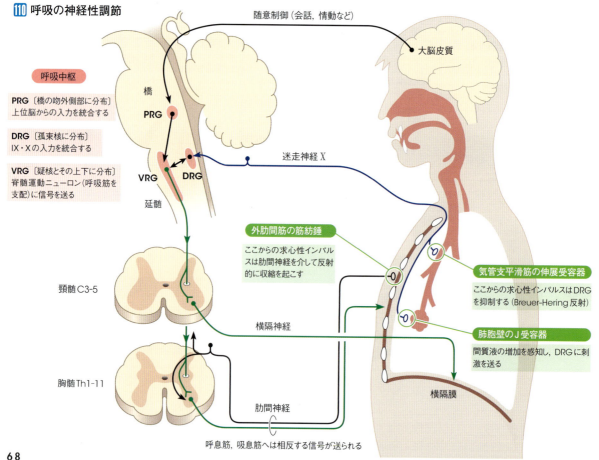

110 呼吸の神経性調節

68

ば感情による呼吸の変化，発熱時の過呼吸，運動時の呼吸調節などは，延髄・橋以外にも支配されている。また，呼吸運動は不随意運動であるとともに随意運動でもあり，大脳の運動野からの信号が錐体路を経由して随意的な呼吸運動を起こすことができる。

● オンディーヌの呪い
呼吸の不随意運動が障害される疾患で，睡眠時に呼吸停止をきたす。頸髄・脳幹の手術後や脳炎後に発症した例が報告されている。「人間の男と結婚した水の精オンディーヌが，夫の不実を恨んで呪いをかけ，夫は眠りに落ちると同時に呼吸が止まって死んだ」という民話から名付けられた。

末梢神経からの信号が呼吸運動を補助的に調節する

呼吸器の各所には知覚受容器が配置され，その刺激は末梢神経（**迷走神経**⑪）を介して呼吸運動を調節している。

①**肺伸展反射**（Breuer-Hering reflex）：肺が膨張すると，気管支や細気管支の平滑筋にある**伸展受容器** stretch receptor（特に slowly adapting stretch receptor と呼ばれる）からの信号が迷走神経有髄線維を介して DRG を抑制し，呼息への切り換えを促進する。

②**咳嗽反射**：咽頭や太い気道の粘膜に存在する**刺激受容器** irritant receptor（rapidly adapting stretch receptor の一種）が異物や煙によって刺激されると，迷走神経有髄線維を介して咳を起こさせる。Rapidly adapting stretch receptor は末梢気道にも存在し，浅い頻呼吸に関わっている。

③**迷走神経無髄C線維からの反射**：bronchial C-fiber と pulmonary C-fiber とがある。前者は気管支平滑筋の緊張，気道分泌，気道上皮の蛋白透過性に関与している。後者は**J受容器** juxta-pulmonary capillary receptor とも呼ばれ，間質の組織間液の増加で刺激され，肺うっ血，肺水腫，間質性肺炎などの際の頻呼吸に関与している。

④**筋伸展（伸張）反射** stretch reflex ⑫：呼吸筋である外肋間筋に豊富に存在する**筋紡錘** muscle spindle が関与する反射。筋紡錘が伸展されると，肋間神経などを介して反射的に筋収縮を起こす。一方，傍胸骨筋や横隔膜の肋骨部には筋紡錘は存在しない。運動時や姿勢変化に対応した呼吸筋の協調運動に関与していると考えられている。

● 痰と咳
気道炎症は粘液分泌を亢進し，分泌液や細菌，白血球とその分解産物（⑬⓪）などが痰となる。痰は換気血流比を不均等にし，詰まって無気肺が生じると血流シャントができ，低酸素血症をきたす（⑭）。痰が末梢にあるときには気道抵抗は上がらないが，線毛運動で中枢気道に運ばれると，気道抵抗は増大する。中枢気道では刺激受容体を，末梢気道ではC線維を介して咳反射が起こり，強い呼息によって痰を喀出する。

⑫ 筋伸展（伸張）反射〔p.628参照〕

筋紡錘は結合組織に包まれ，一次終末（Ⅰα線維）と二次終末（Ⅱ群感覚線維）の感覚神経終末がある。筋紡錘が伸展されると神経インパルスの発射が増加し，筋紡錘が存在する筋を反射的に収縮させ，拮抗筋を弛緩させる。γ運動ニューロンは筋紡錘そのものを収縮させ，感覚神経のインパルス発射を増加させ，間接的に筋を収縮させる。このように，筋紡錘とその反射経路は筋の長さを調節するフィードバック機構を有し，一般には呼吸運動よりも主に姿勢制御に関与していると考えられている。

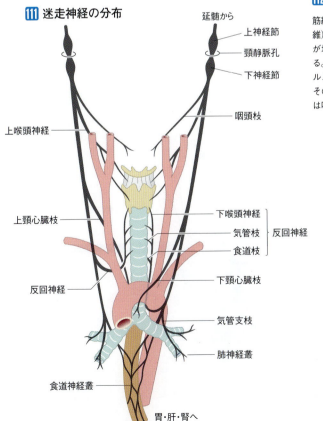

⑪ 迷走神経の分布

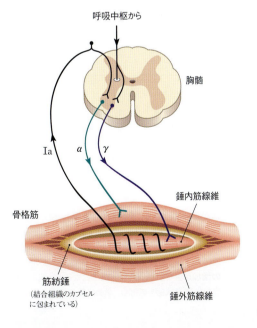

化学受容器が動脈血のガス分圧を監視し，呼吸を調節する

内・外頸動脈の分岐部と大動脈弓，および延髄の呼吸中枢の近くには**化学受容器** chemoreceptor がある。化学受容器は血液ガスの変化を感知して，呼吸中枢に働きかけ，換気量を調節している。これを呼吸の化学調節という。

頸動脈小体は Pa_{O_2} センサーである

内頸動脈と外頸動脈の分岐部にある**頸動脈小体** carotid body と，大動脈弓にある**大動脈小体** aortic body を末梢化学受容器という🔢113。ヒトでは大動脈小体の役割は少ないと考えられている。頸動脈小体は主として Pa_{O_2} のセンサーであるが，Pa_{CO_2} やpHによっても修飾を受ける🔢115。ヒト以外では大動脈小体も Pa_{O_2} のセンサーである。頸動脈小体からの信号は舌咽神経を介して孤束核に至り，大動脈小体からの信号は迷走神経を介してやはり孤束核に至り，背側呼吸ニューロン群（DRG）に統合される。

頸動脈小体はⅠ型細胞とⅡ型細胞からなり，毛細血管に富む。低酸素応答は主にⅠ型細胞が担っているとされている。そのメカニズムはまだはっきりとは分かっていないが，Ⅰ型細胞内の P_{O_2} 感受性 K^+ チャネルが低酸素時に閉じ，膜電位を脱分極させ，電位依存性 Ca^{2+} チャネルを活性化する。その結果，Ca^{2+} の細胞内流入により神経伝達物質が放出され，舌咽神経末端を興奮させると考えられている🔢114。神経伝達物質としてはドーパミンが有力であるが，ノルアドレナリン，アセチルコリンなども候補に挙げられ，また神経修飾物質としてサブスタンスP，アデノシン，オピオイドペプチドなどが候補に挙げられている。

延髄腹側の中枢化学受容野は P_{CO_2} センサーである

延髄の腹側には，炭酸ガスに高い感受性を有する領域がある。**中枢化学受容野**といい，換気を促進する。ただし，その部位が組織学的に正確に同定されているわけではない。また，いわゆる化学受容器があるとするよりも，細胞内や細胞外のpH変化（あるいは P_{CO_2} ）に対して細胞が反応しているとも考えられている。延髄腹側の表面近くのアストロサイトがpH依存性にATPを放出しており，P_{CO_2} センサーである可能性が指摘され，RTN/pFRG〔p.68参照〕のリズム形成に影響を与えているとの報告がある。髄液のpHあるいは P_{CO_2} を感受しているとする説は，現在否定的である。

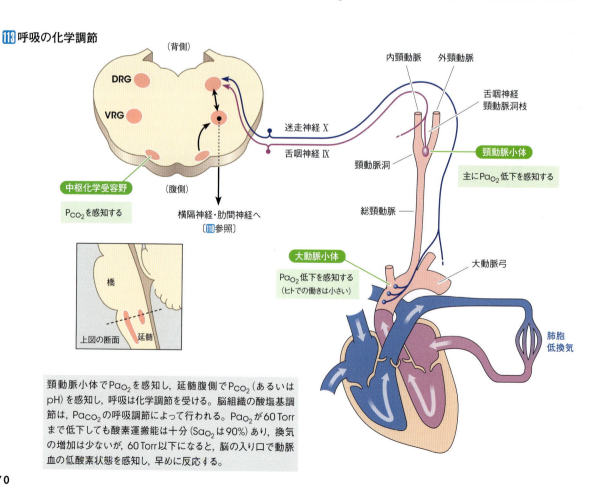

113 呼吸の化学調節

頸動脈小体で Pa_{O_2} を感知し，延髄腹側で P_{CO_2} （あるいはpH）を感知し，呼吸は化学調節を受ける。脳組織の酸塩基調節は，Pa_{CO_2} の呼吸調節によって行われる。Pa_{O_2} が60 Torrまで低下しても酸素運搬能は十分（Sa_{O_2} は90%）あり，換気の増加は少ないが，60 Torr以下になると，脳の入り口で動脈血の低酸素状態を感知し，早めに反応する。

換気量は，低酸素よりも高炭酸ガスによく対応して増加する[115]

低酸素に対する換気量の変化をグラフに描くと，Pa_{O_2}が低くなるにつれて双曲線状に換気量が増大し，またPa_{CO_2}が高いほど大きい値になる。しかし，換気応答としてはっきりと増加を認めるのはPa_{O_2}が60 Torr以下になってからであり，病的状態，あるいは高地など低酸素環境でもない限り，生理的状態でPa_{O_2}の低下が換気の刺激になることは少ない。

したがって，低酸素に対する換気応答が低下していても，通常の環境では異常が明らかにならないことがある。そのため，低酸素換気応答が悪い人が低酸素状態に陥ったとき，低酸素血症からの回復が遅れることがある。喘息発作で低酸素血症になり，死亡間際で助けられた患者で調べてみると，低酸素換気応答が低下している症例が多い。一方，低酸素状態が慢性的に続くと，逆に中枢性に換気が抑制されるようになり，酸素吸入により逆に換気が増大する現象がみられる。

高炭酸ガスに対する換気応答は，Pa_{CO_2}の増加に対して直線的に換気量が増大し，またPa_{O_2}が低いほど大きい値になる。しかし，Pa_{CO_2}があまりに高くなると（通常は80 Torr以上），中枢に対して麻酔効果が効きはじめ，呼吸抑制に働く。この状態を**CO_2ナルコーシス**と呼ぶ。

高地を除いて，生理的状態では主にPa_{CO_2}とpHが一定になるように精密に呼吸調節が行われている。何らかの原因で過換気となり，Pa_{CO_2}が低下しpHが上昇すると，過換気の後で呼吸抑制（低換気あるいは無呼吸）が起こる。その際に低酸素血症になり，低酸素換気応答が低下している人では失神してしまうことがある。

呼吸調節システムは，調節器（呼吸中枢），効果器（呼吸筋），受容器（化学受容器）からなるフィードバックループを構成している。全体が調和して働けばいいが，心不全などで血液循環時間が延長し，受容器から調節器への信号が遅延していたり，高地などで低酸素状態のために調節器の換気応答が強く，効果器へのフィードバックが強すぎると，呼吸調節に振動が生じる。すなわち，換気が次第に増加して過換気となった後，今度は換気が次第に低下して低換気となることを繰り返すようになる。この異常呼吸を**チェーン・ストークス呼吸** Cheyne-Stokes respirationという[116]。

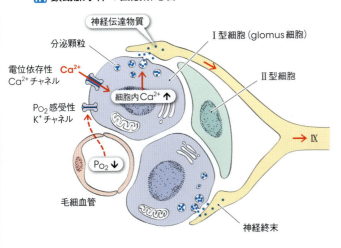

114 頸動脈小体の低酸素応答

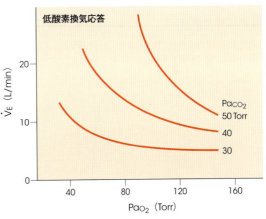

115 低酸素および高炭酸ガスに対する換気応答

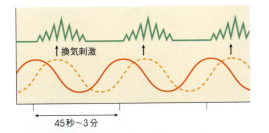

116 チェーン・ストークス呼吸

肺から脳への循環時間が延長したために，過換気と低換気を周期的に繰り返す病態。重症の左心不全患者によくみられる。

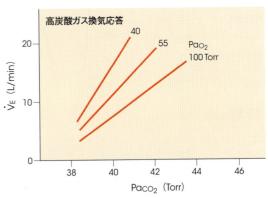

呼吸器　肺気量と呼吸の力学

安静時の一回換気量は0.5L程度であるが、肺活量は7〜9倍の予備を持つ

肺気量は4つの呼吸レベルで区分される 117

　肺に含まれるガスの量を肺気量という。肺気量は次の4つの呼吸レベルで区分される。①呼吸筋を使用しないでリラックスした**安静呼気位**、②自然に息を吸い込んだ**安静吸気位**、③最大に吸い込んだ**最大吸気位**、④最大に吐き出した**最大呼気位**である。

　各呼吸レベルの間の肺気量を、**予備吸気量** inspiratory reserve volume；IRV、**一回換気量** tidal volume；TV、**予備呼気量** expiratory reserve volume；ERV、**残気量** residual volume；RVという。また、2つ以上のvolumeの和をcapacityという。すなわち、安静呼気位での肺気量（ERV＋RV）が**機能的残気量** functional residual capacity；FRCであり、最大吸気位での肺気量が**全肺気量** total lung capacity；TLCである。**肺活量** vital capacity；VCとは、最大吸気位から呼出できる最大容量（IRV＋TV＋ERV）をいう。TVとIRVの和は**最大吸気量** inspiratory capacity；ICと呼ばれ、慢性閉塞性肺疾患 chronic obstructive pulmonary disease；COPDの過膨張の程度（ICが低下）の指標となる。

　肺気量はスパイロメーターで測定する。成人男性で安静時の一回換気量は約0.5L、肺活量は約4.2Lである。最大に呼出した後にも肺には空気が残っている。この残気量はスパイロメーターで測定することができない。

％VCとFEV₁％より換気障害の原因を推測できる

　最大吸気位から努力呼出（できるだけ速く呼出）したときの肺活量を**努力肺活量** forced vital capacity；FVCといい、そのうち初めの1秒間に呼出できた気量を**1秒量** forced expired volume at 1 second；FEV_1 という 118。これらを測定する意義は、安静呼吸時には自覚されにくい肺機能の低下を発見することにある。

　臨床では次の3つが肺機能の指標として用いられる。

％VC：肺活量の予測値（VC_{pred}）に対する実測値の割合。80％以上を正常とする。

$$\%VC = \frac{VC}{VC_{pred}} \times 100$$

$FEV_1\%$：努力肺活量に対する1秒量の割合。**1秒率**ともいう。70％以上を正常とする。

$$FEV_1\% = \frac{FEV_1}{FVC} \times 100$$

$$\%FEV_1 = \frac{FEV_1}{FEV_{pred}} \times 100$$

　％VCが低下しているときを拘束性換気障害、$FEV_1\%$ が低下しているときを閉塞性換気障害、両者ともに低下して

117 肺気量分画

各肺気量分画の値は年齢、性別、身長によって異なる。下図の値は一応の目安である。

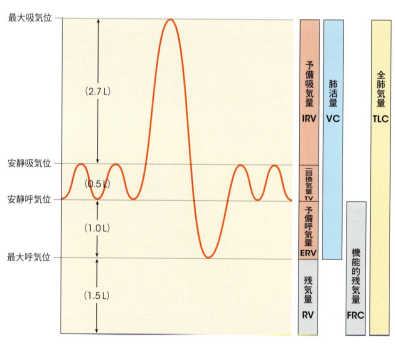
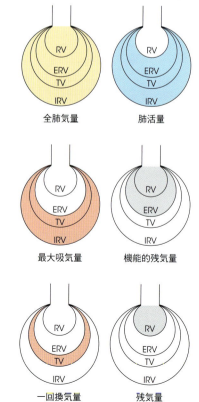

いるときを混合性換気障害と呼ぶ[119]。

　努力呼出曲線をもとに，縦軸に呼気の流速（flow），横軸に肺気量（volume）を取ったものをフローボリューム曲線といい，換気障害のパターンにより特徴的な曲線を描く[120]。

　1）拘束性換気障害は，肺を膨張させられない状態で，原因疾患として次のようなものがある。

　①肺組織の硬化：原因が明らかなものとして，じん肺，過敏性肺臓炎，薬物性肺臓炎，放射線肺臓炎，癌性リンパ管症など。原因不明の疾患として，サルコイドーシス，特発性間質性肺炎，膠原病性肺炎，ランゲルハンス細胞組織球症，特発性肺ヘモジデローシス，Goodpasture症候群など。

　②肺実質の減少：肺切除後，無気肺，肺腫瘍，肺結核症，無形成肺，肺胞蛋白症など。

　③肺外病変：胸膜・胸腔の病変として胸膜肥厚，胸水など。胸郭の病変として多発性肋骨骨折，後・側弯症，強皮症，胸郭形成術後など。

　④呼吸筋の運動制限：肥満，妊娠，腹水，重症筋無力症，筋萎縮性側索硬化症，テタヌスなど。

　2）閉塞性換気障害は，気道の閉塞のために呼出に支障をきたした状態で，1秒量は低下し，残気量は増加する。

　①上気道の閉塞性疾患：先天的な気道狭窄，扁桃腺の肥大，急性喉頭蓋炎，甲状腺腫瘍による気道狭窄，喉頭癌，声帯麻痺など。

　②下気道の閉塞性疾患：気道内の腫瘍，肺気腫症や慢性気管支炎・びまん性汎細気管支炎といったCOPD，気管支喘息の発作時など。

　3）混合性換気障害は，拘束性疾患と閉塞性疾患の合併や慢性肺気腫が進行した際にみられる。

119 換気障害のパターン

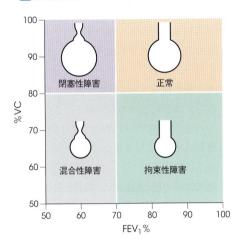

120 フローボリューム曲線

拘束性障害では肺を膨張させられないため肺気量が減少するが，気流速度はさほど低下しない（上に凸の曲線）。閉塞性障害では肺気量の減少に加え，気流速度が低下する（下に凸の曲線）。

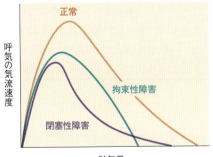

118 努力呼出曲線

最大吸気位からできるだけ速く呼出したときの肺気量曲線。
その最初の1秒間に呼出された気量を1秒量という。

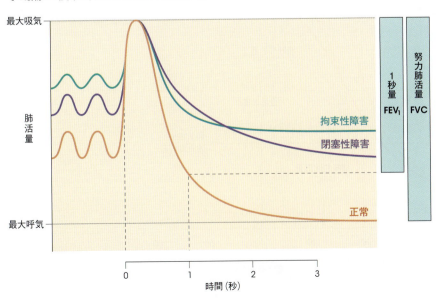

肺気量分画は圧-量曲線と呼吸筋の筋力とから決まる

肺自身には，常に縮まる力が働いている

弾性線維の張力と肺胞内面の表面張力のために，肺自身には縮まる力が常に働いており，まわりの陰圧（胸腔内圧）がなければ縮んでしまう。一方，胸郭は，ある程度広がった状態が基準レベルで，それより小さい場合も大きい場合も，元に戻ろうとする力が働く。胸郭が基準レベルより小さく，胸郭に広がる力が働き，この力と肺の縮まる力とがつりあう状態が，呼吸筋の筋力が働いていないとき（安静呼気終末時）の肺気量位である。

呼吸器系の圧-量曲線は，胸郭と肺の圧-量曲線の和である

圧と肺気量との関係を表したグラフを圧-量曲線と呼ぶ。呼吸器系全体の圧-量曲線は，胸郭と肺のそれぞれの圧-量曲線の圧を，同じ肺気量位で足し合わせた曲線になっている121。安静呼気終末で呼吸筋の筋力が働いていない状態では，胸郭の広がる力と肺の縮まる力がつりあっている（足し合わせた圧がゼロになる）。このときの肺気量位が**機能的残気量位**（FRC）である。

肺気量位が機能的残気量より大きくなるほど，呼吸器系は縮まる力が強くなり，肺気量位は吸気筋力とつりあう所になる。一方，肺気量位が機能的残気量より小さくなるほど，呼吸器系は広がる力が強くなり，肺気量位は呼気筋力とつりあう所になる。呼吸器系全体の圧-量曲線と，吸気筋の最大筋力を表す曲線との交点が**全肺気量位**（TLC）となり，呼気筋の最大筋力を表す曲線との交点が**残気量位**（RV）となる。なお，筋肉は伸びているときほど強い力を出せる。

圧-量曲線の傾きは肺の伸展性を反映する

肺気腫では肺胞が破壊され，弾性線維が減少しており，エキスパンダーのバネの数が少ないときのように，同じ力で肺は伸びやすくなり，肺の圧-量曲線は上方にシフトする122。胸郭の圧-量曲線が変わらなければ，機能的残気量は増加し，また最大吸気筋力と最大呼気筋力が変わらなければ，全肺気量も残気量も増加する（肺気腫における残気量の増加には，呼気時の気道閉塞も関与している）。

間質に膠原線維が増加する**肺線維症**のような状態では，肺は硬く伸びにくくなり，肺の圧-量曲線は下方にシフトする123。胸郭の圧-量曲線が変わらなければ，機能的残気量は低下し，最大吸気筋力と最大呼気筋力が変わらなければ，全肺気量も残気量も低下する。

気胸は，肺に穴があき，空気が胸腔内に漏れる疾患である。穴がふさがらないと，肺は完全に虚脱する。このとき，気胸を起こした側の胸郭は，広がる力が働かない基準レベルに戻るため，大きくなる103。

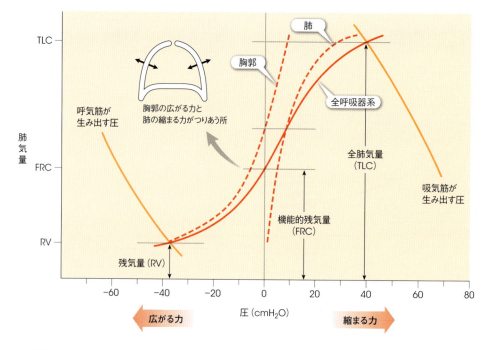

121 呼吸器系の圧-量曲線

呼吸器系全体の圧-量曲線（赤色の実線）は，肺の圧-量曲線と胸郭の圧-量曲線（破線）の和である。

肺の伸展性をコンプライアンスで表す

圧変化ΔPに対する容量変化ΔVの比をコンプライアンスCといい、

$$C = \frac{\Delta V}{\Delta P}$$

で表される。すなわち、圧-量曲線の傾きがコンプライアンスの大きさを表す。コンプライアンスが大きいほど、その容器(たとえば肺や血管)は伸展しやすい。

肺のコンプライアンスは、[胸腔内圧と肺胞内圧の圧差]の変化量ΔPに対する肺気量の変化量ΔVの比である。肺のコンプライアンスは、慢性肺気腫では増加し、肺線維症では低下する。表面活性物質が減少する急性呼吸窮迫症候群(ARDS)でも、肺胞内面の表面張力が増加するため、肺のコンプライアンスは低下する。

肺コンプライアンス(C_L)と胸郭コンプライアンス(C_W)の関係は、直列につながれたコンデンサーの容量と同様に考えることができる。したがって、呼吸器系全体のコンプライアンス(C_T)は

$$\frac{1}{C_T} = \frac{1}{C_L} + \frac{1}{C_W}$$

で表せる。C_LとC_Wの正常値は各々 0.2 L/cmH$_2$O であり、全体のコンプライアンスC_Tは 0.1 L/cmH$_2$O となる。

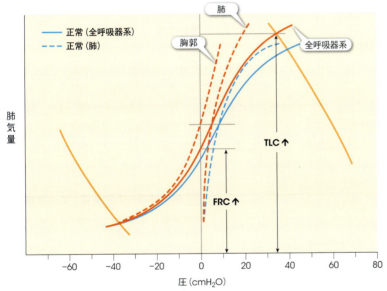

122 慢性肺気腫の圧-量曲線

肺の圧-量曲線が上方にシフトし、機能的残気量(FRC)、全肺気量(TLC)ともに増加する。また、低肺気量位で気道閉塞が起こり、呼出しきれないために残気量(RV)も増加する。

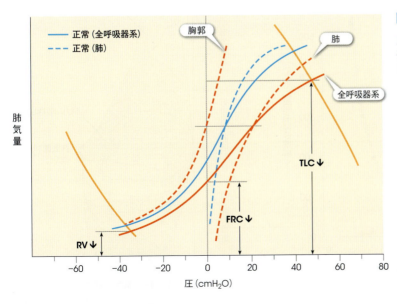

123 肺線維症の圧-量曲線

肺の圧-量曲線が下方にシフトし、機能的残気量(FRC)、全肺気量(TLC)、残気量(RV)が低下する。

努力呼吸では呼出時の気道抵抗が増大する

安静呼吸時の気道抵抗は，太い気道の抵抗を反映する

気道抵抗Rawは，肺胞内圧Palvと流速$\dot{V}$から，電気のオームの法則と同様に求めることができる。

$$Raw = \frac{Palv}{\dot{V}}$$

気道系は分岐を繰り返し，肺胞に近いほど細くなるが，気道の数は末梢に向けて指数関数的に増加するので，その断面積は次第に大きくなる。したがって，気道の各部の抵抗は中枢では大きいが，末梢に行くにしたがって小さくなる 124。一方，末梢気道でのガスの移動は，主に拡散で行われるようになる。

一般に安静呼吸時の気道抵抗は比較的太い気道の抵抗を反映し，末梢気道の病変はかなり進行してからでないと気道抵抗の増加としては現れてこない。

努力呼出の後半では気道がつぶれ，呼出速度が制限される

努力呼吸を行った際，吸気流量は努力に依存した値を示す。ところが，呼気流量は高肺気量位では努力に依存するが，低肺気量位では努力にかかわらず肺気量ごとに一定の流速になる 125。これは，努力呼出に伴い胸腔内圧が高まり気道内圧を上回るために，気道がつぶれて，気流速度が制限されるためである。126

努力呼出の際，気道内圧は上流(肺胞)から下流に近づくにつれ次第に減少し，ついには大気圧に至る。その途中のある地点で，気道内圧と胸腔内圧は等しくなる。この地点を**等圧点**equal pressure point；EPPという。胸腔内圧を

Ppl，肺胞壁の弾性圧をPelとすると，肺胞内圧Palv＝Ppl＋Pelであり，等圧点までの圧の損失はPalv－Ppl＝Pelである。等圧点より下流では気道が狭くなる方向に力が働き，つぶれやすい所で気道は著しく狭くなる。この場所を**チョークポイント**という。

チョークポイントでは管の断面積が小さいため，そこを流れる気流の速度が増加する。流速がwave speed（音速）に達すると，それ以上の速度では流れなくなり，また下流の圧変化の影響もチョークポイントより上流には伝わらなくなる。すなわち，肺胞から口に至る気道各部のwave speedの最低値の部位で気道全体の気流速度が決定され，それより下流の抵抗は気流速度に影響を与えない。

正常人のチョークポイントは努力呼出の早期には気管から亜区域気管支付近にあり，呼出の進行とともに末梢気道にジャンプして移動する。

胸腔内気道は呼気時に，胸腔外気道は吸気時に狭くなる

胸腔内気道では，呼出時に気道内圧が肺胞内圧から大気圧にまで減少する。努力呼出を行うと（127 上段），胸腔内圧が陽圧になるので，胸腔内気道の下流域（等圧点より下流の口腔側）では気道内圧が周囲の胸腔内圧よりも低くなり，

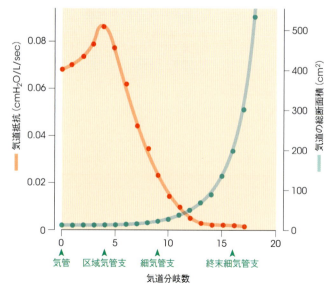

124 気道各部の抵抗

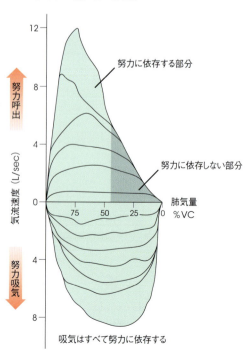

125 努力呼吸時の肺気量と気流速度

呼気流量は，低肺気量位では努力にかかわらず低下する（濃い色の部分）。

126 努力呼出時の経肺圧と気流速度

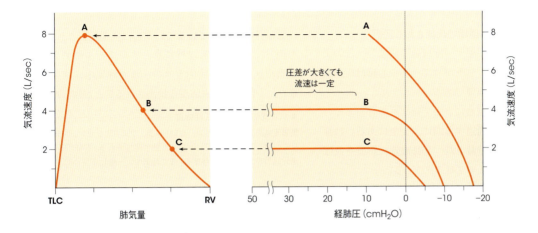

気道は狭くなり，正常でも低肺気量位ではチョークポイントができる。一方，胸腔外気道では呼気時に周囲の組織圧（大気圧）よりも気道内圧が高くなり，拡がる。胸腔外気道に抵抗を負荷すると（127中段），努力呼出時にも胸腔内気道内圧は胸腔内圧よりも高く保たれ，狭くなりにくい。

努力吸気時には（127下段），胸腔内気道は周囲の胸腔内圧よりも高いために拡がるが，胸腔外気道の下流（肺側）で内圧が周囲の組織圧（ほぼ大気圧）よりも低くなり狭くなる。

気管支喘息では呼気時に気道が狭くなり，喘鳴が聞こえる

気管支喘息では，気管支粘膜は腫脹し，気道内に分泌物が増え，気管支平滑筋が収縮するために，胸腔内気道の抵抗が増大する。呼気時には気道がさらに狭くなり，そこを気流が通る際に笛のように空気が振動し，連続性の音（喘鳴）が聞こえる。呼気時に声帯や唇を細めて呼吸をすることにより，いくらか呼出しやすくすることができる。慢性肺気腫の口すぼめ呼吸，新生児の産声や，海女が潜水から浮上したときに口笛を吹くのも，同様に胸腔内気道を拡げる効果がある（127中段）。

慢性肺気腫は肺胞が壊れる疾患であるが，呼気時に気道閉塞が起こる

肺気腫は肺胞が破壊される疾患であるが，症状の主体は呼気時の気道閉塞による呼吸困難である。肺胞が壊れるため，肺胞壁の弾性（Pel）は小さく，末梢気道抵抗も高く，等圧点は末梢気道にある。また，まわりの肺胞が末梢気道を引っ張って広げる力（radial traction）が弱いために末梢気道はつぶれやすく，努力呼出の早期に気流速度の制限が起こり，労作時呼吸困難を訴える。病変が進行すると安静呼気時にさえも気流速度の制限が起きる。空気は肺に入りやすいが出にくい状態になり，残気量が増加する要因となる。

127 努力呼吸時の気道内圧と胸腔内圧 （数値はcmH$_2$O）

努力呼出

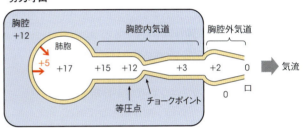

口腔側に抵抗があるときの呼出

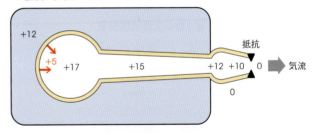

努力吸気

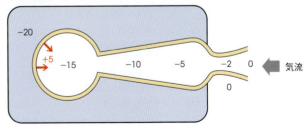

● 睡眠時無呼吸症候群（閉塞型）

睡眠時には咽頭筋が弛緩し，吸気時に気道内が陰圧になるときに引き込まれて上気道が狭くなる。そのため吸気時にいびきが始まる。やがて気道が閉塞し，一度閉塞すると呼気時にもなかなか開通しなくなり，呼吸が止まってしまう。

呼吸器　肺の代謝機能と防御機構

肺は代謝と感染防御にも重要な役割を果たしている

多くの血管作動性物質が肺循環で代謝される 128 129

　肺と心臓は全身の血液が必ず一度は通る臓器で，このような臓器はほかにはない．したがって，肺や心臓は代謝臓器や内分泌臓器としても重要である．

　他の臓器で産生され静脈血によって運ばれてきた多くの**血管作動性物質**は，肺を通過する間に，完全にあるいは部分的に，不活化あるいは貯蔵され，全身血管に影響を及ぼさなくなる．ブラジキニンやプロスタグランジンE_1，E_2，$F_{2\alpha}$の不活性化，セロトニンやノルアドレナリン（ノルエピネフリン）の取り込み貯蔵などが知られている．

　一方，肺血管内皮細胞に存在する**アンジオテンシン変換酵素** angiotensin converting enzyme；ACEの働きで，アンジオテンシンIは活性型のアンジオテンシンIIになり，体血圧を調節する（体血圧を上げる）．ACEは同時にブラジキニンを不活性化する．このため高血圧症の治療薬であるACE阻害薬では，同時にブラジキニンの代謝が抑制され，肺内に増加するために，副作用としてしばしば咳がみられる．

　肺は外界に面していることから，排泄臓器としての役割も担っている．CO_2以外にも，アルコールやアンモニア，水素やメタンなど腸内ガスの一部が呼気中に排出される．また，一部の薬剤も肺から排出されることが知られている．

●気管支喘息と生理活性物質
　気管支喘息ではヒスタミン，セロトニン，プロスタグランジン類，ロイコトリエン類，RANTES（CCL5）などが肺で産生される．RANTESは好酸球の走化活性や活性化に関与する．また呼気中に一酸化窒素（NO）が増加する．

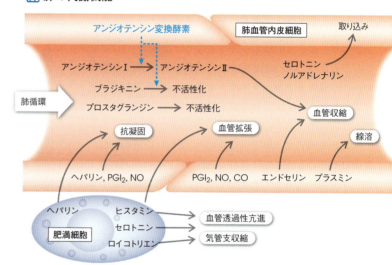

128　肺の代謝機能

129　肺で産生・代謝される生理活性物質

肺で産生される物質	部位	作用
プラスミン	血管内皮細胞	線溶（血栓溶解）
ヘパリン	肥満細胞，血管内皮細胞	抗凝固
ヒスタミン	肥満細胞	血管拡張，血管透過性亢進，気管支収縮
ロイコトリエンC_4，D_4	肥満細胞，好塩基球	血管収縮，血管透過性亢進，気管支収縮
プロスタサイクリン（PGI_2）	血管内皮細胞	抗凝固，血管拡張，気管支拡張
エンドセリン	血管内皮細胞	血管収縮
一酸化窒素（NO）	血管内皮細胞，平滑筋，気道上皮	血管拡張，血小板機能抑制，気管支拡張
一酸化炭素（CO）	血管内皮細胞，平滑筋	血管拡張，気管支拡張
硫化水素（H_2S）	肺，気道	細胞増殖阻害，抗炎症

肺で活性化される物質	部位	作用
アンジオテンシンI	内皮細胞（アンジオテンシン変換酵素）	肺を1回通過する間に，20%が活性型のアンジオテンシンII（血管収縮作用を持つ）に変換される

肺で不活性化される物質	部位	作用
ブラジキニン	内皮細胞（アンジオテンシン変換酵素）	NOを介した血管拡張，血管透過性亢進〔肺を1回通過する間にほぼ完全に不活化〕
プロスタグランジンE_1，E_2	不明（内皮細胞ではない）	血管拡張，気管支拡張
プロスタグランジン$F_{2\alpha}$	不明（内皮細胞ではない）	血管収縮，気管支収縮

肺で取り込み貯蔵される物質	部位	作用
セロトニン	肺毛細血管内皮	血管透過性亢進〔肺を1回通過する間に62～81%が消失〕
ノルアドレナリン	前毛細血管あるいは後毛細血管内皮	血管収縮〔肺を1回通過する間に20～25%が消失〕
ドーパミン		血管収縮（腎血管は拡張）

ブラジキニンを不活性化する酵素とアンジオテンシンIを活性化する酵素は同一である．
プロスタグランジンI_2は肺循環で全く代謝されない．
肺循環におけるアドレナリンやヒスタミンの取り込み貯蔵はごくわずか．

呼吸器系の感染防御はマクロファージが担っている

呼吸器系のマクロファージは，肺胞内，間質，血管内に存在する。

肺胞マクロファージは遊走性の細胞で，肺胞内や気道内を自由に動きまわる。肺胞内には若い小型のマクロファージが多いが，成熟すると大型化し，気道系へ移動する。肺胞マクロファージは，肺胞内や気道内の細菌，異物，劣化した表面活性物質，壊れた細胞成分などを貪食し除去する。また，・OH（ヒドロキシラジカル），・O_2^-（スーパーオキシド）をはじめとする**活性酸素**や**一酸化窒素**（NO）を産生し，その過酸化作用により細菌や腫瘍細胞の細胞膜やDNAを破壊する。気道は，吸気とともに侵入した病原菌に常にさらされているから，マクロファージの殺菌作用はきわめて重要である。

反面，マクロファージの産生する活性酸素やNOは，正常な肺組織をも傷害してしまう。さらに，・O_2^-とNOの両者が化合するとペルオキシナイトライトperoxynitriteを生じる。ペルオキシナイトライトは・O_2^-やNOよりも酸化力が強く，きわめて強い組織傷害性を持つ130。

間質マクロファージは間質で働き，一部は肺胞マクロファージへ増殖・分化していると考えられる。血管内の単球も一部，間質に入り込み，やがてマクロファージに分化する。

血管内マクロファージは肺毛細血管壁に固着しており，血流に乗ってやってくる異物や老廃物を貪食・処理している。一方で，血管内マクロファージが菌体内毒素を貪食して免疫活性物質を産生したり，抗原提示を行うために，肺の炎症が誘発され，急性呼吸窮迫症候群の一因になるとも考えられている。

マクロファージの活性化と増殖には，顆粒球/マクロファージコロニー刺激因子（GM-CSF）が関与している。中和抗体の存在などによりGM-CSF活性が低下すると，マクロファージ活性も低下する。そのため，劣化した表面活性物質が処理されず，肺胞は米のとぎ汁様の液体に満たされるようになる。これが**肺胞蛋白症**である（GM-CSF遺伝子がノックアウトされたマウスの肺は，ヒトの肺胞蛋白症の所見によく似ている）。

破壊因子と防御因子のバランスが崩れたとき，肺組織は破壊される

炎症が起こると，白血球やマクロファージは炎症部位に遊走し，やがて死滅して大量の蛋白分解酵素を放出し，炎症部位やその周辺組織を破壊する。これに対して$α_1$-アンチトリプシンなどの蛋白分解酵素阻害物質は，蛋白分解酵素による正常組織の破壊を抑え，防御因子として働いている。$α_1$-アンチトリプシンが遺伝的に欠乏している家系では，弾性線維が消失し，小葉内のいたるところの肺胞が破壊される汎小葉型の肺気腫になりやすい。

喫煙者では，タバコの煙に含まれる化学物質が到達・沈着する細気管支付近を中心に炎症を起こし，次第に肺胞を破壊していく。この場合は，小葉中心型の肺気腫になる。

● **活性酸素**
・OH，・O_2^-の「・」は不対電子を表す。不対電子を有する分子は非常に不安定であり，他の分子から電子を奪って酸化させ，自身は安定化しようとする。

130 肺胞マクロファージによる殺菌と組織傷害

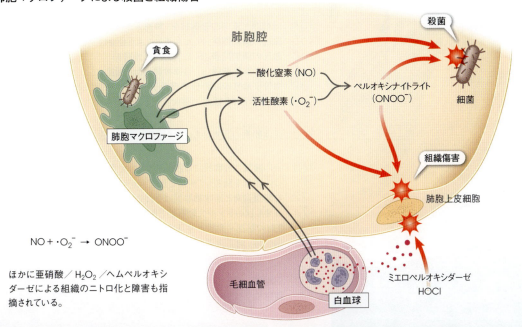

$NO + ・O_2^- \rightarrow ONOO^-$

ほかに亜硝酸／H_2O_2／ヘムペルオキシダーゼによる組織のニトロ化と障害も指摘されている。

2 循環器

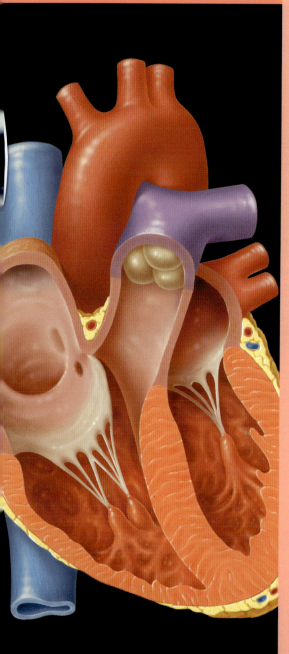

循環器系の概観
- 82 循環器系は血液を運ぶ回路で，1分間で全血液が一巡する

心　臓
- 84 心臓は第2～第5肋間の高さで，縦隔の大半を占める
- 86 心臓は袋状の心膜に覆われ，その中を滑らかに動く
- 88 X線写真で心臓・大血管の輪郭は6つのカーブを描く
- 90 4つの部屋，4つの弁が2系統のポンプを構成する
- 92 心臓の弁は圧の変化によって開閉し，血液の逆流を防ぐ
- 94 洞房結節に生じたインパルスは，刺激伝導系を通って心室に伝えられる
- 96 心臓活動の5つのステージを心電図と心音図でモニターする
- 100 心電図の異常は，波の高さ（電位）と間隔（リズム）にあらわれる
- 102 心臓活動の調節(1) ハードウエア；ポンプとしての心臓
- 104 心臓活動の調節(2) ソフトウエア；自律神経によるコントロール

心筋の興奮と収縮
- 106 多数の心筋細胞が特有の接着構造でつながり，心筋線維をつくる
- 110 心筋の活動電位とイオンチャネル──長い脱分極相が特徴
- 112 心筋収縮のメカニズム──Ca^{2+}が収縮の抑制機構をはずす

全身の動静脈
- 114 大動脈は体循環の本幹である
- 116 冠状動脈は心臓を栄養する機能的終動脈である
- 118 外頸動脈は頭蓋の外の構造を栄養する
- 120 内頸動脈は椎骨動脈とともに頭蓋内（脳）を養う
- 122 脳の静脈は主に硬膜静脈洞に集められ，内頸静脈に注ぐ
- 124 上腕動脈の枝と橈骨動脈・尺骨動脈の反回枝が肘周囲に動脈網をつくる
- 126 橈側皮静脈は腋窩静脈に，尺側皮静脈は上腕静脈に注ぐ
- 128 胸大動脈の枝は胸壁と横隔膜，気管支・食道に分布する
- 130 胸腹壁の静脈は奇静脈に集められ，上大静脈に注ぐ
- 132 腹大動脈の枝は消化器と泌尿生殖器に分布する
- 134 消化管，胆・膵・脾の血液は門脈に集められ，肝臓に入る
- 136 内腸骨動脈の枝は骨盤内臓・骨盤壁・殿筋に分布する
- 138 大腿動脈は枝分かれしながら下肢全体を栄養する
- 140 四肢の皮静脈は，深部を走る伴行静脈と吻合している
- 142 血管の壁は毛細血管を除き3層構造である

毛細血管・リンパ系
- 144 毛細血管は血液と組織の間での物質交換の場である
- 146 毛細血管網は各器官の機能に応じて様々に形を変える
- 148 毛細血管から漏出した蛋白質は，組織間液とともにリンパ管に回収される
- 150 特定の領域のリンパは特定のリンパ節に注ぐ
- 152 リンパ液は血流に戻る前にリンパ節で濾過される

循環動態の調節
- 154 細動脈が末梢血管抵抗を，静脈系が心臓への還流量を決める
- 156 血圧の調節機構(1) ホルモンによる全身性調節
- 158 血圧の調節機構(2) 血管の局所性調節
- 160 血圧の調節機構(3) 自律神経による調節
- 162 血管平滑筋収縮の分子機構──受容体刺激によりCa^{2+}が動員される
- 164 局所循環は各組織の要求に合うように作られている

循環器系の疾患
- 166 循環器系の異常はあらゆる臓器に影響を及ぼす

心臓・大血管の発生
- 168 心内膜筒はS字状に弯曲し，将来の心室と心房を形づくる
- 170 心内膜床を軸として中隔と房室弁が形成され，心臓を4つの部屋に分ける
- 172 右静脈洞角と原始肺静脈はそれぞれ心房に合体してその後壁をつくる
- 174 らせん状のドテが大動脈路と肺動脈路を分ける
- 176 3対の咽頭弓動脈が生後まで残り，肺動脈，大動脈弓およびその枝をつくる
- 178 出生時，胎児循環に激変が起こる

［基礎知識］
- 98 心電図
- 108 膜電位

overview

循環器系の概観
- 体循環と肺循環の違いを理解しよう。
- 血液はどの臓器に多く分布するか？

心　臓
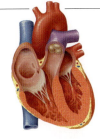
- 胸郭上に心臓の輪郭を描き，胸部X線写真と対応させてみよう。
- 横断面で右心室が前，左心房が後ろにあることに注意しよう。
- 心臓を構成する4つの部屋と4つの弁を図に描き，血液の流れと弁の働きを理解しよう。
- 心電図・心音図・刺激伝導系との関係をみながら，心臓活動の5つのステージを理解しよう。
- 心電図の原理とその波形の意味を知ろう。
- 心拍出量を決めるのは何であるか，考えてみよう。
- 自律神経が心臓の活動をどのように制御しているか理解しよう。

心筋の興奮と収縮
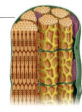
- 心筋の組織構造を学び，多数の心筋細胞が一斉に興奮する仕掛けがどこにあるのか考えよう。
- 心筋細胞の活動電位を5相に分け，各相におけるイオンチャネルの働きを整理しよう。
- 細胞外からのCa^{2+}流入と細胞内Ca^{2+}の動員に注目して，心筋収縮の仕組みを理解しよう。
- 自律神経による心臓活動の制御を，細胞内メカニズムで説明しよう。

全身の動静脈
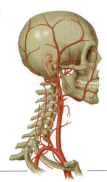
- 大動脈・大静脈の区分と主な枝，その分布をまず憶えよう。
- 冠状動脈の走行は臨床的にきわめて重要。様々な変異があることも憶えておこう。
- 頭部の動静脈は，頭蓋の外と内に分けて整理しよう。脳循環の特殊性も理解しよう。
- 四肢の動脈は，筋肉や関節との関係に注目して，その走行を追ってみよう。
- 四肢の静脈は，動脈に伴行する深静脈と，皮下を走る皮静脈とに分けて憶えよう。
- 胸腹部の動脈は，壁側枝と臓側枝に分けて考えるとわかりやすい。
- 奇静脈系と門脈系における血液の流れを図に描き，その特徴を把握しよう。
- 動脈・静脈・毛細血管について，血管壁の構造を調べ，それぞれの機能と結びつけよう。

毛細血管・リンパ系
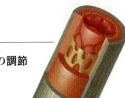
- 毛細血管の構造を電子顕微鏡で観察しよう。また，そこでの物質交換の力学を理解しよう。
- リンパ系の働きは3つ。①組織間液や蛋白質の回収，②脂質の運搬，③生体防衛。
- 浮腫が起こるのはなぜか？

循環動態の調節
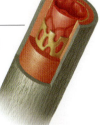
- 血圧を決める3つの要因は何か？
- 自律神経やホルモンによる血圧の調節は，上記の3要因のどれに影響しているか？
- 血管平滑筋収縮の細胞内メカニズムを調べ，横紋筋（心筋や骨格筋）との違いを理解しよう。
- 心筋，脳，肝臓など各臓器の要求に合わせて局所循環が機能していることを理解しよう。

心臓・大血管の発生
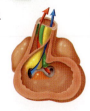
- ヒトの発生過程で最初に機能を開始する心臓。そのダイナミックな変化を追ってみよう。
- 心臓の中隔や大血管が形成される過程を学び，心奇形がどのようにして起こるか考えてみよう。
- 肺呼吸をしていない胎児において，循環器系が酸素を供給している仕組みを理解しよう。

| 循環器 | 循環器系の概観 |

循環器系は血液を運ぶ回路で，1分間で全血液が一巡する

循環器系の構成

　血液は成人では約5Lで，全体重の8%を占めている。血液は，外界と隔離された循環器系という閉鎖回路を通って常に体内を循環している。循環器系を構成するのは心臓，動脈，毛細血管，静脈，リンパ管である。血液は心臓の左心室から大動脈に送り出され末梢臓器に到達し，毛細血管を流れた後，静脈に入って上下の大静脈に集められ右心房に帰ってくる。この経路を**体循環** systemic circulation（大循環）という。右心房に帰ってきた血液は，右心室から肺動脈に送り出され，肺，肺静脈を経て左心房に戻る。この経路を**肺循環** pulmonary circulation（小循環）という。 **1**

　体循環と肺循環は直列につながっている。体循環では動脈内をO_2化した血液（**動脈血**）が，静脈内をCO_2化した血液（**静脈血**）が流れる。一方，肺循環では肺動脈内をCO_2化した血液が，肺静脈内をO_2化した血液が流れる。リンパ管は，毛細血管から漏れ出た組織間液を静脈に戻す働きをしている。通常，全血液量に匹敵する血液が1分間で心臓から拍出される。すなわち**心拍出量**は約5L/minである。

循環器系の役割

　①体循環は，O_2化したヘモグロビンを末梢臓器に運び，末梢臓器からCO_2を運び出す。肺循環は，CO_2を肺で放出させ，ヘモグロビンを再度O_2化させる。

　②消化器で吸収した糖質，アミノ酸などの栄養分や水を門脈を通して運び出し，末梢に送り込む。また，末梢からの代謝産物を運び出して，肝臓や腎臓に送り込む。

1 循環器系の構成と血流分布

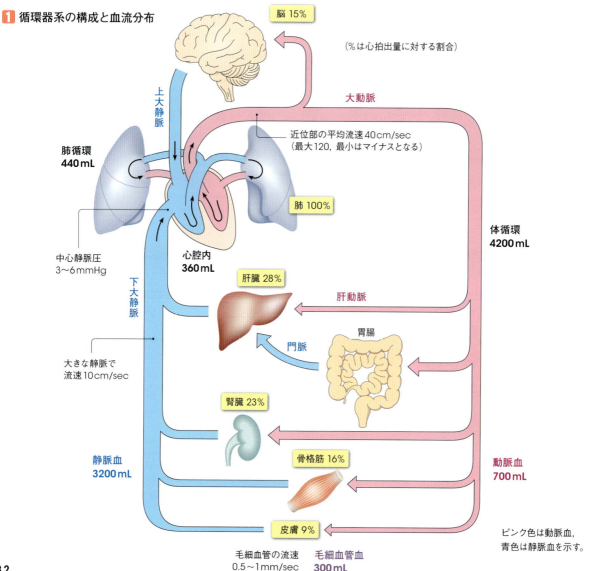

③腎臓で尿を作らせる。腎臓の糸球体で血液を濾過させる力は血圧である。

④末梢組織の代謝によって産生されるH^+を運び出し、組織のpHを保つ。

⑤アドレナリンやインスリンなど神経伝達物質やホルモンを標的臓器まで運ぶ。

⑥Na^+、K^+、Ca^{2+}やCl^-などの各種イオンを末梢臓器へ供給する。たとえば、心筋や平滑筋の収縮時に必要なCa^{2+}を提供する。

⑦末梢組織での体温の維持、調節に寄与する。Raynaud（レイノー）病は指の細い動脈が発作性に攣縮して指の血行障害が起きる疾患であるが、発作時には指は血流不足のため紫色（チアノーゼcyanosis）を呈し、冷感、知覚鈍麻や疼痛を訴える。

⑧白血球や免疫グロブリンなど生体防御に働くものを全身の組織に運搬する。

血液を循環させるエネルギー

血液の循環は心臓の収縮によって維持されている。左心室の収縮によって血液は大動脈へ駆出され、さらに末梢臓器へ送り込まれる。動脈は弾性を持っているために、心室の収縮期には伸展し、心室の拡張期には縮む。このため、血管内の血液は心室拡張期でも一定の圧を保っており、組織は常に血液の供給を受けることができる。2

心室収縮期の血圧を**最大血圧**、心室拡張期の血圧を**最小血圧**と呼ぶ。肘動脈で測定した場合、成人では通常、最大血圧120mmHg、最小血圧80mmHg程度である。一方、肺動脈の血圧は最大血圧22～25mmHg、最小血圧8mmHg程度と体循環に比べて著しく低い。体循環の血圧が一定以上高い場合は高血圧症と呼ばれ、また、肺循環の血圧が高い場合は肺高血圧症と呼ばれる。

全身の血流分布とその調節

安静時、心臓は1分間に約5Lの血液を送り出している。このうち約1,500mLは肝臓へ、1,200mLは腎臓へ送られ、脳へは750mLが送られる。血流量は常に一定ではなく、運動時には心拍数、心臓収縮力ともに著しく増加して、心拍出量は35L/minにも達する。骨格筋への血流は、安静時には組織100gあたり2～4mL/minと非常に低いが、運動時にはこの30倍もの血流が流れるようになる。脳においてもその血流は各部位で一定ではなく、活動の盛んな部位へより多くの血液が送り込まれる。

このように血流量は組織の必要に応じて変化する。この変化は、自律神経の活動と組織代謝物によって制御されている。臓器によってそれぞれ特徴のある循環制御が行われており、**局所循環**、または特殊な部位の循環ということで**特殊循環**という言葉が使われることがある。

2 体循環の各部位における血圧

血管は、心臓の圧エネルギーの一部を弾性エネルギーに変えて、血液の流れを維持する。

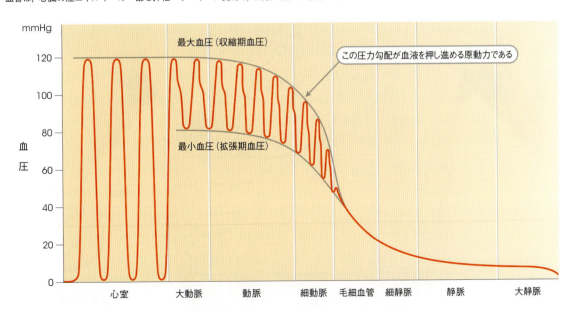

循環器　心臓

心臓は第2～第5肋間の高さで，縦隔の大半を占める

　心臓heartは握りこぶしくらいの大きさの中空器官で，血液を肺と全身に送り出す筋性のポンプである。心臓は，左右の肺の間の**縦隔**mediastinumと呼ばれる仕切りの前部に大きな一室（中縦隔）を占めている。心臓は心囊と呼ばれる袋の中にあり（5），心囊の前方には胸骨，肋軟骨，左第3～第5肋骨の正中端がある。後述のように心臓の軸は斜めに走るので，心臓の2/3が正中線の左側に，1/3が右側にある。

　心臓には，心底base，心尖apex，3つの面，および4つの縁がある。**心底**（心基部）は心臓の上後部で，その大部分を左心房left atriumが占め，大動脈と肺動脈幹が出て，上大静脈が入るところである。心底の上端はほぼ第2肋間の高さである。**心尖**は左心室left ventricleが左前方に突き出した部分で，成人では左第5肋間の後方，正中線から左へ7～9cmのところにある。ここは最も大きな拍動，すなわち心尖拍動を感じる。心基部から心尖に至る軸は，右後上方から左前下方に向けて斜めに走っている。

　3つの面とは，①**胸肋面**（前面；主に右心室right ventricleからなる），②**横隔面**（下面；主に左心室，一部右心室からなり，横隔膜の腱中心に面する），および③**肺面**（主に左心室からなり，左肺に面する）である。4つの縁とは，①**右縁**（上・下大静脈の間の右心房right atriumからなる），②**下縁**（主に右心室からなり，ほとんど水平），③**左縁**（左心室と一部左心耳left auricleからなる），および④**上縁**（左右の心耳からなり，大血管が心臓に出入りする）である。

体表から見た心臓の位置 3

　4つの線を描けば，胸郭の前面に心臓の輪郭を描くことができる。4つの線とは，左第2肋軟骨の下縁と右第3肋軟骨の上縁を結ぶ線，胸骨右縁で第3肋軟骨と第6肋軟骨を結ぶ右方に少し膨らんだ線，第5肋間を通る水平線，および第2肋間胸骨左縁から第5肋間の鎖骨中線のやや内側の点に向かう左にやや膨らんだ線である。

　心臓の位置や大きさの異常はX線，CT，MRIなどで正確にわかるが，打診でも心臓のおよその位置を知ることができる。動脈硬化などで全身の血液が流れにくくなったり，心臓の弁がしっかり閉じなくなると，心臓は余分な労働を課せられ，心筋が増大して異常に大きくなる（心肥大）。

3 胸郭前面に心臓の輪郭を投影

小文字のa, p, t, mは弁の位置
- a： 大動脈弁
- p： 肺動脈弁
- t： 三尖弁
- m： 僧帽弁

大文字のA, P, T, Mはそれぞれの聴診部位を表す

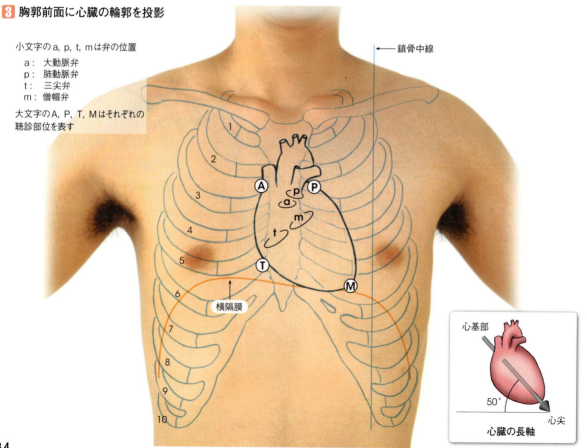

心臓の長軸　50°　心基部　心尖

84

心臓は右心房，右心室，左心房，および左心室の4つの部屋からなる。右心房には上・下大静脈が流入し，左心房には上下2対の肺静脈が流入する。右心室から肺動脈幹が，左心室から上行大動脈が出る。右心房と右心室の間に**右房室弁** right atrioventricular valve（**三尖弁** tricuspid valve），左心房と左心室の間に**左房室弁**（**僧帽弁** mitral valve），肺動脈幹の起始部に**肺動脈弁** pulmonary valve，大動脈の起始部に**大動脈弁** aortic valveがあり，血液の逆流を防ぐ。三尖弁は胸骨体の後方で第4肋間の高さ，僧帽弁は胸骨後部で左第4肋軟骨の高さ，大動脈弁は胸骨左縁で第3肋間の高さ，肺動脈弁は左第3肋軟骨の高さにある。

心臓の弁が閉じるとき，開くとき，あるいはそこを血液が流れるときに音が生じる。肺動脈弁の音は第2肋間胸骨左縁で，大動脈弁の音は第2肋間胸骨右縁で，僧帽弁の音は左第5肋間鎖骨中線で，三尖弁の音は第5肋間胸骨右縁で最もよく聞こえる。さまざまな心臓疾患で生じる特有な弁の音は診察上重要である。僧帽弁閉鎖不全では吹鳴性音，大動脈弁閉鎖不全では灌水様音，僧帽弁狭窄では心尖部で拡張期輪転様音，大動脈弁狭窄では第2肋間胸骨右縁で駆出性収縮期雑音が聞こえる。

水平断で見た心臓の位置 4

心臓は，前は胸骨，後ろは脊柱，左右は肺によって囲まれている。心臓の後面と脊柱の間には食道，下行大動脈，奇静脈などが走る。心臓は，心基部-心尖の軸を中心に時計回りに（左に）回転しているために，主として右心室が心臓の前部を占め，左心室は左前方端から右心室の後ろを占める。その結果，左心房は心臓の最も後部でほぼ正中に位置し，左右の肺静脈が最短で左心房に到達するようになっている。

●一次救命処置

倒れて意識のない人に遭遇したら，大声で応援を呼び，119番通報，AED（自動体外式除細動器）を依頼し，直ちに下記の方法で心肺蘇生を行う。AEDを装着し，必要ならば電気ショックを行い，直ちに胸骨圧迫を再開する。救急隊に引き継ぐまで，または呼吸や意識が回復するまで心肺蘇生を行う。

心肺蘇生法：胸骨圧迫を行う。胸骨の下半分（胸の真ん中）に両手を重ねて置き，肘関節を曲げないように体重を加え，速く（少なくとも1分間に100回），強く（成人では5cmくぼむ程度，小児では胸の厚さの1/3）絶え間なく圧迫する。呼吸をしていなければ人工呼吸を行う。患者の鼻をつまみ，口を大きく開いて患者の口を覆い，息を吹き込む。胸骨圧迫30回に対し，人工呼吸2回を交互に繰り返す。

4 横断面：第7胸椎の高さ，下方から見た図

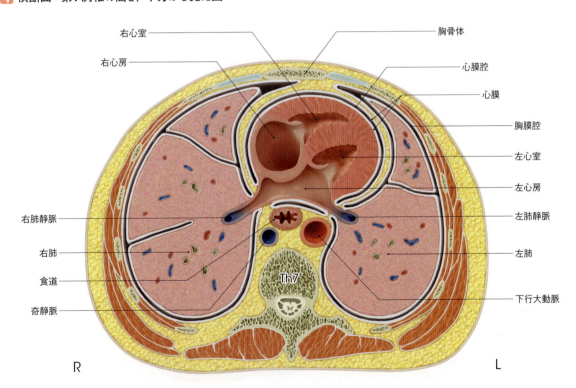

循環器　心臓

心臓は袋状の心膜に覆われ，その中を滑らかに動く

心膜と心膜腔 5

心臓は中縦隔にあり，**心嚢**pericardial sacという袋に包まれている。心嚢は内外2層の**心膜**pericardiumからなり，外層を線維性心膜，内層を漿膜性心膜と呼ぶ。漿膜性心膜の壁側板は心基部（大動脈と肺動脈の基部から約1cm上のところ，および上・下大静脈と肺静脈が心臓に入るところ）で内方に折れ曲がって，心臓の表面を覆う漿膜性心膜の臓側板となる。結局，壁側板と臓側板は連続していることになり，心臓のまわりに漿膜性心膜による袋を形成している。この袋の中の腔を**心膜腔**pericardial cavityという。心膜腔は少量のぬるぬるとした漿液を容れているので，心臓は滑らかに動いて拡張・収縮することができる。

大動脈と肺動脈幹の後方，上大静脈の前に指1本を通すことのできる**心膜横洞**transverse pericardial sinusというトンネルがある。心臓手術の際，心嚢を開放して，指と結紮糸をここに通すことができる。また，下大静脈と肺静脈が心臓に入るところで心膜が反転するために，心臓後部に指が数本入る行き止まりのくぼみができる。これを**心膜斜洞** oblique pericardial sinusという。

心膜は内胸動脈の細い枝と冠状動脈（臓側板のみ）で養われる。心膜からの静脈は，心膜横隔静脈（内胸静脈に注ぐ）や奇静脈に流入する。心膜は横隔神経（第3～第5頸神経），迷走神経，および交感神経幹からの神経で支配される。

心臓の外観 6 7

心臓の正面の大部分は右心室である。右心室の右側には三角形で内面がでこぼこの**右心耳**right auricleがある。これは外面では分界溝，内面では分界稜を経て，右心房の内面の平滑な部分すなわち**大静脈洞**sinus venarum cavarumに連なる。発生学的には右心耳が本来の右心房であり，大静脈洞は静脈が取り込まれたものである（109）。大静脈洞には上方から**上大静脈**superior vena cavaが，下方から**下大静脈**inferior vena cavaが入る。

右心室の左に左心室の一部が見えるが，左心室の大部分は右心室の後方，横隔膜の上に位置している。したがって，心室中隔は左前方から右後方に向かう。右心室と左心室の

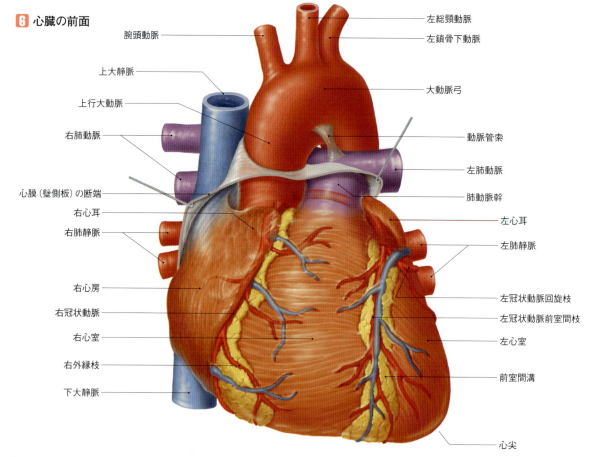

6 心臓の前面

腕頭動脈／上大静脈／上行大動脈／右肺動脈／心膜（壁側板）の断端／右心耳／右肺静脈／右心房／右冠状動脈／右心室／右外縁枝／下大静脈

左総頸動脈／左鎖骨下動脈／大動脈弓／動脈管索／左肺動脈／肺動脈幹／左心耳／左肺静脈／左冠状動脈回旋枝／左冠状動脈前室間枝／左心室／前室間溝／心尖

境界付近の左側に，三角形の**左心耳** left auricle がある。

　右心室を上方にたどると**肺動脈幹** pulmonary trunk に移行する。肺動脈幹の右後方から**上行大動脈** ascending aorta が出ている。肺動脈幹はすぐに左右の肺動脈に分かれる。その分岐部と**大動脈弓** aortic arch とは，**動脈管索** ligamentum arteriosum という紐状の構造でつながっている。これは，胎生期に血液が肺動脈幹から大動脈へ直接流れるための**動脈管** ductus arteriosus が，生後閉じて索状になったものである。

●心膜炎と心タンポナーデ
心膜炎（心膜の炎症）は，かなりの痛みと心膜腔への滲出液をもたらす。また，漿膜性心膜の表面ががでこぼこになり，正常では聞こえない絹ずれのような心膜摩擦音を生じるようになる。心膜腔に溜まった過剰の滲出液は，心臓の動きを邪魔し，心タンポナーデ（心臓の圧迫）を起こす。刃物で刺されて心膜腔内に出血しても心タンポナーデを起こす。血液が心膜腔に溜まるにつれて，心臓は圧迫され，循環不全が起こる。また，上大静脈が弾力性のない心膜に入るところで圧迫されるために，顔と頸部の静脈はうっ滞する。

5 心 膜

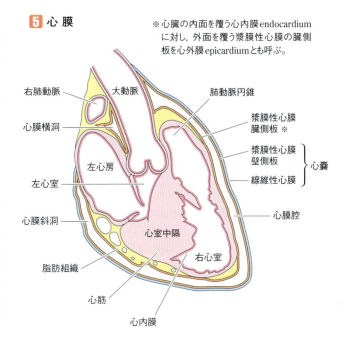

※心臓の内面を覆う心内膜 endocardium に対し，外面を覆う漿膜性心膜の臓側板を心外膜 epicardium とも呼ぶ。

7 心臓の後面

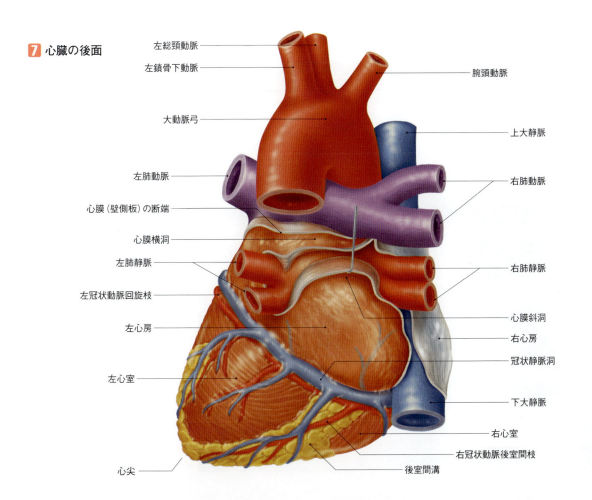

X線写真で心臓・大血管の輪郭は6つのカーブを描く

1) 正面像（背腹方向）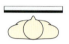

右第1弓：上大静脈の陰影で，通常は平坦である。胸腺腫，縦隔腫瘍，上行大動脈瘤のとき異常陰影を示す。

右第2弓：右心房の陰影で，わずかに膨隆する。異常に膨隆している場合，心房中隔欠損による右心房拡大や僧帽弁狭窄症による左心房の拡張を疑う。

左第1弓：大動脈弓による陰影。動脈硬化症や大動脈瘤では異常に膨隆し，大動脈縮窄症では欠如する。

左第2弓：肺動脈幹に一致する。動脈管開存症，心房中隔欠損症，心室中隔欠損症，Valsalva洞動脈瘤破裂，Eisenmenger症候群，僧帽弁狭窄症，狭窄後部拡張を伴う肺動脈狭窄症などで膨隆する。Fallot四徴症，総動脈幹症および狭窄後部拡張を伴わない肺動脈狭窄症では陥凹する。

左第3弓：左心房または左心耳に一致する。僧帽弁狭窄症，僧帽弁閉鎖不全など左心房の拡張を呈する疾患で膨隆する。

左第4弓：正常では左心室の陰影である。純型肺動脈狭窄症，Fallot四徴症，心房中隔欠損症などでは，肥大した右心室の輪郭が左第4弓として映る。前2者では円形膨隆，後者では弧状の膨隆を示す。大動脈弁狭窄や大動脈弁閉鎖不全による左室肥大では，肥大した左心室の輪郭が弧状の左第4弓として示される。

心胸比 cardiothoracic ratio；**CTR**は下図の式によって求め，心臓の肥大，拡張の指標とする。一般に，50％以上は異常と考えられる。肺門から肺野にわたる血管陰影は肺血流量の増加またはうっ滞（動脈管開存症，心房中隔欠損症，心室中隔欠損症，僧帽弁狭窄症，僧帽弁閉鎖不全など）により暗くなり，肺血流量が減少したとき（肺動脈狭窄症，Fallot四徴症など）は明るくなる。

2) 右前斜位

前方では右心室と肺動脈幹の膨隆の有無を判定する。食道の後方圧迫像やHolzknecht腔（心臓後面と胸椎前面の間の明るい領域）の消失を認める場合は，左心房の拡張と判定する。

3) 左前斜位

後方で左心室肥大の有無を判読する。肺動脈拡張のある場合，大動脈弓下縁と肺動脈上縁の間の明るい部分（A-P window）が暗くなって消失する。

8 正面像（背腹方向）

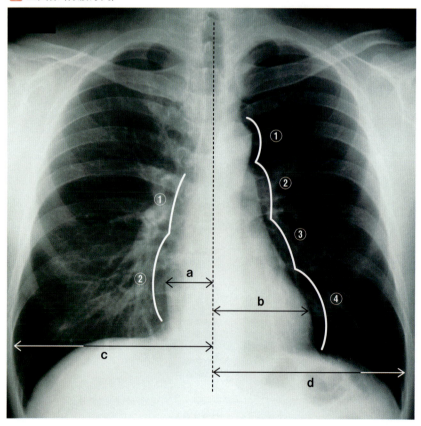

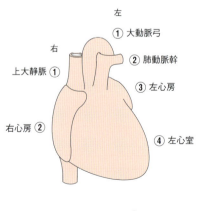

$$CTR = \frac{a+b}{T}$$

ただし $T = c+d$

9 右前斜位（第1斜位）

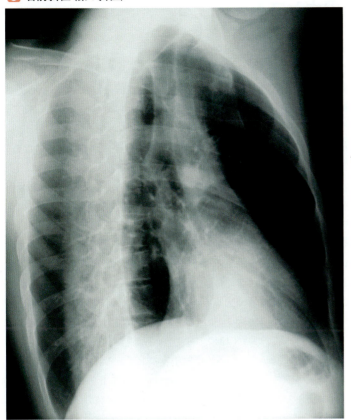
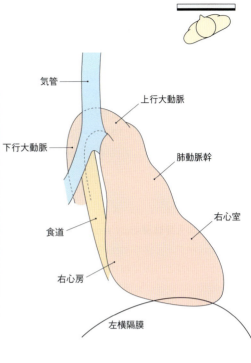

10 左前斜位（第2斜位）

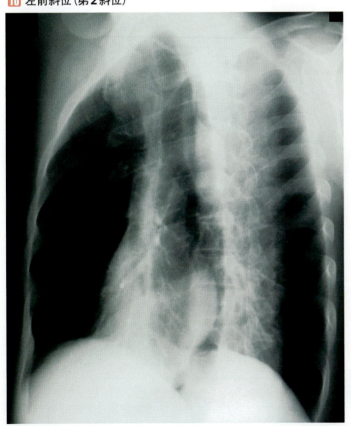
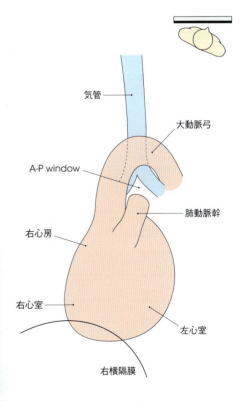

循環器　心臓

4つの部屋，4つの弁が2系統のポンプを構成する

心臓は左右の**心房**atriumと左右の**心室**ventricleの計4つの部屋からなり，右心房と右心室の間，左心房と左心室の間，右心室の出口，左心室の出口にそれぞれ弁がある。

心臓は機能的には2系統のポンプからなる。全身を循環して右心房に戻った静脈血を右心室から肺に送り出すポンプ（右心）と，肺から左心房に戻ってきた動脈血を左心室から全身に送り出すポンプ（左心）である。⓫

右心系⓬

右心房は心臓の右縁にあり，上・下大静脈につながる内面の平滑な**大静脈洞**sinus venarum cavarumと，そこから左前方に向かって張り出す円錐形の**右心耳**right auricleからなる。心耳の内面は**櫛状筋**pectinate muscleによりでこぼこになっている。大静脈洞と右心耳は，外面では分界溝sulcus terminalisという浅い溝で，内面では分界稜crista terminalisという高まりによって分けられている。

上大静脈は右第3肋軟骨の高さで右心房に開く。下大静脈は，上大静脈とほぼ一直線に右心房の下部に開く。心臓の静脈血を運んでくる**冠状静脈洞**coronary sinusは，右房室口と下大静脈口の間に開口する。左右の心房を分ける心房中隔には**卵円窩**oval fossaという母指頭大の楕円形のくぼみがある。これは胎児期に血液を右心房から左心房へ流す卵円孔foramen ovaleとその弁の痕跡である。右心房は右房室弁（三尖弁）を経て右心室につながる。

右心室は胸骨の後ろ，第4〜第6肋間の高さに位置し，心臓の胸肋面（前面）の大部分，横隔面（下面）の一部，下縁のほぼ全長をなす。上方にいくにつれて細くなり**動脈円錐**conus arteriosusと呼ばれる筒になり，半月弁からなる肺動脈弁を経て肺動脈幹に移行する。右心室内面には**肉柱**と呼ばれる不規則な心筋の束が網目状に発達している。**室上稜**supraventricular crestという太い筋稜より上方は，壁の滑らかな肺動脈円錐に移行する。右心室の内壁から3つの**乳頭筋**papillary muscle（前乳頭筋，中隔乳頭筋，後乳頭筋）が円錐状に突出し，その先端は**腱索**tendinous cordによって三尖弁の3つの弁尖（前尖，中隔尖，後尖）の自由縁とつながっている。心室中隔の下部から前乳頭筋の基部まで走る筋の帯を中隔縁柱septomarginal trabecula（調節帯moderator band）といい，そこを心臓の刺激伝導系の一部であ

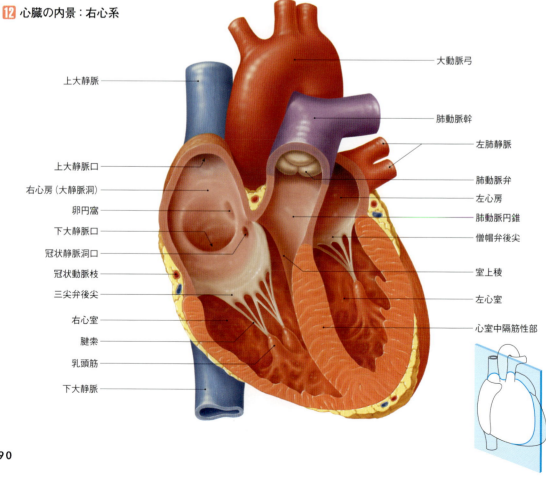

⓬ 心臓の内景：右心系

る房室束の右脚が走っている。

心室中隔 interventricular septum は大部分が筋性部で，上部と後部の小部分が膜性部である。左心室の圧のほうが高いので，心室中隔は右側に張り出している。

左心系 13

左心房も内面が平滑な部分と，櫛状筋によりでこぼこした**左心耳** left auricle からなる。後壁には上下2対の肺静脈 pulmonary vein が開口する。心房中隔は右後方に傾いている。左心室との間には左房室弁（僧帽弁）がある。これは胸骨の後ろ，左の第4肋軟骨の高さにある。

左心室は心臓の左側面と左縁の大部分と横隔面を占め，心尖をつくる。壁の厚さは右心室の約2倍である。左心室上部から直径約2.5cmの大動脈が出る。大動脈口は胸骨左縁で第3肋間の高さにあり，そこには半月弁からなる大動脈弁がある。左心室の内面は網目状の肉柱が発達し，前・後乳頭筋は右心室のものより大きい。左房室弁（僧帽弁）の2つの弁尖が，腱索を介して乳頭筋によって引っ張られている。

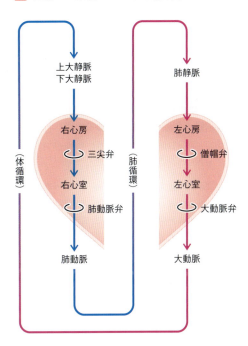

11 心臓は2系統のポンプを構成する

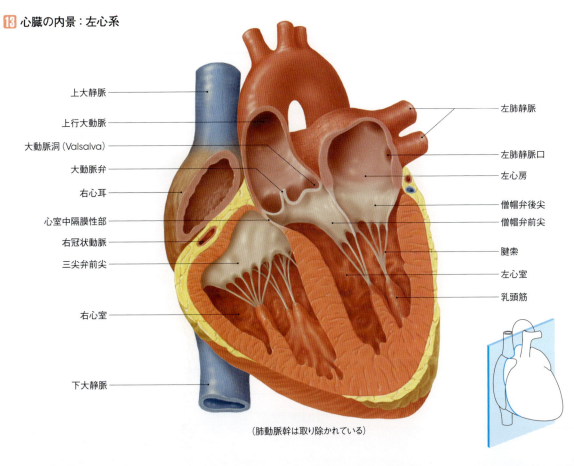

13 心臓の内景：左心系

（肺動脈幹は取り除かれている）

91

循環器　心臓

心臓の弁は圧の変化によって開閉し，血液の逆流を防ぐ

心臓には弁が4つある。心房と心室の間にある左右の房室弁と，肺動脈および大動脈の入口にある肺動脈弁および大動脈弁である。弁は，心臓というポンプが正しく働くために血液の逆流を防ぐ装置である。

房室弁は乳頭筋と腱索で結ばれている

房室弁 atrioventricular valve は，心房と心室の境にある固い結合組織の枠から起こって心室の中へ伸び，その先端はパラシュートの紐のような腱索につながっている。心室内面から突出した乳頭筋が腱索を引っ張っている。右房室弁は3つの弁尖（前尖，後尖，中隔尖）からなるので**三尖弁** tricuspid valve と呼ばれる。一方，左房室弁は2つの弁尖（前尖，後尖）からなり，**僧帽弁** mitral valve という。カトリック司教のかぶる帽子 mitre（あご紐のある帽子の意のラテン語 mitra に由来する）にちなんでつけられた名前である。

房室弁の起こる固い結合組織は**線維輪**と呼ばれ，心筋線維の付着するところでもあり，心臓の線維性骨格となっている。三尖弁は全周を線維輪で囲まれ，僧帽弁では大動脈根部に接する部分で大動脈弁輪に移行し，その左右に線維三角を形成する 15 。心房筋と心室筋はそれぞれ独立して線維輪に付着し，連続していない。ただし，心臓収縮の刺激を伝える刺激伝導系の一部である房室束という特殊心筋線維は，右線維三角を貫通して心室に延びる。

心室が収縮して圧が高まると，房室弁の弁尖のへりは腱索を介して乳頭筋で引っ張られ，隣どうしの弁尖がぴったりと接して血液が心房に逆流するのを防ぎ，さらに弁尖が心房の方に反転するのを防ぐ。固い結合組織からなる線維輪が房室弁を囲んでいるので，心室が収縮する際に房室口が押し広げられるのを防いでいる。心室が拡張して，心房よりも圧が低くなれば，房室弁は開いて，血液は心房から心室へと流入する。 14

動脈弁は3枚の半月弁からなる

動脈弁は3つのポケット状の半月弁で構成されている。**肺動脈弁** pulmonary valve は前・左・右半月弁からなり，**大動脈弁** aortic valve は左・右・後半月弁からなる。各半月弁の自由縁の中央に固い**半月弁結節**があり，その左右は三日月状の平面をなす**半月弁半月**がある。 16

15 心房を取り除き上方から見る：拡張期

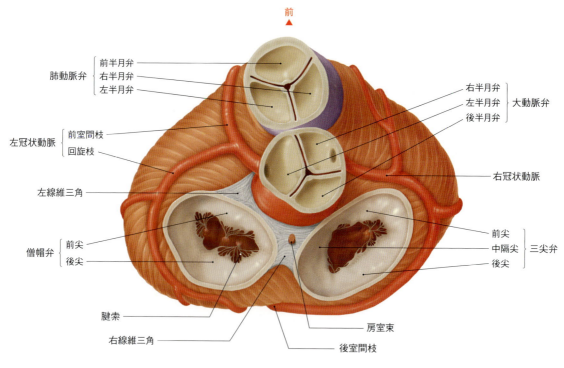

（冠状動脈を図示）

心室が収縮して圧が高くなると，血液は容易に半月弁の間を通って出ていくことができる。逆に，心室が拡張し，心室の圧が下がると，大動脈や肺動脈の血液は逆流しようとして，半月弁のポケットを満たし，半月弁結節を中心にして隣り合う半月弁半月がぴったりと接触することにより，血液が心室に逆流するのを防ぐ。

●弁膜症

細菌感染により心内膜炎が起こると，弁も侵される。炎症のあと弁尖が萎縮や変形すると，弁の閉鎖不全や狭窄が起こる（弁膜症）。心臓で最も侵されやすい弁は僧帽弁で，炎症の起こった弁尖はのちに瘢痕化し，短縮して僧帽弁閉鎖不全を起こす。左心室が収縮するとき，血液が左心房に逆流し，心尖部で吹鳴性（blowing）の逆流性収縮期雑音を生じる。一方，僧帽弁狭窄症では心尖部で輪転様（rumbling）の拡張期雑音が聞こえる。

大動脈弁閉鎖不全症では，大動脈から左心室への逆流を起こし，第3・第4肋間，胸骨左縁で灌水様の逆流性拡張期雑音と虚脱脈（water-hammer pulse：大きい脈がすぐに消失する）を生じる。

大動脈弁狭窄では，弁の縁が融合して開口面積が小さくなり，心臓に余分な仕事をさせ，左室肥大を起こす。胸骨右縁から右頸部に放散する粗いスリル（thrill；振戦）を伴う雑音と，頸動脈拍動で遅脈を認める。

14 弁の働き

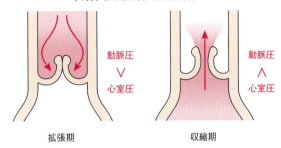

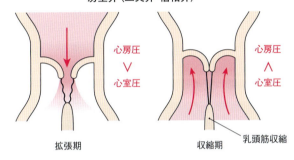

16 心房を取り除き上方から見る：収縮期

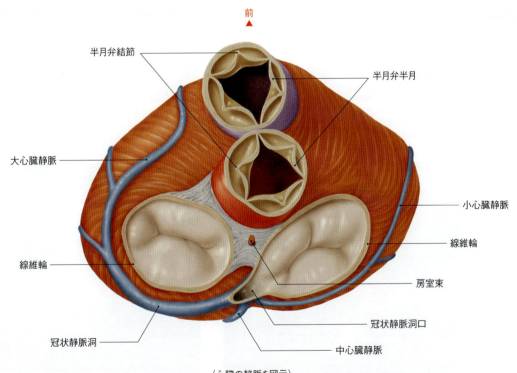

（心臓の静脈を図示）

洞房結節に生じたインパルスは，刺激伝導系を通って心室に伝えられる

洞房結節 sinoatrial node ; SA node（Keith-Flack結節）は周期的に興奮している。生理的な心臓の収縮は洞房結節の指令によって行われており，洞房結節をペースメーカーと呼ぶ。洞房結節に生じた興奮（脱分極）は，まず心房に伝わり心房筋を興奮させ，心房の収縮が起きる。心房筋に伝わった興奮は，次に心房中隔基底部の右心房側にある**房室結節** atrioventricular node ; AV node（田原結節）を興奮させる。房室結節内の興奮の伝導速度は遅い。このため，心房の収縮が終わってから心室の収縮が起きることになる。

房室結節内の興奮は**ヒス束** bundle of His（房室束），次いで心室中隔の左右を下方に向かって走る**左脚** left bundleと**右脚** right bundleに伝わる。左脚は前枝と後枝に分かれる。興奮はさらにその先に広く枝分かれして心室筋内に張りめぐらされている**プルキンエ線維** Purkinje fiberに伝えられる。プルキンエ線維の興奮が心室筋に伝えられ，心室筋の脱分極が起こって心室が収縮する。17

上述の洞房結節，房室結節，ヒス束，房室刺激伝導系の左脚と右脚，さらにプルキンエ線維をまとめて**刺激伝導系** cardiac conduction pathwayと呼ぶ。刺激伝導系の心筋は，興奮を伝導するという特別な機能を担っていることから**特殊心筋**と呼ばれる。刺激伝導系によって興奮は心筋細胞に伝えられる。心筋細胞はギャップ結合 gap junctionが発達しており，隣接する心筋の興奮はたちどころに心筋全体に広がる。したがって，心房全体，心室全体がそれぞれひとまとまりになって興奮し収縮する。一方，心房と心室の間は線維輪 fibrous ringによって隔てられており（16），心房筋と心室筋が直接に連絡できないようになっている。線維輪は，心房と心室が同時に収縮することを防いでいる。

18 心エコー図でとらえた心臓の血流

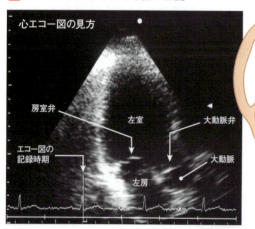

このアングルは成人男性の左心側を見ており，心臓の上下が逆に表示されている。心臓の壁や弁は白，心腔は黒で表示される。心電図が同時記録されており，この図ではR波の直後の状態である。

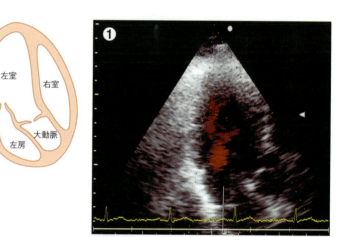

心室筋の弛緩が終了したところ。房室弁は開いている。赤色は，房室弁を通って心房から心室内に流入する血液。洞房結節の興奮が心房に伝えられ，心電図では心房筋の興奮を表すP波が出現している。

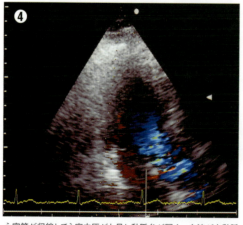

心室筋が収縮して心室内圧が上昇し動脈弁が開く。血液が大動脈内に駆出され始める。血液が一気に駆出され，血流の速さが異なるため青色に濃淡がみられる。心電図ではQRS波が終了している。

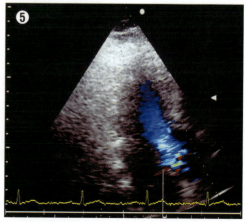

心室筋はさらに収縮し，大動脈へ大量の血液が駆出されている。心電図では心室筋の再分極を表すT波がすでに出現している。

17 刺激伝導系

心房の興奮は房室結節に伝えられる。房室結節はゆっくりと興奮するため、その興奮は間をおいて心室に伝えられる。

● 心臓の自動能

洞房結節のみならず房室結節や、さらに心房筋や心室筋も周期的に興奮する性質がある。しかし、生理的状態ではこれらの自動能は出現せず、洞房結節の指令によって上位から下位に向かって刺激が伝えられる。

● 心エコー図

胸部にプローブ（探触子）を密着させ、プローブの発する超音波パルスを心臓に当て、心臓からの反射波を測定する方法である。カラードプラ法は、プローブに向かってくる血流を赤色で、遠ざかる血液を青色で表示する。下の❶～❼は、心電図上の各点での心臓の状態をカラードプラ法でとらえたものである。

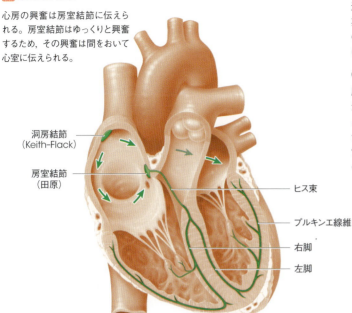

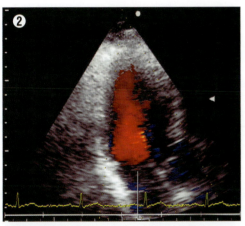

心房筋が興奮して心房の収縮が起こり、心房の容積が減少している。血液は房室弁を通ってさらに心室内に送り込まれる。心電図はP波の直後であることを示している。

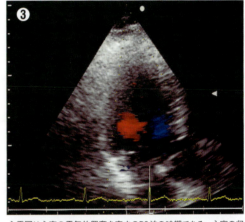

心電図は心室の電気的興奮を表すQRS波の時期である。心室の収縮は電気的な興奮よりも遅れるため収縮が開始されたばかりであるが、心室内圧の上昇のため房室弁は閉じている。

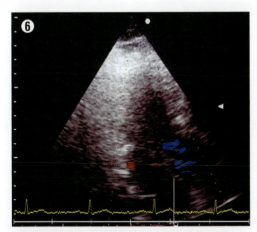

心室筋の収縮が終わり、再分極が起き、心室筋は次第に弛緩していく。心室内圧が下がり、動脈弁が閉じて血液の駆出が終わる。房室弁も閉じている。血液の動きがほとんどみられないことがわかる。心電図ではT波の終了する時期である。

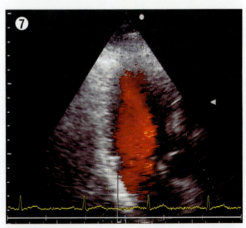

心室筋の弛緩が進み、心室内圧は心房内圧よりも低くなる。房室弁が開き、血液が心室内に流入している。心電図ではT波が終わり、次の洞房結節の興奮が近い。

循環器　心臓

心臓活動の5つのステージを心電図と心音図でモニターする

　心臓の活動は，心筋の電位の変化を伴う。電位の変化を体表面から記録したものが心電図である（心電図の原理は次項で解説する）。心電図には通常P, Q, R, S, T, Uという6つの波が記録される。一方，心臓の活動に伴って**心音** heart soundが発生する。心音はⅠ，Ⅱ，Ⅲ，Ⅳ音という4つの音が心音計に記録されるが，聴診で大きく聞こえるのはⅠ音とⅡ音である。心電図・心音図との関係をみながら，心臓の活動の5つのステージを理解しよう。🔢

1) 心房収縮期 atrial systole

　洞房結節の興奮が心房に伝わり，心房筋の興奮（脱分極）が起きる（心房筋の興奮伝導速度は0.8〜1m/sec）。これが心電図上の**P波**である。心房筋の脱分極の結果，心房の収縮が始まり，左右の心房内の血液は房室弁（三尖弁と僧帽弁）を通って心室腔に入る。心房収縮に伴う心房壁や房室弁の振動は，心音図上の**Ⅳ音**として記録される。Ⅳ音は心房内圧が高い場合や心室肥大時に大きくなることがある。

2) 等容性収縮期 isovolumetric systole

　心房の興奮は房室結節に伝わり，ゆっくりとした房室結節の脱分極が起きる（房室結節の伝導速度は約50cm/secと遅い）。このあと，興奮はヒス束，左脚と右脚，プルキンエ線維（プルキンエ線維の伝導速度は4m/sec）に伝えられ，心室筋の興奮が始まる（心室筋の伝導速度は0.9〜1m/sec）。心室筋の興奮は心電図上に**QRS波**を作る。心室筋の脱分極の始まりは心電図上のQ波であり，R波の時点で心室筋の収縮が始まる。

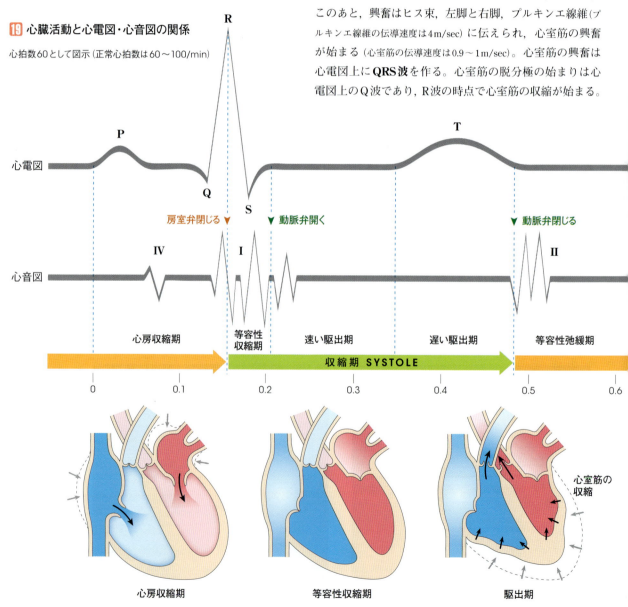

🔢 心臓活動と心電図・心音図の関係
心拍数60として図示（正常心拍数は60〜100/min）

96

心室内圧が上昇し，心房と心室の間にある2つの房室弁がほぼ同時に閉鎖して，血液が心房に逆流するのを防ぐ。この房室弁の閉鎖音がⅠ音である。Ⅰ音は約0.15秒間で25〜45Hzの低い音である。大動脈弁と肺動脈弁はともにまだ閉じたままで，心室内容積が変化しないまま心室の収縮が起きることから，この期間を等容性収縮期と呼ぶ。

3）駆出期 ventricular ejection

心室筋がさらに収縮し，心室内圧が動脈内圧より高くなると，大動脈弁と肺動脈弁がほぼ同時に開き，血液は動脈に駆出される。この時期を駆出期と呼ぶ。脱分極していた心室筋は再分極状態に移行し，心電図に**T波**が出現する。やがて心筋の収縮が弱まり，心室内圧が動脈内圧より低下する結果，2つの動脈弁が閉じる。この動脈弁閉鎖に伴う音が**Ⅱ音**である。Ⅱ音は0.12秒ほど持続し，約50HzでⅠ音よりも強く高い音である。動脈弁が開いてから閉じるまでの間が駆出期である。心電図ではS波の終わりからT波の終わりまでの時期に相当する。

4）等容性弛緩期 isovolumetric ventricular relaxation

心室筋の弛緩が始まり，心室内圧が低下していく。初期には心室内圧が心房内圧よりもまだ高く，房室弁は閉じたままである。この時期は心室内容積が一定のまま弛緩が進むため，等容性弛緩期と呼ばれる。心電図ではT波の終わりからU波の始まりまでの時期をいう。

5）充満期 ventricular filling

心室内圧がさらに低下して心房内圧よりも低くなると，房室弁が開き，心房に貯まっていた血液が心室に流れ込む。このとき心室壁が振動するため**Ⅲ音**が出現する（速い充満期）。若い人では聴診でⅢ音が聞かれることがある。次の刺激によって心房が収縮するまでの間，血液はゆっくりと心室内を満たす（遅い充満期）。心電図では**U波**から次のP波までの時期に相当する。

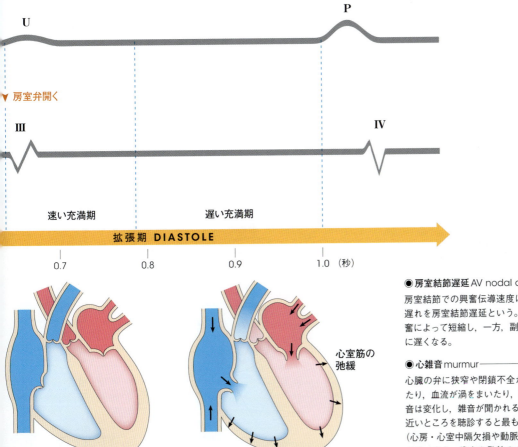

● **房室結節遅延 AV nodal delay**
房室結節での興奮伝導速度は非常に遅い。この伝導の遅れを房室結節遅延という。この遅れは交感神経の興奮によって短縮し，一方，副交感神経が興奮するとさらに遅くなる。

● **心雑音 murmur**
心臓の弁に狭窄や閉鎖不全があると血流速度が変化したり，血流が渦をまいたり，逆流を起こしたりする。心音は変化し，雑音が聞かれる。雑音は，原因となる弁に近いところを聴診すると最も大きくなる。先天性心疾患（心房・心室中隔欠損や動脈管開存）でも心雑音が出現する。また，貧血や発熱のため血液の粘度が低下し乱流が起きて，収縮期雑音が出現することもある。

基礎知識

心電図 electrocardiogram；ECG

多くの心筋細胞は非興奮時には$-80\sim-90$mVのマイナスに帯電している(この電位を**静止膜電位**という)が，刺激を受けて興奮すると最大$+30$mVにまでプラスに帯電する(**脱分極** depolarization)。その後，再び元の静止膜電位に戻る(**再分極** repolarization)。心臓の活動は，これらの電気的な変化の繰り返しによって成り立っている。

心筋の脱分極・再分極に伴う電位の変化を体表面で記録したものが心電図である。1つの心筋細胞Aの興奮(脱分極)が隣接する心筋細胞Bに伝わり，Bを興奮(脱分極)させることを考えてみよう。この場合，細胞AからBに電流が伝わる。そこで，B側に置いた電極には向かってくる電流が観測され，上向きの波が記録される。反対にA側に置いた電極には，電流が遠ざかっていくために下向きの波が記録される。再分極の際にはその逆で，B側の電極には遠ざかっていく電流(下向きの波形)が，A側の電極には向かってくる電流(上向きの波形)が記録される。

心電図の用紙は縦横1mmの目盛があり，5mmごとにやや太い線となっている。横軸は時間軸で1mm＝0.04秒，5mm＝0.2秒，縦軸は電位を表し10mm＝1mVである。

心電図の誘導法

心電図は電極の位置によって記録される波形が異なる。また，心臓内の病変の位置によって，その変化を記録できる電極の位置が変わる。したがって，心電図は多くの電極を用いて記録するのが一般的で，次にあげる12種類の誘導法 leads がよく用いられる。

標準肢誘導(Ⅰ，Ⅱ，Ⅲ)：Einthoven(アイントーフェン)の考えた方法で，右手首(R)，左手首(L)，左足首(F)に電極を置く。両手首の電位差をⅠ誘導(L－R)，左足首と右手首の電位差をⅡ誘導(F－R)，左足首と左手首の電位差をⅢ誘導(F－L)と呼ぶ。これらの3点は，心臓をその中心におく正三角形(アイントーフェンの三角形[20])の3つの頂点に位置すると想定でき，さらに[Ⅱ誘導＝Ⅰ誘導＋Ⅲ誘導]の関係が成り立つ。

増幅単極肢誘導(aV_R, aV_L, aV_F)：1ヵ所の誘導電位から残る2つの誘導電位の平均値を差し引いた値を用いる。$aV_R=R-(F+L)/2$, $aV_L=L-(F+R)/2$, $aV_F=F-(R+L)/2$で表される。aはaugmented(増幅された)の頭文字。

単極胸部誘導($V_1\sim V_6$)：心臓のまわりを囲むように胸

20 標準肢誘導とアイントーフェン三角形

21 心起電力ベクトル(平均電気軸)

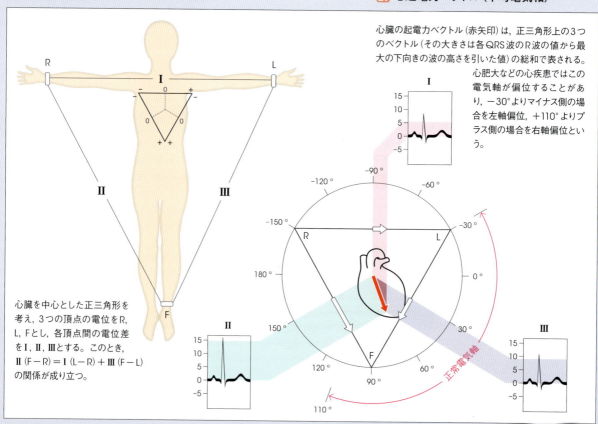

心臓を中心とした正三角形を考え，3つの頂点の電位をR, L, Fとし，各頂点間の電位差をⅠ，Ⅱ，Ⅲとする。このとき，Ⅱ(F－R)＝Ⅰ(L－R)＋Ⅲ(F－L)の関係が成り立つ。

心臓の起電力ベクトル(赤矢印)は，正三角形上の3つのベクトル(その大きさは各QRS波のR波の値から最大の下向きの波の高さを引いた値)の総和で表される。心肥大などの心疾患ではこの電気軸が偏位することがあり，$-30°$よりマイナス側の場合を左軸偏位，$+110°$よりプラス側の場合を右軸偏位という。

壁上の6ヵ所に電極を置く22。それぞれの電極の単極誘導により，心臓の電気的活動を水平断面で観察する方法である。すなわち，V_1とV_2は右心室を，V_3とV_4は心室中隔を，V_5とV_6は左心室を見ていることになる。

心電図に記録される6つの波

P波：心房筋の興奮(脱分極)を表す。
Q波：心室筋の脱分極による最初の下向き(陰性)の波。
R波：Q波に続く上向きの波。心室筋の脱分極によって起きる。
S波：R波に続く下向きの波。やはり心室筋の脱分極による。
T波：S波に続く上向きの波。心室筋の再分極によって起きる。
U波：T波に続く上向きの波。プルキンエ線維の再分極によって起きるともいわれている。

波と波の間隔や位置も大切なポイントである。

PR (PQ) 時間：P波の始まりからQ波まで。すなわち心房筋の興奮の始まりから心室筋の興奮の始まりまでの時間で，房室伝導時間を表す。正常値は0.12〜0.20秒。心拍数が少ない場合，PR間隔は長くなる。
QRS時間：QRS波の始まりから終わりまで。心室筋の興奮している時間を表す。正常では0.08〜0.1秒。
QT時間：心室筋の興奮の始まりのQ波から回復過程のT波の終わりまで。心室筋の脱分極から再分極までを表す。心拍数が多くなるとQT時間が短くなるので，比較のためには心拍数60としたときのQT時間，すなわちQT時間を$\sqrt{RR時間(秒)}$で割った値QTcを用いる。QTcの正常値は男性で0.44秒，女性で0.46秒以下である。遺伝性QT延長症候群のほか，薬剤，電解質異常，徐脈性不整脈で延長する。
ST部分：QRS波の終了点とT波の開始点との間。心筋虚血や壊死の際に基線よりも上昇あるいは下降する。
心臓電気軸 cardiac vector：Ⅰ，Ⅱ，Ⅲ誘導で記録されたR波とS波の和(上向きを＋，下向きを－として和をとる)のベクトルを合計すると，21に示すように心室筋の興奮の方向がわかる。これを心臓電気軸という。この際，Ⅰ誘導の右から左に向かう方向を0°と定義する。正常電気軸は－30°から＋110°の範囲である。

22 胸部誘導の電極の位置と波形

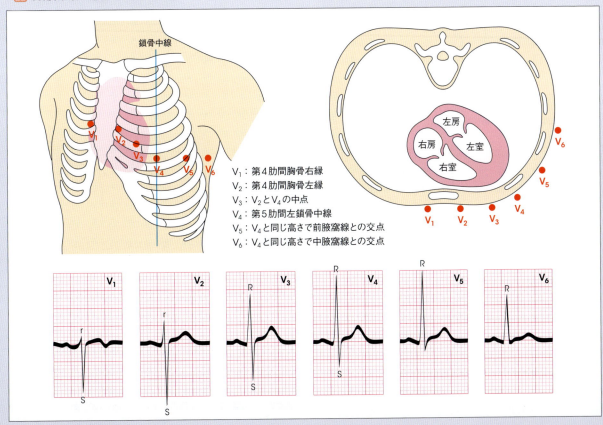

V_1：第4肋間胸骨右縁
V_2：第4肋間胸骨左縁
V_3：V_2とV_4の中点
V_4：第5肋間左鎖骨中線
V_5：V_4と同じ高さで前腋窩線との交点
V_6：V_4と同じ高さで中腋窩線との交点

99

心電図の異常は，波の高さ（電位）と間隔（リズム）にあらわれる

不整脈とは

洞房結節の指令による規則正しい心臓収縮（これを**正常洞調律** normal sinus rhythm という）が起きず，脈が乱れた状態を**不整脈** arrhythmia という。洞房結節によって心臓がコントロールされていても，著しい頻脈や徐脈の場合は不整脈に含めることがある。健常者でも認められることがあり，また特に治療を要しない不整脈もある。不整脈の発生部位による分類を23に示す。

一方，発生機序から分類すると，①刺激生成の異常と②興奮伝導の異常の2つに大別できる。前者には**洞機能不全症候群** sick sinus syndrome などがあり，後者はたとえば**脚ブロック**のような伝導路の遮断のほか，リエントリーと呼ばれる下位から上位への逆行性伝導によるものが含まれる。

また，心筋梗塞による心筋壊死に伴う不整脈は器質的な障害によるものであるが，原因のよくわからない機能的な障害によって起きるもの，さらに二次性の不整脈として薬剤（強心薬のジギタリスやアドレナリン作動薬，抗不整脈薬など）によって起きるものもある。

狭心症と心筋梗塞

冠状動脈による心臓への酸素供給が不足すると心筋は虚血に陥り，強い胸部痛が出現し，心筋の電気活動にも異常をきたす。この状態を**狭心症** angina pectoris といい，ST 部分は基線より下降する。血流が再開すると症状は消え，心電図も正常化する。ところが虚血によって心筋が壊死すると症状は持続し，心電図上にも不可逆性の変化が現れる。これを**心筋梗塞** myocardial infarction といい，ST の上昇，Q 波の変化（異常陰性 Q 波）や T 波の逆転（陰性化）が現れることが多い。

23 不整脈の発生部位による分類

- **洞房結節の異常**
  洞性頻拍，洞性徐脈，洞機能不全症候群など
- **心房の異常**
  心房性期外収縮，発作性心房性頻拍，心房粗動，心房細動など
- **房室結節周辺の異常**
  房室ブロック，房室接合性調律，房室接合性頻拍など
- **心室の異常**
  心室性期外収縮，心室性頻拍，心室細動など

24 異常心電図

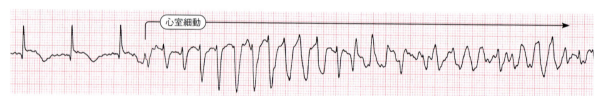

心室細動 心筋梗塞に伴って突然起きた心室細動。不規則で高く，かつ幅の広い QRS 波がみられる。患者は急性の循環不全のためショックに陥り，意識を失った。

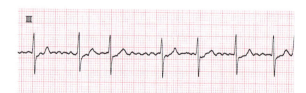

心房細動 心房が不規則に速く（毎分400〜600回）興奮している。心室の興奮は心房よりもずっと少ない。心室拍動は不規則となる。

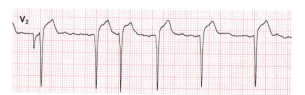

心筋梗塞 V_2 誘導にみられた深い異常 Q 波と ST 部分の上昇。

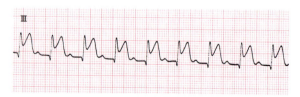

心筋梗塞 Ⅲ 誘導にみられた ST 部分の上昇と高い T 波。

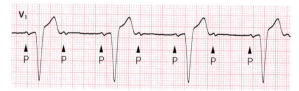

心筋梗塞に伴った第2度房室ブロック 心筋梗塞では伝導系も障害されて房室ブロックが起きることがある。V_1 誘導にみられた深い異常 Q 波と 2:1 の房室ブロック（2回の P 波あたり1回の QRS 波）。

心臓肥大 cardiac hypertrophy

心臓肥大ではR波の高さが高くなる。左室肥大では心臓電気軸は−30°よりもマイナスとなり左軸偏位，逆に右室肥大では＋110°以上となり右軸偏位を示す[21]。

電解質異常

血清K濃度（正常4.0〜5.5 mEq/L）によって心電図は大きく変化する。5.5 mEq/L以上の高K血症ではT波が増高し，テント状となる。K濃度がさらに上昇すると心室性不整脈が出現する。一方，3.5 mEq/L以下の低K血症ではU波が増高し，T波の陰性化やPR間隔が延長することがある。したがって，心電図所見から血清K濃度を推定することができる。また，副甲状腺機能亢進症などによる高Ca血症（12 mg/dL以上）ではQT時間が短縮し，逆に低Ca血症（8 mg/dL以下）ではQT時間が延長する。

● 期外収縮 extrasystole
病的状態では心筋細胞や洞結節以外の刺激伝導系の細胞が自発的な興奮をすることがあり，正常リズムと異なった時期に心臓の収縮を起こす。これを期外収縮という。しかし，心筋には不応期（刺激があっても反応しない時期）があるため，異常な興奮が必ずしも心筋の収縮につながらない。また，逆に異常な収縮のあとに心筋が不応期に入って，次の正常な収縮指令に心臓が反応せず，脈が飛ぶこと（結滞）がある。

● 伝導障害（ブロック block）
刺激伝導系の障害による伝導時間の遅延や伝導の途絶をいう。障害の部位によって洞房ブロック，心房内ブロック，房室ブロック，心室内伝導障害がある。ブロックで刺激が心室に伝わらない場合，心室筋自体の自動能で心臓収縮が起きることがある（心室性期外収縮）。脚ブロックでは右脚もしくは左脚の伝導障害によって，障害側の心室の興奮と収縮が遅れるため，QRS波が二峰性となる。また，心臓電気軸も偏位する。

● 異常伝導路（副伝導路）
WPW (Wolff-Parkinson-White)症候群と呼ばれる疾患群は，先天的に心房と心室の間に副伝導路（Kent束）があり，心房の興奮が房室結節を介さずにこの伝導路を通って心室に伝えられる。正常の心室興奮よりも速く心室が興奮し，心電図にはW波と呼ばれる特殊な波形が出現する。心室の興奮が逆にKent束を通って心房に逆行し（リエントリー），頻拍となることがある。自覚症状として動悸がある。

● 遺伝性QT延長症候群 long QT syndrome
QT時間の延長を特徴とする疾患群。K$_V$LQT1, hERGなどの心筋の再分極過程で働くK$^+$チャネルの遺伝子変異による機能低下，Na$^+$チャネルの遺伝子変異による機能亢進などが原因である。QT時間が延長すると，心筋の再分極が完成する前に，洞房結節からの新たな刺激が心筋に到達する。そのため，トルサドポアン（Torsades de pointes）と呼ばれる突然の心室性不整脈を起こし，さらに心室細動となり死亡することがある。

● 運動負荷試験
運動を負荷して心筋の酸素要求量を増した状態で心電図を記録し，潜在的な虚血性疾患を見出す方法。潜在性の伝導障害などの不整脈も発見できることがある。運動負荷にはマスターの2階段法Master's two-step testがよく使われる。

● ホルター心電図 Holter monitor
不整脈は常に出現しているものではない。発見するためには心電図を長時間記録する必要がある。このため被検者に小型の心電計を装着し，24時間連続して記録する。

● 心腔内心電図記録
心臓カテーテルを用いて心腔内の電位を記録する検査法。ヒス束心電図がその代表である。さらに，カテーテルを用いて心臓に電気刺激を与え（心臓ペーシング），その反応から心機能を評価する方法もある。

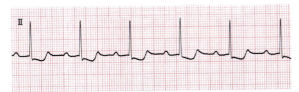

第1度房室ブロック 房室間の伝導が障害され，心房筋の興奮を表すP波と心室筋の興奮を表すQRS波の間隔が延長している（0.21秒以上）。

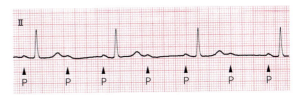

第2度房室ブロック（MobitzⅡ型） 房室間の伝導が障害され，2回のP波あたり1回のQRS波しか出現していない（2：1房室ブロック）。3：1や4：1の房室ブロックもある。PP間隔は常に一定である。

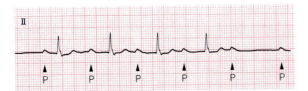

第2度房室ブロック（Wenckebach型） 心拍ごとにPQ間隔が次第に延びて，数拍動ごとにQRS波が抜ける。この図では4拍目まで次第にPQ間隔が長くなり，5拍目でQRSが抜けている。

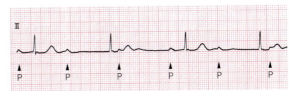

完全房室ブロック 房室結節からヒス束にかけての刺激伝導系に障害が起きて遮断され，心房と心室が完全に独自に拍動している。

心臓活動の調節 (1) ハードウエア；ポンプとしての心臓

心拍数 heart rate

安静時には1分間に60～70回程度で、小児ではこれより多い。一般に100/min以上を**頻脈** tachycardia、50/min未満を**徐脈** bradycardia という。運動、精神的緊張、発熱、交感神経の緊張、痛み、甲状腺ホルモンの増加（甲状腺機能亢進症）により心拍数は増加する。反対に、睡眠や副交感神経の緊張、甲状腺ホルモンの不足（甲状腺機能低下症）では心拍数は減少する。心拍数を増加させる刺激は、同時に血圧も上昇させることが多い。

心拍数が吸気時に増加し、呼気時に減少する呼吸性不整脈が特に小児でよくみられる。これは吸気によって肺の伸展受容器が興奮し、迷走神経を介して延髄の心臓抑制中枢の活動を抑制することによる。

心拍出量 cardiac output

心臓の収縮によって駆出される血液の量をいう。**1回拍出量** stroke volume は1回の心臓収縮によって駆出される血液量で、成人では左心系、右心系とも約70 mL程度である。1分間に駆出される血液量は成人で約5 L であり、全血液量が1分間に1回、身体を循環する。身体の大きさによって心拍出量は変化するため、体表面積で心拍出量を割った値を用いることがある。これを**心拍出係数** cardiac index といい、正常では約3 L/min/m² である。

心拍出量は心拍数と1回拍出量によって決まる。心拍数が増えると心拍出量は増加するが、心拍数が約100/min を超えると心臓の充満期が短くなって逆に減少する。

Fickの方法により、肺の酸素摂取量と血液中の酸素含量から心拍出量を算定することができる。

$$心拍出量(L/min) = \frac{肺のO_2摂取量(mL/min)}{動脈血O_2含量(mL/L) - 静脈血O_2含量(mL/L)}$$

心拍出量の測定には、血液中にインドシアニングリーンなどの色素を注入しその希釈率から算出する色素希釈法や、冷たい生理食塩水を心臓カテーテルで右房に注入し肺動脈中での温度の低下の度合いを測定する熱拡散法などもあるが、最近は心臓エコー検査による心拍出量の推定値がよく用いられる。

循環血液量と心拍出量の関係

循環する血液の量により心拍出量は大きく変化する。心筋の収縮力は、一定限度までは心筋が伸展するほどその力を増す 26 。これを心臓における**Starlingの法則**という。したがって、心臓に戻ってくる血液量すなわち**静脈還流量**が増加すると心拍出量が増える。運動すると、骨格筋の収縮によるポンプ作用のために静脈還流量が増加し、心拍出量が増える。心臓移植を受けた患者でも運動による心拍出量の増加があるのは、静脈還流量の増加のためである。逆に、出血によって循環血液量が減ると、心拍出量も低下する。

心房壁と肺静脈流入部には**伸展受容器**がある（29）。静脈還流量が低下すると、これらの伸展受容器から中枢へ向かうインパルスが減少するため、血管が収縮し血圧は上昇す

25 心拍出量の調節因子

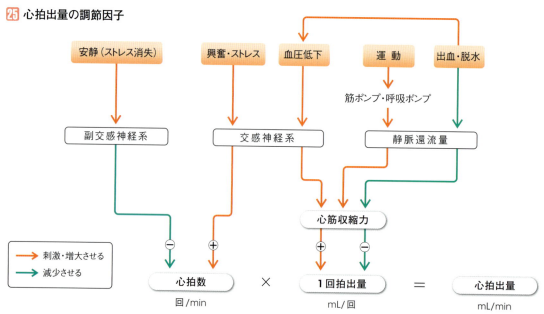

る。また、血圧の低下は、頸動脈洞や大動脈弓にある**圧受容器**からの求心性インパルスを減少させ、交感神経の緊張と血管の収縮をもたらす。こうして反射性に血圧が維持される間に、ホルモンの作用によって循環血液量を増やす。すなわち、下垂体からのバソプレシンの分泌が増加し、腎臓での水の再吸収が促進される。また、交感神経の興奮に伴って腎臓から**レニン**が分泌され、血中の**アンジオテンシンⅡ**が増加して血管が収縮するとともに、副腎皮質から**アルドステロン**が分泌され、腎臓での水とNa^+の再吸収が促進される。こうして循環血液量は増加する。〔p.156参照〕

前負荷と後負荷

心臓が血液を駆出する際に、心筋に負荷がかかる。この負荷を総負荷といい、**前負荷**preloadと**後負荷**afterloadに分けられる。前負荷は心筋に戻る血液が心筋に与える負荷で、戻る血液量が多いと前負荷は増し、逆に、少ないと前負荷は減少する。前負荷は拡張期の末期の心室内圧であり、拡張末期心室容積で推計する。後負荷は心臓が血液を駆出する際に心筋にかかる力で、大動脈内と肺動脈内の血圧で推計する。動脈が狭くなると後負荷が増える。高血圧では末梢血管抵抗が高く後負荷が増す[27]。心筋の筋力には一定の限界があり、負荷が限度を超えると心筋は次第に機能不全を起こして心不全という病態になる。心不全では負荷を減らすことが治療上重要である。

27 前負荷・後負荷の増大に対する代償機構

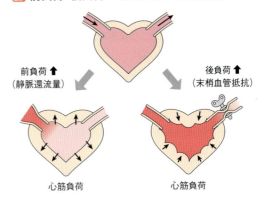

● ニトログリセリン ──
ニトログリセリンは一酸化窒素NOを発生させ、全身の血管を拡張して前負荷や後負荷を減少させる。その結果、心臓の仕事量を減らすことから、狭心症や心筋梗塞の治療に用いられる。

26 心筋の長さ-張力関係

弛緩した心筋を徐々に引き伸ばすと、これに抵抗する力が生じる。この力を静止張力という。一方、心筋片を種々の長さで固定した状態で収縮させたときに生じる力を発生張力という。静止張力と発生張力の和が全張力である。心筋の生理的収縮・弛緩の範囲(筋節長1.6〜2.2μm)では、筋節の長さが長いほど、つまり心筋が引き伸ばされるほど、大きな張力を発生する(心臓におけるStarlingの法則)。最大の発生張力を示す筋節長をL_{max}といい、心筋では約2.2μmである。

生理的に伸びたり縮んだりすることが強く要求される骨格筋に比べ、心筋はそれほど伸び縮みを要求されず、筋自体の性質も骨格筋ほどは伸び縮みしない。心筋は一定以上伸ばされると、容易に筋の断裂を起こす。

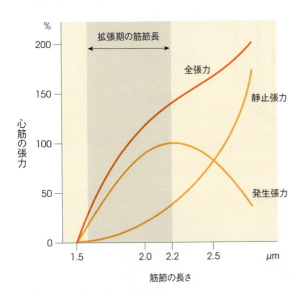

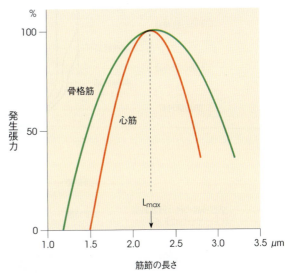

心臓活動の調節(2) ソフトウエア；自律神経によるコントロール

心臓は自律神経によって常に制御されている。神経性の調節機構には次の4つがある。①**変周期作用** chronotropic action：心拍数の増減，②**変力作用** inotropic action：心筋収縮力の増減，③**変伝導作用** dromotropic action：房室伝導速度の変化，④**変閾作用** bathmotropic action：心筋興奮の閾値の変化。交感神経の緊張はこれら4つの作用について陽性に働き，心拍数，心筋収縮力，伝導速度を上げ，閾値を下げて心拍出量を増やす。副交感神経の緊張はこれら4つの作用に陰性に働き，心拍数，心筋収縮力，伝導速度を下げ，閾値を上げて心臓活動を抑制する。

交感神経系による調節

心臓を支配する自律神経の調節中枢は延髄にあり，**心臓血管中枢** cardiovascular centerと総称される。交感神経の調節中枢は延髄網様体の一部をなす延髄腹外側野にあり，**血管運動中枢** vasomotor areaと呼ばれる。この部のニューロンは脊髄側索を下行して節前ニューロンに接続し，上・中・下頸神経節とTh1～Th4の交感神経節を経由して心臓に線維を送っている。28

交感神経線維は絶えず自発的に活動している。運動，食事，精神的興奮によって交感神経末端や副腎髄質からより多くの**カテコールアミン**（ノルアドレナリンとアドレナリン）が遊離されると，これらは刺激伝導系の細胞や心筋細胞のβ_1受容体に結合して発火頻度と刺激伝導速度を増し，心筋の収縮力を増加させ心拍出量を増やす〔その分子機構は40参照〕。交感神経系が興奮しているあいだ，副交感神経の活動は抑制され，さらなる交感神経優位が出現する。

内頸動脈の起始部は少し拡張しており，**頸動脈洞**(49)という。ここから頸動脈洞神経という舌咽神経の一枝が出ている。また，大動脈弓からの求心性神経があって，これは迷走神経の一枝である。これらの求心性神経は延髄の孤束核に入る。頸動脈洞や大動脈弓には**圧受容器** baroreceptorがある29。血圧が急に低下すると圧受容器からのインパルスが減少し，孤束核を介して血管運動中枢を刺激し，心拍数と血圧を上昇させる。これを**圧受容器反射**という。このフィードバック機構は，日常でもたとえば臥位から急に立位になった際などに働いている。逆に血圧が急に上昇すると，圧受容器が興奮し，血管運動中枢を抑制して交感神

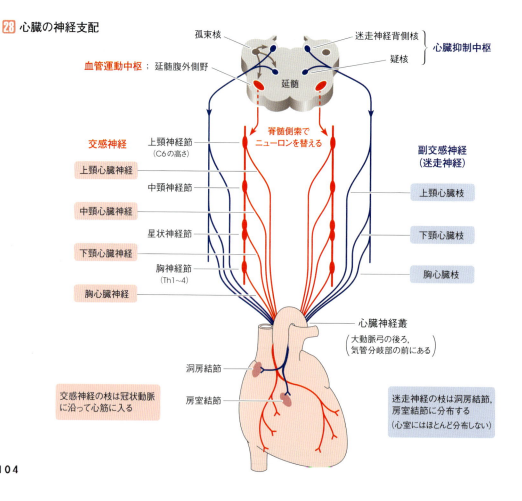

28 心臓の神経支配

経の興奮を低下させる。このため心拍出量は低下する。

副交感神経系による調節

　心臓は副交感神経の1つである**迷走神経**vagus nerveの支配を受けている。その起始核は延髄の迷走神経背側核と疑核であり，**心臓抑制中枢**cardioinhibitory areaとも呼ばれる。この部が刺激されると迷走神経末端から**アセチルコリン**が遊離され，心拍数と刺激伝導速度を抑制し，また心筋収縮力を減らして心拍出量を下げる(40)。

　迷走神経もやはり絶えず緊張性のインパルスを送っている。その働きは交感神経系に比べて優位であり，アセチルコリンの作用を阻害するアトロピンを投与すると心拍数は増加する。

　以上の交感神経と副交感神経による心臓活動の調節作用を30にまとめた。交感神経は$β_1$受容体を介して刺激伝導系に対してその自発活動の発火を亢進させ，伝導速度増加をもたらす。一方，心筋に対しては収縮力を増加させる。これとは反対に，副交感神経はムスカリン受容体を介して刺激伝導系と心筋に対してともに抑制性に働く。

● **Valsalva**（バルサルバ）**試験**
圧受容器の機能を調べる試験。深吸気後，息を止めていきむと胸腔内圧上昇によって大動脈が押されて血圧が少し上昇するが，次いで静脈還流が妨げられて心拍出量が減るため，血圧が低下する。さらに，この血圧低下によって圧受容器からのインパルスが減るため，心拍数が増加し，血管は収縮する。いきみを解放すると心拍数はすぐに元に戻る。血管収縮はしばらく残るため血圧は高いが，結局は圧受容器が働き，元に戻る。

● **眼球圧迫試験**（Aschner（アシュネル）**試験**）
眼球を適度の圧力で圧迫すると，三叉神経，迷走神経を介して心拍数が減少する（Aschner現象）。迷走神経緊張時には心停止することがある。また，眼球を圧迫するために網膜剥離を起こす危険もある。

● **頸動脈洞圧迫試験** carotid sinus pressure test
首の内頸動脈の分枝する部位を脊柱に向かって圧迫すると頸動脈洞が圧迫され，副交感神経を介した徐脈反射が起こり，血圧も低下する。これを頸動脈洞圧迫試験陽性とする。両側を同時に圧迫すると心停止の危険がある。

● **頭蓋内圧亢進と心拍数**
頭蓋内圧（脳圧）の上昇に伴い延髄の血流が低下すると，血管運動中枢がO_2の低下とCO_2の上昇に直接刺激されて血圧が上昇する。上昇した血圧によって圧受容器が刺激されるため，心拍数はむしろ低下する。

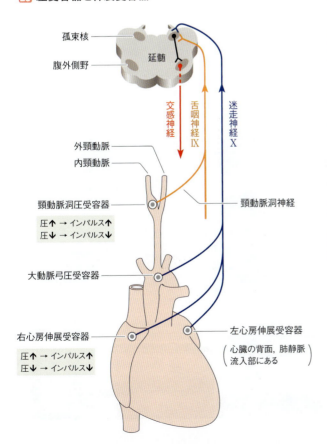

29 圧受容器と伸展受容器

30 心臓の各部位における交感神経と副交感神経の作用

	交感神経	副交感神経
神経作動物質 受容体	ノルアドレナリン $β_1$受容体	アセチルコリン M_2受容体
洞房結節	心拍数の亢進	心拍数の抑制 過分極
心房	収縮力の亢進 伝導速度の亢進	収縮力の抑制 活動電位持続時間の短縮
房室結節	伝導速度の亢進 自動能の亢進*	伝導速度の抑制
ヒス束と プルキンエ線維	伝導速度の亢進 自動能の亢進*	ほとんど作用しない
心室	収縮力の亢進 伝導速度の亢進 自動能の亢進*	収縮力の抑制（弱い）

*自動能：正常状態では，ヒス束，プルキンエ線維，心筋細胞は自発的に興奮することはなく，その興奮は洞房結節の興奮によって支配されている。ところが，これらの細胞は潜在的には自動興奮する力（自動能）を備えており，病的状態ではこの自動能が出現することがある。この興奮を異所性興奮と呼び，興奮の起きた場所を異所性興奮源ectopic focusと呼ぶ。異所性興奮によって，早期収縮（期外収縮extrasystole）や発作性頻拍paroxysmal tachycardiaが起きることがある。自動能は交感神経の興奮によって亢進する。

多数の心筋細胞が特有の接着構造でつながり，心筋線維をつくる

心筋の組織構造 31

心筋は骨格筋と同様の横紋を有する横紋筋で，顕微鏡ではA帯とI帯，およびI帯の中央にあって暗く見えるZ線などが区別できる。Z線とZ線の間を**筋節**（サルコメア）と呼ぶ。筋節は心筋の最小単位であり，1つの筋細胞は複数の筋節から成り立つ。

A帯は主に太いミオシンフィラメントからなる。中央部の明るく見える部分を**H帯**といい，その両側ではアクチンフィラメントが入り込んでいるため，H帯よりも暗く見える。H帯は収縮時には狭く，弛緩時には広くなる。コネクチンという長さ1μm以上にも及ぶ巨大蛋白質がZ線から伸び，バネでつなぎとめるように，ミオシンを両側のZ線に固定している。H帯中央部の暗く見える部分を**M線**といい，M蛋白質がミオシンどうしを架橋している。

I帯は細いアクチンフィラメントからなる。アクチンフィラメントは，I帯中央部にある**Z線**に結合している。Z線にはアクチンのキャップを作る蛋白質CapZが存在する。

骨格筋と同様，心筋にも**T細管** transverse tubuleと呼ばれる管が細胞膜から細胞内に向かって入り込んでいる。T細管は，骨格筋ではA帯とI帯の接合部にあるが，心筋ではZ線の部位から筋線維内に入る。また，**筋小胞体** sarcoplasmic reticulumと呼ばれる細胞内小器官が網の目のように存在し，T細管と接する部分では膨大している。骨格筋と比較すると，心筋ではT細管が骨格筋よりも発達しており，逆に筋小胞体の発達は劣る。T細管は心筋の収縮に必要なCa^{2+}を細胞内に導くパイプの役割を，筋小胞体はそれを受けてさらに貯蔵Ca^{2+}を放出する役割を果たしている（39）。そのほか，細胞質には多数の細長いミトコンドリアが存在する。

心筋細胞間の接合 33

心筋は単核の筋細胞からなる。筋細胞は非常に細長いので筋線維ともいう。1つの筋細胞はZ線で隣の筋細胞に強固に接合しており，接合部位を**介在板** intercalated disk 32 と呼ぶ。介在板は1つの筋細胞と別の筋細胞を長軸方向につなげる働きをしている。介在板には，細胞と細胞をつなげる結合装置が多数みられる。

デスモゾーム desmosome（接着斑）は細胞と細胞を強固につなげる構造である。デスモゾームの細胞内部分にはデスモプラキンからなる円盤状の構造物があり，これに細胞

31 心筋の縦断像

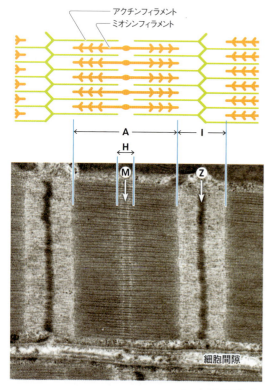

32 介在板

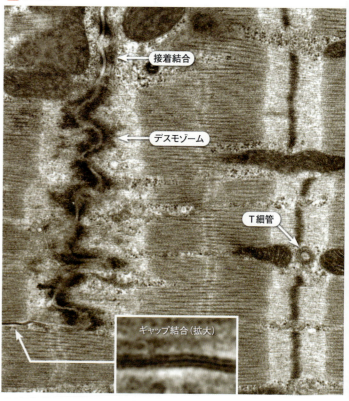

骨格を形成する中間径フィラメント（直径10 nm）の一種であるデスミンdesminが結合する。デスモプラキンには，膜貫通領域を持ったデスモグレインと呼ばれる膜蛋白質が結合している。隣り合う細胞のデスモグレインは細胞間隙で結合している。

接着結合adherens junctionは，カドヘリンという膜蛋白質が向かい合って互いに結合することによってできている。カドヘリンの細胞質領域には，βカテニンとαカテニンが結合する。αカテニンには細胞質のアクチンフィラメント（直径6〜7 nm）が結合する。

心筋細胞間の連絡

介在板には**ギャップ結合**gap junctionが多く存在する。ギャップ結合では隣り合う細胞の細胞膜が非常に近接しており，**コネクソン**connexonと呼ばれる通路がギャップ結合1個あたり最大数百個も存在する。向かい合う細胞のコネクソンは互いに接して，細胞間をつなぐトンネル状の構造をつくる。分子量約1,000以下のイオン，糖，アミノ酸，核酸やビタミンなどはこのトンネルを通過できる。つまり，脱分極が隣の細胞にすばやく伝わることになる。多数の筋細胞で構成されているにもかかわらず，心房筋や心室筋がまとまって収縮するのは，この仕掛けがあるからである。

コネクソンは，**コネキシン**connexinと呼ばれる蛋白質が6つ集まってできている。コネキシンは4ヵ所の膜貫通領域を持ち，6つ集まることによって中央部に孔を形成する。コネキシンは少なくとも11種類からなるファミリーを形成し，同じ組織内で複数の種類が発現する。心臓でも数種類のコネキシンが発現している。コネキシンは細胞内のCa^{2+}の上昇やpHの低下によって，ねじれるようにしてその孔を閉じる。これによって，隣の細胞が障害されたり死んだりした場合，Ca^{2+}などの有害物が健常細胞に無秩序に流入するのを防ぐ。

● **アクチンフィラメント（Fアクチン）**

アミノ酸375個からなるGアクチンが重合してできた，線維状のアクチンである。重合の際，Gアクチンに結合されているATPは加水分解を受けるが，この加水分解と筋の収縮は関係がない。Fアクチンにはプラス端とマイナス端があり，Z線にはプラス端で結合している。

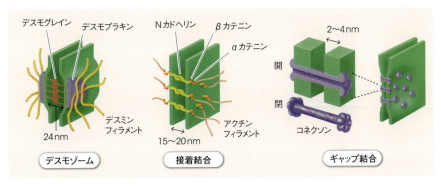

33 心筋細胞の立体構造

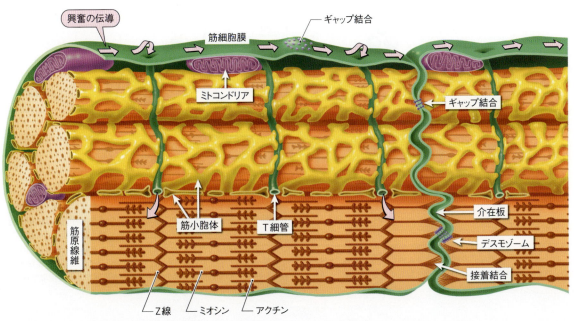

基礎知識

膜電位

はじめに細胞内外のイオン濃度差ありき

細胞は，脂質二重層からなる細胞膜で囲まれている．アミノ酸やグルコースといった小さな分子はもちろん，イオンや水など非常に小さい分子も通常，細胞膜を通過することはほとんどできない．これらのイオンや水は，**ポンプやトランスポーター，チャネル**と呼ばれる**膜蛋白質**によって，能動的もしくは受動的に運ばれている．このような膜蛋白質はそれぞれのイオンや水に特異的で，多種類存在することが特徴である．さらに，1種類のイオンの輸送に複数の膜蛋白質が関与することが多い．

さて，下表に示すように，細胞内と細胞外のイオン濃度は極端に異なっている．

	細胞内濃度	細胞外濃度
Na^+	10 mM	140 mM
K^+	140 mM	4 mM
Ca^{2+}	0.1 μM	2 mM
Cl^-	30 mM	140 mM

細胞内のK^+濃度は高く，細胞外のNa^+濃度は高い．これは，細胞膜にある**Na^+/K^+ ATPase** 34 が細胞外にNa^+を汲み出し，細胞内にK^+を取り込んで，その濃度差を維持しているからである．Na^+/K^+ ATPaseは1分子のATPを加水分解して，そのエネルギーで3分子のNa^+を細胞外へ，2分子のK^+を細胞内へ能動的に輸送するポンプである．したがって，電荷の総計では細胞外に＋電荷が1個分余計に出される．このポンプは，細胞内がよりマイナスに帯電することに寄与している．ただし，膜電位がマイナスになる直接の原因は，膜を隔てたK^+濃度のアンバランスである（後述）．

一方，細胞内外のCa^{2+}濃度は，細胞外が10^4倍以上も高くなっている．細胞内の小胞体の膜には**Ca^{2+} ATPase**というポンプがあり，細胞質の遊離Ca^{2+}を小胞体内に取り込んで隔離している．また，細胞膜にはNa^+/Ca^{2+} exchangerと呼ばれる輸送体があり，細胞内のCa^{2+}濃度を下げるためにNa^+と交換にCa^{2+}を細胞外に放出している．このため，定常状態では細胞内Ca^{2+}濃度は0.1μM以下ときわめて低く保たれている．

このように細胞は意図的に細胞内外のイオン濃度を変えている．興奮（脱分極）は，このイオンのバランスを変えることによって引き起こされる．心筋細胞は脱分極を使って細胞内Ca^{2+}を上昇させ，収縮を起こしている．

静止膜電位

細胞内外のイオンのアンバランスや細胞内蛋白質の存在のため，細胞内はマイナスに帯電している．興奮していない定常状態の細胞膜電位を**静止膜電位** resting membrane potentialといい，心筋細胞では約−90 mVである．この帯電の度合いに最も影響するのは，高い濃度で存在し，かつ細胞内外の濃度差が大きく異なるK^+，Na^+，Cl^-である．と

34 Na^+/K^+ ATPase

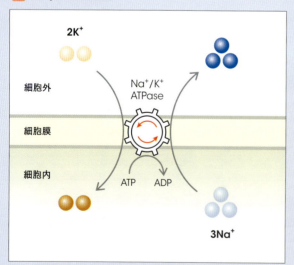

Na^+/K^+ ATPaseは3分子のNa^+を細胞外に汲み出し，2分子のK^+を細胞内に取り込む．この結果，細胞内は細胞外に対して電気的に負になる．

35 心臓の各部位の活動電位

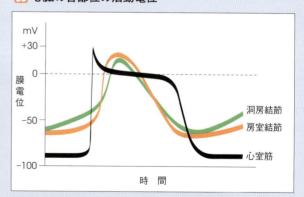

興奮の伝導速度は，活動電位の立ち上がり（脱分極）の速さで決まる．洞房結節，房室結節やプルキンエ細胞では，活動電位の第4相が緩やかな脱分極を示し，これが次の脱分極につながる．洞房結節や房室結節は内向き整流K^+チャネルの発現が少なく，静止膜電位が約−60 mVと他の心筋組織よりも浅いためにNa^+チャネルが開口できない．そのため脱分極は心筋よりもゆっくりとした時間経過で起こり，興奮伝導は遅い．一方，心室筋は脱分極の立ち上がりが急峻で，興奮伝導が速い．

ころが，心筋細胞の定常状態（興奮をしていない状態）での膜のイオン透過性はNa^+およびCl^-に対して非常に低く，一方，内向き整流K^+チャネルというチャネルの発現量が多いためにK^+の透過性は高い。そこで，細胞膜内外の電位の差とK^+濃度の差によってK^+の移動が起こり，一定の平衡を保つこととなる。すでに述べたように，細胞内のK^+濃度は高く，細胞外では低い。この濃度差を維持するためには，マイナス電位が細胞内側に必要になる。この電位はE_K（K^+の**平衡電位**）と呼ばれ，**Nernstの式**で表せる。

$$E_K = \frac{RT}{FZ_K} \ln \frac{[K^+]_o}{[K^+]_i} = 2.3 \frac{RT}{FZ_K} \log_{10} \frac{[K^+]_o}{[K^+]_i}$$

R：気体定数，T：絶対温度，F：ファラデー定数（1モルのイオンの持つ電荷，Z_K：K^+の原子価（+1），$[K^+]_o$：細胞外K^+濃度，$[K^+]_i$：細胞内K^+濃度。37℃ではRT/FZ_K=61.5 mV，$[K^+]_o$=5 mM，$[K^+]_i$=140 mMで，E_K=−89 mVとなる。

心筋細胞の膜電位Eは結局，E_K（約−90 mV）に近い値をとることになる。一方，洞房結節細胞の静止膜電位は−40〜−60 mVと浅い。これは定常状態でのK^+の透過性が低く，K^+の移動が制限されるためである。

活動電位

洞房結節の細胞は自発的・周期的に興奮し，膜電位が上昇して一時的に＋になり，その後もとの静止膜電位に戻る。この一時的な＋電位を**活動電位** action potentialという。35

活動電位は刺激伝導系を介して心筋に伝えられる。心筋には電位依存性Na^+チャネルと電位依存性Ca^{2+}チャネルが発現している。これらのチャネルは，膜電位の上昇によって開口する性質を持っている。そこで，刺激伝導系を伝わってきた＋電位は，心筋細胞の膜電位を上昇させ，これら電位依存性チャネルを開口させる。その結果，細胞外にある多量のNa^+とCa^{2+}が細胞内に流れ込んで心筋細胞にも活動電位を起こし，膜電位は＋30 mV程度に達する。電位依存性Na^+チャネルはすぐに不活性化される性質があり，膜電位はNa^+の平衡電位（＋50 mV）までは到達しない。36

●電位依存性チャネル

膜電位の上昇によって開口するチャネル。Na^+チャネルとCa^{2+}チャネルはその構造内に4つの繰り返しドメインがあり，これらが四つ葉のクローバー状に集まって，中央部にイオンを透過させる孔をつくる。各ドメインに6個の膜貫通領域が存在するが，その4番目の膜貫通領域には疎水性のアミノ酸の間に正電荷を持ったリシンやアルギニンが数個規則的に配列している。膜電位の上昇はこの電荷を持ったアミノ酸の荷電状態を変えて，わずかな立体構造の変化を起こす。この構造変化によってチャネルが開口する。電位依存性K^+チャネルの場合は各ドメインが独立した蛋白質として別個に存在するが，四つ葉のクローバーの形をつくる基本構造は上に述べた他の電位依存性チャネルと同じである。

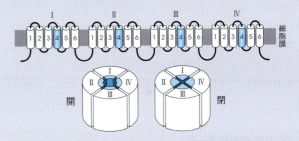

36 心室筋の活動電位の成り立ち

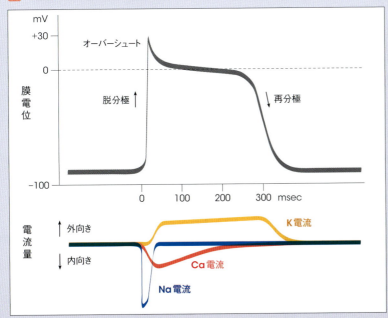

活動電位とは，横軸に時間，縦軸に膜電位をとったとき，図上段に示すように一過性に膜電位が＋になって，やがて元に戻る現象である。この電位の変化は，イオンチャネルの開口と閉鎖によってつくられる。

図下段はチャネルの開口による電流量を示す。最初，電位依存性Na^+チャネルが開口してNa^+の細胞内流入が起きる（内向きNa電流）。心筋では，Na^+チャネルの開口に少し遅れて電位依存性Ca^{2+}チャネルが開口し，Ca^{2+}の細胞内流入が起きる（内向きCa電流）。電位依存性K^+チャネルが開口すると，K^+の細胞外への流出が起こり（外向きK電流），膜電位は低下する。活動電位はこれらの電流の総和によって成り立っている。

心筋の活動電位とイオンチャネル —— 長い脱分極相が特徴

心筋の活動電位は5相に分けられる 37 38

第0相：活動電位の立ち上がり相で，電位依存性Na^+チャネルの開口に伴うNa^+の細胞内への流入によって引き起こされる。Na^+の細胞外濃度は細胞内に比べ10倍以上高く，しかも細胞内電位がマイナスのため，電位依存性Na^+チャネルの活性化によってNa^+が一気に細胞内に流入し，Na電流I_{Na}を生じる。細胞膜電位は＋30mV程度にまで急上昇し**脱分極**が起こる。第0相の立ち上がりのスピードが速いほど，興奮の伝導速度は速くなる。ただし，洞房結節や房室結節ではNa^+の流入（第0相）はほとんどみられず，活動電位はCa^{2+}の流入による第2相によっている。

第1相：活性化した電位依存性Na^+チャネルはすぐに不活性化を受けて閉鎖する。次いで電位依存性K^+チャネル（K_Vチャネル）が開口し，細胞外方向に一過性のK電流I_{to}が流れ，膜電位は少し低下する。この電位依存性K^+チャネルはすぐに不活性化する。

第2相：第1相に続くプラトー相で，**L型電位依存性Ca^{2+}チャネル**の開口によって引き起こされる。細胞外Ca^{2+}濃度は細胞内濃度に比べ約10^4倍と極端に高いため，Ca^{2+}が細胞内に流入し，内向きのCa電流I_{Ca}を生じる。電位依存性Ca^{2+}チャネルの開口には，Na^+チャネルよりも高い膜電位（－30～－40mV）が必要である。また，L型電位依存性Ca^{2+}チャネルの活性化・不活性化はともにNa^+チャネルより遅い。このため心筋の活動電位の第2相は，骨格筋（2～4 msec）に比べ非常に長くなるのが特徴である。

第3相：再分極の過程である。この過程の1つはL型電位依存性Ca^{2+}チャネルの不活性化による閉鎖，もう1つは電位依存性K^+チャネル群の開口である。後者は2つの電位依存性K^+チャネル（hERG/K_V11.1とK_VLQT1/K_V7.1）が働いている。K^+チャネルが開口すると，膜電位がK^+の平衡電位E_Kの値になるまでK^+が移動する。脱分極状態であるため，K^+は細胞内から細胞外へ流出し，細胞内電位を低下させる。この2つのK^+チャネルは，脱分極によって開口するが膜電位が下がってもすぐには閉鎖せず，ゆっくりと閉鎖していく特徴（遅延整流性）を持っており，このため膜電位は十分に深くなる。最初はhERGチャネルが活性化する。hERGチャネルによるK電流をI_{Kr}という。次にK_VLQT1チャネルが開口し，細胞外方向にK電流I_{Ks}が流れる。

第4相：定常状態では常に開口し，しかも細胞内方向へ電流を通しやすい性質を有する内向き整流K^+チャネルの働きによって，膜電位はK^+の平衡電位近くに静止する。このチャネルによるK電流をI_{K1}と呼ぶ。

不応期

第0相，第1相，第2相，および第3相の約半分までは心筋は再興奮できず，次の刺激が来ても反応しない。この期間を**絶対不応期** absolute refractory period と呼ぶ。膜電位

37 心筋細胞の活動電位

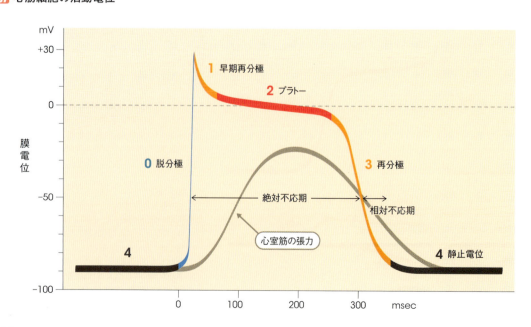

が－50mVよりも浅い場合，電位依存性Na⁺チャネルが不活性化されていることが不応期の理由の1つである。たとえば，異所性の興奮によって心室性期外収縮が起きた場合に不応期の機序が働くことがある。期外収縮直後に正常な洞房結節の興奮が起きて心房が収縮しても，心室筋の再分極が不完全だと心室筋は反応せず，心電図上ではP波のみがみられ，そのあとに出るべきQRS波が出ない。血液は駆出されず，脈が飛ぶ(結滞)。

● **内向き整流K⁺チャネル**

原則として細胞内方向にK⁺を通しやすく，細胞外方向には通しにくい性質を持つ。心筋細胞のI_{K1}を形成するチャネルは常に開口しているが，活動電位が発生している間は外方向へK⁺を通しにくいため，活動電位を阻害しない。膜電位がK⁺の平衡電位E_K近くまで下がってくるとK⁺を外方向へ，E_Kを超えて過分極すると内方向へ少し通す。つまり，活動電位終息時にE_K付近に膜電位を安定させる機能を持つ。また，心筋にはアセチルコリンで開口するG蛋白質制御性K⁺チャネルがある。このチャネルも内向き整流K⁺チャネルであるが，開口すると細胞外方向にK⁺を通し，心筋の細胞興奮を抑制する(40)。

38 心筋の活動電位とイオンチャネルの関係

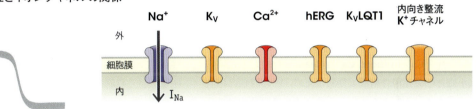

電位依存性Na⁺チャネルが開口し，Na⁺が一気に細胞内に流入して脱分極が起きる。このチャネルはその後急速に不活性化される。

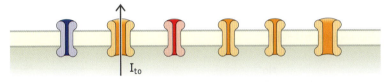

電位依存性K⁺チャネルが開口し，細胞外方向に一過性のK電流が流れ，膜電位は少し低下する。

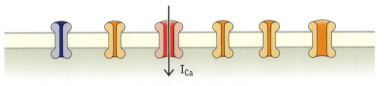

L型電位依存性Ca²⁺チャネルが開口し，Ca²⁺が細胞内に流入する。このチャネルの活性化・不活性化は遅く，膜電位は長いプラトーを形成する。

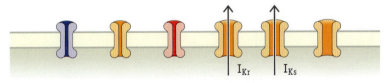

hERGとK_VLQT1という2つの電位依存性K⁺チャネルが順に開口して細胞内のK⁺を細胞外に放出し，再分極が促進される。

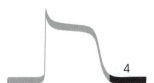
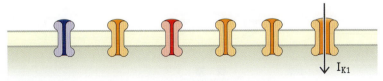

内向き整流K⁺チャネルの働きで，膜電位は静止膜電位付近に固定される。

循環器　心筋の興奮と収縮

心筋収縮のメカニズム――Ca^{2+}が収縮の抑制機構をはずす

T細管と筋小胞体がCa^{2+}を供給する 39

　刺激伝導系を伝わってきた興奮はまず電位依存性Na^+チャネルを開口させ，Na^+が細胞内に流入し活動電位が立ち上がる（第0相）。心筋細胞には骨格筋と同様，細胞膜が細胞内に入り込んだT細管という管状構造物が存在する（33）。T細管の膜には**L型電位依存性Ca^{2+}チャネル**がある。Na^+チャネルの開口による膜の脱分極はこのCa^{2+}チャネルを開口させ，細胞外からCa^{2+}が流入する。T細管は細胞の奥まで入りこんでいるため，細胞全体にCa^{2+}が流入する。
　T細管には筋小胞体という細胞内小器官が接している。筋小胞体にはCa^{2+}が大量に貯蔵されており，また，その膜には**2型リアノジン受容体**（RyR2）がある。電位依存性Ca^{2+}チャネルが活性化してCa^{2+}が細胞内に流入するとRyR2が活性化されて開口し，Ca^{2+}が筋小胞体から細胞質に放出される。これを**Ca^{2+} induced Ca^{2+} release**という。心筋細胞は筋小胞体の発達が骨格筋より悪いため，その収縮は細胞外のCa^{2+}がないと起こらない。リアノジン受容体はアミノ酸数にして5,000個ほどからなる巨大蛋白質で4量体を形成しており，中央部にCa^{2+}が通過する孔を持っている。

Ca^{2+}がトロポニンに結合して筋収縮が起きる

　遊離されたCa^{2+}が**トロポニン**troponinに結合することによって筋収縮が起きる。トロポニンは，Ca^{2+}を結合するトロポニンC，筋収縮抑制の機能を持ちアクチンと結合しているトロポニンI，トロポミオシン結合活性を持つトロポニンTからなる複合体である。さらに，この複合体にトロポミオシンが結合し，アクチンとミオシンの結合を邪魔している。
　トロポニンCにCa^{2+}が結合すると，トロポニンIとアクチンとの結合が離れ，アクチン上のミオシン結合部位を隠していたトロポミオシンが移動する。すると，ミオシンの頭部がアクチンに結合できるようになり，収縮が起きる。
　骨格筋と異なり，心筋では細胞内遊離Ca^{2+}の濃度に応じてその収縮力が変化する。また，骨格筋の場合，電位依存性Ca^{2+}チャネル開口によるCa^{2+}流入がなくても収縮連関が始まるが，心筋では細胞外からのCa^{2+}流入が必須である。

遊離Ca^{2+}はリサイクルされる

　細胞質内で上昇したCa^{2+}は，筋小胞体の膜蛋白質の実に

39 心筋の収縮・弛緩機構

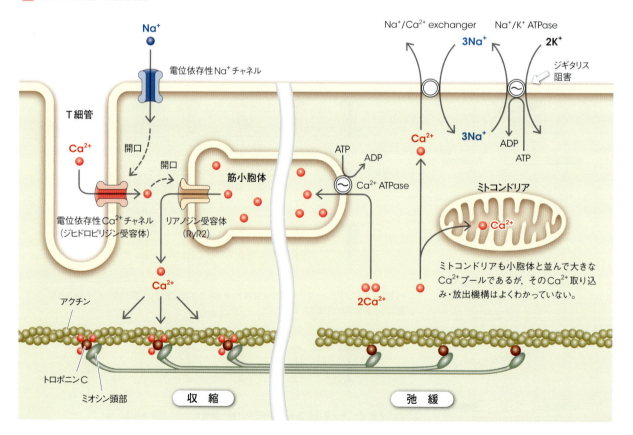

112

約90％を占めるCa²⁺ATPaseによって再び筋小胞体内に取り込まれ，また，Na⁺/Ca²⁺ exchangerによって細胞外に排出される。Ca²⁺ ATPaseはAキナーゼによってその活性が増強する。そのため，交感神経興奮時の心筋では，弛緩の際により多くのCa²⁺が筋小胞体に取り込まれ，それに続く収縮の際にはより多くのCa²⁺が細胞質に放出され，より強い収縮が起きることになる。

強心配糖体のジギタリスは，心筋細胞のNa⁺/K⁺ ATPaseを阻害して，細胞内のNa⁺を高める。このため，Na⁺/Ca²⁺ exchangerの交換機能が低下して，細胞外へ汲み出されるCa²⁺量が低下し，細胞内Ca²⁺が高まることによって，その強心作用が発揮される。また，房室結節や洞房結節の興奮性を抑制する作用もある。

自律神経による心筋活動の制御 40

カテコールアミン（ノルアドレナリンとアドレナリン）のβ₁受容体への結合は，細胞内のアデニル酸シクラーゼを活性化して**cAMP**を増加させ，**Aキナーゼ** protein kinase Aを活性化する。心筋細胞の電位依存性Ca²⁺チャネルはAキナーゼによってリン酸化されて活性化し，細胞内に流入するCa²⁺量が増加して心筋収縮力が増す。また，Aキナーゼはホスホランバンphospholambanをリン酸化して機能を抑制する。このため小胞体のCa²⁺ ATPaseが活性化され，心筋収縮時に小胞体から放出されるCa²⁺量が増加し，収縮力が増す。さらにAキナーゼは，収縮を抑制する働きを持つトロポニンIをリン酸化して抑制する。

一方，**アセチルコリン**は刺激伝導系細胞や心筋細胞のムスカリンM₂受容体に結合してアデニル酸シクラーゼの活性を抑制し，cAMPを低下させる。同時に，これらの細胞にあるG蛋白質制御性内向き整流K⁺チャネルを開口させ，細胞内K⁺が細胞外に出て，膜電位をマイナス側へ低下させる。その結果，脱分極の際に活動電位の閾値に達するまでの時間がかかることになり，発火頻度が低下して心拍数は減少し，刺激伝導速度も低下する。

● ジギタリス
植物由来のNa⁺/K⁺ ATPase阻害薬で，慢性心不全の症状を改善する目的で使用される。薬効がある用量と中毒作用（悪心，嘔吐，期外収縮，ブロック）が出現する量が近接しているので，使用時に注意が必要である。

40 自律神経による心筋活動の制御

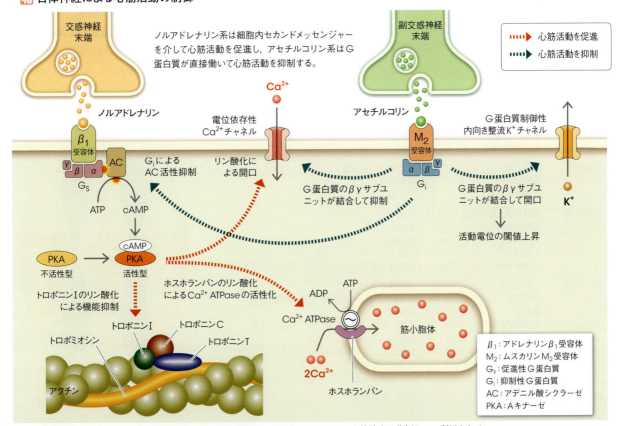

(注) 心筋型のトロポニンTとIは，心筋細胞が壊れると血液中に出現することから，心筋障害の指標として利用される。

循環器　全身の動静脈

大動脈は体循環の本幹である

大動脈の概観

大動脈は直径が2.5cmもあり，ステッキのような形をしている．全身で最も太い動脈であり，心臓から血液を送り出す本幹である．胸骨左縁の後方，第3肋間の高さで**上行大動脈** ascending aortaとして左心室を出ると，上前方に走行し，胸骨角の高さで**大動脈弓** aortic archに移行する．上行大動脈は肺動脈幹とともに心外膜に包まれている．上行大動脈の基部は丸く膨らんで**大動脈洞** aortic sinusとなり，そこから心臓を養う左右の冠状動脈が起こる．

大動脈弓は胸骨柄の後ろにあり，気管の前方から左側を通り左後方に向かい，次いで下行し，胸骨角の高さで**下行大動脈** descending aortaに移行する．**腕頭動脈** brachio-cephalic trunkは大動脈弓上面から起こり，気管の右側を上行した後，右胸鎖関節の後部で右鎖骨下動脈と右総頸動脈に分かれる．**左総頸動脈** left common carotid arteryは腕頭動脈の左側で大動脈弓から起こり，左胸鎖関節の後方を通過して頸部に入る．**左鎖骨下動脈** left subclavian arteryは左総頸動脈の左方で大動脈弓から起こる．

下行大動脈は第4胸椎体下縁の左側（胸骨角の高さ）で大動脈弓から移行し，椎体の左前方に沿って後縦隔を下行する．第12胸椎の高さで横隔膜の大動脈裂孔を通過するまでを**胸大動脈** thoracic aortaといい，通過後を**腹大動脈** abdominal aortaという．胸大動脈からは9対の肋間動脈と1対の肋下動脈，および心膜，食道，気管支へ向かう小動脈が出る．

腹大動脈は椎体前面を下行し，第4腰椎の高さで左右の**総腸骨動脈** common iliac arteryと細い正中仙骨動脈に分かれる．腹大動脈からは3本の無対の内臓枝（腹腔動脈，上腸間膜動脈，下腸間膜動脈），3対の内臓枝（中副腎動脈，腎動脈，精巣または卵巣動脈），および体壁枝として1対の下横隔動脈と4対の腰動脈が出る．**41**

大静脈の概観

全身の毛細血管中を流れた血液は，静脈を通って右心房に戻る．静脈には内膜のヒダからなる**静脈弁**がある．静脈弁の働きは**筋ポンプ** muscle pump **42**と協調している．すなわち，骨格筋が収縮すると静脈は圧迫され，末梢側の弁は閉じ，中枢側の弁は開いて，血液が心臓の方向に押しやられる．逆に，筋が弛緩すると，中枢側の弁が閉じ，末梢側の弁が開いて血液が流入する．静脈壁の緊張が低下すると弁の閉鎖が不完全になり，血液が末梢に逆流する．長期間このような静脈弁閉鎖不全が続くと，静脈は拡張・蛇行するようになり，静脈瘤を生じる．

左の頭頸部と左上肢の血液を集める**左腕頭静脈**は，大動脈弓の枝の前を斜右下方に進み，右の頭頸部と右上肢からの**右腕頭静脈**と合流して**上大静脈**となり，右心房に注ぐ．上大静脈には胸壁の血液を集める**奇静脈**が注ぐ．腹部内臓，腹壁，骨盤内臓および下肢からの血液は，**下大静脈**に集められる．下大静脈は左右の**総腸骨静脈**の合流によって始まり，腹大動脈の右側を上行し，横隔膜腱中心を第8胸椎の高さで貫き，右心房に注ぐ．**43**

41 大動脈の区分と灌流域

区分	主な枝	分岐の高さ	灌流域
上行大動脈	左・右冠状動脈		心臓
大動脈弓	腕頭動脈 左総頸動脈 左鎖骨下動脈		右頭頸部，右上肢 左頭頸部 左上肢
胸大動脈	肋間動脈，肋下動脈 気管支動脈 食道動脈 心膜枝 上横隔動脈	Th3-12 Th4 Th6 Th8	胸壁 気管支 食道胸部 心膜 横隔膜上面
腹大動脈	下横隔動脈 腹腔動脈 腰動脈 上腸間膜動脈 中副腎動脈 腎動脈 精巣または卵巣動脈 下腸間膜動脈	Th12 Th12 L1-4 L1 L1 L2 L2 L3	横隔膜下面 食道腹部，胃，十二指腸，肝臓，膵臓，脾臓 腹壁 空腸，回腸，上行結腸，横行結腸近位部 副腎 腎臓 精巣または卵巣 横行結腸遠位部，下行結腸，S状結腸，直腸上部
総腸骨動脈	内腸骨動脈 外腸骨動脈	L4 L4	腰部，骨盤内臓 下肢

42 静脈還流の原動力

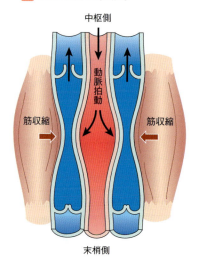

伴行静脈の場合，筋ポンプのほかに，動脈の拍動も静脈血を中枢側に押しやる原動力となる．

43 大動脈・大静脈とその主な枝　胸腹壁への枝と門脈は省略してある

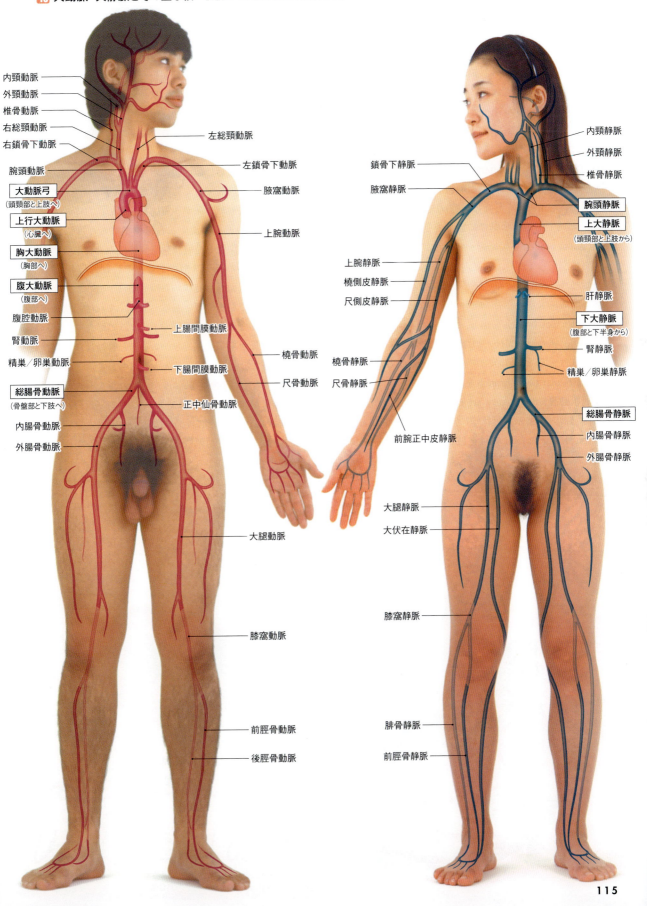

冠状動脈は心臓を栄養する機能的終動脈である

冠状動脈 44

心臓自身を養うために，拍出量の約1/20（250 mL/min）の血液が心臓に供給されている。大動脈起始部は左・右・後半月弁の上で膨らんで，それぞれ左・右・後大動脈洞を形成する。右冠状動脈の開口は右大動脈洞に，左冠状動脈の開口は左大動脈洞にある（15）。

右冠状動脈 right coronary artery は肺動脈幹と右心耳の間を前方に進み，やがて**冠状溝**（房室溝）に入って下行し，右心房と右心室に枝を与える。約60％の人で，心臓のペースメーカーである洞房結節に血液を送る**洞房結節枝** sinu-atrial nodal branch を起始近くで出す。右冠状動脈はさらに下方に向かって走り，心臓の下縁近くで，心尖に向かう**右外縁枝**（右心室に分布）を出した後，心臓の下面に回って後室間溝に入り，心尖に向かう大きな**後室間枝** posterior interventricular branch を出し，左右の心室を養う。これは左冠状動脈の前室間枝と吻合する。また，右冠状動脈は，その終末近くで房室結節と房室束に血液を送る**房室結節枝** atrioventricular nodal branch を出す。

左冠状動脈 left coronary artery は左心耳と肺動脈の間を1cmほど前方に進み，冠状溝に達すると**前室間枝** anterior interventricular branch と**回旋枝** circumflex branch とに分かれる。前室間枝は前室間溝を心尖に向い，途中，左右の心室と心室中隔へ枝を出し，後室間枝と吻合する。回旋枝は冠状溝に沿って進み，右冠状動脈と吻合する。途中，心臓の左縁に沿って走る左外縁枝を出す。約40％の人で洞房結節枝が回旋枝から起こり，左心房の後面を上って洞房結節に達する。

冠状動脈の走行は臨床的に重要であり，個人差がかなりあることを理解しておく必要がある。約70％の人では，前述のように右冠状動脈が後室間枝を出し，右室の下壁，左室の下壁と後壁を灌流する**右優位型**である。約20％の人では，右冠状動脈と左冠状動脈回旋枝の両者が後室間溝付近を灌流する**バランス型**である。それ以外の人（約10％）では，左冠状動脈回旋枝から後室間枝が分岐し，左右心室の下壁を養う**左優位型**である。また，まれに冠状動脈の起始異常，すなわち冠状動脈が1本のみの場合や，回旋枝が右冠状動脈から起こることがある。ときには，左冠状動脈が肺動脈から起こっている先天異常もある。この場合，手術により左冠状動脈を肺動脈から切り離し，大動脈につなげる必要がある。約4％に過剰の副冠状動脈がみられる。

心臓の動脈枝の間に吻合があるか否かは，臨床上非常に重要である。冠状動脈枝のどこかが閉塞した場合，その枝

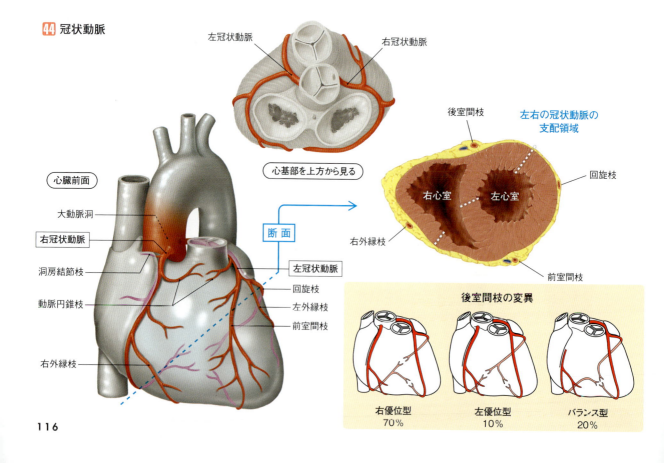

44 冠状動脈

が養っていた部位は梗塞を起こし，たちまち壊死に陥る。以前は，梗塞部位に直ちに十分な血液を送る側副血行路となる吻合はない，つまり，冠状動脈は終動脈end-arteryであると考えられていた。しかし，解剖学的には，径100～200μm程度までの細い動脈では多数の吻合が認められる。このため冠状動脈は**機能的終動脈**と呼ばれている。

　上述のように冠状動脈の枝のどこかが突然詰まると，その血管に養われていた領域が壊死を起こし，**心筋梗塞**myocardial infarctionとなる。このような虚血性心疾患の最も多い原因は，冠状動脈の粥状硬化である。心筋梗塞にまで至らなくとも，心筋が必要とする酸素が十分に供給されないと**狭心症**angina pectorisとなる。典型的な狭心症の発作は，胸骨下部から左上腕と前腕の内側縁に放散する痛みで，胸を万力で締め付けられるような痛みと表現される。狭心症の発作には硝酸イソソルビド舌下錠がよく効く。

冠状静脈 45

　心臓を養った血液の大部分は冠状静脈洞に集まって右心房に入る。**冠状静脈洞**coronary sinusは大心臓静脈great cardiac veinと左心房斜静脈oblique vein of left atriumが合流したところから始まり，冠状溝を右に走る太い静脈で，

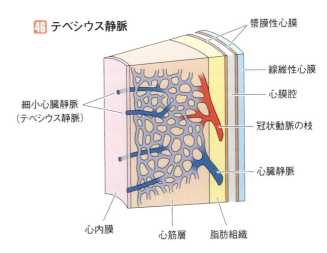

46 テベシウス静脈

下大静脈口の左で右心房に開口する。大心臓静脈は前室間溝を上行し，冠状溝に達すると，左方から心臓の後面にまわり，左辺縁静脈left marginal veinを受け，冠状静脈洞に移行する。このほかに，冠状静脈洞には右心室辺縁からの小心臓静脈small cardiac vein，後室間溝を走る中心臓静脈middle cardiac vein，左心室の横隔面から血液を集める左心室後静脈left posterior ventricular veinなどが注ぐ。

　一部の血液は冠状静脈洞を介さず，細小心臓静脈（**テベシウス静脈**Thebesian vein 46）という細い静脈を通って直接心房または心室に注ぐ。前心臓静脈anterior cardiac veinsも直接右心房に注ぐ。

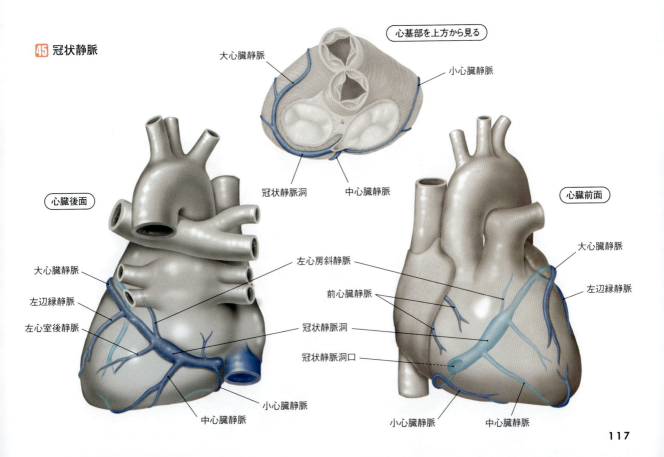

循環器　全身の動静脈

外頸動脈は頭蓋の外の構造を栄養する

　総頸動脈 common carotid artery は，甲状軟骨（いわゆるのど仏）の上縁の高さで内頸動脈 internal carotid artery と外頸動脈 external carotid artery に分かれる。前者は頭蓋内に入って脳を養い，後者は頭蓋の外の構造を養う。

外頸動脈の枝 48

　外頸動脈は下顎頸と耳垂の間で顎動脈 maxillary artery と浅側頭動脈 superficial temporal artery に分かれて終わる。途中，6本の枝を出す。①上甲状腺動脈 superior thyroid artery：甲状腺，胸鎖乳突筋，舌骨下筋群を養う。②上行咽頭動脈 ascending pharyngeal artery：咽頭に沿って上行し，咽頭，椎前筋，中耳，髄膜を養う。③舌動脈 lingual artery：舌に向かい，舌深動脈となる。④顔面動脈 facial artery：扁桃，口蓋，顎下腺への枝を出した後，下顎骨の下縁を回って顔に入る。⑤後頭動脈 occipital artery：後頭部の頭皮を養う。⑥後耳介動脈 posterior auricular artery：小さな枝で，外耳道の後方の筋，耳下腺，顔面神経，および側頭骨，耳介，頭皮に血液を送る。

鎖骨下動脈の枝 47

　鎖骨下動脈 subclavian artery は上肢，頸部，脳の後部に血液を送る。以下の枝を出す。①椎骨動脈 vertebral artery：第6〜第1頸椎の横突孔を通って上行し，環椎後弓の椎骨動脈溝を通り大後頭孔から頭蓋腔に入り，橋の下縁で左右合して脳底動脈 basilar artery となる。②内胸動脈 internal thoracic artery：前胸郭内面に沿って下行し，胸壁に分布する。③甲状頸動脈 thyrocervical trunk：下甲状腺動脈，肩甲上動脈，浅頸動脈を出す。④肋頸動脈 costocervical trunk：最上肋間動脈と深頸動脈に分かれ，上位2肋間と頸部の筋に血液を送る。⑤肩甲背動脈 dorsal scapular artery（下行肩甲動脈）：菱形筋に血液を送る。⑤と浅頸動脈の共通幹が甲状頸動脈から起こることがあり，頸横動脈という。

　鎖骨下動脈は，腕神経叢とともに前・中斜角筋と第1肋骨とで囲まれた狭い間隙（斜角筋隙）を通るので，これらに圧迫され，胸郭出口症候群 thoracic outlet syndrome を起こすことがある。若い女性に多く，肩から上肢にかけて痛みやしびれがあり，上肢の挙上で症状が増悪する。

47 頸部の動脈

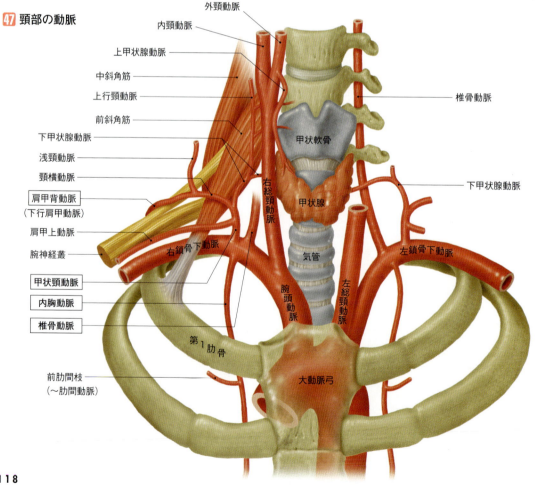

48 外頸動脈の枝

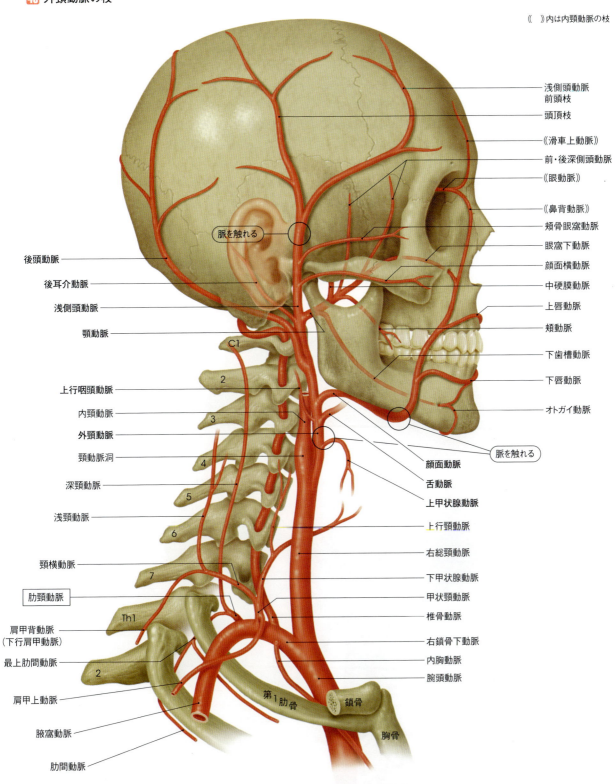

循環器　全身の動静脈

内頸動脈は椎骨動脈とともに頭蓋内（脳）を養う

内頸動脈の枝と椎骨動脈・脳底動脈

内頸動脈は頭蓋底に達すると頸動脈管に入って上行し、鼓室の下で直角に前方に曲がり、破裂孔を通って蝶形骨体側面に達する。そこから海綿静脈洞〔p.647参照〕の中を斜め前方に進み、大きく屈曲して**頸動脈サイフォン**を作り、前床突起の内側で硬膜を貫き、前方に**眼動脈** ophthalmic artery を出し、さらに後方に走りながら**後交通動脈**、次いで前脈絡叢動脈を出した後、**前大脳動脈** anterior cerebral artery と**中大脳動脈** middle cerebral artery に分かれる。49

前大脳動脈は視神経をまたいで前内側に向かい、大脳縦裂内に入り、正中面上で脳梁に接しながら後方に進み、その過程で枝分かれしつつ細くなって終わる。左右の前大脳動脈は視交叉の上で**前交通動脈**によって連結される。前交通動脈部は脳動脈瘤の好発部位である。50

中大脳動脈は側方に3cmほど走った後、外側溝（Sylvius裂）の奥で数本の枝に分かれる。これらの枝はSylvius動脈群ともいわれ、三角形の島表面を走る。頸動脈造影側面像でSylvius動脈群の正常な三角形からの変形があれば、腫瘍の位置を知るための参考になる。

なお、内頸動脈起始部にある**頸動脈洞** carotid siuns (29) は圧受容器、内外頸動脈分岐部にあるゴマ粒大の**頸動脈小体** carotid body は血中 O_2 および CO_2 分圧の受容器である。

椎骨動脈は頸の付け根で鎖骨下動脈から分かれ、第6〜第1頸椎横突孔を通って上行し、環椎後弓の椎骨動脈溝を通って大後頭孔から頭蓋内に入り、**後下小脳動脈** posterior inferior cerebellar artery を出した後、橋の下縁で左右合して**脳底動脈** basilar artery となる。脳底動脈は前下小脳動脈 anterior inferior cerebellar artery、上小脳動脈 superior cerebellar artery などを出した後、橋の上縁で左右の**後大脳動脈** posterior cerebral artery に分かれる。後大脳動脈は、後交通動脈により内頸動脈と連絡した後、テント切痕縁に沿って小脳テント上を走り、大脳脚の周りを外側から後方

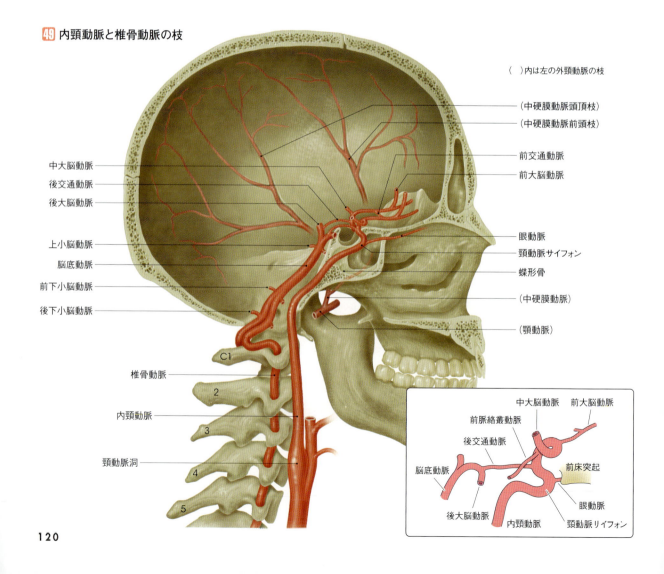

49 内頸動脈と椎骨動脈の枝

に進み，側頭葉の内側下面を通って後頭葉に達する。

Willis動脈輪

左右の前大脳動脈が前交通動脈により連結され，内頸動脈と後大脳動脈が後交通動脈により連結されているので，脳底部に視神経や下垂体漏斗部を取り巻く動脈輪ができる。これをWillis動脈輪 circle of Willis（**大脳動脈輪**）といい，脳における前-後，左-右を結ぶ側副血行路として重要である。しかし，吻合路は十分に太くはないので，血流量の多い内頸動脈が閉塞すると，脳への血流は不足する。高齢者では，脳の太い動脈が突然閉塞した場合，Willis動脈輪による側副路は不十分なことが多く，**脳血管発作** cerebrovascular stroke を起こす。脳血管発作の原因で多いのは脳血栓，脳出血，脳塞栓，クモ膜下出血などの脳血管障害である。クモ膜下出血の出血源となる動脈瘤の大多数は，この動脈輪に発生する。

脳循環の特徴

脳の組織はほぼグルコースだけをエネルギー源とし，その貯蔵もごくわずかなので，安定した血流による供給が脳機能を維持する上で不可欠である。脳血流量の不足はたちまち脳機能に影響を及ぼす。脳血流量は50〜55 mL/100 g/min で，脳重量を1,500 gとすれば750 mL/minとなる。これは心拍出量の15％，O_2消費で全体の20％を占める。CO_2の上昇は脳血管の拡張を，低下は収縮をもたらす。pHの低下で脳血管は拡張し，上昇で収縮する。

脳の毛細血管は，内皮細胞が窓 fenestration を持たずタイト結合で結合している上，周囲が星状膠細胞 astrocyte の終足で覆われているため，血管とニューロンの間に関門（**血液脳関門** blood-brain barrier）が形成されている。水，CO_2，O_2は自由に通過し，グルコースは徐々に通過するが，Na^+，K^+，Mg^{2+}，Cl^-，HCO_3^-，HPO_4^-などの通過は他の組織の3〜30倍遅い。

50 脳の動脈：脳底面

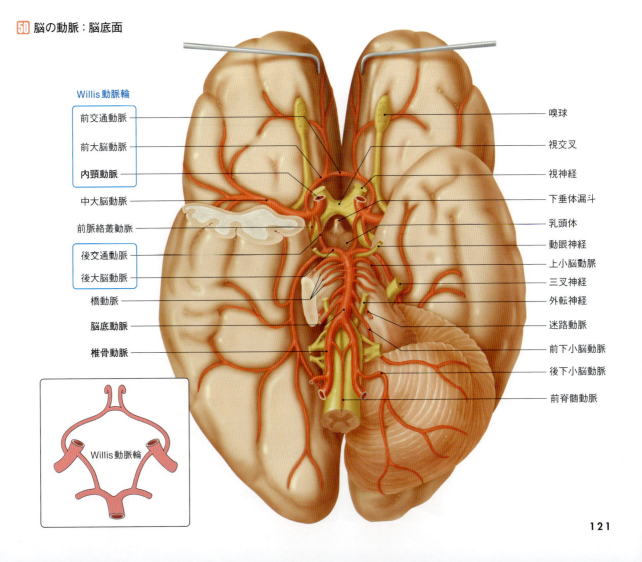

循環器　全身の動静脈

脳の静脈は主に硬膜静脈洞に集められ，内頸静脈に注ぐ

頭部の静脈 51

脳の静脈血は，硬膜の骨内膜層と髄膜層の間にあり内面が内皮細胞に覆われた**硬膜静脈洞** dural venous sinus に集まり，**内頸静脈** internal jugular vein に注ぐ。硬膜静脈洞内（特に上矢状静脈洞）に突出する**クモ膜顆粒**は，脳脊髄液が吸収されて血液に入る部位である〔p.643参照〕。

頭蓋の外の構造を養った血液は，内頸静脈か**外頸静脈** external jugular vein のいずれかに注ぐ。両者は別々に鎖骨下静脈に注ぐ。

硬膜静脈洞 52

硬膜静脈洞には以下のものがある。①**上矢状静脈洞** superior sagittal sinus：大脳鎌の上縁を走る。②**下矢状静脈洞** inferior sagittal sinus：大脳鎌の下縁に沿って走る。③**直静脈洞** straight sinus：大脳鎌の小脳テントへの付着に沿う。④**横静脈洞** transverse sinus：小脳テントの頭蓋骨への付着に沿って走り，S状静脈洞に移行する。⑤**S状静脈洞** sigmoid sinus：後頭蓋窩をS字状に走り，頸静脈孔で内頸静脈に移行する。⑥**後頭静脈洞** occipital sinus：小脳鎌の付着に沿う。⑦**海綿静脈洞** cavernous sinus：トルコ鞍と蝶形骨体の両側に位置し，海綿間静脈洞 intercavernous sinus でつながる。海綿静脈洞の中を内頸動脈と外転神経が通り，外側壁は上から順に動眼神経，滑車神経，三叉神経第1枝，第2枝を含む〔p.647参照〕。⑧**上錐体静脈洞** superior petrosal sinus：小脳テントの錐体上縁への付着部を走る。⑨**下錐体静脈洞** inferior petrosal sinus：海綿静脈洞の後縁から起こり，内頸静脈に注ぐ。⑩**脳底静脈叢** basilar plexus：下錐体静脈洞をつなぎ，下方で内椎骨静脈叢につながる。

硬膜静脈洞は，頭蓋冠の中の板間静脈とつながっている。後者は導出静脈により頭皮の帽状腱膜下の疎性結合組織の静脈と連絡しているため，頭皮の炎症が頭蓋内に感染することがある。

内眼角，鼻，唇からの血液は，通常は顔面静脈に注ぐが，上眼静脈を経て海綿静脈洞に入ることがある。そのため顔面静脈の血栓性静脈炎が海綿静脈洞に波及することがある。

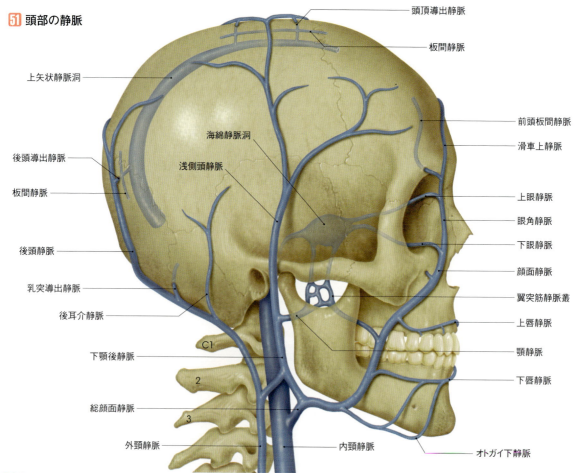

51 頭部の静脈

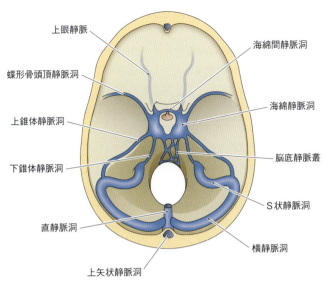

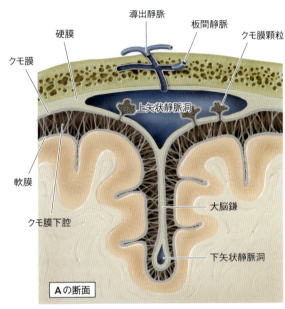

脳底静脈叢と後頭静脈洞は，大後頭孔を通して内椎骨静脈叢とつながる。この静脈には弁がなく，激しい咳などによる胸郭，腹部，骨盤の圧迫は，静脈血をこれらの領域から内椎骨静脈叢，さらに硬膜静脈洞に押し出し，膿瘍の膿や癌細胞が脳脊髄に広がることがある。

52 頭蓋内の静脈

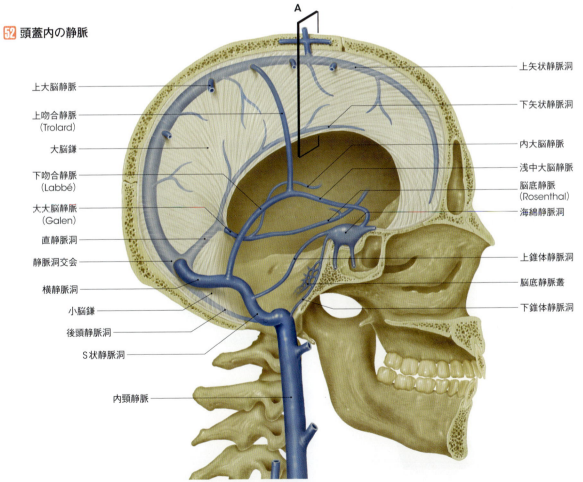

循環器　全身の動静脈

上腕動脈の枝と橈骨動脈・尺骨動脈の反回枝が肘周囲に動脈網をつくる

鎖骨下動脈は，鎖骨と第1肋骨の間を通って腋窩に出て，名称を**腋窩動脈**axillary arteryに変える。腋窩動脈は枝として最上胸動脈，胸肩峰動脈，外側胸動脈，肩甲下動脈，前・後上腕回旋動脈を出した後，大円筋の下縁で**上腕動脈** brachial arteryとなる。54 (57)

上腕を養うのは上腕動脈の枝である。上腕動脈は**上腕深動脈** profunda brachii arteryを背側に出した後，肘窩で**橈骨動脈** radial arteryと**尺骨動脈** ulnar arteryに分かれ，それらの枝が前腕を養う。橈骨動脈は前腕から手根に入ると尺骨動脈の枝と吻合して浅・深掌動脈弓を形成する。この動脈弓から手を養う枝が出る。上腕動脈の拍動は上腕二頭筋（力こぶの筋）の後内側縁に沿って，橈骨動脈の拍動は前腕の橈側遠位端および長・短母指伸筋の間にできるくぼみ（解剖学的嗅ぎ煙草入れ〔p.791参照〕）で舟状骨上に触れることができる。

肘の周囲には，上腕動脈の枝と橈骨動脈および尺骨動脈からの反回枝が吻合して動脈網を形成している 53 。この**肘周囲動脈網**は機能的・外科的に重要な側副循環である。上腕動脈を下尺側側副動脈が分岐するところより遠位で締めても，組織損傷は起こりにくい。肘周囲の吻合を介して，尺骨動脈と橈骨動脈から十分な血液を受けることができるからである。しかし，上腕動脈の閉塞や裂傷は腕の虚血を招き，数時間で筋の麻痺が起こる。筋が壊死に陥り，線維性瘢痕組織に置き換わって短縮してしまうと，Volkmann拘縮と呼ばれる屈曲変形を生じ，手の力が失われる。

尺骨動脈は前腕近位で総骨間動脈を分枝する。これは反回骨間動脈を出し，前・後骨間動脈に分かれる。前骨間動脈は前腕遠位で大部分背側に行く。橈骨動脈と尺骨動脈は手掌で吻合して**浅・深掌動脈弓**を形成する。浅掌動脈弓は3本の総掌側指動脈を出す。これは深掌動脈弓からの掌側中手動脈と吻合し，それぞれ1対の固有掌側指動脈に分かれ，第2〜5指の対向面を走る。第5指尺側には小指尺側動脈が行く。橈骨動脈はまた，母指主動脈（第1基節骨底で2分岐する）と示指橈側動脈を出す。手背では，橈骨動脈，前・後骨間動脈，尺骨動脈の枝により**背側手根動脈網**が形成される。橈骨動脈から背側母指動脈と背側示指動脈が，背側手根動脈網から3本の背側中手動脈が出て，各々背側指動脈となる。

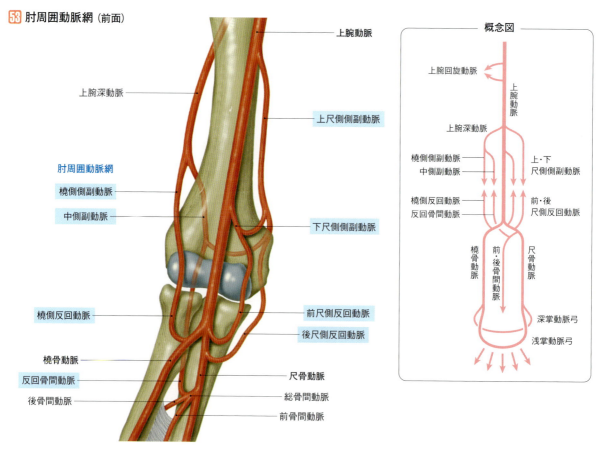

53 肘周囲動脈網（前面）

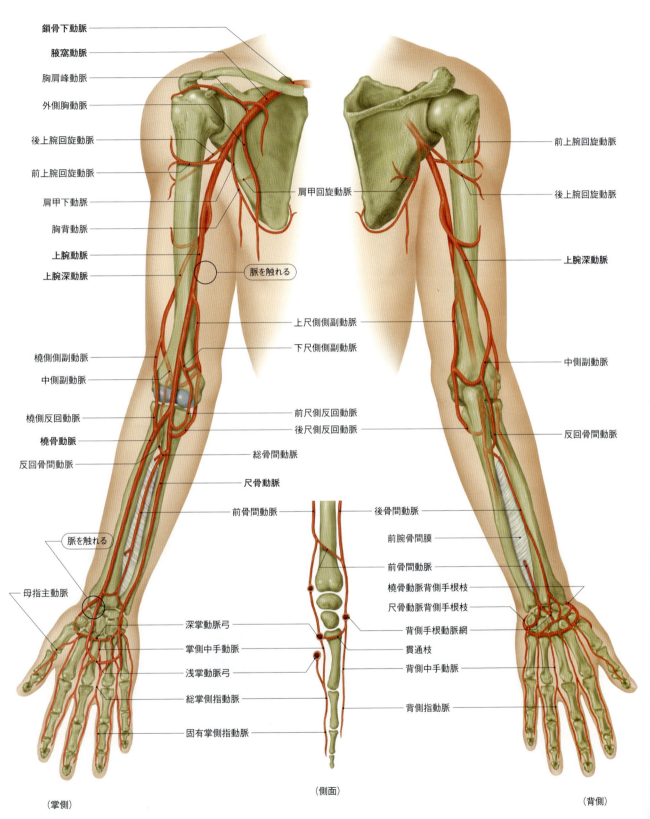

循環器　全身の動静脈

橈側皮静脈は腋窩静脈に，尺側皮静脈は上腕静脈に注ぐ

手の皮下を走る**皮静脈**は手背静脈網に集まり，ここから**橈側皮静脈** cephalic vein と**尺側皮静脈** basilic vein が起こる。両者は肘窩で吻合を形成する。吻合部の静脈は採血や静脈注射に用いられるが，肘窩における皮静脈の走行は個人差が著しいので注意を要する。

55 上肢の静脈

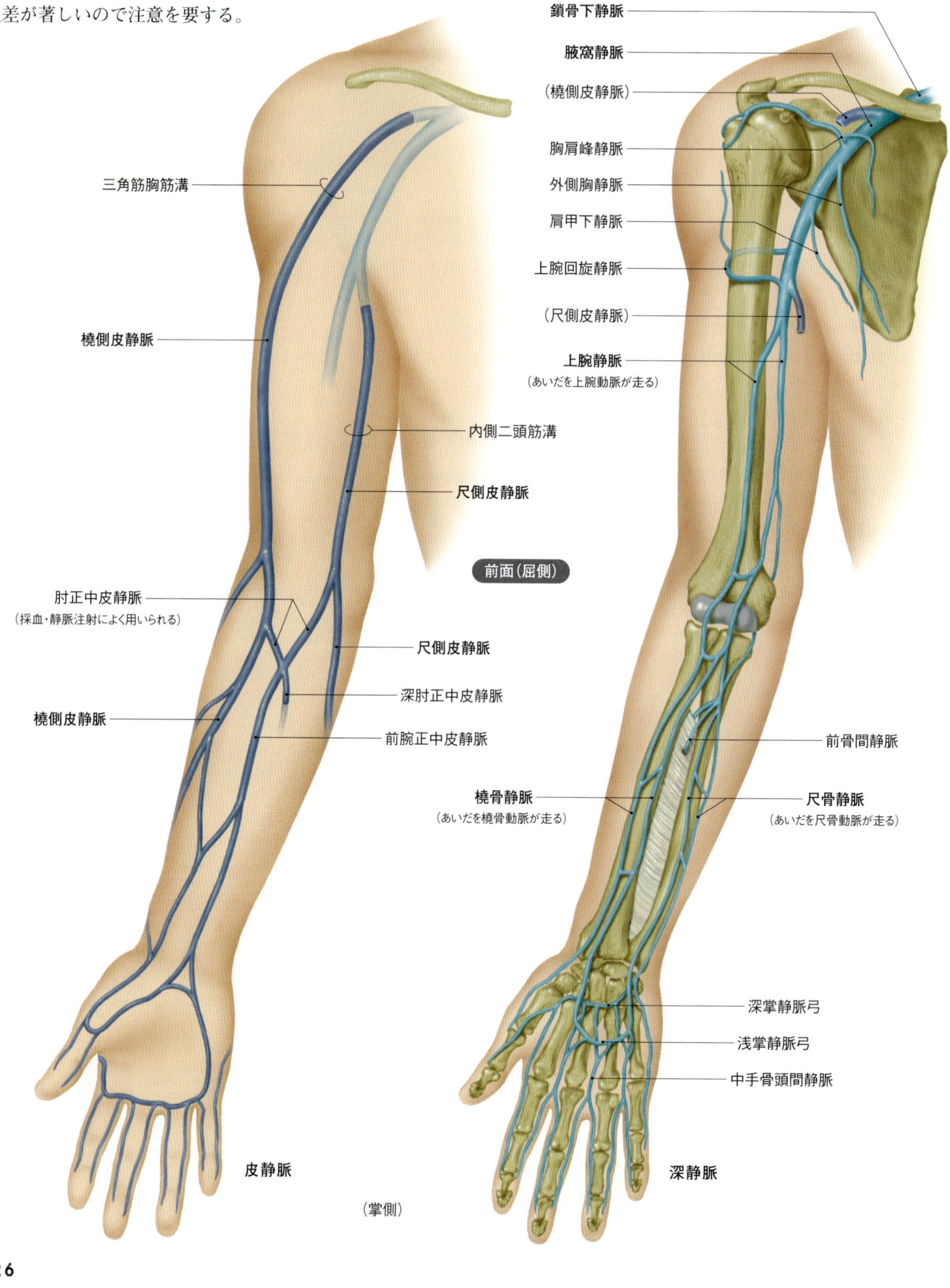

左図ラベル（前面／屈側）:
- 三角筋胸筋溝
- 橈側皮静脈
- 内側二頭筋溝
- 尺側皮静脈
- 肘正中皮静脈（採血・静脈注射によく用いられる）
- 尺側皮静脈
- 深肘正中皮静脈
- 前腕正中皮静脈
- 橈側皮静脈
- 皮静脈
- （掌側）

右図ラベル:
- 鎖骨下静脈
- 腋窩静脈
- （橈側皮静脈）
- 胸肩峰静脈
- 外側胸静脈
- 肩甲下静脈
- 上腕回旋静脈
- （尺側皮静脈）
- 上腕静脈（あいだを上腕動脈が走る）
- 前骨間静脈
- 橈骨静脈（あいだを橈骨動脈が走る）
- 尺骨静脈（あいだを尺骨動脈が走る）
- 深掌静脈弓
- 浅掌静脈弓
- 中手骨頭間静脈
- 深静脈

126

橈側皮静脈は手首の外側縁と前腕の前外側を上行し、三角筋胸筋溝を通って三角筋胸筋三角(鎖胸三角)に至り、腋窩静脈に注ぐ。尺側皮静脈は前腕と上腕の内側を上行し、上腕の下1/3で深層に入り、腋窩で上腕静脈に注ぐ。これらの皮静脈は、貫通静脈 perforating vein を介して深静脈と吻合している(70)。

一方、上肢の深部を走る**深静脈**すなわち橈骨静脈、尺骨静脈、上腕静脈、腋窩静脈は、それぞれ同名の動脈に伴行して走る。前3者はそれぞれ2本に分かれ、動脈をはさむようにして走る。

●肘窩における採血・注射
肘窩において内側前腕皮神経は尺側皮静脈に接して走り、ときには肘正中皮静脈の内側部をまたいでいる。さらに、これらの深部には筋膜を隔てて上腕動脈と正中神経が走っている。採血や静脈注射のため注射針を穿刺する際には、穿刺角度を15度以上にしない。皮下深く刺入させると、これらの神経や動脈を損傷する恐れがある。

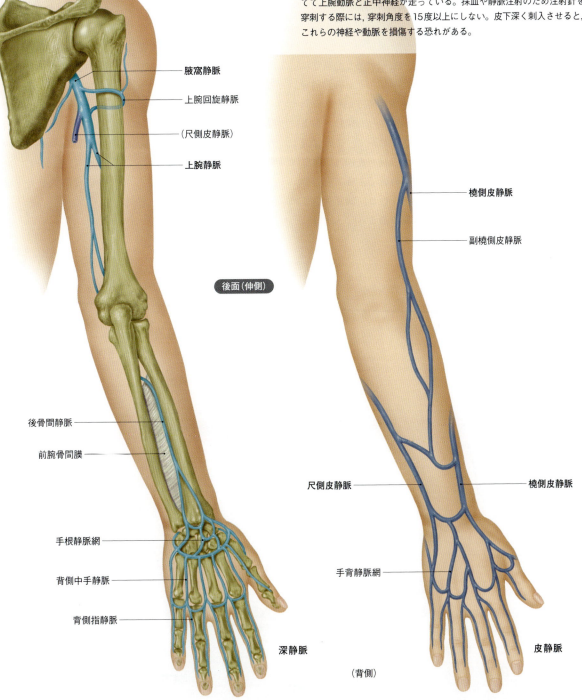

胸大動脈の枝は胸壁と横隔膜，気管支・食道に分布する

　上行大動脈は左心室の大動脈口から約5cm上行して，胸骨角の高さ（右第2胸肋関節の後方）で大動脈弓に移行する。大動脈弓は上後方，さらに左に曲がって気管の前を通り，左主気管支をまたいで気管と食道の左側に至り，左第2胸肋関節の後方（第4胸椎下縁の左側）で胸大動脈 thoracic aorta に移行する。胸大動脈は後縦隔で脊柱の左側を下行し，次第に右に移り，横隔膜後部の正中にある大動脈裂孔を通り，第12胸椎下縁で腹大動脈に移行する。

上行大動脈・大動脈弓の枝

　上行大動脈の起始部から左右の冠状動脈が出て心臓壁に分布する(44)。大動脈弓からは，まず腕頭動脈が胸骨柄後方で起こり，気管の前方かつ左腕頭静脈の後方から上外側に進み，気管の右側に達して，右総頸動脈と右鎖骨下動脈に分かれる。大動脈弓の第2枝は左総頸動脈で，これは気管の前から左側を上行し，左胸鎖関節の後方を通って頸部に入る。大動脈弓の第3枝は左鎖骨下動脈である。左鎖骨下動脈は左総頸動脈とともに上縦隔を上行し，胸郭を出て頸の根元に入ると，左総頸動脈の左側を通る(47)。

胸大動脈の枝 57

　胸大動脈は，壁側枝として9対の**肋間動脈** posterior intercostal artery，1対の**肋下動脈** subcostal artery，**上横隔動脈** superior phrenic artery を出し，臓側枝として**気管支動脈** bronchial artery，**食道動脈** esophageal artery，および心膜や縦隔に行く小枝を出す。

　気管支動脈は，胸大動脈の前面または肋間動脈から1～2本起こり，気管支に沿って肺に入り，気管支，気管周囲組織，臓側胸膜などを養う。食道動脈は，胸大動脈の前面から4～5本出て，食道を養う。

　上横隔動脈の数は不定で，大動脈裂孔のあたりで胸大動脈から起こり，横隔膜を上面から養う。

　第3～第11肋間動脈 56 は胸大動脈から起こり，肋骨下縁に沿って肋間静脈，肋間神経と並んで進む。途中，背枝，外側皮枝，側副枝（肋骨上縁に沿う）を出し，前胸壁で内胸動脈または筋横隔動脈から起こる前肋間枝と吻合し，肋間筋，皮膚，壁側胸膜を養う。肋下動脈は第12肋骨下縁に沿い，腹壁の前外側の筋に分布する。

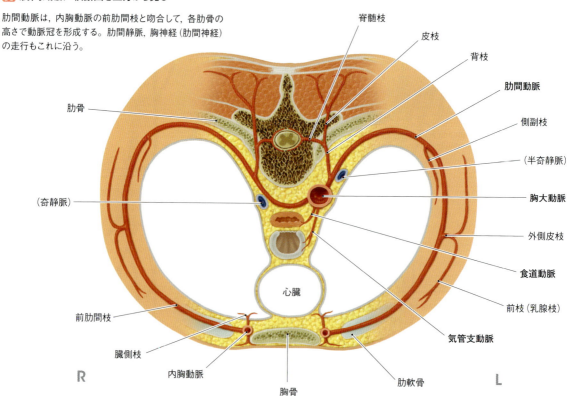

56 肋間動脈：横断面を上方から見る

肋間動脈は，内胸動脈の前肋間枝と吻合して，各肋骨の高さで動脈冠を形成する。肋間静脈，胸神経（肋間神経）の走行もこれに沿う。

57 体幹の動脈

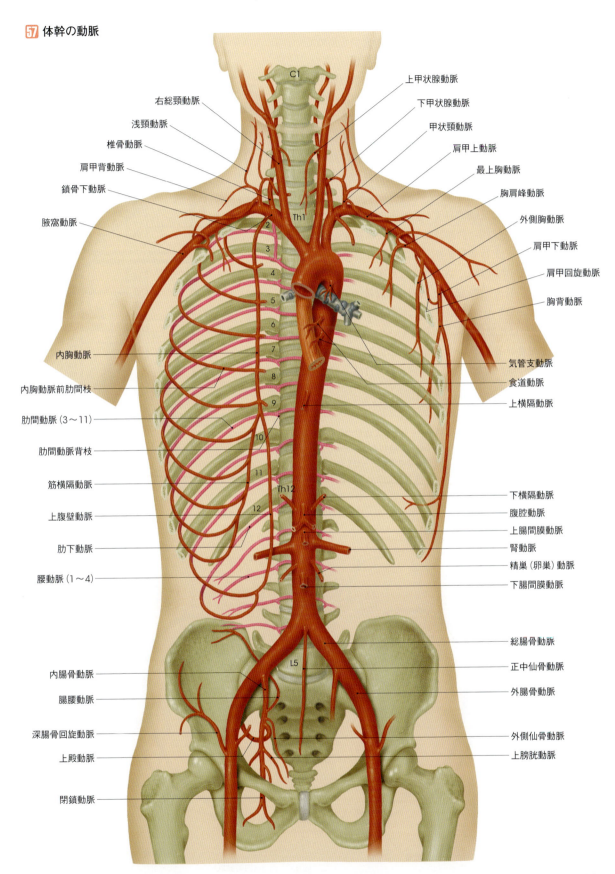

胸腹壁の静脈は奇静脈に集められ，上大静脈に注ぐ

　奇静脈系は脊柱の両側にあり，胸腹壁の静脈血を集めて上大静脈に注ぐ。その起始，走行，分枝，吻合は変異に富む。右側では，**上行腰静脈** ascending lumbar vein が横隔膜を貫いて胸腔に入り**奇静脈** azygos vein となる。奇静脈は右肋間静脈を受け，肺根の上面で曲がって上大静脈に注ぐ。左側では，上行腰静脈が胸腔に入り**半奇静脈** hemiazygos vein となり，第8～第12左肋間静脈を受け，中位胸椎の前で，食道，大動脈，胸管の後ろを右に進み，奇静脈に注ぐ。第4～第7左肋間静脈は**副半奇静脈** accessory hemiazygos vein に集められ，半奇静脈に注ぐか，単独に奇静脈に注ぐ。左第1～第3および右第1肋間静脈は最上肋間静脈を経て腕頭静脈に注ぐ。上行腰静脈の下端は総腸骨静脈と連絡し，腰静脈を上下に連絡し，左腎静脈とも連絡している。

　脊柱の周りに発達している**内・外椎骨静脈叢**は，肋間静脈や腰静脈と連絡し，奇静脈系と上行腰静脈を介して，上は上大静脈，下は総腸骨静脈と吻合している。したがって，奇静脈系や椎骨静脈叢は上・下大静脈間の側副路を形成しており，下大静脈が閉塞したときに胸・腹・背部・下肢からの静脈血の側副路となり得る。

● 外頸静脈の異常
心不全などで静脈圧が高くなると，外頸静脈が怒張して体表から見えるようになる。外傷などで外頸静脈や鎖骨下静脈が破れると，静脈に空気が吸い込まれ，肺に空気塞栓を起こし，呼吸困難やチアノーゼを生じる。

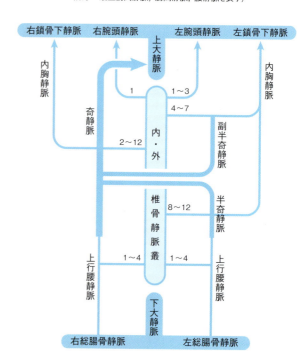

概念図
（数字は最上肋間静脈，肋間静脈，腰静脈を表す）

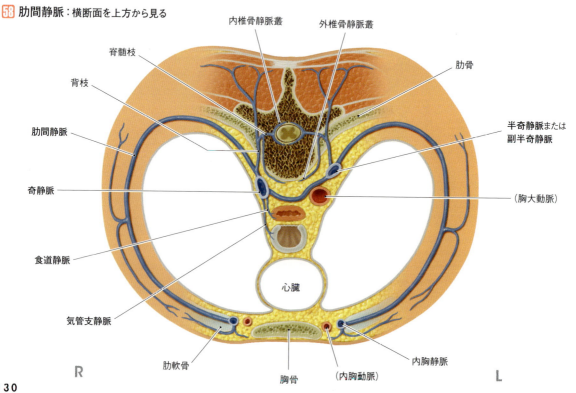

58 肋間静脈：横断面を上方から見る

59 体幹の静脈

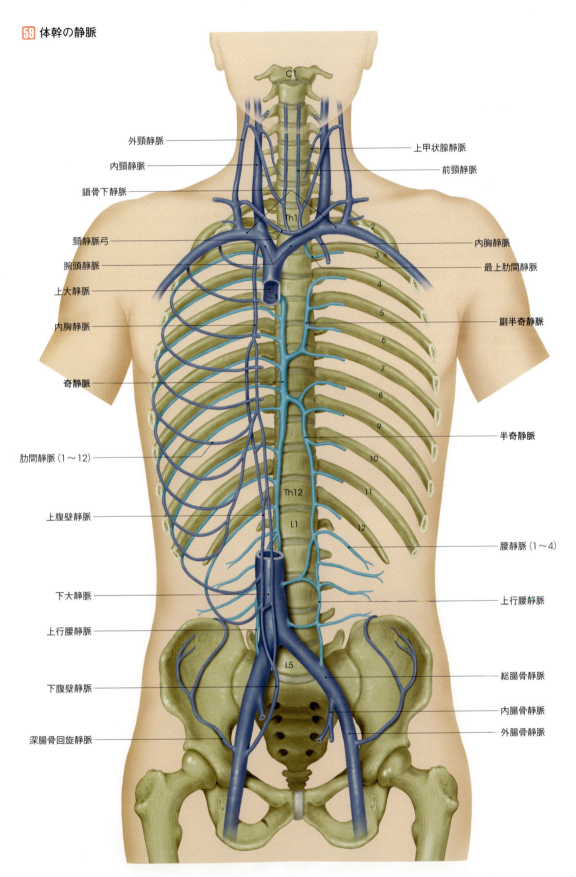

腹大動脈の枝は消化器と泌尿生殖器に分布する

　胸大動脈は第12胸椎の高さで横隔膜の大動脈裂孔を通過し，腹大動脈abdominal aortaとなる．腹大動脈は脊柱の前面を下り，第4腰椎の前で左右の総腸骨動脈を出して終わる（57）．腹大動脈の枝は臓側枝と壁側枝に大別される．臓側枝は，消化器に分布する無対の枝と，泌尿生殖器系に分布する有対の枝がある．

消化器に分布する動脈 60 61

　3本の動脈が消化器を養う．

　①**腹腔動脈**celiac trunk：横隔膜直下で前方に出る太い動脈で，直ちに左胃動脈left gastric artery，総肝動脈common hepatic artery，脾動脈splenic arteryの3枝に分かれ，胃，十二指腸，肝臓，胆嚢，膵臓，脾臓に分布する．総肝動脈は右胃動脈right gastric artery，固有肝動脈proper hepatic artery，胃十二指腸動脈gastroduodenal arteryに分かれる．胃十二指腸動脈はさらに前・後上膵十二指腸動脈と右胃大網動脈を出す．後者は，脾動脈から起こる左胃大網動脈と吻合する．

　②**上腸間膜動脈**superior mesenteric artery：腹腔動脈のすぐ下で腹大動脈から起こり，膵臓の後ろを通って膵臓の鉤状突起と十二指腸の前に現れる．十二指腸から横行結腸までを養う．基部から起こる前・後下膵十二指腸動脈は，腹腔動脈の枝である前・後上膵十二指腸動脈とそれぞれ膵頭部の前後で吻合して膵臓と十二指腸を養う．

　③**下腸間膜動脈**inferior mesenteric artery：腹大動脈下部から起こり，横行結腸，下行結腸，S状結腸，直腸の上半部（上直腸動脈superior rectal artery）に分布する．上・下腸間膜動脈は，腸間膜の中で扇形に分枝し，隣り合う枝が吻合して二重三重のアーチ（動脈アーケード）をつくったのち，まっすぐな直動脈として腸管に至る．

60 消化器に分布する動脈 (1)

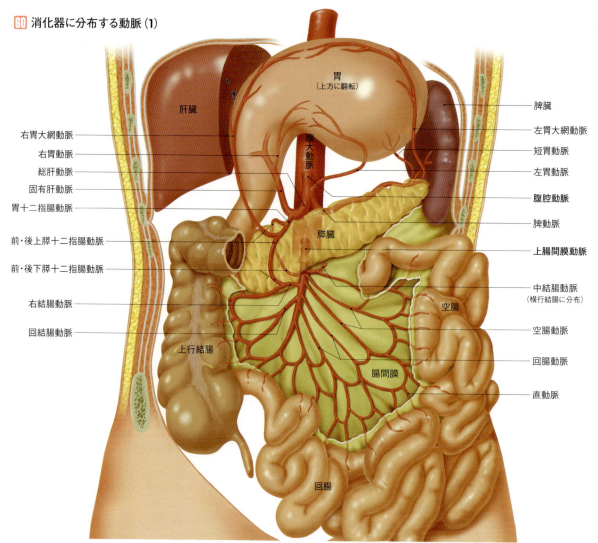

132

泌尿生殖器系に分布する動脈 [57]
　①**中副腎動脈** middle suprarenal artery
　②**腎動脈** renal artery：上腸間膜動脈の下から左右に出て、腎臓に入る。右腎動脈は下大静脈の後ろを通る。
　③**精巣動脈** testicular artery, **卵巣動脈** ovarian artery：腹大動脈の中部で腎動脈の下から起こる細い動脈。それぞれ精巣または卵巣に行く。

壁側枝 [57]
　①**下横隔動脈** inferior phrenic artery：横隔膜下面に分布し、上副腎動脈を出す。
　②4対の**腰動脈** lumbar artery：脊髄・腰部と腹壁に分布する。
　③**正中仙骨動脈** middle sacral artery

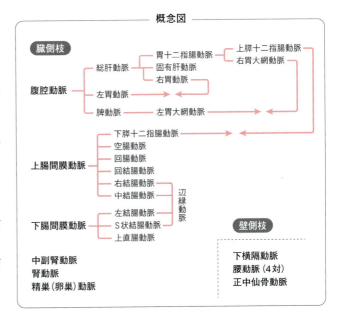

61 消化器に分布する動脈（2）

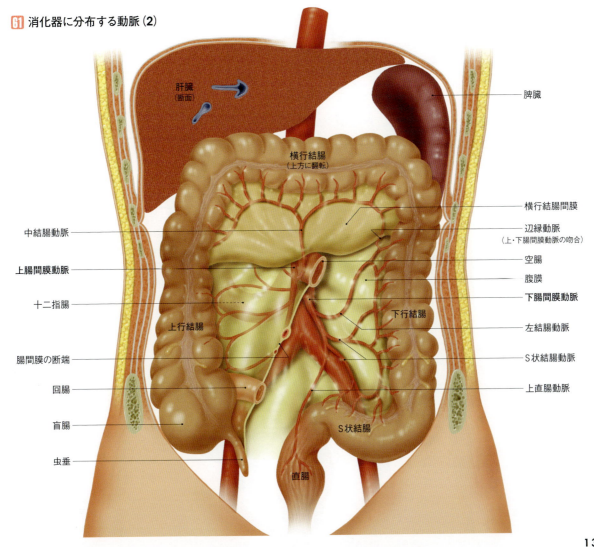

133

消化管，胆・膵・脾の血液は門脈に集められ，肝臓に入る

　胃，腸，膵臓，脾臓からの静脈血は，**門脈** portal vein に集められて肝臓に入り，肝臓の洞様毛細血管（類洞 sinusoid）を流れた後，下大静脈に注ぐ。

　門脈は，**上腸間膜静脈** superior mesenteric vein，**下腸間膜静脈** inferior mesenteric vein，**脾静脈** splenic vein，**左胃静脈** left gastric vein，**右胃静脈** right gastric vein などが合流して形成され，膵臓の後ろを通って，小網の肝十二指腸間膜の中を走り，固有肝動脈・肝管とともに肝門から肝臓に入る。 62

門脈の機能

　門脈は，胃腸や膵臓・脾臓の毛細血管と肝臓の毛細血管とをつなぎ，以下の物質を運ぶ。

　①胃腸で吸収された物質（肝臓で有毒物質は解毒され，栄養分はグリコーゲンとして貯蔵される）。

　②膵臓から分泌されるインスリンやグルカゴン（肝臓でのグリコーゲン貯蔵と糖の動員を調節する）。

　③脾臓で赤血球が破壊されて生じたヘモグロビンの分解産物（肝臓で水溶性に変換され，胆汁中に排泄される）。

門脈系と体循環系の吻合 63

　①左・右胃静脈と，奇静脈に注ぐ食道静脈 esophageal vein が吻合し，**食道静脈叢**を形成する。

　②下腸間膜静脈に注ぐ上直腸静脈 superior rectal vein と，内腸骨静脈 internal iliac vein に注ぐ中・下直腸静脈 middle/inferior rectal vein が吻合し，**直腸静脈叢**を形成する。

　③肝円索の中を通る細い数本の**臍傍静脈** paraumbilical

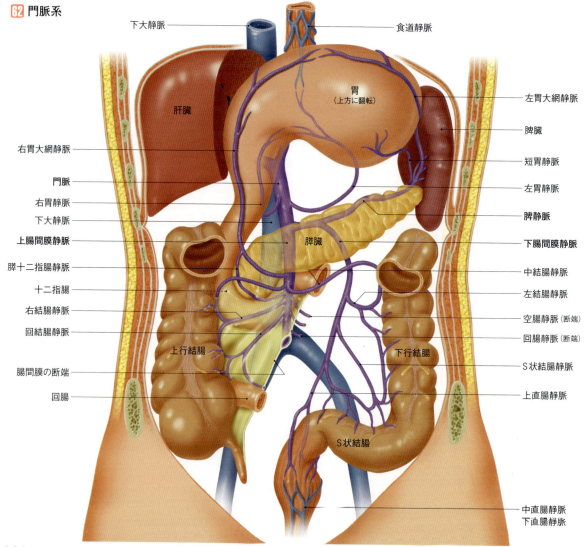

62 門脈系

veinが，前腹壁の静脈（下腹壁静脈，浅腹壁静脈など）と吻合する。

④結腸静脈の小枝（門脈系）が後腹壁静脈（体循環系）と吻合する。

⑤胃底部の小静脈（門脈系）が左下横隔静脈（体循環系）と吻合する。左下横隔静脈は多くの場合，左副腎静脈に合流して左腎静脈に注ぐが，下大静脈に注ぐこともある〔p.560参照〕。

門脈−体循環吻合は臨床的に重要である。肝硬変症では，肝実質細胞の破壊と再生，および結合組織の増生の結果，肝小葉構造と血管系が破壊され，再生結節が形成される。そのため門脈とその支流の血圧が上昇し，**門脈圧亢進症** portal hypertension になる。すると，門脈系から体循環系に血液が流れようとして，門脈と体循環の吻合部で静脈怒張 varicose vein が生じる。静脈の拡張がひどくなれば，静脈壁が破れて出血する。

食道の下端にできた**食道静脈瘤**esophageal varicesはしばしば大出血を起こし，死に至ることがある。同様に，直腸静脈叢の静脈の拡張は**痔核**hemorrhoidを招く。前腹壁では，拡張して屈曲・蛇行した腹壁静脈が臍から放射状に出現する。この前腹壁の様子はギリシャ神話に登場するメデューサの頭のヘビに似ているため，**メデューサの頭**と呼ばれる。

直腸下部の血液は中・下直腸静脈を介して内腸骨静脈，さらに下大静脈へ注ぐ。このことは，直腸下部の腫瘍が血行性に肺に転移しやすいことを物語っている。一方，直腸上部までの消化管の腫瘍は，門脈を介して血行性に肝臓に転移しやすい。

● 肝性脳症

肝硬変では，高度の肝細胞障害に伴う代謝異常と門脈−体循環吻合が存在するために，アンモニアを主とする腸管由来の昏睡物質が肝臓で代謝されずに，末梢血中に増加する。そのため意識障害と羽ばたき振戦など種々の神経症状を呈する。蛋白質の過剰摂取，便秘，消化管出血，利尿薬の過剰投与などが誘因となる。治療は特殊アミノ酸輸液を行う。高アンモニア血症に対しては，ラクツロースを投与する。あるいはラクチトールを投与して腸管内のpHを低下させ，食物の輸送能を亢進させる。また，カナマイシンやポリミキシンBなどの抗菌薬を投与して，アンモニア産生腸内細菌の増殖を抑制する。

63 門脈系と体循環系の吻合

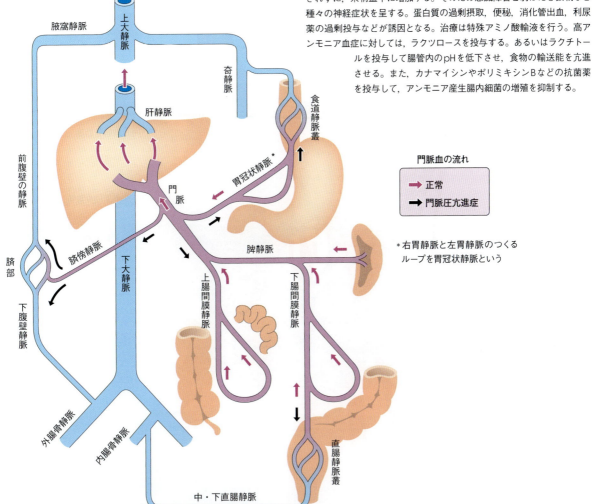

＊右胃静脈と左胃静脈のつくるループを胃冠状静脈という

循環器　全身の動静脈

内腸骨動脈の枝は骨盤内臓・骨盤壁・殿筋に分布する

　第4腰椎の前で腹大動脈から分かれた総腸骨動脈common iliac arteryは外下方に走り，仙腸関節の高さで内・外腸骨動脈に分かれる。外腸骨動脈は鼡径靱帯の後ろを通って，大腿動脈となる。
　内腸骨動脈internal iliac arteryは骨盤の外側壁に沿って骨盤腔に入り，前枝と後枝に分かれる。前枝は閉鎖動脈と多数の臓側枝に分かれ，後枝は壁側枝に分かれる。臓側枝は，卵巣と直腸上部を除くすべての骨盤内臓に分布する。

内腸骨動脈の枝 64 65

①**臍動脈**umbilical artery：胎生期に前腹壁に沿って上行し，臍帯を通って母体の胎盤に行く動脈である。生後は，近位を除き閉塞して臍動脈索となる。

②**上膀胱動脈**superior vesical artery：臍動脈近位部の遺残で，膀胱上面に向かう。

③**下膀胱動脈**inferior vesical artery：後腹膜を膀胱の下部に向い，膀胱，精嚢，前立腺を養う。途中，**精管動脈**を出し，精管，精嚢，精巣上体を養う。精管動脈は内腸骨動脈から直接起こることもある。

④**子宮動脈**uterine artery：肛門挙筋に沿って内方に走り，尿管と交叉し，子宮広間膜の底に達する。子宮の体と頸の境で腟動脈を出す。子宮とその靱帯，卵管，腟に分布する。〔p.430参照〕

⑤**中直腸動脈**middle rectal artery：骨盤内を下行して直腸に向い，精嚢，前立腺，直腸を養う。

⑥**腸腰動脈**iliolumbar artery：仙腸関節の前面を上行し，総腸骨静脈と大腰筋の後方を走る。腸骨筋，大腰筋，腰方形筋，仙骨管内の馬尾などを養う。

64 骨盤部の動脈：前面

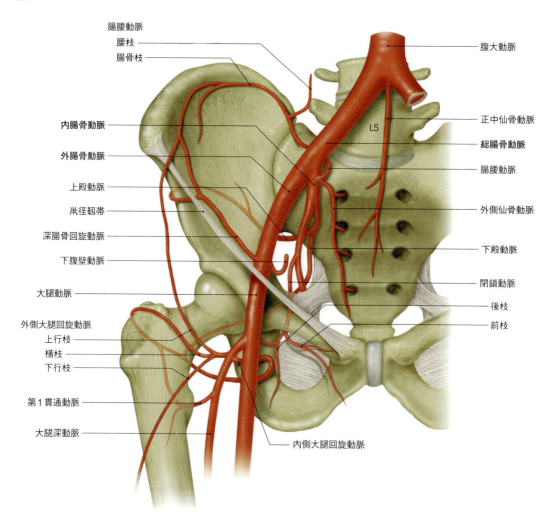

136

⑦**閉鎖動脈**obturator artery：骨盤の外側壁を前下方に向かい，若干の小枝を骨盤内壁に出した後，同名の神経とともに骨盤下部にある閉鎖管を通過して前枝と後枝に分かれる。前枝は外閉鎖筋，恥骨筋，大腿内転筋群，薄筋に分布し，後枝は坐骨結節に付着する筋に血液を送る。閉鎖動脈は閉鎖管に入る直前で恥骨に向かって恥骨枝を出す。この枝は下腹壁動脈の恥骨枝と吻合している。本来の閉鎖動脈が非常に細く，この吻合が発達して，閉鎖動脈の本幹が下腹壁動脈から出る形になった破格を**死冠**corona mortisという。鼡径ヘルニアの手術の際には死冠の存在に注意しなければならない。

⑧**上殿動脈**superior gluteal artery：大坐骨孔で梨状筋の上（梨状筋上孔）を通って殿部に出て，中・小殿筋に分布する。

⑨**下殿動脈**inferior gluteal artery：大坐骨孔で梨状筋の下（梨状筋下孔）を通って殿部に出て，大殿筋に分布する。

⑩**内陰部動脈**internal pudendal artery：陰部神経とともに梨状筋下孔を通って骨盤外に出るが，小坐骨孔から再び骨盤内に入り，**陰部神経管**pudendal canal（Alcock管）という内閉鎖筋膜のトンネルを通り，会陰に至る。下直腸動脈inferior rectal artery，会陰動脈perineal artery，陰茎（陰核）動脈など多数の枝に分かれ，肛門管と会陰と外陰部に分布する。

⑪**外側仙骨動脈**lateral sacral artery：梨状筋の上面を下行し，梨状筋と脊柱管に分布する。

まれに坐骨動脈（内腸骨動脈から起こり，坐骨神経に沿って下行し，膝窩動脈に移行する）がみられる。

65 骨盤部の動脈：側面

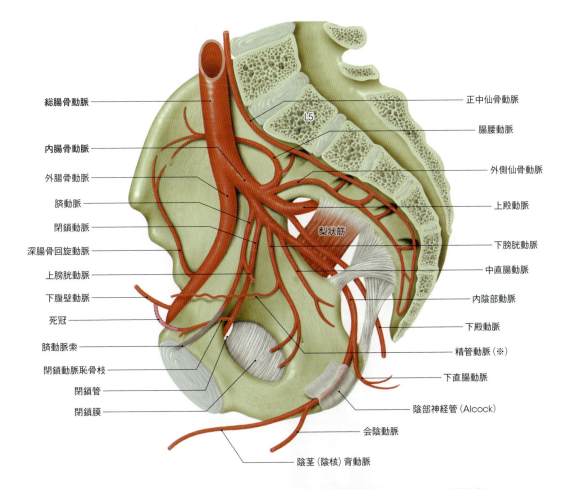

※女性の子宮動脈は通常，内腸骨動脈から直接分枝する

循環器　全身の動静脈

大腿動脈は枝分かれしながら下肢全体を栄養する

　大腿動脈 femoral artery は，外腸骨動脈の続きとして鼠径靱帯の中央点（上前腸骨棘と恥骨結節の中間点）で始まる。下行するにつれて大腿内側から後側に向かい，縫工筋の中1/3の深層にある内転筋管 adductor canal 66 を通って，膝関節の後面に至り膝窩動脈 popliteal artery となる。最大の枝である大腿深動脈 deep femoral artery は外側・内側大腿回旋動脈 lateral/medial circumflex femoral artery を大腿前面に出し，さらに3～4本の貫通動脈を大腿後面に出す。

　膝窩動脈は上・中・下膝動脈を膝の外側面と内側面に出し，下行膝動脈，前脛骨反回動脈などとともに膝関節の周りに動脈網 67 を作る。膝窩動脈は下腿で前脛骨動脈 anterior tibial artery と後脛骨動脈 posterior tibial artery とに分かれて下行し，足に至り，前者は足背動脈，後者は内側・外側足底動脈となる。

　足背動脈（脈を触れやすい）は，外側・内側足根動脈，弓状動脈を出し，第1背側中足動脈と深足底枝に分かれる。弓状動脈は第2～第4背側中足動脈を出し，各々2本の背側趾動脈となる。外側足底動脈は深足底枝と足底動脈弓をつくり，底側中足動脈を経て，底側趾動脈を出す。

66 内転筋管〔p.807参照〕

内転筋管は，縫工筋の中1/3にあり，内側広筋，内転筋群に囲まれた筋膜の管である。縫工筋が長内転筋の上を横切るところで始まり，大内転筋腱の中の内転筋腱裂孔で終わる。大腿動静脈，伏在神経，閉鎖神経が通る。

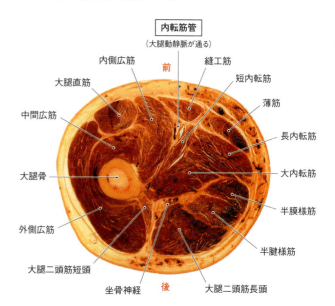

67 膝周囲動脈網：前面

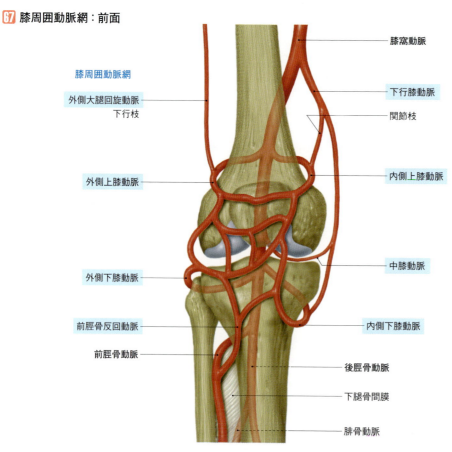

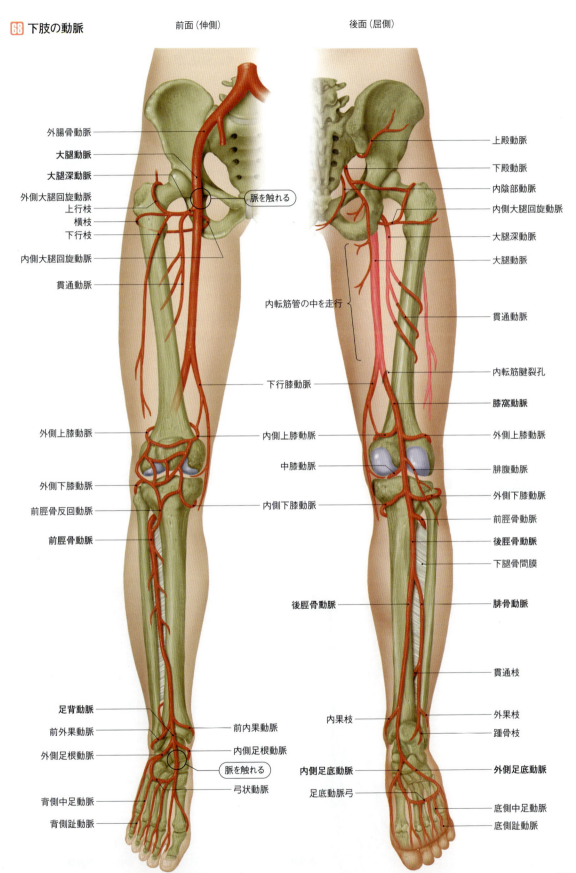

| 循環器 | 全身の動静脈 |

四肢の皮静脈は，深部を走る伴行静脈と吻合している

足の指の静脈は足背静脈弓に，足底の浅静脈は足底静脈弓に注ぐ。両者は内側で**大伏在静脈** great saphenous vein に，外側で**小伏在静脈** small saphenous vein に注ぐ。

大伏在静脈は，内果の前方から脛骨の下1/3を斜めに横切り，膝蓋骨の内側縁の約10cm後方を上行して大腿に至り，鼠径靱帯の内側下方にある伏在裂孔を通って**大腿静脈** femoral vein に注ぐ。小伏在静脈は，外果の後方から下腿後面を上行し，膝窩で**膝窩静脈** popliteal vein に注ぐ。

下肢の血液の大半は動脈に伴行する深静脈によって運ばれるが，深静脈と浅静脈（皮静脈）の間には吻合がある 70。正常では，ふくらはぎの筋の収縮は血液を心臓のほうへ送るが，浅・深静脈間の貫通静脈 perforating vein の弁が閉じなくなると，血液は逆流し，浅静脈が拡張・蛇行して静脈瘤 varicose vein を生じる。大伏在静脈は，閉塞した静脈のバイパスとして用いられる。

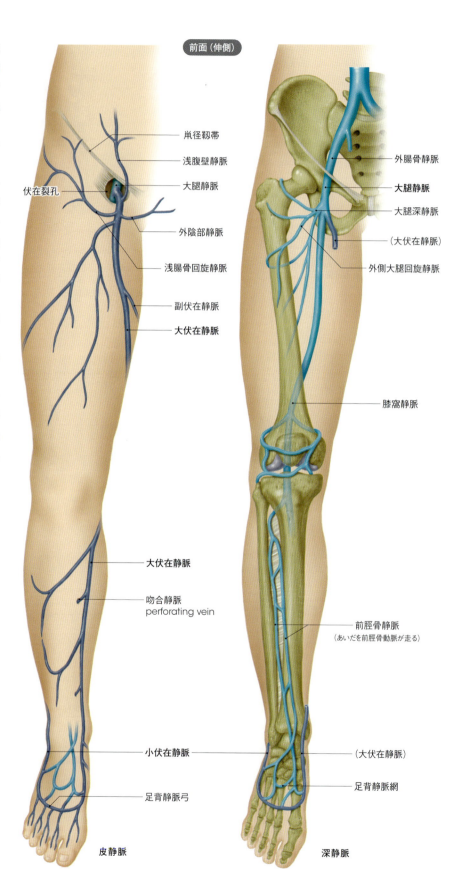

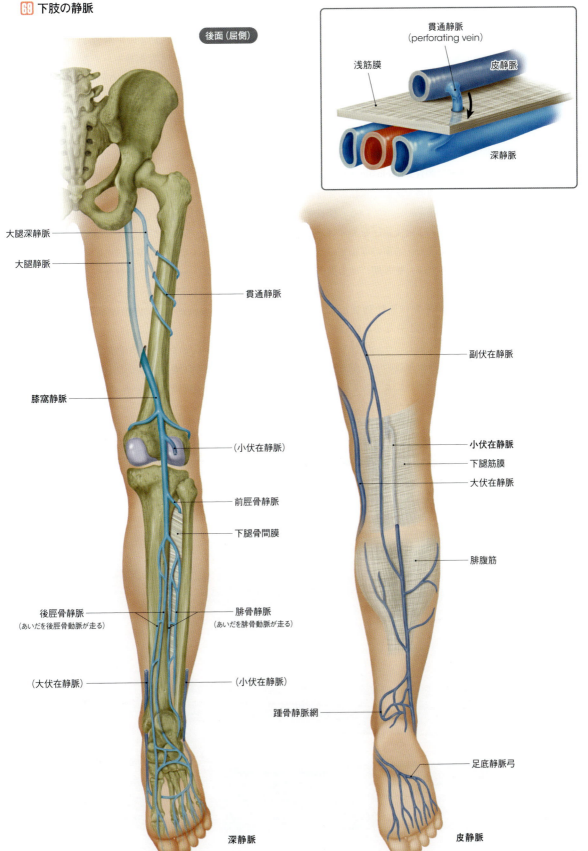

血管の壁は毛細血管を除き3層構造である

血管の壁は**内膜**tunica intima, **中膜**tunica media, **外膜**tunica adventitiaの3層からなる。内膜は, 1層の扁平な内皮細胞からなる**内皮**endotheliumと, その下にある少量の結合組織からなる。中膜は主に輪走する平滑筋細胞からなり, 外膜はその周囲の結合組織である。71

動脈arteryは心臓から出ていく血液を通す血管であり, 中膜の輪走筋が厚い層をなし, 多量の弾性線維を含む。大動脈など心臓に近い太い動脈は**弾性動脈**elastic arteryと呼ばれ, 弾性線維が平滑筋よりも豊富である。板状の弾性線維が何層も重なり, その間に平滑筋が入っている。弾性動脈は, 動脈壁の豊富な弾性線維によって血圧を調節し, 持続的な血流を作り出すことができる。心室の収縮期には大動脈壁が押し広げられて血液を貯え, 拡張期には大動脈壁が収縮して血液を末梢へ押し出す。

身体の末梢にある中等大の動脈は**筋性動脈**muscular arteryと呼ばれ, 中膜は主に平滑筋からなる。内膜と中膜の間に弾性線維の層があり**内弾性板**という。中膜と外膜の間にも**外弾性板**がある。弾性板には無数の小孔があいている。筋性動脈は, 平滑筋の収縮・弛緩により血管腔の広さを変えて, その血流量を調節することができる。

内皮と数層の平滑筋線維で構成される細い動脈は**細動脈**arterioleと呼ばれる。細動脈の平滑筋は自律神経に支配されており, 血流量に大きな影響を与える。筋が収縮すれば血管収縮vasoconstrictionが起こり, その先の血流量が減少する。逆に, 平滑筋が弛緩すると血管拡張vasodilatationが起こり, 血流量は増加する。

静脈veinは心臓に血液を戻す血管であり, 中膜が薄く, 輪走筋がまばらである。弾性線維も動脈よりはるかに少ない。太い静脈では外膜にしばしば縦走筋の走行をみる。毛細血管を通過した後の細い静脈は**細静脈**venuleと呼ばれる。血液全体の2/3以上が細静脈と静脈にあり, **容量血管**capacitance vesselとして循環血液の貯蔵場所となる。静脈には内膜が折り返ってできた**静脈弁**がある。この弁が存在するために, 骨格筋の収縮・弛緩によって筋ポンプmuscle pumpが働き, 血液が心臓に向かって流される(42)。

毛細血管capillaryは1層の内皮細胞で構成され, 動脈系と静脈系の間に介在する。多くの毛細血管は, 収縮性のあるタコのような**周皮細胞**pericyteに取り巻かれている。

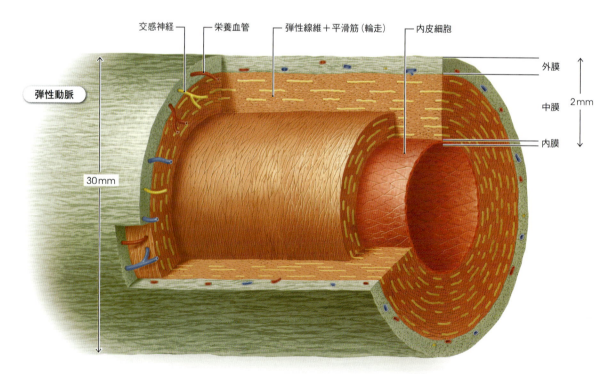

71 血管壁の構造 血管壁の構造を図示するため, 実際の比率より壁を厚く描いてある

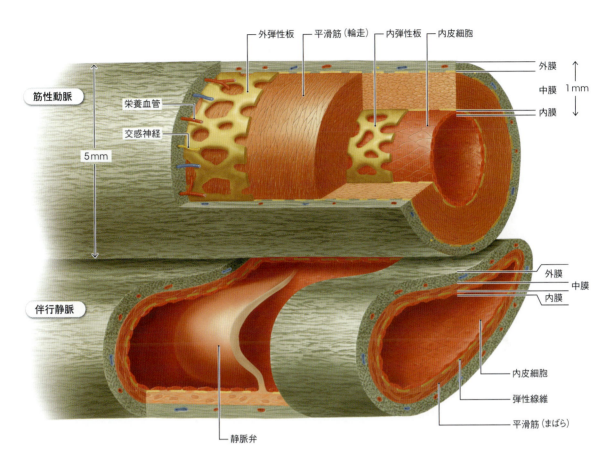
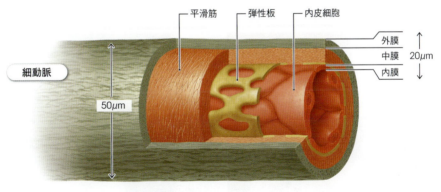
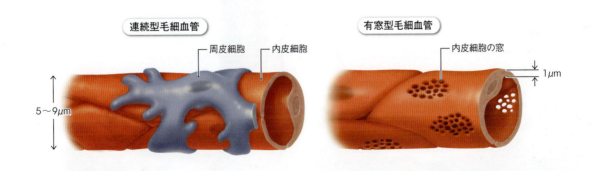

毛細血管は血液と組織の間での物質交換の場である

細動脈は分岐を繰り返すうちに壁の平滑筋はまばらとなり，ついには平滑筋を持たない**毛細血管**capillaryとなる。細動脈末端部の平滑筋は，組織の代謝産物であるCO_2や乳酸などで弛緩し，血流が増加する。

毛細血管の壁は，1層の**内皮細胞**endothelial cellとそれを取り囲む**基底膜**basement membraneからなる。内皮細胞の厚さは1μmほどで，これによって取り囲まれる内腔の直径は動脈側で約5μm，静脈側で約9μmである。したがって，赤血球（直径7.5μm，厚さ2μm）は毛細血管内を変形しながら通過していく。

基底膜の外側には**周皮細胞**pericyteが存在し，多数の足状の突起で血管を包んでいる。周皮細胞は収縮能を持ち，血管の構造や血流の維持に関与する。また，血管の新生に関与する可能性が考えられている。

●腸間膜の毛細血管
腸間膜の毛細血管は，細動脈につながるメタ細動脈metarterioleから分岐する。分岐部には前毛細血管括約筋があり，血流を調節している。

毛細血管での物質交換を促進する仕組み
イオンなどの極性分子や蛋白質は，血管内皮細胞の細胞膜を透過できない。それでは内皮細胞のすき間はどうだろうか。脳の毛細血管は，内皮細胞どうしがタイト結合でつながれているため，その間隔は10nmと狭く，物質輸送はきわめて困難である。このようなタイプを**連続型毛細血管** 72 といい，骨格筋や肺の毛細血管もこのタイプである。ところが，肝臓の類洞の毛細血管では内皮細胞どうしがつながっておらず，30〜500nmものすき間がある。これを**非連続型毛細血管**といい，このすき間からイオン，水，蛋白質，さらには細胞も透過できる。

一方，内皮細胞自体が特殊に変化している部位がある。内分泌腺，腎糸球体，小腸粘膜などにみられる**有窓型毛細血管** 73 は，内皮細胞の一部が薄くなって直径20〜100nmの小孔（窓fenestration 74 ）が多数あいている。この孔を通って，血液と組織との間で物質交換が行われる。

また，血管内皮細胞内に輸送小胞transport vesicleがみられることがある。この小胞は，血管腔側で物質を入れ，反対側まで運び，そこで膜に融合して内容物を細胞外（間質）に放出することによって蛋白質などを輸送する。この現象をトランスサイトーシスtranscytosisというが，その分子メカニズムはまだよくわかっていない。

72 連続型毛細血管
ラット膵臓（外分泌部）の毛細血管の横断像。内皮細胞に孔はみられない。2つの内皮細胞は固くつながれ，すき間はごくわずかである（矢印）。

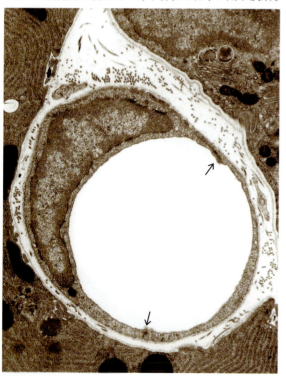

73 有窓型毛細血管
膵島の毛細血管の横断像。内分泌腺の毛細血管は，内皮に孔があいた有窓型である。さらに拡大して見ると，孔には隔膜が張っている。

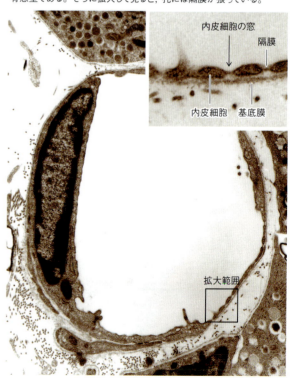

物質移動は拡散と濾過（再吸収）による

O_2、CO_2や脂溶性物質は、内皮細胞の細胞膜を直接透過して組織との間を行き来する。これらの輸送は**単純拡散**によっている。水も細胞膜を透過しやすいとされていたが、内皮細胞には水チャネル蛋白の**アクアポリン**（aquaporin 1）が発現していることが証明された。

イオンやグルコース、アミノ酸は、それぞれに特有な輸送体やチャネル、ポンプによって運ばれる。血液脳関門のある脳毛細血管では、これらの輸送体による輸送が主体である。輸送体にはイオン（H^+やNa^+など）と基質（アミノ酸やグルコース）が同じ方向に輸送される**共輸送**symportと、逆方向に輸送される**対向輸送**antiportがあるが、いずれもNa^+/K^+ ATPaseなどがATPを消費して形成したイオンの濃度差を利用して基質を輸送する。

毛細血管では水の出入りが行われている。毛細血管から組織中に濾過された液を**組織間液（間質液）** interstitial fluidといい、その液量は**スターリング力**Starling forcesと呼ばれる濾過圧で決まる。この濾過圧を生み出す力は、次式に示すように、毛細血管内外の静水圧の差と蛋白質などによる膠質浸透圧の差である。75

$$濾過圧 = k\,[(P_c - P_i) - (\pi_c - \pi_i)]$$

k：毛細血管の濾過係数、P_c：毛細血管の静水圧、P_i：組織間の静水圧、π_c：血漿膠質浸透圧、π_i：組織間液の膠質浸透圧

すなわち、毛細血管の静水圧と組織間液の膠質浸透圧が高いほど濾過され、逆に組織間の静水圧と血漿膠質浸透圧が高いほど吸収される。濾過係数kは水透過性の指標で、大きいほど水の透過性が高い。その値は組織によって異なり、また毛細血管の動脈側で小さく静脈側では大きい。毛細血管の静水圧は細動脈が拡張すると大きくなり、逆に収縮すると小さくなる。また、静脈血のうっ滞によっても上昇する。たとえば肝硬変によってアルブミン産生が減り血漿中のアルブミン量が減少すると、血漿膠質浸透圧は下がり、その結果濾過圧が上昇し組織間液が増える。

濾過圧の方向は組織によって異なり、腎糸球体では毛細血管から出る方向に、小腸では逆に毛細血管に入る方向（吸収）に働く。肺では毛細血管の静水圧が小さいため、濾過圧は毛細血管に入る方向に向かい、肺胞の水分を少なく保つことでガス交換が円滑に行われる。

過剰な組織間液は細静脈およびリンパ管に回収される。組織間液量が一定以上に増加すると**浮腫**edemaとなる。

74 内皮細胞の窓

腎糸球体の毛細血管。剥がれて平らになった内皮細胞のシート（中央の黒く見える部分）に多くの孔があいている。73と異なり、孔に隔膜はない。

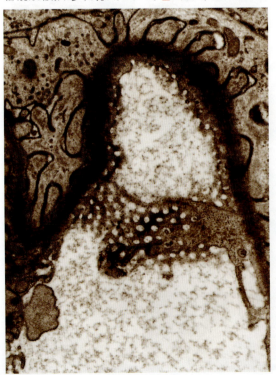

75 微小循環における濾過と再吸収

毛細血管における水の出入りは、出（濾過）のほうが大きい。組織間液は9割が細静脈に回収され、残りはリンパ管に回収される。

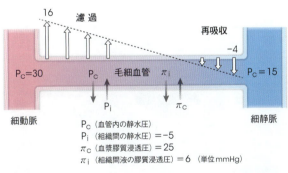

P_c（血管内の静水圧）
P_i（組織間の静水圧）$= -5$
π_c（血漿膠質浸透圧）$= 25$
π_i（組織間液の膠質浸透圧）$= 6$　（単位 mmHg）

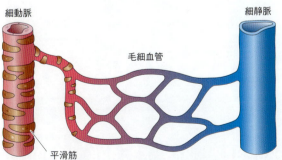

循環器　毛細血管・リンパ系

毛細血管網は各器官の機能に応じて様々に形を変える

　毛細血管は，血液と組織間液（間質液）との物質交換の場である。交換する物質は器官の機能によって異なり，それに応じて毛細血管網の形態も異なっている。一般に代謝活動の活発な組織ほど，毛細血管網は密に発達している。

　腎臓には，血液を濾過して原尿を作る腎小体という直径約0.2 mmの球状体がある。これは，ボウマン嚢 Bowman's capsule という袋の中に，毛細血管が糸玉状になった糸球体 glomerulus が入り込んでできている。糸球体は，輸入および輸出細動脈の間にある数個の小葉構造を示す毛細血管網である。**糸球体毛細血管**の内皮細胞には直径50～100 nmの窓が無数にあいている（74）。内皮細胞の外側は，基底膜の厚い層が完全に連続した層を作っている。さらにその外側を，足細胞 podocyte という数本の足を伸ばした細胞が取り巻いている。足細胞の一次突起は，多くは二次突起を出した後，シダの葉のように細く揃った無数の足突起（終足）を出す。足突起は狭いすき間を隔てて互いにかみ合い，基底膜上に並んでいる 76。足突起の表面は粘液多糖類の糖衣 sugar coat で覆われ，突起と突起の間には細隙膜が張っている。それらのすき間を原尿が通ってボウマン嚢に出てくるのである。原尿の99％（糖，アミノ酸，多量の水）は，尿細管を通過する間に，尿細管の周囲の毛細血管に再吸収される。

　肺はガス交換を行う器官であり，肺胞の周りはバスケット状の密な毛細血管網で囲まれている 77。肺胞の表面は0.2～0.5 μmときわめて薄い肺胞上皮で覆われており，上皮と毛細血管内皮の間には基底膜がある。したがって，肺胞中の空気と毛細血管中の血液との間のガス交換は，上皮，基底膜，内皮の3層を隔てて行われる。この3層の膜を**血液空気関門** blood-air barrier と呼ぶ。

76 腎糸球体毛細血管〔濾過〕

中央に見える足細胞の細胞体から数本の一次突起が伸び，さらにそこから二次突起と無数の足突起が出て，糸球体毛細血管の表面をびっしりと覆う。このすき間から原尿が滲み出てくる。濾過のための構造である。

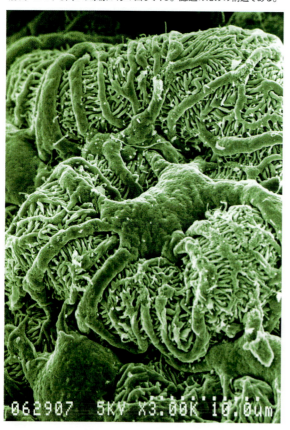

77 肺胞毛細血管〔ガス交換〕

肺胞を囲む毛細血管の鋳型標本を電子顕微鏡で見たもの。毛細血管は，肺胞（球形の空間）をきわめて密に取り囲む。血液と空気の接する面積を最大にし，ガス交換を効率よく行うための構造である。

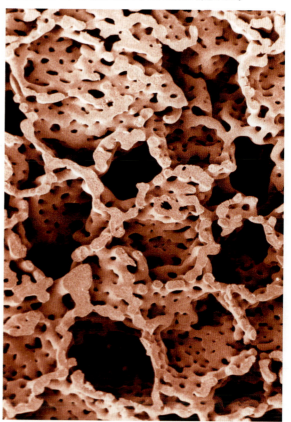

肝臓は重さが1〜1.5kgもあり，栄養物質の貯蔵，各種代謝，解毒などの多くの機能を持つ動的器官である．肝臓は，径0.5〜2mmの6角柱状の肝小葉と呼ばれる構造が無数に集まって構成される．6角柱の角には小葉間動脈と小葉間静脈，小葉間胆管，リンパ管などが走っており，グリソン鞘という結合組織がこれらを束ねている．小葉内では，肝細胞索の間を**洞様毛細血管** sinusoidal capillary（**類洞** sinusoid）が流れている．洞様毛細血管は小葉間動脈（肝動脈枝）から酸素に富む血液，小葉間静脈（門脈枝）から栄養に富む血液を受け，肝細胞と物質交換を行った後，小葉中心の中心静脈に注ぐ．

　洞様毛細血管は一般の毛細血管よりもはるかに太く，血流は緩やかである．内皮には径100nm以下の小さい窓と，径1〜3μmの大きな窓があり，効率的な物質交換を可能にしている 78．血管壁のところどころにKupffer（クッパー）細胞という，異物を貪食して処理する細胞が存在する．内皮と無数の微絨毛を持つ肝細胞との間をDisse（ディッセ）腔という．ここには伊東の脂肪摂取細胞（星細胞）が存在し，ビタミンAを取り込み，膠原線維を作っている．

　内分泌器官も毛細血管がよく発達している．内分泌器官の毛細血管も**洞様毛細血管**と呼ばれ，太く，窓あきである．たとえば膵臓では，細動脈が内分泌部のランゲルハンス島に到達すると，そこに太く，屈曲・蛇行した毛細血管の糸玉を作る．膵島からは血管が放射状に出て，周囲の外分泌部に血液を送る（膵島-腺房門脈系）．

　甲状腺は直径0.05〜0.9mmの球状の濾胞follicleが集まったものである．各濾胞は密な毛細血管のカゴで包まれている 79．濾胞の大きさと毛細血管の太さや密度は，濾胞の機能，栄養状態，機構，年齢，食物中のヨード量などによって著しく変動する．

78 肝臓の洞様毛細血管〔貯蔵，代謝，解毒〕

肝細胞索とその間を流れる毛細血管の縦断面．毛細血管は赤血球が楽に通れるほど広い．内皮（ピンク色）と肝細胞（オレンジ色）の間にディッセ腔というすき間がある．血管壁には大小の窓があいている．緑色は毛細胆管．

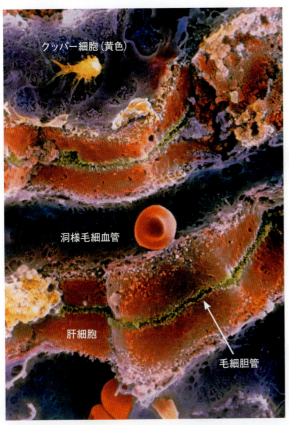

79 甲状腺の洞様毛細血管〔ホルモン分泌〕

甲状腺の毛細血管の鋳型標本を電子顕微鏡で見たもの．毛細血管は，濾胞を包むカゴのような形をしている．甲状腺ホルモンは濾胞から組織間液中に放出され，毛細血管に入る．

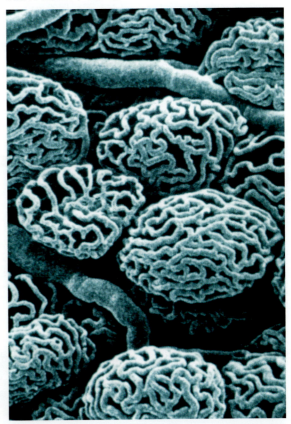

毛細血管から漏出した蛋白質は，組織間液とともにリンパ管に回収される

リンパ系とは

身体を構成する細胞は，組織間液（間質液）に浸されている。組織間液は，血漿の約0.5％が細動脈と毛細血管から血管外に出たもので，1日に約20Lになる。このうちの90％は細静脈で再吸収され，残りの10％つまり2Lは**リンパ管**lymphatic vesselに吸収され，最終的に静脈に運ばれる。リンパlymphの組成は血漿とほぼ同じであるが，蛋白質量は血漿の約1/3の20g/Lである。

リンパ管の内皮細胞間には大きなすき間があいている 80。血管から漏出した高分子蛋白質，組織間の異物や病原体，代謝産物や細胞の小片，リンパ球などが組織間液とともに内皮細胞間のすき間からリンパ管に吸収される。また，小腸上皮細胞で吸収された脂肪は**カイロミクロン**（直径100〜500nmの大型のリポ蛋白質）となって分泌され，小腸絨毛の中心部にある中心乳糜腔というリンパ管の起始部に吸収される〔p.229参照〕。

リンパは**リンパ節**lymph nodeを通過すると，より太いリンパ管に注ぐ。リンパ節を通過する過程で，リンパの中の異物は大部分除去される。リンパ系は生体防御上，大きな役割を担っている。

リンパ管は多数の弁を備えている。隣り合う弁で挟まれた領域をlymphangionといい，リンパ管の機能単位である。静脈と同様に，筋ポンプがリンパの輸送に関わっている。リンパ管を取り囲む筋が収縮するとlymphangionの遠位側の弁は閉じ，近位側の弁が開いて，リンパが近位に向かって押し出される。逆に，周りの筋が弛緩すると近位側の弁が閉じ，遠位側の弁が開いて，lymphangionにリンパが流入する。この繰り返しによって，リンパは静脈に向かって流れる。外科手術の後などに，リンパがうまく静脈に流れなくなると，組織間液がたまって**浮腫**edemaが起こる。このようなときには，マッサージや，手足を動かすことによりリンパの流れを促進することができる。

リンパ管の走行 81

リンパ管は**毛細リンパ管**lymphatic capillaryと**集合リンパ管**collecting lymphaticsに分けられる。前者は非常に薄い内皮細胞のみからなり，血管と異なり，不規則な形態を示す。後者は平滑筋を備えている。毛細リンパ管は盲端となっている部分もあるが，多くの場合，網目を構成している。太い集合リンパ管は静脈とほぼ平行に走り，途中リンパ節を経ながら次第に集合して，最終的には**リンパ本幹**と呼ばれる直径数mmのリンパ管となり，静脈に注ぐ。

リンパ管は浅リンパ管と深リンパ管に分けられる。**浅リンパ管**は浅筋膜の上を皮静脈と同じ方向に走り，**深リンパ管**は血管に伴って走る。両者の間には連絡がある。

下半身のリンパは，左右の下肢からの**腰リンパ本幹**と消化管からの**腸リンパ本幹**に集まる。これらは腹腔内で合流して**乳糜槽**chyle cisternとなり，横隔膜を貫いて後縦隔に入ると**胸管**thoracic ductとなる。胸管は肋間隙および後縦隔からのリンパ管を受け入れ，さらに終末近くで，しばし

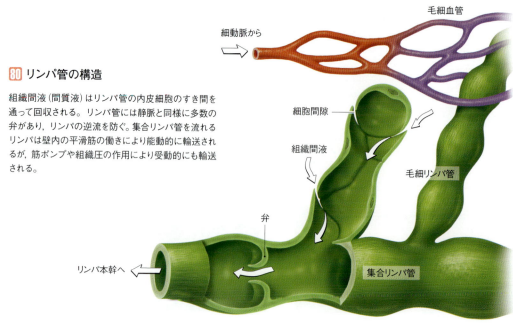

80 リンパ管の構造

組織間液（間質液）はリンパ管の内皮細胞のすき間を通って回収される。リンパ管には静脈と同様に多数の弁があり，リンパの逆流を防ぐ。集合リンパ管を流れるリンパは壁内の平滑筋の働きにより能動的に輸送されるが，筋ポンプや組織圧の作用により受動的にも輸送される。

ば左頸リンパ本幹，左鎖骨下リンパ本幹，左気管支縦隔リンパ本幹を受け入れた後，左内頸静脈と左鎖骨下静脈が合流して作る**左静脈角**に注ぐ。

　頭頸部の右半分，右上肢，胸部内臓の右半からのリンパは，それぞれ頸リンパ本幹，右鎖骨下リンパ本幹，右気管支縦隔リンパ本幹に集められた後，1cmほどの**右リンパ本幹** right lymphatic duct を経て**右静脈角**に注ぐ。

81 リンパ系

大まかに言って，両側下半身と左上半身のリンパは胸管（左リンパ本幹）に集められ，左静脈角に注ぐ。右上半身のリンパは右リンパ本幹に集められ，右静脈角に注ぐ。胸部内臓からのリンパは，右では気管支縦隔リンパ本幹を経て右リンパ本幹へ，左では直接胸管に入る。

リンパ節は，組織に侵入した病原体や異物を捕捉するための関所であり，特に四肢のつけ根（腋窩と鼡径部）や腹部内臓領域，頸部に多く分布する。

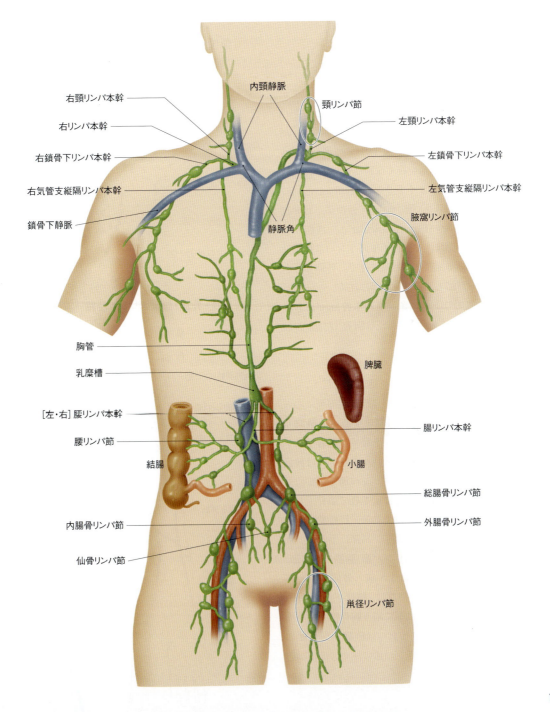

循環器　毛細血管・リンパ系

特定の領域のリンパは特定のリンパ節に注ぐ

　特定の領域のリンパはまず**所属リンパ節**regional lymph nodeに注ぐ。いくつかの所属リンパ節からのリンパは**集合リンパ節**collecting lymph nodeに注ぐ。どの領域のリンパがどのリンパ節（lymph nodesまたはnodes，以下n.と略）に流入するかは，癌の転移，炎症の波及，リンパ浮腫の治療のためのリンパドレナージなど臨床的に重要である。

　一般に，体表に近い浅いところにある浅リンパ管は皮静脈に沿って走る集合リンパ管に集まり，深リンパ管は動静脈に沿って走り，途中に介在するリンパ節も動静脈の周囲にある場合が多い。

頭頸部のリンパはすべて深頸リンパ節に注ぐ 82

　眼より上と前頭部のリンパは**耳下腺リンパ節**parotid n.から**浅頸リンパ節**superficial cervical n.を経て，**深頸リンパ節**deep cervical n.に注ぐ。鼻部，口部，眼窩下部のリンパは**頰筋リンパ節**buccinator n.から**顎下リンパ節**submandibular n.または浅頸リンパ節を経て深頸リンパ節に注ぐ。オトガイ部のリンパは**オトガイ下リンパ節**submental n.，顎下リンパ節を経て深頸リンパ節に注ぐ。頭頂部，耳介後部のリンパは**耳介後リンパ節**retroauricular n.，浅頸リンパ節を経て深頸リンパ節に注ぐ。後頭部のリンパは**後頭リンパ節**occipital n.を経て深頸リンパ節に注ぐ。外側頸三角の副神経に沿うリンパ節も深頸リンパ節に注ぐ。

　深頸リンパ節からのリンパは**頸リンパ本幹**jugular lymphatic trunkを経て，右リンパ本幹または胸管（左側）に注ぐ。

上肢・乳房・上腹壁のリンパは腋窩リンパ節に注ぐ 83

　手・前腕・上腕の内側浅層のリンパは尺側皮静脈に沿って上行し，**肘リンパ節**cubital n.，**外側・中心・上腋窩リンパ節**lateral/central/apical axillary n.を経て，**鎖骨下リンパ節**subclavian n.に注ぐ。上肢の外側浅層のリンパは橈側皮静脈に沿って上行し，大部分は腋窩リンパ節を経て，一部は**三角筋胸筋リンパ節**deltopectoral n.を経て鎖骨下リンパ節に至る。上肢の深リンパ管は橈骨動脈，尺骨動脈，骨間動脈，上腕動脈に伴行して，腋窩リンパ節に至る。

　乳房のリンパの大部分は**前腋窩リンパ節（胸筋リンパ節）**anterior axillary n.に注ぎ，一部は上・後・外側・中心腋窩リンパ節に注ぐ。さらに残りの一部は，鎖骨下リンパ節，鎖骨上リンパ節，あるいは内胸動脈に沿う**胸骨傍リンパ節**parasternal n.に注ぐ。上腹壁のリンパは腋窩リンパ節に注ぎ，下腹壁のリンパは浅鼠径リンパ節に注ぐ。ほぼ臍の高さが分水嶺になる。

肺のリンパは気管支縦隔リンパ本幹へ集まる 84

　肺のリンパ管は**肺内リンパ節**intrapulmonary n.，**気管支肺リンパ節**bronchopulmonary n.を経て**上・下気管気管支リンパ節**superior, inferior tracheobronchial n.に至る。そこから**気管傍リンパ節**paratracheal n.を連ねて上行し，**気管支縦隔リンパ本幹**bronchomediastinal trunkに集合する。左肺のリンパが右の気管気管支リンパ節や気管傍リンパ節にも流れ得ることに注意しよう。

82 頭頸部浅層のリンパ経路

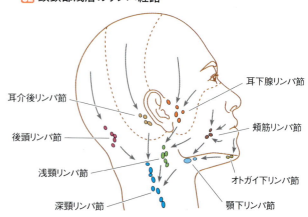

83 上肢・乳房・腹壁のリンパ経路

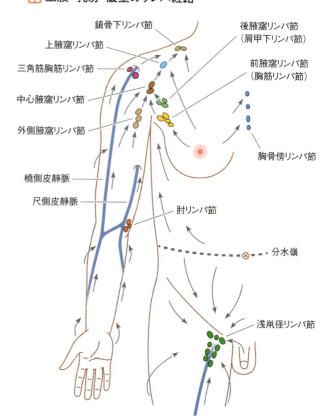

84 肺のリンパ経路

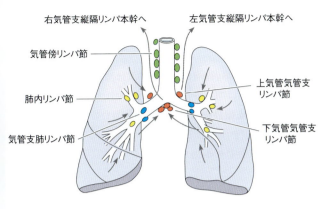

腹部内臓のリンパは乳糜槽に注ぐ 85

　胃・十二指腸・肝臓・膵臓のリンパ管はそれぞれの所属リンパ節を経て**腹腔リンパ節** celiac n. に入り，腸リンパ本幹に導かれる。脾臓のリンパも腸リンパ本幹に注ぐ。空腸・回腸・結腸近位半のリンパは**上腸間膜リンパ節** superior mesenteric n. を通り，腸リンパ本幹に注ぐ。結腸遠位半・直腸上部のリンパは**下腸間膜リンパ節** inferior mesenteric n., 左腰リンパ節を経て左腰リンパ本幹に注ぐ。腸リンパ本幹と左腰リンパ本幹は右腰リンパ本幹とともに乳糜槽に注ぐ。乳糜槽から胸管が起こる。

85 腹部内臓と骨盤内臓のリンパ経路

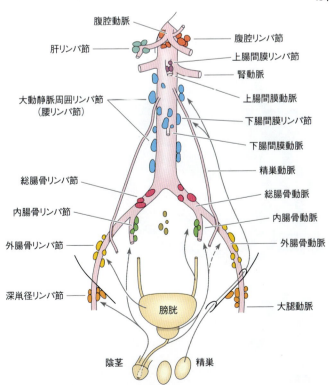

骨盤内臓のリンパは腰リンパ節に注ぐ 85

　精索や子宮円索に沿うリンパ管は鼠径管を通って**外腸骨リンパ節** external iliac n. に至る。前立腺，尿道のリンパ管は**内腸骨リンパ節** internal iliac n. に，膀胱のリンパ管は外腸骨リンパ節に，遠位尿管のリンパ管は内腸骨リンパ節に注ぐ。内・外腸骨リンパ節からのリンパは**総腸骨リンパ節** common iliac n. を経て腰リンパ本幹に注ぐ。腰リンパ本幹は多数の**腰リンパ節（大動静脈周囲リンパ節）** lumbar n. を連ねて上行し，乳糜槽に注ぐ。

　精巣のリンパ管は鼠径管を通り，精巣動脈に伴行して上行し，腰リンパ節に注ぐ。卵巣のリンパ管は主に卵巣動脈に伴行して上行し，腰リンパ節に注ぐ。子宮と卵管のリンパ管は**仙骨リンパ節** sacral n., 内・外腸骨リンパ節を経て腰リンパ節に至る。しかし，子宮頸と腟は主に**深鼠径リンパ節** deep inguinal n. に注ぐ。

下肢・下腹壁・外陰部のリンパは鼠径リンパ節に注ぐ 86

　下腿後部浅層のリンパは小伏在静脈に沿って上行し，**膝窩リンパ節** popliteal n. を経て深リンパ管に入り，深鼠径リンパ節に注ぐ。下腿後部以外の下肢浅層のリンパは大伏在静脈に沿って上行して**浅鼠径リンパ節** superficial inguinal n. に注ぐ。下腹壁，外陰部，内側殿部のリンパも浅鼠径リンパ節に注ぐ。浅鼠径リンパ節からのリンパは直接，または深鼠径リンパ節を経て外腸骨リンパ節に注ぐ。

86 下肢浅層のリンパ経路

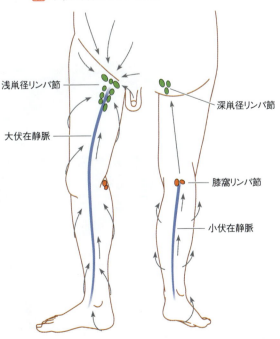

151

リンパ液は血流に戻る前にリンパ節で濾過される

リンパ節の構造 87

リンパ節 lymph node はリンパ管の途中にあるリンパ組織である。生体の条件によって大きさ，数は著しく変化するが，だいたい直径1～30mmの大豆かそら豆様の形をしている。数本から数十本の輸入リンパ管が周囲から入り，2～3本の輸出リンパ管が門というくぼみから出る。

リンパ節は，膠原線維を主体とする被膜 capsule と梁柱 trabecula からなる骨組みの中にリンパ組織を容れている。リンパ節の実質は，繊細な細網線維とそれを取り巻く細網細胞がつくるスポンジ様の骨組みからなり，皮質と髄質に分けられる。

皮質 cortex は被膜に近い部分で，多数のリンパ球からなる**皮質小節** cortical lymph nodule（リンパ濾胞）と，その深層の**傍皮質** paracortex からなる。皮質にはBリンパ球，傍皮質にはTリンパ球が多く分布する。被膜直下の**辺縁洞** marginal sinus および梁柱に沿う**中間洞** intermediate sinus はリンパの流路である。

髄質 medulla は，中間洞に続く迷路状のリンパ流路である**髄洞** medullary sinus と，その間の**髄索** medullary cord からなる。髄索には細網細胞とともにBリンパ球，マクロファージ，形質細胞などが含まれ，髄洞には形質細胞が詰まっている。88

輸入リンパ管は辺縁洞に注ぎ，髄洞は輸出リンパ管に注ぐ。血管と神経は門からリンパ節に出入りする。傍皮質に分布する**高内皮細静脈**（内皮細胞の丈が高いのでこう呼ばれる）は，血液中を循環しているリンパ球がリンパ節に入る部位として重要である〔p.513参照〕。

リンパ節の機能〔p.531参照〕

リンパ節は，組織に侵入した病原体や異物などの抗原を検出するように，輸入リンパ管と輸出リンパ管の間に戦略的に配置された生物学的濾過装置である。抗原性物質は輸入リンパ管を介してリンパ節に運ばれて捕捉・処理され，抗体を産生する形質細胞が輸出リンパ管へ放出される。また，リンパ節には輸入リンパ管から流入するリンパの水分を吸収して濃縮する作用がある。

表層の皮質にはリンパ球のほかに**濾胞樹状細胞** follicular dendritic cell やマクロファージが存在する。濾胞樹状細胞

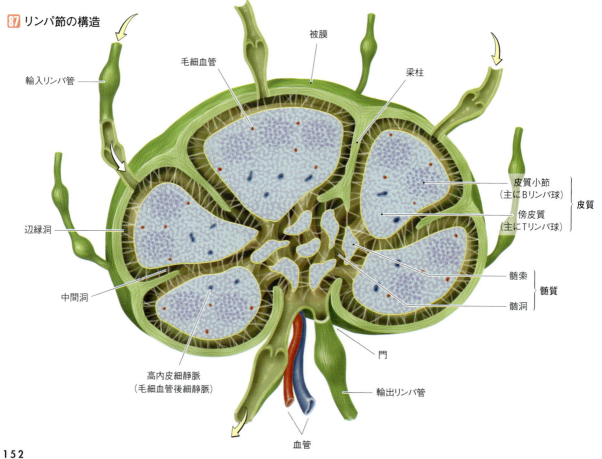

87 リンパ節の構造

は多数の細い突起を出し，その表面に抗原を何ヵ月もの間保持し，抗原を直接リンパ球に提示する。この抗原を認識しないリンパ球はアポトーシスに陥り，マクロファージによって処理される。

傍皮質にはTリンパ球と，組織から移動してきた**樹状細胞**dendritic cellが存在する。樹状細胞は互いにかみ合うように連結していることから，指状嵌入細胞（かみ合い細胞）interdigitating cellとも呼ばれる。Tリンパ球は高内皮細静脈から血行性にリンパ節に入り，6〜18時間後に輸出リンパ管を通って出ていく。その間にヘルパーT細胞は，樹状細胞が提示する抗原を認識して活性化し，Bリンパ球の増殖を助ける。Bリンパ球は胚中心を形成しながら増殖し，濾胞樹状細胞が提示する抗原との親和性によって選抜される。生き残ったBリンパ球は記憶B細胞と形質細胞に分化する。

髄質には**形質細胞**plasma cellとその前駆細胞が多く存在する。形質細胞は髄洞の中に詰まっており，抗体を産生する。髄洞を横断する細網細胞に支持されたマクロファージも多数ある。

全身のリンパ組織が協調して生体防御に働く

リンパ節のみならず，多くのリンパ組織が免疫応答を介して生体防衛に携わっている。胸腺thymusは，骨髄由来の多能性Tリンパ球を教育して，自己抗原だけには反応しいTリンパ球を選抜する〔p.534参照〕。脾臓spleenは，血液中の抗原に対して一次免疫応答を起こすとともに，循環血液中から老化あるいは異常をきたした赤血球・血小板を取り除く〔p.532参照〕。扁桃tonsilやパイエル板Peyer's patchesなどの粘膜関連リンパ組織は，粘膜表面に到達した抗原を取り込み，免疫応答を起こす〔p.528参照〕。

● **炎症性のリンパ節腫脹**
細菌やウイルスなどが感染すると，好中球の浸潤，リンパ球やマクロファージの増殖，滲出液の増加，血管の拡張による充血などの変化が起こり，リンパ節が腫脹する。

● **癌細胞のリンパ節転移**
原発巣を離れた癌細胞は，リンパ管を通って所属リンパ節に至り，リンパ洞に付着・増殖して腫瘍性のリンパ節腫脹を起こしたのち，さらに中枢側のリンパ節へと転移していく。たとえば胃癌が進行すると，癌細胞は胸管を上行し，静脈角の直前にあるVirchow（ウィルヒョウ）のリンパ節に達する。このリンパ節腫脹は胃癌の進行を示す所見である。

88 リンパ節の髄質

髄索は，細網線維と細網細胞からなる骨組み（黄緑色）の中に，リンパ球と形質細胞（赤茶色），マクロファージ（黄色）が詰まっている。髄索の間のほら穴のように見えるところが髄洞で，リンパはここを流れた後，輸出リンパ管から出ていく。

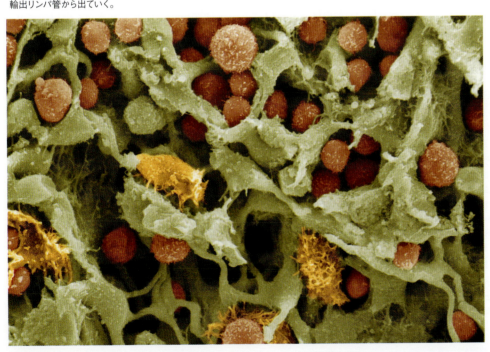

循環器　循環動態の調節

細動脈が末梢血管抵抗を，静脈系が心臓への還流量を決める

血液が血管の側面を押し広げる力を**血圧**という。心臓収縮期の血圧を**最大血圧（収縮期血圧）** systolic blood pressure，弛緩期の血圧を**最小血圧（拡張期血圧）** diastolic blood pressureと定義する。最大血圧は心拍出量を，最小血圧は末梢血管，特に細動脈の抵抗を主に反映する。最大血圧と最小血圧の差を**脈圧**と呼ぶ。**平均血圧**は心臓の1回の収縮と弛緩の間の血圧の平均値で，近似的に［最小血圧＋脈圧/3］で表される。

血圧の測定法 89

血圧は，血圧計のマンシェット（またはカフ）と呼ばれるゴム袋を上腕に巻きつけ，この袋を膨らませる空気圧を水銀柱の高さで表す。現在は水銀の代わりに圧力計が使われている。**聴診法**は，マンシェットのすぐ下に聴診器を当て，血管音を聞く。マンシェットを膨らませ完全に血管音を途絶えさせたあとマンシェット圧を下げていき，最初に血流由来の音が聞こえ出したときの圧を最大血圧とする。さらに圧を下げていくと血管音が聞こえなくなる。このときの圧を最小血圧とする。**触診法**は，手首の橈骨動脈の拍動を目安にする。マンシェット圧を上げると脈が触れなくなる。圧を下げていくと再び脈が触れるようになる。このときの圧を最大血圧とする。触診法では聴診法よりも通常2〜5mmHgほど低い値が測定される。

血圧は重力の影響を受けるため，心臓の高さ付近で測定する。重力の影響は0.77mmHg/cmで，心臓より上では低く，心臓より下では高くなる。ただし，神経性の調節機構が働くため，実際の血圧は計算値ほどは変化しない。

末梢抵抗の主役は細動脈

心臓から送り出された血液は，太い大動脈から次第に細い動脈を通り，細動脈に達する。末梢に行くほど血管の総断面積が増加し，血圧は低下していく。90

ここで血圧P，血流量F，血管抵抗Rとすると

$$P = F \times R$$

の関係が成り立つ。つまり血流量が多いほど，また血管抵抗が大きいほど血圧は高くなる。

さらに，流量Fは管の半径rの4乗に比例し，液の粘度と管の長さに反比例する（Poiseuille（ポワズイユ）の法則）。

$$F = (P_A - P_B) \times \frac{\pi}{8} \times \frac{1}{\eta} \times \frac{r^4}{L}$$

$P_A - P_B$：血管の入口と出口の間の圧力差
η：液の粘度，r：管の半径，L：管の長さ

つまり抵抗Rは半径rの4乗に反比例する。動脈系で血圧が最も低下するのは細動脈（内径20〜50μm）で，ここは末梢抵抗の主体をなしており，**抵抗血管** resistance vesselとも呼ばれる（小動脈を抵抗血管に含める場合もある）。細動脈は中膜の平滑筋が発達しており，自律神経によって収縮・弛緩し，組織に流入する血液量を調節している。

細動脈の遠位部は多数の毛細血管に分岐する。毛細血管の直径は5〜9μmにすぎないが，分岐を繰り返すことで総断面積は増加する。そのため全血液量の約5％が毛細血管に分布する。毛細血管は平滑筋を持たない。毛細血管の入口での血圧は30mmHg程度であるが，出口では10〜15mmHgまで低下し，ほとんど脈流を示さない。

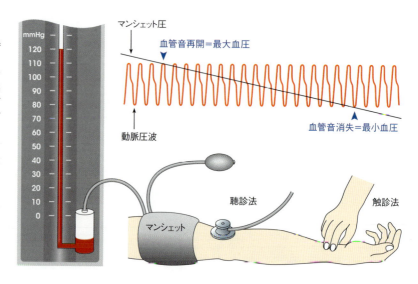

89 血圧の測定法の原理

心臓の高さに置いた上腕にマンシェットを巻き付け，空気でマンシェットを膨らませると，上腕動脈が圧迫されて血流が途絶える。マンシェット圧を徐々に下げ，その圧が心臓駆出期の血圧以下になると，途絶えていた血流が心臓駆出期のみに再開し，血管の中で乱流が起き，その血流音（Korotkoff（コロトコフ）音）が聞こえる。この時点の圧を最大血圧とする。さらに圧を下げると音は次第に大きくなり，次いで，こもった音色となり，最後に消失する。消失時点の圧を最小血圧とする。

触診法では，やはりマンシェット圧を徐々に下げていき，橈骨動脈の拍動が触れ出す点の圧を最大血圧とする。触診法では最小血圧は測定できない。

静脈は血液を溜めるプールである

伸展性が少ない動脈に比べて,静脈の壁は薄く伸展しやすく,血液を大量に溜めることができる.全血液量の約70％は常に静脈に存在している(**1**).このため,静脈は**容量血管**capacitance vesselとも呼ばれる.静脈は壁に平滑筋を持ち,収縮することができる.静脈壁の平滑筋は交感神経に支配され,ノルアドレナリンによって収縮し,その容量を減らす.交感神経緊張による血圧上昇には,静脈収縮による血液プールの減少と,それに伴う心臓への還流量の増加も寄与する.一方,外傷の際,受傷部位の静脈は収縮して出血を抑制する.細静脈での血圧は12〜18mmHgであるが,静脈が太くなるにつれて次第に低下し,大静脈が右心房に入る部分の圧力(**中心静脈圧**)は3〜6mmHgである.心不全では心臓の血液駆出力が低下するため,血液がうっ滞して中心静脈圧が上昇する.

静脈還流の仕組み

静脈の血圧は低く,重力の影響を強く受ける.重力に逆らって静脈内の血液が循環する仕組みの1つが末梢の静脈に存在する**静脈弁**であり,血液の逆流を防いでいる.さらに吸気時には横隔膜が下がり腹圧が上昇して血液が胸腔側へ押し出され,同時に胸腔内圧の低下に伴って大静脈内圧も2mmHg程度まで低下して,静脈血の心臓への還流を助ける.心拍に伴う心房内圧の低下も静脈血の還流に役立っている.

一方,末梢組織では骨格筋の収縮によって静脈が圧迫され,中の血液は静脈弁があるために中枢側へ送られる.この骨格筋の作用は**筋ポンプ**muscle pumpと呼ばれている(**42**).運動時には筋ポンプの作用が特に著しくなる.静脈弁の閉鎖不全があると,血液を中枢側へうまく送れず,血液は静脈にうっ滞して静脈瘤ができる.

● 中心静脈圧

ショックでは循環不全が起きているが,その程度を把握するために中心静脈圧のモニターが必要となることがある.大腿静脈や鎖骨下静脈などからカテーテルを挿入してその先端を中心静脈(上大静脈,下大静脈)に置き,中心静脈圧を測定する.

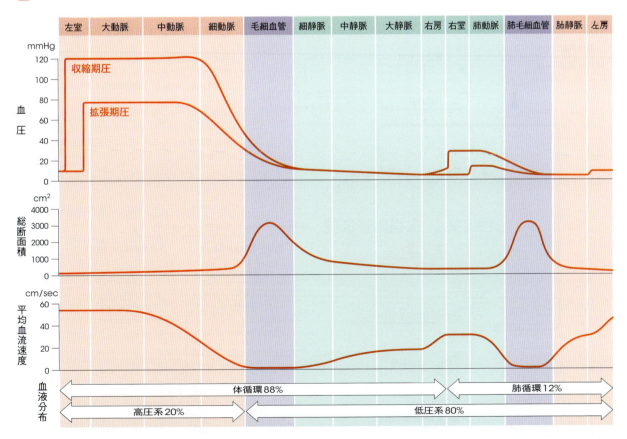

90 血管系の血圧・断面積・血流速度・血液分布

血圧の調節機構(1) ホルモンによる全身性調節

血圧を規定する要因は次の3つである。 91
　①心拍出量(1回拍出量×心拍数)
　②末梢血管抵抗(主として細動脈径)
　③循環血液量

いずれも多い(高い)ほど血圧は上昇し、②と③は①に強く影響する。血圧は食事によっても影響され、摂取する食塩(NaCl)の量が恒常的に多いと体に貯留される水分が増加し、③が増加して高血圧となる。

人体はこれら3つの要因を調節することによって血圧を正常範囲に保ち、全身の循環動態をコントロールしている。自律神経は3要因のすべてを制御しているが、ここではホルモンによる②と③の全身性調節機構について解説する。

レニン-アンジオテンシン-アルドステロン系(R-A-A系) 92

レニンreninは、腎血流量の減少や遠位尿細管濾液量の減少、あるいは交感神経の緊張により、腎糸球体の輸入細動脈壁にある顆粒細胞から血液中に分泌される〔p.379参照〕。レニンはプロテアーゼ(蛋白質分解酵素)であり、肝臓で作られ血漿中に存在するアンジオテンシノーゲンを切断してアンジオテンシンⅠを遊離させる。アンジオテンシンⅠはアンジオテンシン変換酵素(angiotensin converting enzyme；ACE)で切断されてアンジオテンシンⅡとなる。ACEは肺の血管内皮細胞などに分布する膜貫通型のプロテアーゼであり、膜から切り離され血液中にも存在する。

アンジオテンシンⅡは血管平滑筋にある受容体に結合すると、平滑筋を強く収縮させ血圧を上昇させる。また、副腎皮質ではアルドステロンaldosteroneの合成と分泌を促す。アルドステロンは腎臓の遠位尿細管と集合管でNa^+と水の再吸収を高め、アンジオテンシンⅡも脳に作用して渇きを起こし、飲水と食塩摂取を促す。これらの作用により循環血液量は増加する。アンジオテンシンⅡは血管内皮機能の障害や平滑筋の増殖・炎症を惹起して動脈硬化を増悪させたり、病的な心筋肥大を起こすといった望ましくない作用も持つ。

● R-A-A系に作用する薬物
動脈硬化、高血圧、虚血性心疾患、心肥大、心不全は互いに関連しあう疾患で、レニン-アンジオテンシン-アルドステロン系の活性化はこれらの病態を悪化させる。このため、ACE阻害薬、アンジオテンシン受容体阻害薬、抗アルドステロン薬は循環器疾患の治療薬として大切である。

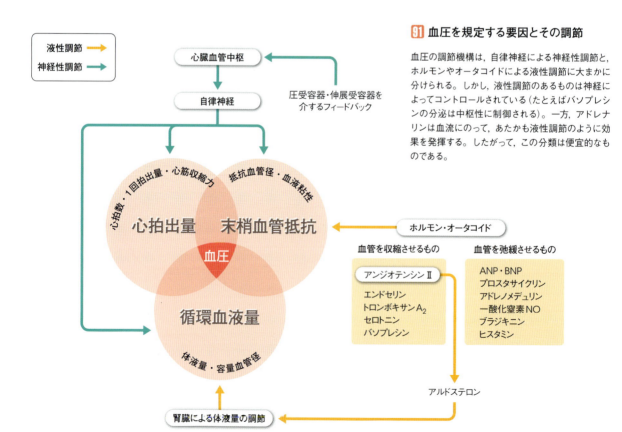

91 血圧を規定する要因とその調節

血圧の調節機構は、自律神経による神経性調節と、ホルモンやオータコイドによる液性調節に大まかに分けられる。しかし、液性調節のあるものは神経によってコントロールされている(たとえばバソプレシンの分泌は中枢性に制御される)。一方、アドレナリンは血流にのって、あたかも液性調節のように効果を発揮する。したがって、この分類は便宜的なものである。

バソプレシン（抗利尿ホルモン；ADH）

バソプレシン vasopressin は視床下部の室傍核と視索上核にある神経内分泌細胞で作られるペプチドホルモンで、その軸索が投射する下垂体後葉から血中に分泌される〔p.543参照〕。

バソプレシンは腎臓の集合管に作用して水チャネル（AQP2）を管腔側細胞膜上へ移行させ、水の再吸収を増やして循環血液量を増加させる。そのため**抗利尿ホルモン** antidiuretic hormone；ADHとも呼ばれる。一方、名前の由来となった血管収縮作用はそれほど強くはない。

第三脳室底部にある浸透圧受容器は血漿浸透圧のわずかな上昇（1～2%）を鋭敏に感知し、視床下部を刺激してバソプレシンを分泌させる。また、血圧低下時には頸動脈洞や大動脈弓の圧受容器の興奮が減少して求心路を介してバソプレシンの分泌が起きる。外傷や出血により分泌は亢進し、一方、アルコールの摂取は分泌を低下させ多尿となる。

● 尿崩症───
視床下部・下垂体の腫瘍や炎症のためにバソプレシン分泌が不足する疾患。腎臓での水再吸収が著しく減少して尿量は1日に3L以上となり（多尿）、脱水による強い渇きと水の多飲が起きる。

ナトリウム利尿ペプチド（ANPとBNP）

ANPとBNPはレニン-アンジオテンシン系に拮抗する重要なペプチドホルモンである。**心房性ナトリウム利尿ペプチド** atrial natriuretic peptide；ANPは心房筋細胞内の顆粒に存在し、循環血液量の増加により心房壁が伸展されると分泌される。ANPは血管平滑筋を弛緩させて血圧を下げ、細胞増殖を抑制して心臓の肥大や線維化を抑制する。腎臓では糸球体濾過を増加させ、水とNa$^+$の排泄を増加させる（Na$^+$利尿）。

脳性ナトリウム利尿ペプチド brain natriuretic peptide；BNPはANPとよく似た構造を持つホルモンで、はじめ脳から分離されたためこの名があるが、主に心室筋で産生され血管拡張とNa$^+$利尿を行う。

心不全は心筋のポンプ機能が低下した状態であり、うっ滞する血液により心筋が伸展されANPとBNPの分泌が高まる。特に血中BNP濃度は病態の重篤度を反映するため、心不全の診断と治療判定によく用いられる。また、ANPとBNPは血管拡張作用と利尿作用により心負荷を軽減させるため、心不全の治療薬として用いられる。

92 ホルモンによる血圧の調節機構

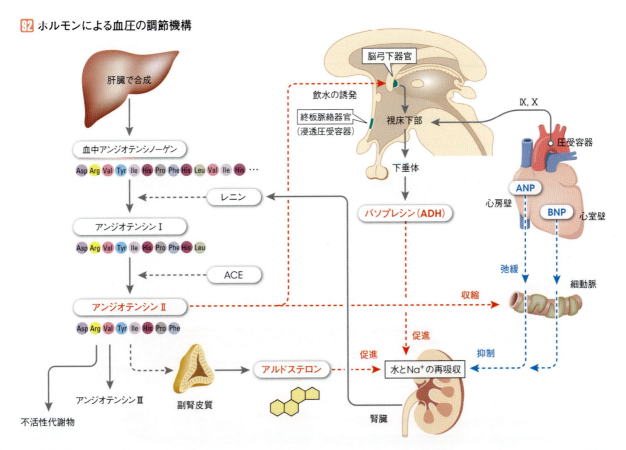

血圧の調節機構(2) 血管の局所性調節

局所血流量の自己調節 93

生理的範囲内でも動脈圧は大きく変動するのに，脳や腎臓など多くの臓器では血流量はほぼ一定に保たれる。これは局所血管が能動的に血管抵抗を変えているためであり，神経性調節や液性調節とは無関係に，かつ自律的に起こっていることから**自己調節**autoregulationと呼ばれる。そのメカニズムは次のように考えられている。

1) 筋原性調節

血管平滑筋は急に引き伸ばされると自動的に収縮する性質がある。動脈圧の上昇により伸展された血管壁の平滑筋が収縮し，血流量の増加を抑制する。

2) 代謝性調節

動脈圧が低下し，組織に代謝産物が停滞すると，血管拡張が起こり，血流量が増加する。代謝亢進時にはO_2の低下とCO_2の増加，乳酸の産生やpHの低下が起きる。これらの刺激は一般に血管を拡張させる(肺では逆にO_2の低下により血管収縮が起きる)。運動時の骨格筋の血流増加は，これら代謝産物の作用による。ATPの分解産物のアデノシンや，血管内皮細胞が放出する一酸化窒素(NO)も血管拡張に関与する。心筋が虚血に陥るとアデノシンが大量に放出され，冠血管を拡張させる。

温度によっても血管の緊張は変化する。皮膚など局所の温度上昇では血管の拡張が，逆に温度低下では血管の収縮が起き，これらの反応は体温の維持に重要である。

93 局所血流量の自己調節

動脈圧の変動に対抗して，血管が能動的に緊張度を変え，血流量を一定に保つ(赤線)。単なる弾性チューブ(青線)ではこの現象は起こらない。

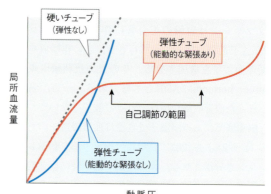

一酸化窒素(NO)

血管平滑筋の収縮・弛緩は，自律神経や全身性のホルモンによって調節されるだけでなく，局所の血管内皮細胞や血小板などから放出される多くの液性因子によっても調節されている。94

局所の血管拡張物質としては一酸化窒素(NO)が最も重要である。血管内皮細胞はNO合成酵素を持ち，血管壁の

94 局所における血管収縮因子と弛緩因子

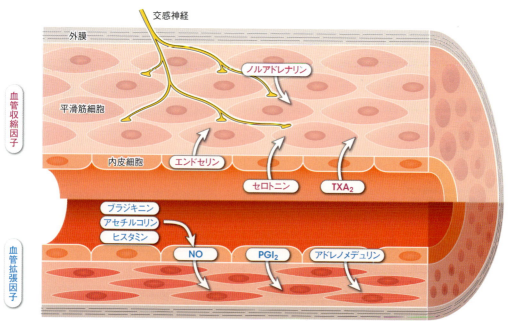

伸展やアセチルコリン，ブラジキニンなど種々の生理活性物質によってNOの合成が促進する。血管内皮細胞で産生されたNOは細胞膜を透過して平滑筋細胞に入り，cGMPを増加させて血管平滑筋を弛緩させる〔平滑筋弛緩のメカニズムはp.163参照〕。NOの半減期は数秒程度で非常に短いが，定常的に産生されている。

ニトログリセリンは体内でNOを遊離し全身の血管を拡張させて心臓の負荷を減らすため，狭心症の治療に用いられる。

プロスタグランジン 95

プロスタグランジンprostaglandin；PGは，細胞膜成分のリン脂質を原料として作られる生理活性物質である。リン脂質にホスホリパーゼA_2が作用してアラキドン酸が作られ，さらにシクロオキシゲナーゼ（COX）などの酵素が作用してPGが作られる。PGには構造が少しずつ異なる多くの種類があり，それぞれの受容体を介して血管平滑筋の収縮や弛緩，血小板の凝集や凝集抑制，発熱や炎症，胃粘膜保護などの働きを行う。

PGには血管を収縮させるものと拡張させるものがある。血小板に蓄えられた**トロンボキサンA_2**（TXA_2）は出血時に放出されて，血管を収縮させ出血を抑えるとともに血小板凝集を起こして血栓形成に働く。

血管内皮細胞で産生される**プロスタサイクリン**（PGI_2）はTXA_2に拮抗する作用を持ち，血管拡張と血小板凝集抑制を起こす。PGの半減期は短く（TXA_2で30秒，PGI_2で2～3分），その作用は局所に限定される。PGI_2は肺高血圧症の重要な治療薬である。

● 動脈管開存症とプロスタグランジン ─────
胎児では肺血管が収縮しているため，肺動脈の血液の多くは動脈管を介して大動脈に流れる。胎盤で多く産生されるPGの1つPGE_2は，動脈管を開存させている。出産時に胎盤が離れ，肺呼吸により血中O_2分圧が高くなると新生児の動脈管は閉鎖する。動脈管開存症は動脈管が閉じない疾患であり，COX阻害薬を投与して治療する。

ブラジキニン

ブラジキニンbradykininは，肝臓で作られ血漿に存在するキニノーゲンが，血漿や組織にあるカリクレインというプロテアーゼにより切断され産生されるペプチドホルモンである。ブラジキニンは炎症を起こす物質であり，血管内皮細胞の受容体に結合するとNOを産生させて血管を拡張させ，同時に血管透過性の亢進と知覚神経の刺激による疼痛を引き起こす。

カリジンkallidinは別名リシルブラジキニンといい，ブラジキニンにリシンというアミノ酸がついた構造を持つ。ブラジキニンと同じ働きをすることから，両者をまとめて**キニン**kininと呼ぶことがある。

エンドセリン

エンドセリンendothelinは血管内皮細胞から放出されるペプチドホルモンで，強い血管収縮作用を示す。動物にエンドセリンを静脈注射すると一過性の血圧低下のあと，長く持続する強い血圧上昇が現れる。これは，エンドセリンが血管内皮細胞の受容体に作用してNOを遊離させ血圧が低下し，そのあと平滑筋細胞にある受容体を介した血管収縮作用が現れるためである。

エンドセリンは種々のサイトカインや血管壁の伸展などによって分泌され，局所の血流維持に働いている。エンドセリン受容体阻害薬は肺高血圧症の治療に用いられる。

その他の調節因子

アドレノメデュリンadrenomedullinは血管内皮細胞や血管平滑筋などで産生されるペプチドホルモンであり，平滑筋にある受容体に結合するとcAMPを増加させて弛緩を起こす。そのほかセロトニンなどのアミンも局所の血管の緊張をコントロールしている。

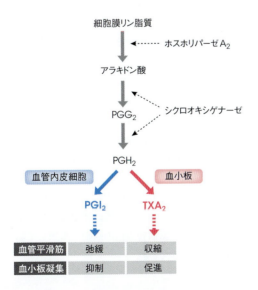

95 プロスタグランジンの産生

血圧の調節機構(3) 自律神経による調節

心拍出量と末梢血管抵抗は自律神経によって厳密にコントロールされており，一般に心拍数や心拍出量を増加させる刺激は，同時に血圧も上昇させる。自律神経による血圧調節の中枢は延髄にあり，**心臓血管中枢** cardiovascular centerと総称される。自律神経は特に姿勢の変化や運動などに対して即座に適切な血圧のコントロールを行っている。

交感神経は血管を持続的に緊張させ，血圧を保つ

交感神経は毛細血管を除く血管に広く分布し，常時インパルスを送っている。これにより常に血管の緊張が保たれ，一定の血圧が維持される。運動，食事，精神的興奮，痛みなどは交感神経の緊張を増強させて血圧を上げる。

交感神経の興奮は交感神経末端からノルアドレナリンを，また副腎髄質からアドレナリンを放出させる。これらは心臓の β_1 受容体に結合して，心筋収縮力・心拍数・心伝導速度を増加させ，血圧を上昇させる〔30〕。また，α_1 受容体を介して血管平滑筋を収縮させ，血圧を上げる〔その細胞内メカニズムはp.162参照〕。静脈も収縮し，静脈系に溜まった血液が押し出されて，心臓への血液還流が増加する。一方，骨格筋では局所的な反応による極度な血管拡張を，交感神経が調節して血圧を維持する。

副交感神経の緊張は血圧を低下させる

交感神経が全身の多くの血管を支配するのに対して，副交感神経は陰茎や唾液腺などごく限られた領域の血管を支配する。副交感神経は主に心臓機能を抑制することにより血圧を低下させる〔p.105参照〕。

血管内皮細胞にはアセチルコリン受容体が存在しており，副交感神経末端由来や血液中のアセチルコリンが作用してNOが産生されると考えられる。

末梢センサーによる血圧のフィードバック調節

血圧や血液のガス分圧，pHは圧受容器と化学受容器によってモニターされ，これらのセンサーの情報は心臓血管中枢に送られる。心臓血管中枢は自律神経の緊張を制御してフィードバック調節を行い血圧を調節している。

1) 高圧受容器による反射

大動脈弓と頸動脈洞は，それぞれ動脈血の体循環系と脳循環系への入口に位置している。ここには**動脈圧受容器** baroreceptorが存在する。動脈圧受容器は動脈壁の伸展により興奮する伸展受容器であり，血圧の上昇により活動電位の発生頻度が増加する。

圧受容器の興奮は大動脈弓では迷走神経，頸動脈洞では舌咽神経により延髄の孤束核に伝えられ，尾側延髄腹外側野(CVLM)の抑制性ニューロンを介して吻側延髄腹外側野(RVLM)にある**血管運動中枢** vasomotor areaを抑制する。このため血管の緊張が緩み，血圧は低下する。同時に迷走神経核が興奮して心機能は抑制される。

逆に血圧が低下すると動脈圧受容器の活動は低下して，交感神経が緊張し，迷走神経は抑制されるため血圧は上昇する。また，動脈圧受容器の活動低下はバソプレシンの分泌を促し，循環血液量の増加に働く。立ちくらみ(**起立性低血圧**)は起立時に，重力による血圧下降に拮抗する圧受容器反射が十分でなく，脳に入る血液量が減少するために起きる。

2) 低圧受容器による反射

血液が心臓に戻る際の入口となる大静脈と肺静脈，さらにはこれらにつながる心房の壁には**低圧受容器**が存在する。この受容器は静脈還流量が増加して壁が伸展されると興奮する伸展受容器であり，迷走神経の求心路を介して心臓血管中枢の活動を制御している。

静脈還流量が増加すると，血管運動中枢が興奮して心拍数を増加させ，心収縮力を強めて血液の循環を促す。この反射を発見者の名をとって**ベインブリッジ反射** Bainbridge reflexという。

3) 化学受容器反射

血液の O_2 分圧，CO_2 分圧およびpHは，中枢と末梢にある**化学受容器** chemoreceptorでモニターされている。

血中の CO_2 は血液脳関門を容易に透過して脳組織に入るため，脳脊髄液や組織間液は血液の CO_2 分圧を正確に反映する。延髄の腹側表面には化学受容器が散在し，細胞外液の CO_2 (pH)の変化を感知する。この領域を**中枢化学受容野**と呼ぶ。

末梢の化学受容器は，大動脈弓に存在する**大動脈小体** aortic bodyと頸動脈分岐部にある**頸動脈小体** carotid bodyにある。大動脈小体と頸動脈小体は神経様細胞(グロムス細胞)，グリア様細胞とよく発達した血管網とからなる。O_2 やpHの低下，CO_2 の増加によりグロムス細胞は脱分極し，放出されたATPやアセチルコリンなどの伝達物質は迷走神経や舌咽神経の求心路を刺激し，延髄の孤束核に情報が送られる。これらの化学受容器の興奮は呼吸中枢の活動を促進するほか，心臓血管中枢の活動を調節して循環動態の恒常性を保つ。〔p.70参照〕

96 血圧の調節における自律神経の役割

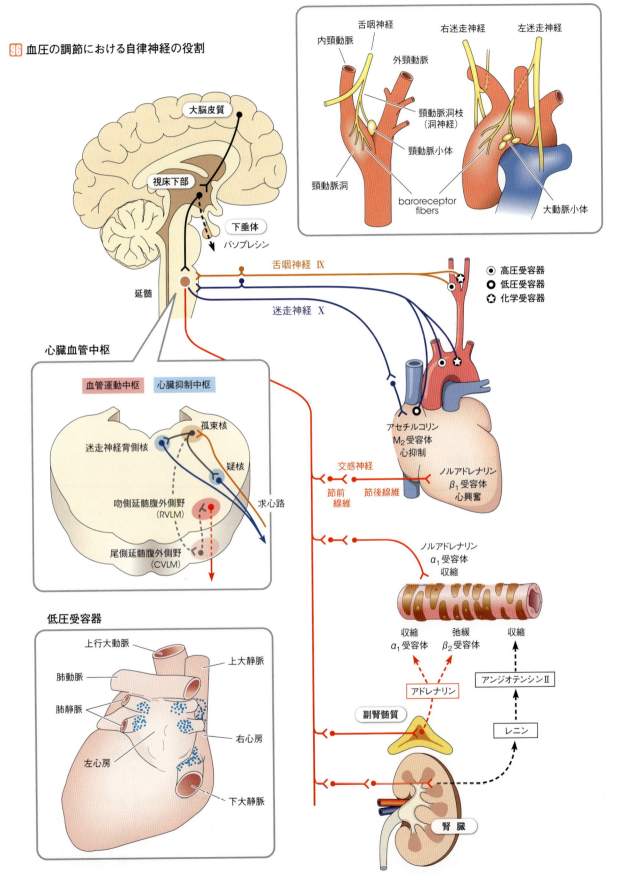

循環器　循環動態の調節

血管平滑筋収縮の分子機構──受容体刺激によりCa^{2+}が動員される

血管の収縮・弛緩と受容体 97

交感神経の興奮により放出されるノルアドレナリンとアドレナリンは，血管平滑筋細胞にある**α₁受容体**に結合すると，**G$_q$**と呼ばれるG蛋白質を介してホスホリパーゼCを活性化して細胞内Ca^{2+}を増加させ，平滑筋を収縮させる。一方，骨格筋・心臓・気道など**β₂受容体**を持つ血管では，**G$_s$**と呼ばれるG蛋白質を介して細胞内cAMPを増加させ，平滑筋を弛緩させる。この弛緩作用はアドレナリンのほうがノルアドレナリンより強い。

アンジオテンシンⅡやトロンボキサンA₂，バソプレシンなどはそれぞれの受容体に結合し，G$_q$を介して血管を収縮させる。98

血管の弛緩は血管内皮細胞が放出する**NO**が重要である。内皮細胞には**アセチルコリン**や**アドレナリン**，**ブラジキニン**などの受容体があり，これらの刺激によりNO合成酵素（NOS）が活性化され，アルギニンからNOが作られる。NOは細胞膜を透過して平滑筋細胞に入り，**グアニル酸シクラーゼ**に結合してこれを活性化し，GTPからcGMPを作らせる。cGMPは**Gキナーゼ**を活性化し，平滑筋は弛緩する。ナトリウム利尿ペプチド受容体はそれ自身がグアニル酸シクラーゼ活性を持ち，ANPやBNPが受容体に結合するとcGMPが産生される。99

平滑筋収縮の分子機構は横紋筋とは異なる

平滑筋は紡錘形の単核細胞からなっており横紋がない。平滑筋ではトロポニン系がなく，その収縮機構は横紋筋とかなり異なるが，最終的にCa^{2+}が収縮を起こす点では同じである。ただし，横紋筋に比べ筋小胞体が発達しておらず，その収縮は細胞外Ca^{2+}の流入に依存する割合が大きい。

Ca^{2+}は脱分極によって電位依存性Ca^{2+}チャネルから流入する以外に，G$_q$に共役した受容体刺激によっても動員される。これらの受容体刺激によってホスホリパーゼCが活性化され，その働きで細胞膜から**IP₃**（イノシトール三リン酸）とジアシルグリセロール（DG）が作られる。IP₃は筋小胞体にあるCa^{2+}チャネルであるIP₃受容体に結合して開口させ，小胞体に貯蔵されていたCa^{2+}が放出される。

DGは**Cキナーゼ**を活性化して電位依存性Ca^{2+}チャネルのリン酸化と活性化を起こし，細胞外からCa^{2+}を流入させる。さらに，受容体刺激によって開口する受容体作動性Ca^{2+}チャネル，小胞体内の貯蔵Ca^{2+}の低下によって開口

98 血管平滑筋収縮の分子機構

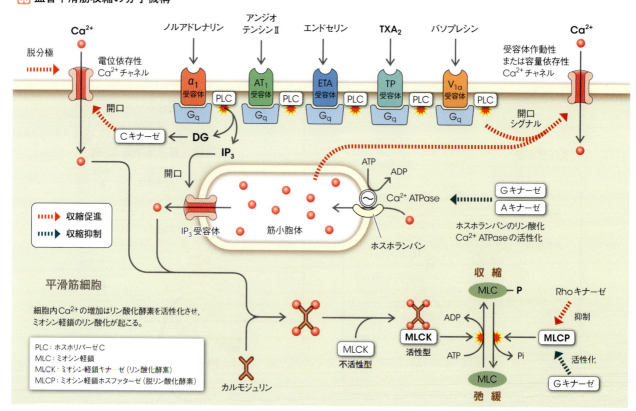

する容量依存性Ca^{2+}チャネルが開口して細胞外からCa^{2+}が流入する（この経路の分子機構は不明の点が多い）。

細胞内で上昇したCa^{2+}は，**カルモジュリン**というトロポニンCに似た蛋白質に結合する。Ca^{2+}-カルモジュリン複合体は，**ミオシン軽鎖キナーゼ（MLCK）**というリン酸化酵素に結合してこれを活性化する。ミオシン軽鎖がこの酵素によってリン酸化を受けると，アクチンに結合しているミオシンのATPase活性が発現して収縮が起きる。

平滑筋の収縮は心筋に比べ非常にゆっくり起きる。リン酸化されたミオシン軽鎖は，やがて**ミオシン軽鎖ホスファターゼ（MLCP）**によって脱リン酸化される。平滑筋にはlatch bridge機構があって，ミオシン軽鎖が脱リン酸化されてもしばらくはアクチンに結合し続けるため，その間収縮が持続する。

cAMPとcGMPの平滑筋弛緩作用についてはまだ十分には解明されていないが，AキナーゼやGキナーゼによるBKチャネル（Ca^{2+}- and voltage-activated K^+ channel）の活性化作用が関与する。BKチャネルは細胞膜にあり，細胞の脱分極や細胞内Ca^{2+}の増加に反応してK^+を細胞外に放出し，細胞興奮を抑制する働きを持つ。cAMPとcGMPの増加はリン酸化を介してBKチャネルの機能を高める。

97 心臓・血管に分布する自律神経作動物質の受容体

交感神経系（ノルアドレナリン，アドレナリン）

受容体	G蛋白質	分子作用	分布組織	臓器の反応
$α_1$	G_q	ホスホリパーゼC活性化 細胞内Ca^{2+}上昇	心筋	心機能亢進
			血管平滑筋	収縮
$α_2$	G_i, G_o	アデニル酸シクラーゼ抑制	血管平滑筋	収縮
$β_1$	G_s	アデニル酸シクラーゼ活性化	心筋	心機能亢進
$β_2$	G_s	アデニル酸シクラーゼ活性化	血管平滑筋	弛緩

ノルアドレナリン，アドレナリンともに$β_1$受容体に作用する（力価は同じくらい）。ノルアドレナリンは$α_1$受容体に作用して血管を収縮させる（$β_2$には作用しない）。アドレナリンは$β_2$受容体が多い骨格筋・心臓・気道などの血管を弛緩させる。

副交感神経系（アセチルコリン）

受容体	G蛋白質	分子作用	分布組織	臓器の反応
M_1	G_q	ホスホリパーゼC活性化 細胞内Ca^{2+}上昇	血管平滑筋	収縮　弛緩
			血管内皮細胞	NO産生
M_2	G_i	アデニル酸シクラーゼ抑制 K^+チャネル活性化 Ca^{2+}チャネル抑制	心筋	心機能抑制
M_3	G_q	ホスホリパーゼC活性化 細胞内Ca^{2+}上昇	血管平滑筋	収縮　弛緩
			血管内皮細胞	NO産生

〔G蛋白質を介するシグナル伝達はp.540参照〕

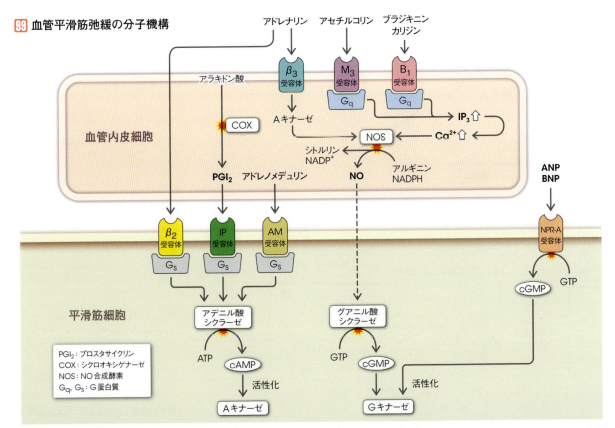

99 血管平滑筋弛緩の分子機構

局所循環は各組織の要求に合うように作られている

冠循環

心筋の栄養血管である冠状動脈は左右1本ずつからなり、大動脈弁付近から起こり、心筋を灌流する（44）。安静時、正常では250mL/minの血液がここを流れている。左心室の内圧は大動脈の内圧よりも少し高く、心筋の外側は比較的影響を受けにくいが、左心室の心内膜側では冠状動脈の血流は心筋収縮時には途絶え、弛緩期のみに流れることから虚血が起こりやすい。100

冠循環の血流量は心筋のO_2消費量と密接に連動しており、心筋の運動が活発となりO_2消費量が増加すると、それに見合う血流が冠状動脈を流れる101。この調節には代謝によるO_2低下、CO_2上昇、H^+、K^+、乳酸、アデノシンなどの増加が関与していると考えられる。交感神経および副交感神経による調節機構もあるが、主体は代謝性と考えられている。

狭心症の治療薬として使われるニトログリセリンはNOを放出して冠状動脈を拡張するが、作用の主体は全身の血管の拡張作用により心臓への還流血液量を減らし、心臓の仕事量を減少させ、心筋のO_2要求量を減らすことにある。

脳循環

脳の血流は約90％が内頸動脈から、残りは椎骨動脈から供給される。これらの血管は脳底部で大脳動脈輪（Willis動脈輪50）を作り、ここから左右の前・中・後大脳動脈となって脳を灌流した後、硬膜静脈洞から内頸静脈に戻る。大脳動脈輪でつながってはいるが、左右の頸動脈の血液はそれぞれほぼ独立して左右の脳を灌流している。

脳はエネルギー源としてグルコースのみを用いることが他の臓器と異なっている。そのため体重の2～3％を占めるにすぎない脳に対して、心拍出量の15％が供給されている。また、神経細胞は虚血によって死にやすく、再生能力に乏しい。そのため、血流が常に安定して供給されるように**自己調節機構**が備わっており、灌流圧70～140mmHgの範囲において脳血流量はほぼ一定である102。また、血中CO_2が上昇すると脳血管は拡張して血流量を増加させる。逆にCO_2の低下は脳血管を収縮させる。過換気症候群では呼吸の亢進に伴い血中O_2の増加とCO_2の低下が起こり、しびれやめまいなどの神経症状が出現するが、これには血中CO_2の低下による脳血流量の低下も関与する。

100 左右の冠状動脈の血流量 (Berne & Levy)

冠循環の血流量は、他の臓器とは逆に心臓の拡張期に増加する。左冠状動脈では特にその傾向が著しい。

101 心筋O_2消費量と冠血流量 (橋本, Evans)

左心室の心筋酸素消費量と冠流量をプロットしたもの。両者は直線的比例関係にある。

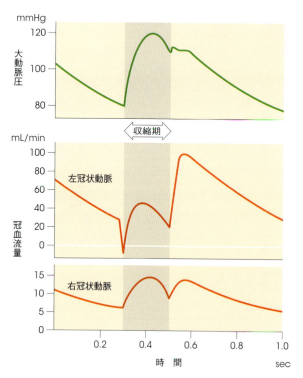

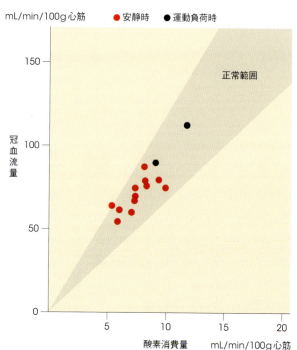

一方，脳の活動によって脳血流量は局所的には大きく変化する。代謝の亢進によるH⁺上昇は脳血管を拡張させる。近年，脳血流量はPET (positron emission tomography) を用いて簡単に計測できるようになった〔p.648参照〕。

　脳の毛細血管は他臓器の毛細血管では通過できるような物質でも透過させないことが多い。これを**血液脳関門** blood-brain barrierと呼び，神経細胞が血液中の物質によって影響されないよう保護する機能と考えられている。水，O_2，CO_2は容易に透過できるが，その他の水溶性物質は一般に分子量が大きいほど透過に時間がかかる。新生児は血液脳関門があまり発達しておらず，血中のビリルビンが高いとビリルビンが脳内へ移行して，脳基底核に沈着する(核黄疸)。

● 血液脳関門
脳毛細血管の内皮細胞は連続型で，しかも輸送小胞が少なく，星状膠細胞の突起が基底膜に付着している。従来この構造が関門の原因と考えられてきたが，それ以外にABCトランスポーター (ATP binding cassette transporter) スーパーファミリーに分類されるトランスポーターやその他のトランスポーターが内皮細胞に発現しており，細胞が取り込んだ物質を積極的に汲み出して排泄する機構が関門の形成に役立っていることが明らかとなってきた。

102 脳血流量の自己調節(上)，血中CO_2との関係(下)

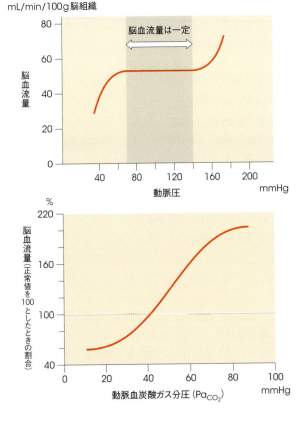

肝循環

　肝臓の体積の25〜30％は血液で占められており，その全血液量の75〜80％は，消化管からの静脈血を集めて肝臓に送る門脈によって供給される。残り20〜25％の血液は肝臓の栄養血管である肝動脈によって供給される。門脈と肝動脈は細かく分岐し，肝小葉で合流して**類洞** sinusoidと呼ばれる特殊な毛細血管構造をつくる。ここから肝小葉中心部にある中心静脈に入り，肝静脈から下大静脈に注ぐ。類洞を形成する血管内皮細胞は，細胞どうしが不連続ですき間があいており，物質の透過性が著しく高い(78)。

　門脈圧は通常10mmHg程度であるが，門脈系の狭窄や閉塞が起きる肝硬変症では15mmHg以上となる。この状態を**門脈圧亢進症**といい，本来門脈内を通過していた血液は側副血行路に流れ込み，多量の血液のために食道静脈は膨隆して食道静脈瘤を形成する(63)。

皮膚の循環

　皮膚の色は毛細血管を流れる血液量を反映して，血液量が少ないと蒼白となり，多いと赤くなる。この現象は日常的には顔色で観察される。

　真皮には静脈叢が発達しており，体表からの放熱による体温の調節に大きく寄与している。特に四肢末端部(手指，足指)では，細動脈が毛細血管を通らずに直接静脈叢につながっている部位がある(**動静脈吻合**103)。吻合部はコイル状の血管になっており，交感神経に支配されている。寒冷時には閉じているが，体温が上がると吻合部を通って大量の血液が静脈叢に流れ，放熱を促す。指の皮膚は表面積が大きいため，放熱効率がよい。

103 皮膚の動静脈吻合

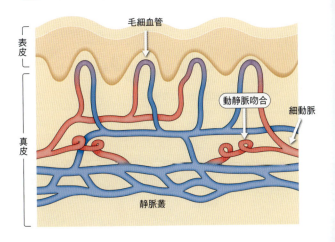

循環器　循環器系の疾患

循環器系の異常はあらゆる臓器に影響を及ぼす

心不全

さまざまな原因により心臓のポンプ機能が低下した状態を心不全 heart failure といい，急性心不全と慢性心不全に分類される。

慢性に心機能が低下すると代償機構が働き，初期には症状が現れない(New York Heart Association による慢性心不全分類の Class Ⅰ)。

心不全が進行すると，労作時の疲労，動悸，呼吸困難をきたしたり，胸痛など狭心症の症状が出現する(Class Ⅱ)。さらに進行すると，これらの諸症状のために身体活動が制限される(Class Ⅲ)。

さらに重度の心不全では安静時にも症状が出現する(Class Ⅳ)。血液が組織でうっ滞するために浮腫が現れる。肺では浮腫による分泌物のためにラッセル音(ラ音)と呼ばれる肺の副雑音が出現し，さらに進行すると血液と肺胞気の間のガス交換が阻害され呼吸困難となる。

動脈硬化 104

動脈は弾性に富むが，老化とともに次第に固くもろくなっていく。動脈硬化 atherosclerosis を起こした血管には，マクロファージ，線維化，コレステロールの沈着，平滑筋の増生，さらに石灰沈着や新生血管の増生などがみられる。このような血管は内腔が狭くなって血流が減少し，血栓もできやすい。また，柔軟性がないため，もろくて破れやすい。

動脈硬化の成因は，組織の障害とそれに引き続く炎症反応と考えられている。高血圧や糖尿病，脂質異常症は動脈硬化を進行させる。

第1期：内皮細胞の傷害

動脈の分岐点や弯曲部などの血流が変化する部位の内皮細胞が反応性の変化を起こし，リポ蛋白質などに対する透過性が亢進し，また白血球を結合する活性が増加する。酸化 LDL (low-density lipoprotein) による内皮細胞傷害や機械的な内皮細胞剥離によっても同様の変化が起きる。その結果，単球 monocyte や T リンパ球が内皮細胞に接着し，さらに内皮細胞間隙から血管内膜に侵入する。

第2期：脂肪線条

侵入した単球はマクロファージに分化し，スカベンジャー受容体を介して酸化 LDL を取り込んで**泡沫細胞** foam cell となり，脂肪線条 fatty streak を形成する。さらに血小板が付着して凝集する。

第3期：平滑筋細胞の異所性増殖

白血球や血小板から増殖因子やサイトカインが放出され，平滑筋細胞の血管内膜への侵入と増殖が起きる。この結果，内膜が肥厚する。

第4期：複合病変の形成

病巣の内皮細胞，マクロファージ，平滑筋細胞などからさらに増殖因子やサイトカインが放出され，脂肪線条がさらに大きくなり，線維化が生じて**線維性被膜** fibrous cap が形成される。さらに，血管の新生，組織の壊死，出血，石灰化が起きて器質的な狭窄が進展し，血栓ができやすくなる。血管はもろく破れやすくなっており，血圧が高いと破綻する。

高血圧

高血圧症 hypertension とは，体循環の動脈圧が正常よりも高い場合をいう。一方，肺循環系の血圧が高い場合は肺高血圧症という。動脈圧は心拍出量と末梢血管抵抗に依存するので，末梢血管が動脈硬化によって細くなると血圧は

104 動脈硬化の発症機序 (Ross)

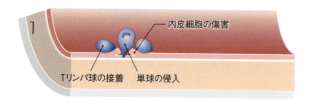

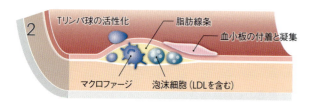

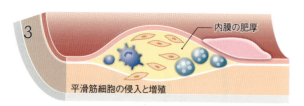

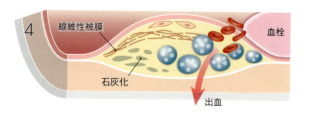

105 成人における血圧値の分類 （診察室血圧・単位mmHg）

分 類	収縮期血圧		拡張期血圧
正常血圧	<120	かつ	<80
正常高値血圧	120〜129	かつ	<80
高値血圧	130〜139	かつ/または	80〜89
Ⅰ度高血圧	140〜159	かつ/または	90〜99
Ⅱ度高血圧	160〜179	かつ/または	100〜109
Ⅲ度高血圧	≧180	かつ/または	≧110
（孤立性）収縮期高血圧	≧140	かつ	<90

（日本高血圧学会，2019年）

上昇する。

　高血圧の原因は腎性高血圧症と呼ばれる腎臓に起因するもの，原発性アルドステロン症や褐色細胞腫（腫瘍からカテコールアミンが分泌される）によるものなど原因のはっきりしたものはごく一部で，大部分は原因が不明で**本態性高血圧** essential hypertension と呼ばれている。血圧は年齢とともに上昇し，70歳以上では70％以上の人が高血圧になる。一方，**肺高血圧症**は，肺動脈や肺静脈の狭小化，肺疾患や低酸素，血栓，先天性心疾患などにより起こり，呼吸困難や心不全が出現する。

　一般に，血圧は低い場合よりも高い場合に各種疾患にかかるリスクが高い。日本高血圧学会のガイドライン 105 では，高血圧をⅠ度・Ⅱ度・Ⅲ度の3段階に分け，疾病リスクとの兼ね合いで，いつどのように治療するかを医師が判断するようになっている。一方で，正常高値や高値血圧の段階でも脳卒中や心筋梗塞などの合併症が起こり得るため，収縮期血圧120mmHg未満かつ拡張期血圧80mmHg未満が望ましいとしている。つまり，血圧に関しては高ければ高いほどより悪いというのが，現在の医学の見方である。なお，（孤立性）収縮期高血圧とは，収縮期血圧だけが高いもので，動脈硬化の進んだ高齢者に多くみられる。

高血圧症による臓器障害

　高血圧によって障害される臓器として第一に血管がある。高い血圧が続くと動脈硬化が進行し，血管は柔軟性を失い，破れやすくなる。また，動脈硬化を起こした血管では血液が固まりやすくなり血栓ができやすい。心臓は高血圧下でより強く収縮して血液を送り出すことから，心肥大が出現する。脳では脳梗塞や脳出血，網膜では網膜出血，心臓では狭心症や心筋梗塞，腎臓では腎機能障害など，あらゆる臓器に障害が出現しうる。肥満，糖尿病や脂質異常症は，高血圧による臓器障害をさらに進行させる。

その他の循環器に関連する疾患

大動脈解離（解離性大動脈瘤）

　大動脈の中膜が剥がれて空間ができ，そこに血液が入り込んだ状態。破裂すると胸腹腔に大出血し予後不良である。

ショック

　大量出血による循環血液量の急激な低下やアレルギー反応による血管の緊張性の急激な低下（アナフィラキシー・ショックという）などによって起こる，突然の循環不全をいう。心拍出量は急激に低下する。敗血症では細菌毒素による血管の拡張が起きることがあり，敗血症性ショックという。そのほか，心筋梗塞などによる心機能の突然の低下，肺塞栓症による血流の閉塞などもショックの原因となる。

出血

　血圧は動脈では高く，静脈では低い。このため，一般に静脈出血ではゆっくりとした出血が起き，動脈出血ではより急激な出血で多量の血液が短時間に失われる。動脈出血の治療は，出血部位より中枢側の血管を圧迫して血流を遮断することが第一である。

血栓症

　血管に凝固した血液（血栓）が詰まることをいう。動脈に血栓が詰まると血栓より下流の組織に血流が循環せず，組織は虚血に陥り，血流が再開しないと壊死につながる。心臓を栄養する冠状動脈に血栓ができると狭心症を起こし，心筋が壊死すると心筋梗塞となる。脳血管での場合は脳血栓症と呼ばれる。

塞栓症

　血液以外のものが血管に詰まることがある。癌細胞など細胞の塊が詰まると細胞塞栓，脂肪の塊が詰まると脂肪塞栓，空気が詰まると空気塞栓と呼ばれる。

静脈瘤

　静脈の循環が悪い場合，静脈は伸展性があるため，膨隆して静脈瘤と呼ばれる瘤を作る。瘤を作る部分より中枢側の静脈閉塞で起きたり，血行障害によって側副路の静脈に多量の血液が流れ込んで起きる。肝硬変症に伴う門脈圧亢進症では，側副路として食道粘膜下静脈に血液が流れ込み，食道粘膜下で静脈が腫れ上がる。また，臍の静脈も側副路となってメデューサの頭と呼ばれる形態をとる。静脈瘤は弱いため，破裂して出血死をきたすことがある。

癌の転移

　局所に発生した癌はやがて血管やリンパ管を介して別の組織へ転移することがある。この場合，発生した癌の部位を支配する血管やリンパ管の走行が転移先を左右する。

循環器　心臓・大血管の発生

心内膜筒はS字状に弯曲し，将来の心室と心房を形づくる

心内膜筒の形成 [106]

　心臓は，ヒト胚子の中で最初に機能し始める器官である。胎生第3週の中頃，血管系が出現する。胚子の頭方の間葉細胞が，下方にある内胚葉の誘導により血管芽細胞となる。血管芽細胞は増殖して血管細胞という内皮細胞集団になる。この細胞集団に腔を生じ，それが合体して馬蹄形の小血管叢を形成する。この血管叢の前中心部が**心臓発生域** cardiogenic areaで，そこに**心内膜筒** cardiac tubeが形成される。心内膜筒の上にある胚内体腔が後に**心膜腔** pericardial cavityになる。また，正中線に平行かつ接近して，両側に別の造血管細胞集団が出現し，1対の縦走する**背側大動脈** dorsal aortaが形成され，やがて心内膜筒と結合する。

　この頃，中枢神経系が急速に成長して，胚子が頭尾方向に折りたたまれるために，心臓発生域と心膜腔は胸部に位置するようになる。胚子は側方にも折りたたまれるために，2本の心内膜筒の尾方部が癒合する。同時に馬蹄形をした血管叢の頂点の部分が拡張し，ひとつながりの拡張した筒となる。

　まだ胚子が屈曲していない段階で，壁側中胚葉から臍静脈が発生し，背側大動脈の背方に主静脈ができる。これらは静脈洞に連絡し，心内膜筒の流入路が形成される。一方，心内膜筒の頭方は流出路となり，左右の第1大動脈弓を介して背側大動脈に続く。

　心内膜筒は心膜腔内に突出するが，中胚葉組織からなる背側心間膜で心膜腔の背側に付着している。腹側には間膜が形成されることはない。発達が進むと，背側心間膜も消失し，その結果心膜腔の両側の背側部分を連絡する心膜横洞 transverse pericardial sinus ([7]) ができる。

　この間に心内膜筒に隣接する中胚葉から心筋が形成され，静脈洞域の中皮が心臓表面に遊走して心外膜を形成する。こうして心内膜筒は，①内面を覆う心内膜 endocardium，②筋性の壁を形成する心筋層 myocardium，および③外面を覆う心外膜 epicardiumの3層になる。

心臓ループの形成 [107]

　心内膜筒は初めはまっすぐな管であるが，胎生第23日に

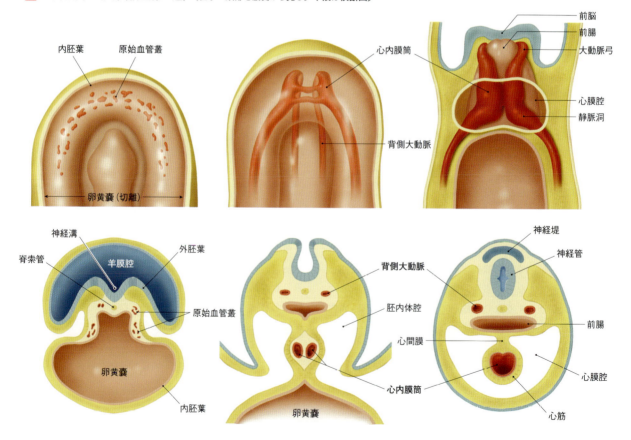

[106] 心内膜筒の形成（胎生第3週）〔胚子の頭部を腹側から見る。下段は横断面〕

S字状に弯曲し始め，第28日には**心臓ループ** cardiac loopが完成する．まれに，左右逆転した，S字の鏡面像に相当する心臓ループが形成されることがあり，右胸心 dextrocardiaという．この場合，心臓以外の胸腹部の内臓も鏡面像になっている場合が多く，内臓逆位 visceral inversionと呼ばれる．なぜS字状のループになるのかは長い間謎であったが，そのメカニズムは次第に解明されつつある．発生の初期，まだ2層性胚盤の頃，ある種の遺伝子の発現に左右差が生じる結果，心内膜筒の壁を作る細胞の分裂・増殖の仕方にも左右差が生じるのである．

心臓ループは形成中に局所的に拡張し，第21日では心膜腔内に動脈幹，心球，心室を，心膜腔外に心房とそれに注ぐ左右対称の静脈洞を区別できる．やがて，心膜腔外に対をなしていた心房部は心膜腔内に取り込まれ，**共通心房**を形成する．房室連結部は狭いままにとどまり，**房室管**となって，共通心房と初期の心室とを連絡する．**心球** bulbus cordisの近位1/3は狭小で，後に右心室肉柱部となる．**心円錐** conus cordisは両心室の流出路を形成する．心球の遠位部すなわち心円錐に続く部分は**動脈幹** truncus arteriosusと呼ばれ，大動脈と肺動脈の近位部となる．外から**球室溝**として見られる心室と心球の連結部は，内部は狭小のままで，**一次室間孔**と呼ばれる．

心臓ループ形成の末期に，一次室間孔の両側に原始肉柱の形成が始まり，将来の左心室と右心室になる原始左室と原始右室が形成される．両者の間の外側には室間溝が認められる．

要約すると，胎生第4週の初めには1本の筒であった心内膜筒が，S字状のループになり，各部位の不均等な発達により，第4週の終わり頃には，胚子はまだ5mmほどであるが，随分と心臓らしくなってくる．すなわち，原始右房と原始左房は房室管を通って原始左室に連絡するようになる．原始左室と原始右室を連絡する一次室間孔は，球室溝の内部にできる球室ヒダと，室間溝の内部に発達中の心室中隔とで狭められている．原始右室は心円錐を経て動脈幹に至る．

107 心臓ループの形成（胎生第4週）

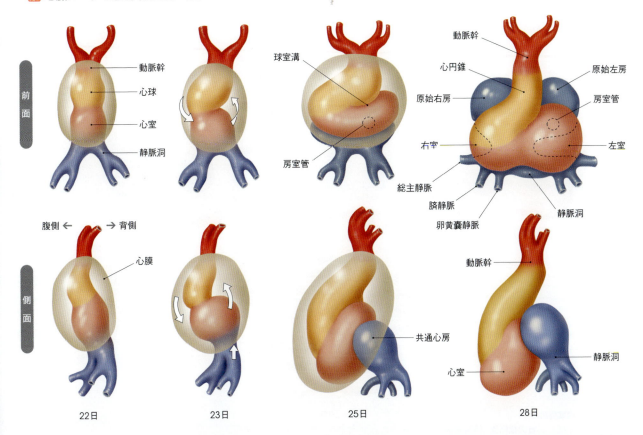

循環器　心臓・大血管の発生

心内膜床を軸として中隔と房室弁が形成され，心臓を4つの部屋に分ける

中隔形成の2様式

中隔形成には2つの様式がある。1つは，向かい合う壁から組織塊が成長し，互いに接近・融合することによって1つの腔を二分する様式である。**心内膜隆起（心内膜床** endocardial cushion）と呼ばれる組織塊が，房室域および動脈円錐域に発生する。この心内膜隆起が心房中隔，心室中隔（膜性部），房室管，および大動脈路と肺動脈路の形成を助ける。

中隔形成のもう1つの様式は，心内膜隆起とは異なるものである。1つの袋状の構造の中央部に比べて，その両側が急速に拡張すると，2つの拡張部の間に稜が形成される。どんどん成長する2つの稜が接近・癒合すると，2つの腔の間に中隔が形成される。この様式では2つの腔が完全に分離されることはなく，両者の間に狭い通路が残る。この様式によって，心房中隔，心室中隔の大部分が形成される。

心房中隔

胎生第4週末に共通心房の屋根から鎌状の稜，すなわち**一次中隔** septum primumが腔内に向かって伸び出す。一次中隔の2つの脚は，房室管に形成される心内膜隆起に向かって伸び，一次中隔と心内膜隆起の間に**一次孔** foramen primumができる。やがて一次孔が閉鎖される頃には，アポトーシスによって一次中隔の上部に小孔があき，これらの孔が合体して**二次孔** foramen secundumとなる。このようにして，原始右房から原始左房への自由な血流が確保される。

その後，静脈洞角が吸収されて右心房が拡張すると，新たに三日月状のヒダ，すなわち**二次中隔** septum secundumが一次中隔の右側に現れる。二次中隔は二次孔を覆って下方に伸びるが，心房腔を完全には分割せず，**卵円孔** foramen ovaleという孔を残す。一次中隔の上部は次第に消失し，残りの部分は**卵円孔弁** valve of the foramen ovaleとなる。この結果，血液は右心房から細長い裂隙を通って左心房へと流れる。卵円孔が完全に閉じるのは生後である（115）。

房室管中隔

はじめ房室管は原始左室とのみ連絡し，原始左室は球室ヒダにより心球から分離されている。胎生第4週末に，房

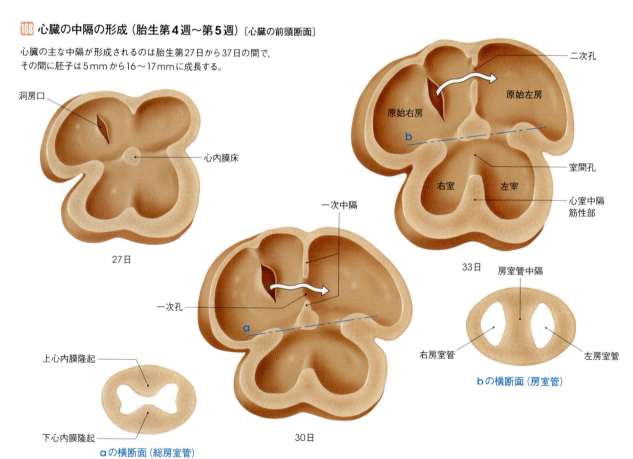

108 心臓の中隔の形成（胎生第4週〜第5週）〔心臓の前頭断面〕
心臓の主な中隔が形成されるのは胎生第27日から37日の間で，その間に胚子は5mmから16〜17mmに成長する。

170

室管の上縁と下縁に2個の**房室心内膜隆起**atrioventricular endocardial cushionが現れる。第5週末近くには，球室ヒダの後端は上心内膜隆起の基部に沿って，その中央部で終わるようになり，房室管は右に拡大し，房室口を通る血液は原始左室と原始右室の両方に直接流れるようになる。

上・下心内膜隆起のほかに，さらに2つの外側房室心内膜隆起が房室管の左右の縁に出現するが，第5週末までには上・下心内膜隆起が互いに癒合して，管を完全に分割し，左右の房室口をつくる。

房室弁

房室管が左右に二分されると，各房室口の縁に間葉系の細胞が局所的に増殖する。この増殖した組織が血流によりえぐりぬかれ，薄くなり，心室壁に筋性の索だけで付着する弁が形成される。さらに，弁の心室面では索内の筋組織が退化し，密な結合組織で置換される。結局，弁は心内膜で覆われた結合組織で構成され，心室壁の肥厚した乳頭筋という肉柱と腱索で結ばれる。こうして，左房室口に二尖弁つまり僧帽弁が，右房室口に三尖弁が形成される。

心室中隔

胎生第4週末までに，左右の原始心室は，心筋層の絶え間ない成長と，内面からの絶え間ない憩室形成と肉柱形成により拡張し始める。拡張しつつある両心室の内側壁は互いに接近して次第に一体化し**筋性心室中隔**muscular interventricular septumが形成される。はじめ筋性心室中隔の上方は**室間孔**として左右の心室を連絡している。その後，筋性心室中隔の頂に沿って下心内膜隆起からの組織が成長し，円錐中隔の隣接部と癒合する(110)。このようにして**膜性心室中隔**membranous interventricular septumが形成され，室間孔を最終的に閉鎖する。

● **心房中隔欠損** atrial septal defect ; ASD
ほとんどが二次孔欠損という型で，一次中隔のアポトーシスが過剰であったか，二次中隔の発達が不完全であったために生じる。左右圧が逆転して右➡左短絡となると，静脈血が左心房に流入してチアノーゼを起こす。

● **心室中隔欠損** ventricular septal defect ; VSD
最もよくみられる先天性心臓奇形で，1万回の出産に12回の割合で生じるといわれている。多くは膜性部の欠損である。しばしば動脈幹円錐部の分割異常を合併する。

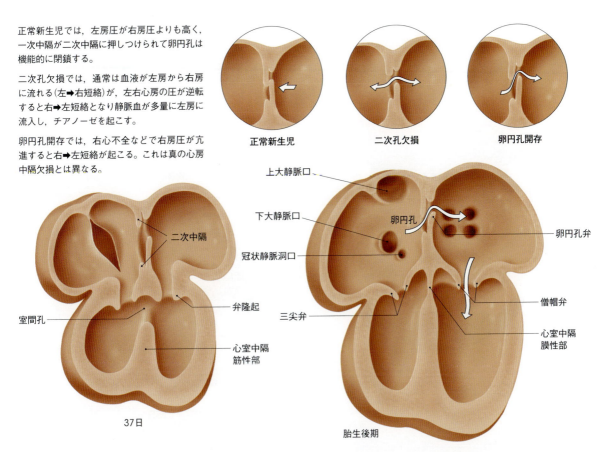

正常新生児では，左房圧が右房圧よりも高く，一次中隔が二次中隔に押しつけられて卵円孔は機能的に閉鎖する。

二次孔欠損では，通常は血液が左房から右房に流れる(左➡右短絡)が，左右心房の圧が逆転すると右➡左短絡となり静脈血が多量に左房に流入し，チアノーゼを起こす。

卵円孔開存では，右心不全などで右房圧が亢進すると右➡左短絡が起こる。これは真の心房中隔欠損とは異なる。

右静脈洞角と原始肺静脈はそれぞれ心房に合体してその後壁をつくる

　胎生第4週の中頃では，**静脈洞** sinus venosusは左右の**静脈洞角** sinus hornから静脈血を受け入れる。左右の静脈洞角は，それぞれ①卵黄嚢から血液を運ぶ**卵黄嚢静脈** vitelline vein，②絨毛膜絨毛から起こり，酸素に富んだ血液を胚子に運ぶ**臍静脈** umbilical vein，および③胚子を灌流する**総主静脈** common cardinal veinを受け入れる。はじめは静脈洞と心房との交通は広いが，間もなく静脈洞の入口は右方に移動する。

　第4週から第5週にかけて，卵黄嚢静脈は十二指腸のまわりに静脈叢を作り，肝細胞索がその血行を遮断して肝ジヌソイドという豊富な血管網が形成される。左静脈洞角の縮小に伴い，肝臓の左側からの血液は右側に切り替えられ，右卵黄嚢静脈の近位部が肥大して下大静脈の肝心部となる。左卵黄嚢静脈の近位部と末梢部は消失する。十二指腸周囲の静脈叢は残り，門脈となる。右卵黄嚢静脈の遠位部は上腸間膜静脈となる。臍静脈は肝ジヌソイドと結合し，両側の近位部と右臍静脈の末梢部は消失する。胎盤の血行が増加するにつれて，左臍静脈と下大静脈の間に静脈管というバイパスができる。総主静脈は前主静脈と後主静脈が癒合して形成される。

　第5週から第7週にかけて，①腎臓を灌流する主下静脈，②下肢を灌流する仙骨主静脈，③体壁を灌流する主上静脈が追加される。大静脈系では血液が左から右へ流れるように切り替えられる。前主静脈間の吻合は左腕頭静脈となり，右前主静脈の近位部と右総主静脈で上大静脈が形成される。主下静脈間の吻合は左腎静脈を形成する。左主下静

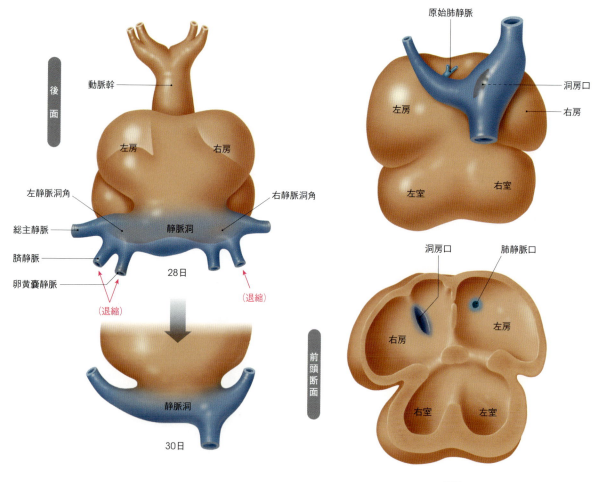

109 静脈洞のゆくえと心房壁の形成　〔心臓の後面と前頭断面〕

脈は左生殖腺静脈に，右主下静脈は下大静脈の腎分節になる．仙骨主静脈間の吻合は左総腸骨静脈となり，右仙骨主静脈は下大静脈の仙骨主静脈分節となる．後主静脈の閉鎖に伴い，主上静脈が奇静脈系となる．

第10週に左総主静脈も閉塞すると，左静脈洞角の残りの部分は**左心房斜静脈**と**冠状静脈洞**とになる．一方，右静脈洞角と右側の静脈は著しく大きさを増し，右静脈洞角は心房との唯一の交通路となり，次第に右心房内に取り込まれて，右心房の後壁の平滑部すなわち**大静脈洞** sinus venarum cavarum を形成する．その入り口である**洞房口** sinu-atrial orifice は弁状のヒダすなわち静脈弁で両側を境される．両静脈弁は背頭方で癒合し，**偽中隔**と呼ばれる稜を形成する．右静脈洞角が心房に完全に合体すると，左静脈弁と偽中隔は発生中の心房中隔と癒合する．下部は下大静脈弁と冠状静脈洞弁とになる．右心房の肉柱部と大静脈洞は**分界稜** crista terminalis で分けられる．

原始右房が右静脈洞角と合体し拡張する間に，原始左房も同様に著しく拡張する．最初は**原始肺静脈**が一次中隔のすぐ左に，左心房後壁の上皮芽として発生する．この肺静脈は発生中の肺と連結する．その後の発達中に，原始肺静脈とその分枝の多くが左心房に取り込まれ，左心房の平滑壁部が形成される．結局，4本の肺静脈が左心房に入ることになる．

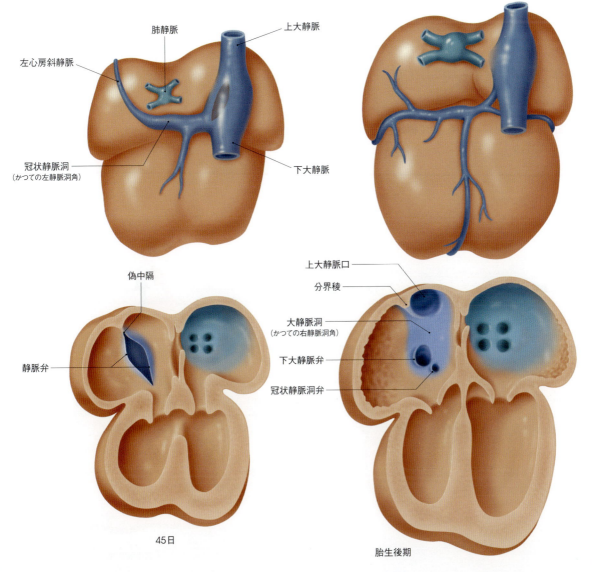

らせん状のドテが大動脈路と肺動脈路を分ける

流出路の分割

胎生第5週中に動脈幹の頭方部の内壁に1対の対向する稜，すなわち**動脈幹隆起** truncus cushions が出現する。右上壁に位置する右上動脈幹隆起と，左下壁に位置する左下動脈幹隆起とである。前者は遠位方向で左方に成長し，後者は遠位方向で右方に成長する。これらの隆起は大動脈嚢方向に成長していく間に，互いによじれてらせん状に走り，やがて癒合して**大動脈肺動脈中隔**となり，動脈幹を大動脈路と肺動脈路に分割する。

動脈幹隆起が出現すると同じ頃に，**円錐隆起**（球隆起）と呼ばれる隆起が心円錐の右背壁と左腹壁に沿って発生する。これらは互いに向かい合って成長すると同時に，遠位方向にも成長して，動脈幹中隔とも癒合する。2つの円錐隆起が癒合すると，心円錐は前外側部の右室流出路と後内側部の左室流出路とに分割される。それぞれ，肺動脈路と大動脈路につながる。

半月弁の形成

胎生第5週に動脈幹の分割がほぼ完了する頃，大動脈路に**背側弁隆起**が，肺動脈路に**腹側弁隆起**が生じる。第7週には動脈幹隆起が癒合し，その両側に2つずつ弁隆起が発生する。次第に弁隆起の上面が陥没して，半月弁が形成される。

Fallot四徴症

Fallot四徴症は1888年，フランス人医師Fallotがチアノーゼをきたす疾患として概念化したもので，動脈幹円錐領域で最もよくみられる先天性心臓奇形である。彼によれば，本症は①肺動脈狭窄，②大きな心室中隔欠損，③心室中隔欠損の真上から出る騎乗大動脈（右偏大動脈），④右室肥大の4点で特徴づけられる。しかし，騎乗大動脈と右室肥大は心室中隔欠損と肺動脈狭窄から二次的に生じるため，左室と右室の圧が等しくなるような大きな心室中隔欠損と，漏斗部の異常を主とする肺動脈狭窄の2点を重視する考え方が多い。

発生学的には，von Rokitansky以来，この異常は動脈幹円錐中隔が前方に偏位して，心円錐が不等分割されるために起こるとされてきた。これに対し，Van Praaghら（1970）

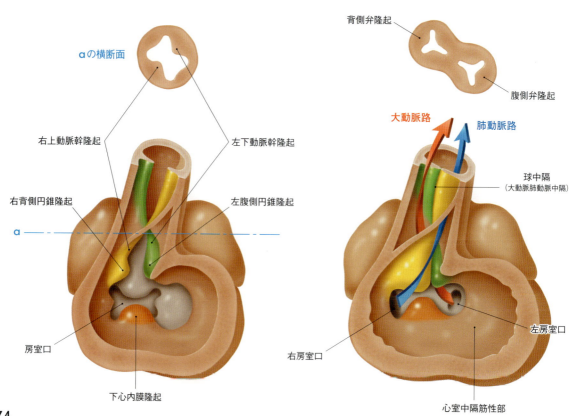

110 流出路の分割と半月弁の形成（胎生第5週〜第7週）〔前頭断面と半月弁の高さの横断面〕

は，漏斗部の低形成によって，本症の主病変である漏斗部狭窄と心室中隔欠損が形成されると考えている．一方，Coorら(1971)は，円錐部の回転異常により大動脈が右方に偏位し，円錐中隔形成異常のため，円錐中隔が前方に位置し，漏斗部狭窄を中心とする肺動脈狭窄と心室中隔欠損が形成されるとしている．

Fallot四徴症は，右➡左短絡の程度により幅広い臨床スペクトルを示し，チアノーゼがほとんどみられないものから，Fallot四徴症極型といわれるものまである．後者では，肺動脈閉塞のため，右室からの血液はすべて心室中隔欠損部を介して大動脈へ駆出され，肺動脈への血流は開存する動脈管などによって保たれる．

チアノーゼは口唇，顔面，指趾，爪床に認められ，生後2〜6ヵ月で徐々に明らかになってくることが多い．運動時には多呼吸や呼吸困難が認められ，運動能力は低下する．しばしば蹲踞(うずくまり)の姿勢や胸膝位をとる．泣いたり，排便，食事などが誘因となってチアノーゼ発作が起こると，ときには失神し，痙攣や脳血管障害をきたして死亡することもある．今日では小児期に外科的治療を受けるので，本症の80％以上が成人に至るといわれている．

その他の先天性心臓奇形

最もよくみられる先天性心臓奇形は**心室中隔欠損**であり，1万回の出産に12回の割合で生じるといわれている．しばしば動脈幹円錐部の分割異常を合併する．**動脈管開存症**は動脈円錐稜が癒合せず，かつ心室に向かって下降しないために生じ，常に心室中隔欠損を伴っている．**大血管転位症**は動脈幹円錐中隔が正常のらせん状走行をとりそこね，まっすぐに下降するために起こる．その結果，大動脈が右室から，肺動脈が左室から出る．通常この奇形は動脈管開存を合併する．そのほか**大動脈弁狭窄**，**大動脈弁閉鎖**，あるいは**肺動脈弁狭窄**などが半月弁の形成異常により起こる．

心臓奇形は遺伝的因子と環境因子との複雑な相互作用の結果生じる．風疹ウイルス，サリドマイド，ビタミンA，アルコール，糖尿病，高血圧症などが代表的な催奇形因子である．受精後第3週から第8週の胚子形成期が催奇形因子に最も感受性が高く，この時期を**臨界期**という．妊婦はこの時期特に注意すべきである．

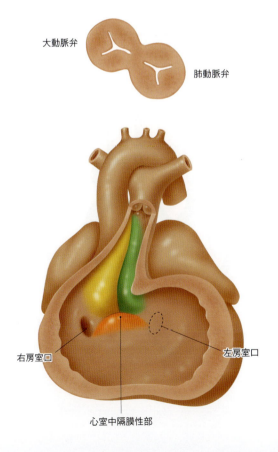

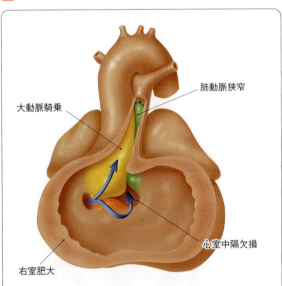

111 Fallot四徴症

円錐中隔の前方への偏位と漏斗部狭窄の結果，①大きな心室中隔欠損，②大動脈の心室中隔への騎乗，③肺動脈狭窄，④右室肥大を生じたもの．チアノーゼが主徴で，低酸素発作(スペルspell；漏斗部の発作的収縮により狭窄が増し，意識消失や痙攣を起こすこと)と蹲踞が特徴的な症状である．右➡左短絡(＝チアノーゼの強さ)は，肺動脈と大動脈への拍出(矢印)の抵抗のバランスで決まる．

3対の咽頭弓動脈が生後まで残り，肺動脈，大動脈弓およびその枝をつくる

胎生第4週と第5週の間に，頭頸部の両側に棒状の間葉組織からなる**咽頭弓** pharyngeal arch（**鰓弓** branchial arch）が形成される。頭方から尾方へ順次第1咽頭弓から第6咽頭弓まで形成されるが，ヒトでは第5咽頭弓は全く形成されないか，形成されても不完全でやがて退縮するので，合計5対の咽頭弓が存続する。

咽頭弓には，それぞれ独自の脳神経と動脈（**咽頭弓動脈**）が分布する。各咽頭弓動脈は動脈幹の末端部にあたる大動脈嚢から起こり，咽頭弓の間葉組織の中を通って背側大動脈に至る原始大動脈弓を構成する。ただし，5対の大動脈弓が同時に揃うことはなく，あるものは発達し，あるものは退縮してしまう。

胎生第27日までに，第1大動脈弓の大部分は退縮し，一部分が残って顎動脈となる。第2大動脈弓も大部分消失し，残存部が舌骨動脈とアブミ骨動脈となる。この時期には，第3大動脈弓も大きくなっており，第4および第6大動脈弓は形成中である。

胎生第29日には，第1・第2大動脈弓は消失し，第3・第4・第6大動脈弓が大きく発達している。この時期には大動脈嚢は上行大動脈と肺動脈幹に分割され，肺動脈幹と肺動脈が連絡するようになる。その後の変化で各大動脈弓は不均等に発達あるいは退縮するため最初の対称性を失い，成人のような姿になる。主な変化を模式図112を見ながら理解しよう。

原始大動脈弓の消長

①第3大動脈弓は総頸動脈と内頸動脈の起始部となる。外頸動脈はこの動脈弓から出芽する。

②第4大動脈弓の運命は左右で異なる。左側では左総頸動脈と左鎖骨下動脈の間の大動脈弓を形成する。右側では右鎖骨下動脈近位部を形成し，遠位部は右背側大動脈と第7節間動脈により形成される。

③第5大動脈弓は形成されないか，形成されてもすぐに消失する。

④第6大動脈弓は肺動脈弓とも呼ばれ，発達中の肺芽に枝を出す。近位部は肺動脈の起始部となる。右側の遠位部は背側大動脈との連絡を失い，左側の遠位部は胎生期間中は**動脈管** ductus arteriosus として残る。

112 原始大動脈弓の消長

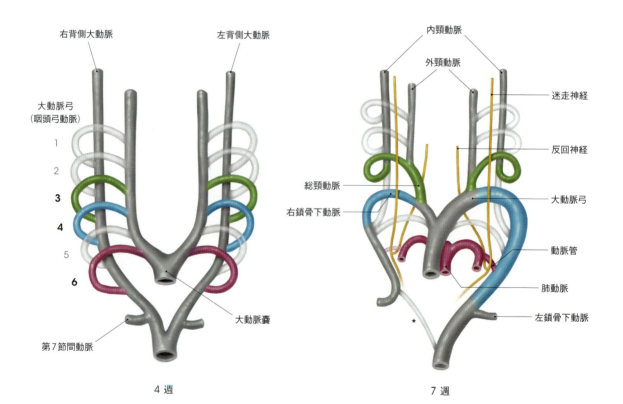

4週 / 7週

⑤第3大動脈弓と第4大動脈弓の間の背側大動脈，すなわち頸動脈管と呼ばれる部分は閉塞する。

⑥右背側大動脈では，右第7節間動脈の起始部から左背側大動脈へ連絡する部分が消失する。

⑦頭部の折りたたみ，前脳の発達，首の伸長の結果，心臓が相対的に下降して胸腔内に入るため，総頸動脈と腕頭動脈はかなり引き伸ばされる。そのため，はじめ第7節間動脈の起始の高さにあった左鎖骨下動脈は，左総頸動脈の高さに近づく。

⑧心臓の尾方移動と各大動脈弓の不均等な発達および消失の結果，反回神経の経路が左右で異なってくる。迷走神経は第6大動脈弓の下から第6咽頭弓に分布しているが，心臓が下降するために，迷走神経の枝である反回神経は第6大動脈弓の下をくぐって向きを変え，喉頭のほうへ上行するようになる。やがて，右第6大動脈弓の遠位部と第5大動脈弓が消失すると，右反回神経は右鎖骨下動脈の下をくぐって上行するようになる。左側は第6大動脈弓の遠位部が動脈管として残存するために，左反回神経は上方に移動せず，動脈管の下をくぐって上行する。

113 大動脈弓の先天異常

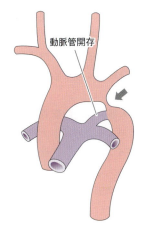

大動脈縮窄（管前型）
大動脈の管径が鎖骨下動脈の起始部より遠位，動脈管の開口部より近位で著しく狭くなったもの。血液は肺動脈幹と動脈管を経由して下半身に運ばれる。

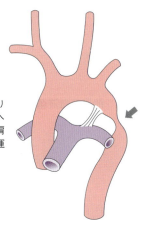

大動脈縮窄（管後型）
大動脈縮窄が動脈管の開口部より遠位で生じたもの。体幹と下肢への血液は，鎖骨下・内胸・頸横・肩甲上・上腹壁・肋間動脈によって運ばれる。

右鎖骨下動脈起始異常
右第4大動脈弓が異常退行し，右背側大動脈遠位部（112の＊印）の遺残と第7節間動脈からなる右鎖骨下動脈が，食道と気管の背側を通って右上腕に至る。

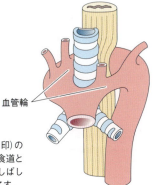

重複大動脈弓
右背側大動脈遠位部（112の＊印）の残存により生じた血管輪が，食道と気管を取り囲み圧迫する。しばしば呼吸困難や嚥下困難を起こす。

成　人

循環器　心臓・大血管の発生

出生時，胎児循環に激変が起こる

胎児の血液循環 114

　胎児と胎盤を連絡する臍帯の中を，2本の**臍動脈** umbilical artery と1本の**臍静脈** umbilical vein が走っている。胎盤において母体の血液との間でガス交換を行い，酸素飽和度が約80％になった血液は，臍静脈によって胎児に送られる。

　臍静脈から胎児に入る血液の大部分は，**静脈管** ductus venosus（Arantius管）というバイパスを通って下大静脈に入る。少量の血液は肝臓のジヌソイドに入り，門脈循環の血液と混合する。臍静脈が静脈管へ入る部位付近で括約筋の機構により肝臓を流れる血液量が調節され，突然心臓に負荷がかかるのを防止するといわれている。

　臍静脈によって運ばれてきた胎盤血は，下肢から戻った酸素に乏しい血液と混合し，下大静脈から右心房に入る。このとき，血液の大部分は下大静脈弁に導かれて卵円孔に向かい，直接左心房に送られる。しかし，一部の血液は二次中隔の下縁の分割櫛によって左心房に入るのを妨げられて右心房に残り，頭頸部を灌流して上大静脈から戻ってきた不飽和血液と混じり，右室を経由して肺動脈幹に注ぐ。

　肺動脈幹の血液の大部分は**動脈管** ductus arteriosus（Botallo管）を通って下行大動脈に入り，そこで大動脈基部からの血液と混合する。左心房からの血液は，肺から戻ってくる少量の不飽和血液を混じ，左心室から上行大動脈に入る。したがって，心筋と脳は十分酸素に富んだ血液を受けることになる。

　胎児を循環した血液は，内腸骨動脈から起こる1対の臍動脈を通って胎盤に向かう。臍動脈における血液の酸素飽和度は約58％である。

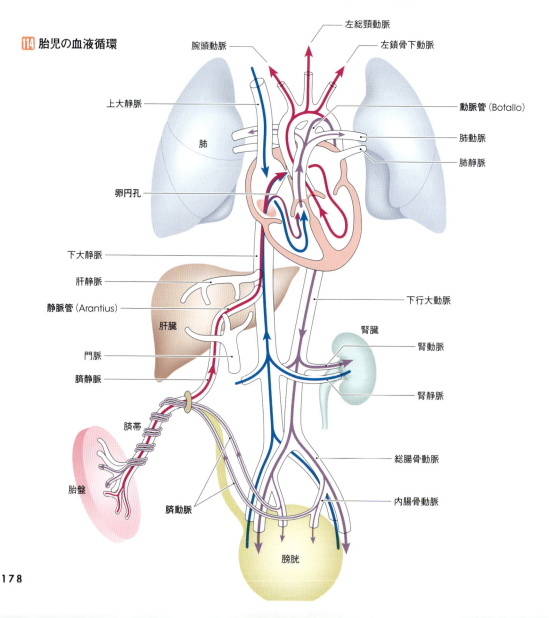

114 胎児の血液循環

178

出生時の変化

出生により，胎児は空気中の生活への変化を強いられる。出生直後に「オギャー」と泣くことにより，肺呼吸が開始する。血中 O_2 分圧の上昇に伴って動脈管は収縮し，機能的に閉鎖する（一般に血管平滑筋は P_{O_2} 低下により弛緩，P_{O_2} 上昇により収縮するが，動脈管はその性質が顕著である）。妊娠後期には，胎盤で産生されるプロスタグランジンの血管拡張作用が動脈管を開存させ続けているが，その供給が絶たれることも動脈管閉鎖に寄与する。

動脈管が閉鎖すると，肺血流量が急速に増加して，左房圧が上昇する。一方，胎盤血が遮断される結果，右房圧は低下する。このようにして左房圧が右房圧よりも高くなり，一次中隔が二次中隔に押しつけられて**卵円孔**は機能的に閉鎖し，胎盤循環が停止する。

出生後の変化 115

生後数分で，臍動脈は温度や機械的刺激，酸素分圧の変化などにより平滑筋が収縮して閉鎖する。生後 2～3 ヵ月すると線維が増殖し，完全に閉塞する。やがて末梢は**臍動脈索** cord of umbilical artery となり，近位部は上膀胱動脈として残る（65）。臍動脈の閉鎖後しばらくして臍静脈と静脈管も閉鎖する。臍静脈は肝鎌状間膜の下縁で**肝円索** round ligament of liver となり，静脈管は肝円索から下大静脈へ至る**静脈管索** ligamentum venosum となる。動脈管が完全に閉塞するのは生後約 1～2 ヵ月といわれ，成人では**動脈管索** ligamentum arteriosum という紐状の構造になる。卵円孔の閉鎖も生後 2～3 日は可逆的であり，児が泣くたびに右心房から左心房へ直接血液が流れ，チアノーゼが起こる。通常，約 1 年で中隔は完全に癒合する。しかし，約 20％の人で完全には閉鎖しない（卵円孔の探針的開存）。

115 生後の血液循環

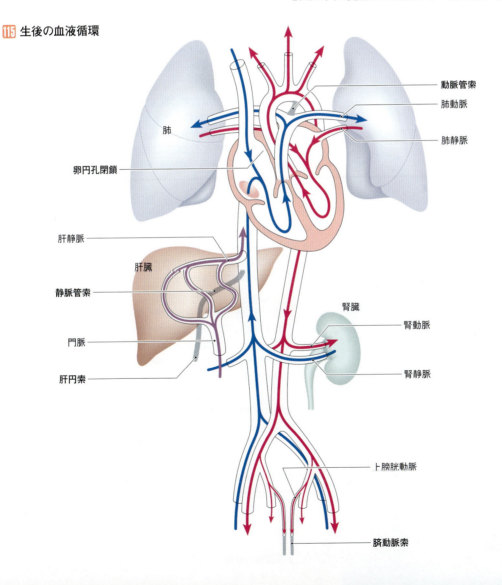

179

3 消化管

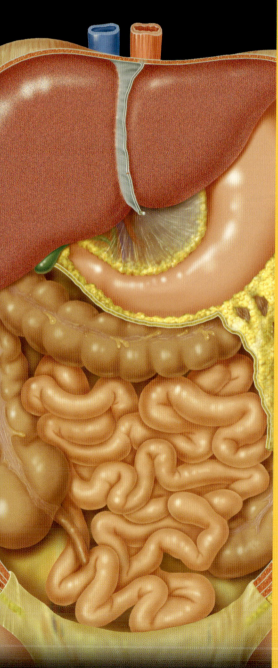

消化管の概観
- 182 消化管は外界に開いた中空の管で，口から肛門まで長さ9mに及ぶ
- 184 消化管は食物を低分子の栄養素に分解し，細胞が利用できる形に変える
- 186 消化とは，酵素により食物を加水分解する化学反応である

顎・口腔
- 188 顎関節は上下2段の関節腔を持ち，下顎を自由に動かす
- 190 4つの咀嚼筋が下顎を閉じ，前後左右のすり合わせ運動を行う
- 192 舌は多数の筋からなる筋性器官である
- 193 3種の大唾液腺と多数の小唾液腺が口腔内に唾液を分泌する
- 194 唾液腺には粘液細胞と漿液細胞があり，自律神経により分泌が調節される

咽頭
- 196 咽頭は横紋筋の管で，気道と消化管が交叉する
- 198 口腔の筋と咽頭の筋が順序よく働いて，食塊を食道へ送り込む

食道
- 200 食道は気管と脊柱に挟まれて下行し，横隔膜を貫いて腹腔に出る
- 202 蠕動により，逆立ちしていても食塊は胃に送られる
- 204 食道の静脈は上大静脈と門脈の吻合路となる

胃
- 208 胃は心窩部付近にあり，腹膜でゆるく固定されている
- 210 平滑筋による蠕動運動は，胃内容を撹拌して少量ずつ送り出す
- 212 胃の粘膜は，びっしりと並んだ胃腺でできている
- 214 固有胃腺は4種類の細胞がトンネル状に並び，胃液を分泌する
- 216 酸分泌細胞のプロトンポンプが胃酸(HCl)を分泌する
- 218 胃液の分泌は迷走神経と局所ホルモンによって調節される
- 220 胃粘膜は粘液のバリアーで自らを守る

小腸
- 222 十二指腸の大半は後腹壁に固定されている
- 224 小腸内壁の表面積はバレーボールのコートより広い
- 226 腸管は豊富な壁在神経叢を持ち，自律的に蠕動と分泌を調節する
- 228 絨毛を構成する吸収上皮細胞は24時間で新しい細胞に入れ替わる
- 230 微絨毛の膜が最終的な消化吸収の場である

栄養素の消化と吸収
- 232 3大栄養素の消化は加水分解，吸収は小腸粘膜細胞の膜輸送である
- 234 炭水化物は単糖に分解され，Na^+とともに細胞内に入る
- 236 蛋白質はジペプチドやアミノ酸に分解され，それぞれの輸送体で吸収される
- 238 脂質は胆汁酸の助けを借りて粘膜表面に運ばれ，単純拡散で吸収される
- 240 腸管に入った水の98%は吸収される
- 242 ビタミンの多くは生体内で合成できないため，食物から摂取しなければならない

大腸
- 244 結腸のうち横行結腸とS状結腸のみが間膜を持つ
- 246 回腸末端が盲腸内に突出して弁となり，逆流を防ぐ
- 247 直腸の下1/3は漿膜を欠き，周囲臓器と直に接する
- 248 肛門管は粘膜と皮膚が出会う場所である
- 249 結腸は水分を吸収して糞便を固め，直腸へ押し出す

消化管の病態
- 250 嘔吐は生理的防御反応である
- 251 蠕動運動のバランスが崩れると下痢や便秘になる
- 252 あらゆる食物抗原がアレルゲンになりうる

消化管と腹膜の発生
- 254 消化管は卵黄嚢のくびれから，1本の真っ直ぐな管として生ずる
- 256 胃と腸は回転しながらそれぞれの位置に収まる
- 258 前腸と中腸の回旋に伴い，腸間膜に大きな変化が起こる

［基礎知識］
- 206 上皮組織の分類

overview

消化管の概観
- 口から肛門まで，消化管の走行を立体的にイメージできるようになろう。
- 「消化」という言葉の医学的な意味を説明できるようになろう。

顎・口腔
- 咀嚼運動を行う構造（関節，靱帯，筋，舌）について，それぞれの動きに注目しよう。
- 唾液腺の組織学を学び，唾液の成分との関連を理解しよう。

咽頭
- ノドの構造は複雑。呼吸，嚥下，発声といった機能を念頭に置いて解剖図を眺めてみよう。
- 食物と空気の通り道が交差する咽頭で，両者の交通整理はどのように行われているか？

食道
- 気管，心臓，大動脈などとの関係に注目しながら，食道の走行を追ってみよう。
- 食塊はわずか10秒で食道を通過する。これはどのような働きによるか？
- 肝硬変で食道静脈瘤ができるのはなぜか？

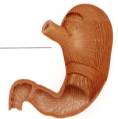

胃
- 上方にあるのに解剖学では「胃底部」と呼ぶ。混乱しないよう胃の区分を整理しておこう。
- 蠕動運動により胃内容は激しく撹拌される。このことにどんな意義があるか？
- 胃内が強酸性でなければならない理由は？ また胃自身はどうやって酸から身を守っているか？
- 胃酸分泌の細胞内機序と，分泌を調節するホルモンの働きを理解しよう。

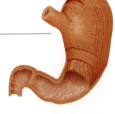

小腸
- 十二指腸の4区分と周囲臓器との関係をCT像で確認しよう。
- 長さ3m近い小腸はお腹の中にどうやって収まっているのだろうか？ 腸間膜は何の役に立っているのだろうか？
- 小腸粘膜の絨毛，さらには粘膜細胞の表面の微絨毛は何のためにあるか？

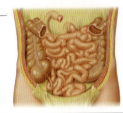

栄養素の消化と吸収
- 3大栄養素（炭水化物，蛋白質，脂質）がそれぞれの構成単位に分解される過程を追ってみよう。各過程がどこでどのように起こり，そこで働く酵素はどこから来たかに注意しよう。
- 消化吸収における胆汁の役割を理解しよう。
- 栄養素や水が「吸収」されるとはどういうことなのか？ 小腸粘膜細胞の膜輸送体の機能と役割を勉強しよう。

大腸
- 結腸の走行を立体的にイメージしよう。直腸と周囲臓器との関係を理解しよう。
- 排便のメカニズムを排尿のメカニズムと比較してみよう。

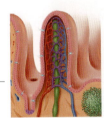

消化管の病態
- 下痢や便秘がなぜ起こるか，小腸と大腸におけるイオン・溶質・水の輸送から説明してみよう。
- 免疫防御系としての消化管の役割を理解しよう。

消化管と腹膜の発生
- 原腸という真っ直ぐな管が，複雑に曲がりくねった胃腸管に成長していく過程を追ってみよう。
- 十二指腸，膵臓，上行結腸，下行結腸が二次的に腹膜後器官になることを理解しよう。

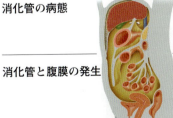

消化管　消化管の概観

消化管は外界に開いた中空の管で，口から肛門まで長さ9mに及ぶ

消化管は内胚葉を起源とし，頭頸部，胸部，腹部，骨盤を経由する長い管で，口に始まり肛門で終わる。その間は口腔，咽頭，食道，胃，小腸（十二指腸，空腸，回腸），大腸（盲腸，虫垂，上行結腸，横行結腸，下行結腸，S状結腸，直腸）に区分され，それぞれ特殊化した構造と機能を持つ。腹腔においては大半が腹膜に包まれ，複雑な配置をとる。消化管を直接包む腹膜が**臓側腹膜**，消化管を離れ二重の膜となり消化管を吊り下げるのが**間膜**，その後体壁に移行し腹腔を裏打ちするのが**壁側腹膜**である。臓側腹膜と壁側腹膜の間に作られたスペースを**腹膜腔**という。

発生学的にみれば，消化管は臓器創生の場であり，ここから唾液腺，肺，肝臓，膵臓など多彩な臓器が生まれてくる。

口腔，咽頭，食道

口腔は口蓋により鼻腔と隔てられ，それらはともに後方にある咽頭に開く。**咽頭**は消化管と呼吸器に共通の通路であり，輪状軟骨の高さで食道に移行する(19)。**食道**の始まりと終わりはそれぞれ頸部と腹部であるが，大半は胸部の後縦隔に存在する。その前面には上1/2では気管が，下1/2では心嚢を介して左心房が密接する(23)。

胃，小腸，大腸 12

食道は第10胸椎の高さで横隔膜の食道裂孔を貫いて腹腔に入り，胃の噴門（入口）になる。この移行部位は，前方から見ると肝臓に覆われ，かつ深い位置にあるため手術操作のしにくい場所である。胃は左から右に横たわり，その

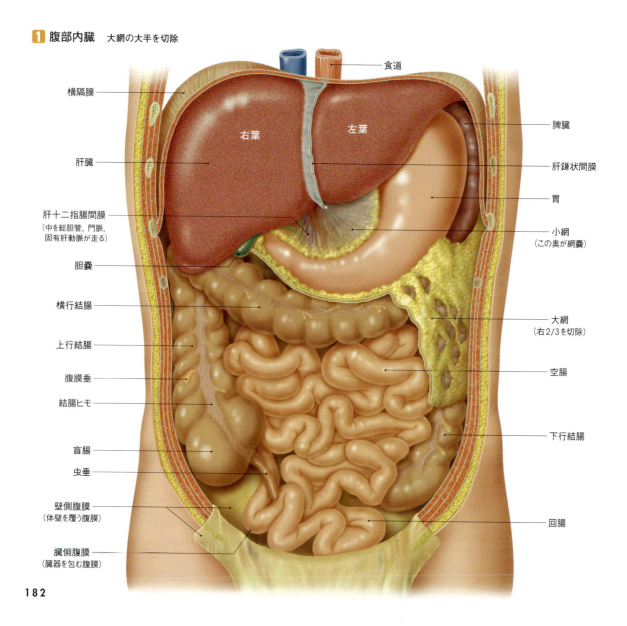

1 腹部内臓　大網の大半を切除

182

上部は部分的に肝臓の左葉に覆われ，上部後方には脾臓がある。胃と肝臓の間には**小網**という腹膜が張り，その右端は肥厚し，中を血管，総胆管が走る。胃の大弯から**大網**という腹膜が垂れ，横行結腸を覆う。胃および小網の裏は**網嚢**（のう）という腹膜腔の一部で，膵臓が網嚢の後壁の一部をなしている。

胃の幽門(出口)は十二指腸に移行する。**十二指腸**は小腸の最初の領域で，ほぼ脊柱（第2～4腰椎）に沿ってC字状に存在する。上部は可動性があり，肝臓の右葉に覆われる。それ以外は後腹壁に密着し，腹腔を開いただけでは結腸に隠れて見えない。十二指腸の背側に総胆管，下大静脈，腹大動脈があり，腹側を上腸間膜動静脈が横切る。十二指腸の左側に膵臓の頭部が密着する。

十二指腸は左上腹部で**空腸**に移行する。空腸は明確な境界なく**回腸**に移行する。空腸と回腸は発達した**腸間膜**で吊り下げられ，複雑に屈曲している。腸間膜は上腸間膜動静脈を含み，その根元は後腹壁に固定される。

回腸は右下腹部で大腸の側面に入る。その部位より下方が**盲腸**，上方が上行結腸である。盲腸の下端から**虫垂**が伸びる。大腸は小腸を取り巻くようにその辺縁に配置される。**上行結腸**と**下行結腸**は後腹壁に密着し，横行結腸との移行部をそれぞれ右結腸曲，左結腸曲という。右結腸曲は胆嚢に，左結腸曲は脾臓に近接する。**横行結腸**と**S状結腸**は結腸間膜により吊り下げられ，可動性がある。S状結腸は骨盤腔に入り第3仙椎の前面で**直腸**となり，仙骨に密着し骨盤後壁に固定される。

2 腹部内臓　空腸以下の小腸，横行結腸を切除

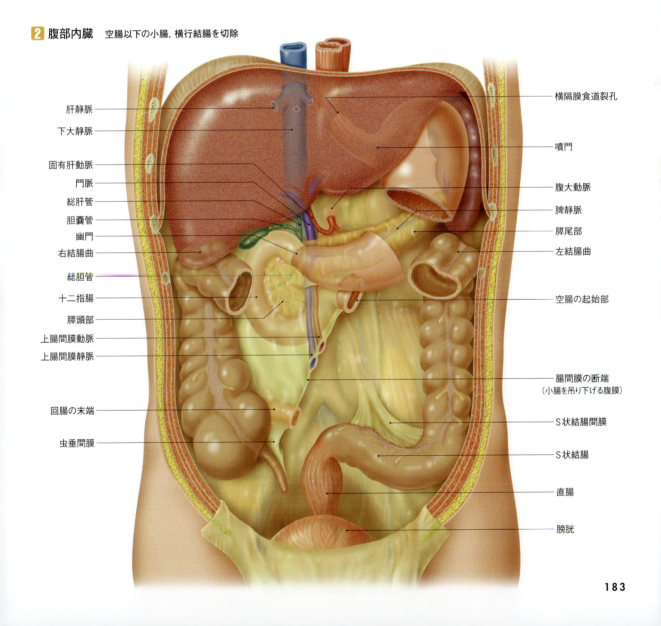

183

消化管　消化管の概観

消化管は食物を低分子の栄養素に分解し，細胞が利用できる形に変える

消化管の機能は消化吸収だけではない

消化管は，口側から肛門側までひとつながりになった中空臓器であり，体幹を貫通している。消化管の内面は粘膜で覆われ，粘膜の外側を平滑筋が包む。これらは消化管固有の神経叢や自律神経系の支配を受け，消化活動に必要な消化液を分泌したり，律動的な収縮運動（**蠕動運動**）をする。

消化管内で行われる消化活動は，その様式の違いにより3種類に分類される。経口摂取された食物は，咀嚼により小片化され，次いで胃粘膜ヒダで擦り合わされてさらに細かくされる（**機械的消化**）。

この過程と並行して，食物中の蛋白質・炭水化物・脂肪などの高分子は，消化管内に分泌された消化酵素や粘膜表面の消化酵素により加水分解され，低分子に分解される（**化学的消化**）。炭水化物はグルコース，フルクトースなどの単糖に，蛋白質はジペプチドとアミノ酸に，中性脂肪は長鎖脂肪酸とモノアシルグリセロールに加水分解され，小腸粘膜で吸収される。これらの栄養素は，門脈および胸管を経て体循環系に入り，細胞の生命活動のために消費される。

消化酵素で消化しきれなかった食物の一部は，大腸内の常在菌により分解され，低鎖脂肪酸などを生成する（**生物的消化**）。食物の残りかすには多くの水分が含まれているので，大腸内で適度に固められ（大腸粘膜は小腸に引き続き水分を吸収する），糞便として肛門から体外に排出される。3

一方，消化管の内部は外部環境の延長であるため，常に外来異物（消化できないもの，毒，細菌など）の侵入の危険にさらされている。したがって消化管粘膜は，消化・吸収の機能を持つと同時に，粘膜免疫防御の機能を併せ持っている。

以上を整理すると，消化管の機能は，分泌 secretion，消化 digestion，吸収 absorption，運動 motility，免疫 immunity に分けられる。4

3 消化活動の全体像

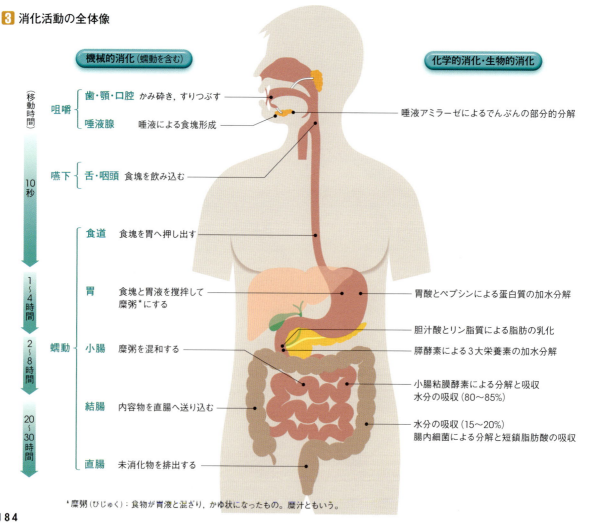

* 糜粥（びじゅく）：食物が胃液と混ざり，かゆ状になったもの。糜汁ともいう。

消化活動の3様式

1) 機械的消化（物理的消化）

固形食物は，歯の働き（切る，引きちぎる，すり潰す）で小片化され，唾液と混ぜ合わされて適度な大きさになることにより，飲み込みやすくなる。嚥下により胃に運ばれた食物の小塊は，胃壁の粘膜ヒダと平滑筋の収縮運動により胃液と混ぜ合わされ，かゆ状になる。

2) 化学的消化

機械的消化の結果かゆ状になった食物は，消化酵素を含む消化液と適当に混ざり合い，加水分解を受ける（**管腔内消化**）。さらに，二糖類，ペプチドは，小腸粘膜細胞の管腔膜に結合している二糖類分解酵素やペプチダーゼの作用により，それぞれ単糖，アミノ酸になり（**膜消化**），粘膜細胞に吸収される（**膜輸送**）。

3) 生物的消化

消化管内腔には，動物にとって有益な細菌が常に存在する。食物の一部は，これら腸内の常在菌の助けを借りて消化される。反すう動物の第1胃やモルモット，ウサギの盲腸内に生息する細菌は，炭水化物を分解・発酵し，動物に栄養分を供給する。乳酸菌は乳糖を加水分解してグルコースとガラクトースを生成する。乳糖不耐症の人（ラクターゼ活性が低いために牛乳を飲むと下痢をする人）でも，ヨーグルト（生きた乳酸菌を含む）を食べれば乳糖が消化吸収されるので下痢をしない。〔p.235参照〕

消化と同化

消化という言葉は，日常生活の中で普通に使用される，ごくありふれた言葉である。「この食べ物は消化が良いので，胃にもたれない」とか，「飲み過ぎ，食べ過ぎ，消化不良には……」のように使用される。医学生は，この使い慣れた「消化」という言葉の意味をより正確に理解し，その医学的な内容を学ばなければならない。

でんぷん，蛋白質，脂肪など，自然界に存在する多くの食物は，そのままの形（重合体）では体内の細胞が利用できない。高分子の食物を消化管内腔に取り込んで，体内の細胞が膜輸送，エネルギー代謝，合成などに利用できる低分子の構成要素に変えなければならない。この過程が**消化**である。

消化は，**発エルゴン的**な**異化作用**catabolismの一種なので，反応は一方向に進む。これに対し**同化作用**anabolismは，低分子の構成要素を原料として，細胞の構造と機能を司る高分子を合成する化学反応である。この過程の前後で自由エネルギーが増加するので，反応は**吸エルゴン的**である。異化作用と同化作用を合わせて，**代謝**metabolismという。

● 発エルゴン反応

体内のさまざまな生命活動（分泌，吸収，筋収縮，神経の興奮伝導，合成反応）における個々の酸化反応は，互いに連鎖し共役している。

$$\Delta G = \Delta E - T\Delta S$$

ΔG：自由エネルギー変化，ΔE：内部エネルギー変化，T：温度，ΔS：エントロピー変化

ΔG が負のとき，反応は自発的に進行する（発エルゴン的）。ΔG が正のとき，反応が進行するためには，系の外から自由エネルギーが供給されなければならない（吸エルゴン的）。ΔG が0のとき，この系は平衡状態にあり，各成分の量的変化は起きない。

- 熱力学の第一法則：系およびその周囲環境の総エネルギー量は一定である。
- 熱力学の第二法則：自発的な反応においては，系の総エントロピー（無秩序度）は増加する。

4 消化管の機能と組織分類

	上皮系 粘膜 腺	運動系 平滑筋	神経系 粘膜下・筋層間神経叢 自律神経	循環系 血管　リンパ管	免疫系 リンパ球
分泌	●		●	●	
消化　機械的消化		●	●		
化学的消化	●				
吸収　糖　アミノ酸	●			●	
脂肪酸	●			● ●	
水・電解質	●			●	
運動			●		
生体防御　非免疫					
免疫					●

消化とは，酵素により食物を加水分解する化学反応である

消化酵素を含む消化液が分泌される

消化管内に分泌される**消化液**(唾液，胃液，胆汁，膵液，腸液)の1日量は，約7Lになる。経口摂取される水分量(約2L)と合わせた9Lのほとんどが，小腸と大腸で再吸収される。便中に含まれる水分量は約0.1〜0.2Lである。5

消化腺から分泌される消化液には各種の成分が含まれている。①Na^+，K^+，Cl^-のような**電解質**，②pHの調節に必要なHCO_3^-，③蛋白質の変性や酵素の活性化に必要なHCl(**胃酸**)，④消化管粘膜を保護する粘液(**ムチン**)，⑤**消化酵素**などである。

消化液の組成の97〜98％は水である。消化液の電解質成分は，たとえば唾液腺の腺房から分泌された直後は，等張性で血漿電解質成分に近い。導管部の細胞は水の透過性が低く，イオン輸送(Na^+，Cl^-の吸収とK^+，HCO_3^-の分泌)が活発に行われるので，口中に分泌される唾液は浸透圧の低いアルカリ性の液になる。

消化酵素も酵素一般の性質を有する

動物の生命活動(代謝)は，体内におけるさまざまな化学反応により維持されている。その反応速度を調節する蛋白質が酵素である。酵素は，進化の長い年月の間に，基質特異性と高い触媒効率を獲得した。消化過程に関与する消化酵素も，酵素一般の性質を有する。

消化は，食物という高分子のエネルギー源を，体内細胞が利用できる低分子へと変える化学反応である。その過程の多くは発エルゴン反応なので，適当な温度とpHの環境で基質(食物)と消化酵素があれば，反応は一方向(高分子⇒低分子)に進行する。6

消化酵素の酵素活性は次のような条件で決まる。

1) 分泌量

安静時と運動時とで要求されるエネルギーの必要量は，5〜10倍も異なる。消化活動においても，食事中〜食後と食間〜絶食〜飢餓時とでは，消化酵素の分泌を調節する神経系やホルモンの働きが大きく違う。

2) プロ酵素

消化管に分泌される消化酵素，特に蛋白質分解酵素は，不活性な前駆体(プロ酵素)として分泌される。この利点はいくつか考えられる。第1に，酵素を生成する組織(胃，

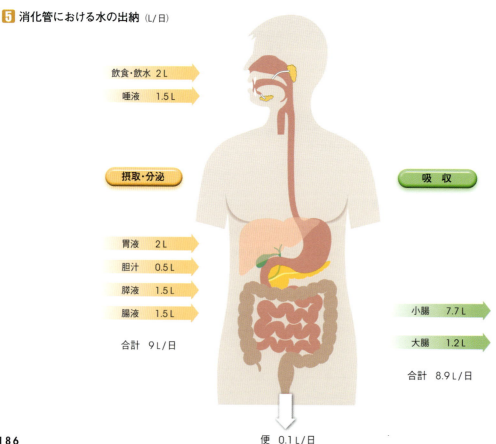

5 消化管における水の出納 (L/日)

膵臓)の自己消化を防ぐ。第2に,化学的に不活性なので,細胞内分泌顆粒として安定に保存される。

3) 至適環境

消化管の内腔は外部環境の延長と見なすことができ,細胞内や細胞外液と比較すると,電解質組成,浸透圧,pHなどが極端な物理環境である。胃の内腔は,胃酸によりpH 2以下に維持されており,殺菌作用を持つと同時にペプシンの至適環境を形成する。消化酵素の多くは水溶性であるが,水に不溶な脂肪の消化も担っている。胃における機械的撹拌は脂肪滴を分散させて粒子を小さくし,胆汁中の胆汁酸やレシチンの界面活性効果は脂肪を乳化し,ともにリパーゼの加水分解能を高める。また,小腸粘膜上皮細胞の微絨毛は膜の表面積を著しく増大させ,基質と消化酵素の接触するチャンスを増大させる。

6 消化管各部位における消化酵素とその分解産物

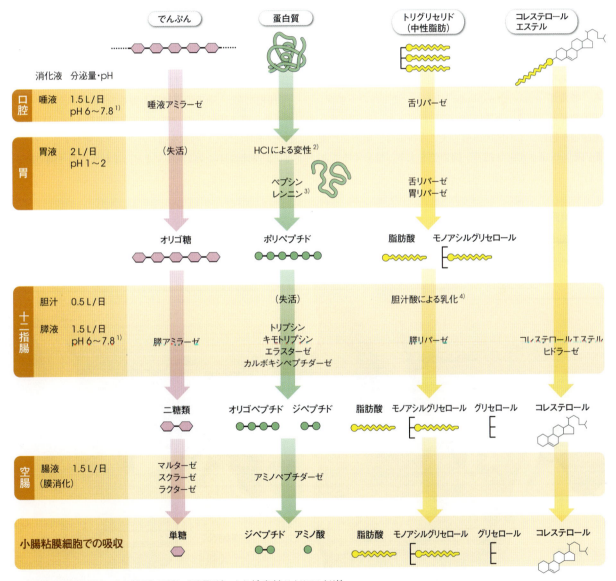

1) 唾液の分泌量が少ないとき(食間)は酸性,分泌量が多いとき(食事中)はよりアルカリ性。
2) 強い酸により,蛋白質分子の立体構造(四次構造)が崩れる。
3) レンニンはヒトでは乳児期にのみ分泌され,ミルクの蛋白質(カゼイン)を固める作用を持つ。胃における滞留時間を長くし,ミルクの消化吸収効率を良くする。
4) 乳化は胆汁酸とリン脂質の協調作用。脂肪が懸濁化する。

消化管　顎・口腔

顎関節は上下2段の関節腔を持ち，下顎を自由に動かす

　開く，閉じるという行為は，生物の基本的な挙動であり，人体のいたるところに形を変えて存在する。消化管においても，口の開閉から始まり，嚥下に伴う気道の閉鎖，胃の噴門切痕による逆流防止，幽門による胃内容物のコントロール，Oddi括約筋による胆汁・膵液の分泌調節，回盲弁，肛門括約筋など，さまざまな開閉機構が存在する。ここでは口の開閉機構を解剖学的に解析してみよう。

顎関節の最大の特徴は関節円板である 7

　口の開閉は骨が関与する点が，上記の他の開閉機構と異なる。骨を動かすためには，2つの骨と関節，さらに関節をまたいで2つの骨に付く筋が必要である。口の開閉には上顎骨および下顎骨，顎関節，咀嚼筋が関与する。

　上顎骨は固定されており，下顎骨が顎関節を介して上下およびわずかに前後左右に動くことで口の開閉が行われる。**顎関節**temporomandibular jointは，側頭骨の下顎窩，関節結節と下顎骨の下顎頭との間に形成され，その周囲を関節包が包む。この関節の最も大きな特徴は，関節腔に**関節円板**articular discを持ち，関節腔を上下に二分することである。関節円板は線維軟骨で，前方は一部が直接側頭骨に付き，さらに外側翼突筋の停止部にもなる。関節円板は外側翼突筋の筋膜から形成されると考えられており，外側翼突筋は関節円板の位置を微妙にコントロールしている。円板の後方は弾性線維を多く含み，静脈叢が存在する疎な結合組織に移行する。静脈叢は下顎頭の運動を緩衝する働きをするといわれている。

　関節を補強する靱帯は，**外側靱帯**lateral ligament，**茎突下顎靱帯**stylomandibular ligament，**蝶下顎靱帯**sphenomandibular ligamentの3つがある。

　蝶下顎靱帯は蝶形骨棘から起こり，下顎小舌に付く。この靱帯は血管・神経を知るための良い指標である。蝶下顎靱帯と下顎頭，下顎枝との狭いすき間を，顎動脈（下歯槽動脈），下顎神経，下歯槽神経が通過する。さらに靱帯が二手に別れ下顎小舌に付着するが，その間を顎舌骨筋枝（下歯槽動脈），顎舌骨筋神経が通る。

　また，蝶下顎靱帯の一部は錐体鼓室裂に入り，耳小骨の1つツチ骨に付く。靱帯を引くとツチ骨を動かすことができる。顎関節は耳に深く関係するが，これはその一例である。

7 顎関節

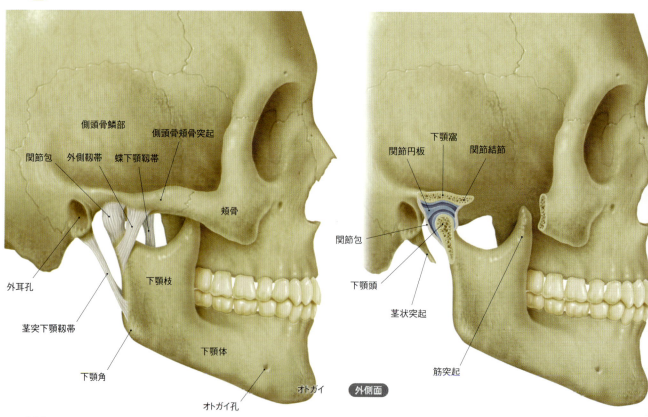

顎関節は3つの動きの組み合わせで咀嚼を行う 8

①両側の下顎頭を結ぶ線を軸として，下顎頭が関節円板に対し回転する運動．**蝶番運動**ともいう．開口が小さいときはこの運動だけで済むが，開口が大きくなると滑走運動も加わる．

②下顎頭に対して鉛直線を軸として回転する運動．顎を左右に動かす．

③下顎頭が関節円板とともに前後に移動する運動．**滑走運動**ともいう．

これらの運動が組み合わさって咀嚼が行われる．顎が外れるのは下顎頭が関節窩から前方に逸脱するからであり，指を口腔に入れ，下顎を押し下げ，後方に滑らせながら上に押し上げて嵌める整復法は，顎関節の運動をうまく利用している．

顎関節の周囲構造

耳に関する一連の構造が顎関節の後ろに集中する．顎関節の後ろは外側から外耳，真後ろに鼓膜，内側に中耳と続き，さらに中耳の後方には内耳が存在する．下顎頭の内側には耳管が存在する．

8 口の開閉機構

顎関節腔は関節円板により上下に二分されている．口を小さく開くときは下の関節腔で蝶番運動を行い，大きく開くときは上の関節腔の滑走運動が加わる．自分の外耳孔の前に指を当てて顎を動かしてみよう．大きく口を開けると，下顎頭が前方に移動して触れなくなるのがわかる．

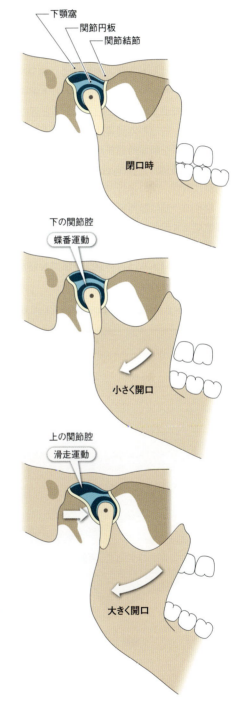

消化管　顎・口腔

4つの咀嚼筋が下顎を閉じ，前後左右のすり合わせ運動を行う

咀嚼筋 9 10

顎を動かす筋のうち主なものは咀嚼筋としてまとめて扱うことができる。以下の4種類があり，いずれも第1鰓弓に由来し三叉神経第3枝（下顎神経）に支配される。

①**側頭筋** temporalis muscleは側頭窩から広く起こり，強い腱となって頬骨弓の内側で下顎骨の筋突起に付く。その表層を浅側頭動静脈が走り，耳の前で動脈の拍動を触れることができる。

②**咬筋** masseter muscleは下顎骨後方を覆い，強く噛めば体表から容易に触れることができる。頬骨弓より1横指下で耳下腺管が咬筋の表面を横切る。耳下腺管は皮下を走行するため，咬筋を硬くして指でなぞると管として触れることができる。咬筋の内側には側頭筋があり，後縁を耳下腺が覆い，前縁を顔面動静脈が走る（13）。

③**外側翼突筋** lateral pterygoid muscleは側頭筋および咬筋の内側にあり，筋の走行が水平に走る点で他の筋とは異なる。停止の一部は顎関節の関節円板に付く。また，この筋の部位で，骨盤部における梨状筋のように血管・神経が分岐する。筋の上縁からは下顎神経が出て咬筋，側頭筋への枝を出し，下縁からは舌神経，下歯槽神経が出る〔p.694

参照〕。停止部の近くに顎動脈があり，それから出る枝で深側頭動脈が外側に，中硬膜動脈が内側にあり，この筋をサンドイッチのように挟む。

④**内側翼突筋** medial pterygoid muscleは外側翼突筋の内側にあり，その内側は咽頭である。

咀嚼運動を行うのは咀嚼筋だけではない

これまで述べてきた構造と舌，歯，唾液腺さらに口唇，頬，口蓋とが協調的に働き，**咀嚼** masticationという複雑な運動を行う。食物は，口腔の中で歯によりかみ砕かれ，すり合わされ，唾液と混じって湿り気を帯びて適度な大きさの**食塊**となり飲み込みやすくなる。

かみ合わせ運動は下顎を動かして上下の歯をかみ合わせるもので，下顎を挙上するのは側頭筋，咬筋，内側翼突筋で，すべて咀嚼筋である。下顎を下げる，すなわち口を開けるのは**舌骨上筋群**〔顎舌骨筋（下顎神経），オトガイ舌骨筋（舌下神経），顎二腹筋（下顎神経，顔面神経），茎突舌骨筋（顔面神経）〕であり，さらに舌骨の固定のため**舌骨下筋群**も働く（13）。開口には咀嚼筋に含まれない筋が関与することに注意しなければならない。開口障害が初発症状とし

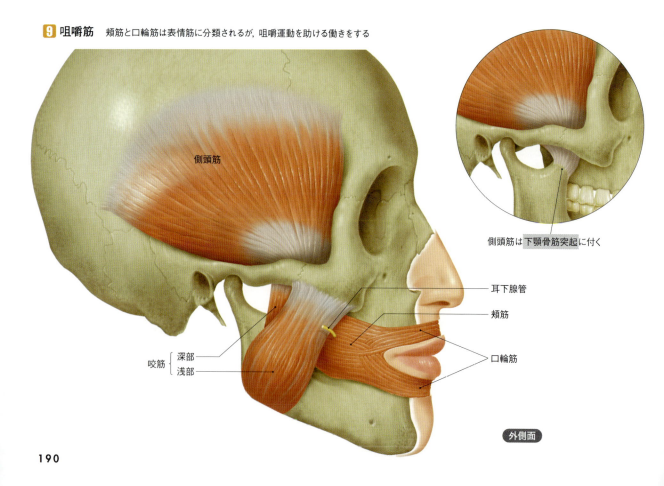

9 **咀嚼筋**　頬筋と口輪筋は表情筋に分類されるが，咀嚼運動を助ける働きをする

側頭筋は下顎骨筋突起に付く

側頭筋／咬筋｛深部／浅部｝／耳下腺管／頬筋／口輪筋

外側面

190

10 咀嚼筋の一覧

	起始	停止	神経支配	作用
側頭筋	側頭窩	下顎骨筋突起	下顎神経の深側頭神経	下顎を上げる 下顎を後ろに引く
咬筋	頬骨弓	下顎角外面	咬筋神経	下顎を上げる
外側翼突筋	側頭下稜 翼状突起外側板	顎関節円板 下顎頭	外側翼突筋神経	下顎を前に引く
内側翼突筋	翼突窩	下顎角内面	内側翼突筋神経	下顎を上げる

て有名なのが破傷風である。破傷風菌の産生する菌体外毒素により咀嚼筋が痙攣し開口障害を生じる。最初は咬筋が収縮することが多い。表情筋が痙攣することで痙笑を起こす。

一方、すり合わせ運動は咀嚼筋が主に関与する。両側の外側翼突筋が同時に収縮すると下顎が前に出る。別個に働くと左右に動く。側頭筋が収縮すると下顎を後ろに引く。

咀嚼には舌筋と表情筋も協力する。舌筋は舌下神経により支配され、食塊を適当な位置に移動させることで咀嚼を助け、嚥下を開始する。舌下神経麻痺ではこの運動が妨げられ、飲み込むのが困難になる。顔面神経が支配する表情筋のうち頬筋、口輪筋が、吸う、頬にため込むなどの働きをする。この神経が麻痺すると頬や唇の運動がうまくいかず、口角から唾液が流れ出ることになる。

歯は人体で最も硬い組織である

歯は顎骨に固定され歯列弓を形成する。乳歯は、切歯（上下左右各2本）、犬歯（上下左右各1本）、臼歯（上下左右各2本）の計20本からなる。永久歯はそれらが生え変わる（切歯、犬歯、小臼歯）と同時に、新しい歯（上下左右各3本の大臼歯）が加わり計32本になる（14）。

歯の組織の主体は**象牙質**で、無機質を約70％含む。その表面で口腔に露出している部分を歯冠といい、**エナメル質**が覆う。エナメル質は97％が無機質からなり、人体で最も硬い組織である。歯槽骨に埋まった部位を歯根といい、**セメント質**が覆う。無機質が65％で3つの組織中最も少ないが、それでも骨が50％であるから、骨よりはるかに硬い。また、歯槽骨との間に歯根膜という結合組織が介在し、その中でよく発達した膠原線維（シャーピー線維Sharpey's fiber）が両者を結び、歯を固定する。象牙質の内部に空隙があり、歯冠部では歯髄腔、歯根部では歯根管という。内部の結合組織を**歯髄**といい、その中を歯槽神経、歯槽動静脈の枝が走る。

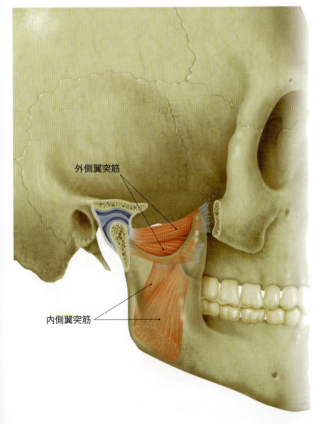
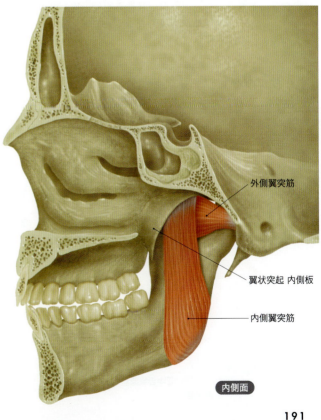

内側面

消化管　顎・口腔

舌は多数の筋からなる筋性器官である

舌の外形 11

舌tongueは口腔底の大半を占める筋の塊で，自由に動かすことができ，咀嚼，嚥下，発声，味覚に関与する。分界溝sulcus terminalisにより舌体bodyと舌根rootに分けられる。舌の先を舌尖という。舌粘膜は内胚葉由来で，神経支配が部位により異なる。舌体部は第1鰓弓に由来し，知覚は三叉神経第3枝(舌神経)，味覚は顔面神経が支配する。舌根部は第3，4鰓弓に由来し，前方の知覚・味覚は舌咽神経が，後方は迷走神経が支配する。

舌根部は口腔を理解する上でカギになる。舌根部の表面はリンパ小節による凹凸がみられ，**舌扁桃**lingual tonsilという。両脇(頬)には口蓋舌弓と口蓋咽頭弓で作られる扁桃窩があり，**口蓋扁桃**palatine tonsilが存在する。いずれもリンパ器官で，生体防御に関与する。後方には喉頭蓋があり，ほぼ同じ位置で上に軟口蓋から伸びる口蓋垂がある。舌根部を含めてこれらは嚥下の際に重要な働きをする。

舌根部の前方に分界溝がある。その中央のくぼみを**舌盲孔**foramen cecum linguaeという。発生初期，甲状腺は舌盲孔で形成され，喉頭，気管まで下降する。そのため，舌と甲状腺は甲状舌管でつながっている。甲状舌管はやがて消失するが，消えずに残ったものが正中頸嚢胞である。これを摘出する際，舌まで剥離するが，その理由は明らかであろう。分界溝の前に十数個の**有郭乳頭**vallate papillaeがあり，ここには味覚を司る**味蕾**〔p.734参照〕が多数存在し，舌咽神経が支配する。

舌乳頭は舌の表面に密生する小突起で，舌粘膜の基本的な組織構造である重層扁平上皮が粘膜固有層の侵入により隆起し特殊に変化したものである。有郭乳頭を含め4種類が舌背に存在する。**糸状乳頭**filiform papillaeは最も多くみられるもので，全体的に細長く，表層が角化する。消化器病などで角化細胞の脱落が遅延し，そこに細菌が繁殖して白い被膜を形成することがある。これが舌苔である。**葉状乳頭**foliate papillaeは舌外側縁の後部に存在する扁平な乳頭であり，味蕾が多く存在する。**茸状乳頭**fungiform papillaeは糸状乳頭の間に散在し，上皮が薄くあまり角化しないため生体では赤い粒として見える。有郭乳頭，葉状乳頭の周囲にはエブネル腺Ebner's glandなどの漿液腺が開口する。

外舌筋は舌の位置を変え，内舌筋は舌の形を変える 12

舌は多数の筋の塊で，それらはすべて横紋筋で舌下神経が支配する。舌の形を変える**内舌筋**と舌の位置を変える**外舌筋**の2種類がある。その中で舌を骨に固定する外舌筋に注目しよう。下顎(オトガイ)に付くオトガイ舌筋の収縮により，舌は前方に突き出る。舌骨に付く舌骨舌筋は舌を下方に引く。茎状突起に付く茎突舌筋は舌を後ろに引く。意識が消失した場合，これらの筋が弛緩して舌が咽頭側に落ち込み気道を閉塞する。**舌根沈下**といい，これを回避して気道を確保することが救急蘇生の第一歩である。

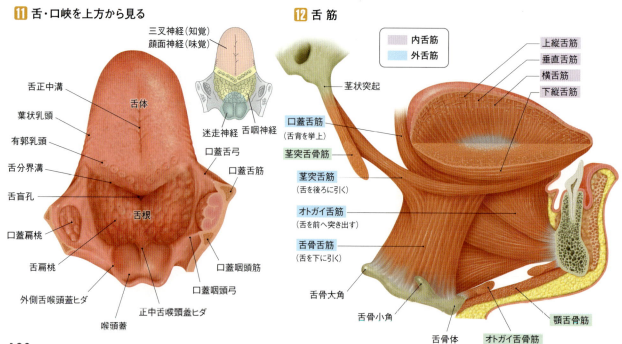

11 舌・口峡を上方から見る

12 舌筋

消化管　顎・口腔

3種の大唾液腺と多数の小唾液腺が口腔内に唾液を分泌する

唾液腺の構造 13 14

唾液腺 salivary gland には肉眼で見える大唾液腺が3種3対ある。そのうち耳下腺と顎下腺の大部分は，下顎および筋に隔てられ，口腔内には存在しない。顎下腺の一部，舌下腺および顕微鏡でしか見えない多数の小唾液腺は，口腔内にある。耳下腺は外胚葉，それ以外は内胚葉由来である。

耳下腺 parotid gland は下顎枝に沿う。前方は咬筋に重なり，上部は外耳道に密着する。顔面神経は腺内で神経叢を形成し，耳下腺を貫き放射状に顔面に分布する。神経より表層にある部位を耳下腺の浅部（葉），奥にある部位を深部（葉）といい，別々に摘出することができる。深部の内側は咽頭に，後方は頸動脈鞘に近接する。導管である耳下腺管 parotid duct は咬筋の表面を横走し，頬筋，頬粘膜を貫いて口腔前庭（歯列弓より前の腔所）に開口するが，その開口部は上顎第2大臼歯に面する。外頸動静脈，舌咽神経が分布する。

顎下腺 submandibular gland は顎舌骨筋の後縁を挟むようにその上下に連続してあり，下部は下顎体と顎二腹筋の間に存在し，上部は舌の後部と口腔底との移行部の粘膜下にある。顎下腺管 submandibular duct は舌下腺の内側を通り，舌神経，舌深動静脈の上を横切り，舌小帯基部の両脇にある舌下小丘に開く。顔面動静脈および舌動静脈の枝，顔面神経が顎下腺を支配する。

舌下腺 sublingual gland は舌の前部と口腔底との移行部の粘膜下にあり，生体でその部位は隆起する。これを舌下ヒダという。舌下腺の前部は大舌下腺管 major sublingual duct に連なり，顎下腺管と同じく舌下小丘に開く。それ以外は多数の小舌下腺管を作り，舌下ヒダの表面に開口する。舌下腺と顎下腺はともに固有口腔（歯列弓より後ろの口腔）に開く。舌下動脈，オトガイ動脈および顔面神経の支配を受ける。〔唾液腺の神経支配の詳細は p.194 および p.695 参照〕

唾液腺や涙腺を系統的に侵す慢性炎症が Sjögren 症候群（シェーグレン）で，進行すると腺は無痛性に硬く触れ，唾液，涙の分泌が低下する。

14 口腔底を上方から見る

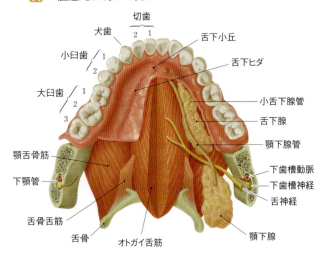

13 顎・口腔の筋と唾液腺

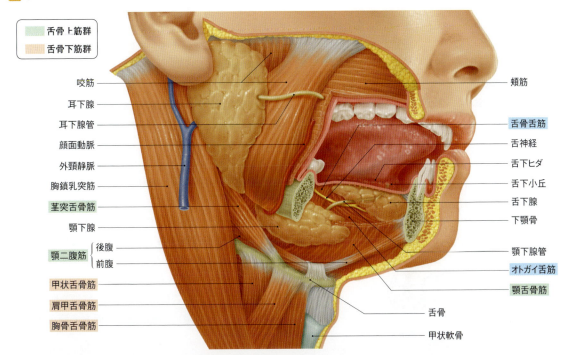

唾液腺には粘液細胞と漿液細胞があり，自律神経により分泌が調節される

粘液細胞はムチンを，漿液細胞は消化酵素と電解質を分泌する

唾液腺は腺房，介在部，線条部，大導管から構成されるが，各唾液腺でそれぞれの発達に微妙な違いがある．15

腺房acinusは腺末端部の袋状の膨らみで，2種類の腺房細胞すなわち粘液細胞mucous cellと漿液細胞serous cellが種々の程度に混在する．**粘液細胞**は杯細胞に似ており，核上部はPAS陽性の粘液分泌顆粒で満たされ，細胞内小器官は側底部に押しやられる．粘液細胞は**ムチン**という粘性の高い糖蛋白質を分泌し，食塊や粘膜表面を滑らかにする．

漿液細胞は膵臓の外分泌細胞に似ており，α-アミラーゼを主とする酵素を分泌する．またNa^+, Cl^-を腺腔に輸送し，それに伴って水が腺腔に移動する．腺腔内の漿液の電解質組成は血漿に類似し，等張である．隣り合う漿液細胞間には腺腔に開く細隙（分泌細管）が形成される．混合腺では，粘液細胞の片隅をふちどるように漿液細胞が並ぶ．この様子をGiannuzziの**漿液半月**という．16

筋上皮細胞myoepithelial cellが，腺房や介在部を外側からカゴのように取り巻く．この細胞は上皮細胞と基底膜の間にあり，平滑筋に似たフィラメント構造を持ち，収縮することで最初の分泌を促す．

腺房に続く**介在部導管**intercalated ductは，扁平ないし立方上皮からなる細い管である．その先で導管は急激に膨らみ**線条部導管**striated ductになる．ここは円柱上皮からなり，基底側に線条構造（基底線条basal striation）を認める．基底線条の本態は，細胞膜の嵌入とその間に配置されたミトコンドリアである．この部位でNa^+/K^+ ATPaseによりNa^+が再吸収され，唾液は低張となる．

唾液腺は副交感・交感神経の支配を受け唾液を分泌する

唾液は顎下腺，耳下腺，舌下腺および小唾液腺から口腔内に分泌され，成人で1日に1〜2L分泌される．顎下腺からの分泌量が最も多い．唾液は粘性の高い液体で，99％以上が水分，1％以下が電解質，蛋白質などである．蛋白質は糖蛋白質であるムチンを最も多く含み，次に消化酵素のアミラーゼが多い．味覚刺激などにより唾液分泌は促進されるが，刺激によって分泌される唾液を刺激唾液という．また特別な刺激がない時にも常に少量の唾液が分泌されており，これを安静時唾液という．

唾液腺からの水・イオンの分泌は主に副交感神経により，消化酵素・ムチンの分泌は主に交感神経により制御される．17 18 唾液腺を支配する交感神経の節前ニューロンは胸髄の上部の中間質外側核に位置し，胸髄を発した節前線維は上頸神経節の節後ニューロンに連絡し，上頸神経節から出た節後線維は耳下腺，顎下腺，舌下腺を支配する．副交感神経は延髄の上唾液核から出た節前線維が顎下神経節で節後線維となり，顎下腺と舌下腺を支配する．下唾液核から出た節前線維が耳神経節で節後線維になり，耳下腺を支配する．三叉神経感覚核，孤束核，橋結合腕傍核のニューロンが上・下唾液核に直接連絡し，唾液分泌を調節する．また上・下唾液核は上位脳からの入力を受け，興奮性が制御されるが，これらの遠心性入力は食事中の感覚情報や情動応答，および食事記憶想起などに関連し，唾液分泌量を調節する．18

副交感神経刺激による唾液腺のイオン・水分泌機構 17

副交感神経節後ニューロンの神経終末からアセチルコリンが分泌され，唾液腺腺房細胞のムスカリン性アセチルコリン受容体に結合すると，Gqタイプのタンパク質の活性化を介し，腺房細胞内のCa^{2+}濃度が上昇する．Ca^{2+}濃度上昇は腺腔側のCa^{2+}依存性Cl^-チャネル（TMEM16A）と血管側Ca^{2+}依存性K^+チャネルを開口させる．Cl^-チャネルを通して細胞内から腺腔側へCl^-が分泌される．Cl^-の腺腔側への分泌に引きつられ，Na^+が血管側から腺腔側へ細胞間隙を通り傍細胞性に輸送される．Cl^-とNa^+で作られた浸透圧差に従って，水が血管側から腺腔側に経細胞性（水チャネルAQP5などを通過）と傍細胞性の両方で輸送される．

15 各唾液腺の特徴

	%分泌量	粘液細胞	漿液細胞	介在部	線条部
耳下腺	25%	−	++	長い	長い
顎下腺	70%	+	++	短い	長い
舌下腺	5%	++	+	なし	まれ

16 唾液腺の組織構造

漿液細胞は腺腔側に分泌顆粒を持つ．粘液細胞の核は粘液によって基底側に押しつけられている．耳下腺は漿液細胞のみからなる純漿液腺，顎下腺と舌下腺は両方の細胞を持つ混合腺である．

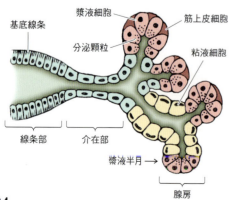

17 唾液分泌機構

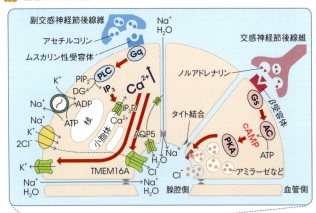

このように，腺房細胞で腺腔側に輸送されたCl^-，Na^+，水からなる分泌液を原唾液といい，血漿とほぼ同じ浸透圧（等張）である。また腺房細胞では$Na^+/K^+ATPase$の働きにより作られたNa^+の電気化学勾配を利用して$Na^+/K^+/2Cl^-$共輸送体が働き，Cl^-が間質から細胞内へ輸送され，細胞内Cl^-濃度が電気化学的平衡を超えるレベルにまで高められている。そのためCl^-チャネルが開口した際に細胞内から腺腔側にCl^-が分泌される。

導管では腺房細胞で生成された原唾液のうち，Na^+とCl^-が再吸収され濃度が低下する。血管側の$Na^+/K^+ATPase$により細胞内から間質にNa^+が輸送され，それにより作られた電気化学勾配に従い，上皮性Na^+チャネルを通ってNa^+が腺腔側から細胞内に輸送され，全体として腺腔側から間質にNa^+が再吸収される。Na^+の再吸収に伴いCl^-も腺腔側から間質に再吸収され，K^+とHCO_3^-が腺腔側に分泌される。K^+とHCO_3^-の分泌に比べNa^+とCl^-の再吸収がまさり，導管を通過し口腔内へ分泌された唾液は血漿に比べ低張になる。

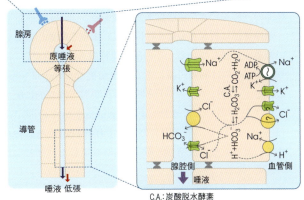

交感神経刺激による唾液腺アミラーゼ分泌機構 17

唾液中に分泌される消化酵素アミラーゼなどの蛋白質の大部分は腺房細胞で転写・翻訳され，分泌顆粒の内腔に集積し，開口放出（開口分泌）の準備が整えられる。交感神経節後ニューロンの神経終末からノルアドレナリンが分泌され，腺房細胞のβ受容体に結合すると，G_sタイプのG蛋白質の活性化を介し，アデニル酸シクラーゼ（AC）が活性化され，細胞内$cAMP$濃度が上昇する。$cAMP$がプロテインキナーゼA（PKA）を活性化し，開口放出に関わる蛋白質のリン酸化を引き起こし，それが引き金となり，腺房細胞の腺腔側膜と分泌顆粒膜が融合し，分泌顆粒内腔のアミラーゼなどが腺腔側に開口分泌される。

唾液の機能と口腔疾患

唾液は以下の機能・作用を有する。①消化作用：アミラーゼはでんぷんを加水分解する。②円滑作用：唾液中の水分とムチンは口腔内を湿潤な状態に保ち，食塊形成や嚥下を円滑にする。③抗菌作用：唾液に含まれるリゾチームなどは多様な微生物に対する抗菌作用を示す。④抗脱灰（抗う蝕）作用：唾液中のHCO_3^-は細菌が産生する酸を中和する。⑤味覚発現作用：食物中の味物質は唾液に溶解した後に口腔内の味細胞で受容される。

唾液分泌が低下し，口腔内が乾燥する状態を口腔乾燥症という。う蝕が多発し，口腔内細菌叢が変化して口腔内の衛生状態が悪化し，嚥下障害が起こる。口腔乾燥症の原因として，シェーグレン症候群への罹患や頭頸部放射線治療時にみられる唾液腺腺房細胞の破壊，外傷による唾液腺や支配神経への障害，薬物の副作用，重度の糖尿病などが挙げられる。また加齢に伴い，安静時唾液が減少する。

18 唾液分泌を制御する神経路

青線は副交感神経の節前・節後ニューロンを，赤線は交感神経の節前・節後ニューロンを示す。

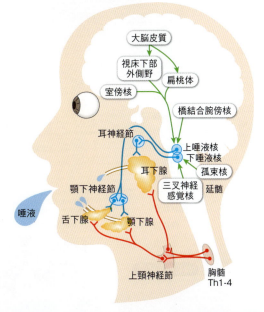

消化管　咽頭

咽頭は横紋筋の管で，気道と消化管が交叉する

咽頭は，上は頭蓋底，下は輪状軟骨に達する 19

咽頭pharynxは鰓弓（咽頭弓）由来の構造である。鼻腔と口腔が後方に開く空間で，上は頭蓋底から下は第6頸椎，輪状軟骨にまで及ぶ。消化器と呼吸器の共通の通路であり，食道および喉頭に通じる。食道への移行部は，消化管の中で最も狭く径1.5cmである。

軟口蓋より上を鼻部 nasal part，喉頭蓋より下を喉頭部 laryngeal part，その間を口部 oral part に3区分する。壁は主に粘膜と筋層で作られる。粘膜は多列円柱上皮からなる鼻部の一部を除き，重層扁平上皮である。

咽頭鼻部は後鼻孔の後ろに位置し，上壁を咽頭円蓋といい頭蓋底に接している。この部位で特徴ある構造が2つあり，その1つは咽頭円蓋にある**咽頭扁桃**pharyngeal tonsilである。一般にアデノイドと呼ばれ，小児で慢性的に肥大することが多い。もう1つは**耳管**auditory tubeの開口部（耳管咽頭口）で，下鼻甲介の後端より約1cm後ろに存在する。耳管と鼓室は第1鰓嚢の陥凹から生じた，ひとつな

がりの腔所である。耳管は，鼓室の気圧を調整するという大事な役割を果たす一方，咽頭の炎症が鼓室に波及する原因にもなる。

耳管開口部の周囲にリンパ小節が存在し，**耳管扁桃**tubal tonsilという。咽頭扁桃と耳管扁桃，および口腔にある口蓋扁桃と舌扁桃は，生体防御の最初のとりでとして咽頭の入口に輪のように配置される。これを**ワルダイエル輪**Waldeyer's ringという。 20

咽頭口部は開口させたとき口峡の奥に見える部位で，第2～3頸椎の高さに相当する。口峡の側壁には口蓋舌弓と口蓋咽頭弓がある。

咽頭喉頭部の前壁は上部が喉頭口に通じ，下部は披裂軟骨，輪状軟骨の後壁からなる。喉頭口の両脇に**梨状陥凹**piriform recessというくぼみがある。嚥下の際，食物はこのくぼみを通って食道へ移動し，ときに魚の骨などの異物がこの部位に引っかかることがある。また，粘膜下を上喉頭神経内枝が通るため，不用意な操作で障害を与える。

19 咽　頭

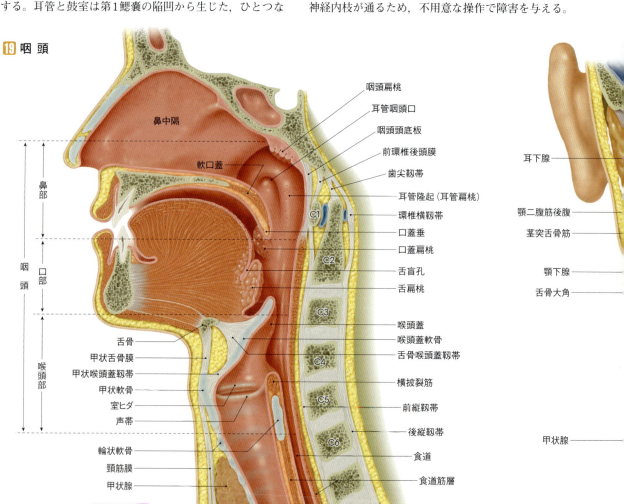

傍正中矢状断

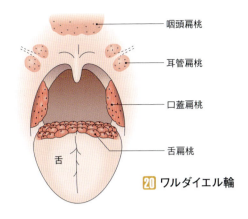

20 ワルダイエル輪

咽頭筋は咽頭収縮筋と咽頭挙筋からなる

　咽頭の筋層は横紋筋で構成される。消化管にみられる内輪外縦の配列はみられないが、横に走る**上・中・下咽頭収縮筋**（左右は背側正中の咽頭縫線に付く）と、縦に走る**咽頭挙筋**（茎突咽頭筋，口蓋咽頭筋，耳管咽頭筋）が存在することは興味深い。これらの筋は互いに重なり合う。

　頭蓋骨の下面、すなわち咽頭の上壁は筋を欠くが、**咽頭頭底板**という強固な結合組織が大後頭孔の前、頸動脈管の間に付いて硬く固定される。後壁は脊柱（頸椎）に沿う。この部位は後ろの頸椎や筋とは疎な結合組織で止められているだけで、容易に剥離できる。外壁には頸動脈鞘、下部正中では甲状腺、中部外側では舌咽神経・迷走神経・頸部交感神経からなる咽頭神経叢、上部外側では舌咽神経と舌下神経が近接する。上咽頭収縮筋と中咽頭収縮筋の境を舌咽神経が通過し、茎突咽頭筋が入り込む。口蓋扁桃は上咽頭収縮筋の内側にある。咽頭の前方に連続した筋の壁はなく、鼻腔、口腔、喉頭に開く。

● **鰓原性嚢胞**

　胎生期の頸部は、鰓弓・鰓嚢・鰓裂により内外とも凹凸を示す。外側では第2鰓弓が大きく張り出して第3・4鰓弓を覆い、一度空洞（頸洞）を作った後消失し頸部が滑らかになる。この洞が消失せずそのまま残ったものが鰓原性嚢胞（瘻）で、咽頭の壁を貫く発生異常である。嚢胞（瘻）の摘出は、頸部解剖の複雑さを象徴する。剥離を進めると、嚢胞は初め内頸動脈と外頸動脈の間を通過する。次いで舌咽神経と舌下神経の上を通り、さらに上咽頭収縮筋と茎突咽頭筋の間を抜け、最後に第2鰓嚢より形成された口蓋扁桃に達するという、気が遠くなりそうな経路をとる。

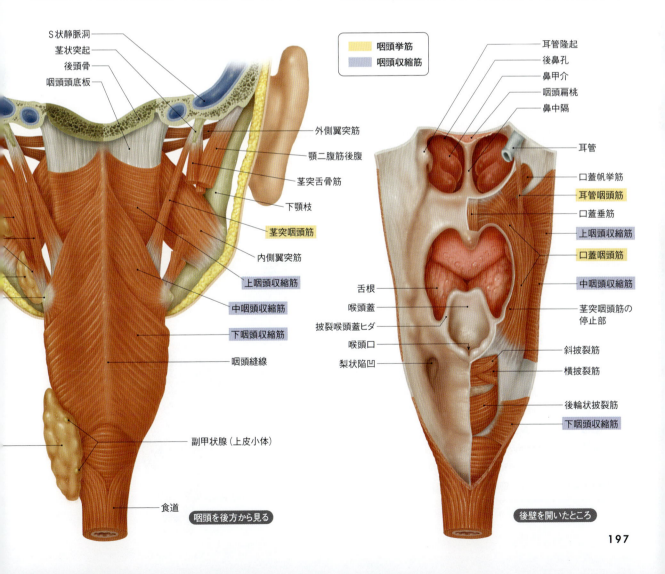

197

消化管　咽頭

口腔の筋と咽頭の筋が順序よく働いて，食塊を食道へ送り込む

口腔と咽頭が連動して行う重要な機能に**嚥下**(えんげ)(ものを飲み込む，deglutition，swallowing)がある。「嚥」は口へんに燕(つばめ)，あるいはswallowのもう1つの意味が燕であることからもわかるように，えさを飲み込む子ツバメの様子から生まれた文字だといわれている。咽頭は呼吸器と消化器の2つの経路が交叉する部位であるため，食塊を飲み込む際，空気の通り路を閉鎖し気道に入らないようにすることが必要であり，その機構は巧妙である。

嚥下は**口腔相**，**咽頭相**，**食道相**の3相に分けて考えるが，最初の2相は1秒前後で終わり，第2相以後は反射で行われるため，全過程を自ら実感するのは難しい。しかし，第2相のサインとして喉頭が上下することは実感できる。

嚥下の口腔相

口腔相は舌による食物の移動である(図1～3)。これは随意運動で行われ，舌が内舌筋の働きにより口蓋に接触し，前方から後方に向かって口腔を閉鎖していくことで，舌背にのせた食塊を後方に移動させる。口腔をさらに狭め食塊を口峡に送るため，茎突舌筋により舌を後上方に引き，両側の口蓋舌弓を口蓋舌筋により絞め，さらに舌骨の前上方の挙上(顎舌骨筋)により舌根部を膨隆させる。これはまた咽頭から口腔への経路を断ち，食塊の口腔への逆流を防ぐ。

嚥下の咽頭相

咽頭相は，食塊が咽頭の入口の粘膜，特に扁桃の部位に接するとそれが刺激となり，延髄の嚥下中枢を介した反射運動として行われる。ここで行われる最も重要なことは気道の閉鎖である。その機構の1つは軟口蓋による**咽頭鼻部の閉鎖**，2つめは喉頭挙上および声門を閉じることによる**喉頭の閉鎖**である(図2～4)。

軟口蓋が咽頭後壁に接触することで咽頭鼻部は閉鎖され

21 嚥下のメカニズム

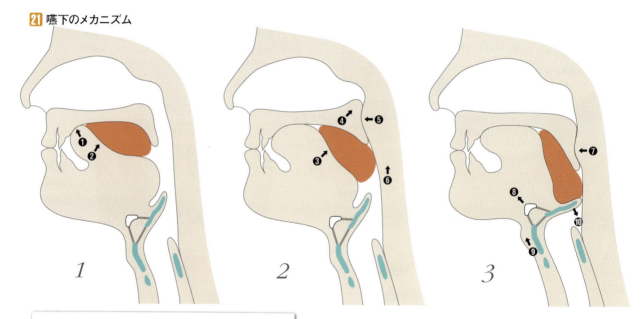

1　　　　　　　　2　　　　　　　　3

❶内舌筋が舌を押し上げて口蓋前部に密着させ，前をふさぐ。このとき舌背には食塊をのせるくぼみができる。
❷❸前方から後方に向かって舌が挙上し，食塊を後方へ送る。
❹口蓋筋と咽頭挙筋が軟口蓋を後上方へ引き上げる。
❺上咽頭収縮筋が収縮することにより咽頭後壁が隆起する。
(❹❺の結果，咽頭鼻部は閉鎖される)
❻咽頭挙筋による咽頭の挙上。
❼上咽頭収縮筋による後壁の隆起は順次下降する。
❽❾舌骨と喉頭の挙上。❿喉頭蓋は後方に傾く。

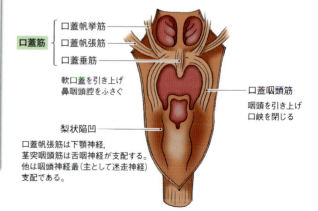

口蓋帆張筋は下顎神経，茎突咽頭筋は舌咽神経が支配する。他は咽頭神経叢(主として迷走神経)支配である。

る。この機構には軟口蓋の挙上(咽頭挙筋，口蓋帆挙筋)と緊張(口蓋帆張筋)，さらに咽頭との密着(咽頭の隆起：口蓋咽頭筋，茎突咽頭筋，耳管咽頭筋，上咽頭収縮筋上部の収縮による前方への突出)が関係し，その結果食塊は鼻腔に入らない。

喉頭は舌骨を介して前上方に椎体1個分ほど挙上し(顎舌骨筋，甲状舌骨筋，オトガイ舌骨筋)，喉頭口を舌根部に押し付ける。この状態でも，舌根部が喉頭口をふたするような形になるため，喉頭口は閉鎖する。このことは，声門上部の喉頭を摘出しても食塊は喉頭に入らないことから推測できる。さらに，挙上した喉頭が舌根部に近づき，舌根部の後方移動により喉頭蓋が喉頭口に覆い被さることで，より完全に喉頭口を閉鎖する。

喉頭自身も3ヵ所でせき止められる。喉頭前庭は，披裂喉頭蓋筋が収縮することにより披裂喉頭蓋ヒダが接近し閉鎖する。前庭ヒダは甲状披裂筋の収縮により接近し，声帯は外側輪状披裂筋により閉じる。このようにして気道は完全に閉鎖され，食塊は呼吸器系に入らない。

喉頭が完全に閉じると咽頭収縮筋の蠕動運動が開始する(図4)。食塊は喉頭蓋，披裂軟骨の後壁，喉頭の両脇(梨状陥凹)に押しやられるが，この移動は口蓋咽頭筋の収縮による咽頭の収縮および後下方に向かう収縮運動により促進される。最後に下咽頭収縮筋の下端(上部食道括約筋)が弛緩し，蠕動運動により食塊は食道へ押し出される。このとき喉頭挙上により下咽頭から食道上端部が広くなり，食塊は食道に入りやすくなる。

食塊が食道入口部に達したとき，舌根部と喉頭の挙上は最高に達する(図5)。食塊が食道に入る頃，喉頭は下がり始め，舌根，軟口蓋が戻り喉頭蓋は起き上がり，喉頭は開き始める(図6)。食塊が食道に入り終わると，上部食道括約筋が収縮し，食道入口部を閉じ逆流を防止する。

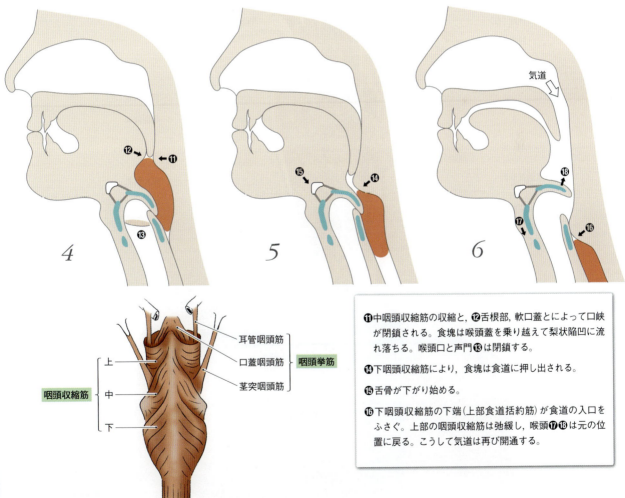

⓫中咽頭収縮筋の収縮と，⓬舌根部，軟口蓋とによって口峡が閉鎖される。食塊は喉頭蓋を乗り越えて梨状陥凹に流れ落ちる。喉頭口と声門⓭は閉鎖する。

⓮下咽頭収縮筋により，食塊は食道に押し出される。

⓯舌骨が下がり始める。

⓰下咽頭収縮筋の下端(上部食道括約筋)が食道の入口をふさぐ。上部の咽頭収縮筋は弛緩し，喉頭⓱⓲は元の位置に戻る。こうして気道は再び開通する。

消化管　食道

食道は気管と脊柱に挟まれて下行し，横隔膜を貫いて腹腔に出る

食道を3部に区分する

食道 esophagus は輪状軟骨の部（第6頸椎の高さ）で咽頭から続き（**頸部食道** cervical part），正中より心持ち左寄りに後縦隔を下行し（**胸部食道** thoracic part），横隔膜の食道裂孔（第10胸椎の高さ）を通過し腹腔に出た後，胃の噴門に移行する（**腹部食道** abdominal part）。全長約25 cm（切歯から噴門まで約40 cm）の単純な管であるが，他臓器との関係は複雑である。

周囲に他臓器が接し，食道を狭める 22 23

食道の前面に接する臓器は，上部では気管，気管分岐部，左気管支であり，左気管支による軽い圧迫は食道の内腔を狭くする。下部では心囊を介して左心房が接するため，僧帽弁狭窄により左心房が拡張すると，食道は後方に圧排される。

側面では，頸部食道において両側に甲状腺の一部，総頸動脈，さらに左側に左鎖骨下動脈，胸管が近接する。胸部食道の上部では大動脈弓が左外側を横切るため，食道は軽度に狭められる。食道，気管，大動脈弓が作るすき間を，左迷走神経から出た反回神経が通り抜ける（右反回神経は右鎖骨下動脈の下をくぐる）。下行大動脈は初め食道の左後方にあるが，次第に後ろにまわり，横隔膜を貫くときはほぼ真後ろになる。

食道の右側には奇静脈がある。奇静脈は食道の右寄りを

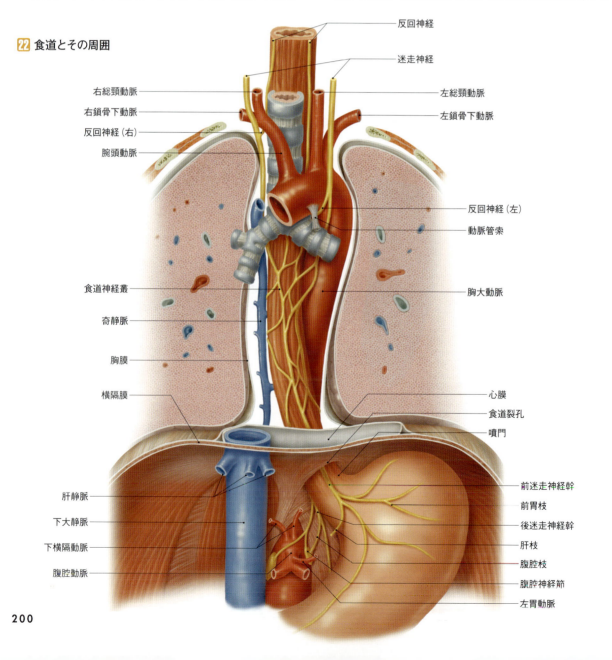

22 食道とその周囲

上行し，右気管支を後ろから乗り越え，前方に存在する上大静脈に流入する．奇静脈が乗り越える部位の内側に右迷走神経が存在し，右肺根の後ろを通り食道前壁に向かう．

左迷走神経は反回神経を出した後，左肺根の後ろを通り，右迷走神経とともに，肺根下部の高さで食道前壁に**食道神経叢**を形成する．これらは食道裂孔の近くで再び左前，右後で束を形成し，それぞれ**前迷走神経幹**，**後迷走神経幹**になる．このように，下部食道の表層は迷走神経の通過路となっている．

食道の後方には脊柱，胸大動脈（下部）以外に胸管が存在することも忘れてならない．胸管は脊柱の正中に密接し，食道の後方でやや右寄りに走る．上縦隔と下縦隔の境（ほぼ気管分岐部，第4胸椎の高さ）で食道の後面を横切り，食道の左外側を上行する．下縦隔で胸管の損傷により漏れたリンパ液が右胸腔に蓄積するのは，食道，下行大動脈が壁の役割を果たすためである．

腹部食道は短く，正中より左方に走り，胃の大弯と鋭角に連続する（**噴門切痕，His角** gastroesophageal angle of His **24**）．この角度の維持が，胃から食道への逆流を防ぐ．腹部食道の前面を肝臓の左葉が覆うが，密に接するため肝臓に食道圧痕が形成される．腹部食道の右側に，指1本入るほどのすき間を隔てて肝臓の尾状葉がある．

今まで述べてきたことからわかるように，食道は他臓器との関係から狭められる部位が3ヵ所あり，**生理的狭窄**という．最初の食道入口部と最後の食道裂孔を通過する部位（横隔膜狭窄）は特に狭く，かつ強く固定されている．大動脈弓と左気管支による狭窄（気管大動脈狭窄）は軽く，いろいろな条件で容易に変化する．

● **輪状咽頭筋とZenker（ツェンカー）憩室**

下咽頭収縮筋の下部をなし輪状軟骨に付着する筋束を輪状咽頭筋といい，食道入口部の括約筋として機能する．その上下はわずかに筋を欠くことが多いため，相対的に脆弱である．この部位から後方あるいは左方に飛び出した囊状構造をZenker憩室という．40〜50代の成人にみられ，上方脆弱部から出ることが多い．下方脆弱部は食道の縦走筋の欠損によるもので，Laimerの三角部という．

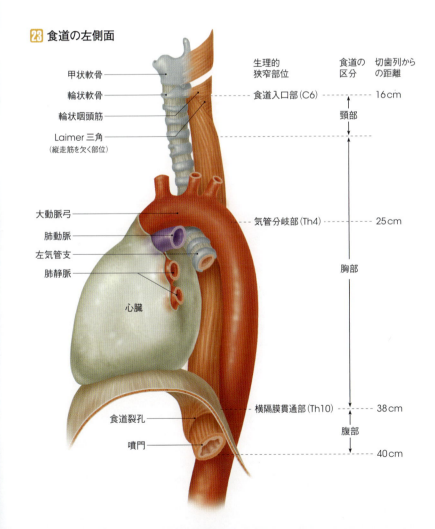

23 食道の左側面

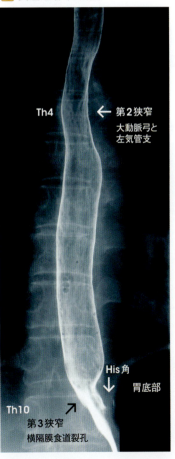

24 食道造影（正面像）

蠕動により，逆立ちしていても食塊は胃に送られる

食道の組織構築 25

食道の粘膜は角化しない重層扁平上皮よりなり，下端部で突如として胃上皮特有の円柱上皮に移行する（食道胃境界部 26）。粘膜固有層と粘膜下組織を境する**粘膜筋板**は，食道で明確に認められるようになる。粘膜下組織には**食道腺** esophageal gland（粘液腺を主とする混合腺）が存在する。また，粘膜固有層，粘膜下組織に静脈が網目のように走る。この静脈が肝硬変の際に食道静脈瘤を形成する。

筋層は2層からなりラセン状に交叉するが，その走行を一般に内輪外縦と呼ぶ。上1/4ないし1/3では2層とも横紋筋で，下部に移行するにしたがい内側から平滑筋に置き換えられ，下1/4ないし1/3では2層とも平滑筋となる（横紋筋から平滑筋への移行部 27）。また，明確な壁在神経叢が粘膜下組織（**マイスナー神経叢** Meissner's plexus）と筋層間（**アウエルバッハ神経叢** Auerbach's plexus）に存在するようになる。

筋層の外は外膜であり，腹部食道以外は疎な結合組織で覆われ，消化管に通常みられる漿膜は存在しない。後縦隔の大きな特徴は，食道を含め臓器が漿膜に覆われていないことである。そのため，この場所で発生した炎症（縦隔炎）の波及は速やか，かつ広範囲で，しかも閉鎖された空間であるため治療が難しい。

食道は上下に括約筋を持つ

食道の上端と下端は通常は閉じており，食塊が通過するときにのみ開くので，それぞれに括約筋の存在が想定されている。**上部食道括約筋**は食道入口部の輪状咽頭筋，**下部食道括約筋** lower esophageal sphincter；LESは食道裂孔より1cmほど上の平滑筋層がこれに相当する。前者は嚥下，後者は胃から食道への逆流防止に関与する（胃の噴門は括約筋を持たない）。

嚥下の食道相

嚥下，せき，くしゃみ，嘔吐は複雑な反射性の運動で，求心性（感覚）線維のシグナルは延髄において統合され，遠心性（運動）線維を介して関連組織を支配している。

嚥下の咽頭相は，①口の中の食塊を咽頭後部に押し当てる随意運動に始まり，②求心性インパルスが三叉神経，舌

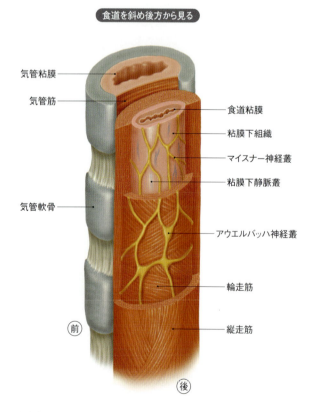

25 食道の組織構築

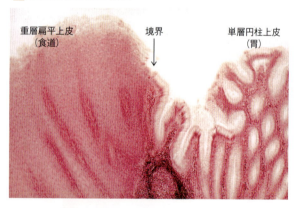

26 食道胃境界部の粘膜

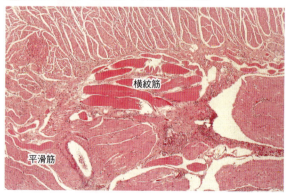

27 食道の筋層 横紋筋から平滑筋への移行部

咽神経，迷走神経を通って伝達され，③延髄の孤束核，疑核で統合され，④遠心性線維(舌咽神経，迷走神経)が咽頭筋を収縮させ，食塊を食道に押し出す。

これに続く食道相は，①上部食道括約筋が反射的に弛緩し，咽頭から押し出された食塊を受け入れる。②口側の輪状筋が収縮し，肛門側の輪状筋が弛緩すること(**蠕動運動**)により，食塊は食道内を約4cm/secの速度で移動する。③下部食道括約筋が弛緩し，食塊は胃に入る。28

蠕動は消化管に共通の運動である

口の中に摂取された食物は，咀嚼され，嚥下により食道を経て胃に移動する。我々は食事をとるとき，椅子に腰をかけるか，畳に座っているので，食物は上から下に(重力の方向に)移動する。寝たきりの人の食事を介助する場合も，上半身を起こし，口に運んだ食物が下方に移動しやすい姿勢をとる。では，消化管の中の食物は，重力の方向に移動するのだろうか？ 小腸と大腸の解剖図を見れば，その必要がないことは一目でわかる。小腸と大腸の走行は，腹部で上下逆行している。また，キリンが水を飲む姿を見たことがある人は，口が胃よりはるか下方にあることに気付くはずである(サーカスの芸人は，逆立ちしながらコップの水を飲み干す)。消化管の内容物は，消化管壁を構成する平滑筋の規則正しい収縮運動(蠕動運動)により，重力の方向にかかわらず，口側から肛門側に移送される。

消化管壁がその部位にある内容物により伸展されると，口側の輪状筋は収縮し肛門側の輪状筋は弛緩する。このため内容物は，消化管の先方(肛門側)に移動する。新たな場所でも同様の収縮-弛緩応答が起きるため，内容物はさらに先方に移動する。この移動速度は2～20cm/secであり，自律神経の活動により調節される。収縮を引き起こす物質はアセチルコリンとサブスタンスP，弛緩を引き起こす物質はNO(一酸化窒素)とVIPである(67)。

胃，小腸の蠕動運動は，食物の移送のほかに撹拌，混和に利用される。胃の幽門部の括約筋が収縮すれば胃内容物は胃内に留まり，強い蠕動波で強力に撹拌される。小腸においても，先方の輪状筋が強く収縮して内容物の移動を妨げると，食物はその場所に留まり蠕動運動で混和される(**分節収縮**)。

● アカラシア

下部食道括約筋の弛緩異常による嚥下・通過障害。上部食道(横紋筋)の蠕動は正常であるが，下部食道括約筋が過度に収縮し狭窄している。飲み込んだ食物が胃に送られず滞留するため，食道上部が拡大する。症状緩和のため，薬物療法，バルーンによる狭窄部の拡大，外科的切開術(Heller術)がある。

28 嚥下の食道相と蠕動運動

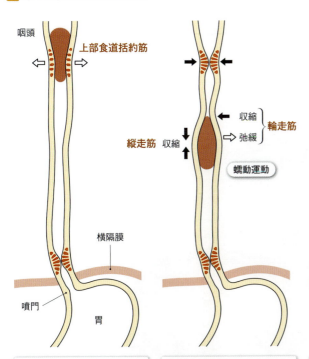

食塊が咽頭に達すると，食道入口部の上部食道括約筋が反射的に弛緩する。

食道壁の輪走筋は食塊の口側で収縮し，肛門側で弛緩して，食塊を押し出す。縦走筋は収縮して，尺とり虫のような運動をする。

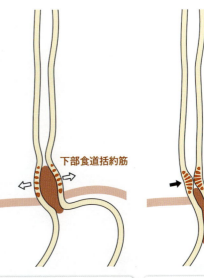

下部食道括約筋が反射的に弛緩し，食塊は胃に流れ込む。

下部食道括約筋は緊張状態に戻り，胃からの逆流を防ぐ。

消化管　食道

食道の静脈は上大静脈と門脈の吻合路となる

食道上・中・下部はそれぞれ別の動脈から血流を受ける 29

食道上部は，鎖骨下動脈の枝の甲状頸動脈⇒**下甲状腺動脈**が支配する。中部は，胸大動脈から直接出る数本の**食道動脈** esophageal artery が支配する。それ以外に気管支動脈の枝も受ける。下部には，腹大動脈が大動脈裂孔を通過直後に出す**下横隔動脈**の食道枝 esophageal branch と，腹腔動脈から出た**左胃動脈**の食道枝が，腹部食道に枝を出しながら食道裂孔を通り分布する。左下横隔動脈は腹部食道から噴門部の後面を横切る。

消化管の動脈は通常，互いに吻合して何重ものアーケードをつくる。このため，一部が閉塞しても他の部位から血液を確保でき，致命的になることはほとんどない。しかし，食道の場合はこの吻合の形成が弱く，主として分節的に分布するため，閉塞した血管の支配領域は壊死に陥ることが多い。食道吻合手術の際，心得ておくべきである。一般に血管進入点の上下2.5 cmは安全だといわれている。

食道の静脈は肝臓との関わりが深い 30

肝硬変に伴って生じる食道静脈瘤の破裂は致命的になることが多く，また下部食道に発生した癌は肝臓に転移することがままある。このように，食道に入る静脈は肝臓と深く関わる。その理由は，食道の静脈の分布をみることで明らかになる。

食道の粘膜下に形成される静脈叢は筋層を貫き，食道の外壁に網目状に張りめぐらされる。**食道静脈叢** esophageal veins と呼び，ここから導出される静脈は，動脈と同じよ

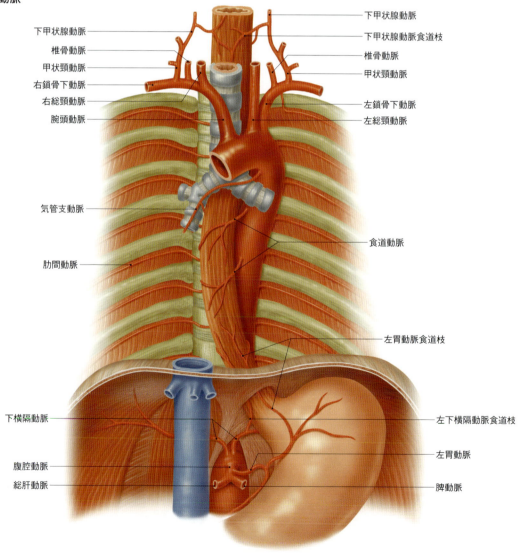

29 食道の動脈

204

うに上・中・下部で異なる。上部では**下甲状腺静脈**から左腕頭静脈を経て上大静脈に入る。下甲状腺静脈は動脈と異なり、対になっておらず1本のまま気管の表面を下行する。気管切開の際に遭遇する静脈である。中部では**奇静脈、半奇静脈**を経由して上大静脈に入る。このように上部と中部は上大静脈に入るが、下部は①奇静脈⇒上大静脈と②**左胃静脈**⇒門脈の2方向に導出される点が特異的である。しかも、これらの静脈は分節的に分布しているのでなく、網目状に吻合しているため、門脈、下大静脈、上大静脈などの本幹の影響を強く受ける。

肝硬変はその典型的な疾患で、肝臓の組織構築が崩れることにより、肝臓の毛細血管である類洞がつぶれ、門脈血をせき止めてしまう。これを回避すべく門脈血は食道静脈叢を経由して上大静脈に流れるが、この代償にも限界があり、静脈圧が次第に高まる。それに伴い粘膜下の静脈叢が累々と怒張し、食道の内腔に突出する。これが**食道静脈瘤** esophageal varices 31 であり、粘膜上皮が剥離することで出血する。しかも圧が高いために止血が難しい。下大静脈がせき止められる疾患のうち、肝静脈閉塞を伴うBudd-Chiari症候群も似た状態になる。

このような病態の治療の1つに食道離断術がある。これは食道静脈叢の中で上下をつなぐ静脈を丹念に結紮、切離した後、最後に食道を切り再吻合するものであり、門脈からの流れを完全に断ち切り静脈瘤の形成を抑えることを意図している。なお、下部食道癌の転移が肝臓にみられるのも、下部食道の特異な静脈分布を考えれば納得できよう。

30 食道の静脈

31 食道静脈瘤

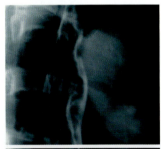
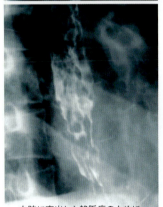

内腔に突出した静脈瘤のために、
食道粘膜は凸凹になっている

上皮組織の分類

体表面および管腔臓器（消化管，気管など）の内面は，**上皮** epithelium と呼ばれる細胞層で覆われている。心臓や血管の内腔を覆う上皮を特に**内皮** endothelium と呼び，体腔（心膜腔，胸膜腔，腹膜腔）の内面を覆う上皮を**中皮** mesothelium と呼ぶ。体表を覆う上皮は外皮である。

上皮は1層〜数層の細胞からなり，細胞間の結合装置が発達している。なかでも**タイト結合**は上皮に特有の結合装置で，隣り合う細胞どうしを密着させ，物質が漏れないようになっている〔p.230参照〕。

上皮の種類 32

上皮は大きく**単層**と**重層**に分けられる。単層とは1層を意味し，細胞の形状から**扁平上皮** squamous epithelium（細胞の高さが横径より低い），**立方上皮** cuboidal epithelium（高さと横径が同じ），**円柱上皮** columnar epithelium（高さが横径より高い）に分類される。それらを組み合わせて単層円柱上皮 simple columnar epithelium などという。

多列上皮 pseudostratified epithelium は単層上皮の特殊な例で，気管や卵管にみられる。核の位置，細胞の高さが異なるため一見重層上皮のように見えるが，個々の細胞は基底膜に接しており，まぎれもなく単層上皮である。

重層上皮は，最表層の細胞の形状により，**重層扁平上皮** stratified squamous epithelium, **重層円柱上皮** stratified columnar epithelium などに分類する。その下にある細胞はどのような形であれ問わない。

移行上皮 transitional epithelium は，膀胱や尿管にみられ尿路上皮ともいう。内腔が空の状態では円柱上皮に，尿で満たされた状態では扁平上皮に"移行"することからこの名がある。収縮時の細胞は背が高く数層に重なるが，伸展時の細胞は扁平になり層の数が少なくなる。

単層上皮	単層扁平上皮	血管，肺胞，体腔
	単層立方上皮	腎尿細管，甲状腺濾胞
	単層円柱上皮	胃，腸
	多列線毛上皮	気管，卵管
重層上皮	重層扁平上皮	皮膚，口腔，食道
	重層円柱上皮	結膜
	移行上皮	膀胱，尿管

32 上皮組織の形態

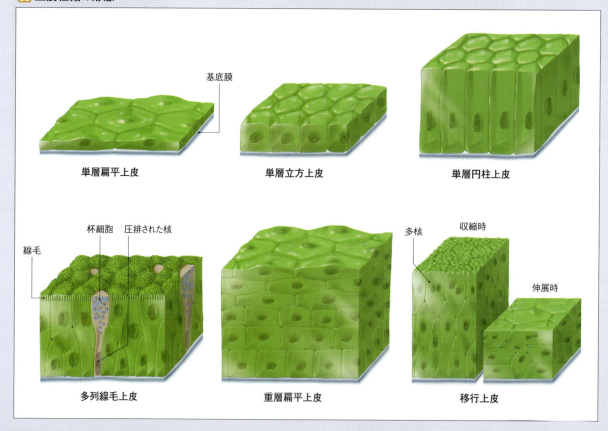

単層扁平上皮　単層立方上皮　単層円柱上皮
多列線毛上皮（線毛，杯細胞，圧排された核）　重層扁平上皮　移行上皮（多核，収縮時，伸展時）

上皮の機能

上皮はその機能により，**保護上皮** covering epithelium，**腺上皮** glandular epithelium，**吸収上皮** absorptive epithelium，**呼吸上皮** respiratory epithelium，**感覚上皮** sensory epithelium に分けられる。各器官系の中でも部位ごとに異なる上皮が配置され，それぞれの機能を担っている。

循環器の血管内内皮，呼吸器の肺胞上皮は単層扁平上皮である。扁平上皮は物質交換の盛んな部位に多くみられ，微細形態学的には飲み込み小胞が発達している。

肺胞以外の呼吸器は一般に多列上皮からなる。多列上皮は線毛細胞，杯細胞，基底細胞で構成される。線毛細胞は線毛運動により異物を排出し，杯細胞は粘液を分泌することでその作業を円滑にする。

消化管の出入口は重層扁平上皮 34 からなり，機械的傷害から臓器を保護する。この部の上皮細胞は細胞間橋を形成し，互いにデスモゾームで結合している。

出入口以外の消化管は単層円柱上皮 33 からなり，吸収，分泌を行う。吸収上皮の表面にはアクチンフィラメントを持つ微絨毛が多数存在し，吸収面積を広げている。分泌を行う細胞は一般にゴルジ装置および粗面小胞体がよく発達している。

腎臓の尿細管は単層立方上皮からなる。再吸収が盛んな部位では細胞内にミトコンドリアが発達し，光学顕微鏡で基底側に基底線条として観察される。

膀胱と尿管にみられる移行上皮は，収縮・伸展に伴い形態が変化する。最表層の細胞は大型で被蓋細胞という。多核であることが多く，細胞表面は膜が複雑に折りたたまれているためHE染色で濃いピンク色に染まる。膀胱や尿管が伸展するとき，折りたたまれた膜が伸びる〔p.403参照〕。

上皮は基底膜の上に作られる

上皮細胞は**基底膜** basement membrane という結合組織のシートの上に載っている。基底膜は，Ⅳ型コラーゲンなどの細胞外基質からなる網目状のシートで，上皮細胞を固定するための足場となっている。上皮細胞は細胞膜の接着分子を介して基底膜と結合する〔p.349参照〕。基底膜は上皮を裏打ちするだけでなく，物質を通すフィルターになったり，細胞の分化を促すなどの機能を持つ。

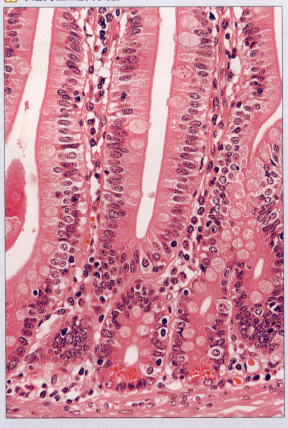

33 単層円柱上皮（小腸）

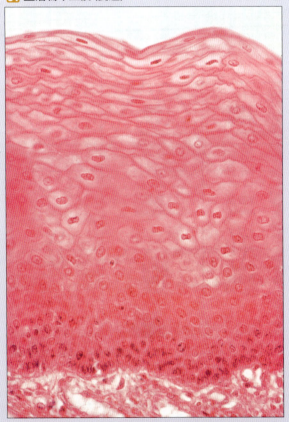

34 重層扁平上皮（食道）

胃は心窩部付近にあり，腹膜でゆるく固定されている

腹部の体表解剖

体表から腹部を観察する際に大まかなラインを想定する。一般に，肋骨弓の下縁を結ぶ水平線，腸骨結節（上前腸骨棘の後方5cmで腸骨稜の最外側部）を結ぶ水平線，および鼠径靱帯の中点を通る垂直線を引き，腹部を9区画に分ける**35**。なお，幽門平面transpyloric planeは実に多くの情報を与える。この平面は第1・第2腰椎の間を通り，腹膜後器官の大半を含む。さらに胃の幽門，胆嚢の底部を含み，脊柱の左側で十二指腸空腸曲を通る。脊髄はこの面で終わる。

胃の位置と形態 **37 38**

胃stomachは，上部は肝臓の左葉に覆われ，左上腹部，すなわち左下肋部から上胃部に横たわるように存在するが，その位置は姿勢，食物の有無で著しく変化する。たとえば胃の出口である幽門は，臥位では第1〜2腰椎の高さにあるが，立位では第4腰椎まで下がる。これが病的になると立位で骨盤腔に達する。胃下垂といわれ，女性や無力性体質の人にみられる。

胃の形態は1本の管の片側が膨らんだものと考えることができる。胃の入口を**噴門**cardia，出口を**幽門**pylorusといい，上縁を**小弯**lesser curvature，下縁を**大弯**greater curvature，前面，後面をそれぞれ前壁，後壁という。

摂取された液体は，胃の上壁（小弯の内面）に沿って，あたかも食道が口径を変えずに続くかのようにそのまま十二指腸に流れ，胃に留まることはない。この現象は縦に走る粘膜ヒダによって起こり，この部分を**胃体管**gastric canalと呼ぶ。一方，大弯側は上方と下方に張り出し，胃の全体を作り上げる。上への張り出しを**胃底**fundus（穹窿部）と呼び，噴門を通る水平面より上にあり，横隔膜に接する。立位ではここに気体が集まり，腹部単純X線像で胃泡として観察される。背臥位でバリウム二重造影を行うと造影剤が溜まる部位である**36**。胃底より下方を**胃体**bodyというが，次の幽門部との境はそれほど明確なものではない。

小弯をなぞると**角切痕**angular incisureという切れ込みがある。X線像では胃角ともいう。ここを頂点とした三角形の領域を**幽門洞**pyloric antrumといい，それより左が胃体，右が**幽門管**pyloric canalである。X線や内視鏡像では幽門洞のことを胃角部，幽門管のことを**前庭部**antrumと

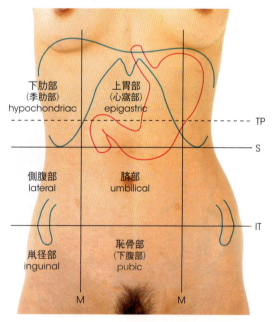

35 腹部の区分と胃の位置
充満時には，胃は臍の高さまで下がる。

S : subcostal plane............ 肋骨下平面（肋骨弓の下縁を結ぶ水平面）
IT : intertubercular plane ... 結節間平面（腸骨結節を結ぶ水平面）
TP : transpyloric plane........ 幽門平面（胸骨柄上端と恥骨結合を結ぶ垂直線の中点を通る水平面）
M : midinguinal line .... 鼠径靱帯の中点を通る垂直線

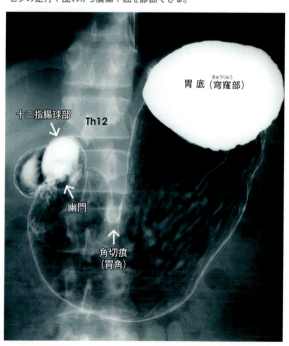

36 胃X線二重造影（背臥位）
X線像からわかるように，胃の内腔は粘膜ヒダが発達している。ヒダの走行や乱れから潰瘍や癌を診断できる。

呼び，解剖学用語と多少異なる（antrumの指す場所が違う）。幽門は輪走筋がよく発達しているため，触れると硬い。幽門から先は**十二指腸上部**に移行する。X線像では**十二指腸球部**と呼び，三角形の帽子のような独特な形を示す。

胃は腹側間膜を持つ 39

消化管の中で胃（と十二指腸のごく一部）だけが，それぞれ**小網** lesser omentum，**大網** greater omentumと名称を変えた腹側間膜，背側間膜の両方を持つ。小網は肝臓の静脈管索裂と胃の小弯の間に張る脆弱な**肝胃間膜**と，右端のやや肥厚した**肝十二指腸間膜**からなる。後者の内部には左に固有肝動脈，右に総胆管，後ろに門脈が存在する。大網は大弯から垂れ下がり，反転して横行結腸およびその間膜に癒合する。その後，後壁に移行し十二指腸，膵臓を覆う。

これらの膜と胃が仕切りとなって作られる空間を**網嚢** omental bursaという。その出入口は**網嚢孔** epiploic foramenと呼ばれ，肝十二指腸間膜（前）と下大静脈（後）の間のすき間である。胃潰瘍で後壁に穴が開いた場合，胃内容の流出は網嚢に限局するため症状が現れにくい。

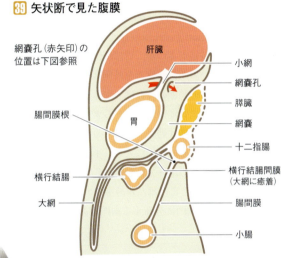

38 胃の区分
（　）内はX線・内視鏡用語

39 矢状断で見た腹膜

37 胃とその周囲

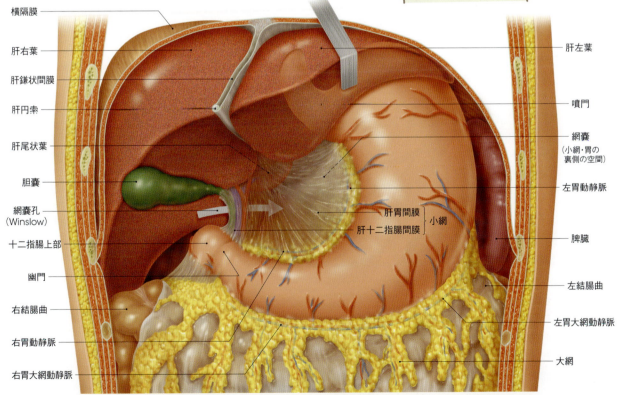

消化管　胃

平滑筋による蠕動運動は，胃内容を撹拌して少量ずつ送り出す

胃の血管 40

　胃に分布する動脈は腹腔動脈の枝で，小弯側と大弯側でそれぞれループを作る。小弯側では，腹腔動脈から直接出る**左胃動脈** left gastric artery と，固有肝動脈から分岐することの多い**右胃動脈** right gastric artery とが吻合し，細い枝を胃に送る。後迷走神経幹の腹腔枝は，左胃動脈に沿って腹腔神経節に入る。

　大弯側では，十二指腸上部の後ろを通過した胃十二指腸動脈から分岐する**右胃大網動脈** right gastroepiploic artery と，胃の後ろを通過した脾動脈から分岐する**左胃大網動脈** left gastroepiploic artery とが吻合する。脾動脈から数本の細い**短胃動脈** short gastric artery が出て，胃底に分布する。

　腹腔動脈は破格が多いが，胃に関係した血管で問題になるのは，左胃動脈から肝臓の左外側区域に分布する左副肝動脈である。この動脈の存在は，生体肝移植で左外側区域を移植する際，血管確保に少なからず影響を与える。

　胃の静脈は末梢側は動脈に伴行するが，中枢側は動脈を離れ門脈あるいはその支流に入る。小弯側では左右の胃静脈が門脈に入るためループを形成し，**胃冠状静脈** coronary vein と呼ばれる。ここには左胃静脈を介して食道下部の静脈が注ぐ (30)。幽門に分布する**幽門前静脈** prepyloric vein は，手術の際に幽門の位置の指標となる。

胃壁は3層の平滑筋を持つ 41

　噴門の後壁の一部を除き，胃は腹膜で覆われている。腹膜直下は疎な結合組織 (漿膜下組織) で，その下に厚い平滑筋層がある。平滑筋の基本的な配置は他の消化管と同様に輪走筋と縦走筋からなる内輪外縦であるが，胃ではこれに**斜線維**が加わる。

　縦走筋は小弯側と大弯側でよく発達する。輪走筋は胃の全体に分布するが，幽門で特によく発達し**幽門括約筋** pyrolic sphincter を形成する。生まれつき幽門部の輪走筋が過度に発達したものが肥厚性幽門狭窄症である。胃内容が十二指腸に流れにくくなるが，前壁の筋線維を切れば改善する。

　斜線維は最内層にあり，特に噴門でよく発達し，小弯にほぼ平行に走り，大弯の近くで輪走筋に混じる。斜線維により小弯の内面には縦走する粘膜ヒダが形成され，胃体管を形づくる。

　全体的にみると，胃底・胃体の筋層は薄く，幽門洞は厚い。この違いが角切痕というくびれとなって現れる。輪筋層と縦筋層の間にはアウエルバッハ神経叢がある。

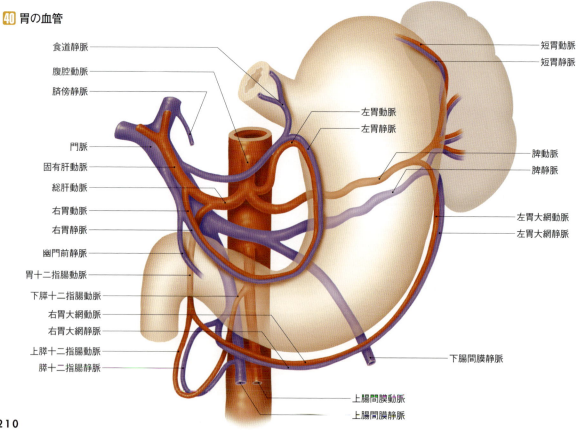

40 胃の血管

210

42 胃の蠕動運動

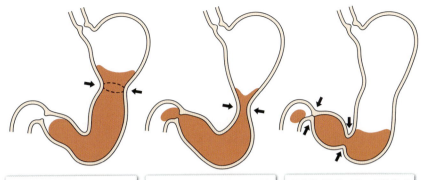

| 胃体中部に弱い収縮輪が生じ、蠕動波となって幽門に向かう。 | 幽門前庭部に近づくにつれ収縮は強くなる。胃内容の一部は十二指腸球部に押し出される。 | 蠕動波が幽門に達し、括約筋が閉じる。胃内容は押し戻され、次の収縮輪との間で撹拌される。 |

蠕動により胃内容は撹拌される 42

胃は食塊を一時貯蔵する場所であると同時に、筋層が行う蠕動運動で食塊と胃液とを混ぜ合わせ、粘膜ヒダですりつぶし、適量を十二指腸に送る機能を持つ。

まず胃体中部で弱い収縮輪が生じ、蠕動運動が始まる。収縮波は幽門前庭部に近づくにつれ強くなり、明らかなくびれを作るまでになる。この強い収縮運動により胃内容の一部は十二指腸に出るが、幽門括約筋の収縮により幽門が閉じ、その結果、胃内容の大部分は後戻りする。このとき次の収縮波が幽門前庭部の手前に達し、深いくびれができるため、胃内容はその間で撹拌される。幽門前庭部は胃内容を強く撹拌する部位である。

蠕動運動は消化管の各部に共通の機能であるが、特に胃においては次のような意義を持つ。①固形の食物をHClを含む消化液と混和し、弱酸性の糜粥（どろどろした粥状物）にする。②食物に付着した細菌を酸で殺菌する。③不溶性の脂肪滴を小さくし、水溶性の消化液中に分散する。これらの目的のため、胃では1～4時間と比較的長い滞留時間が設定されている。

蠕動運動は消化管壁を構成する平滑筋の収縮運動であり、消化管内容物からの直接刺激のほかに、消化管平滑筋を支配する自律神経（副交感神経）とホルモン（ガストリンなど）の調節を受ける。

● グレリンとモチリンの胃に対する作用 ─────
グレリンとモチリンはそれぞれ28個、22個のアミノ酸からなるペプチドで、両者の配列には類似性がみられ、ともに胃酸分泌や胃の蠕動運動を刺激する。グレリンは1999年に日本の児島、寒川らによって発見された。胃においてグレリンを含有する細胞はX/A-like細胞であり、粘膜中の内分泌細胞の約20％を占める。分泌されたグレリンは末梢からの空腹シグナルを中枢に伝え、摂食亢進作用を起こす。他方、モチリンは空腹時に十二指腸から上部空腸に存在するMo細胞から分泌され、伝播性強収縮運動（胃から始まり小腸に伝播）を引き起こす。空腹期のグレリンとモチリンの分泌は同期している。

41 胃の筋層

胃の筋層は他の消化管と異なり、外：縦走、中：輪走、内：斜走の3層からなる。斜線維は胃底から胃体の前後壁に存在する。

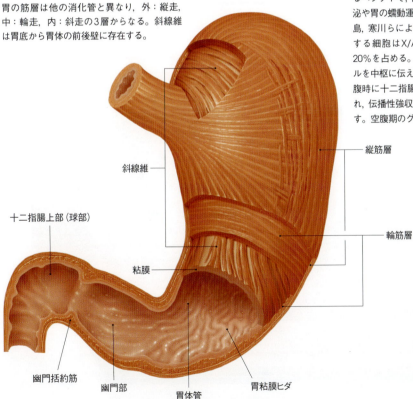

胃の粘膜は，びっしりと並んだ胃腺でできている

胃粘膜の構成 43

胃以下の消化管において，粘膜mucosaの基本的な構成はほぼ共通である。最表層の**粘膜上皮**は1層の円柱上皮細胞からなるシートである。その下に疎な結合組織からなる**粘膜固有層**lamina propriaがあり，**粘膜筋板**lamina muscularis mucosaeという内輪外縦の2層の薄い平滑筋層をはさんで，再び疎な結合組織からなる**粘膜下組織**submucosaがある。

粘膜固有層には後述する胃腺が発達し，血管，リンパ管が走行する。また，形質細胞などの免疫担当細胞が多く集まり，リンパ小節が形成される。粘膜筋板はよく発達し，その収縮は胃液の分泌を促進する。粘膜下組織は血管，リンパ管，免疫担当細胞，膠原線維を豊富に含み，粘膜下神経叢（マイスナー神経叢）が存在する。

胃粘膜の表面は浅い溝で細かく区分けされている 45。これを**胃小区**gastric areaといい，縦横3mm前後の大きさである。その表面には上皮が落ち込んでできた陥凹部があり，**胃小窩**gastric pitという。

胃粘膜表面および胃小窩の壁は，**表層粘液細胞**surface mucous cellからなる円柱上皮で覆われる。表層粘液細胞は核上部に多数のPAS陽性の粘液顆粒を持ち，塩酸に溶けにくい粘液（ムチンとHCO_3^-）を分泌する。この粘液は粘性が高く，ゲル状の層を形成して粘膜表面を覆うことで強酸性の胃液から粘膜を保護するとともに，粘膜表面の潤滑に関与する。

胃腺

胃小窩の底には，その下にある**胃腺**gastric glandが開口している。胃腺は粘膜固有層に並ぶ管状腺で，部位により**噴門腺**cardiac gland，**固有胃腺**main gastric gland（胃底腺fundic glandともいい，胃底および胃体にある），**幽門腺**pyloric glandの3種類が存在する 44。

噴門腺は食道腺に，幽門腺は十二指腸腺に似ており，主に粘液を分泌する粘液腺である。固有胃腺には機能の異なる4種類の細胞が存在し，粘液のほかに塩酸，ペプシノーゲンなどを分泌する。これらの胃腺から分泌される種々の成分の総和が胃液であり，その分泌量は1日約2Lに達する。

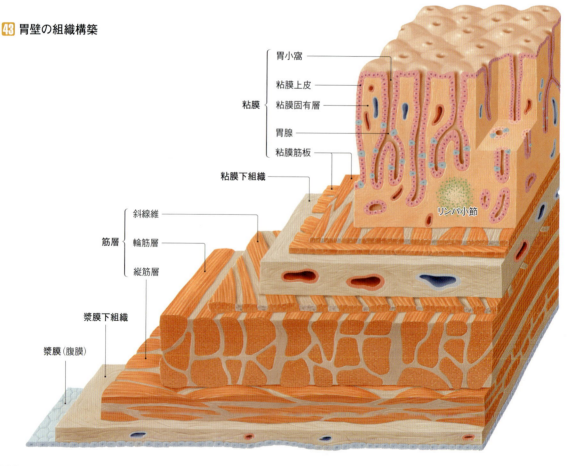

43 胃壁の組織構築

44 胃の各部の粘膜

胃小窩は幽門部で最も深く、粘膜全体の1/2以上を占める。胃腺は胃底腺、幽門腺、噴門腺の順で短くなり、かつ噴門腺は強く屈曲するため輪切り像が多く、腺全体を認めがたい。

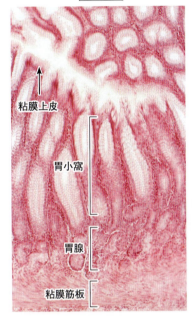

噴門部

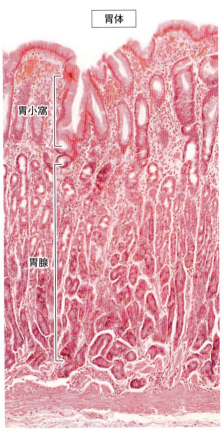

胃体

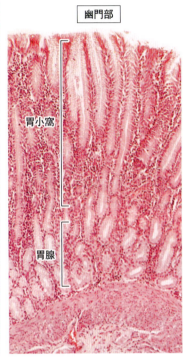

幽門部

45 胃粘膜の電顕像
胃小窩から粘液が吹き出している。右は胃小窩と胃腺に沿った縦断面。

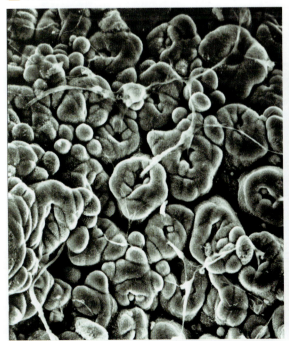
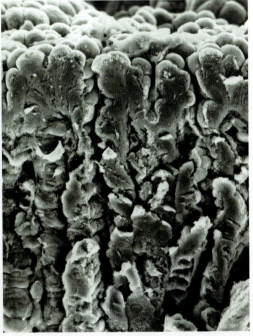

消化管　胃

固有胃腺は4種類の細胞がトンネル状に並び，胃液を分泌する

　固有胃腺を腺頸部，腺体部，腺底部に大まかに分ける46。腺頸部を占めているのは，未熟な細胞（幹細胞）と副細胞である。幹細胞は腺頸部上端の峡部で増殖し，表層粘液細胞，副細胞，主細胞，壁細胞に分化する。

副細胞（頸部粘液細胞）

　副細胞は粘液（ムチン）を分泌する。胃小窩を構成する表層粘液細胞 surface mucous cell に対し，**頸部粘液細胞** mucous neck cell とも呼ばれる。光学顕微鏡では識別しにくく，壁細胞の間で押しつぶされ楔形に見える。核は基底側に押しやられ変形し，暗調に染まる。ムチンを含むPAS陽性顆粒を持つが，一般に小型で形はさまざまである。ペプシノーゲンのアイソザイムを持っており，主細胞になるべく成熟過程にある細胞である。

主細胞（ペプシノーゲン分泌細胞）

　腺体部，底部に主にみられるのが，**主細胞** chief cell である。円柱形の細胞で，核は基底部にあり，細胞質は粗面小胞体を多く含んでいるため，HE染色で濃い紫に染まる47。この細胞は漿液腺細胞で，ペプシノーゲンを含む顆粒が多数存在するが，通常の固定染色では抜け落ちてしまうため泡沫状に見える。腺腔側は不規則な微絨毛が発達し，細胞内は蛋白産生細胞の特徴を示す。すなわち，核上部のゴルジ装置が発達し，粗面小胞体の集積と，電子密度の低い顆粒が認められる。顆粒膜と細胞膜が融合すること（開口分泌）によりペプシノーゲンが腺腔に放出され，胃酸によりペプシンに変わる。

壁細胞（酸分泌細胞）

　主細胞や副細胞の間に孤立散在する大型の細胞が**壁細胞** parietal cell である。核は中央にあり，しばしば基底膜ごと固有層に出っ張る。細胞質はミトコンドリアが多いため，強い好酸性を示し赤く染まる。

　分泌活動期の壁細胞は，核を中心にその周りが透けたように見える。これを電子顕微鏡で見ると，核の周りの細胞膜が深く落ち込んでおり，**細胞内分泌細管** intracellular canaliculus という48。細胞内分泌細管に面し，無数の微絨毛が突出している。一方，休止期の壁細胞では細胞内に多

46 固有胃腺（胃底腺）の細胞構築

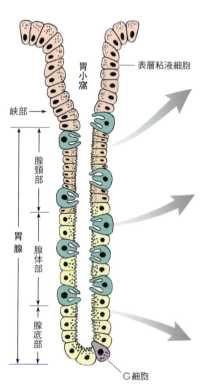

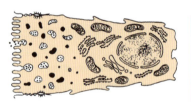

副細胞（頸部粘液細胞）
腺頸部にあり，壁細胞と壁細胞の間で押しつぶされ楔形を呈する。核は基底側にある。PAS陽性顆粒を持ち，アルカリ性の粘液を分泌し，胃粘膜を保護する。

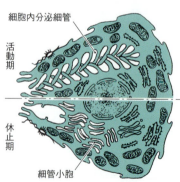

壁細胞（酸分泌細胞）
主細胞や副細胞の間に孤立散在する大型の細胞。細胞質はミトコンドリアが多く，細胞内分泌細管を形成するのが大きな特徴である。塩酸，内因子を胃内腔に分泌する。

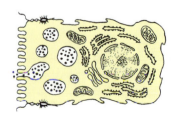

主細胞（ペプシノーゲン分泌細胞）
主に腺体部と腺底部に分布する。細胞は円柱形で，核は基底側にある。細胞質は粗面小胞体を多く含み，ペプシノーゲンを含む顆粒が多数認められる。

47 固有胃腺　矢印が壁細胞，濃く染まっているのが主細胞

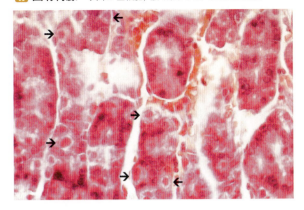

数の**細管小胞**という小管構造が存在する。分泌刺激を受けると細管小胞は融合して細胞膜とつながり，分泌細管が形成される。

壁細胞は**酸分泌細胞** oxyntic cell とも呼ばれ，塩酸-蛋白複合体を細胞内分泌細管に放出する。細胞内分泌細管はプロトンポンプを持ち，酸分泌に関与する。塩酸の産生・分泌には多量のエネルギーが必要であり，ATPを供給するミトコンドリアが多い理由もうなずける。また，ビタミンB_{12}の吸収に必要な**内因子**を分泌するのもこの細胞である。

胃腸内分泌細胞 enteroendocrine cell

腺底部にはペプチドホルモンや活性アミンを分泌する内分泌細胞が散在する。基底側に銀塩やクロム塩で染色される小さな顆粒を持ち，**基底顆粒細胞**とも呼ばれる。

EC細胞 enterochromaffin cell：顆粒は不規則で直径300〜400nmと大きく，電子密度が高い。**セロトニン**を分泌する。胃以外に小腸，大腸に分布する。

ECL細胞（EC-like細胞）：EC細胞に似ているが，顆粒は電子密度の高い物質が偏在し，それ以外は空胞になる。セロトニンあるいは**ヒスタミン**を分泌する。

Mo細胞：小腸（特に十二指腸）にある**モチリン**顆粒含有細胞。食間の消化管運動を維持している。モチリンはグレリンと協調的に働いて，壁細胞の酸分泌を亢進する。

D細胞（膵臓ラ氏島の同名の細胞に同じ）：顆粒は300〜400nmで電子密度が低い。**ソマトスタチン**を分泌する。胃腸全体に存在する。

G細胞 gastric cell：顆粒は比較的小さく，電子密度はあまり高くない。**ガストリン**を分泌する。幽門前庭部，十二指腸上部に分布する。

X/A-like細胞：顆粒は電子密度の高い芯とハローを持つ。主に胃に存在し，**グレリン**を分泌する。グレリン分泌は空腹時に高まり，視床下部に作用して，摂食行動および成長ホルモン分泌を促進する。〔p.551およびp.687参照〕

48 酸分泌細胞の電顕像　IC：細胞内分泌細管，M：ミトコンドリア。右は細胞内分泌細管の拡大像。

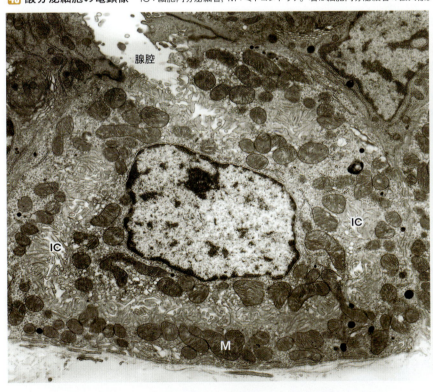
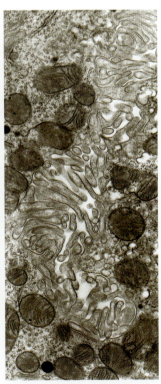

消化管　胃

酸分泌細胞のプロトンポンプが胃酸（HCl）を分泌する

　消化管における胃の役割は，食物に付着した微生物の殺菌と，脂肪・蛋白質の初期消化である．この目的のために，胃の容積は拡大し，食物を胃液（強い酸と消化酵素を含む）と混和する．幽門部の括約筋は，酸と消化酵素が充分に行きわたり，微生物が殺菌され，食物が部分消化されるまで閉じている．食物の胃内滞留時間（1〜4時間）は，その成分により異なる．脂質を多く含む食事の場合，滞留時間は長くなる（**3**）．

胃酸の作用は殺菌，ペプシノーゲンの活性化，蛋白質の変性

　胃腺は胃粘膜内に存在する外分泌腺である．胃液の分泌量は1日約2Lであり，そのほとんどは食後の数時間に分泌される．胃液には，**塩酸**とペプシン（蛋白分解酵素）のほかに，粘膜保護作用を持つ粘液（**ムチン**）と**HCO₃⁻**が含まれる．それぞれ，胃腺の酸分泌細胞（壁細胞），主細胞，粘液細胞，表層粘液細胞から分泌される（**46**）．胃液の分泌量は，食物の分解産物による粘膜への直接刺激のほか，粘膜下神経叢，自律神経およびホルモンにより調節されている．

　胃酸は強い酸であり，①殺菌作用を持つ．また，②主細胞から分泌された不活性のペプシノーゲンを活性型のペプシンに変換する．さらに，③蛋白質の立体構造を変えることにより，ペプシンの作用（ペプチド結合の加水分解）を受けやすくする．中性溶液中では不溶な物質でも，強酸性の溶液中では溶解されるので，ペプシンの加水分解を助ける．胃粘膜自身も蛋白質からなるが，胃腺から分泌される粘液とHCO₃⁻に覆われ，酸とペプシンから保護されている．

　適度に消化が進むと幽門括約筋が開き，胃内容物は十二指腸に流れ込む．胃液と混和され，かゆ状になった食物（**酸性糜粥**（さんせいびじゅく））は，十二指腸粘膜に対して，胆汁，膵液，GIP（胃抑制ペプチド）の分泌刺激として作用する．

プロトンポンプがH⁺を分泌し胃酸をつくる 49

　刺激を受けた酸分泌細胞の分泌液はほぼ等張で，pH1以下の強酸性を示す．分泌液のH⁺濃度は約150mEq/Lであるから，細胞内H⁺濃度の約10^6倍である．このような大きな濃度勾配を形成できるのは，管腔膜にある**H⁺/K⁺ ATPase**（プロトンポンプ）が，細胞内のATPを消費し，細胞内H⁺を細胞外K⁺と交換に輸送することによる．

49 胃酸の分泌機序

　酸分泌細胞のプロトンポンプ（H⁺/K⁺ ATPase）は，膜蛋白質である触媒（α）鎖（分子量11万4,000）と，これを支持するβ鎖（分子量3万3,000）からなる．ATPの加水分解とそれに共役したプロトンやK⁺の輸送はα鎖によって行われる．α鎖，β鎖ともに，ほとんど全ての動物細胞に発現するナトリウムポンプ（Na⁺/K⁺ ATPase）や，大腸粘膜や腎集合管のプロトンポンプと類似の構造を持つ．特異的な阻害薬としてオメプラゾールがある．強心配糖体のウアバイン（ナトリウムポンプや大腸粘膜のプロトンポンプに対して阻害効果を持つ）には非感受性である．

CA：炭酸脱水素酵素

空腹時には胃酸分泌活動は低下している。酸分泌細胞内には多数の**細管小胞**(49)があり、その膜上にH$^+$/K$^+$ ATPaseが存在するが、空腹時にはあまり活動していない（基礎分泌により胃内の酸性は維持される）。食事により、側底膜にある受容体（ムスカリンM$_3$、ヒスタミンH$_2$、ガストリンCCK2受容体）に刺激が加わると、細管小胞は管腔膜に融合し細胞内分泌細管として胃腺内腔に開口するとともに、H$^+$/K$^+$ ATPaseが活性化して管腔内にH$^+$を分泌する。

胃腺の酸分泌細胞のプロトンポンプは、腎集合管の管腔膜のプロトンポンプ（H$^+$ ATPase）に比べ、高いpH較差を作ることができる（酸性尿の限度はpH 4.5に対し、胃腺内のpHは約1）。Cl$^-$の分泌様式は不明であるが、管腔内へのH$^+$分泌量に比例して分泌されるので、胃内には塩酸（HCl）が分泌されることになる。

酸分泌細胞の血管側にはCl$^-$/HCO$_3^-$交換輸送体があるので、酸分泌をしているときは、酸の分泌量に等しいHCO$_3^-$が血液中に放出される。このため血漿はアルカリ化し、過剰なHCO$_3^-$は尿中に捨てられ、尿も一時的にアルカリ性になる（食後のアルカリ尿）。

胃酸の分泌刺激 50

食塊が胃に送られると、胃壁は伸展し壁内の伸展受容器を刺激する。また、食物の一部は消化され、その分解産物であるペプチドや脂肪酸が、粘膜の化学受容器を刺激する。これらの刺激は、粘膜下神経叢での**局所反射**、および迷走神経の中枢（延髄）を介する**迷走-迷走神経反射**により、平滑筋の収縮運動と胃腺の分泌を亢進させる。

粘膜下神経叢にある副交感神経末端からは、アセチルコリンが放出される（アトロピンで阻害）。同時に、迷走神経末端からガストリン放出ペプチドも分泌され、ガストリンの分泌を促進する（アトロピンで阻害されない）。**アセチルコリン**は、酸分泌細胞の側底膜（血管側）にあるムスカリンM$_3$受容体に結合し、細胞内のCa^{2+}濃度を増加させる。ガストリンは、CCK2受容体に結合し細胞内のCa^{2+}濃度を増加させる。これに対し、粘膜下に存在する肥満細胞（マスト細胞）から分泌される**ヒスタミン**は、H$_2$受容体に結合し、細胞内のcAMP濃度を増加させる。これらの細胞内シグナルは、いずれも酸分泌を亢進させる。

50 胃酸の分泌刺激

側底膜の受容体が刺激されると、Ca^{2+}とcAMPが細胞内セカンドメッセンジャーとなり、プロトンポンプの細管小胞から管腔側への移行を進めるとともにプロテインキナーゼを介してプロトンポンプの輸送能を促進する。

CCK2受容体は、ガストリンとコレシストキニンをともに受容する。

←〜〜 酸分泌阻害の作用点

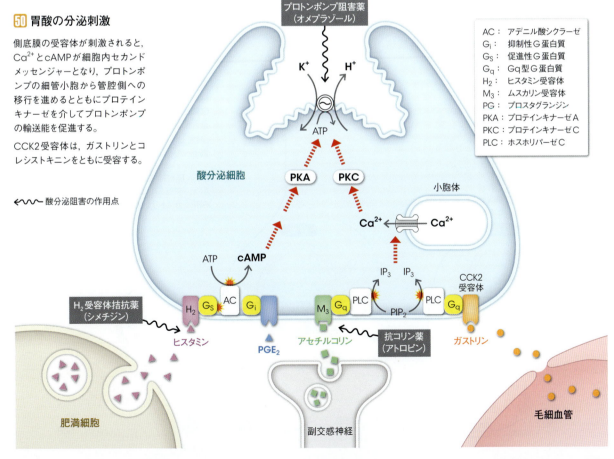

AC : アデニル酸シクラーゼ
G$_i$: 抑制性G蛋白質
G$_s$: 促進性G蛋白質
G$_q$: Gq型G蛋白質
H$_2$: ヒスタミン受容体
M$_3$: ムスカリン受容体
PG : プロスタグランジン
PKA : プロテインキナーゼA
PKC : プロテインキナーゼC
PLC : ホスホリパーゼC

消化管　胃

胃液の分泌は迷走神経と局所ホルモンによって調節される

　胃液の分泌は，食塊やその消化産物による胃壁（伸展受容器），粘膜（化学受容器）に対する**直接刺激**のほか，**神経系と局所ホルモン**で調節されている。胃腺は，消化管の他の部位の分泌腺と同様，粘膜下神経叢（局所性）と自律神経系（中枢性）による協調的支配を受けている。消化液の分泌調節は，便宜的に3相に分けられる。51 52

　1）**脳相**：摂食前の状態で，視覚（テーブルの上の料理），聴覚（調理の音），嗅覚（料理の匂い）刺激により，唾液と胃液の分泌量が増加する。視覚，聴覚，嗅覚などの入力信号は，大脳皮質や視床下部で遠心性線維に乗り換え，延髄（迷走神経核）に送られ，迷走神経を介して唾液，胃液，膵液の分泌を亢進する。

　2）**胃相**：口中の食物が胃に移送されると，胃壁内の伸展受容器や粘膜内の化学受容器が刺激され，そのインパルスが局所（粘膜下神経叢）と中枢（延髄）に送られる。局所反射，迷走-迷走神経反射により，胃腺の酸分泌細胞，主細胞が刺激され，塩酸とペプシノーゲンが胃内腔に分泌される。また，食物が胃内に入ると胃液のpHは3以上に上昇し，G細胞の分泌抑制が解除される。G細胞から分泌されるガストリンは，強力な酸分泌刺激となる。

　3）**腸相**：胃の内容物が適度に消化されると幽門括約筋が開き，酸性糜粥が十二指腸に流れ込む。糜粥中に脂肪酸の割合が多いと，GIP（胃抑制ペプチド）により胃に抑制性のシグナルが送られ，酸分泌を低下させ，胃からの排出時間を長引かせる。胃における滞留時間は，溶液で10〜20分，でんぷん質の食事は1〜2時間，蛋白質中心の食事はこれより長く，脂肪を多く含む食事では2〜4時間になる。

消化活動のホルモン性調節 53

　ガストリン gastrin：幽門腺や胃腸壁内の**G細胞**で合成され，局所刺激あるいは自律神経系の活動に応答して粘膜下の血液中に分泌される。コレシストキニンと類似の構造を持つペプチドホルモンで，CCK2受容体によって受容される。アミノ酸残基の数によりG34，G17，G14などの誘導体が存在するが，酸分泌能はG17が最も強い。血中半減期は2〜3分。胃腺に作用し塩酸とペプシノーゲンの分泌を促進するほか，胃壁の平滑筋の運動を促進する。胃腸粘膜の成長促進作用もある。

　分泌刺激：G細胞の管腔膜は胃内腔の消化産物，特にペプチド，アミノ酸により強い分泌刺激を受ける。迷走神経

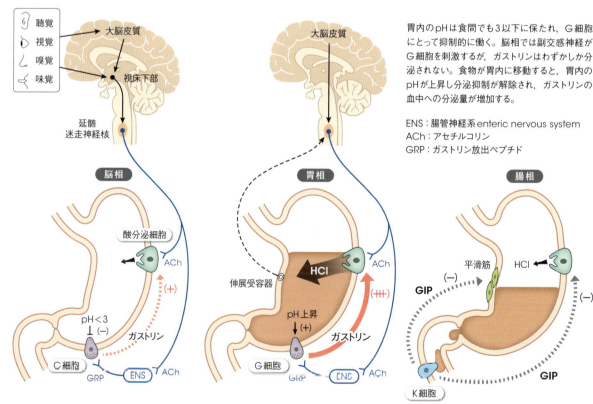

51 胃酸分泌の神経性調節とホルモン性調節

胃内のpHは食間でも3以下に保たれ，G細胞にとって抑制的に働く。脳相では副交感神経がG細胞を刺激するが，ガストリンはわずかしか分泌されない。食物が胃内に移動すると，胃内のpHが上昇し分泌抑制が解除され，ガストリンの血中への分泌量が増加する。

ENS：腸管神経系 enteric nervous system
ACh：アセチルコリン
GRP：ガストリン放出ペプチド

52 消化活動の3相

		消化液の分泌			蠕動運動	
	(胃液%分泌量)	唾液	胃液	膵液	胃	腸
脳相	(20～30%)	↑↑	↑	↑	↑	
胃相	(50～70%)		↑↑↑	↑	↑↑↑	
腸相	(～10%) 初期		↑	↑↑	↑	↑
	後期		↓	↑↑	↓↓	↑

刺激（ACh）やガストリン放出ペプチド（GRP）もガストリンの分泌を促進する。GRP刺激はアトロピンにより阻害されない。胃酸が充分に行きわたり幽門前庭部のpHが低下すると，**D細胞**からの**ソマトスタチン**の分泌が増加し，二次的にガストリンの放出を抑制する。

コレシストキニン-パンクレオザイミン cholecystokinin-pancreozymin；CCK-PZ：別々の物質であると思われていたコレシストキニン（胆嚢収縮作用を持つ）とパンクレオザイミン（膵酵素分泌を促す）が同一の物質であることがわかり，両者を合わせた名前になっている。CCK58，CCK39，CCK33，CCK12，CCK8の誘導体が知られている。十二指腸粘膜の**I細胞**から分泌される。また大脳皮質のニューロンや末梢組織，特に回腸遠位部や結腸の粘膜下の神経細胞中にも含まれる。血中半減期は約5分。CCKは小腸，大腸の運動性を高めるとともに，幽門括約筋を収縮させる。その結果，胃内容物は少量ずつ十二指腸に送られ，大量の消化液（胆汁，膵液）が蛋白質を分解する。分泌刺激：消化産物，特にペプチド，アミノ酸，脂肪酸。

セクレチン secretin：小腸粘膜腺の深部に位置する**S細胞**から分泌され，血流に乗って膵臓の外分泌腺の導管細胞に働きかけHCO_3^-に富むアルカリ性膵液の分泌を促す。半減期は5分。酸性の胃内容物が十二指腸に移動してくるとセクレチンが分泌され，幽門括約筋を収縮させ，胃内容物が一気に十二指腸に流れ込むのを防ぐ（小出しに移送する）。また，膵液中に大量のアルカリ液を分泌し，胃酸を中和する。分泌刺激：十二指腸管腔内の酸性化（pH 5～3）。

胃抑制ペプチド gastric inhibitory peptide；GIP：十二指腸粘膜の**K細胞**から分泌されるペプチドホルモン。胃の消化活動（胃液分泌と蠕動運動）を抑制する。幽門を通過する糜粥の酸性度と脂肪および脂肪酸含有率が高いと，GIPがより多く放出され，酸性糜粥の十二指腸への排出を遅らせる。分泌刺激：グルコース，脂肪酸。

GLP-1：小腸粘膜の**L細胞**から分泌されるグルカゴン様ペプチドで，**エンテログルカゴン**の1つである。GIPとGLP-1は，いずれも膵B細胞に作用してインスリン分泌を増強することから，インクレチンと総称される。〔p.323参照〕

53 消化管ホルモンによる胃酸の分泌調節

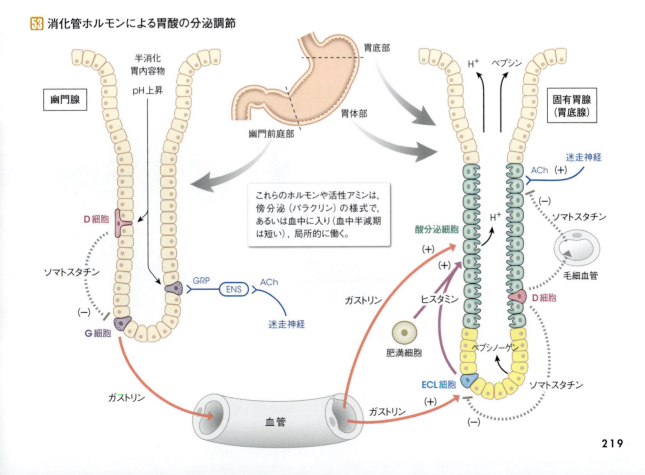

胃粘膜は粘液のバリアーで自らを守る

健康な胃粘膜が胃液で傷害されない理由

胃液はpH1〜2の強い酸性なのに，また，消化酵素のペプシンが含まれているのに，胃自体はどうして消化されないのだろうか。その理由は，胃粘膜表面に粘液ゲル層が形成され，粘膜内の細胞を保護しているからである。糖蛋白質のムチンを主成分とする粘液ゲル層は表層粘液細胞（46）に付着する強固なゲル層と，それに重なる緩いゲル層の2層からなり，厚さは数百μmである 54。

ゲル層の形成には，重炭酸イオン（HCO_3^-）およびムチンを分泌する表層粘液細胞やムチンを分泌する副細胞（46）が関与している。胃内の塩酸（HCl）は，ゲル層内のHCO_3^-によって中和され，層内にはpH勾配（胃内腔pH2〜粘膜表面pH6〜7）ができる 54。胃内のペプシンは，ゲル層を逆流して粘膜表面に到達することはできない。このため表層粘液細胞は，健常な状態では，HClやペプシンの攻撃を直接的に受けることなく守られている。

表層粘液細胞は，固有胃腺の峡部（46）の幹細胞が表層方向に移動・分化して形成される。その寿命は数日であり，絶えず新しい細胞に置き換わることで，粘膜表面の恒常性が維持されている。他方，幹細胞が深部方向に移動すると副細胞や壁細胞などに分化し，それらの寿命は表層粘液細胞に比べて長い。

内因性のプロスタグランジンE_2（PGE_2）は，HCO_3^-や粘液の分泌を促進して粘膜の保護機能を高める働きを持つ。アスピリンなどの**非ステロイド性抗炎症薬**（non-steroidal anti-inflammatory drugs；**NSAIDs**）は，プロスタグランジン類の生合成に関与する酵素であるシクロオキシゲナーゼ（COX）を阻害し，解熱，鎮痛，抗炎症効果を発揮するが，一方でPGE_2の産生低下による胃粘膜傷害を引き起こす場合がある。

粘膜防御因子と攻撃因子のバランスが崩れると潰瘍になる

消化性潰瘍は，胃および十二指腸で引き起こされる。胃潰瘍は中高年に，十二指腸潰瘍は若い年代に比較的多くみられる。健常人の場合，胃・十二指腸粘膜の表面はムコ多糖やHCO_3^-で保護されているが，胃酸分泌が過度にあるいは食間も含めて持続的に亢進すると胃内pHは低下し，胃・十二指腸粘膜は酸とペプシンによって侵食される。粘膜は初期には炎症を起こし，やがて組織の欠損をきたす 55。組織の欠損が粘膜筋板に及んだ状態を**潰瘍**という。

潰瘍が深部に及ぶと血管が損傷し出血する。さらに，潰瘍の進行が粘膜の修復能を上回ると，消化管壁が穿孔しきわめて危険である。消化管内容物が腹腔内に出ると腹膜炎に，また大きな血管が切れると大出血を起こしショック状態になる。

55 胃潰瘍の粘膜

筋層を破り漿膜下に達した慢性胃潰瘍。血管が露出し，凝血塊ができている。

電子顕微鏡で見ると，粘膜上皮（薄茶色の部分）が失われ，粘膜固有層（青色の部分）が露出しているのがわかる。

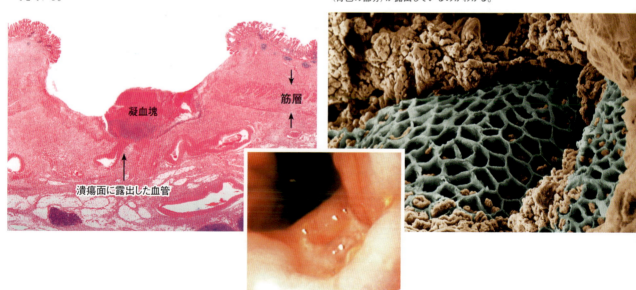

内視鏡で見た胃潰瘍

54 胃粘膜表面の粘液ゲル層

粘液ゲル層は、強固なゲル層（青色）と緩いゲル層（水色）の2層から構成されている。

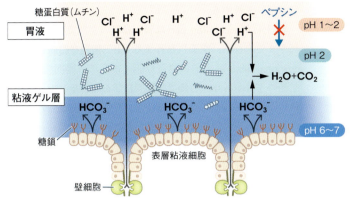

健康な胃粘膜は、防御因子と攻撃因子のバランスの上に成り立っている 56。この均衡が崩れたときに潰瘍が発生する。したがって、潰瘍治療のためには、攻撃因子を抑制し、防御因子を増強させればよい。すなわち薬物によって胃酸分泌を抑えるとともに（50）、防御因子を阻害している原因（ストレスなど）を取り除く。

ピロリ菌が潰瘍の原因の1つである

ヘリコバクター・ピロリ *Helicobacter pylori* は、数本の有鞘鞭毛を持つグラム陰性桿菌である 57。オーストラリアのWarrenとMarshallが胃組織から分離し培養に成功した。日本人をはじめとするアジア人に多く見出され（70％）、欧米人には比較的少ない（30〜70％）。胃炎、胃潰瘍、胃癌、胃リンパ腫などの患者では特に陽性率が高い。

　ピロリ菌が強酸性の胃内で生存できるのは、高いウレアーゼ活性を持つためである。ピロリ菌はアミノ酸の脱アミノ化で得られた尿素を基質とし、CO_2とNH_3（アンモニア）を産生する。NH_3はHCl（塩酸）を中和してピロリ菌の生存を可能にするほかに、胃粘膜細胞を直接傷害する。さらに、食細胞が生成する活性酸素（次亜塩素酸HOCl）と反応してモノクロラミン（NH_2Cl）となり、強い細胞傷害性を示す。

　このようにピロリ菌は胃潰瘍や胃癌の原因の1つと考えられるので、胃潰瘍の治療あるいは胃癌の予防のために、ピロリ菌の除菌が推奨されている。食品ではヨーグルト（乳酸菌）、海藻のもずく（ムコダイン）、緑茶（カテキン）、ブロッコリーの新芽（スルフォラファン）などが、ピロリ菌を減らすと言われている。

● ピロリ菌の除菌療法

わが国では、ピロリ菌の一次除菌療法として、酸分泌抑制薬のカリウムイオン競合型アシッドブロッカー（P-CAB）と抗菌薬（アモキシシリンおよびクラリスロマイシン）の3剤併用療法が広く行われている。近年、クラリスロマイシン耐性を有するピロリ菌の出現が問題になっているが、この併用療法では除菌成功率が約90％であることが報告されている。なお、一次除菌が奏功しなかった症例には、クラリスロマイシンをメトロニダゾールに替えた二次除菌療法が有用である。

56 胃粘膜の防御因子と攻撃因子

ストレスは交感神経を緊張させ、粘膜の血流を低下させる。そのため防御因子は減弱する。

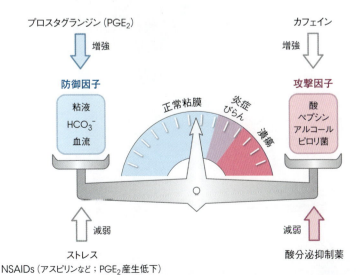

57 *Helicobacter pylori*

強酸性の胃内で生きることのできる唯一の細菌。長い鞭毛をスクリューのように回転させ、粘液の下層に潜り込む。

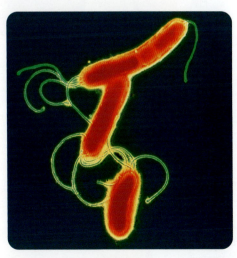

消化管　小腸

十二指腸の大半は後腹壁に固定されている

幽門に続いて小腸の最初の領域，**十二指腸** duodenum に入る。十二指腸は脊柱の右寄りをC字状に走る長さ25cmの腹膜後器官で，4部に区分される。

1) **上部** superior part は第1腰椎下部の右側で始まり，後方に向かい，胆嚢頸部の下端に達する。狭い幽門から突如膨らむこの場所は**十二指腸球部**と呼ばれ，X線像で独特な形を呈する（39）。前面は腹膜が覆うが，後面は結合組織の膜（癒合筋膜）を介して後腹壁に固定されている。幽門側の一部は小網・大網が付くため，ここだけは可動性があり，網嚢孔の前壁の一部をなす。この部の後ろに総胆管，門脈，胃十二指腸動脈，膵頭部がある。

2) **下行部** descending part は脊柱の右側を第3腰椎下縁まで下行する。横行結腸間膜がその前面を横切る。上部を肝右葉，下部を横行結腸が覆う。後ろに右腎の腎門部，右側に右結腸曲があり，左側には膵頭部がはまる。

3) **水平部** horizontal part は第3腰椎下縁の高さを水平に走り，下大静脈を横切り腹大動脈の部位で終わる。前面は上腸間膜動静脈との交叉部位以外，腹膜が覆う。水平部の下部あるいは下縁のレベルで下腸間膜動脈が出る。上縁は膵頭部に密着する。

4) **上行部** ascending part は腹大動脈の左側で第2腰椎の高さまで上行し，空腸に移行する（**十二指腸空腸曲** duodenojejunal flexure）。前に横行結腸，後ろに下腸間膜静脈，左側に左腎があり，右側で腸間膜根部が始まる。上行部は結腸間膜根部の下に存在するため，網嚢とは隔絶される。

十二指腸空腸曲には，横隔膜右脚に連なる平滑筋と結合組織の混じった索状構造が付く。**十二指腸提筋（トライツ靱帯** ligament of Treitz）と呼び，これがあるため立位の際に十二指腸空腸曲が下降しない。胃を全摘した後，空腸を食道に吻合する場合，トライツ靱帯は腸の切るべき位置の指標となり，かつ靱帯を切ることで腸の可動性が高まる。

58のAの高さの横断面をCT画像で見てみよう。この断面は十二指腸下行部を指標にすると理解しやすい。下行

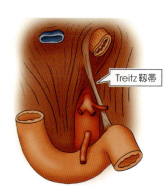

Treitz靱帯

58 十二指腸とその周囲　小網・大網を切除し，腹膜腔の後壁をのぞむ。（ ）内は後腹膜にある。

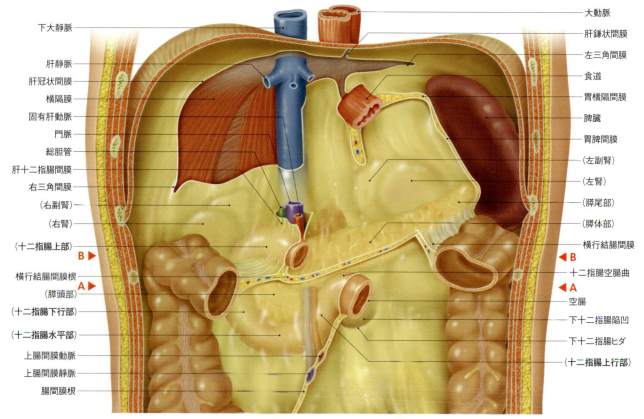

58 Aの横断面

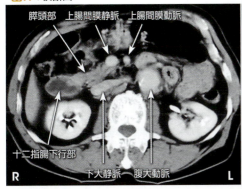

Bの横断面

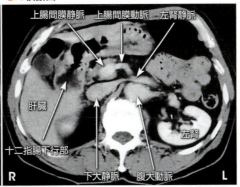

部の後ろに右腎，左に膵頭部がある。右から上腸間膜静脈，動脈の順で膵頭部に密接し，その後ろに下大静脈がある。腹大動脈の前に存在するのは，十二指腸水平部から上行部にかけての横断面である。

上・下膵十二指腸動脈 superior/inferior pancreaticoduodenal artery はそれぞれ前後に枝分かれし，膵頭部をはさみこむように吻合し，そこから伸び出た細い枝が十二指腸および膵臓に分布する 59 。これらは腹腔動脈および上腸間膜動脈の枝であり，胎生期にはそれぞれが前腸，中腸に分布する。このことは十二指腸が前腸と中腸に由来することを示している。

上腸間膜動脈 superior mesenteric artery は腹腔動脈のすぐ下で起こり，脾静脈の後ろ，左腎静脈の前を通って十二指腸水平部の前面に至る。周囲との関係をCT画像**B**と 59 で確認しておこう。

十二指腸下行部の前壁を開くと，その中頃で粘膜が縦に隆起している（十二指腸縦ヒダ）。その先端の膨隆を**大十二指腸乳頭** major duodenal papilla（**ファーター乳頭** ampulla of Vater）といい，合流した総胆管と主膵管の開口部である。周囲の輪状筋はよく発達し，胆汁，膵液の排出をコントロールしている（**オッディ括約筋** sphincter of Oddi）。やや上方に副膵管の開口部があり，**小十二指腸乳頭**という。

59 腹膜を切除したところ

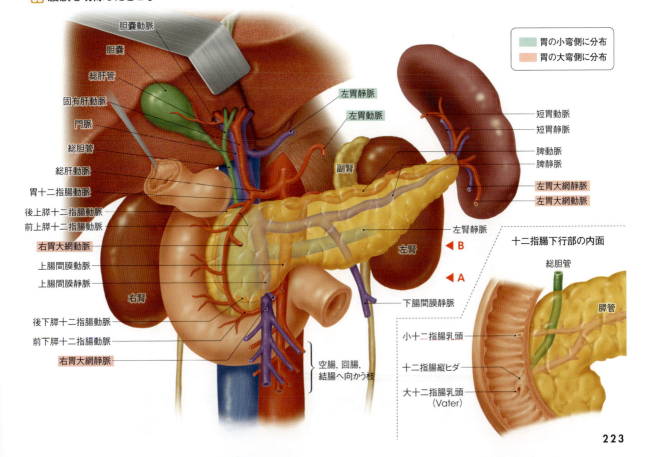

消化管　小腸

小腸内壁の表面積はバレーボールのコートより広い

小腸は十二指腸，空腸，回腸に区分される 60

十二指腸から続く小腸は，**空腸** jejunum と**回腸** ileum に分けられる。これらは**腸間膜** mesentery で吊り下げられているため腸間膜小腸ともいわれ，左上腹部から右下腹部にかけて存在する。その全長は，生体では平滑筋が収縮しているため3mに満たないが，人為的に伸ばすと10m（平均6.5m）に達する。ただし，生存のためにすべてが必要ではなく，半分ほど切除しても大丈夫である。45cmで生存した記録もある。

小腸の口径は約4cmであるから，これを平滑なパイプとみなせば内壁の総面積は約0.3m^{2}である。しかし，実際には粘膜ヒダや絨毛によって幾重にも折りたたまれ，さらに細胞表面には微絨毛が存在するため，表面積は200m^{2}という途方もない広さになる。

空腸と回腸はおよそ2:3で分けられる。両者の境界は明瞭ではないが，一般に空腸は平滑筋が発達し壁が厚い。そのため運動も活発で，内容物は速やかに移送され，内腔は空のことが多い。空腸の名前はこれに由来する。なお，空腸の始めでは粘膜のヒダが緻密であり回腸の終わりでは疎であるが，この変化は徐々に起こるため両者の境界を特定することはできない。

消化管に分布する動脈は互いに吻合してアーチ状のアーケードを作る。最も消化管に近いアーケードから消化管に真っ直ぐに枝が伸び，直動脈という〔p.132参照〕。空腸動脈はアーケードが少なく，直動脈が長い。回腸動脈はアーケードが幾重にも重なり，直動脈が短い。

空腸動脈と回腸動脈は**上腸間膜動脈**に由来する。そのほか上腸間膜動脈の枝として，回結腸動脈が回盲部，右結腸動脈が上行結腸，中結腸動脈が横行結腸の右2/3までの腸管に分布する。ここまでが中腸由来であり，迷走神経の分布もこれに一致する。残りは**下腸間膜動脈**が支配するが，これは主に後腸由来の臓器に分布し，支配する副交感神経は骨盤内臓神経に変わる。

空腸と回腸は腸間膜にぶら下がり可動性がある 61

空腸，回腸を包む腹膜は背側で合わさって腸間膜となり，後腹壁に付く（39）。その付着部である**腸間膜根** root of the mesentery は約15cmの長さで，左上腹部の十二指腸空腸曲（第2腰椎の左側）から，十二指腸水平部，腹大動脈，下大静脈，右尿管を横切り，右下腹部の回盲部（右の仙腸関節）にかけて斜めに走る。根から腸管までは約20cmの距離があり，腸管は比較的自由に動く。腸間膜を構成する2枚の腹膜の間を血管，リンパ管，自律神経が走り，リンパ節が存在する。根部は脂肪を多く含み，厚い。

60 小腸の外観　空腸は主に臍部に位置する。空腸の最初のコイルは左腎と横行結腸の間にある。回腸は下腹部，骨盤内に位置する。

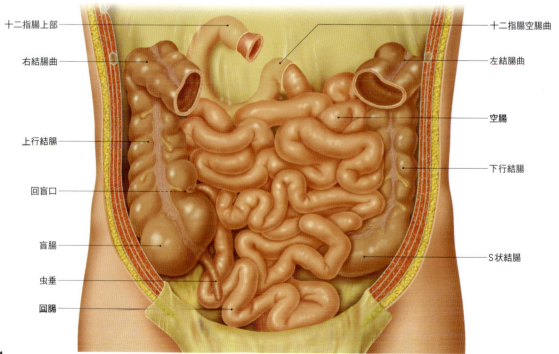

61 腸間膜　間膜は根部から扇状に広がる

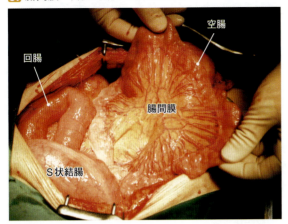

63 十二指腸下行部（胆管造影）　緻密な輪状ヒダが描出されている

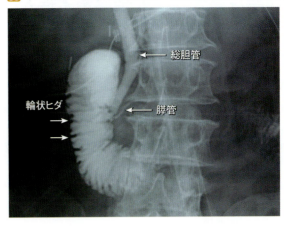

　腸間膜が十二指腸水平部を横切り，同時に上腸間膜動静脈を含むことから推測できるように，これらの血管による圧迫が十二指腸を閉塞する場合がある（上腸間膜動脈症候群）．腸間膜血管の異常，腸間膜の短縮などの先天的な理由のほかに，内臓下垂が原因となることもある．圧迫を除くためには，コッヘルの操作とトライツ靱帯の切離を行い，小腸のすべてを上腸間膜動脈の後ろを通し右に，大腸を左に移動すればよい．

小腸の内壁は広大な表面積を有する 62

　小腸の粘膜は，内腔に向かって**輪状ヒダ** circular fold（ケルクリング襞 Kerckring's fold）が幾重にも形成されている．輪状ヒダは十二指腸の終わりから回腸にかけて発達し，空腸ではまばらとなる．
　輪状ヒダの表面には**絨毛** villi という突起が無数に存在する．さらに細胞表面の**微絨毛** microvilli の面積を合わせると，最初に述べたように膨大な広さになる．特に空腸は輪状ヒダが発達しており，絨毛も太く丈も高い．空腸の吸収面積は回腸の7倍もあり，栄養吸収の主役を演じる．

● コッヘルの操作 Kocher's maneuver
十二指腸は前面のみ腹膜で覆われ，後面は癒合筋膜を介して後腹壁や他臓器に接する．前面を覆う腹膜を十二指腸の右外側縁に沿って切ると，後腹壁から容易に十二指腸を剝離でき，腎門，膵頭部の裏面，下大静脈を露出できる．この操作をコッヘルの操作という．

62 小腸壁の構造　漿膜面の面積に対し，粘膜の表面積はその600倍にもなる．

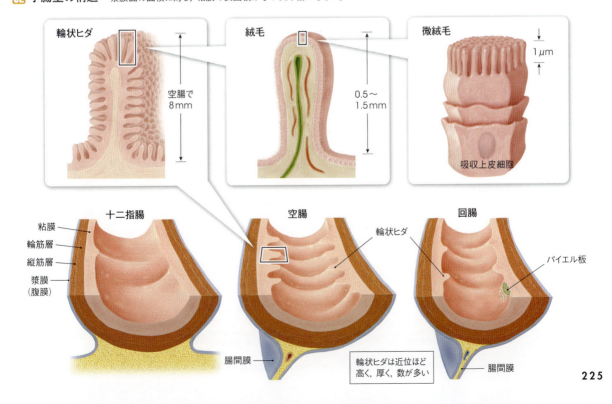

消化管　小腸

腸管は豊富な壁在神経叢を持ち，自律的に蠕動と分泌を調節する

小腸壁の組織構築 64

　小腸壁の最外層は，血管や神経が進入する間膜付着部以外は腹膜で覆われている。腹膜に覆われている限り，互いに接触しても癒着することはない。小腸の表面は滑らかであるが，ときに袋状に出っぱったり（憩室 diverticulum），索状構造が付いたりすることがある。多くは卵黄嚢の遺残である（メッケル憩室）。

　腹膜の下は疎な結合組織で，漿膜下組織という。その内側に平滑筋層がある。平滑筋は主に外側は縦走し内側は輪走する（内輪外縦という）。

　2つの筋層の間に**筋層間神経叢**myenteric plexus（**アウエルバッハ神経叢**Auerbach's plexus）がある 65。神経叢は，交感神経の節後線維，副交感神経の節前線維と節後線維，内臓知覚線維からなる無髄神経と神経細胞で構成される。ニューロンの終末は主に平滑筋に分布し，腸管の蠕動運動を調節する。筋層間神経叢の周囲には**カハール介在細胞**interstitial cells of Cajal（カハール細胞 Cajal cell）という間質細胞がネットワーク状に分布している。カハール介在細胞が腫瘍化したものが消化管間質腫瘍（GIST）である。

　筋層の内側の粘膜下組織には**粘膜下神経叢**submucous plexus（マイスナー神経叢 Meissner's plexus）があり，筋層間神経叢と複雑に連絡している。粘膜下神経叢は筋層間神経叢と構成は同じであるが小型であり，粘膜筋板の運動や腺分泌に関与する。

　粘膜下組織にはリンパ球，形質細胞などが存在する。十二指腸の粘膜下組織には，粘膜固有層から連続して**ブルンネル腺**Brunner's gland（**十二指腸腺**）という粘液腺が存在する 66。空腸，回腸にはブルンネル腺に相当する構造はない。粘膜下組織は輪状ヒダ circular fold の芯になる。

　最内層は粘膜で，**絨毛**villi，**陰窩**intestinal crypt（**腸腺**），粘膜固有層，粘膜筋板からなる。粘膜固有層は粘膜筋板によって粘膜下組織から隔絶され，絨毛の芯になる。粘膜固有層には血管，神経，リンパ管が走り，リンパ球，形質細胞，好酸球，マクロファージなど多くの免疫担当細胞が存在する。

　小腸における特徴は，**リンパ小節**lymphatic nodule がよく発達することである。これは粘膜固有層内に多数のリンパ球が密集して形成されたものであり，「小型のリンパ節」ではない。回腸では，リンパ小節が数個集まって**集合リンパ小節**を作る。**パイエル板**Peyer's patch と呼ばれ，肉眼では2〜10cmの平坦な小判形の浅い隆起として観察される（62）。腸関連リンパ組織 gut-associated lymphoid tissue；GALTの主役として生体防御の最前線で働き，特にIgA産生に一役買う。

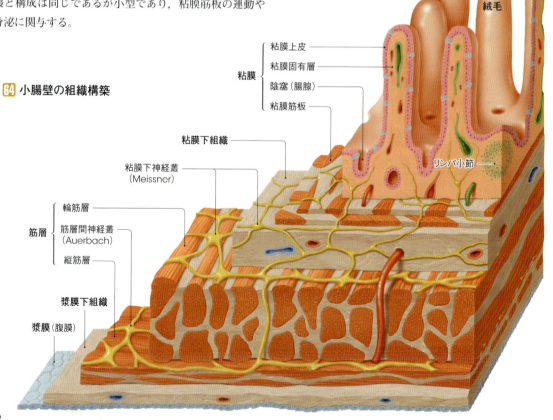

64 小腸壁の組織構築

筋層間神経叢は蠕動を，粘膜下神経叢は分泌を司る

消化管壁を構成する2層の平滑筋（輪走筋と縦走筋）は，それぞれ独立して神経支配を受けている。消化管の平滑筋は生体では常に緊張状態に置かれているので，消化管の長さの実測値は死後（弛緩状態）のほうが長い。

腸管は，自己の壁在神経叢と外来の自律神経による協調的支配を受ける。壁在神経叢すなわち筋層間神経叢と粘膜下神経叢は相互に連絡しており，介在ニューロンも含めて**腸管神経系** enteric nervous system を構成する。壁在神経叢は，自律神経の節後線維としての役割も担っている。

筋層間神経叢は主に平滑筋の運動（蠕動）を調節する。消化管のリズミカルな収縮運動は，平滑筋細胞の静止膜電位のゆっくりした電位変化（5～15mV，3～12回/分），いわゆる"遅い波"で支配されている。この電位変化は，平滑筋細胞とカハール介在細胞（平滑筋細胞の電気的興奮周期を決定するペースメーカー細胞）の複合的電位変化の結果と考えられている。カハール介在細胞には，周期的に開確率が変化する特異なイオンチャネルが存在し，"遅い波"の周期を決定している。平滑筋細胞の静止膜電位（通常-50～-60mV）が-40mV以上に脱分極すると，活動電位が発生し一過性にCa^{2+}が流入する。Ca^{2+}の流入は，カルモジュリンを介してミオシンフィラメントを活性化し，収縮力を高める。

平滑筋収縮作用を持つ物質としてサブスタンスP，アセチルコリン，弛緩作用を持つ物質として一酸化窒素（NO），血管作用性腸管ポリペプチド（VIP），ソマトスタチンなどが知られている。感覚ニューロンが腸内容の通過を感知すると，これらの伝達物質が口側および肛門側に伸びた運動ニューロン終末から分泌され，口側の輪状筋を収縮させ，肛門側の輪状筋を弛緩させる**67**。その結果，腸内容は肛

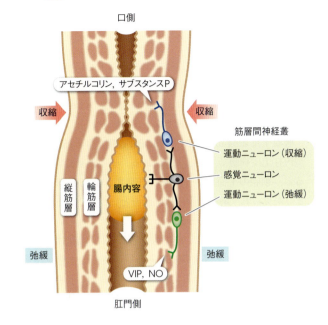

67 腸管筋層反射による蠕動運動

門側に押し出される。この運動は自律性が高く，**腸管筋層反射** myenteric reflex とも呼ばれ，外来性の神経線維を切断しても腸管は蠕動運動を行う。食道や胃前庭部の蠕動も同様の機序で起こる。

粘膜下神経叢は主に粘膜上皮細胞のイオン輸送能（分泌）を調節する。サブスタンスP，ソマトスタチンは胃酸の分泌を抑制する一方，サブスタンスP，VIPはペプシンをはじめとする消化液の分泌を亢進させる作用を持つ。

腸管はまた，他の内臓諸臓器と同様，自律神経系による二重支配を受けている。副交感神経（コリン作動性）は平滑筋の運動および粘膜上皮の分泌を亢進させる。交感神経（ノルアドレナリン作動性）は，平滑筋の運動を抑制する一方，括約筋を収縮させる。交感神経は，①平滑筋細胞を直接過分極させ，②コリン作動性線維のα_2シナプス前終末に作用しアセチルコリンの分泌を抑制すると考えられる。

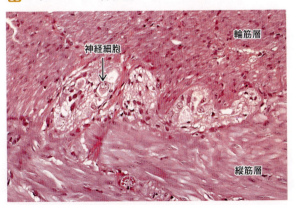

65 アウエルバッハ神経叢 2層の平滑筋層の間にある

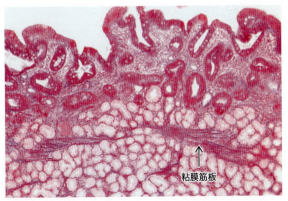

66 ブルンネル腺 十二指腸の粘膜固有層から粘膜下組織に存在する

消化管　小腸

絨毛を構成する吸収上皮細胞は24時間で新しい細胞に入れ替わる

小腸粘膜を構成する細胞 68

　小腸粘膜上皮は，絨毛，陰窩ともに基本的に単層円柱上皮からなる。陰窩は腸腺とも呼ばれ，上皮が固有層に落ち込んで形成される。上皮は，吸収上皮細胞のほか，杯細胞，パネート細胞，腸内分泌細胞などで構成される。

　吸収上皮細胞 absorptive epithelial cellは高さ25μmの大型円柱上皮細胞で，核は中央にある。光学顕微鏡で観察すると，細胞の上面にエオジンに好染する幅1μmほどの縁どりが見られ，**刷子縁** brush borderという。その下縁は濃く染まり，**終末扇** terminal webという。終末扇の両側で刷子縁が消失し細胞どうしが接触する部位には**閉鎖堤** terminal barと呼ばれる点状構造がある。これらの本態は電子顕微鏡ではじめて明らかになるもので，次項で説明する。

　杯細胞 goblet cellは吸収上皮細胞の間に散在する。多数の粘液顆粒を含むため細胞体の上部は膨らみ，核は基底側に押しやられて変形し，全体として杯のような形を呈する。この細胞は粘液を分泌する。

　パネート細胞 Paneth cellは小腸に特有の細胞である。陰窩の底に数個かたまって存在する。膵臓の外分泌細胞に似た漿液細胞で，エオジンで染まる大型の顆粒を持つ。顆粒は2種類ある。1つは球状で電子密度が高い。リゾチームを含んでおり，腸内細菌叢をコントロールしているといわれる。また亜鉛も多く含んでいる。もう1つの顆粒は二次ライソソームで，大小ふぞろいの顆粒として見える。

　これまで述べた細胞は，絶えず新しい細胞に入れ替わる。陰窩で増殖した吸収上皮細胞は，絨毛の先端まで約4日かけてエスカレーター式に移動し脱落する。ただし絨毛の根部から先端までは24時間しかかからない。約1日遅れて杯細胞が脱落，パネート細胞の寿命は1ヵ月以上である。

　陰窩の底にはパネート細胞と並んで**CBC細胞**（陰窩底部円柱細胞 crypt base columnar cell）が分布する。CBC細胞は自己複製とすべての上皮細胞の産生を行う幹細胞である。細胞分裂後にパネート細胞から離れたCBC細胞は腸管上皮細胞に分化し，パネート細胞に接するCBC細胞は元の性質を維持する。

　パイエル板の表層は，濾胞関連上皮と呼ばれる特殊な上皮が覆う。この部位は絨毛を欠き，やや隆起したドーム状の形をしており，通常の吸収上皮細胞のほかに，**M細胞**

68 **小腸粘膜を構成する細胞**　左は絨毛の上皮を拡大したもの。右は陰窩（腸腺）の底部。

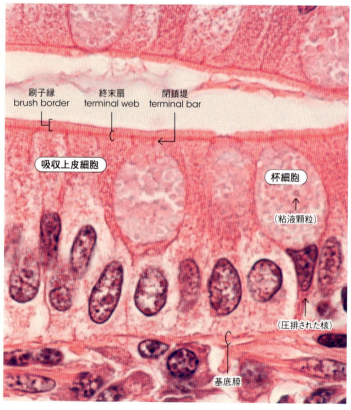
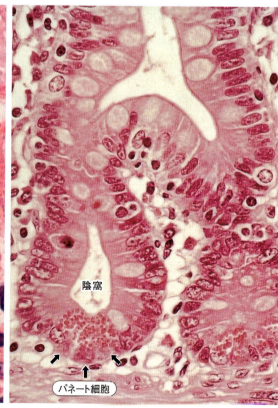

228

69 小腸粘膜の電顕像　無数の絨毛が内腔に突出している

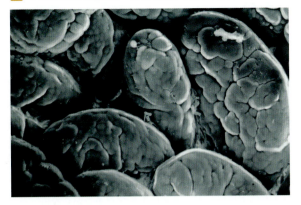

(microfold cell)と上皮に侵入したリンパ球が混じっている。M細胞は特殊な吸収上皮細胞で，多数の小胞と少数のライソソームを持つ。微絨毛は少なく，microfoldというしわのような構造が形成される。細胞体は薄く伸び，数個のリンパ球を抱え込んでいる。小胞が多いことからわかるように，M細胞は消化管内腔からエンドサイトーシスにより高分子を取り込み，それを細胞間隙にエキソサイトーシスにより放出し，この細胞に接しているリンパ球に情報として与える。抗原提示を受けたリンパ球は活性化し，B細胞を刺激してIgAを産生させる〔p.529参照〕。

絨毛の内部にはリンパ管と毛細血管がある 70

絨毛は，小腸内腔に突出した高さ1mm前後の指状の突起である 69 。絨毛の芯をなす粘膜固有層の中心に，太い**中心リンパ管**（中心乳糜腔 central lacteal）が通る。このリンパ管は扁平な内皮で裏打ちされており，脂肪を回収するための装置である。吸収上皮細胞に吸収された脂肪は，細胞内でカイロミクロンという粒子となり，細胞間腔に放出される。カイロミクロンは中心リンパ管に入り，粘膜下組織のリンパ管叢に運ばれる。さらに腸間膜リンパ管から胸管を経由して全身に運ばれる。

上皮細胞の直下には毛細血管が発達し，中心リンパ管の外側を網のように覆う。細胞間腔の糖やアミノ酸は，毛細血管に回収される。この毛細血管内皮は有窓性である。

●**セリアック病** celiac disease
小腸の吸収障害を起こす疾患は多く知られているが，形態学的に著明な変化を示すのがセリアック病である。腸絨毛は萎縮し，陰窩のみ残り，刷子縁がスカスカになる。小麦蛋白のグルテンによって引き起こされる自己免疫疾患であり，食事からグルテンを除くと治癒する。

70 絨毛の内部構造

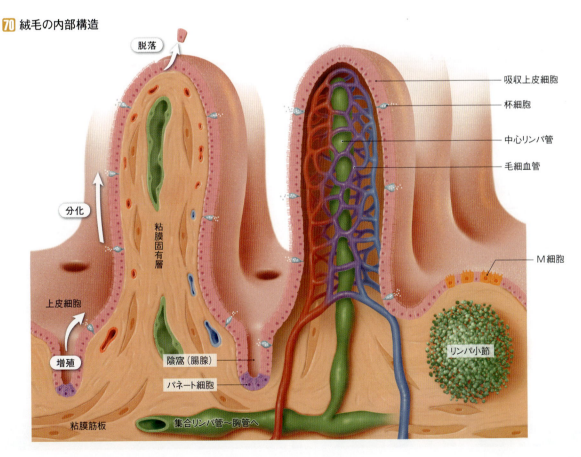

消化管　小腸

微絨毛の膜が最終的な消化吸収の場である

微絨毛の膜には消化酵素が組み込まれている

小腸粘膜を電子顕微鏡で観察してみよう。絨毛の表面を拡大すると六角形の吸収上皮細胞が見える。さらに拡大すると細胞表面にびっしり生えた**微絨毛**microvilliが見える**72 73**。微絨毛は径80nm，長さ1μmの細長い細胞質突起で，1個の細胞に1,000本前後存在し吸収面積の増大に一役買う。光学顕微鏡で見えた刷子縁の本態はこれである。

微絨毛の表面は糖鎖の厚い層が覆う**74**。**糖衣**glycocalyxと呼び，負の荷電を帯びているため，物質に対し選択的濾過能を有する。さらに，微絨毛の膜には，消化の最終過程を担う**二糖類分解酵素**やペプチダーゼなどが組み込まれている。これらの酵素により，栄養素はその最小構成単位である単糖，アミノ酸に分解される。この過程を**膜消化**という。単糖，アミノ酸は直ちに細胞内に取り込まれ，細胞側面あるいは底面から細胞間腔に放出され，毛細血管に入る。微絨毛膜の酵素の先天的欠損により吸収障害が起こる。また，牛乳を飲むと下痢をする人の多くは，乳糖分解酵素ラクターゼの活性が低下している。

中性脂肪は，膵液中のリパーゼにより脂肪酸とモノアシルグリセロールに分解され，胆汁酸塩と混じりミセルとなって，微絨毛表面に到達する。微絨毛の膜はリン脂質でできているから，ミセル中の脂質は単純拡散により膜を通過し，細胞内に吸収される。その後，滑面小胞体で再合成され，ゴルジ装置で修飾を受けてカイロミクロンやリポ蛋白粒子となり，細胞間腔に放出され，中心リンパ管に入る。

微絨毛の内部はアクチンフィラメントが縦に走り，根元の網目状構造に連なる。この網目状構造は，光学顕微鏡で見えた終末扇で，主に水平に走るアクチンからなる。その厚みは，後に述べる接着帯の幅にほぼ相当する。

吸収上皮細胞どうしの結合〔p.348参照〕

光学顕微鏡で見えた閉鎖堤は，電子顕微鏡で見ると3つの構造からなり，**結合複合体**junctional complexと呼ばれる**75**。隣り合う細胞どうしをつなぐ構造である。

1) **タイト結合**tight junction（密着結合）では細胞間隙が消失し，向かい合う膜貫通蛋白（クローディンなど）どうしが結合し，細胞膜が密着する。細胞の上部をシールし，一般に物質を通さない。

71 絨毛の割断面

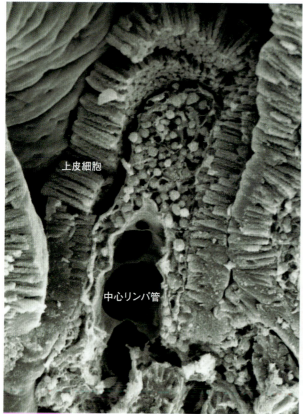

上皮細胞

中心リンパ管

72 絨毛の表面　拡大すると（下）微絨毛の先端が見える

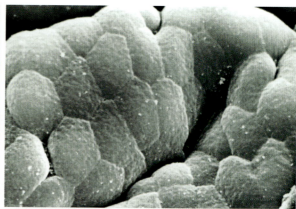

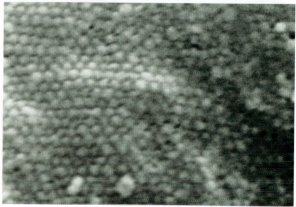

2) **接着帯** adherens junction も細胞周囲をシールするが、細胞膜は約 20 nm の間隔を持ち、そのすき間は透けて見える。一方、細胞膜の内側はアクチンフィラメントの束が存在するため電子密度が高く、けば立って見える。アクチンフィラメントはアクチン結合蛋白（カテニンなど）を介して膜貫通蛋白のカドヘリンに付く。カドヘリンの細胞外ドメインが互いに結合して、細胞どうしをつなぐ。この結合様式はファスナーにたとえられる。

3) **デスモゾーム** desmosome（**接着斑**）は径 100 nm の円盤状の結合装置で、散在性に形成される。細胞膜の間隔は約 30 nm で、電子密度の高い線状構造が存在する。細胞膜の内側には係留蛋白（デスモプラキンなど）からなる円盤状構造がある。ここに細胞質側では中間径フィラメントが、膜側では膜貫通蛋白（デスモグレインなど）が付き、向かい合う膜貫通蛋白が互いに結合することで細胞どうしをつなぐ。この結合様式はボタンにたとえられる。

● **吸収上皮細胞と腸管免疫**
微絨毛間の膜の陥入を pits といい、エンドサイトーシスの始まりを示す構造である。新生児期に多くみられ、母乳中の抗体の取り込みに関わる。また、吸収上皮はトランスサイトーシスにより IgA を管腔へ分泌する。

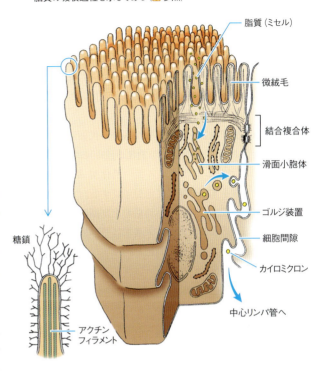

74 吸収上皮細胞の微細構造
脂質の吸収過程を示してある（88 参照）

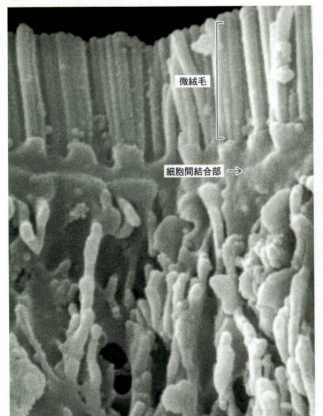

73 吸収上皮細胞 細胞の側面は隣の細胞と複雑にかみ合っている

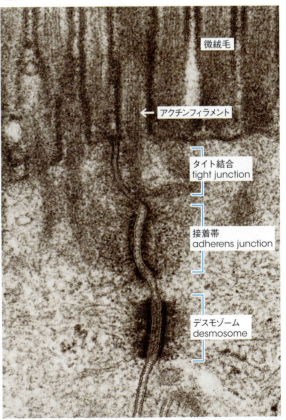

75 吸収上皮細胞の結合装置 透過型電顕で3つの構造が見える

3大栄養素の消化は加水分解，吸収は小腸粘膜細胞の膜輸送である

酵素による加水分解は管腔内消化と膜消化の2段階

日常の食事には，人体を構成しエネルギー代謝の源になる3大栄養素，すなわち**炭水化物**，**蛋白質**，**脂肪**が含まれている。しかし，これらの栄養素は，高分子のままでは消化管において吸収されず，人体を構成する体細胞がこれを利用することもできない。

食物中の高分子物質を，体細胞が各種の代謝活動に利用できる大きさに分解する働きが**消化** digestion である。消化管内に分泌される消化液は各種の**消化酵素**77を含み，高分子の栄養素を**加水分解**して低分子にする。この過程を**管腔内消化**という。さらに，小腸粘膜上皮細胞の表面にも消化酵素が組み込まれており，栄養素はその構成要素にまで分解される。この過程を**膜消化**という。

最終的に，炭水化物（でんぷん）はグルコースに，蛋白質はアミノ酸に，脂肪は脂肪酸とグリセロールに分解される。エネルギー準位の高い高分子からエネルギー準位の低い低分子への反応，すなわち発エルゴン反応〔p.185参照〕なので，これらの加水分解反応は自然に低分子を生成する方向に進行する。

分解された栄養素は，能動輸送・受動輸送により吸収される

細胞膜は脂質二重層でできている。一方，細胞の生存に必要な物質の多くは水溶性であり，脂質二重層を通過できない。したがって，個々の細胞はその固有の機能に応じて特異的な**膜輸送体**（ポンプ，チャネルなどの膜蛋白質）を細胞膜上に備えている。グルコースとアミノ酸は，小腸粘膜上皮細胞の膜輸送体（グルコース輸送体，アミノ酸輸送体）を介して吸収される。これに対し脂肪酸，モノアシルグリセロール，グリセロールは，細胞膜の脂質二重層を拡散により通過し，細胞内に入る。

グルコースやアミノ酸の膜輸送は，必ずしもその濃度勾配に従って移動するわけではない。小腸粘膜におけるグルコースの吸収は，管腔膜ではNa^+依存性グルコース輸送体による二次性**能動輸送**であるが，側底膜ではNa^+非依存性グルコース輸送体による**受動輸送**（促通拡散）である。2つの連続した輸送反応により，消化管腔という外部環境から，細胞外液という内部環境に栄養素が輸送される。

先天性の疾患のため，経口摂取したグルコース，ガラクトースを吸収できない患児が存在する。ひどい下痢のため新生児期に気付かれるが，Na^+依存性グルコース輸送体（SGLT1）の欠損が原因であることがわかっている。フルクトースはNa^+非依存性グルコース輸送体（GLUT5）で輸送されるので，このような患児にはグルコース，ガラクトースを含まない食事を与えることが治療のポイントになる。

76 主な栄養素の吸収部位

小腸でのNa^+輸送は，糖およびアミノ酸輸送と協同している。大腸でのNa^+輸送は，上皮型Na^+チャネル（ENaC）を介して吸収される。

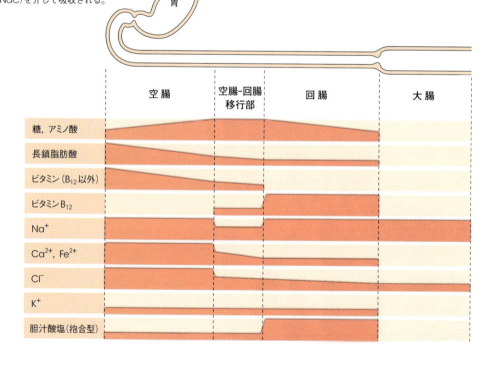

● 細胞内消化と細胞外消化

原生動物は，栄養源となる微粒子を直接細胞内に取り込み，細胞内小器官で酸，酵素を利用して分解する（細胞内消化）。より高等な動物は，消化酵素を消化管腔に分泌し，食物を消化してから細胞内に吸収する（細胞外消化）。

77 主な消化酵素

消化液（pH）	消化酵素	活性化機序（至適pH）	基質	最終産物
唾液 （pH 6～7.8）	唾液アミラーゼAMY1	Cl⁻　（pH 6.6～6.8）	でんぷん，グリコーゲン	マルトース，マルトトリオース
	舌リパーゼ	（pH 3～6）	トリグリセリド（中性脂肪）	脂肪酸，2-モノアシルグリセロール
胃液 （pH 1～2）	ペプシン	HCl（pH 1～2）	蛋白質	ポリペプチド
	胃リパーゼ	（pH 3～6）	トリグリセリド（中性脂肪）	脂肪酸，2-モノアシルグリセロール
膵液 （pH 7.5～8）	膵アミラーゼAMY2	Cl⁻　（pH 7～7.2）	でんぷん，グリコーゲン	マルトース，マルトトリオース
	トリプシン キモトリプシン エラスターゼ	エンテロペプチダーゼ トリプシン トリプシン	蛋白質，ポリペプチド 〃 〃	ポリペプチド，オリゴペプチド 〃 〃
	カルボキシペプチダーゼA, B	トリプシン	ポリペプチド	オリゴペプチド，アミノ酸
	膵リパーゼ	胆汁酸，コリパーゼ	トリグリセリド（中性脂肪）	脂肪酸，2-モノアシルグリセロール，グリセロール
	コレステロールエステルヒドロラーゼ	胆汁酸	コレステロールエステル	脂肪酸，コレステロール
	ホスホリパーゼA_2	トリプシン，Ca^{2+}	リン脂質（レシチン）	脂肪酸，リゾレシチン

消化液（pH）	消化酵素	（至適pH）	基質	最終産物
小腸粘膜表面 （膜消化）	スクラーゼ	（pH 5～7）	スクロース	グルコース，フルクトース
	マルターゼ	（pH 5.8～6.2）	マルトース	グルコース（2分子）
	ラクターゼ	（pH 5.4～6）	ラクトース	グルコース，ガラクトース
	アミノペプチダーゼ		ポリペプチド	オリゴペプチド，アミノ酸
	ジペプチダーゼ		ジペプチド	アミノ酸（2分子）

78 蛋白質分解酵素の作用

部位	蛋白質分解酵素	切断されるペプチド結合
胃（管腔内）	ペプシン	芳香族アミノ酸の隣
小腸（管腔内）	トリプシン	塩基性アミノ酸のカルボキシル基の隣
	キモトリプシン	芳香族アミノ酸のカルボキシル基の隣
	エラスターゼ	脂肪族アミノ酸のカルボキシル基の隣
	カルボキシペプチダーゼA	芳香族または分枝脂肪族側鎖を持つC末端アミノ酸
	カルボキシペプチダーゼB	塩基性側鎖を持つC末端アミノ酸
小腸粘膜表面	アミノペプチダーゼ	N末端アミノ酸

炭水化物は単糖に分解され，Na⁺とともに細胞内に入る

我々は，生命活動に必要なエネルギー源の半分以上を炭水化物に依存している。炭水化物とは，炭素と水をほぼ1:1の割合で含む化合物の総称である。炭水化物のうち，ヒトの消化管で消化吸収できる多糖類は，グルコース（単糖）の重合体すなわちでんぷんのみである。二糖類のマルトース（麦芽糖），スクロース（蔗糖），ラクトース（乳糖）も消化吸収される。

でんぷんは2段階の加水分解を受けて単糖になる

でんぷんは，アミロースとアミロペクチンの混合物である。アミロースは，数百個のグルコースがα-1,4グルコシド結合で1本鎖に連なった多糖体である。アミロペクチンは，30個の短いグルコース鎖がα-1,6グルコシド結合で架橋されている。食物中のでんぷんの80〜90%は，α-1,4グルコシド結合とα-1,6グルコシド結合の混在するアミロペクチンが占めている。

唾液や膵液に含まれるα-アミラーゼは，α-1,4グルコシド結合のみを切断できるので，α-1,6グルコシド結合とそれに隣接するα-1,4グルコシド結合を残してしまう。したがって，α-アミラーゼの消化産物として**限界デキストリン**，三糖類の**マルトトリオース**，二糖類の**マルトース**などが生じる79。これらの消化産物は，さらに小腸粘膜細胞表面での膜消化により，その構成単位に分解される。すなわち，限界デキストリンのα-1,6グルコシド結合はイソマルターゼ（α-1,6グルコシダーゼ；α-デキストリナーゼともいう）で，マルトトリオースやマルトースのα-1,4グルコシド結合はマルターゼで切断され，単糖（グルコース）になる。

● フルクトース（果糖）
文字どおり果物に含まれる単糖であるが，果物の中にはグルコースやスクロースもほぼ同量含まれている。桃とりんごは，グルコースよりフルクトースを多く含む。バナナ（甘い）はスクロースの含有量が高く，さくらんぼとぶどう（甘酸っぱい）は含有量が低い。

● スクラーゼ-イソマルターゼ
小腸粘膜細胞の刷子縁に結合する二糖類分解酵素。イソマルターゼ蛋白分子のNH₂末端が細胞膜にアンカーしている。複数の活性部位を持つ：スクラーゼ活性（100%），イソマルターゼ活性（90%），マルターゼ活性（80%）。上皮細胞が陰窩から絨毛先端へと移動する間に，スクラーゼ活性は最低（陰窩）〜最大（中間部）〜やや低下（絨毛先端）と変化する。

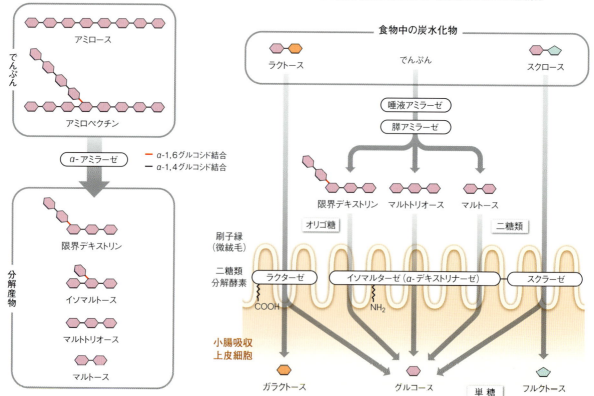

79 α-アミラーゼによるでんぷんの加水分解

80 炭水化物の消化の流れ
アミラーゼによる管腔内消化と膜結合型二糖類分解酵素による膜消化

炭水化物の消化・吸収 80

　でんぷんは，口中で咀嚼中に唾液と混ぜられ，嚥下により食道から胃に運ばれる。唾液中のα-アミラーゼは，でんぷんをマルトース，イソマルトースに加水分解できるが，口中での滞留時間は短いので，でんぷんとアミラーゼの混合物はそのまま胃に送られる。アミラーゼはpH 4以下で失活するので，胃酸と完全に混合されるまでの30〜60分間，でんぷんの部分消化が進行する。食物中のでんぷんの約1/3が胃内でオリゴ糖になる。

　十二指腸に運ばれた酸性糜粥は，胆汁・膵液中のHCO_3^-の働きで弱アルカリ性に戻される。オリゴ糖は，膵液中のα-アミラーゼの働きで，15〜30分間という短時間のうちにマルトース，イソマルトースに加水分解される。

　小腸に移動してきたマルトース，イソマルトースは，小腸粘膜細胞表面にある**マルターゼ，イソマルターゼ**の作用で，グルコースに加水分解される。一方，ラクトースやスクロースは，管腔内消化を経ないで直接，小腸粘膜細胞表面にある**ラクターゼ，スクラーゼ**の作用で，それぞれを構成する単糖に加水分解される。

81 二糖類の膜消化と輸送路

	構成単位	消化酵素	吸収路(管腔膜)	排出路(側底膜)
マルトース	グルコース + グルコース	マルターゼ	SGLT1	GLUT2
ラクトース	グルコース + ガラクトース	ラクターゼ	SGLT1	GLUT2
スクロース	グルコース + フルクトース	スクラーゼ	SGLT1, GLUT5	GLUT2, GLUT5

　単糖は速やかに小腸粘膜細胞内に取り込まれる。グルコースとガラクトースは，共通のNa^+依存性グルコース輸送体SGLT1を介して，フルクトースはNa^+非依存性グルコース輸送体GLUT5を介して管腔膜を通過する。細胞内から血管側への排出は，側底膜のNa^+非依存性グルコース輸送体GLUT2が主に担っている。SGLT1は二次性能動輸送，GLUT2，GLUT5は受動輸送(促通拡散)である。間質に出た単糖は単純拡散で血中に入る。 81 82

● **乳糖不耐症**

　哺乳動物の消化管のラクターゼ活性は，出生時に高く，成長とともに低下する。この傾向は草食動物において顕著で，離乳期を境にラクターゼ活性が著しく低下する。ヨーロッパ人やアメリカ白人は，成人になってもラクターゼ活性を保持しているが，ネイティブ・アメリカンや東洋人にはラクターゼ活性の低い人が多い。牛乳に含まれるラクトースが消化されないと，ラクトース分子の保水作用により浸透圧性の下痢を起こす。また，大腸内に存在する細菌にラクトースが利用され，異常発酵を起こす。

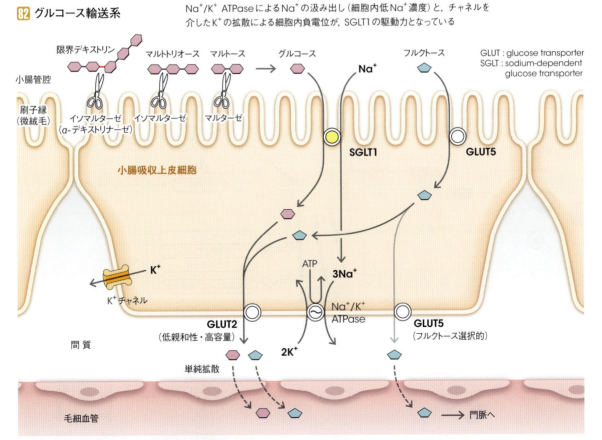

82 グルコース輸送系

Na^+/K^+ ATPaseによるNa^+の汲み出し(細胞内低Na^+濃度)と，チャネルを介したK^+の拡散による細胞内負電位が，SGLT1の駆動力となっている

GLUT : glucose transporter
SGLT : sodium-dependent glucose transporter

蛋白質はジペプチドやアミノ酸に分解され，それぞれの輸送体で吸収される

人体を構成する細胞には何千種類もの蛋白質が発現し，さまざまな機能を分担している。細胞の形を維持する細胞骨格，物質輸送を担うチャネルやポンプ，ホルモンやその受容体，遺伝子の転写を調節する細胞内蛋白質，酸素を運搬するヘモグロビン，消化酵素などである。これらの蛋白質は絶えず分解され，新たに再構成される。体内に存在する蛋白質の1～2％が毎日交換されている。

蛋白質は，ペプチド結合によるアミノ酸の重合体である。体内に存在する蛋白質の多くは，約20種類のアミノ酸で構成されている85。食物中にこれらのアミノ酸が過不足なく含まれていると，利用時に無駄な代謝をしなくて済むので効率が良い。なぜなら，肝臓で蛋白質を再構成する際に，余剰アミノ酸は保存されずに分解（脱アミノ化）され，有害なアンモニア（NH_3）が生成される。NH_3は，主に肝臓で無害な尿素に代謝して，腎臓から体外に排出しなければならない〔p.295参照〕。

● 必須アミノ酸

Thr, Met, Lys, Ile, Val, Leu, Phe, Trpの8種のアミノ酸は体内で合成できず，食物から摂取しなければならない。発育期にはArg, Hisも食物から補うほうがよい（体内生成量が少ないため）。

蛋白質の消化・吸収 83 84

蛋白質の消化酵素には，**エンドペプチダーゼ**（ペプシン，トリプシン，キモトリプシン）と**エキソペプチダーゼ**（アミノペプチダーゼ，カルボキシペプチダーゼ）の2種類がある。

1）胃（蛋白質からポリペプチドへ）：食物中の蛋白質は立体的に安定な構造を持っているため，消化酵素が蛋白質分子中のペプチド鎖に到達しにくい。胃酸の強い酸性は蛋白質の立体構造を変え，ペプチド鎖を露出させ，消化酵素の作用を促進する。ペプシンは，芳香族アミノ酸（チロシン，フェニルアラニン，トリプトファン）がアミノ末端に生じるような部位でペプチド結合を切断し，ペプチドの混合物を生成する。

2）十二指腸（ポリペプチドからオリゴペプチドへ）：部分消化された酸性糜粥が胃幽門部から十二指腸に移動してくると，糜粥中の酸・ペプチド・脂肪酸が十二指腸粘膜を刺激し，セクレチン，CCK-PZの分泌を促す。セクレチンは膵導管細胞に作用し，HCO_3^-を高濃度に含むアルカリ性の膵液を分泌させる。CCK-PZは膵腺房細胞に作用し，消化酵素の分泌を亢進させる。この結果，十二指腸内腔の酸性糜粥は中和され，膵液中の消化酵素が作用を発揮する。

83 ペプチダーゼによる蛋白質の加水分解

エンドペプチダーゼは蛋白質分子の内部のペプチド結合を切断する。これに対しエキソペプチダーゼはC末端ないしN末端のペプチド結合を切断し，それぞれカルボキシペプチダーゼ，アミノペプチダーゼという。

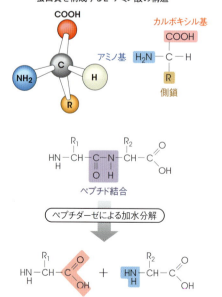

84 蛋白質の消化の流れ

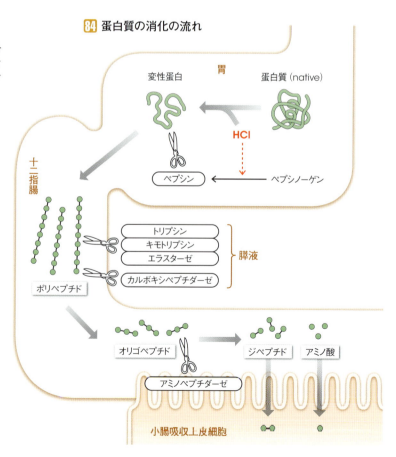

85 ペプチドとアミノ酸の輸送路

	荷電	吸収路（管腔膜）	排出路（側底膜）
ペプチド	0	H^+依存性ペプチド輸送体*	細胞内でアミノ酸に加水分解される
中性アミノ酸**	0	Na^+依存性中性アミノ酸輸送体（B^0）	Na^+非依存性中性アミノ酸輸送体（L）
酸性アミノ酸	−	Na^+依存性酸性アミノ酸輸送体（X^-）	Na^+非依存性中性アミノ酸輸送体（L）
塩基性アミノ酸, シスチン***	+	アミノ酸交換輸送体（$b^{0,+}$）	アミノ酸交換輸送体（y^+L）

* ペプチド輸送体（PEPT1）は、ジ・トリペプチド、βラクタム系抗生物質、ACE阻害薬などを輸送する。
** 中性アミノ酸は、非極性（A, V, L, I, P, F, W, M）と極性・非荷電性（G, S, T, C, Y, N, Q）に分けられる。
B^0の最大輸送量は、M=L=I=V > Q=N=F=C=A > S=G=Y=T=P > Wの順。
*** シスチンは2個のシステインがジスルフィド結合（システイン残基の酸化作用）で結合したもの。細胞内でシステインに還元され、Na^+非依存性中性アミノ酸輸送体を経由して吸収される。

中性アミノ酸（非極性）
アラニン Ala, A　　バリン Val, V
ロイシン Leu, L　　イソロイシン Ile, I
プロリン Pro, P　　フェニルアラニン Phe, F
トリプトファン Trp, W　メチオニン Met, M

中性アミノ酸（極性）
グリシン Gly, G　　セリン Ser, S
スレオニン Thr, T　システイン Cys, C
チロシン Tyr, Y　　アスパラギン Asn, N
グルタミン Gln, Q

酸性アミノ酸（極性）
グルタミン酸 Glu, E　アスパラギン酸 Asp, D

塩基性アミノ酸（極性）
リシン Lys, K　　アルギニン Arg, R
ヒスチジン His, H

膵液中には**トリプシン**（⇐トリプシノーゲン）、**キモトリプシン**（⇐キモトリプシノーゲン）、**エラスターゼ**（⇐プロエラスターゼ）などの強力な蛋白分解酵素が大量に含まれるので、十二指腸におけるポリペプチドの加水分解は15〜30分と短時間で終了する。

3）小腸粘膜細胞管腔膜（オリゴペプチドからジペプチド、アミノ酸へ）：小腸粘膜細胞の管腔膜には**アミノペプチダーゼ**があり、膵液中の**カルボキシペプチダーゼ**とともにペプチド末端から1個のアミノ酸を切り落とす。オリゴペプチドは、ジペプチドとアミノ酸に加水分解される。

4）小腸粘膜細胞における吸収：ジペプチドはペプチド輸送系（三次性能動輸送）、アミノ酸はアミノ酸輸送系（二次性能動輸送、促通拡散）を経て細胞内に吸収される。細胞内に入ったペプチドは、細胞内のペプチダーゼで加水分解され、側底膜のアミノ酸輸送体を経て間質に排出される。間質に出たアミノ酸は、絨毛内部の毛細血管に回収され、粘膜下血管〜門脈〜肝臓を経て体循環系に入り、全身の細胞に供給される。85 86

●**ペプシノーゲン、トリプシノーゲンの活性化**
胃酸の強い酸性（pH 1〜2）は、主細胞から分泌されたペプシノーゲンの活性部位を表面に露出させる。この働きにより、不活性化の原因になっている44アミノ酸残基が切断され、ペプシノーゲンは活性型のペプシンに変換される。生成されたペプシンは次々にペプシノーゲンをペプシンに変換するため、胃液中のペプシン活性は飛躍的に増幅される。これに対し膵液中のトリプシノーゲンは、アルカリ域（pH 7.9）でトリプシンに変換される。

86 アミノ酸輸送系とペプチド輸送系
管腔膜のペプチド輸送体はH^+との共輸送である

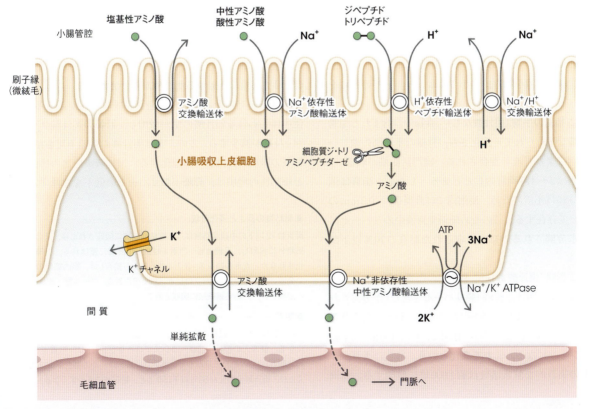

消化管　栄養素の消化と吸収

脂質は胆汁酸の助けを借りて粘膜表面に運ばれ，単純拡散で吸収される

　食物中に含まれる脂質は，エネルギー源（9kcal/g）として有用なだけでなく，必須脂肪酸の供給源として，また脂溶性ビタミンの吸収に必要である．食物中の脂肪の大部分は**トリグリセリド**（中性脂肪）である．また，**コレステロール**は，細胞膜の成分や各種ステロイド（胆汁酸，副腎皮質ホルモン，ビタミンDなど）の前駆体として欠かすことができない．

　体内における脂肪の役割は，体温保持，飢餓時のエネルギー源，糖尿病時のエネルギー源，重要臓器の保護などが考えられる．細胞レベルでは，リン脂質とコレステロールは細胞膜の構成要素として，水溶性物質の移動を制限する．コレステロールは有髄神経線維のミエリン鞘の構成要素として，電気抵抗を高める．細胞膜の脂質は，細胞内情報伝達物質（IP$_3$，アラキドン酸）としても重要である．一方，過剰な血中脂質は動脈硬化，血管狭窄を招き，虚血性心疾患や脳梗塞の危険因子となる．

● 細胞内情報伝達物質としての脂質
細胞膜のホスファチジルイノシトール二リン酸（PIP$_2$）は，ホスホリパーゼCの活性化によりジアシルグリセロールとイノシトール三リン酸（IP$_3$）に分解される．IP$_3$は細胞内貯蔵Ca^{2+}の放出を促すので，ホルモン刺激は細胞内Ca^{2+}シグナルに変換される（50）．また，細胞膜リン脂質からはホスホリパーゼA$_2$の働きでアラキドン酸が遊離する（110）．

胆汁酸は乳化・ミセル形成により，脂質の分解・運搬を助ける 87
　非水溶性の脂肪が水溶性のリパーゼで効率よく加水分解されるためには，油滴の径をできるだけ小さくしなければならない．なぜなら，リパーゼは油層と水層の界面においてのみ作用するからである．胃・小腸における加温，混合・撹拌は，油滴を物理的に小さくし，リパーゼの作用を助ける．

　1）十二指腸の手前（胆汁酸なし）：食物中に含まれる脂肪は，体温で暖められて可溶化され，胃壁の平滑筋の激しい蠕動運動により胃液と混合される．幽門括約筋が収縮し，酸性糜粥は2〜4時間胃内にとどまる．しかし，脂質は消化液（水）には不溶のため，糜粥内では直径0.1〜0.3mmの油滴として存在する．このため唾液や胃液中のリパーゼにより加水分解されるのは，摂取された脂質の10%以下にすぎない．

　2）十二指腸（胆汁酸あり）：食事中の脂質が多いと，十二指腸には大量の胆汁と膵液（膵リパーゼを含む）が分泌される．十二指腸に運ばれた糜粥中の油滴は，胆汁に含まれる**胆汁酸**とリン脂質（レシチン）の作用で，直径100nm以下のエマルジョンになる．これを**乳化**という．乳化により，リパーゼの実質的な酵素活性は約1,000倍に増加する．油滴を小さくすれば，単位体積あたりの表面積が増し，リパーゼが作用しやすくなるからである．なお，膵リパーゼの活性維持には，一緒に分泌される**コリパーゼ**（分子量11,000の補酵素）が必要である．

　トリグリセリドは加水分解されて，**脂肪酸と2-モノアシルグリセロール**になる．そして，コレステロールや胆汁酸とともに，親水性部分を外側に向けた直径30〜100nmの**ミセル**を形成する．ミセルは濃度勾配に従い，小腸粘膜細胞表面に向かって拡散する．

脂質は単純拡散で細胞内に入り，再合成ののち分泌される 88
　小腸粘膜表面でミセルが壊れ，脂肪酸，2-モノアシルグリセロール，グリセロール，コレステロールは細胞膜の脂質二重層を単純拡散する．**長鎖脂肪酸**（パルミチン酸：炭素数16，ステアリン酸：炭素数18）は細胞内でエステル結合され，トリグリセリドに再合成される．さらに，トリグリセリドとコレステロールにリン脂質とアポ蛋白が加わり，**カイロミクロン**と呼ばれる直径0.1μm以上の微粒子が形成される．カイロミクロンは，エキソサイトーシスにより間質に分泌され，絨毛内部の中心リンパ管に入り，リンパ系を経て左静脈角から体循環系に入り，全身に運ばれる．

胆汁酸は主に回腸で回収され，再利用される〔p.301参照〕
　脂質の消化に使用された胆汁酸は，小腸と結腸で回収され，門脈を経由して肝臓に戻る．これを**腸肝循環**という．肝臓における生成量（0.4g/日）は，十二指腸に分泌される胆汁酸の1/5から1/10にすぎない．健常人の便中には，ほぼ1日生成量に匹敵する胆汁酸が排泄される．

　膵リパーゼの分泌が低下し脂質の吸収不良が起きると，便中に失われる胆汁酸の量が増加し，肝臓の胆汁酸プール（4g/日）が減少する．このことは胆汁酸の供給不足を招き，脂質の吸収不良はさらに悪化する．慢性膵炎患者の排便量と便粘性の増加は，膵液中のリパーゼの低下を意味する．

● 脂肪酸の長さと消化吸収
炭素数12以下の中鎖脂肪酸は，小腸粘膜細胞に吸収された後，そのまま細胞外に拡散し，毛細血管〜門脈を経由して肝臓に運ばれる．小腸で消化されなかったセルロース（β-1,4グルコシド結合）は，腸内細菌の働きで分解され，短鎖脂肪酸（プロピオン酸：炭素数3，ブチル酸：炭素数4）に変換され，大腸粘膜細胞に吸収される．

● 胆石
コレステロールは，適量の胆汁酸とリン脂質が存在すれば，エマルジョンになる．健常人の胆汁中には，コレステロールが5%，リン脂質が15%，胆汁酸が80%の割合で溶解している．コレステロールの割合が10%を超えたり，胆汁酸の割合が50%以下になると，結石ができやすくなる．

87 胆汁酸とリン脂質による脂質の乳化とミセル形成

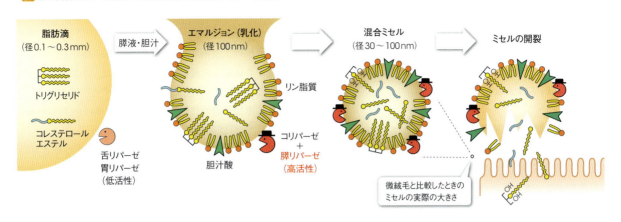

88 脂質の消化・吸収

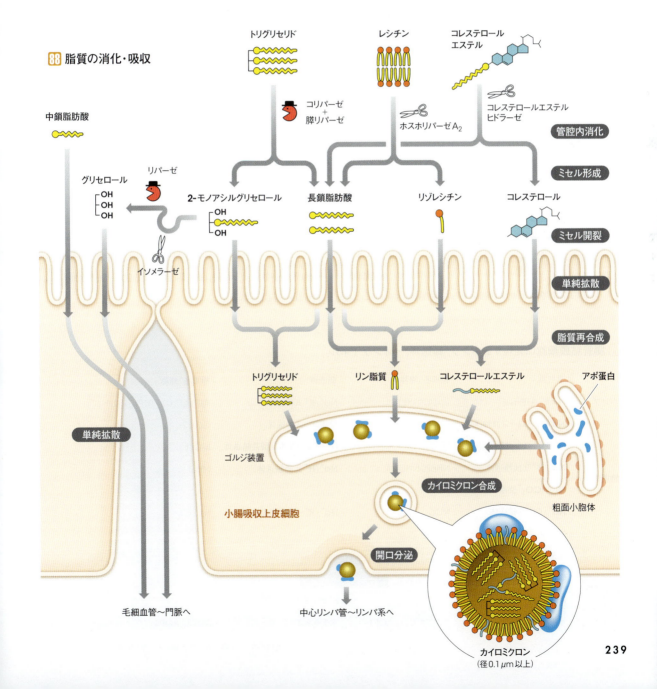

腸管に入った水の98%は吸収される

1日当たり約9Lの水分が腸管に入る。このうち約2Lは経口摂取された水分，7Lが消化液である。これらの水分はほとんどが小腸と大腸で吸収され，便として排出されるのは2%以下にすぎない(5)。

水の移動の駆動力は浸透圧差である

水の輸送は受動輸送である。水は浸透圧差に従って，浸透圧が低い溶液区分から高い区分に移動する。

水やジュースなど，体液より浸透圧の低い溶液を経口摂取すると，胃に滞留する間に水の吸収とイオンの管腔内への移動が起こり，胃内液は血漿と等張になる。濃いみそ汁やラーメンのスープのように浸透圧の高い溶液を摂取した場合は，逆に体液中の水が管腔内に移動する。摂取した水が十二指腸にたどり着く頃には，ほぼ等張性のNaCl溶液になっている。したがって，十二指腸での溶液の吸収は，等張性溶液の吸収機構を考えればよい。

Na^+の能動輸送が水を引っ張る

小腸粘膜上皮は，胆嚢上皮や腎臓の近位尿細管上皮と同様に，水やイオンが細胞間経路を通りやすい。このような上皮を **leaky epithelia** という。これら3つの上皮に共通する特徴は，①イオンや溶質の輸送力が大きい（側底膜にあるNa^+/K^+ ATPaseの発現量および活性が高い），②タイト結合のイオン・水に対する透過性が大きい，③タイト結合の電気抵抗が小さい，などである。したがって，小腸粘膜は，大量の溶液をNa^+の吸収に伴って受動輸送することができる。

小腸粘膜上皮細胞は管腔膜にNa^+輸送体を持つ89。小腸内腔から体液への能動的なNa^+輸送は，小腸粘膜の両側に小さな浸透圧差（管腔<間質）を形成する。この浸透圧差に従って水は受動的に輸送されるが，小腸上皮の溶液輸送機序としては「能動輸送」として分類される90。

さらに小腸上部には，消化過程で生じたたくさんの糖，アミノ酸，脂肪酸などの浸透圧物質が存在する。これらは能動的に，あるいは受動拡散により小腸粘膜細胞に吸収されるので，小腸内腔は次第に低浸透圧になる。その結果，小腸下部〜大腸では，管腔内の水は浸透圧差に従って体液に移動する。下痢の際の脱水に対する治療として，[NaCl＋グルコース溶液]の経口補液が知られている。この場合，グルコースとの共輸送によりNa^+が吸収され，それに伴い溶液中の水分子は受動輸送される。

大腸粘膜は，小腸粘膜よりイオン・水の透過性が低く，腎集合管や膀胱粘膜と同類のtight epitheliaに属する。個々の輸送体，細胞間隙（タイト結合）の発現蛋白は異なるが，イオン・水の吸収機構は基本的に同じである。

吸収された水のゆくえ

水吸収による血漿浸透圧の低下は，脳下垂体後葉のバソプレシン分泌を抑制し，腎集合管（管腔膜）の水透過性を低下させる。その結果，尿量が増え，尿は希釈される。健常な成人が飲んだ水1Lは，約2時間で70〜80%が尿として体外に排出される。

89 腸管粘膜細胞に発現するポンプ，輸送体，イオンチャネル

	管腔膜	標準名 略称	側底膜	標準名 略称
ポンプ	H^+/K^+ ATPase	RATATPASEZ**	Na^+/K^+ ATPase	ATP1A1($α1$), ATP1B1($β1$)
輸送体	Na^+-グルコース共輸送体	SGLT1*	グルコース輸送体	GLUT2
	H^+-ペプチド共輸送体	PEPT1*	H^+-モノカルボン酸共輸送体	MCT1
	Na^+/H^+交換輸送体	NHE2, NHE3	Na^+/H^+交換輸送体	NHE1
	Cl^-/HCO_3^-交換輸送体	AE		
	Na^+-Cl^-共輸送体	NCC	Na^+-K^+-$2Cl^-$共輸送体	NKCC1
	K^+-Cl^-共輸送体	KCC1		
チャネル	上皮型Na^+チャネル	ENaC**		
	Cl^-チャネル	CFTR, CLC2, CLC5		
	K^+チャネル		K^+チャネル	
	水チャネル	アクアポリン：AQP1	水チャネル	AQP3, AQP4

消化管内局在：＊小腸のみ，＊＊大腸のみ，無印は両方

陰窩の円柱上皮細胞は溶液を分泌する

小腸粘膜の表層を構成する円柱上皮細胞は，絨毛部では NaCl 溶液の吸収を，陰窩では NaCl 溶液の分泌を行う．消化管内の病原菌やその菌体毒素，粘膜下組織の炎症時に放出される PGE_2 やロイコトリエン，粘膜下神経叢から分泌されるアセチルコリンにより，溶液吸収の低下と溶液分泌の亢進が同時に起きる．

陰窩細胞における Cl^- 分泌の細胞内機序：粘膜下神経叢から放出されたアセチルコリン（ムスカリン受容体）や炎症性細胞から分泌されたヒスタミン（H_1 受容体）は，それぞれの受容体を活性化し，細胞内の Ca^{2+} 濃度を増加させる．血管側にある Ca^{2+} 依存性 K^+ チャネルは活性化し，膜電位は深くなり（過分極），細胞内 Cl^- の分泌に必要な電気化学ポテンシャル勾配は増大する．この結果，管腔への Cl^- 分泌が亢進し，それに付随して水分泌も増加する．

最近，コレラ毒素に感作した粘膜上皮細胞が何らかの化学物質を粘膜下に分泌し，粘膜下神経叢を活性化し，アセチルコリンをはじめとする神経伝達物質の過剰分泌を引き起こすことで大量の溶液分泌が起こることが明らかになってきた．

● 病原性細菌と菌体毒素

細菌性腸炎は発症機序により大きく2種類に分けられる．①細菌が粘膜内に侵入し発症するものと，②細菌の持つ毒素が細胞内に輸送され病因になるものである．たとえば，黄色ブドウ球菌は熱に弱いが，その毒素（エンドトキシン）は熱に強く，100℃，30分でもほとんど壊れない．コレラ菌が産生するコレラトキシンは，粘膜上皮細胞の管腔膜に結合し，細胞内に取り込まれる．コレラトキシンはアデニル酸シクラーゼを活性化し，細胞内 cAMP 濃度を上昇させる．管腔膜にある Cl^- チャネルは，cAMP 依存性リン酸化酵素により活性化し，管腔内に Cl^- とそれに伴う大量の溶液を分泌する．

● グアニリン guanylin

15アミノ酸からなるペプチドホルモンで，小腸粘膜の陰窩にあるパネート細胞から分泌される．グアニリンは C 型グアニル酸シクラーゼを活性化し，細胞内 cGMP 濃度を高める．その結果，管腔膜にある Cl^- チャネル（CFTR）が活性化され，Cl^- 分泌が亢進する．ある種の大腸菌はグアニリン類似物質を分泌し，小腸粘膜細胞の Cl^- 分泌を促進し下痢を引き起こす．

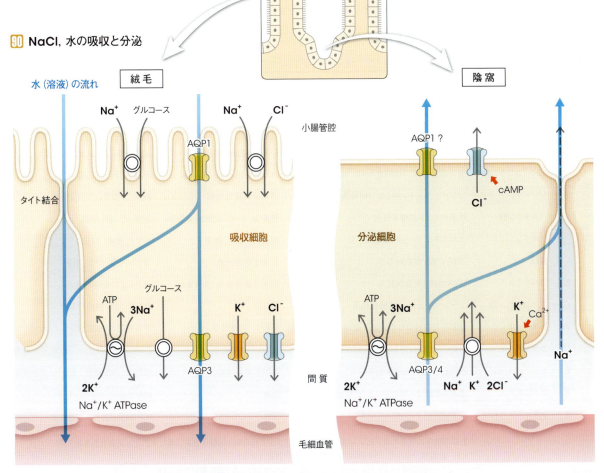

90 NaCl，水の吸収と分泌

消化管　栄養素の消化と吸収

ビタミンの多くは生体内で合成できないため，食物から摂取しなければならない

特別の偏食や過食，拒食がなければ，毎日の食事の中に健康維持に必要な3大栄養素（炭水化物，蛋白質，脂肪），ビタミン，ミネラルが十分量含まれている。しかし，消化管機能の未成熟な新生児期（特に未熟児），あるいは下痢，炎症などの病的状態が続いたり，消化管の一部の摘出手術を受けた場合，人体に必要なビタミンやミネラルが不足し，さまざまな疾患の原因となる。

ビタミンB_{12}は特殊な経路で吸収される

ビタミンは食物中に含まれる有機物で，細胞のさまざまな代謝過程の調節に必須の物質である。ヒトが摂取するビタミンは，**水溶性ビタミン**（B, C）と**脂溶性ビタミン**（A, D, E, K）に分類される。91

脂溶性ビタミンは，食物中の脂質とともに消化・吸収される。したがって，脂質の消化・吸収が不良になる病的状態，たとえば閉塞性黄疸（胆汁酸欠如）や慢性膵炎（膵リパーゼ不足）の患者は，脂肪便，下痢とともに脂溶性ビタミン欠乏症を起こす。逆に脂溶性ビタミンの過剰摂取は，食欲不振・下痢・頭痛（ビタミンA過剰），カルシウム沈着・腎不全（ビタミンD過剰），消化器系の異常・貧血（ビタミンK過剰）を招く。

水溶性ビタミンは消化管粘膜から容易に吸収されるが，腎臓からすぐに排泄される 92。したがって，体内に蓄積してビタミン過剰症を起こすことはない（例外として，ビタミンB_6過剰による末梢神経障害が知られている）。一方，ギンナンに含まれるginkgotoxinはビタミンB_6合成を阻害する。過剰摂取による死亡例（B_6欠乏による代謝障害）が報告されており，体重の軽い幼児は注意が必要である。

水溶性ビタミンのうち，ビタミンB_{12}（コバラミン）は特殊な経路で吸収される。コバラミンが吸収されるためには，胃粘膜の酸分泌細胞から分泌される**内因子**intrinsic factorと呼ばれる糖蛋白質と結合していなければならない 93。コバラミン-内因子複合体は，回腸粘膜細胞の膜受容体に結合し，細胞内に取り込まれる。細胞内でコバラミンは血漿蛋白の一種トランスコバラミンⅡと結合することにより，血中を運搬される。

ビタミンB_{12}欠乏はDNA合成障害による**巨赤芽球性貧血**（B_{12}発見以前は悪性貧血と呼ばれた）を起こす。胃体部の広範囲な摘出手術を受けた人は，内因子不足によるB_{12}欠乏症の危険がある。また，コバラミンは微生物が生成し動物の肝臓に蓄積するため，完全菜食主義者veganはB_{12}欠乏症に陥りやすい。94

91 ビタミンの種類

	種類		生理作用	欠乏症	含有食品	
水溶性ビタミン	B_1	サイアミン	肝臓で糖代謝の補酵素として働く	脚気, 多発性神経炎, 心肥大	緑色野菜, 胚芽, 酵母, 肝臓, 肉, 卵黄	
	B_2	リボフラビン	酸化還元酵素の補酵素FAD, FMNの成分	口角炎, 舌炎, 皮膚炎	緑色野菜, 豆, 肝臓, 牛乳, 卵	
		ナイアシン（ニコチン酸）	酸化還元酵素の補酵素NAD, NADPの成分	ペラグラ（皮膚炎, 下痢, 抑うつ）	肝臓, 酵母, 赤身肉	体内でトリプトファンから合成される
	B_6	ピリドキシン	ピリドキサルリン酸となり補酵素として働く	神経の興奮性増加	肝臓, トウモロコシ, バナナ	
		パントテン酸	補酵素CoAの構成成分	皮膚炎, 脱毛, 副腎機能低下	胚芽, 豆, 卵, 肝臓	
		ビオチン	カルボキシラーゼの補酵素	皮膚炎, 脱毛, 腸炎	トマト, 卵黄, 肝臓*	腸内細菌により合成される
		葉酸	DNA合成, 赤血球産生	巨赤芽球性貧血	ほうれん草, 野菜, 肝臓	
	B_{12}	コバラミン	DNA合成, 赤血球産生	巨赤芽球性貧血（悪性貧血）	ほとんどの動物性食品	
	C	アスコルビン酸	コラーゲン合成, 抗酸化作用	壊血病	かんきつ類, 緑色野菜**	
脂溶性ビタミン	A	レチノール	核蛋白質に結合して遺伝子発現を調節	夜盲症, 皮膚乾燥	黄色野菜（カロチノイド）, 肝油, バター	
	D	カルシフェロール***	小腸でのカルシウムとリン酸の吸収	くる病, 骨軟化症	肝油, 卵黄, バター, 魚肉, 干し椎茸	
	E	トコフェロール	抗酸化作用（活性酸素を阻害）	新生児溶血性貧血	植物油, 小麦胚芽（調理・冷凍で破壊）	
	K_1	フィロキノン	血液凝固因子（プロトロンビン, Ⅶ, Ⅸ, Ⅹ）の合成	出血	緑色野菜	
	K_2	メナキノン	血液凝固因子（プロトロンビン, Ⅶ, Ⅸ, Ⅹ）の合成	出血	腸内細菌により合成される	

*生卵の白身に含まれるアビジンは，食物中のビオチンと結合し，吸収不良によるビオチン欠乏症を引き起こす。
**ヒト, 霊長類, モルモット以外の哺乳類は体内で合成できる。
***ビタミンDの活性型は1,25-ジヒドロキシコレカルシフェロール（活性型ビタミンD）。

92 水溶性ビタミンの吸収様式

輸送様式		ビタミンの種類
受動輸送	単純拡散	B₆, ナイアシン
	促通拡散	デヒドロアスコルビン酸, サイアミン
二次性能動輸送	Na⁺ 共輸送	アスコルビン酸, ビオチン, リボフラビン, パントテン酸
	OH⁻ 交換輸送	葉酸

94 ビタミン B₁₂ 吸収不良の原因

原因	病態
完全菜食主義者	コバラミン摂取不足
萎縮性胃炎, 胃切除者, 胃潰瘍の治療	胃内因子欠乏
Zollinger-Ellison症候群, 細菌性腸炎	pHが低すぎるためコバラミンと内因子が結合できない
クローン病, 結核, 放射線照射, 外科切除	回腸粘膜受容体の欠如

ミネラルと微量元素の吸収

Na⁺, K⁺は細胞外液, 細胞内液に存在する必須の電解質であるが, 普通の食事に十分量含まれている. 高血圧の治療のために低塩食を続けても, 腎臓はNa⁺排出量を調節性に低下させるので, 体内Na⁺が不足することはない. しかし, 炎天下のスポーツで大量に汗をかいた場合は, 失われた水とNaClを補給しなければならない.

微量元素も普通の食事に十分量含まれているが, 鉄不足は鉄欠乏性貧血, コバルト (ビタミンB₁₂の構成成分) 欠如は巨赤芽球性貧血となる. ヨード不足は甲状腺疾患, 亜鉛不足は味覚異常, 皮膚潰瘍, 免疫反応の低下, クロム不足はインスリン抵抗性糖尿病を招く.

カルシウムの吸収

小腸粘膜でカルシウムが吸収されるためには, カルシウムはイオン化 (Ca^{2+}) されなければならない. 食肉, ミルクに含まれるカルシウムは蛋白質と結合しているために吸収率が低い. 胃の手術で酸分泌能が低下すると, カルシウムの吸収率はさらに低下する. 栄養学的に推奨されるカルシウムの経口摂取量は500～1,000mg/日である.

小腸粘膜におけるCa^{2+}の吸収は, ①上皮細胞による能動輸送 (TRPチャネルからの流入, Ca^{2+}ポンプによる排出) と②細胞間隙を通る受動輸送による. **活性型ビタミンD**は, Ca^{2+}の能動輸送に関わるチャネルやポンプの発現を促進する〔p.750参照〕.

93 ビタミン B₁₂ の吸収と体内循環

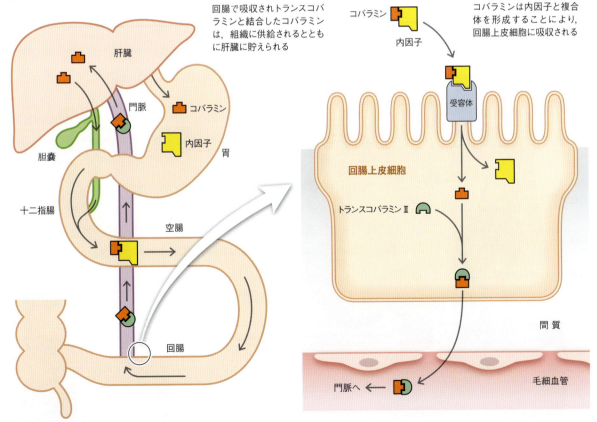

消化管　大腸

結腸のうち横行結腸とS状結腸のみが間膜を持つ

　大腸 large intestine は，小腸を取り囲むように腹腔の外周に沿って走る 95。**盲腸** cecum，**結腸** colon，**直腸** rectum に大きく区分される。盲腸と結腸との境は回腸が開口する部位であり，この領域を回盲部と呼ぶ。回盲部と直腸の説明は次項に譲り，ここでは結腸について述べる。

横行結腸・S状結腸は間膜を持ち，可動性がある 96

　結腸は上行結腸，右結腸曲，横行結腸，左結腸曲，下行結腸，S状結腸からなる。**上行結腸** ascending colon，**右結腸曲** right colic flexure の後壁は，脂肪を含んだ結合組織（腎筋膜；Gerota筋膜）を介して右腎に接する。右結腸曲は胆嚢に近接するため，胆嚢炎などで癒着した胆嚢が結腸に破れ，胆汁が腸管内に流れることがある。
　横行結腸 transverse colon は大網に覆われ，開腹時すぐには見えない。**横行結腸間膜** transverse mesocolon により吊り下げられ，大網に癒着した形で網嚢の下壁を形成する。間膜の根部は膵体部の下縁に付き，右側へ向かい膵頭部を横切る (53)。
　左結腸曲 left colic flexure は脾臓に近接する。
　下行結腸 descending colon は間膜がなく，上部で左腎に接する。
　S状結腸 sigmoid colon は，**S状結腸間膜** sigmoid mesocolon により腹腔に遊離する。間膜の根元はS状結腸間陥凹という漏斗状のくぼみを作り，その頂点は左尿管と外腸骨動脈の交叉する部位にある。S状結腸は腸間膜が長く根部が狭いので，ねじれ（軸捻転）を起こしやすく，S状結腸捻転としてイレウス（腸閉塞症）が好発する。

上行結腸・下行結腸は後腹壁に固定され，癒合筋膜を残す

　腹膜で覆われた2つの臓器が発生の過程で癒合した場合，相接する2枚の腹膜は消失し，その直下の密な結合組織が癒合して厚い膜を形成する。これを**癒合筋膜**という。血管や神経はそれぞれの漿膜下組織に存在するためこの膜により境され，2つの臓器の血管や神経が混じることはない。
　上行結腸，下行結腸は発生の過程で二次的に後腹壁に癒着するため，その後面に癒合筋膜（Toldt筋膜）を残す 96。同様に，十二指腸および膵臓の後面，大網と結腸間膜の間にも癒合筋膜がみられる。手術の巧みな人は癒合筋膜の扱いがうまく，ほとんど出血させずに目的の臓器を剥離する。

95 大腸の走行

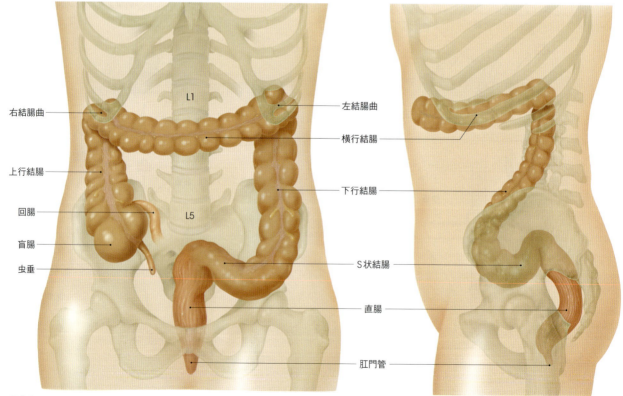

大腸の血管支配

横行結腸の右2/3までを**上腸間膜動脈**，それ以後直腸の中部までを**下腸間膜動脈**が支配する。これらの血管は胎生期においてそれぞれ中腸，後腸に分布する(112)。

結腸の組織構造

結腸の壁の表層は腹膜あるいは癒合筋膜である。筋層は特に縦走筋が発達する。この極端な形態が**結腸ヒモ** taenia coli で，自由ヒモ，間膜ヒモ，大網ヒモの3種類が結腸の表面に白い索状構造として見える。自由ヒモは虫垂につながり，また3本のヒモは直腸に移行する部位で消失する。

結腸ヒモが発達しているため，その間の結腸の壁が膨隆し，かつ上下にくびれができる。これを**結腸膨起** haustration（ハウストラ）と呼び，内腔を開くとくびれに一致して**半月ヒダ** semilunar fold がある (98 100)。また，腹膜に包まれ，結腸ヒモに沿って垂れ下がっている小さな脂肪の塊を**腹膜垂** epiploic appendage という。いずれも大腸を同定する際の重要な指標である。

粘膜での小腸との大きな違いは，絨毛がなく陰窩が発達していることと，粘液を分泌する杯細胞が非常に多いこと

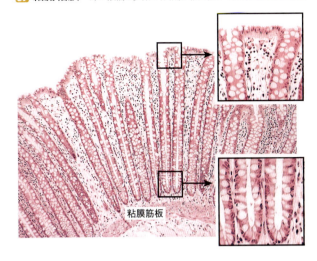

97 結腸粘膜 深い陰窩と多数の杯細胞（白く抜けて見える細胞）が特徴

粘膜筋板

である97。粘膜表層部の円柱上皮細胞は，水分と塩類の吸収を行う。一方，陰窩の円柱上皮細胞は能動的な Cl^- 輸送とそれに伴う溶液の分泌を行う。

● **先天性巨大結腸症（Hirschsprung（ヒルシュスプルング）病）**

アウエルバッハ神経叢，マイスナー神経叢が先天的に欠損する疾患で，肛門から結腸にかけて欠損することが多い。欠損部位の蠕動運動が消失するためイレウスとなり，口側の結腸は著しく拡張する。

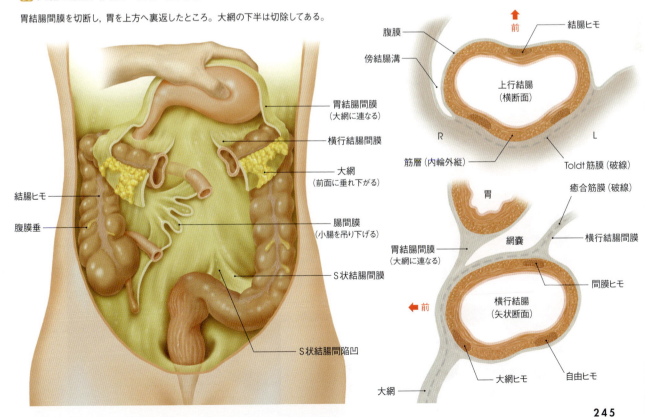

96 大腸と腹膜・間膜の関係（模式図）
胃結腸間膜を切断し，胃を上方へ裏返したところ。大網の下半は切除してある。

消化管　大腸

回腸末端が盲腸内に突出して弁となり，逆流を防ぐ

回盲部は小腸と大腸の境である

　大腸の始まりと終わりは特殊な構造や機能を持つ。始まりである回盲部では，回腸が**回盲弁** ileocecal valve（Bauhin弁）を通じ，右下腹部に存在する**盲腸** cecum に連絡する 98 。食事をとることで起こる胃回腸反射により1日約1,500 mLの腸内容が盲腸に送られる。回盲弁は上下のヒダでできており，能動的に開閉するものではなく，主な機能は盲腸からの逆流を防ぐことである。

　回盲部は，蠕動運動が横の動き（回腸）から縦（盲腸〜上行結腸）に変わる不穏な部位である。必ずしもこの解剖学的理由からだけではないが，回盲部で回腸が腸間膜とともに盲腸，結腸に入り込んでしまうことがある。腸重積症といい，全体の90％は回盲部で起こる。乳幼児に多く，腸間膜も入り込むため腸管の血行障害を起こす。

虫垂を見つけるのは意外と難しい

　盲腸の下端に連続する**虫垂** vermiform appendix は，回腸の背側を通る**虫垂間膜** mesoappendix により吊り下げられ，その中を走る**虫垂動脈** appendicular artery により支配される。虫垂は盲腸の後面と後腹壁とのすき間（盲腸後陥凹）に隠れて存在することが多く（30％），虫垂炎の手術を安易に考えていると痛い目にあう。また，虫垂炎に伴う腹膜炎は腸管を麻痺させるため，腸管が拡張していることが多い。拡張した腸管が邪魔し，虫垂をすぐに見出せないときは，結腸の自由ヒモをたどっていけば間違いなく虫垂を見つけることができる。

　腹部の診察の際，圧痛は価値ある所見である。腹部を押して痛みがあるとき，特に圧迫した手を急に離したとき痛みが増強する場合は危険な徴候である。また，圧痛の部位から侵されている臓器をかなり正確に想定できる。なかでも 99 に示した2つの圧痛点は虫垂炎の診断によく使われる。McBurney点は回盲弁の近く，Lanz点は虫垂の根元の部位に相当するが，いずれの圧痛点も虫垂の位置の変化により変わることを念頭に置く必要がある。

98 回盲部
回盲口より下の大腸を盲腸という。虫垂は盲腸の後内側面に開口する。

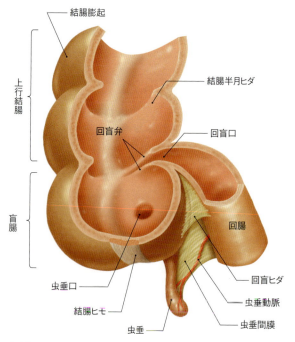

99 虫垂炎の圧痛点

McBurney点：右の上前腸骨棘と臍を結び，その線上で棘から1/3の点。
Lanz点：左右の上前腸骨棘を結び，その線上で右から1/3の点。

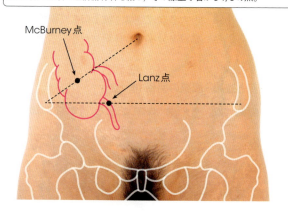

100 注腸二重造影像

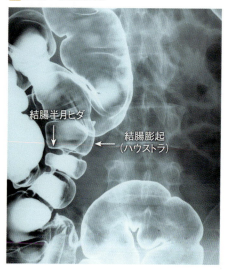

消化管　大腸

直腸の下1/3は漿膜を欠き，周囲臓器と直に接する

　直腸rectum 101 は骨盤腔に存在する。第3仙椎の高さでS状結腸から移行するが，血管支配の関係で外科的には岬角の高さから直腸として扱っている。直腸は初め仙骨に沿って後方凸に弯曲し（仙骨曲），骨盤隔膜を通過する際，恥骨直腸筋に引かれ前方凸に鋭く屈曲する（会陰曲）。

　直腸内面には上中下の3つの直腸横ヒダがあり，中ヒダは比較的明瞭に右前壁から飛び出しKohlrauschヒダと呼ばれる。直腸下部は拡張し**直腸膨大部**rectal ampullaと呼ばれ，次いで急に狭くなり**肛門管**に移行する。

　直腸の上部は前面を腹膜が覆い，後面は結合組織を介して仙骨に密接するが，この部位は容易に剥離できる。直腸の下1/3で腹膜は反転し，男性では膀胱底部の上部から体部を覆い，直腸と膀胱の間に**直腸膀胱窩**rectovesical pouchというスペースを作る。女性では腟円蓋から子宮の背側を覆い，直腸との間に**直腸子宮窩**recto-uterine pouchを作る。臨床ではDouglas窩と呼び，深く狭い。

　反転する部位より下方は腹膜が消失するため，直腸は周囲臓器と直に接するように見える。しかし，発生初期の腹膜は直腸末端で反転し，前方の泌尿生殖器を覆い，両者の間に深いすき間があった。臓器の発達に伴い，直腸の下部1/3ではこのすき間の前後の腹膜が密着し消失，腹膜直下の緻密な結合組織が癒合して厚い膜を形成し，前後の臓器を境するようになる。この膜をDenonvilliers筋膜と呼び，男性で特によく発達する。

　発生の経過からわかるように，この膜は癒合筋膜で，上端は骨盤腔内の腹膜最下部に付き，下端は尿生殖隔膜の付着部である会陰腱中心に付く。会陰腱中心の部位で切開し，デノビエ筋膜を泌尿生殖器側に付け，直腸を剥離することで，消化器と泌尿生殖器を分けることができる。

　男性では直腸はデノビエ筋膜を介して膀胱，精囊，前立腺に接することから，直腸指診により前立腺肥大を診断できる。女性では直腸は腟の背面に接するが，後腟円蓋は接触しない。したがって後腟円蓋から針を刺せば，直腸を傷つけることなく骨盤腔に達することができる（**ダグラス窩穿刺**）。

　直腸および肛門管の血管の特徴は，①下腸間膜動脈由来の**上直腸動脈**と内腸骨動脈由来の**中・下直腸動脈**が分布し互いに吻合すること，②粘膜下および筋層で**直腸静脈叢**を形成することである。この部位では門脈系（上直腸静脈⇒下腸間膜静脈）と大静脈系（中・下直腸静脈⇒内腸骨静脈）とが静脈叢により連絡するため，門脈圧が亢進すると直腸静脈叢が拡張し，静脈瘤（痔核）が出現する。

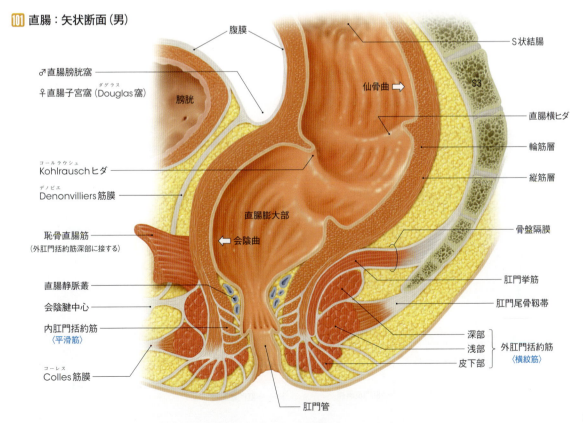

101 直腸：矢状断面（男）

消化管　大腸

肛門管は粘膜と皮膚が出会う場所である

肛門管の途中で円柱上皮と重層扁平上皮が出会う 102

　直腸の下部はいったん膨らんで直腸膨大部となり，その後急に狭くなる。この狭い領域を**肛門管** anal canal という。長さ約4 cmで，周囲を括約筋が取り巻くため通常は閉じている。

　肛門管が始まる部位にヒダと溝があり，それぞれ肛門柱 anal column，肛門洞 anal sinus という。肉眼的な直腸肛門境界線（肛門輪）は，上方で肛門柱が始まる点を結んだ線に相当する。外科的には恥骨直腸筋の付着部上縁を肛門管の始まりと定義している。

　肛門柱の下端は凸凹のラインを描き，**櫛状線** pectinate line または**歯状線** dentate line という。このあたりが単層円柱上皮（粘膜）と重層扁平上皮（皮膚）の境である。発生学的には排泄腔膜の付着部であり，これより上は内胚葉，下は外胚葉に由来する。

　櫛状線の下1 cmほどの領域は非角化重層扁平上皮からなり肛門櫛と呼ばれる。肛門櫛より下の領域は角化重層扁平上皮により覆われる。両者の境界が**肛門皮膚線**である。肛門皮膚線は外肛門括約筋と内肛門括約筋の境界に一致するとされ，肛門指診で輪状の窪みとして触れる。

恥骨直腸筋が排便コントロールの主役である

　肛門 anus の開閉は排便コントロールに不可欠であり，これに関与する筋は恥骨直腸筋と内・外肛門括約筋である。

　恥骨直腸筋 puborectalis muscle は骨盤隔膜の主体である**肛門挙筋**を構成する3つの筋の1つで，左右の恥骨からループ状に直腸を囲み，前方に引く〔p.450参照〕。この屈曲を直腸会陰曲という（101）。直腸を摘出した後，残りの腸をこの筋のループに通すか否かが排便コントロールの可否を決める。恥骨直腸筋の線維は**外肛門括約筋** external anal sphincter に連続する。したがって，恥骨直腸筋と外肛門括約筋はともに骨格筋であり同じ働きをする。

　一方，**内肛門括約筋** internal anal sphincter は直腸壁の内輪走筋が発達したものであり，平滑筋でできている。直腸壁の縦走筋は恥骨尾骨筋の一部の線維とともに内・外肛門括約筋の間に入り込み，両者を複雑に分けたのち肛門周囲の皮下に付着する。この場所では，筋の複雑な走行のためにアウエルバッハ神経叢はとらえにくい。

102 **直腸下部と肛門管：前頭断面**

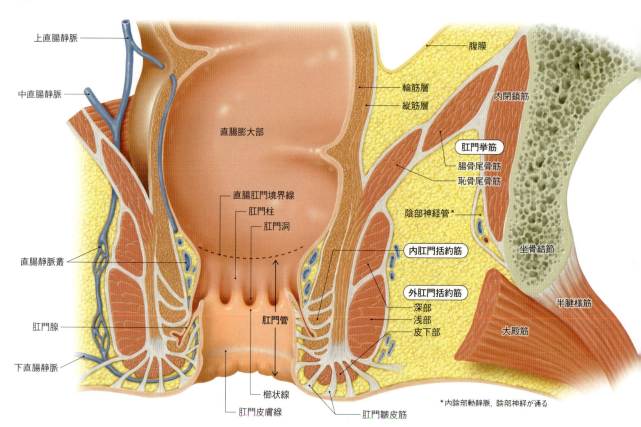

消化管　大腸

結腸は水分を吸収して糞便を固め，直腸へ押し出す

結腸で水・電解質が吸収され便となる

　大腸に送られたかゆ状の腸内容物は，結腸において水分が吸収され，固形の糞便に形を変えていく。結腸粘膜における水・電解質の吸収は，上皮細胞の管腔膜のNa^+チャネル（ENaC）と側底膜のNa^+/K^+ ATPaseによるNa^+の能動輸送（89）と，それによって形成される浸透圧差に従う水の受動輸送である。K^+は結腸粘膜細胞から分泌されるので，腎不全により腎臓からのK^+排出が不十分な場合（高K^+血症），大腸はK^+分泌路として機能する。逆に，下痢の際にはK^+喪失（低K^+血症）の原因になる。

ヒトは腸内細菌と共生の関係にある

　小腸で消化・吸収されなかった炭水化物，特にセルロースは，腸内細菌の働きで低鎖脂肪酸に変えられ，大腸粘膜から吸収される。このため食物由来の内容物は減少するが，細菌とその死骸は徐々に増加し，糞便容積の1/3に達する。腸内細菌の代謝産物と死骸は，ビタミンB群とビタミンKの重要な供給源になる。特に血液凝固因子の生合成に不可欠なビタミンKは，腸内細菌によって産生される（91）。

便が直腸に入ると排便反射が起こる 103

　大腸粘膜と平滑筋層の間には，粘膜下神経叢と外来性の副交感神経があり，大腸の運動と排便反射を調節している。上部結腸は迷走神経，下部結腸・直腸・肛門は仙骨神経がその役割を担っている。

　下行結腸とS状結腸では，便の塊を直腸に送り出す強い蠕動運動が起こる。これを**集団運動**という。集団運動により便の塊が直腸に押し込まれると，直腸壁が伸展し**排便反射**の求心路が興奮する。排便の随意調節が未完成の乳幼児の場合，この信号は仙髄の側角で遠心路に伝達され，肛門括約筋を弛緩させ排便が行われる（103青線）。成人の場合，排便反射の求心路の興奮は大脳皮質にも伝えられ，外肛門括約筋の収縮を持続させることにより，排便行為を中枢性に抑制することができる（**随意性排便**；103緑線）。内肛門括約筋は自律神経の支配する不随意筋であるが，外肛門括約筋は陰部神経の支配する随意筋である。

　結腸の集団運動による直腸の伸展（便意として感知される）は1日数回，主に食後に起きるが，精神的緊張やコーヒー，タバコなど嗜好品の摂取でも起きる。

103 肛門括約筋の神経支配と排便のメカニズム

肛門は2種類の括約筋の収縮により普段は閉じている。内肛門括約筋は骨盤内臓神経―副交感神経，外肛門括約筋は陰部神経―錐体路の支配を受けている。

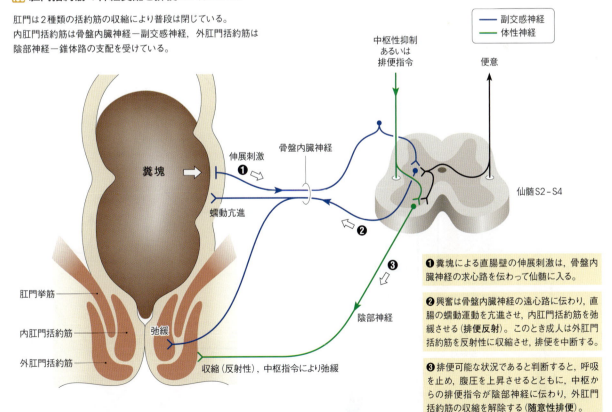

❶ 糞塊による直腸壁の伸展刺激は，骨盤内臓神経の求心路を伝わって仙髄に入る。

❷ 興奮は骨盤内臓神経の遠心路に伝わり，直腸の蠕動運動を亢進させ，内肛門括約筋を弛緩させる（排便反射）。このとき成人は外肛門括約筋を反射性に収縮させ，排便を中断する。

❸ 排便可能な状況であると判断すると，呼吸を止め，腹圧を上昇させるとともに，中枢からの排便指令が陰部神経に伝わり，外肛門括約筋の収縮を解除する（**随意性排便**）。

嘔吐は生理的防御反応である

嘔吐反射の中枢は延髄にある

　毒物のような有害物を誤って飲み込んだ場合や，過食や手術で胃壁が過度に伸展されたとき，嘔吐が起こる。**反射性嘔吐**といい，胃内容物を口から体外に排出する生理的防御反応である。これにより消化管壁の過伸展や有害物質の体内への吸収を回避する。

　内臓局所の情報は，自律神経の求心路を通って中枢に行き，処理された指令は反射性に自律神経の遠心路を通って効果器（内臓）に伝えられる。胃壁内の伸展受容器が刺激されたり，粘膜内の化学受容器が有害物質の存在を感知すると，交感神経および迷走神経の求心路を介して**延髄の嘔吐中枢**に信号が伝達される。嘔吐中枢からの信号は，迷走神経の遠心路を激しく興奮させ，胃の幽門部から噴門部に向かって強い**逆蠕動**が生じ，胃内容物は食道を逆流し吐出される。

　嘔吐中枢が興奮すると，❶まず声門が閉じて，吐物の気道への流入を防ぐ。❷食道下部の括約筋が弛緩する。❸腹筋と呼吸筋が強く収縮し，胃を外側から強く締め付ける。❹迷走神経の激しい興奮により胃に逆蠕動が起こり，胃内容物が吐出される104。通常，幽門括約筋は閉じているので小腸内容物は吐出されないが，激しい嘔吐（特に乳児）では吐物に胆汁が混じることがある。

　消化管の反射性嘔吐以外に嘔吐や吐き気を誘発する原因として，抗癌剤などの薬物，胃腸炎，放射線照射，脳圧亢進，大脳皮質における激しい情動，妊娠，尿毒症，糖尿病や甲状腺機能亢進症などの内分泌疾患，手術後（麻酔薬の影響）などがある105。嘔吐中枢を刺激する原因は多岐にわたるが，嘔吐に伴う気道・消化管の平滑筋や腹筋の協調運動には大きな違いはない。

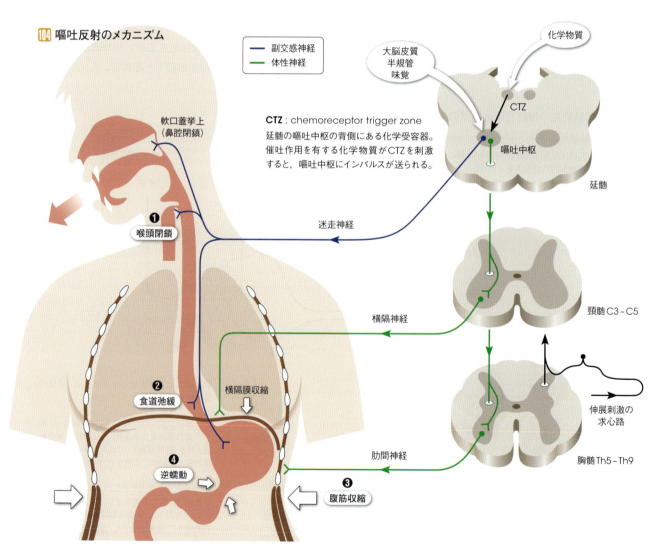

104 嘔吐反射のメカニズム

消化管　消化管の病態

蠕動運動のバランスが崩れると下痢や便秘になる

過剰な水分が大腸に入ると下痢になる

経口摂取された水分と分泌された消化液を合わせると，1日に約9Lの水分が消化管に入る。その80〜85％が小腸で，15〜20％が大腸で吸収される。種々の原因で小腸における水分吸収が不十分だったり，消化液の分泌が亢進していると，大腸の吸収能力を越える水分が大腸に入り下痢を起こす。過剰な水分を含む便が頻回に排出される。

下痢の原因を 106 にまとめた。蠕動運動の亢進は腸内容物の移動速度を速め，水分の吸収が不十分になる。副交感神経（迷走神経）の興奮は，蠕動運動を亢進させるとともに，消化液の分泌を亢進させる。病原菌の産生する菌体外毒素（蛋白質；熱に弱く抗原性あり）や菌体内毒素（グラム陰性菌の外膜のリポ多糖体；抗原性は弱い）も下痢の原因となる。107

下痢によって体外に失われた水・電解質は，経口的あるいは経静脈的に補わなければならない。特に小児は脱水による電解質バランスの異常をきたしやすい。WHOの提唱する経口補液の組成は，Na^+ 90mM，K^+ 20mM，Cl^- 80mM，HCO_3^- 30mM，グルコース111mMである。ただし，この経口補液はNa^+含有量が多いので（脱水の初期治療と維持治療の両方を実現しようとしたため），回復期には高Na^+血症を予防するために水と交互に飲ませたほうがよい。

便秘の原因は大腸の運動性低下

大腸の蠕動運動が低下すると，内容物の移動速度が遅くなり便秘になる。水分の吸収が進み便が固くなるので，移動時に痛みを感じる。健常人の便通は1日1回とされるが，忙しい現代人の場合は毎日の便通がない人も多い。生野菜や果物など食物繊維を多く摂取すると，糞便の容量が増加し大腸の蠕動運動が刺激され，便秘の改善につながる。小児期に規則的な排便の習慣が身に付かなかった人，筋力の低下した高齢者に便秘がちな人が多い。

Hirschsprung病〔p.245参照〕の患児は，病変部の蠕動運動が欠如し自力で便を排出できないので，病変部の口側が巨大結腸になる。神経叢の欠損部が短い場合は，異常な結腸部分を外科的に切除すれば治癒する。

● セルロース（食物繊維）
植物を構成する多糖類。草食動物の重要な栄養源であるが，ヒトの消化管にはこれを加水分解できる酵素がない（草食動物の消化管の中には，セルロースを分解する細菌が共生している）。ヒトでは栄養源にはならないが，腸の働きを整えて便秘を防いだり，大腸癌の予防効果があるといわれている。

● Crohn（クローン）病
小腸，大腸の粘膜・筋層の炎症。10〜30代に多く発症する。腸管壁が肥厚するため内腔が狭くなる。病変部は飛び石状（非連続性）である。

● 潰瘍性大腸炎
大腸粘膜が腫脹する炎症性疾患。直腸から始まり，逆行性に進行する。健常部と病変部が狭い領域に混在し，粘膜表層のびらんから潰瘍を呈する。遷延すると，大腸固有のヒダが失われ平板化する。血性の下痢，腹痛を主症状とし，重症例では発熱，体重減少を伴う。患者の多くは特別の治療を必要としないが，10〜15％は潰瘍や穿孔をきたし重症となる。

105 嘔吐反射を誘発する因子

部 位	因 子
大脳皮質	悲嘆，嫌悪
半規管	乗り物酔い，回転運動
味覚，嗅覚，視覚	いやな味，臭い，光景
化学物質受容体（延髄のCTZ）	モルヒネ，アヘンなど
消化管	毒素，過食，咽頭刺激

106 下痢の原因

	原　因	機　序
浸透圧性	ラクターゼ欠損	ラクトースの消化吸収不良による浸透圧亢進
細菌性	コレラ毒素	水・電解質の分泌亢進*
神経性	アセチルコリンの過剰分泌	蠕動運動亢進，水・電解質の分泌亢進*
アレルギー性	ヒスタミン	蠕動運動亢進，水・電解質の分泌亢進*

*陰窩細胞の管腔膜Cl^-チャネルの活性化は細胞内cAMP増加，側底膜K^+チャネルの活性化は細胞内Ca^{2+}増加による。

107 毒素型食中毒や感染性胃腸炎を起こす病原菌

	病原菌	食品	発症に要する時間
毒素型食中毒	黄色ブドウ球菌	肉，乳製品	数時間
	ボツリヌス菌	缶詰	半日〜1日
感染性胃腸炎	コレラ菌*	汚染された未加熱食品	1〜2日
	サルモネラ菌	卵，肉	1〜2日
	腸管出血性大腸菌O157	肉	1〜2日

*コレラ菌による下痢は，発症の経過から感染性胃腸炎に分類されるが，発症の原因はコレラ菌が産生する毒素による。

消化管　消化管の病態

あらゆる食物抗原がアレルゲンになりうる

　食品やその添加物により引き起こされる広い意味でのアレルギーを**食物アレルギー**という。食物アレルギーは単なる嗜好や偏食とは異なるので，嫌いな食べ物を無理強いしてはいけない (One man's food is another man's poison：古代ローマの科学者ルクレチウスの言葉)。食品や添加物の種類は多岐にわたるので，アレルゲンの特定は容易ではない。

即時型過敏反応と遅延型過敏反応〔p.524参照〕
　食物抗原によるアレルギーは，摂取後数分〜1時間以内に症状のピークを示す**即時型（Ⅰ型）過敏反応**と，1〜2日目に症状のピークを示す**遅延型（Ⅳ型）過敏反応**に分類される108。即時型は血中IgE抗体の増加に伴う症状が主であり，口・眼の瘙痒感，鼻汁，吐き気，嘔吐，下痢をきたす。重症の場合，呼吸困難やショック症状を併発し，吐物が気道に入り窒息死する場合がある。
　アレルギー症状の発現は，患者の心理的・身体的状態が大きく左右する。ストレスや暗示により誘発されたり，感染，疲労，激しいスポーツにより症状が増強される。

あらゆる食物抗原がアレルゲンになりうる
　食品中のあらゆる種類の食物抗原がアレルギーの原因になりうるが，なかでも鶏卵，牛乳，豆類に対するアレルギー応答を示す人が多い(70％以上)。これらのアレルゲンは，①食物本来の成分(卵や牛乳に含まれる蛋白質)，②食品加工中に加えられた熱や添加物による物理・化学的変性物(変性蛋白質)，③食品添加物(保存料，発色剤，着色料，増粘剤，乳化剤，香料，pH調整剤)などに分類される。
　アレルギー反応を惹起する食品添加物109には合成品が多く，血中IgE抗体を増加させることはない。食品添加物によるアレルギー反応は，アスピリンやインドメタシンなどの非ステロイド性抗炎症薬と同様の細胞内機序が考えられる。これらの薬剤はアラキドン酸カスケードにおいてシクロオキシゲナーゼ(COX)を抑制するため，5-リポキシゲナーゼ経路が相対的に亢進し，組織中のロイコトリエン(LT)誘導体の生成量が増加する110。LTは気管支平滑筋収縮，血管透過性亢進，白血球遊走などの作用を持ち，喘息様発作，アレルギー反応を引き起こす。

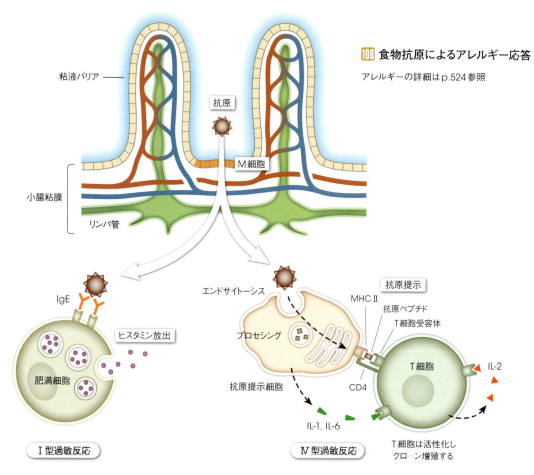

108 食物抗原によるアレルギー応答
アレルギーの詳細はp.524参照

109 人工食品添加物

保存料	安息香酸，安息香酸ナトリウム，ソルビン酸
発色剤	亜硝酸ナトリウム，硝酸ナトリウム
着色料	赤色 (2, 3, 40, 102号) 黄色 (4, 5号)，青色 (1, 2号)
pH調整剤	アスコルビン酸，亜硫酸水素ナトリウム
甘味料	サッカリン，ソルビトール

腸管粘膜の免疫系が抗原の侵入を防ぐ 〔p.528参照〕

健康な成人の腸管粘膜は，パイエル板などの**腸関連リンパ組織** gut-associated lymphoid tissue；GALTを中心として腸管免疫防御系を構築し，食物やそれに付随する病原微生物の抗原（異種蛋白質）の侵入を防いでいる。外来性の異物といえども，消化管粘膜を通過して体内循環系に入らなければ，人体にとって特に危険ではない（消化管内腔は外部環境の延長！）。

消化管粘膜表面を覆う粘液は多糖類の高分子（ムチン）を多く含み，そのねばねばした性質は，食物中の蛋白質や病原因子が粘膜表面に接するのを妨げる。さらに，粘液内のマトリックスは，消化管粘膜から分泌された免疫グロブリン（**分泌型IgA**）の粘膜表層における局所濃度を高め，感染防御能を増強する。

新生児の消化管粘膜の免疫防御系は未発達のため，母体から供給される免疫グロブリンがその働きを補う。出生前は胎盤を介して血行性に，出生後は母乳により免疫グロブリンが供給される。特に生後最初の1週間に分泌される**初乳**には，免疫グロブリンが豊富に含まれている。母乳中のIgGは消化管粘膜から新生児の血中に入り，また分泌型IgAは粘膜表面にとどまり，抗原の侵入を防ぐ。

健康人では免疫寛容により食物アレルギーが起こらない

一般に，皮膚から抗原が侵入すると，全身性に抗原特異的な免疫応答が引き起こされる。ところが消化管では，食物抗原の多量・長期間の曝露により，全身性の抗原特異的免疫応答はむしろ抑制される。この現象を**経口免疫寛容**といい，抗原特異的T細胞の消滅や不応答化（アナジー），レギュラトリーT細胞（Treg；制御性T細胞）による抑制などの機序が考えられている。健康な成人の腸内では免疫寛容が成立しているので，日常的に摂取される食物に対してアレルギー反応が起こることはまれである。

腸管粘膜の免疫防御系が未成熟な乳幼児では，食物中の異種蛋白質などの高分子物質が腸管粘膜から容易に体内に取り込まれる。それらの食物抗原による刺激を受けることで経口免疫寛容が誘導されると考えられている。

腸内細菌叢が免疫寛容の誘導に関わっている

腸内の常在細菌叢は，腸管粘膜免疫系の維持と制御に深く関わっている。マウスに多量（20〜25mg）の卵白アルブミンを経口投与すると，免疫寛容が誘導される。しかし，無菌マウスでは，同一条件でも免疫寛容が誘導されない。5週齢までに無菌マウスの腸内に常在菌を定着させると，免疫寛容は回復する。腸内細菌は，正常な免疫寛容の誘導に必須である。

健常人の末梢血および腸管粘膜固有層から単離されたリンパ球は，本人の腸内常在菌およびその抽出物では刺激されない（リンパ球の増殖反応を引き起こさない）。これに対し，Crohn病や潰瘍性大腸炎〔p.251参照〕に罹患している人のリンパ球は，本人の腸内細菌の菌体やその表面抗原に対しても増殖反応を示す。つまり，Crohn病や潰瘍性大腸炎患者の腸管では免疫寛容が破綻している。

110 アラキドン酸カスケードにおけるシクロオキシゲナーゼ阻害

細胞膜リン脂質から切り出されたアラキドン酸を原料として種々の生理活性物質が生成される。シクロオキシゲナーゼ経路ではプロスタグランジン（PG），リポキシゲナーゼ経路ではロイコトリエン（LT）が生成される。食品添加物によるアレルギー反応は，アスピリンやインドメタシンと同様，シクロオキシゲナーゼ阻害で起こると考えられる。

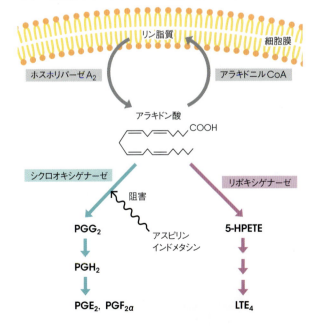

消化管　消化管と腹膜の発生

消化管は卵黄嚢のくびれから，1本の真っ直ぐな管として生ずる

消化管は内胚葉に由来する

　将来胎児になる細胞群すなわち内細胞塊が，外胚葉，中胚葉，内胚葉の3層構造となった段階で，どの場所からどの臓器ができるかが決定される。消化管の粘膜は**内胚葉** endodermから形成され，筋層と漿膜は内胚葉に接する中胚葉から形成される。

　初期の消化管には**卵黄嚢**(のう) yolk sacという大きな袋がついている。卵黄嚢が縮小し，卵黄嚢と消化管をつなぐ**卵黄腸管**が狭められることにより消化管は1本の管となり，**前腸** foregut，**中腸** midgut，**後腸** hindgutの3部が形成される。前腸は口腔から十二指腸上部，中腸は十二指腸下部から横行結腸近位2/3，後腸は横行結腸遠位1/3から肛門管上部までを形成する。

　卵黄嚢を頭側，尾側，左右から狭めていくのが外胚葉とそれを裏打ちしている中胚葉であり，それぞれ頭部ヒダ，尾部ヒダ，外側ヒダという。頭部ヒダから胸壁・上腹壁・横中隔，外側ヒダから左右の側腹壁，尾部ヒダから尿膜を含む下腹壁が形成される。

胸壁の形成

　胸壁では，体節から筋板と椎板の細胞が遊走して肋間筋と肋骨原基となり，前方に伸びる。肋骨原基は軟骨化した後，前端を残して骨化する。肋骨原基の前端は，縦の間葉組織が濃縮した左右の胸骨堤に連なる。左右の胸骨堤は肋骨原基が伸びるにつれて互いに近づき融合し，胎生3～6ヵ月頃から骨化して胸骨となる。こうして胸壁と胸腔が完成する。

腹壁の形成

　8週頃，内・外腹斜筋，腹横筋が分化し，腹直筋が分離して，腹壁と腹腔が形成される。腹壁は卵黄腸管を狭めるが，左右の外側ヒダは完全に閉じずに一部を残す。それが臍およびそれに通じる臍帯である。

　腹壁の形成不全により，特に腹横筋の欠損が多くみられる。尾部ヒダの形成不全による尿路奇形，停留睾丸を合併することがあり，腹筋不全症候群と呼ぶ。腹圧がかけられないため咳反射がうまく行えず，肺分泌物が貯留し，肺炎や無気肺になりやすい。

111 消化管の初期発生（胎生20日～5週）

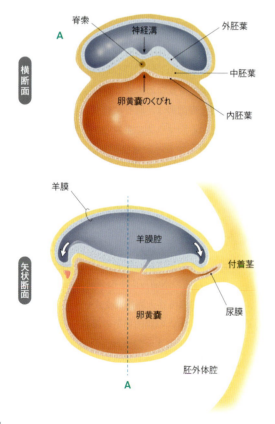
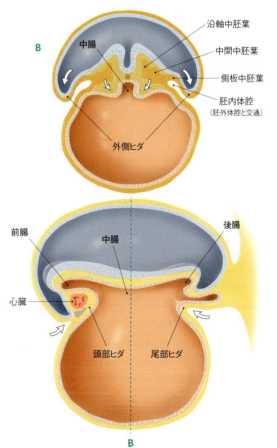

腹腔と胸腔は，中央が横中隔，両側が胸腹膜ヒダ，後ろが食道背側間膜の3つの構造が癒合してできた横隔膜によって境される。

漿膜（中胚葉）に囲まれた空間を体腔という

　体壁の形成と連動して，消化管は卵黄嚢が縮小することで徐々に1本の管になる。消化管を覆い，そのまま連続して体壁を裏打ちする中胚葉も同時に発達する。一般に臓器を覆う中胚葉を**臓側板**，体壁を覆う中胚葉を**壁側板**，両者の移行部を**間膜**，この結果できた空間を**体腔**という。この中胚葉は**漿膜**を形成し，部位により臓側あるいは壁側腹膜・胸膜，漿膜性心膜，心外膜などと名称を変える。それに応じて体腔も腹膜腔，胸膜腔，心膜腔となる。

　消化管から体壁への移行部は特に腹腔において発達し，**背側間膜** dorsal mesentery，**腹側間膜** ventral mesentery となって消化管を腹腔に宙づりにする。したがって，腹腔は初め左右2つの空間からなる。やがて腹側間膜が尾側から総胆管の部位まで消失するため，左右の腹腔が連続し1つの空間になる。その頭方では腹側間膜の中で肝臓が発達するため，肝臓と体壁をつなぐ間膜（肝鎌状間膜）と，肝臓と消化管をつなぐ間膜（小網）に分かれる。背側間膜は，その中で膵芽が発達するとともに，胃では大網，小腸では腸間膜，大腸では結腸間膜を形成する。

　胸腔では間膜が消失せず左右に分かれたままで，その中で肺が発達する。左右の胸膜腔の間が縦隔といわれる空隙で，その中に存在する食道は自らを包む間膜を持たず脊柱に密着する。食道間膜という名称は，横隔膜を貫くあたりで後ろの大動脈，前方の横隔膜に関係したわずかな部位のみを指す。食道や気管の前で縦隔の中央を占めるのは，心臓とそれを包む心膜，心膜腔である。

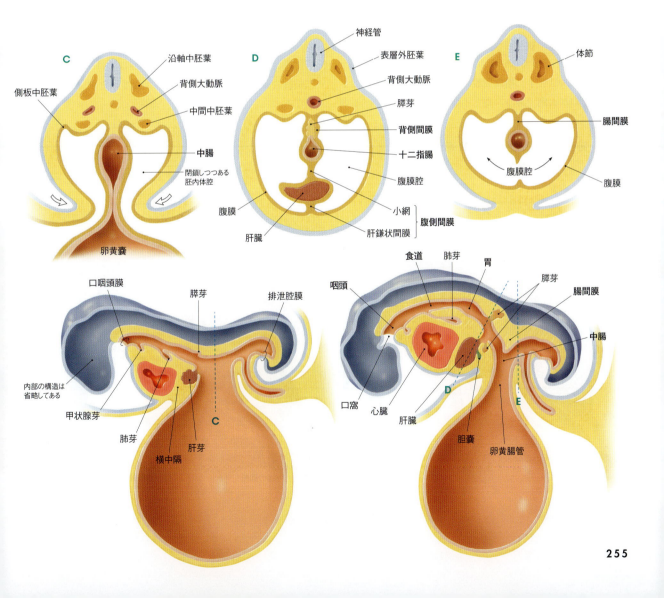

消化管　消化管と腹膜の発生

胃と腸は回転しながらそれぞれの位置に収まる

胃腸管は急速な成長に伴って移動しながら狭い空間に収まる。この過程を理解するには、消化管が伸長に伴い屈曲・回転することと、十二指腸が後壁に固定されるため背側間膜が上下に二分されることを念頭に置く必要がある。

胃は初め長軸まわり、次いで前後軸まわりに回転する

胃は、発生の初期においては前後の間膜により腹腔に宙づりになっている。腹側間膜は総胆管より下方が消失し、上方では間膜中に肝臓と腹側膵芽が発達する。背側間膜では背側膵芽と脾臓が発達する。やがて十二指腸が後壁に固定され、肝臓が右方に著しく発達することにより、胃の前後にあった間膜は左右に位置がずれる。つまり、胃の長軸を中心に、上から見て時計まわりに90度回転する。この結果、胃の前後に空間ができる。

次に、胃は、十二指腸の部位が固定されているため、余裕のある空間、すなわち左下方に屈曲することで成長を遂げる。その結果、胃は横たわり、左右の間膜は上下に配置される。つまり、胃の前後軸を中心に、前方から見て時計まわりに90度回転する。上の間膜が**小網**となり、総胆管を含んだ右端は**肝十二指腸間膜**となる。下の間膜が著しく発達したのが**大網**である。胃と小網の後ろは**網嚢**という空間をなし、肝十二指腸間膜の後ろ（網嚢孔）を通って入ることができる。なお、脾臓は胃の背側間膜で育つため、手術の際、大網ごと胃を引き出せば脾臓が現れる。

腸管は中腸動脈を軸として回転する

十二指腸下部（大十二指腸乳頭より肛門側）から横行結腸の近位2/3までは、**中腸動脈**（将来の上腸間膜動脈）支配の領域として発生する。横行結腸の遠位1/3から肛門管上部までは、**後腸動脈**（将来の下腸間膜動脈）支配の領域として発生する。

小腸と大腸は、中腸動脈を回転軸として反時計まわりに270度回転して正常の位置に収まる。回転とはいっても、臓器の発達に伴う相対的な位置変化の結果にすぎず、決して軸を中心にグルグル回るわけではない。十二指腸空腸曲が左上腹部に、回盲部が右下腹部に固定されていく過程に注目して見ていこう。

回転が始まる前、十二指腸空腸曲は回転軸（上腸間膜動脈）の上に、回盲部は下にある。これが0度である。次に消化管の伸長に伴い、十二指腸空腸曲は右に、回盲部は左に位置をずらす。つまり、軸を中心に90度回転したことになる。

112 **胃・腸管の形成（胎生5週〜11週）**（Moore原図を改変）

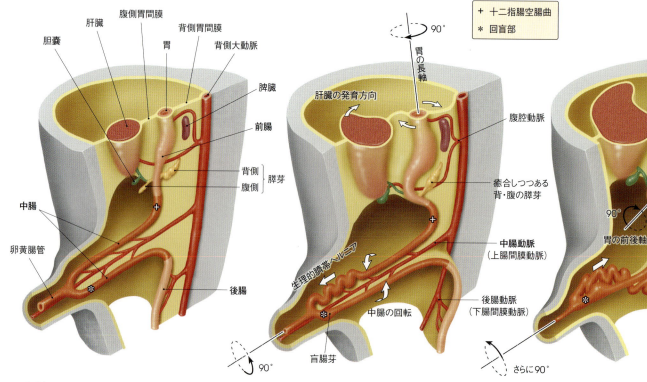

256

この時期，腸管の急速な発達に対して腹壁の発達が追いつかない。そのため腸管は臍帯中に一時脱出する。これを**生理的臍帯ヘルニア**という。腹壁の発達とともに腸管は自然に腹腔内に戻るが，腹壁が発達せず，内臓が脱出したまま薄い膜に包まれて生まれてくることがある。

腹壁が発達すると腸管は再び腹腔に戻る。このとき90度回転が加わり（計180度），十二指腸空腸曲は軸の下に，回盲部は上になる。その後の消化管の伸長に伴い，十二指腸回腸曲は左上に，回盲部は右上に位置する。これでさらに90度回転（計270度）したことになる。ついで回盲部は下に移動し上行結腸を作り，最終的に腹腔の右下に位置するようになる。

この結果，小腸は左上腹部から右下腹部にかけて存在し，大腸はそのまわりを取り巻く形になる。小腸の背側間膜は**腸間膜**となり，その根（腸間膜根）は左上腹部から右下腹部に固定される。大腸の間膜は，上行結腸と下行結腸では後壁に付くため消失する。横行結腸では**横行結腸間膜**，S状結腸では**S状結腸間膜**として残る。

腸の回転が起こらない異常がある。その場合，腹腔の右側を小腸，左側を大腸が占めることが多い。このような例で虫垂が左寄りに存在するのは当然であるが，虫垂間膜が回腸の前にあり異様な印象を受ける。

卵黄嚢は吸収され消失する

腸管が固定されていく過程で卵黄嚢は吸収され，胎生8週までにほぼ消失する。この吸収が正常に行われないと，中腸と卵黄嚢を連絡する**卵黄腸管**が残り，腸内容が臍部に染み出してくる。これを臍腸管瘻という。**メッケル憩室**は臍との連絡はないが，卵黄腸管の一部が残ってしまったもので，胃や膵組織などが入り込み，潰瘍を起こすことがある。

● 消化管の領域化

消化管が口腔から肛門までその構造と機能を変えながら消化・吸収・排泄を整然と行っている様子は驚嘆に値する。発生の過程でこの領域の決定に関わる様々な因子が明らかになっている。基礎となるのは，消化管の前後軸に沿って主に中胚葉に段階的に発現する数種類のホメオティック遺伝子（*Hox*遺伝子）であり，中胚葉と上皮との相互作用を介して領域が決定される。

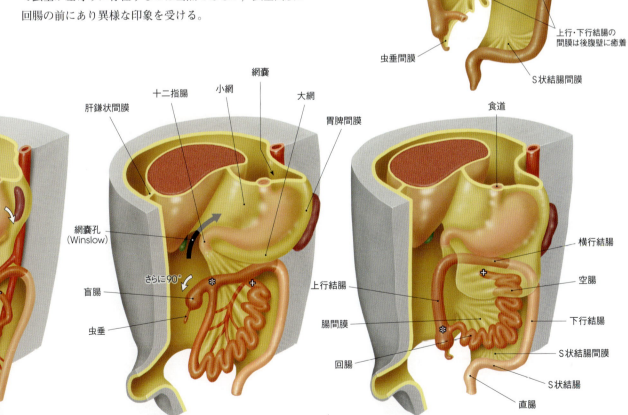

257

消化管　消化管と腹膜の発生

前腸と中腸の回旋に伴い，腸間膜に大きな変化が起こる

消化管は発生の過程で，間膜で宙づりにされたままのものと，後壁に密着して固定されるものとに分かれる。このことが他臓器との関係を複雑にしている。ここでは発生過程における間膜の変化と後壁への癒着の様子を追うとともに，CT画像を参考に各臓器の関係を理解しよう。

消化管の間膜の消長

十二指腸の下行部・水平部・上行部と，これらに密着する膵臓は後壁に固定されている。前項112に図示したように，ここは初め前腸の右側面にあたる部分であった。ところが，肝臓の右方への急速な発達に伴い90度時計まわりに回転し，後面に位置するようになり，そのまま後壁に押しつけられ癒着してしまう。

発生の過程で，腹膜で覆われた臓器どうしが癒合する際，相接する部分の腹膜は消失し，腹膜直下の密な結合組織が1枚の膜を作りあげる。これが**癒合筋膜**で，それぞれの臓器の血管や神経を区画している。十二指腸と膵臓においても，発達の程度の差はあれ，113に点線で示した癒合筋膜を確認できる。この膜を介して，十二指腸下行部は右腎門部に，十二指腸水平部と膵頭部は下大静脈に，十二指腸水平部と膵体部は腹大動脈にそれぞれ接する。

これらの臓器の前面では，間膜とも複雑に関係する。**横行結腸間膜**は，十二指腸下行部・膵頭部・膵体部の前縁に付く（59）。また，小腸を吊り下げている**腸間膜**の根部は，上腸間膜動静脈を含みながら十二指腸水平部を横切る。付着部の狭いすき間は腹膜を欠く。さらに，十二指腸下行部および膵頭部の一部では，その前面に横行結腸が接するため腹膜は欠如し，癒合筋膜が介在する。

上行結腸および下行結腸は，左右の後壁に癒合筋膜を介して密着する。したがって，間膜を持たない。上行結腸から右結腸曲にかけては右腎の下極に，下行結腸は左腎にそれぞれ密接する。右結腸曲は後壁に固定されている。左結腸曲は後壁に直に付くことはないが，第10～11肋骨の高さで横隔結腸ヒダにより横隔膜に固定されており，頂点は右結腸曲よりはるかに高い。

横行結腸の前を**大網**が覆う。大網は，もとは背側胃間膜であったところが，胃が長軸および前後軸まわりに回転した結果，下方に垂れ下がり，さらに発達して腸管の前面をエプロンのように覆ったものである。癒合筋膜を介して横行結腸間膜と癒着しているが（96），丁寧に剥離すれば両者を分離できる。

腹膜後器官とは

人体の重要な臓器は正中に集中し，互いに複雑に関係し合っている。胸部では縦隔，腹部においては腹膜後器官が存在する部位で，幽門平面transpyloric plane（35）の上下数cmの範囲に相当する。

腹膜後器官 retroperitoneal organ とは，壁側腹膜と後腹壁を構成する筋の筋膜との間に存在する器官で，腎臓，副腎，尿管，腹大動脈，下大静脈，胸管，交感神経幹，腰神経叢がその典型である。消化器の一部は，発生の過程で壁側腹膜に癒合し，二次的に腹膜後器官となる。十二指腸，膵臓，上行結腸，下行結腸がこれにあてはまる。

典型的な腹膜後器官に二次的な腹膜後器官が重なるため，これらの構造を立体的にイメージするのはなかなか難しいが，横断面で見ると最もわかりやすい。p.223のCT画像も参考になる。CT画像は横断面を下から見上げており，上が前，向かって右が被検者の左になる。問題の場所は血管に深く関わるから，血管に注目しながら見ていくのがよい。

CT画像 **C** はほぼtranspyloric planeでスライスされてお

113 腸間膜の変化と二次的腹膜後器官の形成

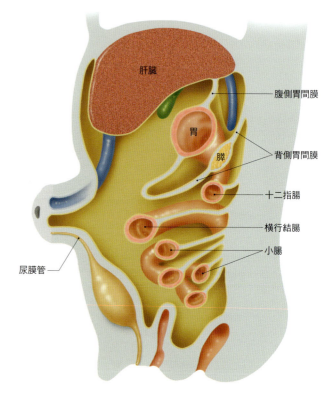

胎生3ヵ月頃

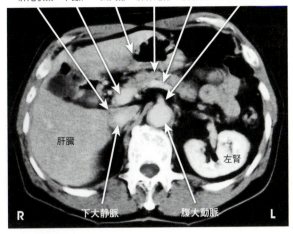

下図Cの横断面（transpyloric plane）

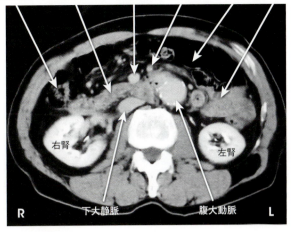

Dの横断面

り，幽門部を通る横断面である。右半分を肝臓が占め，膵臓は脊椎および大血管の前でそれらに巻き付くように弯曲している。膵体尾部の背側を脾静脈が走り，その下で腹大動脈から垂直に伸びるのが上腸間膜動脈の始まりである。門脈は膵体部の右にある。門脈の後ろには，肝臓の尾状葉に包まれるようにして下大静脈がある。門脈と下大静脈とのすき間が網嚢孔である。

Cより少し下の横断面がp.223のCT画像B，その下がAである。このページの記載を参考にして，血管を中心に各臓器の位置関係を確認しよう。

Dは最も下の横断面で，十二指腸の水平部がスライスされている。十二指腸水平部は上腸間膜動静脈と下大静脈に挟まれており，腹膜後器官であることが理解できる。その腹側に見えるのは横行結腸である。

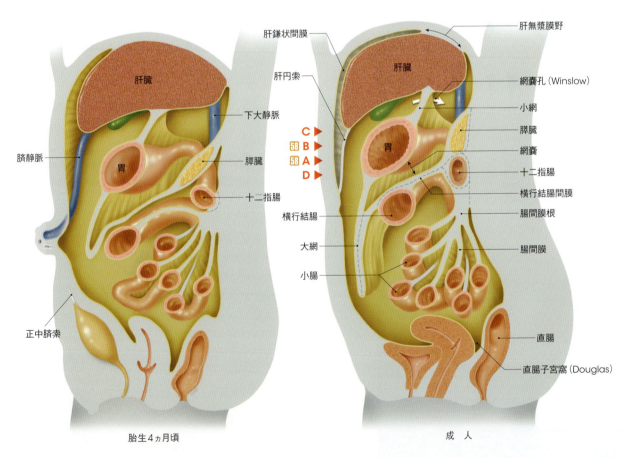

胎生4ヵ月頃　　　　　　　　　　　　成　人

259

4 肝・胆・膵

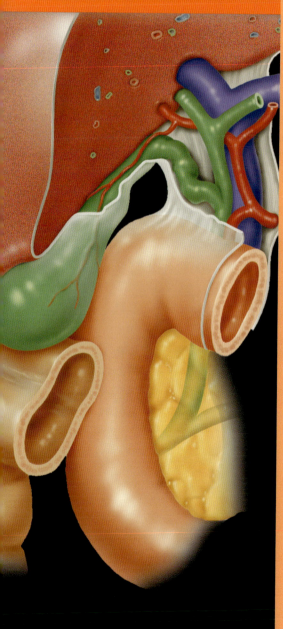

腹部内臓の概観
262 肝・胆・膵は，胃や脾臓とともに上腹部の大部分を占める

肝臓・胆嚢
264 肝臓は最大の実質臓器で，横隔膜直下にある
266 胆嚢は肝臓の下面にあり，胆汁を貯え濃縮する
268 肝臓は毛細血管の塊で，多量の血液を含む
270 直径1mmほどの肝小葉が無数に集まって肝臓をつくる
272 門脈血は類洞壁を通って肝細胞と出会い，活発な代謝が営まれる
274 肝臓には多くの免疫細胞が存在し，免疫器官としての働きは小さくない
276 肝炎は放置すればやがて肝硬変，肝癌へと進行する

代 謝
280 肝臓は代謝の中心的役割を担う
282 肝臓は糖をグリコーゲンとして貯え，必要に応じてグルコースを放出する
284 グルコースのエネルギー変換は解糖から始まる
286 異化の最終段階；ミトコンドリア内膜で大量のATPが生成される
288 体内の貯蔵エネルギーの大半は脂肪である
290 肝臓は脂肪の物流基地である
292 血漿蛋白質の大部分は肝臓でアミノ酸から合成される
294 血漿アミノ酸濃度は一定に保たれる
296 アルコールや多くの薬物が肝臓の酵素で代謝される
298 体内には3つのエネルギー貯蔵庫がある

胆 汁
300 肝臓は余剰コレステロールと老化赤血球から胆汁をつくる
302 胆汁の分泌は，小腸からのセクレチンとコレシストキニンによって促進される

膵 臓
304 膵臓は後腹膜に埋まっており，脊椎と大血管をまたいで脾臓に及ぶ
306 膵臓は多くの腺房からなる外分泌腺で，その中に内分泌細胞群が点在する
308 ランゲルハンス島は数種類のホルモン分泌細胞からなる内分泌組織である

膵 液
310 膵液には三大栄養素を分解する酵素がすべて含まれている
312 膵液はその分泌速度と電解質組成を巧妙に変えている
314 消化管ホルモンが膵液の分泌を調節している

血糖の調節
316 種々の調節機構によって血糖値は狭い範囲に保たれている
318 膵島ホルモンは互いの分泌を調節し合う
320 インスリンはグルコースの細胞内取り込みと利用を促進する
322 糖尿病はインスリンの分泌低下または作用低下によって起こる

肝・胆・膵の発生
324 肝・胆・膵は消化管の付属腺として発生する

［基礎知識］
278 生命活動は代謝によって支えられている

overview

腹部内臓の概観	● 上腹部の大半を占める肝臓。それに接する周囲臓器との関係を理解しよう。

肝臓・胆嚢 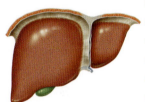	● 肝臓を包む腹膜の折り返しがつくる構造を理解しよう。 ● 網嚢という空間の広がりをイメージしよう。 ● 血管や胆管はどこを通って肝臓に出入りするか？ ● 胆汁の流れを制御している構造は何か？ ● 肝臓が膨大な毛細血管網の塊であることに注目して，肝循環の特殊性を理解しよう。 ● 肝小葉という構造単位と，それを構成する細胞について理解しよう。 ● どのような構造が肝細胞と血液の間の物質交換（代謝）を容易にしているか考えよう。

代　謝 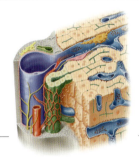	● 基礎知識として代謝（異化と同化）の概念，ATPの役割を確認しておこう。 ● 三大栄養素のすべてにおいて肝臓が代謝の主役を演じていることを理解しよう。 ● グルコースや脂肪，アミノ酸の供給臓器としての肝臓の重要性を認識しよう。 ● グルコースが代謝されてエネルギーに変換されていく過程を追ってみよう。 ● 糖と脂質，蛋白質の代謝経路は相互に乗り入れできるようになっている。その意義は？ ● 解毒や薬物代謝も重要な肝機能の1つ。多彩な肝機能の全体像を把握しよう。

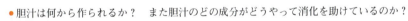

胆　汁	● 胆汁は何から作られるか？　また胆汁のどの成分がどうやって消化を助けているのか？ ● 胆汁は肝臓から常時分泌されているが，摂食時にのみ十二指腸に流出する。その仕組みは？

膵　臓 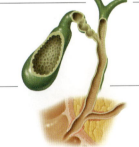	● 膵臓は後腹壁にへばりつくように横たわっている。背側を通る血管にも注意しよう。 ● 膵臓の実質は機能の異なる2つの部分からなる。それぞれを構成する細胞群とそれらの働きを整理しておこう。

膵　液	● 膵液の各成分はどの細胞から分泌されるか？　分泌を調節するホルモンはどこから来るか？ ● 管腔内消化において，膵液が最も重要な消化液であるといわれる理由を考えよう。 ● 膵液分泌の調節機構を，摂食から消化に至る時系列に沿って理解しよう。

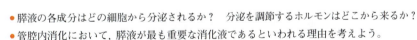

血糖の調節 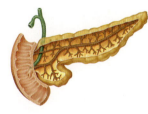	● 血糖値を上げるホルモンは複数あるのに，血糖値を下げるホルモンはインスリンのみ。どうしてだろう？ ● 肝細胞や骨格筋細胞は血中のグルコース量を一定に保つために，グリコーゲンの合成と分解を巧妙に調節している。その仕組みは？ ● 細胞内へグルコースを取り込む輸送体には，インスリンの影響を受けるものと受けないものがあることに注意しよう。 ● 血糖値（血中グルコース）がインスリンの分泌を調節している。その細胞内機序を理解しよう。

肝・胆・膵の発生	● 肝・胆・膵が十二指腸の付属腺として発生することを理解しよう。 ● 2つの膵芽は回転しながら合わさって後腹膜に埋まる。2本の膵管の運命にも注目しよう。

肝・胆・膵は，胃や脾臓とともに上腹部の大部分を占める

肝・胆・膵の腹部における位置 1

　腹腔 abdominal cavity は横行結腸を境として上腹部と下腹部に分けられる。肝・胆・膵は，胃や脾臓とともに上腹部の大部分を占める。

　肝・胆・膵は，消化管の付属腺として発生する(104)。肝臓と胆囊は消化管の腹側に生じ，膵臓は腹側と背側に生じるが，やがて消化管の回転に伴って，背腹の位置関係は左右に置き換わる(膵臓は腹側に生じた部分が背側に生じた部分に融合する)。したがって，肝・胆・膵の位置は十二指腸との位置関係を念頭に置くと理解しやすい。

　肝臓は主に右上腹部にある。肝右葉の前部は右結腸曲に接し，後部は腹膜後隙 retroperitoneum に存在する右腎ならびに右副腎に接する。肝臓の左端は左鎖骨中線の内側に達し，その後面は脾臓に接する。肝臓の大部分は肋骨によって守られているが，正中部付近では下縁の一部が右肋骨弓の下に現れる。このように上腹部の前面および右側面の大部分は肝臓が占める。左上腹部では胃が肝左葉に接する。**胆囊**は右鎖骨中線上で幽門の高さにあり，肝臓の臓側面にはまり込んでいる。

　膵臓は上腹部の背側にあって，十二指腸ループから左方に走り，脾門に達する。膵尾部は膵頭部よりやや高くかつ後ろにあって，膵臓や左腎の前に位置する。脾臓は肋骨に完全に覆われている。

CTでみた周囲臓器との関係 2

　CT画像でみると，肝・胆が右上腹部の腹腔を，胃，空腸，結腸，脾臓が左上腹部の腹腔を占めることがわかる。膵臓と腎臓は腹膜の後ろに位置する。❶の高さの横断面では，肝左葉が腹腔前部に，肝右葉が前部から後部にかけて広がり，これらがつくるC字型の中央部に肝門(総肝管，門脈枝)が位置する。それより下の❷の高さでは，胆囊が肝門の右前方にあって，肝右葉に密に接する(6)。❸の高さでは，胆囊体部が肝臓と十二指腸にはさまれている(7)。肝右葉の後面には右腎が接する。膵臓は，脊椎の前を走る下大静脈と大動脈の前方で，胃体部の後面に接してアーチを描いて横たわる。門脈と総胆管は膵頭部の後ろを走る。❶に膵尾部，❷に膵体部，❸と❹に膵頭部が写ることから，膵臓が尾部に向かって高い位置をとることがわかる。

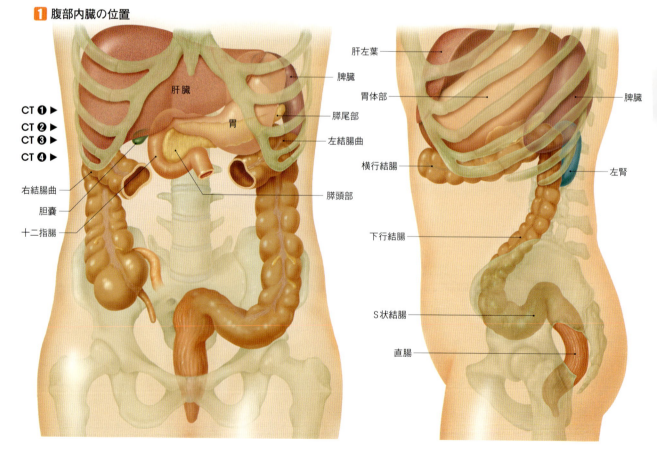

1 腹部内臓の位置

2 CTによる水平断
下方から見る。図の上が腹側，下が背側。各スライスの高さは **1** 参照

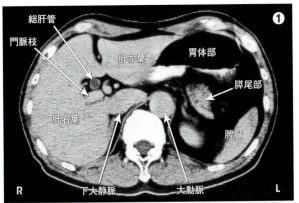

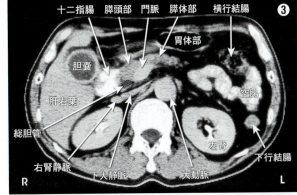

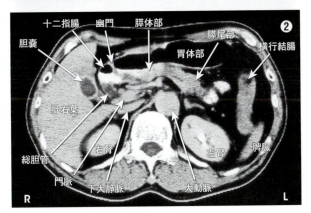

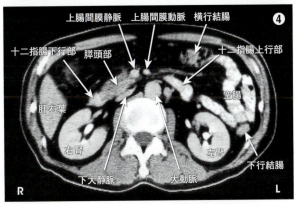

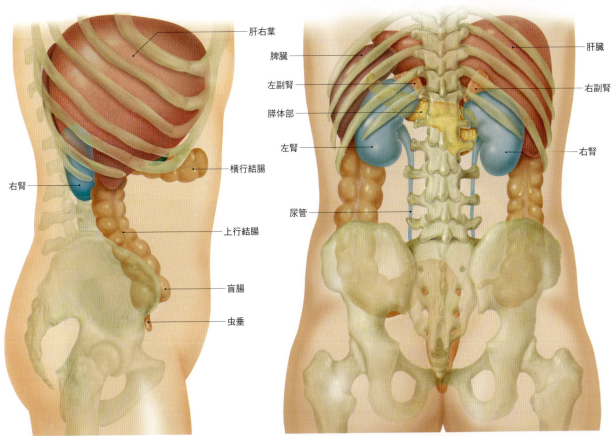

肝臓は最大の実質臓器で，横隔膜直下にある

肝臓は右上腹部を占める大きな臓器である

　肝臓は横隔膜に接して右上腹部を占める赤褐色の大きな臓器で，右葉と左葉からなる。前項 **1** でみたように，右鎖骨中線上では第5肋間から肋骨弓まで広がり，心窩部では肋骨弓の下に出て，その下縁は剣状突起・胸骨連結部より1手幅下に位置する。重さは成人男性で約1,500g，成人女性で約1,300gで，体重の1/40に相当する。小児では体重に比べ肝臓は重く，新生児では体重のほぼ1/20である。小児の腹部が膨らんで突出しているのは，肝臓（特に左葉）が相対的に大きいからである。

多くの臓器が肝臓に隣接する **3**

　肝臓の周囲には多くの臓器があり，肝臓はそれらの臓器によって作られる空間を埋めるように発育する。そのため，肝表面には隣接臓器による圧痕が生じる。食道は肝左葉後面を走り，左葉臓側面で胃に移行する。十二指腸は右葉前方で肝臓に接し，胆嚢の下に位置する。右結腸曲は右葉臓側面前部に，右腎ならびに右副腎は右葉臓側面後部に接する（**6**）。また肝臓の後面には無漿膜野があり，下大静脈を抱き込むことによって生じた深い溝を大静脈溝という。

門脈・肝動脈・胆管は肝門から，肝静脈は肝後面から出入りする

　門脈 portal vein，**肝動脈** hepatic artery および **胆管** bile duct が，肝右葉の臓側面後方に位置する **肝門** porta hapatis から肝臓に出入りする。門脈と肝動脈はともに肝門で左右の枝に分かれ，左葉と右葉に向かう（**7**）。肝臓に入る神経はTh7〜10の交感神経（腹腔神経節でシナプスを代えた節後線維），左右迷走神経（節前線維）と右横隔神経（知覚線維）で，これらは肝動脈と胆管に付随して肝臓に入るが，門脈にも枝を与える。肝臓からの静脈血は左，中，右の3本の **肝静脈** hepatic vein に集められ，肝臓の後面から出てすぐに下大静脈に流入する。そのため肝静脈は肝外部を走る区間を持たない。

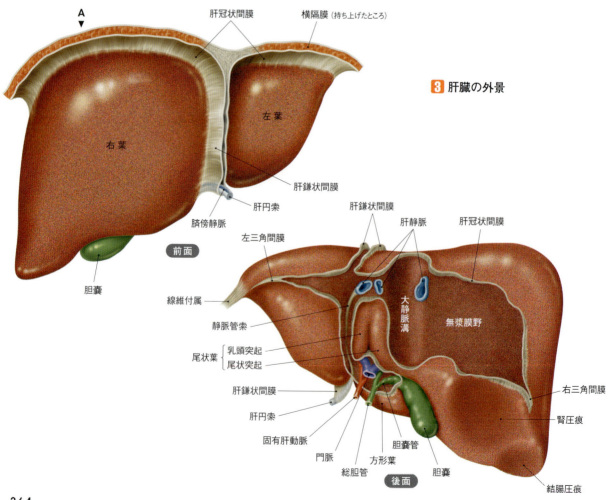

3 肝臓の外景

肝臓の大部分は腹膜で包まれる 4

　肝表面の大部分は腹膜で包まれる。この臓側腹膜は折り返して横隔膜を覆う壁側腹膜に移行する。折り返しのヒダは肝臓の前面で**肝鎌状間膜**falciform ligamentを形成する。間膜下縁には臍静脈の遺残である**肝円索**round ligament of liverが含まれる。肝円索は臍から肝下縁に向かって走り，門脈左枝に合する。肝円索に随伴する**臍傍静脈**は，門脈と臍周囲の静脈を結び，門脈圧が亢進した際には側副血行路となる。門脈左枝からはさらに胎生期の静脈管の遺残である**静脈管索**が起こり，左肝静脈の下大静脈への連結部につながる。解剖学的な左葉と右葉は，前面では肝鎌状間膜，下面では肝円索，後面では静脈管索によって区分される。

　成人では右葉は左葉の約6倍の大きさであるが，幼児では約3倍である。下面にみられる小さな**方形葉**quadrate lobeと**尾状葉**caudate lobeは右葉に属する。方形葉は左を肝円索，後ろを肝門，右を胆嚢窩で囲まれ，尾状葉は左を静脈管索，右を下大静脈によって境される（6）。

　肝鎌状間膜は肝上面で左右に分かれて**肝冠状間膜**coronary ligamentとなる。この間膜が横隔膜を覆う壁側腹膜へと折り返す際に，肝臓が腹膜に覆われずに露出した**無漿膜野**bare areaができる。ここで肝臓はじかに横隔膜と癒着し，血管による交通がみられる。肝冠状間膜は左右に分かれ，**左三角間膜**は線維付属となって終わり，**右三角間膜**の後ろの折り返しは肝腎ヒダとなる。

　肝臓の臓側面を覆う臓側腹膜は，肝門と胃をつなぐ**小網**lesser omentumに連続する。小網の右自由縁が**肝十二指腸間膜**で，門脈，肝動脈および胆管を含む。肝十二指腸間膜の後ろに開く**網嚢孔**（Winslow孔）は，小網の後ろに広がる網嚢前庭への入口である。**網嚢**omental bursaは，上に向かっては下大静脈と食道の間を通って肝臓の下に達する上陥凹を，下に向かっては胃と横行結腸の間から大網の付着部に達する下陥凹を，左に向かっては左胃動脈が通る胃膵ヒダと肝動脈が通る肝膵ヒダからなる網嚢峡部をくぐり抜けて脾に達する脾陥凹を作る。また，臓側腹膜が右腎と副腎の上位で折り返して壁側腹膜に移行する際，**肝腎陥凹**を作る 5。仰向けに寝ている患者ではこの部が最も低くなるため，腹腔滲出液や膿が溜まりやすい。腹膜炎の治癒過程で膿がここに残り横隔膜下膿瘍となることがある。

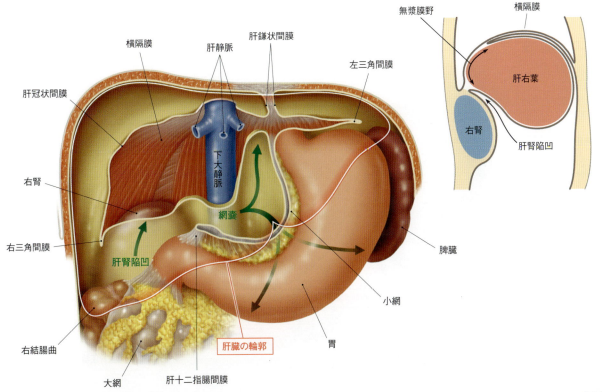

4 肝臓を取り去って腹膜腔の広がりを見る

5 肝腎陥凹（3Aの矢状断面）

胆嚢は肝臓の下面にあり，胆汁を貯え濃縮する

胆管と血管は肝門を通って肝臓に出入りする 6

肝臓を下から見ると，H字形の溝によって4つの肝葉（左葉，右葉，方形葉，尾状葉）が区分される。中央を横に走る溝が肝門で，胆管，門脈，肝動脈はここから肝臓に出入りする。左の溝は肝円索と静脈管索を含み，右の溝の前部には胆嚢が，後部には下大静脈がはまり込む。静脈管索は，胎生期に胎盤からの血流を肝臓で短絡させる静脈管の名残りである（103）。右後ろの溝は不完全なため，尾状葉と右葉は連続する。なお，溝のところでは腹膜を欠く。

胆嚢は胆汁を貯え濃縮する 7 8

胆嚢 gallbladder は洋梨形の薄い袋で，肝右葉前部のくぼみ（胆嚢窩）にはまっている。長さ10cm，幅3〜4cmで，30〜50mLの液を入れる。底部，体部，頸部に区分される。体部が頸部に移行する漏斗部にはハルトマン嚢 Hartmann's pouch と呼ばれる小さなふくらみがあり，胆嚢結石が嵌入しやすい。頸部はS字状に屈曲して胆嚢管 cystic duct につながる。胆嚢管の粘膜はラセンヒダ spiral valve of Heister を形成し，胆汁の出入りを調節する。

胆嚢粘膜はうね状に隆起した粘膜ヒダを形成し，肉眼では多角形の紋理として見える。粘膜上皮は1層の丈の高い円柱上皮細胞からなり，微絨毛を有する。腎近位尿細管上皮と同様の機構で塩類と水を吸収し，胆汁を濃縮する（G7）。吸収された物質は上皮細胞間隙を通り粘膜固有層の豊富な毛細血管網に入る。粘膜筋板と粘膜下組織はない。

健常者の40％，胆嚢炎患者の80％にロキタンスキー・アショフ洞 Rokitansky-Aschoff sinus がみられる。これは上皮が粘膜固有層や筋層にまで落ち込んだもので，胆嚢壁が過伸展と収縮によって脆弱化した結果生じると考えられる。肝側の漿膜下組織には直径0.3mm以下の胆管構造を持つルシュカ管 Luschka's duct がみられる。これは胎生期の名残りで，肝内胆管につながり胆嚢内腔には開かない。

胆汁の流れは括約筋によって調節される

肝内の胆汁を集めた左右の**肝管** hepatic duct は，肝臓から出て1cmのところで合流して**総肝管**となり，さらに2cm下ったところで**胆嚢管**と合流する（三管合流部）。胆嚢管と総胆管，また固有肝動脈と胆嚢動脈の識別は外科手

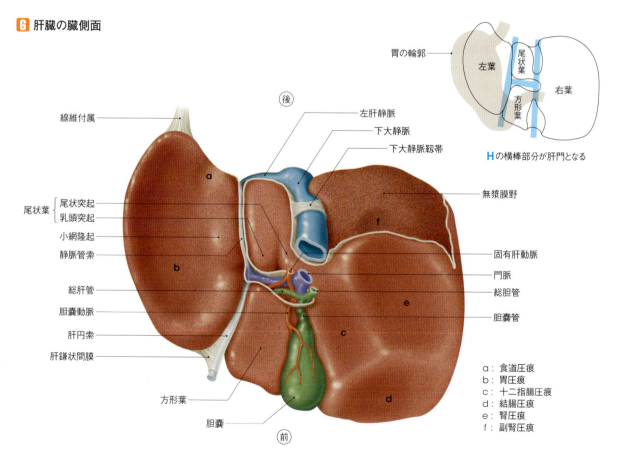

6 肝臓の臓側面

a：食道圧痕
b：胃圧痕
c：十二指腸圧痕
d：結腸圧痕
e：腎圧痕
f：副腎圧痕

Hの横棒部分が肝門となる

術の際に重要である．後者について言えば，胆嚢動脈は**カロー三角** Calot's triangle の中を通り，また胆嚢頸部前面にある前哨リンパ節の直下を通ることが目印となる．三管合流部より十二指腸乳頭部までが**総胆管** common bile duct で，長さ約8cm（膵実質内を通過する約3cmを含む），直径6〜7mmである．総胆管は**肝十二指腸間膜**内を走り，十二指腸球部の後ろを通って膵臓に入り，十二指腸下行部の内後方で膵管と合流し十二指腸内腔に開口する（71）．

胆管上皮は円柱上皮で，杯細胞を含まない．上皮にはビール嚢 sacculi of Beale と呼ばれるくぼみや胆管周囲腺が開口する．十二指腸の壁を貫く前後の総胆管，主膵管，および両者が合流した共通管（**膨大部**）では平滑筋が発達し，**オッディ括約筋** sphincter of Oddi と呼ばれる．Oddi 括約筋の運動は消化管運動の一部を構成し，神経やホルモンの調節を受けながら，胆汁と膵液の流れを制御する（68 89）．比較解剖学的にみて，胆汁を濃縮する必要がなく胆嚢を持たない草食動物では Oddi 括約筋が発達しないことから，胆嚢は括約筋の収縮によって胆路の内圧が高まる場合にそれを調節する装置として役立つものと考えられる．

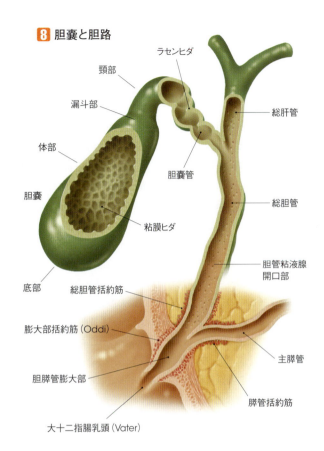

8 胆嚢と胆路

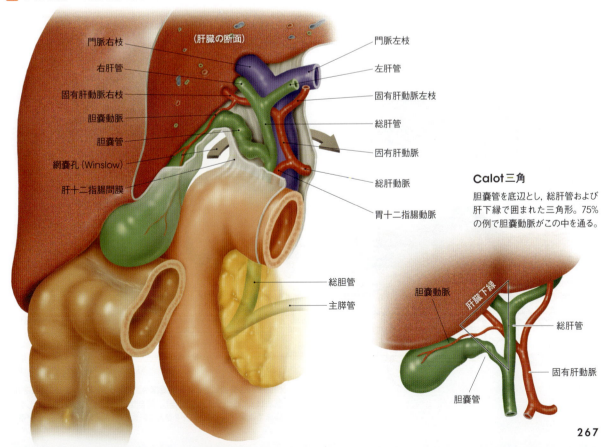

7 小網を開いて肝門部を見る

Calot三角
胆嚢管を底辺とし，総肝管および肝下縁で囲まれた三角形．75%の例で胆嚢動脈がこの中を通る．

肝臓は毛細血管の塊で，多量の血液を含む

肝機能は特異な肝循環の上に成り立つ

　肝臓は，腸管で吸収された栄養素を取り込んでグリコーゲンとして貯えたり，アルブミンやリポ蛋白質に合成しなおして血中に放出するといった代謝機能を営む．また，アンモニア，エンドトキシン，薬物などを解毒・排泄して，全身の内部環境維持に重要な役割を果たす．肝機能を評価する指標として血液生化学検査値が用いられるのは，血液成分の多くが肝臓で合成されたり調節されるからである．

　このように肝機能と腸管からの門脈血流とは密接な関係にあり，それゆえ門脈は**機能血管**と呼ばれる．血管構築からみると，肝臓は門脈がつくる膨大な毛細血管（類洞）網の塊といえる❾．さらに肝臓には，酸素や栄養を供給する**栄養血管**としての肝動脈が入る．門脈の酸素含有量が$75\mu M$であるのに対し，肝動脈のそれは$135\mu M$である．

　肝臓の血流量は平均$1,400mL/min$で，これは心拍出量の25％以上にあたる．肝臓は代謝の中心であり，特にエネルギー源を糖質に依存する脳にとっては重要な存在であるため，出血などによって全身の循環血液量が減少すると，肝血流量を保つべく，全体に対する肝血流量の比率が上昇するよう循環調節される．全肝血流量のうち門脈から70％，肝動脈から30％が供給される．肝循環は，このように静脈性の門脈血流が優位の**低圧循環系**であり，また門脈と肝動脈の二重支配を受けることが特徴である．

肝内血管系の構造

　門脈は肝門部で左右の枝に分かれ肝内に入る．左右の枝の分布域に従って，肝臓は機能的左葉と右葉に分かれる．両葉の境界線である**カントリー線**Cantlie's lineは胆嚢窩と下大静脈の中央を結び，肝鎌状間膜より3〜4cm右に位置する．両葉はさらに血管分岐に従って**肝区域・亜区域**❿に分けられる．これらは肝臓の部分切除の際に重要となる．

　肝内門脈は，肝門部から各部へ血流を導くconducting veinと，その末梢で肝実質に血流を分配するdistributing veinからなる．前者は**葉間門脈，区域門脈**および**小葉間門脈**に区別される．後者は直径$400\mu m$以下の小葉間門脈であり，**門脈前終末枝**preterminal portal venuleとそれより遠位の**門脈終末枝**terminal portal venuleからなる．distributing veinからは短い**導入血管**inlet venuleが何本も並列的に

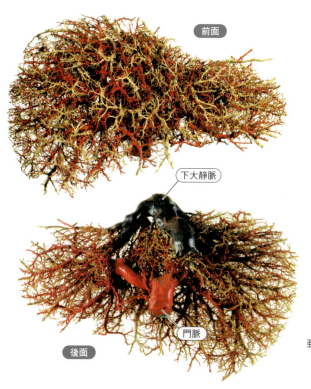

❾ **肝臓の血管鋳型標本**　赤色は門脈，黄色は肝静脈

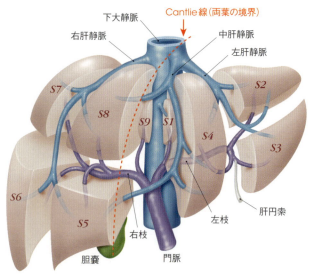

❿ **肝区域（Couinaud分類）**

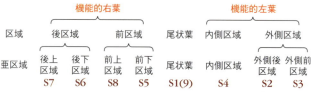

門脈の枝の分布による機能的な区分．機能的右葉・左葉は，それぞれ門脈右枝・左枝の分布域に相当し，解剖学的な右葉・左葉とは一致しない．臨床では尾状葉（S1とS9）をひとつにまとめ，8区域に分けることが多い．

出て**類洞** sinusoid につながる⑪。類洞は**中心静脈** central vein に収束し，**小葉下静脈** sublobular vein を経て肝静脈となり，肝臓を出て下大静脈に注ぐ。

肝動脈は胆管に沿って走り，**胆管周囲毛細血管叢** peribiliary plexus ⑫ を形成した後，小静脈 draining venule となって小葉間門脈ないしは導入血管に注ぐ⑭。肝動脈の枝が類洞に直接注いだり門脈に短絡することはあまりない。動脈血は元来胆管を含むグリソン鞘を栄養するものであり，それらを灌流した後に静脈血として門脈に合流するが，その静脈血はなお十分な酸素を含んでおり，肝細胞にとって門脈血のみでは不足する酸素を補う。

低圧系としての肝循環

門脈圧は肝門部で10〜15cmH$_2$O，肝静脈が下大静脈に開口する部位で2〜4cmH$_2$Oである。このように小さな血圧較差で，肝臓のように大きな臓器を灌流する血流量を保てるのは以下の理由による。

①門脈は静脈の性質として小さな循環抵抗を持ち，また類洞の抵抗も小さい。②肝外門脈は自動運動能を持ち，"第2の心臓"と呼ばれるくらい収縮力が強い。③高圧系の臓器では動脈が分岐により徐々に細くなって毛細血管となるのに対し，肝内門脈では類洞につながる導入血管が門脈前終末枝から並列的に出る。

なお，門脈は発生学的に一次静脈（腸管の腹側にできる）に由来し，二次静脈（腸管の背側にでき，動脈に伴行する）に由来する通常の静脈とは薬物に対する反応性が異なる。

肝血流の調節機構

①**血管作動性物質**：門脈前終末枝の遠位部は比較的広い範囲（約300μmの長さ）にわたって血中の血管作動性物質（エンドセリンなど）に反応して強く収縮し，肝実質への血流分配を調節する。⑪

②**buffer response**：門脈血流量は腸管循環血液量によって決まり，腸管活動が盛んな消化・吸収時に増加し，体運動時に減少する。門脈血流量が減少すると肝局所でアデノシンが産生され，それを介して肝動脈血流量が増加して肝臓の総血液量が保たれる。一方，門脈血流はグリソン鞘領域の循環には関与せず，肝動脈血流が減少しても，それを補うように増加することはない。

③**自律神経**：交感神経が肝動脈および門脈の平滑筋に分布する⑭が，門脈への収縮効果は弱い。また，肝循環量は立位で減少するが，これは交感神経の作用による。

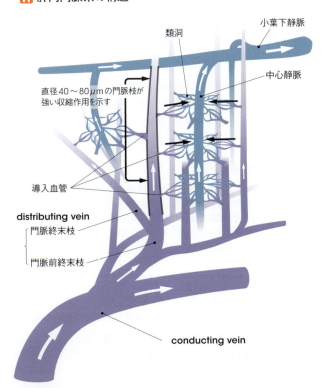

⑪ 肝内門脈系の構造

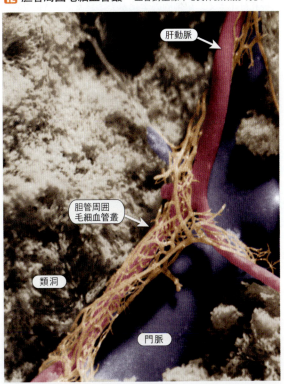

⑫ 胆管周囲毛細血管叢　血管鋳型標本を実体顕微鏡で見る

直径1mmほどの肝小葉が無数に集まって肝臓をつくる

肝組織の構造単位は肝小葉である⑬

肝小葉 hepatic lobule は直径1〜2mm、長さ1〜2mmの6角柱ないし多角柱のまとまりで、肝組織の構造単位をなす。肝小葉の中心を中心静脈が走り、そこから周囲に肝細胞索が放射状に並ぶ。6角柱の角にはグリソン鞘（**門脈域** portal tract）が配置される。隣接する肝小葉は連続し、境は明瞭でない。1つの肝小葉は約50万個の肝細胞を含み、その肝小葉が約50万個集まって肝臓が作られる。

肝細胞索 hepatic cell plate ⑭は5歳くらいまでは2細胞の厚さであるが、以後は1細胞性となる。成人の肝臓で2細胞性やロゼット状に見える部分は、再生によってできたことを示す。肝細胞索は1本あたり20〜25個の肝細胞からなり、分岐・吻合して海綿状の構造を作る。血液はグリソン鞘から中心静脈に向かい、胆汁は肝細胞索に沿って**毛細胆管**⑯をグリソン鞘に向かって流れる。

肝小葉は中心帯、中間帯、周辺帯に区分される。周辺帯の肝細胞にはグルコース6-ホスファターゼやコハク酸脱水素酵素が多く、中心帯ではNADPH依存性酵素が多く薬物代謝能が高い。小葉内でこのような部位差が生じる理由として、周辺帯で生まれた肝細胞が分化・成熟しつつ中心静脈に向かって移動するためとも、単に肝細胞の機能が微小環境の違いによって可逆的に修飾されているにすぎないともいわれる。また、周辺帯では中心帯に比べ、類洞内皮の篩板孔は小さく、星細胞の突起が太くビタミンA貯蔵能が大きく、クッパー細胞の貪食活性が高い。

グリソン鞘 Glisson's sheath は小葉間胆管、肝動脈、門脈、リンパ管が通る結合組織で、線維芽細胞、樹状細胞ならびに少数のリンパ球を含む。さらに、血管壁に沿って神経が走る。

類洞は物質交換が効率良く行われるようにできている

類洞 sinusoid は肝細胞索の間を走る毛細血管で、小葉周辺帯では網目状に、中心帯では直線状に走る傾向がある。類洞を流れる血液と肝細胞との間で効率良く物質交換を行うための様々な工夫がみられる。

①肝細胞は類洞面に基底膜を欠く。

②肝細胞は類洞面に多数の微絨毛を持つ。また一般の外分泌腺と異なり、ただ2つの細胞が腺腔（毛細胆管）を囲む。そのため、肝細胞の類洞に接する面積は全表面積の約70％にも達する。

③類洞内皮は隔膜のない**篩板孔**を多数持ち、基底膜を欠く。肝細胞と類洞壁の間の**ディッセ腔** space of Disse では、間葉細胞である星細胞がコラーゲン線維などの細胞外マトリックスをごくわずかしか産生しない。

④類洞の直径は約10μmと毛細血管よりやや太く、また圧較差が小さい（門脈終末枝で6〜7cmH$_2$O、中心静脈で2〜3cmH$_2$O）。そのため血流速度が遅い（400μm/sec）。

このように物質交換効率を追求した類洞壁の構造は、反面、ディッセ腔への水や蛋白の過剰な漏出の危険がある。しかし、類洞抵抗が通常の毛細血管の約1/10と低いために、血流量の多少の増加では類洞圧は低く保たれ、腹水の生成につながるような過剰な漏出は起こらない。

このほか、腸管から門脈血流に乗って流入する異物や腫瘍細胞を全身循環に入る手前で除くために、血管内にマクロファージ（クッパー細胞）やナチュラルキラー細胞（ピット細胞）が常在するのも類洞の特徴である〔p.274参照〕。

● **ディッセ腔の新しい定義**

従来の定義では、ディッセ腔は類洞内皮細胞と肝細胞の間のスペースを指し、そのスペースに星細胞が存在すると考えられてきた。これに対し、類洞内皮細胞と星細胞の複合体（両者は基底膜成分によって密着していて、その間に空隙はみられない）と肝細胞の間のスペースをディッセ腔とする新しい定義が提唱されている。

肝臓は体内で最も大きなリンパ生成源である

肝臓は全リンパの15〜20％、胸管リンパの25〜50％を生成する。肝リンパは蛋白含有量が血漿の85〜95％と高く、また細胞成分（80％はリンパ球で、残りはマクロファージないし樹状細胞）も多い。

⑬ **肝小葉**

15 肝細胞索の光顕像

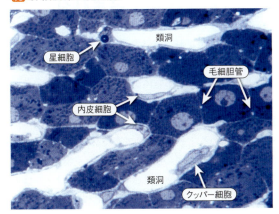

16 毛細胆管（ゴルジ染色）

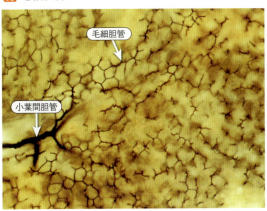

　肝リンパの始まりとなるディッセ腔には，肝細胞の微絨毛，少量の細胞外基質（Ⅰ，Ⅲ，Ⅳ型コラーゲン，ラミニンなど）や神経が存在する。ディッセ腔で生成された蛋白含有量の高い肝リンパは，グリソン鞘と肝実質の間の**モール腔** space of Mall に達した後，グリソン鞘の線維芽細胞突起が作る蜂巣状構造の空間を通ってリンパ管起始部に入る。リンパ管は，小さなグリソン鞘では肝動脈に付随し，大きなグリソン鞘では門脈や胆管にも付随する。胆管周囲毛細血管叢で生成された低蛋白のリンパが加わって若干希釈された後，肝動脈に沿うリンパ節や腹腔リンパ節に流入する。門脈圧が亢進して類洞血の血漿がディッセ腔へ無制限に出ると，リンパ量が増加し，肝内リンパ管につながる被膜リンパ管から滲出して高蛋白の腹水が生じる。

　神経については，無髄の副交感神経（迷走神経）と交感神経が肝動脈と門脈の血管平滑筋に分布する。交感神経はさらに類洞に沿って肝実質に入り，肝細胞や星細胞とシナプス（サブスタンスPなどを伝達物質とする）を作る。肝細胞のグリコーゲン分解を促すが，神経による肝機能調節作用は大きくない。肝硬変では類洞に沿う神経が消失する。

14 肝細胞索

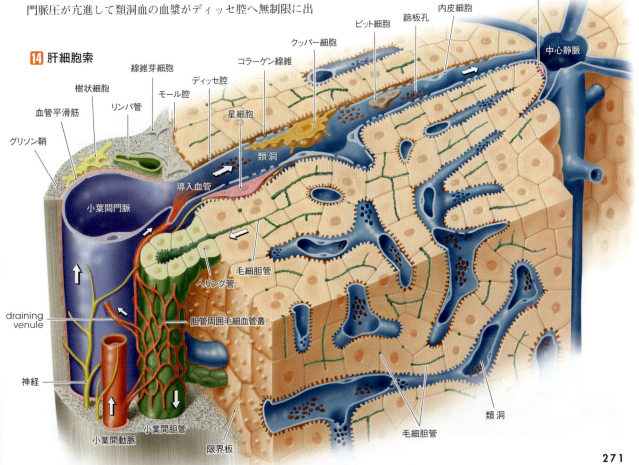

門脈血は類洞壁を通って肝細胞と出会い，活発な代謝が営まれる

肝実質は肝細胞と4種類の類洞細胞（内皮細胞，クッパー細胞，星細胞，ピット細胞）からなる。肝容積に占める比率は肝細胞78%に対して類洞細胞6%（残り16%は細胞外マトリックス）であるが，数の上では後者が30〜35%を占める。

肝細胞 hepatocyte 17

代謝や胆汁産生といった肝臓の主要な機能を担う実質細胞のことを「肝細胞」と呼んでいる。直径30〜40μmの多面体の細胞で，各小器官に局在する1,000種以上の酵素によって多様な代謝機能を営む。

細胞膜には極性があり，胆管側の細胞膜は直径0.5〜2.5μmの**毛細胆管** bile canaliculus を形成し胆汁成分を分泌する（外分泌）。類洞側の細胞膜は，血液からの物質の取り込みと肝細胞で合成された物質の血中への分泌（内分泌）にあずかる。毛細胆管の両側は結合複合体で閉じられ，管腔には微絨毛が突出し，管腔周囲のアクチンフィラメントの収縮によって胆汁の流れを作る。肝細胞どうしはギャップ結合によって細胞間コミュニケーションをはかる。グリソン鞘に面する1層の肝細胞は**限界板**と呼ばれ，不規則な微絨毛をモール腔に向かって伸ばす(14)。

核は大きく，出生時にはほとんどが1核であるが，成人では約25%の細胞が2核である。旺盛な蛋白合成能を反映してゴルジ装置や粗面小胞体が発達する。互いにつながる約50個のゴルジ装置が毛細胆管近傍や核周辺に存在する。脂肪酸代謝を反映してペルオキシゾームがみられ，エネルギー代謝に関わるミトコンドリアも豊富である。薬物代謝，脂質代謝，脂溶性物質の分解・解毒を行う**滑面小胞体**は，特に小葉中心帯の肝細胞に発達する。ライソソームは毛細胆管周辺に多くみられる。**グリコーゲン顆粒**は，飢餓により小葉中心帯から消えてゆき，摂食により小葉周辺から出現する。肝細胞膜ではグルコースの通過は自由になされ，インスリンを必要としない。

通常，肝細胞の増殖力は非常に低いが，広汎な肝障害や肝切除により旺盛な肝再生が起こる。肝臓を約2/3切除すると，残った肝臓が肥大し，2〜3週後にはほぼ元の大きさに戻る。肝障害があまりに広汎であったり，何らかの理由で肝細胞の増殖が阻害された状況下では，肝細胞と胆管の連結部である**ヘリング管** canal of Hering 18 の上皮細胞が肝細胞に代わり活発に増殖する。ヘリング管の上皮細胞は血管側に基底膜を持ち，3〜6個の細胞で管腔を囲んで

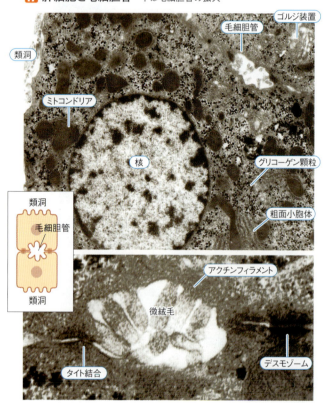

17 肝細胞と毛細胆管　下は毛細胆管の拡大

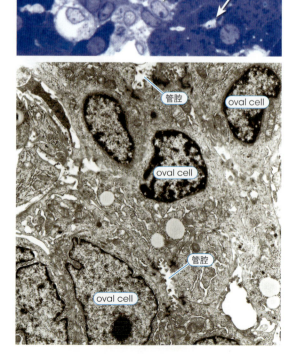

18 ヘリング管　下は増殖したoval cells

いる。oval cellとも呼ばれ、肝細胞にも胆管上皮細胞にも分化しうる肝臓の幹細胞とみなされている。

類洞内皮細胞 endothelial cell [19]

内皮には直径150nmの小孔が集合した**篩板**sieve plateがあり、内皮表面の6〜8％を占める。小孔は隔膜を欠き、基底膜も不完全であるため、類洞とディッセ腔は直接つながり、溶解した物質は自由に行き来できる。小粒子も、血球通過時に生じる類洞壁へのマッサージ効果によって小孔を通り抜ける。小孔の総面積は中心帯のほうが大きい。

類洞内皮細胞は、細胞表面に接着分子のICAM-1や補助刺激分子のCD80、CD86を発現しており、抗原提示能を持つ。肝臓移植に際して抗原提示細胞としての機能を果たしており、移植後早期の拒絶反応や炎症反応に対する治療の標的細胞と考えられている。また、スカベンジャー機能を持ち、ヒアルロン酸やカルミン色素を旺盛に取り込む。

星細胞 hepatic stellate cell（脂肪摂取細胞；伊東細胞） [20]

ディッセ腔に存在する唯一の間葉細胞で、線維芽細胞と同系列に属するが、コラーゲンなどの細胞外マトリックスの産生は生理的にはわずかである。発達した粗面小胞体と**ビタミンA**を含む脂質滴が特徴である。1つの細胞が60〜140μm長にわたって類洞周囲に突起を伸ばして取り巻いており、毛細血管にみられる周皮細胞に似る。類洞壁を補強するが、平滑筋アクチンを持たず収縮力が弱いため、生理的には血流調節に関与しない。肝障害が続くと、星細胞は活性化して筋線維芽細胞様に変化し、I・III型コラーゲンなどの細胞外マトリックスを産生して線維化をもたらす。同時に平滑筋アクチンが発現し、類洞を収縮させる。

肝臓は全身のビタミンAの90％以上を貯蔵する。カイロミクロンとして肝細胞に取り込まれたレチニルエステルは、レチノールに分解され、肝細胞が合成するレチノール結合蛋白と結合して星細胞に受け渡され、再びレチニルエステルとなって脂質滴に貯蔵される。

● 肝星細胞研究の進展

肝星細胞にはビタミンAの貯蔵、細胞外マトリックスの合成・分泌以外にもさまざまな機能があり、肝臓の疾患に関連していることがわかってきた。たとえば、肝星細胞はサイトグロビンという蛋白質を発現している。サイトグロビンはヘモグロビンやミオグロビンと同様に酸素と結合する蛋白質であり、現在その機能の解明が進められている。また、老化肝星細胞の肝発癌との関連も注目されている。

[19] **類洞内皮細胞**　上：透過電顕，下：走査電顕で見た篩板

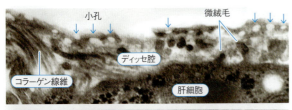
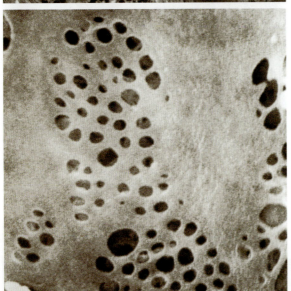

[20] **星細胞**　上：ゴルジ染色，下：透過電顕像

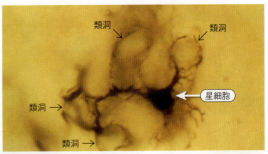
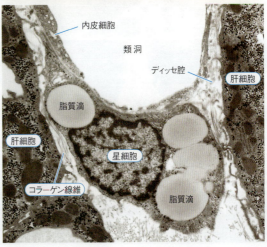

肝臓には多くの免疫細胞が存在し，免疫器官としての働きは小さくない

クッパー細胞 Kupffer cell（星状大食細胞） 21

　肝類洞内に常在するマクロファージである。卵黄嚢由来の前駆細胞が肝臓に定着し，分化・増殖する。

　門脈血には腸管から侵入した抗原やエンドトキシンなどの細菌成分が含まれる。クッパー細胞は，これらが心臓に入って全身をめぐる前に肝臓で取り除くスカベンジャーの役割を果たす。また，老化赤血球の処理にもあたる。

　クッパー細胞は細胞質突起で異物を捕らえ，ライソソームの水解酵素で細胞内消化する。しかし，絶えず流入する異物を貪食するたびに強い炎症反応を生ずることは，生体にとって好ましくない。そこで，クッパー細胞の抗原提示能は低く，また脾マクロファージと比べ炎症性サイトカインの産生能も低く抑えられている。炎症時にはインターフェロンγやインターロイキン（IL）12の作用により局所で増殖・活性化し，末梢血から供給される単球由来マクロファージとともに，種々のサイトカインや活性酸素を放出して肝障害を引き起こす。

　肝臓は免疫寛容を誘導する臓器である。そのため，肝移植は他臓器の移植に比べ拒絶されにくく，また門脈から肝臓に流入する抗原に対しても免疫寛容が生じる。これらの現象にクッパー細胞が関与するといわれる。

ピット細胞 pit cell 22

　肝臓に常在するナチュラルキラー（NK）細胞である。骨髄に由来し，肝類洞に定着して分化する。

　末梢血や脾臓のNK細胞よりも活性が高く，大腸癌細胞のようなNK非感受性の細胞に対しても傷害作用を示す。顆粒とrod-cored vesicleが特徴的である。IL-2はNK細胞を活性化し抗腫瘍作用を増強することから，抗癌剤などと組み合わせて肝癌治療への応用が期待される。このほかにNKT細胞（NK細胞とT細胞の両方の形質を持つ）も肝臓に多

21 クッパー細胞　下は赤血球を貪食しているところ

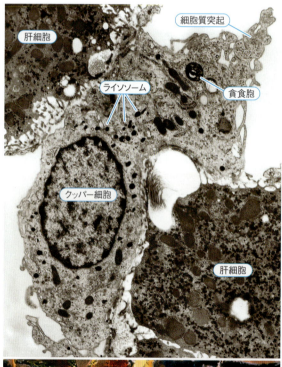

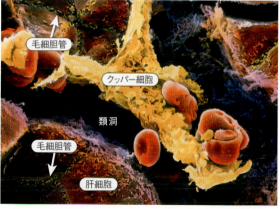

22 ピット細胞

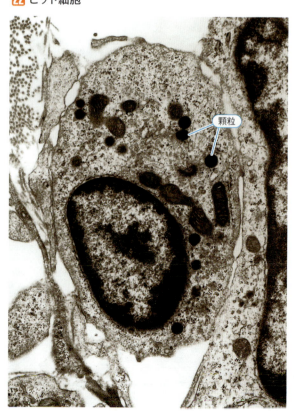

く存在する。NK細胞やNKT細胞はMHC非拘束性に細胞傷害作用を示し，抗原非特異的に癌転移や感染を防ぐ。顆粒内のパーフォリンを放出して標的細胞の膜に穴をあけ，また細胞表面のFasリガンドを介してFas抗原を発現する細胞にアポトーシスを引き起こす〔p.519参照〕。

腸管の口側からの突出（鰓弓）がT細胞の分化にあずかる胸腺となり，肛門側からの突出が鳥類ではB細胞の発育にあずかるファブリキウス嚢となるが，同じく腸管から伸びた肝臓でもリンパ球の分化が起こることは興味深い。

樹状細胞 dendritic cell 23

骨髄に由来する抗原提示細胞で，肝臓では主にグリソン鞘に分布する。血中の樹状細胞は類洞でディッセ腔に出て，肝リンパの流れに乗ってグリソン鞘に達し成熟する。抗原を取り込んだ樹状細胞はリンパ管に入り，肝臓を出て腹腔動脈周囲の所属リンパ節に入り，クラスⅡMHC分子とともに抗原を提示する〔p.514参照〕。

胎生期の肝臓は造血器として働く 24

骨髄造血が盛んになる胎生24週頃までは，肝臓が主たる造血の場である。造血細胞は類洞外にあって肝細胞に支持される。主として赤芽球系の造血であり，後に顆粒球，血小板，単球も作られる。成熟した血液細胞は，内皮の穴を通って類洞内に出る。肝類洞は静脈洞に似て内皮が基底膜を欠き，血流が遅く，臍静脈から豊富な栄養供給を受けるため造血環境に適している。出生後も慢性貧血や白血病などの際に脾臓とともに髄外造血を行う。

肝内胆管は胆汁を集めて左右の肝管に注ぐ

肝内胆管の総延長は成人では約2kmにも達する。細胆管（直径20μm以下）や小葉間胆管（直径20～80μm）は肉眼では見えない。これらは肝野胆管，次いで区域胆管に合流し，左右肝管に注ぐ。肝野胆管以降の大きな肝内胆管には（漿）粘液腺である胆管周囲腺がみられる。

胆管上皮細胞は微絨毛が豊富で，エンドサイトーシスが盛んである。また，明瞭な基底膜を持つ。胆管上皮細胞が肝細胞と異なる点は，アルブミンを産生しないこと，サイトケラチン7, 19型，血液型抗原，IgA分泌因子を持つことなどである。胆管を流れる間に炭酸水素イオンが添加され，胆汁酸が再吸収される。

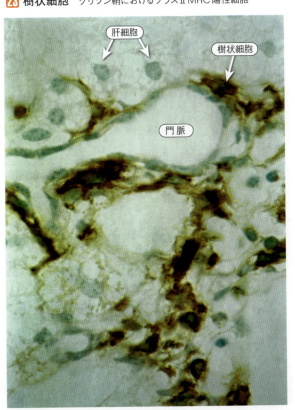

23 樹状細胞 グリソン鞘におけるクラスⅡMHC陽性細胞

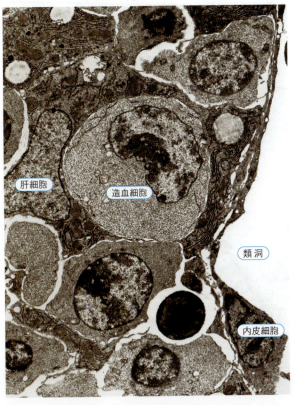

24 胎生期の肝造血細胞

肝炎は放置すればやがて肝硬変，肝癌へと進行する

肝臓は生命維持に重要な器官である

　肝臓は物質代謝の中心臓器として働くと同時に，アンモニアなどの有害物質を処理することで内部環境を維持しており，生命活動に不可欠な器官である(33)。肝機能が大幅に低下すると，代謝に支障をきたすだけでなく，有害物質の処理が不完全となり，重症の黄疸を引き起こしたり，脳に影響して肝性脳症を発症し，死に至る。

日本では肝炎ウイルスによる肝炎が多い

　肝炎ウイルスの種類はA〜EおよびG型があるが，日本ではC型が最も多く90万〜130万人が感染していると推定される。C型肝炎の多くは輸血，血液製剤，注射器の使い回しなど過去の医療行為による感染である。C型肝炎は慢性肝炎から肝硬変，肝癌に移行するケースが多い。日本人の肝細胞癌の約7割がB型あるいはC型慢性肝疾患患者である。B型肝炎は母子感染予防対策により新生児の感染はなくなったが，成人の性行為による水平感染がみられる。

　近年，アルコール多飲や肥満，糖尿病などのメタボリック症候群を背景とした**脂肪性肝疾患** steatotic liver disease を背景とする肝発癌が増加している。肝炎ウイルスによる肝障害では，それ自体に細胞傷害性はほとんどないとされる。

ウイルス感染細胞を排除しようとする免疫学的機序によって肝細胞障害が引き起こされ，急性あるいは慢性の炎症が起こる。その結果，黄疸，全身倦怠感，発熱などが生じる。

　慢性肝炎では，グリソン鞘に顕著なリンパ球集積や線維形成がみられる25。しばしばリンパ濾胞が形成され，ここで樹状細胞がT細胞やB細胞に抗原を提示する。グリソン鞘のリンパ球は，限界板を構成する肝細胞を破壊し，炎症が実質内部へ進展する。肝小葉の辺縁を削り取るように肝細胞が壊死に陥ることから，**ピースミール壊死** piecemeal necrosis 27 と呼ぶ。"piecemeal"とは「少しずつ」の意味である。

　アルコール性肝炎では，肝細胞は脂肪変性に陥り，しばしば好酸性のマロリー小体 Mallory body がみられる。中心静脈や類洞に沿って線維化が起こるため，類洞血と肝細胞との物質交換が妨げられ，肝機能が低下する。脂肪性肝疾患の病理所見としては，脂肪変性，炎症，肝細胞障害（風船様変性）が特徴である。このほか肝炎の原因として自己免疫肝炎や，薬物による肝障害がある。

慢性肝炎は肝硬変に移行する

　慢性活動性肝炎は数ヵ月ないし4〜5年のうちに肝硬変

25 慢性活動性肝炎（C型肝炎ウイルスによる）
肝実質へのリンパ球浸潤とグリソン鞘でのリンパ組織の形成が特徴的である。

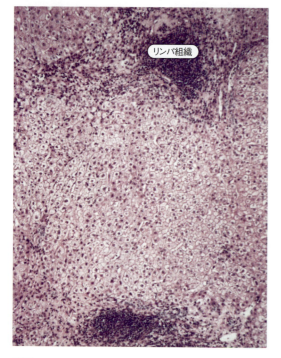

26 肝硬変
厚い線維性隔壁によって肝実質が区切られる。この結果，本来の肝小葉構造は改築されて，新たな肝実質の島である偽小葉が形成される。

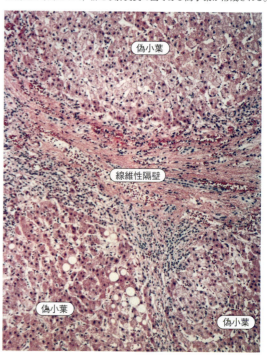

27 肝線維化の過程

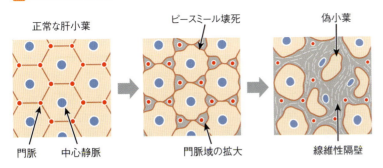

正常な肝小葉　ピースミール壊死　偽小葉
門脈　中心静脈　門脈域の拡大　線維性隔壁

liver cirrhosis に移行する．門脈どうし，さらに門脈と中心静脈を結んで線維性隔壁が形成され，肝実質を**偽小葉**に分ける26．グリソン鞘の線維芽細胞や活性化した星細胞がコラーゲンなどの細胞外マトリックスを産生することで線維化が進む．近年，星細胞の活性化を抑制することにより線維化の進行を防ぐ試みがなされている．

偽小葉では肝細胞の増殖がみられ，再生結節とも呼ばれる．蓄積した細胞外マトリックスにより末梢血管抵抗が増大するため門脈圧が亢進し，脾腫や食道静脈瘤が形成される．門脈血流は減少し，代償性に肝動脈血流が増加する．

肝硬変を基盤として肝癌が生じる

原発性肝癌は，肝硬変を基盤として，異形成 dysplasia や腺腫様過形成 adenomatous hyperplasia などの前癌病変を経て多段階的に発生する．直径2cm以下では被膜を持たず，また血流動態も門脈血優位であるが，それ以上の大きさになると被膜をかぶり，肝動脈血優位になることが多い．これに伴い肝類洞も毛細血管化（類洞内皮の篩板孔が消失し，基底膜が形成される）していく．腫瘍を包む被膜には収縮性の筋線維芽細胞や平滑筋細胞が含まれ，腫瘍内圧の増大に抗すると同時に周囲組織への癌細胞の浸潤を防ぐ28．腫瘍の増大に伴い，血管内皮増殖因子（VEGF）が産生され，急速に発育する腫瘍組織を栄養するための血管新生を促す．

胃をはじめとする消化管の癌は，その灌流血が門脈に入るため，肝臓に血行性転移を起こしやすい．特に近年の日本人の癌の死因の上位に位置する大腸癌（2022年男性第2位，女性第1位）では遠隔転移の半数以上が**肝転移**29であり，転移の有無が予後を大きく左右する．肝転移が起こるかどうかは，癌細胞の細胞表面の性状のほかに，肝臓の防御因子（マクロファージやNK細胞）や間葉系細胞（星細胞や線維芽細胞）による増殖因子が複雑に関係する．

28 原発性肝癌
肝癌細胞は索状に配列し，その間を毛細血管が走る．癌は厚い線維性被膜に包まれる．

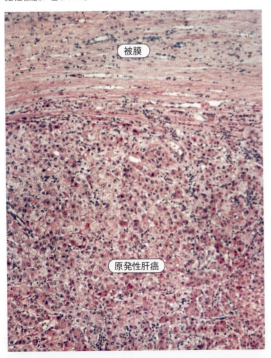

被膜
原発性肝癌

29 転移性肝癌（直腸癌の肝転移）
肝臓に転移した大腸癌細胞は腺管構造をとりながら発育する．正常肝組織との境界に被膜はなく，肝細胞は癌に圧排されて薄くなっている．

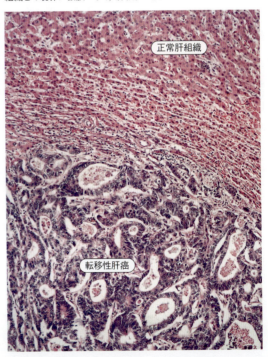

正常肝組織
転移性肝癌

基礎知識

生命活動は代謝によって支えられている

代謝とは何か

生体は自身の生命活動（生理機能physiological functions）を維持するために，必要な物質，すなわち糖質，脂質，蛋白質，核酸などを栄養素として外界から摂取し（消化・吸収），これらを生体内での化学反応によって生命活動に利用できる分子に変換して利用しあるいは貯え，そして不要な物質を排出している。このように，生体内に取り込んだ物質が化学的に変化することを，(**物質**)**代謝** metabolism という。

物質代謝には，高分子化合物を分解して低分子化合物やエネルギーを産生する反応（**異化** catabolism 30）と，そのエネルギーを利用して必要な物質を新たに合成する反応（**同化** anabolism 31）がある。

糖質や脂肪の代謝は，エネルギー産生に関係が深い。これを**エネルギー代謝**といい，後述するように酸化的リン酸化によって産生されるATPが重要な役割を果たす。蛋白質代謝は，生体内の機能蛋白質（化学反応を触媒する酵素をはじめ受容体や輸送体，ホルモン，イオンチャネルなど）の合成・分解に関わる。

生体エネルギーはATPに保持される 32

生命活動は生体を構成する個々の細胞の活動の総和であり，すべての細胞はその活動にエネルギーを必要とする。生体は，栄養素の分解で遊離するエネルギー（糖質4 kcal/g，脂肪9 kcal/g，蛋白質4 kcal/g）をいったん化学エネルギーに変換し，必要に応じてこれを分解して利用している。この化学エネルギー変換の役割を担う物質が高エネルギーリン酸化合物であり，その代表的なものが**アデノシン三リン酸** adenosine triphosphate；**ATP**である。

ATPは細胞内で加水分解されて，アデノシン二リン酸 adenosine diphosphate；ADPと無機リン酸になる。このときATPは1モル（6×10^{23}分子）あたり7.3 kcalという大量の自由エネルギーを放出する。このエネルギーがさまざまな化学的・機械的仕事に向けられる。

生体の物質代謝で生ずる総エネルギーのうち，約45%がATPに変換される。残りの55%は熱エネルギーに変わり，体熱となって放散される。一般的な熱機関，たとえばディーゼルエンジンのエネルギー変換効率（40%程度）と比べても，生体のエネルギー利用は効率的といえる。

30 異化（ATPの生成数は33参照）

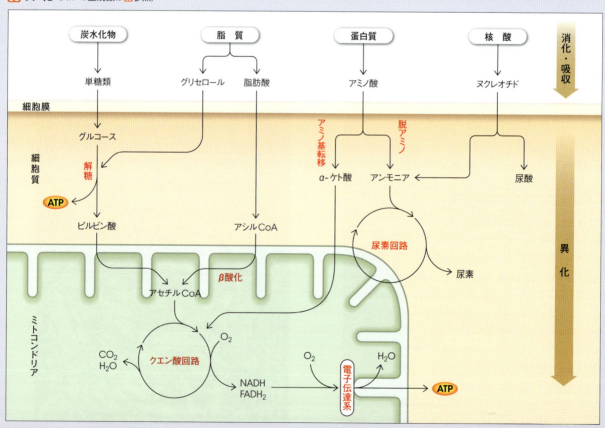

酵素は生体内の化学反応（物質代謝）を促進する

　生体を構成している物質の多くは，合成と分解を受けながら絶えず入れ替わっている。それらの物質の半減期は数分から数十日と，物質によって大きく異なる。一方，生命を維持し，生命活動を持続させるためには，生体の内部環境を物理的にも化学的にも一定に保つこと（homeostasis）が重要である。内部環境に何らかの変化が起こると，いくつかの調節機構が作動し，一時的には物質の量などの不均衡が生ずるものの，いずれは本来の状態に戻る。

　このような調節機構には，生体内の生理活性物質が情報伝達物質として関与している。その標的となるのは，生体内の化学反応を触媒する**酵素** enzyme である。酵素は，酸化 oxidation，還元 reduction，加水分解 hydrolysis，脱水 dehydration など多くの化学反応に必要な活性化エネルギーを低下させることによって反応速度を増大する。すなわち，物質代謝の過程を促進する。酵素の活性は生体内でアロステリックに，あるいはリン酸化・脱リン酸化を受けることによって調節される。また，それぞれの酵素には作用特異性や基質特異性があり，反応の選択性が高い。

32 生体エネルギーの運び役としてのATP

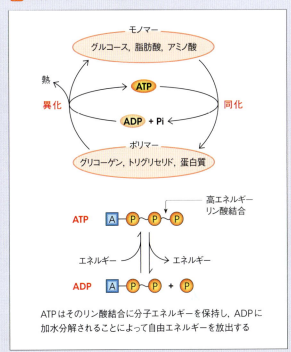

ATPはそのリン酸結合に分子エネルギーを保持し，ADPに加水分解されることによって自由エネルギーを放出する

31 同化

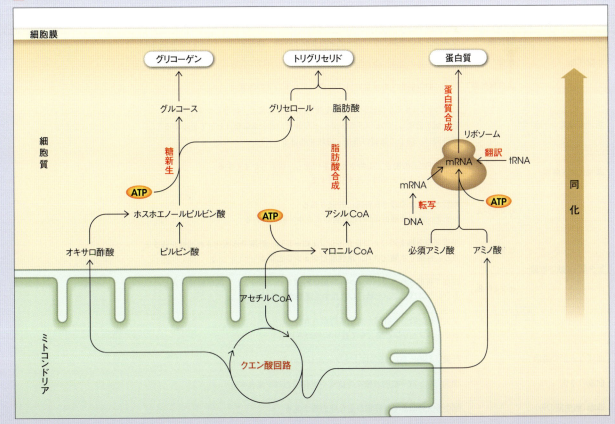

肝臓は代謝の中心的役割を担う

肝臓の機能は多岐にわたる 33

肝臓はさまざまな機能を持っており，現時点ではそれらの機能を人工臓器で代用することはできない。

肝臓の最も基本的な機能は物質代謝への関わりであり，糖質，脂質，蛋白質の三大栄養素の代謝，特にそれらの中間過程（**中間代謝**）に重要な役割を担っている。すなわち肝臓は壮大な化学工場であり，ここで生成したさまざまな物質を貯蔵し，必要に応じて血液循環を介して各臓器へ輸送する中継基地である。なかでもグリコーゲンの合成と貯蔵，リポ蛋白質の合成，血漿蛋白質の合成，血液凝固因子の生成などは特に重要である。

肝臓は**胆汁**を合成して十二指腸内へ分泌する。胆汁は小腸での脂肪の消化と吸収を助けるとともに，カルシウムや不要となったビリルビンの排泄経路でもある。薬物や毒物も肝臓で代謝（**解毒**）され，胆汁として排泄されたり，水溶性となって腎臓から排泄される。

ビタミンA，D，B_{12}は肝臓に貯蔵される。鉄は，肝細胞内のアポフェリチンと結合して貯蔵される。

肝臓は血流量が1,400 mL/min（門脈1,000 mL/min，肝動脈400 mL/min）と大きく，循環駆動圧が9 mmHgと小さい臓器であることから，**血液の貯蔵庫**reservoirになっている。肝血管は必要に応じて収縮し，血液を循環系に供給する。

肝臓のクッパー細胞は，腸管から侵入した細菌や老化した赤血球を貪食・消化し血液を浄化する作用がある。さらに，胎生期に限られるが，肝臓は造血器官として機能する〔p.275参照〕。

● 鉄代謝調節ホルモン；ヘプシジン

血清鉄は，①マクロファージによるヘモグロビン鉄の回収，②肝細胞からの貯蔵鉄の放出，③十二指腸からの吸収により供給される〔p.492参照〕。肝臓はヘプシジンというホルモンを産生し，鉄代謝を調節している。鉄過剰状態ではヘプシジン産生が亢進し，鉄輸送膜蛋白質であるフェロポーチンの分解を促進する 34。鉄欠乏状態（貯蔵鉄の低下，造血の亢進）ではヘプシジン産生は低下する。慢性炎症や感染症によって誘導される炎症性サイトカインはヘプシジン産生を亢進させ，貧血の原因となる。

三大栄養素の代謝における肝臓の役割 35

肝臓は糖質，脂質，蛋白質の三大栄養素すべての代謝に深く関係しており，生命活動に必要なエネルギーの確保と，人体の構成要素あるいは機能発現に必要な物質を供給している。

33 肝臓の多彩な機能

中間代謝	糖代謝	グルコースの供給，グリコーゲンの合成・貯蔵，糖新生
	脂質代謝	リポ蛋白質の合成，脂肪酸とコレステロールの合成・分解
	蛋白質代謝	アミノ酸の供給，血漿蛋白質の合成，アンモニアの無害化
胆汁の合成・分泌		ビリルビン（ヘモグロビンの分解産物）を抱合型に変え，排泄しやすくする 胆汁酸を合成し，コレステロール，ビリルビンとともに胆汁として分泌する 胆汁酸は小腸での脂質の消化・吸収を助ける
薬物代謝・解毒		酵素群P450の働きで薬物や毒物を代謝し，排泄しやすくする 脱水酵素によりアルコールを分解する
ビタミン・鉄の貯蔵	ビタミンA	脂質とともに吸収され肝臓に貯蔵される レチノール結合蛋白（RBP）と結合して血中に放出される
	ビタミンD	皮膚で紫外線を浴びたコレカルシフェロールは，肝臓で水酸化され活性が強まる さらに腎臓で水酸化され，活性型ビタミンDとなる
	ビタミンB_{12}	回腸で吸収されたコバラミンは肝臓に貯蔵され，胆汁として再び腸管に入る トランスコバラミンと結合して血中に運搬される
	鉄	フェリチンの形で肝臓と脾臓に貯蔵される トランスフェリンと結合して血中に放出される
循環血液量の調節		肝臓は心拍出量の25％以上をプールしている
血液の浄化		類洞のクッパー細胞が種々の抗原や老化赤血球を貪食する
造血（胎生期のみ）		胎生5ヵ月頃までは肝臓が主な造血器である

1) 糖代謝

まず腸管で吸収したグルコース以外の単糖類，すなわちフルクトースおよびガラクトースを，生体が利用できる糖分子であるグルコースに変換する。血液中のグルコース濃度が90mg/dL以上あるときは，肝臓は多くのグルコース分子からグリコーゲンを合成し，貯える。血液中のグルコース濃度が低下すると，肝臓はグリコーゲンを分解してグルコースをつくり，血中に放出して，エネルギーを必要とする臓器に提供する。また，グルコースが不足したときや，蛋白質・脂肪の摂取が過剰になったとき，肝臓は蛋白質や脂肪を糖に変換することができる（糖新生）。

2) 脂質代謝

腸管から吸収されたトリグリセリド（中性脂肪）やコレステロール，リン脂質は，小腸上皮細胞でカイロミクロンとなり，リンパ管を経由して血中に入る。これらの脂質は肝臓でリポ蛋白質に組み込まれ，血中に出て，主に全身の脂肪細胞で貯えられる。脂肪をエネルギー源として利用するためには，トリグリセリドを脂肪酸に分解し，さらに脂肪酸をβ酸化する必要があるが，これも多くは肝臓で行われる。さらに，肝臓は蛋白質や糖から脂肪を合成することができる。

コレステロール合成の主たる臓器も肝臓である。肝臓で生成されるコレステロールの80％は胆汁酸の生成に利用され，胆汁として十二指腸に分泌される。残りのコレステロールはリポ蛋白質に組み込まれて血中に放出される。細胞膜の構成成分として重要なリン脂質も肝臓で生成され，リポ蛋白質に組み込まれ，全身の組織に供給される。

3) 蛋白質代謝

蛋白質はアミノ酸に分解され腸管から吸収される。肝臓は必須アミノ酸から非必須アミノ酸を生成することができる。血中に放出されたアミノ酸は，全身の細胞に取り込まれ，各組織を構成する蛋白質を合成するための原料となる。また，肝臓は血漿蛋白質を合成，供給する。役割を終えた蛋白質は再びアミノ酸に分解され，最終的にアンモニアに分解されるが，このとき重要な脱アミノ反応も多くは肝臓で行われる。有害なアンモニアは，肝臓で無害化されて尿素となり，腎臓から排泄される。

肝臓はアミノ酸を糖に変換することができる。肝臓ではアミノ酸の脱アミノ反応が進行することと，解糖反応が逆行してピルビン酸からグルコースの生成が行われるからである。肝臓はまたアミノ酸を脂肪に変換することもできる。これは脱アミノ反応でアミノ基を失った炭素骨格がアセチルCoAになり，肝細胞に多く存在する脂肪酸シンターゼの作用で長鎖脂肪酸が生成されることによる。

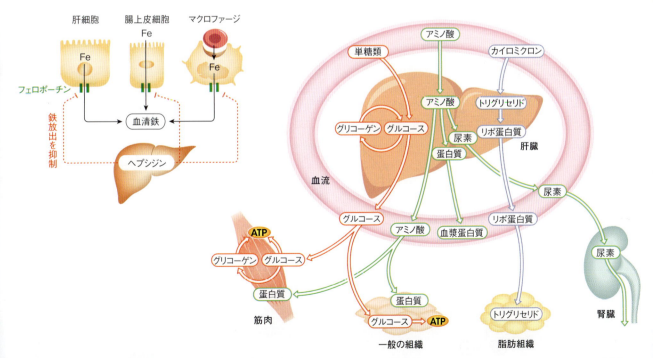

34 ヘプシジンによる鉄代謝調節

35 三大栄養素のゆくえと肝臓の役割

肝・胆・膵　代謝

肝臓は糖をグリコーゲンとして貯え，必要に応じてグルコースを放出する

　生体が利用する糖はグルコースglucoseであり，またエネルギー源として生体が最もよく利用するのもグルコースである。全身の細胞は，それぞれが必要とするグルコースを血液中から取り込む。そのため血液中には常に十分な，しかも一定量のグルコースが存在していなければならない。肝臓は，吸収したグルコースを貯蔵に適したグリコーゲンglycogenに合成し，必要に応じてグルコースに分解し血液中に放出している。また，飢餓状態では糖新生を行ってグルコースを作り出している。

肝臓はグルコースの供給量を調節し，血糖値を一定に保つ

　糖代謝で肝臓が担う重要な役割は，血液中のグルコース濃度をほぼ一定に保つことである。血液中のグルコース濃度は，血中に供給される量と組織によって取り込まれ消費される量とがつり合ってバランスがとれている。グルコースを供給しているのは肝臓で，すべての臓器組織がこれを消費する。なかでも脳や骨格筋，心筋のグルコース消費量は大きい。

　肝臓は，食事後に門脈血から入ってくるグルコースを吸収して貯蔵し，空腹時にはこれを放出する。肝臓からのグルコースの放出量は，空腹時で体重1kgあたり1.8〜2.2 mg/minである。運動時には骨格筋でのグルコース消費を補うために，肝臓からのグルコース放出は増大する。

　肝臓はグリコーゲンをグルコースに分解して放出したり，逆にグルコースを取り込んでグリコーゲンを合成することで，血中のグルコース濃度を一定に保っている 36 。特に脳細胞や赤血球はグルコースのみからエネルギーを得ているため，血液中に一定量のグルコースが存在することはきわめて重要なことである。

　グルコースの取り込みと供給は，ホルモンによって調節されている。特に膵島ホルモンのインスリンinsulinとグルカゴンglucagon，副腎髄質から分泌されるアドレナリンadrenaline（エピネフリンepinephrine）の役割は大きい。インスリンは骨格筋や脂肪細胞へのグルコースの取り込みと肝臓や骨格筋でのグリコーゲンの合成を促進して，血糖値を下げる方向に作用する。グルカゴンとアドレナリンはグリコーゲンの分解と糖新生を促進して，血糖値を上げる方向に作用する。

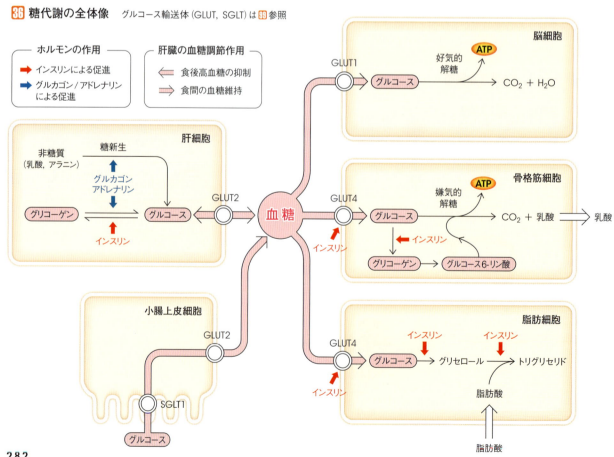

36 糖代謝の全体像　グルコース輸送体（GLUT, SGLT）は 99 参照

グリコーゲンの合成 glycogenesis

すべての細胞がわずかながらグリコーゲンを合成し、これを貯える機能を持っているが、肝細胞と筋細胞は特にこの能力が高い。その理由は、グリコーゲン合成に必要な酵素が肝細胞と筋細胞には大量に存在するからである。

グルコース1-リン酸は**UDP-グルコースピロホスホリラーゼ** UDP-glucose pyrophosphorylaseによってUDP-グルコースとなり、そのグルコース部分が**グリコーゲンシンターゼ** glycogen synthaseの作用で既存のグリコーゲン分子にα-1,4グルコシド結合を作って転移することで糖鎖が伸長する(39)。これらの反応は不可逆的である。

グリコーゲンシンターゼにはα-1,6グルコシド結合を形成する作用はないが、**分枝酵素** branching enzymeとの共同作用によって、枝分かれを持つグリコーゲンが合成される。こうしてグリコーゲンの分子量は500万を超える。このように高分子化合物であるグリコーゲンに合成されることで、大量のグルコース分子を、溶液の浸透圧の変化なしに細胞内に貯蔵できるようになる。

グリコーゲンの分解 glycogenolysis

グルコースやグルコース6-リン酸の需要が高まると、肝細胞においてグリコーゲンが分解される。グリコーゲンのα-1,4グルコシド結合が**グリコーゲンホスホリラーゼ** glycogen phosphorylaseによって加リン酸分解されてグルコース1-リン酸となり、次いでグルコース6-リン酸となる。グルコース6-リン酸は**グルコース6-ホスファターゼ** glucose 6-phosphataseの作用でグルコースとなって、血中に放出される。

筋細胞はグルコース6-ホスファターゼを持たないためグルコースは生成されず、グルコース6-リン酸はそのまま解糖系に入り、エネルギー産生に利用される。

グリコーゲン合成・分解の調節

グリコーゲンシンターゼとグリコーゲンホスホリラーゼの活性によって合成と分解が調節されるが、いずれの酵素もリン酸化を受けることで活性化または不活性化される。アドレナリンとグルカゴンはサイクリックAMP (cAMP) をセカンドメッセンジャーとしてグリコーゲンホスホリラーゼを活性化、グリコーゲンシンターゼを不活性化して、グリコーゲン分解を促進する(92)。インスリンは逆にグリコーゲンシンターゼを活性化して、グリコーゲン合成を強く促進する。

糖新生 gluconeogenesis

生体内で糖質以外の物質からグルコースを新たに作ることを糖新生といい、飢餓状態などでグルコースの供給が不足したときにみられる。この代謝経路は肝臓と腎臓(近位尿細管)で発達している。

糖新生は、解糖とは逆の反応過程でピルビン酸からグルコースを合成する(39)。ミトコンドリアにある**ピルビン酸カルボキシラーゼ** pyruvate carboxylase、細胞質の**ホスホエノールピルビン酸カルボキシキナーゼ** phosphoenolpyruvate carboxykinase；PEPCK、**フルクトース1,6-ビスホスファターゼ** fructose 1,6-bisphosphataseによってグルコース6-リン酸が生成され、グルコース6-ホスファターゼによりグルコースとなり、血中に放出される。フルクトース1,6-ビスホスファターゼとグルコース6-ホスファターゼの活性は、特に肝細胞で高い。

このように、糖新生の素材はピルビン酸またはそれより上位の解糖中間体やそれに変わることのできる物質であり、最大の基質は骨格筋が放出するアラニンと乳酸、脂肪分解で生ずるグリセロールである(37)。これらは血液によって肝臓に運ばれる。糖新生は膵島ホルモンのグルカゴンによって促進され、インスリンによって抑制される。

37 臓器間の糖の交換

乳酸やアラニンは肝臓でグルコースに変換される

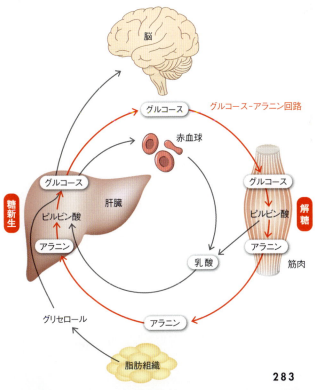

グルコースのエネルギー変換は解糖から始まる

人体を構成するすべての細胞は，グルコースの化学的分解からエネルギーを得ている．その過程は，①まず細胞質で**解糖**によって直接ATPを生成し，②代謝物をミトコンドリアの**クエン酸回路**に誘導して水素イオン（H⁺）を放出させ，③H⁺がミトコンドリア内膜の**電子伝達系**でエネルギーを放出する際に大量のATPを生成する．全過程で，1分子のグルコースから最大32分子のATPが生成される．38

解糖 glycolysis 39

グルコースが**ピルビン酸**pyruvateにまで分解される代謝経路であり，あらゆる細胞の細胞質で進行する．この過程は10段階の化学反応からなり，嫌気的に行われる．

前半の反応は，グルコースがヘキソキナーゼ（肝細胞は**グルコキナーゼ**glucokinaseを併せ持つ）によってリン酸化されてグルコース6-リン酸になることから始まる．これにより細胞内のグルコース濃度は低下し，グルコース流入の駆動力を維持できる．また，この反応は一般に肝外細胞では不可逆的なので，グルコースが細胞外に漏れることはない．グルコース6-リン酸はその後，2分子のグリセルアルデヒド3-リン酸になる．後半の反応では，2分子のグリセルアルデヒド3-リン酸が2分子のピルビン酸になる．

前半の反応はATPを2分子消費するが，後半の反応で4分子のATPをADPから生成する．したがって，1分子のグルコースから正味2分子のATPが生成される．また，グリセルアルデヒド3-リン酸の酸化に伴ってNADが還元され，NADHが生成される．細胞質のNADHは，肝臓や心筋ではリンゴ酸-アスパラギン酸シャトルを経てミトコンドリア内に運ばれ，電子伝達系で利用される（その他の臓器ではグリセロールリン酸シャトルを経て運ばれ，$FADH_2$に変換される）．

ピルビン酸は嫌気的条件では**乳酸塩**lactateに変わる．好気的条件では，ピルビン酸はミトコンドリア膜を通過してマトリックスに入り，**ピルビン酸デヒドロゲナーゼ**pyruvate dehydrogenaseの作用でパントテン酸由来のコエンザイムA（CoA）と反応して**アセチルCoA**となり，クエン酸回路に入る．このときピルビン酸1分子あたり1分子のNADHが生成される．

クエン酸回路 citric acid cycle 39

トリカルボン酸回路 tricarboxylic acid cycle（**TCA回路**）または**クレブス回路** Krebs cycleとも呼ばれる．ミトコンドリアのマトリックス内での反応である．アセチルCoAは**オキサロ酢酸** oxaloacetateと縮合して**クエン酸** citrateを生じ，これが最終的にCO_2とH^+とオキサロ酢酸になる．オキサロ酢酸は再びアセチルCoAと反応するため，反応系は回転する．脂肪酸はアセチルCoAに，多くのアミノ酸はクエン酸回路の中間体に異化されることから，この回路は三大栄養素に共通の代謝経路として働く．

クエン酸回路が一巡すると，1分子のグルコースから2分子のGTPが生成される（GTPはヌクレオシド二リン酸キナーゼによりATPに変換される）．さらに，回転の途中の4ヵ所で2個ずつ放出されるH^+（グルコース1分子あたり16個）に大量のエネルギーが貯えられ，電子伝達系に供給される．H^+の受容体は**NAD⁺**（ニコチンアミドアデニンジヌクレオチド）または**FAD**（フラビンアデニンジヌクレオチド）である．NAD⁺は2個のH^+と2個の電子を受け取って**NADH**（NADの還元型，電子供与体）になり，1個のH^+を放出する．FADは$FADH_2$になる．電子伝達系ではNADHから2.5分子のATPが，$FADH_2$から1.5分子のATPが生成される．

クエン酸回路の活性は，種々の酵素によって調節されている．なかでもアセチルCoAを生成するピルビン酸デヒドロゲナーゼの反応は不可逆的であり，その酵素活性はマトリックスのATP濃度が上昇すると抑制される．逆に，ADP濃度の上昇によって活性化される酵素もある．ミトコンドリア内のエネルギーレベルそのものが，それを一定に保つように自己調節しているといえる．

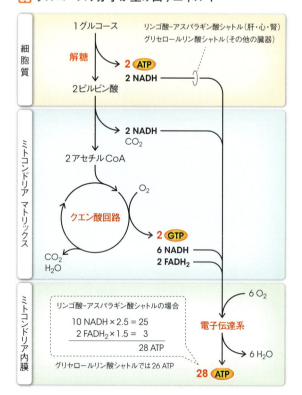

38 グルコース1分子が生み出すエネルギー

39 共通代謝経路

三大栄養素は異化されて共通のクエン酸回路に入り，エネルギーを生成する。通常はエネルギー源としてグルコースが優先的に用いられている。

肝・胆・膵　代謝

異化の最終段階；ミトコンドリア内膜で大量のATPが生成される

解糖およびクエン酸回路で生じた水素イオン（H^+）を利用してATPが生成される過程を**酸化的リン酸化** oxidative phosphorylationといい，ミトコンドリア内膜にある電子伝達系で行われる。生体のATPの大部分はここで生成される。

内膜上を電子が移動する結果，自由エネルギーが放出される

ある種の物質からエネルギーを放出させ，そのエネルギーを用いてADPをリン酸化しATPを生成する。このエネルギー放出の仕組みが**電子伝達系 40**である。電子伝達系では物質が電子を失う，すなわち酸化されるごとにエネルギーが放出されることから，**呼吸鎖**とも呼ばれる。

ミトコンドリア内膜にはNADHから始まる電子伝達系とコハク酸succinateから始まる電子伝達系がある。2つの電子伝達系は4つの複合体からなり，それぞれの複合体は電子の授受を行う多数のサブユニットによって構成されている。複合体ⅠはNADH-ユビキノンレダクターゼであり，フラビンモノヌクレオチド（FMN）と鉄-硫黄クラスター（Fe-S）を持つ。ここでH^+によってNAD^+が還元されて生じたNADHから2個の電子（e^-）が遊離して（酸化されて），次の複合体に伝達される。マトリックスにはNAD^+とH^+が残され，NAD^+はH^+によって再び還元される。複合体Ⅱはコハク酸-ユビキノンレダクターゼであり，フラビンアデニンジヌクレオチド（FAD）とFe-Sを持つ。

複合体ⅠおよびⅡではユビキノン（CoQ）が還元型のユビキノールになる。ユビキノールからの電子は，複合体Ⅲ（ユビキノール-シトクロムcレダクターゼ）を経てシトクロムcに伝達され，次いで複合体Ⅳ（シトクロムcオキシダーゼ）を経て最終的にO_2に渡される。

こうしてNADHからO_2へ，酸化還元電位の低い複合体から高い複合体へと電子が移動するごとに，その電位差に見合った自由エネルギーが放出される **41**。なお，複合体Ⅲは抗生物質のアンチマイシンAで，複合体Ⅳは青酸化合物で抑制される。

放出されたエネルギーはH^+の濃度勾配に変換される

電子伝達系で放出されたエネルギーがどのようにATP生成に連動するかについては，**化学浸透圧説** chemiosmotic

40 電子伝達系　CoQ：ユビキノン, Cyt c：シトクロムc

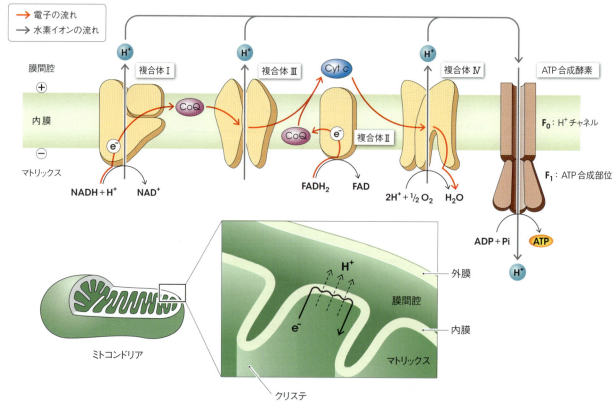

286

mechanismで説明される。すなわち，複合体で放出されたエネルギーは，水素イオン（H⁺）をミトコンドリアの膜間腔へ汲み出すために使われる（ただし，4つの複合体のうち，複合体Ⅱは酸化還元電位差が小さく，H⁺を汲み出すことができない）。この結果，膜間腔のH⁺濃度が高まり，内膜を挟んで約180mVの電位差（マトリックス側がマイナス）が発生する。この電気化学ポテンシャルの駆動力を使ってH⁺がマトリックスへ逆流する際に，ADPに無機リン酸を結合させてATPが生成される。

ATP合成酵素ATP synthase **42**は，電子伝達系とは別の複合体を構成している。ミトコンドリア内膜を貫通するF₀部位はH⁺チャネルであり，マトリックスに突き出たF₁部位はATP合成機構を有する。濃度勾配と内膜の電位差がもたらす大きな駆動力によって，H⁺はマトリックスに流入する。その際，H⁺がF₀部位を通過すると，F₁部位がモーターのように回転してADPのリン酸化を行う。

生成されたATPはATP/ADP交換輸送体によって細胞質に輸送され，代わりにADPがマトリックス内に取り込まれる。

● **自由エネルギー**

化合物の分子構造に含まれる内部エネルギーの中で，仕事に変えることのできるエネルギーを自由エネルギーという。自由エネルギーの大きい物質が小さい物質に変化すれば，自由エネルギーを放出することになる。逆に自由エネルギーを得て，自由エネルギーの小さい物質は大きい物質に変化する。1モル（6×10^{23}分子）のATPが分解して，1モルのADPと1モルの無機リン酸となるとき，7.3kcalを放出する。

● **酸化と還元**

物質が電子を失うことが酸化であり，物質が電子を得ることを還元という。反応系においては酸化と還元は共役している。なお，反応系では電子と水素イオンは常に等量・等方向に作用するので，機能的には同一と考えることができる。

● **標準酸化還元電位**

ある物質の電子を授受する力を表すのが酸化還元電位である。標準酸化還元電位は，水素イオンが還元されて水素分子を生じるときの電位を−0.42Vとしている。酸化還元電位の大きい物質ほど還元されやすく（電子受容体），酸化還元電位の小さい物質ほど酸化されやすい（電子供与体）。電子は，酸化還元電位の小さい物質から大きい物質へ流れる。この場合，電子を得て物質が変化すると自由エネルギーも変化し，エネルギーが放出される。放出されるエネルギー量は，酸化還元電位の差と相関する。

41 酸化還元電位と自由エネルギー

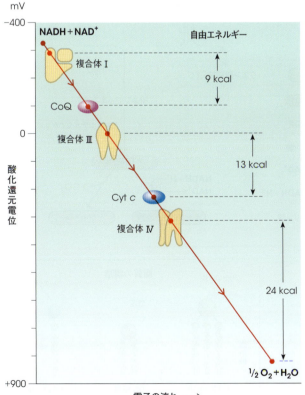

42 電子顕微鏡で見たミトコンドリア内膜

ミトコンドリアを超音波処理すると，破壊された内膜の断片は内側を外に向けた状態で小胞をつくる。そのため実際は内側（マトリックス側）に突き出ているATP合成酵素が，下の写真では外側に見える。

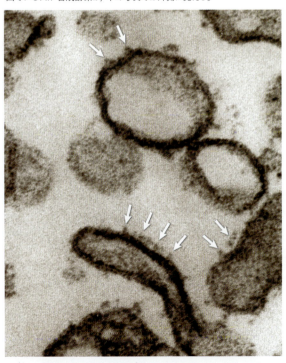

肝・胆・膵　代謝

体内の貯蔵エネルギーの大半は脂肪である

脂質代謝における肝臓の役割は，①脂肪酸をエネルギー源として利用できるようにすることと，②リポ蛋白質を合成して血中に放出し，全身の組織にコレステロールやリン脂質を提供したり，トリグリセリドを貯蔵のために脂肪細胞へ供給することである。

脂肪酸はβ酸化を受けることによりエネルギーを生み出す

脂肪をエネルギー源として使うためには，まず**トリグリセリド** triglyceride を**グリセロール** glycerol と**脂肪酸** fatty acid に分解しなければならない。これは主に脂肪細胞で**リパーゼ** lipase の作用で行われる。グリセロールはグリセロール3-リン酸 glycerol 3-phosphate を経て解糖系に入る。

一方，長鎖脂肪酸はいったん血中に出た後，各細胞に取り込まれ，ミトコンドリアのマトリックス内で**β酸化**を受ける。β酸化とは，脂肪酸のβ位（3位）の炭素が酸化されることであり，脂肪酸1分子につき2分子のATP（2個の高エネルギーリン酸結合）を使って活性型の脂肪酸（**アシルCoA**）とし，これを**アセチルCoA**にまで酸化分解していく過程である 43。β酸化は脳細胞以外のすべての細胞で行わ

れるが，特に肝細胞はその能力が高い。

アセチルCoAを放出して炭素が2個少なくなったアシルCoAは，再び上記の反応を繰り返すので，β酸化の回路は炭素数が2個となるまで回転する。回路が一巡するごとにNADHとFADH$_2$がそれぞれ1分子，アセチルCoAが1分子生成される。NADHとFADH$_2$は電子伝達系に入り再び酸化され，それぞれ2.5分子，1.5分子のATPが生成される。

たとえば，1分子のパルミチン酸はβ酸化回路を7回転させ，8分子のアセチルCoAが作られる。このときβ酸化回路では4×7＝28分子のATPが生成され，さらにアセチルCoAがクエン酸回路に入ると10×8＝80分子のATPが生成される。反応の前半で脂肪酸の活性化に2分子を消費しているから，正味106分子のATPが生成される。

肝細胞は，2分子のアセチルCoAを重合させてアセト酢酸を作ることもできる。アセト酢酸は容易に細胞膜を通って血中に出て，肝外組織に取り込まれ利用される。

糖が利用できないときは脂肪酸がエネルギー源となる

飢餓状態で糖の摂取が不足したり，糖尿病のために糖の

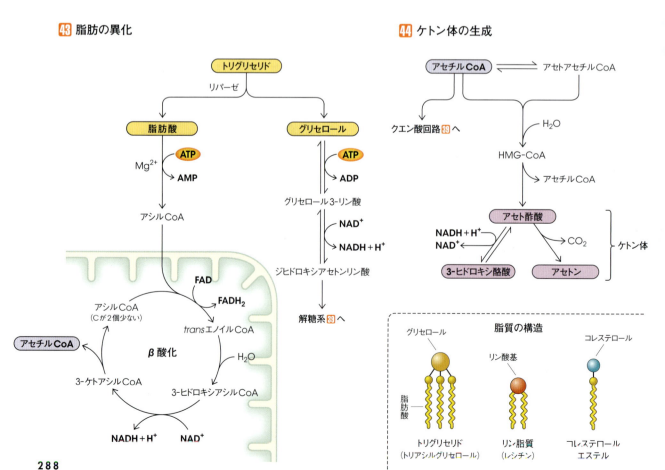

43 脂肪の異化

44 ケトン体の生成

脂質の構造

利用効率が低下すると，脂肪細胞に貯蔵されていた脂肪酸が動員され，グルコースの代わりにエネルギー源として用いられる（このときいくつかのホルモンはリパーゼを活性化して，脂肪細胞からの脂肪酸の遊離を促進する）。一方，糖の供給不足によりオキサロ酢酸の量が減少するため，クエン酸回路の回転率は低下し，脂肪酸のβ酸化で生じた大量のアセチルCoAを処理しきれなくなる。そこで肝臓は，過剰なアセチルCoAをケトン体 ketone body に変える。

ケトン体とは，アセト酢酸とその代謝産物であるD-3-ヒドロキシ酪酸およびアセトンの総称である。ケトン体は，肝細胞において，2分子のアセチルCoAが縮合して生じたアセトアセチルCoAから生成される。**44**

肝外組織では，ケトン体は酵素の働きで再びアセチルCoAに戻り，クエン酸回路に入る。特に脳や心筋，骨格筋ではすぐれたエネルギー源となっている。しかし，肝細胞はこの酵素を持たないためにケトン体を代謝できない。肝臓でのケトン体生成が肝外組織でのケトン体利用を上回ると，血液中のケトン体濃度が上昇し，血液は酸性に傾く（ケトアシドーシス）。アセトンは揮発性物質で呼気に出るの で，特有の臭気によってケトーシスを診断できる。

肝臓は糖から脂肪を合成することができる **45**

糖からのトリグリセリド合成の第1段階は，グルコースのアセチルCoAへの転換である。次いで**アセチルCoAカルボキシラーゼ**が触媒する反応によって，アセチルCoAからマロニルCoAが作られる。マロニルCoAはATPのエネルギーを保持し，水素供与体としてのNADPHを消費することによってアセチルCoAとのC-C結合を形成する。こうして脂肪酸が生成され，3分子の脂肪酸がグリセロールと結合してトリグリセリドとなる。これらの反応は主に肝臓で行われる。アセチルCoAカルボキシラーゼは脂肪酸生合成の律速酵素であり，クエン酸によって活性化される。

糖から脂肪を合成する意義は，生体がグリコーゲンとして貯蔵できる量は数百gであるのに対して，脂肪は数kgも貯蔵できるからである。脂肪の分解によって産生されるエネルギーが糖のそれよりも大きいことも重要な意味を持つ。絶食・飢餓時に肝臓のグリコーゲンは1日で枯渇するが，脂肪のエネルギーで数週間生き延びることができる。

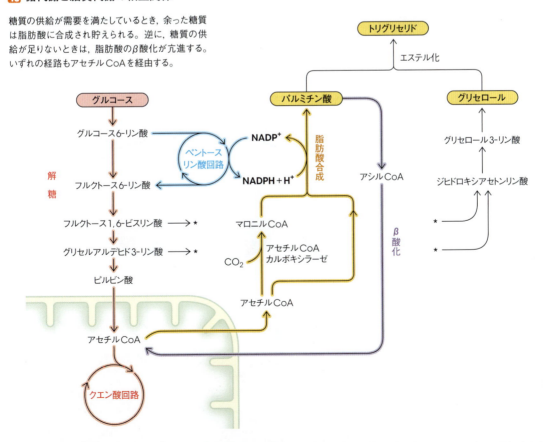

45 糖代謝と脂質代謝の相互関係

糖質の供給が需要を満たしているとき，余った糖質は脂肪酸に合成され貯えられる。逆に，糖質の供給が足りないときは，脂肪酸のβ酸化が亢進する。いずれの経路もアセチルCoAを経由する。

肝・胆・膵　代謝

肝臓は脂肪の物流基地である

不溶性の脂質を組織に供給するために，肝臓はこれらをリポ蛋白質に組み込んで可溶化し血中に放出している．組織で不要となった脂質は再びリポ蛋白質に組み込まれ，肝臓に戻ってくる．

VLDLは肝臓から肝外組織へトリグリセリドを運ぶ

リポ蛋白質 lipoprotein 46 は脂質と蛋白質の複合体である．不溶性のトリグリセリドやコレステロールエステルの周りを両親媒性のリン脂質などが取り囲むことにより，水とよく混じり合うようにして血液中を運搬される．表面には**アポ蛋白質** apoprotein が結合している．アポ蛋白質とは，非蛋白成分と複合体を形成することで機能を発揮する蛋白成分をいい，酵素作用や受容体を認識する作用がある．

脂質と蛋白質の割合によって，リポ蛋白質の密度（比重）は異なる．生理的食塩水の比重1.063よりも小さいものを低密度リポ蛋白質 low density lipoprotein；**LDL**，大きいものを高密度リポ蛋白質 high density lipoprotein；**HDL**という．**カイロミクロン** chylomicron は最も密度が低い，すなわち脂質の割合が最も大きいリポ蛋白質である．

小腸で吸収された脂質はカイロミクロンとして分泌され，リンパ系を経由して血液循環に入る．肝臓からの脂質は超低密度リポ蛋白質（**VLDL**）として血中に分泌され，ほとんどの組織へエネルギー産生のために，また脂肪組織へは貯蔵のために輸送される．これらの組織の毛細血管壁に存在するリポ蛋白質リパーゼは，カイロミクロンおよびVLDL中のトリグリセリドを分解し，細胞内に取り込む．こうしてトリグリセリドを失ったVLDLは密度を増し（脂質としてはコレステロールの割合が増え），中密度リポ蛋白質（**IDL**），さらにLDLとなる．47

コレステロールは肝臓でも合成される

食事由来のコレステロールは，トリグリセリドと同様にカイロミクロンに組み込まれて血液循環に入り，約80％が脂肪細胞や心臓，筋細胞に取り込まれる．これらの細胞から遊離したコレステロールや，血液中でカイロミクロンから遊離したコレステロール（カイロミクロンレムナント）は，肝臓に回収される．

一方，ほとんどの細胞はアセチルCoAからコレステロー

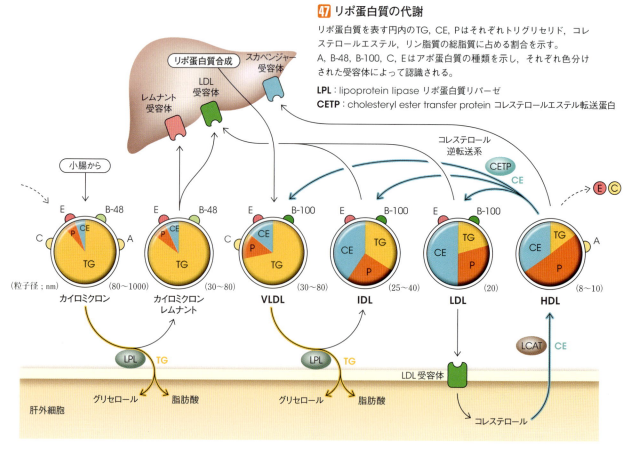

47 リポ蛋白質の代謝

リポ蛋白質を表す円内のTG, CE, Pはそれぞれトリグリセリド，コレステロールエステル，リン脂質の総脂質に占める割合を示す．
A, B-48, B-100, C, Eはアポ蛋白質の種類を示し，それぞれ色分けされた受容体によって認識される．

LPL：lipoprotein lipase リポ蛋白質リパーゼ
CETP：cholesteryl ester transfer protein コレステロールエステル転送蛋白

ルを合成することができる。肝臓は特にその能力が高く，1日に0.8gを合成する。合成過程で重要な酵素は，HMG-CoAからメバロン酸を生成する**HMG-CoAレダクターゼ**である。細胞内のコレステロール濃度が上昇すると，HMG-CoAレダクターゼ活性と**LDL受容体**の転写が抑えられ，コレステロール合成と取り込みの速度が落ちる。48

LDLはコレステロールを末梢へ運び，HDLは末梢のコレステロールを肝臓に運ぶ

コレステロールの輸送：すべての細胞は，細胞膜にLDLのアポ蛋白質（B-100）を認識する受容体を持つ。ここに血中のLDLが結合するとエンドサイトーシスが起こり，細胞内に取り込む48。LDLはライソソームで分解され，遊離したコレステロールは**ACAT**の作用で長鎖脂肪酸が結合してエステル化される。また，コレステロールエステルは細胞質のエステラーゼによって遊離型に変わる。コレステロールは細胞膜の成分として利用されるほか，ステロイドホルモンの原料となる。

逆転送：末梢組織のコレステロールは，細胞から遊離すると血中のHDLに取り込まれ，**LCAT**によってエステル型に変わる。HDL中に蓄えられたコレステロールエステルは，血中のCETPの働きでVLDL, IDL, LDLに転送され，LDL受容体を介して肝臓に取り込まれる。残ったHDL自身もスカベンジャー受容体を介して肝臓に取り込まれる。

排泄：肝臓で合成されたコレステロールの約80％は，胆汁酸の生成に利用される。胆汁酸および余剰コレステロールは，ビリルビンとともに胆汁として腸管に分泌される。腸管に分泌されたコレステロールの一部はそのまま排泄されるが，多くは再び吸収される。

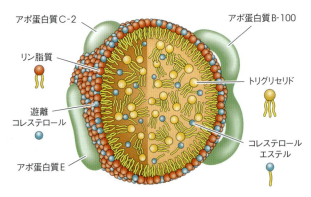

46 リポ蛋白質（VLDL）の構造

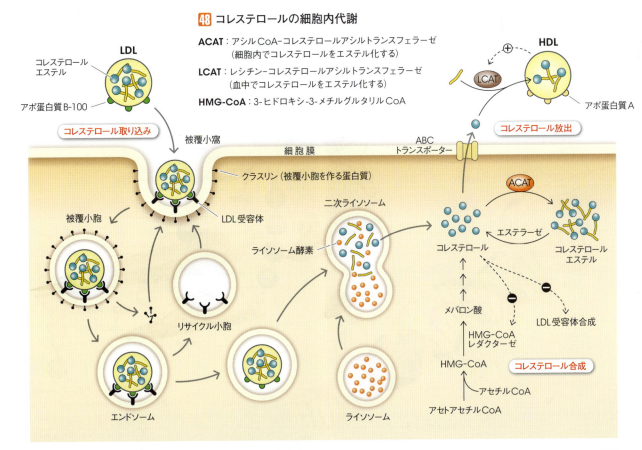

48 コレステロールの細胞内代謝

291

肝・胆・膵　代謝

血漿蛋白質の大部分は肝臓でアミノ酸から合成される

蛋白質代謝における肝臓の役割

　肝臓は蛋白質代謝においても重要な役割を担っている。

　①肝細胞は，小腸で吸収された**必須アミノ酸**（体内で合成できず，食物から摂取しなければならない）から他のアミノ酸を生成し，必須アミノ酸とともに血中に送り出す。肝外細胞は自身に必要な蛋白質を合成するために，これらのアミノ酸を取り込む。

　②蛋白質やアミノ酸の分解は主に肝臓で行われる。肝細胞はアミノ酸を分解してエネルギーとして利用するほか，糖や脂肪に変換する。また，蛋白質の最終分解産物であるアンモニアを尿素に変換する。

　③γ-グロブリンを除くほとんどの血漿蛋白質は，肝細胞で合成される。1日30gの血漿蛋白質が肝臓で生成される。

細胞内でアミノ酸は蛋白質に合成される 49

　血中のアミノ酸は輸送体を介して細胞内に取り込まれ，蛋白質に合成される。すべての細胞は蛋白質を合成することができる。リボソーム上でmRNAのコドン（3つの塩基の組み合わせによるアミノ酸暗号）に対応するアミノ酸が次々にペプチド結合で結ばれていき，蛋白質が合成される。1モルのペプチド合成につき，2モルのATPと1モルのGTPが消費される。

1 二本鎖DNAがほどけ，一方の鎖が鋳型となってmRNAに相補的な塩基配列が**転写**される。この反応を行うのがRNAポリメラーゼである。

2 mRNAは核膜孔を通って細胞質に出て，リボソームに接着する。

3 細胞質のアミノ酸はアミノアシルtRNA合成酵素の働きで活性化され，それぞれのアミノ酸に固有のtRNAに結合し**アミノアシルtRNA**となる。このときATPの水解エネルギーが使われる。

4 mRNA上のコドンに相補的なアンチコドンを持つアミノアシルtRNAが次々に結合し，GTPの水解エネルギーを使ってペプチド鎖にアミノ酸をつなげていく。この過程を**翻訳**という。

5 アミノ酸がペプチド結合すると，tRNAはリボソームを離れ，再利用される。mRNAはリボソーム上を1コドン分移動し，翻訳は5′→3′方向に進む。

49 蛋白合成のメカニズム

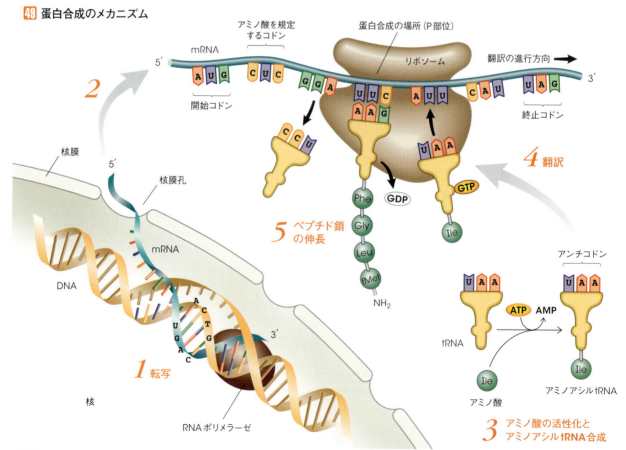

292

血漿蛋白質は肝臓で合成される ⑤⓪

血漿にはおよそ7.5g/dLの蛋白質が含まれている。**血漿蛋白質** plasma proteinといい，アルブミン，グロブリン，フィブリノゲンをはじめとする数十種の蛋白質からなり，それぞれ特異的な生理機能を持っている。これらの蛋白質のほとんどは肝細胞で合成される。蛋白質代謝の観点からみれば，血漿蛋白質は予備蛋白質の1つであり，必要に応じて分解され組織にアミノ酸を供給する役割がある。

アルブミン albuminは血漿蛋白質の約60％を占める。アルブミンは分子量が小さいので，血漿には大量のアルブミン分子が存在する。浸透圧は溶解している分子の数で決まるため，**血漿膠質浸透圧**（20〜30mmHg）の大部分はアルブミンによって維持されている。このことが，毛細血管からの血漿の漏出を防いでいる。もし血漿膠質浸透圧が低下すると，水を血管から間質へ移動させる力〔血管内圧と間質液の膠質浸透圧の和〕が，水を血管内に引き戻す力〔間質液圧と血漿膠質浸透圧の和〕を上回り，血漿中の水が間質へ漏出し浮腫を生じる。

アルブミンはまた，ホルモンや薬剤などと結合して，それらを組織に運ぶ役目を担っている。さらに，蛋白質はH^+およびOH^-に可逆的に結合できる性質があるので，その溶液は一般に緩衝作用を示す。特にアルブミンはその量が大量であるため，血漿蛋白緩衝系の中心物質として血液pHの恒常性の維持に役立っている。

グロブリン globulinはさまざまな血漿蛋白質の総称である。電気泳動法によって大まかに$α_1$，$α_2$，$β$，$γ$に分けられ，それぞれがさらに何種類かの蛋白質を含んでいる。$α_1$，$α_2$，$β$-グロブリンは肝臓で作られ，いずれも生理活性物質と結合してそれらを運搬する役目を担っている。$α_1$-グロブリンには甲状腺ホルモン結合グロブリンや$α_1$-リポ蛋白質が含まれる。$α_2$-グロブリンにはハプトグロビン，セルロプラスミン，$α_2$-マクログロブリンがある。$β$-グロブリンにはトランスフェリン，ヘモペキシン，$β$-リポ蛋白質がある。なお，$γ$-グロブリンは免疫グロブリンであり，リンパ組織においてB細胞が産生する。

フィブリノゲン fibrinogenは血液凝固において中心的役割を果たしており，**トロンビン** thrombinの作用で重合してフィブリン fibrinになる。〔p.500参照〕

⑤⓪ 肝臓で合成される血漿蛋白質

輸送・結合蛋白質	アルブミン	血漿膠質浸透圧の維持。アミノ酸，遊離脂肪酸，ホルモン，薬物などと結合して運搬
	リポ蛋白質	脂質の運搬
	セルロプラスミン	銅の運搬
	トランスフェリン	鉄イオンの運搬。ヘモグロビンの合成に利用される
	ハプトグロビン	血球外ヘモグロビンと結合。肝細胞に取り込まれる
	ヘモペキシン	遊離ヘムと結合。肝細胞に取り込まれる
	ステロイド結合グロブリン	ステロイドホルモン（コルチゾールなど）と結合
	サイロキシン結合グロブリン	甲状腺ホルモンT_3，T_4と結合
	トランスサイレチン	甲状腺ホルモンT_4と結合
血液凝固	血液凝固因子 II, VII, IX, X	血液凝固
	フィブリノゲン	フィブリンの前駆体。トロンビンで活性化される
血液凝固抑制	アンチトロンビン III	トロンビンに結合して活性を阻害。ヘパリンで結合が促進される
抗プロテアーゼ	$α_1$-アンチトリプシン	トリプシンなどの蛋白分解酵素に結合して活性を阻害
	$α_2$-マクログロブリン	プラスミンなどの蛋白分解酵素に結合して活性を阻害
炎症性蛋白質	C反応性蛋白質（CRP）	炎症反応に関与。炎症時に上昇する
	オロソムコイド	炎症反応に関与。炎症時に上昇する
その他	アンジオテンシノーゲン	アンジオテンシン II（昇圧ペプチド）の前駆体
	$α$-フェトプロテイン（AFP）	胎児血中に存在。成人ではある種の癌で上昇する

肝・胆・膵　代謝

血漿アミノ酸濃度は一定に保たれる

アミノ酸はすべての細胞における蛋白質合成の材料であり，主に肝臓がこれを供給している。余分のアミノ酸は糖や脂肪酸に変換されるが，この役割も肝臓が担っている。また，飢餓状態や糖尿病などで糖がエネルギー源として利用できないとき，肝臓は蛋白質をアミノ酸に分解して，各組織にエネルギー源として供給する。

蛋白質は絶えず合成され，かつ分解されている

血中のアミノ酸は細胞内に取り込まれ，蛋白質に合成される。合成された蛋白質は，核内の蛋白質や細胞の構造蛋白質を除いて，ライソソームのペプチダーゼによって再びアミノ酸に分解されて血中に出る。このように蛋白質合成はアミノ酸の貯蔵という役割を持ち，肝臓は特にこの能力が高い。

細胞からのアミノ酸放出は，血漿の遊離アミノ酸濃度によって調節される。すなわち，ある細胞で蛋白質合成のためにある種のアミノ酸を血中から取り込むと，そのアミノ酸の濃度が低下するが，肝臓で貯えられている蛋白質が分解され，血漿アミノ酸濃度はほぼ一定に保たれる。蛋白質の貯蔵が飽和すると，アミノ酸はエネルギー源として分解されるほか，糖新生や脂肪酸合成に利用される。

アミノ酸の分解はアミノ基の脱離に始まる

アミノ酸の分解は，①アミノ基の脱離，②アミノ基（アンモニア）の処理，③残った炭素骨格の代謝，に分けて考えるとよい。51

アミノ基の脱離は2段階で進む。まず**アミノ基転移反応**が起こり，アミノ酸のα-アミノ基がα-ケト酸（2-オキソ酸）に転移して，新たなアミノ酸が生成される。この反応を触媒するのが**アミノトランスフェラーゼ**（トランスアミナーゼ）で，特にAST（アスパラギン酸アミノトランスフェラーゼ）とALT（アラニンアミノトランスフェラーゼ）の2つの酵素は肝臓で活性が高い。結果として，ほとんどのアミノ酸のα-アミノ基はグルタミン酸に渡される。52

続いて**脱アミノ反応**が起こる。上記の反応で生じたグルタミン酸は，ミトコンドリアのマトリックスにある**グルタミン酸デヒドロゲナーゼ**によって脱リン酸され，アミノ基（窒素）がアンモニア（NH_3）として遊離する。この反応では

51 アミノ酸の異化

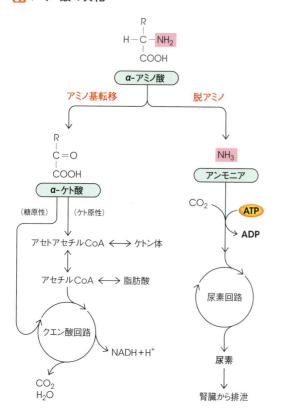

52 アミノ基転移反応と脱アミノ反応

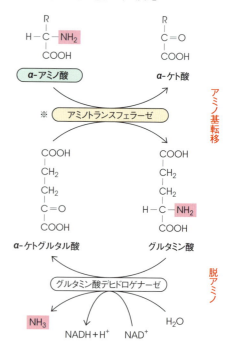

脂肪細胞はアディポサイトカインを分泌する

脂肪細胞は単なるエネルギー貯蔵庫ではなく，内分泌機能も有している．脂肪細胞から分泌されるさまざまな生理活性物質を総称して**アディポサイトカイン**と呼ぶ．代表的なものは次のものである．

アディポネクチン：脂肪細胞から特異的に分泌されるペプチドで，血中に5〜30 μg/mLと高濃度に存在する．組織のインスリン感受性を促進し，また抗動脈硬化作用を持つ．

レプチン：食欲調節ホルモンとして脂肪組織から見出された．脂肪細胞が脂肪滴を蓄えて肥大すると分泌が亢進する．視床下部の受容体に作用して食欲を抑制し，エネルギー消費を亢進させる 61．レプチン感受性の低下やレプチン遺伝子の異常は，著しい肥満を引き起こす．

TNF-α：多くの細胞から分泌される炎症性サイトカインで，脂肪細胞でも肥大により分泌が亢進する．インスリン受容体のシグナル伝達を阻害することでGLUT4の発現が抑制され，グルコースの細胞内取り込みが減少し，インスリン抵抗性を引き起こす．

PAI-1：血管内皮細胞や肝臓，血小板，脂肪細胞などから分泌され，t-PAを阻害して線溶の進行を抑制する〔p.501参照〕．内臓脂肪型肥満にインスリン抵抗性が加わるとPAI-1の分泌が亢進し，血栓傾向をもたらす．

メタボリック症候群は，内臓脂肪蓄積を基盤として生じる代謝・内分泌異常である 62

メタボリック症候群とは，肥満（内臓脂肪の蓄積）を基盤として，脂質異常症，耐糖能異常，高血圧が集積した病態

62 メタボリック症候群の病態

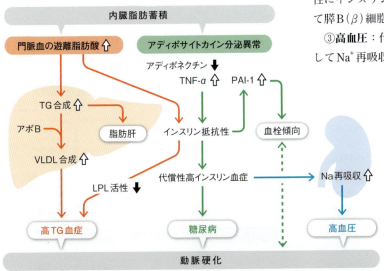

61 エネルギー貯蔵の液性調節

レプチンは視床下部に作用して食欲を抑制し，エネルギー消費を亢進させる．インスリンやグレリンも視床下部に作用し，摂食行動の短期的な調節に関わっている〔p.687参照〕．

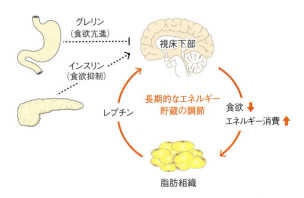

をいう．これらは動脈硬化の危険因子であり，冠動脈疾患や脳血管障害の発生リスクを高める．

①**脂質異常症**：内臓脂肪から遊離した脂肪酸は，門脈を通って肝臓に流入する．肝臓ではトリグリセリドの合成が促進され，同時にVLDLによる血中へのトリグリセリドの汲み出しが亢進する．VLDL中のトリグリセリドは本来，血管内皮細胞に存在するリポ蛋白リパーゼ（LPL）によって分解されるが，肥満者では後述するインスリン抵抗性のためにLPL活性が低下し，高トリグリセリド血症となる．

②**耐糖能異常**：過剰な遊離脂肪酸は，肝臓や筋肉に作用してインスリン抵抗性を惹起する．さらに肥満者では脂肪細胞が大型化し，アディポサイトカインの分泌異常が起こる．アディポネクチン分泌が低下する一方，TNF-α分泌は増加する．この結果，インスリン抵抗性が増悪し，代償性にインスリン分泌が増加する．この状態が続くと，やがて膵B（β）細胞が疲弊して糖尿病に至る．

③**高血圧**：代償性の高インスリン血症は腎尿細管に作用してNa$^+$再吸収を促進し，体液量の増加をもたらす．

肝臓は余剰コレステロールと老化赤血球から胆汁をつくる

胆汁bileは，肝臓で生成され胆嚢で濃縮されて十二指腸内へ分泌される．小腸での脂肪の消化と吸収に重要な役割を果たす一方，不要となったコレステロールやビリルビンなどの排泄経路ともなっている．

胆汁の主成分はコレステロールから生成された胆汁酸である 63

胆汁は有機物と無機イオン，水からなる．肝細胞が分泌する**肝胆汁**の総イオン濃度は血漿とほぼ等しいが，血漿に比べCl^-は低く，HCO_3^-が高い．pHは約8である．有機物は胆汁酸，ビリルビン，リン脂質，コレステロールを含む．

胆嚢で濃縮された**胆嚢胆汁**は，有機物の濃度が大きく上昇する．胆嚢でイオンと水が吸収されるため，浸透圧は血漿とほぼ等しい．ただし，胆汁酸の陰イオン濃度が増すため，Cl^-およびHCO_3^-濃度は低下し，pHは約6.5となる．

1) 胆汁酸 bile acids 64

胆汁酸は肝臓においてコレステロールから生成され，胆汁中の有機物の約50％を占める．生成の第1段階はコレステロールの7α-水酸化反応であり，この反応が律速段階となっている．コール酸とケノデオキシコール酸は一次胆汁酸といわれ，肝細胞が生成する．デオキシコール酸とリトコール酸は，一次胆汁酸が腸管内で細菌による分解を受けたもので，二次胆汁酸といわれる．

胆汁酸はグリシンやタウリンと結合することで抱合型のアルカリ塩となり，胆汁として分泌される．胆汁中に占めるコール酸（塩），ケノデオキシコール酸（塩），デオキシコール酸（塩）の割合は4:4:2であり，リトコール酸（塩）はわずかである．

胆汁酸（塩）は両親媒性で界面活性作用を持つ．その作用によって水中の脂肪粒子は表面張力が低下し，粒子が小さくなり，液は乳白色になる．これを**乳化**emulsificationという．乳化が進むと脂肪粒子の表面積が増大し，リパーゼが作用しやすくなる．さらに胆汁酸（塩）は，コレステロールや脂肪分解によって生じた脂肪酸，モノグリセリド，リン脂質とともにミセルmicelle 65 を形成し，これらを小腸粘膜表面へ運ぶ．脂質が吸収される際に，胆汁酸はミセルから遊離し，回腸で能動的に吸収される．

2) 胆汁色素 bile pigments

有機物の約2％を占め，なかでもビリルビンbilirubinが重要である．ビリルビンはヘモグロビンの分解産物であり，老化赤血球を貪食したマクロファージによって生成され，血中のアルブミンと結合して肝臓に至る 66 ．肝細胞に取り込まれたビリルビンは，そのままでは非水溶性であるが，**グルクロン酸抱合**を受けて水溶性になり，胆汁中に分泌される．この反応を触媒するのが，肝細胞の滑面小胞体に存在する**グルクロニルトランスフェラーゼ**である．

腸管内に分泌された抱合型ビリルビン（直接ビリルビン）は，腸内細菌の作用で再び非抱合型ビリルビン（間接ビリルビン）となり，さらに還元されて**ウロビリノーゲン**urobilinogenになる．ウロビリノーゲンは大部分が糞便中に排泄されるが，一部は小腸および大腸で吸収され，肝細胞

63 胆汁の組成

	肝胆汁	胆嚢胆汁	
pH	8	6.5	
水分	98	84	%
胆汁酸	2〜20	15〜100	mg/mL
リン脂質	1.4〜8.1	8〜50	mg/mL
コレステロール	0.5〜1.6	1〜4	mg/mL
ビリルビン	5〜20	>100	mg/dL
Na^+	150	300	mEq/L
K^+	4	10	mEq/L
Ca^{2+}	5	25	mEq/L
Cl^-	90	15	mEq/L
HCO_3^-	45	10	mEq/L

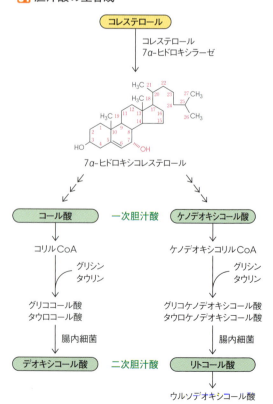

64 胆汁酸の生合成

NAD⁺またはNADP⁺が補酵素として作用する。

脱アミノで生じたアンモニアは肝臓で処理される

アンモニアは生体に対する毒性が強く,特に脳はアンモニアによって障害されやすい。そこで,肝臓はアンモニアを毒性のない**尿素**ureaに変換する。尿素は水溶性で,腎臓から排泄される。肝臓には尿素合成に必要な酵素がすべて存在しており,尿素合成は肝臓でのみ行われる。

各1分子のアンモニア,二酸化炭素(実際にはHCO_3^-),アスパラギン酸のアミノ窒素から1分子の尿素が合成される 53 。この反応には5種類の酵素,6種類のアミノ酸が関係し,3分子のATPが消費される。尿素の直接の前駆体はアルギニンであり,アルギナーゼによって尿素とオルニチンに分解される。オルニチンはシトルリン,アルギニノコハク酸を経て再びアルギニンが生成されるため,この反応は回転する(**尿素回路**という)。なお,フマル酸はクエン酸回路に入ってオキサロ酢酸となり,アミノ基転移を受けるとアスパラギン酸が再生される。

肝不全では尿素回路が機能せず,尿素合成量が低下し血清尿素窒素(BUN)値は低下する。重症例では高アンモニア血症のために脳が障害され(**肝性脳症**),昏睡に陥る。

アミノ基を失った炭素骨格はクエン酸回路に合流する

アミノ基がはずれた後に残ったアミノ酸の炭素骨格は,クエン酸回路の中間代謝物に分解され,クエン酸回路に合流する。クエン酸回路に入るには,アセチルCoA,α-ケトグルタル酸,スクシニルCoA,オキサロ酢酸をそれぞれ経由する4つの経路があり,アミノ酸の種類によって決まる〔共通代謝経路 39 参照〕。こうして炭素骨格はクエン酸回路によって二酸化炭素と水に分解されるか,糖新生または脂肪酸合成に利用される。

特に筋肉から大量に放出されるアラニンは,糖新生の主要な原料となっている。血中のアラニンは肝臓に取り込まれ,ALTの作用で直接ピルビン酸に変換されクエン酸回路に入る。糖新生により合成されたグルコースは血中に放出され,再び筋肉に取り込まれる〔グルコース-アラニン回路 37 参照〕。このように臓器間でアミノ酸が交換されることにより,血中のアミノ酸濃度が維持される。54

53 尿素回路

シトルリン合成まではミトコンドリアで,それ以降は細胞質で反応が進む。各酵素(①〜⑤)の先天的欠損による高アンモニア血症が知られている。

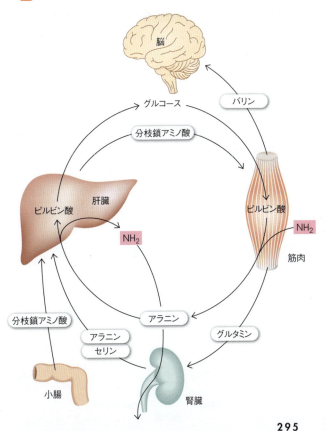

54 臓器間のアミノ酸交換

295

肝・胆・膵　代謝

アルコールや多くの薬物が肝臓の酵素で代謝される

アルコールや薬物など体内に摂取された化学物質は，肝臓で代謝され，排泄される．これを肝臓の**解毒作用**といい，肝細胞のミクロソーム画分に存在する種々の酵素がその役割を担っている．これらの酵素は化学物質に強力に作用してその構造や化学的性質を変え，生体に無害な物質に変換し，体外に排泄させる．

アルコールは肝臓で酸化されてアセトアルデヒドから酢酸になる 55

体内に吸収されたエタノールの90％以上は，肝臓で酸化されてアセトアルデヒドになる．この酸化は主に肝細胞の細胞質に存在する**アルコールデヒドロゲナーゼ**alcohol dehydrogenase；ADHの作用によるが，残りの10〜15％は滑面小胞体に存在するシトクロムP450といったMEOS（microsomal ethanol oxidizing system）やカタラーゼの作用による．

生成されたアセトアルデヒドは毒性が強く，細胞膜を破壊する．そのため，**アルデヒドデヒドロゲナーゼ**aldehyde dehydrogenase；ALDHによってさらに酸化されて酢酸になる．酢酸はアセチルCoAとなり，クエン酸回路に入って分解されるか，脂肪酸の合成に利用される．ALDHにはいくつかのアイソザイムがあり，特に日本人の半数弱はアセトアルデヒド代謝の解毒活性が低下するALDH2のアイソザイムを保有しているため，酒に弱く飲酒により顔が赤くなりやすい．

長期・大量の飲酒は脂肪肝を招く

長期間にわたってアルコールを摂取すると，肝臓に大量の脂肪が蓄積して**脂肪肝**と呼ばれる状態になる．脂肪の蓄積を生ずる仕組みについては，次のように考えられている．

アルコールデヒドロゲナーゼによる酸化の過程で，NAD^+が消費され$NADH$が産生される．このため大量飲酒の状態では，脂肪酸分解のための$β$酸化に必要なNAD^+が減少し，逆に過剰となった$NADH$を消費するために脂肪酸の合成が促進される．この結果，脂肪酸のトリグリセリドへのエステル化が亢進し，脂肪が肝臓に蓄積する．

肥満や糖尿病も脂肪肝の原因となる

脂肪肝は大量の脂肪，主にトリグリセリドが肝臓に蓄積している状態であり，肝細胞には大小多くの脂肪滴がみられる 56．蓄積する脂質の量は，肝細胞内への脂肪酸の流入とVLDLによる細胞外への汲み出し，および細胞内でのトリグリセリドの合成と分解のバランスにより規定される．

肥満や糖尿病の患者では，飲酒歴がないのに脂肪肝がみられることがある．近年，このような生活習慣病に合併した脂肪肝を，代謝機能障害関連脂肪性肝疾患metabolic dysfunction-associated steatotic liver disease；MASLDと称するようになった．脂肪肝の多くは肝硬変とはならないが，一部は炎症による線維化が進行し，最終的に肝硬変に至る．非飲酒者の脂肪肝の発症機序にはいくつかの要因があるが，インスリン抵抗性がその1つとして挙げられる．インスリン抵抗性存在下では脂肪細胞から大量の脂肪酸が血中に放出され肝臓に流入し，トリグリセリドとして沈着する．さらに，肝臓への過剰な脂肪沈着は酸化ストレスを生じさせ，肝細胞を障害する．

56 脂肪肝　肝細胞内に大小の脂肪滴が沈着している

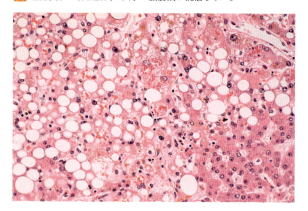

55 肝細胞におけるアルコール代謝

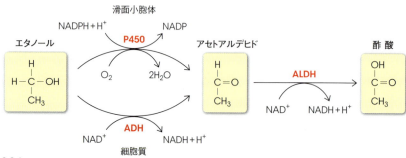

薬物はP450酵素で代謝される

　水溶性の薬物は腎臓から尿中へ排泄されるが，脂溶性の薬物は肝臓で水溶性に変えて，尿または胆汁へ排泄する。この解毒機能の主役は，肝細胞の滑面小胞体に存在する酵素群である。これらの酵素によって薬物は酸化，還元，加水分解，抱合反応を受ける。

　なかでも酸化に関わる**シトクロムP450**と呼ばれる酵素群は特に重要な役割を演じている。P450酵素はアルコール代謝に関わるMEOSの代表的な酵素でもあるヘム蛋白質で，自身に結合した薬物を酸化する。P450酵素には分子構造の異なる多くのアイソザイムが存在するが，1つのアイソザイムで複数の薬物を代謝することが知られている。そのため薬物の組み合わせによっては，1つのP450に対する競合が起こり，互いの代謝が阻害され，薬物の血中濃度が上昇する危険がある 57。また，長期の飲酒や同じ薬物を長期間投与している場合に薬効が低下することがあるが，これはアルコールや薬物によりP450の合成が誘導されて活性が高まったためである。このため，大量飲酒患者では併用薬剤の代謝への影響を考慮する必要がある。さらに，P450の活性には個人差があるため，同じ量の薬物を投与しても，その血中濃度は異なることに注意しなければならない。

　P450の酸化反応で得られた代謝物はOH基，COOH基，NH_2基を持ち，抱合を受けやすくなっている。抱合反応にはグルクロン酸抱合，メチル化，アセチル化，硫酸抱合などがある。これらの抱合反応を受けることにより，さらに水溶性が高まり排泄されやすくなる。

生体異物は有機アニオン輸送により排泄される

　薬物などの生体異物やその代謝物の多くは有機アニオン（カルボキシル基や硫酸基など，負に荷電する官能基を持つ有機物質の総称）であり，生体にとって有害となる。肝臓と腎臓（近位尿細管）には，有機アニオンを体外に排出する仕組みがある。この役割を担うのが**有機アニオン輸送体**（organic anion transporter；腎臓ではOAT，肝臓ではOATP）である。58

　肝細胞は，類洞側膜の輸送体で血液から有機アニオンを細胞内に取り込み，それを胆管側膜の輸送体で胆汁中に汲み出す。取り込み輸送体としては，OATP1（organic anion transporting polypeptide 1），OATP2，OATP3が知られている。汲み出し輸送体はATP分解のエネルギーを必要とするポンプで，MDR1（multidrug resistance 1），MRP1（multidrug resistance associated protein 1），MRP2/cMOAT（canalicular multispecific organic anion transporter）が知られている。これらの輸送体はいずれも基質選択性が低く，多種類の有機アニオンを輸送することができる。なお，先天性高ビリルビン血症の1つであるDubin-Johnson症候群はMRP2/cMOATの欠損による。

57 シトクロムP450の基質特異性

シトクロムP450は多くのアイソザイムに分類されるが，それぞれの基質特異性は高くない。したがって，1つのP450に対して複数の基質（薬物など）が競合し，互いの活性を阻害する可能性がある。

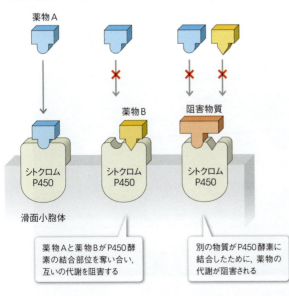

58 有機アニオン輸送による生体異物の排泄

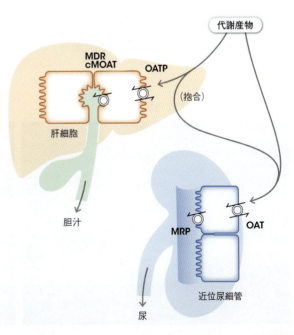

肝・胆・膵　代謝

体内には3つのエネルギー貯蔵庫がある

体内には3つのエネルギー貯蔵庫がある 59

　食事由来のグルコースと脂肪酸はそれぞれグリコーゲンとトリグリセリド（中性脂肪）に合成され，いったん体内に貯蔵される。これらは需要に応じて再びグルコースと脂肪酸に分解され，エネルギー源として利用される。

　体内のエネルギー貯蔵庫には次の3つがあり，目的に応じて使い分けている。

　①**肝グリコーゲン**：肝臓のグリコーゲン含量は最大でも約100g（エネルギー量にして400kcal）と少ないが，血糖値を維持するという重要な働きを担っている。食間に血糖値が低下したときに分解され，血中にグルコースを供給する。1日の絶食で肝グリコーゲンは枯渇し，以降は肝臓でアミノ酸から糖新生を行ってグルコース需要をまかなう。

　②**筋グリコーゲン**：骨格筋のグリコーゲン含量は個人差があり，よく運動をする人ほど多く蓄えることができる。成人男性の平均は約400g（エネルギー量にして1,600kcal）である。運動時に分解され，乳酸に代謝される。筋はグルコース6-ホスファターゼを持たないため，血中にグルコースを放出することはできない。

　③**体脂肪**：体重60kg，体脂肪率20%の人は12kgの体脂肪をもっている。そのエネルギー量は約10万kcalに相当し，肝臓や筋に比べるかに巨大な貯蔵庫である。飢餓状態になるとアドレナリンの働きでトリグリセリドが分解され，血中に脂肪酸が供給される。

　3つの貯蔵庫には優先順位がある。食後に血糖値が上昇すると，まず肝臓と筋のグリコーゲンが補充される。これらが充足されたのち，余ったエネルギーが脂肪組織に貯蔵される。過食や運動不足のためにエネルギー摂取が消費を上まわり，体脂肪が過剰に蓄積した状態が**肥満**である。

59 体内のエネルギー貯蔵庫

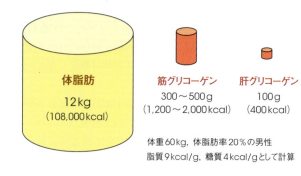

体重60kg，体脂肪率20%の男性
脂質9kcal/g，糖質4kcal/gとして計算

余剰エネルギーは脂肪細胞に蓄えられる 60

　脂肪細胞は間葉系幹細胞から分化し，成熟すると細胞内に単一の大きな脂肪滴を蓄えるようになる。脂肪細胞は**ホルモン感受性リパーゼ**をもつ。このリパーゼはアドレナリンやACTH，グルカゴンによって活性化され，トリグリセリドを脂肪酸とグリセロールに分解して血中に放出する。

　脂肪細胞の集まりである脂肪組織は，結合組織の被膜に覆われ，血管に富む組織である。**皮下脂肪**として全身の皮下に分布し，クッションの役割を果たしている。腹腔内では特に腸間膜や大網に多く分布し，**内臓脂肪**と呼ばれる。一般に皮下脂肪が顕著に増加する時期は新生児〜小児期，思春期，妊娠時である。これに対し，内臓脂肪は成人男性や更年期以降の女性で増加しやすい。

　皮下脂肪と内臓脂肪は同じ白色脂肪組織であるが，代謝特性が異なるとされる。皮下脂肪は長期間にわたって少しずつ蓄積され，その分解もゆるやかであるのに対し，内臓脂肪は比較的速やかに蓄積・分解する。

60 CTで見た皮下脂肪と内臓脂肪

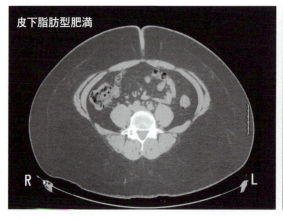

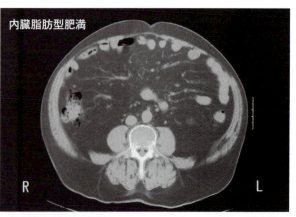

に取り込まれ、再び胆汁中に分泌される。肝臓で吸収されなかったウロビリノーゲンは体循環に入り、腎臓から尿中に排泄される。糞便や尿の色はウロビリノーゲンが酸化された**ウロビリン** urobilin による。

3) その他の有機成分

細胞膜の構成成分であるコレステロールとリン脂質が遊離し、胆汁中に分泌される。この遊離は胆汁酸の界面活性作用によるものであり、肝臓からの分泌は胆汁酸の生成・分泌と関係する。腸管内に分泌されたコレステロールとリン脂質は、胆汁酸や脂肪の分解産物とともにミセルを形成し、そのほとんどが再吸収される。

胆汁酸の大部分は回腸で吸収され再利用される 66

腸管に分泌された胆汁酸の90％以上は回腸で吸収され、門脈を経て肝臓に戻り、能動輸送で肝細胞に取り込まれる。これを**腸肝循環** enterohepatic circulation という。腸肝循環系には約4gの胆汁酸が存在し、1回の食事で2回循環すると考えられている。リトコール酸はほとんど吸収されずに、糞便中に排泄される。体外に失われる胆汁酸の量は1日約0.5gであり、これはコレステロール排出の主な経路

65 胆汁酸塩とリン脂質によるミセル形成

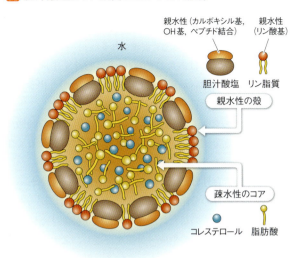

となっている。胆汁酸は失われた分だけ肝臓で新たに合成される。また、胆汁酸の再吸収が不十分な場合には、糞便中の水分含有量が増え下痢を生じる。

ビリルビンの一部もウロビリノーゲンとして吸収され、門脈を経て肝臓に戻る。同じく胆汁中に分泌されるコレステロールとリン脂質も比較的近位の小腸でほとんどが再吸収されるが、これらは門脈には入らずに、リンパ管を経て体循環に入る。

66 胆汁酸の腸肝循環、ビリルビンの排泄

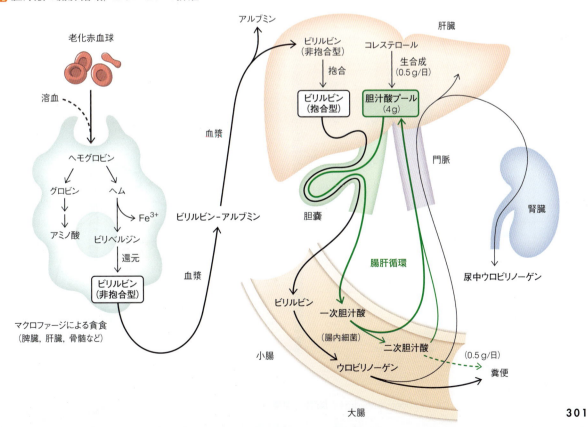

胆汁の分泌は，小腸からのセクレチンとコレシストキニンによって促進される

胆汁の分泌は胆汁酸によって促進される

肝臓は成人で1日あたり約600mLの胆汁を生成・分泌する。胆汁は肝細胞から持続的に分泌されるが，摂食により刺激されるため日中の分泌量がやや多い。

肝細胞からの胆汁の分泌機構には，①胆汁酸の刺激によって生じる分泌と，②胆汁酸とは直接的には関係なく生じる分泌とがある。

①**胆汁酸依存性分泌**：肝細胞から胆汁酸が分泌されることで始まる胆汁の分泌である。腸肝循環で肝臓に戻った胆汁酸は，肝細胞での新たな胆汁酸の生成を抑制する因子となるが，一方で胆汁の生成・分泌を促進し，これが胆汁分泌の最も強力な刺激因子となっている。肝細胞内の胆汁酸は促通拡散で毛細胆管に分泌される。胆汁酸の一部は負に帯電しており，Na^+などの陽イオンを毛細胆管内に引き込む。この結果，毛細胆管内の浸透圧が増大し，水も引き込まれ，胆汁(肝胆汁)となる。

②**胆汁酸非依存性分泌**：胆汁酸とは独立した電解質と水の分泌である。分泌機構は膵臓の導管細胞での分泌(86)とほぼ同じものであり，同じくセクレチンによって促進される。なお，肝細胞内の胆汁酸がNa^+/K^+ ATPase活性を高めることが知られており，胆汁酸は胆汁酸非依存性分泌も促進する。

胆嚢粘膜は電解質と水を吸収して胆汁を濃縮する 67

分泌された肝胆汁は毛細胆管，肝管を経て総肝管に進むが，摂食時以外はOddi括約筋(8)が収縮しているため十二指腸へは流出せずに，胆嚢に貯えられる。

胆嚢は，肝臓から絶え間なく分泌される肝胆汁を約10倍に濃縮して胆嚢胆汁として貯蔵し，必要に応じて腸管内へ放出する。胆嚢は30〜50mLの胆汁を貯蔵することができる。分泌された肝胆汁が胆嚢に移動するか，十二指腸に放出されるかは，胆嚢の受け入れ能力と総胆管の内圧，Oddi括約筋の収縮状況による。

胆嚢での胆汁の濃縮は，胆嚢粘膜上皮細胞の管腔側膜から基底側膜への電解質の能動的取り込みと，これに伴う水の移動による。この機構は腎尿細管における電解質と水の再吸収に類似しており，基底側膜に存在するNa^+/K^+ ATPaseの作用がイオン輸送の駆動力を提供している。管腔側膜にはNa^+/Cl^-共輸送体，Na^+/H^+交換輸送体，Cl^-/HCO_3^-交換輸送体，$Na^+/K^+/2Cl^-$共輸送体などが存在し，Na^+やHCO_3^-

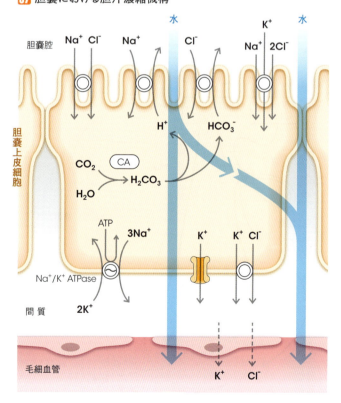

67 胆嚢における胆汁濃縮機構

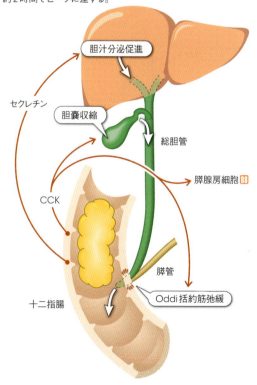

68 胆汁の分泌調節

脂肪を含む食塊が十二指腸に達すると(食後約30分)，セクレチンとコレシストキニン(CCK)が分泌される。胆汁分泌は食後約2時間でピークに達する。

CA；carbonic anhydrase　炭酸脱水酵素

の濃度差を使って作動し, 結果的にNa^+とCl^-を細胞内に取り込む. これが基底側膜から間質に輸送されると, 間質の浸透圧が上昇し, 水を引き込む. こうして肝胆汁中の無機電解質と水の約90％が再吸収される. なお, 胆管上皮もこれと同様の再吸収機能を持っている.

有機成分が濃縮されることに伴って, コレステロールやビリルビンを核として胆嚢や胆管に結石を生ずることがある (**胆石**). 特にコレステロール濃度が通常よりも高い場合は, 過飽和状態となり, 結晶が生じてしまう. 抱合型ビリルビンは容易に水に溶けるが, 非抱合型ビリルビンは不溶性でカルシウム塩となって結晶化する.

コレシストキニンが胆嚢を収縮させ, 胆嚢胆汁を十二指腸に放出させる 68

食物が十二指腸に達すると, これが刺激となって十二指腸粘膜細胞からホルモンが分泌される. **セクレチン**secretinは前述のごとく肝細胞からの胆汁の分泌を促す. **コレシストキニン**cholecystokinin；CCK (膵酵素分泌を促すパンクレオザイミン pancreozymin；PZと同一のホルモン) は, 胆嚢を収縮させると同時にOddi括約筋を弛緩させることによって胆嚢胆汁を十二指腸へ放出させる.

摂食後およそ30分すると胆嚢の収縮が始まり, 胆嚢や総胆管の内圧が上昇し, 胆嚢胆汁や総胆管内の胆汁が十二指腸内に流出する. 胆嚢壁を構成する平滑筋細胞はCCK受容体を持つ. 血液で運ばれたCCKが受容体に結合すると細胞内Ca^{2+}濃度が上昇し, 収縮する. CCKはまたOddi括約筋を弛緩させるが, この機構は明らかではない.

ガストリンgastrinはその構造がCCKと類似しているため, CCK受容体に結合でき, CCKと同様の作用を持つ. また, 迷走神経を刺激すると神経伝達物質のアセチルコリンを介して胆嚢の収縮とOddi括約筋の弛緩が生ずる. しかし, 胆嚢やOddi括約筋の機能調節に神経系の関わる割合は少ない.

黄疸の原因は肝疾患だけではない

胆汁の分泌に障害があると, ビリルビンは体外に排泄されず, 血中に流出する. 血中濃度が高まるとビリルビンは組織に移行し, 結膜や皮膚が黄色くなる. この状態を**黄疸**jaundiceという. 黄疸の原因は肝疾患以外にも多数あり, その発生機序から 69 のように分類される.

①**溶血性黄疸**：赤血球の破壊が亢進し, ビリルビンの生成が肝細胞の処理能を上回った状態. ②**肝細胞性黄疸**：肝細胞での胆汁の生成・分泌障害 (肝炎など). ③**閉塞性黄疸**：腫瘍や胆石による肝外胆管閉塞に基づく流出障害.

● 先天性胆道閉鎖症

新生児の1万人に1人が発症する. 患児の多くに肝門部空腸吻合術 (葛西法) が施行される. この術式は葛西森夫によって開発され, 1959年に雑誌「手術」に報告された. 今日でも国際的医学文献に引用される, 数少ない日本語で書かれた論文である.

69 黄疸の鑑別

分類	疾患	発生機序	血中ビリルビン 非抱合型	抱合型	尿中ビリルビン	尿中ウロビリノーゲン
溶血性黄疸	溶血性貧血 シャントビリルビン血症	赤血球の破壊が亢進し, 肝細胞でのビリルビンの処理が追いつかない	↑	正常	(−)	↑
肝細胞性黄疸	Gilbert病	肝細胞へのビリルビン取り込み障害				
	Crigler-Najjar病	グルクロン酸抱合障害 (酵素欠損)				
	新生児黄疸	グルクロン酸抱合障害 (酵素低活性)				
	Dubin-Johnson症候群 Rotor病	抱合型ビリルビンの分泌障害 (先天性)				↓
	ウイルス肝炎・肝硬変 薬物性肝障害	抱合型ビリルビンの分泌障害 (肝細胞膜の障害)	↗	↑	(＋)	
閉塞性黄疸	先天性胆道閉鎖症 胆石・胆管炎 胆道系腫瘍 (膵癌を含む)	胆道閉鎖による胆汁うっ滞				

溶血性黄疸では非抱合型ビリルビンが血中に増加する. 閉塞性黄疸や肝内胆汁うっ滞では抱合型ビリルビンが増加する. 抱合型ビリルビンは水溶性なので, 尿中にも出る. こうして黄疸の原因を推測することができる. 抱合型ビリルビンはジアゾ試薬と直接に反応することから「**直接ビリルビン**」, 非抱合型ビリルビンは反応にメタノールを必要とすることから「**間接ビリルビン**」ともいう.

肝・胆・膵　膵臓

膵臓は後腹膜に埋まっており，脊椎と大血管をまたいで脾臓に及ぶ

膵臓は十二指腸ループから脾門にかけて横たわっている 70

膵臓 pancreas は，胃の後ろにあって後腹壁に癒着している，細長い，赤味を帯びた黄色の実質器官である。前面は腹膜に覆われ滑らかで，他の面は薄い結合組織に包まれる。長さ約15cm，幅3～5cm，厚さ2cmで，重さは約100gである。

膵臓を頭 head，体 body，尾 tail の3部に分ける。膵頭は第2腰椎の高さにあり，脊柱の右側で十二指腸のループにはまっている。上腸間膜動静脈を取り巻くように鉤状突起 uncinate process を後下方に伸ばす。膵体は脊椎と大動脈を弓状にまたいでやや左上がりに伸び，膵尾は第1腰椎の高さで脾門に達する。このため，水平断でみると膵臓はアーチ形を示す。横行結腸間膜のつけ根が膵臓の前縁に沿って走り，これによって膵臓の前面は，網嚢の後壁に膨らみを作る上部と，自由腹腔に向く下部とに分けられる。

膵臓は腹膜後器官である

腹腔後面の壁側腹膜と脊柱・骨盤や体壁筋との間のすき間を腹膜後隙 retroperitoneum といい，その範囲は側方が腰方形筋外側縁まで，上は横隔膜から下は骨盤に至る。ここには膵臓のほか，腎臓，副腎，子宮，上行・下行結腸，十二指腸，門脈と総胆管の下部，下大静脈，腹大動脈とその枝が含まれる。このうち上行・下行結腸，十二指腸，膵臓は，もともと腹腔内にあったものが，発生の途上で消化管の回転に伴って間膜が壁側腹膜に癒着したために，後腹膜に位置するようになったものである。膵臓および上行・下行結腸の癒合筋膜 fusion fascia をそれぞれ膵後筋膜およびToldt筋膜という〔p.245参照〕。これらの腹膜後器官 retroperitoneal organ は深部に位置するため，体表からの診察によって疾患を見つけることがしばしば困難である。

膵臓は腹腔動脈と上腸間膜動脈から血流を受ける 70 72

膵臓は腹腔動脈 celiac trunk と上腸間膜動脈 superior mesenteric artery の両方から枝を受け，豊富な血流が供給される。膵臓は十二指腸から発生するため，十二指腸の辺縁動脈である膵十二指腸動脈に支配される。ただし，二次的に左方に伸びた膵体，膵尾は脾動脈 splenic artery の支配を受ける。腹腔動脈の枝である胃十二指腸動脈に続く上

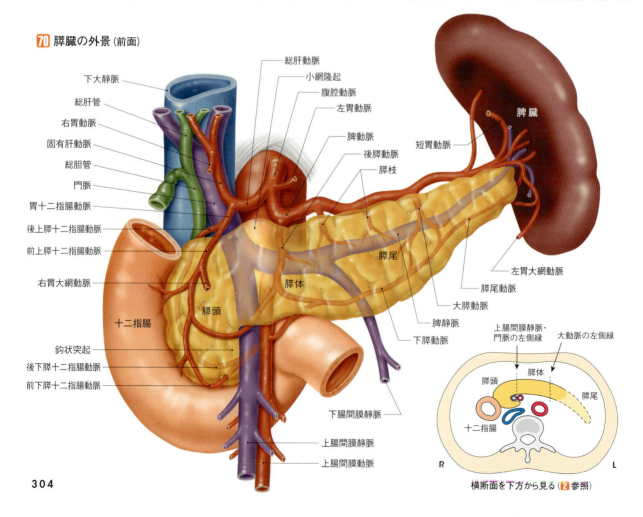

70 膵臓の外景（前面）

横断面を下方から見る（2 参照）

膵十二指腸動脈が，上腸間膜動脈からの**下膵十二指腸動脈**と吻合して，膵頭の前後に2本の動脈アーチを形成し，それぞれ総胆管開口部の前および後を走る．膵体および膵尾には脾動脈の膵枝である**後膵動脈，大膵動脈**および**膵尾動脈**が分布する．

膵臓の後面にめり込むようにして脾静脈が走る．途中，下腸間膜静脈（同名動脈とは伴行しない）の合流を受け，さらに膵頭の後方で上腸間膜静脈と合流して**門脈** portal vein を形成し，総胆管に沿って肝臓に向かう．門脈は膵臓の高さでは後腹膜にあるが，その上方では小網内に，下方では腸間膜内に含まれ腹膜腔の中に浮かんだ状態となる．

膵管と総胆管は膵内で合流して大十二指腸乳頭に開く 71

総胆管は小網内を下行し，十二指腸球部の後方で門脈の右を走る．さらに膵後面に接して走るが，このとき膵組織に覆われることが多い．そして後上方から主膵管に近づいて合流し，共通管（**膨大部** ampulla）を形成して，幽門から8〜10 cm の所で十二指腸下行部の内側壁を斜めに貫いて**大十二指腸乳頭**（ファーター乳頭 ampulla of Vater）の先に開く．膵管との合流形式は変異に富む．共通管は長さ3 mm 以下で，明瞭な膨大がみられないことも多い．また，両者が隔てられたまま十二指腸に別々に注ぐ場合もある．

腸内容物の総胆管への侵入を防ぐために，管内には絨毛状の突起（サントリーニ弁 valve of Santorini）があり，また管周囲には括約筋が存在する．総胆管を取り巻く**総胆管括約筋**は十二指腸筋層との連続性は少なく，独立性が高い．括約筋は下方では主膵管と共通管にもみられ，それぞれ**膵管括約筋**および**膨大部括約筋**と呼ばれるが，発達の程度は総胆管のそれに比べると弱い（8）．

主膵管 main pancreatic duct of Wirsung は直径約3 mm で膵尾に始まり膵頭に向かって走る．その間に50本以上の導管がニシンの骨のように交互に合流する．膵頭上部からの**副膵管** accessory pancreatic duct of Santorini とつながる所で急に下方にカーブし，さらに鉤状突起からの導管を受け入れた後に大十二指腸乳頭に開く．一方，副膵管は主膵管より上方を走り，小十二指腸乳頭に開く．主膵管と十二指腸との交通がうまくいかない場合には，副膵管が主たる導管となる場合もある．

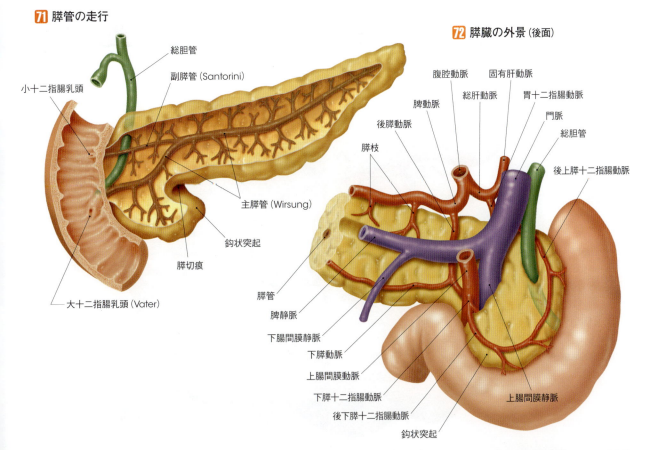

71 膵管の走行

72 膵臓の外景（後面）

肝・胆・膵　膵臓

膵臓は多くの腺房からなる外分泌腺で，その中に内分泌細胞群が点在する

膵組織は外分泌部と内分泌部からなる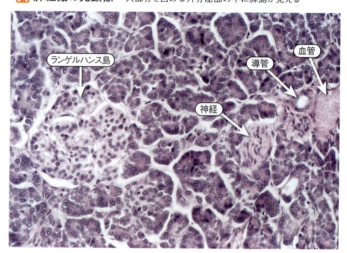

膵臓の実質には被膜から伸びた幅の狭い小葉間結合組織が入り込み，1〜10mm大の小葉に分けている。小葉はさらに多数の**腺房** acinus からなる。これらの腺房は，消化酵素を含む膵液を十二指腸に分泌する外分泌部である。

一方，多数の腺房の集まりの中に，ヘマトキシリン-エオジン染色で淡く染まる**ランゲルハンス島** islet of Langerhans が散在する。膵組織の大部分を占める腺房の海に浮かぶ島のように見えることから付けられた名前で，**膵島**ともいう。この島は，インスリンやグルカゴンなどのホルモンを血中に分泌する内分泌部である。

小葉間結合組織には，外分泌液を運ぶための大小の導管や，血管，神経が含まれる。小葉に入った動脈は，まず膵島で毛細血管網を作ったのち，放射状の小静脈（門脈）を経て外分泌部の毛細血管網に至る。この**膵島-腺房門脈系**によって，膵島で放出され血中に入ったホルモンが自らの外分泌部の機能を調節することになる。

外分泌部は消化酵素を含むアルカリ性の膵液を分泌する

膵外分泌部は純漿液腺で，ヘマトキシリン-エオジン染色では耳下腺に似る。大きな違いは，膵では腺房中心細胞が存在すること，線条部を欠くこと，ならびに分泌部で基底細胞や筋上皮を欠くことである。

腺房は小さな腺腔を囲む1層の腺房細胞によって構成されるが，その3次元構築は複雑である。腺房は小導管の末端に位置するのみでなく，2本の小導管の間に位置したり，

74 膵組織の光顕像　大部分を占める外分泌部の中に膵島が見える

73 膵臓の組織構築　1個の小葉を取り出したところ

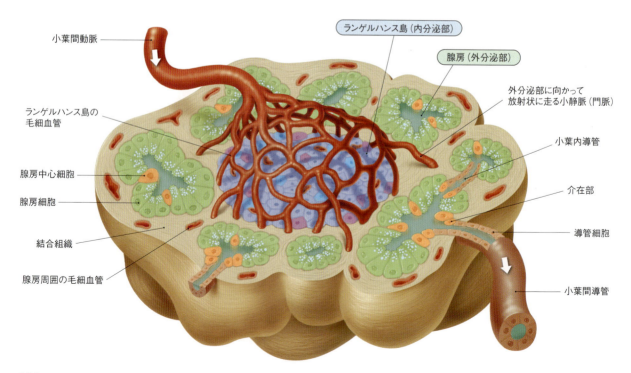

306

小導管の途中で出芽したりする。さらに，小導管が分岐・吻合して腺房を連ねる構造を示し，腺房からの分泌液はいろいろなルートを通って導管に至る 75 。このような構造は，数百個もの腺房細胞が電気的に連動して多量の分泌液を一気に放出することを可能にする。

腺房細胞 acinar cell は膵実質の85％を占める。核は塩基好性に染まる基底部にあり，管腔側にはエオジン好性の**酵素原顆粒** zymogen granule（チモーゲン顆粒）が集積する（唾液腺漿液細胞の顆粒が塩基好性であるのと対照的である）。顆粒はPAS陽性で，消化酵素を含む。電子顕微鏡で見ると，基底部の細胞質には粗面小胞体が充満し，核近傍によく発達したゴルジ装置があり，ここで酵素原顆粒が生成される 76 。酵素原顆粒は直径250～1,000 nmで，徐々に成熟し，開口分泌によって管腔に放出される 84 。顆粒の分泌は，十二指腸から分泌されるコレシストキニンや副交感神経刺激によって促進される 83 。

導管系は次の5つの部位に区分される。①腺房中心細胞，②介在部，③小葉内導管，④小葉間導管，⑤主導管。**腺房中心細胞** centroacinar cell は介在部の細胞に似て，小型の立方形の細胞で，エオジンで淡く染まる。腺房の中央に位置し，腺房細胞とともに管腔を囲む。小葉内導管と小葉間導管，主導管の上皮細胞はムチンを合成し，分泌する。また，重炭酸イオン（HCO_3^-）を分泌し，膵液をアルカリ性にする 86 。これらの分泌はセクレチンによって促される。

● 慢性膵炎
アルコール，膵管閉塞，自己免疫などによって起こる。炎症性細胞の浸潤，線維化の進行と腺房の萎縮が特徴である。腺房の萎縮に伴って導管系のネットワーク構造があらわになり，ductule-like structureの像を示す。さらに進行すると，残った導管やランゲルハンス細胞も，増生した線維組織によって構造が歪められる。

● 膵星細胞
膵臓の腺房周囲にビタミンAを細胞質に貯蔵する細胞が見出され，膵星細胞 panceatic stellate cell と名付けられた。この細胞はコラーゲンなどの細胞外マトリックスを合成・分泌する機能があり，慢性膵炎に伴う膵線維症の責任細胞とみなされている。肝星細胞との類似性から研究が進んでおり，今後，膵疾患の重要な治療ターゲットになる可能性がある。

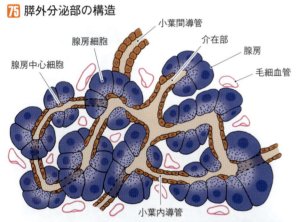

75 膵外分泌部の構造

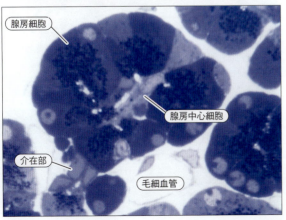

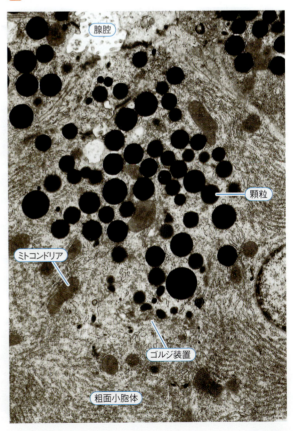

76 腺房細胞の電顕像

ランゲルハンス島は数種類のホルモン分泌細胞からなる内分泌組織である

ランゲルハンス島は内分泌組織である

ランゲルハンス島は成人では膵臓の容積の1～2％（新生児では10％）を占め，20万～200万個存在する。膵尾に多い傾向がある。

膵島細胞は細胞索を作り，これが吻合して複雑な立体的網目構造を作る。細胞索の間には腔の広い毛細血管が存在し，膵島細胞は毛細血管とじかに接する 77 。通常，膵島は薄い結合組織によって周囲の外分泌部と隔てられ，また膵島細胞はエオジンで淡く染まるため，島の境界は明瞭である。ただし，膵頭の後下部に存在する島は，外分泌部と入り混じり境界不鮮明で，細胞は塩基好性に染まる。

数種類の細胞がそれぞれ固有のホルモンを分泌する

ランゲルハンス島を構成する細胞は，ヘマトキシリン-エオジン染色標本では細胞質の染色性や核の大きさが似ており，区別するのは困難である。いずれの細胞も細胞質にはよく発達した粗面小胞体，ゴルジ装置，ミトコンドリアを持つ。特殊染色やホルモンに特異的な抗体を用いた免疫組織化学により，また電子顕微鏡で見る顆粒の形態により，次の4種類の細胞が区別できる。

A（α）細胞：グルカゴンを分泌する細胞で，島の細胞の15～20％を占める。アザン染色で好酸性に染まり，島の辺縁部に多く分布する。D細胞とはしばしば近接する。顆粒は直径200～300nmで，電子密度の高い芯を持つが，haloは狭い。 78

B（β）細胞：インスリンを分泌する細胞で，島の細胞の60～70％を占める。アザン染色で好塩基性に染まり，島の中心に多く分布する。顆粒は直径225～375nmで，しばしば結晶状を呈し，電子密度の高い芯のまわりに幅の広いhaloを持つ。 79

D（δ）細胞：ソマトスタチンを分泌する細胞で，島の細胞の5％を占める。幼児ではその比率がさらに高い。島全体にまばらに分布する。硝酸銀で黒く染まる顆粒を持つ。顆粒の直径は170～220nmで，電子密度は中等度である。

PP（pancreatic polypeptide）細胞：島の細胞の1％を占め，島の辺縁に多く分布する。境界不鮮明なタイプの島に多く存在する。顆粒は直径180～220nmで，均一な物質を含む。F細胞とも呼ばれる。

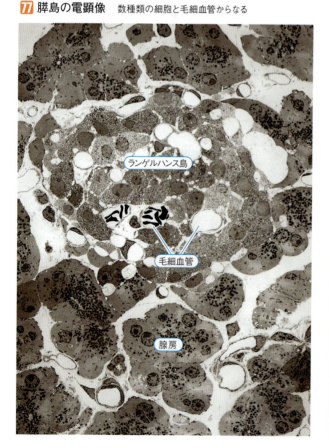

77 膵島の電顕像 数種類の細胞と毛細血管からなる

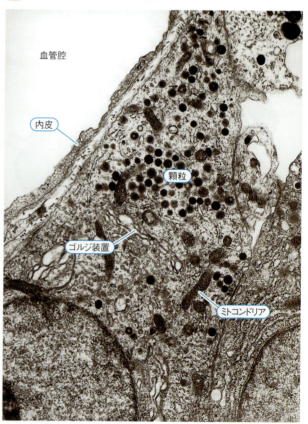

78 A（α）細胞 グルカゴンを分泌する

膵島は，容積にして膵全体の1〜2%であるが，10%以上の血流を受ける。このような豊富な血流によって，ホルモンによる分泌応答が促進される。膵島細胞どうしはタイト結合やギャップ結合によってつながっている。膵島細胞が面する毛細血管は，一般の内分泌器官のそれと同様，隔膜を持つ有窓型毛細血管である。80

　神経は血管に沿ってランゲルハンス島に入る 81。一部の細胞には神経との間でシナプスがみられる。副交感神経刺激によってインスリンやグルカゴンの分泌が促進され，交感神経刺激によってインスリンの分泌が抑制される。ただし，インスリンとグルカゴンの主な分泌刺激は細胞外液のグルコース濃度である（95）。

膵内分泌細胞は消化管ホルモン分泌細胞と同系列である

　発生学的にみると，腸上皮に腸内分泌細胞（基底顆粒細胞）が作られつつある時期に，膵芽にもその一部が分け与えられ，これが増殖してランゲルハンス島を作る。したがって，膵島細胞は腸内分泌細胞の兄弟ともいえる。総称してGEP (gastro-entero-pancreatic) 内分泌系という。

　膵島から分泌されるインスリンとグルカゴンも，消化管ホルモンと同様に考えてよい。ただし，消化管ホルモンが食物が腸で完全に吸収される前に作用するのに対して，膵島ホルモンは食物が吸収された後の代謝に関係する。

● 島外内分泌細胞
内分泌細胞はランゲルハンス島以外の膵組織，たとえば大きな小葉間導管（導管上皮細胞間や上皮細胞と基底膜の間）や腺房間にも少数存在する。これは，内分泌細胞が膵発生時に外分泌性組織の導管上皮に沿って生じることと関係する。これら島外内分泌細胞は，乳児期には豊富にみられるが，成人では膵内分泌細胞全体の10%以下になる。導管腔に面する内分泌細胞から分泌されたペプチドは，直接に膵液に入るものと思われる。

79 B (β) 細胞　　インスリンを分泌する

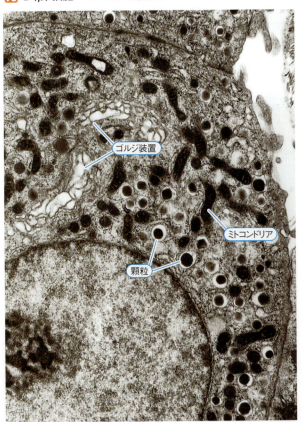

80 膵島の毛細血管（有窓型）

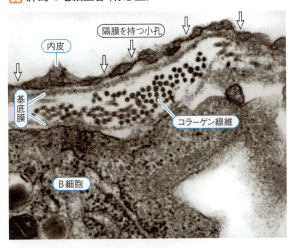

81 血管に沿って神経が膵島に入る

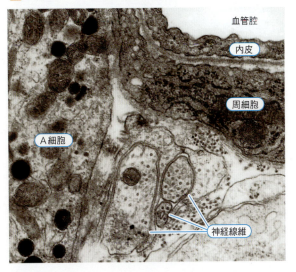

肝・胆・膵　膵液

膵液には三大栄養素を分解する酵素がすべて含まれている

膵液は胃酸を中和し酵素活性を維持する

成人で1日あたり約1,500 mLの膵液pancreatic juiceが分泌される。分泌量は空腹時に最も少なく、食後数分で増大しはじめ、数時間続く。膵液は重量の98％が水で、残りの2％は無機電解質と消化酵素などの有機物である。

水および電解質は腺房細胞、腺房中心細胞および導管細胞から分泌されるが、分泌の主体は腺房中心細胞と導管細胞である。電解質濃度は体液と同じ（等張性）で、その組成はNa$^+$が多く細胞外液に似るが、**重炭酸イオン（HCO$_3^-$）**を多量に含むことが特徴で、このため膵液はアルカリ性を示す。この性質が十二指腸の酸性内容物を中和し、消化酵素が機能する至適pHに近づける。なお、膵液の分泌量が多いときHCO$_3^-$濃度は高くなり、このことも消化には都合がよい(87)。

消化酵素は腺房細胞から分泌される。膵液には多種類の消化酵素が含まれており、糖質、蛋白質、脂質、核酸のいずれも消化できる。

膵酵素は管腔内消化の主役である (82)(83)

膵液には多種多量の消化酵素が含まれている。このため、たとえ唾液や胃液の消化酵素がなくとも、小腸管腔内での栄養物の消化（**管腔内消化**）に支障をきたさない。これらの消化酵素の至適pHはほとんどが7前後である。

1) 炭水化物分解酵素

α-アミラーゼは、でんぷんやグリコーゲンなどの多糖類を、マルトースやラクトース、マルトトリオースなどの二糖類または少糖類に分解する。単糖まで分解できないのは、α-アミラーゼが内部にあるα-1,4グルコシド結合のみを切断するからである。α-1,6グルコシド結合や、外側にあるα-1,4グルコシド結合は、小腸上皮細胞の刷子縁膜にある酵素によって切断され（**膜消化**）、単糖となって吸収される〔p.234参照〕。

2) 蛋白質分解酵素

5種類の酵素があり、すべて不活性の前駆体の形で分泌される。これらの酵素前駆体は十二指腸内で分解され、それぞれ酵素活性を持つ**トリプシン、キモトリプシン、エラスターゼ、カルボキシペプチダーゼAおよびB**になる。酵素前駆体を活性型に変える主役はトリプシンである。トリプシンは、トリプシノーゲンが小腸上皮細胞の刷子縁膜にある**エンテロペプチダーゼ（エンテロキナーゼ）**によってペプチド結合が切断され、N末端の6個のアミノ酸を失ったものである。

トリプシンは、他の蛋白質分解酵素の前駆体のペプチド結合を切断して活性型に変える。トリプシンはまたトリプシノーゲンをも活性化するから、酵素前駆体の活性化は速やかに進む。つまり、強力な酵素を不活性の形で膵臓に貯

82 膵液に含まれる消化酵素

酵素	前駆体	活性化	至適pH	作用
α-アミラーゼ	—	—	7.1	多糖類のα-1,4グルコシド結合を切断
トリプシン	トリプシノーゲン	小腸エンテロペプチダーゼ トリプシン	5.2〜6.0	塩基性アミノ酸のカルボキシル側のペプチド結合を切断
キモトリプシン	キモトリプシノーゲン	トリプシン	7.8〜8.0	芳香族アミノ酸のカルボキシル側のペプチド結合を切断
エラスターゼ	プロエラスターゼ	トリプシン	8.1〜8.8	中性アミノ酸のカルボキシル側のペプチド結合を切断
カルボキシペプチダーゼA	プロカルボキシペプチダーゼA	トリプシン	7.5	C末端の中性および酸性アミノ酸を切り離す
カルボキシペプチダーゼB	プロカルボキシペプチダーゼB	トリプシン	7.5	C末端の塩基性アミノ酸を切り離す
リパーゼ	—	コリパーゼ	8.0	トリグリセリドのエステル結合を切断
ホスホリパーゼA$_2$	プロホスホリパーゼA$_2$	トリプシン, Ca^{2+}	8.9	リン脂質のエステル結合を切断してリゾレシチンに
コレステロールエステルヒドラーゼ	—	—	7.0	エステル結合を切断してコレステロールと脂肪酸に
リボヌクレアーゼ	—	—	7.5	RNAを分解してモノヌクレオチドに
デオキシリボヌクレアーゼ	—	—	7.0	DNAを分解してモノヌクレオチドに

えておき(自己消化を防ぐため)，十二指腸に分泌したのち速やかに活性型に変える仕組みとなっている。

蛋白質分解酵素はいずれもペプチド結合を切断して単離アミノ酸や小さな分子のペプチドを生成するが，それぞれの作用部位は 82 に示すように特異性がある。単離アミノ酸はそのまま吸収されるが，ペプチドは小腸上皮細胞の刷子縁膜のペプチダーゼによってさらに分解され，単離アミノ酸または小さなペプチドの形で吸収される。

3) 脂質分解酵素

膵リパーゼ，ホスホリパーゼA_2，コレステロールエステラーゼがある。膵リパーゼは中性脂肪(トリグリセリド)をジグリセリド，モノグリセリド，脂肪酸，グリセロールに分解する。この作用には，肝臓から分泌される胆汁酸塩による脂肪の乳化とミセル形成(65)が必要である。ミセル形成には界面活性物質としてリゾレシチン(リゾリン脂質)も必要であるが，これはホスホリパーゼA_2によりリン脂質が分解されて供給される。

消化酵素は腺房細胞から開口分泌により放出される 84

消化酵素(前駆体)は，外分泌部の腺房細胞から**開口分泌**(エキソサイトーシス)によって腺腔内へ放出される。細胞内の粗面小胞体で合成された消化酵素蛋白は，ゴルジ装置

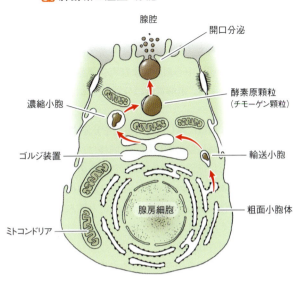

84 膵酵素の産生・分泌

で膜に包まれ，酵素原顆粒(チモーゲン顆粒)となる。分泌刺激がなければ顆粒はそのまま細胞内に留まっている。分泌刺激があると顆粒は管腔側膜に移動し，細胞膜と融合する。融合した部分が開口し，顆粒の中にあった消化酵素は腺腔内へ放出される。

このような酵素原顆粒の生成，管腔側膜への移動，管腔側膜との融合は，細胞内のCa^{2+}，cAMPをセカンドメッセンジャーとする細胞内情報伝達機構により促進される(88)。

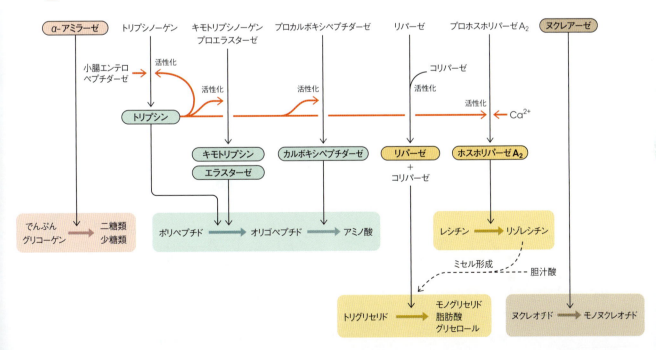

83 膵酵素の働き(小腸管腔内)

膵液はその分泌速度と電解質組成を巧妙に変えている

　膵液中の水と電解質は，膵臓を構成するすべての外分泌細胞から分泌される。分泌液の組成と分泌機構については①腺房細胞と②腺房中心細胞および導管細胞からの分泌に分けて考えるとよい。電解質液の分泌の主体は後者である。

腺房細胞はほぼ血漿に等しい電解質液を分泌する 85

　膵腺房細胞は唾液腺の腺房細胞と同様に，基本的には細胞外液(血漿)とほぼ同じ組成の電解質液を分泌する。分泌には方向性がある(極性があるという)。分泌の極性は，腺房細胞の基底側膜 basolateral membrane と腺腔側膜 apical membrane，それぞれの特性によるものであり，両者には異なる輸送体が存在する。

　分泌はまず，電解質が腺腔に移動することで始まる。その結果，腺腔内の浸透圧が高まるために水が引っぱられ，電解質液が作られる。電解質の腺腔への移動は，副交感神経(アセチルコリン)またはコレシストキニンの刺激を受けて腺房細胞内のCa^{2+}濃度が上昇するか，サイクリックAMP (cAMP)の増加によって引き起こされる。Ca^{2+}は腺腔側膜に存在するCl^-チャネルに結合し，またcAMPはcAMP依存性リン酸化酵素(Aキナーゼ)を活性化してCl^-チャネルをリン酸化することで，これを開口する。

　Cl^-チャネルが開くとCl^-は細胞内から腺腔へ移動する。細胞内のCl^-濃度は約10mmol/Lと低いが，膜電位(-30〜-40mV)の存在がCl^-の腺腔への移動を助ける。腺腔にCl^-が増えるとプラスの電荷を引っぱることになり，Na^+がタイト結合を通って腺腔へ移動し，電気的に中和する。なお，腺腔側膜にはK^+チャネルも存在し，K^+も腺腔へ移動するので，腺房細胞の分泌液にはK^+も含まれる。

　腺腔への放出によって細胞内のCl^-量が減少(細胞容積が減少)すると，基底側膜を介して血液側からCl^-と水が供給される。基底側膜には$Na^+/K^+/2Cl^-$共輸送体が存在し，これによってCl^-が細胞内に取り込まれる。この共輸送の駆動力はNa^+の電気化学ポテンシャル勾配であり，細胞外から細胞内に向かうからである。細胞内に移動したNa^+は基底側膜に存在するNa^+/K^+ ATPaseによって血液側に戻される。このときK^+が細胞内に輸送されるが，基底側膜のK^+チャネルを通って再び血液側に流出する。基底側膜のK^+チャネルも細胞内のCa^{2+}によって活性化される。

85 腺房細胞からの分泌機構

まず電解質が間質から腺腔に輸送され，腺腔内の浸透圧が高まった結果，水が引っぱられる。

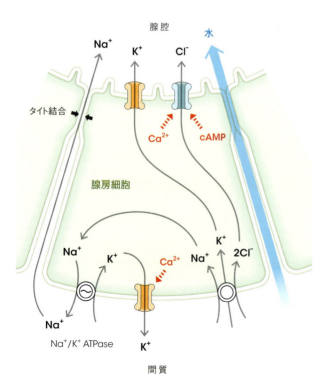

86 導管細胞からの分泌機構

遠位の導管細胞では，管腔側膜のCl^-/HCO_3^-交換輸送体はこの図と逆方向に働く。
CA：carbonic anhydrase 炭酸脱水酵素

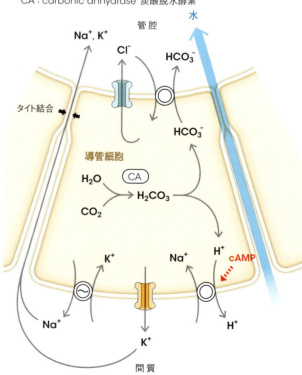

● Ca²⁺波とCa²⁺振動

アセチルコリンなどの分泌刺激物質を生理的濃度で持続的に投与すると細胞内のCa²⁺濃度が上昇する (機構については次項)。このとき時間的・空間的にCa²⁺濃度の違いがみられる。アセチルコリンの受容体は基底側膜にあるが，これが刺激されるとまず腺腔側の細胞質のCa²⁺濃度が上昇する。その後，Ca²⁺濃度の上昇は毎秒約10 mmの速さで基底側に向けて広がり，基底側膜に到達する (Ca²⁺波)。Ca²⁺濃度は上昇しはじめてから10秒ほどで元のレベルに戻り，その後1分間に1～3回の頻度でこれが繰り返される (Ca²⁺振動)。これらの現象の説明として，腺腔側に密に存在するイノシトール3リン酸 (IP₃) 受容体の感受性が高いこと，Ca²⁺の放出にはIP₃による放出 (IICR) とCa²⁺による放出 (CICR) が関係すること，などが考えられている。また，その生理的意義は細胞のダメージを小さくし，しかも効率よく酵素やイオンを分泌するためと考えられている。腺腔側に集まった酵素原顆粒の周囲にはミトコンドリアがベルト状に並んでいる。ミトコンドリアはCa貯蔵庫の1つであり，基底側膜に向かうCa²⁺上昇を和らげる作用がある。また，ミトコンドリアによるCa²⁺の取り込みはクレブス回路の酵素を活性化させ，ATPの産生を亢進させる。

腺房中心細胞と導管細胞は重炭酸イオンを多く分泌する [86]

腺房中心細胞とこれに近い位置にある導管細胞は，主に**セクレチン**の刺激を受けてHCO₃⁻に富む電解質液を大量に分泌する。分泌機構は基本的には腺房細胞と同様であるが，管腔側膜にCl⁻/HCO₃⁻交換輸送体があるため，管腔内液の電解質組成は腺房細胞の場合とは異なってくる。

導管細胞が分泌刺激を受け，細胞内のcAMPやCa²⁺濃度が上昇すると，基底側膜に存在するNa⁺/H⁺交換輸送体の機能が促進し，H⁺の血液側への輸送が増加する。細胞内H⁺の減少を補うために，**炭酸脱水素酵素** carbonic anhydraseの作用で二酸化炭素と水から炭酸 (H₂CO₃) が生成され，H⁺とHCO₃⁻に分解される。この結果，細胞内のHCO₃⁻濃度は上昇し，これが管腔への駆動力となってHCO₃⁻の管腔への移動が起こる。このとき，管腔内液のCl⁻が細胞内へ交換輸送される。このようにして，分泌速度の速いときには管腔内液のHCO₃⁻濃度は150 mEq/L (血漿濃度の約5倍) 以上にもなる。

一方，遠位の導管細胞の管腔側膜ではCl⁻/HCO₃⁻交換輸送体が逆方向に機能し，分泌液の最終的なHCO₃⁻濃度を調節している。すなわち，分泌がゆっくりであれば遠位導管での交換輸送が十分に働きCl⁻濃度が高くなり，分泌が促進すれば近位導管からのHCO₃⁻濃度の高い分泌液がそのまま流出する [87]。食後，胃の内容物が十二指腸に達すると，セクレチンの刺激を受けて導管細胞から大量の膵液が一気に分泌される。この膵液は高濃度のHCO₃⁻を含むため胃酸を中和して消化酵素を活性化し，消化にとって都合がよい。

[87] 膵液の分泌速度と電解質組成

遠位の太い導管でのCl⁻/HCO₃⁻交換輸送は，分泌速度に反比例する。
分泌液のCl⁻とHCO₃⁻の総和はほぼ一定に保たれる。
(ネコを用いた実験, Case RMらによる)

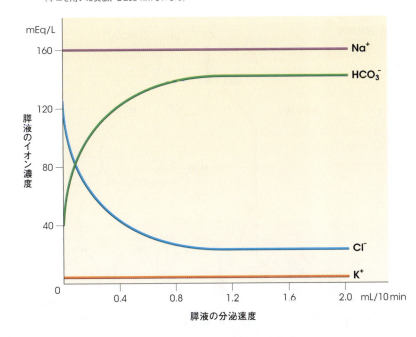
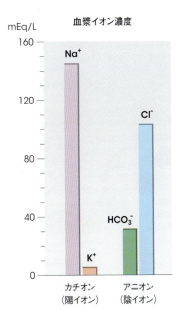

消化管ホルモンが膵液の分泌を調節している

膵液の分泌は神経性および体液性に調節される

神経性調節は自律神経によるもので，副交感神経による分泌促進作用が主体である．副交感神経は主に腺房細胞に分布しており，神経末端から放出される**アセチルコリン**が腺房細胞を刺激する．一方，交感神経は膵液の分泌に対して抑制的に作用する．交感神経の興奮によって放出されるノルアドレナリンが血管を収縮させ，腺房や導管への血流量が減少することが主な要因である．

体液性の調節は主に消化管ホルモンによる．分泌促進作用を示すものとして**コレシストキニン（CCK），セクレチン**，ガストリン，血管作動性腸管ポリペプチドvasoactive intestinal polypeptide；VIPがあるが，前2者が特に重要である．CCKの受容体は主に腺房細胞に，セクレチンの受容体は主に導管細胞に分布している．アセチルコリンとCCKを同時に投与した場合は相加的な（両者の効果を合計した）分泌促進がみられるが，アセチルコリンとセクレチン，CCKとセクレチンは相乗的に（両者の効果の和以上に）分泌を促進する．分泌を抑制する液性因子としては，膵臓ポリペプチドpancreatic polypeptide；PP，ソマトスタチン，カルシトニン，抗利尿ホルモンなどが知られている．

膵液分泌の細胞内情報伝達機構 88

アセチルコリンが腺房細胞のムスカリン様受容体に結合すると，受容体に共役したG蛋白質（Gq）が活性化され，そのαサブユニットがホスホリパーゼC（PLC）を活性化する．PLCは細胞膜を構成しているイノシトールリン脂質を加水分解して，ジアシルグリセロール（DG）とイノシトール三リン酸（IP$_3$）を生成する．DGはプロテインキナーゼC（PKC）を活性化するが，膵液の分泌におけるPKCの役割はそれほど重要ではない．IP$_3$が小胞体にある受容体に結合することが重要である．

IP$_3$受容体は4量体を作ってCa^{2+}チャネルとして機能する．IP$_3$が結合するとチャネルが開口し，小胞体内のCa^{2+}が細胞質に放出される．細胞内Ca^{2+}濃度の上昇は，消化酵素の開口分泌を促進する．なお，放出によって小胞体のCa^{2+}ストアは枯渇するが，それが刺激となって細胞外からCa^{2+}が流入する．したがって，アセチルコリンの刺激がある間，膵液の分泌促進は持続する．

88 膵液分泌の細胞内情報伝達機構

AC：adenylate cyclase　アデニル酸シクラーゼ
ACh：acetylcholine　アセチルコリン
CA：carbonic anhydrase　炭酸脱水酵素
CCK：cholecystokinin　コレシストキニン
DG：diacylglycerol　ジアシルグリセロール
IP$_3$：inositol triphosphate　イノシトール三リン酸
PLC：phospholipase C　ホスホリパーゼC
Gq, Gs：G蛋白質のサブクラス

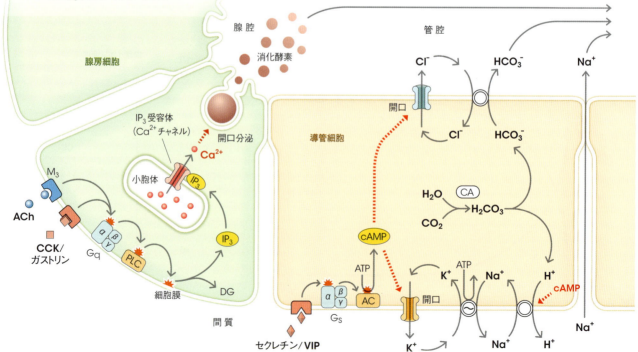

CCKもアセチルコリンと同様の情報伝達系を介して,消化酵素の開口分泌を促進する。

セクレチンとVIPの受容体は,促進性G蛋白質（G_S）と共役している。リガンドが結合すると,G_Sのαサブユニットはアデニル酸シクラーゼ（AC）を活性化する。これによってcAMPが産生され,重炭酸イオン（HCO_3^-）と水の分泌を促進する。

一方,膵臓ポリペプチドやソマトスタチンの受容体は,抑制性G蛋白質（G_i）を活性化する。G_iのαサブユニットはアデニル酸シクラーゼを抑制してcAMPの産生を低下させる。

摂食に伴う膵液の分泌過程 89

胃液分泌の場合と同様〔p.218参照〕,3相に区別できる。

1) **脳相**：迷走神経（副交感神経）を介する分泌相。摂食に先立って,大脳皮質からの視覚・嗅覚情報が延髄の迷走神経核を刺激し,また口腔から食道へと食塊が進む際に味覚を介して,あるいは消化管壁の伸展刺激が求心性に神経核に伝わり,そこから遠心性に膵臓を刺激する。

2) **胃相**：食塊が胃の中にあるときの分泌相。迷走神経を介するものと,消化管ホルモンによるものがある。前者は食塊が胃体部を伸展するときの神経反射で,求心路と遠心路のいずれも迷走神経を介することから**迷走-迷走神経反射** vagovagal reflexと呼ばれる。伸展が幽門前庭部に及ぶと,そこの粘膜に存在するG細胞から**ガストリン**が血液中に分泌される。ガストリンは構造がCCKに類似しており,膵外分泌腺のCCK受容体を刺激し分泌を促進する。

3) **腸相**：胃内容が十二指腸に到達した後の分泌相。消化管ホルモンのCCKとセクレチンによる刺激が主体となる。CCKは十二指腸および空腸粘膜のI細胞から血中に分泌される。その分泌は胃での部分消化で生じたアミノ酸やペプチド,脂肪酸による管腔内からの刺激で促進される。セクレチンは十二指腸粘膜のS細胞から血中に分泌される。分泌刺激は管腔内の酸（pH 4.5以下）と脂肪酸である。

まとめると,脳相と胃相では腺房細胞から消化酵素と少量の分泌液が分泌される。腸相では,セクレチン刺激により導管細胞から大量の電解質と水が分泌され,CCK刺激により分泌された消化酵素とともに十二指腸に流出する。

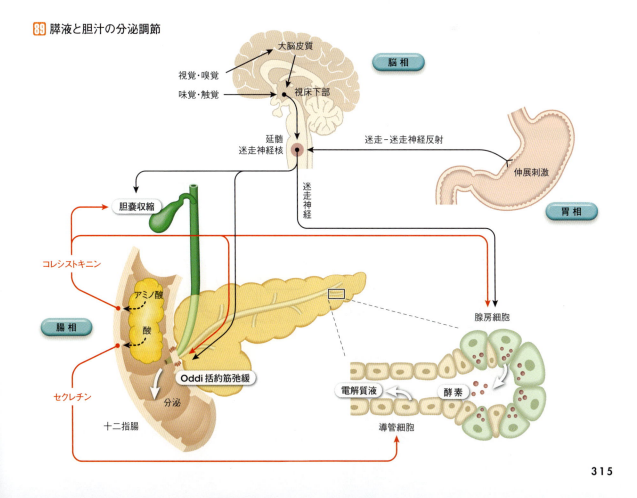

89 膵液と胆汁の分泌調節

肝・胆・膵　血糖の調節

種々の調節機構によって血糖値は狭い範囲に保たれている

血糖値の調節はホメオスタシスの中でも特に厳密である

　生体は組織を構築したり、生命維持や活動のエネルギーを作り出すために糖を利用している。生体が利用する糖はグルコースであり、すべての細胞はグルコースを細胞外液から得ている。細胞外液のグルコースは血液から供給されており、細胞外液のグルコース濃度（80～120 mg/dL）は血中グルコース濃度（血糖値）に等しい。したがって、肝臓から血液へのグルコースの供給がなければ、運動などでグルコースの消費が増大したときに、血糖値はすぐに低下してしまう。

　血糖値の低下は、生体にとってきわめて危険である。なぜなら、多くの細胞は、細胞外液と細胞質のグルコース濃度差を駆動力とする促通拡散によってグルコースを取り込んでいるからである。細胞外液のグルコース濃度が低下すると、グルコースの細胞内への流入量が減少し、細胞はグルコースを利用できなくなってしまう（小腸や腎尿細管の上皮細胞など、ごく一部の細胞は濃度勾配に逆らって管腔膜からグルコースを取り込むことができる99）。

　グルコース不足の影響は中枢神経に最も顕著に現れる。脳細胞は（赤血球も）、グルコースの代謝以外からエネルギーを得ることができないからである。グルコース濃度が20～30 mg/dL以下になると昏睡に陥る。

　一方、何らかの理由で血糖値が上昇したらどうなるだろうか。それが一時的であれば、尿中への排泄でグルコースを失うだけであるが、長期間持続すると、やはり重篤な状態を生ずる。高血糖が神経や血管を障害するからである。このような細胞機能低下や組織障害の発生を予防するために、血糖値はほぼ一定に保たれている。

血糖値はホルモンによって調節される 90

　空腹時の血糖値はおよそ90 mg/dLである。グルコース50 gを経口的に摂取すると（ブドウ糖負荷試験）、60分後には血糖値は150 mg/dLくらいまで上昇する。その後低下しはじめ、120分以内に元の値に戻る。このように、生体では血糖値を一定の範囲に調節する機構が働いている。

　血糖値は、グルコースの細胞への取り込みと血中への供給のバランスによって決まる。それぞれの速度は、膵臓のランゲルハンス島（膵島）から分泌される**インスリン**と**グルカゴン**、さらには副腎髄質から分泌される**アドレナリン**などのホルモンによって調節される 91。血糖値の調節に特

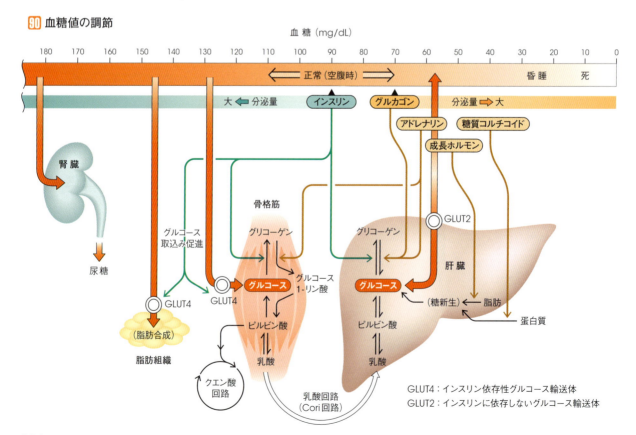

90 血糖値の調節

作用発現速い

作用発現遅い

解糖系に入る。アドレナリンの作
次々にリン酸化することで増幅され
ネルギーを瞬時に必要とする骨格
みである。一方，インスリンは骨格
込みを促進し，グリコーゲン合成

を取り込んでグリセロールを生成
て貯蔵する。グルコースの取り込
スリンによって促進される。
血糖値によって調節される。血糖
ぅとインスリン分泌は抑制され，
ルカゴン分泌が促進する。また，
消化管ホルモンがインスリン分泌

合成のカスケード制御

ーゼが活性化され，それを引き金に細胞
され，ホルモンの効果が増幅される。リン
解酵素は活性化され，合成酵素は不活性
細胞と骨格筋細胞の両方に働く。**グルカ**
ある。なお，インスリンの作用はこの図と
を脱リン酸化することにより活性化する。

骨格筋細胞／肝細胞

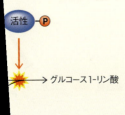

活性 -(P)

→ グルコース1-リン酸

317

肝・胆・膵　血糖の調節

膵島ホルモンは互いの

　膵臓のランゲルハンス島からは4種
それぞれ別々の細胞から分泌される。これ
に分泌を促進したり抑制したりする。

インスリンは血糖値を下げる唯一のホ

　B(β)細胞から分泌される分子量
で，A鎖(アミノ酸21個)とB鎖(ア
プチド鎖が2ヵ所でS-S結合で結ば
の生成は，まずリボソームで分子
ロインスリンが合成され，小胞体
鎖のプロインスリンに分解される。
ジ装置でA鎖とB鎖を連結している
い，インスリンができる 84。し
胞にはインスリンとCペプチドが
中にも等分子放出される。

　血中へ放出されたインスリンの
受容体に結合しなかったインスリ
分解酵素で破壊される。インスリ
が，低血糖が持続すると致命的
インスリンの短い半減期は生理的

インスリンの分泌は血糖値と相関

　血糖値を次第に高くしていく
一定量のインスリン分泌が確認
いう。血糖値が90mg/dLを超
に増大し，400〜600mg/dLで
礎分泌量の20倍にもなる。

　B細胞はグルコース刺激に対
グルコース濃度が80mg/dL以
は約−60mVである(静止膜電
するとB細胞は脱分極し，−4

93 膵島ホルモンの相互関係

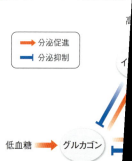

318

値はおよそ20mg/dL上昇する。

グルカゴンの分泌を促すものは低血糖である。A（α）細胞は細胞外液のグルコース濃度（血糖値と同じ）が70mg/dL以下になると、細胞外Ca^{2+}の流入による活動電位を発生する。その結果、細胞内Ca^{2+}濃度が上昇し、グルカゴンの開口分泌が起きる。細胞外液のグルコース濃度が上昇すると、活動電位は消失し、グルカゴンの分泌も停止する。血液中のアミノ酸もグルカゴン分泌を刺激する。

グルカゴンの標的器官は肝細胞である。肝細胞にはグルカゴン受容体が存在し、グルカゴンが結合すると促進性G蛋白質（G_S）を介してアデニル酸シクラーゼ（AC）が活性化され、cAMPが産生される。cAMPはプロテインキナーゼを活性化し、それがさらに酵素系をリン酸化して活性化することにより、グリコーゲンのグルコースへの分解と、脂肪や蛋白質を原料とする糖新生が促進される（92）。

肝臓でのこのような反応は、血液中へのグルコースの放出を促進し、血糖値を上昇させる。なお、腸管からもグルカゴンと同様の作用を持つ**グルカゴン様ペプチド** glucagon-like peptide；GLPが分泌される〔p.323参照〕。

ソマトスタチンは多くのホルモンの分泌を抑制する

D（δ）細胞から分泌されるポリペプチドで、14個のアミノ酸からなる。視床下部や消化管のD細胞で生成・分泌されるソマトスタチンと同じアミノ酸配列を持つ。血液中のグルコース、アミノ酸、脂肪酸のいずれの濃度上昇によっても分泌が刺激される。

ソマトスタチンはA細胞からのグルカゴン、B細胞からのインスリンの分泌をいずれも抑制する。ソマトスタチンが受容体に結合すると、抑制性G蛋白質（G_i）を介して開口分泌を抑制する。なお、血液中に分泌されたソマトスタチンは、ガストリンやセクレチンの分泌を抑制し、腸管の運動や消化液の分泌を抑制する。

膵臓ポリペプチド

F細胞（PP細胞ともいう）から分泌されるポリペプチドで、36個のアミノ酸からなる。F細胞は膵島のほかにも、膵腺房、導管にも分布している。膵臓ポリペプチドの分泌は低血糖により増加し、高血糖により減少する。膵臓ポリペプチドには膵液の分泌を抑制する作用がある。

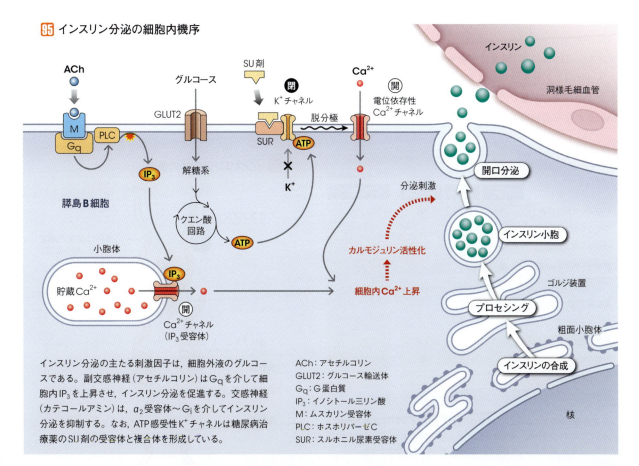

95 インスリン分泌の細胞内機序

インスリン分泌の主たる刺激因子は、細胞外液のグルコースである。副交感神経（アセチルコリン）はG_qを介して細胞内IP_3を上昇させ、インスリン分泌を促進する。交感神経（カテコールアミン）は、$α_2$受容体〜G_iを介してインスリン分泌を抑制する。なお、ATP感受性K^+チャネルは糖尿病治療薬のSU剤の受容体と複合体を形成している。

ACh：アセチルコリン
GLUT2：グルコース輸送体
G_q：G蛋白質
IP_3：イノシトール三リン酸
M：ムスカリン受容体
PLC：ホスホリパーゼC
SUR：スルホニル尿素受容体

インスリンはグルコースの細胞内取り込みと利用を促進する

インスリン受容体のβサブユニットはチロシンキナーゼである

インスリンは生体の約80％の細胞を標的とし，種々の作用を示すが，その作用のすべてが標的細胞にあるインスリン受容体を介して発現する。1個の細胞にあるインスリン受容体の数は約2万個と考えられている。インスリン受容体は各2個のαサブユニットとβサブユニットからなる複合体で，分子量は約30万である。αサブユニットとβサブユニットはジスルフィド結合（S-S結合）で連結されており，さらにαサブユニットどうしもジスルフィド結合で連結され，$\alpha_2\beta_2$の構造をとっている。97

αサブユニットは細胞外に出ている部分で，βサブユニットは細胞膜を貫通して細胞内に達している。インスリン分子はαサブユニットに結合する。結合部位は複数あるが，1ヵ所に結合すると他の結合部位の親和性が亢進する。

インスリンがαサブユニットに結合するとその情報はβサブユニットに伝達され，βサブユニットの自己リン酸化部位（細胞内にある）がリン酸化される。これによってβサブユニットは活性型のチロシンキナーゼとなり，近傍の酵素蛋白質のチロシン残基をリン酸化できるようになる。この蛋白質リン酸化によって細胞内を情報が伝わり，種々のインスリン作用が発現する。98

インスリンはグルコース輸送体を増やす

インスリンの作用は多岐にわたるが，その基本は，三大栄養素の代謝に影響して生体機能を活発にし，また余分に摂取された栄養物のエネルギー源としての蓄積を促すことである96。特に糖代謝に対する作用は重要で，インスリンは血糖値を低下させる唯一のホルモンである。

インスリンは脳細胞を除くほとんどの細胞，特に肝細胞，筋細胞，脂肪細胞でグルコースの取り込みを促進する。食事で摂取されたグルコースの約60％は肝臓でグリコーゲンとなる。食間にはグリコーゲンがグルコースに分解されて血液中へ放出され，一定の血糖値が維持される。グルコースの細胞への取り込みは**グルコース輸送体**glucose transporter ; GLUT 99を介して行われるが，インスリンはGLUT4の細胞膜への発現量を増大させる98。細胞に取り込まれたグルコースの利用は，ヘキソキナーゼによるグルコース6-リン酸の生成に始まり，解糖系を経てクエン酸回路に入る。これらの系の律速酵素はインスリンによって誘導される。

肝細胞のGLUT2はインスリンによる促進作用を受けない。しかし，インスリンはグルコキナーゼや解糖系の酵素活性を高めるため，グルコースの消費が増大し，肝細胞内のグルコース濃度は急速に低下し，濃度勾配が大きくなる。その結果，GLUT2を介するグルコース流入量は増大する。また，肝細胞ではグリコーゲンシンターゼなどの作用によってグルコース6-リン酸からグリコーゲンが生成される。この系もインスリンは促進する。一方，インスリンはグリコーゲン分解酵素であるホスホリラーゼを不活性化し，グルコースの肝臓からの遊離を抑制する。なお，脳細胞はグルコースのみをエネルギー源とし，その機能維持には大量のグルコースを消費するが，脳細胞でのグルコースの取り込みや利用にインスリンは作用しない。

96 インスリンの主な作用

	肝臓	骨格筋	脂肪組織	（グルカゴンの作用）肝臓
グルコース取り込み	＊	⇑	⇑	
グリコーゲン合成	⇑	⇑		
グリコーゲン分解	↓			⇑
糖新生・グルコース放出	↓			⇑
アミノ酸取り込み	⇑	⇑		
蛋白質合成	⇑	⇑		
蛋白質分解	↓	↓		⇑
脂肪合成	⇑		⇑	
脂肪分解			↓	⇑
ケトン体取り込み		⇑		
K^+取り込み		⇑	⇑	

＊肝細胞膜に存在するグルコース輸送体（GLUT2）は，インスリンの有無に関わりなくグルコースを自由に通過させるが，インスリンはグリコーゲン合成を促進することから，結果として肝細胞内へのグルコース流入を増大させる。

97 インスリン受容体の構造

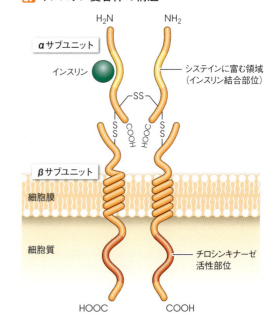

99 グルコース輸送体の種類

種類		主な分布	機能
促通拡散型	GLUT1	脳，赤血球，腎臓，結腸	グルコース取り込み
	GLUT2	肝臓，膵島B細胞，腎臓，小腸	グルコース親和性は低いが，輸送能は大きい
	GLUT3	脳，腎臓，胎盤など	グルコース取り込み
	GLUT4	骨格筋，脂肪組織	インスリン刺激時にグルコース取り込み
Na⁺依存型	SGLT1	小腸吸収上皮，腎尿細管	Na⁺との共輸送により濃度勾配に逆らってグルコースを吸収
	SGLT2	腎尿細管	

GLUT；glucose transporter, SGLT：sodium-dependent glucose transporter

インスリンは血糖降下以外に多彩な生理作用を有する

1) 脂質代謝に対する作用（脂肪の貯蔵）

インスリンは肝細胞での脂肪酸の生成を促進し，脂肪細胞への蓄積を促す。肝細胞に取り込まれた過剰なグルコースは，脂肪酸に転化される。そこで重要な反応は**アセチルCoAカルボキシラーゼ**によってアセチルCoAをマロニルCoAに変換することであるが(45)，インスリンはこの反応を促進する。肝細胞は生成した脂肪酸をトリグリセリドに合成する。トリグリセリドはVLDLに組み込まれて血中に出て，脂肪細胞に取り込まれ，貯えられる。インスリンは脂肪細胞への取り込みを促進し，また脂肪細胞でリパーゼを阻害することによって脂肪酸の血中への遊離を抑制する。

化を抑制し，肝臓でのアミノ酸からの糖新生を抑制する。

2) 蛋白質代謝に対する作用（同化作用）

インスリンは蛋白質の合成を促進し，分解を遅らせる。特にAタイプの中性アミノ酸の筋肉への取り込みを促進し，蛋白質への合成を盛んにする。また，蛋白質の異

肝臓での糖新生の鍵となる酵素は，**ホスホエノールピルビン酸カルボキシキナーゼ** phosphoenolpyruvate carboxy-kinase；PEPCKである(39)。インスリンはPEPCKのmRNAをコードする遺伝子の転写を選択的に阻害して，この酵素の量を低下させ糖新生を抑制する。インスリンは尿素の合成も抑制する。

このように，インスリンは血中のアミノ酸の消費を抑制することで，体内での蛋白質の蓄積を促す。また，核内でのmRNA転写速度やリボソームでの翻訳速度を促進し，蛋白質の合成を促すとともに，新鮮な酵素を多く供給して細胞代謝を活発にする。

98 インスリンの細胞内情報伝達機構と多彩な生理作用

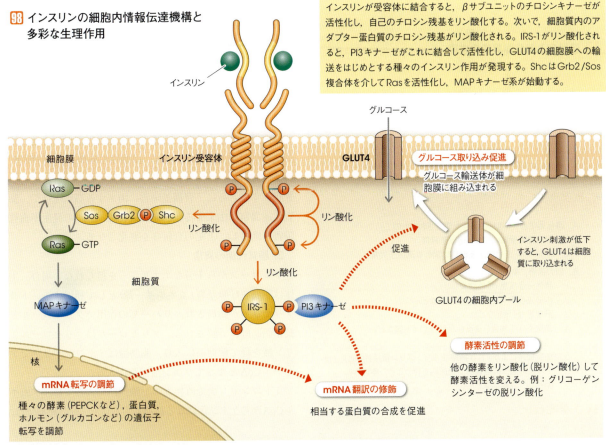

インスリンが受容体に結合すると，βサブユニットのチロシンキナーゼが活性化し，自己のチロシン残基をリン酸化する。次いで，細胞質内のアダプター蛋白質のチロシン残基がリン酸化される。IRS-1がリン酸化されると，PI3キナーゼがこれに結合して活性化し，GLUT4の細胞膜への輸送をはじめとする種々のインスリン作用が発現する。ShcはGrb2/Sos複合体を介してRasを活性化し，MAPキナーゼ系が始動する。

糖尿病はインスリンの分泌低下または作用低下によって起こる

糖尿病の原因はインスリンの分泌低下か感受性の低下である

インスリンの分泌量が低下したり，組織のインスリン感受性が低下すると糖尿病diabetes mellitusになる。糖尿病は，絶対的もしくは相対的なインスリン不足による，糖，蛋白質，脂質の代謝異常を基礎とする症候群であり，高血糖が最も顕著な所見である。糖尿病は，膵島B（β）細胞のインスリン分泌能から2つのタイプに分類される。100

1型糖尿病はインスリン分泌量の絶対的不足が原因である。すなわち，膵島B細胞でのインスリン合成・分泌能の障害であり，B細胞が破壊されることによる。原因としてウイルス感染や自己免疫性の炎症が考えられているが，遺伝的素因も大きい。10歳代に突然発症することが多く，**若年性糖尿病**ともいわれる。治療にはインスリンの投与が不可欠である。

2型糖尿病は，B細胞機能には特に異常はないが，インスリン分泌量が低下したり，組織のインスリン感受性が低下している（**インスリン抵抗性**）ため，相対的にインスリン不足となっている。全糖尿病患者の90％以上がこのタイプであり，多因子遺伝が想定されている。40歳代から発症し，徐々に進行する。発病初期には食事療法のみで治療できることが多い。

2型糖尿病では血中のインスリン濃度は上昇していることが多い。通常のインスリン濃度では血糖値が低下せず，代償機構としてインスリンの分泌が亢進するためである。この状態ではB細胞は消耗・疲弊し，ついには十分な量のインスリンを分泌することができなくなる。多くの場合，2型糖尿病は肥満が原因となる。その発症機序として，骨格筋のインスリン受容体数の減少やインスリン受容体より下流の情報伝達系の異常が考えられている。

糖尿病は糖代謝だけでなく，脂質や蛋白質代謝，電解質バランスにも異常が及ぶ 102

1）糖代謝の異常

インスリン不足やインスリン抵抗性のため，組織でのグルコース利用が低下するとともに，肝臓でのグリコーゲン分解と糖新生が促進する。この結果，血漿グルコース濃度は300〜1,200 mg/dLにまで上昇する（**高血糖**hyperglycemia 101）。血糖値が180 mg/dLを超えると，腎臓の糸球体から濾過されたグルコースは尿細管の最大再吸収能を超えてしまい，尿にグルコースが出るようになる（**尿糖**）。血糖値が300 mg/dLを超えている糖尿病患者では，1日100 g以上のグルコースが尿から体外に失われることになる。

高血糖は**脱水**dehydrationを引き起こす。高血糖は細胞外液の浸透圧を上昇させ，細胞内の水を引っぱるため細胞の脱水が起きる。また，尿細管腔内にグルコースやケトン体が大量にあると浸透圧が上昇し，このため水の再吸収量が低下して，**多尿**polyuriaになる。

高血糖が持続すると，さまざまな組織障害が起きる。特に血管に対する影響は大きく，虚血性心疾患，脳血管障害，腎機能障害，網膜障害，四肢の血行障害などの合併症を引き起こす。さらに，腎機能障害に由来する高血圧症や，脂質代謝異常に由来する粥状動脈硬化症（後述）の発生が**血管障害**を助長し，上記の合併症を悪化させる。

2）脂質代謝の異常

グルコースから十分なエネルギーを得られない場合，生体は脂肪を呼吸基質（エネルギー源）として利用する。トリグリセリドが動員され，リパーゼの作用でグリセロールと長鎖脂肪酸に分解される。グリセロールはグリセロール3-リン酸を経て解糖系に入り，脂肪酸はミトコンドリアでアセチルCoAとなってクエン酸回路に入る。

ミトコンドリアで直接クエン酸回路に入らずに，アセチルCoAからケトン体になる経路もある（44）。肝外組織では，

---

100 糖尿病と糖代謝異常の成因 (日本糖尿病学会, 2024, 改変)

Ⅰ 1型糖尿病
膵B細胞の破壊。通常は絶対的インスリン欠乏に至る
A. 自己免疫性
B. 特発性

Ⅱ 2型糖尿病
インスリン分泌低下を主体とするものと，インスリン抵抗性が主体で，それにインスリンの相対的不足を伴うものなどがある

Ⅲ その他の特定の機序，疾患によるもの
A. 遺伝因子として遺伝子異常が同定されたもの
  1. 膵B細胞機能に関わる遺伝子異常
  2. インスリン作用の伝達機構に関わる遺伝子異常
B. 他の疾患，条件に伴うもの
  1. 膵外分泌疾患（慢性膵炎など）
  2. 内分泌疾患（Cushing症候群など）
  3. 肝疾患（肝硬変など）
  4. 薬剤や化学物質によるもの（ステロイド剤など）
  5. 感染症（先天性風疹など）
  6. 免疫機序によるまれな病態（B型インスリン抵抗性など）
  7. その他の遺伝的症候群で糖尿病を伴うことの多いもの（Werner症候群など）

Ⅳ 妊娠糖尿病

ケトン体はアセトアセチルCoAを経て再びアセチルCoAに戻り，クエン酸回路に入って呼吸基質として利用される。特に脳や心筋，骨格筋ではケトン体はすぐれた呼吸基質であり，グルコースよりも優先して利用される。しかし，肝臓での生成がこれらの組織での利用量を超えると血液中でケトン体が高濃度になってしまう（ケトン血症ketosis）。

ケトン体は強酸性であることから，代謝性アシドーシスをきたす（ケトアシドーシス）。呼吸によるCO$_2$排出促進や腎臓でのHCO$_3^-$産生促進など，酸を排出するための代償機構が働くが，pHが7以下に低下すると**糖尿病性昏睡**diabetic comaに陥る。

なお，肝臓での脂肪の過剰利用はコレステロールの遊離を招き，血中コレステロール濃度を上昇させる。これはコレステロールの動脈壁への沈着を助長し，**粥状動脈硬化症**atherosclerosisを引き起こす。先に述べたように，これが心筋梗塞や脳血管障害などの合併症を起こす一因となる。

3）蛋白質代謝の異常

インスリン不足やインスリン抵抗性によるグルコース利用の低下を，生体はグルコース不足として認識し，肝臓はアミノ酸からさらなる糖を生成する（糖新生の亢進）。このため体内の貯蔵蛋白質が動員される。特に筋肉の蛋白質がアミノ酸に分解され，体重の減少が進む。蛋白質の分解が亢進するとアンモニア産生が増大する。肝臓の処理能力を超えると，高アンモニア血症による昏睡に陥る。

いくつかの消化管ホルモンはインスリン分泌を増強する

膵島B細胞はグルコース刺激に応答してインスリンを分泌するが，その分泌量は，グルコースを静脈注射した場合よりも経口摂取した場合のほうが大きい。これは，消化管由来の因子によってインスリン分泌が増強されるためである。この増強因子は**インクレチン**incretinと呼ばれ，GLP-1やGIPなど複数の消化管ホルモンがその実体であることがわかってきた。

GLP-1（glucagon-like peptide-1，グルカゴン様ペプチド-1）は，グルカゴンと同じ前駆蛋白質（プログルカゴン）からプロセシングによって生成されるペプチドで，小腸粘膜のL細胞から分泌される。

GIPは胃消化活動を抑制する作用を持つことからgastric inhibitory peptideと命名されたが〔p.219参照〕，最近ではインクレチンとしての作用が注目され，glucose-dependent insulinotropic peptideの別名でも呼ばれている。

これらはいずれも消化活動に伴って小腸粘膜から分泌され，食後の高血糖時にインスリン分泌を増強することから，2型糖尿病治療薬のターゲットの1つになっている。

● ヘモグロビンA1c（HbA1c）

成人型ヘモグロビン（HbA）のβ鎖に糖が結合したもの（HbA1）の一種で，特にグルコースが結合したものをいう。高血糖が続くと総Hb中のHbA1cの割合が高くなる。HbA1c量は過去1〜2ヵ月間の平均血糖値を反映する。正常では総Hb量の約4％で，6.5％（国際基準値）以上を糖尿病型とする。

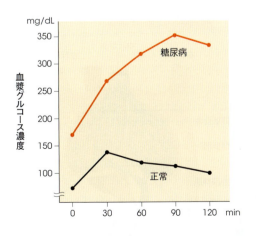

101 75g経口糖負荷試験

300mLの水にグルコース75gを溶かして経口投与し，静脈血グルコース濃度を測定する。正常では2時間値が140mg/dL以上になることはない。

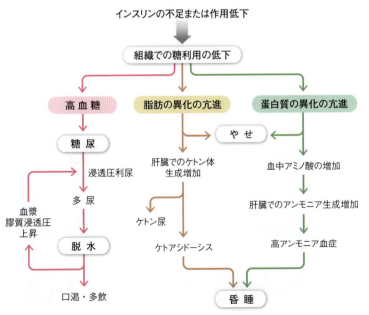

102 糖尿病の病態

肝・胆・膵は消化管の付属腺として発生する

肝臓は卵黄嚢静脈を包み込むように形成される

胎生3週の終わりまでに十二指腸壁から前方に向かって**肝芽** liver budが伸び出し，**横中隔** septum transversumに侵入する。4週には肝芽の上皮細胞塊が前方および側方に伸びて横中隔の間葉組織内に入る。この間葉組織には卵黄嚢からの血液を集めた**卵黄嚢静脈** vitelline veinの血管叢があり，侵入した上皮細胞塊は横中隔内で崩れ，血管と絡み合って原始的な類洞網を形成する。やがて卵黄嚢静脈が肝臓によって包まれ，ついには中断させられると，流入血管（門脈）と流出血管（肝静脈）は類洞によってのみ連結することになる。門脈と肝静脈は互いに入り組むように接近し，肝小葉を築いていく。こうして肝小葉は増加し，3週終わりには肝全体が単一の原始小葉であったものが，胎生後期には数千の肝小葉ができる。5週には肝臓の両側を通っていた**臍静脈** umbilical veinが類洞とつながる。

6週になると肝臓を含む横中隔が腹側胃間膜として腹腔に引っぱり出され，肝臓と前腸の間は小網に，肝臓と前腹壁の間は肝鎌状間膜になる。その結果，肝臓は横隔膜よりむしろ間膜との関係が密になる。肝臓が横隔膜と接する部分は，腹膜に覆われることなく無漿膜野となる。卵黄嚢静脈からの豊富な血液供給を受けて肝臓は急速に成長し，正中線の両側で背側方向に膨れて右葉と左葉となり，また腹側，尾側方向に伸長し臍に達する。2ヵ月には左臍静脈が胎盤から肝臓へ血液を送る唯一の血管となり，胎盤血行の増加につれて直接通路としての**静脈管**が形成される。左臍静脈と静脈管は生後は閉塞し，**肝円索**と**静脈管索**となる。

肝芽の尾側部は胆嚢および胆嚢管となり，肝芽の茎は小網内にて肝外胆管となる。7週に，肝外胆管は十二指腸のねじれに伴いその背側に移る。毛細胆管は6週でみられるが，胆汁産生は12週から始まる。このとき毛細胆管は数個の肝細胞によって囲まれる。9〜10週に，グリソン鞘の結合組織に面する1層の肝細胞が ductal plate を形成する。さらにもう1層が加わって管状構造ができあがり肝内胆管となって，グリソン鞘内に取り込まれる。このような胆管形成が大きな門脈から小さな門脈に向かって進行するが，出生時においてはまだ完了しない。それゆえ胎児にとっては胎盤からの胆汁排泄が重要な意味を持つ。この ductal plate の形成が妨げられると肝内胆管閉塞を生じる。

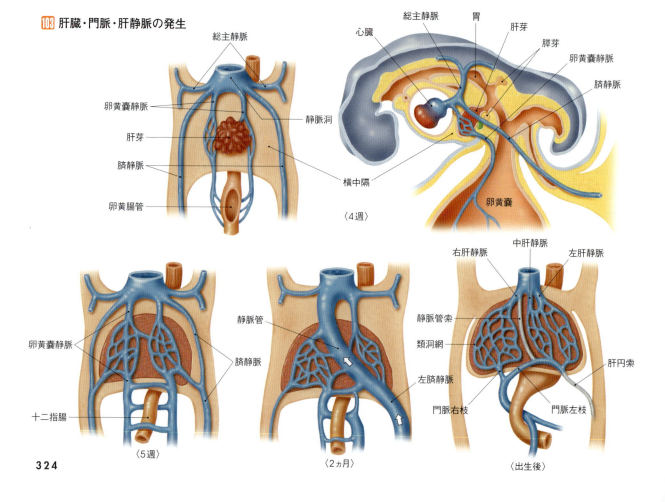

103 肝臓・門脈・肝静脈の発生

17週には胆嚢に内腔ができる。

25〜30日に，肝芽の内胚葉に由来する肝細胞はα-フェトプロテインを合成するようになり，出生時まで続く。8週でグリコーゲン顆粒がみられ，糖新生は12〜14週に始まる。クッパー細胞などの類洞細胞は10〜12週に現れる。

●肝造血

卵黄嚢の造血細胞が肝臓に移住し，胎生6週から肝造血が始まる。12週までに肝臓は卵黄嚢にとって代わり，造血の主たる場となる。そのため体重に占める肝重量の比率は約10％に達する。一方，骨髄造血は胎生5ヵ月頃から始まり，やがて肝造血を上回るようになる。肝臓の造血巣は徐々に縮小し，出生時には小造血島が残存するにすぎなくなり，肝重量は全体の5％となる。そして出生数週以内に造血が終了する。

腹・背の膵芽は十二指腸の回転に伴い1つに癒合する 104

胎生4〜5週に腹側間膜内で肝芽と腸管の間に**腹側膵芽** ventral pancreatic budができ，6週に十二指腸の右回転に伴って**背側膵芽** dorsal pancreatic budの後方に移動する。回転後は，網嚢孔が近くに開口する関係上，背側膵芽は網嚢の後方で発育することとなる。背側膵芽がより急速に成長して背側腸間膜内を長く伸びるのに対し，腹側膵芽は小さいままで胆管に直接付いている。7週には両膵芽が前後に貼り合わさって連結する。この結果，背側膵芽は鉤状突起と小網隆起を除く膵組織を作ることになる。

背側膵芽の膵管は十二指腸に直接開き，腹側膵芽の膵管は総胆管に開く。膵芽の連結に際して両膵管は癒合し，これより遠位の背側膵管と近位の腹側膵管とがつながって1本の**主膵管**となる。背側膵管の近位部は**副膵管**となる。Oddi括約筋が形成されるのは7週である。

背側膵芽は1対の外側群と正中部の3群に分けられ，前者は外分泌部を，後者は内分泌部の原基を構成する。内分泌部の細胞群は背側原基の外分泌部の導管や血管に沿って散在し，ランゲルハンス島を形成する。このためランゲルハンス島は膵尾に比較的多く分布するようになる。外分泌部の腺房は3ヵ月に，ランゲルハンス島はそれよりやや早く2〜3ヵ月に，導管系からできる。4ヵ月に，外分泌部の腺房細胞に酵素原顆粒が出現する。インスリンの分泌は5ヵ月に始まる。この頃になって，島の中心にB細胞が，辺縁にA細胞が配置するようになる。

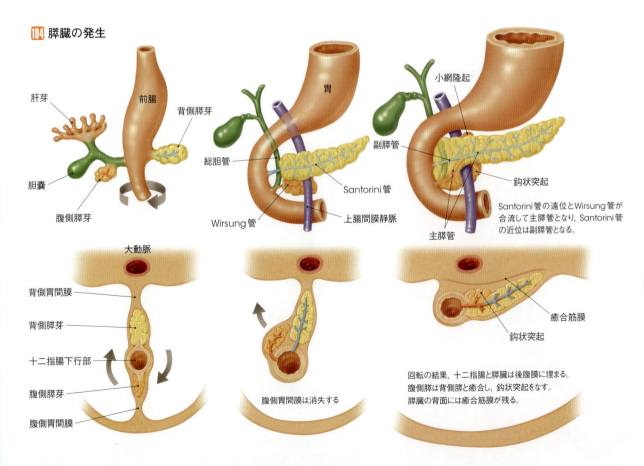

104 膵臓の発生

5 腎・泌尿器

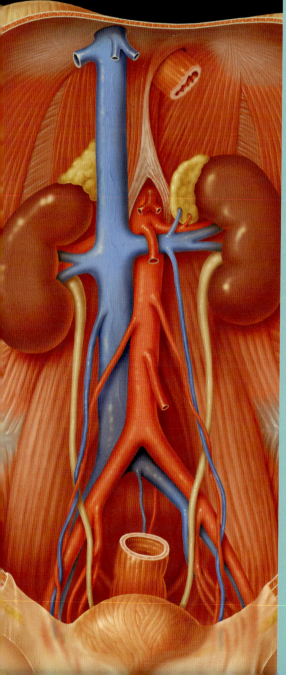

人体の中の腎臓
- 328 腎臓の第一の目的は，体液の恒常性を維持することである
- 330 腎臓の主な働きは5つある
- 332 腎臓は背中側で肋骨になかば隠れている
- 334 腎臓は腹膜後隙にあり，脂肪組織で守られている

腎臓の概観
- 336 腎組織は皮質と髄質に分かれ，糸球体・尿細管・血管が規則正しく並ぶ
- 338 尿細管は，その走行と上皮細胞の種類によって区分される
- 340 糸球体は皮質迷路にあり，尿細管は皮質と髄質を縦横に走る

腎小体（糸球体とボウマン嚢）
- 342 糸球体とそれを包むボウマン嚢が腎小体を作る
- 344 糸球体には3種類の細胞がある
- 346 糸球体濾過のフィルターは3層からなる
- 350 糸球体濾過は血圧を駆動力とし，血球や蛋白質を通さない
- 352 腎臓の自己調節機構により，糸球体濾過量（GFR）は一定に保たれる
- 354 腎クリアランスは，非侵襲的・定量的な腎機能解析法である
- 356 糸球体は壊れやすく，再生しない

尿細管
- 358 尿細管の上皮細胞は，分節ごとに特徴的な構造と機能を持っている(1)
- 360 尿細管の上皮細胞は，分節ごとに特徴的な構造と機能を持っている(2)
- 364 濾液中の有用な血漿成分は近位尿細管で回収される(1)
- 366 濾液中の有用な血漿成分は近位尿細管で回収される(2)
- 368 近位尿細管における再吸収の特徴は"等張性"と"制限性"である
- 370 ヘンレループの下行脚と集合管で水が再吸収される
- 372 ヘンレループの対向流の働きで髄質は高浸透圧となり，尿が濃縮される

腎循環
- 374 心拍出量の20％が腎臓に入り，毛細血管を2回通る
- 376 腎臓内の動脈は典型的な筋性動脈である
- 378 傍糸球体装置は血管極周辺の細胞からなり，糸球体濾過量を調節している

水・電解質・pHの調節
- 380 体内ナトリウム量が体液量を決定する
- 382 集合管のNa^+輸送はホルモンにより調節され，体液量は一定に保たれる
- 384 利尿薬は尿細管でのナトリウムと水の再吸収を抑制する
- 386 腎臓とホルモン産生
- 388 細胞内外のカリウム分布は，不均等な状態でバランスを保っている
- 390 濾液中のK^+は近位尿細管で大量に再吸収され，集合管で分泌される
- 392 血漿Ca^{2+}濃度が低下するとPTHが分泌され，骨吸収と尿細管での再吸収を増やす
- 394 近位尿細管での無機リンの再吸収は，PTHにより抑制される
- 396 代謝によって生じた酸のため，血液は酸性に傾きやすい
- 398 尿細管はH^+を尿中に排出し，血漿pHを一定に保つ

尿管・膀胱
- 400 膀胱は腹膜直下，骨盤腔の最前部にある
- 402 尿管と膀胱の粘膜は，伸縮自在の移行上皮で出来ている
- 404 尿管と膀胱の壁は3層の筋からなり，伸縮性に富む

泌尿器系の発生
- 406 泌尿器と生殖器は同じ原基から発生する
- 408 腎臓は発生の過程で90度回転しながら上昇する

［基礎知識］
- 348 細胞結合，細胞骨格，細胞外基質
- 362 細胞膜における物質輸送

overview

人体の中の腎臓
- 腎臓の位置，周囲臓器・組織との関係を解剖図で調べ，X線画像で確認しよう。
- 腎臓の直接の働きは血液を濾過して尿を作ることであるが，それは人体の生存にどのような意義があるか？
- 一口に「体液の恒常性」と言われるが，「体液」とは具体的には何を指すのだろうか。

腎臓の概観
- 腎臓の実質を形づくる構造（糸球体，尿細管，血管）を理解し，それぞれが皮質と髄質のどこにあるかを確認しよう。
- 腎臓内部の血液の流れと尿の流れ（血管の走行とネフロンの走行）を整理しておこう。
- 尿細管の分節の見分けかたを学び，各分節の走行と皮質・髄質構造とを対応させてみよう。

腎小体（糸球体とボウマン嚢）
- 糸球体を構成する3種類の細胞を電顕写真で観察し，その構造上の特徴がどんな役割を担っているのか考えよう。
- 糸球体における濾過のメカニズムを学び，濾過量を一定に保つ仕組みを理解しよう。
- 糸球体濾過量の調節機構は複数あることに注意しよう。

尿細管
- 尿細管上皮細胞を電顕写真で観察し，各分節の特徴を理解しよう。
- 尿細管細胞の Na^+/K^+ ATPaseによる Na^+ イオンの汲み出しが，他のイオンや物質の再吸収や分泌に貢献していることを理解しよう。
- 近位尿細管における再吸収の特徴（等張性と制限性）をグラフで確認しよう。
- 水の再吸収量を調節することにより，尿を濃縮したり希釈したりする仕組みを理解しよう。

腎循環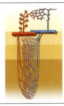
- 糸球体での高い血圧，毛細血管を2回通る，下行血管と上行血管が並行して走る，といった腎循環の特徴は何のためにあるのか考えよう。
- 傍糸球体装置を構成する細胞群が，どのように協調しながら糸球体濾過量を調節しているのか調べよう。

水・電解質・pHの調節
- 尿細管での Na^+ 輸送が水を移動させ，体液量を維持・調節していることに注目しよう。
- ホルモンによる調節機構を整理しよう。体液量の調節はR-A-A系，浸透圧の調節はADH。
- カルシウムやリンの体内分布とその調節ホルモンを理解しよう。
- 尿細管腔に分泌された H^+ のゆくえを追いながら，酸塩基調節に果たす腎臓の役割を理解しよう。

尿管・膀胱
- 男女の尿道の走行を解剖図で確認しよう。
- 尿管や膀胱の粘膜の特殊性を組織像で確認しよう。
- 不随意的な排尿反射と，外尿道括約筋の働きによる随意的な排尿（制止）とを区別しよう。

泌尿器系の発生
- 泌尿器系と生殖器系が同じ原基から発生することに注目しよう。
- 尿細管と集合管・尿管がどこから発生してくるか，図で確認しよう。
- 発生の過程で，腎臓が骨盤領域から腹腔へ上昇していくことを理解しよう。

腎臓の第一の目的は，体液の恒常性を維持することである

体液と内部環境

地球表面の70％は海，30％は陸地で覆われている。陸地の一部は湖や川のような淡水で，そのイオン濃度は海水のおよそ1/20以下である。このような地球に，魚類，両生類，爬虫類，鳥類，哺乳類など多種多様な動物が生きている。陸地に棲む動物は，体表面からの水分蒸発を避けることができないので，常に体液浸透圧が増加する危険にさらされている。海水に棲む動物は，体液より高いイオン濃度の海水による脱水と，イオン流入の危険にさらされている。淡水に棲む動物は，適度なイオン濃度に調整された体液への水の流入と，体外へのイオン喪失の危険にさらされている。

このように地球上の動物は，水とイオンの出納に関していえば正反対の環境に生きているのであるが，その体液（細胞外液）の組成は驚くほど似ている。淡水に棲む魚も海水に棲む魚も，地上で生活する哺乳動物も，細胞外液のNa^+濃度は140～180mEq/Lの範囲にある。この事実は，動物の身体を構成している体細胞の生存環境は，海や川，陸といった外部環境ではなく，体内に存在する細胞外液であることを物語っている。

体細胞の生存の場を**内部環境**(Claude Bernard, 1813-78)といい，身体の内部にあってすべての細胞に適度な水分と栄養と酸素を供給している。細胞は，細胞外液の物理化学的性状が良好に保たれる限り生存が可能であり，細胞外液の組成の変化が最小になるように調整されている。これを**ホメオスタシス**(W.B. Cannon, 1871-1945) という。腎臓は，体液の量と組成（電解質，浸透圧，pHなど）の恒常性を維持できる唯一の器官である(H.W. Smith, 1895-1962)。腎臓なくして，内部環境のコントロールは不可能である。

みずみずしい人体 **1** ①

人体は60～100兆個の細胞で構成されている。これらの細胞はさまざまな機能を持った組織・器官に分化し，まとまって1つの個体を形成する。人体の構成要素（化合物）に占める割合で一番大きいものは**水**（H_2O）である。年齢，性別，肥満の程度により異なるが，水は全体重の50～80％を占める。

脂肪組織に含まれる水の割合は低いので，一般に女性の水占有率(55％)は男性(60％)より小さく，太っている人はやせている人より小さい。皮膚組織の水分含有量も影響するので，成人の水占有率は子供（乳児で77％）より小さい。また，新生児や乳児は，細胞内液よりも細胞外液に比較的多くの水が存在するので，下痢や嘔吐，暑熱による脱水により電解質バランス，浸透圧，pHの影響を受けやすい（重篤な症状が出やすい）。〔p.387参照〕

体液とその分布 **1** ②

人体を構成するすべての細胞は，個々に独立した細胞膜で仕切られ，細胞外液との間で必要な物質交換を行っている。細胞膜は，生化学的にはリン脂質を主な構成成分とする脂質二重層なので，水溶性の栄養分（グルコース，アミノ酸など）やイオンの透過性は低い。このため細胞の生存に必要なエネルギー源を取り込み，代謝産物を排出するためには，さまざまな機能を持った膜蛋白質すなわち**輸送体**（イオンチャネル，キャリア，ポンプ）や**受容体**（レセプター）が必要である。

なかでも水の輸送(移動)は，細胞の生存にとって最も根元的な機能の1つなので，ほとんどすべての細胞は細胞膜に水透過性の蛋白質（**水チャネル**）を発現している。この結

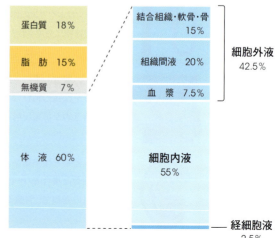

1 体液 ①体内の水分量

乳幼児は水バランスが崩れやすい。その理由は，体が小さいため1日当たり出入りする［水分量/個体水分量］の値が大きいことと，尿の希釈能および濃縮能が低いことによる。小柄な高齢者も，同じ理由で脱水症になりやすい。

②体成分と体液区分（成人男性）

蛋白質 18％	結合組織・軟骨・骨 15％	細胞外液 42.5％
脂肪 15％	組織間液 20％	
無機質 7％	血漿 7.5％	
体液 60％	細胞内液 55％	
	経細胞液 2.5％	

果，細胞膜は一般に水の透過性が高く，水は細胞内外を浸透圧差に従って自由に出入りする。そのため，定常状態では細胞内液と細胞外液の浸透圧濃度はほぼ等しい。

体液body fluid中の水の存在部位は，大きく3つに分けられる。**細胞内液**intracellular fluid；ICF，**細胞外液**extracellular fluid；ECF，**経細胞液**transcellular fluid；TCFである。細胞が実際に生存する環境となる細胞外液は，物質交換の場となる間質液（組織間液）interstitial fluidと循環血液中の血漿plasmaに分けられる。血漿は，腎臓がその組成を直接調節できる唯一の体液区分である。

ICF，ECF，TCFのイオン組成 2

細胞外の液成分は，体細胞の生存の場である内部環境（細胞外液）と，外部環境の延長線上に分類される経細胞液（管腔内液）に区分される。腎臓の体液調節能の結果，細胞外液の組成はほぼ一定であるが，経細胞液の組成，特に尿は，身体の置かれている外部環境の条件により異なる。

たとえば，経口摂取する水の量が制限されると，体の水バランスが負に傾く。すると腎臓は，体液浸透圧が変動しないように尿を濃縮し（**自由水**〔p.373参照〕を身体に還元し），高張尿を排出する。このとき尿を濃縮し身体の水バランスを調節しているホルモンは，下垂体後葉から血中に放出されるバソプレシンである。

逆に大量の水を摂取した場合，腎臓は低張尿（等張尿＋自由水）を生成し，体外に過剰な水を排出する。この結果，尿の浸透圧濃度は50〜1,400mOsm/kgH$_2$Oの範囲で大きく変動するが，血漿浸透圧は275〜295mOsm/kgH$_2$Oの狭い範囲に維持される。

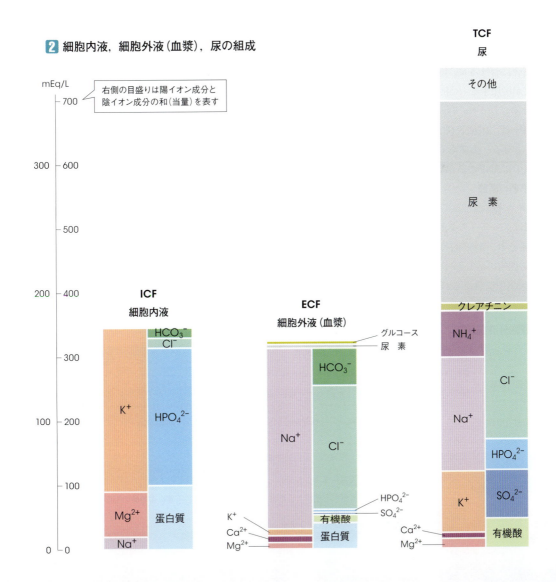

2 細胞内液，細胞外液（血漿），尿の組成

腎臓の主な働きは5つある

腎臓は尿を生成することにより体液の恒常性を維持している **3**。

> 尿生成 ＝ 糸球体濾過 － 尿細管再吸収 ＋ 尿細管分泌

1) 水，電解質の調節

ヒトを含む哺乳動物の生存環境では，体表面からの水分蒸発（**不感蒸泄**）が常に存在するので，体内の水分は喪失する，すなわち体液が濃縮する方向に変化する。腎臓は体液浸透圧の恒常性を維持するために高張尿を生成し，体内に自由水を還元する。

血漿浸透圧濃度は，下垂体後葉から分泌されるバソプレシン（抗利尿ホルモン antidiuretic hormone；ADH）により調節されている。血漿浸透圧が増加するとバソプレシンが分泌され，尿細管における水の再吸収を促進する〔p.371参照〕。

体液量を左右するのは，細胞外液中の総Na^+量である（Na^+濃度ではない）。副腎皮質から分泌される**アルドステロン**は，尿細管におけるNa^+再吸収を促進する，これに伴って水の再吸収が増加する〔p.382参照〕。

心房から分泌されるNa^+利尿ペプチド（atrial natriuretic peptide；ANP）は，尿細管におけるNa^+再吸収を抑制し，体液量を減少させる。循環血液量が過剰になると，心房筋が伸展され血中にANPが放出される〔p.383参照〕。

2) 酸塩基平衡の調節

細胞は，エネルギー源として主にグルコースを使用する。特に脳や心臓はグルコースを多く消費する。グルコースは細胞内で代謝され，最終的にH_2OとCO_2になる〔p.284参照〕。血中に物理的に溶解しているCO_2（全体の10％にすぎない）は肺から大気中に排出されるが，大部分のCO_2は水と反応してH^+を生じ，pHは低下する（血液が酸性化する）。
⇒ Henderson-Hasselbalchの式〔p.396参照〕

$$CO_2 + H_2O \rightleftharpoons H_2CO_3 \rightleftharpoons H^+ + HCO_3^-$$

溶液に加えられた酸（H^+）は血中のHCO_3^-を消費するので，血漿pHを正常域に維持するために腎臓はHCO_3^-を新生しなければならない。代謝性アシドーシスでは，尿細管細胞へのグルタミンの取り込みが増加し，アンモニアを産生する。このとき細胞内でHCO_3^-が新生され，間質（血中）へ輸送される〔p.398参照〕。

一方，蛋白質代謝の結果生じたNO_3^-（硝酸），SO_4^{2-}（硫酸）などの**不揮発性酸**は，肺から排出することができないので，すべて腎臓から尿中に排出される。

3) 蛋白質代謝産物の排出

蛋白質，アミノ酸の代謝過程で生じたアンモニア（NH_3）は，主に肝臓の尿素回路〔p.295参照〕で毒性の低い**尿素**に変換される。尿素は糸球体で濾過されたうちの約50％が尿細管で再吸収され，腎髄質での尿の濃縮機構に利用されるが，ほぼ1日の生成量に匹敵する尿素は腎臓から排出される。

4) ホルモン分泌 〔p.386参照〕

腎臓は各種のホルモンを生成し，血圧・細胞外液量（レニン-アンジオテンシン-アルドステロン系），赤血球数（エリスロポエチン），骨量（活性型ビタミンD_3）を調節している。このほか，局所的に作用する生理活性物質としてカリクレイン，プロスタグランジン，エンドセリン，一酸化窒素がある。

5) 糖新生

飢餓状態が長期間続くと，肝臓だけではなく腎臓においても糖新生が行われ，全身に供給される。

3 腎臓の細胞外液調節能

	機能		機能不全・亢進による病態
1	水，電解質の調節	量的バランス	細胞外液の貯留（浮腫，高血圧，肺水腫，心不全）
		濃度	低Na^+血症，低K^+血症，高K^+血症，低Ca^{2+}血症
2	酸塩基平衡の調節		代謝性アシドーシス（糖尿病性ケトアシドーシス，サリチル酸中毒など）
3	蛋白質代謝産物，異物（薬物）の排出		高窒素血症，尿毒症，薬物血中濃度上昇
4	ホルモンの分泌・代謝		レニン分泌過剰による高血圧 エリスロポエチン不足による貧血，活性型ビタミンD_3不足による骨の脆弱化
5	糖新生		飢餓，アシドーシスによる誘導

4 腎臓の主な働きとその調節因子

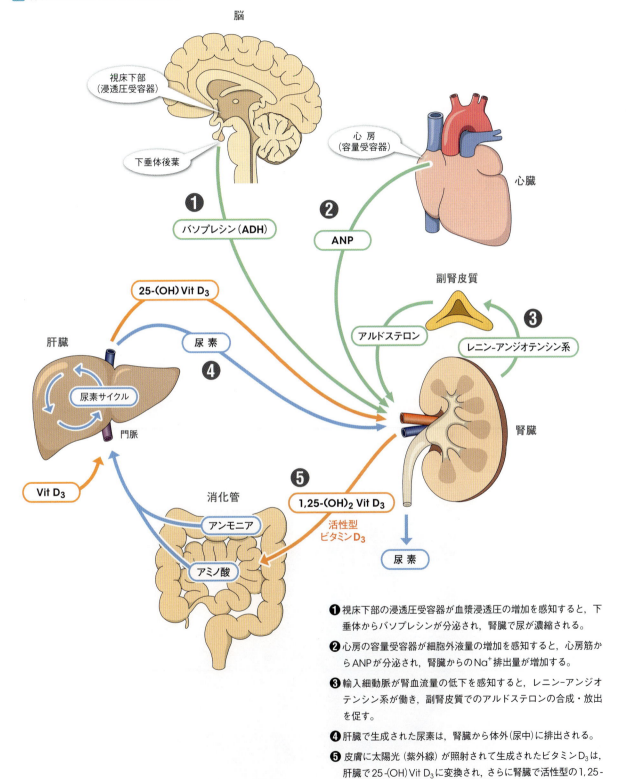

❶ 視床下部の浸透圧受容器が血漿浸透圧の増加を感知すると、下垂体からバソプレシンが分泌され、腎臓で尿が濃縮される。

❷ 心房の容量受容器が細胞外液量の増加を感知すると、心房筋からANPが分泌され、腎臓からのNa$^+$排出量が増加する。

❸ 輸入細動脈が腎血流量の低下を感知すると、レニン-アンジオテンシン系が働き、副腎皮質でのアルドステロンの合成・放出を促す。

❹ 肝臓で生成された尿素は、腎臓から体外(尿中)に排出される。

❺ 皮膚に太陽光(紫外線)が照射されて生成されたビタミンD$_3$は、肝臓で25-(OH) Vit D$_3$に変換され、さらに腎臓で活性型の1,25-(OH)$_2$ Vit D$_3$に変換される。活性型ビタミンD$_3$は小腸粘膜に作用し、Ca^{2+}の吸収を促進する。

腎・泌尿器　人体の中の腎臓

腎臓は背中側で肋骨になかば隠れている

　ヒトの泌尿器は，尿を作る左右の腎臓kidney；*Ren*と，尿を運び出す排尿路からできている。排尿路は，腎臓の内部の腎杯renal calixと腎盤（腎盂）renal pelvis，腎臓の外部の尿管ureter，膀胱urinary bladder，尿道urethraからなる。

　腎臓は絶えず尿urineを作り続け，その量は成人で1日当たり1,000～1,500 mLほどになる。尿管を通して腎臓から運び出された尿は，いったん膀胱に蓄えられ，200～250 mLほど貯まると尿意を感じる。膀胱からの排尿は，尿道を通して行われる。

体表から見た腎臓の位置

　腎臓は身体のどこにあるだろうか。腹壁を前方から開いて腹腔を解剖すると，腹部内臓を取り除いた，その背後にある。胃腸や肝臓など，腹部の主な内臓は腹膜peritoneumによって表面を包まれ，間膜によって腹壁につながったり，直接腹壁に付着しているが，腎臓は後腹壁の中に埋め込まれている**腹膜後器官** retroperitoneal organである。5

　したがって，ヒトの身体の中での腎臓の位置は，腹部というよりも背中にあるといったほうが適切である。腎臓の位置を背中に投影してみると，それぞれ脊柱の両側で第12胸椎から第3腰椎の高さにある。腹腔の右上部に巨大な肝臓があるために，右腎は左腎よりもいくぶん低い位置にある。後方から見ると，右腎はその1/3，左腎は2/3が第12肋骨に隠れる位置にある。6

　腎臓を触診することはかなり難しいが，熟練すれば十分に可能である。患者を仰向けにし，一方の手掌を背面で肋

5 腹部内臓を取り除いて後腹壁を見る

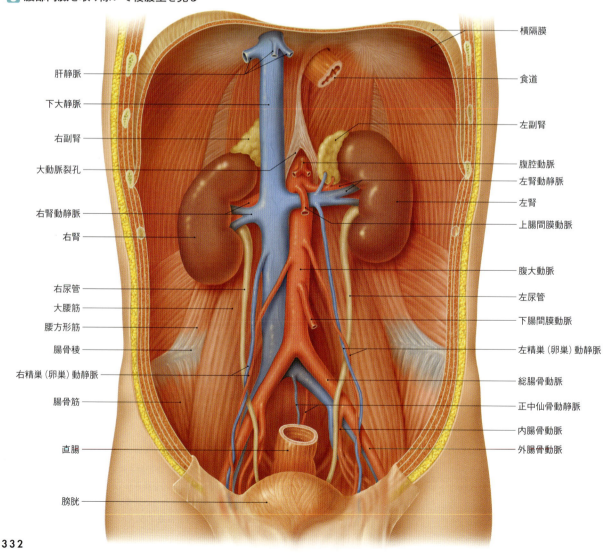

骨の少し下に置き，指先に少し力を入れ，もう一方の手掌を前腹壁にあて，両手の間に圧を加える。深呼吸の吸気の際に，下がってきた腎臓の下極を触れることが多い。

腎の上端には副腎 adrenal gland が被さっている。左右の腎臓の上方には横隔膜 diaphragm が近接し，それを隔てて胸膜腔と第12肋骨がある。腎臓の後面には腰壁の筋，特に腰方形筋が近接し，また肋下神経と肋下動静脈，および腸骨下腹神経と腸骨鼠径神経が斜めに横切って下行する。腎臓の前方には腹部内臓が近接する。右腎の前方に肝臓，十二指腸，右結腸曲があり，左腎の前方に胃，脾臓，膵臓，左結腸曲がある〔p.263参照〕。

腎臓と排尿路をX線などによって画像化し，病的変化を診断する画像診断が，臨床検査としてよく行われる。X線の単純撮影でも，腎臓の輪郭や結石の有無などが分かるが，排尿路の形を明確に捉えるためには，造影剤を使う腎盂造影法を用いる必要がある。なかでもよく用いられるのが静脈性（排泄性）腎盂造影法で，これは腎臓から尿中に排出される造影剤を静脈中に投与し，それが腎臓から排出されて，腎盤に充満する様子を撮影するものである７。腎臓の排出機能が高度に障害されている場合には，この方法を用いることができず，腎盤に直接針を刺して造影剤を注入したり，内視鏡を尿道から差し込んで尿管にカテーテルを送り，造影剤を逆方向から注入することになる。

腎臓の痛みはあまり強く感じないが，腎疾患のときに第12肋骨の下あたりに鈍い痛みを感じることがある。しかし，尿管を結石が通過したり，腎臓が移動して尿管がよじれたときには，尿管壁の平滑筋が強く収縮して，腎疝痛 renal colic という激しい痛みを起こす。腎疝痛はしばしば下腹部や外陰部の痛みとして感じることがある。このように内臓の本来の位置とは異なる場所に感じる痛みを，関連痛 referred pain という。関連痛が起こるのは，内臓求心路と皮膚や筋からの知覚神経とが，脊髄の同じ高さに入るためと考えられている〔p.681参照〕。

● 腎生検

腎生検によって患者から腎組織を採取し，顕微鏡で観察すると，病気の種類や予後についてしばしば的確に診断することができる（49）。背中の皮膚を通して，腎臓の下極あたりを狙って穿刺針で腎組織を採取するのが一般的な方法である。

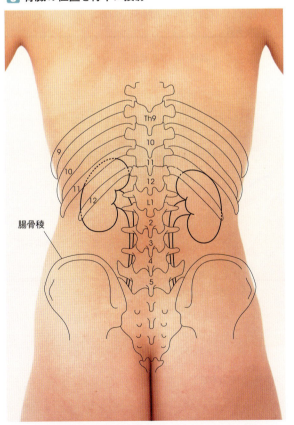

６ 腎臓の位置を背中に投影

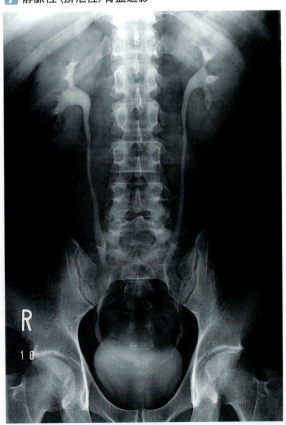

７ 静脈性（排泄性）腎盂造影

腎・泌尿器　人体の中の腎臓

腎臓は腹膜後隙にあり，脂肪組織で守られている

腎臓と周囲との関係 8

　腎臓の周囲には**腎筋膜** renal fascia（**Gerota筋膜**）と呼ばれる線維性組織があり，腎臓の表面を覆う腎被膜との間には**脂肪被膜** perirenal fat が挟まっている。脂肪被膜は腎門のところで腎洞の脂肪につながる。また，腎筋膜の外側には**腎傍脂肪** pararenal fat があり，腎臓の後方でよく発達している。

　したがって，腎臓は脂肪被膜および腎傍脂肪に包まれ，その中で動くことができる。呼吸運動に伴って位置を変えるが，腎筋膜から伸びる膠原線維の束と，腎動静脈や尿管によって固定されている。腎筋膜は，腎臓の上方では副腎を包み，腎臓の下方では，壁側腹膜を後腹壁につなぐゆるい結合組織につながっている。

　腎臓とその周囲の脂肪や筋膜との関係は，断面像で見ると理解しやすい。断面像を得る技術としては，CTやMRIがある。CTは，X線ビームを身体のまわりを一周させながら撮影し，コンピュータ処理により断面像を得る技術であるが，この場合にも尿路造影剤がしばしば用いられる。MRIは磁気共鳴画像法ともいい，身体に強力な磁場をかけて水素原子核を励起し，その信号を取り出して画像化する技術である。

腎臓の肉眼的構造 9

　左右の腎臓はソラマメに似た形をしており，それぞれ内側縁が軽く凹み，外側縁が丸く膨らんでいる。成人の腎臓

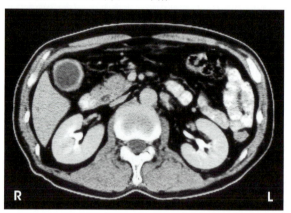

下図の断面とほぼ同じ高さのCT画像

8 横断面：第2腰椎の高さ（下方から見る）

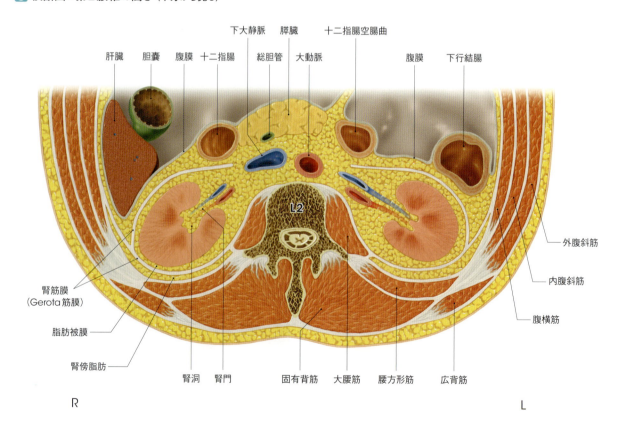

の大きさは長さ10〜12cm，幅5〜6cm，厚さ4cmほどで，一側の重さは130〜150gくらいである．腎臓の凹んだ内側縁には**腎門**renal hilumと呼ばれる縦長のくぼみがあり，ここから腎動脈，腎静脈，腎盤(腎盂)が腎臓の内部に出入りする．

腎門は，正中面から5cmほど離れた位置で，胃の幽門，第1腰椎とほぼ同じ高さにある．腎門のところでは，腎静脈の後方に腎動脈があり，さらにその後方に腎盤と尿管がある．腎門は，**腎洞**renal sinusと呼ばれる腎臓内の空間につながるが，ここには腎盤，腎杯，動静脈，神経，そして脂肪が収まっている．

腎盤(腎盂) renal pelvisは，袋状に広がった排尿路の一部で，腎門に向かって細くなり尿管に移行する．腎盤の周縁部は2〜3個の**大腎杯**major calyxに分かれ，それぞれがまた2〜3個の**小腎杯**minor calyxに分かれる．小腎杯は，**腎錐体**renal pyramidの先端部(腎乳頭renal papilla)に被さり，ここから出される尿を受け取る．

腎動脈renal arteryは，腹大動脈から第1と第2腰椎の椎間の高さで起こる．右腎動脈は長く，下大静脈の後方を通る．左右の腎動脈は，腎門の近くで前後2本の枝に分かれ，これがさらに分かれて5本の**区域動脈**segmental arteryになり，5つの腎区域を支配する．区域動脈は互いに吻合をしない終動脈である．**腎静脈**renal veinは腎動脈の前方を通り，下大静脈に注ぐ．左腎静脈は長く，途中で左の精巣静脈testicular vein (卵巣静脈ovarian vein)が合流し，腹大動脈の前面を通過する．

● **腎下垂**nephroptosis **と遊走腎**movable kidney ─
腎筋膜による腎臓の支持固定が弱いと，腎臓が正常の位置よりも低くなったり(腎下垂)，また動きやすくなって立位で位置が下がったり(遊走腎)することがある．このような状態は，男性よりも女性，太った人よりも痩せた人に起こりやすい．全く無症状のこともあるが，胃腸症状，神経症状，血尿，蛋白尿を引き起こすこともある．

● **クルミ割り現象**nutcracker phenomenon ─
左腎静脈が腹大動脈の前面を通過する位置は，上腸間膜動脈が腹大動脈から分かれ出る少し下である．そのため左腎静脈が腹大動脈と上腸間膜動脈の間に挟まれて圧迫され，左腎静脈の血圧が上昇し，尿路の上部から肉眼的な血尿を生じることがある．超音波検査で，腎静脈がまるでクルミ割りに挟まれたように見えるので，この名が付いた．

9 右腎の前頭断面(後方から見る)

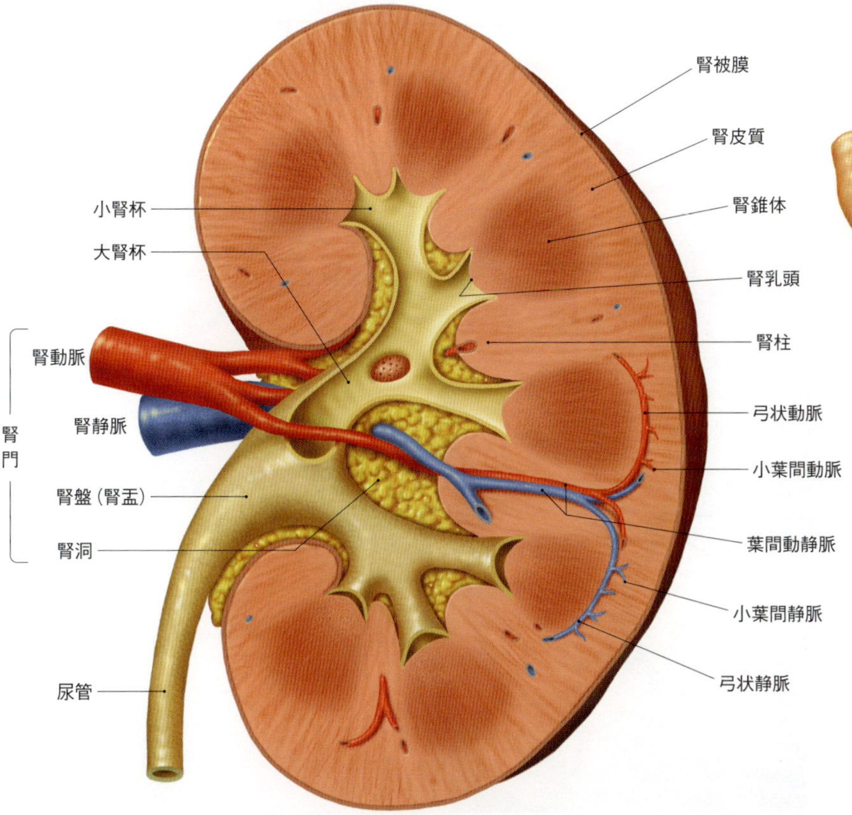

10 クルミ割り現象

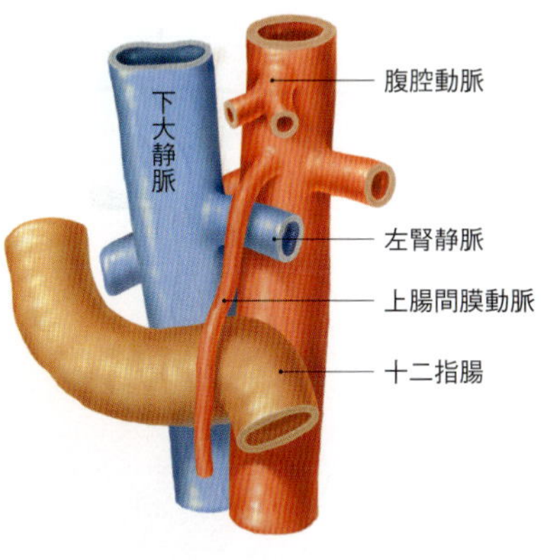

腎組織は皮質と髄質に分かれ，糸球体・尿細管・血管が規則正しく並ぶ

腎臓の実質は，外表面に向かう腎皮質 renal cortex と腎洞に向かう腎髄質 renal medulla とからできている。腎髄質は円錐状に腎洞に突き出しているので**腎錐体** renal pyramid と呼ばれ，その先端部を**腎乳頭** renal papilla という。片方の腎臓に10～15個の腎錐体がある。腎錐体とその周囲の皮質を合わせて**腎葉** renal lobe といい，腎臓の肉眼的な構造単位になっている。胎児や小児の腎臓を外から見ると，腎葉の境界が凹んでいて，肉眼的にも区別できるが，成人の腎臓ではこの溝はほとんど埋まっている。腎錐体の間に挟まれた腎皮質の部分は腎洞にまで達しており，**腎柱** renal column（ベルタン柱 columns of Bertin）と呼ばれる。

ヒトの腎臓は複数の腎葉をもつ多葉腎であるが，ラットやウサギなど小型の実験動物の腎臓は，単一の腎葉からなる単葉腎である。腎臓の組織構造と機能は，腎錐体を中心とする腎葉を単位として理解するとよい。腎葉の大きさは，動物の大きさに関わらずおおむね一定で，大型の動物では腎葉の数を増やして排出機能を増している。

腎表面に向かう腎皮質と腎洞に向かう腎髄質は，さらにいくつかの領域に細区分されている。腎皮質は，**皮質迷路** cortical labyrinth と**髄放線** medullary rays に分けられる。髄放線は皮髄境界から腎表面に向かって放射状に伸びる領域で，皮質迷路はその間の領域を占める。腎髄質は，皮髄境界に近い外層 outer medulla と，乳頭側の内層 inner medulla に二分される。外層はさらに外帯 outer stripe と内帯 inner stripe とに分けられる。

腎臓の実質を構成するもの

腎臓の皮質と髄質を作る実質構造は，**糸球体** glomerulus とそれに続く**尿細管** renal tubule である。糸球体は，毛細血管の糸玉状の塊であり，ここで血液から尿が濾過されて，尿細管に流し込まれる。尿細管は，糸球体を包むボウマン嚢に続いて，腎皮質と腎髄質の中を迂曲したり往復したりの複雑な走り方をして，最終的に腎錐体の先端に開口し，腎杯に尿を流し込む。次項で述べるように，尿細管は，糸球体から始まって，腎乳頭の先端に開口するまでの間に，いくつかの分節に分かれている。糸球体およびこれらの尿細管分節が腎臓の内部で規則的に配置されているために，腎皮質と腎髄質およびその細区分が生じる。

11 腎臓の組織構造（糸球体と尿細管は実際の大きさより拡大して描いてある）

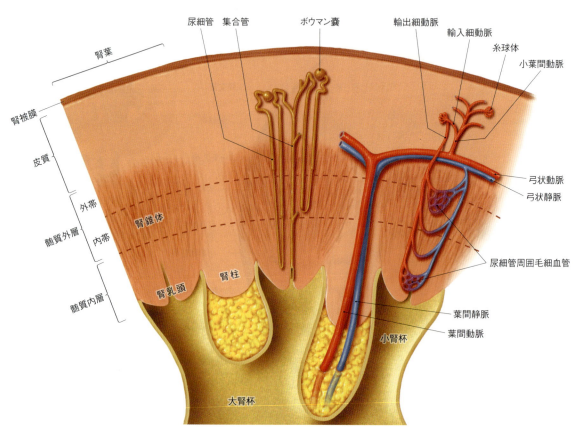

12 腎臓の組織構造（1つの腎葉を取り出して描いてある）

集合管とそれに平行して走る多数のヘンレループが髄放線として見える。なお、外帯 outer stripe・内帯 inner stripe を外層・内層と訳す場合もあるが、ここでは日本腎臓学会の用語に従った。また、皮質の尿細管周囲毛細血管はこの図では省略した（60 参照）。

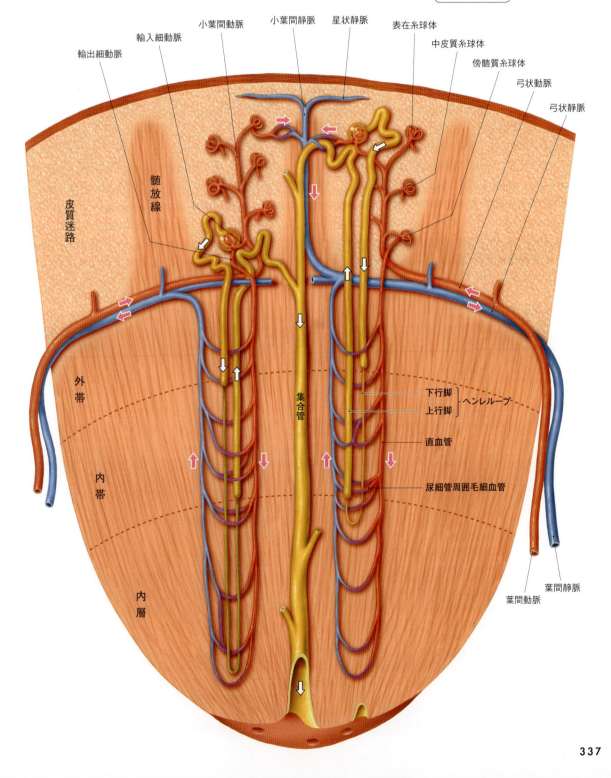

337

尿細管は，その走行と上皮細胞の種類によって区分される

　尿細管は，その走行と上皮細胞の種類によって，いくつかの分節に分けられている．走行による区分と上皮による区分には，若干のずれがある．尿細管の分節は非常に細かくかつ複雑なように思えるが，走行による区分と上皮による区分に分けて考えると，容易に理解できる．

　走行の面からみると，尿細管は，近位曲部，ヘンレループ，遠位曲部，集合管という4つの部分に区分される．**近位曲部** proximal convolution は，糸球体に続いて，まず皮質迷路の中で迂曲して走る部分である．このあとに続く**ヘンレループ** loop of Henle では，尿細管は髄放線と髄質の中を直線的に一往復する．すなわち，まず錐体の先端に向かい，再び元の糸球体のところに戻る．これに続く**遠位曲部** distal convolution は，再び皮質迷路の中で迂曲する部分である．そのあとで尿細管は**集合管** collecting duct となって合流し，皮質と髄質を貫いて乳頭の先端に向かう．

　この走行の間に，尿細管上皮もさまざまに変化する．上皮を光学顕微鏡レベルで区別すると，糸球体に近い側から，近位尿細管，中間尿細管，遠位尿細管，集合管系が区別される．**近位尿細管** proximal tubule は，上皮細胞の内腔側に**刷子縁** brush border というふちどりがあり，また細胞突起がかみ合って細胞間の境界が不分明である．**中間尿細管** intermediate tubule は，極端に壁が薄いのが特徴である．**遠位尿細管** distal tubule は，細胞突起がかみ合って細胞境界が不分明であるが，刷子縁がないという点で近位尿細管から区別される．**集合管** collecting duct の上皮は刷子縁がなく，また細胞が立方状で細胞境界が明瞭という特徴がある．集合管系の始まりの部分は**結合尿細管** connecting tubule と呼ばれ，細胞の性質が遠位尿細管とも集合管とも異なっている．

　走行による区分と上皮による区分にずれがあるため，両者を組み合わせた分節の数は，ずっと多くなる．近位尿細管の上皮は，近位曲部からヘンレループ下行脚の上部にみられるため，近位曲尿細管と近位直尿細管に分けられる．中間尿細管は，ヘンレループの下行脚と上行脚の部分にみられる．遠位尿細管の上皮は，ヘンレループ上行脚の上部と遠位曲部を占め，遠位直尿細管と遠位曲尿細管に分けられる．集合管は，皮質内の部分と髄質内の部分に区別される．

13 尿細管の分節

尿細管の走行による分節	走行と上皮を組み合わせた分節		尿細管上皮の微細形態による分節
近位曲部 proximal convolution	近位曲尿細管 proximal convoluted tubule ; PCT	S1 分節 S1 segment	近位尿細管 proximal tubule
	近位直尿細管 proximal straight tubule ; PST	S2 分節 S2 segment	
		S3 分節 S3 segment	
ヘンレループ loop of Henle	細い下行脚 descending thin limb ; DTL	短ループの細い下行脚 descending thin limb of a short loop	中間尿細管 intermediate tubule
		長ループの細い下行脚上部 descending thin limb of a long loop, upper part	
		長ループの細い下行脚下部 descending thin limb of a long loop, lower part	
	細い上行脚 ascending thin limb ; ATL		
	遠位直尿細管 distal straight tubule ; DST	太い上行脚 thick ascending limb ; TAL	遠位尿細管 distal tubule
遠位曲部 distal convolution	遠位曲尿細管 distal convoluted tubule ; DCT		
	結合尿細管 connecting tubule ; CNT		集合管系 collecting duct system
集合管 collecting duct	皮質集合管 cortical collecting duct ; CCD		
	髄質集合管 medullary collecting duct ; MCD	髄質外層集合管 outer medullary collecting duct ; OMCD	
		髄質内層集合管 inner medullary collecting duct ; IMCD	

14 尿細管の走行と上皮細胞の関係

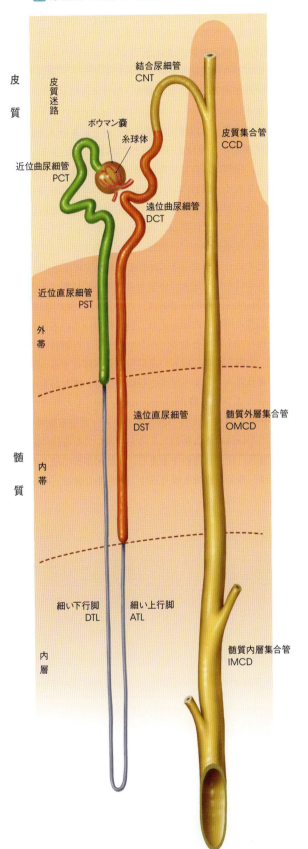

皮質／皮質迷路／ボウマン嚢／糸球体／近位曲尿細管 PCT／結合尿細管 CNT／遠位曲尿細管 DCT／皮質集合管 CCD／近位直尿細管 PST／外帯／遠位直尿細管 DST／髄質外層集合管 OMCD／髄質／内帯／細い下行脚 DTL／細い上行脚 ATL／内層／髄質内層集合管 IMCD

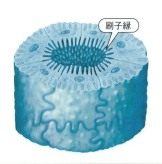

刷子縁

近位尿細管
細胞の内腔面には微絨毛が生え揃って刷子縁を作り，基底側には大型の細胞突起が出て，隣の細胞とかみ合う。刷子縁は栄養分の再吸収のために細胞膜の面積を広げている。

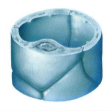

中間尿細管
扁平な細胞からなる。ヘンレループの長短，またループ内の位置により細胞の形態や性質が異なり，髄質の高浸透圧の形成に貢献する。

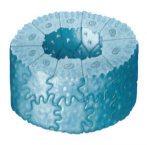

遠位尿細管
近位尿細管と同様に，基底側の細胞突起によって隣の細胞とかみ合う。ただし刷子縁はない。塩分（NaCl）を再吸収して尿の希釈を行う。

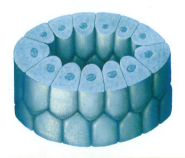

集合管
立方状の細胞からなり，大きな細胞突起は持たない。皮質は主細胞と間在細胞，髄質は主細胞からなる。

糸球体は皮質迷路にあり，尿細管は皮質と髄質を縦横に走る

尿細管の分節と組織構造の対応 15

腎臓の実質を作るのは糸球体と，いくつもの分節に分かれた尿細管である．これらは規則的に集まって，その結果，腎臓のさまざまな領域ができあがる．腎臓の領域を決めるためには，尿細管の分節を同定する必要がある．逆に尿細管の分節を同定するためには，上皮の微細構造とともに，尿細管がどの領域にあるかの判断が，大きな手掛かりとなる．結局，尿細管の分節を同定し，腎臓の領域を判定するためには，尿細管の区分と，その腎臓の領域との対応関係をよく理解して，総合的に判断するということになる．

皮質と髄質の区分は，おおむね，糸球体を含む外側の領域と，糸球体のない内側の領域と考えればよい．皮質と髄質の境界には弓状動静脈の断面が見えることが多いが，この血管はしばしば皮質の深部に侵入することがあるので，皮質と髄質を区分する基準としては，必ずしもあてにならない．

皮質の中の皮質迷路と髄放線の違いは，尿細管が迂曲するか直走するかである．皮質迷路が糸球体と近位曲部と遠位曲部（および集合管の一部）を含むのに対し，髄放線は近位直部と遠位直部と集合管を含む．すなわち皮質迷路と髄放線の境界は，近位曲尿細管から近位直尿細管への移行，および遠位直尿細管から遠位曲尿細管への移行に対応する．糸球体は皮質迷路にしかみられない．

皮質の髄放線と髄質の外帯はともに，近位直部と遠位直部と集合管を含む．すなわちここには近位直尿細管と遠位直尿細管と，皮質集合管（髄放線）あるいは髄質集合管（外帯）がみられる．皮質と髄質の境界線は，皮質迷路の下端の高さとして決めることができる．

髄質の外帯と内帯の境界は，ヘンレループ下行脚の近位直尿細管から中間尿細管への移行に対応する．髄質内帯には，中間尿細管と遠位直尿細管と髄質集合管がみられることになる．

髄質の内帯から内層への移行は，ヘンレループ上行脚の中間尿細管から遠位直尿細管への移行に対応する．したがって，髄質内層には中間尿細管と髄質集合管とがみられることになる．髄質内層の集合管は互いに合流を繰り返して太くなるが，錐体の先端部（乳頭）の近くにある特に太くなったものを，乳頭管 papillary duct という．

結局，尿細管の走行と腎臓の領域との関係は，次のようにまとめることができる．近位尿細管は皮質迷路，髄放線，髄質外帯にかけて走り，外帯から内帯への境界で中間尿細管に移行する．中間尿細管は，ヘンレループの下行脚としては髄質の内帯と内層を走り，髄質内のいろいろな高さで折れ返って上行脚となる．ヘンレループ上行脚の中間尿細管は，内層と内帯の境界で遠位尿細管に移行する．遠位尿細管のうちヘンレループの上行脚の部分，すなわち遠位直尿細管は**太い上行脚** thick ascending limb とも呼ばれ，髄質の内帯と外帯，皮質の髄放線を走る．遠位直尿細管は，もとの糸球体の血管極のところを通過してから遠位曲尿細管となり，皮質迷路の中を走る．遠位尿細管に続く皮質集合管は，互いに合流を繰り返す．髄質集合管は，内層の中で互いに合流する．

15 尿細管の分節と腎臓の組織構造との対応
（番号1〜9は右ページの図に対応している）

		ネフロン					集合管系		
		1 糸球体	2 近位曲尿細管	3 近位直尿細管	4 中間尿細管	5 遠位直尿細管	6 遠位曲尿細管	7 結合尿細管	8 皮質集合管	9 髄質集合管
皮質	皮質迷路	●	●				●	●	●	
	髄放線			●		●			●	
髄質 外層	外帯			●		●				●
	内帯				●	●				●
髄質	内層				●					●

ネフロンと集合管 16

糸球体とそれに続く尿細管の大部分は，尿を作る構造的な単位と考えられ，**ネフロン** nephron と呼ばれる。これに対し，複数のネフロンを集めて乳頭の先端まで運ぶ管系をその導管であると考え，**集合管** collecting duct と呼ぶ。尿細管のうちネフロンに属する部分は分岐のない1本の管であり，集合管は分岐のある管系である。

できあがった腎臓の尿細管で，ネフロンに属する上皮細胞と，集合管に属する上皮細胞を，微細形態的に区別することはできない。また，集合管は単なる導管系ではなく，ネフロンと協調して尿量や尿成分の調節を積極的に行っている。ネフロンと集合管という区別は，機能的にはあまり意味がない。

ネフロンは糸球体の位置によって，表在ネフロン superficial nephron，中皮質ネフロン midcortical nephron，傍髄質ネフロン juxtamedullary nephron に分類されている。一般に，皮質の深部に向かうほど糸球体が大型になるという傾向がある。また，髄質に近い糸球体から出た輸出細動脈は髄質に向かうのに対し，それ以外の糸球体から出た輸出細動脈は皮質の尿細管周囲毛細血管に向かう (60) という違いがある。

ネフロンはヘンレループの長さによっても分類されており，ヘンレループが髄質の内層より浅いところで折り返る**短ループネフロン** short-looped nephron と，ヘンレループが内層に侵入する**長ループネフロン** long-looped nephron がある。短ループネフロンと長ループネフロンでは，中間尿細管の上皮細胞の種類が異なる。糸球体が皮質の表層に近いほど，ループが短くなるという傾向がある。

● ネフロンと集合管の発生学的な由来

解剖学では古くからネフロンと集合管の区別を重視してきたが，それには発生学的な意味がある。ヒトを含めて哺乳類の腎臓は，ウォルフ管の総排泄腔への開口部近くから伸び出した尿管芽 ureteric bud と，骨盤領域の腎節にあたる造後腎胚芽組織 metanephrogenic blastema の両者が協力して，できあがる。手短にいえば，尿管芽に由来するのが集合管で，造後腎胚芽組織に由来するのがネフロンである (94)。

16 短ループネフロンと長ループネフロン

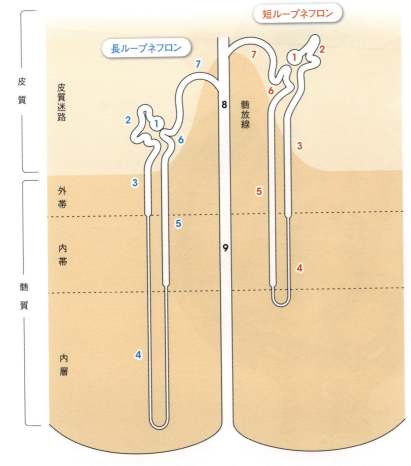

1 糸球体
2 近位曲尿細管 (PCT)
3 近位直尿細管 (PST)
4 中間尿細管 (DTL + ATL)
5 遠位直尿細管 (DST = TAL)
6 遠位曲尿細管 (DCT)
7 結合尿細管 (CNT)
8 皮質集合管
9 髄質集合管

糸球体とそれを包むボウマン嚢が腎小体を作る

糸球体をボウマン嚢が包む 17 18

毛細血管の糸玉である**糸球体**glomerulusを，ボウマン嚢Bowman's capsuleという袋で包んだものが，**腎小体**renal corpuscle（**マルピーギ小体**Malpighian corpuscle）である。ボウマン嚢は尿細管の盲端が膨らんだもので，杯状の二重壁を考えればよい。内側の上皮壁は糸球体表面を覆う足細胞podocyteの層を作り，外側の壁はボウマン腔を包む壁側上皮parietal epitheliumとなる。

腎小体を地球のようなボールにたとえて，血管極と尿細管極という2つの極を区別する。**血管極**vascular poleは，糸球体に血管が出入りする極で，ボウマン嚢の足細胞の層と壁側上皮が互いに移行する場所になっている。この移行部は**糸球体門**glomerular hilusという細長い孔を囲む。糸球体門を通って，**輸入細動脈**afferent arterioleと**輸出細動脈**efferent arterioleが糸球体に出入りする。血管極の近くのいくつかの細胞は，協調して血圧や糸球体濾過を調節する働きを行うので，まとめて傍糸球体装置と呼ばれるが，これについては後に述べる〔p.378参照〕。

尿細管極urinary poleでは，扁平な上皮細胞からなる壁側上皮が，背の高い上皮細胞からなる近位尿細管に移行する。ボウマン嚢の内腔であるボウマン腔は，近位尿細管の内腔につながり，糸球体で毛細血管から濾過された尿が，尿細管に流れていく。

糸球体の直径は，ヒトで200μm，ラットで120μm，マウスで100μm，ウサギで150μmほどである。皮質の深層にある傍髄質糸球体の直径は，浅層にある表在糸球体や中皮質糸球体よりも50％ほど大きい。

原則として，糸球体門から1本の輸入細動脈が入り，1本の輸出細動脈が出ていく。輸入細動脈は，糸球体に入ると直ちに毛細血管に枝分かれし，**糸球体係蹄**（けいてい）glomerular tuftの本体を作る 19。糸球体毛細血管は，輸入・輸出細動脈よりもおおむね直径が大きく，また枝分かれして本数も増えるので，糸球体毛細血管での血液の流れは緩やかになり，血管抵抗もはるかに小さくなる。

17 腎小体の構造

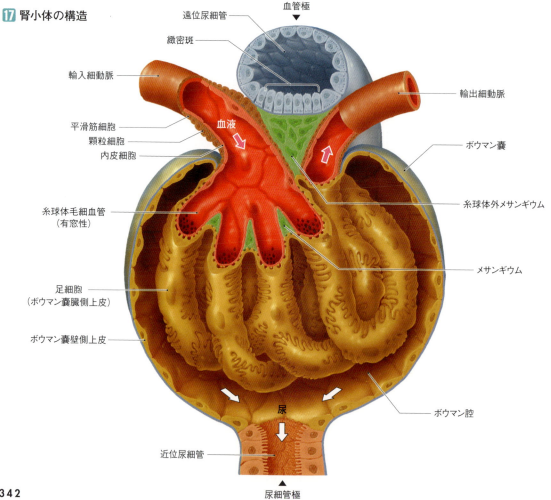

メサンギウムと基底膜が毛細血管を束ねる 20

糸球体毛細血管は，係蹄の内部で合流して1本の輸出細動脈となり，糸球体門から出ていく。糸球体門の輸入細動脈と輸出細動脈の間には，**メサンギウム** mesangium という特殊な結合組織が糸球体の内外を結んでいる。

糸球体外メサンギウム extraglomerular mesangium は傍糸球体装置の一部をなし，糸球体門の両側の壁側上皮を結んで，糸球体門を閉じる働きをしている。これに続く糸球体内メサンギウムは，血管極のところから糸球体の隅々にまで木の枝のように広がり，糸球体係蹄を支える働きをしている。

糸球体係蹄の構成要素としては，上に述べた糸球体毛細血管，メサンギウム，足細胞のほかに，**糸球体基底膜** glomerular basement membrane；**GBM** がある。糸球体係蹄の中心部はメサンギウムからなり，その周りに毛細血管が張り付いている。この両者の表面を GBM が覆い，さらにその上を足細胞の層が覆っている。GBM と足細胞の層は，迂曲・分岐する毛細血管に合わせて，複雑な形状をした袋になっている。毛細血管とメサンギウムの間に GBM が侵入することはなく，両者はじかに接している。

19 糸球体毛細血管

毛細血管に樹脂を流し込んで作製した鋳型標本を電子顕微鏡で見たところ。
A：輸入細動脈，E：輸出細動脈

糸球体毛細血管を顕微鏡で観察すると，その周囲の大部分は薄い壁を隔ててボウマン腔に面しているが，一部は必ずメサンギウムに接している。毛細血管とボウマン腔を隔てる薄い壁が**濾過障壁** filtration barrier となり，ここを通して血液から尿が濾過される。核を含む血管内皮細胞の細胞体は，おおむねメサンギウムに面した側にある。内皮細胞のメサンギウムに面した側には基底膜がなく，内皮細胞はメサンギウム細胞および基質とじかに接している。

糸球体係蹄の内部が毛細血管とメサンギウムの2つの領域に分かれているので，GBM もそれに対応して，周毛細血管部 pericapillary region と周メサンギウム部 perimesangial region の2つに分けられる。毛細血管とメサンギウムも同様に，接する相手によってそれぞれ2つの部分に分かれる。3者が接する部分は，これらの区分の境界に一致しており，**メサンギウム角** mesangial angle と呼ばれる。

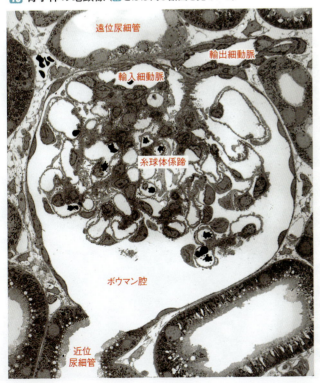

18 腎小体の電顕像（17 とほぼ同じ断面を見ている）

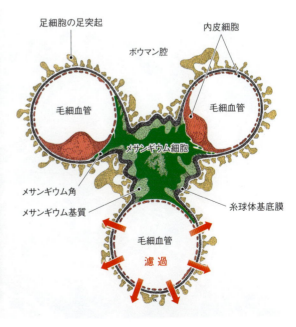

20 糸球体毛細血管，メサンギウム，基底膜3者の関係

17 を横断面で見たところ。メサンギウムはじかに毛細血管内皮細胞に接し，毛細血管を束ねている。それ以外の部位は基底膜で覆われ，さらにその外側を足細胞が覆う。

糸球体には3種類の細胞がある

足細胞は多数の突起を伸ばして糸球体の表面を覆う 21

　糸球体係蹄の表面を覆う**足細胞** podocyte は，多数の足を伸ばしたタコのような形をしている。大型の細胞体から太い一次突起がいくつも出て，そこから細かな**足突起** foot process が無数に伸び出している。隣り合う細胞の足突起は互いにかみ合うように並び，糸球体係蹄の全表面を覆っている。足細胞の細胞体には，よく発達したゴルジ装置があり，粗面および滑面小胞体，ミトコンドリアも多い。

　足細胞は，その複雑な形状を維持するために細胞骨格が発達している。一次突起には主に微小管と中間径フィラメントが発達しており，足突起にはアクチンを主成分とするミクロフィラメントが豊富に含まれている〔p.348参照〕。足突起内のアクチンフィラメントは，足細胞の底に局在するビンキュリン，タリン，インテグリンなどの分子を介して，糸球体基底膜（GBM）を構成するフィブロネクチンやラミニンなどの分子と結合し，足突起を固定すると考えられている。

　足細胞の表面は，陰性荷電を帯びた**糖衣** glycocalyx に覆われている（25）。この糖衣の主成分は，ポドカリクシン podocalyxin というシアロ糖蛋白である。この陰性荷電は，足細胞の形態維持に重要な役割を担っている。足細胞表面の陰性荷電を中和すると，足突起が平坦化したり退縮し，濾過スリットが狭くなって隣り合う足突起の間にタイト結合ができたりといった形態変化が起こる。

　足細胞は，ニューロンなどと同様に細胞分裂をすることのない細胞である。足細胞が傷害されると糸球体から脱落して数を減らし，ついには糸球体表面を覆うことができなくなり，糸球体の破壊につながる。

内皮細胞には多数の窓があいている 22

　糸球体毛細血管の内皮細胞は，薄い細胞質のシートを円筒状に伸ばし，毛細血管の本体を作る。毛細血管の内皮細胞の性質は組織によってさまざまであるが，糸球体毛細血管の場合には，細胞質シートに多数の孔があく有窓性で，しかもその孔に隔壁を持たず，透過性が高いという特徴がある。これに対し骨格筋や皮膚の毛細血管は細胞質シートに孔がない連続性であり，内分泌腺の毛細血管は有窓性だが孔に隔膜を持つ。

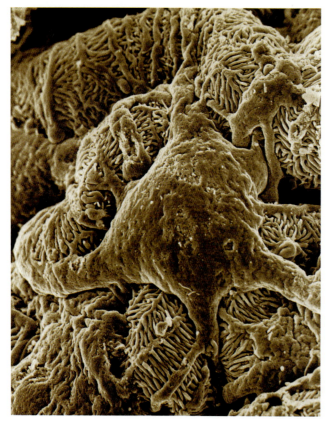

21 足細胞　無数の足突起が毛細血管をびっしりと覆っている。

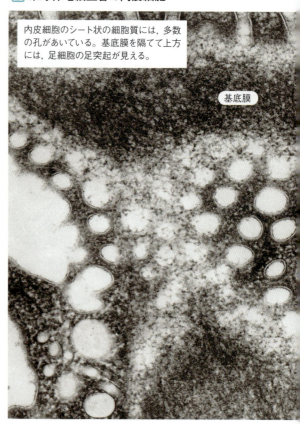

22 糸球体毛細血管の内皮細胞

内皮細胞のシート状の細胞質には，多数の孔があいている。基底膜を隔てて上方には，足細胞の足突起が見える。

基底膜

尿細管の上皮細胞は，分節ごとに特徴的な構造と機能を持っている (2)

遠位尿細管は基底線条が特徴である

遠位直尿細管 distal straight tubule；DSTは，髄質の中で起こり，外層と髄放線を貫いて上行し，もとの糸球体の血管極で糸球体外メサンギウムに接して緻密斑を作った後，直ちに遠位曲尿細管に移行する。遠位直尿細管はヘンレループの一部とみなすこともでき，**太い上行脚** thick ascending limb；TALとも呼ばれる。TALは髄質内では上皮の丈が高いが，皮質内では次第に低くなる。TAL細胞は，細胞嵌合が発達しているのが特徴である。嵌合する細胞突起内には大型のミトコンドリアが備わっている。管腔側の細胞膜の直下には小胞がある。43

遠位曲尿細管 distal convoluted tubule；DCTは，TALが緻密斑を作った直後に始まり，皮質迷路で迂曲した後，結合尿細管に移行する。DCT細胞は細胞嵌合が発達しており，TALとよく似ている。しかし，皮質部のTALに比べて細胞の丈が高く，核が細胞の上部に位置していることから区別できる 44。DCTの後半には，間在細胞が出現する。

結合尿細管 connecting tubule；CNTは，DCTと集合管の間をつなぐ分節である。表在ネフロンのDCTにつながるCNTは単独で集合管に向かうが，深部のネフロンのDCTにつながるCNTは，上行しながら次々と合流してアーケードを作ってから集合管に合流する。CNT細胞は，**基底陥入** basal infolding（基底側の細胞膜が折れ返り，細胞内に落ち込んでいる）により側底細胞膜が拡大しているという点で，DCTおよびそれより上流の尿細管細胞と異なる。CNTの基底陥入は，細胞上部にまで達する深いもので，陥入細胞膜の間には中型のミトコンドリアを備えている 45。光学顕微鏡では，DCTとの識別は難しい。

集合管は2種類の細胞で構成されている

集合管は結合尿細管から移行し，皮質の髄放線を合流しながら進み，髄質を下行する。髄質の内層でも複数の集合

43 遠位直尿細管細胞
DST (TAL) 細胞。嵌合する細胞突起の中に大型のミトコンドリアがある。細胞の丈は低い。

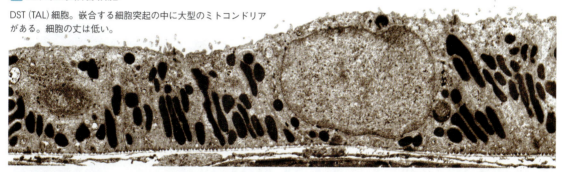

44 遠位曲尿細管細胞
DCT細胞。DST (TAL) 細胞と同様，細胞嵌合と大型のミトコンドリアが特徴であるが，細胞の丈はDST (TAL) 細胞よりも高い。

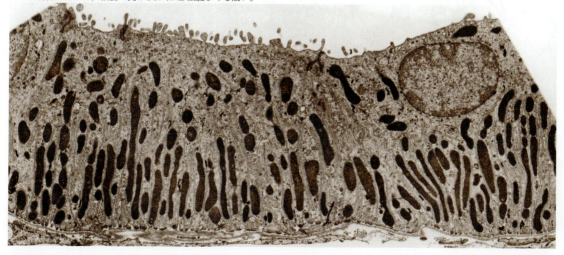

これを**細胞嵌合**cellular interdigitationといい，ここでも細胞膜の表面積が増大され，輸送効率が上がる。ウサギの近位尿細管での計測では，側底細胞膜の面積は，細胞嵌合により36倍にも拡大されている。

側底細胞膜には，イオンを輸送するポンプ（Na^+/K^+ ATPase 50）が備わっている。細胞膜で仕切られた嵌合突起の中には大型のミトコンドリアがあり，イオンポンプを駆動するためのエネルギー（ATP）を供給している。光学顕微鏡では，基底部の入り組んだ細胞膜とミトコンドリアとが1本の線に見え，**基底線条**と呼ばれる。42

中間尿細管は壁がきわめて薄い

中間尿細管 intermediate tubule；IMTの上皮には，微細形態学的に4つの型があり，それぞれの上皮はヘンレループの中で存在する部位が異なる。Ⅰ型は短ループネフロンの細い下行脚，Ⅱ型は長ループネフロンの細い下行脚の上部，Ⅲ型はその下部，Ⅳ型は長ループネフロンの細い上行脚にみられる。したがって，Ⅰ型とⅡ型は髄質の内帯に，Ⅲ型とⅣ型は内層にみられる。中間尿細管は，内層と内帯の境界あたりで遠位直尿細管に移行する。

これらの型の上皮細胞は，細胞が扁平で，細胞内の小器官に乏しい点では共通であるが，細胞の形は全く異なる。Ⅰ型とⅢ型はおおむね細胞の形が単純で，管腔側から見て細胞境界の長さが短く，またタイト結合も深い。Ⅱ型とⅣ型は，細胞が側方に突起を伸ばしてかみ合い，管腔側から見て細胞境界が長く，タイト結合も浅い。このような形態の違いは，中間尿細管の分節による透過性の違いを反映していると考えられる。尿の濃縮機構における受動輸送モデルは，中間尿細管の部位による透過性の差異を前提としており，これに関係して興味深い。

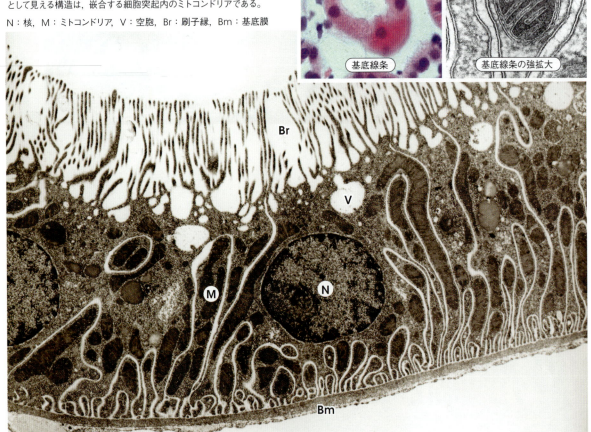

42 近位尿細管細胞

S1分節。刷子縁がよく発達している。細胞嵌合により，隣り合う細胞の側底細胞膜が複雑に入り組んでいる。右の光顕で基底線条（矢印）として見える構造は，嵌合する細胞突起内のミトコンドリアである。

N：核，M：ミトコンドリア，V：空胞，Br：刷子縁，Bm：基底膜

尿細管の上皮細胞は，分節ごとに特徴的な構造と機能を持っている(1)

近位尿細管は，刷子縁と基底線条により広大な表面積を持つ

近位尿細管は，走行によって曲部と直部に分けられるが，細胞の形態で判断すると，走行とは無関係に3つに区分される。糸球体に近い側からS1，S2，S3と呼ぶ（P1，P2，P3という呼び方もある）。近位尿細管細胞としての構造上の特徴はこれらの分節に共通であるが，刷子縁，細胞頂部の空胞装置，細胞嵌合の程度が異なる。これらの構造は，一部の例外を除いてS1からS3に向かって発達が悪くなる。

S1とS2の前半は**近位曲尿細管** proximal convoluted tubule；PCTとして皮質迷路にあり，S2の後半とS3は**近位直尿細管** proximal straight tubule；PSTとして髄放線と髄質外帯にある。外帯と内帯の境界で，S3は中間尿細管に移行する。

刷子縁 brush borderは，近位尿細管細胞の管腔面に細長い**微絨毛** microvilliが多数並んだものである。微絨毛は，細胞質の細長い突起で，中心を10本足らずのアクチンフィラメントが平行に走っている。小腸の上皮細胞も同様の刷子縁を持っているが，近位尿細管細胞の刷子縁のほうが微絨毛が細く，また中に含まれるアクチンフィラメントの数も少ない。刷子縁の微絨毛のアクチンフィラメントは，収縮装置ではなく，むしろ微絨毛の形態を保持する装置であると考えられている。刷子縁はS1でよく発達し，S2，S3と次第に発達が悪くなる。ただしラットなど一部の種では，S3の刷子縁の丈が最も高い。

刷子縁によって，近位尿細管細胞の管腔側の表面積は著しく増大し，水や低分子量物質の再吸収を容易にしている。刷子縁を構成する微絨毛の膜には，尿中の糖やアミノ酸などを再吸収するための輸送体が存在している。また，微絨毛の細胞膜の糖衣には，ペプチドを分解する酵素などが局在することが知られている。

近位尿細管細胞の頂部で，微絨毛の根元あたりには，管状や胞状の膜系がみられる。尿中の蛋白質はこれらの膜系に取り込まれ，ライソソーム lysosomeにより処理される。有機物の再処理系の一部である。

近位尿細管細胞の側面および底面の細胞膜は，突起と嵌入を繰り返して，隣り合う細胞と複雑にかみ合っている **41**。

41 近位尿細管細胞の立体模式図

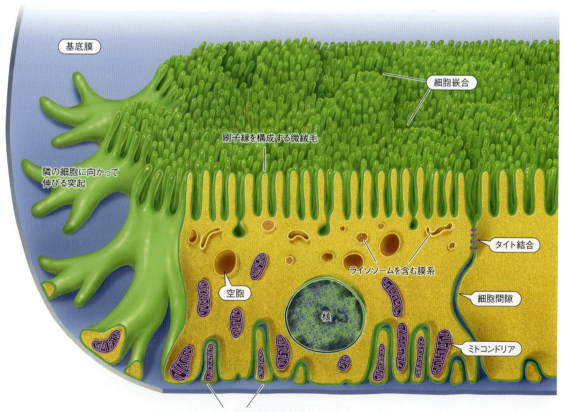

40 糸球体病変のさまざまな型

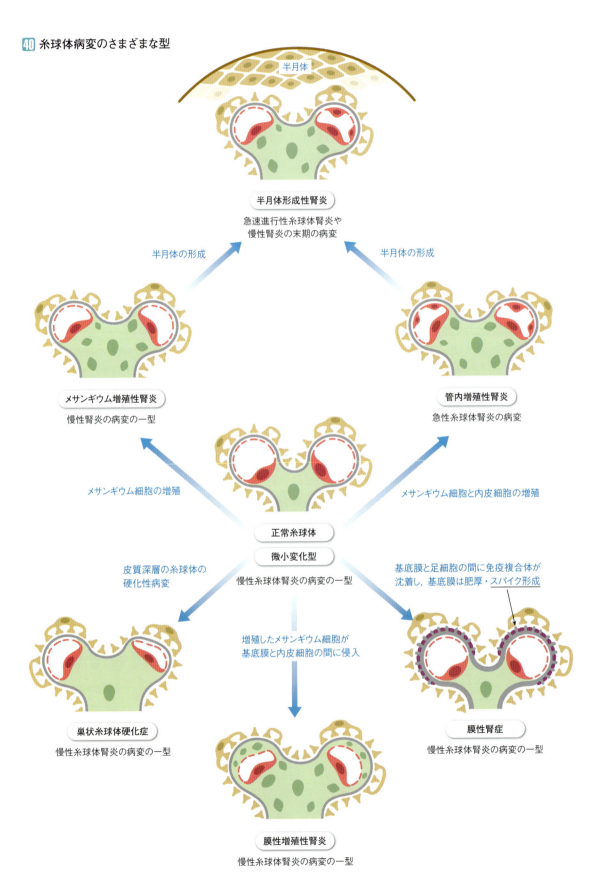

糸球体は壊れやすく，再生しない

腎臓が尿を作る機能を失った状態を**腎不全**renal failureという。慢性腎不全のために新たに人工透析を必要とする患者は，年間4万人を超える。その最大の原因疾患は糖尿病性腎症であり，慢性糸球体腎炎などがそれに次ぐ。いずれにしても，糸球体が破壊されて濾過機能を失うことが腎不全に直結する。

なぜ腎不全は，主に糸球体の破壊によって起こるのだろうか。その理由は，①糸球体濾過は腎臓の尿生成機能にとって必要不可欠な過程である，②糸球体という繊細な構造に，濾過の原動力として大きな圧力をかけているために，きわめて壊れやすい，③糸球体が一度壊れると再生することがない，ということに尽きる。成人では，健康人であっても糸球体は少しずつ壊れ，年齢とともにその数は減っていく。

糸球体病変の性質や重症度を診断するためには，腎臓の組織を腎生検renal biopsyにより採取して顕微鏡で観察する病理診断が有用である。光学・電子顕微鏡で糸球体基底膜やメサンギウム領域の変化を観察して，診断する。

1) 急性糸球体腎炎 acute glomerulonephritis; AGN

上気道などの細菌感染に引き続いて，免疫反応が絡んで起こる腎炎である。小児に多く，治癒することが多い。病理像では，メサンギウム細胞とともに内皮細胞の増殖がみられる（管内増殖性腎炎）。

2) 急速進行性糸球体腎炎 rapidly progressive glomerulonephritis; RPGN

急性糸球体腎炎に引き続いたり，あるいは突然に起こって，急速に腎不全に陥る。原因は複数あると思われる。病理像では，糸球体係蹄の外側で細胞数が増え（管外増殖性糸球体腎炎），ボウマン嚢の内腔側に細胞増殖や線維化が認められる（半月体形成性腎炎）。

3) 慢性糸球体腎炎 chronic glomerulonephritis; CGN

長期間にわたって持続する糸球体腎炎で，原因はさまざまで不明な点が多い。病理像によっていくつかの病型に分類されている。

微小変化型minimal change：腎機能が正常で，病気が進行しないもので，病理像では変化が認められない。しかし，光学顕微鏡で変化が見えないものの中には，IgA腎症の初期のものが含まれているので注意を要する。

巣状糸球体硬化症focal glomerular sclerosis：頻度は少ないが，成人にやや多く，治療に抵抗してゆっくりと進行して腎不全に至る。病理像では，皮質深層の糸球体の中で細胞外基質が増加して毛細血管がつぶれる像（硬化）が観察される。

膜性腎症membranous nephropathy：成人男性に多く，ネフローゼ症候群を伴うことが多い。進行は緩やかで，腎不全に陥りにくい。病理像では，糸球体基底膜と足細胞の間に免疫複合体が沈着し，それを包み込むように糸球体基底膜が分厚くなって，スパイク状の突起や，虫食い状の穴が観察される。

メサンギウム増殖性腎炎mesangial proliferative glomerulonephritis：慢性糸球体腎炎の大半を占め，成人男性に多い。病理像では，メサンギウム領域の細胞増殖を特徴とし，その多くはメサンギウム領域に免疫グロブリンの一種のIgAが沈着するIgA腎症である。多くの場合，腎機能は正常であまり進行しないが，一部には急速に腎機能が悪化して腎不全に進むものがある。

膜性増殖性糸球体腎炎membranoproliferative glomerulonephritis：日本では比較的少ないが，進行が早く，10年ほどで腎不全に至る例が多い。病理像では，メサンギウム細胞が増殖し，糸球体基底膜と内皮細胞の間に基質を伴って嵌入するため，係蹄壁が二重に見えるのが特徴である。

硬化性糸球体腎炎sclerosing glomerulonephritis：慢性糸球体腎炎の末期状態で，腎機能が著しく障害されている。病理像では，糸球体が細胞外基質によって完全に埋められ，糸球体以外の構造も広範に壊れている。

4) 二次性糸球体疾患 secondary glomerular disease

糖尿病のような代謝性疾患，肝炎のような他臓器の疾患，膠原病のような全身性の疾患などに伴って，糸球体が二次的に侵され，腎機能が障害されることがある。このような二次性糸球体疾患の際には，病理像として，それぞれの原疾患に特異的な糸球体変化が観察されることが多い。これに対して上述のAGN, RPGN, CGNは，糸球体に病変の中心があるので**原発性糸球体腎炎**という。

5) ネフローゼ症候群 nephrotic syndrome

ネフローゼ症候群というのは，糸球体濾過障壁が血液中の蛋白質を保持する機能を失い，尿中に大量の蛋白質が漏れ出る病態のことである。大量の蛋白尿を出すために，血液中の蛋白質は減少し，血液中のコレステロールは増加し，身体に浮腫が起こる，という共通の症状がみられる。この症候群は，原発性糸球体腎炎でも二次性糸球体疾患でも起こりうる。

日本人のGFR推算式

GFR算出のための最も正確な計算式は、イヌリンクリアランス法である。しかし、この方法は手技が煩雑なため、臨床的には**24時間内因性クレアチニンクリアランス法**が利用されてきた。

$$C_{Cr}(\text{mL/min}) = U_{Cr}(\text{mg/dL}) \times V(\text{mL/day}) / S_{Cr}(\text{mg/dL}) / 1440(\text{min/day})$$

U_{Cr}：尿中クレアチニン濃度、S_{Cr}：血清クレアチニン濃度、V：尿量(24時間)

クレアチニンクリアランス法は、イヌリンクリアランス法に比べれば容易であるが、24時間蓄尿を忘れたり、自分で歩いてトイレに行けない患者にとってはやはり困難である。CKDの診断にあたってはGFR値の評価が必要であることから、1回の採血(血清クレアチニン値)で計算できる**eGFR** (estimated GFR)がもっぱら用いられている。

$$\text{eGFR}(\text{mL/min/1.73m}^2) = 194 \times \text{Age}^{-0.287} \times S_{Cr}^{-1.094}$$

ただし、女性の場合×0.739

しかし、実際のGFRと血清クレアチニンとの間には38のような関係があるので、GFRが約50%低下するまで(CKDがかなり進行するまで)見逃されてしまう危険がある。

慢性腎臓病 chronic kidney disease ; CKD 39

腎障害を示す所見や腎機能の低下が慢性的に続く状態をCKDといい、生活習慣病(高血圧、糖尿病など)やメタボリック症候群と関連が深い。CKDを治療せずに放置すると末期腎不全となって、人工透析や腎移植が必要になる。また、CKDによる腎機能の低下は心血管疾患や死亡の危険因子として注目されている。

腎臓病の専門医でなくても慢性的な腎臓病を診断し治療を開始するために、CKDの定義は簡略化されている。3ヵ月以上持続する①腎障害所見(蛋白尿、血尿など)、または②GFRの低下($<60\text{ mL/min/1.73 m}^2$)を認める場合にCKDと診断される。GFRの測定は前述のように簡略化され、血清クレアチニン値から推算式を使ってeGFRを求めている。

● 血液透析

腎臓の機能が低下すると、体液の恒常性を維持できなくなる。血液透析は、体内に蓄積した水や代謝産物を浄化する役割を肩代わりし、細胞外液量、電解質濃度(高K^+血症)、血漿pH(アシドーシス)を正常化する。週3回行う場合、血液透析日のはざまの2〜3日間に蓄積した水分(塩溶液)は、体内に等しく分布している。この水を4〜5時間のうちに血液循環系から体外に移動させるので、体内水分の一時的な不均衡(低血圧、循環虚脱)が生じる危険がある。

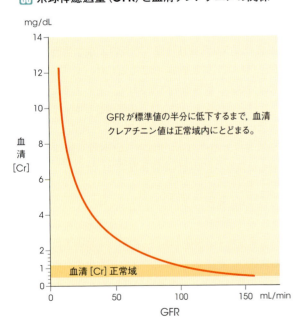

38 糸球体濾過量(GFR)と血清クレアチニンの関係

GFRが標準値の半分に低下するまで、血清クレアチニン値は正常域内にとどまる。

39 CKDのステージ分類におけるGFR区分

区分		GFR (mL/min/1.73m²)
G1	正常または高値	≧90
G2	正常または軽度低下	60〜89
G3a	軽度〜中等度低下	45〜59
G3b	中等度〜高度低下	30〜44
G4	高度低下	15〜29
G5	高度低下〜末期腎不全	<15

重症度は原疾患、GFR区分、蛋白尿区分を合わせたステージにより評価する。
(日本腎臓学会編：CKD診療ガイドライン2023)

腎クリアランスは，非侵襲的・定量的な腎機能解析法である

腎クリアランス

クリアランスの元来の意味は，「尿中に排出された尿素量／血液中の尿素濃度」であり，尿素（アミノ酸代謝の最終産物）が除去された血液量を意味する。1928年にD.D. Van Slyke (1883-1971)が提唱した概念である。当時は非侵襲的に腎機能を知る手段がなかったので，H.W. Smith (1895-1962)はクリアランスの概念を血液中のあらゆる物質に適用し，腎機能の評価法に応用した。

1）クリアランスとGFR

H.W. Smithは，糸球体膜を自由に通過し，しかも尿細管を流れる間に吸収も分泌もされない物質として，多糖類のイヌリン（主にフルクトースが32個連結した物質，分子量5,200）を選び出した。イヌリンのクリアランスは，GFRに等しい。37①

$$GFR = U_{inulin} \cdot V / P_{inulin}$$

P_{inulin}：血漿イヌリン濃度，U_{inulin}：尿中イヌリン濃度，
V：尿量（単位時間当たり）

臨床的には，測定が容易であることから，生体内に存在するクレアチニンのクリアランスC_{Cr}で代用される。

2）クリアランスと腎血漿流量

血液中に含まれるある物質が腎臓を灌流中にすべて尿中に排出されれば，その物質のクリアランスは腎血漿流量 renal plasma flow ; RPFと一致する。

このような物質として最適なものは，ダイオドラスト diodrastやパラアミノ馬尿酸 para-aminohippuric acid ; PAHのような有機酸である。有機酸は，近位尿細管で能動的に分泌されるので，血液からの除去率が高い（54）。しかし，実際にはPAHの除去率は100％より低く約90％なので，PAHクリアランスを有効腎血漿流量と呼ぶ。37②

$$RPF = U_{PAH} \cdot V / P_{PAH}$$

P_{PAH}：血漿PAH濃度，U_{PAH}：尿中PAH濃度，
V：尿量（単位時間当たり）

一方，グルコースのような体にとって有用な物質は，近位尿細管でほぼ100％再吸収される。このような場合，グルコースの腎クリアランスは0である。37③

37 尿生成過程の模式図

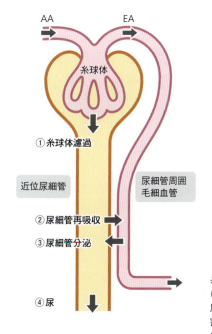

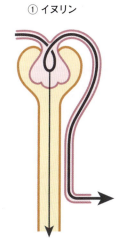

① イヌリン

糸球体で濾過されたイヌリンは，すべて尿中に排泄される。尿中に排泄されるイヌリンの割合は，濾過率（GFR/RPF）に等しい。

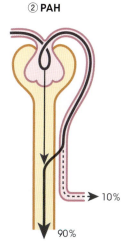

② PAH

腎血漿中のPAHは，糸球体濾過と尿細管分泌により約90％が血漿から除去され尿中に排泄される。

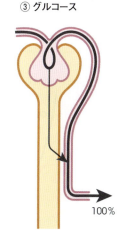

③ グルコース

糸球体で濾過されたグルコースは，すべて近位尿細管で再吸収されるので，尿中に排泄されるグルコースは0である（最大再吸収量を超えるグルコースは尿中に排泄される54）。

レニン-アンジオテンシン系は，全身の動脈を収縮させ血圧を上げるとともに，輸出細動脈を選択的に収縮させ，巧妙にGFRを確保する🔢。したがって，腎機能が低下している高血圧患者（すでに利尿薬が投与され体液量が減少気味の患者）に降圧薬としてアンジオテンシン阻害薬を処方することは，腎機能の急速な悪化を招く危険がある。

4）交感神経系による調節

交感神経系の興奮時には，交感神経終末から放出されるノルアドレナリンと副腎髄質から分泌されるアドレナリンは輸入・輸出細動脈の平滑筋に作用し，収縮させる。大出血などによる大量分泌の場合はGFRを著しく低下させるが，通常の血中レベルでは輸入細動脈と輸出細動脈の双方の収縮が釣り合い，GFRはあまり変化しない。

GFRの変動因子 🔢

p.351の式2のパラメーターは，すべてGFRの変動因子になりうる。ただし，K_fの変動は糸球体濾過膜の病的変化によるところが大きく，日常の"調節的"GFR変動の原因になることは少ない。P_T（～12 mmHg）も同様で，健常者の場合，P_Tの増減がGFR変動の原因になることは少ない。しかし，尿路系に閉塞があると，逆行性にボウマン腔内圧が上昇し，GFRが低下する。

36 GFRに影響する因子

糸球体濾過圧に影響する因子

1. 腎血流量の変化
2. 糸球体毛細血管圧の変化（全身血圧の変化，輸入・輸出動脈の狭窄）
3. ボウマン嚢内圧の変化（尿管結石，尿管狭窄，間質圧の上昇）
4. 膠質浸透圧の変化（脱水，低蛋白血症）

糸球体濾過係数に影響する因子

1. 糸球体毛細血管透過性の変化（炎症，変性，硬化）
2. 糸球体毛細血管表面積の変化（収縮，炎症，腎摘除）

神経伝達物質・局所液性因子	GFR
ノルアドレナリン（交感神経）	― （大量分泌で↓）
アドレナリン（副腎髄質）	― （大量分泌で↓）
エンドセリン（血管内皮）	↓
一酸化窒素（血管内皮）	⇧
アンジオテンシンⅡ（腎）	―
PGE_2（腎）	⇧

これに対し，π_{GC}は，輸入細動脈から流れ込む血漿の約20%が糸球体毛細血管を通過中に濾過される（血漿蛋白は残る）ので，輸出細動脈に到達する前にπ_{GC}は20%以上増加する（24→32 mmHg）。血漿アルブミン濃度の増減とは別に，GFRの増減がπ_{GC}の値を直接左右する。さらに，P_{GC}（～45 mmHg）は，輸入細動脈と輸出細動脈の間（糸球体毛細血管）における低下は小さいが，それぞれの平滑筋収縮の程度がGFRを大きく左右する。🔢

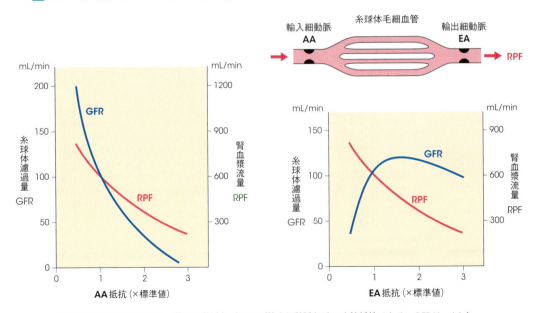

35 輸入・輸出細動脈の血管抵抗変化に伴うGFR，RPFの変化

腎内の血管抵抗の約70%は，輸入細動脈（AA）および輸出細動脈（EA）の血管抵抗である。GFRは，AAとEAの血管抵抗の和が一定であっても，両者のバランスの変化により大きく変動する。たとえば，AAの抵抗が増加しEAの抵抗が低下すると，GFRは著しく低下する（図左）。逆に，体液量減少時にAAの抵抗が低下しEAの抵抗が増加すると，GFRは現状を維持（やや増加）することができる（図右）。

腎・泌尿器　腎小体（糸球体とボウマン嚢）

腎臓の自己調節機構により，糸球体濾過量（GFR）は一定に保たれる

GFRの調節機構

全身の血圧は，運動，感情の変化（怒り），体位の変化（臥位，立位）による影響を受け容易に変動する。このような体血圧の変動が，腎血流やGFRの変動に直接結びつかないように，糸球体には濾過量の変動を最小限にする安定化機構が備わっている。

1）血管平滑筋による自動調節

腎臓には，腎血管抵抗を変えることにより，血圧の変動に起因する血流変動を最小限に抑える自己調節機構が存在する。この働きは他臓器の血管にもみられ，血管内圧増加に対抗して収縮力を増し内径を小さくしようとする，血管平滑筋の普遍的な性質である。この筋原性の自動能により，腎血流と糸球体濾過量は，体血圧（収縮期血圧）が90〜180mmHgの範囲で一定に保たれる。33

2）尿細管糸球体フィードバック

GFRは，ネフロン下流からのシグナルによっても調節されている。ヘンレの太い上行脚から遠位曲尿細管への移行部には，緻密斑macula densaと呼ばれる一群の上皮細胞があり濾液の流量をモニターしている（17）。濾液量の増減は，濾液中のCl⁻濃度に反映する。緻密斑細胞がCl⁻濃度の増加・減少を感知すると，輸入細動脈とメサンギウム細胞にシグナルが送られ，GFRを減少・増加させる。

基本的な数値

心拍出量 cardiac output = 5 L/min（体重65 kgの成人）
腎血漿流量 renal plasma flow ; RPF = 0.6 L/min
腎血流量 renal blood flow ; RBF = RPF×[1/(1−Ht)] = 1 L/min
　ただし，ヘマトクリット（Ht）= 0.4
糸球体濾過量 glomerular filtration rate ; GFR = 0.12 L/min
濾過率 filtration fraction ; FF = GFR/RPF = 0.2
尿量 = 0.7 mL/min（1 L/day）

ヘマトクリット（Ht）：血液中に占める血球成分の容積比率。成人男性39.8〜51.8%，成人女性33.4〜44.9%。男性は加齢により低下，妊婦は循環血漿量増加のため低下する。逆に水欠乏型脱水症では上昇する。

この働きを尿細管糸球体フィードバック tubuloglomerular feedback ; TGFといい，下流（遠位尿細管）の濾液流量を判断して，上流に位置する糸球体の濾過量を調節するという，より高次の調節能である。〔p.379参照〕

3）レニン-アンジオテンシン系によるGFRの確保

腎臓は，体内のすべての細胞の生命活動の結果放出されるさまざまな代謝産物を恒常的に体外に排出する使命を持っている。腎血流が何らかの原因で低下した場合においても，一定のGFRは維持されなければならない。

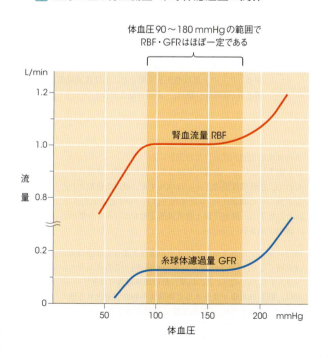

33 全身血圧と腎血流量・糸球体濾過量の関係

体血圧90〜180 mmHgの範囲でRBF・GFRはほぼ一定である

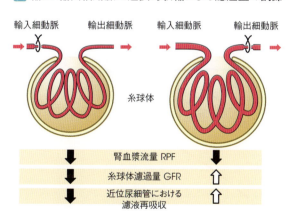

34 輸入・輸出細動脈の選択的収縮による濾過量の調節

GFRは，糸球体毛細血管圧，膠質浸透圧のほかに，RPFに依存する。
① 筋原性調節：高血圧者の腎臓は，葉間動脈〜輸入細動脈を収縮させ，高い血圧を下降させるので，糸球体毛細血管圧は正常血圧者とほぼ等しい。
② 尿細管糸球体フィードバック：緻密斑からのシグナルは，輸入細動脈を選択的に収縮させる（1分間に約2回）。
③ レニン-アンジオテンシン系：アンジオテンシンIIは輸出細動脈を選択的に収縮させ，腎血漿流量低下時にもGFRを確保する。

このような調節はきわめて精妙に行われており，健常者の糸球体が周期的に縮小したり膨脹したりするわけではない。

糸球体濾過の駆動力

糸球体濾過の駆動力 P_{UF} は，濾過膜内外の静水圧差 ΔP と膠質浸透圧差 $\Delta \pi$ の差である。30 31

$$P_{UF} = \Delta P - \Delta \pi \quad \cdots\cdots\cdots (式1)$$
$$\Delta P = P_{GC} - P_T \quad (P_{GC}：糸球体毛細血管圧，P_T：ボウマン腔圧)$$
$$\Delta \pi = \pi_{GC} - \pi_T \quad (\pi_{GC}：血漿膠質浸透圧，\pi_T：濾液の膠質浸透圧=0)$$

このメカニズムは，末梢組織の微小循環の過程と本質的には同じである。末梢組織の毛細血管では，相対的に血圧の高い動脈側（毛細血管入口部）で血漿が間質に漏出し，血圧の低い静脈側（出口付近）で間質液の一部が毛細血管に戻る。しかし，糸球体毛細血管の両端は輸入細動脈と輸出細動脈に挟まれているので，糸球体毛細血管圧（45mmHg）は末梢組織の毛細血管圧（20mmHg）よりかなり高い32。このため，糸球体毛細血管を流れる血液の血漿成分は濾過膜を一方向に移動し，常に尿細管に流れ込む。

糸球体濾過量（GFR）を決定する因子は，①濾過面積S，②濾過膜の透過係数k，③濾過圧（静水圧差 ΔP －膠質浸透圧差 $\Delta \pi$）であり，GFRはそれぞれの値に比例して大きくなる。

$$GFR = K_f \cdot P_{UF} = kS (\Delta P - \Delta \pi) \quad \cdots\cdots (式2)$$
$$K_f (=kS)：糸球体濾過係数$$

31 糸球体濾過の駆動力

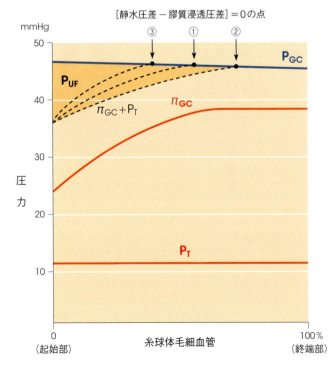

血漿膠質浸透圧の大きさ

膠質浸透圧とは，蛋白質などの大きな分子により形成される浸透圧をいう。ラットの場合，血漿中には約6g/dLの蛋白質が存在する。これらの蛋白質の分子量を平均5万と仮定すると，血漿蛋白質はわずか1.2mmolにすぎない。1.2mmolの蛋白質は，どのくらいの血圧（静水圧）と平衡するのだろうか。

糸球体毛細血管起始部の血漿膠質浸透圧 π_0 は

$$\pi_0 = 0.0012 \times 0.082 \times (273 + 37) \times 760 = 23.2 \text{ mmHg}$$

糸球体濾過により，糸球体毛細血管終端部では蛋白質濃度は50％増加する。終端部の血漿膠質浸透圧 π_1 は

$$\pi_1 = 0.0018 \times 0.082 \times (273 + 37) \times 760 = 34.8 \text{ mmHg}$$

32 腎血管系の血圧分布

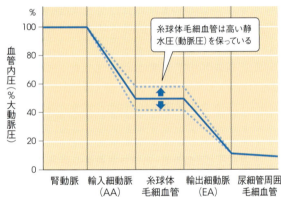

AAを収縮させEAを弛緩させると，P_{GC} は最も低下する。逆にAAを弛緩させEAを収縮させると，P_{GC} は最も上昇する。P_{GC} の上昇状態が長く続くと，糸球体濾過膜は破壊され（線維化し硬化），濾過機能を失う。

糸球体毛細血管内圧 P_{GC} は終端部においても1～2mmHgしか低下しないが，血液が毛細血管を流れる間に濾過が進むので，血漿膠質浸透圧 π_{GC} は増加する。濾過の駆動力として働く有効濾過圧 P_{UF} は起始部では12mmHgであるが，徐々に低下し，静水圧差と膠質浸透圧差がつりあった場所で濾過が止まる（①～③）。

細胞外液量が増加すると糸球体毛細血管を流れる血液の流速が速くなり，［静水圧差－膠質浸透圧差］＝0の点が右へシフトする（①→②）。この結果，糸球体濾過量は増加する。逆に，細胞外液量が低下すると糸球体毛細血管を流れる血液の流速が遅くなり，［静水圧差－膠質浸透圧差］＝0の点が左へシフトする（①→③）。

糸球体濾過は血圧を駆動力とし，血球や蛋白質を通さない

糸球体は多量の濾液をつくる

腎臓は後腹膜腔に位置する左右一対の小さな実質臓器である。この小さな腎臓に，循環血液量（5 L/min）の約1/4が絶えず流れ込み，糸球体毛細血管を通過中に腎血漿流量の1/5が濾過されることを知ったら，驚くに違いない。

糸球体がどれだけの血液（血漿）を濾過しているかを示す**糸球体濾過量** glomerular filtration rate；**GFR**は，有効なネフロン数を推定できるので腎機能の重要な指標になる。健康な成人のGFRは1日当たり，おおよそ140 L（女性）から170 L（男性）の範囲にある。この値は循環血漿量の約60倍であり，もしそのまま排泄されてしまったら，ヒトは生命を維持できない。このことからも，尿細管における濾液再吸収の必要性が理解される。

一般に濾過という言葉から連想されるのは，コーヒーフィルターのように，濾過膜の手前に滓が残り，膜を通過して出てきた液体が有用物というイメージである。ところが，糸球体濾過膜を通過して出てくる液体成分，すなわち糸球体濾液の組成は血漿成分と同じであり，有用物と老廃物がともに含まれている。有用な物質を再吸収し，不要な物質を尿中に排出する選別作業は，尿細管を通過中に行われる。

糸球体濾過膜は血球や蛋白質を通さない

糸球体濾過膜は，①毛細血管内皮細胞，②糸球体基底膜，③足細胞の間隙（足突起間のスリット膜）の3層で構成される（24）。糸球体基底膜の網目に陰性荷電が存在するために，粒子径と粒子の荷電状態が濾過率に影響する（26）。

健康な糸球体濾過膜は，細胞成分（赤血球，白血球，血小板など）を通さず，分子量7万以上の蛋白質（アルブミン，グロブリンなど）も実質的に通さない（29）。糸球体に炎症（糸球体腎炎）があったり，自己免疫疾患（ネフローゼ）に罹患すると，赤血球や血漿蛋白質が漏出し，尿中に排出される。これが血尿や蛋白尿と呼ばれる病態である。

29 いろいろな物質の糸球体濾過率

	分子量	糸球体膜通過率
イヌリン	5,200	〜100%
ミオグロビン	17,000	75%
ヘモグロビン	65,000	3%
アルブミン	69,000	0.5%
グロブリン	90,000〜160,000	—

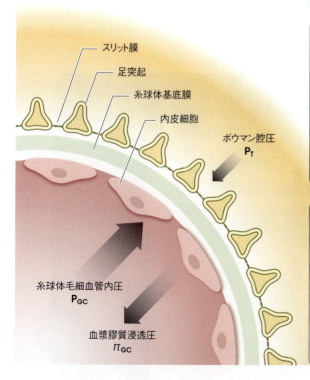

30 糸球体濾過に働く力と拮抗する力

糸球体濾過圧 P_{UF} = 静水圧差 ΔP − 膠質浸透圧差 $\Delta \pi$

静水圧差 ΔP は [$P_{GC} - P_T$] で求められる。

浸透圧差 $\Delta \pi$ は [$\pi_{GC} - \pi_T$] で求められる。濾液の膠質浸透圧 π_T は無視できるので，$\Delta \pi$ は血漿膠質浸透圧 π_{GC} に等しい。よって，

平均的な糸球体濾過圧 $P_{UF} = P_{GC} - P_T - \pi_{GC}$
$(= 48 - 12 - \sim24) = \sim12$ mmHg

浸透圧，膠質浸透圧とオスモル濃度

体内で2溶液が半透膜を介して接するとき，水は浸透圧差に従って移動する。つまり，浸透圧物質（オスモル）濃度の低い液から高い液に移動する。オスモル濃度は，重量モル濃度 osmolality（Osm/kg・H_2O）［水1 kg中の全粒子数］と，容量モル濃度 osmolarity（Osm/L・溶液）［溶液1 L中の全粒子数］として定義される。医学領域では，環境温度に依存しない前者が広く用いられている。

毛細血管においては，血漿と間質液のイオン濃度はほぼ等しいので，末梢組織の「静水圧差（ΔP）− 膠質浸透圧差（$\Delta \pi$）」の正負に従い，血球と蛋白質を除く溶液が，毛細血管と間質を行き来する［p.145参照］。

などの小さな細胞突起を支持する。細胞分裂の際には，細胞質を2つにちぎる働きがある。

中間径フィラメントintermediate filamentは太さ約10nmの線維で，細胞の種類によって蛋白質の種類が異なるが，電子顕微鏡で見ても区別することはできない。デスモゾームを補強したり，大きめの細胞突起を支持する。

微小管microtubuleは太さ約24nmの中空の管で，チュブリンという蛋白質からできている。線毛や鞭毛の動きは，微小管が行っている。また神経の軸索突起などの大きな細胞突起を支持する役目もある。細胞分裂の際に染色体を両極に引っぱる紡錘糸は，この微小管からできている。

太いフィラメントthick filamentは，筋細胞にみられる太さ約12nmの線維で，ミオシンという蛋白質からできている。筋細胞の収縮は，太いフィラメントとミクロフィラメントの滑りこみによって行われる。

3) 細胞外基質と基底膜

細胞から外に分泌されて構造を作る分子は，**細胞外基質** extracellular matrixと呼ばれる。細胞外基質と細胞骨格は，組織の構造を力学的に保持する主役であり，細胞膜内の特殊な蛋白質を介して互いに連絡している。

細胞外基質は，結合組織で特に豊富である。結合組織の細胞外基質の主成分は，**コラーゲン**collagenと呼ばれる一群の蛋白質である。そのうちのⅠ型やⅢ型は**膠原線維**collagen fiberや細網線維reticular fiberといった結合組織の線維を作り，Ⅳ型は細胞と結合組織の間に挟まる基底膜を作る。動脈の壁や一部の靱帯などにみられる**弾性線維**elastic fiberは，弾力性に富み，ミクロフィブリルという線維状構造に，エラスチンという蛋白質が沈着してできている。

上皮細胞の基底側やその他の細胞の周囲には，**基底膜** basement membraneと呼ばれる1層のシートがある。基底膜は，細胞周囲の環境をまわりから隔てたり，細胞を固定する足掛かりになっている。基底膜を作るのはⅣ型コラーゲン，細胞外基質の糖蛋白（ラミニンほか）などである。

細胞はしばしば細胞外基質に接着して，位置を保ったり，組織の構造を保持する。その際に，細胞外基質の蛋白質に接着する働きは，細胞膜内の**インテグリン**integrinという蛋白質が行っている。インテグリンは，一方で細胞外基質の糖蛋白質に結合するとともに，細胞内のミクロフィラメントとも結合する。こうして，細胞骨格と細胞外基質は力学的に連絡することになる。

28 細胞骨格と細胞外基質の連絡（典型的な上皮細胞を模式的に示した）

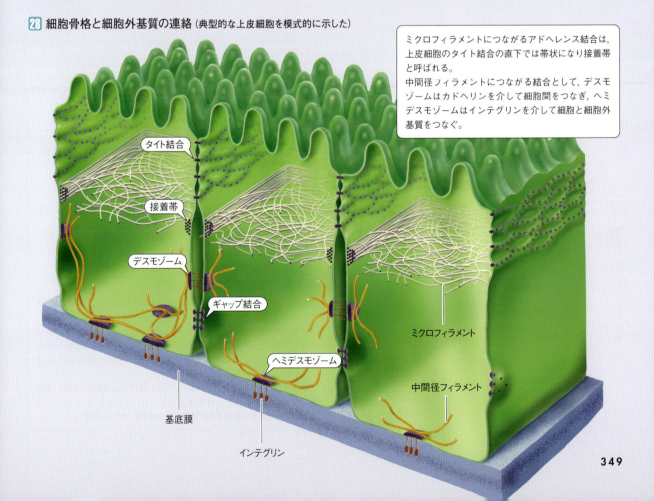

ミクロフィラメントにつながるアドヘレンス結合は，上皮細胞のタイト結合の直下では帯状になり接着帯と呼ばれる。
中間径フィラメントにつながる結合として，デスモゾームはカドヘリンを介して細胞間をつなぎ，ヘミデスモゾームはインテグリンを介して細胞と細胞外基質をつなぐ。

基礎知識

細胞結合，細胞骨格，細胞外基質

細胞が集まって組織を作ると，細胞を互いにつなぐ細胞結合が必要になってくる。また組織として，運動をしたり，外力に抵抗して形を保つために，細胞の形を支持する細胞骨格や，細胞の間を埋める細胞外基質の働きが必要になってくる。

1) 細胞結合 cell junction 27

隣り合う細胞同士が細胞膜のところで接着している場所には，しばしば特別の結合装置が発達している。

タイト結合 tight junction（密着結合）は上皮細胞と内皮細胞に特有の結合で，細胞の頂部付近にみられる。細胞膜に埋め込まれた蛋白質が網目状に並んで細胞のまわりを一周し，隣り合う細胞同士をジッパーのようにつなげている。タイト結合は，細胞のシートを作って物質が漏れるのを防ぐ働きと，細胞膜に仕切りを作って細胞膜に2つの領域を作る働きとがある。結合の主成分は，クローディンと呼ばれる蛋白質である。クローディンは組織により発現する分子種が異なり，タイト結合の透過性を調節している。表皮では主にクローディン1が発現し，水を通さない **tight epithelium** を構成する。これに対し，水や無機イオンのような小分子を通す **leaky epithelium** の代表が腸管上皮であり，クローディン2, 15などがタイト結合に発現している。

ギャップ結合 gap junction は，平滑筋細胞や神経細胞など多くの細胞にみられ，細胞間の情報伝達や物質移動に役立っている。コネキシンという膜貫通型蛋白質が6個集まって管状の分子（コネクソンと呼ばれる）を作り，隣り合う細胞のコネクソンがつながって，細胞間を連絡する通路を作る。この通路はイオンや糖やアミノ酸のような低分子を通すので，細胞の興奮や細胞内情報伝達系の働きが隣の細胞に伝えられる。

アドヘレンス結合 adherens junction（接着結合，接着帯）と**デスモゾーム** desmosome（接着斑）は，細胞同士をつないだり，細胞と細胞外基質とをつなぐ結合で，細胞内の細胞骨格とつながっている。アドヘレンス結合とつながる細胞骨格はアクチンからなるミクロフィラメントであり，デスモゾームとつながる細胞骨格は中間径フィラメントである。細胞間をつなぐのはカドヘリン，デスモグレイン，デスモコリンといった細胞接着分子である。

2) 細胞骨格 cytoskeleton 28

細胞質には，細胞骨格と呼ばれる線維状の蛋白質が備わっていて，細胞を支えたり，動かしたりしている。

ミクロフィラメント microfilament は太さ約5nmの線維で，主にアクチンという蛋白質からなる。筋細胞では太いフィラメントと一緒になって収縮を行ったり，上皮細胞では細胞間結合や基底膜との接着を補強したり，また微絨毛

27 細胞結合の種類

タイト結合

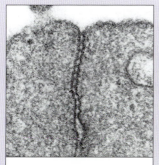

クローディン

ギャップ結合

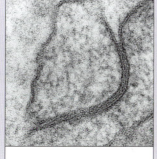

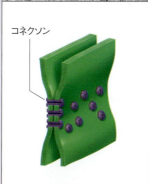

コネクソン

アドヘレンス結合（接着帯）

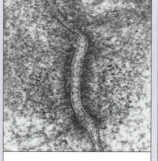

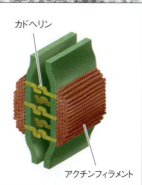

カドヘリン／アクチンフィラメント

デスモゾーム（接着斑）

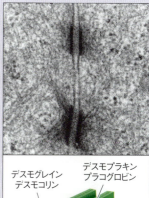

デスモグレイン／デスモコリン／デスモプラキン／プラコグロビン／中間径フィラメント

足突起の間をスリット膜がつないでいる

足細胞の足突起の間には，**濾過スリット** filtration slit が開いている。この隙間は，足突起がGBMに接するあたりで最も狭く，この部分に足突起をつなぐように**スリット膜** slit diaphragm が掛かっている。スリット膜を電子顕微鏡で観察すると，スリットの中心部を通る1本の糸と，それを両側の足突起の細胞膜につなぐ細糸がはしご状に配列して，その間に多数の長方形の窓が観察される。スリット膜は，濾過障壁の主要な構成要素として血管とボウマン腔を隔てるとともに，足細胞の細胞膜を内腔側luminalと基底側basalに分ける働きをもち，タイト結合と類似の働きをしている。

スリット膜の主要な構成成分は**ネフリン** nephrin という膜蛋白質で，細胞外に突き出た部分が互いに接着して隣り合う足突起の間をつないでいる。ネフリンはまた，ZO-1などの蛋白質を介して細胞質内のアクチンフィラメントと連結している。ネフリンをはじめスリット膜を構成する蛋白質の大部分はスリット膜に特有のものだが，ZO-1など一部はタイト結合と共通のものがある。ネフリンなどスリット膜を構成する分子に異常があると，尿中に蛋白質が漏れ出して蛋白尿となる。

濾過障壁は蛋白質を通さない

血漿中には約7％の蛋白質が含まれており，その主成分はアルブミンという分子量68,000の小型の分子である。濾過障壁はアルブミンをはじめ血漿蛋白質をほとんど通さない。濾過障壁には，蛋白質を分子量によって選別し，ある分子量以上の蛋白質を通さない性質があり，これを**サイズ選択性障壁** size selective barrier という。また陰性荷電を持つ分子を通しにくい性質があり，これを**荷電選択性障壁** charge selective barrier という。26

濾過障壁の3層それぞれの役割はどのようなものだろうか。内皮に開いた孔は，隔膜を持たず，障壁としての実質的な役割は乏しいと考えられる。蛋白質に対する障壁の主役は足突起の間のスリット膜とGBMであると考えられている。どちらの役割が大きいかについては，長らく議論があった。血液中に投与した標識蛋白質が濾過障壁のどこに蓄積されるかを調べる実験が行われ，GBMが生理的な障壁の主役であると結論された。しかし，フィンランド型先天性ネフローゼ症候群の原因遺伝子が作る蛋白質が上述のネフリンであることがわかり，スリット膜が障壁の主役として注目されている。

26 デキストランクリアランスに及ぼす分子径と荷電の影響（Brennerら，1978）

径4nm以下のものはほぼすべて濾過されるが，8nm以上のものはほとんど濾過されない。4～8nmのものは径が大きいほど濾過されにくく，また陰性荷電をもつものは濾過されにくい。

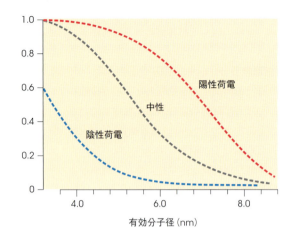

25 糸球体濾過障壁の微細構造（模式図）

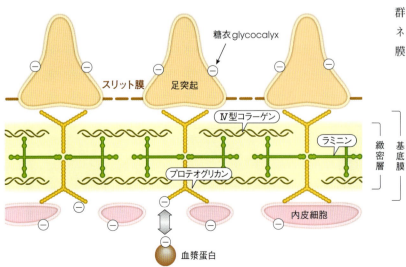

糸球体濾過のフィルターは3層からなる

糸球体係蹄の壁の大部分は，毛細血管とボウマン腔を隔てる濾過障壁filtration barrierになっている。糸球体の濾過障壁は3つの層からできている。血液に面する側から，①毛細血管内皮capillary endothelium，②糸球体基底膜 glomerular basement membrane；**GBM**，③足細胞の足突起foot processである 24。糸球体表面のこれ以外の部分では，メサンギウムの表面をGBMと足細胞が覆っている。糸球体の濾過障壁は，水とイオンなど小分子の溶質に対する透過性はきわめて高いが，蛋白質などの高分子に対する透過性が著しく低いという特徴がある。

糸球体毛細血管内皮は有窓性で隔膜を持たない

糸球体毛細血管の内皮細胞は，多数の孔のあいたシート状の突起を伸ばし，血管を包む円筒状の管を作る。糸球体毛細血管内皮の孔は直径50～100nmほどで，隔膜を持たない素通しの孔である。一般に物質交換の多い場所の毛細血管内皮は，孔のあいた**有窓性**であるが，多くの場合，尿細管周囲毛細血管などのように**隔膜**diaphragmによって孔が閉ざされている。糸球体毛細血管では，この隔膜がないために，実質的な濾過の障壁にはなっていないが，細胞膜上の陰性荷電の働きで，血球を寄せ付けない働きはあると考えられる。

糸球体基底膜は陰性荷電をもつ分子が作る網目構造

GBMは，足細胞の基底膜と内皮細胞の基底膜が融合したものである。電子顕微鏡で見ると，暗く見える**緻密層** lamina densaをはさんで，足細胞の側に外透明層lamina rara externa，内皮細胞の側に内透明層lamina rara internaという電子密度の低い層を持つ3層構造が観察される。緻密層は，細かい線維が絡み合ってできた網目構造であり，網目の隙間を通して液体成分が濾過される。GBMの厚さは通常の上皮の基底膜よりも著しく厚く，ヒトでは240～370nm，ラットなどの実験動物では110～190nmと報告されている。

GBMは，他の部位の基底膜と同様に主にIV型コラーゲンからなり，そこにラミニン，エンタクチンなどの糖蛋白やプロテオグリカンが加わっている 25。プロテオグリカンはヘパラン硫酸を主成分とし，GBM全体の陰性荷電の主役である。病的な状態でGBMの陰性荷電が減少すると，尿中に蛋白質が漏れ出して蛋白尿となる。

24 糸球体濾過障壁を構成する3層のフィルター

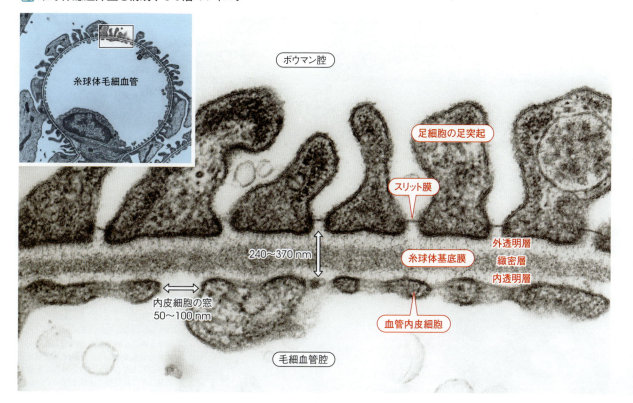

メサンギウム細胞は血圧に抗して糸球体構造を保持する 23

メサンギウム mesangium は，糸球体係蹄の中軸部を占める特殊な結合組織で，血管極で糸球体外メサンギウムにつながり，糸球体の隅々にまで伸びて毛細血管を束ねる役目をする。メサンギウムは，線維芽細胞に似た**メサンギウム細胞** mesangial cell と，その周りの**メサンギウム基質** mesangial matrix とからなる。

メサンギウム細胞は，細胞体から多数の突起を周囲に伸ばしている。特に毛細血管に向かって腕状の大きな突起を伸ばし，そこから内皮に沿って両側に舌状の突起が出て，メサンギウム角に向かう。この舌状の突起や，細胞体から周メサンギウム部のGBMに向かって出る指状の突起の中には，アクチンフィラメントを主体とする収縮装置が備わっているのが通例である。収縮装置を備えたこれらの突起は，大抵の場合GBMと直接に，あるいはミクロフィブリルを介して接続する。メサンギウム細胞の収縮装置には，糸球体係蹄の内圧に抗してGBMを内側に牽引する役割がある。

糸球体の主要な障壁はGBMと足細胞であり，この両層が糸球体係蹄全体を外から包み込む。すなわち，毛細血管とメサンギウムの間には効果的な障壁がなく，毛細血管の内腔とメサンギウム基質の内圧は，ほぼ等しいと推定される。この係蹄内圧は，外向きに膨張させるようにGBMに働く。メサンギウムは，この膨張力に抗してGBMを内向きに牽引し，糸球体の形態を保持するのである。

メサンギウム基質の主体は，形態学的にはミクロフィブリルである。これは中空で直径15nmほどであり，機械的な結合と支持を行う構造である。眼のレンズを保持する毛様体小帯の線維や，弾性線維の周辺部にも付属している。ミクロフィブリルは，フィブリリンという非コラーゲン性の蛋白質からできている。メサンギウム基質にはこのほかに，フィブロネクチンが含まれることが知られている。

● 糸球体の発生

糸球体の発生は，造後腎胚芽組織の細胞が作る腎小胞に始まる。腎小胞が変形してS状小胞になった頃に，間質の間葉細胞が侵入して糸球体ができる。侵入した間葉細胞は，内皮細胞とメサンギウム細胞に分化し，S状小胞の細胞は，足細胞と壁側細胞および尿細管細胞に分化して，毛細血管が形成され，糸球体濾過が始まる。

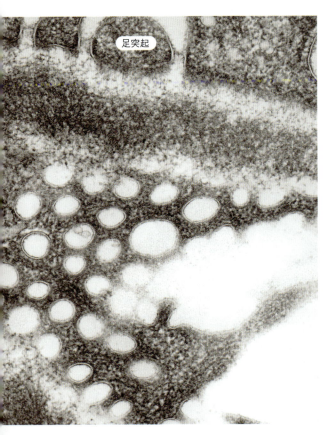

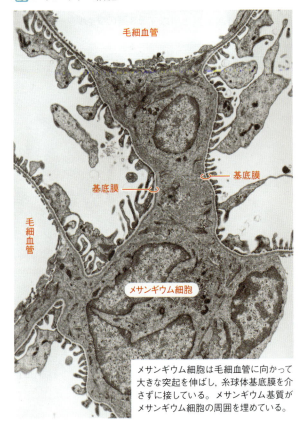

23 メサンギウム細胞

メサンギウム細胞は毛細血管に向かって大きな突起を伸ばし，糸球体基底膜を介さずに接している。メサンギウム基質がメサンギウム細胞の周囲を埋めている。

管が合流し、最後には太い乳頭管となって、乳頭の先端に開口する。この間、次第に上皮の丈が高くなり、細胞の性質も変わるので、**皮質集合管** cortical collecting duct；CCD、**髄質外層集合管** outer medullary collecting duct；OMCD、**髄質内層集合管** inner medullary collecting duct；IMCDを区別する。しかし、これらの間に明瞭な境界があるわけではない。

集合管に特徴的な**主細胞**（CD細胞）は、細胞が立方形で、細胞底部に浅い基底陥入がみられる。側方の細胞間隙の幅は、機能状態によって変化する。バソプレシンの存在下で集合管の水透過性が高まった状態では、細胞間隙は広がっている。主細胞の管腔側の細胞質には、細長い小胞がみられる。この小胞の膜には水チャネルが含まれていて、バソプレシンの作用により管腔側細胞膜に運ばれ、主細胞の水透過性が高まる（57）。

間在細胞 intercalated cell；IC cellは、DCTの後半からIMCDの始めにかけて分布する。その割合は動物種によっても尿細管の分節によっても異なるが、CNTからOMCDにかけて、おおむね25〜50％の範囲に収まる。間在細胞は、管腔面に特徴的なヒダ状の突起を有する。また細胞質内に炭酸脱水酵素を含む。細胞質には小型のミトコンドリアが豊富で、細胞質そのものも暗調に見える。そのためmitochondria-rich cellとかdark cellと呼ばれることがある。不思議なことに、Na^+/K^+ ATPaseには乏しい。

間在細胞には大きく分けて酸分泌性の**α間在細胞**と、重炭酸イオン分泌性の**β間在細胞**の2型がある。細胞の構造は両者で異なるが、それぞれの型の中でも細胞の状態によって形態が多様であるため、超薄切片の観察だけで両型を識別するのは不可能である。

α型細胞は管腔側細胞膜にH^+ ATPaseを備え、これは超薄切片でも細胞膜直下に並ぶ小粒子studとして観察される（45）。側底細胞膜には、バンド3蛋白が免疫組織化学的に証明されている。バンド3は赤血球の膜蛋白で、重炭酸イオン（HCO_3^-）と塩素イオン（Cl^-）の交換を行う。

α型細胞は、細胞質の炭酸脱水酵素で水素イオン（H^+）とHCO_3^-を生成し、H^+を管腔側に分泌し、HCO_3^-を側底側に排出する。これに対しβ型細胞は、H^+とHCO_3^-の放出機構がα型細胞とは逆に配置されていて、管腔側にHCO_3^-を分泌する〔p.391参照〕。

α型細胞とβ型細胞の割合は、尿細管の分節によっても、また酸塩基平衡の状態によっても異なる。標準的な状態では、CNTではα型がやや多く、CCDでは逆にβ型が優勢であり、OMCDではほとんどすべてがα型であることが知られている。

45 結合尿細管細胞と間在細胞

結合尿細管細胞（左）は深い基底陥入が特徴である。間在細胞（右）の管腔側の細胞膜直下に見える小粒子は、H^+ ATPaseを含んでいる。

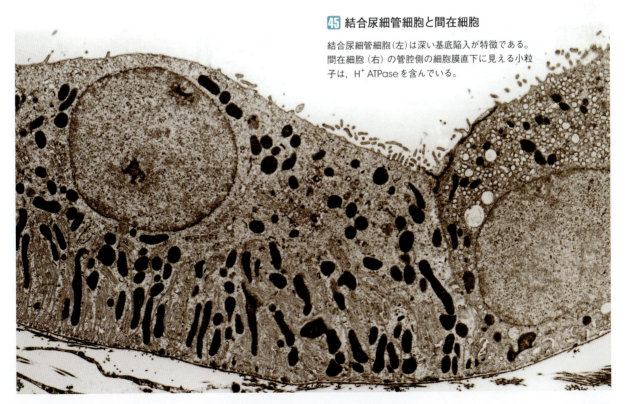

細胞膜における物質輸送

細胞は，自己複製能を持つ巨大分子システムであり，外界とは厚さ5nmの薄い細胞膜で境される。細胞膜を構成する脂質二重層は，イオン，グルコース，アミノ酸などの水溶性小分子に対する透過性が低いので，生存に必要なエネルギーをまかなうため，これらの小分子を選択的に輸送する膜蛋白質（チャネル，キャリア，ポンプ）が必要である。細胞膜の重量組成をみると，全体の50％が蛋白質である。しかし，46にみるように，分子量の小さな脂質分子のほうが数は圧倒的に多い(蛋白質分子の約50倍)。

受動輸送と能動輸送 47 48

細胞膜の輸送様式は，脂質二重層を通過する**単純拡散**と，膜蛋白質により運ばれる**膜輸送**に分類される。膜輸送は，輸送時にエネルギーを消費する能動輸送active transportと，エネルギーを消費しない受動輸送passive transportに分類される。輸送体自身がATPの水解活性（ATPase）を持ち，基質濃度の低い側から高い側へ輸送する場合を**一次性能動輸送** primary active transportという。細胞内の陽イオン（Na^+）は，細胞内ATPの水解エネルギーを使ってK^+と交換に細胞外に汲み出される（Na^+/K^+ポンプ）。一次性能動輸送の結果生じたNa^+の電気化学ポテンシャル勾配を利用して，基質濃度の低い側から高い側へ輸送する場合を**二次性能動輸送** secondary active transportという（53）。

受動輸送は，輸送される物質がグルコースのような非荷電の物質の場合とイオンの場合とで駆動力が異なる。グルコースの場合，細胞膜内外の基質濃度の差（化学ポテンシャル勾配）が駆動力となるのに対し，イオンの場合は濃度差のほかに膜電位の影響を受けるからである。細胞内は通常−60mVの負電位に維持されているので，正電荷のイオンが受ける駆動力は，膜電位と濃度勾配の総和すなわち電気化学ポテンシャル勾配である。

Na^+依存性輸送

Na^+/K^+ ATPaseの働きにより，細胞内のNa^+濃度は低く保たれている。細胞内に流入するNa^+イオンは，他の物質と共役することにより，さまざまな二次性能動輸送に貢献する。これらの輸送体は直接ATPの水解エネルギーを消費しないが，元々はNa^+/K^+ ATPase（一次性能動輸送）で

46 細胞膜の構造

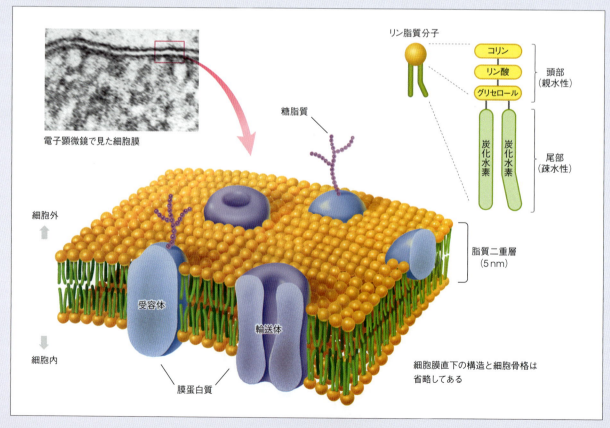

形成された膜電位やNa⁺の濃度勾配を利用している。尿細管細胞には多くの種類のNa⁺依存性能動輸送体が発現し、イオンや有機基質の輸送にたずさわっている。Na⁺依存性グルコース輸送、Na⁺/Cl⁻共輸送、Na⁺/K⁺/2Cl⁻共輸送、Na⁺/H⁺交換輸送、Na⁺/Ca²⁺交換輸送などがその例である。

細胞膜にあるNa⁺/K⁺ ATPaseは、3個のNa⁺を細胞外に汲み出し、2個のK⁺を細胞内に汲み入れる。つまり、陽電荷を1個余分に細胞外に放出するので、起電性ポンプと呼ばれる。ただし、Na⁺/K⁺ ATPaseの膜電位への寄与率は低く、全体の5～10％程度である。

静止膜電位の形成

人体を構成するほとんどすべての細胞にNa⁺/K⁺ ATPaseが発現しているので、細胞内はK⁺イオン濃度が高く、Na⁺イオン濃度が低い。細胞膜には、非刺激(静止)時に開確率の高いK⁺チャネルが存在し、細胞内のK⁺イオンは細胞外に流出する(一方、Na⁺の透過性は低い)。このとき、細胞膜の両端に拡散電位が生じる。静止時の膜電位は、K⁺イオンの濃度勾配と膜電位がつり合っているので**平衡電位**(V_E)と呼ばれ、この関係は**Nernstの式**(ネルンスト)で与えられる。

$$V_E = -\frac{RT}{F} \ln \frac{[K^+]_i}{[K^+]_o}$$

R：気体定数、T：絶対温度、F：ファラデー定数
$[K^+]_i$：細胞内K⁺濃度、$[K^+]_o$：細胞外K⁺濃度

体温37℃では$2.3 \times RT/F = 62$なので、細胞内外のK⁺濃度差が10：1の場合、K⁺の平衡電位は−62mVになる。

細胞容積の調節

多くの細胞は、膜を透過しない高分子を細胞内に多く保有しているので、細胞内のほうが細胞外に比べ基質濃度が高い。このため、水は常に細胞外から細胞内に**浸透** osmosisする。動物細胞の細胞膜は水透過性が比較的高い反面、植物細胞の細胞壁のような細胞膨化を防ぐ構造を持っていない。細胞膜内外の浸透圧差に対抗しているのは、短期的(秒～分)にはイオンの過不足の調節であり、長期的(時間～日)には有機浸透圧物質osmolyteの蓄積である。Na⁺/K⁺ ATPaseは、浸透してくる水を細胞外に排出する重要な役割を担っている。

● 膜電位の一般式(Goldman-Hodgkin-Katzの式)

$$V_m = -\frac{RT}{F} \ln \frac{P_K[K^+]_i + P_{Na}[Na^+]_i + P_{Cl}[Cl^-]_o}{P_K[K^+]_o + P_{Na}[Na^+]_o + P_{Cl}[Cl^-]_i}$$

P：permeability (膜のイオン透過性)

47 細胞膜における物質の輸送様式

輸送様式	輸送体の種類	輸送される物質	駆動力
単純拡散	−	コレステロール、CO₂	化学ポテンシャル勾配*
受動輸送	キャリア	非荷電分子：グルコース	化学ポテンシャル勾配*
	イオンチャネル	荷電分子：イオン	電気化学ポテンシャル勾配*
一次性能動輸送	ポンプ	Na⁺, H⁺, Ca²⁺	ATPの水解エネルギー
二次性能動輸送	キャリア	グルコース、H⁺, リン酸	Na⁺の電気化学ポテンシャル勾配

*輸送される基質自身のポテンシャル勾配

48 単純拡散・受動輸送・能動輸送

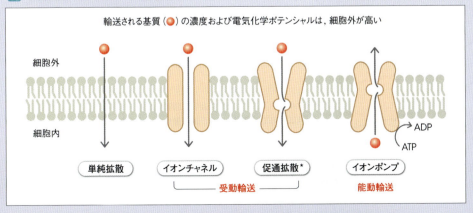

*キャリアを介する基質特異的な受動輸送を促通拡散という

腎・泌尿器　尿細管

濾液中の有用な血漿成分は近位尿細管で回収される (1)

糸球体濾液の99%以上が尿細管で再吸収される

循環血漿量は約3,000 mLであり、毎分の糸球体濾過量は約120 mLである。血漿量の低下が濾過圧に影響しないと仮定すると（実際は、動脈圧が70 mmHgを下回ると糸球体濾過量が急減する）、30分以内に血漿量はゼロになってしまう。

しかし、実際には糸球体濾液の99%以上が尿細管で再吸収されるので、尿として体外に排出される量は1日当たり1 Lぐらいである。ちなみに1日当たりの糸球体濾過量は、$120 \times 60 \times 24/1{,}000 = 172$ Lである。

正常な糸球体で濾過された溶液（糸球体濾液）には、赤血球、白血球などの細胞や分子量7万以上の蛋白質は含まれていないが、それ以外の有用な血漿成分はすべて含まれている。近位尿細管の第一の役割は、血漿中の水と有用な血漿成分を回収することである。

49 に示すように、D-グルコース、L-アミノ酸のような分子量180以下の小さな有機基質の回収率はほぼ100%である。体液のpH調節に最も重要な働きをするHCO_3^-（炭酸水素イオン）の回収率は約90%、水、電解質（Na^+, K^+）の回収率は60〜70%である。

Na^+の再吸収

尿細管細胞の血管側にはNa^+/K^+ ATPase（Na^+/K^+ポンプ）があり、細胞内のNa^+を汲み出し、細胞外（間質液）からK^+を取り込む。このとき、ATP 1分子の加水分解エネルギーで、3分子のNa^+と2分子のK^+が交換される（一次性能動輸送）。この過程で、Na^+ 1分子が余分に細胞外に排出されるので、Na^+/K^+ ATPaseは起電性ポンプとも呼ばれる 50。

Na^+/K^+ ATPaseの働きにより尿細管細胞内のNa^+濃度は低く保たれる。この濃度勾配が、膜電位とともに、管腔側からNa^+イオンが細胞内に流入しやすい状況を作っている。Na^+の流入路となる管腔膜にはさまざまな**Na^+依存性輸送体**があり、糸球体濾液からNa^+を取り込むと同時に、グルコースや無機リンの再吸収、H^+の排出に働いている。これらの全体像は 52 にまとめて図示してある。

無機リンの再吸収

近位尿細管細胞の管腔膜には**Na^+依存性リン酸輸送体**（NaPi）があり、Na^+とリンの再吸収を行っている（二次性能動輸送）。ここでのリンの再吸収量は、副甲状腺ホルモン parathyroid hormone；PTHにより調節される（80）。血中のPTHが近位尿細管細胞の受容体に結合すると、細胞内cAMPの増加やプロテインキナーゼCの活性化が起こり、リンの再吸収が低下する。その細胞内メカニズムとして、膜輸送体（NaPi）の細胞内への取り込み（管腔膜のNaPi減少）が推定されている。膜上のNaPiのリン酸化については否定的である。〔p.751参照〕

● **Na^+依存性リン酸輸送体（NaPiファミリー）**
近位尿細管細胞の管腔膜にはNa^+依存性の無機リン酸（Pi）輸送体が発現し、濾液中のPi濃度（＝血漿Pi濃度）に応じて輸送量が調節されている。Pi濃度が高いと、細胞膜に組み込まれる輸送体の数が減り、再吸収量が減少する。3種類のアイソフォームが知られているが、Piに対する親和性やホルモン（ビタミンD_3, PTH）による調節性を考慮すると、生理的にはNaPi-II型が重要な働きをしていると考えられる。

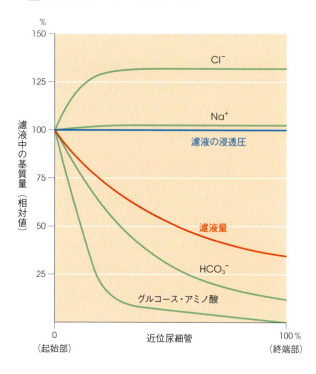

49 近位尿細管における濾液の変化

グルコース、アミノ酸は近位尿細管を通過する間にほぼ100%再吸収される。濾液量は糸球体を出たときの約1/3に減るが、浸透圧は一定に保たれる（等張性再吸収）。濾液の再吸収経路には ①経細胞経路と ②細胞間経路がある（52）。

グルコースの再吸収 51

近位尿細管細胞の管腔側には**Na⁺依存性グルコース輸送体**（SGLT1，SGLT2）が，血管側には**Na⁺非依存性グルコース輸送体**（GLUT2）が存在する。グルコース再吸収の基本様式は，小腸粘膜におけるグルコース吸収と同じである。

管腔膜にあるNa⁺依存性グルコース輸送体は，Na⁺の電気化学ポテンシャル勾配を利用し，濾液中のグルコースをその化学エネルギー勾配に逆らって輸送し（上り坂輸送），細胞内に蓄積する（二次性能動輸送）。

一方，側底膜にあるNa⁺非依存性グルコース輸送体は，グルコースの濃度勾配に従ってグルコースを輸送する。細胞内に取り込まれたグルコース濃度は，血液中のグルコース濃度より高いので，グルコースは細胞内から血液中に輸送される（**促通拡散＝受動輸送**）。このようにして，糸球体濾液中のグルコースは，近位尿細管を通過する間にすべて血液中に回収される。

ところで，近位尿細管起始部の濾液には血漿中とほぼ等しい濃度（100 mg/100 mL）のグルコースが含まれるが，終端部の濾液に含まれるグルコース濃度はゼロに近い。このように基質の濃度変化が大きい場合，1種類の輸送体で効率よく再吸収することはとても難しい。

そこで，近位尿細管の起始部（S1分節）には，基質との親和性が低く，最大輸送能の大きな輸送体のSGLT2が配置され，終端部（S3分節）に近くなると，基質との親和性が高く，最大輸送能の小さい輸送体のSGLT1が配置されている。宅配便の業者が，大型トラックと小型トラックを上手に使い分けて荷物を運ぶことを思い浮かべるとわかりやすい。なお，小腸粘膜の刷子縁ではすべてSGLT1でグルコースの吸収を行っている。

● **腎性糖尿** renal glucosuria

血糖値は正常域にあるのに，近位尿細管のグルコース再吸収能が低いために，尿中に糖を失う病態。インスリンの作用不全により高血糖をきたす糖尿病に比べ，合併症などの問題が小さい。

50 Na⁺/K⁺ ATPase

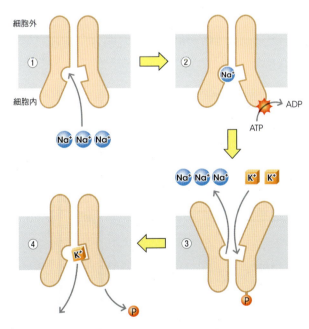

Na⁺/K⁺ ATPaseは細胞内にATP結合部位を持ち，ADPへの加水分解を触媒する。加水分解によりリン酸化されると，蛋白質の立体構造が変化し，Na⁺は細胞外に出る。脱リン酸化するとK⁺が細胞内に入り，元の立体構造に戻る。図では簡略化してあるが，Na⁺結合部は細胞内側に，K⁺結合部は細胞外側にある。

51 グルコース輸送体

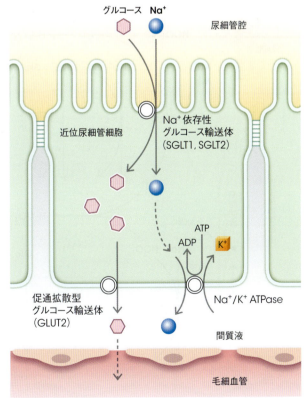

濾液中の有用な血漿成分は近位尿細管で回収される(2)

ペプチド, アミノ酸の再吸収 53

循環血漿中には大小さまざまのオリゴペプチドとアミノ酸が存在し, 糸球体ではそのほとんどすべてが濾過されるので, 濾液中には血漿中と同一のオリゴペプチド, アミノ酸が含まれている。これらの基本的な輸送様式は, 小腸粘膜におけるペプチド, アミノ酸の吸収機序と同じである。従来,「オリゴペプチドは粘膜表面に結合しているペプチダーゼによりアミノ酸に分解され, アミノ酸輸送体により再吸収される」と考えられていたが, 両者は独立した輸送系であることが明らかにされている。

ペプチド輸送体は, βラクタム系抗菌薬, ペプチド類似構造を持つ薬物 (抗癌剤ベスタチンなど) の吸収路としても重要な役割を担っている。

ペプチド輸送体は, 濾液中のH^+の電気化学ポテンシャル勾配を利用して, 基質 (ペプチド) を細胞内に取り込む。この場合, Na^+/H^+交換輸送 (二次性能動輸送) で運ばれたH^+の電気化学ポテンシャル勾配を利用するので, 三次性能動輸送と定義される。二次性・三次性能動輸送の基礎となる電気化学ポテンシャル勾配の形成は, 尿細管細胞の血管側に存在するNa^+/K^+ ATPase活性 (一次性能動輸送) に依存している。したがって, Na^+/K^+ ATPase活性が阻害されると, 二次性・三次性能動輸送も停止する。

アミノ酸輸送体とペプチド輸送体の基質識別能力は, グルコース輸送体に比べると低い。**アミノ酸輸送体**は, 従来, アミノ酸の荷電状態の違いにより, 中性アミノ酸輸送系 (AA^0), 酸性アミノ酸輸送系 (AA^-), 塩基性アミノ酸輸送系 (AA^+) に分類されていた。現在では輸送体の一次構造や機能特性が明らかにされ, 次の4種のファミリーに分類されている。①CATファミリー (促通拡散型), ②Na^+/Cl^-依存性輸送体ファミリー (PROT, GlyT, TauT), ③Na^+/K^+依存性輸送体ファミリー (ASCT, EAAT), ④アミノ酸輸送体活性因子 (rBAT, 4F2hc)。機能的には, グルコース輸送体の場合と同様に, Na^+依存性アミノ酸輸送体とNa^+非依存性アミノ酸輸送体に分けると理解しやすい。

近位尿細管起始部の濾液には, 血漿中とほぼ等しい濃度のペプチドとアミノ酸が含まれるが, 終端部の濾液に含ま

52 近位尿細管の再吸収機構の全体像

Glc：グルコース, Pep：ペプチド, Pi：無機リン, AQP：アクアポリン
◎ 輸送体, CA：炭酸脱水酵素, PTH：副甲状腺ホルモン

① transcellular pathway
② intercellular pathway
 = paracellular pathway

れるペプチドおよびアミノ酸の濃度はゼロに近い。このように大きな基質濃度の変化は，グルコースの場合と同様，1種類の輸送体で効率よく再吸収することは難しい。実際，近位尿細管の起始部（S1およびS2分節）には，基質との親和性が低く，最大輸送能の大きな輸送体のPEPT1が配置され，終端部（S3分節）に近くなると，親和性が高く，最大輸送能の小さい輸送体のPEPT2が配置されている。これらはともに管腔膜に発現し，ペプチドおよびペプチド類似物質の輸送経路として機能している。

● アミノ酸尿

種類の多いアミノ酸は，他のアミノ酸輸送体が代替輸送をするが，代替輸送のきかないアミノ酸がある。この場合，そのアミノ酸が尿中に失われる（シスチン尿症，グリシン尿症など）。まれではあるが，すべてのアミノ酸を再吸収できない病気が存在する（全アミノ酸尿）。

HCO_3^- の再吸収（H^+ の分泌）

詳しくは酸塩基調節の項で述べるが，HCO_3^- は，体液pHの安定性に重要な役割を果たしている。近位尿細管では，糸球体で大量に濾過される HCO_3^- の約90%が再吸収される。近位尿細管細胞は管腔内に H^+ を分泌することにより，濾液中の HCO_3^- を CO_2 に変えて吸収する（CO_2 は単純拡散により管腔膜を通過する）。

近位尿細管における HCO_3^- の再吸収機構は，52 に示すように，管腔側の細胞膜および細胞質に存在する**炭酸脱水酵素** carbonic anhydrase；CAの力を借りている。

有機イオンの分泌

この輸送系は，体内で産生された代謝産物以外に，投与された薬物の排出路として重要である。**有機アニオン輸送系**は，尿酸，プロスタグランジンなどの生体内物質のほか，抗菌薬，利尿薬，消炎鎮痛薬など多くの薬物やその代謝産物を管腔内に輸送する（72）。**有機カチオン輸送系**は，コリン（アセチルコリンの代謝産物）やカテコールアミンのような生体内物質のほか，シメチジンなどの薬物を血液から濾液中に輸送する（制限性分泌）。

近位尿細管の分泌機能が未成熟な小児や，機能が低下した高齢者では，腎臓での薬物排出能が低いので，成人と同じ用量（体重比）の薬物を投与してはならない。

53 一次性・二次性能動輸送と三次性能動輸送

糸球体濾液中のペプチド（Pep）は，①ペプチド輸送系を介して細胞内に取り込まれ，細胞内で加水分解を受ける場合（カルノシン）と，②管腔膜ペプチダーゼの作用でアミノ酸に加水分解され，アミノ酸輸送系を介して取り込まれる場合がある（グルタチオン，アンジオテンシンII）。

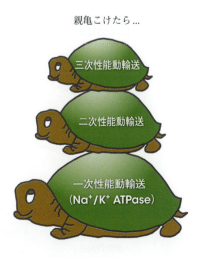

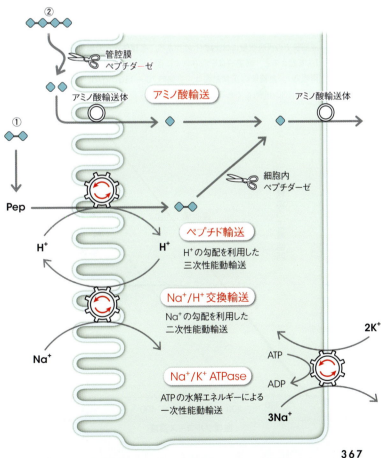

近位尿細管における再吸収の特徴は"等張性"と"制限性"である

等張性再吸収

近位尿細管における再吸収機構の特徴は，近位尿細管を通過中に大量の濾液が再吸収されても，濾液の浸透圧に大きな変化がないということである（49）。

近位尿細管細胞は，細胞膜の水透過性が高いことのほかに，細胞間の結合がゆるく（電子顕微鏡で観察するとタイト結合の堤が浅い），イオンや水の透過性が高いという性質がある。この性質のために，糸球体濾液と再吸収液（間質液）との間に小さな浸透圧差が生じると，細胞間を通って水が移動し，浸透圧差は解消される。

前述のように，近位尿細管細胞は常に管腔側から血管側へNa^+とともに溶質（糖，アミノ酸）を汲み出しているので，間質液の浸透圧は上昇傾向にある。水はこの浸透圧差（血漿浸透圧濃度の約5％；15mOsm/kg/H_2O）に従って間質液に移動する。つまり，まず溶質が能動的に輸送され，続いて水が受動的に移動する。

近位尿細管細胞は，管腔側と血管側の細胞膜に**水チャネル**（aquaporin 1；**AQP1**）を発現し，高い水透過性を維持している。現在，水チャネルファミリーとしてAQP0〜AQP12が同定されているが，AQP1は近位尿細管のみならず，ヘンレの細い下行脚，血管内皮，気管上皮，赤血球など体内のあらゆる細胞に普遍的に発現するタイプの水チャネルである。ただし，AQP1を欠損する遺伝子異常を持つ家系が特定されたが，予想に反し臨床的な異常は見つからなかった。この家系の人は致死的ではなく，尿濃縮能が低いので，脱水時の水補給が不可欠である。

近位尿細管とは対照的に，ヘンレの太い上行脚では管腔膜の水透過性は低い。また集合管細胞では，バソプレシン（ADH）の有無により管腔膜の水透過性は変化する（57）。

制限性再吸収 54

健康な成人の場合，糸球体で濾過されたD-グルコース，L-アミノ酸は，近位尿細管でほぼ100％再吸収される。しかし，血糖値が異常に高い糖尿病患者の尿や潜在的糖尿病患者の食後の尿中には，グルコースが大量に排出される。また，近位尿細管機能が充分に分化・成熟していない新生児や乳児，さらにはNa^+依存性能動輸送の機能異常を示すFanconi症候群患者の尿中には，大量のグルコースやアミ

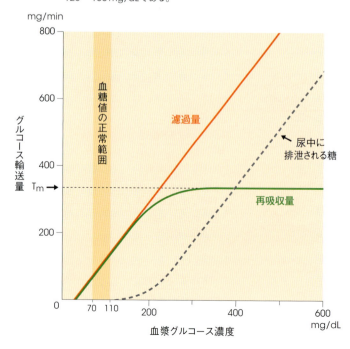

54 尿細管における制限性再吸収と分泌

尿細管での再吸収量には上限（T_m）がある。糸球体からの濾過量がT_mを超えると，超過分は吸収されずに尿中に排出される（制限性再吸収）。血糖値の正常範囲は，空腹時70〜110mg/dL，食後120〜130mg/dLである。

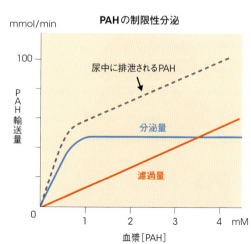

ノ酸が排出される。

このような事実は，①グルコースやアミノ酸の再吸収には，近位尿細管に発現する輸送体が必要であること，②輸送能力を超える量の基質が糸球体から濾過されると，近位尿細管で再吸収できなかった基質の一部が尿中に排出されること，を意味する。輸送体の輸送能力の上限を**最大輸送量** transport maximum；**T_m**という。

近位尿細管において吸収されるグルコース，アミノ酸の最大量は，2.1 mmol/分，1.5 mmol/分である。グルコースの分子量は180なので，健常者の空腹時血糖値100 mg/dLは約5.5 mMに相当する。GFRを0.12 L/分とすると，近位尿細管における平均的輸送量は0.66 mmol/分となり，最大輸送量の約1/3である。しかし実際には，血糖値が約2倍に増加すると，尿糖が陽性になる。個々のネフロンの最大糖輸送能が異なるからである。

● Fanconi症候群

Fanconi症候群は，近位尿細管の側底膜に発現するNa^+/K^+ ATPaseの機能不全のために，Na^+依存性二次性輸送が障害され，グルコース，アミノ酸，HCO_3^-，リン酸，尿酸などが再吸収されずに尿中へ漏出する。
Fanconi-Bickel症候群は，Na^+非依存性グルコース輸送体（GLUT2）の先天異常のために糖を細胞外に排出できず，肝臓へのグリコーゲン蓄積（糖原病XI型）とFanconi様症状を呈する。

近位尿細管における濾液再吸収の自動調節

近位尿細管における濾液再吸収の原則は，遠位部ネフロン（調節性の尿細管）の輸送能に対して過剰負荷にならないように，一定量の糸球体濾液を安定して供給することである。このため，糸球体濾過量の変動に対して，濾液量の変動幅が小さくなるように調節される。

糸球体尿細管バランス glomerulotubular balance とは，近位尿細管の濾液再吸収機構に備わっている自動調節能の1つで，糸球体濾過量の増減に応じて再吸収の量を増減させ，下流ネフロンでの濾液量の変動を小さくする機能である。55

このほかの制御機構として，近位尿細管での再吸収量は，Na^+輸送量（Na^+/K^+ ATPase活性とその発現量）に依存する。近位尿細管にはアルドステロン受容体がないので，長期の体液量調節には寄与しない。短期の調節機構として，血圧が低下し顆粒細胞からレニンが放出されると，アンジオテンシンIIが生成され，近位尿細管におけるNa^+輸送量を増やす。この結果，濾液の再吸収量が増加する（レニン-アンジオテンシン系63）。

55 糸球体尿細管バランス

糸球体濾過量が増加すると，輸出細動脈中の血漿蛋白濃度が上昇する（膠質浸透圧が上昇する）。この血液は，尿細管周囲毛細血管となって近位尿細管のまわりを灌流するので，大きな膠質浸透圧差により，より多くの濾液が近位尿細管で再吸収される。

逆に糸球体濾過量が減少すると，尿細管周囲毛細血管を灌流する血漿蛋白濃度の上昇幅が小さい（膠質浸透圧が低下する）ので，近位尿細管で再吸収される濾液の量は減少する。

ヘンレループの下行脚と集合管で水が再吸収される

朝，目覚めてすぐにトイレに立つと，濃い色の尿が出る。これとは逆に，ビールをがぶがぶ飲んだ後で出る尿の色は薄い。このことから，「ヒトは摂取する水の量の違いにより，尿を濃く（高浸透圧に）したり，薄く（低浸透圧に）したりする能力を持っている」ことがわかる。では，腎臓が尿を濃縮したり希釈したりするメカニズムはどうなっているのだろうか。

尿を濃縮するための基本ユニット

腎臓で濃縮尿を生成するためには髄質構造が必要であることは，容易に理解される。脊椎動物の中で，髄質構造を持つ鳥類と哺乳類だけが，尿を濃縮できる（尿の浸透圧を血漿浸透圧より高くできる）からである。

鳥類と哺乳類の腎臓は，解剖学的に皮質と髄質という2つの部分からなる。それぞれのネフロンのうち，近位曲尿細管と遠位曲尿細管をつなぐ部分は，腎臓の表層（皮質）から深部（髄質）に向かって下行し，Uターンして上行し皮質に戻る。このループ構造は，発見者のF.G.J. Henle（1809-1885）にちなんで，**ヘンレループ**と呼ばれる。ヘンレループを構成する尿細管の分節は走行の順に，近位直尿細管，細い下行脚，細い上行脚，太い上行脚である（16）。

糸球体を出た濾液は，ネフロンを通過する間に徐々に濃くなっていく（浸透圧が増加していく）のだろうか？　実際に，糸球体濾液の浸透圧をネフロンの各部で測定すると，ヘンレループの先端でいったん濃くなった（高張）尿が，上行脚をのぼるにしたがって薄く（低張）なっていることがわかる56。さらに，遠位曲尿細管・結合尿細管を経て集合管に入った尿は，抗利尿ホルモン（**ADH**）の有無によって，濃くなったり薄くなったりする。これらの事実を合理的に説明するために，髄質における対向流機構の理論が用いられている。対向流機構については次項で解説する。

水チャネルとその調節機構 57

水分摂取量が制限されると，動物は脱水状態になる（血漿浸透圧↑，ECF↓）。これに対応して，血漿浸透圧（Na^+濃度）のわずかな上昇を視床下部の浸透圧受容器が感知し，下垂体後葉からADHが放出される。ADHは集合管細胞の血管側に存在するV_2受容体に結合し，アデニル酸シクラーゼを活性化して，細胞内cAMP濃度を増加させる。これによってcAMP依存性のリン酸化酵素（PKA）が活性化され，細胞膜に**水チャネル**を組み込んでチャネル数を増やしたり（❶），水チャネル蛋白を直接リン酸化（❷）したりして，膜の水透過性を上げる。この結果，水は細胞膜を通して拡散することができるようになる。

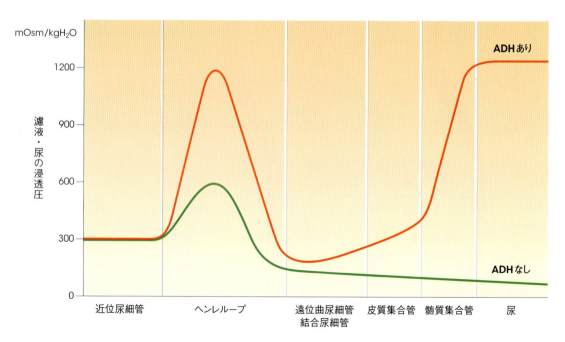

56 尿細管の各部で測定した糸球体濾液・尿の浸透圧

水チャネル蛋白である**アクアポリン**aquaporin；AQPは，MIP（major intrinsic protein）ファミリーに属し，6回膜貫通ドメインを持つ．尿素やグリセロールなどの小分子の透過性は，AQPのアイソフォームにより異なる．集合管細胞の管腔膜に発現する水チャネルAQP2は，Aキナーゼ（PKA）によるリン酸化により活性化する．PKAはまた，細胞質に存在する水チャネルを含む小胞の管腔膜への移動を促進する．いずれの場合も，管腔膜の水透過性が増加する．一方，側底膜に発現する水チャネルは，ADHの調節を受けないタイプの水チャネル（AQP3, AQP4）である．このタイプの輸送体は，house-keeping型（家事労働型）と呼ばれる．AQP3は，大腸，小腸，脈絡叢，網膜にも発現する．

抗利尿ホルモン（antidiuretic hormone；ADH）別名バソプレシン（arginine-vasopressin；AVP）は，下垂体後葉から分泌されるペプチドホルモンである．生理的濃度（10^{-11} M）では，集合管細胞の管腔膜の水透過性を上げ，尿を濃縮する作用（抗利尿作用）がある．薬理的濃度（10^{-8} M以上）では，V_{1a}受容体を刺激し細胞内Ca^{2+}濃度を増加させ，血管平滑筋を収縮させる．血圧上昇作用があるので，バソプレシンと命名された．

集合管細胞には2種類のAVP受容体が存在する．**V_{1a}受容体**は細胞内Ca^{2+}を増加させ，**V_2受容体**は細胞内cAMP濃度を増加させる．細胞内ではそれぞれイノシトール三リン酸（IP_3）-Ca^{2+}系，cAMP系がセカンドメッセンジャーである．V_{1a}受容体を介するIP_3-Ca^{2+}系はCキナーゼ（PKC）を活性化し，V_2受容体を介する水透過性増加を抑制する．

● **腎性尿崩症** nephrogenic diabetes insipidus ─────
ADH分泌不足に起因する中枢性尿崩症（まれ）と異なり，集合管細胞のADHに対する応答の欠陥による尿崩症．遺伝性の原因として，①V_2受容体と細胞内シグナル伝達系の異常（X染色体劣性），②水チャネルAQP2の異常（常染色体優性，劣性）が考えられる．尿の濃縮が障害されるため，患者は多飲多尿となる．後天性の原因として，リチウム薬服用，低K血症，高Ca血症などがある．1日に3〜15Lの低張尿を排泄するので，水電解質の補給は必須である．塩分制限（3g/日），サイアザイド利尿薬が集合管での水再吸収増加（尿量減少）に効果がある．

● **水利尿薬（トルバプタン）** ─────
集合管主細胞（側底膜）のV_2受容体阻害薬．ADH依存性の細胞内cAMP産生を阻害する．AQP2（管腔膜）活性が低下し水再吸収が阻害されるので，水利尿を引き起こす（71）．

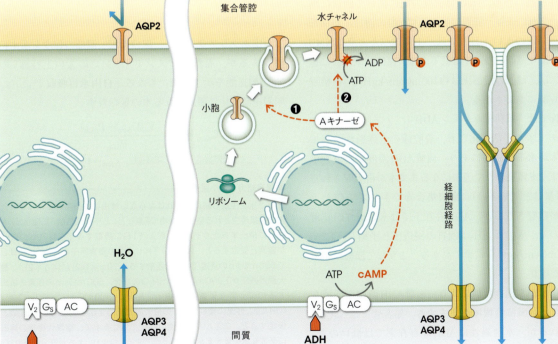

57 水チャネルの活性化

AC：アデニル酸シクラーゼ，ADH：抗利尿ホルモン（バソプレシン）
AQP2：管腔膜水チャネル，AQP3・AQP4：側底膜水チャネル
G_S：促進性G蛋白質，V_2：バソプレシンV_2受容体

ヘンレループの対向流の働きで髄質は高浸透圧となり，尿が濃縮される

ヘンレループの下行脚と上行脚，直血管の下行部と上行部はそれぞれ並行して走り，かつ管内の流れは逆向きである。このような配置を**対向流系**countercurrent systemといい，腎髄質（間質）に浸透圧勾配を作り出し，尿を濃縮する原動力である。

対向流増幅系

腎髄質のヘンレループが形成する対向流は，下行脚と上行脚の間に生じる微小な浸透圧勾配（単一効果）を長軸方向に増幅し，皮質から髄質深部に向かって大きな浸透圧勾配を形成する（**対向流増幅系**）。58は，皮質髄質浸透圧勾配の形成される過程と輸送様式を示したモデルである。

ヘンレの太い上行脚の管腔膜には$Na^+/K^+/2Cl^-$共輸送体があり，Na^+，K^+，Cl^-イオンを1：1：2の比率で細胞内に輸送する（二次性能動輸送）。細胞内に運ばれたK^+は，管腔膜に存在するK^+チャネルを通って尿細管腔に戻る。Na^+とCl^-は，側底膜のNa^+/K^+ ATPaseとCl^-チャネルにより間質に輸送される。結果として，管腔内のNaClが血管側に汲み出され，間質液の浸透圧は上昇する。一方，ヘンレの細い下行脚には近位尿細管からほぼ等張の濾液が流入してくるため，間質液との浸透圧差に引きつけられ，水は受動的に間質に出ていく。ヘンレループの先端に達する頃には，濾液は高張となっている。

ヘンレの細い上行脚は水透過性は低いが，NaClに対する透過性は高いため，NaClは濃度勾配に従って間質に出ていく。これにより，髄質の最深部（乳頭）の浸透圧が保たれる。ヘンレの太い上行脚では，上に述べたようにNaCl再吸収により濾液の浸透圧は低下する。遠位曲尿細管に達する頃には，濾液の浸透圧は約$100 mOsm/kgH_2O$（血漿浸透圧の1/3）にまで下がる。

集合管では，抗利尿ホルモンADH（バソプレシン）の作用で水チャネルが活性化され，管腔膜の水透過性が高まる。身体が水不足状態にあり，血漿ADH濃度が高値を示すときは，皮質集合管で等張になるまで水が再吸収される（再吸収量はとても多い）。髄質集合管でさらにNaClおよび尿素が吸収されるが，ADH存在下では水透過性が非常に高いので，尿の浸透圧は間質の浸透圧と平衡し，1,200～$1,400 mOsm/kgH_2O$にまで高まる。こうして**濃縮尿**が生成される（56）。

逆に身体が水過剰状態にあり，血漿ADH濃度が低値を示すとき，腎臓は**希釈尿**を生成する。集合管ではNaClが吸収されるが，水透過性はADH非存在下では低いので，尿の浸透圧はさらに低下し約$50 mOsm/kgH_2O$になる（56）。

対向流交換系

糸球体の輸出細動脈から分枝する毛細血管のうち，髄質の深部へ向かう毛細血管は**直血管**と呼ばれ，ヘンレループと同様に下行部と上行部とが対向流をなしている（12）。NaClは受動拡散により上行血管から出て下行血管に入る。水は下行血管から出て上行血管に入る（**対向流交換系**）。この交換系は，ヘンレの太い上行脚のNaCl能動輸送（対向流増幅系）で形成された，皮質から髄質深部に向かう浸透圧勾配を維持しつつ，間質中の水を運び出して体循環に戻す仕組みである。

尿素のリサイクル

尿細管の尿素透過性は，ヘンレの細い下行脚と髄質内層集合管において高い。濾液中の尿素/NaCl比は，ヘンレループを上行する間に増加する（NaClが再吸収されるため）。髄質内層集合管の尿素透過性はADH存在下で高まり，ここを通過する濾液から尿素が間質に拡散し，蓄積する。尿濃縮時の髄質の高張性の半分以上は，蓄積された尿素の浸透圧で維持されている。

浸透圧クリアランスと自由水クリアランス

浸透圧クリアランスは，尿中に溶質を排出するのに必要な血漿量を表す。**浸透圧クリアランス**C_{osm}と**自由水クリアランス**C_{H_2O}の和が，尿量Vである。

$$V = C_{osm} + C_{H_2O}$$

自由水クリアランスは，尿の希釈・濃縮の程度を示す指標であるが，希釈セグメント（ヘンレの太い上行脚）のNaCl輸送能を示す指標にもなる。**自由水再吸収**$T^C_{H_2O}$は，尿濃縮時に体に還元される水の量を表す。

$$T^C_{H_2O} = C_{osm} - V = \frac{V(U_{osm} - P_{osm})}{P_{osm}}$$

P_{osm}：血漿浸透圧，U_{osm}：尿浸透圧，$C_{osm} = U_{osm} \cdot V/P_{osm}$

●尿濃縮力と最小尿量

腎臓が尿を生成し続けなければならない理由は，細胞内エネルギー代謝の結果産生される窒素代謝物（尿素など）と不揮発性酸（乳酸など）を体外に排出するためである。成人が1日に摂取する蛋白質70gの20%が窒素と仮定すると，尿素（分子内に2個の窒素原子を持つ）に換算して500 mOsmの浸透圧物質に匹敵する（[70g×0.2]/[14g×2]）。最大尿浸透圧が$1,200 mOsm/kgH_2O$の場合，500 mOsmの尿素を排出するのに必要な尿量は約400 mLとなる（500 mOsm/1,200 mOsm/kgH_2O）。砂漠に棲むネズミの最大尿濃縮力を$5,000 mOsm/kgH_2O$と仮定すると，エネルギー代謝の過程で生じる水で，窒素代謝物の排出に必要な水分量をまかなうことができる。つまり，えさが充分にあれば，尿生成のために水を経口摂取する必要がない。

58 対向流機構と水・イオン・尿素の移動

この図はADH存在下で尿が濃縮される過程を示している。水利尿時には血中ADH濃度は低く、集合管細胞の管腔膜の水透過性・尿素透過性は低い。そのため、ヘンレループの上行脚で希釈された低浸透圧（100 mOsm/kgH$_2$O）の尿は、集合管でさらに希釈されて排泄される。

● 自由水

腎臓は、老廃物を水で流す水洗トイレのようなものである。しかし、腎臓の優れている点は、何といっても水の再利用率の高さであろう。糸球体で濾過された溶液中の99％以上が血漿に戻される。このうち計算上溶質を全く含まない水（自家製純水）を自由水という。砂漠に住む動物が水を飲まなくても生きていられるのは、エネルギー代謝で生成されるわずかな水と水節約型の腎臓（尿濃縮能の高い腎臓）を持っているからである。

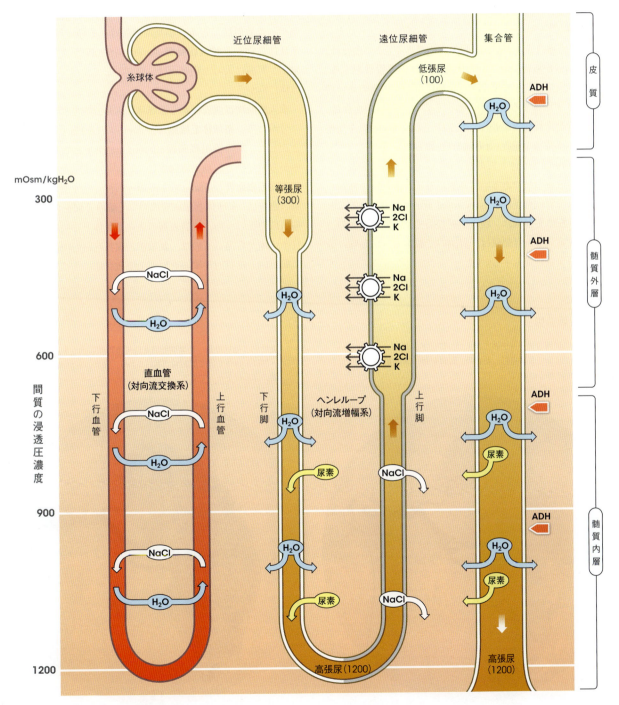

心拍出量の20%が腎臓に入り，毛細血管を2回通る

　腎臓には毎分800～1,000 mL，1日当たりでは1,200～1,500 Lの血液が供給されている。これは心臓からの拍出量の20～25%にあたる。

　腎臓の血管系の特徴は，血液が毛細血管を2回通過することである。第1の毛細血管は糸球体にあり，ここでは血圧を利用して濾過が行われる。ここの血圧は濾過量に大きく影響するので，糸球体の直前と直後の血管（輸入および輸出細動脈）の抵抗を加減することで微妙に調節されている（34 35）。

　第2の毛細血管は尿細管周囲のものである。この血管は，皮質では尿から再吸収された成分を運び去る役目をする。しかし髄質では，尿を濃縮するために塩分や尿素の高い濃度を逃さず保持する必要がある。そのため髄質の血管は，下行血管と上行血管が並行して走り，その間で物質を交換するという特殊な配置（対向流系）を作っている。

　腎動脈 renal artery と腎静脈 renal vein は，腹大動脈と下大静脈の直接の枝である。腎動脈以外に，上極や下極から腎臓に入る腎副動脈 accessory renal artery がみられることもある。左の腎静脈は，腹大動脈の前で上腸間膜動脈の下を通過する（10）。腎動脈は，腎洞内で数本の区域動脈に分かれ，腎実質に進入する。59

腎臓内の動脈 60

　腎臓の実質内で，動脈はほぼ規則的に分岐・走行しており，いくつかの分節が区別される。腎臓の実質内ではまず，髄質の周縁部を走って皮質と髄質の境界に向かう**葉間動脈** interlobar artery が区別される。動脈は皮髄境界に達すると**弓状動脈** arcuate artery となって，腎の外表面に平行に，おおむね皮髄境界に沿って走る。弓状動脈からは，**小葉間動脈** interlobular artery が次々と分かれ出て，皮質表面に向かって放射状に走る。小葉間動脈は，その走行の間に，糸球体に向かう**輸入細動脈** afferent arteriole を次々と送り出す。腎臓に入った動脈血は，原則としてすべて，まず糸球体に向かう。

　輸入細動脈は血管極から糸球体に入り，直ちに毛細血管に分かれる。**糸球体毛細血管** glomerular capillary は，再び合流して1本の**輸出細動脈** efferent arteriole となり，血管極から出ていく。輸出細動脈は，しばらく走った後，**尿細管周囲毛細血管** peritubular capillary に注ぐ。すなわち，腎臓の血管は，糸球体と尿細管周囲で毛細血管網を2度作る。輸出細動脈のうち，皮質表層の表在糸球体と中央部の中皮質糸球体から出るものは，髄放線と皮質迷路の境界あたりに向かい，皮質内の尿細管周囲毛細血管網に注ぐ。これに

59 腎動脈造影

大動脈内に特殊なカテーテルを挿入し，腎動脈分岐部から造影剤を注入してX線撮影したもの。区域動脈，葉間動脈までが造影されている。

造影剤は弓状動脈，小葉間動脈を経て糸球体に向かう。一部は糸球体を経て尿細管周囲にまわり，腎葉の形が次第に浮かび上がってくる。

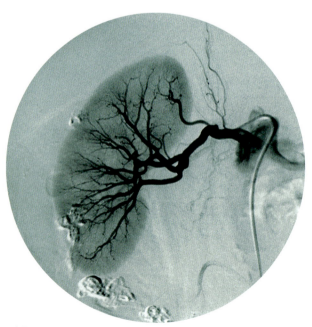
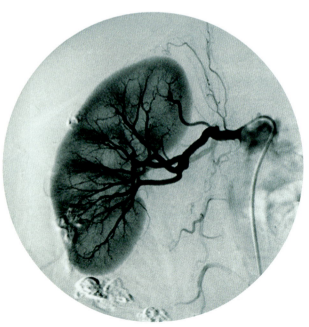

対し，皮質深部の傍髄質糸球体から出る輸出細動脈は髄質に向かい，分かれて**下行直血管** descending vasa rectaとなり，髄質内の毛細血管網に注ぐ。

腎臓内の静脈 60

腎臓内の静脈はほぼ動脈に伴行し，葉間静脈 interlobar vein，弓状静脈 arcuate vein，小葉間静脈 interlobular vein が認められる。皮質の静脈血は，小葉間静脈に直接流入するか，あるいは皮質表層に広がる**星状静脈** stellate veinに注ぎ，そこから小葉間静脈に流入する。髄質の静脈血は，**上行直血管** ascending vasa rectaを通って還流してくる。上行直血管は，小葉間静脈の髄質に近い部分や，弓状静脈に流入する。

傍髄質糸球体の輸出細動脈から分かれた下行直血管は，髄質を下りながら次々と毛細血管を送り出す。毛細血管網は，髄質の外帯では疎で，内帯では密で丸い網目を作り，内層では乳頭に向かって伸びた網目を作る。髄質のさまざまな高さの毛細血管から上行直血管が起こり，皮髄境界近くの静脈に戻っていく。下行直血管と上行直血管は，髄質の外層で集まって血管束 vascular bundleを作る。

腎臓内のリンパ管は，動脈周囲の間質の中にあり，動脈に並行する。リンパ液が含むレニンの濃度は，静脈血よりはるかに高いことが知られている。腎臓のリンパ管は，傍糸球体装置の顆粒細胞から放出されたレニンが全身の循環に作用する経路として重要である。

● 腎臓内の動脈と交感神経

腎臓には動脈に沿って交感神経が豊富に進入し，主に動脈周囲の間質や糸球体の周辺に終末を作る。動脈周囲から，近辺の尿細管周囲の間質に神経線維が伸び出して作る終末もある。交感神経の刺激は，腎臓内の動脈を収縮させて糸球体濾過量を減少させ，傍糸球体装置の顆粒細胞からレニンを放出させる。また，近位尿細管などによる再吸収を亢進させることも知られている。しかし，腎臓に入る神経を切断しても，腎臓の尿排泄機能とその調節は正常に保たれる。

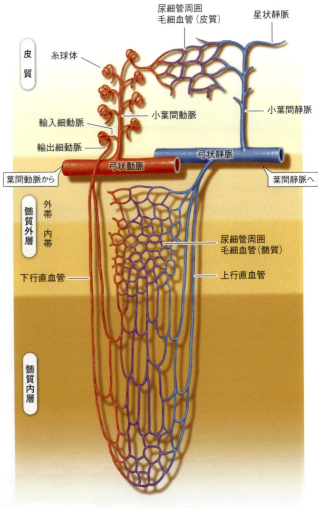

60 腎臓の血管系

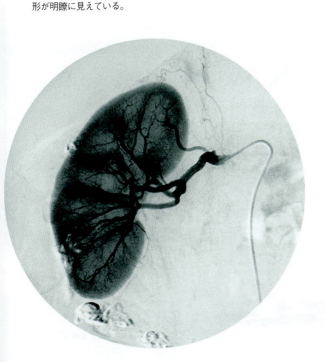

造影剤が尿細管周囲毛細血管にゆきわたり，腎実質の形が明瞭に見えている。

腎臓内の動脈は典型的な筋性動脈である

　腎臓内の動脈は，平滑筋の発達した筋性動脈である。その壁には，内腔側から，**内皮** endothelium，**内弾性板** inner elastic lamina，**中膜** media，**外弾性板** outer elastic lamina が区別できる。動脈の周囲には，**動脈周囲間質** periarterial interstitium という疎な結合組織がとりまいている61。腎臓内で動脈が分岐し細くなっていくにつれて，壁全体も薄くなっていく。上記の各層も次第に薄くなっていくが，基本的な層構成は腎臓内の動脈を通じて不変である。

　腎臓内の静脈の壁は，通常の静脈とは異なり，きわめて薄い。小葉間静脈や弓状静脈の壁は，ほぼ1層の内皮細胞と基底膜だけでできており，構造の点ではむしろ毛細血管に近い。

内皮

　内皮細胞はどのような血管のものであっても一般に扁平であり，動脈の内皮細胞はさらに血管の長軸方向に引き伸ばされて紡錘形となる。内皮細胞の細胞膜はところどころ陥凹して**カベオラ** caveola と呼ばれる半小胞を形成し，エンドサイトーシスを行っている。カベオラの膜にはNO合成酵素，Caチャネル，各種受容体（ブラジキニン，エンドセリンなど）が局在しており，シグナル伝達にも大きな役割を果たしている。

　動脈の内皮細胞は，細胞骨格のうちアクチンフィラメントをかなり豊富に備えている。動脈の内皮細胞のアクチンフィラメントは，動脈の部位によって，**周縁帯紐** peripheral band；PBという内皮細胞の外縁にそって走る形をとるか，**応力線維** stress fiber；SFという細胞体内を血管軸に沿って長く走る形をとる。PBとSFは，ともに基底側の細胞膜に終わっており，主に内皮細胞を機械的に保持する役割があると考えられる。

内弾性板

　内皮と中膜の間には弾性線維が密集しており，内弾性板と呼ばれている。腎臓内の太い動脈ではほぼ連続的な板状の内弾性板であるが，動脈が細くなり壁が薄くなるとともに弾性線維が減り，基底膜の中に弾性線維が散在する状態になる。輸出細動脈の内皮と中膜の間には，弾性線維はみられない。

61 小葉間動脈の縦断像

中膜は1～2層の平滑筋細胞からなり，内皮細胞との間には明瞭な内弾性板がある。外膜はコラーゲン線維の豊富な動脈周囲間質からなる。

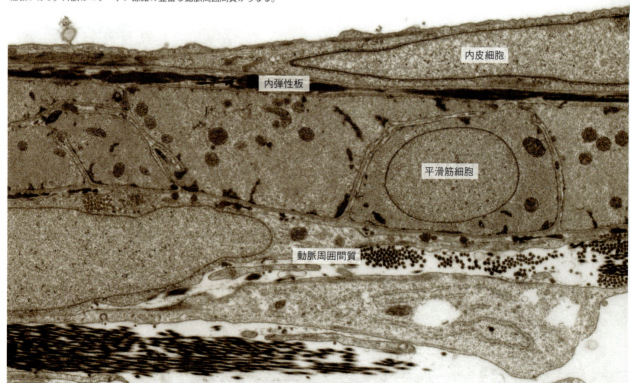

中膜

腎臓内の動脈は，中膜が主に平滑筋細胞からできていて，典型的な筋性動脈である。平滑筋細胞は紡錘形で，動脈周囲に円周方向ないし緩いラセン状に配列されている。平滑筋細胞内には，収縮装置であるアクチンフィラメントが豊富に備わっているが，これも同様に円周ないしラセン方向に走っている。

平滑筋細胞間のギャップ結合は，あまり多くない。むしろ内皮細胞と平滑筋細胞の間に豊富にある。ただし，傍糸球体装置に属する糸球体血管極近くの輸入・輸出細動脈の中膜では，平滑筋細胞，顆粒細胞，糸球体外メサンギウム細胞の間に，ギャップ結合が豊富にみられる。

外弾性板

中膜の中から外にかけてある弾性線維は，平滑筋細胞の足掛かりになっていると考えられる。この弾性線維は，中膜の外側あたりに多く集まって，外弾性板を作る。中膜内の弾性線維がみられるのは，弓状動脈あたりまでの太い動脈に限られるが，外弾性板は弾性線維がまばらになりながらも，小葉間動脈の遠位部あたりにまで続く。中膜内と外弾性板の弾性線維は，主に円周方向に走っている。中膜と外弾性板をとりまく動脈周囲間質は，尿細管周囲の間質とは構造が異なっており，コラーゲン線維が豊富で，動脈壁の支持に役立っていると考えられる。

● 弾性動脈と筋性動脈 62 〔p.142参照〕

動脈は一般に壁が分厚く丈夫にできているが，太い動脈と細い動脈では壁の構造が違っている。

大動脈とそこから出る太い動脈の壁は，**弾性動脈** elastic artery という型で，内弾性板と外弾性板のほかに，中膜の中にも数層の弾性板を備えている。また，中膜の平滑筋細胞の間を，豊富な細胞外基質が埋めている。平滑筋細胞そのものにも，細胞外基質を分泌するために粗面小胞体やゴルジ装置が発達している。

組織内の細い動脈の壁は，**筋性動脈** muscular artery という型で，中膜内に弾性線維や細胞外基質が乏しく，また平滑筋細胞にも収縮装置としてのアクチンフィラメントが発達している。

弾性動脈は心臓からの拍動を受けとめて脈圧を和らげ，筋性動脈は血管作動性物質や交感神経の刺激に反応して，血圧や血流を積極的に調節する働きがある。

62 筋性動脈と弾性動脈 （縦断像での比較）

中膜は，筋性動脈では主に平滑筋細胞からなる。弾性動脈では中膜の中にも弾性板があり，平滑筋細胞の間を細胞外基質が埋めている。

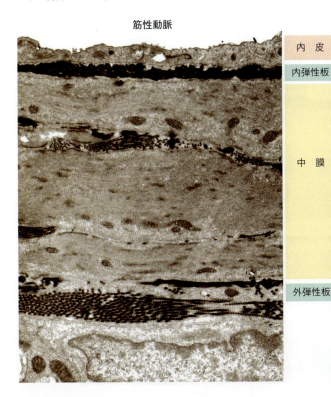
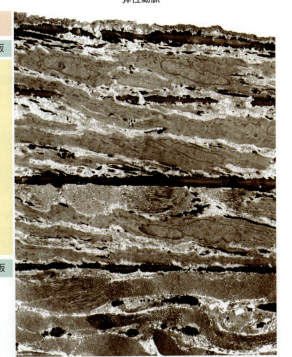

傍糸球体装置は血管極周辺の細胞からなり，糸球体濾過量を調節している

糸球体の血管極付近の構造は複雑である。まず足細胞層とボウマン嚢壁側上皮の移行部が糸球体門をとりまき，その開口部を輸入細動脈，輸出動脈およびメサンギウムが通って糸球体に出入りする。さらに糸球体外メサンギウムの上には，同じネフロンの遠位尿細管が接触して緻密斑を作る。

これらの構造のうち，**傍糸球体装置**juxtaglomerular apparatus；JGAに含まれるのは，①遠位尿細管の緻密斑細胞，②輸入細動脈の平滑筋細胞，③輸入細動脈の顆粒細胞，④輸出細動脈の平滑筋細胞，⑤両細動脈と緻密斑に挟まれた糸球体外メサンギウム細胞，である。63 64

緻密斑

糸球体から出た尿細管は，近位曲部とヘンレループを経て，元の糸球体に戻ってくる。このあたりの尿細管上皮は，遠位直尿細管すなわち太い上行脚 thick ascending limb；TALの細胞からできている。TAL細胞は扁平な細胞で，側方に多数の細胞突起を出し，隣の細胞同士がかみ合って嵌合を作る。細胞突起はミトコンドリアを豊富に含み，また突起により基底側の細胞膜の面積が著しく増している。

そのTAL上皮の中で，血管極に面する部分だけが細胞が小型で，そのため光顕で観察すると核が密集して見える。**緻密斑**macula densaという名前は，細胞核が密集していることに由来する。緻密斑細胞は，TAL細胞にみられ

64 腎小体の血管極付近を拡大

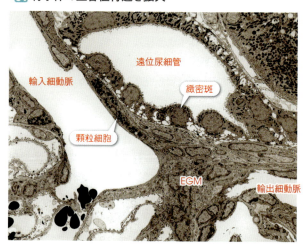

63 傍糸球体装置の構造

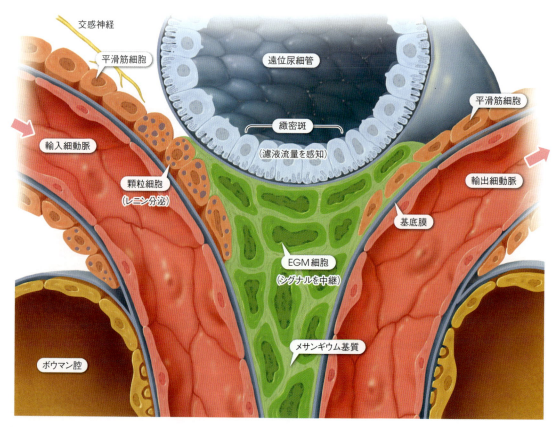

るような細胞嵌合がなく，細胞がほぼ立方形となっている．傍糸球体装置は緻密斑の部位で濾液中のCl⁻濃度を感知し，ここを通過する濾液の流量を監視している．濾液の流量（Cl⁻濃度）が増加すると，輸入細動脈の平滑筋が収縮し，糸球体濾過量が減少する．

糸球体外メサンギウム

輸入・輸出細動脈，緻密斑に囲まれた領域には，細胞成分の豊富な特殊な結合組織が挟まっている．これが糸球体外メサンギウム extraglomerular mesangium；EGMである．EGM細胞は扁平な細胞で，緻密斑の底に対して平行に層をなして集まっている．EGM細胞は豊富なアクチンフィラメントを備え，輸入細動脈と輸出細動脈，さらにボウマン嚢の壁側上皮をつないで，糸球体の入口に蓋をしている．

傍糸球体装置を構成する細胞群は，緻密斑の上皮細胞を除き，多数のギャップ結合で連結されており，互いに情報を共有する．緻密斑からのシグナル（アデノシン，プロスタグランジンなど）は，輸入細動脈の平滑筋細胞や顆粒細胞に伝達され，尿細管糸球体フィードバックやレニン分泌を引き起こす．

輸入細動脈の平滑筋細胞と顆粒細胞

輸入細動脈の壁は，内腔に面する内皮と，その外側の中膜からなる．輸入細動脈の中膜は，血管軸を輪状にとりまく単層の平滑筋細胞からなるが，糸球体への入口近くで，平滑筋細胞はレニン分泌顆粒を含む**顆粒細胞** granular cellに置き換わる．

顆粒細胞はレニンを分泌する細胞で，細胞内にレニンを含む顆粒を蓄えている．細胞の構造からいえば典型的な分泌細胞で，蛋白合成装置である粗面小胞体を持ち，蛋白に糖などを付加して分泌型に加工するゴルジ装置が発達している．そして，レニンを含む電子密度の高い顆粒が，細胞内に充満している．この細胞は上皮様細胞 epithelioid cellあるいは傍糸球体細胞 juxtaglomerular cellとも呼ばれる．

輸出細動脈の平滑筋細胞

輸出細動脈も内皮細胞と平滑筋細胞からなるが，壁が輸入細動脈に比べて薄く，また壁の構造そのものも輸入細動脈とは明らかに区別される．輸出細動脈の平滑筋は，輸入細動脈に比べて細胞自体が薄く，収縮装置に乏しい．糸球体から遠ざかるにつれて平滑筋細胞は単層となり，また不連続になって周皮細胞 pericyteに似る．

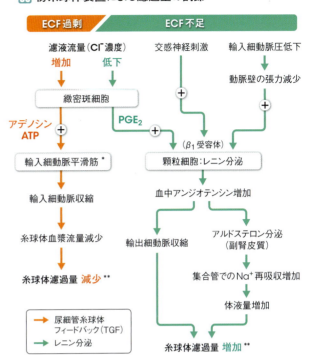

65 傍糸球体装置による濾過量の調節

* アデノシンはA₁受容体を介して，ATPはP2X受容体を介して輸入細動脈を収縮させる．
** ここでいう「減少・増加」は，それぞれの変化量を「元のレベルに戻す」という意味．

傍糸球体装置の機能 65

傍糸球体装置を構成する細胞群は連携して，2つの機構で糸球体濾過量GFRを調節する．第1は**尿細管糸球体フィードバック** tubuloglomerular feedback；TGFで，緻密斑での濾液量の増加（Cl⁻濃度増加）に対し，輸入細動脈を収縮させ糸球体濾過量を減らす．第2は**レニン分泌**で，糸球体血圧の低下（顆粒細胞にかかる張力の低下）に反応してレニンを分泌し，血圧を上昇させる．この2つの機構は互いに影響しあい，さらに交感神経刺激の影響も受ける．

輸入細動脈圧の低下による平滑筋・顆粒細胞の張力の低下，交感神経刺激に対するβ₁受容体の反応，緻密斑におけるCl⁻濃度低下は，いずれも平滑筋・顆粒細胞のcAMP濃度を上昇させ，顆粒細胞からのレニン分泌を促進することが知られている．レニンの分泌によりアンジオテンシンⅡが増加し，さらに副腎皮質からのアルドステロン分泌も加わって血圧を上昇させる仕組みは，レニン-アンジオテンシン-アルドステロン系と呼ばれる〔p.382参照〕．

●平滑筋細胞と顆粒細胞

両者は全く別の細胞種ではなく，互いに移行し得る．典型的な顆粒細胞はアクチンフィラメントをほとんど持たず，平滑筋細胞としての特徴を失っているが，平滑筋細胞と顆粒細胞の両方の特徴を合わせ持つ中間的な細胞もしばしばみられる．

腎・泌尿器　水・電解質・pHの調節

体内ナトリウム量が体液量を決定する

細胞外液量はNa⁺量に依存する

血漿浸透圧は，下垂体後葉から分泌される抗利尿ホルモン（ADH）により，ごく狭い正常範囲（280～290mOsm/kgH₂O）に調節されている．下式に示すように，血漿浸透圧を構成する主な浸透圧成分はNa⁺である．したがって，経口摂取されるNa⁺量（NaCl量）や腎臓から排泄されるNa⁺量の増減は体液量を左右する．

$$血漿浸透圧 = 2 \times [Na^+]_{血漿} + \frac{[グルコース]_{血漿}}{18} + \frac{BUN}{2.8}$$

BUN：血中尿素窒素（2.8で割って，単位をmg/dLからmmol/Lに変換）

人体を構成するほとんどすべての細胞はAQP1を発現しており水透過性は充分に高い．そのため，定常状態では細胞内液と細胞外液の間に浸透圧差は存在しない．したがって，体液浸透圧は血漿浸透圧にほぼ等しい．

細胞外液量がいかにNa⁺量に依存しているかは，次の例で明らかである．水を飲まずに塩辛やポテトチップスを食べた場合，食塩（NaCl）は消化管粘膜から吸収され，細胞外液の浸透圧は上昇する（血液生化学検査では正常域内のわずかな変化）．細胞膜はNa⁺に対して不透過でかつ水透過性が高いので，水は浸透圧差がなくなるまで細胞内液から細胞外液へ移動する．これが，「水分を摂取しなくても細胞外液量が増加する」メカニズムである．過剰なNa⁺は，尿細管におけるNa⁺再吸収量を減らす（尿中へのNa⁺排出量を増やす）ことにより処理され，細胞外液量は徐々に元の量に復帰する．同様に，水を飲んだ場合，生理食塩水（等張液）を飲んだ場合の体液区分の変化を 66 にまとめた．

一般に，過剰なNa⁺摂取は血漿浸透圧を上昇させるので（正常域内のわずかな変化だが），動物は「のどの渇き」を感じ，水分の摂取量を増やす．このように渇中枢が正常な動物は，浸透圧保持に見合う水を摂取するので，体液が持続的に高浸透圧になることはない．しかし，細胞外液量が常に多い状態が続くので，高血圧症になりやすい．疫学的には，食塩摂取量が多い地方に高血圧症の人が多いといえる．

食塩を過剰に摂取するには数秒で足りるが，過剰に摂取されたNaClを腎臓がすべて排泄するには数日かかる．これとは反対に，水の過剰摂取に対しては腎臓は1～2時間で処理できる．ビアホールで飲んだ大ジョッキ1杯のビールの水分は，帰り支度を始める前にトイレに放出される．

67 尿細管の各分節におけるNaCl再吸収路

1 近位尿細管（PT）

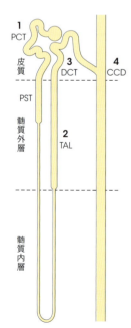
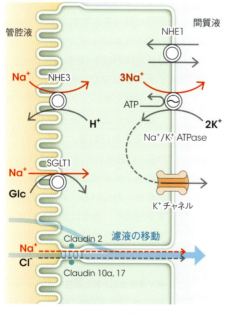

Na⁺は，Na⁺/H⁺交換輸送（NHE3）およびグルコース，アミノ酸，リン酸との共輸送で細胞内に入る．濾液の再吸収に伴って，Na⁺とCl⁻が細胞間経路で間質に移動する．なお，側底膜のNa⁺/H⁺交換輸送体（NHE1）は，管内HCO₃⁻の再吸収には直接寄与しないが，細胞内pH調節に重要な働きをする．

2 太い上行脚（TAL）

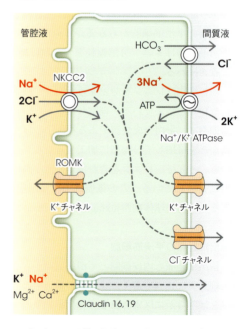

Na⁺/K⁺/2Cl⁻共輸送体（NKCC2）により，Na⁺は細胞内に運ばれる．細胞内に入ったK⁺は管腔膜のK⁺チャネル（ROMK）から濾液中に分泌され，循環する．
ROMK：renal outer medullary K⁺ channel

380

尿細管でのNaCl再吸収路

腎臓は，体液量の恒常性を維持するために，経口摂取した食塩量に見合うNa^+を正確に腎臓から排出している（汗や便中に喪失する量も計算に入れて）．この調節能がいかに高い精度で行われているか，簡単な計算をしてみよう．

糸球体濾液中に含まれるNa^+量は1日当たり，

$$[Na^+]_{血漿} \times GFR = 145\,mEq/L \times 170\,L/day$$
$$= 24{,}650\,mEq/day$$

である．1日当たりの食塩摂取量6gは103mEqに相当するから，食塩ひとつまみ0.4gの増減は，糸球体で濾過されるNa^+量のわずか0.03％にすぎない．

糸球体で濾過されたNa^+は，ネフロンを通過する間にその99％が能動的に再吸収される．尿細管におけるNa^+輸送の駆動力はすべて尿細管細胞の側底膜に存在するNa^+/K^+ATPase活性に依存しているが，管腔膜にある流入路は尿細管の各分節に特異的な輸送体によっている．各分節でのNa^+およびCl^-の再吸収路（経細胞経路・細胞間経路）を 67 に図示した．

66 食塩・水・等張液負荷時，各種病態での体液区分

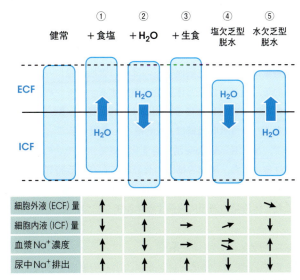

① 食塩の過剰摂取，アルドステロン分泌増加
② 大量飲水，ADH分泌増加（SIADH）
③ 生理食塩水（等張液）負荷，心不全，腎不全
④ 下痢，嘔吐，出血，Na利尿
⑤ ADH欠乏（尿崩症），浸透圧利尿，水利尿

3 遠位曲尿細管（DCT）

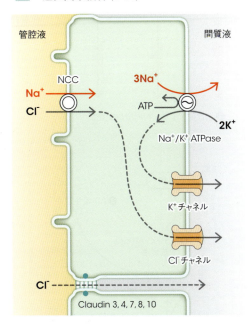

Na^+/Cl^-共輸送体（NCC）がNa^+を運ぶ．
Cl^-の再吸収は経細胞経路（CFTR, Cl^-チャネル，NKCC2, NCCなど）と細胞間経路（クローディンclaudin）による．
CFTR (cystic fibrosis transmembrane regulator) は，それ自身がCl^-チャネルとして機能すると同時に，他のイオンチャネルや輸送体の調節因子として働く．

4 皮質集合管 主細胞（CCD-PC）

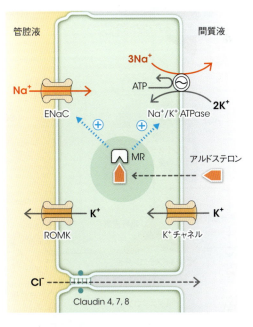

Na^+は上皮型Na^+チャネル（ENaC）を通って細胞内に入る．
アルドステロンはNa^+輸送（吸収）とK^+輸送（分泌）を促進する．
集合管における溶液再吸収（水輸送）については 57 参照．

ENaC：epithelial Na^+ channel
MR：ミネラルコルチコイド受容体

集合管のNa⁺輸送はホルモンにより調節され，体液量は一定に保たれる

尿生成の過程を復習すると，①糸球体における血液の濾過，②尿細管における有用物の再吸収，③尿細管における過剰な電解質および代謝産物の分泌に要約できる。糸球体濾過量は，糸球体毛細血管圧のほかに腎血流量に左右されるので，全身の血圧と体液量を調節するホルモンの影響を受ける。尿細管における有用物（水，電解質，糖，アミノ酸など）の再吸収機構は，Na⁺輸送と共役することが多いので，Na⁺/K⁺ ATPase活性を変化させるホルモンの影響を受ける。また，尿細管細胞の管腔膜に存在する特異的輸送体の発現とその活性を増減するホルモンの影響も受ける。これら体液量の調節に関係するホルモンについて概説する。

レニン-アンジオテンシン系 68

レニン-アンジオテンシン系は，全身の血圧を維持するシステムである。レニンは，糸球体の輸入細動脈壁の顆粒細胞から分泌され，アンジオテンシノーゲン（肝臓で合成される蛋白質でα₂-グロブリンに属する）をアンジオテンシンIに分解する酵素である。アンジオテンシンIは，肺の血管内皮細胞に多く存在する**アンジオテンシン変換酵素**(ACE)の働きで，昇圧物質のアンジオテンシンIIに変換される。アンジオテンシンIIは強い血管平滑筋収縮作用を持つので，細動脈径が小さくなり，全身の血圧が上昇する。アンジオテンシンII受容体は血管平滑筋のほか，糸球体メサンギウム細胞，輸入・輸出細動脈，近位尿細管にも認められ，糸球体濾過量や尿細管再吸収量を調節する。さらに時間〜日単位の長期的な作用として，アンジオテンシンIIは副腎皮質における**アルドステロン**の合成・分泌を促進する。血中に放出されたアルドステロンは集合管でのNa⁺再吸収を促進し，細胞外液量を増加させる。

レニン分泌の調節：レニン分泌は複数の機序で調節されている。①激しい嘔吐や下痢，強い発熱と発汗（水とNaClの喪失）の結果，細胞外液量が減少すると，顆粒細胞が輸入細動脈圧の低下を感知し，レニン分泌を促す。②遠位尿細管の緻密斑領域を流れる濾過流量の低下は，レニン分泌を促す。③動脈圧の低下は圧受容体の活動低下をもたらし，脳幹を経由して交感神経を活性化する。輸入細動脈周囲の交感神経が刺激されると，レニンが分泌される（65）。さらに，局所プロスタグランジンにより分泌が促進される。

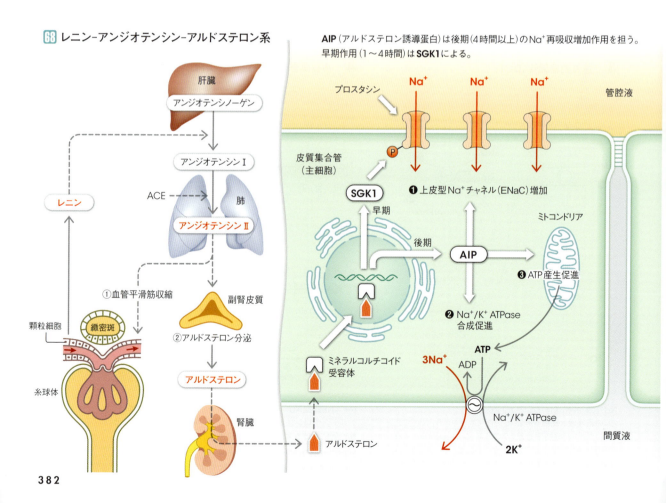

68 レニン-アンジオテンシン-アルドステロン系

AIP（アルドステロン誘導蛋白）は後期（4時間以上）のNa⁺再吸収増加作用を担う。早期作用（1〜4時間）はSGK1による。

レニン-アンジオテンシン-アルドステロン系 68

アルドステロンのNa⁺再吸収増加作用は，早期と後期に分けられる。アルドステロンは，細胞内の受容体と結合して核に移行し，転写を促進する。その結果，SGK1（serum/glucocorticoid-regulated kinase 1），AIP（aldosterone-induced proteins）と呼ばれる蛋白群の発現が増加する。

SGK1は，管腔膜に組み込まれた上皮型Na⁺チャネル（ENaC）をリン酸化し，Na⁺再吸収を増加させる。ENaCの活性化物質として，ほかにプロスタシンが知られている。

AIPは，❶管腔膜のNa⁺流入（ENaC数の増加），❷側底膜のNa⁺/K⁺ ATPase合成，❸ATPの産生をそれぞれ促進する。結果として，集合管におけるNa⁺再吸収を促進し，細胞外液量を増加させる。

● 原発性アルドステロン症（Conn症候群）

副腎皮質にアルドステロン分泌腫瘍ができた患者は，集合管におけるNa⁺輸送増加の結果，①細胞外液量増加，②高血圧，③低カリウム血症を呈する。ステロイドホルモンには逸脱現象がみられる（ANPの作用が亢進する）ので，過剰に摂取したNa⁺は尿中に排出され，高ナトリウム血症にはならない。むしろ，持続する低カリウム血症は低カリウム性腎障害を引き起こし，尿濃縮力が低下する。

心房性ナトリウム利尿ペプチド 69

心房性ナトリウム利尿ペプチド atrial natriuretic peptide；ANPは，その名が示すように，心房から放出され腎臓に働きかけ，尿中へのNa⁺排出を促進するペプチドホルモンである。共通の環状構造を持つ3種のアイソフォーム（ANP, BNP, CNP）が知られている。

ANPは主に心房に発現し顆粒として貯留され，心房筋の伸展刺激に応答して分泌される。生理的条件下で作用し，体液量と血圧を調節する心臓ホルモンである。**BNP**（脳性ナトリウム利尿ペプチド）は主に心室筋由来で，合成後，少しずつ血中に放出される。心不全，急性心筋梗塞では左心室筋由来の血漿BNP値が増加し，24時間以内に最大値に達する。心負荷，心筋肥大，心筋虚血のバイオマーカーとして利用されている。

ANPとBNPは，血圧上昇および細胞外液量増加により分泌が増えるので，レニン-アンジオテンシン系の作用による過度のNa⁺貯留に拮抗する。CNP（C型ナトリウム利尿ペプチド）は中枢神経系に主に発現し，中枢性に降圧作用を行っていると考えられる。

69 心房性ナトリウム利尿ペプチド（ANP）

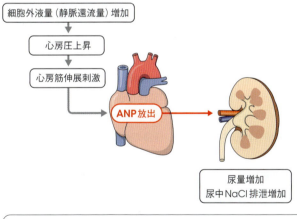

ANPの作用
① 輸入細動脈を拡張し，輸出細動脈を収縮させる（腎血流量を変えずに糸球体毛細血管圧を上昇させ，GFRを増加させる）
② 集合管（髄質内層）でのNa⁺再吸収を抑制する
③ レニン，アルドステロンの産生・分泌を抑制する

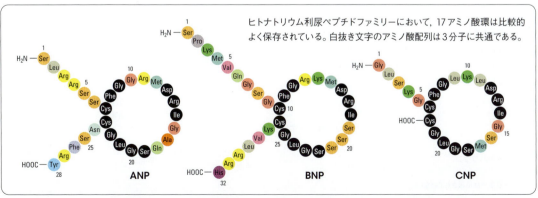

ヒトナトリウム利尿ペプチドファミリーにおいて，17アミノ酸環は比較的よく保存されている。白抜き文字のアミノ酸配列は3分子に共通である。

腎・泌尿器　　水・電解質・pHの調節

利尿薬は尿細管でのナトリウムと水の再吸収を抑制する

間質液の増加は浮腫となって現れる

健康な人の皮膚は張りがあり，弾力性に富んでいる．指の腹で皮膚を押して凹みを作っても，指を離せば元の張りのある皮膚に戻る．これに対し，**浮腫**の患者の皮膚はぶよぶよしており，指を離しても凹みはしばらく元に戻らない．

浮腫は，間質液の増加により引き起こされた病態である．浮腫を形成する物理化学的原因は，①末梢組織における毛細血管の血行力学の変化（毛細血管圧の増加，膠質浸透圧の低下，血管の透過性亢進），②Na^+の過剰摂取あるいは腎臓からのNa^+の排出低下により，体液中のNa^+が増加することにある 70．その結果として細胞外液量が増加する．

浮腫は，徐々に進行し形成される．臨床的に浮腫として診断されるまでに，間質には3〜9Lもの過剰な液体が貯留する（循環血漿量の1〜3倍！）．この間，組織を灌流する**有効循環血漿量**が減るので，交感神経系とレニン-アンジオテンシン-アルドステロン系が活性化される．やがて集合管でのNa^+再吸収が増加すると，循環血漿量は確保され，組織を灌流する血漿量は回復する．このとき，細胞外液量は必要以上に増加しており，浮腫が形成される．

血圧は体位変換やちょっとした運動でも変動するが，末梢，特に毛細血管の入口部分の血圧はあまり変化しない．毛細血管の手前で細動脈の平滑筋が血圧の変動を抑制しているからである．このため，高血圧患者は，血圧が高いというだけで毛細血管からの漏出が増加し浮腫になることはない．これに対し，毛細血管の出口に相当する静脈側では，血管平滑筋の収縮力が弱い．このため，静脈血のうっ滞などによる静脈圧の増加は，逆行性に毛細血管内圧を上昇させ，組織間液から毛細血管に還流する溶液量が低下するので，容易に浮腫になる．

70 浮腫の原因

- **A.** 毛細血管圧の増加
  閉塞性：血栓症による静脈閉塞，肝硬変，肺水腫
  血漿量の増加：うっ血性心不全，腎疾患
- **B.** 血漿膠質浸透圧の低下（血漿アルブミン濃度＜2g/dL）
  ネフローゼ症候群，肝疾患
- **C.** 毛細血管の透過性亢進
  アレルギー，火傷，敗血症
- **D.** Na^+の過剰摂取，腎臓からの排出低下

血管-組織間の溶液移動は，70 に示した浮腫の原因因子をパラメーターとして，下式で表すことができる．

$$J_V = L_p (\Delta P - RT \sigma \Delta C)$$

J_Vは溶液移動量，L_pは毛細血管の透過係数（C），ΔPは毛細血管内圧と間質の静水圧の差（A），ΔCは血液と間質液の膠質浸透圧の差（B），σは反発係数（0〜1の値），RとTはガス定数，絶対温度を示す．

利尿薬の作用機序

Na^+の摂取と排出のバランスが崩れ，体内にNa^+が貯留すると，細胞外液量が増加する．細胞外液量の増加は循環血漿量を増加させ，高血圧の原因になる．これとは逆の機序で，**うっ血性心不全**の代償作用として体液貯留が起きる．うっ血性心不全は有効循環血漿量を低下させるので，見かけ上の細胞外液量減少に対してレニン-アンジオテンシン-アルドステロン系が活性化される．

利尿薬は，腎臓からのNa^+と水の排泄を増加させ，体液貯留（浮腫）を改善する．日常の診療でよく使用される利尿

71 日常よく使用されるNa利尿薬と新しいタイプの利尿薬（水利尿薬）

種類	主な薬剤	阻害される輸送体（部位）	Na^+排出率	効果	主な副作用
ループ利尿薬	フロセミド エタクリン酸 ブメタニド	$Na^+/K^+/2Cl^-$共輸送体；NKCC2（太い上行脚；TAL）	20〜25%	Na^+再吸収阻害とK^+排出増加	低K^+血症，高尿酸血症
サイアザイド系利尿薬	トリクロルメチアジド ヒドロフルメチアジド	Na^+/Cl^-共輸送体；NCC（遠位曲尿細管；DCT）	3〜8%	Na^+再吸収阻害とK^+排出増加	低K^+血症，高尿酸血症
K^+保持性利尿薬	スピロノラクトン エプレレノン エサキセレノン	MR拮抗作用（集合管主細胞）	1〜2%	Na^+再吸収阻害とK^+排出阻害	高K^+血症
	トリアムテレン アミロライド*	上皮型Na^+チャネル（集合管主細胞）			
水利尿薬	トルバプタン	バソプレシンV_2受容体（集合管主細胞）	尿量が増加してもNa^+排泄量は増加しない	水利尿	高Na^+血症，高K^+血症

＊日本では市販されていない

薬は，尿細管細胞の管腔膜のNa$^+$共輸送体や上皮型Na$^+$チャネルに対する阻害薬である[71]。主に近位尿細管で作用する炭酸脱水酵素阻害薬は，緑内障や代謝性アルカローシスの治療に用いられる。

利尿薬の作用機序を[72]に示した。なお，利尿薬使用中は，体液量減少，低カリウム血症，痛風の発症に注意を向ける必要がある。

● 利尿薬でなぜ低カリウム血症が起こるか？

糸球体で濾過されたK$^+$は，近位尿細管とヘンレの上行脚で再吸収される。これらは正常な血漿K$^+$濃度を維持するのに必要であり，利尿薬により再吸収が阻害されると，低K血症になる。さらに，利尿薬を使用すると濾液の流量が増加するので，集合管において管腔内に分泌されるK$^+$の量が増加する（集合管でのK$^+$分泌は，濾液の流量に依存する）。

● 利尿薬と痛風

利尿薬（フロセミド，サイアザイド）は，近位尿細管の有機アニオン輸送系を介して，血液中から尿細管内に分泌される（利尿薬の多くはアルブミンと結合しているので，糸球体で濾過されない！）。尿酸は，同じ輸送系を使って尿細管内に分泌されるので，利尿薬との競合が起こり，尿中への分泌量が低下し，血中濃度が上昇する。さらに，利尿薬により細胞外液量が減少するので，尿酸値が高くなる。

● 遠位部尿細管の先天性遺伝子異常症

① Bartter症候群
太い上行脚のイオン輸送体の異常により，尿中に水，NaCl，Kを喪失する。低K血症，代謝性アルカローシスを呈する。Na喪失に伴いR-A-A系が亢進し，高レニン・高アルドステロン血症をきたす。血圧は正常ないし低血圧である。I型：Na$^+$/K$^+$/2Cl$^-$異常，II型：ROMK異常，III型：ClCNK（側底膜Cl$^-$チャネル）異常，IV型：Barttin（ClCNK活性化因子）異常，V型：CaSR（血漿Ca^{2+}センサー）異常。

② Gitelman症候群
遠位曲尿細管に発現するサイアザイド感受性NaCl輸送体の異常により，Na再吸収が低下する。臨床症状は軽症のBartter症候群に類似する。尿中Ca排泄低下とMg排泄増加をきたす。低Mg血症を伴う低K血症は，KとMgの補充療法が必要となる。PG合成阻害薬（NSAID）は無効。

③ 偽性低アルドステロン症
Gordon症候群として知られる遺伝性疾患。低レニン・高［正常］アルドステロン型高血圧，高K血症，高Cl血症，代謝性アシドーシスを呈する。セリン/スレオニンキナーゼの異常亢進によりサイアザイド感受性NaCl輸送体のリン酸化が促進され，管腔膜への組み込みが増加する。遠位尿細管のNaCl再吸収亢進のため，集合管ではENaCによるNa再吸収が減少し，ROMKを介するK分泌が低下する。

④ Liddle症候群
結合尿細管・集合管に発現するアミロライド感受性ENaCの異常。Na再吸収亢進に伴う高血圧，低K血症，代謝性アルカローシスを呈する。臨床症状は一次性高アルドステロン症に類似する。スピロノラクトン（アルドステロン受容体拮抗薬），トリアムテレンが有効。[71]

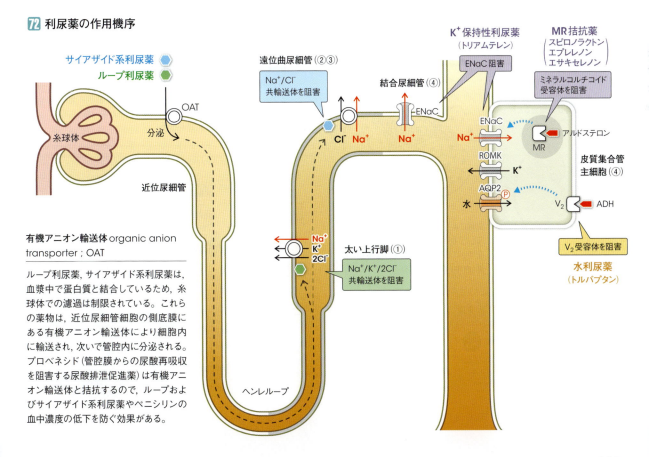

72 利尿薬の作用機序

有機アニオン輸送体 organic anion transporter；OAT

ループ利尿薬，サイアザイド系利尿薬は，血漿中で蛋白質と結合しているため，糸球体での濾過は制限されている。これらの薬物は，近位尿細管細胞の側底膜にある有機アニオン輸送体により細胞内に輸送され，次いで管腔内に分泌される。プロベネシド（管腔膜からの尿酸再吸収を阻害する尿酸排泄促進薬）は有機アニオン輸送体と拮抗するので，ループおよびサイアザイド系利尿薬やペニシリンの血中濃度の低下を防ぐ効果がある。

腎臓とホルモン産生

腎臓で産生されるホルモンには，①レニン（アンジオテンシンⅡを生成），②活性型ビタミンD_3，③エリスロポエチンがある。①②は別項〔p.382, 395〕を参照されたい。

エリスロポエチンは尿細管周囲の間質で産生される

エリスロポエチンerythropoietin；EPOは，貧血・低酸素刺激により腎皮質および髄質外層において産生が増加する造血促進ホルモンである。エリスロポエチンを産生する細胞は，尿細管周囲の間質にある線維芽細胞である。全身の血液の約1/4が常に腎臓を灌流すること，間質の線維芽細胞は毛細血管に接して存在することから，血中の酸素分圧を監視するのに好都合である。

エリスロポエチンは165個のアミノ酸に糖鎖が付加された糖蛋白であり，胎児期から新生児期までは主に肝臓で産生される。成人血中のエリスロポエチンの85％は腎臓由来，残りの15％は肝臓由来である。

エリスロポエチンは骨髄において，赤芽球の前駆細胞であるCFU-Eに作用する。CFU-Eの細胞膜にはサイトカイン受容体に類似した1回膜貫通受容体があり，エリスロポエチンが作用すると，チロシンキナーゼの一種であるJAKの活性化を介して細胞の分化・成熟を引き起こす。エリスロポエチン濃度が低いと，CFU-EのDNAは断片化し，アポトーシス（プログラム化された細胞死）を起こす。慢性腎不全患者でみられる貧血は，エリスロポエチンの生成不全によることが多い。

エリスロポエチンの産生は，赤血球数の多寡ではなく，血中の酸素分圧により調節されている 73 。酸素分圧が低下すると，尿細管間質の線維芽細胞内で**低酸素誘導因子** hypoxia inducible factor；HIFという転写因子が活性化され，エリスロポエチン遺伝子の転写を促進する 74 。ヘマトクリット値が0.4を下回ると，血漿エリスロポエチン濃度は幾何級数的に増加する。酸素分圧が上昇すると，細胞内のHIFは分解される。

酸素分圧の低い高地では，過換気状態になり呼吸性のアルカローシスになる。低酸素のほかに，アルカローシスもエリスロポエチンの分泌を促進する。また，交感神経刺激（アドレナリンβ受容体刺激）によりエリスロポエチンの分泌が促進される。輸入細動脈壁の顆粒細胞からのレニン分泌もβ受容体刺激により促進されるが，両者の応答は独立している。

73 エリスロポエチンの産生と働き

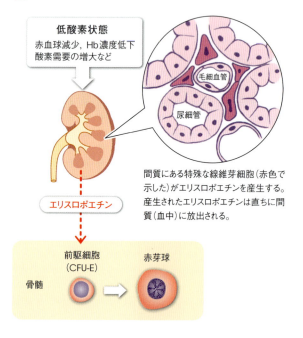

間質にある特殊な線維芽細胞（赤色で示した）がエリスロポエチンを産生する。産生されたエリスロポエチンは直ちに間質（血中）に放出される。

74 低酸素誘導因子によるEPO遺伝子の転写調節

低酸素誘導因子（HIF）は通常の酸素分圧下ではプロリン水酸化酵素（PH）により水酸化され，これを目印にユビキチンリガーゼ複合体により認識され，分解される。低酸素分圧下ではPHが不活性であるためHIFは分解されず，核内に移行してEPO遺伝子の転写を促す。

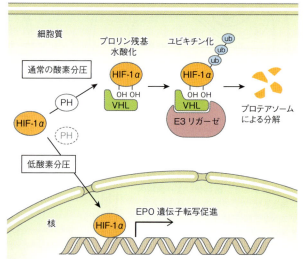

腎局所の血管作動性物質も体液量の調節に関与する

1) エンドセリン

エンドセリンendothelinは血管内皮から分泌される強力な血管収縮ペプチドである。現在，3種類のアイソフォーム（ET-1, ET-2, ET-3）が知られているが，名前の由来どおり血管内皮endotheliumで合成されるのはET-1のみである。ET-2は主に腎臓，小腸で合成され，ET-3は脳で合成されるが，これらの生理作用は不明である。

エンドセリンの血管収縮作用（ET-A受容体を介する応答）は，アンジオテンシンIIより強力で持続性がある。腎血流中のエンドセリン濃度が増加すると，輸入・輸出細動脈を収縮させ，腎血流量と糸球体濾過量がともに低下する。一方，尿細管にはET-B受容体のみが発現し，NO（一酸化窒素）やPGI$_2$分泌を介して水クリアランスが増加する。

2) プロスタグランジン

プロスタグランジンprostaglandin；PGは，シクロペンタノン環（5炭素環）を含む炭素数20の不飽和脂肪酸である。リン脂質から生成されるアラキドン酸を前駆体とし，ロイコトリエン，プロスタサイクリン，トロンボキサンとともにエイコサノイドeicosanoidsと総称される（*eicosi*はギリシャ語で20の意味）。いずれも生成後の半減期が短いので，パラクリン，オートクリンなどの局所作用が中心である〔p.498参照〕。

PGは体内のあらゆる組織で合成されるが，腎臓内の特異的受容体を介して腎血行動態，尿細管における水・電解質輸送を調節していると考えられる。外科手術中，出血による細胞外液量減少時に大量に放出されるアンジオテンシンIIの作用を緩和し，腎血流量を確保しGFRの急激な低下を防ぐ。

尿細管で生成されるPGの多くはPGE$_2$であり，その2/3は髄質集合管で生成される。4種類の受容体が知られており，相互に拮抗する作用を持つ。PGE$_2$の総合的な作用は，腎血管を拡張し，水およびNa$^+$の利尿を引き起こす。

● 非ステロイド系抗炎症薬とプロスタグランジン

心不全や肝硬変の患者，利尿薬投与により循環血漿量が減少している患者に非ステロイド系抗炎症薬（NSAID）を処方すると，PGE$_2$の産生が低下し，急性腎不全を招く危険がある。

3) カリクレイン-キニン系

結合尿細管で合成・分泌される組織カリクレインは，低分子キニノーゲンに作用してカリジン（10ペプチド）を生成する。カリジンはアミノペプチダーゼによりブラジキニン（9ペプチド）に変換される。これらのキニン類はNOを介して血管拡張作用を有する。また，尿細管に作用し，水およびNa$^+$の利尿を引き起こす。カリクレイン-キニン系は，このほかにも血液凝固，炎症，アレルギー反応にも関与している。

4) プロレニン

プロレニンは，「生理活性を持たないレニンの前駆体」と考えられていたが，（プロ）レニン受容体を直接刺激し，糖尿病性腎症の増悪に関与していることが明らかになった。この作用は，R-A-A系とは独立している。

● 脱水症

脱水症dehydrationとは，喪失水が摂取水を上回り，個体の水バランスが破綻した状態をいう。脱水症では，細胞の生存環境である細胞外液の量と物理化学的性状（電解質濃度，浸透圧，pH）に変化が起こる。

① 水欠乏型脱水

水の喪失が電解質の喪失よりも大きい場合で，細胞外液の減少とともに浸透圧の上昇が起こり，**高浸透圧性（高張性）脱水**と呼ばれる。この場合，高浸透圧を代償するために細胞内液から細胞外液へ水が移動するので，血漿量の減少は小さく，循環器症状は出にくい。

② Na欠乏型脱水

下痢や，市民マラソンで大量の汗をかき，塩分補給をあまりしないで低電解質液（市販のスポーツ飲料）を補給した場合にみられる。Naの喪失が補給を上回るため，細胞外液の浸透圧が低下し，**低浸透圧性（低張性）脱水**となる。この場合，血液から細胞内へ水が移動するので，血漿量の減少は大きく，循環虚脱をきたしやすい。

また，胃液の吸引は代謝性アルカローシスを，下痢・腸内ドレナージは代謝性アシドーシスを引き起こす。

● 海水中の食塩（NaCl）

海水の浸透圧は約1,000mOsm/kgH$_2$Oであり，約500mmol/LのNaClが含まれている。海水の浸透圧はヒトの腎臓の最大尿濃縮力（1,200～1,400mOsm/kgH$_2$O）より小さいが，海水中のNaCl濃度は，血漿NaCl濃度（145mmol/L）の約3倍である。しかも，濃縮された尿の浸透圧成分の半分以上は尿素である。したがって，海でおぼれて海水を飲んだ人の体内には，排出しきれないNaClが蓄積し，高張性の脱水になる。

海水魚，海鳥，海ガメの体内には特殊な細胞があり，過剰なNaClを体外に能動輸送により分泌することができる。海水魚のえらにはCl細胞があり，海鳥，海ガメの眼の脇には塩腺がある。これらの細胞は，海水（3％NaCl）より濃い食塩溶液（5％NaCl）を分泌し，過剰なNaClの蓄積を防ぐことができる。

細胞内外のカリウム分布は，不均等な状態でバランスを保っている

体内のK⁺分布 75

体内の総K⁺量は，40〜50 mEq/kg体重(成人)である。脂肪の多い女性は，筋肉の多い男性に比べ，体重当たりのK⁺量が少ない。重要なことは，体内のK⁺の98%は細胞内液に存在し，細胞外液には少量しか存在しないことである。

細胞内にK⁺が多い理由は，体内のほとんどすべての細胞が細胞膜に多数のNa⁺/K⁺ ATPaseを発現し機能しているからである。Na⁺/K⁺ ATPaseは，細胞内のATPを消費して，細胞内Na⁺と交換に細胞外K⁺を細胞内に汲み入れている (50)。定常状態では，細胞内に汲み入れられたK⁺に見合う量のK⁺が，細胞膜のK⁺チャネルを通って細胞外に排出され，静止膜電位を形成する〔p.363参照〕。これを **pump-leak theory** といい，細胞内外におけるK⁺分布の不均衡を保っている。

K⁺分布に影響を及ぼす要因

細胞内のK⁺量は，細胞膜で機能しているNa⁺/K⁺ ATPaseによるK⁺の汲み入れと，K⁺チャネルを介するK⁺漏出のバランスに依存している (pump-leak theory)。両者の時間輸送量はさまざまな要因により修飾される。

①カテコールアミン (β_2受容体)：細胞内K⁺濃度が増加する方向に作用する。

②血漿pH：急性の代謝性アシドーシスでは血漿K⁺濃度が上昇する ($\Delta[K^+]/\Delta pH = 0.6\,[mEq/L]/0.1$)。

③インスリン：インスリンは多くの細胞でNa⁺/K⁺ ATPase活性を高め，細胞内K⁺量を増加させる。したがって，糖尿病性ケトアシドーシスの患者にインスリンを投与すると，糖代謝が改善されて細胞内にK⁺が取り込まれ，「見かけ上の高カリウム血症」から急に「低カリウム血症」に移行するので注意が必要である。

細胞外K⁺増加の危険性

細胞内K⁺は，①細胞容積の恒常性維持と，②膜電位の形成に貢献している。しかし，膜電位は細胞内外のK⁺の濃度比で決定されるので，細胞外液のK⁺濃度の増減が膜電位を大きく変化させ，神経細胞や筋細胞の興奮性に大きな影響を与える〔p.363 Nernstの式参照〕。

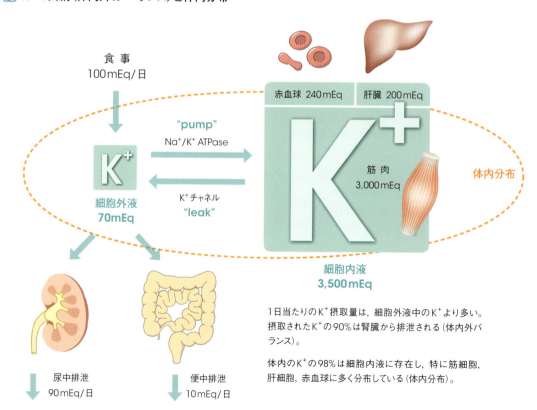

75 K⁺の出納(体内外K⁺バランス)と体内分布

1日当たりのK⁺摂取量は，細胞外液中のK⁺より多い。摂取されたK⁺の90%は腎臓から排泄される(体内外バランス)。

体内のK⁺の98%は細胞内液に存在し，特に筋細胞，肝細胞，赤血球に多く分布している(体内分布)。

いま，何らかの原因で細胞内K^+の2%が細胞外に放出されたと仮定しよう。細胞外K^+濃度は正常値の4.4mEq/Lから，致死的濃度の8.8mEq/Lに増加する。神経細胞や筋細胞を含むほとんどすべての興奮性細胞は脱分極し，心室細動や神経麻痺(呼吸停止)を引き起こす。

◉ 細胞外K^+濃度の計算

体重66kgの成人男性について考えてみよう。全体重の60%(40L)が水分で，このうち60%(24L)が細胞内に，40%(16L)が細胞外に分布している。これに対し，K^+の分布は偏っていて，体内総K^+の98%(3,500mEq)が細胞内液に，2%(70mEq)が細胞外液に分布する。細胞内K^+の2%($3,500 \times 0.02 = 70$mEq)が細胞外に放出されたと仮定すると，この計算値は細胞外液に存在するK^+量と等しいので，血漿K^+濃度(正常値4.4mEq/L)は2倍に増加し，8.8mEq/Lという致死的濃度になる。これにより，膜電位は約20mV脱分極する。

腎臓のK^+排出能

成人男性の1日の食事には，80〜120mEqのK^+が含まれている。摂取されたK^+の約90%は尿中に，残りの10%が汗と便中に排出される。K^+の一日摂取量は細胞外液中のK^+量より大きいが，腎臓のK^+排出能は約500mEq/日あるので，腎機能が正常であれば特に問題は生じない。

標準的な食事をとっている人の尿には，摂取量に見合うK^+が排出され，体内総K^+量は変化しない。この場合，糸球体で濾過されたK^+の15〜20%が尿中に排出される。

K^+含有量の多い食物たとえばバナナ，果物，レバーを摂取すると，尿中へのK^+排出量が増加し，K^+バランスが保たれる。逆に，食事中のK^+を制限すると，尿中へのK^+排出量・排出率は徐々に低下するが，K^+排出量抑制には時間がかかるので(約2週間)，その間K^+バランスは負になり，体内総K^+量は減少する。

76 に示したように，尿中へのK^+排出量の調節は，K^+の濾過量や再吸収量を変化させるのではなく，遠位曲尿細管と集合管における分泌量の変化に依存している。過剰なK^+は，集合管の主細胞のK^+チャネル(管腔膜)の増加と管腔内負電位の増加により，尿中への排出が亢進する。これと反対に，体内のK^+が不足する場合，集合管の間在細胞のH^+/K^+ポンプ(管腔膜)の機能亢進により，K^+の吸収量が増大する(77)。

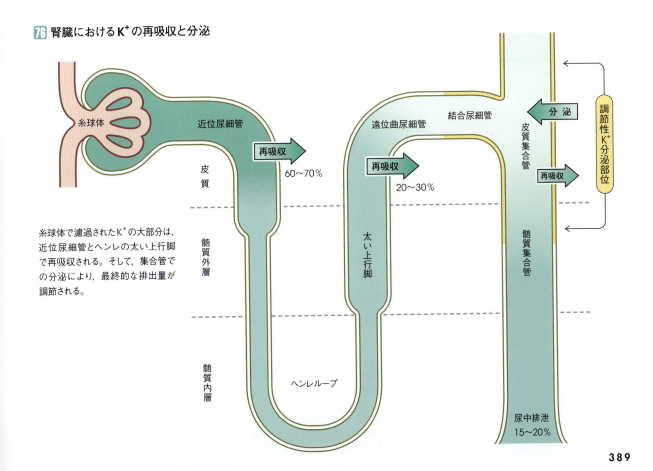

76 腎臓におけるK^+の再吸収と分泌

糸球体で濾過されたK^+の大部分は，近位尿細管とヘンレの太い上行脚で再吸収される。そして，集合管での分泌により，最終的な排出量が調節される。

濾液中のK⁺は近位尿細管で大量に再吸収され，集合管で分泌される

尿細管におけるK⁺輸送機序 17

糸球体で濾過されたK⁺は，近位尿細管で65%，ヘンレの太い上行脚で25%が再吸収される。近位尿細管では，濾液の再吸収に伴ってK⁺は血中に移動する。一方，近位尿細管細胞の管腔膜にはK⁺チャネルが存在し，細胞内K⁺はいくらか濾液中に分泌される。しかし，大量の濾液が再吸収され，これに伴い大量のK⁺が再吸収されるので，実質的には近位尿細管におけるK⁺分泌はないと考えてよい。

ヘンレループの管腔膜のK⁺チャネルはNa⁺/K⁺/2Cl⁻共輸送体のリサイクル路として働くので，ここでも実質的なK⁺分泌はない。ループ利尿薬のフロセミドでNa⁺/K⁺/2Cl⁻共輸送体を阻害すると，大量の濾液とともに尿中にK⁺が失われる。

集合管主細胞の管腔膜にはK⁺チャネルが存在し，腎臓における実質的なK⁺分泌路として働く。尿中へのK⁺分泌量は，①K⁺チャネルの数，②K⁺チャネル活性，③管腔内負電位，④濾液の流速，⑤アルドステロンに依存する。

集合管細胞におけるK⁺の分泌は，受動輸送である。したがってK⁺輸送量は，管腔膜のK⁺透過性と管腔膜両側のK⁺の電気化学ポテンシャル勾配に比例する。管腔膜のK⁺透過性は，K⁺チャネルの数とチャネル活性に依存する。このことは，じょうろの水の出方が，じょうろの先端にあいている穴の数と大きさに比例することに似ている。また，水の流れ出る勢いは，じょうろを傾けると強くなる。集合管でNa⁺輸送が活発に行われているとき（アルドステロンによりNa⁺の再吸収が亢進しているとき）は，管腔内負電位が大きくなり，細胞内から管腔へK⁺を駆動する力が強くなっている。

これに対し，尿細管濾液の流速がK⁺分泌量に影響することは，少しわかりにくい。いま，細い道路を走ってきた車が，幹線道路との合流点にさしかかったところを連想してみよう。本線中の車の台数が少なければ，合流は簡単に行えるが，渋滞（道路の単位長さ当たりの車の台数が増加）していると，側道からの合流が難しくなる。尿細管内を流れる濾

17 尿細管でのK⁺輸送

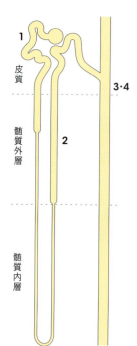

1 近位尿細管

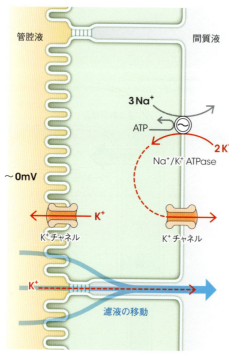

近位尿細管は，糸球体濾液を等張性に再吸収するセグメントである。濾液中のK⁺は，細胞間隙を通過する濾液とともに再吸収される（約65%）。図中の破線は，濾液の再吸収とともに移動するK⁺の動きを示す。管腔内電位は，近位尿細管起始部で−2mV，終端部で+2mVである。

2 ヘンレの太い上行脚 (TAL)

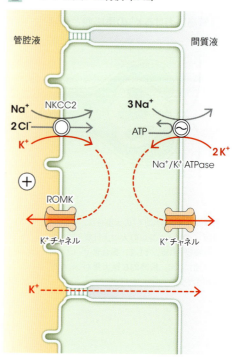

イオンの再吸収は活発に行われるが，濾液の再吸収はほとんど行われない（希釈セグメント）。ここに到達した濾液中のK⁺の多くは管腔膜でリサイクルし，一部は電気化学ポテンシャル勾配（管腔内電位=+15mV）に従って細胞間隙を移動し再吸収される。フロセミドはNa⁺/K⁺/2Cl⁻共輸送体（NKCC2）を阻害し，管内（+）電位を無くすので，K⁺が尿中に失われる。

液の流速が低下すると，上流で分泌されたK⁺の排出が遅れるため，濾液中のK⁺濃度が増加する（渋滞のはじまり）。この結果，管腔膜両側のK⁺の電気化学ポテンシャル勾配が小さくなり（駆動力が小さくなり），尿中へのK⁺の排泄量が減少する。

低カリウム血症

腎臓からのK⁺排出量の調節は，Na⁺排出調節能と比べると遅く，約2週間かかる。したがって，K⁺含有量の少ない食事をしばらく続けると，軽い低カリウム血症 hypokalemia になる。また，血漿K⁺は細胞内K⁺と平衡しているので，血漿K⁺が細胞内に移行すると，急性の低カリウム血症になる。これは体内総K⁺量の減少ではなく，体内K⁺分布の変化である。

低カリウム血症の原因として，①消化管性（食事中のK⁺不足，下痢，嘔吐），②腎性（代謝性アルカローシス，利尿薬の服用，アルドステロン過剰，Liddle症候群〔p.385参照〕，尿細管性アシドーシス），③細胞内への移行（低K⁺性周期性四肢麻痺，インスリン，アルカローシス）が考えられる。

高カリウム血症

血漿K⁺濃度が上昇すると，すべての興奮性細胞は脱分極し，特に心臓において不整脈を誘発させ危険である。血漿K⁺濃度が軽度に上昇した場合は，心電図でT波のピーク値が高くなる（テント状T波）。血漿K⁺濃度がさらに上昇するとPR間隔が延長し，心停止に至る。

高カリウム血症 hyperkalemia の原因は，大きく分けて次の2つが考えられる。

①K⁺バランスの異常：腎臓からの排出障害（循環血漿量の減少，腎不全，低アルドステロン症，偽性低アルドステロン症〔p.385参照〕，K⁺保持性利尿薬の服用）と過剰摂取。

②体内K⁺分布の異常：細胞内からの移行（筋組織の挫滅，内出血，アシドーシス，インスリン不足，高K⁺性周期性四肢麻痺）。

3 皮質集合管（CCD）

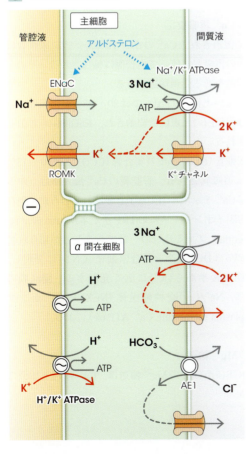

4 皮質集合管（CCD）のアルカリ分泌細胞

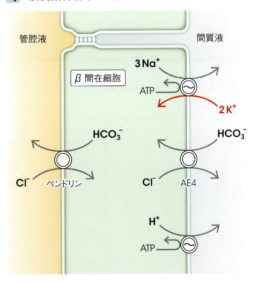

主細胞はNa⁺再吸収とK⁺分泌に働く。これらの輸送量は血中のアルドステロン値の増減により調節される。
管腔内電位は－10～－40mV。アルドステロンによりNa⁺輸送が促進されると，管腔内の負電位は大きくなり，K⁺分泌の駆動力も増す。
α間在細胞は，H⁺分泌とK⁺再吸収を行う。アシドーシスやK⁺不足で，管腔膜に発現するH⁺/K⁺ ATPaseの機能が亢進する。
β間在細胞は，アルカローシスの際，側底膜のAE4（HCO₃⁻流入路）と管腔膜のペンドリン（管腔膜型HCO₃⁻/Cl⁻交換輸送体）が協調的に活性化し，尿中へのHCO₃⁻分泌を亢進する（酸塩基バランスが保たれる）。

血漿Ca²⁺濃度が低下するとPTHが分泌され，骨吸収と尿細管での再吸収を増やす

血漿Ca²⁺濃度の調節 78

副甲状腺（上皮小体）から分泌される**副甲状腺ホルモン** parathyroid hormone；**PTH**は，血漿Ca²⁺濃度を制御する重要なホルモンである．ただし，副甲状腺から分泌されるPTH量は血漿Ca²⁺濃度に依存しているので，血漿Ca²⁺濃度がPTHを介してCa²⁺のホメオスタシスを司っているといえる〔p.558参照〕．

生命が誕生した太古の海のイオン組成については想像の域を出ないが，現在の海水には脊椎動物の細胞外液より数倍高い濃度（10mmol/L）のCa²⁺が含まれている．細胞外液のCa²⁺濃度が海水とほぼ等しい濃度に維持されている貝やクラゲ類は別として，海水中に生息する硬骨魚は，常に体内へのCa²⁺の流入の危険にさらされている．したがって硬骨魚はPTHを分泌する必要がなくなってしまった．

ヒトを含む陸上動物は，食事からCa塩を摂取し，便・尿中に過剰のCa²⁺を排出している．体内に骨という巨大なCa貯蔵庫を持っているので，食事中のCaが不足のときは骨に蓄えたCa塩からCa²⁺を遊離させ，血漿Ca²⁺濃度を維持することができる．

血漿Ca²⁺濃度は，腎臓で活性化される**活性型ビタミンD₃**や甲状腺から分泌される**カルシトニン**の調節も受けている．活性型ビタミンD₃はビタミンD₃が肝臓，続いて腎臓で水酸化されたもので（82），腸管からのCa²⁺吸収を促進する．カルシトニンは**破骨細胞**の活性を低下させ，骨からのCa²⁺遊離を抑制する．

細胞外液中のCa²⁺ホメオスタシスの概要を 79 に示した．PTHは，❶骨表面からのCaイオンの遊離，❷尿細管でのCa²⁺再吸収，❸腸管からのCa²⁺吸収（ビタミンD₃の活性化を介して）を調節することにより，血漿Ca²⁺濃度の恒常性を維持している．

消化管からのCa²⁺吸収

牛乳や小魚を積極的に摂取する人の食事には，Ca²⁺が1日当たり約1g含まれている．このうち小腸で40％が吸収されるが，大腸で約0.3gが分泌されるので，便中には食物中のCa²⁺の90％が排出される．

食事中のCa²⁺が不足すると血漿Ca²⁺濃度が低下し，副甲状腺からPTHが分泌される．PTHは，近位尿細管での活性型ビタミンD₃の生成を増やす．活性型ビタミンD₃は，小腸におけるCa²⁺の吸収を促進する．しかし，もともと食物中に含まれるCa²⁺量が少ないことが原因であるため，実際のCa²⁺吸収量はあまり増加しない．

尿細管でのCa²⁺再吸収 79

糸球体で濾過されたCa²⁺の60〜70％が，近位尿細管における濾液の再吸収に伴って血管側に輸送される．その多くは細胞間隙を通る受動輸送である．

ヘンレの太い上行脚（TAL）では20〜25％が再吸収される．Ca²⁺は管腔内の正電位で駆動され，細胞間隙を拡散して再吸収される．

遠位曲尿細管（DCT）〜皮質集合管（CCD）では10〜15％が調節性に再吸収される．管腔膜のCa²⁺流入路は，かつては上皮型Ca²⁺チャネル（ECaC）と呼ばれていたが，現在は非選択的陽イオンチャネルの**TRPチャネル**（transient receptor potential）ファミリーの一員であることが知られている．TRPV5はDCT後半と結合尿細管（CNT）に発現し，TRPV6はDCT後半からCCDに広く発現する．側底膜のCa²⁺輸送は，Na⁺/Ca²⁺交換輸送体（NCX）とCa²⁺ポンプ（PMCA；plasma membrane Ca²⁺ ATPase）による．

尿細管でのMg²⁺輸送

TAL〜DCTにかけてのMg²⁺輸送は，Ca²⁺輸送と類似の経路をとる．

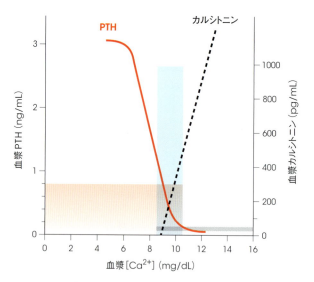

78 血漿Ca²⁺濃度とPTH，カルシトニンの分泌

血漿Ca²⁺の正常域（8.5〜10.5mg/dL）を水色で示した．血漿Ca²⁺が低下するとPTH（正常域0.8ng/mL以下；だいだい色）が増加し，血漿Ca²⁺が増加するとカルシトニン（正常域25〜50pg/mL；灰色）が増加する．

Ca²⁺輸送の調節因子

①PTH分泌は，副甲状腺に分布するCa感知受容体（CaSR）によって抑制されている。血漿Ca²⁺濃度が低下するとこの抑制が外れ，PTH分泌量が増加する。PTHは遠位曲尿細管や結合尿細管に作用してTRPチャネルの発現を促し，Ca²⁺再吸収を促進する。

②尿細管におけるCa²⁺輸送は濾液の再吸収に依存する随伴輸送であり，Ca²⁺の再吸収率はNa⁺輸送量に比例する。循環血漿量が増加すると尿中へのNa⁺排出量が増加するので，尿中へのCa²⁺排出も増加する。

③多くの利尿薬は，尿中へのNa⁺排出量を増加させるので，尿中へのCa²⁺排出も増加する。例外はアミロライドやサイアザイド系利尿薬で，遠位尿細管においてCa²⁺再吸収を増加させる。

④代謝性アシドーシスになると遠位尿細管におけるCa²⁺再吸収が低下するので，尿中へのCa²⁺排出が増加する。

● **低Ca²⁺性テタニー**

血漿中のCa²⁺の半分は血漿蛋白（負電荷）と結合するので，血漿Ca²⁺濃度は血漿蛋白濃度や血漿pHの影響を受ける。低Ca²⁺症の人が過呼吸となり血漿pHが急にアルカリ化すると，低Ca²⁺性テタニーを発症する。血漿蛋白のイオン化率が大きくなり，血漿蛋白に結合するCa²⁺量が増加するからである。この結果，血漿Ca²⁺濃度が急激に低下し，神経や筋の興奮性が異常に亢進する。特に喉頭の筋肉が痙攣すると，気道が閉塞され，窒息の危険がある。

● **CaSR**（Ca sensing receptor；Ca感知受容体）

細胞外Ca²⁺濃度変化を感知するセンサー。血漿Ca²⁺をコントロールするホルモン産生細胞（副甲状腺・甲状腺C細胞）や，Caの貯蔵・吸収・分泌を担う骨・消化管・腎臓に発現する。G蛋白質共役型（7回膜貫通型）受容体ファミリーの一員である。太い上行脚のCaSR異常は，Bartter症候群類似の症状（高レニン・高アルドステロン型正常［低］血圧）を示し，Bartter症候群V型に分類される〔p.385参照〕。

● **カルビンディン**（calbindin-D28k）

遠位曲尿細管後半（DCT2）～結合尿細管（CNT）～皮質集合管（CCD）に発現するCa²⁺結合蛋白。Ca輸送を増加させる状態（アシドーシス，PTH，活性型ビタミンD₃）で発現が誘導され，細胞内遊離Ca²⁺の増加を未然に防ぎ，細胞機能を保護する〔p.751参照〕。

79 血漿Ca²⁺濃度の調節機構

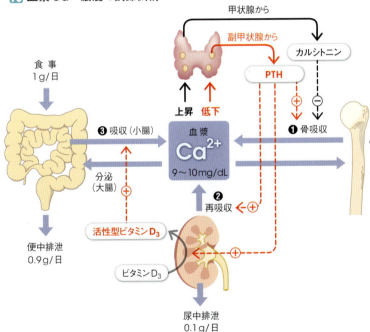
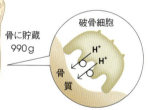

破骨細胞は多核の大きな細胞で，PTHなどにより未分化型の造血幹細胞から誘導される。骨表面に接着した破骨細胞は，内腔にH⁺を分泌してpHを低下させ，Ca²⁺を遊離させる。

成熟した破骨細胞にはPTH受容体はない。PTHや活性型ビタミンD₃の作用は，これらの受容体を多く発現している骨芽細胞を経由して，破骨細胞の骨吸収能を促進する。逆に，血漿Ca²⁺濃度が高くなると，甲状腺からカルシトニンが分泌され，破骨細胞の骨吸収作用を抑制する。

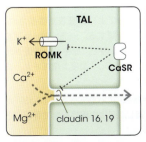
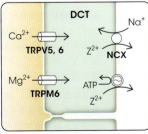

TALの細胞間経路はクローディン16, 19を介する受動輸送である。側底膜に発現するCaSRは，血漿Ca²⁺上昇を感知し，①管腔膜のROMKを抑制（管腔内正電位の低下），②タイト結合の陽イオン透過性を変化させ，Ca再吸収を低下させる。この結果，尿中へのCa排泄量が増加する。

DCT管腔膜の流入路はCa²⁺とMg²⁺でそれぞれ独立しているが，側底膜の輸送は共用の可能性がある（Z²⁺：Ca²⁺, Mg²⁺）。

近位尿細管での無機リンの再吸収は，PTHにより抑制される

体内のリンの90％は骨に存在する**無機リン**（リン酸カルシウム）であり，生理活性を持つ**有機リン**は，リン脂質，核酸，ATPとして軟部組織に存在する。体内のリンは細胞内外においてさまざまな生理作用に関与している。たとえば，①エネルギーの中間代謝（ATPなど），②糖・蛋白質・脂質・核酸の代謝，③酵素活性の調節，④酸塩基平衡，⑤骨基質の石灰化などである。

無機リン酸塩の存在比率（$HPO_4^{2-}:H_2PO_4^-$）は血漿pHに依存し，正常域（pH 7.35～7.45）では4:1である。血漿中の無機リンの約20％は蛋白質と結合して存在する。正常範囲は0.3～0.45 mg/L（小児では0.4～0.7 mg/L，閉経後の女性では0.6～0.8 mg/L）である。

体内のリンは，食物からの摂取量と尿中への排出量でバランスがとれている80。したがって，腎機能が低下したり副甲状腺機能が低下すると，消化管から吸収されるリンを排出できなくなり，血漿リン濃度は増加する。

尿細管でのリン酸塩再吸収

糸球体で濾過された無機リンの約80％は近位尿細管で再吸収されるが，血漿中のリン酸塩の濃度が一定値を超えると，尿中に排出される（制限性再吸収）。無機リン酸塩（Pi）の尿細管最大吸収量T_{max}には個人差があるが，この変動はGFRに依存しているので，$T_{max}Pi/GFR$はほぼ一定の値を示す。

PTHは，細胞内シグナル（cAMP-PKA軸，IP_3-Ca^{2+}-PKC軸）を介して，近位尿細管でのリン再吸収を抑制する。この細胞内メカニズムとして，上述の細胞内シグナルの活性化による膜輸送体（NaPi）のエンドサイトーシス増加が考えられている〔p.751参照〕。

● 腎不全とリンの蓄積

腎不全ではGFRが低下するので，尿中へのPi排泄が低下する。その結果，血漿Pi濃度が増加し，血漿Ca^{2+}濃度が続いて低下する。血漿Ca^{2+}濃度の低下をCa感知受容体（CaSR）により感知した副甲状腺は，PTH分泌を増加させる（二次性副甲状腺機能亢進症）。この場合，低リン食を摂取していれば，副次的な病態を回避することができる。

リン輸送の調節因子 81

①血漿Pi濃度：糸球体濾液のPi濃度は，近位尿細管細胞の管腔膜に発現するNa^+依存性リン酸輸送体（NaPi）の数と活性を直接制御する。

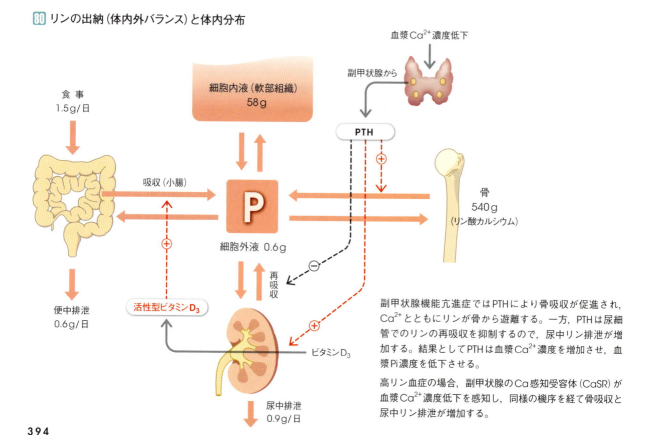

80 リンの出納（体内外バランス）と体内分布

副甲状腺機能亢進症ではPTHにより骨吸収が促進され，Ca^{2+}とともにリンが骨から遊離する。一方，PTHは尿細管でのリンの再吸収を抑制するので，尿中リン排泄が増加する。結果としてPTHは血漿Ca^{2+}濃度を増加させ，血漿Pi濃度を低下させる。

高リン血症の場合，副甲状腺のCa感知受容体（CaSR）が血漿Ca^{2+}濃度低下を感知し，同様の機序を経て骨吸収と尿中リン排泄が増加する。

81 血漿Pi濃度の調節機構

血漿Pi濃度は，活性型ビタミンD₃，FGF23，PTHの合成・分泌を介して，①小腸での吸収・分泌，②骨格（体内プール）での吸収・貯蔵，③腎臓での再吸収・排泄で調節される。

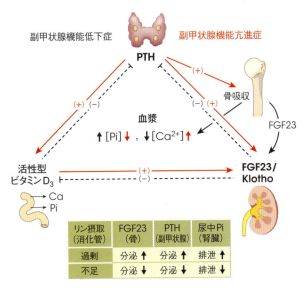

②循環血漿量：Piの再吸収量は，近位尿細管におけるNa⁺再吸収量に依存する。循環血漿量が増加する状況では尿中へのNa⁺排泄量が増し，Piの排泄量も増加する。

③血漿Ca^{2+}濃度：血漿中のリンはCaのイオン化を抑制するので，血漿Pi濃度が増加すると血漿Ca^{2+}が低下する$[Ca^{2+} + HPO_4^{2-} \longrightarrow CaHPO_4]$。血漿$Ca^{2+}$の低下は副甲状腺からのPTH分泌を促進し，尿中Pi排泄量を増加させる。

活性型ビタミンD₃の生成 82

活性型ビタミンD₃の重要な作用は，小腸粘膜におけるCa^{2+}とリンの吸収を促進することである。

ビタミンD₃の前駆体は，コレステロール誘導体の1つである7-デヒドロコレステロールである。これが皮膚の中で紫外線に照射されると，ビタミンD₃（コレカルシフェロール）に変換される。ビタミンD₃は肝臓で25位が水酸化されたのち，さらに腎臓で1α位が水酸化され，生理活性が強い1,25-ジヒドロキシコレカルシフェロールとなる。1α-ヒドロキシラーゼは近位尿細管細胞に発現しており，PTHはこの酵素を活性化して水酸化反応を促進する。逆に，FGF23はこの水酸化反応を抑制する。

● **低リン血症**（hypophosphatemia）
血漿Pi濃度の正常範囲は広いので，めったなことで低リン血症になることはない。しかし，2.0mg/dL未満の状態が長く続くと，骨形成が低下し，くる病になる。中性リン酸塩や活性型ビタミンD₃補充療法が有効である。

● **FGF23**（fibroblast growth factor 23）
低リン血症性くる病・骨軟化症の原因遺伝子として同定された。骨細胞や骨芽細胞で合成・分泌され，近位尿細管においてNaPiの管腔膜への組み込みを阻害することにより，リン再吸収を低下させる。FGF23が機能を発揮するには，FGF受容体（FGFR）のコファクターとしてのKlotho蛋白が必要である。

● **Klotho**
Klothoは老化抑制遺伝子として研究が進められていたが，klotho欠損マウスが高リン血症・高ビタミンD血症を呈したことから，リン代謝において重要な役割を果たすことがわかった。FGF23-Klotho/FGFR複合体シグナルは，近位尿細管でのPi再吸収を低下させる（リン酸尿）。Klotho/FGFR複合体は副甲状腺，遠位尿細管のほか骨・軟骨に発現し，機能調節を行っている。

82 活性型ビタミンD₃の生成

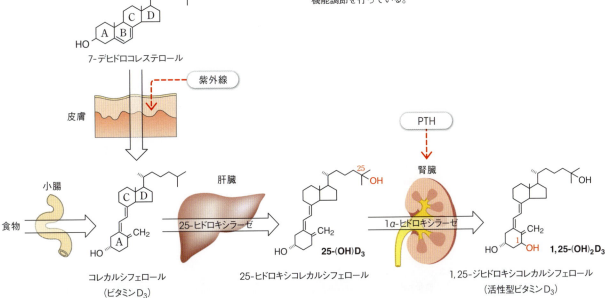

代謝によって生じた酸のため，血液は酸性に傾きやすい

酸塩基調節と腎臓の役割

人体のような多細胞生命体において，生命の維持に必要な物質の供給および代謝物の排出は，細胞外液とのやりとりによって達成されている。1molのグルコースを好気的エネルギー源として利用すると，6molの二酸化炭素が生成され，細胞外液中に排出される。

$$C_6H_{12}O_6 + 6O_2 \longrightarrow 6CO_2 + 6H_2O$$

二酸化炭素（CO_2）は水と反応すると炭酸（H_2CO_3）となり，$HCO_3^- + H^+$を放出する（CO_2は酸である！）。

$$CO_2 + H_2O \longrightarrow H_2CO_3 \longrightarrow HCO_3^- + H^+$$

炭水化物と中性脂肪のエネルギー代謝により，1日当たり15,000mmolのCO_2が生成される。生成されたH_2CO_3は，肺の換気活動によりCO_2として大気中に排出されるので**揮発性酸**という。一方，リン脂質やP含有蛋白質からリン酸（HPO_4^{2-}）が，S含有アミノ酸から硫酸（SO_4^{2-}）が生成される。これらの酸は1日当たり50〜100mEqにのぼるが，肺から排出されずに腎臓からのみ排出されるので**不揮発性酸**という。腎臓の機能が衰えると尿中に酸を排出できなくなり，血液のpHは酸性に傾く。

血液のpH緩衝系

血液中にはさまざまな緩衝系が存在し，血液pHの変動を最小限に抑えている。すなわち，①赤血球（ヘモグロビン），②血漿蛋白質，③リン酸，④炭酸-重炭酸イオン緩衝系である。このうち血液中のリン酸濃度は低いので，実際の緩衝作用は小さい（糸球体濾液中では，濾液が吸収されリン酸濃度が高くなるので，緩衝作用は大きい！）。血液中で重要な緩衝系は，ヘモグロビン（Hb）と炭酸-重炭酸イオン緩衝系である。

血液中の**炭酸-重炭酸イオン緩衝系**には，Henderson-Hasselbalchの式が成り立つ。

$$pH = pK' + \log \frac{[HCO_3^-]}{[H_2CO_3]}$$

健康な成人のHCO_3^-は24mmol/L，H_2CO_3は1.2mmol/L（血漿炭酸ガス分圧が40mmHgなので，Henryの法則より$[H_2CO_3] = \alpha P_{CO_2} = 0.03 \times 40$）であるから，

$$pH = 6.1 + \log \frac{24}{1.2} = 7.4$$

となる。つまり，血漿pHは［血漿HCO_3^-濃度/血漿P_{CO_2}］の比で決まることになる。

83 代謝性アシドーシスと呼吸による代償作用

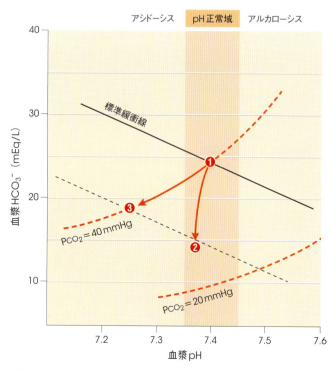

❶ **正常**：血漿pHは，血漿中のHCO_3^-濃度と血漿CO_2分圧の比で決定される（Henderson-Hasselbalchの式）。健康人の血漿HCO_3^-濃度は24mmol/L，血漿CO_2分圧は40mmHgなので，血漿pHは7.4になる。

❷ **呼吸による代償作用**：血液が酸性化すると，健康人では呼吸中枢が刺激され，換気数が増加する。これにより血漿CO_2分圧が低下し，血漿pHの酸性化を小さくする。血漿pHは①から②に小さく変化する（代謝性アシドーシスの呼吸による代償作用）。

❸ **代謝性アシドーシス**：血液中に加えられた酸は，血漿中のHCO_3^-と反応し，HCO_3^-濃度を低下させる。血漿CO_2分圧を注意深く一定（40mmHg）に保った場合，血漿pHは①から③に変化し，血液は酸性化する。血液にHCO_3^-のような緩衝機構がない場合，血漿pHの酸性化はさらに進む。

酸塩基調節の異常

血漿pHが正常域 (pH 7.35〜7.45) を逸脱して低くなった病態をアシドーシス，高くなった病態をアルカローシスという。異常の初期は病因を特定しやすいが，長期的には代償反応が起きるので，原因究明は難しくなる。

呼吸性アルカローシス：肺の換気が亢進して，血中のP_{CO_2}が低くなった状態である。過呼吸 (過換気症候群) や酸素分圧の低い高地で発生する。高地での滞在が長期になると，腎臓の代償機能が働き，血漿HCO_3^-濃度は低下し，血漿pHの変化を最小にする。

呼吸性アシドーシス：肺の換気能の低下 (気道障害，肺気腫) や肺胞周囲の血流不均衡により，血中に二酸化炭素が蓄積しP_{CO_2}が高くなった状態である。腎臓はこれを代償するために，尿中にH^+を排出し，その結果新生されたHCO_3^-の再吸収量を増加させる。腎臓の代償機能により，血漿HCO_3^-濃度は増加し，血漿pHの変化を最小にする (代償性呼吸性アシドーシス)。

代謝性アシドーシス：摂取カロリーの管理が不十分な糖尿病患者 (糖尿病性ケトアシドーシス) や末梢組織における低酸素症による乳酸の放出増加により，血漿HCO_3^-濃度は低下する。呼吸による代償作用が働き，換気量は増大し，血中のP_{CO_2}が低くなる。

代謝性アルカローシス：嘔吐による胃酸の喪失や制酸薬の過剰摂取で起きる。血漿HCO_3^-濃度は増加する。集合管β間在細胞は尿中へのHCO_3^-分泌を増加させ，酸塩基バランスを保とうとする〔p.391参照〕。

アニオンギャップ[84]

体液中の陽イオンと陰イオンの総数は理論上等しい (陽電荷と負電荷が相殺されてゼロになる)。しかし，血漿中の主要イオンの数は$[Na^+] > [Cl^-] + [HCO_3^-]$であるから，総電荷は＋になる。この差をアニオンギャップといい，正常値は12 mEq/Lである。この差を埋めているのは，蛋白質 (主にアルブミン) の負電荷，無機リン酸，硫酸イオンである。代謝性アシドーシスでは，不揮発性酸が増加し，HCO_3^-が減少するので，アニオンギャップは拡大する。

● 緩衝価

溶液の緩衝価は，少量の強酸 (あるいは強塩基) を加えた時のpH変化量で定義される。

$$緩衝価 = \frac{\Delta B}{\Delta pH}$$ （ΔBは溶液に加えられた強酸あるいは強塩基の量）

したがって，緩衝価の高い溶液は，強酸 (強塩基) が加わっても溶液のpH変化が小さい。

● pHとH^+濃度

溶液中のH^+濃度は，他のイオンより桁違いに低いことから，対数を用いて，$pH = -\log[H^+]$で表す。このためpH 7.4 (正常) からpH 7.2 (アシドーシス) への変化が，どれほど小さなH^+濃度の変化の結果なのか，意識されることがあまりない。pH 7.4 = 40 nEq/L，pH 7.2 = 63 nEq/Lなので，わずか0.000023 mmolの変化である。

[84] アニオンギャップ (AG)

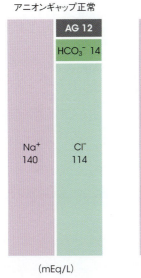
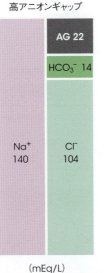

代謝性アシドーシスには2型ある。正常アニオンギャップ型 (図中央) と高アニオンギャップ型 (図右) である。内因性の乳酸が増加した場合や糖尿病性ケトアシドーシスの場合，酸は血漿中のHCO_3^-と中和し，血漿HCO_3^-濃度は低下する。AGが1増加するということは，血漿HCO_3^-濃度が1 mEq/L低下することに等しい。これに対し，下痢で消化管からHCO_3^-を喪失した場合，高クロル性のアシドーシスになり，AGは変化しない。尿細管性アシドーシスの場合もAGの値は正常である。

腎・泌尿器　水・電解質・pHの調節

尿細管はH⁺を尿中に排出し，血漿pHを一定に保つ

尿細管のH⁺分泌能

腎臓が尿細管でH⁺を分泌する第一の目的は，糸球体で濾過された血漿HCO_3^-の回収である。次に，不揮発性酸との緩衝作用で消費された血漿HCO_3^-の補充も重要な役割である。このように尿細管の酸分泌能を知ることは非常に重要であるが，尿中にはさまざまなpH緩衝系が存在するので，単純に尿pHだけで尿細管の酸分泌能を推定することはできない。尿細管から分泌されたH⁺は，以下の3つの反応に利用される。

① HCO_3^-の再吸収（近位尿細管）
② $HPO_4^{2-} + H^+ \longrightarrow H_2PO_4^-$
③ $NH_3 + H^+ \longrightarrow NH_4^+$

したがって尿細管の酸分泌能は，以下の式で表現される。

尿細管総酸分泌量＝HCO_3^-再吸収量＋滴定酸尿中排出量＋NH_4^+尿中排出量

肺からのCO_2排出量（15,000 mmol/日）に比べ，腎臓の尿中への酸分泌量（50〜100 mEq/日）はいかにも少ないように思える。しかし，尿細管におけるHCO_3^-再吸収量の存在を忘れてはいけない。1日に糸球体で濾過されるHCO_3^-量は，

血漿HCO_3^- × GFR ＝ 24（mEq/L）× 170（L）＝ 4,080 mEq

であるが，これを回収するのに必要な酸分泌能は，胃腺細胞のHCl分泌能の約10倍に相当する。

近位尿細管におけるHCO_3^-の再吸収 85

濾液中のHCO_3^-は細胞膜透過性が低いので，①膜輸送体（HCO_3^-/Cl^-，Na^+/HCO_3^-）を介して，または②CO_2として再吸収される。近位尿細管細胞の管腔膜にはNa^+/H^+交換輸送体（二次性能動輸送）とH^+ATPase（一次性能動輸送）があり，尿細管腔にH⁺を分泌している。H⁺分泌の主役はNa^+/H^+交換輸送体である。

H⁺と反応したHCO_3^-すなわち炭酸（H_2CO_3）から水（H_2O）を除き，CO_2を取り出す反応には，**炭酸脱水酵素** carbonic anhydraseが必要である。炭酸脱水酵素は，HCO_3^-を活発に再吸収する尿細管の分節に多く発現している。複数のアイソフォームがあり，細胞膜に結合して存在するタイプ（Ⅳ型）と細胞内に存在するタイプ（Ⅱ型）がある。

炭酸脱水酵素の働きで遊離したCO_2は，細胞内へ拡散する。このようにして，糸球体で濾過されたHCO_3^-の90％は近位尿細管を通過する間に再吸収され，濾液のpHは7.4から6.7に低下する。

85 近位尿細管におけるHCO_3^-再吸収　CA：carbonic anhydrase 炭酸脱水酵素，Gln：グルタミン

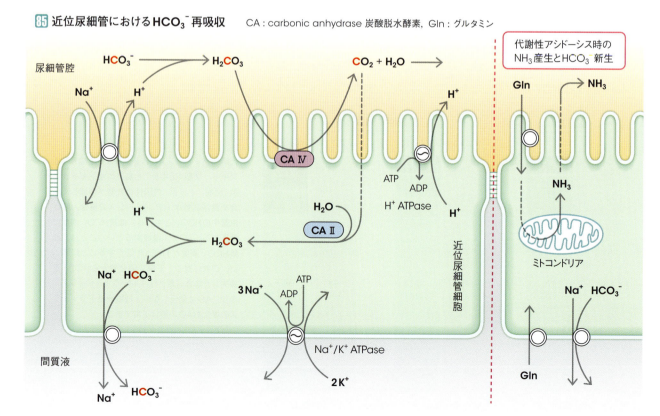

遠位曲尿細管，集合管における酸分泌（HCO_3^-の新生）[86]

遠位尿細管細胞および集合管間在細胞の管腔膜にはH^+ ATPase（プロトンポンプ）があり，細胞内の炭酸脱水酵素の働きで生じたH^+を管腔内に分泌している。

尿細管細胞から分泌されたH^+の緩衝物質として有効なのは，濾液中の**滴定酸**（主にリン酸，そのほかに尿酸，クレアチニン）と**アンモニア**（NH_3，NH_4^+）である。リン酸のpKaは6.8なので，濾液のpHが5.8以下に下がると，H^+と反応して$H_2PO_4^-$になる。通常の代謝状態では，尿中への滴定酸排出量（10〜40mEq/日）とNH_4^+排出量（30〜40mEq/日）にあまり差はないが，過剰な酸負荷に対応できるのはNH_3/NH_4^+緩衝系である。

体液が酸性に傾くと，近位尿細管細胞においてグルタミンからNH_3産生が促進される。NH_3は細胞膜透過性が高いので濾液中に拡散し，尿細管から分泌されたH^+と反応してNH_4^+になり，尿中に排出される。アンモニウムイオン排出により，1日最大300mEqの酸負荷に対応する。

尿細管性アシドーシス（renal tubular acidosis；RTA）

RTAの病型は大きく2つに分けられる。なぜなら，近位尿細管は糸球体で濾過された大量のHCO_3^-を再吸収するのが主な役目だし，遠位尿細管と集合管はHCO_3^-の新生による尿の酸性化が主な役目だからである。

遠位尿細管型（RTA I型）：酸分泌障害の原因として，①H^+/K^+ ATPase異常，②H^+ ATPase異常，③Na^+/K^+ ATPase異常，④Na^+チャネルの異常などがある。患者の尿pHは高く，血漿HCO_3^-濃度が低下するが，Cl^-濃度が増加するのでアニオンギャップは正常である[84]。患者の多くは尿濃縮力障害のため多飲多尿となる。また，代謝性アシドーシスの結果，尿中Caの排出は正常の4〜8倍に亢進する。このためリン酸Caやシュウ酸Caの結晶が尿細管に沈着し，腎結石，尿路結石をきたす。骨軟化症，くる病，低カリウム血症，二次性高アルドステロン症を合併する。

近位尿細管型（RTA II型）：近位尿細管におけるHCO_3^-の再吸収障害である。遠位ネフロンに対するHCO_3^-の負荷が大きくなるが，H^+分泌が正常のため尿の酸性化は正常である。血漿HCO_3^-濃度が20mEq/Lになると，多くの場合尿中へのHCO_3^-の排出は止まる。この再吸収閾値は，重症度に依存する。遺伝子レベルの異常として，炭酸脱水酵素Ⅱ欠損症，Lowe症候群などがある。Fanconi症候群に合併するものでは，HCO_3^-の尿中漏出以外に低分子蛋白尿，糖尿，アミノ酸尿，リン酸尿，尿酸尿がみられる。

[86] 集合管におけるHCO_3^-新生とH^+分泌

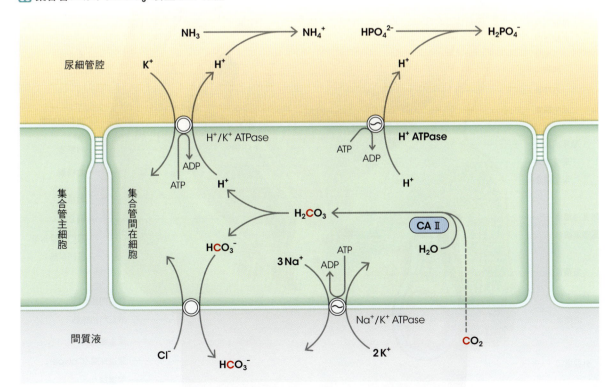

膀胱は腹膜直下, 骨盤腔の最前部にある

　腎臓を出た尿管は, 腹部の後壁を下って骨盤内に入り, 骨盤の前下部にある膀胱に尿を注ぐ。尿は, 膀胱に一時的に蓄えられ, その後まとめて尿道を通って排泄される。

尿 管

　尿管 ureter は, 腹部では全長にわたって後腹膜に位置し, 壁側腹膜に密着している。尿管は腎臓を出た後, 腰椎の横突起に沿って下内方に走り, 総腸骨動脈が2分岐した直後の外腸骨動脈を乗り越えて小骨盤に入る（5）。小骨盤の中では, 骨盤の外側壁で壁側腹膜の外側を後下方に走り, 最後に前内側に曲がって膀胱の後上角に入る。男性では, 尿管は膀胱に入る直前に精管と交叉する。

　尿管の結石は, 完全にあるいは間欠的に尿管を塞いで, 尿流を閉塞することがある。閉塞は尿管のどの部位でも起こりうるが, 3ヵ所の生理的狭窄部位で起こりやすい。すなわち, ①広い腎盤から細い尿管に移行する部位, ②尿管が外腸骨動脈と交叉する部位, ③尿管が膀胱壁を貫く部位である（7）。結石に伴う痛みの強さは, 石の位置, 型, 大きさ, 性状によって変わる。

膀 胱 87 88

　膀胱 urinary bladder は, 小骨盤下部の腹膜の下に位置する。腹壁を前方から見ると, その最下部に恥骨を触れることができるが, 膀胱はその後方にある。膀胱と恥骨の間には, 恥骨後隙がある。膀胱は腹膜外の脂肪組織の中で比較的自由に動く。ただし膀胱頸は, 靱帯によってしっかり固定されている。膀胱が充満すると, 上方に伸展して, 前腹壁の腹膜外の脂肪組織に進入する。

　膀胱は常に, ある量の尿を含んでいて, 丸みを帯びた形をしている。空の状態で見ると, 膀胱は円錐を逆さにした形をしており, 4つの面を区別できる。腹膜に接する上面, 肛門挙筋の筋膜に接する左右の下外側面, そして**膀胱底** fundus と呼ばれる後下面である。膀胱底の左右上端には, 尿管が流入する。膀胱底は, 女性では腟の前壁に密接し, 男性では直腸に接する。**膀胱尖** apex（前端）は, 恥骨結合の上端に向かって細くなった部分である。**膀胱頸** neck（下部）は, 膀胱の底と下外側面が合するところであり, 尿道につながる部位である。

　膀胱は, 上方では腹膜に, 下方では左右の恥骨と肛門挙

87 正中矢状断面：男性

○ 膀胱頸（内尿道括約筋）　＊深会陰横筋（外尿道括約筋）

左側ラベル：膀胱底／尿管口／膀胱三角／内尿道口／腹膜／膀胱尖／右精管／正中臍索／陰茎提靱帯／恥骨後隙／恥骨結合／陰茎海綿体／尿道海綿体／右精管／精巣上体／右精巣／外尿道口

右側ラベル：右尿管／直腸膀胱窩／右精管／右精嚢／射精管／前立腺／肛門尾骨靱帯／肛門挙筋／内肛門括約筋／外肛門括約筋／尿生殖隔膜／尿道球腺（Cowper）／尿道球

筋，後方では直腸ないし腟に接する。膀胱壁の平滑筋は排尿の働きを持つが，膀胱頸に集まる筋線維は不随意性の**内尿道括約筋**をなす。左右の尿管口と内尿道口を頂点とする領域は，**膀胱三角** trigone of bladder と呼ばれ，壁の伸展性に乏しい(89)。

尿 道

尿道 urethra は，膀胱から外部に尿を運ぶ。男女で構造と長さが違い，男性で16〜20cm，女性で4cmほどである。

男性の尿道は3部に分けられる。前立腺部，隔膜部，海綿体部である。

尿道の**前立腺部**は，膀胱三角の先端の内尿道口で始まり，前立腺を貫いて下行し，前に凹んだ緩いカーブを作る。前立腺部は，尿道の最も太く拡張した部分である。内面には，後壁に尿道稜 urethral crest という正中部の隆起と，その両側に前立腺洞 prostatic sinus と呼ばれる凹みがあり，ここに前立腺の導管のほとんどが開く。尿道稜の中部に精丘 seminal colliculus という丸い隆起があり，その両側に射精管の開口部がある(89)。

尿道の**隔膜部**は，尿生殖隔膜を貫く部分で，短いが最も狭い。尿生殖隔膜を作る深会陰横筋の筋線維の一部は，尿道の周りに集まって**外尿道括約筋**となり，尿をせき止める働きをする。尿道隔膜部には尿道球腺が開いている。

尿道の**海綿体部**は，陰茎の中を走る部分で，最も長く，尿道球と尿道海綿体を貫き，外尿道口で終わる。粘液を分泌する尿道腺の導管の小さな開口部が，海綿体部に開いている。

女性の尿道は，膀胱から前下方に向かい，恥骨結合の後方そして下方を通り，腟前庭にある外尿道口に開く。尿道は腟の前にあり，腟とともに骨盤隔膜と尿生殖隔膜，および会陰膜を貫く。尿道の下端は尿道括約筋によって囲まれ，その筋線維の一部は，尿道と腟の両方を取り囲む。

● 膀胱穿刺

尿道からの排尿ができないときに膀胱から尿を排出させる場合や，尿検査のために膀胱から直接尿を採取する場合に，腹壁の前面から膀胱に針を刺すことがある。尿で充満した膀胱は，恥骨の上に張り出しているので，恥骨の1〜2横指上の正中線上から針を刺入すれば，腸管や腹膜を傷つけずに膀胱に到達することができる。

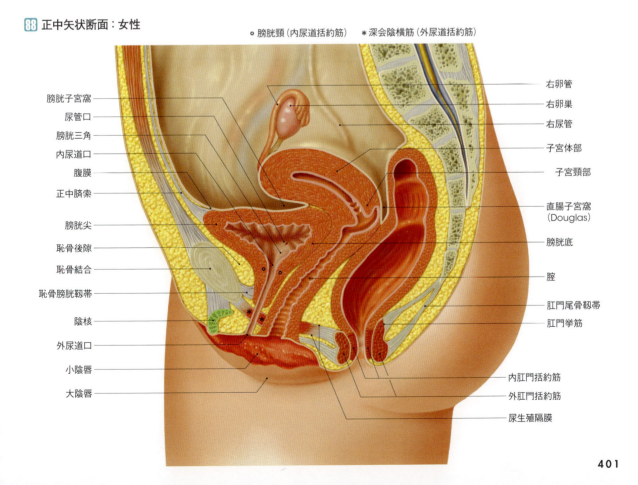

88 正中矢状断面：女性

尿管と膀胱の粘膜は，伸縮自在の移行上皮で出来ている

膀胱は自在に伸び縮みする壁を持つ袋で，恥骨の後ろ，直腸の前に位置する。膀胱壁の主体は平滑筋の層であり，その尿道への出口周囲の部分は厚くなって**内尿道括約筋**と呼ばれる。さらに，尿道が骨盤から出るあたりには，横紋筋でできた**外尿道括約筋**がある。89

膀胱の容量は300〜500 mLであるが，200〜300 mLの尿がたまると尿意をもよおす。排尿の際には，膀胱内圧が上がり，かつ括約筋が弛緩しなければならない。膀胱内圧は，腹壁の筋と膀胱壁の筋の両方の働きで高まる。

泌尿器の上皮の特徴

一般に上皮は，2つの空間を仕切るシート状の組織で，細胞同士がタイト結合でつながれている。上皮に要求される性質は身体の部位によって異なり，そのためさまざまな形の上皮組織が分化する〔p.206参照〕。皮膚を覆う重層扁平上皮は，機械的に強靭で，身体を保護する働きがある。胃腸の粘膜を覆う単層円柱上皮は，上皮を介する物質輸送に適しており，分泌や吸収を行う。気管や気管支の表面を覆う多列線毛上皮は，線毛の運動によって，表面に付着した液をゆっくりと移動させる。

膀胱の粘膜は，膀胱が縮んだときには丈が高く，伸びたときには丈が低くなる**移行上皮** transitional epitheliumという特殊な上皮で覆われている90。腎杯と腎盤，尿管，尿道上部も同じ移行上皮に覆われ，伸展性に富む。移行上皮は4〜6層の上皮細胞からなり，それぞれの上皮細胞は伸展すると著しく扁平になって上皮の表面積を広げるが，互いにデスモゾームによって固定されているので，細胞同士の位置を変えることはない。移行上皮の下層の細胞は小型で立方形であるが，上層のものほど大型になり，最表層の細胞は最も大きい。

移行上皮の最表層の細胞は，表面の細胞膜が特殊な構造を備えている。電子顕微鏡で観察すると，表面の細胞膜は窪んだ小板に分割されており，それぞれの小板の細胞膜には糖蛋白の粒子が埋め込まれて，小板に固さを与えるとともに，物質を通りにくくしている。上皮が弛んで表面積を減らすときには，小板の細胞膜が小胞となって細胞質内に取り込まれ，上皮が伸展したときには，小胞の細胞膜が再び表面細胞膜に組み込まれて小板となる。91

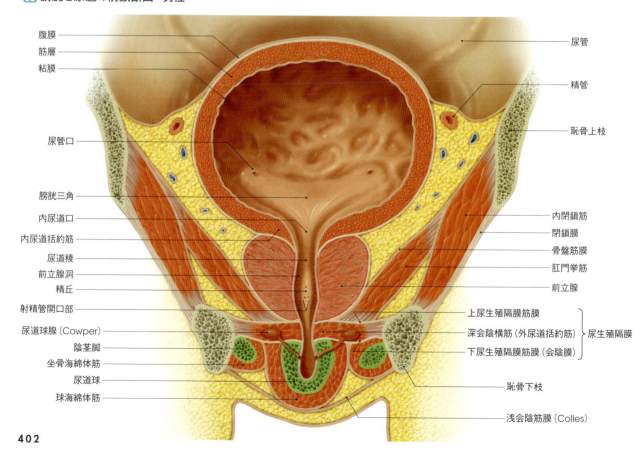

89 膀胱と尿道の前頭断面：男性

90 膀胱壁の断面

ニホンザルの膀胱壁。移行上皮の丈は収縮時には高く，伸展時には低くなっている。伸展時には，筋層を含む壁全体が薄くなる。

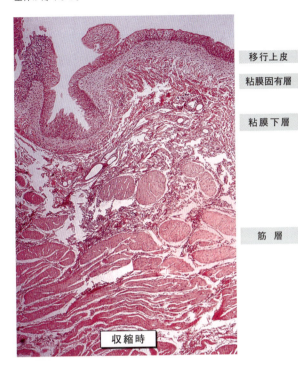
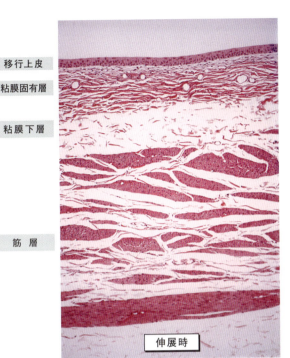

移行上皮
粘膜固有層
粘膜下層
筋層

収縮時　　　伸展時

91 移行上皮の電顕像

移行上皮の最表層の細胞の電子顕微鏡像。表面近くの細胞質の小胞（矢印）は特殊な膜でできており，膀胱壁の伸展時に細胞膜に取り込まれ，細胞の表面積を広げる。

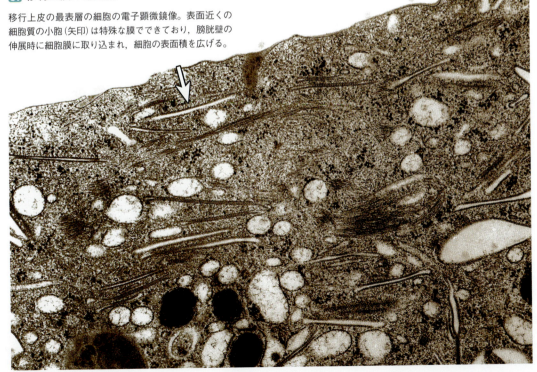

尿管と膀胱の壁は3層の筋からなり，伸縮性に富む

尿管壁の構造

尿管の壁は，粘膜・平滑筋層・外膜の3層構造になっている。粘膜は，移行上皮とその下の粘膜固有層という丈夫な結合組織からできている。粘膜と平滑筋層の間は，粘膜下層という緩い結合組織でつながれている。

尿管の平滑筋層は，腎臓に近い上2/3では内縦・外輪の2層，膀胱に近い下1/3では外側に縦走筋が加わって内縦・中輪・外縦の3層が区別できる。しかし，縦走筋も輪走筋も，立体的に見るとらせん状の走行をとり，また層間を移行する筋束もあるので，厳密な層構造にはなっていない。

尿管の最外層は，緩い結合組織でできた外膜になっており，周辺の構造との間をつないでいる。

膀胱壁の構造

膀胱の壁も同じように3層構造であるが，平滑筋層が分厚く，また外側の層も上面では漿膜（腹膜），他の部分では外膜によって覆われている。膀胱の壁を作る平滑筋層は，平滑筋細胞の太めの束が網目状に絡み合ってできている。大まかに3層が区別でき，中間の輪筋層を中心に，外側と内側に縦筋層が区別できるが，尿管の場合と同様，厳密な層構造をとっているわけではない。

膀胱三角の壁は，膀胱の他の部分と違って伸展性に乏しく，また壁の構造にも違いがみられる。粘膜の移行上皮は細胞の層が少なく，他の部分の移行上皮が伸展されたときと似ている。粘膜下層に乏しく，粘膜と平滑筋層の間の動きが悪い。尿管を包む縦走筋は膀胱壁を貫く部分で発達しており，**ワルダイエル鞘**と呼ばれる。この平滑筋は膀胱三角部まで連続し，粘膜下に薄い層となって広がり，尿管口をこの部に固定している。

尿管は，膀胱壁を斜めに2cmほど貫通したのちに膀胱の内腔に開く。そのため，膀胱に尿がたまって内圧が高くなると，膀胱壁内の尿管が圧迫されてつぶれ，膀胱から尿管へ尿が逆流するのを防いでいる。92

膀胱の神経支配と排尿反射 93

膀胱壁の伸展刺激は仙髄に送られ，脊髄内を上行して大脳皮質に至り尿意を生じ，橋の排尿中枢 pontine micturition center；PMCからの興奮性出力が排尿反射を起こす。この反射は，膀胱壁の筋を収縮させ，外尿道括約筋を弛緩させる。膀胱壁の平滑筋は，第2～第4仙骨神経に由来する副交感神経の支配を受けており，排尿反射によって収縮する。一方，骨格筋でできた外尿道括約筋は随意に収縮可能であり，その働きによって排尿を我慢できるのである。仙髄に出入りする神経が障害されると，失禁 incontinence を起こすことがある。

膀胱頸部の平滑筋は尿道周囲に輪状に集まり，内尿道括約筋を作っている。男性の内尿道括約筋は，第11胸神経～第2腰神経に由来する交感神経の支配を受け，射精時に精液の膀胱への逆流を防ぐ働きがある。女性の内尿道括約筋は交感神経支配が乏しい。内尿道括約筋が排尿を制御する働きがあるかどうかは，まだよく分かっていない。

92 尿の逆流を防ぐ仕組み

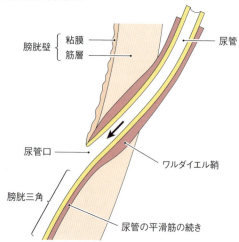

膀胱壁内の尿管は普段は閉じているが，尿管の蠕動波が尿を運んでくるとワルダイエル鞘の平滑筋（縦走筋）が収縮し，膀胱壁内の尿管を開いて尿を膀胱に送る。

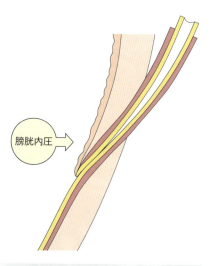

尿が膀胱にたまり膀胱内圧が高まると，膀胱壁は伸展し，膀胱壁内の尿管が圧迫されて，膀胱から尿管への逆流が抑えられる。

93 膀胱・尿道の神経支配と排尿のメカニズム

蓄尿反射：膀胱壁の伸展刺激は骨盤内臓神経の求心路を介して仙髄に伝わり、さらに胸腰髄に送られて交感神経（下腹神経）を興奮させる。交感神経は膀胱壁を弛緩させ（β作用）、内尿道括約筋を収縮させる（α作用）。これにより膀胱内圧を上昇させることなく尿をためることができる。

排尿反射：膀胱が尿で充満すると、その信号は脊髄を上行して大脳皮質に送られ、尿意として自覚される。尿意が高まり大脳で排尿の意思が生じると、橋排尿中枢（PMC）への抑制が解除され、PMCは下行性の興奮性出力を仙髄に送る。仙髄の副交感神経（骨盤内臓神経）は膀胱壁を収縮させ、内尿道括約筋を弛緩させる。同時に体性神経（陰部神経）を介して外尿道括約筋を弛緩させ、排尿を行う。

尿意を感じるのは膀胱内に尿が150mLたまった頃である。200～300mLでは膀胱内圧はあまり高くならないが、尿意は徐々に強くなる。400mLでは膀胱内圧が高まり、尿意は我慢できないほど強くなる。

	膀胱壁	内尿道括約筋	外尿道括約筋
交感神経（下腹神経）*	弛緩	収縮	―
副交感神経（骨盤内臓神経）	収縮	弛緩	―
体性神経（陰部神経）	―	―	収縮

* 膀胱頸部の平滑筋（内尿道括約筋）には α_1 受容体が多く分布する。一方、膀胱体部の平滑筋には β_3 受容体が多く分布する。そのため交感神経（アドレナリン）刺激に対して反対の作用を示す。

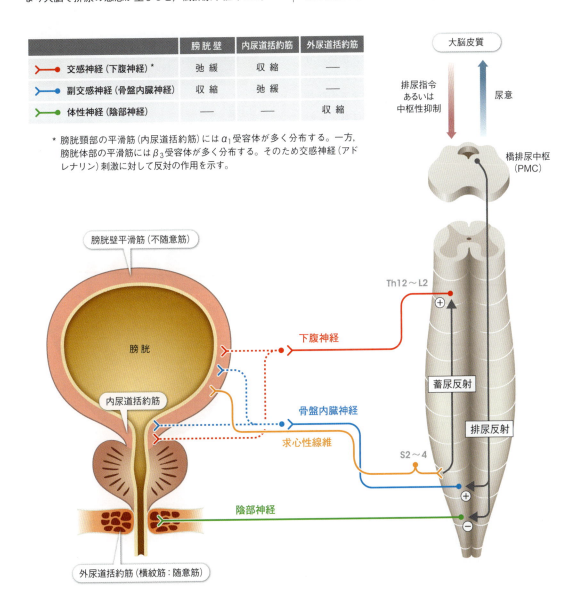

泌尿器と生殖器は同じ原基から発生する

泌尿生殖器系の発生は3胚葉期に遡る

泌尿器系と生殖器系の発生を遡っていくと，その出発点は胎児のごく初期の3胚葉の時期にまで遡る。ヒトの胎児では，胎生4週齢よりも早い頃である。3胚葉というのは，この時期の胎児を構成する**外胚葉** ectoderm，**中胚葉** mesoderm，**内胚葉** endodermという3つの組織のことである。内胚葉は口から肛門まで伸びる消化管の上皮を作り，外胚葉は皮膚や神経系を作る組織である。中胚葉の組織は，内胚葉と外胚葉の間の空間を占め，ここから筋や骨格，循環器をはじめ，泌尿器，生殖器などが生じる。

中胚葉の組織は，場所による分化がみられる。身体の背側で，神経管と外皮に挟まれた部分の中胚葉は，前後に分節状に並んで**体節** somiteと呼ばれ，骨格と真皮の結合組織や骨格筋を作る。腹側の消化管と外皮の間にある中胚葉は，前後に板状に伸びて**側板** lateral plateと呼ばれ，この中に生じる空間が，のちに腹腔や胸膜腔などの**体腔** coelomになる。

前腎・中腎の発生

泌尿生殖器系を生じる**腎節** nephrotomeは，背側の体節と腹側の側板をつなぐ位置にある細胞群で，**中間中胚葉** intermediate mesodermとも呼ばれる。腎節は頭方から尾方に向かって発生と分化が進んでいき，また役割も違うので**前腎** pronephros，**中腎** mesonephros，**後腎** metanephrosに区分される。

前腎は，胎児の頸のあたりの数個の腎節から生じる構造で，後方に向かって**ウォルフ管** Wolffian duct（**中腎管** mesonephric ductともいう）を送り出す。ウォルフ管の末端は，**総排泄腔** cloacaという消化管の肛門付近の膨らみにぶつかり，そこに開く。

腹部領域の腎節は，ウォルフ管に沿って分節状に並ぶ腎組織を発生させる。これが**中腎**である。中腎とウォルフ管の全体は，腹腔の背側壁に膨隆する。体長26mmほどの胎児の腹腔を前方から見ると，中腎は，頭外方から尾内方に走る紡錘状の構造として見える。

ヒト胎児の中腎は，腎組織としての構造的な特徴を備えており，そこで生成された尿は，膀胱から尿道を通って羊水中に排出されたり，また一部は膀胱に続く尿膜腔に蓄えられたりすると考えられる。ただし，中腎には髄質にあたる部分がないので，尿を濃縮する能力はない。

94 泌尿生殖器系の発生

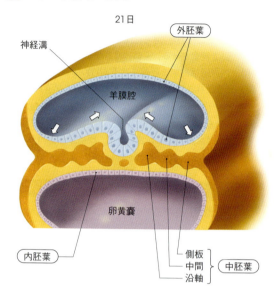

21日

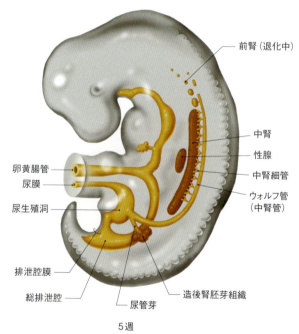

5週

造後腎胚芽組織 metanephrogenic blastemaからネフロン（尿細管やヘンレループ）が，尿管芽 ureteric budから尿管と集合管が，それぞれ発生する。

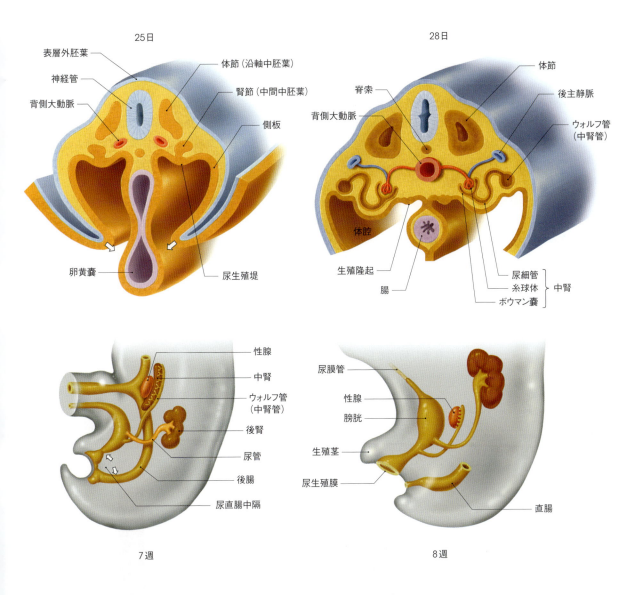

95 尿管とウォルフ管の位置関係（後方から見る）

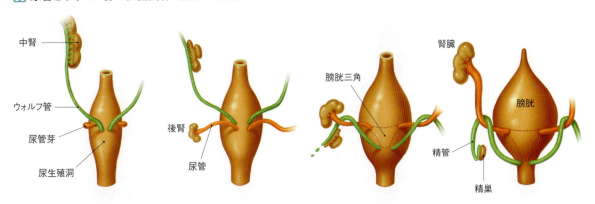

腎臓は発生の過程で90度回転しながら上昇する

中腎とウォルフ管は男性生殖器の一部として残る

哺乳類の胎児の中腎は終生機能する腎臓ではなく、やがて退化し、後方に生じる最終的な腎臓にとって代わられる。ただし、中腎に由来する構造は全く消失してしまうわけではなく、男性生殖器の一部として利用され、成人でも存続する。中腎の尿細管は精巣（睾丸）から精子を運び出す精巣輸出管となり、中腎より後方のウォルフ管は精巣上体管、精管、射精管となる〔p.477参照〕。

後腎の発生

胎児が体長10cmになるより前に、ウォルフ管が総排泄腔に開くあたりから1本の管が伸び出す（94 95）。これは将来の尿管になるので、**尿管芽** ureteric bud と呼ばれる。尿管芽は背方に伸びていき、中腎の領域よりもさらに尾方の腎節の組織に侵入する。この組織は、尿管芽と一緒になって後腎すなわち最終的な腎臓を作るので、**造後腎胚芽組織** metanephrogenic blastema と呼ばれる。

後腎は、元来、中腎よりも尾方にできる器官であるが、尿管芽が侵入すると速やかに頭方に移動し始める 96。一方、中腎に付属して発生する精巣は、尾方に移動する。最終的には、腎臓は第12胸椎から第3腰椎の高さに達し、精巣は腹腔から外に出て、陰嚢の中に納まる。

このように中腎と後腎が変位する一方で、両者の導管である尿管とウォルフ管の開口部も次第に位置を変える。尿管とウォルフ管は、元来、同じ場所に開く。というのも、尿管は、ウォルフ管の総排泄腔への開口部近くで枝分かれして発生するからである。しかし、成人では両者の開口部は遠く離れている。尿管は膀胱の後外側壁に開き、ウォルフ管（＝精管）は膀胱を出た尿道が前立腺を貫くあたりに開く。これら2つの導管開口部が発生の過程で離れていく現象は、尿管とウォルフ管の壁が、尿生殖洞（総排泄腔の一部で、将来、膀胱や尿道になる部分）に取り込まれる結果だと説明されている。

尿管とウォルフ管の壁が尿生殖洞に取り込まれた部分は、完成した膀胱壁でいうと、左右の尿管口と内尿道口を結ぶ膀胱三角という領域に対応する。膀胱壁は、膀胱三角のところでやや固く、伸展性に乏しいが、それは発生起源が膀胱壁の他の部分と異なるためだといわれている。

96 発生過程における腎臓の上昇

骨盤領域に発生した後腎は、腹部に上昇していくとともに回旋して、腎門の向きを前方から内方に変える。また、血液を供給する動脈を高位の動脈に付け替えていく。

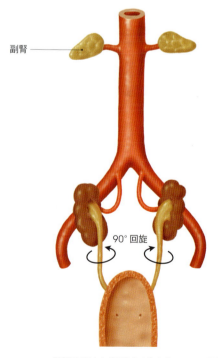

腎臓は骨盤内にあり、背側大動脈骨盤枝から血液を受ける。

腎臓は頭方に移動するとともに、90°回旋して、腎門が内方を向くようになる。

97 馬蹄腎

馬蹄腎とは，左右の腎臓の下端が正中部で融合した奇形で，腎臓は馬蹄形を呈する。発生過程で後腎が頭方に移動する際，下腸間膜動脈などに引っかかり，通常の位置まで上昇できなかったために起こる。

左：馬蹄腎を持つ解剖体の写真。前方を向いた腎門部から尿管が出て，腎臓の前面を越えて下行している。

下：複数のCT画像をもとに構成した三次元像。腎門部が前方を向いており，回転異常を伴っている様子がわかる。

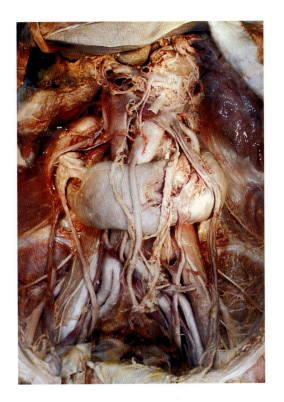

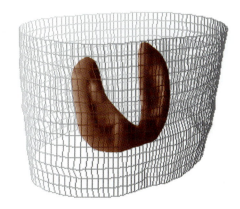

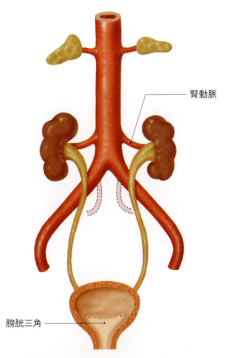

腎臓は総腸骨動脈を乗り越えて，腹腔に入る。尿管の壁の一部は膀胱壁に取り込まれ，膀胱三角を形成する。

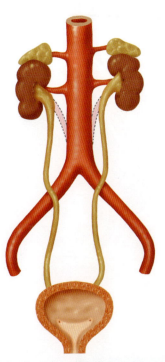

腎動脈は次々に高位の腎動脈に置き換わる。
9週頃，腎臓は成人と同じ高さに到達する。

6 生殖器

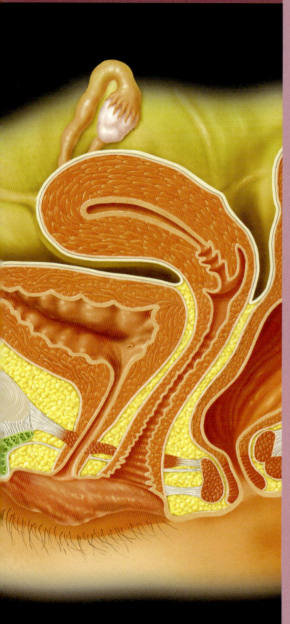

生殖器の概観
- 412 生殖器は種の存続のための器官である
- 414 男女の生殖器は共通の起源から分化するが，両者の構造は大きく異なる

男の生殖器
- 418 精巣はもともと腹腔内にあった
- 420 1日3,000万個の精子が精細管で作られる
- 422 ライディッヒ細胞の産生するテストステロンが精子の形成を促す
- 424 精子は輸精路の中で何週間でも生きている
- 426 射精された数億の精子のうち，受精の場に到達するのはごく少数である
- 428 多量の血液が海綿体に流れ込むことにより，勃起が起こる

女の生殖器
- 430 卵巣・卵管・子宮はひとつづきの腹膜をかぶっている
- 432 卵巣は骨盤側壁にある腹腔内臓器である
- 434 卵細胞は，卵巣中で卵胞に包まれて育つ
- 436 下垂体ホルモンが卵胞を成長させ，排卵に導く
- 438 放出された卵子は卵管に取り込まれ，子宮に運ばれる
- 440 子宮は厚い平滑筋の袋で，体部は腹腔に，頸部は腟内に突出する
- 442 子宮体部と頸部は異なる粘膜で内張りされている
- 444 子宮内膜は受精卵のために毎月新しい寝床を用意する
- 446 月経周期は，卵巣ホルモンの分泌パターンによって支配されている
- 448 腟内は酸性に保たれる

骨盤底・会陰
- 450 筋性の隔壁が骨盤内臓器を下から支えている

妊娠・分娩
- 452 精子は酵素を放出して卵子の外被を突破する
- 454 受精卵は約280日間で急成長する
- 456 受精卵は卵管内を移送され，1週間後に子宮内膜に着床する
- 458 胚は栄養膜に包まれて子宮内膜に埋まっていく
- 460 人体の各器官は内・中・外の三胚葉のいずれかから作られる
- 462 胎児の絨毛は母体血の池に浸され，物質交換が始まる
- 464 胎盤はいわば万能の臓器である
- 466 胎児の成長に伴い，母体の全身に大きな変化が起こる
- 468 分娩時，子宮体部と底部は収縮し，頸管は上方へ引っぱられて開大する
- 470 乳腺の組織構造は妊娠中に大きく変化する

思春期と更年期
- 472 性ホルモンの分泌開始が思春期をもたらし，分泌低下とともに更年期に入る

生殖器の発生
- 474 Y染色体が性分化のスイッチを入れる
- 476 男の生殖管はWolff管から，女の生殖管はMüller管から作られる
- 478 外生殖器の性分化はステロイドホルモンによって誘導される

［基礎知識］
- 416 有糸分裂と減数分裂

overview

生殖器の概観

- 生殖機能はホルモンによって制御されている。これに関わる内分泌器官を挙げてみよう。
- 生殖腺（性腺），生殖管（性管）はそれぞれ何をするところか？
- 減数分裂によって遺伝的多様性が生じるのはなぜか？

男の生殖器
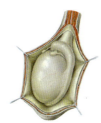
- 精巣が腹壁外にあることの意義は？　精巣を包む構造はどこにつながっているか？
- 精子は精巣内のどこで作られるか？
- ライディッヒ細胞，セルトリ細胞の機能を理解しよう。
- 精子形成を促すホルモンは何か？　それはどこで分泌されるか？
- 精子が体外に排出されるまでの経路を略図に描いてみよう。
- 精液にはどんな成分が含まれているか？　精液がアルカリ性であることの意義は？
- 勃起と射精における自律神経の作用を理解しよう。

女の生殖器
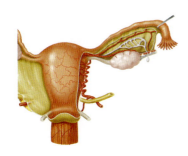
- 卵巣，卵管，子宮の位置を確認しよう（腹膜との関係に注目して！）。
- 卵胞の成長と排卵を促すホルモンは何か？　"2 cell 2 gonadotropin theory"とは？
- 排卵後の卵胞はどうなるか？
- 腹腔に排卵された卵子が，卵管内に取り込まれ子宮まで運ばれるのはなぜか？
- 子宮体部と頸部の組織構造の違いを理解しよう（月経時，妊娠時の変化を考えて！）。
- 頸管粘液の性状からどんなことがわかるか？
- 頸管内膜と腟上皮の境界はどうなっているか？　そこが臨床的に重要視される理由は？
- 月経周期（子宮内膜の変化）と卵巣周期（卵巣ホルモンの分泌パターン）が連動していることを理解しよう。
- 腟内が酸性に保たれていることの意義は？

骨盤底・会陰
- 骨盤内臓を下から支えている構造は何か？

妊娠・分娩

- 受精はどこで起こるか？　精子と卵子はそれぞれいつ受精能を獲得するか？
- 精子が受精の場にたどりつくのは容易ではない。具体的にはどんな障壁があるか？
- 精子が進入すると，卵子の内部ではどんな変化が起こるか？
- 着床とはどんな現象か？　着床成立と妊娠維持に必須のホルモンは？
- 胚子期の前半（受精後3～6週）は催奇形因子に対する注意が特に必要とされる。なぜか？
- 三胚葉から将来どんな器官が形成されるか，大づかみに理解しておこう。
- 胎盤の機能は物質交換だけではない（内分泌器官としての働きが特に重要！）。
- 妊婦の代謝は糖尿病や脂質異常症に似た状態になっている。その意義は？
- 胎児の成長に伴い，子宮の各部の形態はどのように変化するか？
- 分娩時，胎児を押し出す力は何か？　頸管熟化とはどんな現象か？
- 乳汁産生・分泌におけるプロラクチンとオキシトシンの作用を理解しよう。

思春期と更年期
- 思春期にみられる生殖器の変化と，それ以外の身体的変化についてまとめてみよう。
- 更年期女性の内分泌環境は激変する。その結果どんなことが起こるか？

生殖器の発生
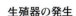
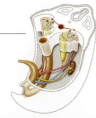
- 性の分化をもたらすものは何か？
- 生殖腺と外生殖器は男女共通の原基から，生殖管は相同の原基から作られることに注意！

生殖器は種の存続のための器官である

生殖とは

すべての生物は有限の寿命を持つ。個体の寿命を越えて種を存続させるために、生物は**生殖**reproductionを行う。

生殖には無性生殖と有性生殖がある。**無性生殖**は1つの個体から体の一部が分離したり、胞子がそのまま発育する生殖法で、分裂、出芽、胞子生殖などがある。**有性生殖**は両性生殖と単為生殖に分けられる。両性生殖では雌雄それぞれの遺伝情報を持つ**配偶子**(卵子と精子)が形成され、両者の核が融合して受精卵となる。単為生殖では配偶子の受精を経ずに、卵子が刺激によって活性化され、単独で発生する。

繁殖の効率という点から考えると、有性生殖は無性生殖に比べて一見不利なようにもみえる。しかし、有性生殖では配偶子の形成過程で多様な遺伝子が生み出され、環境に適応しながら進化していけるというメリットがある。配偶子は、生殖腺において**生殖細胞**という特殊な細胞から作られる。体細胞が有糸分裂によって増殖するのに対し、生殖細胞は**減数分裂**を行い染色体数を半減させる。この過程で遺伝子の組換えが起こり、多様な遺伝子が生み出される。

生殖を中心にみたライフサイクル **1**

1) 出生前

性の分化は胚子期に始まる。胎生7週から8週にかけて、未分化生殖腺は精巣・卵巣に分化し、原始生殖細胞(始原生殖細胞ともいう)は前精祖細胞・卵祖細胞に分化する。**前精祖細胞**は思春期になるまで増殖することはないが、**卵祖細胞**は胎生期に増殖を完了する。さらに、卵祖細胞は出生時までに卵母細胞に分化し、1個ずつ上皮細胞にくるまれて原始卵胞という構造を作る。卵胞内で卵母細胞は減数分裂を開始するが、第1分裂前期にとどまり、思春期までいわば休眠状態にある。

2) 思春期

小児期から性成熟期への移行期を**思春期**といい、8～9歳頃から17～18歳頃までの期間にあたる。この間に身体が急成長を遂げるとともに、生殖機能が完成する。

思春期の訪れは、視床下部-下垂体系 **2** のホルモンの働きによってもたらされる。まず、視床下部からの**性腺刺激ホルモン放出ホルモン**(GnRH)分泌量が増加し、下垂体前葉を刺激して**性腺刺激ホルモン**(LHとFSH)の分泌を促す。

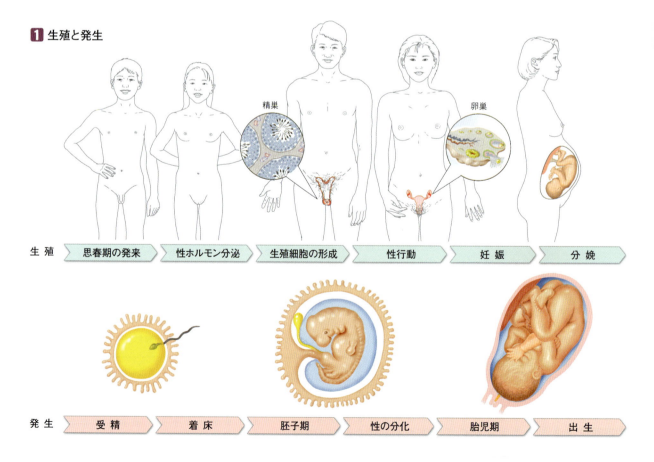

1 生殖と発生

生殖：思春期の発来 → 性ホルモン分泌 → 生殖細胞の形成 → 性行動 → 妊娠 → 分娩

発生：受精 → 着床 → 胚子期 → 性の分化 → 胎児期 → 出生

2 視床下部-下垂体系

視床下部ホルモンは下垂体門脈によって下垂体前葉に運ばれ、下垂体ホルモンの分泌を促す〔p.543参照〕

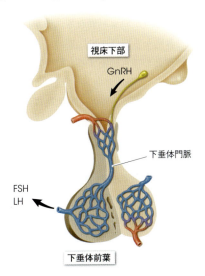

3 視床下部-下垂体-性腺系

視床下部 → 性腺刺激ホルモン放出ホルモン (gonadotropin-releasing hormone ; **GnRH**)

下垂体前葉 → 性腺刺激ホルモン (gonadotropins)
卵胞刺激ホルモン (follicle-stimulating hormone ; **FSH**)
黄体形成ホルモン (luteinizing hormone ; **LH**)

卵巣 → エストロゲン estrogens (主としてエストラジオール estradiol)
プロゲステロン progesterone

精巣 → アンドロゲン androgens (主としてテストステロン testosterone)

LH（黄体形成ホルモン）とFSH（卵胞刺激ホルモン）により生殖腺が刺激され、**性ホルモン**（卵巣からは女性ホルモン＝エストロゲン、精巣からは男性ホルモン＝アンドロゲン）の分泌が始まる。性ホルモンは生殖腺の発達を促すとともに、陰毛や乳房・陰茎の発達といった男女の身体的特徴、すなわち**二次性徴**を発現させる。LHとFSH、性ホルモンは協同して配偶子の形成を促す。すなわち、卵巣では卵胞が成長を開始し、精巣では精祖細胞の増殖と精母細胞への分化、さらに減数分裂による精子形成が始まる。

このように視床下部-下垂体系と生殖腺との連携による内分泌機構❸は、生殖機能を発達させ思春期を発来させるとともに、思春期以降も生殖機能を維持し調節する。

3）性成熟期

成熟女性の卵巣では毎月10個ほどの卵胞が成長過程に入るが、そのうち通常1個の卵胞が完全に成熟し、卵子が放出される。これを**排卵**という。卵胞からはエストロゲンが分泌される。排卵後の卵胞は**黄体**となり、一定の期間プロゲステロンとエストロゲンを分泌したのち退縮する。

これらのホルモンの消長に伴って、子宮内膜は周期的に増殖・剥脱し月経を生じる。月経の初日から次回月経の前日までの日数を**月経周期**といい、平均28日周期である。月経は、受精卵のための寝床を毎月新調するようなものといえる。受精卵が子宮内膜に着床を開始すると、将来胎盤を構成する部位からhCG（ヒト絨毛性ゴナドトロピン）というホルモンが分泌され、黄体を刺激する。hCG刺激を受けた黄体は退縮せずにホルモンを分泌し続けるため、妊娠中は新たな排卵や月経は起こらない。

妊娠は、胎児という新しい生命体を胎内に宿し、これを育てる、生殖の重要な部分をなす現象である。妊娠中、母体の身体的構造および機能は、妊娠の維持に対して合目的的に著明な変化を示す。胎児は、その発育のすべてを母体に依存しており、母体の健康と栄養が胎児にとってきわめて大切である。**胎盤**は母体と胎児の接点であり、胎児の発育に必要な物質交換を行うだけでなく、胎児の生育や母体外生活の準備のための環境づくりをするホルモンを産生するなど、個体の主要臓器のうち神経系を除くすべての機能を有している。

分娩は、それまで育てた胎児を母体外に排出させる生理的現象であるが、母体にとってはきわめて大きな肉体的精神的労作であるといえる。また、胎児・新生児にとって、出生の瞬間は、ヒトの一生の中で死そのものを除けば、最も死に近い瞬間であるとされており、厳しいストレスにさらされながら、それを乗り越え、出生に至るものである。

4）更年期

加齢とともにLH、FSHに対する卵巣の反応性は低下し、エストロゲン分泌量は減少する。そのため月経周期は不順となり、やがて閉経に至る。日本人女性の平均閉経年齢は50.5歳であり、個人差はあるものの、およそその数年前までに排卵も停止する。

エストロゲンの減少から消失までの期間を**更年期**といい、閉経前後の10年間、すなわち45〜55歳に相当する。更年期の女性は、エストロゲンをはじめとする内分泌環境の急激な変化を基盤としてさまざまな身体的・精神的不調をきたし、不定愁訴を訴えることが多い。

男女の生殖器は共通の起源から分化するが，両者の構造は大きく異なる

生殖器は生殖腺（性腺），生殖管（性管），付属腺および外生殖器からなる❹❺．これらは男女共通の領域から分化した器官であるが，生殖器の位置や形は性差が著しく，そこで起こる現象も男女で異なる．このように男女間で構造や機能に大きな差がみられることが，生殖器の特徴である．

生殖腺の機能は配偶子形成と性ホルモン分泌である

生殖腺は**生殖細胞**germ cellから**配偶子**gamete，すなわち精子と卵子を作る．

精巣は成人では左右一対で陰嚢内にある．発生初期の精巣は上腹部の後腹壁にあり，胎生期に下降して鼠径管を通って腹壁外の陰嚢に収まる．思春期以降，精巣は精細管内で精子を形成し，終生毎日膨大な数の精子を排精する．

卵巣は成人では腹腔下部の骨盤側壁に左右一対ある．卵巣も発生初期には上腹部の後腹壁にあり，胎生期に下降するが，腹腔内に留まる点が精巣と異なる．卵巣は卵胞内で卵子を形成し，思春期から閉経まで周期的に排卵する．

生殖腺は内分泌腺としても機能する．精巣は胎生期にはミュラー管抑制因子とテストステロンを分泌し，思春期以降はテストステロンを分泌する．卵巣は胎生期にはホルモンを分泌しないが，思春期になると卵胞の発育に伴ってエストロゲンとプロゲステロンを周期的に分泌するようになる．

生殖管は配偶子を輸送し，その成熟や受精に関わる

精巣から排精された精子は，精巣輸出管を経て**精巣上体**を通過する間に運動能と受精能を獲得する．これに続く**精管**は鼠径部を上行して膀胱の後ろに至り，ここで精嚢や前立腺からの分泌液（精液）を受け，前立腺を貫いて尿道に連なる．男性の尿道は輸精路を兼ね，精液を体外へ排出する働きを持つ．

腹腔に排卵された卵子は，卵管采より**卵管**に取り込まれ子宮へと運ばれる．卵管膨大部は受精の場ともなる．**子宮**はその粘膜に受精卵を着床させ，胎児へと育て上げる．

付属腺は外分泌腺として機能する

男性は左右一対の**精嚢**と**尿道球腺**（カウパー腺），1個の**前立腺**を持つ．これらは膀胱の後部と下部にある．女性は**大前庭腺**（バルトリン腺），**小前庭腺**，**尿道傍腺**（スキーン腺）を持ち，いずれも外陰部の深部に左右一対ある．男性付属腺の分泌物は，精液として精子とともに尿道に排出される．女性付属腺の分泌物である粘液は，外陰部（腟前庭）に排出され，性交を容易にする．男性の前立腺と尿道球腺

❹ 生殖器の構成

	男	女
生殖腺	精巣	卵巣
生殖管	精巣輸出管 精巣上体管 精管	卵管 子宮 腟
付属腺	精嚢 前立腺 尿道球腺	小前庭腺 尿道傍腺 大前庭腺
外生殖器	陰茎 陰嚢	陰核 外陰部（大陰唇と小陰唇）
その他		胎盤 乳腺

❺ 男女の生殖器の概略

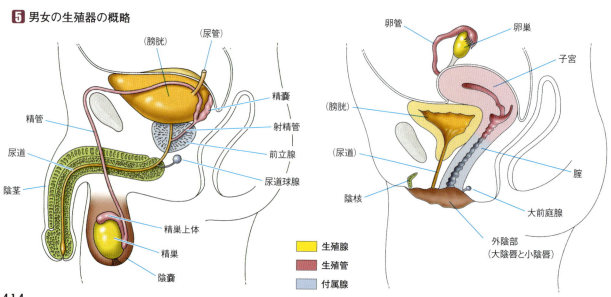

は，それぞれ女性の尿道傍腺と大前庭腺に相当する。

外生殖器は交接器である

　陰嚢は精巣を容れ，**陰茎**は尿道と勃起組織である海綿体からなる。女性では**大陰唇**が男性の陰嚢に，**陰核**が男性の陰茎に相当する。また女性では恥丘が発達し，大陰唇，小陰唇および腟前庭とともに**外陰部**と総称する。腟前庭には腟口，外尿道口および付属腺の導管が開口する。

　上記の組織以外に，女性では妊娠時に**胎盤**と**乳腺**が発達する。胎盤は胎児と母親の双方の組織で構成され，両者の間で物質交換を行う。発達した乳腺は出産後の初乳に備える。また特に女性では，骨盤内の生殖器を支える構造として，骨盤底の筋群が重要である。

配偶子はきわめて特殊な細胞である

　生殖細胞は，人体のあらゆる部分の細胞に分化する能力を持つ。精子と卵子は，それぞれの生殖腺で起こる**減数分裂**の過程で体細胞（二倍体）の半分量の染色体を持つ一倍体の細胞として形成されるが，受精時に合体して二倍体に戻る。配偶子形成の起こる時期は男女で異なり，その途中で起こる形態変化は特に精子細胞で著しい。

　精子 spermatozoon は頭部と尾部を合わせると全長約65 μmの細長い細胞である。精子形成は思春期に始まり，父親由来のDNAを安全に運ぶという目的のために特殊な形態に変化し，流線形の細胞となる。1回の射精で約3億個が排出される。

　卵子 ovum は完成すると直径約100 μmで，人体中最大の細胞となる。卵子形成は胎生期に始まるが，卵母細胞は減数分裂の途中で一時停止する。思春期以降，通常毎月1個ずつ排卵され，受精が成立すると減数分裂が完了する。出生時の卵巣には約200万個の卵母細胞があるが，以後減少を続け，思春期には約20万個となる。そのうち排卵に至るのは一生涯に400個ほどにすぎない。

ヒトの発生過程のあらまし 6

　受精は卵管膨大部で起こる。腟から子宮へ，さらに卵管へと遡ってきた精子が卵子に進入することで受精が成立する。受精卵は**胚子**となり細胞分裂（**卵割**）を繰り返しつつ卵管内を輸送される。受精後5.5日で子宮に到着し，子宮内膜に**着床**する。やがて胚子成分と子宮内膜から胎盤が形成され，胚子には各種の器官が形成されて**胎児**（胎生第9週以降）へと成長する。胎児は通常，最終月経開始から280日（受精後266日）で出産される。

6 ヒトの受精卵と胚子

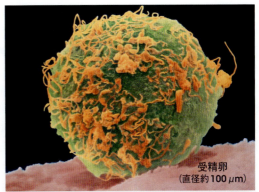

受精卵（直径約100 μm）

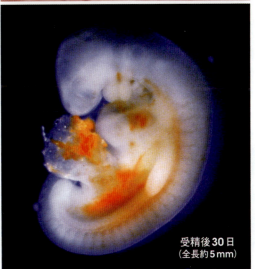

受精後30日（全長約5 mm）

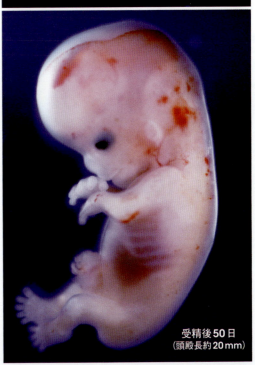

受精後50日（頭殿長約20 mm）

有糸分裂と減数分裂

ヒトの体細胞は23対の染色体を持つ二倍体である

染色体chromosomeは1本の長いDNA鎖がスーパーコイル状に折りたたまれて高度に凝縮したものであり，細胞分裂時に出現する。非分裂時にはコイルがほどけて糸状のDNAとなって核内に拡散し，**染色質**chromatinと呼ばれる。

ヒトの体細胞は44本（22対）の**常染色体**euchromosome；autosomeと2本（1対）の**性染色体**sex chromosome（男はXY，女はXX）を持つ **7**。対をなす2本の染色体を**相同染色体**homologous chromosomeといい，1本は父方，もう1本は母方に由来する。ヒトの体細胞は$2n$の染色体を持つ**二倍体**diploidの細胞である（nは動物種固有の染色体数を表す。ヒトでは$n=23$）。

体細胞は有糸分裂によって増殖する **9**左

体細胞は細胞分裂に先立って〔細胞周期のG_1期〕，DNAを複製し〔S期〕，全く同じ2本の**染色分体**chromatidを作る〔G_2期〕。細胞分裂が始まると〔M期〕，染色分体どうしは**動原体**centromereで接合し，凝縮して太く短くなる。分裂中期になると，染色体は細胞の赤道面に並び，動原体に**紡錘糸**が付く。やがて動原体が二分し，個々の染色分体は紡錘糸に引かれて分離する。染色分体が細胞の両極に移動すると同時に細胞質分裂が起こり，もとの細胞と同じ染色体数（$2n$）を持つ細胞が複製される〔G_1期〕。分裂の前後で遺伝情報に変化はない。このような分裂様式を**有糸分裂**mitosisという。

7 ヒトの染色体（46, XY）

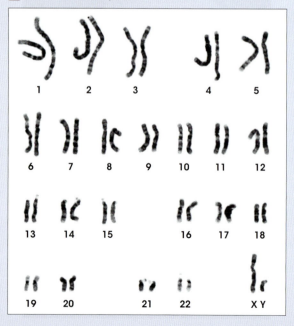

生殖細胞は減数分裂により染色体数を半減させる **9**右

生殖細胞は2回の**減数分裂**meiosis（**成熟分裂**ともいう）によって染色体数を体細胞の半分に減らし，**一倍体**（半数体）haploidの細胞となる。こうして形成された配偶子は，受精により合体して二倍体に戻る。

第1分裂：祖細胞から分化した母細胞は分裂に先立ってDNAを複製する。ここまでは有糸分裂と同じであるが，その後，相同染色体が互いに接近してペア（**対合**）を形成する点が異なる。ペアとなった各染色体の染色分体は複製されているにもかかわらず，密着した二重構造であるため区別できない（**二価染色体**という）。このとき相同染色体間で**遺伝子組換え**が起こる **8**。組換え部位は染色分体の**交叉**chiasmaとして見える。組換え完了後，相同染色体は紡錘糸に引かれて分離し，2本の染色分体は結合したまま両極に移動する〔MⅠ期〕。その結果生じた娘細胞は，母細胞の半分の染色体数を持つ。

第2分裂：引き続き2回目の分裂が起こる〔MⅡ期〕。この際DNAは複製されず，分裂の結果生じる子細胞の染色体数は娘細胞のさらに半分になる。つまり，最終的に生じる配偶子の染色体数は祖細胞の半分（n）である。

遺伝子組換えは任意の相同染色体間で起こり，しかも相同染色体の各ペアはそれぞれ無作為に娘細胞に分配される（父方の染色体を受け取るか母方の染色体を受け取るかはランダムに起こる）ので，配偶子の遺伝子には大きな多様性が生じる。

●染色体の不分離

生殖細胞は減数分裂の過程で2回の染色体分離を行う。しかし，この過程ですべての染色体が常に完全に分離されるとは限らない。いずれかの分裂過程で，常染色分体あるいは性染色分体の分離が不完全であれば，生じる子細胞は染色体数に過不足のある細胞となる。このような現象を**染色体の不分離**non-disjunctionといい，nの正数倍でない染色体数，すなわち染色体の数的異常（異数性heteroploidy）が生じる。異数性の精子あるいは卵子が受精すると，受精卵の染色体数も異数となる。一般に染色体に異常を有する胚子は自然流産することが多いが，異数性のまま成長する場合もある。たとえばダウン症候群は，第21番常染色体が1本多い21トリソミーである。

8 減数分裂に伴う遺伝子組換え

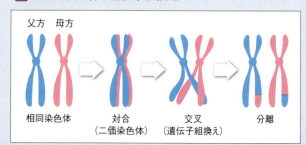

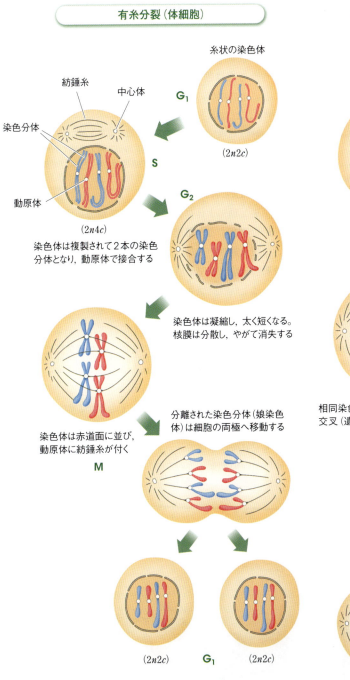
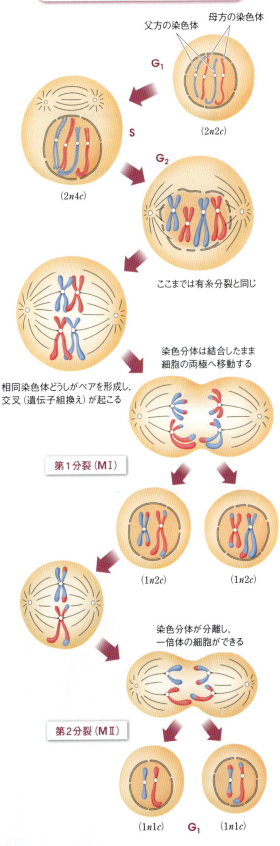

9 有糸分裂と減数分裂　n：染色体数(23), c：DNA量

有糸分裂は体細胞の増殖のための分裂様式であり、G_1期→S期(DNA複製期)→G_2期→M期(細胞分裂期)を経て、遺伝的に同一な二倍体細胞が2個できる。

これに対し減数分裂は、有性生殖を行うための特殊な細胞、すなわち配偶子を作るための分裂様式である。減数分裂では2回の細胞分裂(MⅠとMⅡ)が起こるが、MⅡの前にS期がないため、一倍体細胞が4個できる。できあがった精子と卵子はともにG_1期に相当するが、精子はこれ以上分化しないため、G_0期ともいえる。卵子は排卵の時点ではMⅡ中期であり、精子の進入によってのみG_1期に移行し、減数分裂が完了する。

なお、減数分裂に伴う細胞質分裂では、精母細胞は等しい大きさに分裂するが、卵母細胞は著しく不均等な大きさに分裂する(この図とは異なることに注意しよう)。

生殖器　男の生殖器

精巣はもともと腹腔内にあった

精巣（睾丸） testis はやや圧平された卵形であり，およそ 3×4×2.8cm，重さ8〜10gである。成人の精巣は陰嚢に包まれて腹壁外にあり，体表温度近くに保たれている。このため，思春期以降に起こる盛んな精子形成において温度上昇が抑えられ，造精細胞は高温障害から免れる。

精巣を包む構造は前腹壁や腹膜の遺残である 10 11 12

精巣は胎生期に上腹部から陰嚢内へ下降する。その結果，精巣および精巣上体の表面は，精巣下降に伴って降りてきた前腹壁や腹膜の遺残で覆われる。外側から順に，①**外精筋膜**〔外腹斜筋腱膜の続き〕，②**精巣挙筋（挙睾筋）**〔内腹斜筋の続き〕と内腹斜筋筋膜，③**内精筋膜**〔横筋筋膜の続き〕，④**精巣鞘膜**が精巣と精巣上体を包む。精巣鞘膜は腹膜の遺残であり，その臓側板は精巣表面を覆ったのち後縁で折れ返り，壁側板に移行する。臓側板と壁側板の間の閉鎖腔を鞘膜腔といい，精巣下降の際に生じた腹膜の突出部（鞘状突起）が腹腔との連続性を失ったものである 13 。精巣は血管・神経とともに上記①〜③に包まれて**精索** spermatic cord をなし，**鼠径管** inguinal canal を通って腹腔に入る。

陰嚢 scrotum は腹壁の皮膚の続きで，精巣，精巣上体および精索を包む。皮下脂肪は少なく，代わりに平滑筋線維からなる**肉様膜** dartos muscle がある。肉様膜が収縮することにより皮膚の表面積が減じ，放熱効果を調節する。

●精巣および精巣上体の付属物

発生過程で退縮した生殖管の残存組織が精巣上面にみられることがある。精巣垂は中腎傍管（ミュラー管）の頭方端の遺残であり，精巣上体垂は中腎管（ウォルフ管）の頭方端の遺残である。〔p.477参照〕

精巣の血管と神経 10

精巣と精巣上体には2系統の動脈が分布するが，両者は末梢で吻合する。**精巣動脈** testicular artery は第2腰椎の高さで腹大動脈から起こり，鼠径管を通って精巣に入る。**精管動脈** artery to ductus deferens は下膀胱動脈，臍動脈あるいは上膀胱動脈（いずれも内腸骨動脈の枝）から分岐し，精管に沿って下行して精巣に至り，精巣動脈と吻合する。

精巣と精巣上体から出る数本の静脈は，精索内で**蔓状静脈叢** pampiniform plexus を形成したのち**精巣静脈** testicular vein となり上行するが，流入先は左右で異なる。右精巣静脈は直接下大静脈に注ぎ，左精巣静脈は左腎静脈に注ぐ。蔓状静脈叢と精巣動脈は並行して走る。この対向流系により，精巣に向かう血液は効率よく熱交換され，冷やされる。精巣で分泌されたテストステロンは，毛細血管に吸収され静脈系に集まる。そのため，テストステロン濃度は，精巣

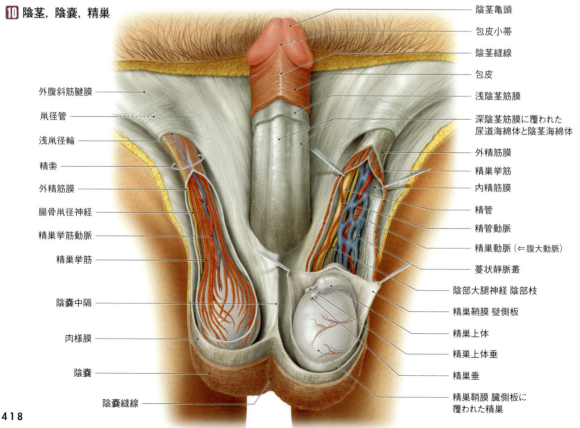

10 陰茎，陰嚢，精巣

13 精巣下降

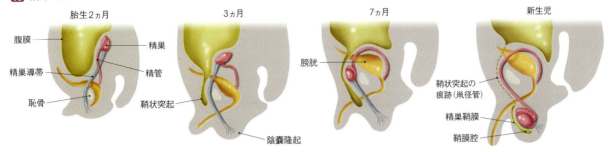

静脈のほうが精巣動脈よりもはるかに高い。

精巣と精巣上体には第10・11胸髄から起こる交感性の血管運動神経と，仙髄から起こる副交感性の骨盤内臓神経が分布する。交感神経に含まれる感覚線維が刺激されると，精巣に特異な痛み（**睾丸痛**）を生じる。この痛みは第10・11胸髄の支配する皮膚領域（下腹部や鼠径部）へ放散する。

精巣挙筋には第1・2腰髄から起こる陰部大腿神経の陰部枝が分布する〔p.668参照〕。この枝はまた大腿上部内側の皮膚にも分布する。そのため大腿上部内側をこすると，同側の精巣挙筋が反射的に収縮して精巣を引き上げる。これを**挙睾反射**といい，脊髄損傷の診断に用いられる。

精巣は腹膜や血管・神経を引き連れて下降する 13

精巣は胎生2ヵ月頃までは尿生殖間膜により上腹部の後腹壁に付着しているが，やがて**精巣導帯**に引かれて後腹壁の腹膜下を下降し，鼠径管を通って腹壁外に出る。精巣導帯は平滑筋を含む結合組織性の索状物であり，精巣上体尾部と下腹壁を結ぶ。精巣導帯の発達はテストステロンとミュラー管抑制因子の影響を受ける。精巣下降に伴い，**鞘状突起**が生じ，また精巣には腹大動脈の枝（精巣動脈）や胸髄由来の感覚線維が分布することになる。

● 精巣下降の異常

下降途中で精巣がどこかに留まった状態を停留精巣といい，停留部位によっては精子形成が抑制され，不妊，性機能障害，精巣癌の原因になる。腹腔と鞘膜腔をつなぐ鞘状突起は通常は発育過程で閉鎖するが，開存したままであれば，そこを通って腹腔内臓器が脱出したり（外鼠径ヘルニア），鞘膜腔に大量の液体が貯留する（陰嚢水腫あるいは睾丸水瘤）。

11 精巣・精索を包む構造

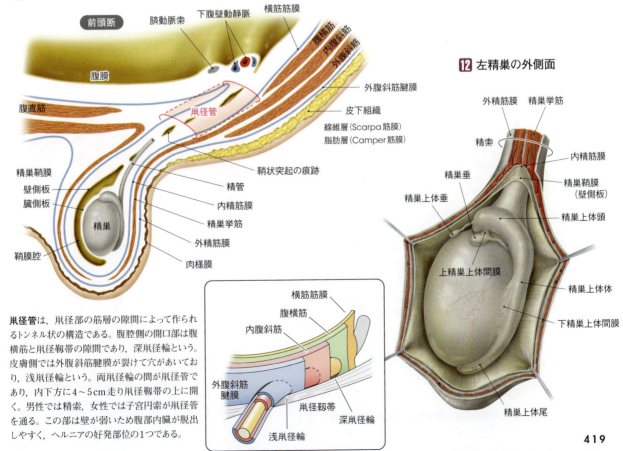

鼠径管は，鼠径部の筋層の隙間によって作られるトンネル状の構造である。腹腔側の開口部は腹横筋と鼠径靱帯の隙間であり，深鼠径輪という。皮膚側では外腹斜筋腱膜が裂けて穴があいており，浅鼠径輪という。両鼠径輪の間が鼠径管であり，内下方に4～5cm走り鼠径靱帯の上に開く。男性では精索，女性では子宮円索が鼠径管を通る。この部は壁が弱いため腹部内臓が脱出しやすく，ヘルニアの好発部位の1つである。

12 左精巣の外側面

1日3,000万個の精子が精細管で作られる

精巣の被膜である**白膜**tunica albugineaは内部の精巣縦隔・精巣中隔へと続き，精巣を200〜300個の小葉に分ける。各小葉内には2〜4本の**曲精細管**convoluted seminiferous tubuleが収まり，それらの隙間を間質が埋めている。曲精細管は直径150〜250μm，長さ70〜80cmのループ状の管で，屈曲蛇行して小葉内に詰め込まれている。**14**

成人の曲精細管では絶え間なく精子が作られる。曲精細管を離れた精子は**直精細管**から精巣縦隔にある**精巣網**rete testisに至り，十数本の**精巣輸出管**efferent ductuleを経て**精巣上体管**duct of epididymisに送られる。精巣上体管は直径0.5mm，長さ5〜6mにも及ぶ1本の管であるが，複雑に折れ曲がり，精巣輸出管とともに長さ数cmの**精巣上体**epididymis内に収まっている。精巣上体管の上皮は，不動毛を持った円柱細胞と基底細胞からなる多列円柱上皮である。円柱細胞は糖蛋白質など種々の物質を分泌・吸収し，精子の成熟に関与する。

精巣を構成する細胞

曲精細管は精細管周囲細胞peritubular cell（筋様細胞myoid cell）と基底膜によって間質から境される。管内では，種々の分化段階の造精細胞が基底側から管腔側に向かってグループごとに同調して成長する。その様子は"精子形成の波"として観察される**15**。造精細胞は，**セルトリ細胞**Sertoli cellによって支持・栄養されて分化する。セルトリ細胞は基底膜から管腔にまで達する巨大な細胞で，多くの機能を持つ。その機能は下垂体前葉から分泌される卵胞刺激ホルモン（FSH）に支配され，**ライディッヒ細胞**Leydig cell（**間細胞**interstitial cell）と呼ばれる内分泌細胞が分泌するテストステロンの影響を受ける。

間質には少量の結合組織，毛細血管，リンパ管，自律神経線維のほか，ライディッヒ細胞が存在する。ライディッヒ細胞は，下垂体前葉から分泌される黄体形成ホルモン（LH）の支配を受け，コレステロールを原料としてテストステロンを産生・分泌する。

造精細胞は絶えず分裂して精子を作り出す **16**

思春期になると**精祖細胞**spermatogoniumは分裂・増殖を始め，それは老年に至るまで持続する。精祖細胞は必ず精細管の基底膜に接して存在するが，8回ほどの有糸分裂を繰り返したのち基底膜を離れて管腔側へ移動し，**一次精母細胞**primary spermatocyteに分化する。一次精母細胞はDNAを複製して減数分裂を開始する。第1減数分裂期の

14 精巣および精巣上体の内部構造

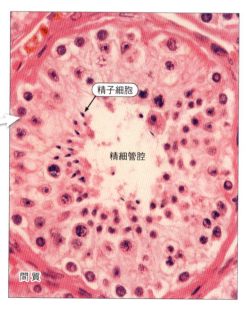

15 曲精細管の横断面（光顕像）

種々の分化段階の造精細胞が見える。基底膜から離れるほど分化が進み，伸長期の精子細胞は尾部を管腔側に向けて並ぶ。

精母細胞の核は，遺伝子組換え（染色体交叉）を示唆する厚い短桿状の明瞭な染色分体を持つ。第1減数分裂により生じた**二次精母細胞（精娘細胞）** secondary spermatocyte は，DNAを複製せず，すぐに第2減数分裂を開始し，一倍体の**精子細胞** spermatid を形成する。

精子細胞は，父方のゲノムを安全に卵子へ伝えるために，顕著な形態変化すなわち**精子完成** spermatogenesis を行う。核は，核蛋白質がヒストンからプロタミンに変換されるため凝縮する。ゴルジ装置から出芽した多数の小胞は融合して1つの嚢になる。この嚢は種々の水解酵素を容れており先体と呼ばれる。中心子は，運動装置である鞭毛を形成する。精子完成末期には細胞質の大部分を失い，**精子** spermatozoon（⒄）ができあがる。ただし，精巣内の精子は運動能・受精能ともに未熟な細胞であり，自然な状態では受精できない。

分化途中の造精細胞は**細胞間橋** intercellular bridge によって連結されており，一種の合胞体として成長する。1個の精祖細胞クローンから512個の精子が形成され，全体として毎日3,000万個もの精子が作られると言われている。精祖細胞から精子が完成するまで約74日を要する。

セルトリ細胞は造精細胞を守り育てる

減数分裂時に遺伝子組換えが起こると，造精細胞は自己として認識されない抗原性を持つことになる。もし抗原物質が間質に漏出すると，造精細胞は非自己と認識され，自己免疫性精巣炎が起こり不妊となる。また，もし血中の有害物質が精細管内に侵入すると，造精細胞のゲノムに障害を与え，影響が次世代に及ぶ。このようなことを防ぐために，隣接するセルトリ細胞は基底膜の近くでタイト結合を中心とした特殊な結合装置を形成し，精細管の内外を隔てている⒃。この障壁を**血液精巣関門** blood-testis barrier；BTBといい，精子形成のための環境を維持している。

セルトリ細胞は巨大な細胞質で造精細胞を包み保護・栄養するとともに，アンドロゲン結合蛋白（ABP），トランスフェリン，増殖因子，インヒビン，その他の生理活性物質を産生・分泌して造精細胞の分化を制御する。精細管腔液は，これらセルトリ細胞の分泌物や造精細胞由来の種々の物質を含み，また血液精巣関門によって隔てられているため，その組成は血漿とはかなり異なる。テストステロンはステロイドホルモンであるため，血液精巣関門を容易に通過して精細管内に入る。

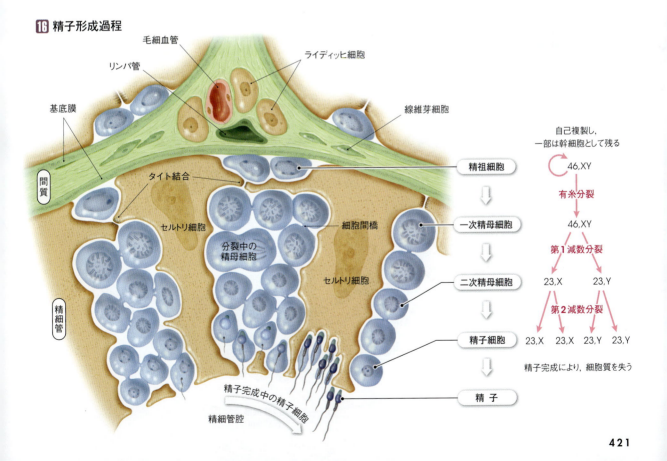

⒃ 精子形成過程

ライディッヒ細胞の産生するテストステロンが精子の形成を促す

精子は長距離を移動するために,無駄のない形をしている 🔢

精子は,その配偶子としての目的を果たすために,形態的・機能的に高度に分化した細胞である。すなわち成熟した精子は,父方のDNAを収めた小さな頭部と,遊泳運動を行うための長い尾部からなる。

頭部は5×3μm大の西洋梨形で,その大部分はクロマチンの凝縮した核が占めている。頭部の前半分を覆う**先体**acrosomeは,ゴルジ装置由来の膜で覆われたライソソーム様の胞状体で,ヒアルロニダーゼやアクロシンなどの酵素を含む。これらの酵素は受精の際に卵膜を分解し,精子の進入を助ける(🔢)。先体赤道部と呼ばれる先体の最も尾側の部分は層板構造を呈し,この部分が卵細胞膜と融合する。頭部は,ごく短い頸部を介して尾部に連結する。

尾部は長さ約60μmの**鞭毛**flagellumからなる。鞭毛の中心を**軸糸**が全長にわたって走行している。軸糸は,2本の中心微小管とそれを取り巻く9対の周辺微小管で構成され,線毛にみられるのと同様の構造である〔p.20参照〕。これらの微小管はチュブリンという蛋白質からなり,その滑り合いによって軸糸を屈曲させ,独特の三次元的波状運動をもたらす。軸糸の屈曲に要するエネルギーは,中間部の軸糸をらせん状に取り囲むミトコンドリア鞘で産生されるATPによって供給される。線維鞘は解糖系によってエネルギーを産生する。

精巣機能はホルモンによって調節される 🔢

精巣の機能は,①ライディッヒ細胞での**テストステロンの産生・分泌**と,②精細管での**精子形成**であり,これらは視床下部-下垂体-性腺系により制御されている。視床下部で産生されたGnRHは下垂体門脈系に放出され,LH,FSHの分泌を刺激する。LHは主にライディッヒ細胞の受容体と結合して,コレステロールからのテストステロンの産生・分泌(🔢)を促す。FSHはセルトリ細胞の受容体と結合して,**アンドロゲン結合蛋白**androgen binding protein;ABPの産生を促す。

GnRHとLH,FSHは,テストステロンおよびインヒビンによる負のフィードバック調節を受ける。テストステロンは主に視床下部のGnRH pulse generatorに作用し,GnRH分泌の頻度を減少させる。セルトリ細胞から分泌さ

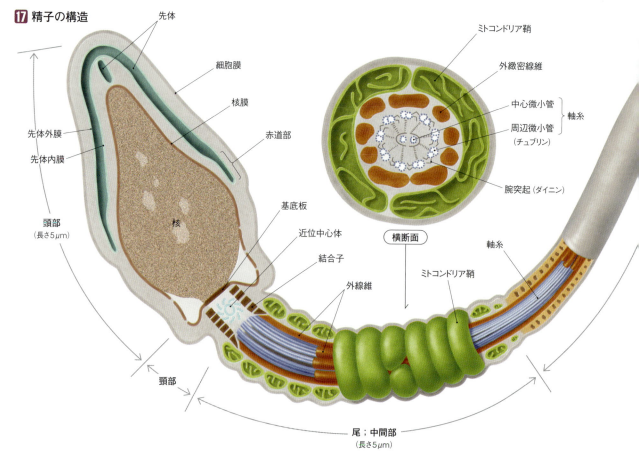

17 精子の構造

れるインヒビンinhibinは，下垂体に直接作用してFSH分泌を抑制する。

思春期に精子形成が始まるためにはFSHが不可欠であるが，その後の精子形成の維持においてはテストステロンが中心的な役割を果たす。そのために必要な精巣内テストステロン濃度はきわめて高く，精巣内静脈血のテストステロン濃度は末梢血の250倍にのぼる。FSHの刺激によってセルトリ細胞から分泌されるアンドロゲン結合蛋白は，テストステロンと結合することにより，精細管内のテストステロンを高濃度に保っている。

精子は精巣上体を通過する間に運動能を獲得する

精巣で形成されたばかりの精子は，運動能と受精能を持たない。精巣を離れて精巣上体を通過する間に運動性が生じ，さらに射精後，女性生殖器内で受精能を獲得することにより，はじめて卵子との受精が可能となるのである。

精細管で作られた精子は，精巣網，精巣輸出管を経て精巣上体に進む。精子は1〜2週間ほどかけて精巣上体を通過するが，これは自らの運動によるものではなく，精巣上体管の収縮や圧力によって受動的に移動する。その間に精子は内部構造を化学的に安定させ，直進する能力を獲得して，機能的に成熟する（**精巣上体内成熟**という）。このような変化は，精巣上体管の上皮細胞から分泌される種々の物質の作用によるものである。精巣上体のどの部位で受精可能な精子となるかは，動物種によって異なる。ヒトでは，尾部ではじめて受精可能になると考えられてきたが，近年の体外受精による研究から，精巣を出たばかりの精子でも受精可能なことがわかってきた。

● 男性不妊

男性不妊は，不妊の原因の約1/2を占める。①造精機能障害，②精子輸送路の通過障害，③精子機能障害に大別されるが，①が最も多く約90％を占める。精液の評価基準としてはWHO基準（2021年）が広く用いられており，下記をすべて満たすものを正常精液としている。

- 精液量（1回の射精） ……………… 1.4 mL 以上
- アルカリ度 ……………… ≧ pH 7.2
- 精子濃度 ……………… 1,600万/mL 以上
- 全精子数（1回の射精） ……………… 3,900万以上
- 生きている精子（全精子中） ……… 54% 以上
- 前進する精子 ……………… 30% 以上
- 正常な形態の精子 ……………… 4% 以上

19 テストステロンの作用

1. 男性への性分化（胎児期）
2. 男性器の発達と二次性徴発現
3. 精子形成（精細管）
4. 蛋白同化作用

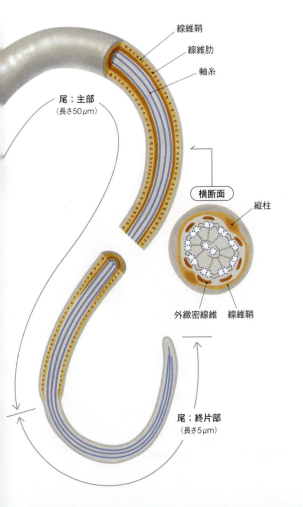

18 精巣機能のホルモン調節

精子形成にはFSH，LHと高濃度のテストステロンが必要である。
テストステロンは，ABPと結合することで精細管内に保持される。

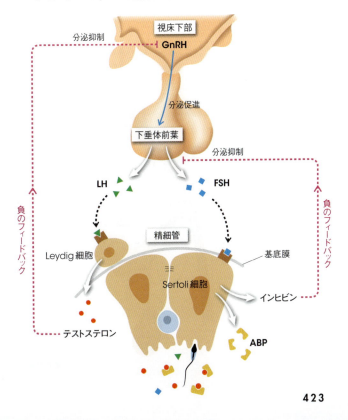

精子は輸精路の中で何週間でも生きている

精子は精管内に蓄えられる

精巣上体を通過した精子は精管へと送られ，射精されるまで貯蔵される。貯蔵中の精子は休止状態で何週間も生きているが，次第に老化して死ぬ。死滅した精子は輸精路の上皮細胞，特に精管末端部の上皮細胞に貪食される。

精管 deferent duct (vas deferens) は，精巣上体管と尿道前立腺部を結ぶ全長40〜45cmの輸精路である⑳。精管はよく発達した3層の平滑筋層を有し，触れると硬い㉑。この筋層は，射精時に管腔内の精液を絞り出す働きをする。

精管は精巣上体管の尾部に続いて始まり，精巣後縁に沿って上行する。精巣上端に達すると，血管・神経とともに被膜に包まれて楕円柱状の精索を形成する(⑩)。精管は精索内を上行して浅鼠径輪から鼠径管に入り，深鼠径輪に至る。ここまでが精索であり，長さ約11cmである。

深鼠径輪を出ると，精管は精索内の血管や神経と別れ，下腹壁動静脈と交差したのち内下方に向きを変え，骨盤側壁の腹膜直下を走り，膀胱底の後面に至る。ここで尿管と交差したのち，正中寄りに下行して膀胱の下面に向かい，前立腺の上方で紡錘形に膨らんで**精管膨大部**をなす。

精管膨大部の下端は細くなり，前立腺のすぐ上あるいは前立腺の内部で精嚢の導管と合流して**射精管** ejaculatory duct となる。左右の射精管は前立腺内を前下方に約1cm

㉑ 精管の横断面 (光顕像)

壁は厚い平滑筋が取り巻き，その外側を血管や神経が走る。

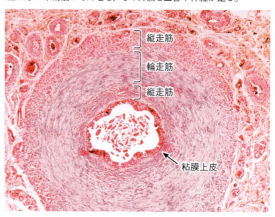

並走し，尿道後壁にある**精丘** seminal colliculus という高まりに左右別々に開口する。㉒

精嚢と前立腺は精液成分を分泌する

精嚢 seminal vesicle は，精管の末端部が側方に大きく膨らんでできた嚢状部 (長さ約3cm, 重さ約2g) である。一見，精子を蓄える袋のようにも思えるが，実は外分泌腺である。精嚢の内腔は多数の憩室に分かれ，その表層を覆う

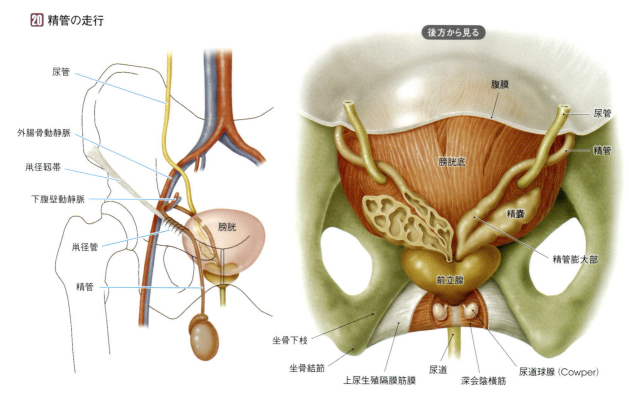

⑳ 精管の走行

上皮細胞はアポクリン分泌により淡黄色の粘稠な液体を分泌する。このゼリー状の分泌液は射精時に精子とともに排出され、精液の主要な成分となる(26)。精嚢の壁は精管と同様に平滑筋が発達しており、射精時に収縮する。

前立腺 prostate は、膀胱下面の膀胱頸部に接し、尿道を取り囲むクルミ大（重さ約15g）の外分泌腺である。尿道は、前立腺の上部ほぼ中央から進入し、やや前側を下行して、前立腺を貫く。この間を尿道の前立腺部という。左右の射精管は、前立腺の後上部から進入し、前下方に斜めに走り、尿道前立腺部の後壁に開く。

前立腺は23のように区分される。実質の大部分を占める辺縁域は**外腺**と呼ばれる複合管状腺からなり、20〜30本の導管が尿道後壁の**前立腺洞** prostatic sinus に開口する。分泌液は乳白色、アルカリ性の漿液で、射精時に排出され、栗の花のような独特の臭いがする。老人では、分泌物が石灰化した前立腺石を腺腔にみることがある。

一方、尿道周囲には粘膜腺があり、尿道後方で射精管よりも前方には粘膜下腺が存在する。これらの領域を**内腺**と呼び、本来の前立腺液を分泌する外腺と区別している。

前立腺の支質は豊富な平滑筋と結合組織からなる。平滑筋は、射精時に収縮して前立腺液を排出するとともに、尿道前立腺部および射精管内の精液の排出にも働く。

23 前立腺の区分

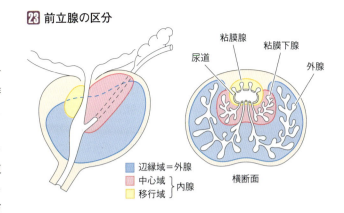

- 辺縁域＝外腺
- 中心域
- 移行域　}内腺

横断面

尿道球腺 bulbourethral gland（別名**カウパー腺** Cowper's gland）は、尿生殖隔膜内にあるエンドウ豆大の小さな粘液腺である。導管の長さは2〜3cmであり、下尿生殖隔膜筋膜（会陰膜）と尿道球とを貫いて尿道壁に開口する。尿道球とは、尿道海綿体の後端が球状に膨らんだ部分をいう。尿道球腺の分泌物は透明なアルカリ性の粘液であり、尿道粘膜表面を潤滑にする働きがある。

● 前立腺肥大症と直腸診──
前立腺の内腺（中心域）はエストロゲンに反応する。加齢により男性ホルモン分泌が低下して相対的にエストロゲン優位になると、中心域の腺組織や支質が増生し、膀胱頸部や尿道が圧迫されて排尿障害をきたす（前立腺肥大症）。前立腺肥大症は40歳すぎに始まるが、通常50歳以上に多い。直腸に指を入れると、肛門から約5cmのところで前方に前立腺を触れる。直腸診は前立腺肥大症や前立腺癌の最も重要な診断法の1つである。

22 精管および付属腺

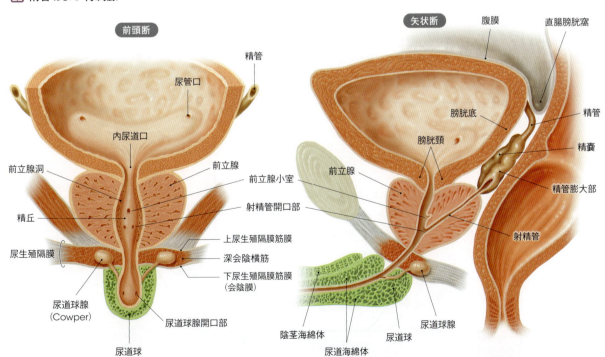

射精された数億の精子のうち，受精の場に到達するのはごく少数である

射精は2段階の脊髄反射である 24

　射精とは，精管内の精子を受精のために体外へ送り出す現象であり，①精液の後部尿道への**射出** seminal emission，②後部尿道から体外への**射精** ejaculationという2段階で進行する。第1段階は精管および付属腺の平滑筋が収縮することによって起こり，自律神経（主として**交感神経**）に支配される。第2段階は陰茎根を取り巻く骨格筋が収縮することによって起こり，体性神経（**陰部神経**）に支配される。25

精液は精子以外に種々の成分を含む 26

　精液 semenは黄白色〜白色を呈し，pHは7.2〜7.8である。1回の射精で2〜6mLほど排出されるが，全容量に占める精子の割合は約1%にすぎず，精漿と呼ばれる液体成分が大部分を占める。

　精漿は，精子とともに送られてきた液体成分に，付属腺からの分泌液が加わったものである。最初に尿道球腺液，次いで精子と前立腺液，最後に精嚢液が加わり，これらの混合物が精液として射精される。

　尿道球腺液は粘稠度の高い粘液であり，性的興奮に伴って反射的に分泌され，あらかじめ陰茎内精路を潤すことにより，精液の通過を容易にする。

　前立腺液は乳白色の漿液で，精液の約20%を占める。重炭酸塩，亜鉛のほか，酸性ホスファターゼやフィブリノリシンなど種々の酵素を含む。前立腺液は，精子の運動に適した環境を与えるために重要である。すなわち，精管内は精子の代謝産物によって酸性に傾いており，精子の運動は制限されているが，前立腺液に含まれる重炭酸塩などの緩衝物質によって中和され，精子が運動できるようになる。また，前立腺液に含まれる亜鉛は，精液中で抗菌作用を発揮するとともに，精子の運動性にも関与する。精液特有の臭気は，前立腺液中のポリアミンによる。

　精嚢液は淡黄色，粘稠なゼリー状の分泌物で，精液の約60%を占める。蛋白質に富み，中性ないし弱アルカリ性である。精嚢液に含まれるフルクトースやアスコルビン酸は，精漿中において精子の主要なエネルギー源となる。一方，女性生殖管内においてはグルコースが主要なエネルギー源となる。精子のエネルギー代謝は，細胞質における解糖系とミトコンドリアにおける細胞呼吸により行われ，主に鞭

24 射精のメカニズム

❶ 陰茎亀頭部への感覚刺激は，求心性線維を経て腰髄に送られる。反射的に交感神経の興奮が起こり，精管および付属腺の平滑筋が収縮し，精液が後部尿道に射出される。このとき内尿道括約筋（平滑筋）も収縮するため内尿道口は閉鎖され，精液の膀胱への逆流を防ぐ。

❷ 後部尿道が精液で充満すると，その刺激は陰部神経を介して仙髄に達し，反射的に球海綿体筋および坐骨海綿体筋（骨格筋）に律動的な収縮が起こり，精液は体外へ排出される。

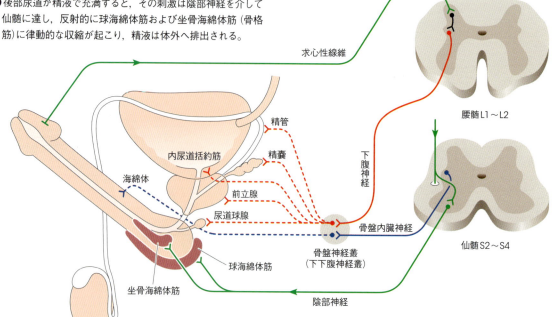

26 精液の組成

精子 (平均 10^8/mL)	
精巣・精巣上体に由来する液体成分 (微量)	
前立腺液 (15〜30%)	亜鉛 酸性ホスファターゼ フィブリノリシン (前駆体) ポリアミン (スペルミンなど)
精嚢液 (40〜80%)	フルクトース アスコルビン酸 フィブリノゲン プロスタグランジン コレステロール
緩衝物質*	重炭酸塩 リン酸塩

*前立腺液, 精嚢液に共通して存在

毛の運動に用いられるATPを合成する。精嚢液はそのほかに, フィブリノゲンや, 腟・子宮内での精子の輸送を助けるプロスタグランジンを含む。

最近, 精嚢液中に, 精子の運動を抑制する物質が存在することが報告されている。これはダイニンATPaseの活性を阻害する蛋白質で, この因子の精漿中の多寡が精子の運動率に関与している可能性が指摘されている。

精液の凝固と液化

ヒト精液は射精直後に凝固し, その後徐々に (室温では10〜20分以内に) 液化する。精液の凝固は, 精嚢液中の蛋白質と前立腺液中の酵素が混合することにより膠様の凝固物を生成するためである。凝固することにより, 射精された精液は腟内の深部に留まることができる。生成された凝固物は, やがて前立腺由来のセリンプロテアーゼ (フィブリノリシン) によって分解され, 液化する。

男性不妊症患者の中には, 精液液化が不良の症例が存在する。凝固した状態の精液中では, 精子は凝固物に捉えられ, 運動が制限されている。液化の進行とともに, 精子は凝固物から離れ, 運動を開始する。液化不良の症例では運動精子数が減少するため, 不妊の原因となりうる。

腟・子宮内での精子の移動

腟内は酸性であり, 精子の運動性は急速に失われる (約30分以内)。したがって, 腟内の精子は, 速やかに外子宮口から子宮頸管に入らねばならない。ここで, 子宮頸管内膜の頸管腺から分泌される頸管粘液 [p.442参照] が, 精子にとっての第一の関門となる。酸性の頸管粘液は精子の運動性を減退させ, アルカリ性では促進させる。ただし, pH 8.5以上の強アルカリ環境は精子には不適であり, 至適pHは7.0〜8.0で, これは排卵期のpHに相当する。

射精後, 頸管粘液内への精子の進入は, 2〜10分間という短時間でみられる。これらの精子は生存して子宮腔内への移行が可能となるが, その数はきわめて少なく, 腟内に射精された精子のうち2,000〜3,000に1個といわれている。子宮腔内での精子の移動には, 性交時に下垂体後葉から分泌されたオキシトシンや, 精嚢液中のプロスタグランジンによる子宮収縮が関与していると考えられている。

精子にとって第二の関門は, 子宮卵管結合部である。子宮内の精子のうち1,000〜5,000に1個だけが, この部位を通過するといわれている。

卵管内での精子の移動

精子の卵管内移動に関与する因子としては, 卵管筋層の蠕動運動, 卵管粘膜ヒダと卵管間膜の収縮, 卵管分泌液の流れ, 卵管粘膜上皮の線毛運動など複雑な機構が考えられている [p.439参照]。最終的に, 受精の場である卵管膨大部に到達する精子の数は100〜200個とされており, 射精された精子のうちのきわめて少数のものだけが受精の機会を得ることになる。

25 男の生殖器の神経支配

	起始	経由	分布	作用
交感神経	L1〜2	下腹神経	尿道球腺	分泌 (精路の潤滑)
			精管 精嚢・前立腺	収縮 (精液の後部尿道への射出)
			内尿道括約筋	収縮 (精液の逆流防止)
副交感神経	S2〜4	骨盤内臓神経	尿道海綿体 陰茎海綿体	血管拡張 (勃起)
体性神経	S2〜4	陰部神経	運動性: 球海綿体筋 坐骨海綿体筋	収縮 (射精)
			感覚性: 会陰 陰茎	知覚

生殖器　男の生殖器

多量の血液が海綿体に流れ込むことにより，勃起が起こる

陰茎の構造27

　陰茎penisは次の3部からなる。**陰茎根**root of penisは恥骨の下面に固定されている部分で，体表からは見えない。陰茎先端の膨大部が**陰茎亀頭**glans penisで，その後縁の高まりを亀頭冠という。根と亀頭の間で陰茎の主部をなすのが**陰茎体**body of penisである。陰茎の前面（上面）を陰茎背，後面（下面）を尿道面という。

　陰茎体を覆う皮膚は薄く，メラニンに富む。皮下は脂肪組織を欠き，平滑筋の散在する**肉様膜**がある。陰茎肉様膜は陰嚢肉様膜に続く。肉様膜の直下には疎性結合組織からなる**浅陰茎筋膜**がある。その直下に海綿体を包む**深陰茎筋膜**（Buck筋膜）があるが，肉様膜および浅陰茎筋膜は全体として疎であるため深陰茎筋膜との結合は緩く，皮膚がよく動く。深陰茎筋膜の下にはコラーゲン線維からなる**白膜**tunica albugineaがあり，3つの海綿体を個別に包む。

　陰茎内部には左右一対の**陰茎海綿体**corpus cavernosum penisと，尿道を囲む1個の**尿道海綿体**corpus spongiosum penisがある。陰茎海綿体を包む白膜は厚く（1〜2mm），硬い。白膜は正中部で陰茎中隔を形成し，陰茎海綿体を左右に隔てる。海綿体はその名のとおりスポンジ状の組織で，網状の**海綿体小柱**とその間隙にある**海綿体洞**からなる。小柱は疎性結合組織と平滑筋でできている。海綿体洞は不規則な形の静脈洞であり，多量の血液を容れることができる。ここが血液で充満すると勃起が起こる。

　海綿体洞に流入する血液は主に内陰部動脈に由来する。内陰部動脈は内腸骨動脈から分岐したのち，陰部神経とともに骨盤側壁の陰部神経管を通って前進し，**陰茎背動脈** dorsal artery of penisと**陰茎深動脈** deep artery of penisに分かれて陰茎に分布する。陰茎背動脈は陰茎上面にあり，深陰茎筋膜と白膜の間を前方へ走り，亀頭に向かう。陰茎深動脈（別名**海綿体動脈**）は陰茎海綿体のほぼ中央部を走り，多数の**ラセン動脈**を分枝して海綿体洞に血液を供給する。ラセン動脈の分岐部にある平滑筋は，海綿体洞へ流入する血流量を調節する。海綿体洞を灌流した血液は，白膜直下を走る導出静脈を経て**深陰茎背静脈** deep dorsal vein of penisへ流出し，内陰部静脈から内腸骨静脈に注ぐ。

　陰茎に分布する主な神経は，運動および体性感覚に関わる陰部神経と，勃起に関わる自律神経である。前者は陰茎

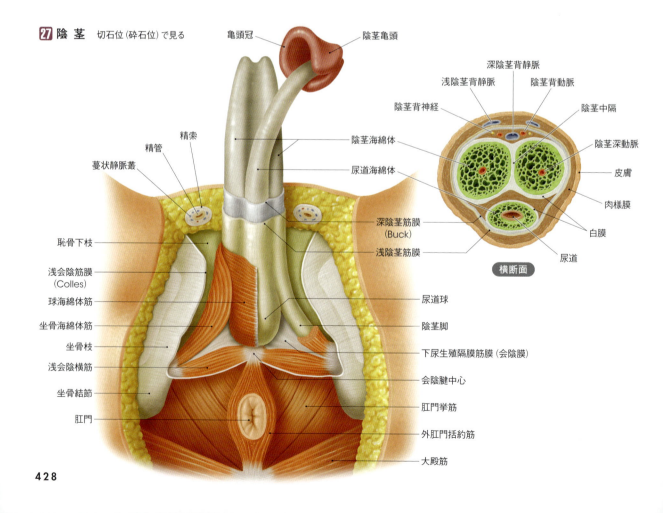

27 陰茎　切石位（砕石位）で見る

428

亀頭に豊富に分布するため、陰茎亀頭は知覚鋭敏である。

勃起は副交感神経に支配されている 28

勃起 erection とは、動静脈吻合（ラセン動脈⇒海綿体洞）によって海綿体が充血し陰茎が硬くなる現象である。非勃起状態では陰茎深動脈、ラセン動脈および海綿体小柱の平滑筋は収縮しており、動脈血は海綿体組織の栄養に必要な量だけが流れている。

勃起中枢は仙髄S2〜4に存在する。ここから起こる**骨盤内臓神経**（別名；勃起神経）は副交感神経線維からなり、下下腹神経叢（別名；骨盤神経叢）に入り、その枝は陰茎海綿体に分布する（24）。性的刺激は勃起中枢に送られ、副交感神経の活動を亢進させる。副交感神経の刺激は海綿体組織に分布する非アドレナリン非コリン作動性（non-adrenergic non-cholinergic；**NANC**）神経を興奮させる。NANC神経は一酸化窒素（NO）を伝達物質としており、その興奮により神経終末からNOが遊離し、海綿体組織に浸透する。

NOは、平滑筋細胞内の可溶性グアニル酸シクラーゼを活性化し、サイクリックGMP（cGMP）の合成を促進する。

cGMPが増加すると、細胞内のCa^{2+}は筋小胞体に取り込まれ、平滑筋は弛緩する。その結果、海綿体小柱は弛緩し、陰茎深動脈とラセン動脈は拡張するため、動脈血が海綿体洞に貯留しはじめる。

一方、血液の流出路である深陰茎背静脈は、膨張した海綿体と白膜とによって押しつぶされ、また導出静脈が引き伸ばされた白膜によって絞扼されるため、流出抵抗が増す。逃げ場を失った血液は海綿体洞に充満し、陰茎は硬く伸長する。交感神経の活動である射精が起こると、勃起は消退する。

cGMPは平滑筋細胞内のCa^{2+}濃度を低下させることにより平滑筋を弛緩させる作用を持ち、勃起のカギを握る物質といえる。これに対し、海綿体の平滑筋細胞にはホスホジエステラーゼ5型（PDE-5）という、cGMPを分解する酵素が存在する。勃起障害 erectile dysfunction；EDの多くは、cGMPの産生量が少ないか、あるいはPDE-5による分解がまさっているために生じている。バイアグラ（クエン酸シルデナフィル）はPDE-5の働きを選択的に阻害する作用を持ち、勃起を促進する。

28 勃起のメカニズム

NOによって平滑筋細胞内のグアニル酸シクラーゼが活性化され、cGMPの合成が促進する。cGMPは筋小胞体へのCa^{2+}取り込みを促進するため、細胞内Ca^{2+}濃度は低下する。NANC神経のみならず、内皮細胞もNO合成酵素を持ち、勃起に関与していると考えられる。

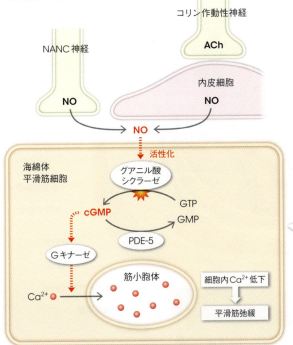

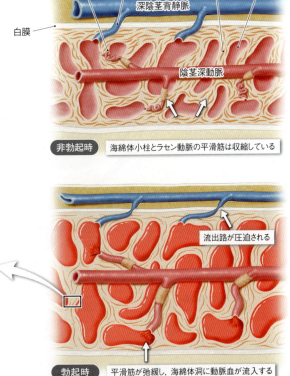

生殖器　女の生殖器

卵巣・卵管・子宮はひとつづきの腹膜をかぶっている

　卵巣，卵管および子宮は骨盤内にあり，ひとつづきの腹膜peritoneumで覆われている❷⓽。女性生殖器の分化・発達に伴う腹膜の広がりを理解しよう。

女性生殖器の分化・発達と腹膜の広がり
　生殖腺は男女ともに上腹部の後腹壁に発生する未分化生殖腺に由来し，卵巣はその皮質から胎生7週頃に分化する〔p.475参照〕。未分化生殖腺の表面を覆っていた体腔上皮（腹膜）は，卵巣門に至ると単層の立方上皮あるいは丈の低い円柱状の上皮に変化し，表層上皮あるいは卵巣被膜と呼ばれるようになる。

　生殖管である卵管と子宮は，中腎傍管（ミュラー管）から発生する〔p.477参照〕。体腔上皮の深部に位置する左右の中腎傍管は，次第に発達しながら，その尾方部は互いに接近して正中面で癒合する。この結果，1つの腔からなる子宮が形成される（癒合しなければ2つの腔が残存したままとなり，双角子宮となる）。中腎傍管の接近・癒合に伴い，癒合部の左右には横走する腹膜のヒダが形成される。このヒダが**子宮広間膜** broad ligament of uterus となる。このヒダは腸間膜の隆起部として生じるため，当初は中腎管（ウォルフ管）と中腎傍管の両方を含むが，中腎管は途中で退化する。一方，中腎傍管の頭方部は左右が癒合しないまま残存し，卵管を形成する。中腎傍管の頭方端は体腔に開口し，卵管腹腔口となる。

　胎児の腹部内臓の発達に伴い，漿膜性の体腔上皮は臓器を覆う**臓側腹膜** visceral peritoneum と，体壁を覆う**壁側腹膜** parietal peritoneum となって広がる。やがて，臓側腹膜直下の結合組織内には大きな血管や神経が進入し，臓器に分布するようになる。このような腹膜を**間膜**という。女性生殖器にも特有の間膜が形成され，臨床的に重要な意味を持つ。

　中腎傍管の表面を覆う漿膜性の体腔上皮は，上述のようにこの管から発生する卵管と子宮を覆いながら発達して子宮広間膜を形成する。すなわち，子宮体の前面を覆う腹膜

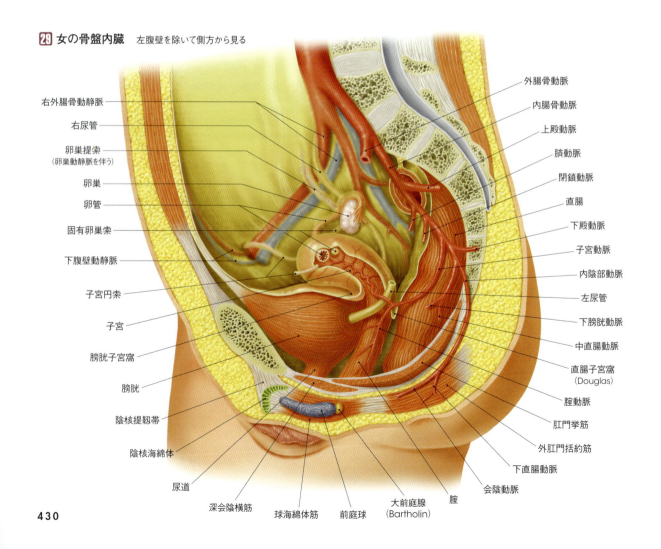

❷⓽ 女の骨盤内臓　左腹壁を除いて側方から見る

（前葉）と後面を覆う腹膜（後葉）は子宮の左右両縁で合わさって2枚の腹膜からなる広いヒダとなり、外側に向かい骨盤側壁に達する。子宮広間膜のうち、子宮の側縁に接する部分を**子宮間膜** mesometrium、間膜の上縁で卵管を包んで横走する部分を**卵管間膜** mesosalpinx、後面で卵巣に接する部分を**卵巣間膜** mesovarium という。30

子宮広間膜の前葉と後葉の間には疎性結合組織がある。このうち子宮の側縁に接する結合組織を**子宮傍組織** parametrium といい、子宮に分布する子宮動静脈や神経を含む。子宮動脈直下には尿管が交差して走るため、この付近を扱う外科医は注意を要する。子宮円索は子宮広間膜の前葉に包まれて斜め前方へ走り、固有卵巣索は子宮広間膜の後葉に包まれて斜め後方へ走る。これらは子宮および卵巣を固定する索状物である。

腹膜は子宮の前後で深い凹みを作る

子宮の前には膀胱、後ろには直腸がある。子宮広間膜の前葉はその下端（子宮頸の上方）で反転して、膀胱底を覆う腹膜に移行する。この腹膜の反転部が作る凹みを**膀胱子宮窩** vesico-uterine pouch という。一方、後葉は子宮頸の最下端まで落ち込み、後腟円蓋に接する位置で反転して後腹壁を覆う腹膜に移行する。この反転部が作る凹みを**直腸子宮窩** recto-uterine pouch（**ダグラス窩** Douglas' pouch）という。ダグラス窩から後腟円蓋（腟腔）まではわずか数mmしか隔たっていない。ダグラス窩は立位のとき腹腔で最も低い場所となるため、腹腔に排出された浸出液や膿、癌細胞などが溜まりやすく、臨床的にも重要な場所である。

卵巣と卵管はつながっていない

卵管の卵巣に最も近い部分は卵管采と呼ばれ、卵巣を包み込むような形をしているが、卵巣とつながっているわけではなく、その遠位端は腹腔に開口している（**卵管腹腔口**という）。したがって、女性の腹腔は卵管腔、子宮腔、腟腔を経由して外界と連続している。

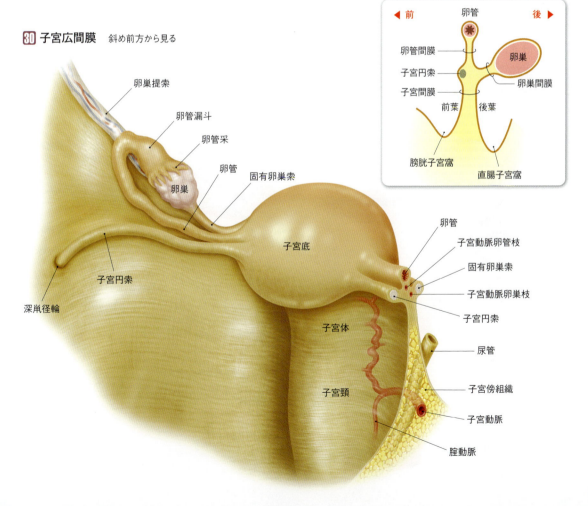

30 子宮広間膜 斜め前方から見る

生殖器　女の生殖器

卵巣は骨盤側壁にある腹腔内臓器である

卵巣は腹腔内臓器である 32

卵巣 ovary は，成熟女性では腹腔下部にあり，骨盤側壁の浅いくぼみ（**卵巣窩**）にはまっている。これを体表に投影すると，臍から十数cm下外側で，ほぼ上前腸骨棘の高さに相当する。卵巣の大きさは卵巣周期に伴って顕著に変化するが，通常やや扁平な母指頭大の楕円体で重さ4～10gである。

卵巣の長軸は未産婦ではほぼ垂直位をとるが，妊娠時には発達する子宮によって下端（**子宮端**）が上方に引っぱられ，水平位に近づく。また分娩後には子宮広間膜が緩むため，卵巣は移動しやすく，しばしば直腸子宮窩の位置まで下降する。

卵巣を支える構造 31

卵巣の上端（**卵管端**）は**卵巣提索** suspensory ligament of ovary によって骨盤側壁に固定され，下端（子宮端）は**固有卵巣索** ligament of ovary によって子宮につながっている。いずれも結合組織からなる索状物であり，前者は卵巣動静脈や神経を含んでいる。卵巣の前縁には卵巣間膜が付き，子宮広間膜に連なる（30）。卵巣の後縁は自由縁であり，腹腔に面する。

固有卵巣索は，胎生期の**卵巣導帯**に由来する。卵巣も精巣と同様に，胎生期に導帯に引かれて下降するが，その際導帯の一部が子宮上部に付着するため，卵巣導帯は2部に分かれる 33。分かれた上部は，卵巣と子宮を結ぶ固有卵巣索となる。下部は**子宮円索** round ligament of uterus となり，子宮上部から起こり，下行して鼠径管を通り，恥丘あるいは大陰唇付近に終わる。子宮円索は子宮を支える構造の1つである。

● 卵巣の付属物

発生過程で退縮した生殖管の残存組織が卵巣間膜内に付属物としてみられる。卵巣上体は1本の縦管と数本の横小管からなり，前者は中腎管（ウォルフ管），後者は中腎細管の遺残である。それぞれ男性の精巣上体管，精巣輸出管に相当する。縦管の上端（中腎管の頭方端）が膨らんだ遺残物を胞状垂（モルガニ小胞 hydatid of Morgagni）といい，男性の精巣上体垂に相当する。縦管の下部が子宮側壁に沿って残存したものをガルトナー管 Gartner's duct といい，男性の精管や射精管に相当する。卵巣門の結合組織内にみられる卵巣傍体は，中腎細管の尾側の遺残であり，男性の精巣傍体（迷管）に相当する。〔p.477参照〕

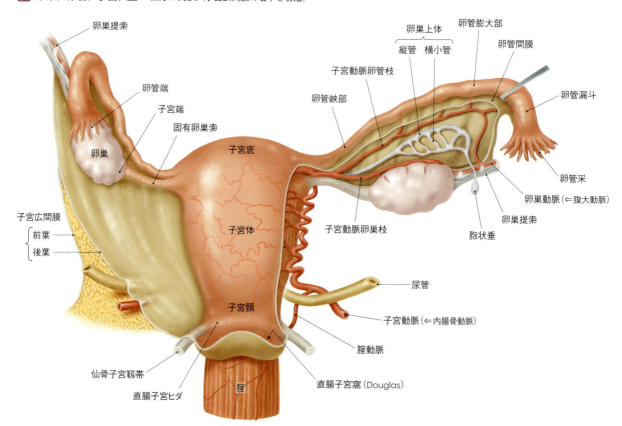

31 卵巣，卵管，子宮，腟　後方から見る（子宮広間膜の右半を切離）

33 卵巣下降

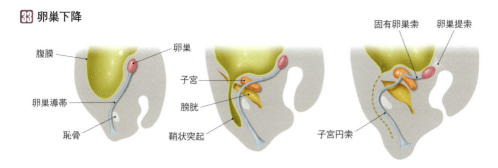

卵巣動脈と子宮動脈は吻合する 31

卵巣間膜の付着部を**卵巣門** hilum of ovary といい，ここから血管・神経・リンパ管が卵巣に出入りする。

卵巣動脈 ovarian artery は腹大動脈から直接出る枝である。第2腰椎の高さで起こり，後腹壁を下行したのち，尿管，次いで外腸骨動脈の前を横切り，卵巣提索とともに卵巣上端から卵巣門に進入する。途中，卵管へも枝を出す。〔p.332参照〕

子宮動脈 uterine artery は内腸骨動脈から起こり，前下方に走って子宮広間膜の根部に進入し，尿管と交差したのち子宮頸に至る。ここで下方に**膣動脈** vaginal artery を出したのち，子宮体の側縁を蛇行しながら上行し，前後壁に多くの枝を出す。これらの枝は，子宮の前後両面で対側の枝と吻合する。子宮動脈は最終的に卵巣枝と卵管枝に分かれる。**卵巣枝**は固有卵巣索に沿って走り，卵巣下端から卵巣門に進入し，卵巣動脈と吻合する。**卵管枝**は卵管間膜中を卵管に沿って走り，卵巣動脈の枝と吻合する。こうして卵巣動脈と子宮動脈は子宮広間膜中で密な吻合を作り，卵巣，卵管および子宮を栄養している。

卵巣門を出た数本の静脈は，子宮広間膜中で蔓状静脈叢を形成し，これが合して1〜2本の**卵巣静脈** ovarian vein となり，卵巣動脈に沿って上行する。右卵巣静脈は直接下大静脈に注ぎ，左卵巣静脈は左腎静脈に注ぐ。卵巣からのリンパ管は卵巣動脈に沿って上行し，**腰リンパ節**に入る。

32 女の骨盤内臓　上方から見る

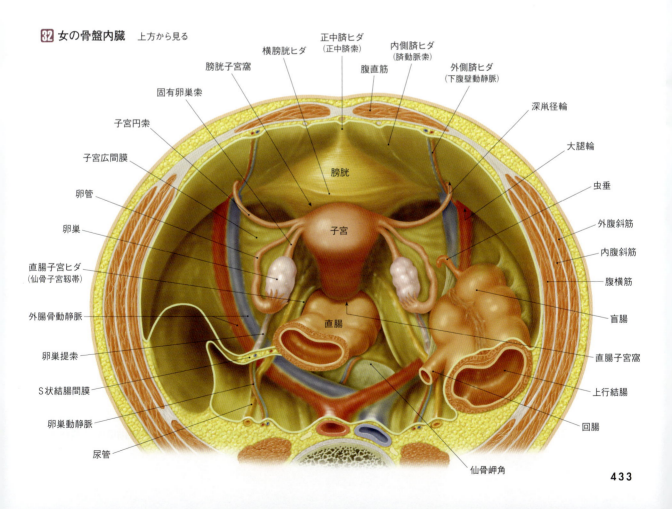

卵細胞は，卵巣中で卵胞に包まれて育つ

卵巣の機能は，①卵細胞を蓄えこれを成熟させて卵子を供給することと，②下垂体と協同して女性ホルモン（エストロゲンとプロゲステロン）を分泌することである。

卵巣の機能単位は卵胞である

卵巣の表面を覆う上皮は，かつてここから卵子が発生すると考えられ「胚上皮」と呼ばれたが，実際には体腔上皮（腹膜）に由来する。上皮下にある白膜のため，卵巣の外観は精巣と同様に白く見える。

白膜直下の皮質には，種々の成長段階の**卵胞** ovarian follicle が埋まっている。卵胞はその内部で卵細胞が分化・成熟する機能単位であり，卵細胞とそれを囲む**卵胞上皮細胞** follicular epithelial cell からなる。卵胞上皮細胞は隣り合う細胞どうしおよび卵細胞との間にギャップ結合を形成するため，卵胞内の細胞は一種の合胞体として成長する。

髄質は卵巣門から続く結合組織からなり，血管・神経・リンパ管が分布する。

卵子の形成過程 34

1) 出生前

胎生5週頃に卵黄嚢を離れた**原始生殖細胞**（始原生殖細胞ともいう）primordial germ cell は，腸間膜内を移動して生殖堤に移動する（37）。移動中に原始生殖細胞は増殖を開始する。生殖堤に到達して**卵祖細胞** oogonium となった後もさらに有糸分裂を続け，ヒトの卵巣では胎生5ヵ月頃に細胞数はピークを迎え，約700万個に達して有糸分裂を完了する。卵祖細胞は以後全く増殖しないだけでなく，分化の過程で**アポトーシス** apoptosis（プログラムされた細胞死）に陥って死ぬ。結果的に細胞数は著しく減少し，出生時には約200万個に減少する。

出生時までにすべての卵祖細胞は**一次卵母細胞** primary oocyte に分化し，DNAを複製して減数分裂を開始する。ただし，第1分裂の前期（複糸期）でいったん分裂を停止する。そして，思春期以降，順次成熟段階に入るまでの間（長いものは40年以上も）そのままの状態でとどまっている。この時期の一次卵母細胞は直径20～30μmほどである。

2) 思春期～性成熟期

思春期以降，各卵巣周期ごとに10個ほどの卵胞が成長段階に入る。卵胞がほぼ成熟する頃，一次卵母細胞は減数分裂を再開する。卵母細胞における減数分裂は，精母細胞のそれと異なり，細胞質が著しく不均等な大きさに分割される（不等分裂）。その結果，細胞質の大部分を受けついだ

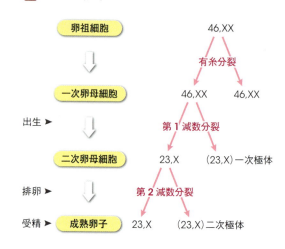

34 卵子形成過程

大きな**二次卵母細胞** secondary oocyte と，ごく小さな**一次極体** first polar body が形成される。

二次卵母細胞は，DNAを複製せずにすぐに第2分裂に入るが，排卵直前に第2分裂中期を迎えると，再び分裂を停止する。第2分裂が完了するのは受精後である 36。二次卵母細胞は成長すると直径約100μmにもなる。

卵胞は，卵細胞を保護・栄養するための構造である 35

一次卵母細胞は初め1層の扁平な卵胞上皮細胞によって囲まれている。これを**原始卵胞** primordial follicle といい，直径30～40μmであり，休止状態にある。

原始卵胞が成長を始めると，卵胞上皮細胞は立方形に変化し（**一次卵胞** primary follicle），さらに増殖して数層となる（**二次卵胞** secondary follicle）。新生児では原始卵胞と一次卵胞が混在する。卵母細胞はムコ多糖類を分泌し，卵胞上皮細胞との間に**透明帯** zona pellucida が形成される。透明帯は卵母細胞を保護する働きがある。卵胞の最外層では，周囲の結合組織が取り巻いて**卵胞膜**（莢膜ともいう）を形成する。

卵胞上皮細胞が多層化すると**顆粒膜細胞** granulosa cell と呼ばれ，内分泌細胞として機能しはじめる。顆粒膜細胞の間にエストロゲンを含む液体（**卵胞液**）を満たした腔ができ，それが融合して**卵胞腔**（卵胞洞）follicular antrum が形成される。卵胞膜も厚くなり，細胞成分と毛細血管に富む**内卵胞膜** theca interna と，コラーゲン線維に富む**外卵胞膜** theca externa の2層が区別できるようになる。この段階の卵胞を**胞状卵胞** antral follicle と呼ぶ。内卵胞膜を構成する

35 卵胞の成長

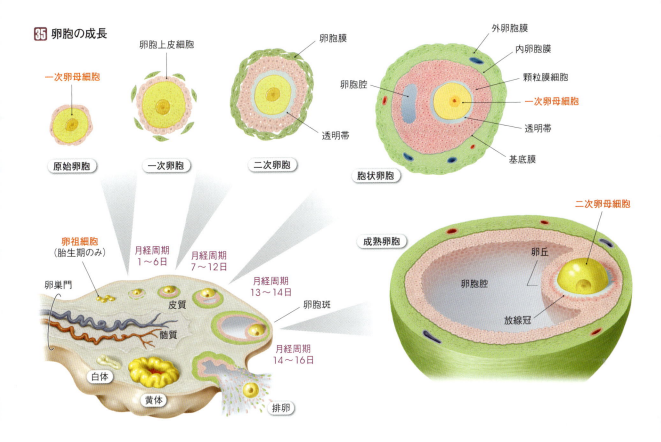

細胞は**内莢膜細胞** theca interna cell とも呼ばれ，細胞質にコレステロールを多く含む。内莢膜細胞はエストロゲンの原料となるテストステロンを合成して顆粒膜細胞に供給しており，両細胞は協同して卵子形成とホルモン合成に寄与する。

　排卵直前の卵胞は直径15～20 mmに達し，その頂部は卵巣表面に膨隆して透けて見えるようになる（卵胞斑）。これを**成熟卵胞** mature follicle あるいは**グラーフ卵胞** Graafian follicle と呼ぶ。この時期，下垂体から放出される大量のLHに刺激されて卵胞液が急激に増量するため，卵胞壁は薄くなり，卵母細胞は卵胞腔の片隅に押しやられて**卵丘** cumulus oophorus を形づくる。ここで卵母細胞は第1分裂を終え，二次卵母細胞となる。卵母細胞を取り巻く1層の顆粒膜細胞は，丈が高く放線状に並んで見えるので**放線冠** corona radiata と呼ばれる。

　同時期に成長を開始した複数の卵胞のうち，通常1個の卵胞のみが完全に成熟し排卵に至る。他の卵胞は途中で成長を止め，退化する。これを**卵胞閉鎖** atresia という。

●抗ミュラー管ホルモン (anti-Müllerian hormone；AMH) ──
前胞状卵胞（卵胞腔を持たない成長過程の卵胞）の顆粒膜細胞から分泌される。卵巣内に残存する原始卵胞数を反映し，卵巣予備能（卵巣年齢）を推定する指標としての有用性が注目されている。

36 排卵後，卵管内での卵子の成熟 〔p.456参照〕

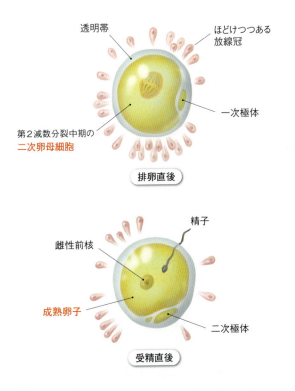

435

下垂体ホルモンが卵胞を成長させ，排卵に導く

成熟女性の卵巣は，妊娠が成立しない限り，卵胞の成長（**卵胞期**）→排卵→黄体形成（**黄体期**）を繰り返す。これを**卵巣周期**といい，1周期は平均28日である。卵巣周期は視床下部-下垂体-性腺系により制御されている。37

性腺刺激ホルモンとエストロゲンが協調して，卵胞の成長を加速させる

ヒト卵胞の成長は卵巣周期の3周期前から始まるとされるが，一次卵胞までは下垂体からの性腺刺激ホルモンを必要としない。二次卵胞になると顆粒膜細胞にFSH受容体が発現し，以後の成長は性腺刺激ホルモンに依存する。

二次卵胞の成長には，2つの性腺刺激ホルモンによって促進される莢膜細胞と顆粒膜細胞の協同作用，すなわち"2 cell 2 gonadotropin theory"が重要である。莢膜細胞はLH受容体を持ち，LHが作用すると血中のコレステロールからアンドロゲンを合成する。アンドロゲンは，基底膜を介して顆粒膜細胞に移行して，FSHの作用により活性化された芳香化酵素（アロマターゼ）によってエストロゲンに変換される。38 エストロゲンは血中や卵胞液中に分泌されると同時に，顆粒膜細胞自身にも作用してFSH受容体の数を増加させ，FSHの作用を増強する。

このように，FSHとLH，そしてエストロゲンの協同作用によって卵胞の成長は加速され，大量エストロゲンを分泌するようになる。**エストラジオール**の血中濃度が200〜300pg/mL以上の値が24〜36時間以上持続すると，視床下部に対する正のフィードバック調節が働き，GnRHの大量放出，次いで下垂体からのLHの大量放出すなわち**LHサージ**が起こる（56）。

GnRH分泌細胞にはエストロゲン受容体は存在せず，キスペプチン（メタスチン）と呼ばれる神経ペプチドがエストロゲンのフィードバック作用を仲介している。低濃度のエストロゲンは視床下部弓状核のキスペプチンニューロンを抑制し（負のフィードバック），高濃度のエストロゲンは前腹側室周囲核のキスペプチンニューロンを刺激する（正のフィードバック）と考えられている。

排卵のメカニズム

LHサージは約24時間続く。サージの立ち上がりから24〜36時間後，分泌のピークからは18〜24時間後に排卵が起こるとされている。

37 卵巣機能のホルモン調節

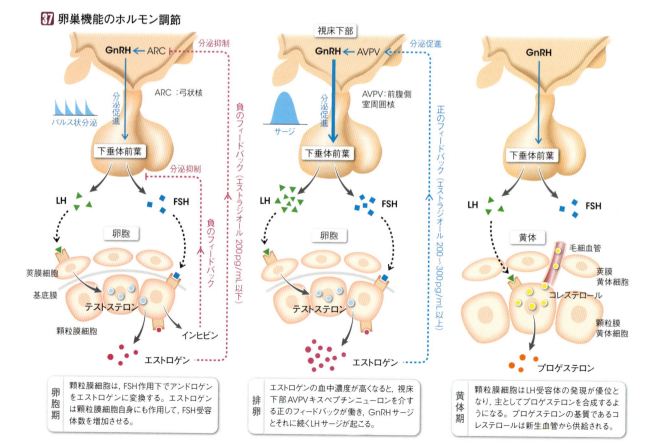

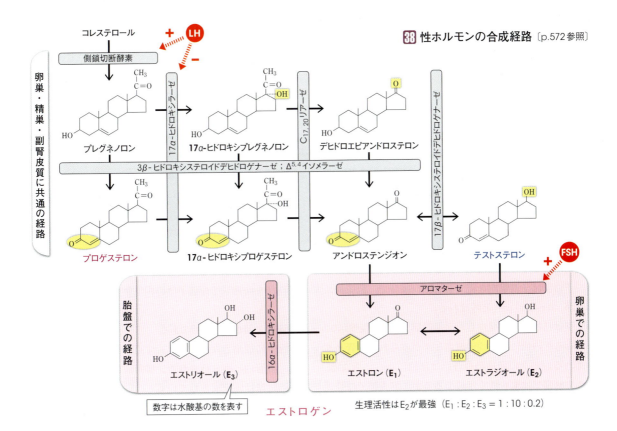

38 性ホルモンの合成経路 〔p.572参照〕

数字は水酸基の数を表す
エストロゲン
生理活性はE₂が最強（E₁：E₂：E₃ = 1：10：0.2）

　サージに伴う高濃度のLHは**17α-ヒドロキシラーゼ**の活性を抑制し、プロゲステロン以後のステロイド代謝経路がブロックされる。一方、**コレステロール側鎖切断酵素**の活性はLHにより促進されるので、血中プロゲステロン濃度は一過性に上昇する。

　プロゲステロンの増加はコラゲナーゼ活性を促進させるとともに、プロスタグランジン産生を介してプラスミノゲンアクチベータの放出を促す。これらメディエータの活性化により、卵胞壁の頂部ではコラーゲンが分解され、卵胞壁は菲薄化する。一方、卵胞の基底部ではプロスタグランジンの作用で平滑筋が収縮し、卵胞内圧が高まることから、菲薄化した頂部の卵胞壁が破裂する。

　この頃には卵丘を構成する顆粒膜細胞間のギャップ結合は減少し、細胞間の結合が緩くなっている。卵母細胞とそれを囲む卵丘細胞塊はやがて卵胞壁から離れ、卵胞液中に浮遊するようになり、卵胞液の流出とともに腹腔に放出される。これが排卵である（35）。

排卵に至る卵胞はただ1つである

　卵胞の成長過程で1つの卵胞のみが選択され排卵に至る機構のカギを握るのが、顆粒膜細胞から分泌される**インヒビン**であると考えられている。インヒビンはα鎖とβ鎖の2つのサブユニットからなり、β鎖の異なるインヒビンAとインヒビンBの存在が知られている。いずれのインヒビンも下垂体に直接作用してFSH分泌を抑制する。

　同時に成長を開始した10個ほどの卵胞群のうち、最も成長の早い卵胞を**主席卵胞** dominant follicle という。主席卵胞は自ら分泌したエストロゲンによってFSH感受性が十分に亢進している。それ以外の未熟な卵胞は、主席卵胞の分泌するインヒビン、さらにはエストロゲンの負のフィードバック調節によって引き起こされたFSH低下にさらされ、成長が止まり卵胞閉鎖に至る。この過程はアポトーシスによると考えられている。

黄体はプロゲステロンを分泌して着床と妊娠維持に働く

　排卵後の卵胞は、顆粒膜細胞と莢膜細胞が大型化し、主としてプロゲステロンを分泌するようになる。これらの細胞は脂質を多く含むため組織は肉眼的に黄色を呈し、**黄体** corpus luteum と呼ばれる。

　黄体形成はLHの作用による。LH受容体は黄体期初期から中期にかけてその発現が増加する。LHの作用により毛細血管新生が起こり、基質となるコレステロールが流入し、黄体細胞はエストロゲンとプロゲステロン、特に後者を持続的に合成するようになる。プロゲステロンは子宮内膜に作用し、着床あるいは妊娠維持に重要な役割を果たしている。妊娠が起こらなければ、排卵後14日目には黄体は退縮して結合組織に置き換わり、**白体** corpus albicans となる。妊娠が成立すると、黄体は退縮せずに維持され（**妊娠黄体**という）、胎盤の内分泌機能が発達するまでの間ホルモンを分泌し妊娠を維持する。

放出された卵子は卵管に取り込まれ，子宮に運ばれる

卵管 uterine tube (oviduct) は腹腔内にあり，子宮広間膜の上縁を走る長さ10～12cmの管である。外側端は漏斗状に腹腔に開き(**腹腔口**)，内側端は子宮腔に開く(**子宮口**)。

卵管は外側から**漏斗** infundibulum・**膨大部** ampulla・**峡部** isthmus・**子宮部** uterine part の4部に区分される㊴。漏斗の末端は房状に広がっており，**卵管采** fimbriae と呼ぶ。排卵時には卵管采が卵巣表面を覆うように接近し，腹腔に放出された卵子を受け入れる。膨大部は全長の約2/3を占める太い部分で，卵巣の前上方を取り巻くように走る。ここで受精が起こる。峡部は細く，子宮に向かってほぼ直進する。子宮部は子宮壁内を貫く最も狭い部分で，臨床的には**間質部** interstitial part と呼ばれる。

卵管壁は粘膜，やや発達した平滑筋層，漿膜(腹膜)の3層からなる。内面には粘膜の縦走ヒダがみられ，**卵管ヒダ**と呼ばれる。ヒダの発達の度合いは部位によって異なる。子宮部や峡部では丈も低く単純であるが，膨大部では発達したヒダが複雑に分岐して迷路のようになっている㊵。

卵管上皮は単層円柱上皮であり，その丈は膨大部や漏斗では高く，子宮部では低くなる。上皮を構成する細胞は**線毛細胞**と線毛を持たない**分泌細胞**である㊶。2種類の細胞の相対的な数や活動性は血中エストロゲンの影響を受けて変化する。卵胞の成長期(卵巣周期の卵胞期)には上皮の丈が高くなり，線毛が形成される。特に漏斗では線毛細胞が50％近くを占めるようになる。一方，卵胞期の後期になると分泌細胞の活動が次第に活発となり，排卵期にはピークに達する。これに対応して分泌液が増加する。

卵管分泌液はpH 7～8であり，必須アミノ酸，乳酸，糖などを含む。これらの成分は容易に卵子や精子の表面に達して栄養を供給するとともに，卵子や精子の細胞表面の分子性状を修飾して配偶子間の相互作用に影響する。

卵管膨大部が受精の場である

腹腔に放出された卵子は，すぐに卵管采によって捕捉され，卵管内に取り込まれる。排卵直後の二次卵母細胞は形態的にはほぼ完成されているものの，機能的には未熟であり受精できない。卵管内で機能的に成熟することにより，受精可能な二次卵母細胞すなわち**成熟卵子**となる。

受精 fertilization は卵管膨大部において成立する。成熟

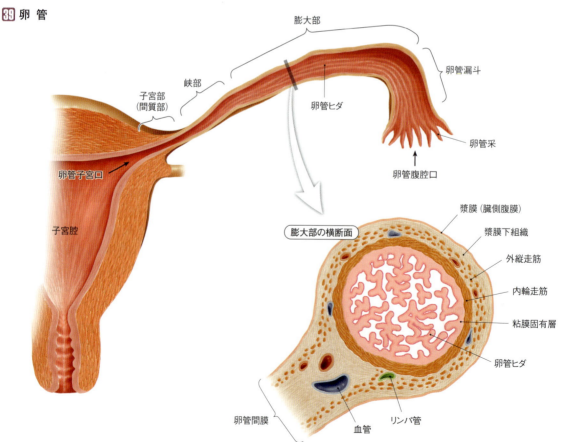

㊴ 卵管

卵子と卵管内を遡ってきた精子とが出会い，両者の細胞膜が融合すると，これが引き金となって卵子の減数分裂が再開する。受精が起こらなかった場合，卵子は2日ほどで退化してしまう。

卵管分泌液は，卵管上皮の線毛運動により膨大部から峡部へ向かって流れている。卵管壁の平滑筋の蠕動運動は，この流れを促進する。この流れに乗って，受精卵は卵管膨大部から子宮腔へと輸送される。その間，卵管分泌液は受精卵に栄養を供給する。また，卵管上皮の産生する成長因子が受精卵の分裂（卵割）に重要な役割を果たしている〔p.457参照〕。受精卵は受精後5.5日で子宮底近くに到達し，子宮内膜に着床する。

精子が卵管膨大部に到達するのは容易ではない

腟内に射精された数億個の精子のうち，卵管膨大部に到達できるのはせいぜい数百個である。射精された精子の約90％は腟内で死滅する。生き残った精子は外子宮口から子宮頸管に至り，頸管粘液内に進入する。排卵期の頸管粘液はエストロゲンの影響により粘稠性が低下しているため，精子はこの時期の子宮頸管を比較的容易に通過できる（排卵期以外の子宮頸管は，粘稠な粘液によって閉ざされているため通過し難い）。

子宮頸管を通過した精子は，子宮腔を経て卵管に向かう。卵管子宮部は卵管で最も内腔が狭く，またその筋層の平滑筋には括約筋作用があるため，精子にとっては大きな障壁となり，ここを通過する際に精子数は著しく減少する。

続く卵管峡部の粘膜にはヒダにより陰窩が形成されており，精子は陰窩上皮と接する。陰窩上皮との相互作用により精子の運動は抑制され，精子は一時的に貯蔵される。

卵管峡部に貯えられた精子は徐々に活性化され，膨大部に移動すると考えられている。卵管峡部の平滑筋層は輪走筋が発達しており，排卵後2〜3日の間は収縮している。そのため，卵管液の流れは腔の中央部では峡部から膨大部へ向かって流れ，精子の移動に役立つ。

このように，卵管は配偶子や受精卵を単に輸送するだけではなく，卵子の成熟，精子の貯蔵と活性化，初期胚の発育に至適の環境を提供している。

❹⓿ 卵管粘膜 (光顕像)
粘膜ヒダが複雑に分岐し，横断面では樹枝状を呈する。

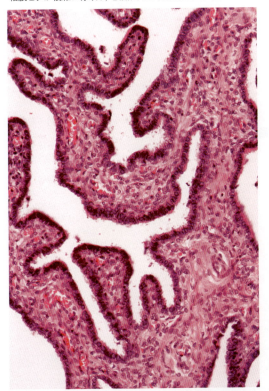

❹❶ 卵管上皮 (走査電顕像)
長い線毛を持つ線毛細胞と，微絨毛を持つ分泌細胞がみられる。

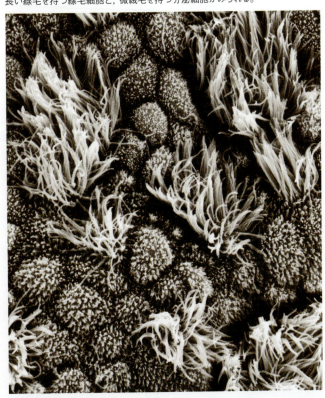

生殖器　女の生殖器

子宮は厚い平滑筋の袋で，体部は腹腔に，頸部は腟内に突出する

子宮uterusは厚い筋層で囲まれた中空器官であり，骨盤腔のほぼ中央で膀胱の後ろ，直腸の前に位置する 42。成熟女性の子宮は小鶏卵大で西洋梨形を呈し，全長約7cm，重さ60〜70gである。子宮の上2/3は左右に幅広く**子宮体[部]** corpus of uterusといい，下1/3は管状で**子宮頸[部]** cervix of uterusという。子宮体の最上部で卵管子宮口より上方を**子宮底** fundus of uterusと呼ぶ。子宮頸の下半は腟内に突出し，**子宮腟部** portio vaginalisと呼ぶ。子宮体と子宮頸の移行部を**子宮峡部** isthmus of uterusといい非妊娠時には長さ1cmに満たないが，妊娠末期には約10cmにも伸長し，産科的に子宮下節と呼ばれる。

子宮体部と頸部では壁の構造と機能が異なる 43

子宮壁は粘膜・筋層・漿膜（腹膜）の3層からなり，それぞれ**子宮内膜** endometrium・**子宮筋層** myometrium・**子宮外膜** perimetriumという。

子宮体部の平滑筋層は厚く，12〜15mmもある（非月経時の内膜の約5倍の厚さ）。平滑筋線維は子宮の長軸を輪状に取り巻くように走行する。妊娠時には平滑筋細胞は増殖し，その太さも増し，長さは非妊娠時の数十倍にもなる。平滑筋細胞の増殖と肥大は主にエストロゲンの作用によるが，プロゲステロンもこれを助長する。胎児の成長に伴って子宮底は前上方へ大きく膨らみ，子宮体部の平滑筋線維が引き伸ばされる。これに対し子宮頸部は平滑筋が少なく結合組織の割合が多いため，妊娠時にも伸展しない。特に子宮腟部はコラーゲン線維に富む結合組織からなり，妊娠中は固く閉じている。分娩時には，体部の筋が収縮して胎児を押し出し，頸部は軟化して産道を広げる〔p.468参照〕。

子宮頸部の内腔は細い管状で**子宮頸管** cervical canalといい，頸管腺から分泌される粘液で満たされている。子宮頸管の内面には多くの斜走ヒダがみられ，前後両壁で合して各1条の縦走ヒダとなる。棕櫚(しゅろ)の葉に似ることから**棕状(そう)ヒダ** palmate foldsという。子宮体部の内膜が月経周期に伴って著しい形態変化を示すのに対し，子宮頸管にはそのような変化はみられず，月経時の剝離も起こらない。

子宮を支える構造 44 45

子宮頸部は3対の靱帯によって骨盤に固定されている。

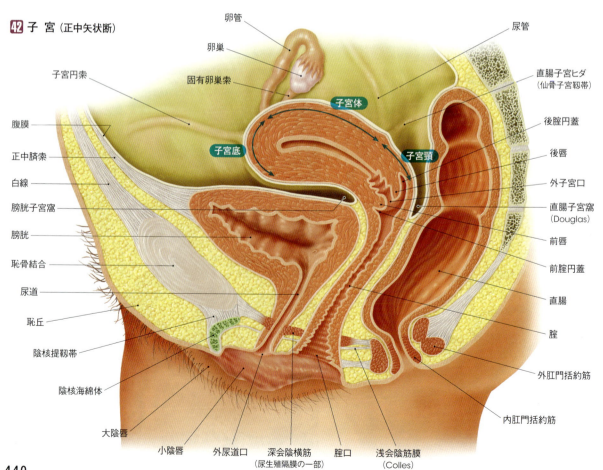

42 子　宮（正中矢状断）

44 子宮の姿勢

子宮は腟の長軸に対し約90度前傾し、かつ体部は頸部に対し**前屈姿勢**をとる。

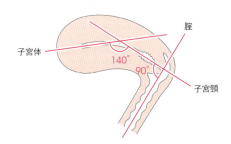

45 子宮を支える構造

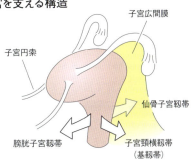

膀胱子宮靱帯 uterovesicular ligament（前方を膀胱および恥骨と結ぶ），**仙骨子宮靱帯** uterosacral ligament（後方を仙骨と結ぶ）および**子宮頸横靱帯** transverse cervical ligament；別名**基靱帯** cardinal ligament（側方を骨盤側壁と結ぶ）である。また，子宮の側方は子宮広間膜によって支えられている。子宮円索は緩い靱帯であるが，妊娠時に子宮体部の後屈を防ぐ働きがある。

子宮の脈管

子宮動脈の上行枝は，子宮体の側縁を上行しながら十数本の**弓状動脈** arcuate artery を子宮筋層に分枝したのち，子宮底で**卵巣動脈**と吻合する（31）。下行枝は子宮頸と腟に分布する。左右の子宮動脈間には豊富な吻合があり，一側が閉塞されても壊死に陥ることはない。子宮の静脈は子宮側縁で子宮静脈叢を形成し，内腸骨静脈に注ぐ。

● **後腟円蓋からのダグラス窩穿刺**

腟の最上部で，腟壁と子宮腟部との間の空隙を腟円蓋という。その後方は，腟上皮・結合組織・腹膜からなる薄い壁を挟んでダグラス窩（直腸子宮窩）に接する。したがって，後腟円蓋から穿刺することにより，ダグラス窩に貯留した腹腔内容物を容易に採取できる。

● **子宮後屈・後傾**

子宮体軸が頸軸に対して後方に屈曲している状態を子宮後屈，また子宮頸軸が後方に傾いている状態を子宮後傾という。妊娠の進行に伴って自然に正常の位置に戻ることが多い。

43 子宮（前頭断）

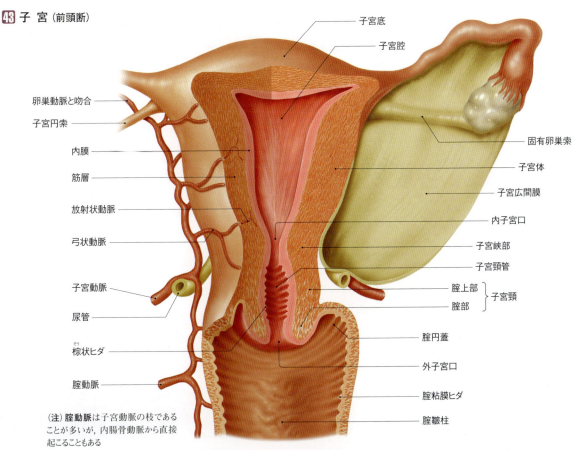

生殖器　女の生殖器

子宮体部と頸部は異なる粘膜で内張りされている

子宮の組織学的区分 46

子宮体部の内腔（子宮腔）を覆う粘膜を**子宮内膜**endometriumという。最表層は線毛細胞をまじえた単層円柱上皮からなり，その下に厚い粘膜固有層がある。固有層には多数の単管状腺がみられ，**子宮腺**uterine glandあるいは**内膜腺**と呼ぶ。47

子宮頸管の内腔を覆う粘膜は，**頸管内膜**と呼ばれる。上皮は，子宮内膜を覆う円柱上皮よりやや丈の高い高円柱上皮からなる。内膜腺と異なり，[子宮]**頸管腺**cervical glandは複雑に分岐した粘液腺で，粘稠な粘液を分泌する。48

子宮内膜から頸管内膜への移行部を**組織学的内子宮口**といい，**解剖学的内子宮口**（子宮体部と頸部の境で，子宮頸管の最も狭いところ）より約1cm下方にある。組織学的内子宮口と解剖学的内子宮口の間が子宮峡部に相当する。

頸管内膜は，外子宮口付近で子宮腟部を覆う腟上皮と接する。両者の接合部を**扁平円柱上皮境界**squamocolumnar junction；**SCJ**といい，単層円柱上皮から重層扁平上皮へと組織型が明瞭に変化している。50

頸管粘液は排卵期にのみ粘稠度が低下する

頸管内膜では月経周期に伴う形態変化はみられないが，粘液の分泌量と性状が著しく変化する。内膜腺からの粘液分泌がプロゲステロンによって促進されるのに対し，頸管腺からの粘液分泌量はエストロゲンに依存し，排卵直前にピークに達する。分泌量の増加に伴い，頸管粘液は粘稠度が低下して水様透明なゲル状となり，外子宮口から流出する。また粘液のpHはアルカリ性に傾く。この時期にのみ，精子の子宮腔への進入が可能となる。

排卵期の頸管粘液の分泌量は1日数mLにも達する。この時期の頸管粘液は10cm以上の糸をひく（牽糸性という）。また，粘液をスライドグラスに塗布して乾燥させると，シダ状の結晶が形成される。このような粘液性状は，卵巣における卵胞発育の指標として，排卵日推定のために臨床的に利用されている（**頸管粘液検査**）。

排卵後は，プロゲステロンによる抗エストロゲン作用のために頸管粘液は急速に粘稠度を増し，**粘液栓**を形成して頸管を閉ざす。粘液栓は子宮腔を腟腔から遮断し，細菌の侵入を防ぐもので，妊娠中はこの状態が維持される。

● ナボット卵

子宮腟部表面にみられる，淡黄色のやや隆起した囊胞。肉眼的に確認できるものは数mm程度であるが，ときに1cm以上の大きさになる。頸管腺の開口部が閉鎖されて生ずる貯留囊胞であり，通常は治療を必要としない。18世紀ドイツの解剖学者Nabothはこれを卵と考えた。

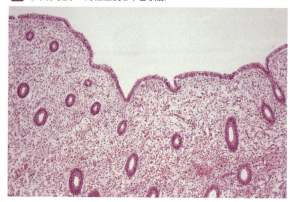

47 子宮内膜　円柱上皮と単管状腺

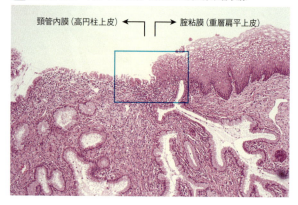

48 頸管内膜　向かって左側。高円柱上皮と分岐管状腺

442

SCJは癌の好発部位である

頸管内膜と腟上皮の境界（SCJ）において，両者の境界が明瞭な場合と，徐々に移行する場合がある。後者の場合，その移行部を**移行帯** transformation zone と呼ぶ。

SCJの位置は年齢によって異なる**49**。思春期までは頸管内にあることが多く，性成熟期では外子宮口より外側にみられ，閉経後は再び頸管内に移動する。成熟女性では円柱上皮が腟腔に露出するため，外子宮口の周囲は淡赤色で一見びらん状を呈し，**子宮腟部びらん**と呼ばれる**51**。ただし，これは上皮の脱落による真のびらんではなく，仮性びらんあるいは偽びらんである。

SCJの移動は，エストロゲン作用による頸管内膜の腟部方向への進展と外反によって起こると説明されている。一方，移行帯の円柱上皮下には予備細胞 reserve cell が存在し，これが**扁平上皮化生** squamous metaplasia を遂げることにより，仮性びらんを修復すると考えられている。すなわち，予備細胞が分化・増殖して扁平上皮細胞となり，円柱上皮を脱落させる。

子宮頸癌は女性生殖器の悪性腫瘍の中で最も頻度が高く，特に20～30代女性では乳癌を上まわりすべての癌の中で最も罹患率が高い。約8割は扁平上皮癌であり，移行帯が好発部位である。ほぼ100％が，性交により感染するヒトパピローマウイルス（HPV）の長期間の感染により発症する。現在では感染予防のためのHPVワクチンが臨床応用されている。

●**子宮頸部の細胞診**

Papanicolaou（パパニコロー）によって提唱された，臨床上重要な検査法。ヘラやブラシなどを用いて子宮腟部および頸管，特にSCJ付近を狙って擦過し，直接スライドグラス上に塗布するか，保存液に入れた後に専用の器械によって細胞診標本を作成する。この細胞診標本を固定・染色したのち鏡検し判定する。以前はClass I～Class V に分類されていたが，現在はベセスダシステムにより分類される。

扁平上皮細胞		腺細胞	
NILM	陰性	AGC	異型腺細胞
ASC-US	意義不明な異型扁平上皮細胞	AIS	上皮内腺癌
ASC-H	HSILを除外できない異型扁平上皮細胞	Adenocarcinoma	腺癌
LSIL	軽度扁平上皮内病変	Other	その他の悪性腫瘍
HSIL	高度扁平上皮内病変		
SCC	扁平上皮癌		

49 年齢によるSCJの移動

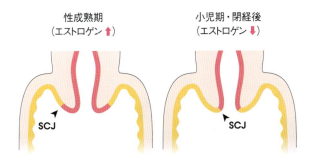

51 コルポスコープで見た子宮腟部

写真上ではSCJは頸管内にある。写真下では頸管内膜が外反し，円柱上皮領域が赤くびらん状に見える。

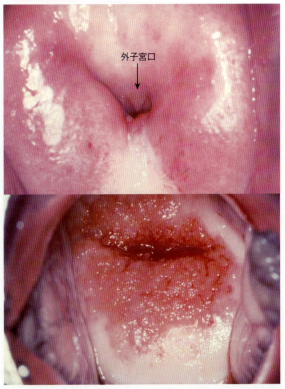

50 SCJ 左図の青枠内を拡大したもの

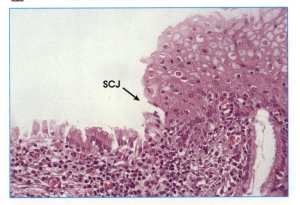

子宮内膜は受精卵のために毎月新しい寝床を用意する

成熟女性の子宮内膜は周期的に増殖と剥離（月経）を繰り返し，その厚さは0.5mmから7mmまで変化する。また，受精が起こったときには受精卵を着床させ，胎盤の構成要素ともなる。このような激しい生理現象に対応するため，子宮内膜は特有の組織構築を備えている。

子宮内膜は機能層と基底層からなる 52

子宮内膜は上皮と厚い固有層からなる。固有層は**内膜間質**ともいわれ，間葉組織に似た特異な網状の結合組織で構成され，線維芽細胞は星状を呈する。上皮は固有層に深く落ち込んで，子宮腺（内膜腺）を作る。内膜腺は単管状の外分泌腺であるが，底部で分岐することもあり，また固有層を貫いて筋層まで陥入することもある。

子宮内膜は**機能層** functional layer と**基底層** basal layer に区分される。機能層は内膜表層の半分から2/3を占めるが，月経時に剥離して失われる。機能層の深部を占める厚い層を**海綿層**といい，拡張・蛇行した内膜腺のために間質が乏しく，海綿状を呈する。機能層の表層は間質が密であり，**緻密層**と呼ぶ。機能層の厚さと形態は月経周期の間に劇的に変化する。一方，基底層は内膜の最深部にあり，月経周期によって変化することはない。月経時に失われた機能層は，基底層の増殖によって再建される。

機能層と基底層は別々の動脈で栄養される

月経周期に伴う内膜組織の変化は，特有の血管構築によって支えられている。子宮動脈の枝である弓状動脈(43)は子宮筋層の表層を走り，子宮の内腔に向かって**放射状動脈** radial artery を分枝する。放射状動脈は筋層を貫き，子宮内膜の手前で**ラセン動脈** spiral arteriole（別名 コイル動脈 coiled arteriole）と**基底動脈** basal arteriole（別名 直線状動脈 straight arteriole）に分かれる。この2系統の細動脈が内膜を栄養する。

ラセン動脈は，コイルのように強く屈曲しながら内膜表層に向かい，その枝は毛細血管網となって機能層の全層を栄養する。これに対し基底動脈は基底層に分布するため，月経時に機能層が剥離した後も残存する。さらに，ラセン動脈はホルモンに敏感に反応して変化する。このことが機能層の形態変化に大きな役割を果たす。

52 子宮内膜の構造

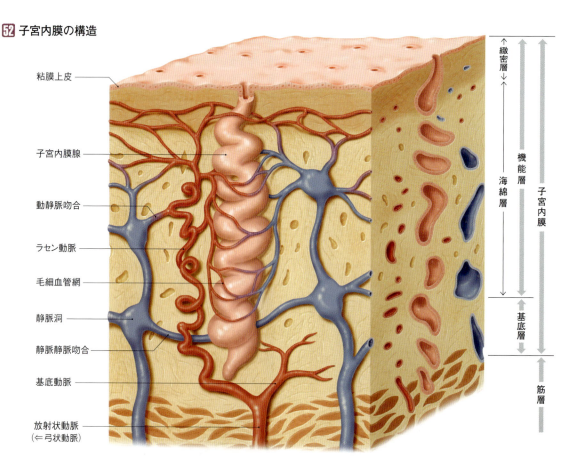

機能層の形態は月経周期に伴って著しく変化する[53]

月経周期は増殖期，分泌期，月経期の3期に分けられる。

増殖期初期の内膜は厚さ0.5mmほどであるが，やがてエストロゲン量の増加に伴い，基底層の間質細胞が増殖して新たな機能層が形成され，3〜4mmまで肥厚する。腺上皮細胞も増殖して内膜腺を形成する。この時期の内膜腺は直線状で腺腔も狭く，まだ十分に発達していない。また，基底層から血管が進入し，次第に屈曲度を増してラセン動脈を形成する。

分泌期に入ると，黄体から分泌されるプロゲステロンの影響を受けて内膜は浮腫状となり，さらに肥厚する。内膜腺は迂曲しながら基底層にまで達し，腺腔は拡張し，グリコーゲンに富む分泌物を盛んに分泌する。ラセン動脈も著しく発達して内膜表層近くまで進入する。これらの組織の発達とともに，血流量が増加して機能層全体が浮腫状となる。ピーク時の内膜の厚さは7mmほどである。

機能層の周期的変化に対応して，内膜を構成する細胞には次のような特徴的な像が認められる。

偽重層：増殖期後期から分泌期初期にかけて，腺上皮細胞や間質細胞はエストロゲンの作用を受けて，盛んに分裂し増殖する。このとき，1層の円柱上皮細胞からなる腺上皮はあたかも重層化したように見える。

核下空胞：分泌期の腺上皮細胞は，プロゲステロンの作用を受けてグリコーゲン合成が高まる。そのため，細胞の核の下，基底膜に近い部分にグリコーゲンが蓄積して空胞状に見える。[54]

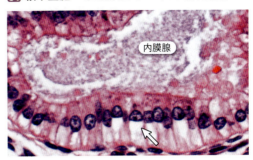

[54] **核下空胞**　その実体はグリコーゲンに富む分泌物

内膜腺

脱落膜様変性：分泌期後期の内膜間質は，拡張した血管から漏出した液体によって浮腫状になり，線維芽細胞は腫大して多角化する。また白血球が浸潤するようになる。これらの変化は，着床後の内膜にみられる脱落膜変化に似ていることから脱落膜様変性という。

[53] 月経周期に伴う子宮内膜の変化

基底層にはほとんど変化がみられないのに対し，機能層はその厚さのみならず，腺腔の大きさ・形態や間質の密度などに著しい変化がみられる。

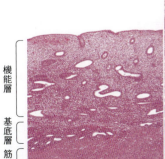
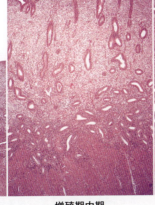
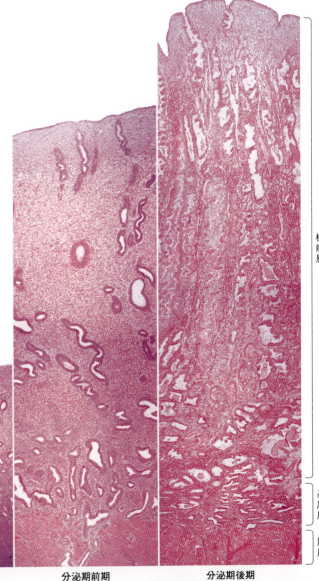

増殖期初期　増殖期中期　分泌期前期　分泌期後期

生殖器　女の生殖器

月経周期は，卵巣ホルモンの分泌パターンによって支配されている

　月経第1日から次の月経開始の前日までを**月経周期**という。成熟女性の月経周期は，個人差はあるが平均28日を1周期として，ほぼ規則正しく繰り返している。子宮内膜の周期的な変化は，卵巣ホルモン（エストロゲンとプロゲステロン）の変動によってもたらされる。すなわち，月経周期は**卵巣周期**〔p.436参照〕と連動しており，これらを総合して**性周期**という。56

エストロゲンは内膜増殖に，プロゲステロンは分泌促進に働く

　1) **増殖期**；月経周期の第5日～第14日頃

　月経が終わってから排卵までの約10日間で，卵巣周期では卵胞期にあたる。月経終了後の2～3日間に，子宮内膜表面は基底層から再生した上皮によって覆われる。この時期の内膜を**修復期内膜**といい，ホルモンに依存しない治癒過程である。その後，卵胞の発達に伴ってエストロゲン分泌量が増加しはじめ，その影響下で子宮内膜は次第に肥厚する。すなわち，エストロゲンの作用により腺上皮細胞や間質細胞が増殖し，新たな機能層が形成される。上皮細胞が落ち込んで直線状の内膜腺が形成され，基底層からはラセン動脈が進入してくる。

　血中エストロゲン濃度の高値が一定期間持続すると，下垂体ではLHサージが起こり，これが引き金となって排卵が起こる。排卵後の卵胞は黄体に変化し，エストロゲンとともにプロゲステロンを分泌するようになる。

　2) **分泌期**；月経周期の第15日～第28日頃

　排卵後，月経開始までの期間で，卵巣周期では黄体期にあたる。排卵後も子宮内膜は増殖を続けるが，排卵後2日目頃から急増するプロゲステロンによってエストロゲン作用は次第に抑制されるようになる。

　プロゲステロンは内膜腺に作用して分泌を促す。すなわち，腺上皮細胞の基底部にグリコーゲンに富む分泌物（核下空胞として観察される）が蓄積され，やがてアポクリン分泌によって腺腔内に排出される。排卵後7日目頃（卵が子宮に達する頃）には，内膜腺は分泌物で満たされ，著しく拡張・蛇行する。内膜は浮腫状となり，グリコーゲンや脂質，酵素を多く含み，受精卵の着床と発育に適した環境を提供する。

　3) **月経期**；月経周期の第1日～第4日頃

　妊娠が成立しない場合，黄体は排卵後12日目頃から退縮しはじめ，エストロゲンとプロゲステロンの分泌は急激に低下する。その結果，内膜組織の血行動態に変化が起こり，機能層は壊死・剥離して血液や粘液とともに子宮外に排出される。これが**月経**menstruationである。月経の機序についてはいくつかの説がある。

55 卵巣ホルモンの作用のまとめ

	エストロゲン	プロゲステロン
子宮内膜	内膜を増殖させる	分泌促進，浮腫状にする
頸管粘膜	粘液分泌促進	粘液の粘稠度を増す
子宮筋	収縮しやすくする	収縮しにくくする
腟粘膜	角化・肥厚させる	薄くする
乳腺	乳管を増殖させる	腺房を増殖させる
基礎体温	下げる	上げる

　血管攣縮説：卵巣ホルモンの血中濃度が低下すると，ラセン動脈は部分的に攣縮を起こし，血流が阻害される。機能層は虚血壊死に陥り，崩壊する。

　アセチルコリン説：卵巣ホルモン低下により，血管周辺のコリンエステラーゼ活性が低下し，アセチルコリンが増加する。その結果，動静脈吻合部（52）が弛緩し，多量の動脈血が静脈洞に流入し，うっ血をきたし破綻する。

● **月経困難症**

月経時には下腹痛，腰痛など骨盤を中心とした疼痛以外に，頭痛，悪心・嘔吐，胃痛，乳房痛，便秘，下痢，めまい，精神不穏などをきたすことがある。月経を有する女性の50～60％がいずれかの症状を有するといわれ，このうち社会生活を営むことが不可能なほど重症なものを月経困難症という。その病態には，子宮内膜で産生されるプロスタグランジン，特にPGF$_{2α}$が深く関与していると考えられている。

基礎体温から排卵の有無を推定できる

　4～5時間熟睡後の体温は，運動，精神的興奮，摂食などの影響が排除され，基礎代謝のみによって規定される。これを連日記録したものが**基礎体温**である。排卵後に黄体から分泌されるプロゲステロンの代謝産物は，視床下部の体温調節中枢に作用し，基礎体温を0.3～1.0℃上昇させる。したがって，排卵を伴う月経周期をもつ女性では，卵胞期の低温相と黄体期の高温相からなる二相性の基礎体温を示す。月経周期のうち排卵を伴うものを**排卵周期**，排卵を伴わないものを**無排卵周期**という。

● **無排卵周期症と子宮内膜増殖症**

何らかの原因により排卵に至らないと，卵胞はエストロゲンを持続的に産生する。この状態が続くと，子宮内膜は剥離し出血をきたす性質を持つ（破綻出血という）。すなわち，月経はみられても排卵を伴っていない。これを無排卵周期症といい，基礎体温は低温一相性を示す。エストロゲンの長期にわたる刺激が続くと，子宮内膜の過剰増殖が起こり，内膜の肥厚と内膜腺の形態異常をきたす。子宮内膜増殖症と呼ばれ，特に異型性の強いものについては子宮内膜癌の前癌病変と考えられている。

● **経口避妊薬**

経口避妊薬の服用により，①排卵の抑制，②子宮内膜の発育不全，③頸管粘液分泌不良をきたし，妊娠の成立が妨げられる。主たる作用である排卵抑制は，経口避妊薬に含まれるエストロゲンとゲスターゲン（黄体ホルモン剤）の，視床下部-下垂体系に対するネガティブフィードバックによるもので，下垂体からのLH，FSHの分泌が抑制されるためである。

56 性周期　下垂体・卵巣・子宮内膜の関係

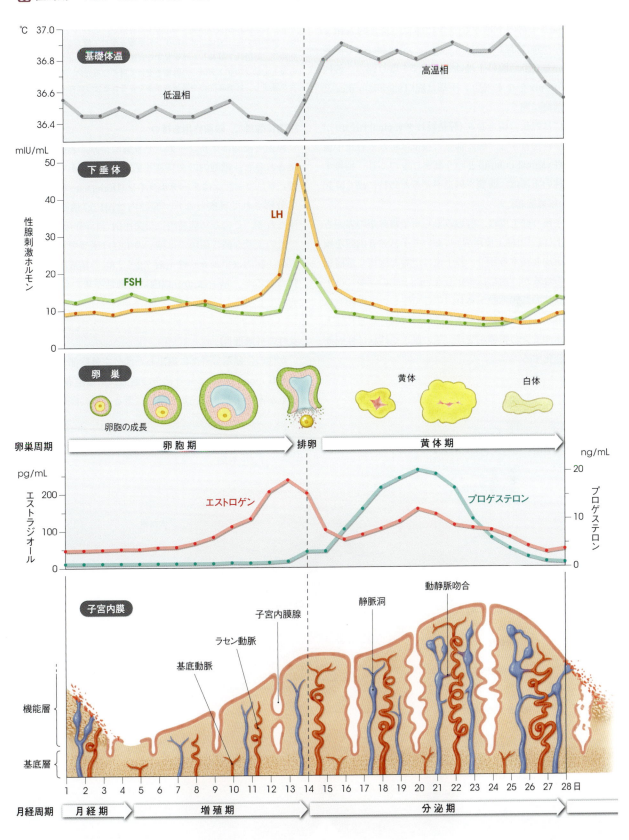

腟内は酸性に保たれる

腟は交接器であり産道でもある

腟 vagina は子宮の下に連なる管状部で，長さ約7cmである。その長軸はほぼ骨盤軸に一致し，子宮頸に対し直角になっている（44）。腟の上端は子宮腟部を取り囲み，**腟円蓋** vaginal fornix をなす（43）。下端は**腟口** vaginal orifice となって腟前庭に開く。

腟粘膜には無数の横走ヒダ（**腟粘膜ヒダ** vaginal rugae）があり，伸展性を有する。腟の前壁と後壁はそれぞれ正中線上で**腟皺柱** vaginal column という高まりをつくり，相接す。前皺柱の下部は，腹側を尿道が走るため特に高く隆起する（腟の尿道隆起）。

腟粘膜を覆う腟上皮は，腟のみならず子宮腟部の表面も覆い，SCJ（扁平円柱上皮境界）において子宮頸管内膜を覆う高円柱上皮と接する（50）。腟上皮は皮膚と同様に重層扁平上皮からなるが，通常は角化しない。上皮の深層には丈の低い円柱状の基底細胞があり，ここで生じた上皮細胞は表面に上昇するにつれて扁平化して表層細胞となる。腟上皮は女性ホルモンの影響を受け，その厚さや性状は性周期に伴って変化する。

● 腟スメア検査

剥離した腟上皮細胞の性状を調べることにより，排卵の時期を推定できる。排卵期の腟上皮はエストロゲンの影響を受けて厚くなるため，剥離細胞は，好酸性で凝縮した核を有する表層細胞が多い。排卵後（黄体期）の腟上皮はプロゲステロンの影響を受けて薄くなるため，表層細胞の割合が減少し，好塩基性の中層細胞が多くみられるようになる。

腟内は酸性で，殺菌作用を持つ

腟上皮細胞はグリコーゲンを多量に含み，表層細胞が剥離されると，細胞内のグリコーゲンが放出される。放出されたグリコーゲンは**デーデルライン**（Döderlein）**桿菌**によって分解されて乳酸となり，腟腔内は pH 5.7 前後の酸性に保たれる。このため腟腔内は殺菌作用（自浄作用）を持つ。

このような酸性環境では精子の生存は困難である。射精直後，腟内はアルカリ性（pH 7.2〜7.8）の精液によって中和されるが，精子は30分以内に運動性を失い90％以上が死んでしまう。

女性の外陰部 57

女性の生殖器で外部に露出した部分を**外陰部**という。

恥丘 mons pubis は恥骨結合の前面にある皮膚の隆起で，陰毛が密生する。恥丘から会陰に至る一対の隆起を**大陰唇**

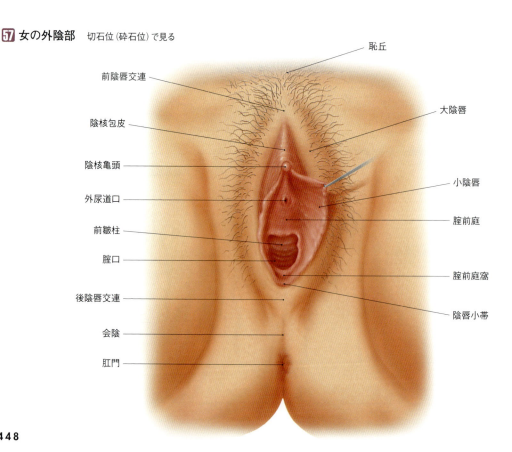

57 女の外陰部 切石位（砕石位）で見る

恥丘
前陰唇交連
陰核包皮
陰核亀頭
外尿道口
前皺柱
腟口
後陰唇交連
会陰
肛門
大陰唇
小陰唇
腟前庭
腟前庭窩
陰唇小帯

labium majusといい，男性の陰嚢に相当する．左右の大陰唇間を陰裂という．恥丘と大陰唇はともに皮下脂肪に富み，脂腺と汗腺を備え，陰毛を生じる．

小陰唇 labium minusは大陰唇の内側に接する一対の皮膚ヒダである．皮下脂肪を欠くため薄く，陰裂から突出することも多い．陰毛はないが，脂腺を備えている．

陰裂内で左右の小陰唇に挟まれた部分を**腟前庭** vestibule of vaginaという．腟前庭の前方には外尿道口，後方には腟口が開く．性交未経験者の腟口は**処女膜** hymenという不完全な膜で塞がれている．

左右の小陰唇が前方で合わさる部分に**陰核** clitorisがある．陰核は男性の陰茎に相当し，内部に勃起組織である陰核海綿体を持つ．陰核の先端を陰核亀頭といい，その基部（陰核体）は上方へ向かい，恥骨下部で左右の陰核脚に分かれて恥骨下枝に付く．

付属腺は腟前庭を潤し，性交を容易にする 58

大陰唇の深部には球海綿体筋に覆われた密な静脈叢があり，**前庭球** bulb of vestibuleと呼ぶ．前庭球の後端に接してエンドウ豆大の**大前庭腺** greater vesibular gland（バルトリン腺 Bartholin's gland）が存在する．大前庭腺は男性の尿道球腺に相当し，無色～乳白色の粘稠な粘液を分泌する．その導管は，腟口の側方で腟前庭に開く．性的興奮により前庭球が充血すると，大前庭腺を圧迫して粘液の排出を促す．腟口付近には大前庭腺のほかにも小さな粘液腺が存在し，小前庭腺という．

尿道傍腺 paraurethral gland（スキーン腺 Skene's gland）は尿道の両側に沿って走る一対の管状腺で，外尿道口の両側に開口する．男性の前立腺に相当する．

女性生殖器の神経支配とその作用を59にまとめた．男性生殖器の神経支配（25）と比較されたい．

59 女の生殖器の神経支配

	起始	経由	分布	作用
交感神経	Th10～12	卵巣動脈神経叢	卵巣	血管収縮
	L1～2	下腹神経	子宮・卵管・腟	収縮
副交感神経	S2～4	骨盤内臓神経	子宮・卵管	血管拡張
			腟	分泌促進
			陰核	勃起
体性神経	S2～4	陰部神経	球海綿体筋 坐骨海綿体筋	収縮
			会陰 陰核	知覚

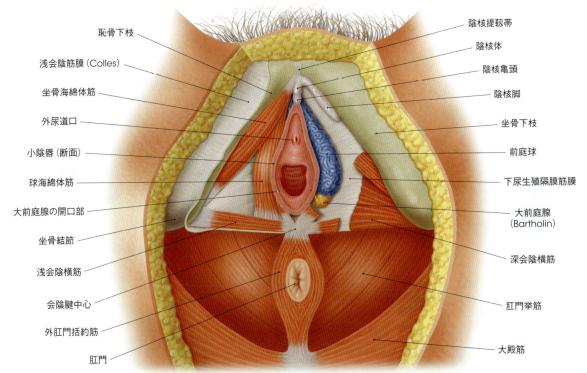

58 女の外陰部　右半は浅層，左半は深層を示す

筋性の隔壁が骨盤内臓器を下から支えている

骨盤腔pelvic cavityは分界線linea terminalis 60で上下に区分される。分界線は仙骨岬角－腸骨弓状線－恥骨結合上縁を結ぶ線であり、この線が作る平面は骨盤上口である。分界線より上の腔は大骨盤greater pelvisであり、腹腔の下部にあたる。分界線より下の腔は小骨盤lesser pelvisであり、単に骨盤腔ともいう。骨盤下口は、寛骨下縁－仙骨外側縁－尾骨下端を結ぶ線が作る平面である。骨盤隔膜と尿生殖隔膜が骨盤下口を閉じ、骨盤内臓器を支えている。

骨盤隔膜は骨盤下口を漏斗状に閉じている

骨盤隔膜pelvic diaphragmは骨盤底を形づくる筋板で、肛門挙筋と尾骨筋、および結合組織性の骨盤筋膜pelvic fasciaで構成される。肛門挙筋とは恥骨直腸筋・恥骨尾骨筋・腸骨尾骨筋の総称であり、これらの筋が骨盤隔膜の主体をなす。骨盤筋膜は壁側と臓側からなる。壁側骨盤筋膜は骨盤壁の内面と骨盤隔膜を覆ったのち、臓側骨盤筋膜に移行する。臓側骨盤筋膜は膀胱・直腸・子宮・腟の周囲で疎性結合組織からなる傍組織や中隔を形成する。このため各臓器は可動性があり、拡張性に富む。

尿道と肛門管、女性ではさらに腟が骨盤隔膜を貫く。骨盤隔膜の筋群は、排尿・排便時に横隔膜や腹壁筋とともに収縮して腹圧を高め、同時に骨盤内臓器の下垂を防ぐ〔p.248参照〕。

尿生殖隔膜は骨盤底の前半を補強している

骨盤隔膜の前半部（尿道や腟の周囲）には筋のすき間がある。このすき間を浅側から塞いでいるのが尿生殖隔膜urogenital diaphragmである。尿生殖隔膜は、恥骨弓の間に張る深会陰横筋と尿道括約筋、およびそれらの筋の上下面を覆う筋膜で構成される（22）。上下2枚の筋膜のうち下尿生殖隔膜筋膜は特に厚く強靭で、会陰膜perineal membraneともいう。上下の尿生殖隔膜筋膜は前縁と後縁でそれぞれ癒合する。前縁は肥厚して会陰横靱帯となり、恥骨弓に付く。後縁は会陰腱中心〔後述〕に付く。

上下の尿生殖隔膜筋膜の間を深会陰隙deep perineal spaceという。陰茎および陰核への血管や神経はここを通り、男性では尿道球腺が存在する。尿生殖隔膜を貫くものは、男性では尿道、女性では尿道と腟である。

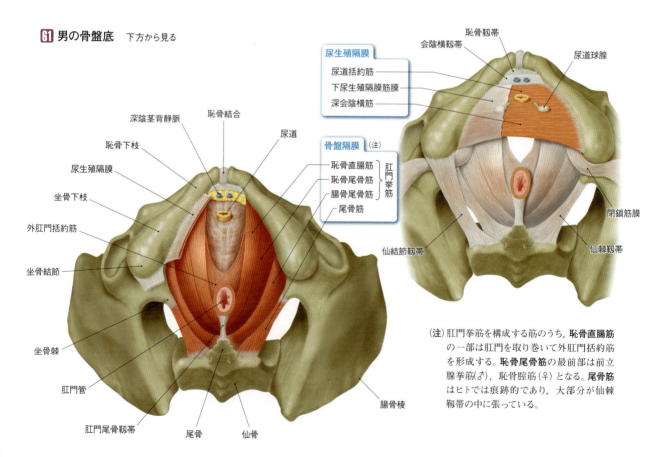

61 男の骨盤底　下方から見る

（注）肛門挙筋を構成する筋のうち、恥骨直腸筋の一部は肛門を取り巻いて外肛門括約筋を形成する。恥骨尾骨筋の最前部は前立腺挙筋(♂)、恥骨腟筋(♀)となる。尾骨筋はヒトでは痕跡的であり、大部分が仙棘靱帯の中に張っている。

60 骨盤　女の骨盤を前上方から見たところ

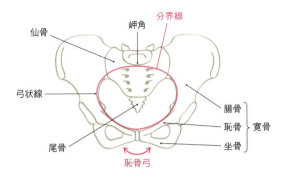

骨盤隔膜の下方を会陰という

　恥骨結合－左右の坐骨結節－尾骨を結ぶ線で囲まれる菱形の領域を**会陰**perineumという。この菱形は，左右の坐骨結節を結ぶ線により，前後2つの三角に分けられる。前半を**尿生殖三角**，後半を**肛門三角**という。なお，臨床では会陰という言葉を狭い意味で用い，男性では尿道と肛門の間，女性では腟と肛門の間を指す。

　会陰のほぼ中央，肛門管の約1cm前方には強靭な線維性中隔があり，**会陰腱中心**または**会陰体**perineal bodyという(58)。ここには肛門挙筋をはじめとする種々の筋線維が集まり，女性では特に発達して腟を支える。分娩の際，会陰腱中心を損傷すると支持が弱くなり，分娩後に腟・子宮が下垂する。そこで会陰裂傷を避け，かつ児頭を保護するために，手掌で会陰を保護したり，腟の後方あるいは側方の会陰部に切開を加える。

　尿生殖三角の浅筋膜(脂肪組織と疎性結合組織からなる皮下組織であり，真の筋膜ではない)を，**浅会陰筋膜**と呼ぶ(58)。浅会陰筋膜は，浅層の脂肪層(前腹壁のCamper筋膜の続き)と，深層の線維層であるColles筋膜(前腹壁のScarpa筋膜の続き)からなる。浅層の脂肪層は女性では大陰唇の皮下脂肪，男性では陰嚢の肉様膜(11)を形成する。Colles筋膜の後方は会陰腱中心に付く。

　浅会陰筋膜と下尿生殖隔膜筋膜の間を**浅会陰隙**superficial perineal spaceという。ここには，男性では陰茎脚と尿道球があり，女性では陰核脚・前庭球・大前庭腺がある。陰嚢および陰唇に分布する内陰部動静脈の枝や陰部神経の枝もここを走る。また，会陰腱中心に向かう浅会陰横筋がみられることがあるが，これは弱い筋で，欠如することも多い。

62 女の骨盤底　下方から見る

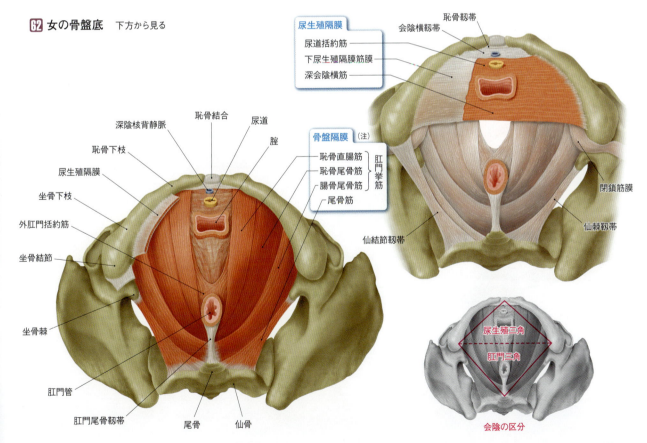

451

精子は酵素を放出して卵子の外被を突破する

精子の受精能獲得

射精直後の精子は受精能を持たないが，腟から子宮，卵管へと上行する間に**受精能獲得** capacitation という現象が起こる。精子の細胞膜は，精漿中に存在する糖蛋白質や糖脂質が密着し，表面を覆っている。これらの物質は細胞膜を安定化させ，精子の生存を長期化させる役割を果たすが，その一方で精子の受精能を抑制するため**受精能抑制因子**と呼ばれる。受精能獲得とは，受精能抑制因子ならびに精子の細胞質に多く含まれているコレステロールが除去される現象と考えられている。受精能獲得は可逆的な過程であり，いったん受精能を獲得したあとでも，精漿成分を加えると受精能が失われる。受精能を獲得した精子だけが，その後の先体反応，透明帯の通過，卵細胞膜との融合という一連の受精の過程を完遂することができる。

受精能を獲得した精子は，**hyperactivation** という機能変化を起こす。これは卵子の保護層，特に透明帯に進入するのに必要な運動変化で，細胞外の Ca^{2+} に依存して直線的な運動から8の字形の激しい運動へと変化する。

精子が女性生殖管内で受精能を保持できる期間は，射精後48〜72時間とされており，一方卵子は排卵後およそ24時間で受精能を失うことが知られている。したがって，排卵日の3日前から排卵日の翌日までが妊娠可能な期間である。

卵子への進入 63

1）放線冠への進入と先体反応

卵子は当初，周囲を大量の顆粒膜細胞（卵丘細胞）に囲まれているが，排卵後，卵丘細胞は徐々に離散しはじめる（36）。卵丘細胞の離散は，排卵時のLHサージにより透明帯周囲の卵丘細胞（放線冠）が透明帯から離れ，放射状に配列することから始まり，精子の進入によってさらに離散が促進される。

精子が卵-卵丘細胞複合体に接近すると，精子に**先体反応** acrosome reaction が起こる。すなわち，精子の最外層の細胞膜と先体外膜が徐々に癒合し，胞状化する。これによって生じた小孔から，先体内に含まれる**ヒアルロニダーゼ，アクロシン**などの酵素が放出される。ヒアルロニダーゼは，卵丘を構成する顆粒膜細胞間の結合基質であるヒアルロン酸を分解して卵丘の離散を促進し，精子の透明帯への到達を助ける。〔精子の構造はp.422参照〕

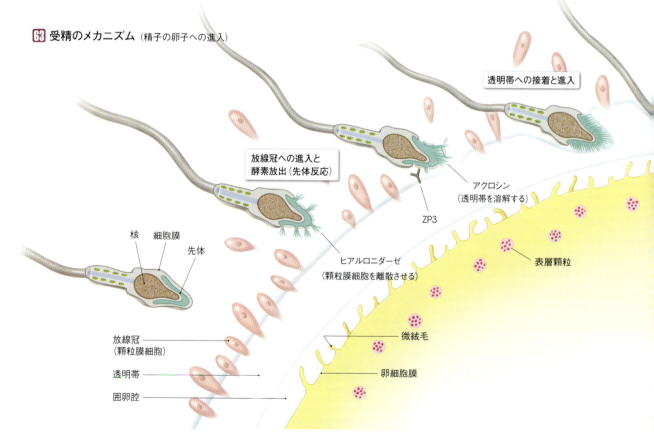

63 受精のメカニズム（精子の卵子への進入）

2) 透明帯への接着と進入

透明帯は厚さ10μmで，主に3種の糖蛋白質ZP1，ZP2，ZP3からなる。透明帯に達した精子は，透明帯表面の精子受容体を構成するZP3と結合する。ZP3は精子を活性化し，先体反応を誘発する。精子が透明帯を通過するには，化学的な溶解と，物理的な破砕力の2つの働きが重要である。先体反応時に放出されたアクロシンなどの酵素は透明帯を溶解する。また，先体反応後の精子はhyperactivationを起こしており，その活発な運動により透明帯を通過する。

3) 精子と卵細胞膜の融合

精子の頭部が透明帯を貫通して囲卵腔に入り，卵細胞膜に接すると，尾部の運動は停止する。精子頭部の赤道部を覆う細胞膜は，卵細胞膜に接着・融合する。融合した細胞膜は直ちに崩壊して穴があき，精子核および細胞質が卵細胞質に移行する。

4) 卵子の活性化と透明帯の変性

精子と卵が融合すると，卵細胞内のCa^{2+}濃度がまず精子との融合部位で上昇し，次いでその濃度上昇が卵細胞全体に伝搬する。その後，オシレーションと呼ばれる一過性のCa^{2+}濃度の上昇が周期的に繰り返される。これは**Ca波**とも呼ばれ，細胞内Ca^{2+}貯蔵部位である小胞体からのCa^{2+}遊離による。ヒト卵では，主に細胞質浅層の小胞体からイノシトール三リン酸受容体を介してCa^{2+}遊離が起こる。深部小胞体からリアノジン受容体を介してCa^{2+}遊離が起こることも指摘されている。

細胞内Ca^{2+}濃度の上昇により，卵細胞の表層に存在する径1μmほどの顆粒が開口分泌を生じる。表層顆粒にはセリンプロテアーゼやペルオキシダーゼなどが含まれており，これらの酵素は透明帯蛋白質のZP2を加水分解したり，ZP3の糖鎖構造を変化させて，次の精子の透明帯通過を不可能にする。これを**透明帯反応**といい，**多精子受精**を阻止する仕組みである。また表層顆粒の開口分泌により，卵細胞膜の精子融合能が低下し，多精子受精阻止機構の一部として働くことも知られている。

5) 精子の膨化と前核形成

精子が卵細胞に進入するまで，卵細胞は第2減数分裂中期の状態で分裂を停止している。この分裂停止は精子が卵細胞膜と接触することによって再開され，二次極体を放出して減数分裂を完了する。一方，進入した精子頭部は膨化し核膜が消失する。その後，精子核は**雄性前核**を形成し，卵子由来の雌性前核と融合して受精が完了，個体発生を開始する。

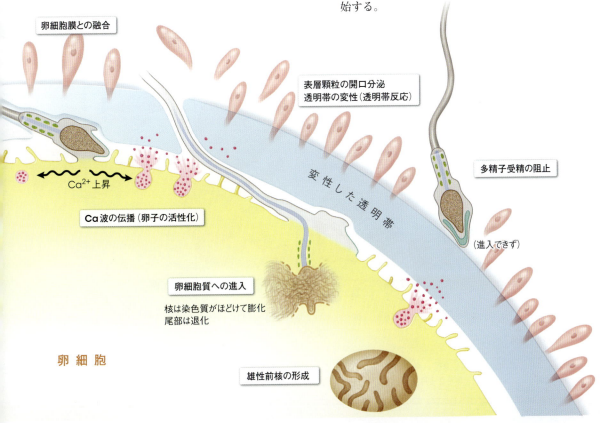

生殖器　妊娠・分娩

受精卵は約280日間で急成長する

ヒトの発生過程は、受精卵が子宮内膜に着床し細胞分裂を繰り返す**胚子前期**（受精後2週目まで）、胚葉が分化し器官形成がほぼ完了する**胚子期**（受精後3〜8週）、各器官が発育・成長する**胎児期**（受精後9週〜出生まで）に分けられる。発生学では受精後の日数または週数で胎齢を表し、「胎生第○週」などと表現する。

これに対し臨床では、最終月経の第1日目から起算した満週数と満日数で**妊娠期間**を表す。妊娠月数で妊娠期間を表すこともあり、この場合はかぞえで表現する。最終月経初日から28日間が「妊娠1ヵ月」で、以後28日ごとに月を重ねる。妊娠4ヵ月までを**妊娠初期**、妊娠5〜7ヵ月を**妊娠中期**、妊娠8ヵ月以降を**妊娠末期**に区分する。

分娩予定日は最終月経初日より満280日（満40週0日）である。最終月経からの分娩予定日算出法として、Nägele（ドイツの産科医）の概算法がある。

分娩予定月＝最終月経初日の月＋9［または−3］
分娩予定日＝最終月経初日の日＋7

※この方法は月経周期が28日型で整順な場合にのみ用いうる

器官形成の重要な出来事は胚子期に起こる

胚子 embryo（臨床では胎芽と呼ぶ）はまだヒトらしい外観を完全には備えていないが、この時期にほとんどの器官が形成される。特に受精後19日から37日の間は、中枢神経、心臓、消化器、四肢などの重要な器官が発生・分化する。そのため薬物や放射線をはじめとする各種の催奇形因子の影響を受けやすく、**臨界期** critical period と呼ばれる（たとえば妊婦のサリドマイド服用時期と、それによって生じた種々の胎児奇形の間には明らかな因果関係が認められた）。臨界期以前、すなわち受精後18日目までの胚に催奇形因子が作用した場合、胚は着床しなかったり流産するか、あるいは完全に修復され健児として出生する。これを悉無律（all or noneの法則）という。

循環器　受精後22日目に心臓が拍動を開始する。この頃の心拍数は毎分60〜70であるが次第に増加し、妊娠9週頃には170〜180と最大となり、以後漸減し140前後を維持する。

呼吸器　受精後21〜23日頃、下気道の発生が始まる。肺胞上皮細胞が産生する界面活性物質（サー

64 ヒト発生の全体像

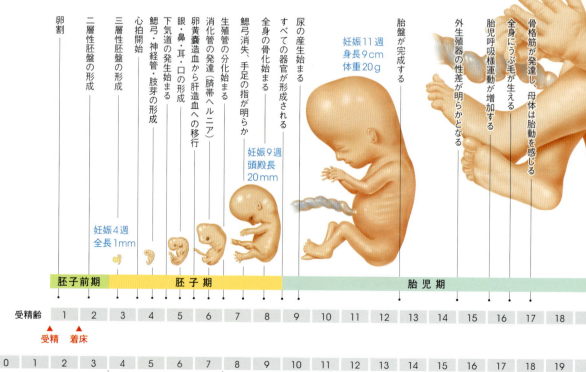

ファクタント）は出生後の呼吸機能にきわめて重要であり，妊娠24週頃から産生が始まり，35週頃には十分量を産生する。胎児が羊水中で行う呼吸に似た横隔膜と胸部の運動を**胎児呼吸様運動**といい，妊娠16週頃から増加してくる。この運動は肺の形態的・機能的発達に重要である。

　消化器　受精後18〜20日頃，消化管の発生が始まる。羊水の嚥下や腸管の蠕動は妊娠8〜9週から始まり，蠕動は次第に下部消化管に及ぶ。

　造血器　胎児の主たる造血部位は卵黄嚢，肝臓，骨髄である。卵黄嚢造血は妊娠4〜5週より認められ，8週頃には消退する。肝臓造血は妊娠4ヵ月頃が最も盛んで，以後徐々に減少し，骨髄造血に置き換わる。

　腎・泌尿器　受精後3〜4週頃，腎臓の発生が始まる。尿の産生は妊娠10週頃から始まり，尿量は次第に増加し，羊水中に排泄される。妊娠末期の羊水は，その大部分を胎児尿が占める。

胎児期は発育・成長の期間である

　胎児期には，胚子期に形成された器官の分化が進み，諸臓器の成長と成熟がみられる。

　妊娠11週頃には胎児の身長は7〜9cmとなり，四肢が整い，外性器の形態分化が始まる。

　妊娠15週の胎児には頭髪がみられ，外性器の男女差が明らかとなる。妊娠16〜17週になると呼吸様運動が増加する。また骨格筋が発達し，躯幹，四肢の運動が力強さを増し，母体は**胎動**を自覚する。この頃，胎児の全身に**毳毛**（うぶ毛）がみられる。

　妊娠20週では胎児の身長は約25cm，体重は約300gとなる。皮下脂肪が発達し，爪が生える。この頃，胎児の全身を覆う胎脂の産生が始まる。鼻孔，眼瞼，外耳道が開口するのは妊娠24週以後である。

　妊娠30週を過ぎると皮下脂肪が増加しはじめ，全身が丸みを帯びてくる。毳毛は背部を残して消失し，胎脂も正期産児ではほとんど認められなくなる。

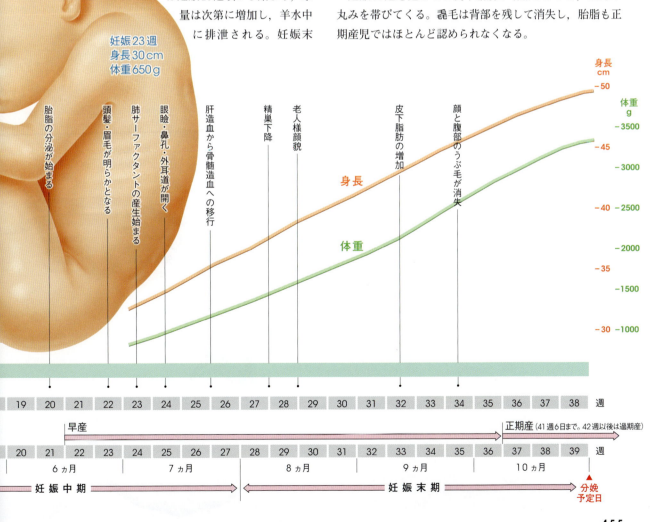

生殖器　妊娠・分娩

受精卵は卵管内を移送され，1週間後に子宮内膜に着床する

卵子成熟の完了

　腹腔内に排卵された卵子は，卵管上皮の線毛運動が起こす流れに乗って卵管采に取り込まれ，卵管内で成熟する。卵母細胞は卵丘細胞との結合を失い，互いに離れはじめる。卵母細胞内では，精子を受け入れるための準備と，受精後の発生の準備が進む。卵母細胞表面には微絨毛が多くなり，分裂中期を示す赤道板は卵表面に対して垂直に位置するようになる。このようにして二次卵母細胞は**成熟卵子**になる。

　第2分裂中期で停止していた減数分裂は，精子と卵子の細胞膜融合（精子の進入）によって再開する。分裂再開後，中期赤道板に並列した染色体は両極に引かれて分裂を完了する。一極に引かれた1セットの染色体は**雌性前核** female pronucleus を形成し，他極に引かれた他の1セットの染色体は少量の細胞質からなる**二次極体** second polar body の核に閉じこめられて囲卵腔に放出される。したがって，受精卵の囲卵腔には排卵直前に形成された一次極体と受精後に形成された二次極体とが存在する。一次極体はしばしば分裂して2個になるため，受精卵の囲卵腔には3個の極体がみられることもある。

接合子の形成

　精子と卵子は父方と母方由来のゲノムを半分（$1n$）ずつ持つ〔p.416参照〕。受精後，精子の核は卵子の細胞質で脱凝縮して膨張したのち再凝縮して**雄性前核** male pronucleus を形成する（65）。雌雄の前核は，それぞれのDNAを合成して複製する。DNA複製の直後，核膜は崩壊し，雌雄の前核は最初の有糸分裂に備えて卵子の中央部に移動する（核癒合）。こうしてできた受精卵を**接合子** zygote という。

　接合子は，両親とは異なる全く新しい染色体の組み合わせを持つ。やがて，父方と母方由来の各23本の染色体（二重構造の**姉妹染色体**として観察される）は，動原体の付着部で縦に分裂し，娘染色体を形成してそれぞれ反対極に向かって移動する。この最初の有糸分裂によって生じた細胞は，正常な染色体数（46,XYまたは46,XX）と正常なDNA量を回復し，新たな個体として無限の有糸分裂を開始する。すなわち受精とは，染色体の倍数性を回復し，新たな個体の性を決定し，分割を始めることを意味する。

65 ヒト発生の第1週　受精卵の卵割と輸送

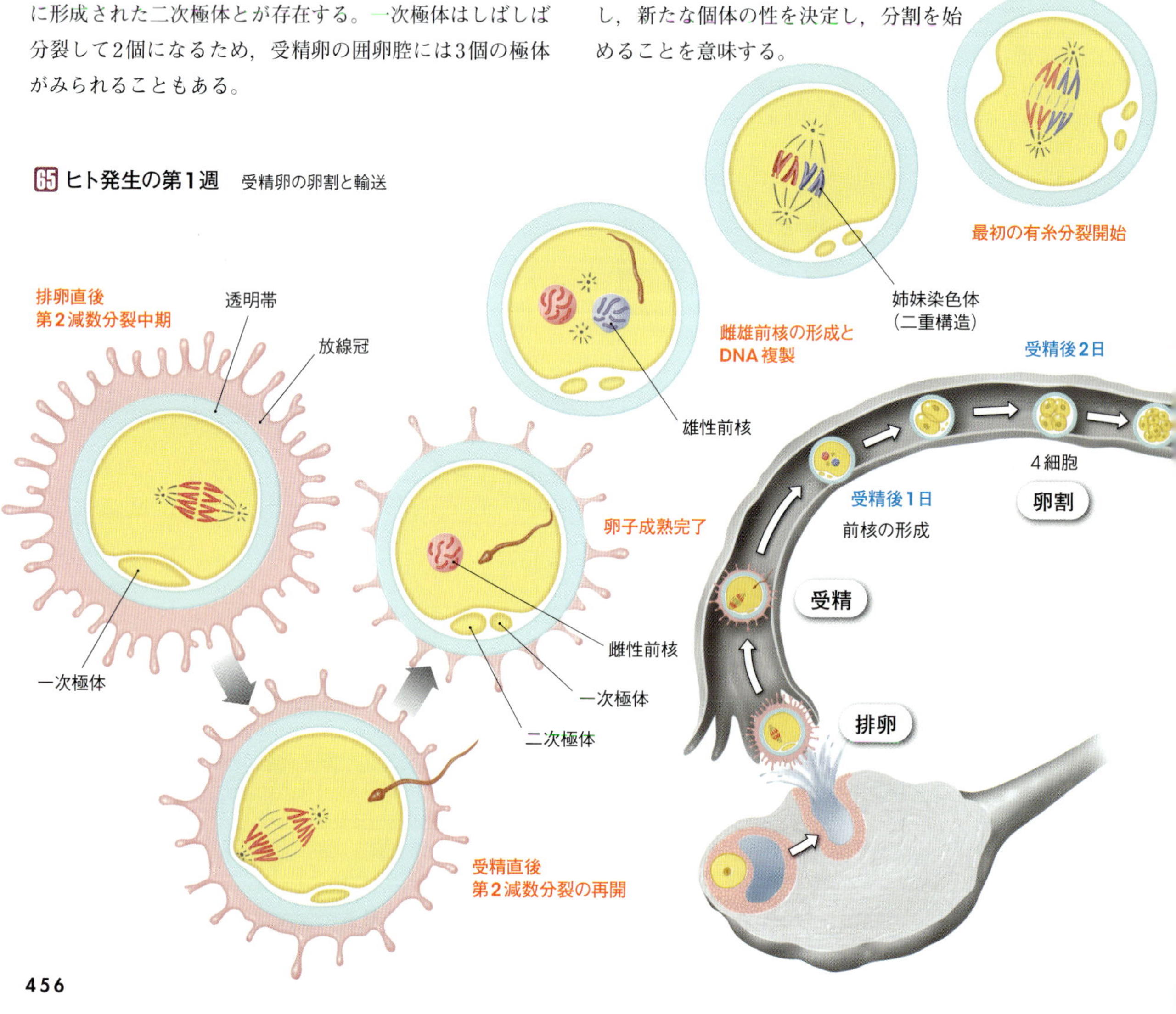

受精卵の分割と輸送

受精卵は卵管内を輸送される間に**卵割**cleavageを繰り返す。受精24時間後には2細胞，2日目には4細胞になり，3日目には16細胞からなる**桑実胚**morulaを形成する。桑実胚が子宮腔に入る4日目頃には，外部の管腔液が透明帯を通過して内部の細胞間隙に入り込み，胞胚腔が形成される。この状態の胚子を**胚盤胞**blastocystという。胚盤胞では一極の細胞群（**内細胞塊**inner cell mass）が**胚結節**embryoblastを形成する。胚盤胞の外周は1層の扁平な細胞層，すなわち**栄養膜**trophoblastで取り囲まれる。将来，胚結節は胎児となり，栄養膜は胎盤となる。胚盤胞は4日目の終わり頃に透明帯から脱出し（ハッチングhatchingという），6日目には着床を開始する。

卵割は有糸分裂による分割である。第3分割（8細胞期）までは分割のたびに細胞は小さくなり，分裂後に生じた細胞を**割球**blastomereという。割球は細胞間結合が緩やかで境界明瞭であるが，第3分割直後に割球どうしの結合が緊密になり密集するようになる。この過程をコンパクションcompactionという。

受精卵は，エストロゲンの影響下で増加した卵管液の流れに乗り，また卵管上皮の線毛運動の助けを借りて卵管膨大部から峡部へと輸送される。受精卵の輸送にはプロスタグランジンによる卵管壁の平滑筋収縮や卵管蠕動も関与する。卵管分泌液は受精卵を栄養する。卵管上皮の産生するEGF（epidermal growth factor）やTGF-α（transforming growth factor-α）などの成長因子は卵割を促進する。子宮内に到着した受精卵は，着床するまでの間，子宮内膜腺の分泌液によって栄養される。

● 異所性妊娠（子宮外妊娠）

全妊娠の1〜2％に発症する。受精卵が子宮腔（子宮頸管，卵管間質部を含まない）以外の場所に着床すること。卵管妊娠が最も多く95％以上を占め，なかでも卵管膨大部に起こりやすい。クラミジアや淋菌感染による卵管炎は，受精卵の輸送障害を引き起こし，卵管妊娠の原因となりうる。まれに卵管膨大部または卵管采に着床した受精卵が腹腔内へ排出され，ダグラス窩に着床することがあり，腹膜妊娠という。いずれの場合も妊娠の継続は困難であり，着床部から大量出血をきたすと母体の生命が危うくなるため治療を要する。

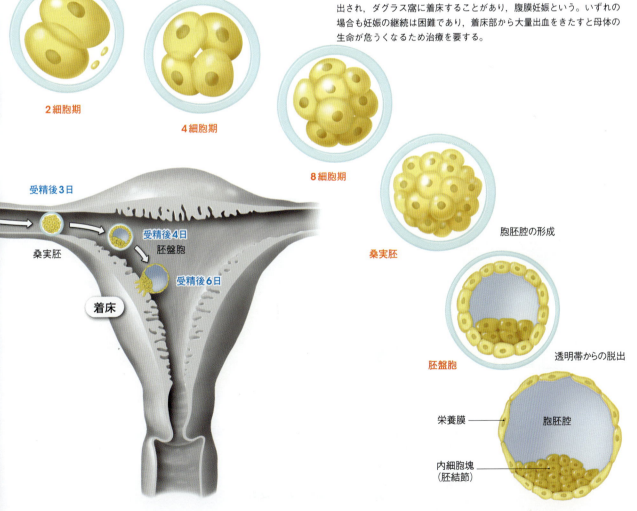

胚は栄養膜に包まれて子宮内膜に埋まっていく

栄養膜と子宮内膜の相互作用によって着床が進行する

　着床 implantationとは，受精卵が子宮壁に接着し，その後数日間かけて子宮内膜の緻密層内に埋没していく現象である。着床が成立するためには，受精卵の発育と子宮内膜の変化とが同調することが必要である。子宮内膜には一定の胚受容可能期間が存在し，それ以前でもそれ以後でも着床は困難となる。この受容期間は **implantation window** と呼ばれ，ヒトでは排卵後7±2日とされている。

　着床が始まると，黄体はプロゲステロンを分泌し続ける。その作用を受けて子宮内膜の間質細胞はますます膨化し，グリコーゲンや脂質などの栄養素を大量に含むようになる。このような細胞を **脱落膜細胞** decidual cellという。一方，胚盤胞を包む栄養膜細胞は自ら産生分泌した蛋白質分解酵素の作用により，脱落膜を分解しながら子宮内膜を侵食していく。このような栄養膜と子宮内膜の相互作用によって，胚盤胞は子宮内膜に深く侵入し，着床が成立する。分解された脱落膜成分は，第3週初めに卵黄嚢血行（胎盤循環）が確立されるまでの間，胚に栄養を供給する。

　受精後8日目頃，胚盤胞は子宮内膜に半ば埋没し，進行方向にあたる胚結節を覆う部分の栄養膜は2層に分かれる。内層はラングハンス細胞Langhans cellと呼ばれる単核細胞からなる **栄養膜細胞層** cytotrophoblast，外層は細胞境界を欠く多核細胞体の **栄養膜合胞体層** syncytiotrophoblastとなる。

胚盤が形成され，これが将来胚子となる

　第2週に内細胞塊（胚結節）は2つの細胞層に分かれる。小さな多面体細胞からなる **胚盤葉下層** hypoblastと，高円柱細胞からなる **胚盤葉上層** epiblastである。2つの細胞層はそれぞれ扁平な円盤を形成し，**二層性胚盤** bilaminar germ discと呼ばれる。第3週以降，この胚盤が分化することにより各器官が形成され，人体が形づくられてゆく。

　同じ頃，胚盤葉上層内に小腔が出現して次第に大きくなり，**羊膜腔** amniotic cavityが形成される。羊膜腔の天井を囲む細胞は羊膜芽細胞となり，**羊膜** amnionを形成する。

　受精後9日目には，胚盤胞は子宮内膜に完全に埋没する。この頃，羊膜腔の反対側では，胚盤葉下層由来の扁平な細胞が **胚外体腔膜**（Heuser膜）を形成して，栄養膜細胞層の

66 ヒト発生の第2週　着床から二層性胚盤の形成まで

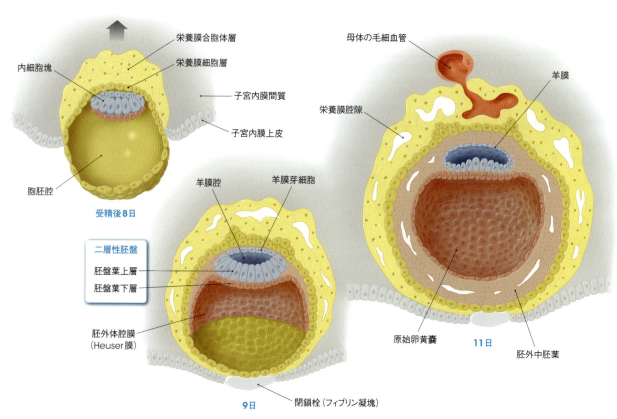

内面を覆う。この膜で囲まれた腔所が**原始卵黄嚢**primitive yolk sacである。

着床の成立には黄体ホルモンが重要な働きを果たす

黄体から分泌されるプロゲステロンは，子宮内膜を形態的にも機能的にも着床に適した状態に変化させる〔p.446参照〕。エストロゲン分泌もまた，黄体期に第2のピークを示す（56）。プロゲステロンの作用を受けた子宮内膜にエストロゲンが作用して初めてimplantation windowが開き，着床準備状態が完了するとされている。

着床の進行には胚が産生する種々の分子の働きが重要であり，なかでも着床開始後に栄養膜合胞体層から分泌される**ヒト絨毛性ゴナドトロピン**human chorionic gonadotropin；hCGは黄体を刺激し，妊娠8〜10週頃まで黄体機能を維持させる（**妊娠黄体**という）。

着床の免疫機構

胎児は組織適合抗原の半分を父親から受け継いでおり，免疫学的には母体にとっては異物である。しかし，実際には母体の免疫系による拒絶を免れ，着床が成立し妊娠が維持される。すなわち，妊娠母体では胎児細胞に対する免疫寛容が成立している。

母体免疫細胞と胎児細胞の接点である胎盤の絨毛細胞は，主要組織適合抗原（HLA）クラスI抗原のうちHLA-A, B抗原を発現しないが，HLA-G抗原を発現している。このHLA-G抗原が免疫学的妊娠維持機構を誘導する初期のシグナルとして働いている可能性が考えられている。HLA-G抗原は，HLA抗原の特徴である多型性に乏しく，発現細胞も限られている。絨毛細胞に発現しているHLA-G抗原は，多型性の少なさゆえにT細胞受容体からの認識を免れており，さらにnatural killer receptorを介して母体リンパ球の細胞傷害活性を抑制していると考えられている。

● **前置胎盤**

正常妊娠における着床部位は子宮体部の後壁または前壁である。もし着床が内子宮口の近くで起こると，のちに形成される胎盤が内子宮口を覆うように位置する可能性があり，これを前置胎盤という。前置胎盤の場合，分娩前や分娩時に大量の子宮出血をきたすことがあり，経腟分娩は不可能であり，帝王切開を余儀なくされる。

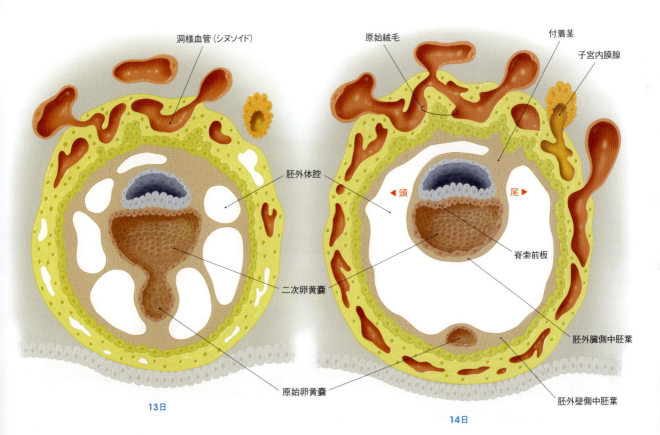

人体の各器官は内・中・外の三胚葉のいずれかから作られる

三層性胚盤の形成 67

受精後15～16日頃の胚子の背面には**原始線条** primitive streakというひとすじの隆起がみられる。これは胚盤葉上層で新たな細胞増殖が起こり、細胞群が正中方向に移動するために生じた隆起である。これらの細胞群は、正中線上で溝を形成しつつ陥入し、胚盤葉下層の細胞を置換して**内胚葉** endodermを形成する。胚盤葉上層に残存した細胞群は**外胚葉** ectodermとなる。外胚葉と内胚葉の間の細胞層は**中胚葉** mesodermとなる。こうして**三層性胚盤** trilaminar germ discが形成される。

原始線条は胚子の尾方から頭方に向かって伸び、**原始結節** primitive nodeという肥厚部を作って終わる。この部の細胞群は**原始窩** primitive pitという窪みを形成しつつ陥入し、胚盤葉の上層と下層の間を頭方へ直進する。これを**脊索突起** notochordal processという。さらに頭方へ移動した一部の細胞群は、**心臓発生域** cardiogenic areaを形成する。

やがて脊索突起の内部に**脊索管** notochordal canalという細長い腔が形成され、その腹側壁が消失して、背側壁は**脊索板** notochordal plateとなる。原始窩からの陥入部は**神経腸管** neurenteric canalと呼ばれる短い管となり、一時的に羊膜腔と卵黄嚢腔を連結する。胎生第3週の終わり頃、脊索板は内・外胚葉から分離して、1本の索状物すなわち**脊索** notochordが完成する。脊索の頭方および尾方には中胚葉がなく、外胚葉と内胚葉が密着しており、それぞれ**口咽頭膜** buccopharyngeal membrane、**排泄腔膜** cloacal membraneという。

三胚葉が分化して各器官が形成される 68

胎生第3週以降、三層性胚盤の各部はそれぞれに分化を遂げ、各器官が形成される。胚子期の終わり（第8週）には器官形成はほぼ完了する。この間、器官形成に伴って胚子の外観は劇的に変貌し、次第にヒトらしい姿に近づく。69

1) 外胚葉は神経・表皮に分化する

脊索の形成に導かれ、脊索を覆う外胚葉に**神経溝** neural grooveが出現し、その両側が肥厚して**神経板** neural plateとなる。神経溝は左右の神経ヒダによって閉じられ**神経管** neural tubeという盲管となり、表層外胚葉から分離する。神経管は脳と脊髄に、表層外胚葉は表皮などに分化する。

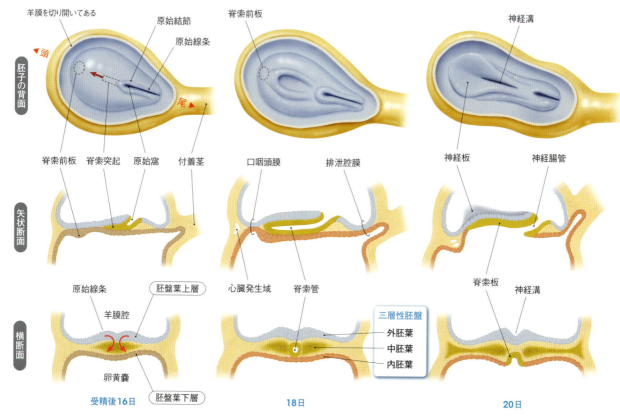

67 ヒト発生の第3週　三層性胚盤の形成

68 三胚葉から形成される主な器官

外胚葉	神経外胚葉	神経管	脳・脊髄、網膜、松果体、下垂体後葉
		神経堤	脳神経、脊髄神経、自律神経、副腎髄質、色素細胞
	表層外胚葉		表皮、毛、爪、皮膚腺、乳腺、下垂体前葉、内耳、水晶体、エナメル質、耳下腺
中胚葉	沿軸中胚葉		骨格、骨格筋、結合組織、真皮
	中間中胚葉		生殖腺、腎臓、尿管、膀胱三角
	側板中胚葉		内臓平滑筋と結合組織、心膜・胸膜・腹膜、血管、リンパ管、脾臓、血球、リンパ球
内胚葉	咽頭嚢		鼓室、耳管、咽頭、口蓋扁桃、甲状腺、副甲状腺、胸腺
	卵黄嚢	原腸	咽頭・気管・気管支・肺の上皮、食道・胃・腸の上皮、肝臓、胆嚢、膵臓
		尿膜管	膀胱・尿道・前立腺・腟下部の上皮

2）中胚葉は体壁・循環器・泌尿生殖器に分化する

脊索と神経管の形成に伴い、これに隣接する**沿軸中胚葉** paraxial mesoderm は分節状に肥厚して、頭方から尾方へ順次**体節** somite を形成してゆく。体節からは骨格、骨格筋、真皮などが分化する。

中胚葉は側方では板状に伸びて**側板** lateral plate を形成する。壁側の側板は、羊膜腔を覆う胚外中胚葉に続き、外胚葉とともに体の側壁と腹壁を形成する。臓側の側板は、卵黄嚢を覆う胚外中胚葉に続き、内胚葉とともに内臓壁を形成する。体腔に面する中胚葉は漿膜となり、腹膜腔・胸膜腔・心膜腔を裏打ちする。胎生第3週の初め頃、卵黄嚢壁の臓側中胚葉が血球と血管に分化する。やや遅れて心臓の形成が始まり、第3週の終わりには拍動を開始する。

沿軸中胚葉と側板を連結する**中間中胚葉** intermediate mesoderm は、頭方では分節状の腎節 nephrotome を形成し、尾方では非分節状の造腎細胞索を形成する。この両組織から泌尿器とその排出部や生殖腺が発生する。

3）内胚葉は消化器・呼吸器に分化する

胎生第3週頃から、胚子は頭尾方向および側方に折り畳まれながら発育する。この折り畳み現象に伴い、内胚葉に囲まれた卵黄嚢の一部が体腔内に取り込まれ、管状の原腸が形成される。頭方から順に**前腸** foregut、**中腸** midgut、**後腸** hindgut という。原腸の頭方端は口咽頭膜、尾方端は排泄腔膜によって、しばらくの間閉じられている。肝臓、胆嚢および膵臓は、原始腸管の付属腺として発生する。また、前腸の一部が分かれて気管、気管支、肺ができる。

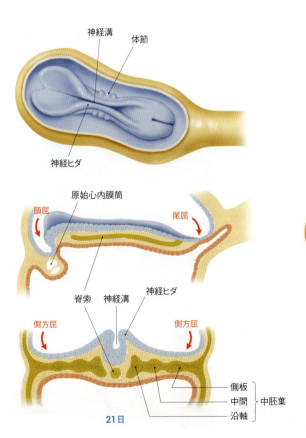

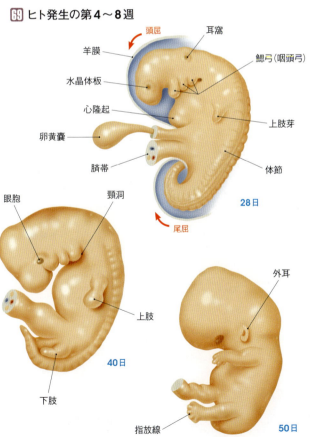

69 ヒト発生の第4〜8週

胎児の絨毛は母体血の池に浸され，物質交換が始まる

胎盤絨毛の形成 70

　胎生第2週末に，二層性胚盤の胚子に出現する**絨毛膜** chorionは，2層の栄養膜（栄養膜細胞層，栄養膜合胞体層）と胚外壁側中胚葉からなる。栄養膜合胞体層は子宮内膜に向かって突起を出し，**原始絨毛（一次絨毛）**を形成する。やがてLanghans細胞層が中胚葉を伴って絨毛内に進入し，成長する（二次絨毛）。胎生第3週の終わり頃，絨毛内の中胚葉細胞が分化して結合組織と毛細血管網が形成され，真の**絨毛** villi（三次絨毛）が完成する。絨毛内の毛細血管は付着茎（将来の臍帯）を介して胚内血管系と連絡し，胎児‐胎盤間の血液循環が確立する。

　絨毛の形成と並行して，母体血を受け入れるための腔が形成される。まず栄養膜合胞体層内にいくつもの腔隙（**栄養膜腔隙**という）ができ，それらが融合拡大して脱落膜を侵食し，ついには子宮内膜の血管や内膜腺を破壊し，腔内は母体血で満たされるようになる。こうして**絨毛間腔** intervillous spaceが完成し，子宮循環血液量は増大する。

　胎児血と母体血を隔てる膜を**胎盤膜**と呼ぶ。胎盤膜は2層の栄養膜，絨毛の結合組織および血管内皮からなる。酸素や二酸化炭素，栄養素，ホルモンは胎盤膜を通過可能であり，胎児はこの膜を介してガス交換や栄養摂取を行う。妊娠が進むにつれて栄養膜合胞体層は薄くなり，Langhans細胞層は疎になり，結合組織は減少する。その結果，妊娠末期の胎盤膜は厚さ1μmほどの薄い膜となる。さらに絨毛の表面に微絨毛が生え，全表面積は10 m²を超えるほどになる。こうして物質交換はより一層容易となる。

胎盤は母児間で血液を交えずに物質交換を行う 71

　胎盤 placentaは，胎児の絨毛膜と母体の子宮内膜（**脱落膜**）とによって構成される円盤状の構造で，胎児とともに成長し，妊娠4ヵ月末に完成する。胎児娩出後に後産として排出され，その大きさは正期産の場合，直径約20 cm，中央部の厚さ約2 cm，重さ約500 gである。

　胎盤の構造は，脱落膜をお椀の底にたとえると，お椀に母体血を満たして絨毛膜で蓋をし，その中に無数の絨毛が浮遊している状態である。底にあたる部分の脱落膜を**基底脱落膜** decidua basalisといい，蓋となる絨毛膜を**絨毛膜有毛部**という。

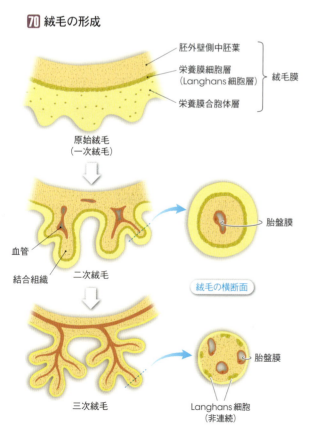

70 絨毛の形成

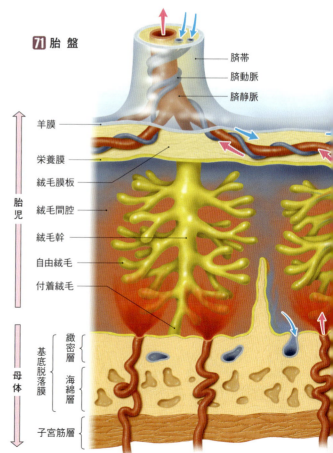

71 胎 盤

胎盤の胎児面は羊膜に覆われ，**臍帯**umbilical cordの付着部から2本の**臍動脈**umbilical arteryと1本の**臍静脈**umbilical veinが中胚葉性の結合組織内に進入する。この板状の結合組織を**絨毛膜板**chorionic plateといい，ここから絨毛組織が樹枝状に絨毛間腔に広がり，その先端は基底脱落膜に付着する（付着絨毛という）。基底脱落膜はところどころ胎児側に突出して胎盤中隔をなし，絨毛間腔を胎盤葉という不完全な小部屋に分けている。

　胎児の静脈血を運ぶ臍動脈は，絨毛膜板内で放射状に分岐して絨毛幹に入り，自由絨毛内で毛細血管となる。一方，母体の子宮動脈はラセン動脈となって基底脱落膜を貫き，絨毛間腔に噴出して，絨毛周囲に達する。毎分600mLもの動脈血が胎盤に流入し，絨毛表面に接して物質交換を行ったのち，基底部に開口する静脈を経て子宮静脈へ還る。

胎膜・羊水・臍帯は胎児を保護し，発育を助ける 72 73

　胎児が発育するためには胎盤のほかに胎膜，羊水，臍帯が必要であり，これらを総称して胎児付属物という。**胎膜**fetal membraneは羊膜・絨毛膜・脱落膜の3層からなる。特に**羊膜**amnionは強靱な膜であり，胎児と羊水を包む。**羊水**amniotic fluidは羊膜腔を満たす液で，その主成分は羊膜上皮からの分泌物と胎児尿である。羊水は胎児への圧迫をやわらげ，また胎児の運動を助ける働きをもつ。臍帯は胎児と胎盤を結ぶ索状物で，臍動静脈を入れる。妊娠末期には長さ50〜60cmとなる。

72 胎膜の構成

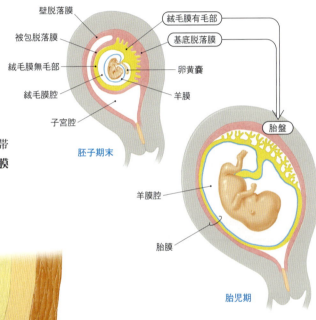

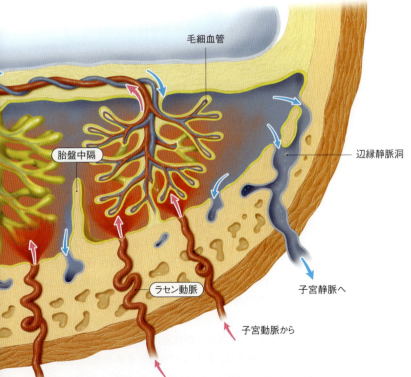

73 胚子を包む羊膜と絨毛膜（受精後50日）

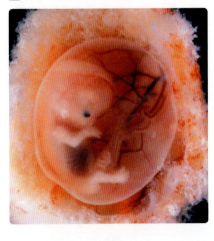

胎盤はいわば万能の臓器である

　胎盤は，胎児の主要臓器のうち神経系を除くすべての機能を代行・補助しているといえる。すなわち，肺機能としてのガス交換，消化管機能としての栄養素の吸収，肝機能としてのグリコーゲンの合成・貯蔵，そして腎機能としての老廃物（尿素など）の排出などである。さらに，胎盤は内分泌器官としてもきわめて重要であり，その産生する種々のホルモンは，母体に機能的・形態的変化をもたらすとともに，胎児の発育と分化にも影響を与えている。

胎盤でのガス交換は単純拡散による

　酸素は母体血から胎児血へ，二酸化炭素は胎児血から母体血へ，それぞれの圧勾配に従い胎盤膜（70）を介して拡散する。胎児の動脈血酸素分圧は成人の約1/4にすぎないが，それでも十分量の酸素を末梢組織に供給できる。胎児血のヘモグロビンの約60％を占める**胎児ヘモグロビン**（HbF）は成人ヘモグロビン（HbA）に比べ酸素親和性が高く74，また胎児は体格の割に心拍出量が大きいためである。

　妊娠末期における胎児血二酸化炭素分圧は約40mmHg，母体血のそれは約30mmHgであり，この圧勾配に従って二酸化炭素が拡散する。二酸化炭素を放出した胎児血はpHが上昇するために酸素親和性が高まり，二酸化炭素を受け取った母体血はpHが低下するために酸素親和性が低くなる（ボーア効果〔p.42参照〕）。このことが胎児血への酸素の拡散を効率的にしている。

栄養素は輸送体を介して胎盤膜を通過する

　グルコースは胎児の主たるエネルギー源であり，促通拡散により母体から胎児へ移行する。胎盤絨毛の母体側に位置する絨毛上皮刷子縁膜と胎児側の絨毛基底膜には，グルコース輸送体の1つであるGLUT1が存在し，胎盤におけるグルコース輸送を担っている。

　アミノ酸の血中濃度は胎児のほうが母体よりも高く，輸送体による能動輸送が行われていると考えられる。Na^+依存性輸送体，Na^+非依存性輸送体をはじめ，種々のアミノ酸輸送経路が知られている。

　蛋白質は一般に胎盤を通過しにくいが，母体の血漿蛋白質である免疫グロブリンのうちIgGは胎盤を通過して胎児に移行する。胎児や新生児は免疫グロブリン産生能に乏しく，経胎盤的なIgGの輸送がその免疫能を補う。

　脂質の血中濃度は母体のほうがかなり高い。遊離脂肪酸は母体血中ではアルブミンなどの蛋白質と結合しており，そのままでは胎盤を通過できず，蛋白質から遊離することにより移行可能となる。

　脂溶性ビタミン（A, D, E, K）は胎児血中のほうが濃度が低く，単純拡散により母体から胎児へ移行する。**水溶性ビタミン**（B, C）は胎児血中のほうが濃度が高く，能動輸送により母体から胎児へ移行する。

　電解質の輸送に関しては不明な点が多い。Na^+は絨毛上皮刷子縁膜から種々の共輸送体を介して絨毛細胞内に流入するが，これには絨毛細胞内外の電位差が関与するとされている。

胎盤は卵巣に代わってホルモン産生の主役となる 75 76

　胎盤は旺盛なホルモン産生能を持ち，糖蛋白ホルモンとステロイドホルモンを分泌する。妊娠の維持に欠かせないステロイドホルモンは，初期には妊娠黄体がその産生を司るが，妊娠8～10週頃には胎盤からの大量分泌に移行し，母体血中濃度は著しく増加する（placental shift）。胎盤でのホルモン産生は主に絨毛の栄養膜合胞体層で行われる。

　ヒト絨毛性（胎盤性）ゴナドトロピン human chorionic gonadotropin；**hCG**は栄養膜合胞体層で産生される糖蛋白ホルモンで，受精後8日頃から母体血中・尿中で検出され，妊娠初期の妊娠判定検査に利用される。hCGはαおよびβサブユニットからなるが，下垂体から分泌されるLHとαサブユニットが共通であり〔p.549参照〕，βサブユニットもアミノ酸配列の類似性が高く，同様の生理作用を有する。すなわち，着床が成立しhCGの分泌が開始されると，通常14日間以内に機能を失う黄体が，hCG刺激により退縮せずに機能を維持できるようになる。妊娠7週以前に何らかの理由で妊娠黄体が母体外に摘出されてしまい，適切なホルモン補充が行われなければ，その妊娠は流産する。また，hCGは男性胎児の精巣Leydig細胞を刺激してアン

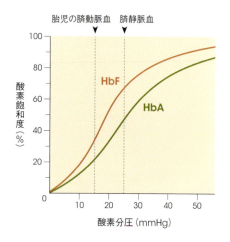

74 ヘモグロビンの酸素解離曲線

ドロゲン分泌を促し，外生殖器の分化に働く。

ヒト胎盤性ラクトーゲン human placental lactogen ; **hPL**は成長ホルモンやプロラクチンと類似の構造と作用を有するペプチドホルモンで，栄養膜合胞体層で産生される。妊娠7～8週から母体血中に検出され，妊娠の経過とともに上昇を続け，妊娠36週頃にプラトーとなる。hPLは強い脂質分解作用により遊離脂肪酸の放出を促し，母体のエネルギー源とする一方，抗インスリン作用により母体の糖利用を抑制して胎児へのグルコース供給を促す。血中半減期が短いこと，日内変動が少ないことから，母体血中hPL測定は後述の尿中E_3とともに胎盤機能検査法として用いられている。

エストロゲンの母体血中濃度は，胎盤からの分泌増加に伴い妊娠初期から漸増し，末期まで上昇を続ける。なかでも**エストリオール**（E_3）の増加は著しく，妊娠末期の尿中排泄量は非妊娠時の約1,000倍に達する。**エストロン**（E_1），**エストラジオール**（E_2）も約100倍に増加する。

E_1およびE_2は，胎児または母体の副腎由来の**デヒドロエピアンドロステロンサルフェート** dehydroepiandrosterone sulfate ; **DHEA-S**が胎盤で芳香化を受けて生成される。これに対しE_3の産生には，胎児，胎盤の両者の機能が必須である⑦。まず，母体血中コレステロールから胎盤でプレグネノロンが生成される。これが胎児に移行し，胎児副腎皮質でDHEA-Sに変換される。DHEA-Sは胎児肝および副腎皮質で16α-ヒドロキシDHEA-Sとなって胎盤に移行し，サルファターゼ，アロマターゼなど種々のステロイド

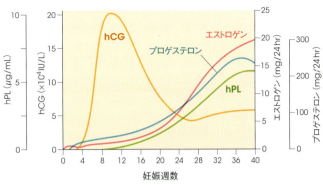

75 妊娠中の血中ホルモン濃度の推移

転換酵素の働きでE_3となる。胎盤はプレグネノロンをDHEAに変換する酵素および16α-ヒドロキシラーゼの活性が低く，大量のE_3の産生には胎児の機能が欠かせない。つまり，E_3の産生には胎児と胎盤が1つの系として機能していることになり，胎児胎盤機能の指標として母体尿中E_3測定が臨床上の有用性を持つ。

エストロゲンの妊娠時の作用は，子宮筋の増殖・肥大とオキシトシン感受性（子宮収縮性）の亢進，子宮頸部の肥大と軟化，乳腺における乳管の増殖などである。

プロゲステロンも妊娠8週頃までは妊娠黄体が主たる産生の場であるが，次第に胎盤からの分泌に移行する。母体血中濃度は妊娠9ヵ月頃にピークとなり，その後やや低下する。胎盤では母体血中コレステロールからプレグネノロンを経てプロゲステロンが産生され，尿中にはプレグナンジオールとして排泄される。プロゲステロンの妊娠時の作用は，子宮筋のオキシトシン感受性の低下（子宮収縮を抑制し流・早産を防ぐ），乳腺腺葉の増殖などである。

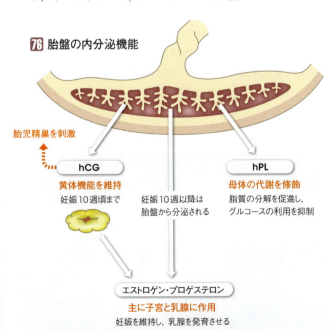

76 胎盤の内分泌機能

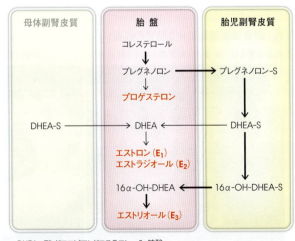

77 胎児-胎盤系によるステロイドホルモン産生
胎児の副腎皮質はきわめて大きいが，プレグネノロンをプロゲステロンに変換する酵素に乏しいため，大量のDHEA-Sが産生される〔38 参照〕

DHEA：デヒドロエピアンドロステロン　S：硫酸

生殖器　妊娠・分娩

胎児の成長に伴い，母体の全身に大きな変化が起こる

胎児の成長 78

妊娠の各時期における胎児の身長および体重の概算法として以下のものがある。

Haase（ハーゼ）の胎児身長概算式
　妊娠5ヵ月まで：妊娠月数^2 cm
　妊娠6ヵ月以後：妊娠月数×5 cm

榊の胎児体重概算式
　妊娠5ヵ月まで：妊娠月数^3×2 g
　妊娠6ヵ月以後：妊娠月数^3×3 g

胎児発育の非侵襲的な評価法として超音波断層法，特に妊娠初期における経腟的超音波検査 79 が有用である。**胎嚢** gestational sac；GS（胎嚢周囲の絨毛膜が輪状エコー"white ring"として観察される），**胎児心拍** fetal heart beat；FHB，**頭殿長** crown rump length；CRL（頭頂部から殿部先端までの直線距離），**大横径** biparietal diameter；BPD（左右の頭頂結節間の距離）などの測定を通して妊娠時期を診断するとともに，妊娠経過が正常に進行しているか，胎児の発育が順調かを評価する。

妊娠時期の正確な診断は，早産，過期産，あるいは子宮内胎児発育遅延，heavy for dates；HFDの診断に必須である。妊娠週数の推定に関する誤差は，最終月経を指標とした場合±2～3週であるが，妊娠9～11週のCRL測定では±0.7週と高い精度で推定できる。この時期の胎児発育は個体差がきわめて小さいことによる。

羊水量は妊娠28週頃に最も多く約700 mLとなり，次第に減少し，妊娠末期には約500 mLとなる。妊娠初期には羊膜からの産生が大部分であるが，腎機能の発達に伴い胎児尿の割合が増加する。羊水中には胎児から剥脱した細胞のほか，肺，腎，消化管などからの分泌物が含まれており，胎児に関する多くの情報を得ることができる。80

80 羊水検査

測定対象	得られる情報
羊水量	胎児の先天奇形，胎児のwell-being
肺サーファクタント	胎児肺成熟度の評価
胎児細胞	胎児染色体，胎児遺伝子病
クレアチニン	胎児腎機能，胎児筋肉量
妊娠関連蛋白	胎児奇形，早産マーカー，破水の有無

子宮の変化 81 82

非妊娠時の子宮重量は60～70 gであるが，妊娠末期には約1,000 gとなる。子宮腔は，非妊娠時には子宮内膜の前壁と後壁とが相接する空隙として存在するが，分娩予定日が近づく頃には胎児，羊水，胎盤を容れる約5,000 mLの腔となる。子宮の増大の大部分は平滑筋細胞の増殖・肥大によるものであり，筋細胞長は非妊娠時の50～90 μmから，妊娠末期には500～800 μmにも達する。

子宮峡部（46）は非妊娠時には約1 cmの短い部分であるが，子宮体部に比べ平滑筋層が薄いため，子宮の増大に伴って引き伸ばされ，子宮腔を形成する壁の一部となる。これを**子宮下節**と呼ぶ。ついには組織学的内子宮口が子宮腔と頸管の境界となり，**産科的内子宮口**とも呼ばれる。

78 胎児発育曲線　特に後半期における体重の増加が著しい

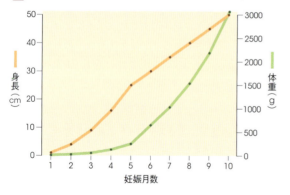

79 超音波断層法で見る胎児の成長

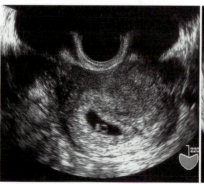

妊娠6週2日　胎嚢内に卵黄嚢と胎芽を認める

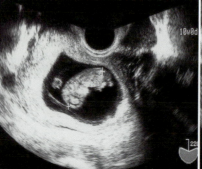

妊娠10週0日　CRL 32 mm

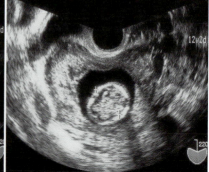

妊娠12週2日　BPD 22 mm

母体の全身の変化

呼吸器 妊娠後半期では増大する子宮のために腹部内臓は上方へ押し上げられ，横隔膜が挙上する。呼吸は胸式呼吸となり，速く，深くなる。

循環器 循環血液量の増加，胎盤循環，代謝の亢進などに伴い心拍出量は増加し，妊娠30～34週に最大となる（非妊娠時の約45％増）。この頃に心負荷が最大となるため，心疾患合併妊娠では心不全に陥る危険性が高く，注意が必要である。循環血漿量は妊娠初期より増加しはじめ，妊娠34週頃に最大となる（非妊娠時の約40％増）。赤血球数やヘモグロビン量も増加するが，血漿量の増加率のほうが高いため，ヘマトクリット値は低下する。いわば水血症の状態であり，貧血に対する注意が必要である。

腎・泌尿器 膀胱は増大する子宮の圧迫を受け，頻尿をきたす。尿管も圧迫を受けるため尿の滞留が生じやすく，膀胱炎や腎盂腎炎などの尿路感染症を起こしやすい。腎機能の指標となる糸球体濾過量（GFR），腎血漿流量（RPF）は，ともに妊娠中に著しく増加する。これは循環血漿量の増加だけでなく，エストロゲン，アルドステロン，コルチゾールなど種々のホルモンの作用も影響している。

消化器 食欲低下，悪心，嘔吐，唾液分泌増加などを主症状とするつわりは，生理的な消化器症状であり，妊娠6週頃からみられ，16週までにはほとんど軽快する。つわりの程度は個人差が大きいが，脱水，栄養代謝障害をきたす重症のものを**妊娠悪阻**（おそ）という。

皮膚 妊婦の主な皮膚変化は色素沈着と妊娠線である。色素沈着は乳頭，乳輪，外陰に著明に現れ，顔面，腹壁などにもみられる。妊娠線は，脂肪組織の急増により皮膚が急激に伸展され，真皮などの皮下組織が断裂して生ずる。妊娠後半期に，下腹部，乳房，大腿，殿部に赤紫色の縞状の線が現れる（新妊娠線）。これは分娩後には退色し，白色，瘢痕状となる（旧妊娠線）。

代謝 基礎代謝は妊娠末期には非妊娠時の約20％増となる。母体の糖代謝は，胎児へのグルコース供給を促進させるために，糖尿病に似た状態となっている。すなわちインスリン受容体の減少や感受性の低下，hPLによる抗インスリン作用などにより，インスリン抵抗性が増加する。妊娠中期以降，母体の血中脂質は急激に増加し，脂質異常症の状態となる。脂質の合成が盛んとなり，大量の脂肪が蓄積される。胎児へのグルコース供給を優先するため，母体は脂肪を主たるエネルギー源として用いるようになる。

●妊娠高血圧症候群
妊娠20週以降に発症する原因不明の高血圧で，以前は妊娠中毒症と呼ばれていた。血圧上昇，蛋白尿に加え，重症例ではけいれん発作（子癇），脳出血などを引き起こす。胎児の発育不全や常位胎盤早期剥離を引き起こすこともあり，母子ともに危険な状態となる。

82 子宮底の高さ　数字は妊娠月数

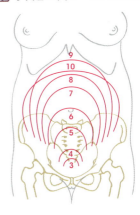

81 子宮の増大と内臓の位置変化

胎児の成長に伴い，子宮は腹部内臓を圧しつつ上方へ伸展する。恥骨結合上縁から子宮底までの距離を子宮底長といい，妊娠末期には30cmを超える。

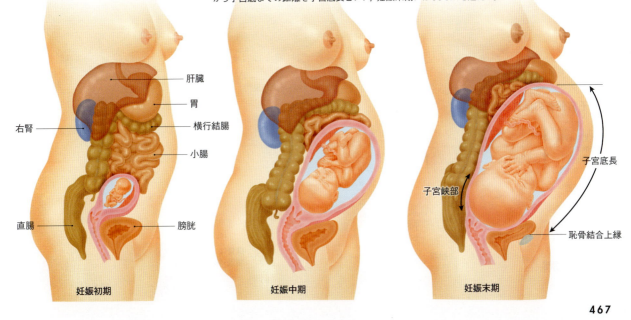

分娩時，子宮体部と底部は収縮し，頸管は上方へ引っぱられて開大する

分娩とは，胎児とその付属物が，娩出力によって産道を通過して母体外に排出される過程をいう。産道，娩出力，娩出物を分娩の3要素という。

骨産道は大きくカーブしている

分娩時に児が通過する空間を産道といい，外側の**骨産道**と内側の**軟産道**からなる。骨産道を構成するのは，腸骨・恥骨・坐骨からなる左右の寛骨と，仙骨および尾骨である。骨盤腔各部の前後径の中点を結んでできる曲線を**骨盤軸**（骨盤誘導線）といい，胎児の通過はこの軸に沿う。産科では，骨盤腔の中で最も広い部分を骨盤闊部，最も狭い部分を骨盤峡部と呼んでいる。骨盤軸は，骨盤闊面を過ぎるあたりまではほぼ直線状であるが，骨盤峡部との境界付近で前方に強く弯曲する。ここを**産道膝**といい，胎児はこの部の通過に最も時間を要する。

軟産道を通過するためには，頸管熟化が不可欠である

軟産道は，子宮下節，子宮頸管，腟，骨盤底筋，外陰で構成される。**子宮下節**すなわち子宮峡部は，妊娠末期には7〜10cmの長さに引き伸ばされている。分娩時，**子宮洞筋**すなわち子宮体・底の平滑筋が収縮して厚みを増すのに対し，子宮下節はさらに伸展し薄くなる。そのため両者の境界（解剖学的内子宮口に一致）にくびれが生じ，母体腹壁で輪状の陥凹として触れ，**収縮輪**と呼ぶ。

子宮頸管はコラーゲン線維からなる結合組織に富み，平滑筋に乏しいため，軟産道の中でも最も大きい抵抗となる。妊娠9ヵ月を過ぎる頃から，DHEA-S，エストロゲン，プロスタグランジン，リラキシン（主に胎盤で産生されるペプチドホルモン。恥骨結合や骨盤靱帯を緩める作用も持つ）などの働きでコラーゲン分解が促進され，頸管は次第に軟化する。さらに子宮洞筋の収縮による上方への牽引力が頸管を展退・開大させる。これらの変化を**頸管熟化**といい，分娩が正常に進行するために不可欠である。

娩出力は陣痛と腹圧である

陣痛は不随意に，周期的に繰り返す子宮洞筋の収縮である。児は陣痛発作時に低酸素ストレスを受け，間欠時に回復する。陣痛の発来には**プロスタグランジン**による頸管軟

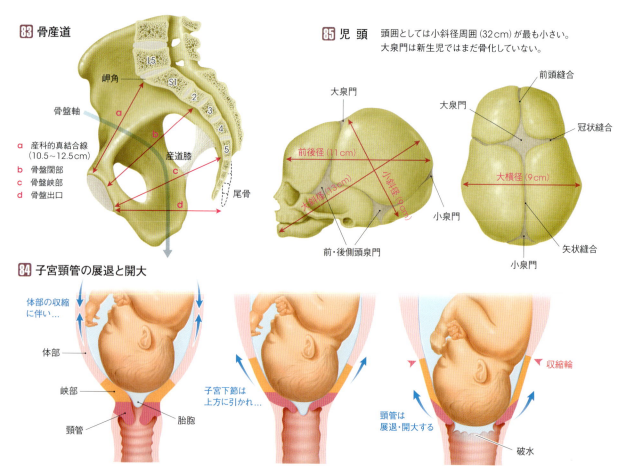

化と，**オキシトシン**による子宮筋収縮が重要である。妊娠末期には大量のエストロゲンにより子宮筋のオキシトシン受容体数が増加し，感受性が高まっている。児が子宮頸管の方に圧迫されると，その刺激がオキシトシン分泌を促すため，さらに強い収縮が起こる。

腹圧は横隔膜や腹筋の収縮によるもので随意に発生させうるが，児娩出直前には陣痛発作とともに反射的に起こるようになり**怒責**という。

児頭は回旋しながら産道を通過する 85 86

正常分娩では児の頭部が先進部となって分娩が進行する（**頭位**という）。胎児の頭部と身長の比は1：4であり，頭部が最も大きい。そこで，児頭は抵抗が少なくなるように一定の回旋運動を行いながら産道を通過する。

まず骨盤入口部への進入時に，子宮収縮による下方への圧迫力とそれに反する産道抵抗によって児はあごを引き，前屈位をとる（第1回旋）。これによって児頭は小泉門を先進部として，最も小さい**小斜径周囲**で産道を通過できるようになる。次いで児頭は小泉門が母体前方に向かうように縦軸の回旋を行い，顔は母体背側を向く（第2回旋）。児の後頭部が恥骨結合の下を通過し項部が恥骨結合下縁に接すると，頭部は反屈してのけぞる形になる（第3回旋）。児頭が娩出すると肩甲の下降，回旋が起こり，それに伴って顔は横を向く（第4回旋）。

分娩中，児頭は産道の抵抗に応じて形を変える。これを**応形機能**といい，骨盤軸の方向に長く，これと垂直の方向に短く変形する。児の頭蓋骨は骨化が不完全で軟らかく，縫合も離解していることから容易に骨重積を起こし，頭蓋容積が小さくなる。

87 分娩の経過と所要時間

		初産婦	経産婦
第1期（開口期）	陣痛開始〜子宮口全開大	12時間	6時間
第2期（娩出期）	子宮口全開大〜児娩出	1時間	15分
第3期（後産期）	児娩出〜胎盤娩出	7〜8分	

● 骨盤位・横位

妊娠末期の胎位は約95％が頭位であるが，3〜5％は骨盤位となる。骨盤位は先進部により単殿位，複殿位，足位，膝位に分けられ，ハイリスク妊娠として注意が必要である。胎児長軸と子宮長軸が交差し，その角度が直角に近い場合を横位という。妊娠前半期にしばしばみられるが，妊娠の進行とともに縦位となることが多い。分娩時に至ってもなお横位のままであれば，経腟分娩はきわめて困難で，帝王切開の適応となる。

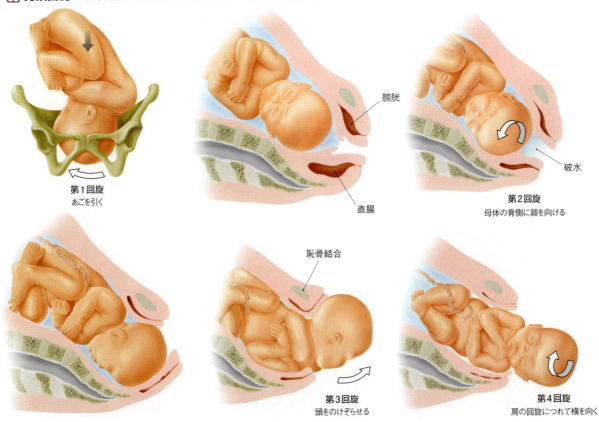

86 児頭回旋 大きな児頭が狭い産道を通過するために一定の回旋運動を行う

第1回旋 あごを引く

膀胱
直腸

第2回旋 母体の背側に顔を向ける
破水

恥骨結合

第3回旋 頭をのけぞらせる

第4回旋 肩の回旋につれて横を向く

乳腺の組織構造は妊娠中に大きく変化する

乳腺 mammary gland 88 は乳房 breast の脂肪組織中にある皮膚腺であり，女性で特に発達する。乳房は胸部前面で第2～6肋骨の高さに位置し，内上方2/3が大胸筋の上，外下方1/3が前鋸筋の上にある。

乳房のほぼ中央にある円柱状の隆起を乳頭 nipple という。乳頭およびそれを囲む乳輪の皮膚は色素に富み，その直下には平滑筋がある。乳輪には Montgomery 腺（モントゴメリー）と呼ばれる特有の皮脂腺が散在する。乳頭を中心として，乳房を内上部・内下部・外上部・外下部・乳輪部の5部に分ける。乳癌の発生頻度は外上部が最も高い。

乳房を覆う皮膚は薄く，**乳房提靱帯** suspensory ligaments of Cooper（クーパー靱帯）と呼ばれる線維束が付着する。乳房提靱帯は脂肪組織を貫き，大胸筋および前鋸筋の筋膜に連なる。この靱帯の弾性が乳房の形状と硬さを保つ。癌浸潤や炎症の瘢痕化のために乳房提靱帯が引かれ，皮膚に陥凹を生じることがある。

乳腺は豊富なリンパ管網を持ち，その分布は乳癌の転移に深く関わる。乳腺外側半のリンパは胸筋リンパ節あるいは胸筋間リンパ節を経て**腋窩リンパ節**に集まり，右は右リンパ本幹，左は胸管に注ぐ。乳腺内側半のリンパは**胸骨傍リンパ節**に入り，胸骨に沿って上行する。したがって，乳癌のリンパ節転移は腋窩リンパ節に多くみられる。89

乳腺の腺房は妊娠中に形成される 90

乳房提靱帯で隔てられた十数個の**乳腺葉**は，乳頭を中心として放射状に配列する。各腺葉は多数の**乳腺小葉**で構成され，それらの導管が合流して各1本の**乳管** lactiferous duct となり，乳頭に開口する。開口部の直前で乳管は紡錘状に拡張し，乳管洞をなす。

非妊娠時の乳腺小葉は，乳管に続く導管の末端部（**終末小管**）のみが存在し，明確な終末部（**腺房**）を持たない。妊娠中に終末小管の上皮細胞が増殖し，腺腔が拡張して終末部が形成され，初乳の産生が始まる。終末部は腺細胞と化した上皮細胞と，腺房をカゴ状に取り囲む筋上皮細胞からなる。腺細胞の滑面小胞体では脂肪滴が作られ，アポクリン分泌により腺腔に放出される。ゴルジ装置では乳糖や糖蛋白質を含む分泌顆粒が作られ，開口分泌により腺腔に放出される。水と電解質は腺細胞膜を透過する。91

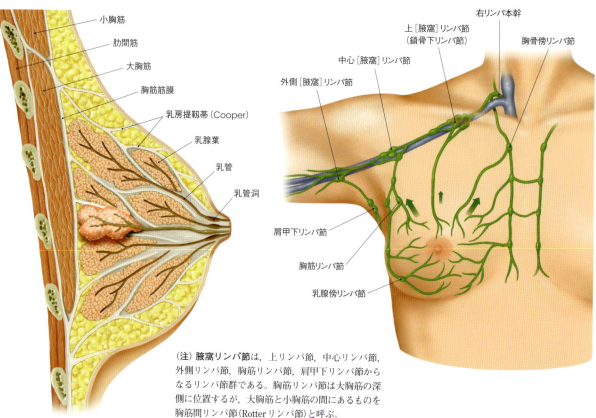

88 乳腺（妊娠時）
小胸筋／肋間筋／大胸筋／胸筋筋膜／乳房提靱帯（Cooper）／乳腺葉／乳管／乳管洞

89 乳腺のリンパ流出路
右リンパ本幹／上［腋窩］リンパ節（鎖骨下リンパ節）／胸骨傍リンパ節／中心［腋窩］リンパ節／外側［腋窩］リンパ節／肩甲下リンパ節／胸筋リンパ節／乳腺傍リンパ節

（注）腋窩リンパ節は，上リンパ節，中心リンパ節，外側リンパ節，胸筋リンパ節，肩甲下リンパ節からなるリンパ節群である。胸筋リンパ節は大胸筋の深側に位置するが，大胸筋と小胸筋の間にあるものを胸筋間リンパ節（Rotterリンパ節）と呼ぶ。

90 乳腺小葉の光顕像

非妊娠時：導管のみが認められる　　　妊娠時：終末小管が拡張して腺房が形成される

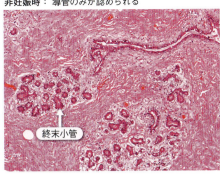
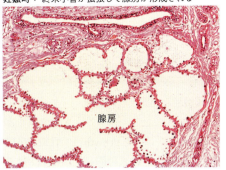

プロラクチンは乳汁分泌を，オキシトシンは射乳を起こさせる

妊娠中，胎盤から分泌されるエストロゲン，プロゲステロン，hPLの作用を受け，乳腺は発達する。エストロゲンは乳管の発育を，プロゲステロンは腺葉の肥大を促し，乳房の重量は非妊娠時の2～3倍となる。乳輪は著明に拡大し色素沈着が著しく，またMontgomery腺が多数認められる。妊娠後期になると腺房には初乳が充満するようになるが，妊娠中は大量のエストロゲンとプロゲステロンが乳腺におけるプロラクチン受容体の発現を抑制しているため，乳汁の分泌は起こらない。

分娩後，胎盤が娩出されると血中エストロゲンおよびプロゲステロン濃度は急速に低下する。一方，下垂体前葉では増殖していたプロラクチン産生細胞の退縮に時間を要し，また血中半減期も長いことから，プロラクチン濃度の低下は比較的緩やかである。このためプロラクチンの乳腺作用に対する抑制がはずれ，乳汁分泌が開始する。プロラクチンの基礎分泌は，非授乳婦では分娩後2～3週間で，授乳婦では3～4ヵ月で非妊娠時のレベルに戻る。

血中プロラクチン値は哺乳刺激により反射的に上昇し，乳汁産生を維持する。すなわち乳頭に対する哺乳刺激は肋間神経から脊髄を経て視床下部に至り，下垂体前葉からプロラクチンを，下垂体後葉から**オキシトシン**を分泌させる。オキシトシンは腺房を包む筋上皮細胞を収縮させ，腺房内の乳汁を乳管，乳房外へと圧出させる（**射乳反射**）。

乳汁は三大栄養素を含む高カロリー液である

乳汁は新生児に水分と栄養を与えるものであり，約87%を水分が占め，血漿と等張である。分娩後5日目頃までの乳汁を**初乳**と呼ぶ。初乳は蛋白質，特にラクトアルブミンとラクトグロブリンを多く含み，脂質や糖質の含量はやや少ない。また免疫グロブリンを多く含み，特に**分泌型IgA**が豊富で，新生児の腸管粘膜にとどまって感染を防ぐ。

産褥5日～2週目頃までの乳汁を**移行乳**と呼び，蛋白質と免疫グロブリンが減少し，乳糖と脂肪が増加してくる。

産褥2週以降の乳汁を**成乳**という。初乳に比べ乳糖と脂肪が多く，蛋白質と塩類が少ない。蛋白質の大部分は**カゼイン**である。糖質はほとんどが**乳糖**（ラクトース）で，グルコース濃度は低い。脂肪の主成分は中鎖脂肪酸とグリセロールのエステル化により合成された**中鎖トリグリセリド** medium chain triglyceride；MCTであり，径10μm以下の**脂肪球**となって乳汁中に懸濁している（そのため乳汁は白色不透明となる）。MCTは，食餌脂肪の主成分である長鎖脂肪酸からなるトリグリセリドに比べ消化酵素の作用を受けやすい。また乳汁中には脂溶性・水溶性のほとんどのビタミンが含まれており，新生児への重要な供給源となっている。

91 乳腺腺房の透過電顕像

分泌細胞は発達した粗面小胞体を持ち，脂肪滴に富む。筋上皮細胞は辺縁部に存在する（この写真ではやや内側に見える）。

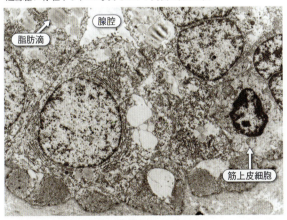

92 乳汁の組成 （100mL当たり）

		初乳	移行乳	成乳
エネルギー	(Kcal)	58	74	71
水	(%)	87.2	86.4	87.6
固形分	(%)	12.8	13.6	12.4
乳糖	(g)	5.3	6.6	7.0
脂質	(g)	2.9	3.6	3.8
蛋白質	(g)	3.3	2.0	1.5

生殖器　思春期と更年期

性ホルモンの分泌開始が思春期をもたらし，分泌低下とともに更年期に入る

思春期にはgrowth spurtと二次性徴がみられる

男女の生殖腺は，小児期にはほとんど機能していない。生殖機能の成熟が開始し，完了する時期を**思春期**pubertyといい，わが国では8～9歳頃から17～18歳頃までとされている。この時期に生殖腺の内分泌機能と配偶子形成機能が完成し，生殖が可能となる。

思春期には身体発育が急激に加速する。これを**growth spurt**という。女子は10～12歳，男子は11～14歳の間に身長が急に伸びる 93。このため10～11歳の平均身長は女子が男子を上回る。体重増加のスパートは，身長より約半年遅れてやってくる。growth spurtは，この時期に急増する性ホルモン（アンドロゲン，エストロゲン）の働きによる。性ホルモンは，下垂体からの成長ホルモン分泌と肝臓からのIGF-Ⅰ分泌を促す〔p.550参照〕。

性ホルモンの急増に伴って生殖腺以外の外生殖器や乳房などに現れる身体的変化を**二次性徴**という。二次性徴の出現も女子のほうが早い。94

視床下部-下垂体-性腺系の成熟が思春期をもたらす 95

思春期以前では性ホルモンに対する視床下部の感受性が高く，血中に存在する少量の性ホルモンによりGnRH分泌が抑制されている。思春期が近づくにつれ感受性が低下して負のフィードバックが弱まり，GnRHおよび下垂体ゴナドトロピンの分泌が亢進する。

性ホルモンによる負のフィードバックとは別に，中枢性抑制機構も存在するといわれている。思春期に入ると夜間睡眠時におけるゴナドトロピン，特にLHのパルス状分泌が著明となるが，これは視床下部のGnRH pulse generatorに対する抑制が弱まっているためと考えられる。この中枢性抑制機構は思春期後半には全く機能しなくなり，ゴナドトロピンのパルス状分泌は成人同様，昼間にもみられるようになる。

ゴナドトロピン分泌量の増加は，生殖腺における性ホルモン分泌と配偶子形成を促進する。卵巣では卵胞発育が認められるようになり，エストロゲンの分泌が亢進し，二次性徴が出現し，**初経**が訪れる。日本人女子の平均初経年齢は11.8歳である。初経の発来には体重および体脂肪率の増加が大きく関与している。初経後数年間の月経は無排卵性周期であることが多いが，やがてGnRHに対する下垂体の反応性が亢進し，卵胞発育に対する有効な刺激となり，排卵を伴う正常月経周期が確立される。

なお，思春期女子の血中アンドロゲンは副腎皮質由来のデヒドロエピアンドロステロン（DHEA），アンドロステンジオンが主であり，骨の成長，陰毛の発生に関与する。

卵胞数の減少に伴いエストロゲン分泌は低下する

女性の性成熟期から老年期への移行期を**更年期**climacteriumといい，加齢に伴う卵巣機能の衰退が始まり，その機能が完全に消失するまでの期間である。月経周期は不規則となり（**月経不順**），ついには停止する（**閉経**）。日本人女性の平均閉経年齢は50.5歳であり，その前後の45～55歳頃が更年期にあたる。

出生時の卵巣には約200万個の原始卵胞が存在するが，成長とともに急激に減少し，思春期には約20万個となる。20～40歳の間はゆっくりと減少し，40歳で約5万個となる。40歳を過ぎると再び急激な減少がみられ，更年期の始まる頃には1万個以下となる。さらに閉経に近づくと数百個にまで減少し，閉経後には消失する。

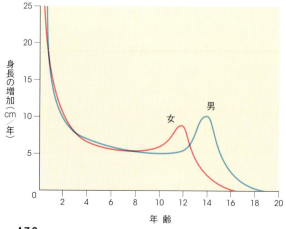

93 成長速度曲線

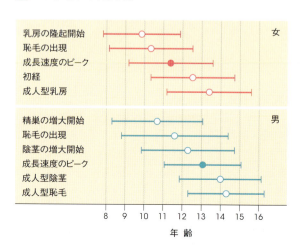

94 二次性徴の出現年齢

95 思春期における性腺刺激ホルモンと性ホルモンの変化

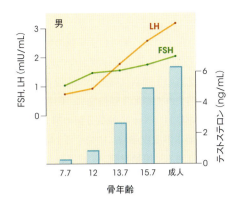
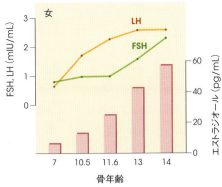

更年期における卵胞数の急激な減少は，卵巣のゴナドトロピンへの反応性の低下をもたらし，卵胞の成熟が起こらなくなる。卵胞からのエストロゲンおよびインヒビン分泌は急減し，視床下部および下垂体への負のフィードバックがかからなくなるため，GnRH分泌は亢進し，FSHとLHが上昇する。FSHの上昇はLHに先行し，上昇程度もLHより著しい。閉経後のLHは性成熟期の5～7倍であるのに対し，FSHは10～15倍となる。

閉経が近づくと血中エストラジオール濃度は急激に低下し，閉経後数年で全く分泌がみられなくなる。これに代わってエストロンが主たるエストロゲンとなるが，エストロンの生物活性はエストラジオールの約1/10なので，十分な作用はみられない。このエストロンは主として副腎皮質由来のアンドロステンジオンから，皮下脂肪組織中のアロマターゼによって転換されたものである。閉経後の皮下脂肪組織のアロマターゼ活性は約4倍に上昇する。

更年期には不定愁訴と月経異常がみられる

更年期女性では卵巣ホルモンの減少と，加齢に伴う全身の機能低下とが相まって，種々の不定愁訴が認められる。訴えは血管運動神経症状（のぼせ，ほてり，発汗異常），精神神経症状（うつ，不眠，頭重，頭痛，健忘），自律神経症状（動悸，めまい，倦怠感），運動器症状（腰痛，肩こり，関節痛）など多岐にわたる。これらの症状が強くみられるものを**更年期障害**という。また，血中エストロゲン濃度の急激な低下に伴い骨吸収が促進されるため，**骨粗鬆症**が起こりやすくなる〔p.751参照〕。

更年期にみられる月経異常は一定の経過をたどる。まず卵胞数の減少によりインヒビンの分泌が低下し，FSHに対する抑制が弱まり，血中FSH値が上昇する。このFSHの増加によって，より多くの卵胞の発育が促進され，排卵が早く起こるようになる。このような排卵では黄体機能不全をきたしやすく，黄体期が短縮することによって，月経周期が25日以下となることが多い。

卵胞数がさらに減少すると，卵胞の反応性が低下して排卵に至らなくなり，エストロゲンによる破綻出血あるいは消退出血（**更年期出血**）をみるようになる。卵胞の反応性がさらに低下すると，卵胞の発育に長期間を要するようになり，**稀発月経**となる。ついには卵胞の発育がみられなくなり，無月経となって閉経に至る。

96 女性の血中ホルモン濃度の年齢変化

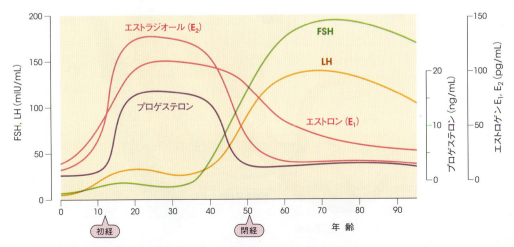

Y染色体が性分化のスイッチを入れる

精巣と卵巣は共通の原基から分化する

将来配偶子となる**原始生殖細胞**(始原生殖細胞ともいう) primordial germ cellは，胚盤葉上層由来で，胎生第3週の終わり頃，卵黄嚢の後壁に出現する。これに対し生殖腺の原基は，胚内体腔に面した中胚葉から発生する。すなわち，腸間膜根と中腎の間の体腔上皮が肥厚して**生殖堤** genital ridgeと呼ばれる隆起を形成する。ここで産生される因子(TGF-βファミリーに属する)に導かれ，原始生殖細胞は後腸壁と腸間膜内を移動して胎生第6週には生殖堤に到達し，増殖を開始する。

同じ頃，生殖堤の上皮は枝分かれしながら間葉内に入り込み，**原始生殖索** primitive sex cordと呼ばれる細胞索を形成する。この時期の生殖腺は未分化であり，男女を区別できない。

胚子の性を決定するのは，Y染色体上の***SRY*遺伝子**(sex determining region of Y chromosome)である。*SRY*は男性への性分化を司る遺伝子で，未分化生殖腺の髄質を発達させ精巣に分化させる。Y染色体を持つ胚子では，髄質の生殖索が発達して**精巣索** testis cordが形成される。精巣索は結合組織性の白膜によって体腔上皮から隔てられ，管状化して精細管となる。その中で原始生殖細胞は前精祖細胞 gonocyteに分化するが，やがて増殖を停止し，思春期まで休止する。

Y染色体を持たない胚子では，未分化生殖腺の皮質から卵巣が形成される。皮質の生殖索は体腔上皮との連絡を保ったまま発達し，髄質の生殖索は卵巣門に圧迫され退化する。生殖索に取り込まれた原始生殖細胞は，卵祖細胞に分化したあとも増殖を続け，やがて減数分裂の第1分裂前期に入る。さらに生殖索の上皮細胞に由来する1層の卵胞上皮細胞がこれを取り囲み，**原始卵胞**が形成される。卵胞上皮細胞から分泌される**減数分裂抑制因子** meiosis inhibitory factorの作用を受け，卵母細胞は第1分裂前期で分裂を停止したまま思春期を迎える。第1分裂前期に至らなかった卵祖細胞は，アポトーシスによって退化する。生殖堤の表面を覆う体腔上皮は卵巣の腹膜性被膜(卵巣被膜)となり，その下の結合組織が白膜となる。

性の外見的特徴を決めるのは遺伝子だけではない

精巣は胎生第8週から機能しはじめる。精細管を構成するセルトリ細胞はミュラー管抑制因子(MIF)を，ライディッヒ細胞はテストステロンを分泌し，それぞれ生殖管と外生殖器に作用して男性型に誘導する。MIFがなければミュラー管は抑制されず，そのまま発達して女性生殖管が形成される。テストステロンが作用しなければ，外生殖器は自然に女性型となる。すなわち，性分化の原則は「何もしないと女性になる」ことである。

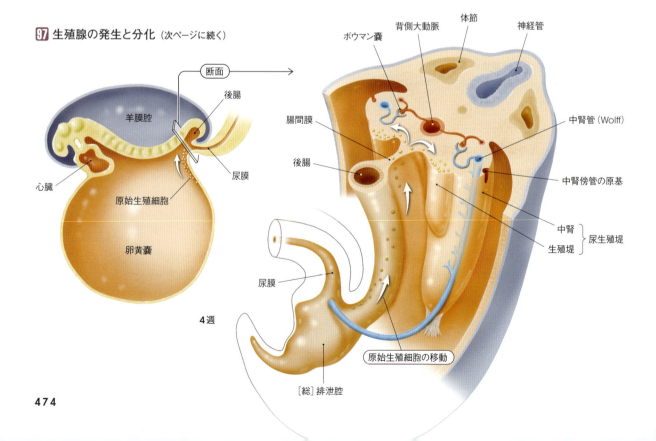

97 生殖腺の発生と分化 (次ページに続く)

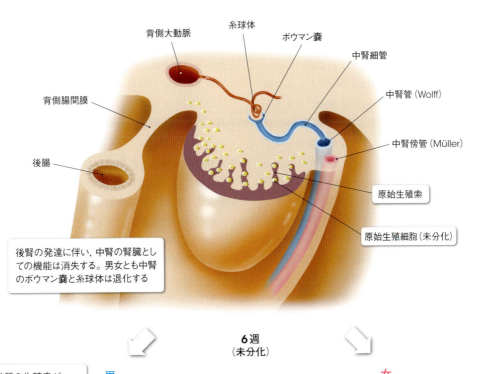
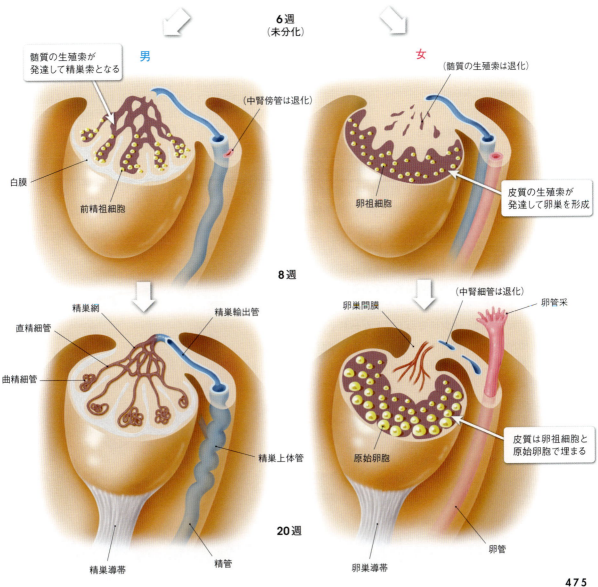

生殖器　生殖器の発生

男の生殖管はWolff管から，女の生殖管はMüller管から作られる

生殖管の原基は男女両性のものが用意されている 98

男女の生殖管は，**中腎管** mesonephric duct（ウォルフ管 Wolffian duct），**中腎傍管** paramesonephric duct（ミュラー管 Müllerian duct）を原基として発生する．胎生第6～7週の胚子は両性の原基を持つが，第8週に精巣が機能しはじめると男性型への分化が始まる．セルトリ細胞から分泌される**ミュラー管抑制因子** Müllerian inhibitory factor；MIFは，中腎傍管をアポトーシスにより退化させる．ライディッヒ細胞の分泌するテストステロンは，中腎管を刺激し精巣上体管・精管への分化を促す（テストステロン分泌は胎盤由来のhCGによって促進される）．中腎管の末端部に精嚢と射精管が形成され，中腎細管の一部は精巣輸出管となる．

女性では中腎管は抑制されず，母体および胎盤由来のエストロゲンの作用により発達し，子宮・腟円蓋・卵管ができる．左右の中腎傍管は尾方で癒合し，1つの腔を持つ子宮が形成される（癒合しなければ双角子宮となる）．子宮下端を取り巻く腟円蓋も同様に形成される．中腎傍管の頭方部は癒合せず，左右の卵管となる．中腎管は退化するが，その遺残物が卵巣周囲にみられる．

腟と付属腺は尿生殖洞から発生する

後腸尾方端の拡張部を［総］**排泄腔** cloacaといい，尿膜と中腎管が開口する（97）．胎生第4～7週にかけて徐々に発達する尿直腸中隔により，排泄腔は腹側の**尿生殖洞** urogenital sinusと背側の肛門直腸管に分割される．尿生殖洞からは膀胱・尿道のほか，腟，付属腺が発生する．

尿生殖洞の上部が大きく膨らんで膀胱が形成されると，これに連なる尿膜は退化して**尿膜管**と呼ばれる線維索となる（成人の**正中臍索**は尿膜管の名残りである）．

尿生殖洞の下部は，男性では尿道前立腺部および隔膜部となる．女性では，中腎傍管の下端すなわち子宮原基が尿生殖洞の後壁に融合する．その際，尿生殖洞の内胚葉は増殖・肥厚して**腟板** vaginal plateと呼ばれる隆起を形成する．腟板の中心部が空洞化して腟腔が形成され，胎生5ヵ月頃までに貫通する．こうして腟の大部分が形成されるが，上述のように腟円蓋は中腎傍管に由来する．

胎生3ヵ月の終わり頃，男性では尿道前立腺部の上皮が増殖して多数の小突起（**前立腺芽**）を出し，これが発達して前立腺となる．尿道隔膜部からは一対の膨出が起こり，尿道球腺（カウパー腺）が形成される．

女性では，尿道の上皮から尿道腺と尿道傍腺（スキーン腺）が形成され，また尿生殖洞の一部が膨出して大前庭腺（バルトリン腺）が形成される．男性の前立腺と尿道球腺は，それぞれ女性の尿道傍腺と大前庭腺に相当する．

中枢神経の性分化もテストステロンに依存する

哺乳類では，脳の性分化もテストステロンに依存する．脳が分化する際，げっ歯類では，テストステロンは脳内のニューロンに存在するアロマターゼの作用によりエストラジオールに変換され，細胞質内のエストロゲン受容体と結合して核内に運ばれる．ヒトでは，胎生第6～12週頃，テストステロンが作用すると，中枢神経は男性型に分化する．男性型に分化した場合，思春期以後，LHとFSHが分泌されるたびに男性型の性行動を示す．テストステロンの作用がなければ，LHとFSHの周期的分泌に伴い女性型の性行動を示す．

●内分泌かく乱物質

大豆などの植物に含まれるエストロゲン類似物質はイソフラボンと呼ばれる．食肉中のエストロゲン様物質による性早熟現象も報告されている．また，ダイオキシンやPCBなど環境中の化学物質が，生体内のホルモン作用をかく乱することが知られている．

98 生殖管の発生と分化（次ページに続く）

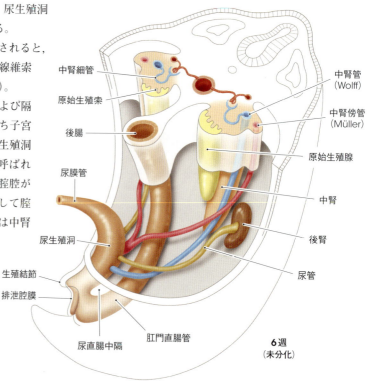

6週
（未分化）

476

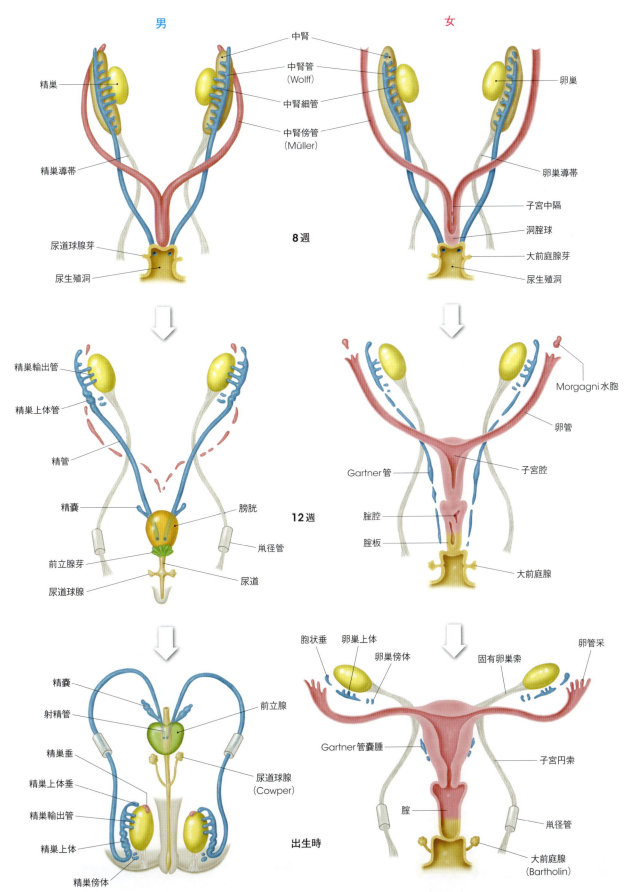

外生殖器の性分化はステロイドホルモンによって誘導される

外生殖器の発生は排泄腔の分割と連動している

排泄腔の尾方端は排泄腔膜で閉ざされている。前項で述べたように、排泄腔は尿直腸中隔により次第に分割されてゆくのであるが、同じ頃、排泄腔膜の周囲に間葉組織が入り込み、**排泄腔ヒダ**cloacal foldという隆起をつくる。左右の排泄腔ヒダは腹側で癒合して**生殖結節**genital tubercleを形成する。次いで、排泄腔ヒダの外側にもう一対の隆起が現れる。これを**生殖隆起**genital swellingという。これら3つの高まりから外生殖器および肛門が形成される。

胎生第7週、尿直腸中隔はほぼ完成し、排泄腔膜に達する。これに対応して左右の排泄腔ヒダが一部で癒合し、排泄腔膜を前方の**尿生殖膜**urogenital membraneと後方の**肛門膜**anal membraneに分割する。同時に排泄腔ヒダも二分され、尿生殖膜を取り巻く**尿道ヒダ**urethral fold（尿生殖ヒダurogenital fold）と肛門膜を取り巻く**肛門ヒダ**anal foldに分かれる。生殖隆起は、外側から生殖結節と尿道ヒダを覆うように発達する。この頃はまだ男女を区別できない。

外生殖器の性差が明らかになるのは妊娠4ヵ月以降である

胎生第8週以降、胎児精巣由来のアンドロゲン、胎盤由来のエストロゲンによって外生殖器の分化が誘導され、男女それぞれに特有の形態に変化する。

男性では、生殖結節はアンドロゲンの作用を受けて伸長し、陰茎を形づくる。生殖結節の伸長に伴い尿道ヒダは前方に引かれ、尿生殖膜は破れてその開口部は細長い溝となる（**尿道溝**urethral grooveという）。やがて左右の尿道ヒダが肛門側から徐々に接近癒合して、尿道溝を管状に閉じてゆく。こうして胎生第12週頃には、内胚葉からなる尿道とそれを取り巻く間葉由来の海綿体が出来上がり、陰茎体がほぼ完成する。その後、陰茎亀頭の先端から外胚葉性細胞が内部に入り込んで外尿道口を形成し、これが陰茎体内の尿道と連結することにより、尿道が開通する。尿道ヒダの癒合部は後後も陰茎縫線として認められる。

生殖隆起は初め鼠径部に位置するが、胎児の成長に伴って尾側に移動して**陰嚢隆起**scrotal swellingと呼ばれるようになる。左右の陰嚢隆起が癒合して陰嚢を形成し、癒合部に陰嚢縫線が残る。左右の陰嚢は陰嚢中隔で隔てられる。

女性では、外生殖器の分化はエストロゲンの影響下にあるため、生殖結節はほとんど発達せず、陰核となる。したがって尿道ヒダも癒合せず、小陰唇となる。生殖隆起は肥大して**陰唇隆起**labial swellingと呼ばれ、大陰唇となる。**尿生殖溝**urogenital groove（男性の尿道溝に相当する）は体表に開いたままとなり、腟前庭を形成する。

肛門ヒダからは男女とも肛門が形成され、肛門膜が破れて開口する。

男女の外生殖器が超音波検査で区別できるようになるのは妊娠4ヵ月以降である。妊娠3ヵ月頃までは、生殖結節はむしろ女児のほうが大きいため、これを基準とすると間違えやすい。

● **尿道下裂**
男児において尿道ヒダの癒合が不完全であれば、陰茎下面の正中線上に異常な尿道開口部が出現する。男性尿道の奇形としては最も多い。

● **性分化の異常**
性染色体、ホルモン分泌、ホルモン受容体のいずれかに異常があれば、性の分化は不完全となる。それぞれの代表例を示す。

① **Klinefelter症候群・Turner症候群**：前者は47,XXY、後者は45,Xの異常染色体を持つ。原因としては性染色体の不分離〔p.416参照〕が最も多い。いずれも生殖腺は未発達であり、生殖機能は不完全になる。

② **副腎性器症候群**：女性の染色体（46,XX）を持ち、卵巣を有するが、外生殖器は男性型を示す。原因は副腎皮質酵素の先天的欠損であり、ステロイドホルモンの合成・分泌が低下する。その結果、下垂体からACTHが過剰に分泌され、副腎は過形成を起こしてアンドロゲンを大量に分泌する。過剰なアンドロゲンのために外生殖器は男性型となる。

③ **精巣性女性化症候群**：男性の染色体（46,XY）を持ち、精巣を有するが、外見は女性である。アンドロゲン受容体を欠くため男性化が起こらず、外生殖器や乳房はエストロゲンの影響を受け女性型となる。

99 生殖器の分化（まとめ）

男	原 基	女
精巣	生殖堤	卵巣
精巣導帯	導 帯	固有卵巣索（上半） 子宮円索（下半）
精巣輸出管	中腎細管	（退化）
精巣上体管 精管 精嚢 射精管	中腎管 （Wolff）	（退化）
（退化）	中腎傍管 （Müller）	卵管 子宮 腟（上部）
膀胱 尿道 前立腺 尿道球腺（Cowper）	尿生殖洞	腟（下部） 膀胱 尿道 尿道傍腺（Skene） 大前庭腺（Bartholin）
陰茎亀頭	生殖結節	陰核亀頭
陰茎 尿道海綿体 陰茎海綿体	尿生殖ヒダ	小陰唇 前庭球 陰核海綿体
陰嚢	生殖隆起	大陰唇

100 外生殖器の発生と分化

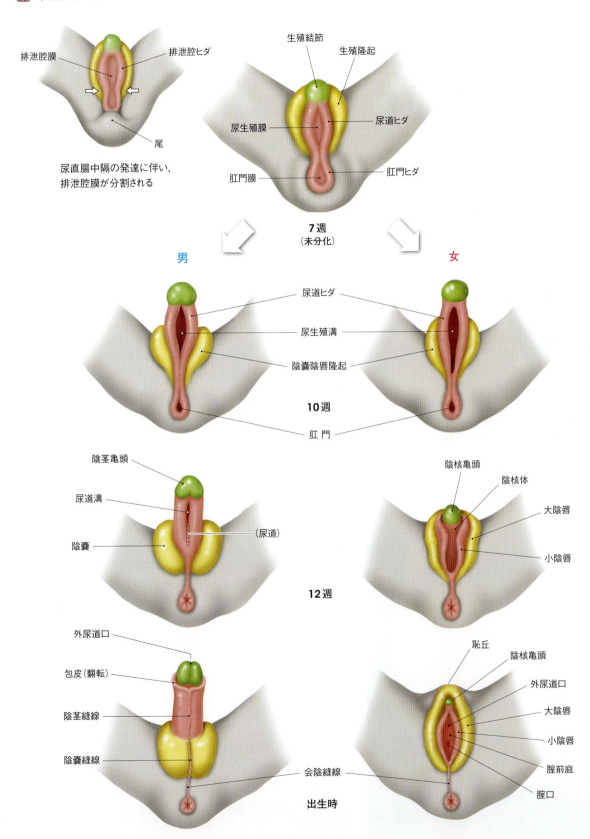

7 血液・免疫

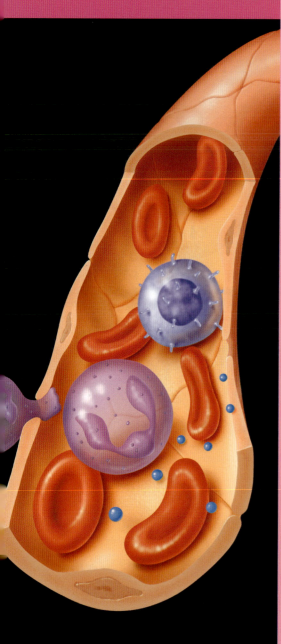

血液の組成
- 482 血液の45%は細胞成分で，そのほとんどが赤血球である

造血
- 484 血液細胞は骨髄でつくられる
- 486 すべての血液細胞は共通の幹細胞から分化する

物質輸送；赤血球
- 488 赤血球はヘモグロビンの入った弾力性に富む袋である
- 490 エリスロポエチンは酸素需要に応じて赤血球の産生を調節する
- 492 赤血球は約120日で寿命を終え，脾臓で処理される
- 494 赤血球膜上の抗原が血液型を決める

止血機構；血小板と凝固因子
- 496 血管壁，血小板，凝固因子が協同して出血を止める
- 500 凝固系と線溶系のバランスが血栓の成長と溶解を調節する

生体防御(1) 食細胞と自然免疫
- 502 好中球とマクロファージが自然免疫の最前線で活躍する
- 504 好中球は真っ先に感染局所に動員される
- 506 補体は食細胞の貪食を助けるとともに，それ自身殺菌作用を持つ
- 508 炎症は，生体防御反応を肉眼レベルの現象としてとらえたものである

生体防御(2) リンパ球と適応免疫
- 512 リンパ球は血中とリンパ組織の間を循環しながら，抗原を探す
- 514 活性化した樹状細胞が適応免疫を発動させる
- 516 B細胞は，抗原特異性の異なる10^7〜10^9種類の抗体を作りだす
- 518 病原体の種類に応じて適切なT細胞が誘導される

生体防御(3) 免疫の異常
- 524 適応免疫の過剰による組織傷害を広い意味でアレルギーと呼ぶ
- 526 自己抗原に対する免疫応答を回避する複数の仕組みがある

生体防御(4) リンパ器官
- 528 粘膜面は常に外来抗原にさらされており，粘膜関連リンパ組織が防御する
- 530 リンパ節は感染組織の抗原を集め，適応免疫応答を発動させる
- 532 白脾髄は二次リンパ組織，赤脾髄は血液濾過装置である
- 534 T細胞は胸腺で成熟する

[基礎知識]
- 498 アラキドン酸カスケードとその産物
- 510 自然免疫と適応免疫
- 511 免疫応答と種々の疾患との関係
- 520 MHC（主要組織適合遺伝子複合体）
- 522 サイトカイン

overview

血液の組成

- 血液の成分を理解しよう。血漿と血清はどう違うか？ 血液細胞の種類と数は？
- 血液成分の働きをいくつか挙げよ。それぞれの機能を担っているのはどの血液成分か？

造 血

- 骨髄の構造を理解しよう。骨髄にはどんな種類の細胞がみられるか？
- 造血幹細胞から各血液細胞への分化・成熟の過程を理解しよう。

物質輸送；赤血球

- 赤血球は酸素運搬に特殊化した細胞である。その構造と細胞内エネルギー代謝の特徴は？
- ヘモグロビン合成に必要なものは何か？
- 赤血球の寿命はどれくらいか？ 寿命を終えた赤血球はどのように処理されるか？
- 貧血の定義を述べよ。また貧血を原因によって分類せよ。
- ABO血液型とRh血液型について理解しよう。不適合輸血によって何が起こるか？

止血機構；血小板と凝固因子

- 止血のメカニズムと、血小板の果たす役割を理解しよう。
- 血液凝固と線溶の機序を理解しよう。正常な血管内では凝固が起こらないのはなぜか？

生体防御(1) 食細胞と自然免疫

- 自然免疫の主役は好中球とマクロファージ。両者の働きと体内分布を比較してみよう。
- 補体とは何か？ その主な働きを3つ挙げよ。
- 炎症巣の組織を顕微鏡で観察すると、多数の白血球が集積している。これらの白血球はどのようにして血中から動員されるか？
- サイトカインをはじめとする細胞外シグナル分子の働きを理解しよう。

生体防御(2) リンパ球と適応免疫
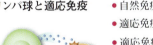
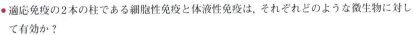
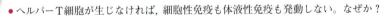
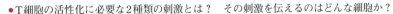
- 自然免疫と適応免疫（獲得免疫）の違いは何か？
- 適応免疫の主役はリンパ球。B細胞とT細胞は、それぞれどんな役割を果たしているか？
- 適応免疫の2本の柱である細胞性免疫と体液性免疫は、それぞれどのような微生物に対して有効か？
- ヘルパーT細胞が生じなければ、細胞性免疫も体液性免疫も発動しない。なぜか？
- T細胞の活性化に必要な2種類の刺激とは？ その刺激を伝えるのはどんな細胞か？
- 細胞傷害性T細胞は標的細胞にアポトーシスを誘導する。アポトーシスとは何か？
- B細胞は多様な抗体（免疫グロブリン）を産生する。その仕組みは？ また抗体の機能は？

生体防御(3) 免疫の異常
- 肥満細胞の放出する化学物質（炎症メディエーター）が過敏反応を引き起こすことを理解しよう。
- 免疫寛容とは何か？ 自己寛容が破綻するとどうなるか？

生体防御(4) リンパ器官
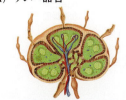
- 消化管や気道の粘膜には豊富なリンパ組織が存在する。粘膜免疫の重要性を理解しよう。
- リンパ球は血液とリンパ器官（組織）との間を巡回していることを理解しよう。
- 脾臓は白脾髄と赤脾髄と呼ばれる2種類の構造からなる。それぞれの役割は？
- 胸腺はT細胞の成熟の場であるが、ここで大量のT細胞が淘汰される。その意義は？

血液の45%は細胞成分で，そのほとんどが赤血球である

血液の働き 1

血液は，比重1.05～1.06，pH 7.35～7.45，水の約4倍の粘度があり，その量は成人で平均4.5～5.5L（体重の約8%）に達する。

血液は体内を循環し，種々の物質を輸送する。たとえば，酸素（肺から）や栄養素（小腸から）を全身の組織に供給し，二酸化炭素や老廃物を組織から運び去る。また，身体内部の温度を均等化したり，ホルモンや電解質を全身に流通させることで，内部環境の調節（恒常性homeostasisの維持）に働いている。さらに，白血球や免疫グロブリン（抗体）の移動を通じて，生体防御にも重要な役割を果たしている。血小板や凝固因子は，止血機構において主役を演じている。

このように，血液は全身のさまざまな機能と関連を持ち，生命維持に深く関わっている。このため，動脈からの出血で1Lが失われると出血性ショックとなり，全血液量の1/3（約1.5L）が失われると生命に危険を及ぼす。

血液の成分

血液は，有形細胞成分（血球 blood cells）と，淡黄色透明な液体成分（血漿 plasma）とから構成される。血液が凝固すると有形成分や凝固因子などが分離し，上澄が残る。これを血清 serumと呼び，血漿からフィブリノゲンをはじめとする凝固因子を除いたものに相当する。 2

血漿 3 は全血液容量の約55%を占める液体成分で，その90%は水からなる。血漿にはカルシウムやナトリウムなどの電解質に加え，アルブミンやグロブリンなど数十種類の蛋白質が含まれている。これを血漿蛋白質と呼び，その多くは肝細胞で合成される〔p.293参照〕。血漿蛋白質の働きは，①膠質浸透圧の維持，②脂質やホルモンの運搬，③生体防御（免疫グロブリンや補体），④止血（凝固因子）など多岐にわたる。そのほか血漿はグルコース，アミノ酸，脂質といった栄養素を含み，全身に供給している。〔血漿による栄養素の運搬についてはp.280～295参照〕

血液細胞（血球）の種類 4

血液の有形細胞成分は全血液量の約45%であるが，その大半は赤血球であり，白血球や血小板は1%に満たない。そこで，有形成分量の指標としては，赤血球の全血液量に対する割合（赤血球容積率）であるヘマトクリット値（Ht；男で40～50%，女で35～45%）が用いられる。

赤血球erythrocyte (red blood cell；RBC) はヘモグロビンを含む無核細胞であり，血管内を循環し酸素と二酸化炭素を運搬する役割を持つ。一方，白血球は血管の外に出て働く細胞であり，血流はその移動手段である。

白血球leukocyte (white blood cell；WBC) は，**顆粒球** granulocyteと**無顆粒球**agranulocyteとに大別され，さらに顆粒球は顆粒の性状によって**好中球**neutrophil，**好酸球**eosinophilおよび**好塩基球**basophilに，無顆粒球は**単球** monocyteと**リンパ球**lymphocyteとに区別される。好中球は強い食作用を示し，細菌などを貪食する。好酸球は寄生虫に対する傷害作用を持つほか，アレルギーに際しては組織傷害に関与する。好塩基球は顆粒中にヒスタミンやヘパリンなどを含み，IgE刺激などでこれを放出するため，末梢血管拡張など，Ⅰ型過敏反応と関係した局所の組織反応を引き起こすと考えられている。

血小板plateletは，栓球thrombocyteとも呼ばれる卵円形～円形の小構造で，骨髄巨核球megakaryocyteから分離した細胞質の断片である。傷害を受けた血管壁に凝集して血栓を形成し，止血機構の一翼を担う。

1 血液の働き

機能	例	関与する血液成分
物質の運搬	O_2, CO_2, 栄養素，老廃物	赤血球，血漿
内部環境の調節	体温，pH，浸透圧	血漿
生体防御	病原体の貪食，毒素の中和	白血球，補体，抗体
止血	血小板凝集，血液凝固	血小板，凝固因子
情報の流通	ホルモンなど	血漿

2 血液の成分

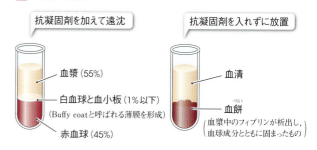

3 血漿の組成

成分		機能
水	90～91%	溶媒，体温の分散
電解質	1%	酸塩基調節，細胞機能の調節
蛋白質	7～8%	
アルブミン		膠質浸透圧の維持
免疫グロブリン		抗体による生体防御
フィブリノゲンなど		血液凝固
その他の有機物	1%	

栄養素：グルコース，アミノ酸，脂質，ビタミン
老廃物：尿素，尿酸，クレアチニン
ホルモンなど

4 血液細胞（血球）の種類　写真は末梢血塗抹標本の光顕像。血球数は静脈血での基準値を示す。

赤血球 erythrocyte　男420万〜570万/μL・女380万〜550万/μL

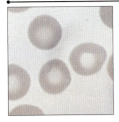

構造　両面の凹んだ円板形で，直径7〜8μm，厚さ2μm。核も細胞内小器官も持たない。細胞膜は弾力性があり，変形しながら毛細血管を通り抜ける。細胞質にはヘモグロビンが大量に含まれており，細胞質蛋白質の95％以上を占める。

機能　肺においてヘモグロビン分子に酸素を結合し，全身の組織へ運ぶ。また，組織から肺への二酸化炭素の運搬を助ける。約120日で寿命を終え，脾臓で破壊される。〔p.488-492参照〕

白血球 leukocyte　4,000〜9,000/μL　　（　）内は白血球百分率

顆粒球

好中球 neutrophil（40〜70％；杆状核球0〜15％，分葉核球25〜70％）

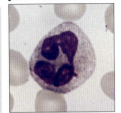

構造　径約10μmの球形（塗抹標本では押しつぶされて約15μmの大きさになる）。核は，杆状のものから，成熟するにつれ2〜5葉に分かれる（分葉核または多形核）。細胞質の顆粒はごく小さく，色素に染まりにくい。

機能　食作用。半日ほど血中を循環したのち，毛細血管後細静脈の壁をすり抜けて組織に出る。炎症局所に遊走し，細菌を貪食する。組織中での寿命は2〜3日と短い。〔p.502, 504参照〕

好酸球 eosinophil（2〜4％）

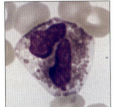

構造　好中球よりやや大きく，径9〜12μm。エオジンなどの酸性色素に染まる大型の細胞質顆粒を持つ。核は2葉に分かれていることが多い。

機能　血中を循環し，必要に応じて組織に呼び出される。消化管や気管の粘膜に常在しているものもあり，粘膜免疫に関わっていると考えられる。寄生虫を攻撃する。喘息などのアレルギー疾患で増加する。〔p.503参照〕

好塩基球 basophil（0〜1％）

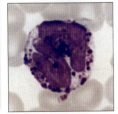

構造　大きさは好中球とほぼ同じか，やや小さい。塩基性色素に染まる大型の細胞質顆粒を持つ。顆粒はヒスタミンやヘパリンを含む。組織に存在する肥満細胞（マスト細胞）と似ている。

機能　組織内の肥満細胞と同じく，IgEによって活性化されるとヒスタミンを放出し，I型過敏反応に関与すると考えられる。それ以外の機能についても解析が進められている。〔p.503, 524参照〕

無顆粒球

単球 monocyte（3〜6％）

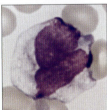

構造　白血球の中で最も大きく，径10〜15μm。細胞質の顆粒は小さく，少ない。核は不定形で，腎臓形や馬蹄形を示す。

機能　食作用。血管内から組織に出て，マクロファージ（大食細胞）に分化し，その名のように旺盛な食作用を示す。細菌や異物，ウイルス感染細胞，癌細胞などを貪食し，その一部を抗原の断片（抗原ペプチド）として細胞表面に提示する。〔p.502参照〕

リンパ球 lymphocyte（25〜40％）

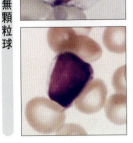

構造　径6μmほどの小リンパ球と，径10μmを超える大リンパ球があるが，後者は末梢血リンパ球の約3％を占めるにすぎない。小リンパ球の細胞質は少なく，核のまわりをふちどるように存在する。核は丸く，切れ込みをみることもある。リンパ球は機能的にB細胞とT細胞に分けられるが，両者は形態からは区別できない。

機能　B細胞は，B細胞受容体で抗原を認識する。T細胞は，MHC分子に結合した抗原の断片（抗原ペプチド）をT細胞受容体で認識する。ナチュラルキラー細胞は直径15μmほどの大型のリンパ球で，例外的に顆粒をもち（大顆粒リンパ球），ウイルスに感染した初期の細胞や癌細胞を非特異的に傷害する。〔p.512-513参照〕

血小板 platelet　15万〜40万/μL

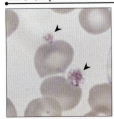

構造　骨髄で巨核球の細胞質が小さくちぎれて血中に出たもの。したがって核は無く，細胞というよりも細胞の断片である。直径2〜3μmで，赤血球最大径の1/3程度である。碁石状の円板形で，活性化されると偽足（突起）を出す。

機能　血栓形成と血液凝固促進。血管が破れたところに集まり，血管壁に露出したコラーゲン線維に粘着して応急の一次血栓をつくる。活性化した血小板は，一連の血液凝固過程を促進し，より頑丈な二次血栓をつくる。〔p.496-497参照〕

血液細胞は骨髄でつくられる

　循環血中の血液細胞（血球）の寿命は比較的短く，赤血球は約120日，白血球は数時間から数ヵ月で新しい細胞と交替する。血液細胞の新生を**造血** hematopoiesis と呼び，**骨髄** bone marrow で起こっている。骨髄において，血液細胞は共通の造血幹細胞から分化・成熟して循環血中へ出る。ただし，リンパ球の一部は未成熟のまま骨髄から胸腺へと移動し，そこで成熟してT細胞に分化する。

　骨髄が未形成の胎生期においては，造血は骨髄以外の組織で行われる。ヒトでは胎生第2週頃に卵黄嚢で造血が始まり，第5週頃に肝臓造血へと移行する。骨髄造血は第11週頃から鎖骨で始まり，その後，大腿骨や上腕骨が続き，第14週頃に脊椎など全身の骨へと広がる。**5**

　骨髄は骨の髄腔を埋める組織であり，成人で重さ2,600gに達する。通常，その約半分（1,200g）が造血を行う**赤色骨髄** red marrow であり，胸骨，肋骨，脊椎，鎖骨，肩甲骨，骨盤および頭蓋などに分布する。**6** その他の部位は脂肪を蓄積した**黄色骨髄** yellow marrow で，主に体肢骨に分布する。黄色骨髄は単に退化した骨髄ではなく，必要な場合（大量出血や放射線被曝により赤色骨髄の造血能が低下したときなど）には造血細胞が出現して赤色骨髄に置き換わる。この際，造血能は健常時の6〜7倍にまで亢進する。

骨髄は網目状の間質と造血細胞でできている **7**

　骨髄は，細長い突起で互いに連結する**細網細胞** reticular cell がつくる網目状の支柱と，その隙間に密在する多数の造血細胞で構成される。細網細胞は間葉系の前駆細胞で，骨芽細胞や脂肪細胞，線維芽細胞への分化能を持つ。これらの間質細胞 stroma cell は，造血幹細胞の定着・維持に必須のサイトカイン（CXCL12）や造血因子（stem cell factor；SCF）を発現し，造血のための微小環境（ニッチ）を形成している。造血幹細胞はこの微小環境に局在し，細胞分裂を停止した状態で維持される。

骨髄では種々の成熟段階の血液細胞がみられる

　骨髄の造血細胞には，すべての血液細胞の母細胞である造血幹細胞と，種々の成熟段階にある血液細胞とがある。このうち造血幹細胞は，骨髄細胞中数万個に1個の割合で存在するが，通常の形態観察で同定することは難しい。したがって，骨髄で観察される造血細胞の大半は成熟途上にある血液細胞であり，なかでも顆粒球系細胞が最も多い（赤血球系細胞の約3倍）。これは，末梢血における寿命が赤血球の約4ヵ月に比べて顆粒球では数日と短く，頻繁な交替が必要なためと考えられる。

　骨髄穿刺を行い髄腔から骨髄細胞を採取して調べると，顆粒球系（骨髄球系）細胞40〜55％，赤血球系（赤芽球系）細胞14〜25％，リンパ球18〜25％，単球1〜5％の比率で認められる。顆粒球系細胞はその形態から，**骨髄芽球** myeloblast，**前骨髄球** promyelocyte，**骨髄球** myelocyte，**後骨髄球** metamyelocyte に区別され，この順に成熟する。

　赤血球系細胞はマクロファージを中心に集合し**赤芽球島** erythroblastic island と呼ばれる細胞集団を作り，**前赤芽球**

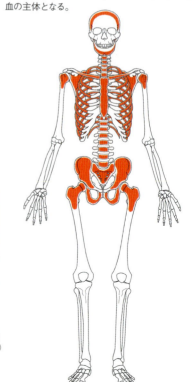

6 成人の造血部位（赤色骨髄）

青年期以降，長管骨の骨髄は四肢末端から徐々に黄色骨髄に置き換わり，躯幹部の扁平骨が造血の主体となる。

5 造血組織の変遷　病的状態では生後も肝臓や脾臓で造血がみられることがあり，髄外造血という。

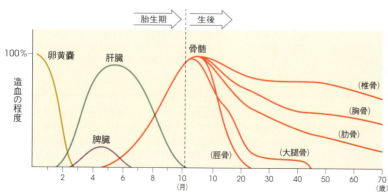

proerythroblast，**好塩基性赤芽球** basophilic erythroblast，**多染性赤芽球** polychromatophilic erythroblast，**正染性赤芽球** orthochromatic erythroblast，**網状赤血球** reticulocyte と成熟するに従い，島の外縁に移動する。マクロファージは赤芽球への鉄の供給や，脱核後の核の貪食処理に働く。

巨核球は，**巨核芽球** megakaryoblast，**前巨核球** promegakaryocyte の順に成熟するが，他の血液細胞と異なり，成熟後も骨髄にとどまる。成熟巨核球は直径 100 μm にも達する巨大な細胞で，分画膜で分けられた細胞質が洞様毛細血管内に突起状に伸び，これが細かくちぎれて血小板となる。

リンパ球や単球も骨髄で形成されるが，その成熟過程を形態から区別するのは困難である。

成熟した血液細胞は洞様血管に入り，全身循環に出てゆく 8

骨髄は主として栄養孔から骨に進入する**栄養動脈**より血流を受ける。栄養動脈は骨髄内で細かく分岐し，**洞様毛細血管**（類洞 sinusoid）へと続く。洞様毛細血管は直径 60 μm ほどの内腔を持つ有窓型の毛細血管であり，骨髄において分化・成熟した血液細胞は，毛細血管の小孔(窓)から血液中へと出る。洞様血管は互いに吻合したのち，骨髄中央の**中心静脈**に注ぎ，再び栄養孔を通って骨髄外へ向かう。

8 骨髄の洞様毛細血管（ラット，走査電顕像）
網状赤血球や白血球は，内皮細胞の孔を通って血管内へと出る。血管周囲の骨髄実質には，成熟途上の血液細胞が密に存在している。

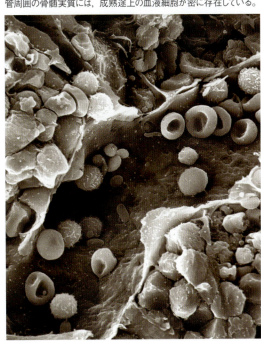

7 骨髄の組織構造

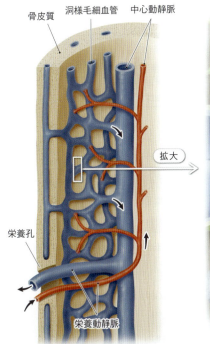

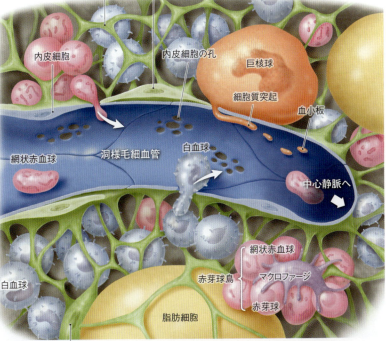

すべての血液細胞は共通の幹細胞から分化する

造血幹細胞はすべての血液細胞のルーツである

循環血中の血液細胞は，絶えず新しい細胞に入れ替わっている。たとえば，古くなった赤血球は肝臓や脾臓のマクロファージによって廃棄処理されるが，その数は1日 10^{11} 個にのぼると推定される。すべての新しい血液細胞を生み出す母細胞が，骨髄に存在する**造血幹細胞** hematopoietic stem cell である。

幹細胞は，**自己複製能**（細胞分裂により自己と同じ細胞を複製する能力）と，**多分化能**（複数の種類の細胞に分化する能力）とを併せ持つ。なかでもすべての種類の血液細胞に分化する能力を持つ幹細胞が，造血幹細胞である。

造血幹細胞の大部分は細胞周期の G_0 期にあって，増殖能力は保ちながら細胞分裂を停止しているが，造血因子によって活性化すると細胞分裂を開始し，数段階の前駆細胞を経て，すべての血液細胞を生み出す。

コロニー形成単位（CFU）の発見から，造血幹細胞の存在が明らかにされた

造血幹細胞の存在は早くから推定されていたが，これを形態学的に他の骨髄細胞と区別することは困難であった。1961年，TillとMcCullochはマウスに致死量の放射線を照射したのち，健常マウスの骨髄細胞を静脈注射によって移植する実験を行った。すると，放射線照射を受けたマウスは死なず，脾臓に多数の細胞集落（コロニー）が形成されていた。移植された骨髄細胞が脾臓に定着・増殖して集落を形成し，新たな血液細胞を生み出していたのである。このコロニーは1つの骨髄細胞に由来することが後に明らかにされ，コロニーの元となった細胞は**コロニー形成単位** colony forming unit；**CFU** と名付けられた。

その後，ヒトの骨髄細胞を半固形培地で培養する手法が確立され，CFUの解析が進み，CFUにも複数の種類があることが分かった。すなわち，1種類の細胞のみのコロニー

9 血液細胞の分化のモデル

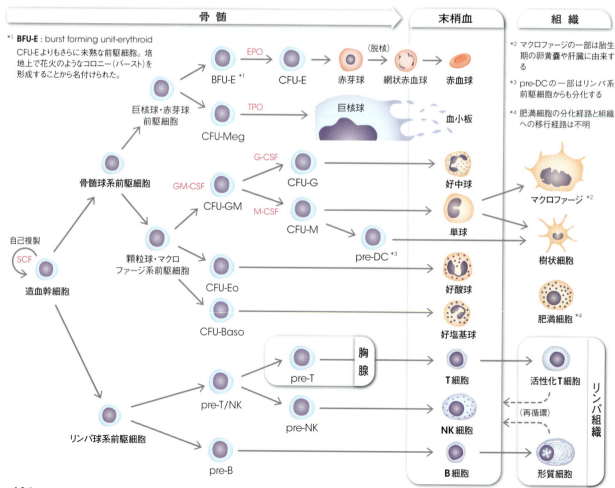

を形成するCFU，数種類の細胞からなるコロニーを形成するCFU，新たなコロニーを形成しながら自身も増殖し続けるCFUなどである．こうして，すべての血液細胞に分化しうる造血幹細胞に始まり，複数の系統に分化する能力を持つ中間段階の**前駆細胞**を経て，単一の分化能しか持たない前駆細胞に至る階層構造が明らかになってきた．

造血系は分化の階層構造をなしている 9

造血幹細胞からは，**骨髄球系前駆細胞とリンパ球系前駆細胞**の2系統の細胞が産生され，骨髄球系前駆細胞はリンパ球以外の血液細胞に，リンパ球系前駆細胞はリンパ球に分化するというモデルが想定されている．

骨髄球系前駆細胞が分化すると，特定の細胞系列への分化を決定づけられた前駆細胞になると考えられている．すなわち，CFU-Eは赤血球erythrocyteへの，CFU-Eoは好酸球eosinophilへの，CFU-Basoは好塩基球basophilへの，CFU-Megは巨核球megakaryocyteへの分化を決定づけられる．好中球neutrophil/granulocyteと単球monocyteの前駆細胞であるCFU-GとCFU-Mは，共通の前駆細胞CFU-GMから分化すると想定されている．

それぞれの前駆細胞の増殖によって生じた未熟な血液細胞は，形態学的に区別できるようになり，赤芽球，骨髄芽球，巨核芽球などと呼ばれる．これらの未熟細胞は前項で述べたように形を変えながら成熟し，骨髄を出てゆく（巨核球のみは骨髄にとどまる）．

リンパ球のうちT細胞とナチュラルキラー（NK）細胞は共通の細胞（pre-T/NK）から生じ，このうち胸腺に移動したものがT細胞の前駆細胞（pre-T）に分化し，骨髄に残ったものがNK細胞の前駆細胞（pre-NK）に分化すると考えられている．B細胞への分化は骨髄で起こる．

造血系は複数の造血因子によって調節されている 10

造血幹細胞および前駆細胞の生存，増殖，分化に必要な因子を**造血因子**と呼び，**コロニー刺激因子** colony stimulating factor；**CSF**や**インターロイキン** interleukin；ILなどがある．これらの分子は広義には**サイトカイン** cytokineと呼ばれる蛋白質である〔p.522参照〕．

造血因子には，エリスロポエチンのように他臓器（腎臓）で産生され血流を介して骨髄に至るものと，骨髄の間質細胞 stromal cellが局所的に産生するサイトカインがある．また，IL-3のように多くの細胞系列に作用するものがある一方で，特定の細胞系列に選択的に作用するものもある．

これらの造血因子の組み合わせや周囲の細胞との接着によって形成される微小環境が，造血幹細胞および前駆細胞の分化の方向を決定する．たとえば，貧血になると腎臓からのエリスロポエチン分泌が増加し，骨髄での赤血球産生を促す．細菌感染症の際には，感染局所で産生されたG-CSFが骨髄に到達して好中球の造血を促す．

● 白血病

白血病では，放射線や薬剤，ウイルスなどのために造血幹細胞または前駆細胞に遺伝子変異が蓄積した結果として，造血細胞が自律的に増殖すると考えられている．

10 主な造血因子

	分子量（kDa）	主な産生細胞	主な造血作用
エリスロポエチン（EPO）	34	腎尿細管周囲間質の線維芽細胞	CFU-Eの分化・増殖を促進
トロンボポエチン（TPO）	80〜100	肝細胞	巨核球系前駆細胞の分化・増殖を促進
Stem cell factor（SCF）	31〜36	骨髄間質細胞	造血幹細胞，肥満細胞の増殖を促進
GM-CSF	18〜24	T細胞，骨髄間質細胞	顆粒球・マクロファージ系前駆細胞，BFU-Eの分化・増殖
G-CSF	20	マクロファージ，骨髄間質細胞	好中球系前駆細胞の分化・増殖
M-CSF	45〜85	マクロファージ，骨髄間質細胞	単球/マクロファージ系前駆細胞の分化・増殖
白血病抑制因子（LIF）	20	骨髄間質細胞	造血幹細胞の増殖
IL-3	28	T細胞，肥満細胞	顆粒球・マクロファージ系前駆細胞，BFU-Eの分化・増殖
IL-4	20	T細胞	T細胞および肥満細胞の増殖，B細胞の活性化
IL-5	46	T細胞	好酸球の分化・増殖
IL-6	21〜28	T細胞，マクロファージ，骨髄間質細胞	造血幹細胞の増殖，CFU-Megの分化・増殖
IL-7	25	骨髄間質細胞，胸腺間質細胞	pre-B細胞の分化，T細胞の増殖
IL-9	40	T細胞	BFU-Eの増殖，肥満細胞の増殖
IL-11	23	骨髄間質細胞	造血幹細胞の分化・増殖，CFU-Megの分化・増殖
IL-15	14〜15	マクロファージ	NK細胞の分化・増殖

EPO：erythropoietin，TPO：thrombopoietin，CSF：colony stimulating factor（G：granulocyte, M：macrophage）
LIF：leukemia inhibitory factor, IL：interleukin

赤血球はヘモグロビンの入った弾力性に富む袋である

ガス運搬に特化したシンプルな構造

赤血球は直径約7～8μm，厚さ約2μmの扁平な円板形で，両面がやや凹んでいる。この形状は，同じ容積の球体に比べ表面積が約1.4倍と広く，ガス交換を行うのに有利である。成熟赤血球は核や細胞内小器官を失っているため，**ヘモグロビン** hemoglobin；Hbを含む細胞質とそれを包む細胞膜のみからなる。細胞内小器官を欠くにもかかわらず，赤血球は嫌気的解糖によるATP産生などでエネルギーを得，約120日にわたって体内を循環する。

特殊な膜骨格が赤血球の柔軟性・復元性をもたらす⓫

赤血球は高い柔軟性と応形機能を示し，狭い毛細血管（内径3～6μm）内も変形しながら通過することができる。赤血球のこのような柔軟性は，細胞膜直下の細胞骨格（**膜骨格** membrane skeleton）によって形成される。

赤血球の膜骨格は，**スペクトリン** spectrinと呼ばれる弾力性に富む線維状蛋白がつくる網目構造と，これを細胞膜に連結する各種の蛋白質から構成される。

スペクトリンは，α鎖とβ鎖からなる二量体が結合した四量体として存在し，**連結部複合体**（アクチン，トロポミオシン，バンド4.1蛋白がつくる）や**アンキリン** ankyrinにより，**膜貫通型糖蛋白質**（**グリコフォリンC** glycophorin C，**バンド3蛋白**）と結合する。このような弾力性をもつ蛋白の裏打ちが，赤血球の細胞膜に復元性をもたらす。

赤血球の形態異常は溶血性貧血をもたらす

膜骨格を構成する蛋白質に先天異常があると，赤血球はその形態を維持できず，膜破壊をきたす。最も高頻度にみられる**遺伝性球状赤血球症** hereditary spherocytosis；HSでは，スペクトリンやアンキリンなどの変異によって，これらの蛋白の量的異常をきたし，膜骨格の形成が障害される。結果として赤血球の形態を維持できなくなり，球状赤血球などが出現する。これらの赤血球は変形能に乏しく，脾臓を通過する際に破壊される（血管外溶血）。**遺伝性楕円赤血球症** hereditary elliptocytosis；HEは楕円形の赤血球の出現を特徴とし，赤血球の膜骨格の形成不全によるが，遺伝性球状赤血球症に比べて軽症例が多い。

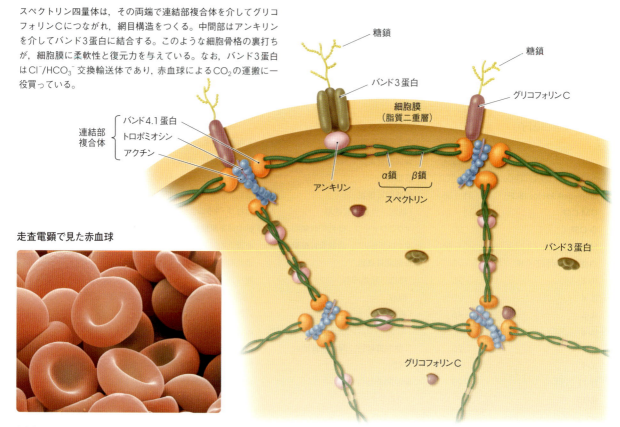

⓫ 赤血球膜の構造

スペクトリン四量体は，その両端で連結部複合体を介してグリコフォリンCにつながれ，網目構造をつくる。中間部はアンキリンを介してバンド3蛋白に結合する。このような細胞骨格の裏打ちが，細胞膜に柔軟性と復元力を与えている。なお，バンド3蛋白はCl^-/HCO_3^-交換輸送体であり，赤血球によるCO_2の運搬に一役買っている。

走査電顕で見た赤血球

赤血球は解糖系のみでエネルギーを得ている

人体を構成する細胞はすべて，グルコースの化学的分解によってエネルギーを得ている。1分子のグルコースから，まず細胞質において**解糖系**により嫌気的に2分子のATPが生成される。さらに，解糖系で生じたピルビン酸がミトコンドリアのクエン酸回路（TCA回路）に導かれ，ここで放出した水素イオン（H⁺）を利用してミトコンドリア内膜で酸化的リン酸化を行い，最大30分子のATPが生成される。

赤血球は，細胞膜上の輸送体**GLUT1**（glucose transporter 1）を介して細胞内にグルコースを取り込む。ところが，赤血球はミトコンドリアを持たないため酸化的リン酸化を行うことができず，解糖系で得られるATPのみにエネルギーを頼っている。これはエネルギー代謝としては非効率的であるが，運搬中の酸素を消費しないため合目的ともいえる。

解糖系から分岐し，再び解糖系に合流する経路として，**ペントースリン酸回路**と，**2,3-ビスホスホグリセリン酸** 2,3-bisphosphoglycerate；2,3-BPGを産生する経路が赤血球において重要である。

14 赤血球に関する基準値

	男	女
赤血球数（/μL）	420万〜570万	380万〜550万
ヘマトクリット（%）	40〜50	35〜45
ヘモグロビン濃度（g/dL）	14〜17	12〜15
平均赤血球容積*	85〜100	80〜100

*平均赤血球容積（MCV）$= \dfrac{Ht(\%) \times 10}{赤血球数（10^6/\mu L）}$

ペントースリン酸回路では，還元型のニコチンアミドアデニンジヌクレオチドリン酸（NADPH）が生成される。NADPHは赤血球内で還元剤（抗酸化剤）として働き，グルタチオンを還元することで酸化ストレスから細胞を守る。**グルコース6-リン酸デヒドロゲナーゼ** glucose 6-phosphate dehydrogenase；G6PD欠損症ではペントースリン酸回路が遮断され，赤血球内にNADPHが生成されないため，酸化ストレスを受けた赤血球が溶血を起こす。

2,3-BPGは，赤血球では他の細胞に比べ約1,000倍の濃度で存在する。2,3-BPGは，ヘモグロビンとの結合において酸素と競合関係にある。低酸素状態で2,3-BPGの産生が増加し，デオキシヘモグロビンへの酸素の再結合を阻害することで，末梢組織での酸素放出量を増加させる作用がある〔p.43参照〕。

12 赤血球内のエネルギー代謝

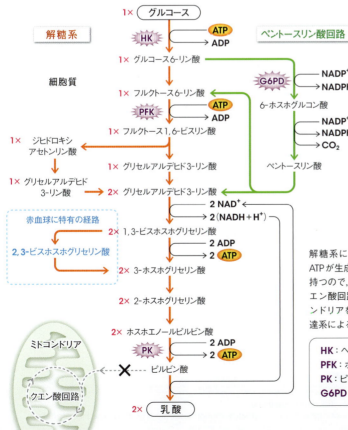

解糖系により2分子のATPが消費され，4分子のATPが生成される。網状赤血球はミトコンドリアを持つので，ピルビン酸からアセチルCoAを経てクエン酸回路に導入できるが，成熟赤血球はミトコンドリアを失っているため，クエン酸回路〜電子伝達系による効率的なATP産生は行われない。

HK：ヘキソキナーゼ
PFK：ホスホフルクトキナーゼ
PK：ピルビン酸キナーゼ
G6PD：グルコース6-リン酸デヒドロゲナーゼ

13 G6PD欠損症

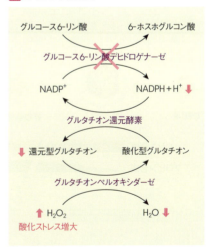

エリスロポエチンは酸素需要に応じて赤血球の産生を調節する

CFU-Eの生存にはエリスロポエチンが必須である

エリスロポエチンerythropoietin；EPOは，腎尿細管周囲の間質の線維芽細胞が分泌する糖蛋白質である〔p.386参照〕。一部は肝臓からも分泌されている。エリスロポエチンは骨髄に作用して，赤血球の産生を促進する。

赤血球の前駆細胞であるCFU-Eは細胞表面にエリスロポエチンに対する受容体を持ち，これが刺激されると増殖する。エリスロポエチンのシグナルを受け取らないCFU-Eは，アポトーシス（制御された細胞死の1つ）〔p.519参照〕に陥る。CFU-E以外の前駆細胞や造血幹細胞はエリスロポエチンに対する感受性を持たない。つまりエリスロポエチンは，CFU-Eの生存と増殖を特異的に制御することにより，赤血球の産生量を調節している。

腎臓からのエリスロポエチン分泌は，血液の酸素分圧もしくは酸素含有量によって調節されている。呼吸不全や貧血などによってこれらが低下すると，分泌が増加する。高地における赤血球増多反応にもエリスロポエチンが関与している。慢性腎不全患者ではエリスロポエチン産生障害による赤血球減少をきたすことがあり，**腎性貧血**と呼ぶ。

赤芽球はDNAとヘモグロビンを合成しつつ成熟する 15

エリスロポエチンの存在下で増殖したCFU-Eは，細胞分裂を繰り返しながら次第に成熟する。この成熟途上の細胞を**赤芽球**erythroblastと呼ぶ。光学顕微鏡で区別できる最も若い赤芽球が**前赤芽球**であり，これが3〜5回分裂して，最終的に2^3〜2^5個の赤血球となる。

赤芽球の核内ではDNA合成が進む。顕微鏡で核を観察すると，細網状から粗網状，車軸状に変化してゆくのが分かる。一方，細胞質ではヘモグロビンが合成される。未熟な赤芽球はGiemsa染色で青く（好塩基性に）染まるが，ヘモグロビンの増加に伴い赤味が強く（好酸性に）なる。好塩基性・多染性・正染性という区分は，このような細胞質の染色性の違いに基づくものである。

赤芽球は骨髄を出て血中に入る直前に核を押し出し（**脱核**），**網状赤血球**reticulocyteとなる。網状に見えるのは，脱核によって細胞質に散らばったリボソームやRNAである。網状赤血球は血中に入ると24時間以内にミトコンドリアなどの細胞内小器官も失い，成熟赤血球となる。末梢血の全赤血球のうち網状赤血球は1%程度にすぎない。

15 赤芽球の増殖・成熟過程

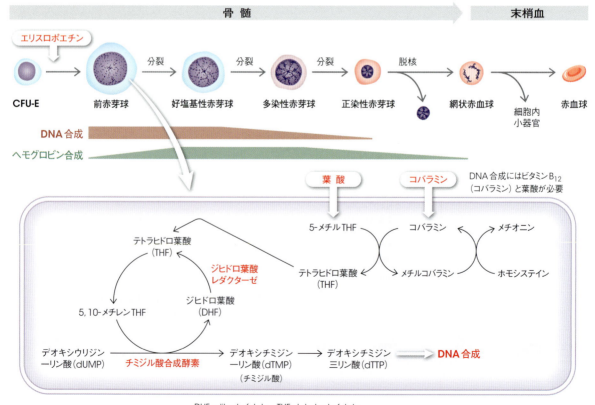

DHF：dihydrofolate　THF：tetrahydrofolate
UMP：uridine monophosphate　TMP：thymidine monophosphate　TTP：thymidine triphosphate

DNA合成にはビタミンB₁₂と葉酸が必要である

DNA合成の材料となるデオキシチミジン三リン酸 deoxythymidine triphosphate；dTTPは，デオキシウリジン一リン酸（dUMP）からデオキシチミジン一リン酸（dTMP）を経て合成される。15に示すように，この反応には補酵素としてビタミンB_{12}（コバラミン）と葉酸が必要である。いずれかが不足すると，DNA複製が障害されるために前赤芽球は分裂できず，未熟な**巨赤芽球** megaloblast となり，多くは骨髄中で壊れてしまう（**巨赤芽球性貧血**）。DNA合成障害による同様の変化は，他の血液細胞においても起こりうる。

ビタミンB_{12}は小腸で吸収されるが，その際，**内因子** intrinsic factor（胃壁細胞から分泌される糖蛋白質）と結合している必要がある。内因子欠乏によるビタミンB_{12}吸収障害のために起こる貧血を特に**悪性貧血**と呼ぶ（ビタミンB_{12}が発見される前は治療困難だったのでこの名がある）。〔p.242参照〕

ヘモグロビンは鉄，ポルフィリン，グロビン蛋白から作られる 16

赤芽球はトランスフェリン受容体を持ち，鉄を細胞内に取り込む（18）。取り込まれた鉄は，ミトコンドリアで生合成されたポルフィリンに挿入され，**ヘム**ができる。一方，細胞質では**グロビン蛋白**が合成される。グロビンはアポ蛋白質であり，成人ではα・β各2本のペプチド鎖が四量体を構成している。各ペプチド鎖は折りたたまれて複雑な立体構造をなし，それぞれヘムポケットと呼ばれる空間をつくる。この空間にヘムが収まり，ヘモグロビンが完成する。

酸素は，ヘムの中心にある鉄に結合する。すなわち，ヘモグロビン1分子は最大で4分子の酸素を結合できる。酸素が結合するとヘモグロビンは鮮紅色を呈し，これが動脈血の色となる。このためヘモグロビンを**血色素**とも呼ぶ。

体内の鉄が不足すると，赤芽球におけるヘム合成が低下する。これが臨床でしばしば遭遇する**鉄欠乏性貧血**である〔p.493参照〕。これに対し**鉄芽球性貧血**はヘム合成酵素の異常によるもので，利用されない鉄が沈着して環状鉄芽球 ring sideroblast と呼ばれる特異な赤芽球を形成する。

グロビン合成障害による貧血としては**鎌状赤血球症** sickle cell anemia，**サラセミア** thalassemia が知られている。いずれもグロビン蛋白をコードする遺伝子の変異による。

16 赤芽球におけるヘモグロビン合成

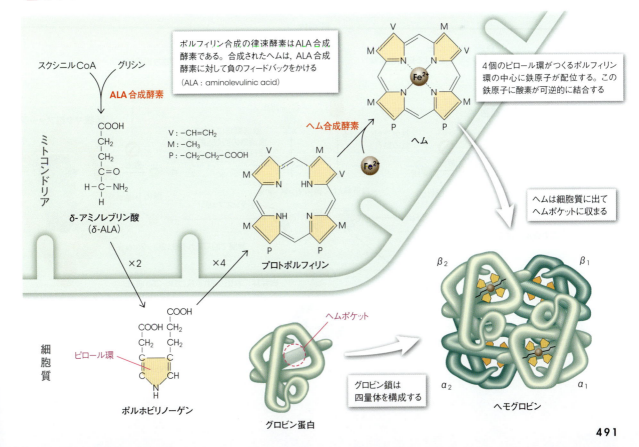

491

赤血球は約120日で寿命を終え，脾臓で処理される

老化赤血球は脾臓のマクロファージによって貪食される

赤血球の寿命は約120日であり，老化赤血球は脾臓で処理される。脾臓はいわば血液の濾過装置であり，血液は脾索と呼ばれる細かな網目の中を流れたのち，脾洞と呼ばれる洞様血管に回収される（⑯）。その際，老化または病的原因により変形能の低下した赤血球は，脾索の網の目を通過することができず，マクロファージに貪食される。

ヘモグロビンの代謝；ポルフィリンはビリルビンに代謝されて胆汁中に排泄され，鉄は再利用される ⑰

脾臓のマクロファージにより貪食された老化赤血球のヘモグロビンは，ヘムとグロビン蛋白に分解され，ヘムはさらにポルフィリン環の開裂したビリベルジンと2価鉄Fe^{2+}に分解される。ビリベルジンは非抱合型の**ビリルビン** bilirubin に代謝されてマクロファージから放出され，血漿アルブミンと結合して血流を介して肝臓に運ばれる。肝細胞は，これをグルクロン酸抱合により水溶性に変え，胆汁中に排泄する〔p.301参照〕。

脾臓マクロファージ内でヘムから切り出されたFe^{2+}は**フェロポーチン** ferroportin から放出され，同時に細胞表面の酵素によりFe^{3+}に酸化される。このFe^{3+}は血漿中の**トランスフェリン** transferrin と結合して血清鉄として血液中を循環し，骨髄赤芽球におけるヘモグロビン合成に再利用される。赤芽球の表面には**トランスフェリン受容体** transferrin receptor 1；**TfR1** が豊富に存在する。赤芽球はTfR1でトランスフェリンを受容すると，エンドサイトーシスによって受容体ごと細胞内に取り込む。Fe^{3+}はエンドソーム内でFe^{2+}に還元され，**2価金属イオントランスポーター** divalent metal transporter 1；**DMT1** を介してエンドソームから出てミトコンドリアでのヘム合成に再利用される。⑱

余剰の血清鉄は肝細胞のTfR1を介して取り込まれ，**アポフェリチン** apoferritin と結合した**フェリチン** ferritin として貯蔵される。アポフェリチンは24個のサブユニットからなる球状の蛋白質で，内部の空洞に数千個もの鉄原子を格納できる。フェリチンが重合・変性したものが**ヘモジデリン** hemosiderin であり，鉄過剰状態のときにみられる。

⑰ 鉄の代謝回転

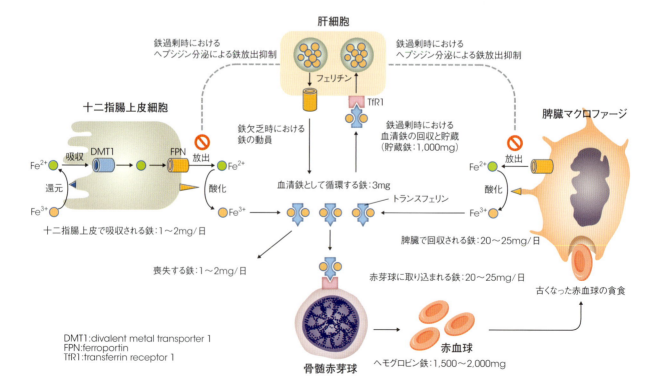

DMT1：divalent metal transporter 1
FPN：ferroportin
TfR1：transferrin receptor 1

19 貧血の種類（赤血球の分化との関係）

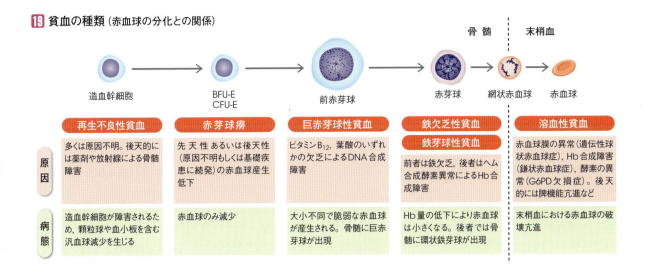

体内の鉄は無駄なくリサイクルされている

体内の鉄の総量は2,500〜3,500mgであり、そのうちヘモグロビン鉄が1,500〜2,000mg、貯蔵鉄が約1,000mgである。赤血球は常に入れ替わっており、新たなヘモグロビン合成のために1日20〜25mgの鉄が必要である。一方、鉄の吸収・排泄はともに1日1〜2mgに過ぎない。つまり、脾臓マクロファージが貪食した赤血球のヘモグロビン鉄を再利用することで、鉄需要の多くをまかなっている。17

体内の鉄量は厳密に調節されている

鉄は生体内で酸素運搬などの重要な機能を担う一方で、過剰な鉄は活性酸素の産生により組織を傷害する。このため、体内の鉄量は厳密に調節されている。体内の鉄の過剰を感知した肝細胞は、ペプチドホルモンである**ヘプシジン** hepcidinを産生する。ヘプシジンは十二指腸上皮細胞やマクロファージのフェロポーチンに作用し、鉄の血中への放出を抑制する 17。ヘプシジンの作用の恒常的な低下は、体内の鉄の過剰による臓器障害（ヘモクロマトーシス）の原因となる。逆に体内の鉄が減少すると、肝臓からのヘプシジンが減少し、フェロポーチンに対する抑制作用が解除されるため、細胞内から血中へ鉄が放出される。

貧血は赤血球の分化・成熟・破壊のすべての段階で起こる

貧血 anemiaとは、血液の酸素運搬能が低下した状態であり、赤血球数やヘモグロビン濃度の低下によって生じる。貧血の原因は以下のように大別される。19

①赤血球の産生障害：何らかの原因で造血幹細胞の分化障害が生じると、骨髄における造血能が低下し、すべての血液細胞が減少する（汎血球減少）。この病態を**再生不良性貧血**と呼ぶが、放射線や薬剤による骨髄障害を除き、多くは原因不明である。**赤芽球癆**は、赤血球系の前駆細胞の障害によって、赤血球のみの産生が低下した病態を指す。**巨赤芽球性貧血**は前項で述べたように前赤芽球の分裂障害である。

②ヘモグロビンの合成障害：**鉄欠乏性貧血**ではヘム合成が障害され、小さくてヘモグロビン含量の少ない赤血球が産生される（小球性低色素性貧血）。原因としては、出血による体内鉄の喪失や、成長・妊娠に伴う鉄需要の増大が重要である。

③赤血球の破壊亢進：赤血球が崩壊してヘモグロビンが血球外に出る現象を**溶血** hemolysisと呼ぶ。赤血球自身の脆弱性のために破壊される場合と、赤血球以外の原因による場合がある。前者の代表が、**遺伝性球状赤血球症**〔p.488参照〕をはじめとする赤血球膜の先天異常である。後者には、**自己免疫性溶血性貧血**など免疫学的機序によるもの、機械的破壊（**赤血球破砕症候群**）、脾機能亢進などがある。

④失血：慢性的な消化管出血や月経過多などによる。

18 赤芽球における鉄の取り込み

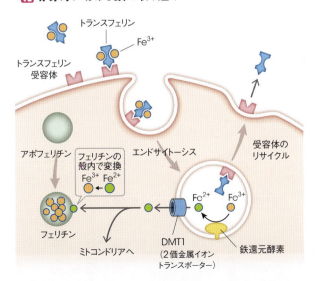

赤血球膜上の抗原が血液型を決める

赤血球表面の糖鎖がABO血液型物質となる

赤血球膜にはグリコフォリンglycophorinと呼ばれる膜貫通型の糖蛋白質が存在する。グリコフォリンのポリペプチド鎖は赤血球膜の脂質二重層を貫き，その細胞外部分に糖鎖が結合している（11）。糖鎖には3種類あり，H抗原，A抗原，B抗原と呼ばれる。それらの組み合わせによってABO血液型が決まる。20

グリコフォリンの糖鎖は遺伝的に決定されている。H抗原はどの血液型の人にも存在する。H抗原にN-アセチルガラクトサミンが付加されるとA抗原，ガラクトースが付加されるとB抗原ができる 22。それぞれの糖を付加する転移酵素を持つ人の血液型はA型，B型となり，両方の酵素を持つ人はAB型となる。O型の人はいずれの酵素も持たない（遺伝子のフレームシフト変異のため，酵素活性を失う）。

ABO血液型はメンデルの法則によって遺伝する 21

血液型を決定する遺伝子A，B，Oのうちの2つが，一対の相同染色体上にアレル（対立遺伝子，allele，ギリシャ語の「別の形」に由来）として存在する。A遺伝子とB遺伝子は共顕性co-dominant（一方の遺伝子が他方の発現を妨げず，ともに発現する）であり，O遺伝子はA，B遺伝子に対して潜性recessiveである。したがって，遺伝子型AAおよびAOの人は血液型はA型となり，遺伝子型BBおよびBOの人はB型，遺伝子型ABの人はAB型，遺伝子型OOの人はO型となる。

ABO血液型不適合輸血では激しい血管内溶血が起こる 23

血液型がA型の人は，生後3～6ヵ月からIgMクラスの抗B抗体を持ち始める〔p.516参照〕。腸内細菌の表面には，A抗原やB抗原に類似した成分があるが，血液型がA型の人は抗A抗体を作ると自分の赤血球にも反応するため，抗A抗体を作るB細胞は除去し，抗B抗体を作るB細胞は残しておく，と考えられている（Wiener）。

血液型がB型の人はIgMクラスの抗A抗体を持ち，O型の人はIgMクラスの抗A抗体と抗B抗体を持つようになる。そしてAB型の人は抗A抗体も抗B抗体も持たない。

抗A抗体，抗B抗体はIgMクラスの抗体であり，補体を速やかに活性化する（49）。そのためABO血液型不適合輸血に際しては激しい**血管内溶血**が起こる。血管内に流出した遊離ヘモグロビンには腎毒性があるため急性腎不全に至る。また，補体の強い活性化によりアナフィラトキシンが形成され，血管透過性が亢進してショック状態となる。

ABO血液型不適合輸血が激しい臨床症状を呈し致死的となりうるのに対して，ABO血液型不適合妊娠が臨床的に大きな問題となることが少ないのはIgMが胎盤を通過しないからである。仮に母親の免疫系が胎児赤血球に対するIgGクラスの抗A/B抗体を作った場合であっても，胎児の赤血球表面のA/B抗原は未発達であるため，抗原抗体反応が強く起こらないようになっている。

20 ABO血液型

	A	B	AB	O
赤血球の抗原	A	B	A, B	—
血清中の抗体	抗B	抗A	—	抗A, 抗B
遺伝子型	AA/AO	BB/BO	AB	OO
日本人での頻度	40%	20%	10%	30%
凝集の起こる血液型	B, AB	A, AB	—	A, B, AB

21 ABO血液型の遺伝

両親の血液型		子の血液型
A × A	→	A, O
A × B	→	A, B, AB, O
A × AB	→	A, B, AB
A × O	→	A, O
B × B	→	B, O
B × AB	→	A, B, AB
B × O	→	B, O
AB × AB	→	A, B, AB
AB × O	→	A, B
O × O	→	O

特殊なO型として，H抗原を持たない場合がありOh型と呼ぶ。この場合，赤血球はA抗原とB抗原がないためO型に類似するが，血清中には抗A，抗B抗体のみならず抗H抗体が存在するため，H抗原をもつO型の赤血球を輸血することはできない。

22 血液型物質（A, B抗原）の生合成

遺伝的に発現した転移酵素transferaseが，糖鎖の末端にGalNAcまたはGalを付加する。

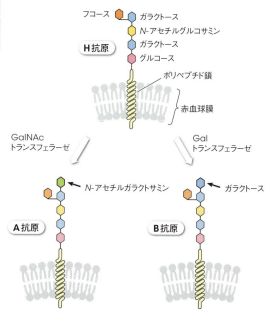

23 血液型不適合輸血，血液型不適合妊娠の病態生理

ABO血液型不適合	Rh血液型不適合
抗A抗体，抗B抗体は主にIgMクラスの抗体である	抗Rh抗体はIgGクラスの抗体である
IgMは10ヵ所の抗原結合部位を持つ	IgGは2ヵ所の抗原結合部位を持つ
IgMが試験管内やスライドグラス上で赤血球抗原に結合した場合，凝集agglutinationを起こす(完全抗体)	IgGが試験管内やスライドグラス上で赤血球抗原に結合しても，それだけでは凝集を起こさない(不完全抗体)
血管内でIgMが赤血球抗原に結合した場合，速やかに補体が活性化されるため激しい溶血が起こる(血管内溶血)	血管内でIgGが赤血球抗原に結合した場合，補体の活性化は速やかには起こらない。IgGが結合した赤血球は，Fc受容体を介して脾臓のマクロファージに貪食される(血管外溶血)
IgMは胎盤を通過しないため，ABO血液型不適合妊娠は臨床的にはあまり問題にならない	IgGはneonatal Fc receptor(FcRn)を介して胎盤を通過する(母体から胎児へ運搬される)ため，Rh血液型不適合妊娠は重要な問題になる

Rh血液型不適合妊娠で生じた抗体は次回妊娠時に問題となる 25

Rh血液型を決定する因子は複数あるが，特に問題になるのはD因子(D抗原)の有無であり，単に「Rh陽性」と言った場合は，通常「D因子陽性」を意味する。 24

抗D抗体はD因子陰性の人がD因子陽性の血液を輸血されたときや，D因子陰性の母親がD因子陽性の胎児を妊娠・出産した際に産生される。妊娠後期や分娩時に胎児赤血球が母体の血液中に入ったときに，母体にとって非自己であるD因子が母体の免疫系によって認識され，IgGクラスの抗体が産生される。

この抗体は，主に次回妊娠時に問題となる。すなわち次回妊娠中にIgGクラスの抗D抗体が胎盤を通過して，胎児の赤血球に結合する。抗体が結合した胎児赤血球は，胎児の脾臓のマクロファージに貪食され(**血管外溶血**)，胎児は貧血となる(溶血性貧血)。重度の貧血のために心不全に至り，全身に浮腫をきたす場合もある。これを免疫性胎児水腫と呼ぶ。D因子陰性の妊婦において，妊娠初期に抗D抗体の陽性が判明したり，妊娠の経過中に抗D抗体が陽性化した場合には，厳重な管理が必要となる。

不適合輸血を防ぐために血液型検査を行う 26

輸血前には血液型判定を行う。スライドグラス法は，被検赤血球を抗体試薬と反応させ，A抗原とB抗原を検出する方法である。同時に必ず**交差適合試験** cross matchを行う。すなわち，供血者の血球と受血者の血清，また受血者の血球と供血者の血清を直接混和し，凝集が起こらないことを確認する。

24 Rh血液型

	Rh⁺	Rh⁻
赤血球のD抗原	あり	なし
日本人での頻度	99.5%	0.5%

25 Rh血液型不適合妊娠

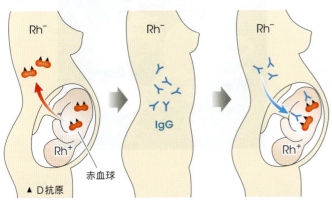

妊娠後期や分娩時に胎児の赤血球がD抗原とともに母体に流入すると… / 母体内でIgGクラスの抗D抗体が産生される / 次回妊娠時，IgGクラスの抗D抗体が胎盤を通過して胎児に溶血を起こす

26 血液型検査

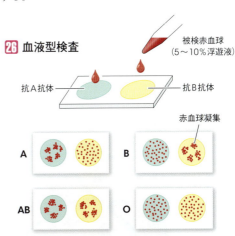

スライドグラス法：生理食塩水で希釈した被検赤血球とモノクローナル抗体試薬の各1滴をスライドグラス上で混和し，凝集の有無で判定する。

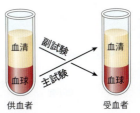

交差適合試験：供血者と受血者の血球および血清を直接混和する。ABO血液型以外の血液型に対する抗体(不規則抗体)の検出感度を上げるために種々の方法が開発されている。

血管壁，血小板，凝固因子が協同して出血を止める

血小板の構造 27

血小板 plateletは，骨髄巨核球の細胞質の一部がちぎれて血中に出てきたもので，約10日間全身を循環したのち赤脾髄で破壊される。無核の細胞片であるが，内部構造は複雑で，多くの機能を持つ。

不活性状態の血小板は径2～4μmの円板形で，その形態は細胞膜直下を走る**微小管**によって保たれている。細胞膜にはところどころに小孔があり，深く陥入して**開放小管系** open canalicular systemを形成する。この小管は，Ca^{2+}流入や顆粒内容放出の際の通路となる。

暗調小管系 dense tubular systemは小胞体の遺残と考えられる閉じた管で，Ca^{2+}を貯えている。**密顆粒** dense granuleは，セロトニン，ADP，ATP，Ca^{2+}を含む。α顆粒は，抗ヘパリン物質（血小板第4因子），フィブリノゲン，血小板由来成長因子 platelet derived growth factor；PDGFなどを含む。また，血小板はミトコンドリアを備えている。

止血機序；血小板が応急の血栓を作り，そこにフィブリンがからみついて強固な血栓となる 29

1）損傷血管の収縮

血管壁が損傷すると，神経反射により局所の血管が収縮する。また，血管内皮細胞から放出されるエンドセリンなどの作用により，出血部位の細動脈が収縮する。これにより出血量を最小限にくい止める。

2）血小板血栓の形成

血管壁が損傷し内皮下の結合組織が露出すると，コラーゲン線維に血小板が**粘着**する。粘着は，血漿蛋白質である**フォン・ウィルブランド因子** von Willebrand factor；vWFを介して起こる。vWFは，血小板膜に存在する糖蛋白質のGpⅠb-Ⅸ-Ⅴ複合体（Gpはglycoproteinの略）に結合し，コラーゲンとの間を架橋する。粘着した血小板は活性化し，球状に形を変え，偽足を出して移動し，互いに密着する 28 。この形態変化には微小管の脱重合が関係している。

活性化した血小板では，開放小管系を介するCa^{2+}流入や貯蔵Ca^{2+}の放出が起こり，細胞内Ca^{2+}濃度が上昇する。その結果，次のことが起こる。

①**脱顆粒**：密顆粒中のADP，セロトニンが細胞外に放出され，他の血小板を活性化させる。

②**トロンボキサンA_2放出**：細胞内のホスホリパーゼA_2が活性化され，その作用により細胞膜リン脂質からアラキドン酸が遊離する。アラキドン酸の代謝産物であるトロンボキサンA_2（TXA_2）が細胞外に放出され，血小板活性化および血管収縮作用を発揮する。

③**血小板凝集**：①②で放出された因子は，近くの血小板を次々に活性化する。血小板膜のGpⅡb-Ⅲa複合体は立体構造が変わり，リガンドが結合できる活性型となる。活性型GpⅡb-Ⅲaに血漿蛋白質のフィブリノゲンが結合することで血小板どうしが連結され，**凝集**が起こる。このようにしてできた血栓を一次血栓（**血小板血栓**）と呼ぶ。

3）フィブリン形成

一次血栓は不安定で，はがれやすい。そこで，次項で述べる血液凝固機序が起こり，フィブリン線維の網が一次血栓を覆って強化する。こうして完成した血栓を二次血栓（**フィブリン血栓**）と呼ぶ。

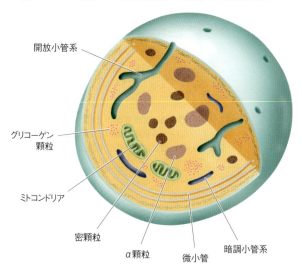

27 血小板の構造 不活性状態では円板形の外観を呈する。

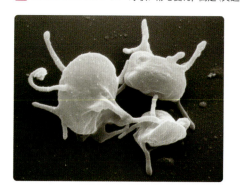

28 活性化した血小板 球状に形を変え，偽足（突起）を出す。

血小板血栓は日常的に作られている

健常時においても，一日に何度も小血管の損傷が起こっている。そのたびに血小板血栓が形成されるが，血管壁の修復が済むと，次項で述べる線溶機序が働いて，血栓を融解・除去する。

何らかの原因により血小板数（基準値15万〜40万/μL）が減少すると，血管の損傷に血栓の形成が間に合わず，皮膚や粘膜に点状出血や斑状出血を生じる。**血小板減少性紫斑病** thrombocytopenic purpuraと呼ばれ，多くは自己免疫機序によって起こる。すなわち，血小板膜の糖蛋白質に対する自己抗体が産生され，これが血小板に結合するために脾臓での血小板の破壊が亢進し，血小板数は通常10万/μL以下にまで減少する。

正常な血管内では血小板凝集は起こらない

健常な血管内皮細胞は，血小板や凝固因子の活性化を阻害する分子を表出したり，放出している（36）。そのため，血管内皮が傷害されない限り，血小板の粘着と活性化は起こらない。動脈硬化を起こした血管では，内皮細胞が傷害されるため，血栓を生じやすい。

30 血小板活性のバランス

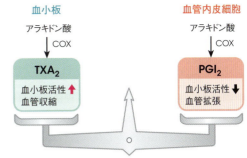

COX：cyclooxygenase，シクロオキシゲナーゼ

たとえば血管内皮細胞が産生する**プロスタグランジンI_2**（PGI_2別名**プロスタサイクリン**）は，血小板の活性化を阻害する。内皮細胞PGI_2と血小板TXA_2はいずれもアラキドン酸の代謝産物であり〔p.498参照〕，正常では両者の生成量のバランスが保たれている 30。アスピリンの少量投与はこのバランスを変えてPGI_2優位にすることにより血栓症を予防する。

● アスピリン少量投与による抗血栓作用 ─────────
アラキドン酸はシクロオキシゲナーゼ（COX）の働きでプロスタグランジンG_2に変換されたのち，血小板ではTXA_2に，内皮細胞では主にPGI_2に変換される。アスピリンはCOXを阻害してプロスタグランジン産生を抑制するが，アスピリンを少量投与した場合は，内皮細胞によるPGI_2産生よりも，血小板によるTXA_2産生のほうが強く抑制される。

29 止血機構

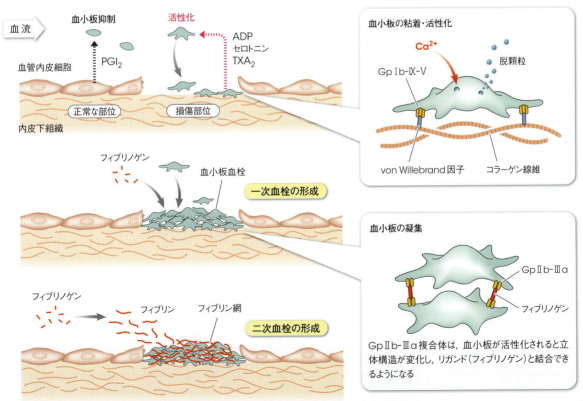

497

基礎知識

アラキドン酸カスケードとその産物

細胞膜のリン脂質から生理活性物質が生成される

ホルモン，神経伝達物質，サイトカインとならび，細胞間の情報伝達に使われる細胞外シグナル分子として，細胞膜のリン脂質から生成される2種類の生理活性物質がある。1つはエイコサノイドeicosanoidsであり，アラキドン酸を主とする多価不飽和脂肪酸から生成される。もう1つは**血小板活性化因子**platelet activating factor；PAFであるが，この項ではエイコサノイドに焦点を当てる。

31 細胞外シグナル分子

ホルモン	〔p.538参照〕
神経伝達物質	〔p.586参照〕
サイトカイン	〔p.522参照〕

細胞膜リン脂質由来の生理活性物質
- 血小板活性化因子（PAF）
- エイコサノイド
  - プロスタノイド：プロスタグランジン（PG），トロンボキサン（TX）
  - ロイコトリエン（LT）

アラキドン酸を基質としてエイコサノイドが産生される 32

細胞外からの種々のシグナルを受けて活性化したホスホリパーゼA₂は，細胞膜のリン脂質からアラキドン酸を切り出す。アラキドン酸はシクロオキシゲナーゼcyclooxygenase；COX，リポキシゲナーゼlipoxygenase；LOX，**P450エポキシゲナーゼ**P450 epoxygenaseの作用によって，エイコサノイドと総称される生理活性物質に代謝される。以上の代謝経路をアラキドン酸カスケードと呼ぶ。

COXによって産生されるエイコサノイドがプロスタグランジンprostaglandin；PGとトロンボキサンthromboxane；TXであり，プロスタノイドprostanoidと総称される。また，LOXによって産生されるエイコサノイドが**ロイコトリエン**leukotriene；LTである。

COXには少なくとも2つのアイソフォームが知られ，COX1（prostaglandin G/H synthase 1；PTGS1）とCOX2（PTGS2）と呼ばれる。COX1はほぼすべての組織において定常的(構成的)に発現し，胃腸粘膜の保護作用や血小板凝集などの生理的な機能を発揮する。COX2は多くの組織において発現レベルは低いが，炎症の際にマクロファージや線維芽細胞などにおいて速やかに発現が誘導される。またCOX2は一部の癌細胞の増殖に際しても発現が認められており，癌の病態生理との関連が注目されている。

32 アラキドン酸カスケード

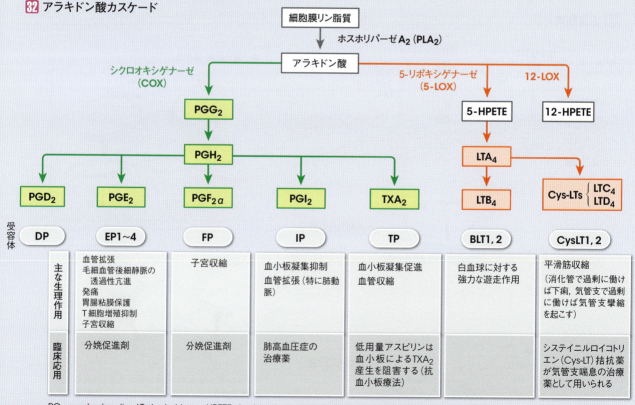

PG：prostaglandin, LT：leukotriene, HPETE：hydroperoxy-eicosatetraenoic acid, COX：cyclooxygenase, LOX：lipoxygenase

エイコサノイドは多彩な生理活性を持つ 33

たとえば下垂体ホルモンや甲状腺ホルモンなどのように，特定の器官から分泌されて血流を介して全身に作用するホルモンとは対照的に，エイコサノイドは全身のあらゆる細胞において産生され，産生した細胞自身に作用したり（自己分泌），近傍の細胞に作用する（傍分泌）。

エイコサノイドの受容体は，細胞膜のG蛋白質共役型受容体（G protein-coupled receptor；GPCR）と核内受容体（peroxisome proliferator-activated receptor；PPAR）の2つのタイプがある。

エイコサノイドの生理活性は多岐にわたるが，特にCOXを阻害する非ステロイド性消炎鎮痛薬（non-steroidal anti-inflammatory drugs；NSAIDs）の作用・副作用と合わせて整理すると，その多彩な生理活性が浮き彫りになる。なお，アスピリンを代表とするNSAIDsがPGの生合成を阻害することが発見されたのは1971年のことである。

33 プロスタグランジン（PGs）に代表されるエイコサノイドの生理作用

	エイコサノイドの生理作用	NSAIDsによるPGs産生阻害の効果と副作用
炎症	PGE_2は炎症局所において毛細血管後細静脈の透過性を亢進させ，局所の腫脹・発赤・熱感をきたすほかに，発痛をもたらす（炎症の4徴，p.508参照）。また中枢神経系に作用して体温を上昇させる。	NSAIDsの期待される効果：解熱作用，消炎鎮痛作用。NSAIDsが惹起しうる副作用：アラキドン酸代謝の産物がLTsがPGsよりも有意に多くなって気管支を収縮させることがアスピリン喘息の主要な病態と想定されている。
血小板	血小板は活性化状態になると，血小板内のCOX1によってトロンボキサンA_2（TXA_2）を合成する。TXA_2は血小板凝集促進作用と血管収縮作用があり，血栓を形成させる方向に導く〔p.497参照〕。なお，血小板には核が存在しないため，COX2は誘導されない。	低用量アスピリンは血小板のCOX1を非可逆的に阻害しTXA_2産生を低下させることによって，血小板凝集を阻害する（抗血小板療法）。一方，血小板においてはCOX2が誘導されないため（左記），COX2選択阻害薬は血小板には原則的に作用しない。
血管内皮細胞	活性化された血小板で産生されたエイコサノイドは，近傍の血管内皮細胞を刺激してプロスタサイクリン（PGI_2）産生を促す。PGI_2は血小板凝集抑制作用と血管拡張作用をもつ〔p.497参照〕。	COX2選択阻害薬は血小板には作用しない一方で，血管内皮細胞において誘導されたCOX2を阻害することでPGI_2産生を抑制する。結果としてPGI_2とTXA_2とのバランスが TXA_2優位となり，血栓形成・血管収縮の方向に傾く。COX2選択阻害薬による虚血性心疾患リスク発現機序の1つはそのためと考えられている。〔J Clin Invest 116；4-15, 2006〕
血管平滑筋	胎盤で産生されるPGE_2が胎児の動脈管開存を維持している〔p.179参照〕。	妊娠後期の妊婦に対してNSAIDsを使うと，胎児の動脈管を収縮させる恐れがある。逆に，動脈管開存症の新生児に対して，NSAIDsを治療薬として使う。
子宮	PGE_2や$PGF_{2\alpha}$は子宮平滑筋を収縮させることから，陣痛誘発剤として利用される。一方，妊娠中に細菌性腟炎や子宮頸管炎からの上行性感染によって炎症が胎膜に及ぶと（絨毛膜羊膜炎），胎膜局所で産生されたPGE_2や$PGF_{2\alpha}$が子宮を収縮させるため，前期破水（分娩開始前に胎膜が破れること）や早産が起こりやすくなる。	切迫早産に対してNSAIDsを使うことが考えられるが，上記のとおり胎児の動脈管を収縮させる恐れがあるため原則的には使用されない。
腎臓	腎血流量が減少すると，糸球体輸入細動脈と遠位尿細管緻密斑においてCOX1によるPG合成が刺激される。腎臓におけるPGは，レニン分泌を促進して血圧を保持しようとする〔p.382参照〕。同時に，腎血管を拡張させて，腎血流と糸球体濾過量を一定に保持しようとする（腎循環保護作用，p.387参照）。	健常人ではNSAIDsは腎循環に影響を及ぼしにくいが，循環血液量が低下しているような場合には，PGによる腎循環保護作用が解除されるため，可逆的な腎虚血や腎不全が生じうる。また，PGによるレニン-アンジオテンシン系の活性化が阻害される結果，低レニン低アルドステロンの状態となり，尿細管からのK排泄が低下して高K血症をきたす場合がある。
胃	胃十二指腸粘膜は構成的にCOX1を発現し，粘膜保護作用のあるPGを産生している。特にPGE_2は ①胃酸分泌を抑制する ②上皮細胞に働きかけてムチン，重炭酸産生を刺激する ③胃腸粘膜の血流量を増加させる ④上皮細胞の遊走と増殖によって粘膜上皮組織を修復させる などの機序によって胃十二指腸粘膜の保護と修復に関与している。	COX非選択性NSAIDsにより胃の粘膜防御因子としてのPGsが低下する結果，胃潰瘍・十二指腸潰瘍が起こりやすくなる。COX2選択阻害薬にはこの作用が少ないが，完全なCOX2選択性があるわけではないため，胃潰瘍・十二指腸潰瘍の副作用が発現することがある。
癌	PGE_2やLTB_4の癌の病態生理への関与が示唆されている。たとえば， ①細胞増殖促進作用 ②血管新生や微小環境を整えて腫瘍細胞に有利な環境をつくる ③腫瘍免疫抑制作用 などの機序が示唆されている。〔Nat Rev Cancer 10；181-193, 2010〕	NSAIDsが大腸癌をはじめとする固形癌のリスクを減らすことが疫学的にも動物モデルからも報告されている。機序としてNSAIDs自身による直接の腫瘍傷害作用（アポトーシス誘導作用）やPGs産生抑制作用が想定されている。〔Biochem Pharmacol 180；114147, 2020〕

凝固系と線溶系のバランスが血栓の成長と溶解を調節する

血液凝固は活性化した血小板の表面で進行する 34

ここでは止血機構の後半について解説する。血小板のみからなる血小板血栓（一次血栓）は不安定であり、フィブリン網によって補強されることで二次血栓が完成する。血中のフィブリノゲン fibrinogen をフィブリン fibrin に変換する反応を**血液凝固**あるいは単に**凝固** coagulation と呼び、この反応を促進する物質を**凝固因子**と呼ぶ。

凝固因子の多くは血漿蛋白質であり、肝細胞で合成される。なかでも第Ⅱ, Ⅶ, Ⅸ, Ⅹ因子は合成に**ビタミンK**を必要とする。したがって、重度の肝疾患やビタミンK欠乏症では出血が起こりやすくなる。

代表的な凝固因子として第Ⅰ因子から第ⅩⅢ因子まで知られているが（Ⅵは欠番）、これをおおまかに①プロテアーゼ前駆体（Ⅱ, Ⅶ, Ⅸ, Ⅹ, Ⅺ, Ⅻ）、②コファクター（Ⅴ, Ⅷ）、③凝固反応の最終ターゲット（第Ⅰ因子すなわちフィブリノゲン）に整理すると分かりやすくなる。

コファクターは、活性化された血小板の膜（リン脂質）やCa^{2+}（第Ⅳ因子）とともに、凝固反応の舞台を提供する。そして、この舞台の上でプロテアーゼ前駆体が次々に活性化することで反応が進行する。

1）組織因子による凝固反応の発動

凝固反応には外因系と内因系の2通りの経路が知られている。**外因系**は第Ⅲ因子である**組織因子** tissue factor；TFが第Ⅶ因子を活性化することで始動する。**内因系**は陰性荷

34 凝固系と線溶系

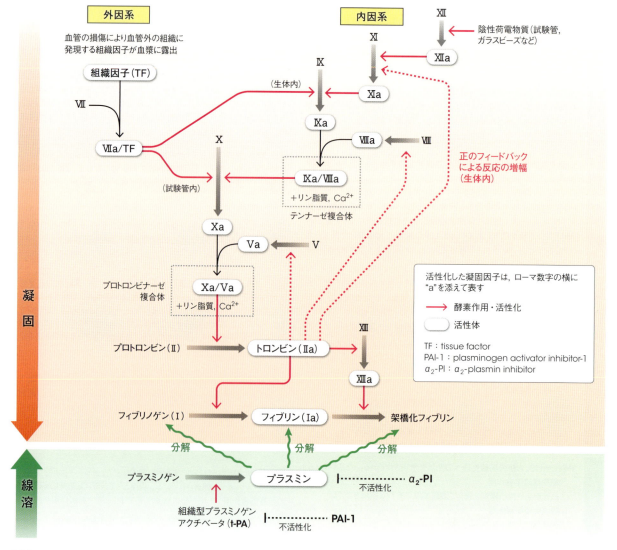

電物質が第XII因子を活性化することで始動する。

ただし、これらはあくまでも試験管内での反応である。生体内においては、血管が破綻し、血管外のTFが血漿に曝露されることで第VII因子が活性化する反応が主体となる。内因系に相当する反応は、凝固反応の増幅経路として重要であると考えられている。

2）プロトロンビンからトロンビンへの変換

凝固反応の要となる反応は、プロトロンビンから**トロンビン**thrombinへの変換である。トロンビンは第I因子（フィブリノゲン）をフィブリンに変換するとともに、第V、VIII、XI因子などを活性化することで反応を増幅する。トロンビンはまた、血小板をさらに活性化する作用を持つ。

3）フィブリノゲンからフィブリンへの変換

フィブリノゲンは分子量34万の糖蛋白質である。トロンビンはこれを加水分解してフィブリンモノマーを生成する。フィブリンモノマーは速やかに重合し、鎖状のポリマーとなる。さらに、トロンビンによって活性化された第XIIIa因子がフィブリン間に架橋を形成して安定化させる。このようにして出来上がったフィブリン網に血球がからみ合い、**血栓**thrombusあるいは**血餅**blood clotが形成される。35

正常な血管内では血液凝固は起こらない

凝固反応は、傷害された血管においてのみ生じ、正常な血管内では生じない。その理由の1つは、凝固反応は活性化された血小板の表面上でのみ生じるためである。すでに述べたように、血管内皮が傷害されない限り、血小板の活性化は起こらない。もう1つの重要な理由は、正常な血管内皮が複数の機序で血栓形成を抑制することである。36

血栓は数日かけて溶解・除去される

止血の役目を終えた血栓は、**プラスミン**plasminによって溶解される。この反応を**フィブリン溶解**fibrinolysis（線維素溶解、**線溶**）と呼ぶ。プラスミンの前駆体であるプラスミノゲンは肝臓で合成され、血栓のフィブリン上で**組織型プラスミノゲンアクチベータ**tissue plasminogen activator；**t-PA**によってプラスミンに変換される。t-PAは血管内皮細胞が産生・分泌する。

プラスミンはフィブリンだけでなく、フィブリノゲンも分解する。血栓がすばやく除去されると再出血をきたすため、線溶は比較的時間をかけて発動する。すなわち、血管内皮からのt-PA放出は緩徐である。また、血漿中のプラスミノゲンアクチベータ・インヒビター-1（PAI-1）とα_2-プラスミンインヒビター（α_2-PI）が線溶の進行を抑制する。

●フィブリノゲン・フィブリン分解産物（**FDP**）と**Dダイマー**

プラスミンによるフィブリノゲン、フィブリンモノマー、架橋化フィブリンの分解産物は、フィブリノゲン・フィブリン分解産物（fibrinogen and fibrin degradation products；FDP）と総称される。特に、架橋化フィブリンの分解産物をDダイマーと呼ぶ。フィブリンは2つのD領域と1つのE領域がD-E-Dの順に並んだ分子であるが、架橋化フィブリンにおいては、隣接するフィブリンのD領域どうしが架橋され、この部位はプラスミンによる分解を受けない。この「対になったD領域」がDダイマーの構造単位であり、名の由来である。

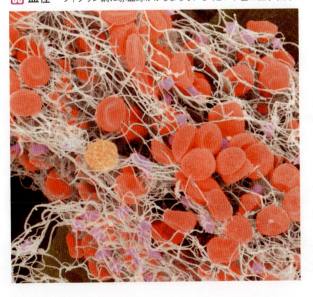

35 血栓 フィブリン網に赤血球がからまっている（ピンク色は血小板）。

36 血管内皮細胞の抗血栓作用

血管拡張と血小板活性化抑制	●一酸化窒素（**NO**）、**PGI₂**の放出 ●**CD39**の表出 ADPを分解することで血小板の活性化を抑制する
凝固系の抑制	●ヘパリン様分子の表出 血漿中のアンチトロンビンと結合して、IIa, IXa, Xa, XIa, XIIaを不活性化する ●トロンボモジュリンの表出 トロンビンと結合し、プロテインCを活性化する。活性化したプロテインCは、プロテインSとともにVaとVIIIaを不活性化する ●組織因子経路インヒビター（tissue factor pathway inhibitor；TFPI）の発現 組織因子とVIIaとの複合体を不活性化する
線溶系の活性化	●組織型プラスミノゲンアクチベータを放出し、線溶系を活性化する

好中球とマクロファージが自然免疫の最前線で活躍する

白血球は互いに協調して生体防御に働く

細菌やウイルス感染で誘導され，個々の病原体に特異的に適応する抵抗性を**獲得免疫** acquired immunity または**適応免疫** adaptive immunity と呼ぶ〔p.510参照〕。

これに対して，個体に生来備わる感染抵抗性を**自然免疫** innate immunity と呼ぶ。組織で見張りをするマクロファージと樹状細胞，そしてマクロファージに引き寄せられて局所に集まってくる好中球が自然免疫の主役である。病原体が皮膚・粘膜の防御機構を突破して組織に感染すると，マクロファージがこれを貪食し，炎症反応を起こす。これによって血液中の好中球と単球を感染局所に集める。単球は組織に移行するとマクロファージとなり，好中球とともに病原体の貪食を続ける。

好中球 37

好中球 neutrophil は径約10μmの類円形細胞で，全白血球の40〜70%を占め，杆状〜多分葉の核と電顕所見上2種類に区分される顆粒（一次顆粒と二次顆粒）を備える。**一次顆粒**は二次顆粒より大きく，光顕ではアズール色素で染色されるアズール顆粒として観察される。好中球の一次顆粒はミエロペルオキシダーゼを含み，他の細胞のライソソームに相当する。**二次顆粒**は特殊顆粒とも呼ばれ，好中球の場合は中好性に染色されるため光顕では明瞭でないが，電顕では径0.1〜0.3μmの球〜杆状顆粒として認められる。

好中球は組織の細血管（毛細血管後細静脈）から出て病原体を貪食し，顆粒中の活性酸素で殺菌した後，死滅し周囲組織ごと融解して膿となる。好中球の細胞死の形態には，ネクローシス（細胞膜破壊を伴う）やアポトーシス（細胞膜破壊がない）に加えてネトーシス NETosis がある。ネトーシスは制御された細胞死の1つで，活性化した好中球が自らのクロマチンに顆粒内抗菌蛋白を付着させた網状構造（**好中球細胞外トラップ** neutrophil extracellular traps；**NETs**）を放出し，周囲の病原体を捕捉・殺菌する。これは病原体の播種を防ぐ自然免疫機構であると考えられている。

好中球の寿命は約1週間で，骨髄から血液中に出た後，数時間で組織に移行し，細菌を貪食して死滅するが，貪食しない場合も2日ほどでアポトーシスにより寿命を迎える。44

単球／マクロファージ／樹状細胞

単球 monocyte 41 は径10〜15μmの類円形を示す大型の白血球で，末梢血白血球の3〜6%を占める。組織に移行してからの寿命は数日〜数週間である。卵円形〜腎臓形の細胞核と塩基性色素により灰青色に染色される細胞質とを有し，細胞質には微細なアズール顆粒を含む。単球は骨髄から末梢血に入って1〜2日循環するが，炎症時には血管外へ遊出し，不整形の**マクロファージ** macrophage 42 へと分化する。

一方，脾マクロファージや肺胞マクロファージ，肝臓の**Kupffer細胞**，脳の**小膠細胞** microglia などは，それぞれの組織で独自に分化し定着したマクロファージである。これらの組織マクロファージはまとめて**単核食細胞系** mononuclear phagocyte system と呼ばれるが，その起源は骨髄単球とは限らない。脾マクロファージやKupffer細胞，小

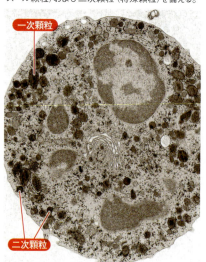

37 好中球（×18,000）
クロマチンの凝集した分葉核，一次顆粒（光顕上アズール顆粒）および二次顆粒（特殊顆粒）を備える。

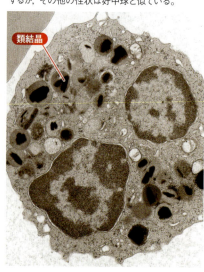

38 好酸球（×18,000）
類結晶を含む大型の顆粒（酸好性顆粒）を特徴とするが，その他の性状は好中球と似ている。

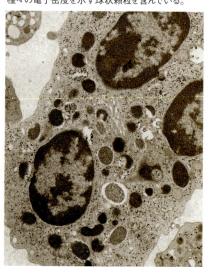

39 好塩基球（×21,000）
好中球に比べて分葉の少ない核と，比較的大型で種々の電子密度を示す球状顆粒を含んでいる。

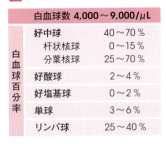

43 白血球に関する基準値

白血球数 4,000〜9,000/μL		
白血球百分率	好中球	40〜70 %
	杆状核球	0〜15 %
	分葉核球	25〜70 %
	好酸球	2〜4 %
	好塩基球	0〜2 %
	単球	3〜6 %
	リンパ球	25〜40 %

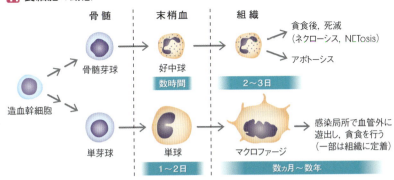

44 食細胞の動態

膠細胞は胎生期の卵黄嚢の前駆細胞に由来する。

組織で病原体を貪食するもう1つの細胞が**樹状細胞** dendritic cell である。樹状細胞は短寿命(約3日)の骨髄由来細胞で、血液から組織に供給され、活性化するとリンパ節に移動し、病原体の断片(抗原ペプチド)をT細胞に提示することで適応免疫を発動させる。

マクロファージもT細胞に抗原を提示するが、そのT細胞は樹状細胞により活性化されている必要がある。樹状細胞がリンパ節に移動して抗原提示を行うのに対し、マクロファージは局所にとどまって貪食を行う。

好酸球 38

好酸球 eosinophil は、2分葉核と酸好性顆粒を特徴とする白血球で、径9〜12μmと好中球に比べやや大きく、全白血球の2〜4%を占める。酸好性顆粒は径0.6〜1.0μmの楕円形で、電子顕微鏡では顆粒内にオスミウム好性の板状構造(**類結晶** crystalloid)を認める。類結晶には、主要塩基性蛋白MBP、好酸球カチオン性蛋白ECP、好酸球ペルオキシダーゼEPOなどの抗寄生虫物質や、ヒスタミンの中和に働くヒスタミナーゼが含まれ、脱顆粒によって作用を発揮する。酸好性顆粒はまた、酸性ホスファターゼやペルオキシダーゼなどの水解酵素活性を示すことから、他の細胞のライソソームに相当するとの説がある。

好塩基球と肥満細胞 39 40

好塩基球 basophil は全白血球の0〜2%と最も少なく、サイズも径7〜9μmと最も小さい。U〜S字形を示す明調核と多数の塩基好性顆粒を有し、構造においても顆粒の内容や作用においても、組織内の**肥満細胞**(マスト細胞 mast cell)と共通点がある。

好塩基球や肥満細胞の顆粒は、ヒスタミンに代表される血管作動性物質を含む。種々の刺激によりこれらの細胞の顆粒内の血管作動性物質が放出されると(脱顆粒)、血管透過性亢進や平滑筋収縮を生じる。〔p.509, 524参照〕

好塩基球の機能については不明な点が多いが、肥満細胞との共通点のみならず、肥満細胞との相違点に関しても解析が進められている。

40 肥満細胞(マスト細胞)(×18,000)

表面から伸びる多数の細胞質突起と、球形の核、そして豊富な高電子密度の顆粒を特徴とする。

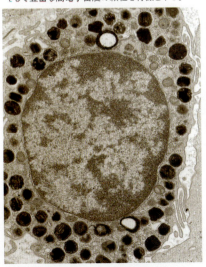

41 単球(×18,000)

核は不規則な陥入を示す。細胞質は細胞内小器官に富み、小型の顆粒と空胞を備える。

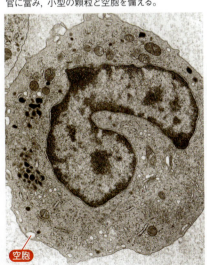

42 マクロファージ(×14,000)

場所により多様な形状を示す大型細胞で、不整な分葉核と封入体(取り込み像)が特徴的である。

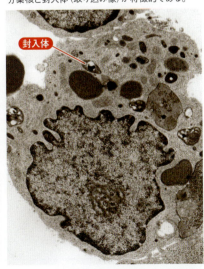

好中球は真っ先に感染局所に動員される

好中球は接着分子の助けを借りて血管外へ出る 45

好中球は，細菌感染に対する防御の最前線で戦う，いわば歩兵であり，真っ先に感染局所に動員される。好中球に限らず，白血球はその機能を発揮するために，血管外へ移動する必要がある。その際，細胞表面に発現する**接着分子** adhesion molecule と呼ばれる分子群が，白血球と血管内皮細胞とを一時的に結合し，白血球の移動を助ける。好中球の場合，血管外への移動は次のように進行する。

①**弱い接着**：感染局所では，細菌を細胞内に取り込んで活性化したマクロファージが，炎症性サイトカイン〔p.522〕やケモカインと呼ばれる一群の生理活性物質を産生する。炎症性サイトカインの中でも代表的な **TNF-α**（tumor necrosis factor-α）は血管内皮細胞を刺激し，細胞膜上に接着分子の **E-セレクチン** E-selectin を発現させる。E-セレクチンは，好中球表面のsLeXと呼ばれる糖鎖を認識する。両者の間に弱い結合が起こり，好中球は内皮細胞との結合と解離を繰り返しながら，内皮表面を転がるように動く（ローリング）。

②**活性化**：感染局所で産生されるケモカインの中でも代表的な **CXCL8**（IL-8）は，好中球に作用して，好中球細胞膜上の接着分子である**インテグリン** integrin の構造を変えて，リガンドに対する親和性を高める。

③**強い接着**：リガンドに対する親和性を高めたインテグリン（leukocyte functioning antigen-1；LFA-1）は，内皮細胞上のリガンドである免疫グロブリン関連分子（intercellular adhesion molecule-1；ICAM-1）と強く結合し，好中球は内皮表面に静止する。

④**遊出**：好中球は自らの膜抗原CD31と内皮細胞上のCD31との結合などを利用して内皮細胞間をくぐり抜け，血管外に移動する。

セレクチン，インテグリン，免疫グロブリン関連分子は，それぞれ類似の構造を持つ数種類の接着分子からなるファミリーを構成している。白血球はそれぞれ固有の接着分子を発現し，一方，血管内皮も組織により異なる接着分子を発現する。両者の組み合わせにより白血球の移動経路が形成される。さらに，接着分子はこのような細胞移動のみならず，細胞どうしの一時的な結合が必要となるような，さまざまな場面で働いている。46

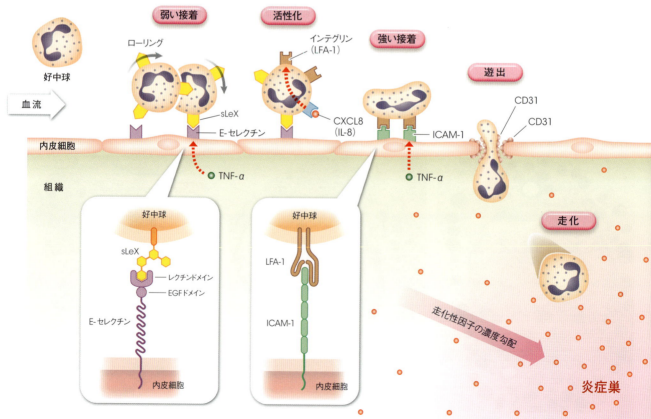

45 好中球の血管外遊出と走化

好中球は走化性因子に導かれて感染部位へ向かう

血管外に出た好中球は、さらに感染部位へ向かってアメーバ運動によって移動する。このとき好中球を引きつけるのは、活性化マクロファージから放出されるケモカイン、細菌や組織の分解産物、補体〔p.506参照〕の断片などである。このように細胞が化学物質の濃度勾配に従って組織内を移動することを**走化性**chemotaxisと呼び、走化性を促す物質を**走化性因子**chemotactic factorと呼ぶ47。

ケモカインchemokineとは、走化性因子として働くサイトカインchemotactic cytokineという意味である。数十種類のケモカインが同定され、いずれもN末端側に4つのシステイン残基（C）を持ち、その配列からCCケモカインやCXCケモカインなどのサブファミリーに分類される。

食細胞は複数の殺菌機構を備えている 48

細胞が細菌などの大きな粒子（直径0.5μm以上）を細胞内に取り込むことを**貪食**phagocytosisと呼び、貪食を専門とするマクロファージと好中球を**食細胞**phagocyteと呼ぶ。細菌などの異物に接触すると、食細胞の細胞膜がくびれて、内部に異物を閉じ込めた空胞（**食胞**phagosome）を形成する。食胞はライソソームと融合してファゴライソソームとなり、その中で細菌は消化される。

ファゴソーム膜にはNADPHオキシダーゼが存在し、O_2に電子を供与して $\cdot O_2^-$（スーパーオキシド）を生成する。$\cdot O_2^-$ はさらにH_2O_2（過酸化水素）や $\cdot OH$（ヒドロキシラジカル）に転換される。これらの酸素化合物は**活性酸素**と呼ばれ、それ自身殺菌作用を持つ。

ファゴソームにライソソームが融合すると、殺菌作用はさらに強力となる。好中球のライソソームは加水分解酵素のほかに、**ミエロペルオキシダーゼ**myeloperoxidaseを含む。ミエロペルオキシダーゼはH_2O_2を利用してファゴソーム内のCl^-を酸化し、HOCl（次亜塩素酸）を生成する。

これらの機構により細菌の細胞壁は破壊され、その死がいは酵素により消化される。細菌を貪食した好中球は数日のうちに死滅する。その際、好中球に含まれる酵素が放出され、周囲組織を融解する。炎症巣にみられる膿は、こうして生じた組織の崩壊物と好中球の死がいからなる。マクロファージは貪食後も生き残り、抗原提示を行う（66）。

46 接着分子の働き

1	白血球の血管外遊出	顆粒球、リンパ球、単球と血管内皮細胞との接着
2	リンパ球の分化・成熟	B細胞と骨髄間質細胞、T細胞と胸腺間質細胞との接着
3	免疫担当細胞どうしの接着	T細胞と抗原提示細胞との接着
4	細胞傷害作用の補助	細胞傷害性T細胞と標的細胞との接着
5	リンパ球のホーミング	リンパ球と特定組織の血管内皮細胞との接着

47 走化性因子

走化性因子	由来	動員する細胞
ケモカイン CXCL13 (BCA-1/BLC)	濾胞性樹状細胞〔p.530参照〕	B細胞
ケモカイン CXCL8 (IL-8)	血管内皮細胞、線維芽細胞、マクロファージなど	好中球
ケモカイン CCL2 (MCP-1)		単球
ケモカイン CCL5 (RANTES)		
C3a, C5a	補体成分	好中球をはじめとするさまざまな白血球
ロイコトリエンB_4	肥満細胞などが産生するアラキドン酸代謝物	
fMet-Leu-Phe	細菌に特有のペプチド	

BCA : B cell attracting chemokine
BLC : B lymphocyte chemoattractant
MCP : monocyte chemotactic protein
RANTES : regulated on activation normal T cell expressed and secreted
（ケモカインは特定の白血球集団を選択的に動員することに注意）

48 好中球による貪食と殺菌

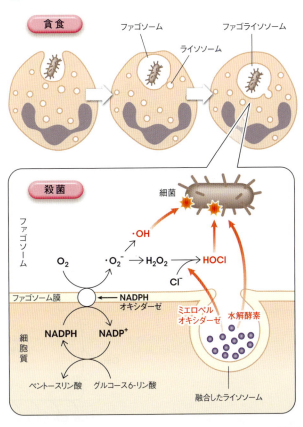

505

補体は食細胞の貪食を助けるとともに，それ自身殺菌作用を持つ

補体 complement は血漿蛋白質の一群であり，主に肝臓で作られる。補体は，抗体が結合した病原体の表面で活性化し，生体防御の実働部隊として抗体の働きを補完 complete するためその名が付けられた。しかし，抗体が結合していない病原体の表面においても補体は活性化して働くため，補体は自然免疫の構成成分でもある。

補体の活性化は連鎖反応で進行する 49

補体成分のうち C1, C4, C2, C3 は酵素前駆体（プロ酵素）であり，加水分解されると，その断片に蛋白分解酵素（セリンプロテアーゼ）が露出して酵素作用を発揮する。活性型断片は別の補体成分を分解・活性化し，カスケード状の酵素反応が進行する。

補体の活性化経路は3種類ある。病原体に抗体が結合し，その2つ以上の Fc 領域 (69) が1つの C1 に結合することで始動するのが**古典経路** classical pathway である。C1 と構造的に類似し，血漿中に存在する**マンノース結合レクチン** mannose binding lectin；MBL が病原体表面の糖鎖に結合することで始動するのが**レクチン経路**である。

古典経路とレクチン経路では，C4 に続いて C2 が活性化され，C3 転化酵素の1つである C4b2a を生じる。C3 転化酵素が C3 を C3a と C3b に分解する過程が，補体活性化の要となる段階である。

C3 は血漿中で常時わずかながら C3a と C3b に分解されているが，病原体が存在しないときは C3b はさらなる加水分解を受けて不活化される。病原体が存在すると，C3b は病原体の表面に共有結合して活性状態を保ち，**第二経路** alternative pathway を始動させる。共有結合した C3b は，B 因子と結合して C3bB となり，さらに D 因子による分解を受けてもう1つの C3 転化酵素である C3bBb を生じる。

以上3つの活性化経路すべてにおいて C3 転化酵素が生成され，C3a と C3b を生じる。ここで生じた C3b は新たな第二経路の起点として投入され，**正のフィードバック**を介して反応が増幅される。

補体の働き

1) オプソニン化 50

細菌などの病原体の表面が，補体 C3b や IgG クラスの抗

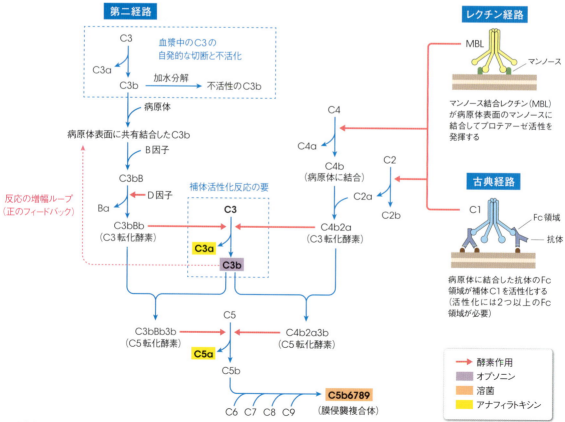

49 補体の活性化経路 加水分解によって生じた小さい断片を a，大きい断片を b で表す。

体で覆われると，食細胞（好中球やマクロファージ）による貪食を受けやすくなる。これをオプソニン化 opsonization と呼ぶ。

食細胞は病原体を直接認識して貪食することもできるが，C3bが結合した病原体をC3bに対する受容体（補体受容体1）で認識すると，貪食能が高くなる。食細胞はまた，IgGクラスの抗体〔p.516参照〕が結合した病原体を，IgGのFc領域に対する受容体（FcγRI）で認識すると，貪食能はさらに高くなる。そして，C3bとIgGが結合した病原体をそれぞれの受容体で認識した場合に，貪食能は最も高くなる。

2）アナフィラトキシン

C3aとC5aは強力な走化性因子であり，感染局所に食細胞を引き寄せ，活性化する。さらに，組織の肥満細胞（マスト細胞）を刺激して脱顆粒を起こさせ，**ヒスタミン**を放出させる。ヒスタミンは局所の血管透過性を亢進させ，血流量を増大させる。C3aとC5aは高濃度で作用するとアナフィラキシー〔p.524参照〕の症状を引き起こすため，**アナフィラトキシン** anaphylatoxin と呼ぶ。

3）膜侵襲複合体形成による溶菌 51

補体活性化の最終産物は，C5bにC6〜9が次々に結合してできた**膜侵襲複合体**である。C5bにC6, C7が結合すると立体構造が変化して疎水性部分が露出し，細菌の細胞膜脂質二重層に嵌入する。さらにC8が結合すると，10分子以上ものC9が重合し，ドーナッツリング状の複合体を形成する。この複合体が細菌の細胞膜の穴となり，そこから水分子やイオンが流入することで細菌は破壊される（**溶菌** bacteriolysis）。

自己の細胞は補体による傷害を免れる 52

補体の過剰な活性化はアナフィラキシー様の反応を招いたり，自己の細胞を傷害しかねない。そのため，補体の活性化を抑制する数種類の**補体制御因子**が，血漿と細胞表面に存在する。たとえば血漿中のH因子は，C3bに結合することで補体活性化における正のフィードバックを抑制する。CD55とCD59は細胞膜上に存在する補体制御因子で，糖脂質の一種であるGPI（glycosyl phosphatidylinositol）をアンカーとして細胞膜につなぎ止められている。

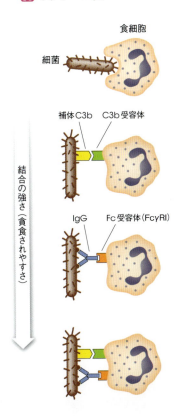

50 オプソニン化

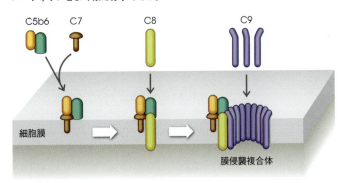

51 膜侵襲複合体

この複合体の形成には酵素を必要としない。C9は細胞傷害性T細胞が放出するパーフォリンとよく似た分子である。

52 補体制御因子

	制御因子の例	機能	機能低下による疾患
血漿中	C1インヒビター	C1の活性化を阻害	遺伝性血管性浮腫：補体の過剰な活性化の結果，局所や全身に浮腫を生じる
血漿中	H因子	C3bに結合し，C3転化酵素C3bBbの形成を阻害	補体制御異常による溶血性尿毒症症候群・血栓性微小血管症：血管内皮細胞が傷害され，微小血管内で血栓が形成される
細胞膜	CD55	C3転化酵素に結合しC3bBbからBbを，C4b2aからC2aを引き離す	発作性夜間ヘモグロビン尿症：遺伝子変異によるGPIアンカー欠損のために赤血球表面で補体の活性化を制御できず，膜侵襲複合体により溶血を起こす
細胞膜	CD59	C8に結合し，C9の重合を阻害し膜侵襲複合体形成を阻止	

炎症は，生体防御反応を肉眼レベルの現象としてとらえたものである

炎症とは何か 53

感染や外傷によって組織が傷害されたとき，病原体などの有害因子を除去し，組織を修復するために起こる過程を**炎症** inflammationと呼ぶ．具体的には，①局所の血流量が増加し，②血漿成分および白血球が血管外に移動し（**滲出** exudation），③血漿成分と食細胞が協力して有害因子を除去し，④組織が再生される．上記の経過中，血流量の増加や血漿成分の滲出のために組織に現れた変化を，肉眼的にまたは自覚症状としてとらえたものが**炎症の4徴候**すなわち**発赤，腫脹，熱感，疼痛**である．

炎症反応を営むのは，種々の**炎症メディエーター** inflammatory mediatorである．例として血漿キニン，病原体によって活性化された補体成分（C3aとC5a），組織の肥満細胞（マスト細胞）が放出する血管作動性アミン（後述），およびマクロファージが放出する炎症性サイトカインなどがある．

炎症の初期には血管透過性が亢進する 54

炎症メディエーターは血管（毛細血管後細静脈）の透過性を亢進させ，通常であれば内皮細胞間隙を通過しない分子や白血球を血管外に滲出させる．血管透過性の亢進は炎症の初期に起こる反応である．

肥満細胞は，外傷・高温・低温などの物理的な刺激，病原体によって活性化された補体成分（C3aとC5a）やIgEクラスの抗体で刺激されると脱顆粒を起こし，**ヒスタミン**に代表される**血管作動性アミン** vasoactive amineを放出する（87）．血管作動性アミンは毛細血管後細静脈の内皮細胞間隙を広げ，血管透過性を亢進させる．

肥満細胞は次いで，**プロスタグランジンE_2**（PGE_2），**ロイコトリエンB_4**（LTB_4），**血小板活性化因子**（platelet activating factor；PAF）などのアラキドン酸代謝物を産生・放出する．これらも血管透過性亢進作用を持つ．

血管透過性亢進に伴い，補体，抗体，キニンなど種々の蛋白質を含む血漿が組織へ漏出する．血漿キニンは通常はキニナーゼによって速やかに分解され失活するが，炎症組織では代謝亢進に伴いpHが低下しているためキニナーゼ活性が阻害され，局所に活性キニンが集積する．なかでも**ブラジキニン**は強力な血管透過性亢進作用を持つ．

血漿の滲出により組織間液が増加し，組織は腫脹する．また，組織圧の上昇により，あるいはブラジキニンによって痛覚受容体が刺激され，疼痛を覚える．また，ブラジキニン，PGE_2は毛細血管後細静脈を拡張させ，局所の血流を増加させるため，発赤と熱感として観察される．

炎症性サイトカインは全身的に幅広い作用を持つ

組織の門番sentinel cellとして働くマクロファージや樹状細胞は，病原体に特有の構造や組織の損傷によって生じる危険信号をパターン認識受容体（57）で感知して活性化する．特に活性化したマクロファージは**炎症性サイトカイン**（TNF-α，IL-1，IL-6など）とケモカイン（CXCL8など）を放出し，局所に食細胞を動員する．

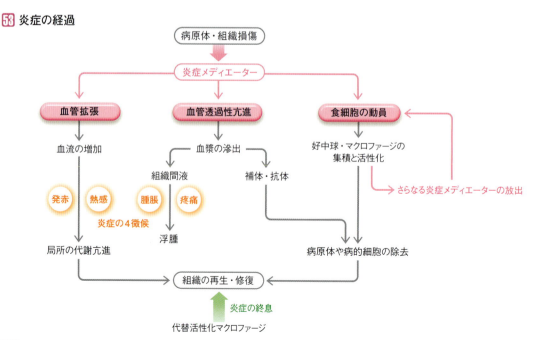

53 炎症の経過

炎症性サイトカインは局所的な作用のみならず、全身的に幅広い作用を持つ。

①**末梢血好中球の増加と左方移動**：TNF-α，IL-1，IL-6は内皮細胞や線維芽細胞に作用してG-CSFを放出させる。G-CSFは肝臓や脾臓などの臓器にプールされている好中球を血中に放出させる。そのプールを使い果たすと骨髄からの供給が始まる。その結果、血中の好中球数の絶対量が増えるだけでなく、桿状核球などの幼若な好中球の割合が増える。この現象を**左方移動**と呼ぶ。55

②**急性期蛋白質の誘導**：IL-6は肝細胞に作用して急性期蛋白質の合成を促す。たとえば**C反応性蛋白質** C-reactive protein；CRPは感染後数時間で著しく増加するため、急性炎症の指標として検査に用いられる。CRPは細菌に結合してオプソニン化する。補体を活性化するマンノース結合レクチンも急性期蛋白質として合成される。

③**発熱**：TNF-α，IL-1，IL-6は**内因性発熱物質** endogenous pyrogenとも呼ばれる。これらが血流に乗って脳に到達すると、PGE_2の産生が促進される。PGE_2は視床下部の体温調節中枢に働きかけ、全身の体温を上昇させる。

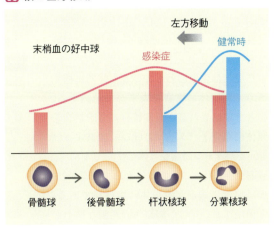

55 核の左方移動

炎症メディエーターによって好中球がまず局所に集積し（**好中球浸潤**）、やや遅れて単球が動員される。組織に入った単球はマクロファージに分化し、好中球とともに貪食を開始する。このように炎症反応を誘導し貪食を行うマクロファージを古典的活性化（M1）マクロファージと呼ぶ。その後、炎症メディエーターとは別の刺激（IL-4やIL-13など）で活性化する代替活性化（M2）マクロファージが組織を修復し、炎症を終息に向かわせる。

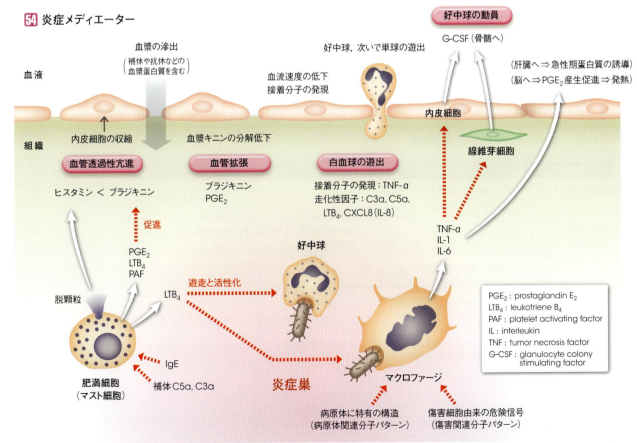

54 炎症メディエーター

基礎知識

自然免疫と適応免疫

免疫応答は，自然免疫と適応免疫（獲得免疫）から成り立つ**56**。

自然免疫は生来備わっている生体防御機構であり，病原体の構造を大まかに認識する。このとき認識される病原体特有の分子構造を**病原体関連分子パターン**と呼び，認識する側の分子を**パターン認識受容体**と呼ぶ。

適応免疫は特定の病原体によって誘導され，その病原体に適応する生体防御機構である。適応免疫においては，病原体の微細な構造が**抗原**として，リンパ球表面の**抗原受容体**によって認識される。

56 自然免疫と適応免疫

自然免疫	適応免疫
生来備わっている生体防御機構	特定の病原体に誘導され，その病原体に適応する生体防御機構
体のすべての細胞，特に樹状細胞とマクロファージが働く	リンパ球（T細胞とB細胞）が働く
パターン認識受容体が，病原体のおおまかな構造（分子パターン）を認識する ➡ 特異性が低い	リンパ球表面の抗原受容体が，病原体の微細な構造を抗原として認識する ➡ 特異性が高い
素早く発動し（分〜時間），2度目の感染時にも基本的に同様の反応をする ➡ 免疫学的記憶なし	発動まで時間がかかるが（数日間），2度目の感染時には素早く強く反応する ➡ 免疫学的記憶あり

パターン認識受容体は免疫応答の導火線である**57**

パターン認識受容体は，その機能によって3種類に分類される。第1は，細胞外に分泌されて細菌の成分に結合してオプソニン化したり，補体を活性化する分子である。たとえば，MBL〔p.506参照〕などの**コレクチン**や，CRP〔p.509参照〕などの**ペントラキシン**がある。

第2は，食細胞の表面に存在し，病原体を捕捉することで食食を助ける分子である。たとえば，**スカベンジャー受容体**や，一部の**Cタイプレクチン様受容体**がある。

第3は，細胞表面や細胞内に設置されて病原体を感知する"センサー"としてのパターン認識受容体である。たとえば，**Toll様受容体**（トル），**NOD様受容体**（ノッド），**RIG-I様受容体**（リグアイ），**細胞質内DNAセンサー**などがある。これらのセンサーとしての受容体は，病原体の存在を感知すると，細胞内情報伝達の結果として，以下の効果をもたらす。

① 炎症性サイトカインを産生し，炎症反応を惹起する。
② I型インターフェロンを産生し，ウイルスに抵抗する。
③ 古典的樹状細胞を活性化し，適応免疫を発動させる。

つまり，パターン認識受容体は自然免疫と適応免疫の両者を発動させる導火線と言える。

● 樹状細胞サブセットとToll様受容体（TLR）

樹状細胞は古典的樹状細胞（classical dendritic cell；cDC）と形質細胞様樹状細胞（plasmacytoid dendritic cell；pDC）に大別される。cDCは多様なTLR群を発現し，感知した病原体に対する適応免疫を発動させる。pDCはウイルス核酸を認識するTLR7とTLR9を高発現し，ウイルスの存在を感知するとI型IFNを大量に産生する。

57 パターン認識受容体の存在部位と機能

存在部位	受容体の例	機能
細胞外	ペントラキシン（CRPなど） コレクチン（MBLなど）	病原体に結合し，オプソニン化したり，補体を活性化する
細胞表面上	スカベンジャー受容体 CLRsの一部（マンノース受容体など）	食細胞の表面上に存在し，病原体を捕捉することで貪食を助ける
	TLRsの一部（TLR1, 2, 4, 5, 6） CLRsの一部（Dectin-1, -2など）	病原体の存在を感知し，細胞内情報伝達の結果，以下の効果をもたらす ① 炎症性サイトカインを産生し，炎症反応を惹起する ② I型IFNを産生し，ウイルスに抵抗する ③ 古典的樹状細胞を活性化し，適応免疫を発動させる
エンドソームの膜上	TLRsの一部（TLR3, 7, 8, 9） （エンドソーム内の核酸を感知）	
細胞質内	RLRs（ウイルスRNAを感知） CDSs（細胞質のDNAを感知） NLRs	

CDSs：cytosolic DNA sensors, CLRs：C-type lectin-like receptors, CRP：C reactive protein,
IFN：interferon, MBL：mannose binding lectin, NLRs：NOD-like receptors,
RLRs：RIG-I-like receptors, TLRs：Toll-like receptors

基礎知識

免疫応答と種々の疾患との関係

体を守るはずの免疫が，種々の疾患に関与している

　免疫の本来の機能は生体防御であるが，免疫は無害なものに過剰に反応してアレルギーを起こしたり，自己抗原に過剰に反応して自己免疫疾患を起こすことがある。一方，非自己の成分に反応しない場合もあり（非自己への免疫寛容），癌細胞は免疫寛容の機構を逆手に利用して生着する。このように免疫は，アレルギー，自己免疫疾患や癌など種々の疾患に関与している。その関与の様子をまとめたものが58である。この表は，免疫応答の起こり方を，応答の強弱と特異性の高低によって4つに分類し，種々の疾患を位置付けたものである。

　表の右上は，過剰かつ特異性が高い免疫応答，すなわち過剰な適応免疫を表す。たとえば，アレルギー（無害な抗原に対する過剰な適応免疫），自己免疫疾患（自己抗原に対する過剰な適応免疫），移植片拒絶反応（移植した臓器に対する過剰な適応免疫）がここに位置する。

　表の左上は，過剰かつ特異性が低い免疫応答，すなわち過剰な自然免疫を表す。典型例は**全身性炎症反応症候群**である。これは重症感染症や外傷などを誘因として，炎症性サイトカインが全身に作用することで生じる。重症例では全身の細血管拡張によりショック（急性循環不全）を呈する。

　また，病原体などの明らかな外的な原因がない状態で自動的automaticに過剰な炎症反応が生じるのが，**自己炎症疾患**autoinflammatory diseaseである。自己免疫疾患autoimmune diseaseと紛らわしい用語であるが，自己selfとは関係がない。

　表の左下は，種々のものに対して非特異的に減弱した免疫応答，すなわち**生体防御の機能不全**を表す。たとえば，ステロイドや免疫抑制薬による免疫抑制，後天性免疫不全症候群（AIDS）がここに位置する。なお，先天性免疫不全の多くは生体防御の機能不全を呈するが，ごく一部は自己炎症疾患など過剰な免疫応答を呈する。この場合の「免疫不全」は「免疫の調節不全」と理解するとよい。

　表の右下は，あるものに対して特異的に減弱した免疫応答，すなわち**免疫寛容**を表す。生理的な免疫寛容の典型例は，自己抗原に対する免疫寛容（自己寛容），胎児に対する免疫寛容（妊娠の維持），食物抗原に対する免疫寛容（経口寛容）である。免疫寛容が関わる疾患の代表例が癌である。癌細胞は免疫寛容の機構を逆手に利用して体に生着する。癌細胞に対する免疫寛容の機構を解除し，抗腫瘍免疫応答を高めるのが癌に対する免疫療法であり，一部の癌で有効性が示されている〔p.526参照〕。

58 免疫応答と種々の疾患との関係

	特異性が低い免疫応答	特異性が高い免疫応答
過剰な免疫応答	**過剰かつ特異性が低い免疫応答（過剰な自然免疫）** ・全身性炎症反応症候群 　（重症感染症や外傷などを誘因として，炎症性サイトカインが全身に作用することで生じる） ・自己炎症疾患 　（病原体などの明らかな外的要因がない状態で自動的に過剰な炎症反応が生じる）	**過剰かつ特異性が高い免疫応答（過剰な適応免疫）** ・アレルギー 　（無害な抗原に対する過剰な適応免疫） ・自己免疫疾患 　（自己抗原に対する過剰な適応免疫） ・移植片拒絶反応 　（移植した臓器に対する過剰な適応免疫）
減弱した免疫応答	**非特異的に減弱した免疫応答（生体防御の機能不全）** ・ステロイドや免疫抑制薬による免疫抑制 ・後天性免疫不全症候群（AIDS） ・先天性免疫不全の多く	**特異的に減弱した免疫応答（免疫寛容）** ・生理的な免疫寛容 　・自己抗原に対する免疫寛容（自己寛容） 　・胎児に対する免疫寛容（妊娠の維持） 　・食物抗原に対する免疫寛容（経口寛容） ・癌細胞による抗腫瘍免疫からの回避

血液・免疫　生体防御(2) リンパ球と適応免疫

リンパ球は血中とリンパ組織の間を循環しながら，抗原を探す

細菌・ウイルスなどの病原体の成分を**抗原**として認識し，特異的に攻撃する機構を**適応免疫**（獲得免疫）と呼ぶ。適応免疫は，病原体との初回接触時にその抗原を認識・記憶することで成立し，再接触時には迅速かつ強力に抗原を排除する。この機構には，リンパ球（B細胞とT細胞）が抗原により活性化し，増殖・分化することで生じた**エフェクター細胞と記憶細胞**が働く。

リンパ球は抗原との接触により活性化・増殖し，エフェクター細胞と記憶細胞に分化する

抗原と接触する前の成熟B細胞と成熟T細胞を，それぞれ**ナイーブB細胞，ナイーブT細胞**と呼ぶ。これらのナイーブリンパ球は形態上区別できず，径6μmほどの**小リンパ球 59** として観察される。ナイーブリンパ球は抗原との接触により活性化し，形態を大きく変えて**リンパ芽球（大リンパ球）60** となる。この過程は**芽球化**と呼ばれ，核クロマチンの繊細化，核小体の出現，RNAと蛋白の合成亢進，および細胞質の増大を認める。その後リンパ球は増殖し，エフェクター細胞と記憶細胞に分化する。

一般的に細胞は，機能・分化段階の違いに応じて異なる**CD**（cluster of differentiation）分子を表面に発現する。このため，CD分子は細胞を識別する**表面マーカー**となる。たとえばナイーブT細胞は，ナイーブ$CD4^+$T細胞とナイーブ$CD8^+$T細胞に大別され，それぞれがエフェクター細胞に分化したものが$CD4^+$**ヘルパーT細胞**と$CD8^+$**細胞傷害性T細胞** cytotoxic T lymphocyte；**CTL**である。

活性化したB細胞は，形質細胞と記憶B細胞に分化する

B細胞の名は，成熟部位である**骨髄** Bone marrowに由来する。骨髄の造血幹細胞から分化したプロB細胞は，プレB細胞を経て未熟B細胞となる。未熟B細胞は骨髄から血中に出て脾臓の白脾髄（104）に移動し，そこで完全に成熟したナイーブB細胞になる。

ナイーブB細胞は血中と二次リンパ器官（リンパ節，脾臓，粘膜関連リンパ組織など）（96）の間を循環し，二次リンパ器官に集められた抗原を探す。そして，**B細胞受容体**を介して抗原と接触したナイーブB細胞は，さらにヘルパーT細胞からの刺激を受けて活性化・増殖し，エフェクターB細胞に分化する。エフェクターB細胞は**抗体産生細胞**と同義であり，その多くは**形質細胞** plasma cell **61** である。**抗体**はB細胞受容体が分泌蛋白となったものであり，形質細胞の発達した粗面小胞体で合成され，分泌される。

抗原との接触で活性化し増殖するB細胞の一部は，**記憶B細胞** memory B cellに分化し，不活性な状態となり長期間生存する。記憶B細胞は同じ抗原と再び接触すると急速に活性化・増殖し，大量の抗体を産生することで，抗原を初回接触時よりも迅速かつ強力に排除する（**免疫学的記憶**）。

胸腺で成熟したT細胞は，二次リンパ器官と血中を循環する

T細胞の名は，成熟部位である**胸腺** Thymusに由来する。造血幹細胞に由来するT細胞の前駆細胞が胸腺に移住する過程の詳細は不明である。T細胞の前駆細胞は，胸腺内で皮質から髄質へ移動しながら完全に成熟する〔p.535参照〕。

---

59 小リンパ球（×21,000）
径6μm程度。クロマチンが密に凝集した類円形の核を認め，細胞質と細胞小器官に乏しい。

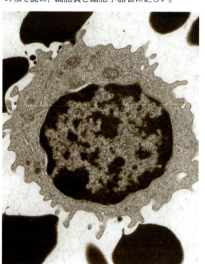

60 リンパ芽球（大リンパ球）（×18,000）
径10μm以上に達する。核クロマチンの繊細化，核小体の出現，リボソームに富む細胞質を認める。

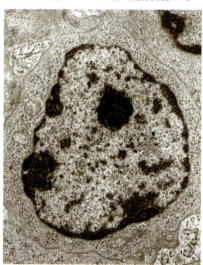

61 形質細胞（×19,000）
核クロマチン凝集，粗面小胞体に富む細胞質，核周囲に発達したゴルジ装置（光顕上核周明庭）をみる。

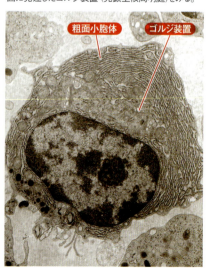

63 リンパ球の再循環〔リンパ系 p.149 参照〕

胸腺で成熟したナイーブT細胞は胸腺を出て血中に入り，二次リンパ器官と血中の間を循環しながら二次リンパ器官内の抗原を探す。T細胞が二次リンパ器官内で分布する**T細胞領域** T cell zone として，リンパ節の傍皮質 (99)，脾臓の動脈周囲リンパ鞘 (104)，および粘膜関連リンパ組織の傍濾胞域 (97) がある (105)。そこで**T細胞受容体**を介して抗原と接触したナイーブT細胞は，活性化・増殖し，エフェクターT細胞 62 に分化する。ヘルパーT細胞は免疫応答を指揮し，CTL はウイルス感染細胞や癌細胞を傷害する。

ナイーブリンパ球は血中と二次リンパ器官の間を循環する 63

リンパ球は一次リンパ器官（骨髄や胸腺）で成熟し，血液循環を介して二次リンパ器官に移動する。ナイーブリンパ球は**高内皮細静脈** high endothelial venule；HEV (99) を門戸として二次リンパ器官に入る（ただし脾臓にはHEVがない）。二次リンパ器官で抗原と接触しなかったナイーブリンパ球は，血中に戻り，再び二次リンパ器官に移動して抗原を探し続ける（**リンパ球の再循環**）。一方，二次リンパ器官で抗原と接触したナイーブリンパ球はその場で活性化・増殖し，エフェクター細胞や記憶細胞に分化する。特にエフェクターT細胞は，二次リンパ器官を出て血中に入ると，二次リンパ器官には戻らず，感染組織に移動し抗原を排除する。

NK細胞は自然免疫を担い，迅速に細胞傷害活性を発揮する

リンパ球に区分されるもう1種類の細胞として，**ナチュラルキラー細胞** natural killer cell；NK細胞がある。適応

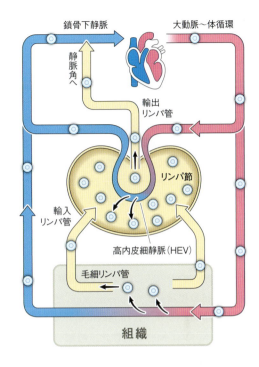

免疫を担うB細胞やT細胞と異なり，自然免疫を担い，迅速に活性化して機能を発揮する。CTLと同様にウイルス感染細胞や癌細胞を傷害するが，CTLに特徴的なT細胞受容体やCD8を発現せず，CD56を発現する。形態上は，大きな細胞質と顆粒を特徴とする**大顆粒リンパ球** large granular lymphocyte；LGL 64 に属する。血中リンパ球の5〜15％を占めるほか，赤脾髄 (104) や肝類洞，胎盤の基底脱落膜などで見出される。

62 エフェクターT細胞（×17,000）
核は不規則な形状を示し，細胞質は多量の遊離リボソームや粗面小胞体を含む。

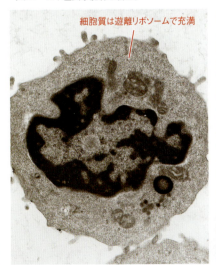

細胞質は遊離リボソームで充満

64 大顆粒リンパ球（LGL）（×21,000）
直径15μmと大型のリンパ球。細胞質には特徴的な有芯顆粒（光顕上アズール顆粒）がみられる。

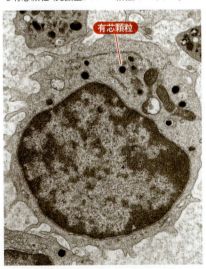

有芯顆粒

● リンパ球ホーミング

リンパ球のサブセットが血管内からそれぞれ特定の組織へ指向性をもって移動する現象。ナイーブリンパ球が二次リンパ器官にホーミング (homing) して抗原を探すのに対し，エフェクターリンパ球は炎症組織にホーミングして病原体を排除する。

リンパ球ホーミングはT細胞でよく解析されている。ナイーブT細胞は，二次リンパ器官で選択的に発現するケモカイン〔p. 505参照〕や，HEV内面に発現する接着分子に対する受容体を選択的に発現することで，効率よく二次リンパ器官にホーミングする。これに対してエフェクターリンパ球は炎症組織で発現するケモカインや血管内皮上の接着分子〔p.504参照〕に対する受容体を選択的に発現することで，炎症組織に効率よくホーミングする。このように特定の組織で発現するケモカインや接着分子に対するリンパ球上の受容体を**ホーミング受容体** (homing receptor) と呼ぶ。

活性化した樹状細胞が適応免疫を発動させる

樹状細胞はリンパ節に移動し抗原を提示する 65

自然免疫が病原体感染局所の組織で発動するのに対して，適応免疫はリンパ節などの二次リンパ器官で発動する。

感染組織では，組織の門番sentinel cellである肥満細胞やマクロファージ，および樹状細胞が活性化し，炎症メディエーターを放出して炎症反応を誘導する。感染組織で病原体を取り込んだ樹状細胞は，毛細リンパ管を経由して近傍のリンパ節へ移動し，適応免疫を発動させる。

リンパ節では，血中からホーミング〔p.513参照〕したナイーブB細胞とナイーブT細胞が抗原を探している。このうち，ナイーブT細胞に病原体由来の抗原を"見せる"のが，リンパ節に移動してきた樹状細胞である。樹状細胞は病原体に由来するペプチド（**抗原ペプチド**antigenic peptide）を**MHC分子**〔p.520参照〕の"溝"にのせて，細胞膜に表出する。以上の過程を**抗原提示**antigen presentationと呼ぶ。このMHC分子上の抗原ペプチドに特異的に結合する**T細胞受容体**をもつナイーブT細胞が活性化・増殖し，エフェクターT細胞に分化する。すなわち，樹状細胞はナイーブT細胞に抗原を提示することで適応免疫を発動させる。

樹状細胞のサブセットcDC2がナイーブCD4⁺T細胞を活性化する

cDC2（classical dendritic cell 2）と呼ばれるサブセットの樹状細胞は，抗原ペプチドをクラスⅡ MHC分子（77）にのせてナイーブCD4⁺T細胞に提示する。抗原提示による刺激に加えて**共刺激**と呼ばれるもう一種類の刺激（74）をcDC2から受けたナイーブCD4⁺T細胞は，活性化・増殖し，エフェクターCD4⁺T細胞（ヘルパーT細胞）に分化する。ヘルパーT細胞には複数のサブセットがある（75）。

Th1細胞は感染組織でマクロファージを助ける 66

Th1細胞と呼ばれるサブセットのヘルパーT細胞は，リンパ節から出て体循環に入り，感染組織にホーミングする。感染組織では，炎症性サイトカインの作用で細血管の内皮細胞上にE-セレクチンやICAM-1などの接着分子が発現しており〔p.504参照〕，Th1細胞上にはこれらの接着分子に対する受容体が発現しているからである。感染組織でTh1細胞は，過去にリンパ節でcDC2から提示された抗原と同じ抗原を提示するマクロファージを活性化する。

65 樹状細胞による抗原提示

感染局所の組織で病原体を取り込んだ樹状細胞は活性化し，近傍のリンパ節に移動して，ナイーブT細胞に抗原を提示する。するとヘルパーT細胞はリンパ節内で活性化・増殖してエフェクターT細胞に分化する。

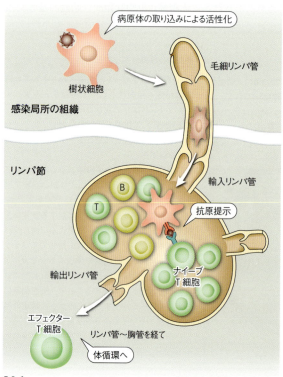

66 Th1細胞の機能

Th1細胞はリンパ節を出て感染組織にホーミングする。感染組織でTh1細胞は，過去にリンパ節でcDC2から提示された抗原と同じ抗原を提示するマクロファージを活性化する。

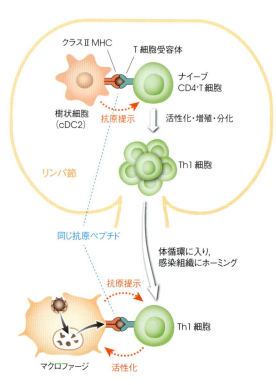

濾胞性ヘルパーT細胞はリンパ節にとどまり，B細胞に抗体を産生させる 67

cDC2による抗原提示と共刺激により生じたヘルパーT細胞の一部は，**濾胞性ヘルパーT細胞** follicular helper T cell；Tfhとしてリンパ節にとどまり，B細胞に抗体を産生させる．

感染組織で病原体を取り込んだcDC2が，毛細リンパ管を経由してリンパ節に向かうのと同時に，病原体の成分（抗原）も毛細リンパ管を経由して同じリンパ節に集められる．その抗原に特異的に結合する**B細胞受容体**を表出するナイーブB細胞は，やがて同じB細胞受容体を**抗体**として細胞外に産生するようになる．その前段階としてB細胞は，B細胞受容体を使って抗原を細胞内に取り込む．そして抗原ペプチドをクラスⅡMHC分子にのせて，Tfhに提示する．するとTfhは，このB細胞を活性化して増殖させ，形質細胞に分化させて抗体を産生させる．形質細胞から産生された抗体は，リンパ節を出て体循環に入り，血管透過性の亢進した感染局所で滲出し，病原体をオプソニン化したり，補体を活性化することで病原体を駆除する．

樹状細胞のサブセットcDC1がナイーブCD8⁺T細胞を活性化する 68

ウイルス感染細胞は，ウイルスに由来する抗原ペプチドをクラスⅠMHC分子にのせて細胞膜に表出する．これを認識して傷害するエフェクターT細胞が，**細胞傷害性T細胞** cytotoxic T cell, cytotoxic T lymphocyte；CTLである．

リンパ節でナイーブCD8⁺T細胞を活性化しCTLを生み出すのは，**cDC1**と呼ばれるサブセットの樹状細胞である．感染組織でウイルスを取り込んだcDC1は，ウイルス由来の抗原ペプチドをクラスⅡMHC分子にのせて，ナイーブCD4⁺T細胞に提示するのと同時に（通常の抗原提示），クラスⅠMHC分子にものせて，ナイーブCD8⁺T細胞に提示する（クロスプレゼンテーションと呼ばれる特殊な抗原提示）．cDC1によるクロスプレゼンテーションと，近傍のCD4⁺T細胞による補助を受けたナイーブCD8⁺T細胞は活性化・増殖し，CTLへ分化する．CTLはリンパ節を出て感染組織にホーミングし，過去にcDC1から提示された抗原と同じ抗原を表出する細胞，すなわちウイルス感染細胞を認識して傷害する．

67 濾胞性ヘルパーT細胞（Tfh）の機能

Tfhはリンパ節にとどまる．リンパ節でTfhは，過去にcDC2から提示された抗原と同じ抗原を提示するB細胞を活性化し，抗体を産生させる．抗体はリンパ節を出て体循環に入り，感染組織に到達して作用を発揮する．

68 細胞傷害性T細胞（CTL）の機能

cDC1と呼ばれるサブセットの樹状細胞は，取り込んだウイルスに由来する抗原ペプチドをクラスⅠMHCにのせてナイーブCD8⁺T細胞に提示する（クロスプレゼンテーション）．この結果生じたCTLは，リンパ節を出て感染組織にホーミングし，同じ抗原を表出するウイルス感染細胞を傷害する．

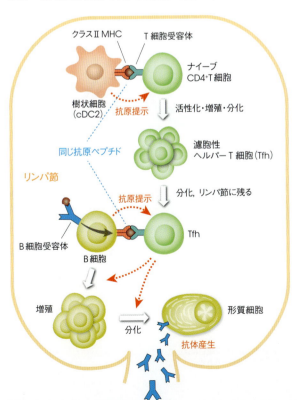

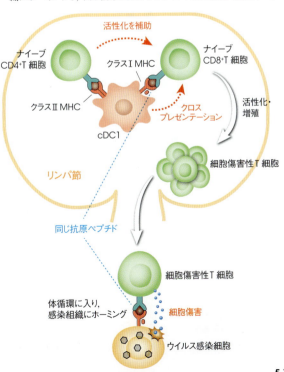

B細胞は，抗原特異性の異なる$10^7 \sim 10^9$種類の抗体を作りだす

抗体は可変領域の構造を変えて，無数の抗原に対応する 69

抗体は**免疫グロブリン**immunoglobulin；Igと同義であり，各2本の**軽鎖**（**L鎖**light chain）と**重鎖**（**H鎖**heavy chain）がS-S結合で結ばれた分子である。L鎖は2個，H鎖は4〜5個の**Igドメイン**（約110個のアミノ酸残基からなる，互いに類似した構造単位）で構成される。L鎖とH鎖のN末端側の1つのIgドメインは，それぞれ多様性に富み，**可変領域**（V領域variable region）と呼ばれる。可変領域のうち，アミノ酸配列の多様性が特に著しい部分を**超可変領域**hypervariable regionと呼び，V_LとV_Hそれぞれに3ヵ所ずつ存在する。これらの超可変領域は，ポリペプチド鎖の折りたたみに伴って会合し，**抗原結合部位**を形づくる。

L鎖とH鎖の可変領域を除くC末端側の部分は多様性に乏しく，**定常領域**（C領域constant region）と呼ばれる。

H鎖の定常領域の構造がIgのクラスを決める 70

H鎖の定常領域（C_H）の構造は，補体や免疫担当細胞の受容体（Fc受容体）との結合能を規定するほか，Igの体内分布や血中半減期に影響を及ぼす。C_Hの定常領域の差異に基づき，Igは5つの**クラス**classに分類される。

IgG：血清Igの60〜80％を占め，血液および組織間液に広く分布する。半減期は21〜24日であり，ウイルスや毒素の中和，細菌のオプソニン化に働く。胎盤通過性があり，新生児に受動免疫を与える（**移行抗体**と呼ぶ）。

IgA：単量体として血中に存在するとともに（血清Igの15〜20％），二量体として外分泌液中に分布する。一日産生量は全クラス中最大である。腸管粘膜下のリンパ小節や粘膜固有層の形質細胞により産生された二量体IgAは，粘膜上皮細胞の受容体に結合して上皮細胞内を横断し，**分泌型IgA** secretory IgA；sIgAとして加工され，腸管腔内に輸送される。sIgAは粘液中のムチンと結合して腸管表層を覆い，腸管腔内の抗原を中和する（**腸管免疫** 98）。sIgAは乳汁，特に初乳に多く含まれ，新生児の腸管腔内へ移行する。

IgM：主に血清中に五量体として存在する（血清Igの約10％）。抗原に結合すると他のクラスに比べ補体を効率的に活性化する。初感染の急性期において産生され，やがて他のクラスのIgが産生される（クラススイッチ）。半減期は約5日と短い。単量体のIgMは，B細胞上のB細胞受容体（表面Ig）として存在する。

IgD：機能の詳細についてはまだ研究段階である。

69 Igの構造

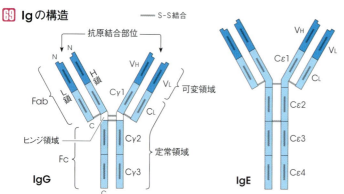

抗体をパパインで分解すると，Fab（fragment antigen binding）とFc（fragment crystallizable）の2種類の断片が得られる。

70 Ig各クラスの性質

	IgG	IgA	IgM	IgD	IgE
H鎖	γ	α	μ	δ	ε
補体活性化	++	+	+++	−	−
オプソニン化	+++	+	−	−	−
中和	+++	+++	+	−	−
細胞との結合　好中球マクロファージ	++	++	−	−	+
細胞との結合　肥満細胞好塩基球	−	−	−	−	+++
胎盤通過性	+	−	−	−	−

*IgG, IgAはさらに微細な違いによって，いくつかのサブクラスに分けられる。

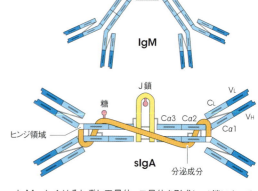

IgM，sIgAはそれぞれ五量体，二量体を形成し，J鎖によって安定化する。sIgAにはさらに分泌成分と呼ばれるポリペプチド鎖が結合している。なお，血清中のIgAは単量体である。

IgE：寄生虫感染症やⅠ型過敏反応の際に産生される。肥満細胞のFc受容体に結合し肥満細胞を活性化する（87）。

可変領域の遺伝子再構成が抗体の多様性を生む 71

抗体をコードする遺伝子は，複数のDNA断片として染色体上に並んでいる。L鎖の可変領域はVおよびJ断片に，H鎖の可変領域はV, DおよびJ断片にコードされる。これらの断片は，B細胞が成熟する過程で連結され，完全な遺伝子となる。これを**遺伝子再構成**gene rearrangementと呼ぶ。それぞれ複数あるV, D, Jの各断片から1つずつ任意に選択して連結することで，理論的には10^6オーダーの種類の遺伝子が生まれる。また，DNA断片を連結する際にヌクレオチドの欠失や付加が起こることで，総じて$10^7 \sim 10^9$オーダーの多様な抗原特異性が形成される。

さらに，B細胞がリンパ節の胚中心で抗原と濾胞性ヘルパーT細胞による刺激を受けると，一般的な遺伝子に自然に起こる変異よりも$10^3 \sim 10^6$倍高い頻度でV遺伝子に**点変異**point mutationが起こる（**体細胞超変異**somatic hypermutaion）。この結果，抗原に対する親和性を増した抗体を表面に発現するB細胞は生存し，そうでないものは淘汰される。これを**親和性の成熟**affinity maturationと呼ぶ（101）。

B細胞は形質細胞に分化すると，H鎖C末端のRNAスプライシングの仕方を変えて，Igを細胞外に産生する

個々のナイーブB細胞は，それぞれ1種類のIgをB細胞受容体として表面に発現する。やがて抗原と接触して分化したエフェクターB細胞（形質細胞）は，H鎖C末端のRNAスプライシングの仕方を変えることで，同じ抗原特異性をもつIgを細胞外に産生する。

B細胞はH鎖定常領域の遺伝子を組み替えて，Igのクラスを切り替える 72

初回の抗原刺激により分化した形質細胞は，はじめIgMを産生し，次いで同じ抗原特異性をもつIgGを産生する（**一次免疫応答**）。このように，1つのB細胞が，抗原特異性はそのままに，別のクラスのIgへ切り替えることを**クラススイッチ**class switchingと呼ぶ。これはH鎖定常領域をコードする遺伝子の組換えにより生じ，濾胞性ヘルパーT細胞からの刺激（CD40リガンドやサイトカインによる刺激）で促進される。同じ抗原による2度目の刺激時には，記憶B細胞から分化した形質細胞が速やかにIgMを産生し，ほぼ同時に，初回よりも大量のIgGを産生する（**二次免疫応答**）。

71 抗体遺伝子の再構成

可変領域をコードする遺伝子は，L鎖ではV-J, H鎖ではV-D-Jの遺伝子断片が組み合わさって完成する。機能的なV遺伝子断片の数はL鎖（κ鎖）で約35個，L鎖（λ鎖）で約30個，H鎖で約45個ある。

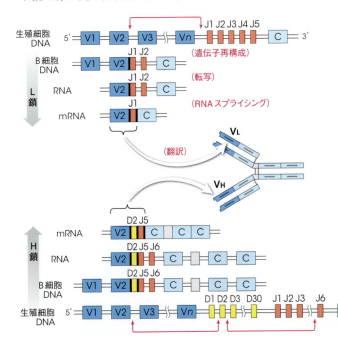

72 Igのクラススイッチ

上流にあるC_H遺伝子が切り離され，H鎖の定常領域が入れ替わる。どのクラスのIgが作られるかは，ヘルパーT細胞が産生するいくつかのサイトカインのうち，どれがB細胞に作用するかで決まる。

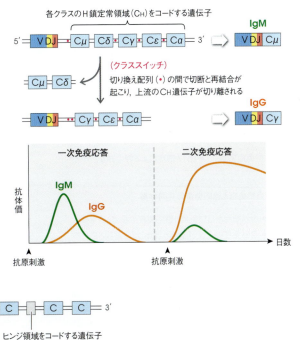

病原体の種類に応じて適切なT細胞が誘導される

体液性免疫と細胞性免疫は互いに補い合う 73

病原体の成分を抗原として特異的に認識する適応免疫は，体液性免疫と細胞性免疫とに分類される．**体液性免疫** humoral immunity は抗体が主体となって働く免疫応答で，**細胞性免疫** cellular immunity はT細胞が主体となって働く免疫応答である．

しかし，体液性免疫においても，抗体産生を指揮する濾胞性ヘルパーT細胞が大きな役割を担っている（67）．また，Th1細胞がマクロファージを活性化する応答（66）は細胞性免疫の典型であるが，抗体が病原体に結合することでマクロファージの貪食能が一層高まる（オプソニン化）（50）．つまり，体液性免疫と細胞性免疫は相互に協力し合う．その中心で"指揮官"として働くのがヘルパーT細胞である．

ナイーブT細胞を活性化するには，抗原提示による刺激と同時に共刺激が必要である 74

T細胞は，抗原ペプチドをのせたMHC分子を**T細胞受容体** T cell receptor；**TCR** で認識する．ただし，まだ抗原と接触していないナイーブT細胞を活性化するには，抗原提示による刺激に加えて，**共刺激** costimulation と呼ばれるもう1種類の刺激が必要である．むしろ共刺激のない状態で抗原を提示されたナイーブT細胞は，その抗原に反応しなくなる．これを**無反応** anergy と呼ぶ．

ナイーブT細胞に共刺激を与える分子を**共刺激分子** co-stimulatory molecule と呼び，たとえば活性化した樹状細胞が表出する糖蛋白質CD80/CD86が代表的である．ナイーブT細胞は樹状細胞から抗原を提示されるのと同時に，樹状細胞上のCD80/CD86をCD28分子で受け止めることで活性化・増殖し，エフェクターT細胞に分化する．

病原体の種類に応じて適切なヘルパーT細胞が誘導される 75

ナイーブ$CD4^+$T細胞は，リンパ節で樹状細胞による抗原提示と共刺激を受けて活性化・増殖するとともに，樹状細胞が産生するサイトカインの影響を受けて最適な$CD4^+$T細胞へ分化する．

リンパ節に残り，B細胞の抗体産生を指揮するヘルパーT細胞は，**濾胞性ヘルパーT細胞** follicular helper T cell；**Tfh細胞** である．

リンパ節から出て感染組織へホーミングするヘルパーT細胞として，**Th1細胞**と**Th17細胞**がある．

73 免疫応答のまとめ

基本的な分類

自然免疫	● 皮膚・粘膜の上皮細胞による防御
	● 組織のマクロファージ・肥満細胞によって誘導される炎症反応

適応免疫	● 体液性免疫：抗体が主体となって働く適応免疫
	● 細胞性免疫：T細胞が主体となって働く適応免疫

新しい分類

1型免疫応答	● 細胞傷害性T細胞による細胞傷害 ● Th1細胞によるマクロファージの活性化
2型免疫応答	● Th2細胞による好酸球などの活性化
3型免疫応答	● Th17細胞による好中球などの活性化

自然免疫と適応免疫の共同作業
- 樹状細胞が自然免疫と適応免疫の橋渡しをする
- 適応免疫の主役（T細胞と抗体）が食細胞を助ける

体液性免疫と細胞性免疫の共同作業
- B細胞の抗体産生を濾胞性ヘルパーT細胞が指揮する
- 抗体が病原体に結合して食細胞の貪食能を亢進させる（オプソニン化）

74 ナイーブ$CD4^+$T細胞の活性化

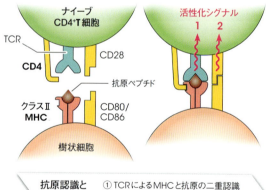

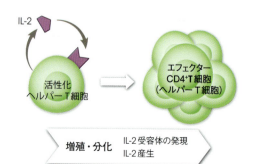

Th1細胞はインターフェロン-γを分泌してマクロファージの消化能力を高める。Th17細胞はIL-17を分泌することからその名がある。IL-17は上皮細胞に作用して抗菌物質であるディフェンシンの産生を高めたり，周囲の細胞に働きかけて，好中球を引き寄せるケモカインを放出させる。結果として，Th17細胞は細胞外に寄生しようとする細菌や真菌に対する免疫応答を指揮する。

蠕虫に代表される寄生虫に対する免疫応答を指揮するのは**Th2細胞**である。Th2細胞が分泌するIL-5は好酸球を活性化し，IL-4とIL-13は上皮細胞による粘液産生を高めることで蠕虫の駆除を促す。

このように，様々な病原体に応じて，それに適したヘルパーT細胞が誘導される。

細胞傷害性T細胞は標的細胞にアポトーシスを誘導する 76

CD8⁺T細胞は，抗原ペプチドをのせたクラスI MHC分子をTCRで認識する。ナイーブCD8⁺T細胞を活性化する際にも，樹状細胞からの抗原提示と共刺激の両者が必要である。しかし，いったん活性化・増殖して分化したエフェクターCD8⁺T細胞（**細胞傷害性T細胞** cytotoxic T cell/cytotoxic T lymphocyte；**CTL**）は，抗原ペプチドをのせたクラスI MHC分子を認識するだけで，共刺激なしに標的細胞を脱顆粒によって傷害する。顆粒中の**パーフォリン** perforinは補体成分C9（51）に似た蛋白質で，標的細胞の細胞膜にドーナツリング状の穴を形成する。この穴から**グランザイム** granzymeと呼ばれる酵素を標的細胞内に注入する。グランザイムは標的細胞質内の一連の酵素を活性化し，**アポトーシス** apoptosisを誘導する。

アポトーシスは，細胞内のシグナル伝達によって**制御された細胞死** regulated cell deathの1つである。アポトーシスにおいては細胞の収縮，DNAの断片化，染色体の凝縮が起こる。やがて細胞内物質が放出されないまま細胞が分断化し，マクロファージによって貪食されるため，病原体の処理の上で都合がよい。

CTLはまたFasリガンドを細胞表面に持つ。Fasリガンドが標的細胞のFasに結合すると，細胞内情報伝達系を介してアポトーシスを誘導する。

● **プログラムされた細胞死** programmed cell death
意味に幅がある用語の1つで，狭義にはアポトーシスを意味し，広義には制御された細胞死を意味する。

75 ヘルパーT細胞のサブセット

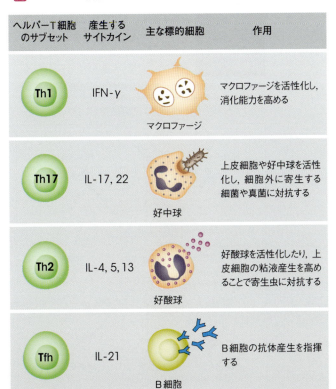

76 細胞傷害性T細胞によるアポトーシスの誘導

脱顆粒によって放出されたパーフォリンは，標的細胞の細胞膜にドーナツリング状の穴を開ける。そこからグランザイムを注入し，標的細胞のアポトーシスを誘導する。細胞膜上のFasリガンドとFasを介した相互作用も標的細胞のアポトーシスを誘導する。

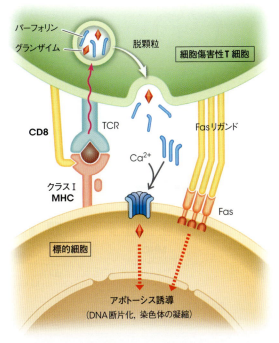

MHC（主要組織適合遺伝子複合体）

MHC分子は，個人ごとに異なる"自己"の標識である 77

　臓器移植の際に拒絶反応を引き起こす抗原を組織適合抗原と呼び，そのうち**主要組織適合抗原**は特に強い拒絶反応を引き起こす。ヒトでは白血球で最初に発見されたことからhuman leukocyte antigen；**HLA**とも呼ばれ，第6染色体短腕上の**主要組織適合遺伝子複合体**major histocompatibility complex；**MHC**によってコードされている。

　MHC遺伝子の産物である**MHC分子**は膜貫通型の糖蛋白質であり，サブユニットの違いにより2つのクラスに大別され，それぞれ発現の分布が異なる。**クラスⅠ分子**はα鎖に$β_2$-ミクログロブリンが非共有結合した分子であり，すべての有核細胞に発現する。**クラスⅡ分子**はα鎖とβ鎖のヘテロ二量体であり，樹状細胞やマクロファージなどの抗原提示細胞のみに発現する。いずれもペプチド鎖のN末端側（細胞外ドメインのT細胞受容体に面する部分）は折りたたまれて，抗原ペプチドをのせるための"溝"を形づくる。

MHC遺伝子の3つの特徴 78

　MHCは単一の遺伝子ではなく，複数の遺伝子の複合体である。クラスⅠMHCはHLA-A，-B，-C遺伝子からなる。クラスⅡMHCはHLA-DR，-DQ，-DP遺伝子からなり，それぞれα鎖をコードするA遺伝子とβ鎖をコードするB遺伝子が隣接して存在する（例：DRAとDRB）。MHC遺伝子の第一の特徴は，このように機能の類似した複数の異なる遺伝子からなることで，**多遺伝子性**polygenyと呼ぶ。

　MHC遺伝子の第二の特徴は，個々のMHC遺伝子ごとに塩基配列の差異（**多型**polymorphism/**バリアント**variant）が存在し，しかもその種類がきわめて多いことである（著しい多型性）。HLA-A，-B，-C，-DRB遺伝子では数千種類の，HLA-DQB，-DPB遺伝子では数百種類の多型が存在する。これらの多型は，抗原ペプチドをのせる"溝"の部分に集中している（HLA-DRA，DQA，DPA遺伝子の多型性は乏しい）。

　MHC遺伝子の第三の特徴は，両親から受け継いだ遺伝子が共に発現することで，**共顕性**codominanceと呼ぶ。

　以上の多遺伝子性，著しい多型性，および共顕性により，クラスⅠMHC遺伝子は6種類，クラスⅡMHC遺伝子は6種類以上の異なる分子を細胞表面に発現する（α鎖は多型性に乏しく，多型性に富むβ鎖がクラスⅡMHCの種類を決める）。

77 MHC遺伝子とMHC分子

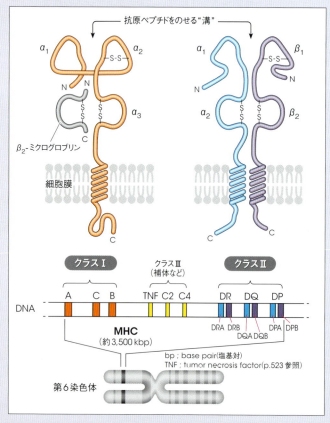

78 MHC遺伝子の3つの特徴

多遺伝子性	機能の類似した複数の遺伝子からなる
著しい多型性	相同染色体上で同じ位置にある遺伝子が互いに異なり，そのバリエーションが数百～数千種類ある
共顕性	両親から受け継いだ遺伝子が共に発現する

多遺伝子性，著しい多型性，および共顕性により，クラスⅠMHC遺伝子は6種類，クラスⅡMHC遺伝子は6種類以上の異なる分子を発現する。下の図はクラスⅠMHC遺伝子の発現の様子を示す。

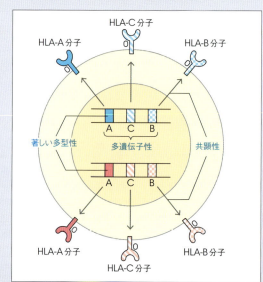

MHC分子はどのように抗原を提示するか [79]

　細胞質に由来する抗原は，プロテアソームと呼ばれるプロテアーゼ複合体で分解され，8〜11アミノ酸からなる抗原ペプチドとなる．そして，**TAP**（transporter associated with antigen processing）と呼ばれる輸送体を介して小胞体内に入る．ここで抗原ペプチドはクラスⅠMHC分子の"溝"にのり，細胞表面に運ばれてCD8$^+$T細胞に提示される．細胞質に由来する抗原としては，自己抗原のほかに腫瘍抗原や，細胞内に感染したウイルスに由来する蛋白質がある．なお，自己抗原を結合したクラスⅠMHC分子を認識するCD8$^+$T細胞は，幼若な段階で除去される [109]．

　細胞外に由来する抗原は，エンドサイトーシスによって抗原提示細胞（樹状細胞，マクロファージ，B細胞）に取り込まれ，エンドソーム内で分解される．分解された抗原を積んだ小胞は，クラスⅡMHC分子を運ぶ小胞と融合する．クラスⅡMHC分子の"溝"は，抗原ペプチドとの結合の直前まで**インバリアント鎖** invariant chainで塞がれており，小胞体で合成される正常なペプチドとの結合を防ぐ．クラスⅡMHC分子の"溝"にのった抗原ペプチドは細胞表面に運ばれ，CD4$^+$T細胞に提示される．

　このように，細胞質由来の抗原をクラスⅠMHC分子にのせ，細胞外由来の抗原をクラスⅡMHC分子にのせるのが通常の抗原提示である．これに対し，いったんエンドソームに送られた細胞外由来の抗原を，クラスⅠMHC分子にのせてナイーブCD8$^+$T細胞に提示する特殊な抗原提示が，**クロスプレゼンテーション** cross presentation [68] である．

[80] MHC拘束性

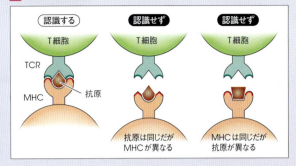

T細胞による抗原認識はMHC分子に拘束される [80]

　T細胞受容体（TCR）は，MHC分子上の抗原ペプチドをMHC分子とともに認識する．そして，ある抗原ペプチドをのせた自己のMHC分子を認識するTCRは，同じ抗原ペプチドをのせた非自己のMHC分子を認識しない．この現象は**MHC拘束性**と呼ばれ，T細胞が胸腺で成熟する過程で，自己のMHC分子と適度な親和性を持つT細胞が選抜された結果として成立する [109]．

移植片拒絶反応は，非自己MHC分子に対する反応である

　臓器移植の際の拒絶反応は，移植片が発現する非自己MHC分子を，宿主のT細胞がTCRで認識することで誘導される．宿主T細胞のTCRが非自己MHCを認識することは，上述のMHC拘束性と矛盾するようであるが，外来抗原ペプチドを結合した自己MHCに反応するTCRを持つ宿主T細胞が，非自己MHC・ペプチド複合体にも反応すること（**交叉反応**）が，機序として考えられている．

[79] MHC分子による抗原提示の仕組み

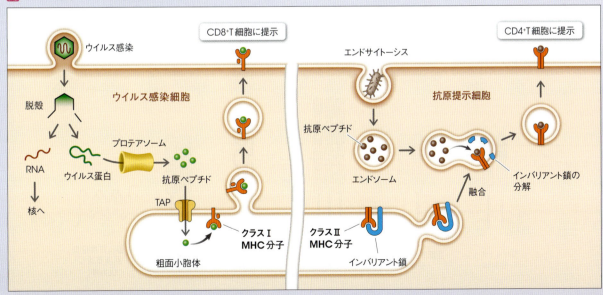

TAP : transporter associated with antigen processing

サイトカイン

細胞外シグナル分子を介する細胞間情報伝達の方法には，以下の3つがある【81】。
① 細胞外シグナル分子が，それを産生した細胞自身に作用する**自己分泌** autocrine
② 近傍の細胞に作用する**傍分泌** paracrine
③ 血流に乗り，遠隔の細胞に作用する**内分泌** endocrine
ホルモンの伝達方法は③である。これに対して，主に①と②の方法で働く細胞外シグナル分子として，**サイトカイン** cytokineとエイコサノイド〔p.498参照〕がある。

サイトカインは造血や免疫応答など多方面で働く

サイトカインは，主に免疫担当細胞より産生される細胞外シグナル分子で，分子量数万の可溶性蛋白質である。多くは微量（pg～ng/mL）で生理活性を持ち，一過性に働く。

サイトカインは数百種類ある。個々のサイトカインが複数の作用を示す一方で（多面作用pleiotropy），複数のサイトカインが同じ作用を持つことも多い（重複性redundancy）。さらに，サイトカインどうしが相乗的または拮抗的に作用したり，他のサイトカインの産生を促進または抑制することで，複雑なネットワークを形成する。そのため全体像を把握しにくいが，サイトカインは機能によって【82】のように大まかに分類される。

サイトカインの受容体は，構造の類似性に基づいて複数のファミリーに分類される【83】。Ⅰ型サイトカイン受容体のリガンドは，造血因子として働くサイトカインが多い。Ⅱ型サイトカイン受容体のリガンドは後述するインターフェロンが中心である。

81 細胞外シグナル分子を介する細胞間情報伝達

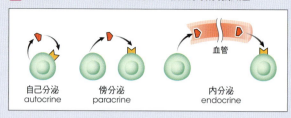

82 サイトカインの機能による分類

造血因子として働くサイトカイン
・顆粒球コロニー刺激因子 granulocyte colony stimulating factor；G-CSF ・インターロイキン interleukin；IL-3, IL-7 など

増殖因子（成長因子）として働くサイトカイン
・上皮成長因子 epidermal growth factor；EGF ・血小板由来成長因子 platelet derived growth factor；PDGF ・線維芽細胞増殖因子 fibroblast growth factor；FGF など

免疫応答を司るサイトカイン
抗ウイルス作用のあるサイトカイン
・インターフェロン interferon；IFN-α, IFN-β
炎症性サイトカイン
・TNF-α, IL-1, IL-6 など
ケモカイン
・CXCL8 など数十種類
ヘルパーT細胞のサブセットが分泌するサイトカイン
・Th1細胞……IFN-γ など ・Th2細胞……IL-4, IL-5, IL-13 など ・Th17細胞……IL-17, IL-22 など
免疫応答を抑制するサイトカイン
・IL-10, トランスフォーミング成長因子 transforming growth factor；TGF-β* など

*TGF-βは成長因子と名付けられてはいるが，免疫応答を抑制したり，IgAへのクラススイッチを促すなどの複数の作用を持つ。

83 サイトカイン受容体ファミリー

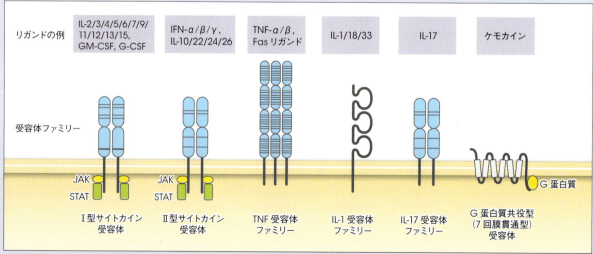

JAK：Janus kinase　STAT：signal transducers and activators of transcription

インターロイキンは白血球どうしの相互作用を司る

インターロイキン interleukin；ILは白血球（leukocyte）間（inter-）の情報伝達を行うサイトカインとして名付けられた．ILの名の付く分子は数十種類あるが，白血球どうしの相互作用に限らず，造血因子として働くものも多い．また，かつてはIL-8と呼ばれ，今はCXCL8と呼ばれるサイトカインは，走化性因子として働くケモカインの代表である（47）．ケモカインも数十種類ある．

インターフェロンは抗ウイルス作用を持つ 84

インターフェロン interferon；IFNはウイルスの増殖を干渉する（interfere）サイトカインとして発見された．ウイルス感染細胞はToll様受容体7, 9などを介してⅠ型IFN（IFN-αおよびIFN-β）を産生する〔p.510参照〕．Ⅰ型IFNが受容体に結合すると，細胞内でのウイルスの複製が阻害される．ウイルス肝炎のIFN療法はこの作用を応用したものである．

Ⅱ型IFN（IFN-γ）は，Th1細胞によって産生され，マクロファージを活性化する（75）．Ⅱ型IFNはまた，感染局所の組織細胞におけるMHC分子の発現を増強させ，細胞傷害性T細胞による処理を促進する．

TNF-αは代表的な炎症性サイトカインである

TNF-αは，腫瘍細胞を壊死させる物質（腫瘍壊死因子 tumor necrosis factor）として発見されたが，その傷害作用は腫瘍を養う血管に炎症と血栓を引き起こした結果であることが分かっている．TNF-αの主な機能は炎症メディエーターとして働くことであり，IL-1やIL-6とともに炎症性サイトカインとして位置付けられている．

サイトカインが標的細胞の受容体に結合すると細胞内情報伝達機構が始動する 85

たとえば，Ⅰ型およびⅡ型サイトカイン受容体にリガンドが結合すると，細胞質チロシンキナーゼのJAK（Janus kinase）が活性化され，STAT（signal transducers and activators of transcription）と呼ばれる転写因子をリン酸化する．活性化されたSTATは核内に移行し，DNAに結合して特定の遺伝子の転写を誘導する．

サイトカイン受容体は通常1～3種類のサブユニットで構成される．そのうちの1種類は固有のサブユニットであり，別の1種類は他のサイトカイン受容体と共通することがある．このように受容体サブユニットを共有することが，複数のサイトカインの作用が重複する理由の1つである．

84 Ⅰ型IFN（IFN-α, IFN-β）の抗ウイルス作用

Ⅰ型IFNは受容体に結合すると，そのシグナルを核に伝え，特定の酵素の生合成を誘導する．2,5-ASは，エンドヌクレアーゼを活性化しウイルスRNAを分解する．PKRは翻訳開始因子eIF-2を不活化することで，ウイルス蛋白の合成を阻害する．

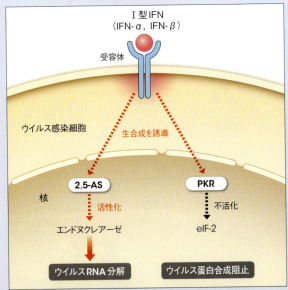

AS：oligoadenylate synthetase
PKR：double-stranded RNA-activated protein kinase
eIF：eukaryotic translation initiation factor

85 サイトカインの細胞内情報伝達機構

Ⅰ型およびⅡ型サイトカイン受容体の細胞内領域には，JAKと呼ばれるチロシンキナーゼが会合している．受容体にサイトカインが結合するとJAKが活性化され，STATと呼ばれる転写因子をリン酸化する．活性化STATは，DNAに結合して特定の遺伝子の転写を誘導する．JAK-STATシグナル経路は多くのサイトカインの細胞内情報伝達に関わっている．

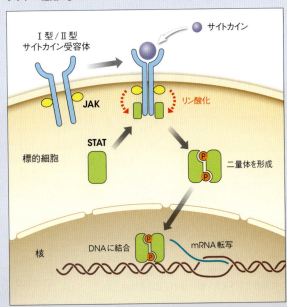

血液・免疫 生体防御(3) 免疫の異常

適応免疫の過剰による組織傷害を広い意味でアレルギーと呼ぶ

世界アレルギー機構による定義では，過敏反応とは「健常者には耐えられる一定量の刺激への曝露により，客観的に再現可能な徴候を引き起こす反応」であり，免疫学的機序が関与するものと関与しないものとに大別される。そして，アレルギーは「免疫学的機序によって開始される過敏反応」と定義され，GellとCoombsが1968年に提唱した分類に基づいてⅠ～Ⅳ型アレルギーに分類される。

また別の教科書によれば，過敏反応は適応免疫の異常によるものに限定され，Ⅰ～Ⅳ型過敏反応に分類される。その中で，IgEクラスの抗体が主体となって働くⅠ型過敏反応だけをアレルギーと呼んでいる。

このようにアレルギーという用語の意味には幅があるが，免疫学的機序（正確には適応免疫）が関与する過敏反応が広義のアレルギーである。広義のアレルギーはⅠ～Ⅳ型過敏反応に分類され，そのうちⅠ型過敏反応が狭義のアレルギーである。**86**

Ⅰ型過敏反応ではIgEと肥満細胞が主体となって働く **87**

Ⅰ型過敏反応は，外来抗原に対するIgEクラスの抗体と**肥満細胞（マスト細胞）**が主体となって働く過敏反応である。IgEが認識する本来無害な抗原を**アレルゲン**と呼ぶ。たとえば花粉やハウスダスト（吸入性アレルゲン），穀物・卵（食物アレルゲン）など，通常は無害な物質がアレルゲンになりうる。

アレルゲンに対してIgEがひとたび産生されると，組織内にいる肥満細胞のFc受容体（FcεRⅠ）に強く結合する。そして，再び同じアレルゲンと遭遇したときに，Fc受容体どうしがアレルゲンによって架橋される。これが刺激となって肥満細胞にCa^{2+}シグナルが伝わり，顆粒の中にある**ヒスタミン**などのアミン類が放出される（**脱顆粒**）。

次いで，細胞内のホスホリパーゼA_2など一連の酵素が活性化され，**プロスタグランジン** prostaglandin；PG，**ロイコトリエン** leukotriene；LT，**血小板活性化因子** platelet activating factor；PAFが放出される。

肥満細胞から放出されるこれらの化学物質は，**炎症メディエーター** inflammatory mediatorとして働く（**53**）。炎症メディエーターは，血管透過性亢進や白血球走化作用により炎症反応を引き起こすほか，平滑筋収縮，粘液分泌亢進といった作用を持ち，アレルギーの症状を形づくる。たとえば**気管支喘息**では，気管支平滑筋の収縮と気道粘液の過多により呼吸困難をきたす。また，炎症メディエーターが全身の血管に作用して血管が拡張すると，血液が末梢に停滞するため血圧が下がり，**アナフィラキシーショック**に陥る。

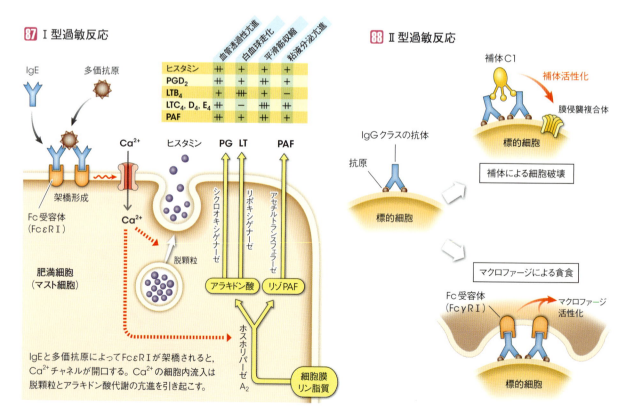

87 Ⅰ型過敏反応

88 Ⅱ型過敏反応

86 過敏反応とアレルギーの関係

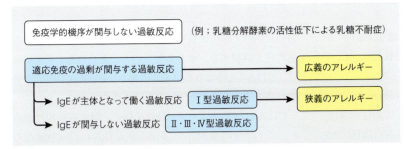

● アトピー
IgEを過剰に産生しⅠ型過敏反応を起こしやすい素因。

Ⅱ型過敏反応はIgGまたはIgMによる組織傷害である 88

Ⅱ型過敏反応は，細胞や組織に固定した抗原にIgGまたはIgMクラスの抗体が結合することで生じる。IgGまたはIgMが標的細胞の膜抗原に結合すると，抗体のFc領域に補体C1が結合し，古典経路を介した補体活性化が起こる〔p.506参照〕。最終的に膜侵襲複合体が形成され，標的細胞は破壊される。IgGが結合した細胞を，マクロファージがFc受容体を介して貪食する機序もある。

Ⅲ型過敏反応は免疫複合体による組織傷害である 89

可溶性抗原にIgGまたはIgMクラスの抗体が結合したものを**免疫複合体**immune complexと呼ぶ。免疫複合体は通常の免疫応答で生じ，マクロファージに貪食される。しかし，マクロファージが処理しきれないほど免疫複合体が形成されると血管壁などの組織に沈着し，そこで補体が活性化される。その結果生じたC3aとC5aは好中球を動員する。そこで好中球はFc受容体を介して免疫複合体と結合して活性化し，ライソソーム酵素や活性酸素を放出することで組織を傷害する。**糸球体腎炎**が代表例である。

Ⅳ型過敏反応は細胞性免疫の過剰である 90

Ⅳ型過敏反応は細胞性免疫の過剰であり，抗体は関与しない。結核菌を貪食したマクロファージをTh1細胞が活性化する応答が代表例である。活性化マクロファージとT細胞および線維芽細胞は集合して**肉芽腫**を形成する。肉芽腫は結核菌を封じ込めるのに役立つが，活性化マクロファージによる過剰な炎症反応は組織を傷害し，呼吸障害を招く。

89 Ⅲ型過敏反応

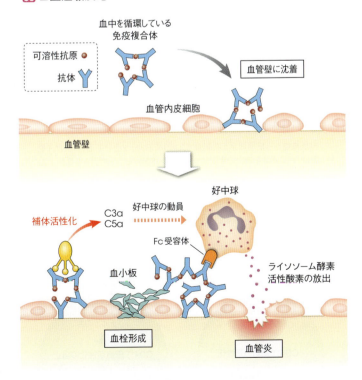

90 Ⅳ型過敏反応

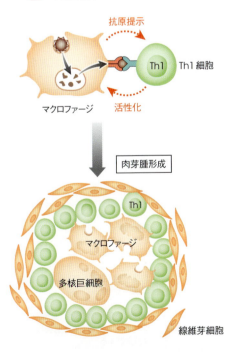

525

血液・免疫　生体防御(3) 免疫の異常

自己抗原に対する免疫応答を回避する複数の仕組みがある

自己抗原に反応するリンパ球を幼若な段階で除去する 91

免疫応答は，原則として自己の成分（**自己抗原**）に対しては生じない。これを**自己寛容** self-tolerance と呼ぶ。

自己寛容の第一の機序として，自己抗原に反応するリンパ球を幼若な段階で除去する仕組みがある。この仕組みは，リンパ球が成熟する一次リンパ器官（中枢リンパ器官）で生じるため，**中枢性寛容** central tolerance と呼ばれる（109）。

幼若な段階で除去されなかった自己反応性リンパ球は，二次リンパ器官（末梢リンパ器官）や末梢の組織において，複数の仕組みによって働きが抑制される。これを**末梢性寛容** peripheral tolerance と呼ぶ。

共刺激を与えず無反応にする

成熟しているがまだ不活性のナイーブT細胞を活性化するには，樹状細胞による抗原提示とともに，**共刺激**が必要である（74）。むしろ共刺激のない状態で抗原を提示されたナイーブT細胞は，その抗原に対して反応しなくなる（**無反応** anergy）。この仕組みが末梢性寛容の機序の1つである。

感染局所で病原体を取り込んで活性化した樹状細胞は，CD80/CD86に代表される**共刺激分子** co-stimulatory molecule を多く表出する。一方，自己抗原を取り込んで提示する樹状細胞は通常不活性であり，共刺激分子を表出しない。このような樹状細胞によって，共刺激なしに抗原を提示された自己反応性ナイーブT細胞は，無反応になると考えられる。

CTLA-4でT細胞の活性化を阻止する 92

仮に樹状細胞によって抗原提示と共刺激を受けた結果，自己反応性T細胞が活性化しても，T細胞は自分で自分の活性化を抑制する。すなわち，いったん活性化したT細胞は，CTLA-4と呼ばれる分子を表出し，CD80/CD86による共刺激を遮断することで自分の活性化を抑える。

CTLA-4はCD28よりもCD80/CD86に対する親和性が高い。このためT細胞上に表出したCTLA-4は，CD28からCD80/CD86を"横取り"するように結合することで，共刺激シグナルを遮断する（競合阻害）（CTLA-4がT細胞を抑制する機序の全貌はまだわかっていない）。

PD-1とそのリガンドでエフェクターT細胞を"疲弊"させる

自己反応性のナイーブT細胞が活性化を維持し，エフェクターT細胞に分化したとしても，エフェクターT細胞（特に細胞傷害性T細胞）は，時間が経つとPD-1と呼ばれる分子を表出し，自らの働きを抑える。すなわち，PD-1は末梢組織の細胞上のリガンド（PD-L1/PD-L2）と結合すると，自らを不活性化する抑制性シグナルを入れる。それはあたかもエフェクターT細胞が"疲弊"するかのような現象であり，**T細胞疲弊** T cell exhaustion と呼ばれる。

CTLA-4やPD-1もしくはPD-L1/PD-L2のように，リンパ球の働きを抑制する分子を**免疫チェックポイント分子** 93 と呼ぶ。checkpointとは検問所の意味である。癌細胞に対する免疫応答を高めるべく，免疫チェックポイント分子を阻害する治療の有効性が，一部の癌で示されている。しかし，免疫チェックポイント分子の本来の機能は，自己抗原に対する過剰な免疫応答を抑制することであるため，免疫チェックポイント阻害療法の副作用の1つとして自己免疫現象がある。

91 自己寛容の仕組み

中枢性寛容		自己抗原に反応するリンパ球（T細胞とB細胞）を幼若な段階で除去する
末梢性寛容	無反応	自己反応性T細胞に共刺激を与えないことで，自己抗原に対して無反応にする
	免疫チェックポイント分子	T細胞をリンパ節で活性化する段階でCTLA-4により抑制する
		末梢組織のエフェクターT細胞，特に細胞傷害性T細胞をPD-1により抑制する（T細胞疲弊）
	制御性T細胞	胸腺に由来する制御性T細胞や，末梢リンパ器官で誘導される制御性T細胞により抑制する

92 CTLA-4による抑制

樹状細胞から抗原提示と共刺激（CD80/CD86）を受けて活性化したT細胞は，CTLA-4を表出し共刺激シグナルを遮断することで自らを抑制する。

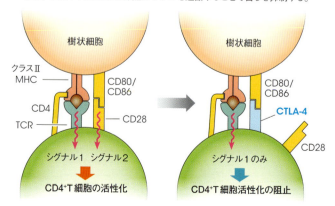

95 自己抗体と関連する疾患

自己抗体が病態に直接関与する疾患の例（多くはⅡ型過敏反応による）

疾 患	自己抗体	病 態
自己免疫性溶血性貧血	抗赤血球抗体	自己抗体による赤血球の傷害 ➡ 溶血性貧血
抗糸球体基底膜抗体病	抗糸球体基底膜抗体	肺胞と糸球体基底膜の共通抗原に自己抗体が結合 ➡ 肺胞出血，糸球体腎炎
重症筋無力症	抗ACh受容体抗体	神経筋接合部（終板）のACh受容体に自己抗体が結合 ➡ 神経筋伝達の障害

自己抗体と病態との直接的な関連は不明だが，自己抗体の出現が診断などに応用される疾患の例

疾 患	自己抗体	病 態
関節リウマチ	抗CCP抗体，リウマトイド因子	関節滑膜における炎症を主な病態とし，自己免疫の関与が推定される。自己抗体の陽性所見は診断の補助になるが，他の疾患でも陽性となりうる。
全身性エリテマトーデス	抗二本鎖DNA抗体，抗ribosomal P抗体など	多種類の自己抗体が出現し，多臓器が障害されうる全身性疾患。自己抗体と自己抗原との免疫複合体によるⅢ型過敏反応が病態の一部を形成する。
多発性筋炎，皮膚筋炎	抗ARS抗体，抗MDA5抗体など	横紋筋における炎症を主な病態とし，自己免疫機序が推定される。抗ARS抗体のほかに種々の筋炎特異的自己抗体が同定されている。

ACh：acetylcholine, CCP：cyclic citrullinated peptide, ARS：aminoacyl-tRNA synthetase, MDA5：melanoma differentiation-associated gene 5

制御性T細胞で抑制する

末梢性寛容のもう1つの機序は，**制御性T細胞** regulatory T cell；**Treg**による抑制である。最もよく解析されているTregは，表面マーカーとしてCD4とCD25が陽性で，特異的な転写因子としてFoxp3が陽性のもの（CD4$^+$CD25$^+$Foxp3$^+$Treg）である。このTregは，胸腺で発生するもの（thymus-derived Treg）と，二次リンパ器官（末梢リンパ器官）で誘導されるもの（peripherally-derived Treg）がある。

CD4$^+$CD25$^+$Foxp3$^+$Tregは，94 に示す機序で免疫応答を抑制すると推定されている。

①CTLA-4を細胞表面上に高発現し，樹状細胞上のCD80/CD86に先回りして結合することで，ナイーブT細胞への共刺激を減らす。

②IL-2に対する高親和性受容体（CD25はそのサブユニットである）を高発現し，T細胞の増殖と生存に必要なIL-2を剥奪する。

③IL-10やTGF-βなどの免疫応答を抑制するサイトカインを産生する。

以上述べてきた種々の自己寛容の仕組みが破綻することで**自己免疫疾患**を生じると考えられるが，実際の発症機序は不明である。しかし，自己免疫疾患患者の血中には多くの場合，自己抗原に対する抗体（**自己抗体**）が検出される。自己抗体が産生される機序の詳細も不明であるが，各自己免疫疾患に関連の深い抗体が検出されることから，診断に応用されている。95

93 免疫チェックポイント分子

免疫チェックポイント分子	発現する細胞	機序
CTLA-4	リンパ節において樹状細胞によって活性化されているT細胞	樹状細胞上の共刺激分子CD80/CD86と結合し，T細胞への共刺激を遮断する
	制御性T細胞	樹状細胞上のCD80/CD86に先回りして結合し，ナイーブT細胞への共刺激の供給量を減らす
PD-1	末梢組織で働くエフェクターT細胞（特に細胞傷害性T細胞）	自己の細胞に表出されるリガンド（PD-L1/PD-L2）と結合し，細胞傷害性T細胞の働きを抑制する（T細胞疲弊）

94 制御性T細胞（Treg）による免疫応答の抑制
（推定されるモデル）

① 共刺激の剥奪　② IL-2の剥奪　③ 抑制性サイトカイン産生

生体防御(4) リンパ器官

粘膜面は常に外来抗原にさらされており，粘膜関連リンパ組織が防御する

成人の体内には約 5×10^{11} 個のリンパ球があり，そのうち約2％（10^{10} すなわち100億個）は血中に存在し，約90％はリンパ組織もしくはリンパ器官に存在する。

一次リンパ器官と二次リンパ器官

リンパ組織は，細網組織とその網目を埋めるリンパ球からなる。リンパ組織から主に構成される器官をリンパ器官と呼ぶ。リンパ器官（組織）は，一次リンパ器官と二次リンパ器官（組織）とに分けられる。**一次リンパ器官**はリンパ球が成熟する場であり，B細胞が成熟する骨髄とT細胞が成熟する胸腺をさす。これに対し，**二次リンパ器官**は，外来性の抗原を集め，リンパ球に抗原を接触させることで適応免疫を発動させる場である。たとえばリンパ節はリンパ行性の抗原を，脾臓は血行性の抗原を集め，後述する粘膜関連リンパ組織は，腸管粘膜や気道粘膜を経由した抗原を集めてリンパ球に接触させる。

一次リンパ器官で成熟したリンパ球は血中に入り，二次リンパ器官にホーミングして抗原を探す。そこで抗原と接触しなかったリンパ球は血中に戻り，再び二次リンパ器官にホーミングして抗原を探す（**リンパ球の再循環**）。

粘膜関連リンパ組織（MALT）

消化管や気道の粘膜直下の組織である**粘膜固有層** lamina propria にはリンパ組織が存在する。これを**粘膜関連リンパ組織** mucosa associated lymphoid tissue；**MALT** と呼び，扁桃，気管支関連リンパ組織（bronchus ---；BALT），腸管関連リンパ組織（gut ---；GALT）などがある。MALTの中では特にGALTが発達している。

B細胞が結節状に密集した構造物を**リンパ小節** lymphatic nodule（**リンパ濾胞** lymphatic follicle）と呼ぶ。粘膜固有層にはリンパ小節が豊富に存在し，多くは単独で散在する**孤立リンパ小節** solitary lymphatic nodule である。数十個のリンパ小節が塊状の**集合リンパ小節** aggregated lymphatic nodule をなすこともあり，たとえば回腸の**パイエル板** Peyer's patch や扁桃がこれに相当する。

リンパ小節（リンパ濾胞）の周囲にはT細胞が主に集積し，**傍濾胞域** parafollicular area を形成する。傍濾胞域を走る**毛細血管後細静脈** postcapillary venule は，立方形の内皮細胞からなり，**高内皮細静脈** high endothelial venule；HEVと呼ばれる。HEVはナイーブリンパ球がMALTにホーミングする門戸であるとともに，MALTで分化したエフェクターリンパ球が粘膜全体にホーミングする門戸でもある。

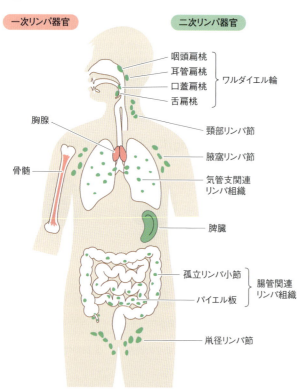

主なリンパ器官（組織）

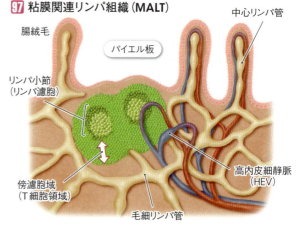

粘膜関連リンパ組織（MALT）

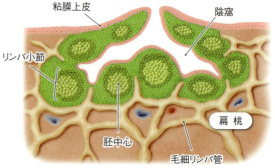

M細胞が腸管腔の抗原を直下に運ぶ 98

　パイエル板を覆う上皮には，**M細胞**と呼ばれる特殊な上皮細胞が散在する（吸収上皮細胞と異なり，微絨毛に乏しく，微小ヒダmicrofoldを持つことからその名がつけられた）。M細胞の細胞質は薄く，基底側に樹状細胞やリンパ球を抱え込む。M細胞は腸管内腔の抗原を取り込み，そのままの状態で直下の樹状細胞やB細胞に運ぶ。樹状細胞はナイーブCD4$^+$T細胞に抗原を提示し，濾胞性ヘルパーT細胞（Tfh細胞）67に分化させる。Tfh細胞は，同じ抗原を取り込み提示するB細胞を活性化し，形質細胞の前駆細胞である**形質芽細胞**plasmablastに分化させる。

MALTで生じたエフェクターリンパ球は，体内の粘膜全体にホーミングする

　MALTで活性化し分化したエフェクターリンパ球（特に形質芽細胞）は，リンパ管から胸管を経ていったん血中に入るが，体内の粘膜全体の固有層にホーミング〔p. 513参照〕するように刷り込まれる。すなわち，MALTで生じたエフェクターリンパ球は，粘膜固有層におけるHEV内皮細胞上に発現する接着分子（mucosal addressin cell adhesion molecule 1；MAdCAM-1）に特異的に結合するリガンド（$\alpha_4\beta_7$インテグリン）を発現する。また，MALTで生じたエフェクターリンパ球は，腸管上皮細胞が分泌するケモカイン（CCL25）に対する受容体（CCR9）を発現する。MALTで生じたエフェクターリンパ球をこのように粘膜固有層にホーミングするように刷り込むのは，MALTの樹状細胞が産生するレチノイン酸である。

二量体IgAは腸管腔内に分泌されて粘膜を保護する

　粘膜固有層にホーミングした形質芽細胞は，形質細胞に分化して二量体IgAを産生する。二量体IgAは，腸管上皮細胞の基底膜側〔p. 349参照〕の表面上に発現する**ポリIg受容体**に結合することで細胞内に取り込まれ，腸管腔内に輸送される（細胞を縦断する輸送をトランスサイトーシスと呼ぶ）。

　輸送小胞が管腔側の細胞膜と癒合する際に，ポリIg受容体は分解され，その一部が**分泌成分**secretory componentとしてIgAに結合した状態で腸管腔内に分泌される。分泌成分は，IgAが腸内細菌に由来する酵素によって分解されることを防ぐ。このようにして腸管腔内に分泌されたIgA（**分泌型IgA**）は粘液中にとどまり，抗原を中和することで組織への感染を防ぐ。

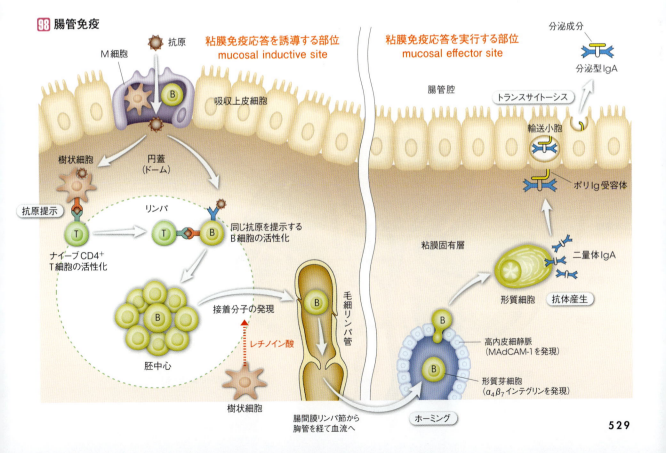

98 腸管免疫

リンパ節は感染組織の抗原を集め，適応免疫応答を発動させる

　組織に感染した病原体に由来する抗原は，毛細リンパ管に入り，リンパの流れに運ばれて**リンパ節**lymph nodeに集められる．リンパ節はリンパ管の途中に設置された二次リンパ器官であり，特に四肢と体幹との境界部（腋窩・鼠径部）や，リンパ管が合流する頸部および腹腔などで発達している［p.150参照］．これらのリンパ節は，リンパとともに流れてきた抗原を集め，ナイーブリンパ球に接触させることで適応免疫応答を発動させる．

B細胞とT細胞はリンパ節の異なる領域に集積する 99

　リンパ節の実質は，以下の3つに区分される．
　①**皮質**cortex：B細胞領域である**リンパ小節**lymphatic nodule（**リンパ濾胞**lymphatic follicle）が多くを占める．
　②**傍皮質**paracortex：T細胞が主に集積するT細胞領域T cell zoneである（胸腺を摘出した動物で発達が悪くなることから，古典的に胸腺依存皮質と呼ばれてきた）．
　③**髄質**medulla：髄索（索状のリンパ組織）と髄洞（髄索の間にあるリンパ洞）からなり，種々の細胞が集積する．

　ナイーブリンパ球の多くは血管から，一部は輸入リンパ管からリンパ節に入る．リンパ節に向かう動脈は分岐して髄索内を走り，皮質に至るとリンパ濾胞を中心に発達した毛細血管網をつくる．次いで傍皮質の細静脈を経て静脈として集まり，リンパ節を出てゆく．傍皮質の細静脈は特徴的な**高内皮細静脈**（HEV）であり，ナイーブリンパ球がリンパ節にホーミングする門戸となる．リンパ節にホーミングしたナイーブリンパ球は，B細胞領域とT細胞領域それぞれに特異的に発現するケモカインに反応して集積する．すなわち，ナイーブT細胞はCCR7を発現し，T細胞領域の細網細胞（細網線維芽細胞）が発現するCCL19やCCL21に反応して集積する．一方，ナイーブB細胞はCXCR5を発現し，B細胞領域の細網線維芽細胞や後述する濾胞樹状細胞が発現するCXCL13に反応して集積する．

胚中心は抗原に反応したB細胞が増殖する場である 100

　リンパ節に集められた抗原と接触したB細胞は，複数の過程を経て活性化し，増殖する（67）．増殖するB細胞により形成されるリンパ濾胞内の領域を**胚中心**germinal centerと呼ぶ（実際には"胚"すなわち幼若な細胞とは関係がない）．胚中心が出現する前のリンパ濾胞を**一次濾胞**と呼び，胚中心を備えるものを**二次濾胞**と呼ぶ．胚中心の周辺は被膜側で厚く，**暗殻**もしくは**帽状域**mantle zoneと呼ばれる．

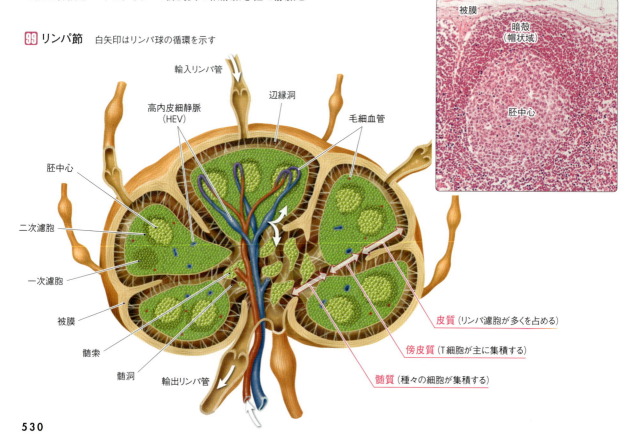

99 リンパ節　白矢印はリンパ球の循環を示す

100 リンパ濾胞の光顕像

胚中心で増殖したB細胞は，抗原特異性によって選択され，形質細胞と記憶B細胞に分化する🔟

1）抗原のリンパ節への輸送とリンパ球による認識

組織に感染した病原体由来の抗原は，毛細リンパ管を経由して近傍のリンパ節に運ばれる．リンパ節の一次濾胞にはナイーブB細胞が集積しており，運ばれた抗原に特異的な**B細胞受容体**B cell receptor；BCR（のちに抗体として産生される）を持つナイーブB細胞に認識される．

組織に感染した病原体はまた，樹状細胞（皮膚の場合は**Langerhans細胞**）に取り込まれる．樹状細胞は毛細リンパ管を経由して同じリンパ節へ移動し，T細胞領域（傍皮質）に集積しているナイーブCD4$^+$T細胞に抗原を提示する．

2）初期のB細胞活性化（濾胞外反応）

樹状細胞に抗原を提示されて分化したヘルパーT細胞は，同じ抗原をBCRで捉えて細胞内に取り込み，その抗原ペプチドを提示するB細胞を活性化する．この反応は濾胞に近接した濾胞外で生じる（濾胞外反応）．

活性化B細胞の一部はそこで形質細胞となって抗体を産生し，別の活性化B細胞はヘルパーT細胞とともにリンパ濾胞へ移動して，胚中心を持つ二次濾胞を形成する．濾胞に移動したヘルパーT細胞は**濾胞性ヘルパーT細胞**follicular helper T cell；**Tfh**となり，B細胞の生存や抗体のクラススイッチを補助する．

3）胚中心の形成と親和性の成熟

濾胞外で活性化し，濾胞に戻ったB細胞は増殖しながら胚中心を形成する（増殖するB細胞は胚中心の**暗領域**dark zoneとして観察される）．このときB細胞はBCR遺伝子の点変異を高頻度に起こし（**体細胞超変異**somatic hypermutation），BCRの抗原に対する親和性を様々に変える．

濾胞には**濾胞樹状細胞**follicular dendritic cell；FDCと呼ばれる細胞が存在する．ナイーブT細胞に抗原を提示する樹状細胞と名称が紛らわしいが，ナイーブB細胞を濾胞に引き寄せたり，活性化B細胞を選択する細胞である．FDCは初期のB細胞活性化（濾胞外反応）で産生された抗体と抗原との免疫複合体をFc受容体などで保持し，抗原をB細胞に差し向けてBCRの親和性を調べる．ここで抗原に対し高親和性のBCRを発現したB細胞は，生存シグナルを与えられて生き残る．そして，Tfhによる補助を受けて**形質細胞**もしくは**記憶B細胞**に分化して胚中心を出てゆくか，再び暗領域で増殖する．一方，抗原に対し低親和性のBCRを発現したB細胞は，生存シグナルを与えられずアポトーシスを起こし，マクロファージに貪食される．

このように，点変異と選択によってBCR，すなわち抗体の親和性が向上する現象を**親和性の成熟**affinity maturationと呼ぶ．

🔟 胚中心の形成から抗体産生まで

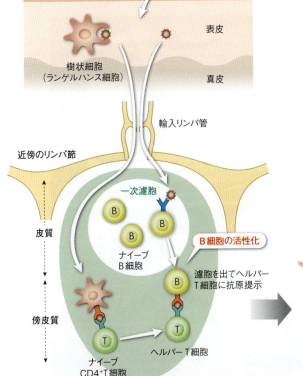
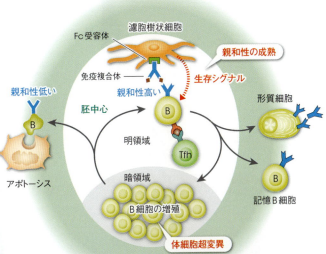

生体防御(4) リンパ器官

白脾髄は二次リンパ組織，赤脾髄は血液濾過装置である

脾臓spleenは，左上腹部において横隔膜の直下にあり，胃の左後方，左腎の外側前方で腹壁に接するように位置する。重さ100〜150gで弾力性のある海綿様の器官であり，多量の血液を含むために赤紫色の外観を呈する。形状はソラマメに類似し，やや陥凹する内側面には脾動静脈が出入りする**脾門**splenic hilumがあり，ここまで膵尾が近接することがある。102 103

脾臓は人体最大のリンパ器官であるが，リンパ管は被膜と脾柱にみられるにすぎず，むしろ豊富な血管で運ばれる抗原に対する免疫応答に働く。**脾動脈**から毎分約200mLの血液が流入し，脾臓内で老化赤血球の濾過と破壊処理が行われる。濾過された血液は**脾静脈**から門脈を経て肝臓に送られる。このため，門脈の血流が阻害されると（**門脈圧亢進症**portal hypertension），うっ血性脾腫congestive splenomegalyを生じ，左肋骨弓の下方で脾臓を触れることがある。

脾臓は胎生期の背側胃間膜中に発生する〔p.256参照〕。背側胃間膜は，生後は**胃脾間膜**，**脾腎ヒダ**および**横隔脾ヒダ**を構成し，脾臓と他の臓器とをつなぐ。

白脾髄はリンパ組織，赤脾髄は洞様血管からなる 104

脾臓を包む結合組織性の被膜は実質内にも伸びて，脾臓の支持組織をなす**脾柱**を形成する。脾柱間を満たす実質は**白脾髄** white pulpと**赤脾髄** red pulpとからなり，それぞれ異なる役割を担う。白脾髄はリンパ小節を含む二次リンパ組織である 105。割面では，多量の血液を含む赤脾髄の中に埋め込まれた白斑（0.5〜1mm大）として認められる。血管分布からみると，白脾髄が動脈を中心とする領域であるのに対し，赤脾髄は脾洞と呼ばれる洞様血管が主体をなす。

白脾髄は動脈周囲リンパ鞘とリンパ小節（脾小節）からなる

脾門部から脾臓に入った脾動脈は，枝分かれして脾柱内を走る**脾柱動脈** trabecular arteryとなる。脾柱を出た動脈は白脾髄に入り，T細胞領域の**動脈周囲リンパ鞘** periarterial lymphatic sheath；**PALS**に囲まれ，**中心動脈** central arteryとなる。白脾髄を出た動脈は，筆毛のように枝分かれした**筆毛動脈** penicillar arteryとなる。

PALSに接してB細胞領域のリンパ小節が存在し，**脾小節** splenic nodule（**マルピーギ小体** Malpighian corpuscle）と呼ばれる。脾小節は，他のリンパ小節と同様，抗原刺激により胚中心を形成し，B細胞の増殖と抗体産生にあずかる。脾小節はヒトでよく発達し，肉眼で白斑として観察されるため，古くは白脾髄と同義であった（広義の脾小節）。現在，脾小節は白脾髄内のリンパ小節をさす（狭義の脾小節）。

102 脾臓の位置

左上腹部の第9〜11肋骨の高さにあり，長軸はほぼ第10肋骨に沿う。正常では肋骨弓の中にあり，体表から触れることはない。

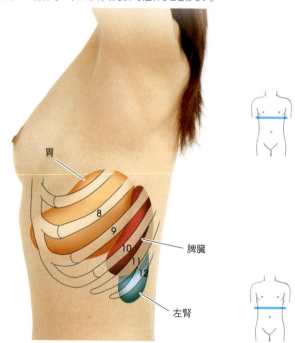

103 CTによる水平断面

脾門を出た脾静脈は，膵臓の後面に沿って走り，門脈に注ぐ。

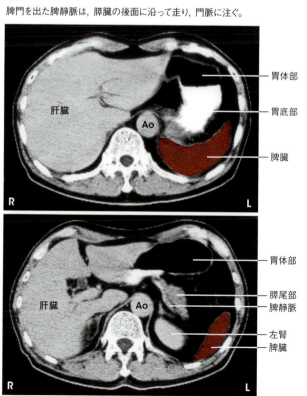

Ao：腹大動脈

老化赤血球は赤脾髄で破壊される 106

　赤脾髄は**脾洞** splenic sinus とその間を埋める**脾索** splenic cord（ビルロート索 Billroth's cord）とからなる。脾索は膠原線維と細網細胞からなる網状構造で，その網目には血球のほか形質細胞やマクロファージが存在する。脾洞は互いに連絡する迷路状の血管構造で，合流してより大きな洞となったのち，脾髄静脈，脾柱静脈を経て脾静脈に注ぐ。

　赤脾髄の動脈は白脾髄の中心動脈から続き，赤脾髄に入ると数本のまっすぐな筆毛動脈に分岐する。筆毛動脈は単層の平滑筋で囲まれる細動脈で，さらに2〜3本の枝に分かれる。この枝は細網線維とマクロファージからなる"さや"構造に包まれるため，**莢動脈** sheathed artery と呼ばれるが，実際には平滑筋を欠く毛細血管である。血液はここで濾過され，異物が取り除かれる。莢動脈の先端は脾索内で開放性に終わり（**開放循環**），血液は脾索の細網組織内をゆっくり流れて脾洞へと向かう。

　脾洞は，特徴的な構造を持つ径50〜100μmの洞様血管である。内皮は一層に並ぶ細長い**杆状細胞** rod cell で構成されるが，互いの結合はゆるく，細胞間は広く開いており，その外周を輪走する線維が桶の"たが"のように取り巻く。したがって，脾洞壁は円筒形の"スノコ状"の形をしている。

105 二次リンパ器官（組織）のまとめ

	粘膜関連リンパ組織	リンパ節	白脾髄（広義の脾小節）
T細胞領域	傍濾胞域	傍皮質	動脈周囲リンパ鞘
B細胞領域	リンパ小節（リンパ濾胞）	リンパ小節（リンパ濾胞）	リンパ小節（狭義の脾小節）
高内皮細静脈	あり	あり	なし

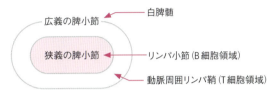

リンパ小節とリンパ濾胞は同義である。脾小節（マルピーギ小体）はもともと白脾髄を指していたが（広義の脾小節），現在はリンパ小節を指す（狭義の脾小節）。

　正常な変形能を有する赤血球は"スノコ状"の細胞間隙をすり抜けて脾洞内へ入り，脾静脈に向かうが，老化赤血球や異常赤血球はここを通過できず，脾索中のマクロファージによって貪食される。1日に10^{11}個もの赤血球が寿命を迎え，その大半は脾臓において破壊される。赤血球の崩壊に伴って放出されたヘモグロビンは，脾臓のみならず肝臓（Kupffer細胞）や骨髄など多くの部位のマクロファージによって処理される〔p.301参照〕。

104 脾臓の組織構造

106 脾洞と脾索（ラット，走査電顕像）

細長い杆状細胞とそれに直交する輪状線維がつくる円筒状の構造が脾洞である。脾洞に入り込みつつある赤血球が見える。

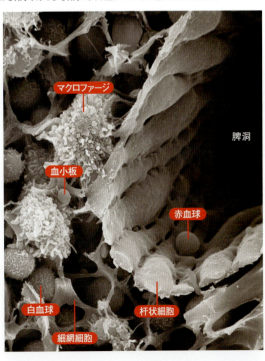

血液・免疫　生体防御(4) リンパ器官

T細胞は胸腺で成熟する

　胸腺thymusは縦隔の前上部にあり，胸骨柄と心臓上部および大血管との間に位置する◪107。胎生第5～6週に第3咽頭嚢の内胚葉に出現した原基が，尾側へ移動して形成される〔p.553参照〕。胎児期によく発達し，新生児で10～15g，思春期には30～40gに達するが，以後は加齢とともに萎縮して脂肪組織に置き換わる。

　胸腺はT細胞が成熟する場であるが，ヒトではマウスと異なり出生時までに十分なT細胞が産生され，長期間維持される。新生児期に胸腺摘出術を受けても感染症罹患率が増加しない理由の1つは，そのためと考えられている。

T細胞は胸腺皮質から髄質へ移動しながら成熟する◪108

　胸腺を包む被膜から連続する複数の中隔が，実質を不完全な小葉に分ける。各小葉は皮質と髄質とに区別される。

　皮質は**胸腺皮質上皮細胞**cortical thymic epithelial cellが網目構造をなし，その網の目を成熟過程にあるT細胞が満たす。皮質にはそのほかに**ナース細胞**（T細胞を囲む胸腺上皮細胞の一種）やマクロファージも散在する。

　髄質も上皮細胞と成熟過程にあるT細胞から構成されるが，T細胞の密度は低く，皮質に比べて明るく見える。髄質のT細胞は皮質から移動してきたものにである。髄質にはまた骨髄由来の**樹状細胞**も認められ，抗原提示細胞として働く。髄質の上皮細胞はしばしば集合して，**ハッサル小体**Hassall's corpuscleと呼ばれる球状の構造をつくる。

　将来T細胞になるT細胞の前駆細胞は，骨髄から胸腺に移動するが，その過程の詳細はマウスでも不明である。T細胞の成熟段階はCD4とCD8の発現パターンによって区分される。成熟の最初期の段階では，CD4とCD8を発現しない(double negative；**DN**)。DNの段階のT細胞は，胸腺被膜下領域で増殖後に皮質に移動し，CD4とCD8の両方を発現する(double positive；**DP**)。DPの段階のT細胞は，皮質でCD4かCD8の片方のみを発現する(single positive；**SP**)。SPの段階のT細胞は髄質に移動し，そこで成熟したナイーブT細胞となり，胸腺を出る。

胸腺の微小循環

　胸腺に分布する動脈は被膜から中隔を通り，細動脈となって実質に入り，皮質と髄質の境界部を走る。ここから毛細血管が皮質および髄質に向かうが，特に皮質には多数の毛細血管が分布し，やがて皮質と髄質の境界部を走行する静脈となり，中隔の細静脈に注ぐ。皮髄境界部を走る毛細血管後細静脈は，T細胞の前駆細胞が胸腺に入る門戸であると同時に，成熟T細胞が胸腺を出る出口でもある。

　皮質の毛細血管は周囲を上皮性細胞の細胞質突起で包まれており，皮質は血管から隔てられた状態にある。これを**血液胸腺関門**blood-thymus barrierと呼び，血中の外来抗原が胸腺皮質に入り込むことを防ぐ。

◪107 成人の胸腺

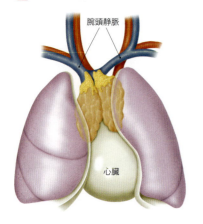

◪108 胸腺小葉の組織構造

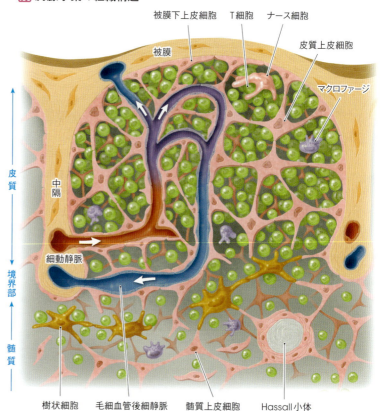

T細胞レパートリーは胸腺で作られる

T細胞が成熟する初期段階（DNの段階）ではT細胞受容体（TCR）を発現しない。やがてDPの段階でTCRを発現するようになる。抗体遺伝子の再構成（71）と同様のメカニズムで**TCR遺伝子の再構成**が起こり，多様な抗原を認識する**T細胞レパートリー**が作られる。

T細胞は成熟過程で厳しく選抜される 109

TCR遺伝子の再構成はランダムに起こるため，自己抗原に反応するTCRが含まれる。そのようなTCRを作った未熟T細胞は，胸腺内で除去される。その際に未熟T細胞の選別にあたるのは，胸腺上皮細胞や樹状細胞である。

自己抗原には全身の組織に普遍的に存在する**偏在性自己抗原**と，特定の組織だけに存在する**組織特異的自己抗原**がある。はじめに皮質の上皮細胞が偏在性自己抗原を提示してT細胞を選抜し，次に髄質の上皮細胞が組織特異的自己抗原を提示して，生き残ったT細胞を最終選抜する。

1）胸腺皮質での"一次選抜試験"

胸腺皮質の樹状細胞や上皮細胞は，偏在性自己抗原をMHC上に提示して未熟T細胞のTCRの親和性を調べる。これに強く反応した未熟T細胞にはアポトーシスが誘導され（**負の選択**negative selection），全く反応しない未熟T細胞もそのままアポトーシスを起こす。自己抗原をのせたMHC分子に対し適度な親和性を持つ未熟T細胞だけが，選択されて生き残る（**正の選択**positive selection）。生き残った細胞はCD4かCD8のどちらか一方を持つ未熟T細胞となり，髄質に移動する。

2）胸腺髄質での"二次選抜試験"

胸腺髄質の樹状細胞や上皮細胞は，組織特異的自己抗原をMHC上に提示して未熟T細胞のTCRの親和性を調べる。これに強く反応した細胞にはアポトーシスが誘導され（負の選択），反応しなかった細胞だけが成熟T細胞となって末梢血に出る。こうして最終的に成熟できるT細胞は，胸腺内の未熟T細胞のうちの数％でしかない。

本来胸腺に発現しないはずの組織特異的自己抗原を胸腺上皮細胞に発現させるのはAIRE（autoimmune regulator）などの転写因子である。AIRE遺伝子に変異をきたすと，胸腺髄質での負の選択が起こらないため，組織特異的自己抗原に反応するT細胞が末梢血に出現し，自己免疫性多内分泌腺症候群1型と呼ばれる自己免疫疾患を引き起こす。

● **骨髄におけるB細胞の選抜**

骨髄において自己抗原と強く反応する未熟B細胞も，アポトーシスにより除去される（負の選択）が，その前にB細胞受容体L鎖のV-J遺伝子再構成を再開する。これを**受容体編集**receptor editingと呼び，T細胞にはない中枢性寛容の機構である。

109 中枢性自己寛容の機構

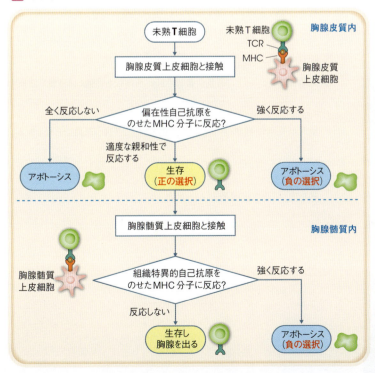
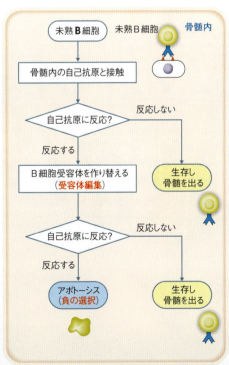

8 内分泌

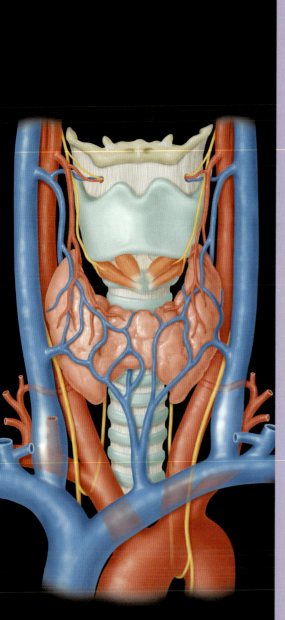

内分泌系の概観
538 ホルモンはきわめて微量で生理機能を調節する

視床下部と下垂体
542 視床下部と下垂体は神経内分泌を行う機能単位である
544 下垂体ホルモンの分泌機構は，前葉と後葉で大きく異なる
546 視床下部ホルモンは内分泌系の最上位ホルモンである
548 下垂体前葉ホルモンは，末梢内分泌腺からのホルモン分泌を促進する
550 成長ホルモンは，脳を除くすべての組織の成長を促進する

甲状腺・副甲状腺（上皮小体）
552 コロイドを満たした濾胞上皮が甲状腺ホルモンをつくる
554 甲状腺ホルモンはチロシンとヨウ素から合成され，コロイド中に前駆体蛋白分子として貯えら
556 甲状腺ホルモンはほとんどの組織に作用して代謝を亢進させる
558 PTHは活性型ビタミンD，カルシトニンとともに血漿Ca^{2+}濃度を調節する

副腎
560 副腎は，発生起源と機能の異なる2種類の組織からなる
562 副腎皮質はステロイド分泌細胞，髄質はカテコールアミン分泌細胞からなる
564 副腎髄質の分泌するアドレナリンは，交感神経の興奮と類似の作用を及ぼす
566 副腎皮質ではコレステロールから3種類のステロイドホルモンがつくられる
568 糖質コルチコイドは代謝を調節し，ストレスに対抗する
570 電解質コルチコイドは腎集合管でのNa^+再吸収を促進し体液量を維持する

性腺，松果体
572 性ホルモンは，精巣・卵巣・副腎皮質において共通の経路で合成される

[基礎知識]
540 細胞内シグナル伝達系

overview

内分泌系の概観

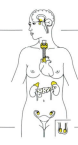

- 各内分泌腺の位置を図示し，そこで作られるホルモンを列挙してみよう。
- ホルモンを化学構造から3群に分類し，その合成・分泌様式を理解しよう。
- ホルモンは標的細胞の受容体に結合して，その作用を発揮する。このとき細胞内では何が起こっているか？

視床下部と下垂体

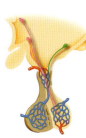

- 視床下部と下垂体は構造的にも機能的にも密接な関わりがある。視床下部ホルモンはどのようにして下垂体に輸送され，下垂体にどんな影響を及ぼすか？
- 下垂体の発生過程を学び，前葉と後葉の成り立ちの違いを理解しよう。
- 下垂体後葉ホルモンと呼ばれているものは，実は視床下部で合成されることに注意しよう。
- 下垂体前葉ホルモンが多くの内分泌腺を"支配"していることを理解しよう。
- 視床下部－下垂体系が末梢内分泌腺の分泌を調節していることと，負のフィードバック機構により末梢ホルモンの血中濃度が調節されていることを理解しよう。
- 成長ホルモンは，どのようにして成長・発達を促進するか？

甲状腺・副甲状腺（上皮小体）

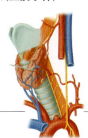

- 甲状腺ホルモンの合成・分泌様式は，他の内分泌腺と大きく異なることに注意しよう。
- 甲状腺の構造単位である濾胞はコロイドという液体で満たされているが，その主成分は何か？　また，それは甲状腺ホルモンの合成とどのような関係があるか？
- 甲状腺ホルモンは代謝を亢進させる一方，成長促進作用も持つことに注意しよう。
- 血漿 Ca^{2+} 濃度の調節に関わるホルモンは3つあるが，なかでも副甲状腺ホルモン（PTH）は重要。その作用機序と分泌調節を理解しよう。

副　腎

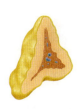

- 副腎皮質と髄質の違い（発生起源，産生ホルモン，分泌刺激）を理解しよう。
- ストレスにさらされると，交感神経系の興奮とともに副腎髄質からアドレナリンが分泌される。このことの生理的意義は？
- 副腎皮質を構成する3層は，それぞれ異なるステロイドホルモンを合成・分泌する。どうしてこのようなことが可能なのか？
- ステロイドホルモンは標的細胞の核に作用する。核内では何が起こっているか？
- 糖質コルチコイドと電解質コルチコイドは生命維持に必須のホルモンである。なぜか？
- アドレナリン，糖質コルチコイド，成長ホルモンはいずれも血糖値を上げる作用を持つことに注意しよう。

性腺，松果体

- 性ホルモンもステロイドホルモンであり，副腎皮質と共通の経路を経て合成されることを理解しよう。
- 性ホルモンの作用と分泌調節を理解しよう。
- ヒトの体内時計はどこにあるか？　松果体は概日リズムとどのように関わっているか？

下記ホルモンについては各章を参照。
- 消化管ホルモン ⇒ 第3章
- 膵島ホルモン　 ⇒ 第4章
- 性腺ホルモン　 ⇒ 第6章

内分泌　内分泌系の概観

ホルモンはきわめて微量で生理機能を調節する

内分泌腺 endocrine gland **1** から分泌され，血行を介して運ばれ，全身あるいは特定の臓器組織（**標的器官**）に作用してその生理機能を調節する物質を**ホルモン** hormone という。内分泌は，細胞外シグナル分子による細胞間情報伝達の一様式である〔p.522参照〕。

内分泌腺は外分泌腺と異なり，導管を持たない。その代わり，ホルモンを運び出すための毛細血管が発達しており，一般に血流が豊富である。

ホルモンの合成・分泌様式

ホルモンはその化学構造から3群に大別される。

①**生理活性アミン**：チロシンの誘導体。副腎髄質から分泌されるカテコールアミン（アドレナリン，ノルアドレナリン，ドーパミン）はチロシンの水酸化と脱炭酸，甲状腺ホルモンはチロシンのヨウ素化によって生成される。

②**ペプチドホルモン**：一般の蛋白質と同様にアミノ酸のペプチド結合によって作られる。大分子量のプレプロホルモンとして合成され，小胞体でシグナルペプチドが切断されてプロホルモンとなり，プロホルモンはさらに切断されて活性型のホルモンとなる。下垂体ホルモン，膵島ホルモン，副甲状腺ホルモンなど。

③**ステロイドホルモン**：コレステロールから合成される。副腎皮質ホルモン，精巣ホルモン，卵巣ホルモンなど。

甲状腺ホルモン以外の生理活性アミンとペプチドホルモンは，分泌細胞内の小胞（**分泌顆粒**）に貯えられ，刺激により**開口分泌**で放出される。ステロイドホルモンは脂溶性であるから，細胞膜を通過して細胞外に出る。内分泌器官は**有窓型毛細血管**を備えており，組織間液のホルモンはここから血中に入る。血中では，脂溶性の甲状腺ホルモンとステロイドホルモン，およびペプチドホルモンの一部は血漿蛋白質と結合して運搬されるため，腎糸球体での濾過による体外喪失を免れる。

ホルモンの作用機序 **2**

ホルモンの血中濃度は驚くほど低い（$10^{-6} \sim 10^{-12}$ mol/L）が，高親和性の受容体に特異的に結合することで作用を発揮する。したがって，受容体の分布が，そのホルモン作用の臓器特異性を決定する。

ペプチドホルモンやカテコールアミンといった水溶性ホルモンは，標的細胞の**細胞膜受容体**に結合する。受容体に共役したG蛋白質やチロシンキナーゼを介して**細胞内シグナル伝達系**を始動させ，細胞機能を修飾する。

1 内分泌腺

消化管（ガストリンやセクレチン），心臓（心房性Na利尿ペプチド），腎臓（エリスロポエチン）などは特定の腺構造を持たないが，ホルモンを分泌する。

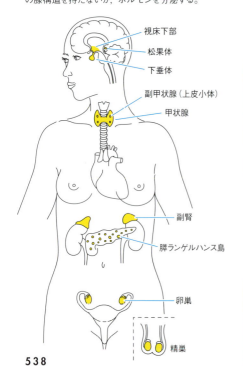

2 ホルモン作用の発現機序

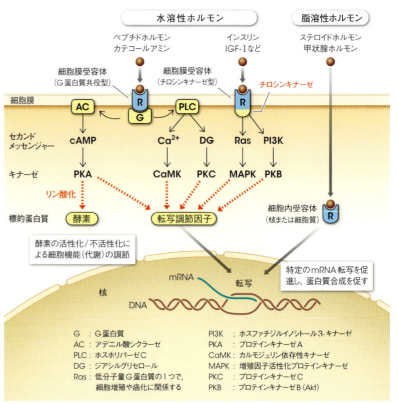

3 主なホルモンの分泌器官・標的組織・作用 (視床下部ホルモンの名称は14参照)

・電解質コルチコイド分泌は，糖質コルチコイド分泌ほどには下垂体ACTHの影響を受けない。
＊＊副腎アンドロゲンは，精巣アンドロゲンに比較して低活性である。

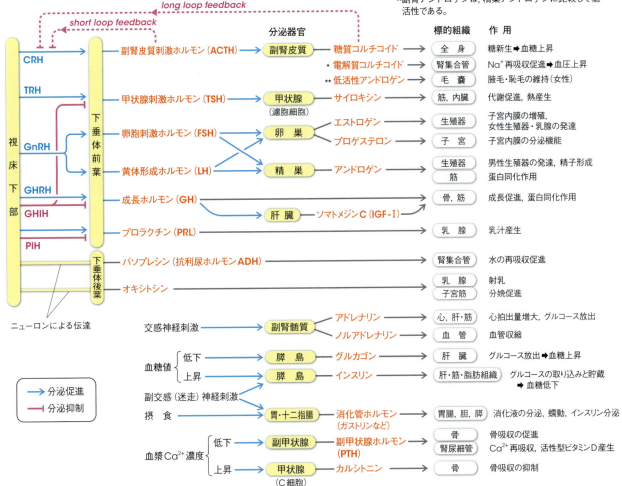

一方，ステロイドホルモンや甲状腺ホルモンは脂溶性であり，細胞膜の脂質二重層を通過して，核または細胞質に存在する**細胞内受容体**に結合する。ホルモンと受容体の複合体は**転写調節因子**として働き，DNAに結合してmRNA転写を促進する。その結果，特定の蛋白質(酵素など)の合成を促すことで細胞機能を修飾する。

同じホルモンでも標的細胞が違えば，修飾される酵素や転写される遺伝子が異なる。そのため，1つのホルモンが組織により異なる多彩な作用を発揮することとなる。

水溶性ホルモンに比べ脂溶性ホルモンの作用発現は遅く，かつ持続性である。カテコールアミンの分泌と作用発現には数秒～数分しかかからないが，ステロイドホルモンや甲状腺ホルモンの作用が完全に発揮されるには数時間～数日かかる。

ホルモンの分泌調節3

①**視床下部-下垂体系による分泌調節**：副腎皮質からの糖質コルチコイド，甲状腺からのサイロキシン，性腺からのエストロゲンやアンドロゲンの分泌は，下垂体ホルモンによって促進される。その下垂体ホルモンの分泌は，視床下部ホルモンによって促進される。一部の下垂体ホルモン，たとえば成長ホルモンやプロラクチンについては，その分泌を抑制する視床下部ホルモンの存在も知られている。すなわち，これらのホルモンでは，視床下部➡下垂体➡末梢内分泌腺という三段構えの分泌調節がなされている。この階層的調節の中で，血中の下位ホルモンは，上位ホルモンの分泌を(原則として)抑制する。これを(負の)**フィードバック調節**という。

②その他のホルモンは**自律神経系**やそれぞれ固有の**分泌刺激**によって調節される。たとえば，交感神経の興奮は副腎髄質からのカテコールアミン分泌を，迷走神経の興奮は胃腸からのガストリン分泌を促す。また，血中グルコース濃度の上昇は膵島からのインスリン分泌を，血中Ca^{2+}濃度の低下は副甲状腺ホルモン分泌を促す。

基礎知識

細胞内シグナル伝達系

血中ホルモンは，受容体への結合により細胞内シグナルを活性化させる。細胞内シグナルはいくつかの経路をたどって標的蛋白質に到達し，細胞機能を調節する。

水溶性ホルモン（ペプチドホルモンやカテコールアミン）は標的細胞の細胞膜受容体に結合する。受容体は膜貫通型で，膜貫通部および細胞内ドメインの構造により2種類に大別される。1つは細胞内ドメインに**チロシンキナーゼ**領域を持つもの，もう1つは細胞内ドメインで三量体の**G蛋白質**と共役するものである。前者では，ホルモンの細胞外ドメインへの結合により活性化されたチロシンキナーゼが，細胞内の基質蛋白質を次々にリン酸化することで，シグナルが伝達される。後者では，活性化された（GTP結合型となった）G蛋白質によってACやPLCなどの酵素が活性化され，cAMPやリン脂質代謝物などの**セカンドメッセンジャー**が生成される。

〔脂質性ホルモンの細胞内シグナル伝達機構については 55 参照〕

チロシンキナーゼ型受容体

インスリン，IGF-I，上皮成長因子などの受容体は，細胞内ドメインにチロシンキナーゼ活性を持つ（2）。ホルモンが結合すると，受容体は二量体を形成して，チロシンキナーゼの働きで自らのチロシン残基をリン酸化する。リン酸化チロシンに結合するいくつかのアダプター蛋白質を介してRas，さらにMAPK（mitogen-activated protein kinase）の活性化が起こり，活性化されたMAPKは核内へ移行して，転写調節因子をリン酸化して活性化する〔p.321参照〕。その結果，IGF-Iや上皮成長因子では，細胞周期を司る遺伝子の転写が促進され，細胞は分裂・増殖を開始する。この**Ras-MAPK系**のほかに，インスリンやIGF-IではPI3キナーゼがチロシンキナーゼの下流で働いて，種々の酵素の活性を調節することで多彩な生理作用を発揮する。

サイトカイン型受容体のシグナル伝達では**JAK-STAT系**が重要である。JAKははじめインターフェロンなどのサイトカイン受容体に結合することが見出されたチロシンキナーゼで，STATという転写因子をリン酸化する〔p.523参照〕。成長ホルモンやエリスロポエチンの受容体はそれ自身はチロシンキナーゼ活性を持たず，JAK-STAT経路を介してシグナル伝達を行う。

G蛋白質共役型受容体（G protein-coupled receptor；GPCR）

Gs共役型：AC-cAMP促進系 5

ホルモン受容体のあるものは，細胞内で**促進性G蛋白質**（**Gs**）と共役している。ホルモンが結合すると，GsのαサブユニットにGTPが結合してβγサブユニットから離れ，**アデニル酸シクラーゼ（AC）** を活性化する。ACはATPからcAMPを生成する。cAMPは**プロテインキナーゼA（PKA）** に結合してこれを活性化する。PKAは，①細胞内の酵素

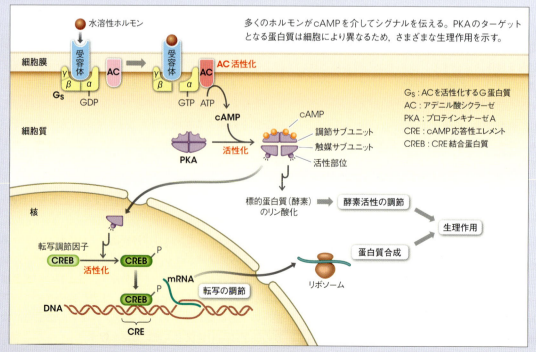

5 cAMPをセカンドメッセンジャーとする細胞内シグナル伝達機構

をリン酸化してその活性を変えたり，②触媒サブユニットが核内に移動して転写調節因子を活性化したり，③細胞膜のCa^{2+}チャネルをリン酸化して開口させCa^{2+}流入を引き起こすことにより，生理作用を発揮する．

G_i共役型：AC-cAMP抑制系

G_Sとは逆に，AC活性を抑制する**抑制性G蛋白質**（G_i）も存在し，細胞内cAMP濃度を低下させることで生理作用を発揮する．G_iはまたRas-MAPK経路やK^+チャネルの活性化を介しても生理作用を発揮する．

G_q共役型：PLC-IP_3/DG系 6

ホスホリパーゼC（PLC）を活性化するG蛋白質をG_qという．PLCは，細胞膜リン脂質を分解してイノシトール三リン酸（IP_3）とジアシルグリセロール（DG）を生成する．IP_3は小胞体内の貯蔵Ca^{2+}を放出させる．Ca^{2+}はそれ自体が開口分泌に働くほか，カルモジュリン，さらにはカルモジュリン依存性キナーゼ（CaMK）を活性化する．DGはCa^{2+}とともにプロテインキナーゼC（PKC）を活性化する．CaMKおよびPKCが標的蛋白質をリン酸化することで生理作用を発揮する．

$G_{12/13}$共役型：Rho活性化

受容体と共役したG_{12}およびG_{13}は，低分子量G蛋白質のRhoを活性化する．Rhoはアクチンフィラメント形成を促進し，細胞収縮や細胞形態の変化を引き起こす．

4 細胞内シグナル伝達機構からみたホルモンの分類

水溶性ホルモン；細胞膜受容体

1）チロシンキナーゼ型（＊サイトカイン型受容体）
インスリン
細胞増殖因子：EGF, FGF, NGF, PDGF, IGF
成長ホルモン＊，プロラクチン＊，エリスロポエチン＊

2）G蛋白質共役型

G_S共役型：AC-cAMP促進
アドレナリン（β受容体）
視床下部ホルモン；CRH, GHRH
下垂体ホルモン；ACTH, TSH, LH, FSH, バソプレシン（V_2受容体）
カルシトニン
副甲状腺ホルモン（PTH）
グルカゴン

G_i共役型：AC-cAMP抑制, Ras-MAPK系, K^+チャネル
アドレナリン（$α_2$受容体）
アセチルコリン（M_2受容体）
ドーパミン（D_2受容体）
ソマトスタチン（SSTR受容体）

G_q共役型：PLC-IP_3/DG系
アドレナリン（$α_1$受容体）
視床下部ホルモン；TRH, GnRH
下垂体ホルモン；バソプレシン（V_1受容体），オキシトシン
消化管ホルモン；ガストリン，コレシストキニン
アンジオテンシンⅡ

$G_{12/13}$共役型：Rho活性化
トロンビン，トロンボキサンA_2

脂溶性ホルモン；細胞内受容体

甲状腺ホルモン；T_3, T_4
副腎皮質ホルモン；糖質コルチコイド，電解質コルチコイド
性ホルモン；アンドロゲン，エストロゲン，プロゲステロン
活性型ビタミンD

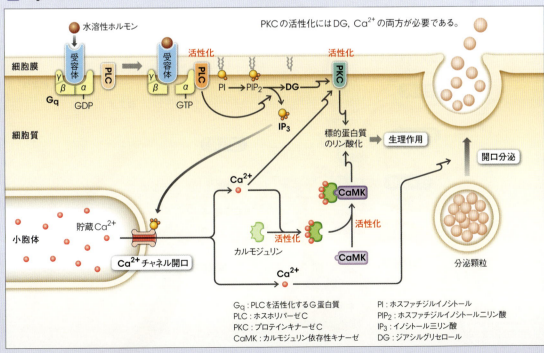

6 IP_3, DG, Ca^{2+}をセカンドメッセンジャーとする細胞内シグナル伝達機構

G_q：PLCを活性化するG蛋白質
PLC：ホスホリパーゼC
PKC：プロテインキナーゼC
CaMK：カルモジュリン依存性キナーゼ
PI：ホスファチジルイノシトール
PIP_2：ホスファチジルイノシトール二リン酸
IP_3：イノシトール三リン酸
DG：ジアシルグリセロール

内分泌　視床下部と下垂体

視床下部と下垂体は神経内分泌を行う機能単位である

視床下部は内分泌系の中枢である 7

視床下部 hypothalamus は間脳の最下部をなす領域で，文字通り視床の前下方に位置し，**視床下溝**によって視床と境されている。視床下部は**第三脳室**の前下部を囲むように位置し，その側壁と底部とを形成する。

視床下部は重さ4gほどにすぎないが，多くの神経核を含む灰白質からなり，生命維持に重要な役割を担っている。自律神経系の最高中枢であり，体温調節，摂食・飲水，血糖調節，性行動などを司る〔p.686参照〕。また，視床下部の神経細胞はホルモン産生細胞でもあり，ここで産生されたホルモンは下垂体に送られ，内分泌系の調節にあずかる。視床下部から下垂体へのホルモン輸送経路は次の2系統に大別される。

①**視索上核** supraoptic nucleus や**室傍核** paraventricular nucleus の神経細胞は，バソプレシン（抗利尿ホルモン）やオキシトシンを産生する。これらの神経細胞は軸索突起を下垂体後葉まで伸ばしており，産生されたホルモンは軸索流によって輸送され，神経終末より分泌される。

②**弓状核** arcuate nucleus や**視索前核** preoptic nucleus などでは，下垂体前葉ホルモンの分泌を刺激あるいは抑制するホルモンが産生される。この部の神経細胞の軸索突起は正中隆起で終わっており，ここで神経終末より分泌されたホルモンは，毛細血管から下垂体門脈を介して下垂体前葉に送られ，各種前葉ホルモンの分泌を調節する。

このように，神経系によって内分泌系が制御される機構を**神経内分泌** neuroendocrine system という。視床下部（神経系）と下垂体（内分泌系）は神経内分泌における機能単位を構成しており，視床下部-下垂体系と呼ぶ（このほかに交感神経-副腎髄質系などがある）。さらに，視床下部-下垂体系は，副腎皮質・甲状腺・性腺といった下位の内分泌器官のホルモン分泌を調節する中枢としての役割も果たしている。

下垂体は起源の異なる2つの部分からなる 8 9

視床下部は下方に向かって漏斗状に狭くなり，細い茎となって下垂体に連絡する。**下垂体** hypophysis（pituitary gland）は重さ0.5〜0.7gの小指頭大の内分泌器官で，蝶形骨体にある**トルコ鞍**の凹み（下垂体窩）に納まっており，その上面は鞍隔膜と呼ばれる硬膜によって覆われる。

7 脳幹の矢状断面

視床下部の神経核は，神経内分泌に関わる主な核のみ示してある。他の諸核についてはp.686参照

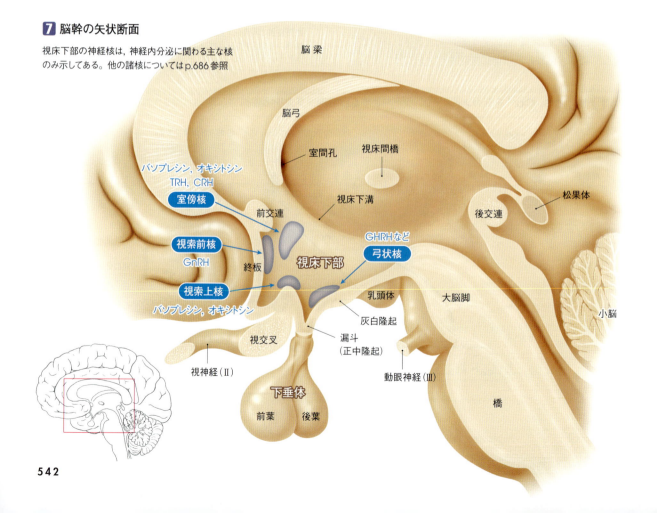

下垂体は，発生学的に起源の異なる2つの部分からなる。両者の境界は肉眼でも浅い溝として認められ，溝より前方の部分を**前葉**，後方の部分を**後葉**という。後葉とその上方に連なる**漏斗**は，胎生期に突出した間脳（第三脳室底部）を原基として形成された部分で，あわせて**神経性下垂体**neurohypophysisと呼ばれる。すなわち，神経性下垂体は神経外胚葉に由来する神経組織であり，視床下部と連続する領域である。

　これに対し前葉は，胎生期の口窩oral pitの上壁が陥入してできた**ラトケ嚢**Rathke's pouchを原基とする。すなわち，前葉は上皮由来の腺組織からなる部分で，**腺性下垂体** adenohypophysisと呼ばれる。発生段階において，ラトケ嚢の前壁は厚く発達して前葉の主部をなす。一方，後壁からは中間部（中間葉）が形成される。

視床下部-下垂体系のホルモン輸送 10

　下垂体の血管系には2系統があり，神経性下垂体（後葉）と腺性下垂体（前葉）はそれぞれ別個の血管系を備えている。神経性下垂体には**下下垂体動脈**〔⇐内頸動脈の海綿静脈洞部〕が分布し，後葉内で毛細血管網を形成する。視索上核や室傍核からの神経線維は漏斗茎を通って後葉に至り，毛細血管周囲に終末をつくる。神経終末から放出されたバソプレシンやオキシトシンは後葉の毛細血管内に入り，静脈から心臓へ還流したのち全身に送られる。

　一方，腺性下垂体には**上下垂体動脈**〔⇐内頸動脈の大脳部〕が分布する。この動脈は**正中隆起**median eminenceの内部で洞様毛細血管網（一次毛細血管網）をつくったのち，数本の静脈に集まって前葉に達し，再び洞様毛細血管網（二次毛細血管網）を形成する。これは腺性下垂体の特徴ともいえる血管系であり，**下垂体門脈系**hypophyseal portal systemと呼ばれる。弓状核や視索前核からの神経線維は正中隆起に到達して一次毛細血管網周囲で終末を形成し，ここで各種の視床下部ホルモンが放出される。血液中に入ったホルモンは下垂体門脈に集められ，前葉にある二次毛細血管網から実質に至り，それぞれの前葉細胞に働いてホルモン分泌を制御する。このように，下垂体門脈系は視床下部ホルモンを直接（高濃度で）前葉に送る経路であり，きわめて効率的なホルモン輸送を実現している。

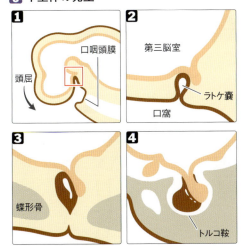

8 下垂体の発生

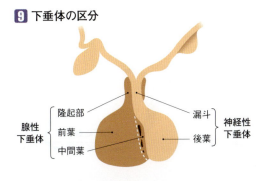

9 下垂体の区分

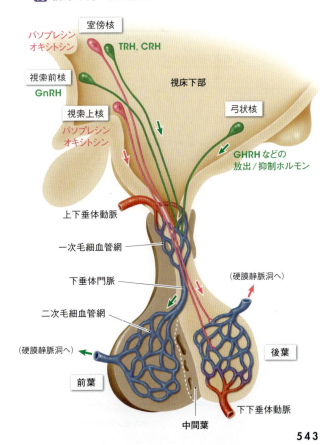

10 視床下部-下垂体系

内分泌　視床下部と下垂体

下垂体ホルモンの分泌機構は，前葉と後葉で大きく異なる

後葉ホルモンは視床下部の神経細胞が産生する

　バソプレシン（抗利尿ホルモン；ADH）とオキシトシンは下垂体後葉ホルモンに分類されるが，実際は視床下部の室傍核や視索上核で産生されるペプチドホルモンである。室傍核や視索上核の神経細胞は，多数の粗面小胞体を含む豊富な細胞質を持ち，活発な合成・分泌機能を示すことから**神経内分泌細胞**と呼ばれる。これらの神経細胞で合成されたホルモンは，神経線維を介して下垂体後葉に送られる。

　後葉ホルモンの合成・分泌は，体液性と神経性の2系統の調節を受ける。視床下部は血管に富むが，特に室傍核と視索上核には毛細血管が密に分布しており，血漿浸透圧や血流量の変動がこの部のニューロンの活動性，特にADH分泌に影響を及ぼすといわれる。また，脳室上衣層には，毛細血管や神経内分泌細胞に達する突起を持つ特殊な上衣細胞（**tanycyte**）があり，脳室（脳脊髄液）～血液間の物質輸送や，視床下部の神経内分泌細胞の調節に働くとされる。

このほか，視床下部の各種神経核からの入力も，後葉ホルモンの合成・分泌調節にあずかるという。

　後葉ホルモンは，ニューロフィジンneurophysinという担体蛋白と結合した形で分泌顆粒に含まれ，無髄神経線維中を軸索流によって運ばれ，数日間かかって漏斗を下行したのち下垂体後葉に至る。光学顕微鏡で後葉に向かう神経線維を観察すると，ところどころに**ヘリング小体**Herring bodiesと呼ばれる瘤状の構造が認められる。これは輸送中の分泌顆粒が集まり軸索が膨隆してできたものであり，電子顕微鏡では膜に包まれた径100〜120 nmの球形顆粒が密集する像が観察される。12

　下垂体の毛細血管は有窓性の洞様毛細血管であり，室傍核や視索上核からの神経線維は毛細血管周囲腔に終わっている。軸索突起からの開口分泌により細胞間隙に放出されたホルモンは，洞様毛細血管内に入り，循環系を介して全身に運ばれる。

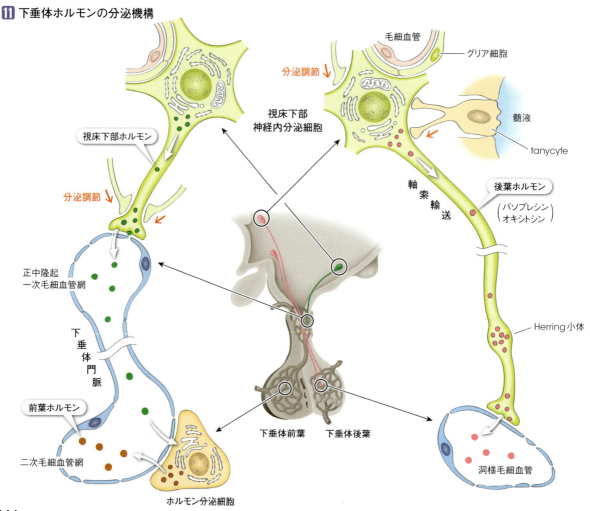

11　下垂体ホルモンの分泌機構

544

前葉ホルモンは下垂体前葉細胞が産生する

下垂体前葉では6種類の主要なホルモン(**15**)が合成・分泌されており，抗体を用いた免疫組織化学により5種類のホルモン産生細胞が明らかとなっている．すなわち，**GH分泌細胞**(somatotroph)，**PRL分泌細胞**(mammotroph)，**ACTH分泌細胞**(corticotroph)，**TSH分泌細胞**(thyrotroph)，そしてLHおよびFSHを分泌する**ゴナドトロピン分泌細胞**(gonadotroph)である．

前葉の実質細胞は大半がこれらの内分泌細胞であり，なかでもGH分泌細胞が約50%を占める．次いで，PRL分泌細胞(15～20%)，ACTH分泌細胞(15～20%)，ゴナドトロピン分泌細胞(5～10%)，TSH分泌細胞(約5%)の順である．内分泌細胞の電子顕微鏡像を観察すると，それぞれの細胞は産生するホルモンによって大きさや電子密度の異なる分泌顆粒を含むことから区別される．**13**

前葉には上記のほか，少数の非分泌細胞として，**濾胞細胞** follicular cell や**濾胞星細胞** folliculostellate cell の存在が知られている．濾胞星細胞は内分泌細胞の支持と代謝調節に関わるとも推測されているが，これら非分泌細胞の機能についてはよく分かっていない．

前葉細胞のつくる細胞索の間には多数の洞様毛細血管が走っており，前葉ホルモンはここに分泌される．前葉ホルモンも視床下部ホルモンと同様のペプチドホルモンで，粗面小胞体で合成され，ゴルジ装置で修飾されて分泌顆粒となり，開口分泌によって放出される．

前葉ホルモンの分泌は，下垂体門脈を経て前葉に至る視床下部ホルモン(**14**)によって調節されている．正中隆起における視床下部ホルモン分泌の調節には，モノアミン作動性ニューロンが関与していることが推測されている．これとは別に，前葉の内分泌細胞の分布には一定のパターンがあることから，隣接する内分泌細胞からも調節作用を受けると考えられている(傍分泌 paracrine)．

● **下垂体腺腫** pituitary adenoma
前葉細胞が腫瘍化したもので，正常な前葉細胞を圧迫するとともに，ホルモン過剰分泌による内分泌症状を引き起こす．また，肥大すると視交叉を圧迫し，視力障害などの眼症状を生じる例もあり，外科手術の対象となる．

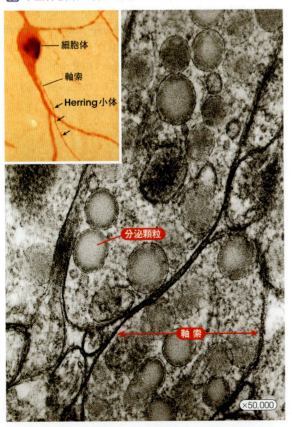

12 下垂体後葉の神経線維（ラット，左上は光顕像）

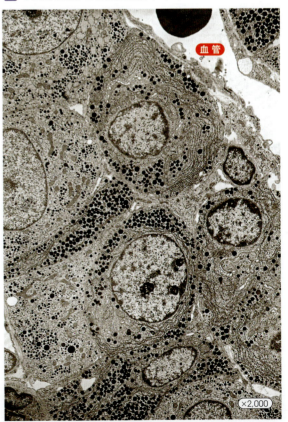

13 下垂体前葉の内分泌細胞（ラット）

視床下部ホルモンは内分泌系の最上位ホルモンである

視床下部ホルモンは，下垂体前葉からのホルモン分泌を促進または抑制する

視床下部ホルモンは十数種類の存在が想定されているが，現在までに同定されたものは⑭に示した6種類である．いずれのホルモンもその名の通り，下垂体前葉ホルモン⑮の分泌を促進または抑制する作用を持つ．PIH（ドーパミン）以外はすべてペプチドホルモンであり，標的細胞の細胞膜受容体（G蛋白質共役型）に結合してcAMPやCa^{2+}をセカンドメッセンジャーとして作用を発揮する．

視床下部ホルモンのあるものは，その分泌に**概日リズム** circadian rhythmや**pulse generator**（パルス発生装置）の影響を受けている．たとえばCRHの分泌は，活動の開始期，つまり朝にピークがあり，睡眠直前に最低値となる日内変動を示す．このCRH分泌の概日リズムは，視床下部の視交叉上核にある**体内時計**（約24時間周期で活動する）に依存している．また，GnRHの分泌は1〜3時間周期で分泌相と休止相を繰り返しているが，これは視床下部のpulse generatorの電気活動と相関している．GnRHを持続投与すると下垂体前葉のLH分泌細胞がGnRHに反応しなくなる（脱感作という）ことから，このようなGnRHのパルス状分泌は，下垂体前葉細胞の反応性を維持するという重要な生理的意義を持っている．

視床下部ホルモンの分泌は，下位ホルモンの血中濃度によってフィードバック制御されている．下垂体ホルモンによるshort loop feedback，さらに末梢の内分泌腺ホルモンによるlong loop feedbackがあるが（⑰），後者の比重が大きい．いずれも基本的に負のフィードバックである．

視床下部ホルモンの生理作用，分泌調節 ⑯

1) **GHRH**：下垂体前葉からの成長ホルモン（GH）分泌を促進するホルモンである．弓状核でドーパミン分泌ニューロンと共通のニューロンから分泌される．GH，IGF-Iによる負のフィードバック制御を受ける．低血糖により分泌が促進する．

2) **GHIH別名ソマトスタチン**：膵島D細胞から分泌されるソマトスタチンと同じホルモンである．ソマトスタチン受容体はG_i蛋白質と共役しており，下垂体分泌細胞の開口分泌を抑制することにより，GHのみならず，甲状腺刺激ホルモン（TSH）やプロラクチン（PRL）の分泌も抑制する．

3) **TRH**：TSH分泌を促進するホルモン．モノアミン作動性神経により分泌が調節されており，寒冷刺激により分泌が促進する．また，甲状腺ホルモン（T_3，T_4）による負のフィードバック制御を受ける．

4) **CRH**：副腎皮質刺激ホルモン（ACTH）分泌を促進するホルモン．室傍核でバソプレシン分泌ニューロンと共通のニューロンから分泌される．その分泌は概日リズムやストレスの影響を受ける．また，糖質コルチコイドによる負のフィードバック制御を受ける．

5) **GnRH**：ゴナドトロピンすなわち黄体形成ホルモン（LH）と卵胞刺激ホルモン（FSH）の分泌を促進するホルモンで，別名**LH放出ホルモン（LHRH）**ともいう．GnRHの分泌は，視床下部のpulse generatorの影響を受ける．また，エストロゲンによる負のフィードバック制御を受けるが，排卵直前に正のフィードバックに切り替わる．その結

⑭ 視床下部ホルモン

ホルモン（別名）		化学性状	産生部位	作用機序
成長ホルモン放出ホルモン growth hormone-releasing hormone；**GHRH**		ペプチド （アミノ酸数44）	弓状核	cAMP-PKA系
成長ホルモン抑制ホルモン growth hormone-inhibiting hormone；**GHIH** （ソマトスタチン somatostatin）		ペプチド （アミノ酸数14または28）	脳室周囲核	アデニル酸シクラーゼ抑制⇒ cAMP低下，K^+チャネル開口および Ca^{2+}チャネル抑制⇒Ca^{2+}低下
甲状腺刺激ホルモン放出ホルモン thyrotropin-releasing hormone；**TRH**		ペプチド （アミノ酸数3）	室傍核	IP_3-PKC系
ACTH放出ホルモン corticotropin-releasing hormone；**CRH**		ペプチド （アミノ酸数41）	室傍核	cAMP-PKA系
ゴナドトロピン放出ホルモン gonadotropin-releasing hormone；**GnRH** （**LH放出ホルモン** LH-releasing hormone；**LHRH**）		ペプチド （アミノ酸数10）	視索前核 弓状核	IP_3-PKC系
プロラクチン抑制ホルモン prolactin-inhibiting hormone；**PIH**	ドーパミン （主要なPIH）	生理活性アミン	弓状核	アデニル酸シクラーゼ抑制， K^+チャネル開口，Ca^{2+}チャネル抑制

16 視床下部ホルモンによる下垂体前葉ホルモンの分泌調節　（↓分泌促進，⊥分泌抑制）

※TRHは甲状腺機能低下症など大量分泌時にPRL分泌を促進する。

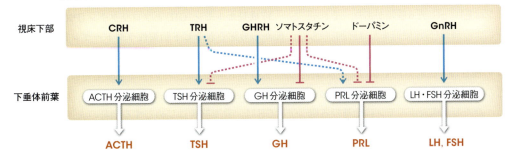

果，LHとFSHの分泌は急増する。この現象をサージsurgeという〔p.436参照〕。

6) PIH：下垂体でのプロラクチン（PRL）分泌は，通常は視床下部からのドーパミンにより抑制されている。妊娠中は大量のエストロゲンとプロゲステロンによりPRL分泌が促進されるが，一方でエストロゲンとプロゲステロンは乳腺におけるPRLの作用を抑制するため乳汁産生には至らない。胎盤の娩出を機にエストロゲンとプロゲステロンが急激に減少すると，PRLの作用が発揮されるようになり，乳汁産生が始まる〔p.471参照〕。

上記のほか，下垂体中葉からのメラニン細胞刺激ホルモン（MSH）の分泌を調節するMSH放出/抑制ホルモンの存在が知られているが，ヒトでの生理的意義はよく分かっていない。

その他の神経ペプチド

14に示した視床下部ホルモン以外に，視床下部に見出される神経ペプチドには，下垂体後葉ホルモンであるバソプレシンとオキシトシン〔p.549参照〕のほか，直接あるいは間接的な下垂体前葉ホルモン分泌の修飾や，摂食，飲水，睡眠，体温調節などの視床下部機能に関わるオピオイドペプチド（エンドルフィン，エンケファリン，ダイノルフィン），サブスタンスP，VIP，コレシストキニン，ニューロテンシン，アンジオテンシンⅡ，利尿ペプチド（脳性ナトリウム利尿ペプチド；BNP，心房性ナトリウム利尿ペプチド；ANP）がある。

● 脳腸ペプチド

神経ペプチドのうち，サブスタンスP，VIP，コレシストキニンなどは消化管ホルモンと共通のペプチドであり，脳腸ペプチドと総称される。

15 下垂体前葉ホルモン

ホルモン（別名）	化学性状	作用
成長ホルモン growth hormone；**GH** (somatotropin)	ペプチド （アミノ酸数191）	肝臓に作用してIGF産生を促進（IGFとともに身体の成長を促す） 蛋白同化作用（蛋白質合成を促進） 抗インスリン作用（血糖値を上げる）
プロラクチン prolactin；**PRL**	ペプチド （アミノ酸数199）	乳腺細胞に作用して乳汁産生を促進
副腎皮質刺激ホルモン adrenocorticotropic hormone；**ACTH** (corticotropin)	ペプチド （アミノ酸数39）	副腎皮質細胞を増殖させ，副腎皮質ホルモン（特に糖質コルチコイド）分泌を促進
甲状腺刺激ホルモン thyroid-stimulating hormone；**TSH** (thyrotropin)	糖蛋白 （分子量28,000）	甲状腺濾胞細胞を増殖させ，甲状腺ホルモン分泌を促進
卵胞刺激ホルモン follicle-stimulating hormone；**FSH**	糖蛋白 （分子量35,000） ※	女：卵胞の発育促進，エストロゲン分泌 男：精子形成を促進
黄体形成ホルモン luteinizing hormone；**LH**	糖蛋白 （分子量29,000）	女：排卵誘発，黄体形成 男：アンドロゲン分泌

※α鎖は共通で，β鎖が異なる。

内分泌　視床下部と下垂体

下垂体前葉ホルモンは，末梢内分泌腺からのホルモン分泌を促進する

下垂体前葉ホルモン

　下垂体前葉ホルモンは15に示した6種類があり，それぞれ視床下部ホルモンによる調節（分泌促進または抑制）のもとに分泌され，全身循環を介して標的器官に到達する17。これら前葉ホルモンの働きは，標的器官すなわち甲状腺，副腎皮質，性腺などの末梢内分泌腺からのホルモン分泌を促進することである。ただし，成長ホルモンは全身の各組織に働いてその成長を促す。また，プロラクチンは乳汁産生（外分泌）の促進が主たる作用である。

　各標的器官から分泌された末梢ホルモンは，それぞれ最終的な生理作用を発揮するとともに，血行を介して下垂体あるいは視床下部に達し，前葉ホルモン・視床下部ホルモンの分泌を抑制する（**long loop feedback**）。また，血中の前葉ホルモンが視床下部ホルモンの分泌を抑制したり（**short loop feedback**），前葉ホルモン自身の分泌を抑制する（**ultra-short loop feedback**）ことが知られている。これらのフィードバック機構により，末梢ホルモンの血中濃度は至適に保たれている。生体にとって最終的に重要なのは末梢ホルモンの血中濃度であり，視床下部‐下垂体系はその調節のために働いているといえる。

　1）成長ホルモン（GH）とプロラクチン（PRL），さらに胎盤から分泌される**ヒト胎盤性**ラクトーゲン human placental lactogen；**hPL**はいずれも約200個のアミノ酸からなるペプチドホルモンで，そのアミノ酸配列も類似しており，作用にも重複する部分がある。

　GHは，骨や筋をはじめとする全身の成長や正常な代謝に必須のホルモンである。GHの作用の多くは，肝臓などで産生されるインスリン様成長因子（IGF；別名ソマトメジン）を介して発揮される〔p.550参照〕。

　2）副腎皮質刺激ホルモン（ACTH）は，プレプロホルモンである**プロオピオメラノコルチン** proopiomelanocortin；**POMC**のプロセシングにより生じる多くのペプチドホルモンのうちの1つである18。POMCは285個のアミノ酸からなる大分子ペプチドで，下垂体前葉および中葉のACTH分泌細胞で合成される。POMCは小胞体でシグナルペプチドがはずれてプロホルモンとなり，さらにゴルジ装置でいくつかのペプチド断片に分割される。このとき，Lys-Arg, Lys-Lysなどの塩基性アミノ酸対の部位が酵素（プロ

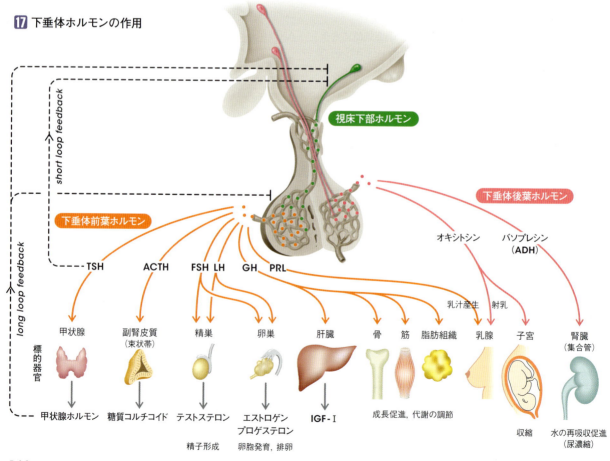

17 下垂体ホルモンの作用

18 下垂体におけるPOMCのプロセシング

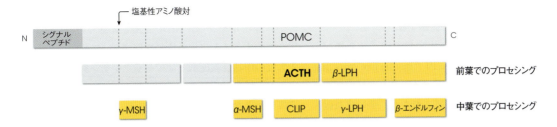

テアーゼ）で切断され，さらに糖鎖が付加されたり，アセチル化，リン酸化などの修飾（プロセシング）を受ける。こうして前葉ではACTHとβ-リポトロピン（β-lipotropic hormone；β-LPH）が生じる。前葉から分泌されるβ-LPHの生理的意義はよく分かっていない。

ACTHは副腎皮質細胞に作用して，cAMP-PKA系を介してコレステロールエステルの加水分解を促進し，ステロイドホルモンの原料となる遊離コレステロールの供給を増やす。結果として，束状帯の細胞では糖質コルチコイド，網状帯の細胞では副腎アンドロゲンの合成・分泌を促進する。また，球状帯の細胞ではアンジオテンシンⅡとともに働いてアルドステロンの合成を促進する〔54〕。

3) **甲状腺刺激ホルモン（TSH）**はα鎖とβ鎖の2つのサブユニットからなる糖蛋白質である。FSHとLH，さらに胎盤から分泌される**ヒト絨毛性ゴナドトロピン human chorionic gonadotropin；hCG**も同様の構造を持つ。これら4つのホルモンはα鎖が共通で，β鎖がそれぞれのホルモンに特異的である。

TSHは甲状腺の濾胞細胞に作用して細胞内cAMP濃度を上昇させることにより，甲状腺ホルモンの合成と分泌を促進する〔p.554参照〕。

4) **卵胞刺激ホルモン（FSH）**と**黄体形成ホルモン（LH）**は**性腺刺激ホルモン** gonadotropinと総称される。FSHはLHとともに卵巣に作用して卵胞を発育させ，エストロゲンの分泌を促進する。精巣ではアンドロゲンであるテストステロンとともにSertoli細胞に作用して，精子形成を促進する。一方，LHは排卵を起こさせ，その後の黄体形成とプロゲステロン分泌を促進する。精巣ではLeydig細胞に作用して，テストステロンの分泌を促進する〔p.572参照〕。

FSHの作用により，卵巣では顆粒膜細胞から，精巣ではSertoli細胞から**インヒビン**というペプチドホルモンが分泌される。インヒビンは下垂体からのFSH分泌を抑制する。女性ではエストロゲンがゴナドトロピンの分泌に負のフィードバックをかけているが，排卵直前に正のフィードバックに転じるため，ゴナドトロピン，特にLHの分泌量が急増する。

下垂体中葉ホルモン

下垂体中葉は前葉と同じくラトケ嚢に由来するが，ヒトでは未発達である。中葉ではPOMCのプロセシングにより，メラノサイト刺激ホルモン（melanocyte stimulating hormone；MSH），γ-リポトロピン（γ-LPH），β-エンドルフィンなどが産生されるが，これらのペプチドの生理的意義はよく分かっていない。

下垂体後葉ホルモン

下垂体後葉は機能的にも視床下部の延長である。視床下部の室傍核や視索上核の神経細胞で合成されたホルモン（バソプレシンとオキシトシン）は，分泌顆粒として軸索輸送され，下垂体後葉の神経終末に貯蔵される。分泌顆粒内のホルモンは担体蛋白のニューロフィジンと結合しているが，神経細胞が興奮すると解離し，神経終末から開口分泌される。

1) バソプレシン vasopressin（別名 **抗利尿ホルモン** antidiuretic hormone；**ADH**）は9個のアミノ酸からなるペプチドホルモンで，腎集合管に作用して水の再吸収を促進し，血漿浸透圧の低下をもたらすとともに循環血液量を増やす。この作用は，集合管細胞内に存在する水チャネルを細胞膜へ移行させることによる〔p.371参照〕。血漿浸透圧が285 mOsm/kgH$_2$Oを超えると視索上核あるいは終板脈絡器官（organum vasculosum of the lamina terminalis；OVLT）にある**浸透圧受容器**が興奮して，ADH分泌神経細胞にインパルスを送り，ADH分泌が急増する。なお，ADHには血管平滑筋収縮作用もあるが（vasopressinの名の由来），生理的濃度では血圧を上げるほど強力なものではない。

2) オキシトシン oxytocinは，ADHとアミノ酸が2個異なるだけで，よく似た構造を持つペプチドホルモンである。その作用は，子宮平滑筋を収縮させて分娩を促進し，乳腺の腺房を囲む筋上皮細胞を収縮させて射乳を起こす。胎児の産道通過に伴う刺激や哺乳刺激がオキシトシンの分泌刺激となる。子宮のオキシトシン受容体数はエストロゲンとプロゲステロンの比によって調節されており，妊娠末期に受容体数が急増する〔p.469参照〕。

内分泌　視床下部と下垂体

成長ホルモンは，脳を除くすべての組織の成長を促進する

成長ホルモンはIGFを介して成長を促進する

成長ホルモン（GH）は生後の身体成長を促すホルモンで，その作用はインスリン様成長因子insulin-like growth factor；IGFを介して発現する。IGFはインスリン様の活性を持つペプチドとして血中から発見されたが，強い成長促進作用（細胞の増殖・分化促進作用）を持つソマトメジンsomatomedinと同じ物質であることが判明した。IGF-ⅠとIGF-Ⅱの2種類があり，IGF-Ⅰ（ソマトメジンC）が成長促進作用の主体である。IGFの血中濃度は生後間もなく上昇しはじめ，思春期にピークとなる。[20]

IGF-ⅠはGH刺激により主に肝臓で合成され，血行を介して全身に運ばれ，骨，筋肉，内臓，造血系などあらゆる細胞の増殖・分化を促進する。IGF-Ⅰは血中ではIGFBPという血漿蛋白質と結合して運搬され，血中半減期は20時間と長い。拍動性に分泌され，しかも血中半減期が20分と短いGHの作用が持続するのはこのためである。

IGF-Ⅰ受容体はチロシンキナーゼ型であり，インスリン受容体によく似ている。受容体の細胞外領域にIGF-Ⅰが結合すると，細胞内領域のチロシン残基が自己リン酸化され，キナーゼ活性が増大する。その結果，細胞質の基質蛋白質insulin receptor substrate-1；IRS-1のチロシン残基がリン酸化され，さらにPI3キナーゼおよびRasが活性化されることによって作用を発揮する（[2]）。

IGF-Ⅰはまた骨，腎臓，心臓などにおいても合成されており，各組織で局所的に作用していると考えられる。たとえば，長管骨ではIGF-Ⅰが骨端軟骨板の軟骨細胞を増殖させることで骨を伸長させるが，このとき肝臓由来の血中IGF-Ⅰとともに，軟骨細胞自身が産生するIGF-Ⅰがオートクリンあるいはパラクリン様式で作用している（軟骨細胞はGH受容体とIGF-Ⅰ受容体の両方を発現している）。[19]

●巨人症と末端肥大症

思春期以降，加齢とともに骨端軟骨板は次第に閉鎖してゆき，長管骨の伸長は止まる。したがって，GHの過剰分泌が骨端軟骨板の閉鎖前に起こると巨人症，閉鎖後に起こると末端肥大症となる。

成長に寄与しているのは成長ホルモンだけではない

生後の成長は，GHのみならず性ホルモンや甲状腺ホルモンの影響も受ける。思春期の急成長（growth spurt）は，この時期に急増する性ホルモンによる。アンドロゲンとエストロゲンは，GHの拍動性分泌のピークを引き上げることにより分泌量を増やし，IGF-Ⅰの分泌を促す。アンドロゲンはまた蛋白同化作用を持つ。

甲状腺ホルモンは，GHの分泌を促進したり，GHの効果を増強することにより成長を促す〔p.557参照〕。このため先天性の甲状腺機能低下症であるクレチン病では成長が障害され，低身長症となる。甲状腺ホルモンは小児の脳の発達にも大きな役割を果たす。

成長ホルモンは蛋白同化作用を持つ

GHは，物質の中間代謝を調節することで成長を支えている。その影響は三大栄養素である蛋白質・糖質・脂質のすべてに及ぶが，結果として蛋白質合成を促進する方向に作用する。

1) 蛋白同化作用

アミノ酸からの蛋白質合成を促進し，分解を抑制する。そのため血中アミノ酸濃度および血中尿素窒素（BUN）は低下する。また，骨格筋へのアミノ酸輸送を増加させる。

2) 糖代謝における抗インスリン作用

GHは糖代謝においてインスリン作用に拮抗する。すなわち，筋細胞や脂肪細胞へのグルコース取り込みとグルコース利用を抑制するとともに，肝細胞でのグリコーゲン合成を抑制（結果としてグルコース放出を促進）する。そのため血中グルコース濃度は上昇し，インスリン分泌が高まる。インスリンもGHと同様，蛋白同化作用を持つから，

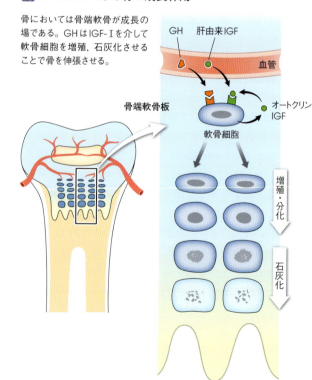

[19] GHとIGFによる骨の成長作用

骨においては骨端軟骨が成長の場である。GHはIGF-Ⅰを介して軟骨細胞を増殖，石灰化させることで骨を伸張させる。

3) 脂肪分解促進作用

脂肪組織での中性脂肪（トリグリセリド）の分解を促進する。その結果，血中遊離脂肪酸が増加する。この血中遊離脂肪酸をエネルギー源として用いることで，蛋白質の消費（異化）を節約し，効率的な成長をもたらす。

成長ホルモンの分泌調節

GH分泌は，視床下部GHRHによる促進とソマトスタチンによる抑制のバランスで決まる22。視床下部の影響が遮断されたときにはGHの分泌は低下するので，GHRHの影響が優位である。胃の内分泌細胞から分泌されるグレリンは，下垂体前葉のGH分泌細胞の受容体に作用し，GHRHと相乗的に働いてGH分泌を促進する。血中IGF-Iは視床下部からのソマトスタチン分泌を促進し，また下垂体でのGHRHの作用を抑制することで，GH分泌を低下させる。

GHの分泌は，日中に比べて夜間睡眠中に増加する概日リズムを示す。さらに睡眠中は，深睡眠の周期と関連したパルス状の分泌を示す21。不安，痛み，寒冷，発熱，激しい運動，低血糖などの肉体的・精神的ストレスはGH分泌を促進する。また，絶食のようなエネルギー源の欠乏時にもGH分泌が増加し，生存に必要な血糖レベルを維持する。

ヒト胎盤性ラクトーゲンとプロラクチンは，GH類似の構造と作用を持つ

胎盤から分泌されるヒト胎盤性ラクトーゲン human placental lactogen；**hPL**は，別名ヒト絨毛性ソマトマンモトロピン human chorionic somatomammotropin；**hCS**とも呼ばれ，GHときわめてよく似た構造を持つ（アミノ酸配列の相同性が高い）。hPLは妊娠母体においてGHと同様の抗インスリン作用を示し，組織のグルコース利用を抑制する。こうして得られた余剰の血中グルコースは，胎児のエネルギー源として利用される〔p.465参照〕。

下垂体前葉ホルモンの1つプロラクチン（**PRL**）もGHとよく似た構造を持つ。PRLは，乳腺細胞に作用してカゼインやラクトアルブミンの合成を促し，乳汁産生を促進する。PRL分泌は視床下部からの抑制因子（主としてドーパミン）により常時抑制されているが，哺乳による乳頭刺激は脊髄求心路を経て視床下部へ至り，弓状核からのドーパミン分泌を阻害することにより下垂体におけるPRL合成・分泌が促進される。

プロラクチンはまた視床下部に作用し，GnRHの分泌を抑制する。そのため授乳中はLH，FSHの血中濃度が低下し，排卵が起こらない。授乳回数の減少とともにプロラクチン分泌は徐々に低下し，月経が再開する。

20 血中GHおよびIGF-I濃度の年齢推移

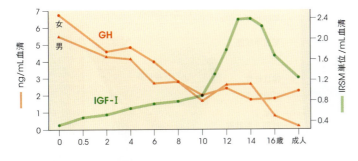

21 血中GH濃度の日内変動

GHは日中（運動時），深睡眠の初期（徐波睡眠時）に拍動性に分泌される。

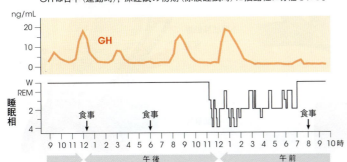

22 GHの分泌調節 （↓分泌促進, ⊥分泌抑制）

通常はGHRHによる分泌促進が優位である。

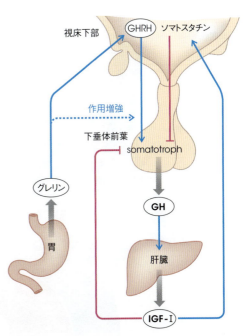

内分泌　甲状腺・副甲状腺（上皮小体）

コロイドを満たした濾胞上皮が甲状腺ホルモンをつくる

甲状腺は喉頭から気管にかけて位置する 23

　甲状腺 thyroid gland は喉頭と気管上部の前面に貼り付くように位置する内分泌器官で，重さは成人で15gほどである。通常，左右2葉からなり，甲状軟骨中部から第5〜6気管軟骨の側面に位置する。左右両葉の連結部は**峡部**と呼ばれ，ここから細長い**錐体葉**（甲状舌管の遺残）が上方に伸びることもある。甲状腺は全体を線維性被膜で包まれ，輪状軟骨や気管軟骨に固着しているため，嚥下に伴い上下に移動する。その前面はさらに頸筋膜で覆われる。

　甲状腺は血管分布に富み，上および下甲状腺動脈から毎分100mLにも達する血液を受ける。**上甲状腺動脈**は外頸動脈の枝で，左右両葉の上端より実質内へ進入する。**下甲状腺動脈**は甲状頸動脈〔⇐鎖骨下動脈〕から分かれ，総頸動脈の後ろを通って両葉の後面に入る。ときに腕頭動脈あるいは大動脈弓から**最下甲状腺動脈**が分布することがある。甲状腺からの静脈血は，**上および中甲状腺静脈**〔⇒内頸静脈〕と**下甲状腺静脈**〔⇒腕頭静脈〕によって還流する。

　甲状腺の背面には，麦粒大（径3〜6mm）の**副甲状腺（上皮小体）** parathyroid glands が上下2対認められる。副甲状腺は，血液カルシウム濃度上昇を促すパラトルモン parathormone を分泌する内分泌腺である。

濾胞は甲状腺の構造・機能単位である 24 25

　甲状腺の被膜は血管とともに内部に入り込み，実質を多数の小葉に分ける。小葉は径50〜100μmの**濾胞** follicle で埋め尽くされている。濾胞は1層の**濾胞細胞** follicular cell で囲まれた球状構造で，内部の濾胞腔は**コロイド**と呼ばれる粘稠な液体で満たされる。濾胞上皮は，通常は立方上皮であるが，ホルモン分泌が盛んな時期には丈の高い円柱上皮に変化する。コロイドの主成分は濾胞細胞の産生する**サイログロブリン** thyroglobulin という糖蛋白質で，PAS染色により赤く染まる。濾胞の周囲は多数の洞様毛細血管によって網状に取り囲まれている〔p.147参照〕。

　甲状腺ホルモンの産生・分泌様式は独特で，サイログロブリンの濾胞腔への分泌➡再取り込み➡ホルモンの血管側への分泌，という過程で行われる。

　濾胞細胞で合成されたサイログロブリンは，開口分泌によって濾胞腔へ放出される。濾胞内のヨード濃度は高く，

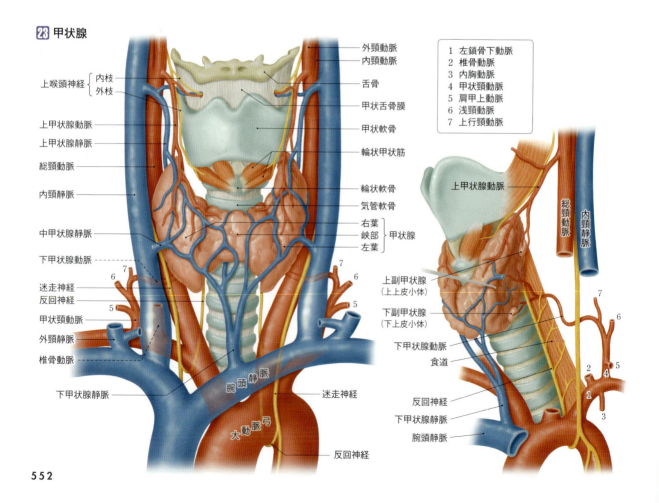

23 甲状腺

552

24 甲状腺の濾胞

25 濾胞細胞を電顕で見る

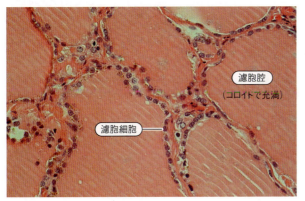
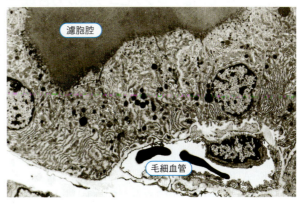

甲状腺ペルオキシダーゼの作用によりサイログロブリンのチロシン残基が容易にヨウ素化される。濾胞細胞はこれを再び取り込み、今度は基底側（血管側）に送り出すのである。その際、濾胞細胞は微絨毛を伸ばしてコロイドの一部を取り込み、**コロイド滴**と呼ばれる小胞を形成する。コロイド滴はライソソームと融合し、ここでサイログロブリンが加水分解されて甲状腺ホルモンが遊離する。こうしてできた甲状腺ホルモンは基底側の細胞膜を透過して分泌され、毛細血管内に入る。

甲状腺には濾胞細胞とは異なる細胞も少数認められる。濾胞上皮と基底膜の間、あるいは濾胞どうしの間で濾胞腔から隔てられて存在する細胞で、**傍濾胞細胞 parafollicular cell (C細胞)** と呼ばれる。傍濾胞細胞は濾胞細胞とは発生起源が異なり、ペプチドホルモンのカルシトニンを含む暗調の分泌顆粒を持つ大きな明るい細胞として観察される〔カルシトニンについては p.559 参照〕。

副甲状腺には2種類の細胞が認められる（36）。**主細胞 chief cell** は実質細胞の大部分を占める径8〜10μmの細胞で、明調な細胞質にはPTHを含む径200〜300nmの分泌顆粒を持つ。**酸好性細胞 oxyphil cell** は径10μm以上に達する大型の細胞で、ミトコンドリアが密在する大きな細胞質を持つ。この細胞の機能はよく分かっていない。

甲状腺は舌根部で発生し、頸部前面に向かって下降する 26

胎生4週初め、咽頭底の内胚葉が陥入して、甲状腺の原基である**甲状腺憩室**が形成される。その後、憩室の先端は2葉に分かれて喉頭の高さまで下降する。はじめ甲状腺憩室は**甲状舌管 thyroglossal duct** によって咽頭腔と連絡するが、胎生8週頃、甲状舌管は舌根部（舌盲孔）を残して消退する。甲状舌管が遺残して嚢胞（甲状舌管嚢胞 thyroglossal duct cyst）を形成することがあり、頸部正中線上に存在することから正中頸嚢胞 median cervical cyst と呼ばれる。

胎生4週の胚では、頸部の両側に**咽頭弓 pharyngeal arch（鰓弓 branchial arch）** と呼ばれる4対の隆起が認められ、咽頭側ではこれに対応して**咽頭嚢 pharyngeal pouch** が形成される。これらは魚類や両生類のエラに相当する構造である。副甲状腺は第3・第4咽頭嚢（鰓嚢）背側に生じ、下降してきた甲状腺の背面に付着する。第4咽頭嚢腹側に生じた鰓後体は、甲状腺に入って傍濾胞細胞に分化し（魚類では独立器官となる）、第3咽頭嚢腹側からは胸腺が発生する。

26 甲状腺・副甲状腺・胸腺の発生

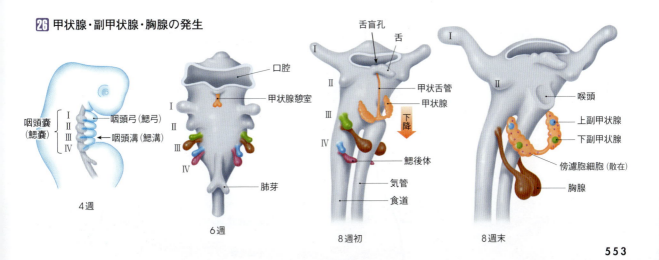

甲状腺ホルモンはチロシンとヨウ素から合成され，コロイド中に前駆体蛋白分子として貯えられる

T_3，T_4の合成にはヨウ素が不可欠である

甲状腺濾胞細胞が産生するホルモンはトリヨードサイロニン（T_3）とサイロキシン（T_4）で，いずれもヨウ素化されたチロシンが2分子結合したものである。T_3はT_4に比べ約10倍の活性を持つが，血中半減期は短い。T_3，T_4の合成・分泌は次のように進行し，TSHはその全過程を促進する。27

①**ヨウ素の取り込み**：濾胞細胞は基底側膜にNa$^+$ポンプ（Na$^+$/K$^+$ ATPase）に共役したNa$^+$/I$^-$共輸送体を持ち，二次性能動輸送により血中の**ヨウ素イオン（I$^-$）**を取り込む。血漿I$^-$濃度はわずか0.3μg/dLにすぎないが，甲状腺ではNa$^+$/I$^-$共輸送体の働きで約30倍に濃縮される。血管分布が豊富で血流量が多いことが，希少元素であるI$^-$の濃縮に一役かっている。取り込まれたI$^-$は濾胞腔へ移動し，コロイド中に貯えられる。

②**サイログロブリンの合成**：サイログロブリンは分子量66万の巨大な糖蛋白質で，分子量33万のサブユニット2つからなる。各サブユニットは濾胞細胞の粗面小胞体上で合成され，会合したのち，ゴルジ装置で糖鎖付加の修飾を受け，分泌顆粒中に貯えられる。TSHによって刺激されると開口分泌が起こり，顆粒中のサイログロブリンは濾胞腔へ放出される。

③**I$^-$の酸化**：I$^-$がチロシンに結合するためには酸化される必要がある。濾胞細胞のコロイドに面した細胞膜には**甲状腺ペルオキシダーゼ** thyroid peroxidase；**TPO**が密集している。TPOは，NADPHオキシダーゼの供給する過酸化水素（H_2O_2）に電子を渡すことにより，I$^-$を酸化する[$2I^- \rightarrow I_2$]。TPOはさらに，以下の④⑤の反応も触媒する。

④**チロシンのヨウ素化**：サイログロブリンのサブユニットは各々67個のチロシン残基を持つが，そのうち一部分のチロシン残基のみがヨウ素化される。チロシンの芳香環の3位，次いで5位にヨウ素が結合し，それぞれ**モノヨードチロシン（MIT）**，**ジヨードチロシン（DIT）**となる28。この反応はコロイド中で数秒以内に起こる。

⑤**縮合（カップリング）**：チロシン残基どうしは酸化的にカップリングする。その結果，DIT 2分子が縮合して1分子のT_4，MITとDITが縮合して1分子のT_3が形成され，それぞれサイログロブリンに結合している。サイログロブリン1分子は最大で6個のMIT，5個のDIT，1～5個のT_4を結合できる。T_3は，平均するとサイログロブリン4分子あたり約1個が結合しているにすぎない。甲状腺ホルモンは，このようにサイログロブリン分子に結合した状態で2～3ヵ月分がコロイド中に前駆体蛋白分子として貯蔵され

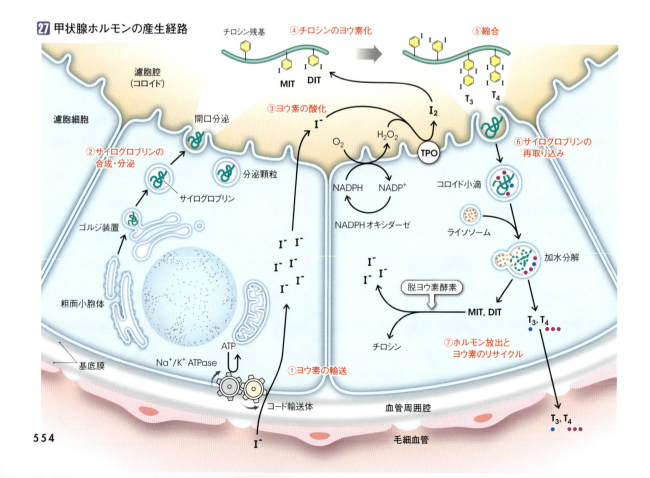

27 甲状腺ホルモンの産生経路

29 ヨウ素の出納 （数字はμg/日）

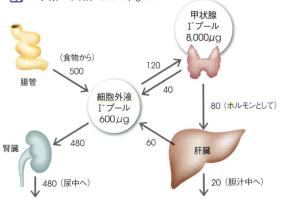

30 末梢組織における甲状腺ホルモンの代謝 （数字はμg/日）

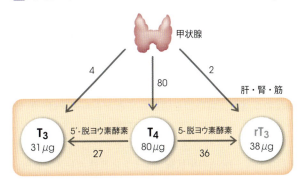

ている。

⑥**サイログロブリンの再取り込みと加水分解**：TSH刺激を受けた濾胞細胞は，コロイドに面した細胞膜に微絨毛を伸ばしてコロイドを取り囲み，飲作用pinocytosisにより細胞内に取り込む。取り込まれたコロイド滴は小胞を形成し，ライソソームと融合する。ライソソーム中のプロテアーゼやペプチダーゼによりサイログロブリンは加水分解され，T_3，T_4が遊離する。

⑦**ホルモン放出とヨウ素のリサイクル**：T_3，T_4は脂溶性であるから，基底側の細胞膜を容易に透過して血中に拡散する。ホルモン活性を持たないMITやDITも放出されるが，これらは血中に出て行かず，脱ヨウ素酵素の働きでI^-が切り離される。遊離I^-は再びホルモン合成に利用される。このようなリサイクルの仕組みにより，甲状腺ヨウ素プールが維持されている。 29

T_3，T_4は血漿蛋白質と結合して運搬される

甲状腺ホルモンは，血中に入るとすぐに血漿蛋白質と結合する。**サイロキシン結合グロブリン**thyroxine binding globulin；**TBG**は血中T_3の75％，T_4の65％を結合する重要な輸送蛋白質である。そのほか**サイロキシン結合プレアルブミン**（別名トランスサイレチン）やアルブミンが甲状腺ホルモンの輸送蛋白質として働き，組織へのホルモンの分配を担う。これらの担体と結合した状態ではT_3，T_4はホルモン作用を発揮せず，遊離型となってはじめて作用を発揮する。

TBGはT_4に対する親和性が高い（強く結合する）ため，T_4の組織への移行はゆるやかである。したがって，T_4の血中半減期は約6日と長く，作用発現には数日を要する。一方，T_3はアルブミンやTBGとの結合が弱いため，血中半減期は約1日と短く，数時間で作用が現れる。

T_4は甲状腺外で脱ヨウ素化され，T_3となる

血中に放出された甲状腺ホルモンの98％はT_4であり，T_3はごくわずかである。しかし，T_4の80％は組織において脱ヨウ素化される。肝臓，腎臓，脳，脂肪組織などに分布する**5'-脱ヨウ素酵素**は，T_4を脱ヨウ素化してT_3に変換する。T_3はホルモン受容体に対する親和性がT_4の約10倍も高い。一方，多くの組織に分布する**5-脱ヨウ素酵素**は，T_4をホルモン活性のない**リバースT_3**（rT_3）に変換する。30

したがって，甲状腺ホルモン活性の大部分は，標的組織においてT_4から変換されたT_3が担っている。この点から，T_4はT_3のプロホルモンであると考えることができる。絶食，外科手術によるストレス，消耗性疾患，腎不全，糖質コルチコイド治療は5'-脱ヨウ素酵素活性を低下させ，T_4からT_3への変換を減少させ，逆にrT_3への変換を促進する。その結果，T_3/rT_3比は減少し（低T_3症候群という），エネルギー代謝が低下する。

28 甲状腺ホルモンの生合成

サイログロブリンのチロシン残基がヨウ素化されてMITとDITができ，さらにヨウ素化チロシンどうしがカップリングすることでT_3とT_4が作られる。

		構造	サイログロブリン
	チロシン tyrosine		
	モノヨードチロシン monoiodotyrosine；MIT		
	ジヨードチロシン diiodotyrosine；DIT		
ホルモン活性あり	トリヨードサイロニン triiodothyronine；T_3		
ホルモン活性あり	サイロキシン tetra-iodothyronine；T_4		
不活性	リバースT_3 reverse T_3；rT_3		

内分泌　甲状腺・副甲状腺（上皮小体）

甲状腺ホルモンはほとんどの組織に作用して代謝を亢進させる

甲状腺ホルモンは遺伝子の転写を調節する 31

甲状腺ホルモン受容体は，ステロイドホルモン受容体などとともに**核内受容体**スーパーファミリーに属し，核内に存在する（55）。細胞膜を透過してきたホルモンは，T_3はそのままで，T_4は細胞質でT_3に変換されたのち，受容体に結合する。T_3-受容体複合体はホモまたはヘテロ二量体を形成して，DNAの**甲状腺ホルモン応答性エレメント** thyroid hormone response element；**TRE**に結合し，標的遺伝子の転写を促進（ときに抑制）する。

甲状腺ホルモン受容体は，1対のαヘリックスとβシートが亜鉛原子でつながった**zinc finger**という構造を持ち，これがDNAのTRE配列を認識して結合する。zinc fingerは，ステロイドホルモンや活性型ビタミンD，レチノイン酸の受容体にも見出されている。T_3-受容体複合体がRXR（レチノイン酸受容体）とヘテロ二量体を形成すると，TREとの結合が安定し，転写調節機能はより強力となる。

以下に述べる甲状腺ホルモンのさまざまな作用は，遺伝子の転写を調節することにより，そのmRNAにコードされた蛋白質（酵素）の合成を介して細胞機能を調節しているのである。

甲状腺ホルモンの作用 32

1）代謝率の上昇，熱産生

甲状腺ホルモンは，脳，精巣，子宮などを除くほとんどの組織で酸素消費量を増大させる。すなわちエネルギー消費が増え，代謝率が上がり，体温は上昇する。甲状腺ホルモンによるエネルギー消費の増加の詳しい機序はよく分かっていないが，甲状腺ホルモンは標的細胞の細胞膜上のNa^+ポンプ（Na^+/K^+ ATPase）を活性化するとともに，その数を増やすことが知られている。このNa^+輸送に伴うエネルギー消費の増大が，代謝率上昇の一因と考えられる。

甲状腺機能亢進症では，過剰に分泌された甲状腺ホルモンのために**基礎代謝量**（basal metabolic rate；BMR）は正常を大きく上まわる 33。そのため体重減少，暑がりといった症状を呈する。逆に甲状腺機能低下症では体重は増加し，患者は寒がりとなる。

甲状腺ホルモンは蛋白質の異化を促進する一方で，成長ホルモンの蛋白同化作用を増強する。糖代謝においては，腸管からのグルコース吸収，肝臓での糖新生，末梢組織（筋や脂肪組織）における糖の利用のいずれの過程も促進する。脂質代謝においては，脂肪の分解を促進して血中遊離脂肪

31 甲状腺ホルモンによる転写の調節

T_3-TR複合体はRXRとヘテロ二量体を形成することにより，転写調節因子として機能する。（TR：甲状腺ホルモン受容体，RXR：9-*cis*レチノイン酸受容体）

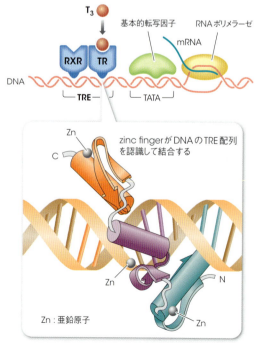

32 甲状腺ホルモンの作用

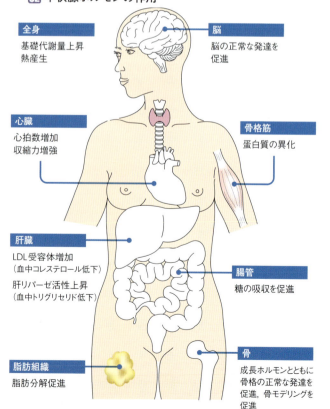

556

酸を増加させる。また、コレステロールの異化の亢進により、血中コレステロールを減少させる。後者の働きは、肝臓のLDL受容体を増やし、血中コレステロールを肝臓に移行させることによる。

このように、種々の酵素が誘導され代謝が亢進する結果、補酵素としてのビタミンの需要が増大する。したがって、甲状腺機能亢進症では相対的なビタミン欠乏に陥りやすい。

2) 成長促進作用

甲状腺ホルモンは、成長ホルモン（GH）とともに正常な成長に必須のホルモンである。T_3はGH遺伝子の転写を刺激してGHの分泌を促進する。T_3はまたGHの作用を増強し、肝臓でのIGF-I産生を高める（GHに対する許容作用）。

甲状腺ホルモンは特に脳の発達に大きな役割を果たす。先天的な甲状腺機能低下症である**クレチン病**では、中枢神経の発達が遅延する。

3) 心臓・血管への作用

甲状腺ホルモンは心臓のアドレナリンβ_1受容体を増加させることにより、カテコールアミンの作用を増強する。すなわち心収縮力を増強し、心拍数を増加させる。その結果、心拍出量は増加する。一方、組織では活発な代謝のために血流量が増加し、血管は拡張する。皮膚では血流量の増加のために熱放散が増加する。

甲状腺ホルモンの分泌調節 34

下垂体TSHは甲状腺濾胞細胞の受容体に結合し、細胞内cAMP濃度を上昇させることにより、ホルモン合成の各段階を促進する。TSH受容体は典型的なG蛋白質共役型受容体であり、G_S蛋白質を介してアデニル酸シクラーゼを活性化する。

TSHの基礎分泌は午後11時〜午前5時に高く、夕方には低下する。寒冷刺激は視床下部の体温中枢を興奮させ、TRH分泌を促進させるが、成人では明確ではない。一方、血中の遊離T_3、T_4は視床下部、下垂体に対して負のフィードバックをかけ、TRH・TSH分泌を抑制する。

● **Basedow病**

バセドウ病患者では、自己免疫機序により、甲状腺濾胞細胞のTSH受容体に結合して刺激する免疫グロブリンが血中に存在している。この結果、甲状腺は腫大し、甲状腺ホルモンの合成・分泌が亢進し、ホルモン過剰症状を呈する。

---

33 基礎代謝量に対する甲状腺ホルモンの作用

基礎代謝量（BMR）とは、生命維持に必要な最小エネルギー量をいい、成人で1,200〜1,400kcal/日に相当する。甲状腺ホルモン、交感神経の興奮、発熱はBMRを上昇させる。

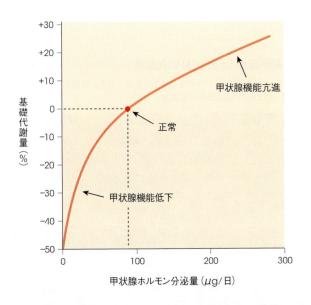

34 甲状腺ホルモンの分泌調節

下垂体TSHによる分泌促進と、T_3・T_4による負のフィードバックが主な調節因子である。ソマトスタチンは、生理的濃度では甲状腺機能に大きな影響を及ぼさないが、TSH産生下垂体腫瘍に対しては薬理量のソマトスタチン製剤が有効である。

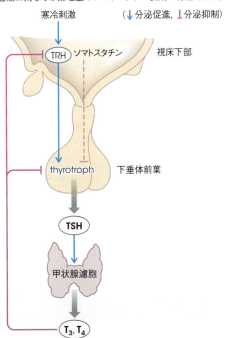

PTHは活性型ビタミンD，カルシトニンとともに血漿Ca²⁺濃度を調節する

血漿Ca²⁺濃度を調節するホルモン

細胞外液のCa²⁺は神経の興奮伝導，筋収縮，血液凝固，その他種々の細胞機能に関わっている。したがって，血漿Ca²⁺濃度を正常範囲に保つことはきわめて重要である。その調節の主役は，副甲状腺（上皮小体）から分泌される**副甲状腺ホルモン** parathyroid hormone；**PTH**（別名パラトルモン parathormone）である。

血漿Ca²⁺の調節にはPTHのほかに**活性型ビタミンD**と，甲状腺の傍濾胞細胞から分泌される**カルシトニン**も関与している。活性型ビタミンDの生成にはPTHが必要である。

これら3つのホルモンは，血漿リン酸濃度と骨の形成・吸収も調節している。すなわち，Ca²⁺とリン酸の①骨から血中への動員，②腎尿細管における再吸収，③腸管からの吸収，の3つの過程を調節することによって，Ca²⁺とリン酸の血中濃度を一定に保っている。

PTHの作用 ㉟

PTHは，甲状腺の上極と下極の後面に埋もれて存在する4個の副甲状腺（上皮小体）から分泌されるペプチドホルモンである。PTHは，骨と腎に直接作用して，また活性型ビタミンDの生成を促進することにより間接的に腸管に作用して，血漿Ca²⁺濃度を増加させる。

1) 骨吸収作用

主要なCa²⁺貯蔵器官である骨では，骨芽細胞，骨細胞にPTH受容体が存在する。PTHはこれらの細胞に作用して，RANKリガンド（膜結合蛋白）の発現増加を引き起こす。RANKリガンドは，骨吸収を司る破骨細胞とその前駆細胞に発現している特異的な受容体を介して作用し，前駆細胞からの破骨細胞の分化と活性化を促す〔p.749参照〕。骨吸収作用のほかに，PTHは間欠的に作用すると強力な骨形成促進作用を有する。

2) 腎臓における作用

①遠位尿細管上皮細胞に作用し，陽イオンチャネルを介して濾液中のCa²⁺再吸収を促進する。この陽イオンチャネルはTRP (transient receptor potential) チャネルファミリーに属する〔p.392参照〕。

②ビタミンDには，ビタミンD₂とビタミンD₃が存在し，ビタミンD₃は主として，皮膚で紫外線により合成される。PTHは近位尿細管に作用してビタミンDの活性化を促進する。活性型ビタミンD (1,25-ジヒドロキシビタミンD) は，肝臓と腎臓での2段階の水酸化を経て生成されるステロイドホルモンである〔p.395参照〕。PTHは1α-ヒドロキシラーゼを活性化して，肝臓で生成された25-ヒドロキシビタミンDを水酸化し，1,25-ジヒドロキシビタミンDを産生する。

③近位尿細管においてリン酸の再吸収を抑制し，血漿リン酸濃度を低下させる。この作用は，近位尿細管上皮細胞の管腔膜に存在するNa⁺依存性リン酸輸送体NaPi-2a/NaPi-2cの抑制による〔p.751参照〕。

これらの作用により，PTHは全体として血漿Ca²⁺濃度を増加させ，一方で血漿リン酸濃度を低下させる。

3) 活性型ビタミンDを介する作用

活性型ビタミンDの重要な作用は，腸管におけるCa²⁺

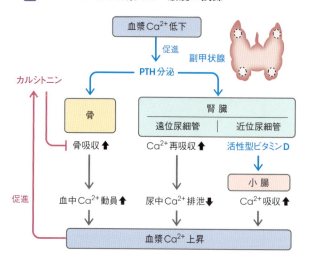

㉟ ホルモンによる血漿Ca²⁺濃度の調節

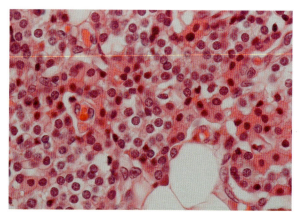

㊱ 副甲状腺（上皮小体）の光顕像

明るい小型の細胞が，PTHを産生する主細胞である。細胞質がエオジンに濃く染まっているのは酸好性細胞。

吸収の促進である。活性型ビタミンDは，十二指腸上皮細胞の管腔膜においてTRPチャネルを介した細胞内へのCa^{2+}流入を促進する〔p.750参照〕。吸収されたCa^{2+}は細胞内蛋白質のカルビンディンに結合するため，細胞内遊離Ca^{2+}濃度の増加は起こらない。吸収されたCa^{2+}は，上皮細胞の基底側膜からNa^+/Ca^{2+}交換輸送体やCa^{2+}ポンプの働きによって細胞外に汲み出される。

活性型ビタミンDは，Ca^{2+}のほかに腸管でのリン酸の吸収も促進する。

PTH受容体

PTH受容体には1型（PTH1-R）と2型（PTH2-R）がある。PTHのCa^{2+}調節作用はPTH1-Rを介する。PTHのPTH1-Rへの結合は，cAMP産生とPLC活性化によるCa^{2+}上昇とDG産生を引き起こし，作用を発揮する。

PTH1-Rには，PTHのほかに**PTH関連蛋白**（PTH-related protein；PTHrP）も結合し活性化する。PTHrPは141個のアミノ酸からなるペプチドであり，そのアミノ末端がPTH（84アミノ酸）と相同性が高い。PTHrPは胎生期の軟骨形成に必須であり，また悪性腫瘍に伴う高Ca血症の原因因子でもある。

PTHの分泌調節

副甲状腺細胞は，**主細胞**chief cellと**酸好性細胞**oxyphil cellからなる㊱。PTHは，副甲状腺細胞から分泌される。

血漿Ca^{2+}濃度が低下すると，副甲状腺はこれを感知してPTH分泌を増加させる。Ca^{2+}濃度はPTH分泌を鋭敏に調節しており，Ca^{2+}濃度が低いほどPTH分泌は多くなる㊲。

副甲状腺細胞の細胞膜には，細胞外液のCa^{2+}濃度を感知するセンサー（**Ca感知受容体**Ca sensing receptor；CaSR）が存在する。CaSRはG蛋白質共役型受容体であり，細胞外Ca^{2+}が結合すると受容体と共役したG蛋白質が活性化され，細胞内シグナル伝達系を介してPTH分泌が抑制される。細胞外Ca^{2+}濃度が低いとこの抑制が働かず，PTHが分泌される。この機構により，血漿Ca^{2+}は副甲状腺に負のフィードバックをかけてPTH分泌を調節している。㊳

カルシトニンによる骨吸収抑制

カルシトニンcalcitoninは甲状腺の**傍濾胞細胞**（**C細胞**）から分泌されるペプチドホルモンで，破骨細胞に直接作用して骨吸収を抑制し，Ca^{2+}遊離を抑制する。この作用により血漿Ca^{2+}濃度は低下する。傍濾胞細胞からのカルシトニン分泌は，血漿Ca^{2+}濃度の上昇により促進される。

ヒトでは，甲状腺摘出後の患者において血漿Ca^{2+}濃度に異常がみられない。また，傍濾胞細胞腫瘍（甲状腺髄様癌）の患者では血中カルシトニンが著増しているにもかかわらず，血漿Ca^{2+}濃度は正常である。これらの観察から，カルシトニンのCa^{2+}調節作用は，生理的には必須ではないと考えられている。

● 体液性腫瘍性高Ca血症（HHM）

悪性腫瘍の代謝性合併症として頻度が高く，骨転移を伴わない患者に起こる。HHMは，腫瘍からのPTHrP産生によって引き起こされるものも多い。骨のPTH1-Rが活性化され骨吸収が亢進する結果，骨からのCa^{2+}動員が増加して血漿Ca^{2+}濃度が上昇する。

㊲ 血漿Ca^{2+}濃度とPTH分泌の関係

血清Caの正常値は9～10mg/dL，イオン化Caはその約半分なので4.5～5mg/dL＝2.25～2.5mEq/L＝1.125～1.25mmol/L

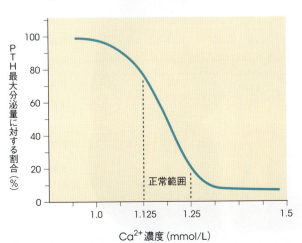

㊳ PTHの分泌調節機構

Ca感知受容体（CaSR）は細胞内シグナルを介してPTH合成・分泌を抑制する。ビタミンD受容体（VDR）は核内でPTH遺伝子の転写を抑制する。

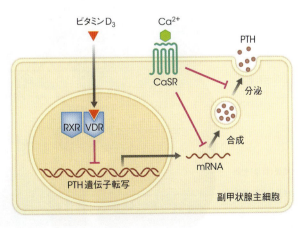

内分泌　副腎

副腎は，発生起源と機能の異なる2種類の組織からなる

副腎の肉眼構造 39

　副腎 adrenal gland（腎上体 suprarenal gland）は，左右の腎臓上極に位置する5〜7g（一側）の腹膜後器官である。結合組織性の被膜に包まれ，その上から腎臓とともに**腎筋膜**（Gerota筋膜）で覆われるが，腎臓との間は少量の脂肪組織によって隔てられる。右の副腎は肝右葉後面と下大静脈右縁に接しており，扁平な三角錐状を呈する。左の副腎は胃底部および膵体部の後面に位置し，半月形をなす。

　副腎は甲状腺と同様，単位重量あたりの血流量が最も多い臓器とされ，**上副腎動脈**〔⇐下横隔動脈〕，**中副腎動脈**〔⇐腹大動脈〕，**下副腎動脈**〔⇐腎動脈〕の3本の動脈が多数の終末枝に分かれて副腎に入る。静脈血は左右の副腎静脈から出るが，左副腎静脈は腎門付近で左腎静脈に，右副腎静脈（長さ約5mm）は直接下大静脈に注ぐ。

　副腎の神経支配は他の内臓と大きく異なり，交感神経節前線維は腹腔神経節を（シナプスをつくることなく）素通りし，そのまま副腎に入って髄質細胞との間にシナプスを形成する。すなわち，構成上，副腎髄質細胞自体が節後線維（注：神経突起は持たない）に相当する。

皮質は中胚葉，髄質は外胚葉に由来する 40

　副腎を断面で観察すると，実質の大部分（約80％）を占める淡黄色の**皮質** cortex と，深部に位置する赤褐色の**髄質** medulla とに区別される。両者は発生起源の異なる組織であり，産生するホルモンも異なる（皮質はステロイドホルモン，髄質はカテコールアミンを産生する）。

　副腎皮質は，胎生5週頃，尿生殖堤と腸間膜根の間にある**中胚葉細胞**が増殖・肥厚してその原基がつくられる。こ

40 副腎の発生

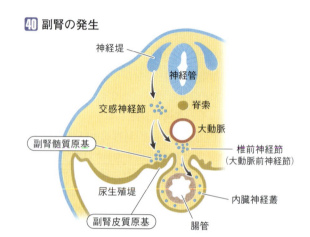

39 副腎　腎筋膜と腎傍脂肪は取り除いてある

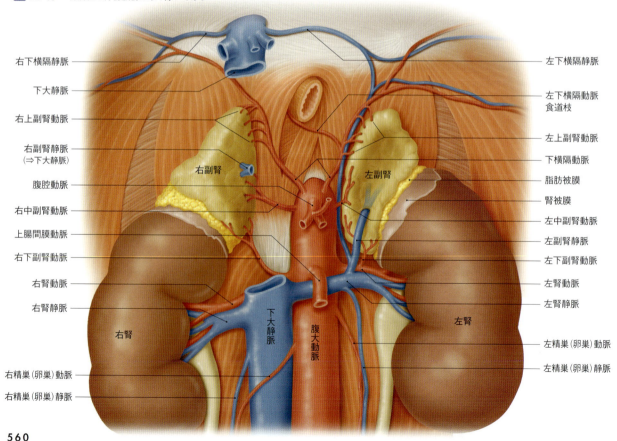

れに対し，副腎髄質は，胎生7週頃に**神経堤**から遊走してきた交感神経系の細胞が皮質原基に進入することで形成される。この神経堤細胞は突起を伸ばしたニューロンではなく，内分泌型の細胞へと分化し，重クロム酸カリで固定すると茶褐色に染まることから**クロム親和性細胞**chromaffin cellと呼ばれる。

● **パラガングリオン（傍神経節）** paraganglion
神経堤に由来する神経内分泌組織。クロム親和性細胞を含み，カテコールアミンなどを産生する神経分泌細胞からなる。交感神経節付近にみられる小体のほか，副腎髄質，頸動脈小体，大動脈傍体（Zuckerkandl器官）などが含まれる。

副腎皮質は3層に区別される 41

副腎皮質は細胞の配列様式から3層に区別される。①**球状帯** zona glomerulosa は被膜直下の薄い層で，皮質細胞が球状の塊を形成することから命名された。ここで新生した細胞が皮質深層に向かって移動することで，皮質細胞の交替が起こる。②**束状帯** zona fasciculata は最も厚い層で，細胞は縦に（髄質に対して放射状に）並んだ細胞索をつくり，その間を洞様毛細血管が髄質に向かって走る。③**網状帯** zona reticularis は皮質の最深部にあり，不規則に交叉して網状をなす細胞索から構成される。これら3層ではステロイドホルモン合成酵素の分布が異なるために，それぞれ異なるステロイドホルモンが合成される〔p.566参照〕。

一方，副腎髄質は不規則に配列するクロム親和性細胞からなり，その間隙には洞様毛細血管が走る。豊富な交感神経線維の分布もみられる。

副腎内の微小循環

副腎に達した動脈は細動脈に分かれ，被膜を貫いて内部に進入する。その際，①そのまま皮質を貫いて髄質に入ってから洞様毛細血管になるもの（**貫通動脈**あるいは**髄質動脈**と呼ぶ）と，②皮質に入ると直ちに洞様毛細血管となって髄質に至るものとがあるが，最終的にはいずれも髄質中央の**中心静脈**へ注ぐ。上記①は動脈血（酸素）を髄質に運ぶ栄養動脈であり，②は合成された副腎皮質ホルモンの輸送路となる。なお，皮質で合成される糖質コルチコイドは，髄質における*N-*メチル転移酵素（ノルアドレナリンをアドレナリンに変換する酵素）の生合成に必要であり，②の経路が髄質を経由するのはこのためである。

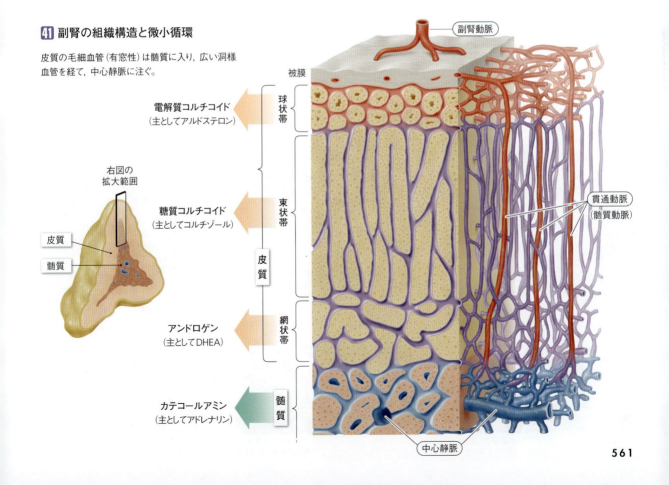

41 副腎の組織構造と微小循環
皮質の毛細血管（有窓性）は髄質に入り，広い洞様血管を経て，中心静脈に注ぐ。

副腎皮質はステロイド分泌細胞，髄質はカテコールアミン分泌細胞からなる

副腎皮質細胞はステロイド分泌細胞である 42

　副腎皮質はステロイドホルモンの合成・分泌にあずかり，球状帯・束状帯・網状帯の各層からそれぞれ電解質コルチコイド・糖質コルチコイド・アンドロゲン（男性ホルモン）が放出される．各層の皮質細胞は，ミトコンドリアと滑面小胞体に富み，脂肪滴を含む，という共通の特徴がある．

　皮質細胞の脂肪滴には**コレステロール**が含まれ，これがすべての皮質ホルモンの原料となる．ステロイドホルモンの合成には数種類の酵素が必要であり，これらの酵素はミトコンドリア内膜および滑面小胞体に局在する（54）．脂肪滴から遊離したコレステロールは，ミトコンドリアと滑面小胞体とを往復して酵素の作用を受け，これによってステロイドホルモンが合成される．脂溶性のステロイドホルモンはそのまま細胞膜を通過して分泌されるため，分泌顆粒の形成はみられない．

　一般の体細胞のミトコンドリアは楕円形でそのクリステは層板状であるのに対し，副腎皮質細胞のミトコンドリアは球形のものが多く，小管状あるいは小胞状のクリステを有する．ミトコンドリアは常に形状を変えており，機能亢進時にはクリステの形も小管状から小胞状に変化する．

皮質細胞は各層で異なるホルモンを合成・分泌する

　球状帯細胞 43 はやや小型で，含まれる脂肪滴も少ない．ミトコンドリアは球形～楕円形を示し，小管状のクリステを持つ．**電解質コルチコイド** mineralocorticoids（主として**アルドステロン** aldosterone）を合成・分泌する．アルドステロンの分泌は血液中の電解質濃度やレニン-アンジオテンシン系で調節されるが，特に**アンジオテンシンⅡ**は球状帯細胞に作用し，ホルモンの合成・分泌を促進する．

　束状帯細胞 44 は大型の多面体細胞で，多数の脂肪滴を含むため泡沫状の外観を呈し，海綿状細胞 spongiocyte とも呼ばれる．細胞質には発達した小器官が認められ，脂質を含む滑面小胞体や，小胞状のクリステを持つ球形のミトコンドリア（径1.0～1.5μm）に富む．**糖質コルチコイド** glucocorticoids（主として**コルチゾール** cortisol）を分泌するほか，少量のアンドロゲンも分泌する．

　網状帯細胞 45 も束状帯細胞と同様の形態を示すが，リポフスチン lipofuscin と呼ばれる褐色の顆粒（その本態はライソソーム）を多く含むため，肉眼的にも暗く見える．**アンドロゲン** androgens（主として**デヒドロエピアンドロステロン** dehydroepiandrosterone；**DHEA**）を分泌する．

　束状帯および網状帯細胞は，下垂体**ACTH**の刺激によりホルモンを合成・分泌する．このため，下垂体を摘出すると，束状帯や網状帯は萎縮を起こす．これに対し，球状帯は下垂体の影響が少ない．

副腎髄質細胞はカテコールアミン分泌細胞である

　副腎髄質のクロム親和性細胞は，軸索突起を持たない特

43 副腎皮質球状帯細胞

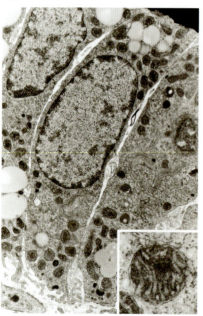

小管状クリステを持つミトコンドリア

44 副腎皮質束状帯細胞

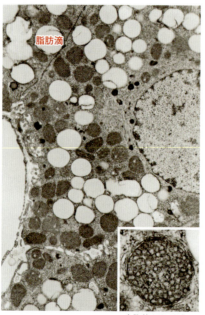

小胞状クリステを持つミトコンドリア

45 副腎皮質網状帯細胞

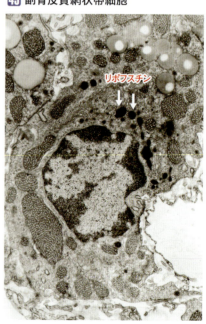

42 副腎皮質細胞および髄質細胞

皮質細胞＝ステロイド分泌細胞（脂肪滴、ミトコンドリア、粗面小胞体、滑面小胞体、ゴルジ装置、血管周囲腔、血管腔）

髄質細胞＝カテコールアミン分泌細胞（神経終末（交感神経節前線維）、ミトコンドリア、ゴルジ装置、分泌顆粒、開口分泌）

殊な神経細胞の一種であり，主に**カテコールアミン**（アドレナリン，ノルアドレナリン）を合成・分泌する。副腎髄質細胞の主体をなすのは，**アドレナリン** adrenaline；Adを分泌する**A細胞**と，**ノルアドレナリン** noradrenaline；NAdを産生する**NA細胞**であり，特にNA細胞で強いクロム親和性を示す。電子顕微鏡で観察すると，いずれも径150〜350 nmの分泌顆粒を持つが，NAd含有顆粒はAd含有顆粒に比べて電子密度が高く，区別することができる 46。

また，Ad合成には*N*-メチル転移酵素が必要であるため，これを含む細胞がAd合成にあずかる細胞として同定可能である。*N*-メチル転移酵素の生合成は糖質コルチコイドによって誘導され，皮質の毛細血管から髄質に注ぐ血流がこれを運ぶ。このため，下垂体を摘出すると，皮質における糖質コルチコイドの分泌低下に伴って，髄質のAd合成にも影響が及ぶことになる。

クロム親和性細胞の分泌顆粒には，ペプチド（**エンケファリン** enkephalin）や蛋白質（**クロモグラニン** chromogranin），ATPなども含まれている。なお，A細胞やNA細胞のほかにも，少数のクロム親和性細胞の存在が確認されており，径100〜200 nmの小型分泌顆粒を持つことから，SGC細胞（small granule chromaffin cell）と呼ばれている。

副腎髄質には**交感神経節前線維**（コリン作動性ニューロン）が分布し，クロム親和性細胞との間にシナプスを形成する 47。すなわち，クロム親和性細胞は交感神経節後ニューロンに相当する細胞である。粗面小胞体とゴルジ装置で作られた分泌顆粒は，交感神経刺激によって開口分泌される。血管周囲腔に放出されたカテコールアミンは有窓性の洞様毛細血管に入り，全身へと送られる。

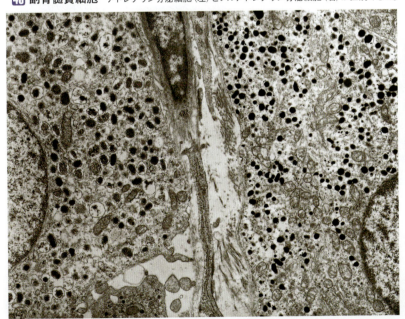

46 副腎髄質細胞 アドレナリン分泌細胞（左）とノルアドレナリン分泌細胞（右）が区別できる。

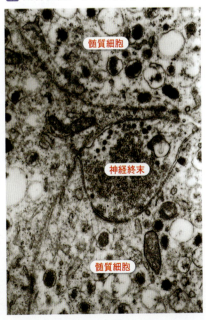

47 副腎髄質にみられるシナプス

内分泌　副腎

副腎髄質の分泌するアドレナリンは，交感神経の興奮と類似の作用を及ぼす

　副腎髄質から分泌されるカテコールアミンの約80％はアドレナリン，約20％がノルアドレナリンである。アドレナリンは副腎以外の組織では合成されない。ノルアドレナリンは交感神経節後線維の伝達物質であり，ほとんどの器官に分布する交感神経終末において合成され放出されている（例外として，汗腺や一部の骨格筋の血管へ行く節後線維はコリン作動性である）。

●アドレナリンの命名
アドレナリンは1900年，高峰譲吉により発見・命名されたが，米国ではアドレナリン・ノルアドレナリンをエピネフリン・ノルエピネフリンと呼ぶ。

カテコールアミンの合成と代謝

　アドレナリンはチロシンを前駆体として，ドーパ，ドーパミン，ノルアドレナリンを経て合成される **48**。ノルアドレナリンまでは交感神経節後線維や脳においても合成されるが，アドレナリンへの変換に必要な *N*-メチル転移酵素 phenylethanolamine-*N*-methyltransferase；**PNMT**は副腎髄質のみに分布する。PNMTの合成は，副腎皮質由来の糖質コルチコイドによって誘導される。

　カテコールアミンはモノアミンオキシダーゼ monoamine oxidase；**MAO**による酸化，または**カテコール-*O*-メチル転移酵素** catechol-*O*-methyltransferase；**COMT**によるメチル化を受け，不活化される **49**。いずれの酵素も全身に分布しているが，MAOは神経終末に多く，COMTは肝臓に多い。したがって，神経終末のノルアドレナリン（シナプス間隙から再取り込みされたものも含む）はMAOで不活化され，血中のカテコールアミンは主に肝臓で不活性化される。

　カテコールアミンの血中半減期は約2分であり，メタネフリン，ノルメタネフリン，**バニリルマンデル酸** vanillylmandelic acid；**VMA**として尿中に排泄される。VMAの割合が最も多い。

カテコールアミンの分泌刺激

　副腎髄質に入った交感神経節前線維（コリン作動性）は，クロム親和性細胞とシナプスをつくる。クロム親和性細胞は，合成したカテコールアミンを分泌顆粒中に貯えている。全身の交感神経が興奮するのと同時に，副腎髄質でも神経終末からアセチルコリンが放出され，クロム親和性細胞の

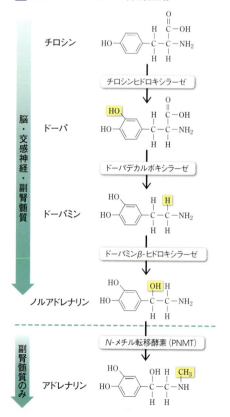

48 カテコールアミンの合成経路

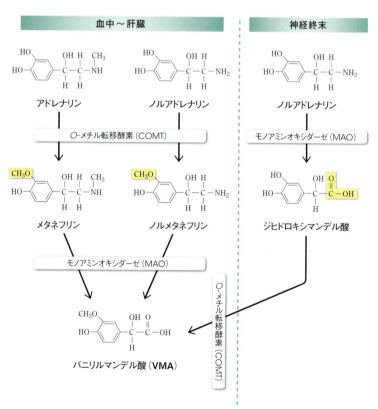

49 カテコールアミンの代謝

50 アドレナリン受容体の分布とその刺激効果

組織	受容体	刺激効果
心臓	β_1	心拍数増加，心収縮力増強
冠動脈，骨格筋・肺・肝臓の血管	β_2	拡張
皮膚・粘膜その他の血管	α_1, α_2	収縮
気管支平滑筋	β_2	弛緩
胃腸平滑筋	β_2	弛緩
肝臓	α_1, β_2	グリコーゲン分解促進，糖新生促進
膵島B細胞	α_2	インスリン分泌抑制
腎臓	β_1	レニン分泌促進
筋肉	β_2	グリコーゲン分解促進
脂肪組織	β_1, β_3	脂肪分解促進

51 カテコールアミン作用の比較

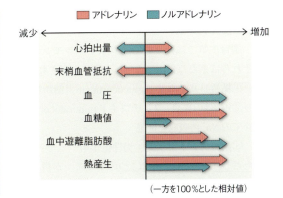

(一方を100%とした相対値)

ニコチン受容体を刺激する．その結果，細胞内へのCa^{2+}流入が起こり細胞内Ca^{2+}濃度が上昇し，分泌顆粒が開口分泌される．

● 褐色細胞腫

クロム親和性細胞から発生する腫瘍で，肉眼的に褐色を呈する．カテコールアミンの過剰分泌により高血圧，高血糖をきたす．副腎以外にパラガングリオンから発生することがある．

アドレナリン受容体はサブタイプにより異なる作用を現す

アドレナリン受容体の主要なサブタイプとしてα_1，α_2，β_1，β_2が知られている．各サブタイプにはアドレナリン，ノルアドレナリンのどちらも結合できる．ただし，各サブタイプに対するカテコールアミンの親和性（結合しやすさ）には次のような差がある．

$$\begin{aligned} \alpha_1, \alpha_2 &: Ad \geqq NAd \\ \beta_1 &: Ad = NAd \\ \beta_2 &: Ad \gg NAd \end{aligned}$$

すなわち，アドレナリンはα作用，β作用ともに強く，特にβ_2作用はノルアドレナリンに比べるかに強い．結果として，交感神経の直接刺激によるノルアドレナリンの作用を増強することになる．

アドレナリン受容体は膜貫通型で，細胞内のG蛋白質と共役している．G蛋白質の種類は受容体のサブタイプによって異なり，アデニル酸シクラーゼを活性化するもの（G_s），抑制するもの（G_i），ホスホリパーゼCを活性化するもの（G_q）などがある〔p.541参照〕．

したがって，受容体刺激（カテコールアミンの結合）に対する細胞の反応は，cAMP産生が促進する場合と抑制される場合，さらに細胞内Ca^{2+}上昇を引き起こす場合とがあり，標的組織によってさまざまに異なる効果をもたらす．主な組織におけるアドレナリン受容体の分布とその刺激効果を 50 にまとめた．

カテコールアミンの作用

副腎髄質から血中に分泌されたカテコールアミンの作用は，同時に起こる交感神経の直接刺激（ノルアドレナリン）の作用と重複している．しかし，アドレナリンはノルアドレナリンに比べるかに強いβ_2作用を持つ．このことに注目して両者の作用を整理すると，副腎髄質の機能が理解しやすい．51

1) 心・血管系に対する作用

アドレナリン，ノルアドレナリンはともに心臓のβ_1受容体を刺激して心拍数と心収縮力を高め，心拍出量を増加させる．ノルアドレナリンは同時にα作用によりほとんどの血管を収縮させるから，血圧が上がる．そのため大動脈弓や頸動脈洞の圧受容器を介した反射性徐脈が起こり，心拍出量の増加は相殺される．一方，アドレナリンはβ_2作用により骨格筋や肺・肝臓の血管を拡張させるため，血圧上昇は軽微で，心拍数，心拍出量ともに増加する．

2) 代謝に及ぼす作用

アドレナリンは肝臓のβ_2受容体を刺激してグリコーゲン分解を促進する．同時にα_2作用により膵島からのインスリン分泌を抑制するから，血糖値は上昇する．また，アドレナリン，ノルアドレナリンは脂肪組織での脂肪分解を促進する．こうして血中に動員されたグルコースと遊離脂肪酸は，組織において好気的に消費される．そのため全身の代謝率が上がり，熱産生は増大する．

以上をまとめると，血中のアドレナリンは，交感神経刺激による諸作用を増強するとともに，そのβ_2作用により心拍出量を増やし，代謝を活発にする働きがある．このことは，交感神経の緊張をもたらすような環境におかれたときに，ストレスに対抗する意義を持つと考えられる．副腎髄質から分泌されるカテコールアミンの比率は，ストレスの状況によって異なることが知られている．低血糖ではアドレナリンの比率が増し，激しい運動ではノルアドレナリンの比率が増す．

内分泌　副腎

副腎皮質ではコレステロールから3種類のステロイドホルモンがつくられる

副腎皮質ホルモンの種類

　副腎皮質では種々のステロイドホルモンが合成される。それらは主たる作用によって3群に大別される。

　①**糖質コルチコイド** glucocorticoid：糖新生を促進
　②**電解質（鉱質）コルチコイド** mineralocorticoid：腎尿細管でのNa⁺再吸収を促進
　③**副腎アンドロゲン**：男性化作用

ただし，①と②の作用は1つのホルモンが併せ持っており，どちらの活性が強いかによって，糖質コルチコイドか電解質コルチコイドかに分けている。

　生合成の段階で生じる種々のステロイドのうち，活性および分泌量の点で重要なものを52に示した。**コルチゾール** cortisolは糖質コルチコイド活性の90％以上を占める。**コルチコステロン** corticosteroneも主として糖質コルチコイド作用を示すが，全体の数％を占めるにすぎない。コルチゾールの電解質コルチコイド活性はごく弱いが，分泌量が多いために病的状態ではその作用が現れることがある。

　これに対し，**アルドステロン** aldosteroneは強力な電解質コルチコイド活性を持つ。また，**デヒドロエピアンドロステロン** dehydroepiandrosterone；**DHEA**と**アンドロステンジオン** androstenedioneは副腎アンドロゲンであるが，そのままでは活性は弱く，末梢組織でテストステロンに変換されて男性ホルモンとしての作用を発揮する。

●**合成ステロイド**

プレドニゾロンやデキサメタゾンなどの合成ステロイドは，コルチゾールの数倍から数十倍の糖質コルチコイド活性を持ち，その抗炎症作用，免疫抑制作用がさまざまな疾患に有効である。しかし，これらの合成ステロイドは同時に強い代謝作用を持っているので，高血糖や肥満などの副作用がみられたり，強い免疫抑制作用のために感染症に対する抵抗力が減弱することがある。

プレグネノロンへの変換がステロイド合成の律速段階である 53

　副腎皮質ホルモンはすべてコレステロール誘導体であり，17個の炭素からなる**ステロール核**を持つ。炭素数21のステロイドは糖質コルチコイドと電解質コルチコイドの両方の活性を持ち，炭素数19のステロイドはアンドロゲン活性を持つ。

　副腎皮質細胞は**LDL受容体**を豊富に持ち，血中LDLを取り込み，脂肪滴の形でコレステロールエステルを貯えている。ACTHはcAMP-PKA系を介して**コレステロールエステル加水分解酵素**を活性化し，脂肪滴からのコレステロールの遊離を促す。遊離コレステロールはミトコンドリアに運ばれ，ミトコンドリア内膜に存在する**側鎖切断酵素** side-chain cleavage enzyme（シトクロムP450$_{SCC}$）の働きで側鎖がはずれ，炭素数21の**プレグネノロン** pregnenoloneとなる。コレステロールからプレグネノロンへの変換はACTHによって促進され，ステロイドホルモン合成の律速段階である。

ステロイドホルモン合成には数種類の酵素が必要である

　プレグネノロンはさらに数段階の酵素反応を経て，3種類の副腎皮質ホルモンが合成されてゆく。球状帯では電解質コルチコイド，束状帯では糖質コルチコイド，網状帯ではアンドロゲンが産生されるが，これはそれぞれのホルモン合成に必要な酵素の分布に一致する。54

　1）**コルチゾールの合成**：プレグネノロンは滑面小胞体に入り，P450$_{C17}$による17位の水酸化，3β-ヒドロキシステロイドデヒドロゲナーゼ（3β-HSD）による脱水素，さらにP450$_{C21}$による21位の水酸化を経て，11-デオキシコルチゾールとなる。これは再びミトコンドリアに戻り，11位が水酸化されてコルチゾールとなる。

　2）**アンドロゲンの合成**：P450$_{C17}$はC$_{17, 20}$リアーゼでもある。C$_{17, 20}$リアーゼは17-20結合を開裂させることにより，DHEAおよびアンドロステンジオンへの変換を触媒する。すなわち，リアーゼが作用すればアンドロゲン合成へ，作用しなければ（ヒドロキシラーゼのみが作用すれば）上述のコルチゾール合成へと向かう。P450$_{C17}$は束状帯と網状帯のみに分布する。

　3）**アルドステロンの合成**：球状帯細胞はP450$_{C17}$を持たないため，プレグネノロンは3β-HSDの働きでプロゲステロンに変換される。プロゲステロンは21位が水酸化されて11-デオキシコルチコステロンとなってミトコンドリアに戻り，さらに11位，18位が水酸化されてアルドステロンとなる。最終的なアルドステロン合成酵素であるP450$_{C18}$は球状帯のみに分布し，アンジオテンシンⅡにより活性化される。

52 代表的な副腎皮質ホルモン

糖質コルチコイドおよび電解質コルチコイド	分泌量（mg/日）	糖質コルチコイド活性*	電解質コルチコイド活性*
コルチゾール	15～20	**1.0**	1.0
コルチコステロン	2～5	0.2	2
アルドステロン	0.05～0.15	0.1	**400**
デオキシコルチコステロン	0.1～0.2	<0.1	20

*コルチゾールを1とした相対値

副腎アンドロゲン	分泌量（mg/日）	
デヒドロエピアンドロステロン	0.7～3	末梢でテストステロンに変換されて男性化作用を発揮する
アンドロステンジオン	2～3	

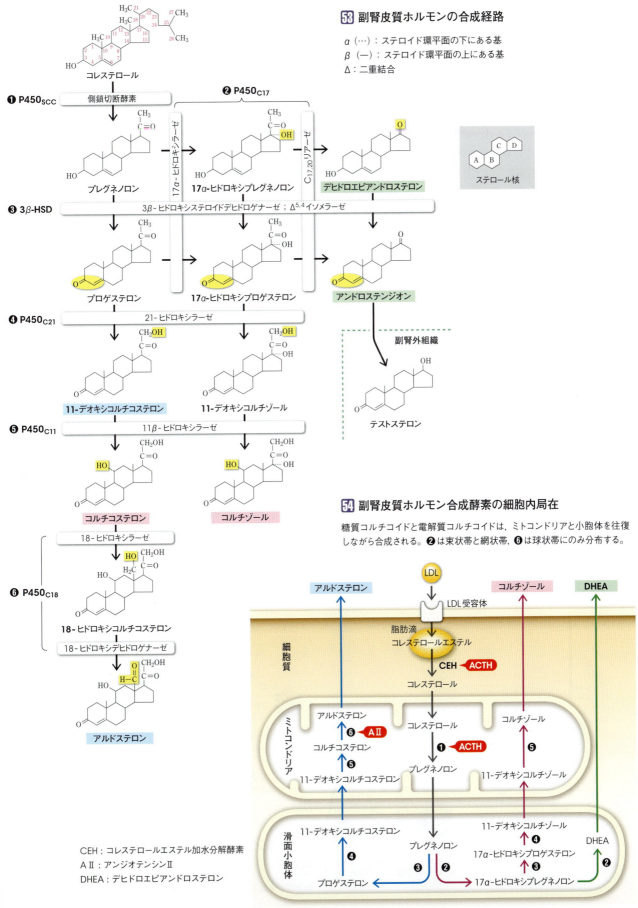

糖質コルチコイドは代謝を調節し，ストレスに対抗する

糖質コルチコイドの作用機序 55

ステロイドホルモン受容体は，ホルモン結合部位のほかにDNA結合部位を持ち，遺伝子の**転写調節因子**として働く。甲状腺ホルモン受容体，ビタミンD受容体，レチノイン酸受容体とともに**核内受容体スーパーファミリー**と呼ぶ。これらの受容体蛋白は，共通してN末端に転写活性化ドメインを，中央部にDNA結合ドメインを，C末端にホルモン結合ドメインを持つ。各受容体間で，DNA結合ドメインのアミノ酸配列の相同性はかなり高い。ホルモン結合ドメインも，DNA結合ドメインほどではないが，有意な相同性が認められる。ステロイドホルモン受容体としては，糖質コルチコイド受容体のほか，電解質コルチコイド受容体，エストロゲン受容体，プロゲステロン受容体，アンドロゲン受容体があり，これらの間のアミノ酸配列の相同性は一段と高い。

糖質コルチコイドの受容体は，核内ではなく細胞質にある点が甲状腺ホルモン受容体やビタミンD受容体とは異なるが，作用機序は同じである。すなわち，糖質コルチコイドが結合すると，受容体の立体構造が変化して**熱ショック蛋白質** heat shock protein；HSPがはずれ，DNA結合部位である zinc finger (31) が露出する。糖質コルチコイド-受容体複合体は核内に移動して二量体を形成し，DNAの転写開始部位の上流にある**糖質コルチコイド応答性エレメント** glucocorticoid response element；GREに結合する。その結果，mRNAへの転写とその後の蛋白質合成に影響を与え，細胞機能を調節する。

主な作用は，ストレスに対するカテコールアミンとの協調により，エネルギー代謝が循環系を維持することである

1) 代謝に及ぼす作用 56

糖質コルチコイドは組織からアミノ酸を動員し，肝臓での糖新生（非糖質からのグルコース合成）を促進する。肝臓以外の組織，特に筋細胞では蛋白質の合成を抑制し，分解を促進する。その結果，血中へのアミノ酸（主としてアラニン）放出が増加する。脂肪組織ではトリグリセリド合成を抑制することにより，血中への脂肪酸およびグリセロール放出を増加させる。こうして動員されたアミノ酸とグリセロールは，肝臓での糖新生の原料となる。糖質コルチコイドは一方で，骨格筋，脂肪組織へのグルコース取り込みとその利用を抑制するから，結果として高血糖をもたらす。

● **Cushing**（クッシング）**症候群**
コルチゾールの過剰分泌による代謝異常で，高血糖や特有の肥満（満月様顔貌）を呈する。副腎皮質機能亢進の原因は，下垂体腺腫によるACTH過剰分泌，副腎腺腫などである。

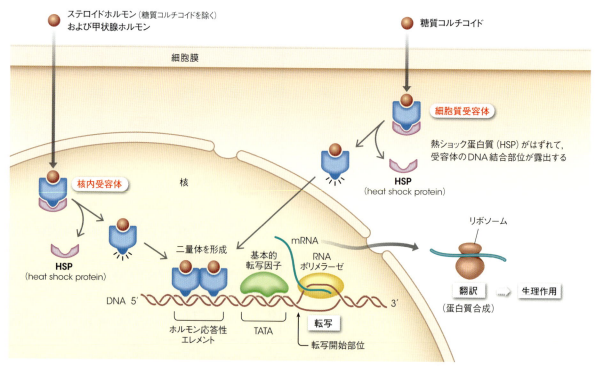

55 核内受容体スーパーファミリー

56 代謝における糖質コルチコイドの作用

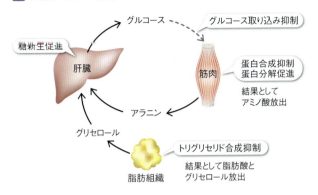

2) 循環系への作用

あるホルモンが生物効果を発揮するために他のホルモンの存在が必要である**許容作用**により、カテコールアミン、アンジオテンシンIIの作用を増強する。また過剰な糖質コルチコイドはアルドステロン受容体に作用して、循環血液量や血圧を増加させる。

3) 抗ストレス作用

飢餓、消耗、寒冷、高熱、外傷、出血などのストレスが加わると、CRH・ACTH分泌が著明に亢進し、糖質コルチコイド分泌も急増する。このことは、効率の良いエネルギー源であるグルコースを大量に供給し、血圧や循環血液量を維持することにより、ストレスからの回復を図る意義があると考えられる。

4) 抗炎症作用, 骨作用（薬理量）

糖質コルチコイドを薬理量投与すると炎症反応を抑えることから、関節リウマチなど慢性炎症性疾患の治療に用いられる。糖質コルチコイドは、ライソソーム膜を安定化することでプロテアーゼの放出を防ぐとともに、アラキドン酸代謝物合成により炎症性サイトカイン産生を抑制する。さらに、リンパ球数を減少させ、白血球機能を抑制する。骨に対しては、骨芽細胞の骨形成能を抑制することにより、骨脆弱性を起こす。

糖質コルチコイドの分泌調節 57

副腎皮質束状帯からの糖質コルチコイド分泌は、下垂体ACTHによって調節されている。ACTHは1日中間欠的に分泌されているが、基礎分泌量は起床直後にピークがあり、夕方から夜にかけて低下する。これは、視床下部CRH分泌が、**概日リズム**を司る視交叉上核からの入力によって調節されているためである。このことは早朝空腹時の糖質コルチコイド分泌を高め、低血糖を防ぐ意義がある。

ストレス刺激で生じたインパルスは、脳幹から正中隆起に至り、そこでのCRH分泌を促進する。室傍核CRHニューロンにはバソプレシン（AVP）が共存し、CRH、カテコールアミンとともにACTH分泌を促進することでストレスに対抗する。一方、糖質コルチコイドは負のフィードバックによって視床下部CRH分泌および下垂体ACTHを抑制する。

● ステロイド療法中止時の注意点

生理的量を超えるステロイドを長期間服用すると、負のフィードバックがかかり続ける結果、下垂体ACTH分泌能が低下し、副腎皮質は萎縮する。これらが正常に復するには数ヵ月を要する。したがって、ステロイド療法は突然中止してはならず、投与量を漸減してゆかねばならない。

糖質コルチコイドの輸送と代謝

血中糖質コルチコイドの90％以上は**コルチコステロイド結合グロブリン** corticosteroid binding globulin ; CBG（別名トランスコルチン）と結合している。コルチゾールとトランスコルチンの結合は強く、血中半減期は1.5〜2時間と長い。コルチコステロンは結合が弱く、半減期は約50分である。生理活性の中心は、全コルチゾールの数％を占める遊離コルチゾールである。

コルチゾールは肝臓で還元されたのち、グルクロン酸抱合を受けて水溶性となり、尿中または胆汁中に排泄される（ビリルビンと同様の排泄経路）。尿中の遊離コルチゾールを測定することで、副腎皮質のステロイド合成能を推測できる。

57 糖質コルチコイドの分泌調節（↓分泌促進, ⊥分泌抑制）

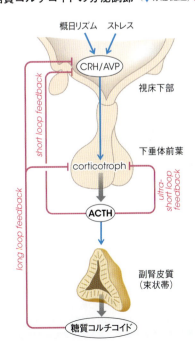

内分泌　副腎

電解質コルチコイドは腎集合管でのNa$^+$再吸収を促進し体液量を維持する

電解質コルチコイドは生命維持に重要な働きをしている

電解質コルチコイド活性の90%はアルドステロンが担っている。アルドステロンは腎臓でのNa$^+$再吸収を促進する。Na$^+$の再吸収に伴い、細胞外液の浸透圧が高まり、それに引っぱられて水も再吸収される。その結果、細胞外液量および循環血液量が増加する。

つまり、アルドステロンは体液量を維持することにより血圧を一定レベルに保つという、生命にとってきわめて重要な機能を担っている。もしアルドステロンの分泌が止まると、大量のNa$^+$と水が尿中に失われて脱水状態に陥り、循環血液量の減少のために心拍出量、血圧ともに低下して、数日以内に死に至る。

電解質コルチコイドの作用機序 58

アルドステロンの直接の作用は、腎集合管の主細胞におけるNa$^+$とK$^+$の輸送量を増やすことである。アルドステロンは細胞質のミネラルコルチコイド受容体（MR）に結合し、核内に移行して遺伝子の転写を調節する。その結果、①管腔膜の**上皮型Na$^+$チャネル**（ENaC）、②側底膜の**Na$^+$ポンプ**（Na$^+$/K$^+$ ATPase）、③**ATP**産生に必要なミトコンドリア酵素の合成が促進される。Na$^+$チャネル数の増加により管腔側からのNa$^+$流入量が増し、Na$^+$ポンプによって血管側へ汲み出される。一方、血管側から汲み上げられたK$^+$は、受動的に管腔側へ排出される（Na$^+$再吸収に伴う電気化学的勾配の変化による）。

アルドステロンはまた汗腺や唾液腺にも働いて、腎臓での作用と同様の効果を示す。大量の汗をかくと、体液量の減少に伴いアルドステロン分泌が亢進し、汗腺でのNa$^+$再吸収を促進して、体液量を維持する方向に働く。

● ミネラルコルチコイド受容体（MR）

コルチゾールもアルドステロンと同等の親和性をもってMRに結合する。しかし、MRを発現する腎尿細管細胞内では共存する脱水素酵素（11β-HSD2）によりコルチゾールは不活性化されるため、アルドステロンが選択的にMRに結合する。

● 原発性アルドステロン症（Conn症候群）

球状帯にできた腫瘍から大量のアルドステロンが分泌される疾患。過剰なアルドステロンのためにNa$^+$が貯留して細胞外液量が増加し、高血圧を呈する。同時にK$^+$が尿中に失われる結果、低K$^+$血症となり、筋力低下をきたす。浮腫は通常みられない。これは、心房から分泌される心房性ナトリウム利尿ペプチド（atrial natriuretic peptide；ANP）の作用などによりNa$^+$排泄が増加するためである（エスケープ現象という）。

電解質コルチコイドの分泌調節 59

アルドステロンは副腎皮質球状帯で合成・分泌される。①血中アンジオテンシンⅡ、②高K$^+$血症、③下垂体ACTHの3つが主要な分泌刺激であるが、束状帯や網状帯と異なり、球状帯では下垂体ACTHによる分泌促進作用は弱く、かつ一過性であり、①②が強力な分泌刺激となる。

1）レニン-アンジオテンシン-アルドステロン系による調節

腎糸球体の血管極にある**傍糸球体装置**は、糸球体血圧の低下や濾液流量の低下に反応して**レニン**を分泌する〔p.379参照〕。レニンはプロテアーゼの一種であり、循環血中の**アンジオテンシノーゲン**（肝臓で合成されるα$_2$-グロブリン）から**アンジオテンシンⅠ**（10個のアミノ酸からなる不活性ペプチド）を切り離す。アンジオテンシンⅠは、血管内皮細胞膜上の**アンジオテンシン変換酵素** angiotensin converting enzyme；**ACE**の働きで、**アンジオテンシンⅡ**（8個のアミノ酸からなる活性ペプチド）に変換される。ACEは肺毛細血管に特に多く分布する。

アンジオテンシンⅡは、副腎皮質球状帯細胞のAT$_1$受容体に結合し、PLC-IP$_3$/DG系を賦活して、アルドステロン合成経路上の2つの酵素、P450$_{SCC}$とP450$_{C18}$を活性化す

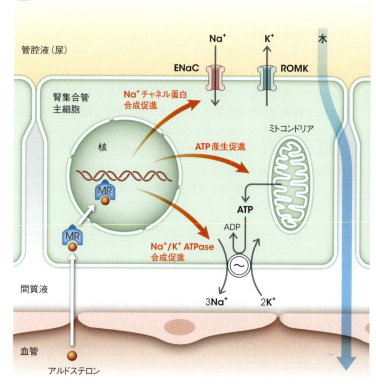

58 アルドステロンの作用　　MR：ミネラルコルチコイド受容体

る（54）。その結果，アルドステロンの合成・分泌が促進される。前述のように，アルドステロンは腎集合管でのNa$^+$および水の再吸収を促進し，体液量を増加させる。

アンジオテンシンIIはまた，それ自身が強力な血管収縮作用を持ち，全身の細動脈を収縮させることで，速やかに血圧を上げる。

アンジオテンシンIIはさらに，神経ペプチドとして脳室周囲器官に働きかけ飲水行動を促すとともに，下垂体からのACTHおよびバソプレシン（抗利尿ホルモン；ADH）の分泌を促進する。脳内で働くアンジオテンシンIIは，脳内の局所で産生されたペプチドと考えられている。ADHは腎集合管での水の再吸収を促進する。この作用は，集合管細胞の細胞膜上の水チャネルを増加させ，膜の水透過性を上げることによる〔p.371参照〕。

以上の一連の過程を通して，レニン-アンジオテンシン-アルドステロン系は，循環血液量を増加させ，血圧を上げる方向に働く。

2）血漿K$^+$濃度による調節

血漿K$^+$濃度は正常人では3.5〜5.0mEq/Lの間で厳密に調節されている。高K$^+$血症は心停止を，低K$^+$血症は筋力低下を引き起こす。

血漿K$^+$濃度がわずか0.1mEq/L上昇しただけで，アルドステロン分泌が亢進する。K$^+$濃度の上昇は副腎皮質球状帯細胞の細胞膜に脱分極を起こさせ，電位依存性Ca^{2+}チャネルを開口させる。球状帯細胞には，わずかな細胞外K$^+$濃度に応答して膜電位の脱分極を引き起こし，電位依存性Ca^{2+}チャネルを開口させる特殊な増幅機構が備わっていると考えられている。細胞内にCa^{2+}が流入してCa^{2+}濃度が上昇すると，アンジオテンシンIIと同様の細胞内機構を介してアルドステロンの合成・分泌が促進される。アルドステロンは腎集合管でのNa$^+$とK$^+$の輸送を促進するので，血管側から汲み上げられたK$^+$は尿中に排泄される。こうして細胞外液のK$^+$濃度は正常域に保たれている。

● 原発性副腎皮質不全（Addison（アジソン）病）
自己免疫機序や腫瘍などのために副腎皮質が徐々に破壊され，副腎皮質ホルモン全般の分泌低下をきたした状態。電解質コルチコイド欠乏のため低血圧，高K$^+$血症，糖質コルチコイド欠乏のため低血糖，食欲不振などの症状を呈する。このような患者に手術や外傷，分娩，感染症といったストレスが加わると，糖質コルチコイドの大量分泌によってストレスに対抗することができないため，急激に衰弱する。これを副腎クリーゼという。

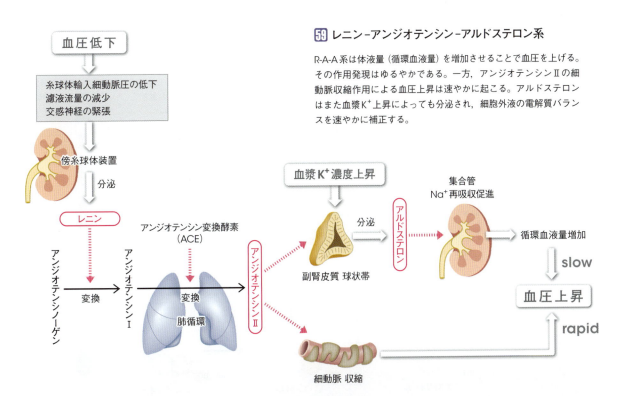

59 レニン-アンジオテンシン-アルドステロン系
R-A-A系は体液量（循環血液量）を増加させることで血圧を上げる。その作用発現はゆるやかである。一方，アンジオテンシンIIの細動脈収縮作用による血圧上昇は速やかに起こる。アルドステロンはまた血漿K$^+$上昇によっても分泌され，細胞外液の電解質バランスを速やかに補正する。

内分泌　性腺，松果体

性ホルモンは，精巣・卵巣・副腎皮質において共通の経路で合成される

生殖機能を司るホルモンを**性ホルモン**という。精巣からは男性ホルモン（**アンドロゲン** androgen）が，卵巣からは女性ホルモンである卵胞ホルモン（**エストロゲン** estrogen）が主に分泌されるが，男女とも少量ながら異性のホルモンも分泌している。副腎皮質は，男女とも活性の弱いアンドロゲンを分泌する。卵巣からはエストロゲンのほかに，やはり女性ホルモンの黄体ホルモン（**プロゲステロン** progesterone）も分泌される。

性ホルモンの作用

性ホルモンはコレステロールから合成されるステロイドホルモンであり，標的細胞の核内受容体に結合して遺伝子転写を調節することにより，作用を発揮する（55）。アンドロゲンは蛋白同化作用，成長促進作用を持ち，男の二次性徴を発現させ，精子形成を促進する。エストロゲンは女の二次性徴を発現させ，乳腺を発達させる。また，子宮内膜を増殖させる。プロゲステロンは子宮内膜を分泌型に変え，妊娠のための環境づくりを行う。

性ホルモンの合成 60

ステロイドホルモンの合成経路は男女の性腺および副腎皮質において共通であり，いくつかの酵素の有無により，最終的に合成されるホルモンの種類が異なるだけである。

精巣と卵巣は21-ヒドロキシラーゼや11β-ヒドロキシラーゼを持たないから，糖質コルチコイドや電解質コルチコイドは合成されず，プレグネノロンはプロゲステロンまたはアンドロゲンに変換される。副腎アンドロゲンの主体はデヒドロエピアンドロステロン（DHEA）であるが，精巣では主にテストステロン testosterone が分泌される。テストステロンはアンドロゲン活性が最も強い（テストステロン＞DHEA＞アンドロステンジオン）。

卵巣では芳香化酵素（アロマターゼ）の働きで，アンドロゲンのステロール核のA環が芳香化されてエストロゲンに変換される。卵巣から分泌されるエストロゲンの主体は**エストラジオール** estradiol であり，やはりエストロゲン活性が最も強い（エストラジオール＞エストロン＞エストリオール）。

性ホルモンの分泌調節 61

副腎アンドロゲン合成の律速酵素はコレステロール側鎖切断酵素（P450$_{scc}$）であり，下垂体ACTHによって活性化される（54）。一方，精巣や卵巣においては，この酵素はACTHよりも**黄体形成ホルモン（LH）**によって活性化される。LH刺激により，精巣Leydig細胞からテストステロンが，卵巣からはプロゲステロンとエストラジオールが分泌

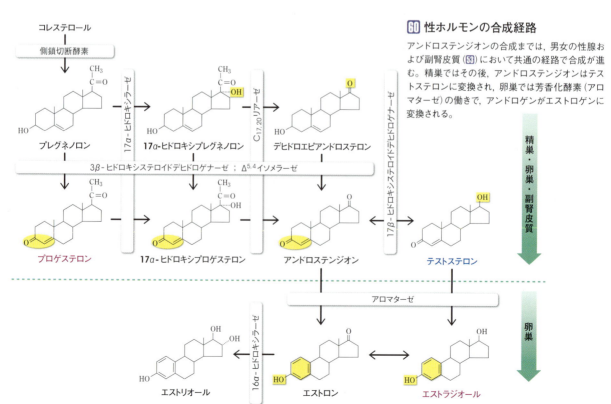

60 性ホルモンの合成経路

アンドロステンジオンの合成までは，男女の性腺および副腎皮質（53）において共通の経路で合成が進む。精巣ではその後，アンドロステンジオンはテストステロンに変換され，卵巣では芳香化酵素（アロマターゼ）の働きで，アンドロゲンがエストロゲンに変換される。

される。卵胞の莢膜細胞はプロゲステロンを合成するが，ここではアンドロゲンも合成され，顆粒膜細胞に送られてエストロゲンに変換される。アンドロゲンからエストロゲンへの変換は，**卵胞刺激ホルモン（FSH）**によっても促進される。

血中のテストステロンとエストロゲンは，負のフィードバックにより視床下部GnRHおよび下垂体ゴナドトロピン（LHとFSH）の分泌を抑制する。ただし，女性においては，月経周期の排卵直前にエストロゲン濃度が著しく上昇すると負のフィードバックが正に切り替わり，ゴナドトロピン，特にLHの大量分泌（**LHサージ**〔p.436参照〕）が起こる。

排卵後の卵胞は黄体となり，主にプロゲステロンを分泌する。もし着床が起こると，LHとよく似た構造のヒト絨毛性ゴナドトロピン（hCG）が胎盤絨毛から分泌され，胎盤からのプロゲステロン分泌が十分量になるまでの間，黄体を刺激し続け，プロゲステロン分泌を持続させる。

ところでFSH刺激により，精巣Sertoli細胞および卵胞顆粒膜細胞から**インヒビン** inhibinと**アクチビン** activinというペプチドホルモンが分泌される。インヒビンは下垂体FSH分泌を抑制する（LH分泌には影響しない）。

アクチビンはインヒビンのβサブユニットが2つ結合したもので，インヒビンと拮抗する作用を持つ。顆粒膜細胞自身に働いてFSH受容体の発現を促し，卵胞発育（男性では精子形成）を促進する。卵胞発育の初期にはアクチビンが優位であり，後期にはインヒビンが優位になる。

性ホルモンの輸送と代謝

血中のテストステロンおよびエストラジオールの95%以上は**性ホルモン結合グロブリン**またはアルブミンに結合しており，活性を持つ遊離型はごくわずかしか存在しない。

血中テストステロンの一部は組織で芳香化されてエストロゲンとなる（胎児脳の性分化に重要）。また，他の一部は前立腺，精囊，皮膚などで5α-リダクターゼによって**ジヒドロテストステロン**に変換される。ジヒドロテストステロンはテストステロンの2～5倍も強力なアンドロゲン活性を持ち，胎生期における外性器の男性型分化，生後では前立腺の肥大，ひげ，筋肉の発達など思春期の二次性徴の発現に関わっている。先天性5α-リダクターゼ欠損症ではアンドロゲン作用の不足のために外性器の形成異常を呈する。

テストステロンの大部分は肝臓で代謝されて**17-ケトステロイド**となり，尿中に排泄される。エストラジオールとエストロンは肝臓でエストリオールに変換されてグルクロン酸抱合を受け，胆汁または尿中に排泄される。

● 副腎性器症候群

先天性副腎過形成はいくつかの副腎皮質ホルモン生合成酵素の先天的な遺伝子変異によって引き起こされる。その中で最も多いのは21-ヒドロキシラーゼ欠損であり，コルチゾール合成が障害されるためにACTHに対する負のフィードバックが働かず，持続的な高ACTH血症をきたす。その結果，副腎過形成とアンドロゲン過剰産生が生じ，女児では男性化（偽半陰陽），男児では思春期早発をきたす。

松果体はメラトニンを分泌する内分泌腺である

松果体 pineal glandは第三脳室の後壁にある内分泌腺で（**7**），**メラトニン** melatoninというホルモンを血中に分泌する。メラトニン分泌は夜間に増加し，日中は低下する。

ヒトの体内時計は視床下部の**視交叉上核** suprachiasmatic nucleusにあり，ここで**概日リズム** circadian rhythmが刻まれている。網膜への光刺激は，視交叉から視床下部に入って視交叉上核に至り，概日リズムを昼夜サイクルに同期させる。視交叉上核からのインパルスは交感神経を介して松果体に伝わり，メラトニン分泌を刺激する。

松果体細胞は神経細胞が変化したもので，セロトニンからメラトニンを合成する。メラトニンは催眠作用，体温低下作用を持ち，睡眠導入に働いている。

61 性ホルモンの分泌調節 （↓分泌促進，⊥分泌抑制）

女性においてエストロゲンによる負のフィードバックは，排卵直前に正に切り替わる。

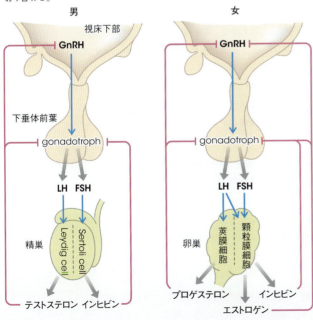

9 神経系1

中枢神経系の構造・高次神経機能・運動系

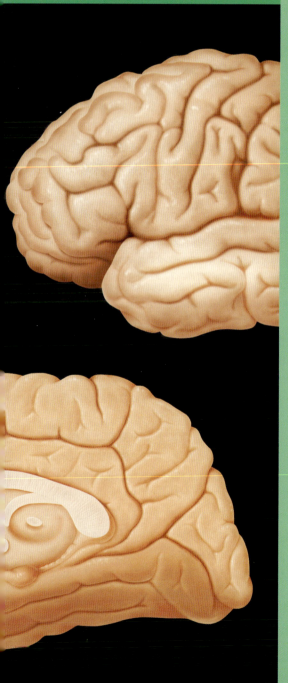

神経系の概観
- 576 神経系は全身に張りめぐらされた情報ネットワークである
- 578 神経系を構成する細胞はニューロンとグリアである

神経系における情報伝達の仕組み
- 580 軸索は電気信号を伝える導線, 髄鞘は絶縁被膜である
- 582 ニューロンの活動電位はNa^+とK^+によって形成される
- 584 シナプスで電気信号を化学信号に変える
- 586 ひとつの神経伝達物質が複数の受容体に働き, さまざまな応答が起きる

脳・脊髄の構造
- 588 中枢神経系は脊椎動物とともに誕生, 進化してきた
- 590 脊髄の灰白質は神経細胞, 白質は縦走する神経線維からなる
- 592 脊髄の後根から感覚神経線維が入り, 前根から運動神経線維が出る
- 594 延髄, 橋, 中脳を合わせて脳幹といい, 脳神経が出入りする
- 596 上行性, 下行性の伝導路は脳幹内で対側に交叉する
- 598 脳神経の核は一般の運動核と知覚核に加え, 特殊核を有する
- 600 小脳は系統発生学的に3区分され, 各部は別々の機能を担っている
- 602 身体の位置情報や筋・腱の深部感覚は小脳核で統合される
- 604 視床は中枢神経系で最大の神経核である
- 606 視床核は下位脳と大脳皮質を連絡する中継核である
- 608 巨大化した新皮質を頭蓋内に詰め込んだため, 多くのしわが生じた
- 610 新皮質は6層からなり, 各層の発達の程度は部位により異なる
- 612 嗅脳と辺縁系は古い皮質からなり, 大脳半球の隅に押しやられている
- 614 大脳髄質の深部にかつての運動中枢があり, 錐体路系を補佐する

高次神経機能
- 616 中心溝の前方に運動野, 後方に感覚野がある
- 618 連合野はさまざまな情報を統合し知的機能を営む
- 620 海馬は記憶の形成に関わる
- 622 扁桃体は情動と本能行動の統合中枢である
- 624 脳幹からの上行性投射が意識水準を調節している

運動系
- 626 運動機能は複数の中枢により階層的に制御されている
- 628 脊髄は運動における下位中枢である
- 630 姿勢制御, 眼球運動の中枢は脳幹にある
- 632 錐体路が運動指令を脊髄に伝える
- 634 基底核の損傷により特異な運動障害が生じる
- 636 小脳皮質には規則的な神経回路が存在する
- 638 小脳は感覚情報と運動指令を統合し, 運動を調節する

脳・脊髄を包む構造
- 640 脳と脊髄は3重の被膜で包まれ, 髄液中に浮かんでいる
- 642 髄液は中枢神経系を物理的・化学的に保護している

脳循環
- 644 大脳への血液供給は, 大部分を内頸動脈が担っている
- 646 脳幹と小脳は椎骨・脳底動脈から血液供給を受ける
- 648 神経細胞は虚血にさらされると容易に死滅する

神経系の発生
- 650 脳・脊髄は神経管から形成される
- 652 神経堤細胞が遊走して脊髄神経節, 自律神経節をつくる

overview

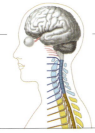

神経系の概観
- 中枢神経と末梢神経，感覚神経と運動神経，体性神経と自律神経，それぞれの区分を理解しよう。(解剖学的区分と機能的区分を混同しないように！)
- 神経細胞の基本構造を理解しよう。軸索と樹状突起はどのような違いがあるのか？
- 神経細胞の活動は多くの膠細胞によって支えられている。膠細胞の種類と機能を知ろう。

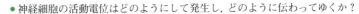

神経系における情報伝達の仕組み
- 神経細胞の活動電位はどのようにして発生し，どのように伝わってゆくか？
- 活動電位が軸索終末に到着すると，シナプスではどんな出来事が起こるか？
- 中枢神経系と末梢神経系におけるシナプス伝達の違いは何か？
- 主な神経伝達物質の種類と受容体のタイプを知ろう。

脳・脊髄の構造
- 灰白質と白質はそれぞれ何でできているか？
- 脊髄(特に灰白質)の横断面は，各レベルで特徴的な形を示す。なぜか？
- 上行性・下行性の伝導路は，脊髄および脳幹のどの部分を通るか，図で確認しておこう。
- 脳幹は単なる脊髄の続きではない。脳幹に特徴的な内部構造をいくつか挙げてみよう。
- 小脳を3つの領域に分け，各領域の入出力と機能について説明しよう。
- 視床は中継核である。どこからどこへ，何を中継しているか？
- 大脳皮質には系統発生学的に古い皮質と新しい皮質がある。両者の分布はどうなっているか？
- 辺縁系や基底核といった大脳の深部構造を立体的に把握しよう。

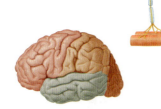

高次神経機能
- 大脳半球の略図を描き，機能局在を図示してみよう。
- 運動野や感覚野における体部位局在とは？ 手指や顔面の占める面積が大きいのはなぜか？
- 連合野はどんな働きをしているところか？
- 海馬の神経回路はどのようにして記憶の形成に関わっているか？
- 情動の中枢はどこにあるか？ そしてそれはどのようにして身体反応として現れるか？

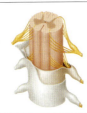

運動系
- 運動の中枢は運動野だけではない。複数の中枢が階層的に制御していることを理解しよう。
- 脊髄反射はどうやって起きるのか？ 筋紡錘，腱器官はそれにどのように関わっているか？
- 姿勢を保つためには頭部と眼球の運動を制御する必要がある。その中枢はどこにあるか？
- 錐体路とそれ以外の下行路を，図で確認しておこう。
- 基底核はどのようにして運動を制御しているか？ それが障害されるとどんな症状が現れるか？
- 小脳皮質の神経回路の特徴は？ プルキンエ細胞の出力は何によって調節されているか？
- 小脳疾患でみられる特徴的な運動障害について理解しよう。

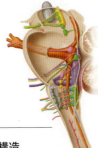

脳・脊髄を包む構造
- 中枢神経を包む膜の構造を理解しよう。髄液はどこにあり，何の役に立っているか？
- 脳室の広がりと髄液循環の経路を図示してみよう。

脳循環
- 前・中・後大脳動脈および中心枝の支配領域を理解しよう。
- 脳組織が虚血に弱いのはなぜか？ 脳虚血を防ぐ機構はどうなっているか？
- 蛋白質やグルコース，電解質は血液脳関門を通過できるか？

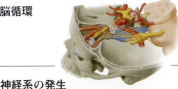

神経系の発生
- 神経管から脳・脊髄が，神経堤から神経節がつくられることを理解しよう。

神経系(1) 神経系の概観

神経系は全身に張りめぐらされた情報ネットワークである

神経系の構成 **1**

神経系は，中枢神経系 central nervous system ; CNS と末梢神経系 peripheral nervous system ; PNS で構成される。

中枢神経系は脳と脊髄からなり，それぞれ頭蓋腔と脊柱管内に存在する神経細胞が集まった組織，かたまりである。**脳** brain は，大脳 cerebrum，小脳 cerebellum，脳幹 brainstem（中脳 midbrain，橋 pons，延髄 medulla oblongata）に区分される。**脊髄** spinal cord は，対応する脊椎によって5つの部分（頸髄，胸髄，腰髄，仙髄，尾髄）に区分される。

末梢神経系は，頭蓋骨と脊柱の外に分布する神経線維の束であり，脳神経，脊髄神経，自律神経からなる。**脳神経** cranial nerve は脳に出入りする12対の神経線維で，頭蓋骨の孔を通って主に頭部や顔面部に分布する。**脊髄神経** spinal nerve は脊髄に出入りする31対の神経で，椎骨の椎間孔を通って体幹や体肢に分布する。**自律神経** autonomic nerve は交感神経と副交感神経からなる。前者は脊柱の両側で幹を作ったのち，内臓に分布する。後者は一部の脳神経と脊髄神経に混在して走り，内臓に分布する。

末梢神経は身体のすみずみに至るまで分布しており，各部の情報を中枢神経系に伝えることによって，身体の恒常性の維持や的確な運動がなされる。すなわち，神経系は全身に張りめぐらされた情報ネットワークであるといえる。

神経線維の機能的区分 **2**

末梢神経はそれぞれに顔面神経，橈骨神経，坐骨神経といった解剖学的な名称が付いているが，実際にはその線維束の中に機能的に異なるさまざまな神経線維を含んでいる。

1）感覚神経線維と運動神経線維

体内・体外に生じた刺激や興奮の情報を中枢神経系へ入力する神経を**感覚神経線維** sensory nerve fiber と呼ぶ。感覚には次の3種類がある。①**体性感覚** somatic sense；身体の表面や深部にある受容器の興奮によって生じる感覚。表在性感覚（皮膚や粘膜の触覚，圧覚，痛覚，温度感覚）と深部感覚（筋，腱，骨膜，関節）に分けられる。②**特殊感覚** special sense；視覚，聴覚，平衡覚，嗅覚，味覚。③**内臓感覚** visceral sense；空腹感，満腹感，口渇感，悪心，尿意，便意，内臓痛など内臓に由来する感覚。

これに対し，中枢神経系からの指令を末梢組織や臓器へ出力する神経を**運動神経線維** motor nerve fiber と呼ぶ。これらの情報伝達の方向は一方向で，感覚神経線維では情報は**求心性** afferent に伝達され，運動神経線維では情報は**遠心性** efferent に伝達される。

1 中枢神経系と末梢神経系

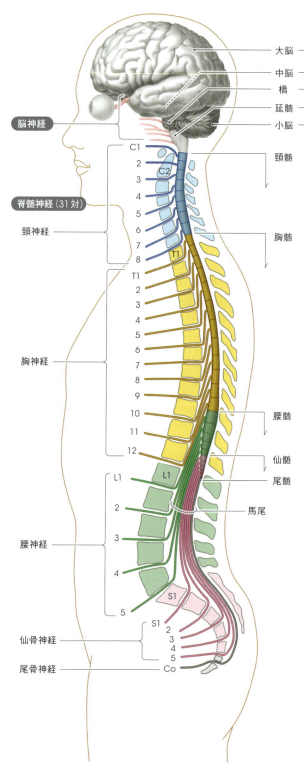

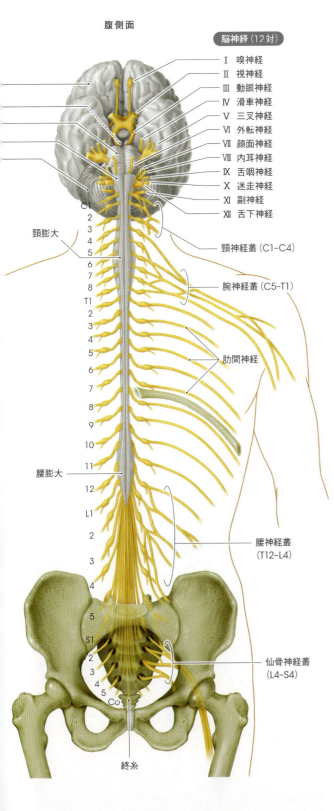

2 神経線維の機能的区分

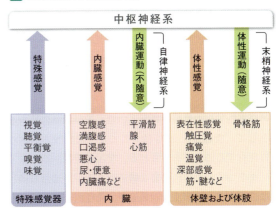

2) 体性神経系と臓性神経系

体性感覚を伝える感覚神経線維と骨格筋に運動指令を伝える運動神経線維を合わせて**体性神経系** somatic nervous system と呼ぶ。主に外界の状況をとらえて適切な運動を起こすために働く。体性神経系が司る機能を動物機能と呼ぶ。骨格筋の運動は自動的にも起こるが、意図して（随意的に）起こすことができる。

内臓感覚を伝える感覚神経線維と、平滑筋、心筋、腺を支配する運動神経線維を合わせて**内臓神経系** visceral nervous system と呼ぶ。内臓運動は意図せずに（不随意的に）起こる。そのため内臓運動神経系を**自律神経系** autonomic nervous system とも呼ぶ。さらに消化管には、中枢神経系とは独立して働く非常に多くの神経細胞のネットワーク（**腸管神経系** enteric nervous system）がある。

末梢神経系と中枢神経系は一体となって機能する

末梢神経系は、体内・体外の情報を感覚器から中枢神経系へ入力し、中枢神経系からの出力を効果器へ伝える。中枢神経系はこれらの情報を統合し、適切な反応を末梢神経系に送る。ある感覚刺激に対して毎回同じように起こる反応は、大脳皮質などの上位中枢を介することなく（意識にのぼることなく）、脳幹や脊髄などの下位中枢に存在する神経回路を用いて入力から出力が遂行される。これを**反射** reflex という。大脳などの上位中枢は感覚刺激をさらに詳しく分析し、記憶し、思考し、より複雑な行動を起こすことができる。こうした高次神経機能によって、ヒトはより適切に環境に適応して高度な文明を実現してきた。

著しく発達したヒトの大脳であっても、その活動には常に末梢の感覚器からの情報が不可欠で、意識レベルを維持するためにも、運動を精密に制御するためにも感覚情報が絶えず入力される必要がある。また、感覚器だけでなく内分泌系や免疫系も神経系と相互に影響を与え合っている。このように、神経系は末梢と中枢が一体となって、末梢器官と密接に連携しながら機能している。

神経系(1) 神経系の概観

神経系を構成する細胞はニューロンとグリアである

神経細胞（ニューロンneuron）が神経機能の主役である ③

　神経細胞は情報処理，興奮の伝搬・伝達を行うために分化した細胞であり，一般の細胞としての性質を持つとともに，神経細胞独自の性質を持っている。神経細胞に特有な性質として，**突起** process を持つことと，細胞膜が興奮性の性質を有することがあげられる。突起は神経回路のネットワークをつくるために必要な構造であるが，通常の染色法では染まらず，鍍銀法や髄鞘染色，免疫組織化学法などを用いなければならない。

　神経細胞は，**細胞体** cell body または**核周部** perikaryon と呼ばれる部分と，突起からなる。突起には**軸索** axon と**樹状突起** dendrite がある。神経細胞は，突起の数によってその形態が決まり，どのような情報処理に適するのか分類できる。突起の数が1本のものを**単極性**，細胞体のほぼ反対側から2本出るものを**双極性**，3本以上あるものを**多極性**と呼ぶ。細胞体から出た1本の突起がしばらくして2つに分岐するものは，一見単極性のように見えるので**偽単極性**と呼ばれる。感覚ニューロンは双極性または偽単極性，運動ニューロンは多極性の形態をとることが多い。単極性の神経細胞は下等動物にみられる。

神経細胞の基本構造 ④

　細胞体の形状は顆粒形，紡錘形，錐体形などがあり，大きさは直径5μmの小脳皮質顆粒細胞から，135μmの大脳皮質錐体細胞までさまざまである。

　核は，**染色質** chromatin が凝集せずに広がっている。これは神経細胞が分裂能を失っているためであり，そのため**核小体**が明瞭に認められる。核小体はrRNAの合成場所で，神経細胞体では蛋白合成が盛んであることを示している。

　細胞質には，塩基性色素（トルイジンブルーやクレシルバイオレット）で青く染まる物質が多数存在する。これを**ニッスル小体** Nissl body と呼ぶが，粗面小胞体が集まったものにほかならない。軸索の起始部である軸索小丘（起始円錐）axon hillock と軸索内にはニッスル小体は存在せず，軸索内で蛋白合成は行われない。

　軸索は1つの神経細胞に通常1本存在する。長さ数μmのものから1mに及ぶものまであり，細胞体の興奮を遠心性に（軸索の先端に向かって）伝える。軸索の終末（神経終末）terminal は，**シナプス** synapse を介して他の神経細胞や筋細胞へ興奮を伝える。太い軸索は通常，脂質からなる**髄鞘** myelin sheath で包まれている。軸索と髄鞘などの被覆を合わせて**神経線維** nerve fiber と呼ぶ。

③ ニューロンの基本形

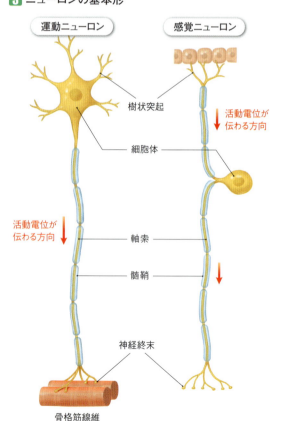

④ 神経細胞の光顕像（上：ニッスル染色，下：ゴルジ染色）

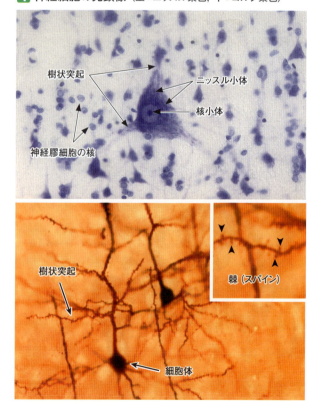

樹状突起は1つの神経細胞に多数存在し、細胞の表面積を拡大している。細胞質の一部が伸長したものであり、興奮を求心性に細胞体に伝える。樹状突起の表面には多数の**棘**（スパインspine）が突き出ており、他の神経細胞の神経終末とシナプスを形成している。スパインは基本的には頭部と頸部からなるマッシュルーム型を呈し、その多くは興奮性入力を受ける。スパインの数と形状は刺激により変化し伝達効率が変わることから、記憶や学習の基盤となるシナプス可塑性に関わっていると考えられる。

神経膠細胞（グリアglia）は支持細胞である 5

神経膠細胞は、神経細胞と神経細胞の間を埋め、それらの保護・栄養・電気的絶縁に働く細胞である。中枢神経系では星状膠細胞、希突起膠細胞、小膠細胞、上衣細胞があり、末梢神経系ではシュワン細胞と外套細胞がある。

星状膠細胞astrocyteは星形の突起を示すところから命名されたが、さらに、太く短い突起を持ち細胞質に富む**形質性星状膠細胞**protoplasmic astrocyteと、細長い突起を持ち細胞質に乏しい**線維性星状膠細胞**fibrous astrocyteに分けられる。星状膠細胞はニューロン、毛細血管、軟膜に突起を伸ばし、終足と呼ばれるふくらみで接している。毛細血管の全周を覆う終足は血管周囲グリア境界膜perivascular glial limiting membraneを形成し、血管と神経細胞の間の物質交換に寄与する。軟膜の直下を覆う終足は脳表面グリア境界膜superficial glial limiting membraneを形成し、神経組織を物理的に支持している。星状膠細胞は細胞外のイオンや伝達物質の濃度を調整したり、神経成長因子を産生してニューロンに供給したりして、ニューロンの働きを助けている。

希突起膠細胞oligodendrocyteは、軸索に巻き付いて髄鞘を形成する。細胞体から出た突起がすぐに髄鞘を作るため、一見突起が少なく見えるところから命名された。

小膠細胞microgliaは中枢神経系に常在するマクロファージの一種で、胎生期の卵黄嚢に由来する。神経組織が損傷を受けたり炎症が生じると増殖し、移動して貪食を行う。

上衣細胞ependymal cellは、脳室や脊髄中心管の内壁を覆う細胞で、細胞表面に線毛を持つ。

末梢神経系では**シュワン細胞**Schwann cellが末梢神経の髄鞘を作り、神経節では**外套細胞**satellite cellが神経節ニューロンを包み、保護・栄養する。

● 灰白質と白質

神経組織のなかで、神経細胞体が存在している部位は肉眼で灰色に見えるので灰白質と呼ばれ、太い軸索が存在する部位は（軸索が髄鞘で覆われているために）白く見えるので白質と呼ばれる。大脳や小脳は表面に灰白質があり、皮質と呼ばれる。一方、深部の白質は髄質と呼ばれる。それに対して、脊髄では表面に白質が、深部に灰白質がある。

5 中枢神経系を構成する細胞

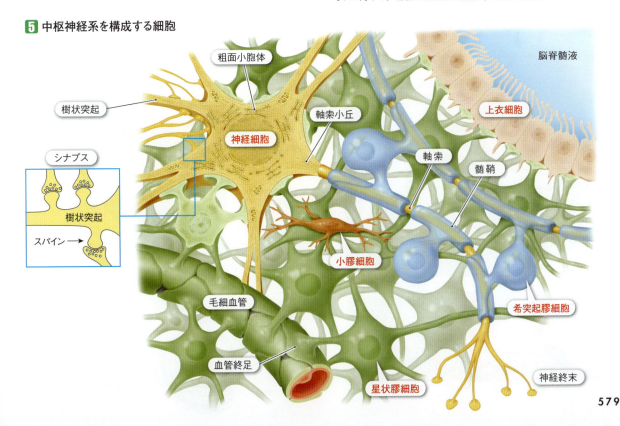

神経系(1) 神経系における情報伝達の仕組み

軸索は電気信号を伝える導線, 髄鞘は絶縁被膜である

髄鞘は軸索を幾重にも取り巻く絶縁体である 6 7

軸索は，中枢神経では希突起膠細胞によって，末梢神経ではシュワン細胞によって取り囲まれている。多くの場合，これらの細胞の細胞膜が軸索のまわりを幾重にも取り巻いて円筒形の鞘を作る。これを**髄鞘**（ミエリン鞘）myelin sheath という。髄鞘のある神経線維を**有髄線維**，ないものを**無髄線維**と呼ぶ。

電子顕微鏡で見ると，髄鞘は暗い層と明るい層が交互に重なっている。暗い部分は周期線，明るい部分は周期間線と呼ばれ，それぞれ隣り合う細胞膜の内葉・外葉どうしが癒合したものである。化学的にはスフィンゴミエリンやコリンなどのリン脂質と，セレブロシドなどの糖脂質に富み，コレステロールの含有率が高いので電気的絶縁性が高い。

髄鞘は軸索の全長にわたって連続しているのではなく，1～2mmの長さの節に分かれている。髄鞘の切れ目は**ランビエ絞輪** node of Ranvier と呼ばれ，伝導効率を増すために重要な役割を果たしている。ランビエ絞輪部の軸索は髄鞘に覆われた部分の軸索よりも太く，この部分の細胞膜には豊富な Na^+ チャネルを有している（絞輪部の周辺には電位依存性 K^+ チャネルが多い）。ランビエ絞輪部で脱分極が生じると，電流は絞輪間の軸索に沿ってすばやく流れ，次のランビエ絞輪に至る。これは髄鞘によって漏電が最小限に抑えられるからである。このように，活動電位の発生がランビエ絞輪間をあたかも跳躍するかのように飛び飛びに伝わっていく（**跳躍伝導** saltatory conduction 15）ため，有髄線維は無髄線維に比べて興奮の伝導速度が速い。

中枢神経系と末梢神経系では髄鞘とランビエ絞輪の構造が異なる。中枢神経系では1個の希突起膠細胞が数本の軸索を包むのに対して，末梢神経では1個のシュワン細胞は1本の軸索を包み，シュワン細胞の外には基底膜が存在する。また，中枢神経系の無髄軸索は全くの裸であるが，末梢神経系では軸索をつくっていないシュワン細胞の細胞質が複数の無髄軸索を覆っている（シュワン鞘）。さらに，末梢神経では髄鞘内にシュワン細胞の細胞質の一部が残っている部分があり，髄鞘がゆるんだかのような構造をなしている。これを**シュミット・ランターマン切痕**と呼ぶ。

末梢神経線維が切断されると，細胞体側に残った軸索（近位）は生き残るが，細胞から切り離された軸索（遠位）

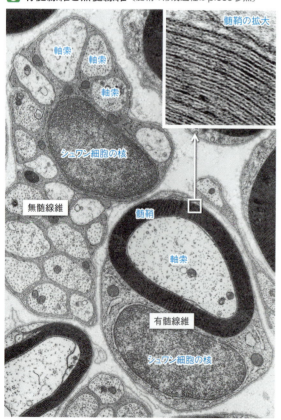

6 有髄線維と無髄線維 〔髄鞘の形成過程は p.653 参照〕

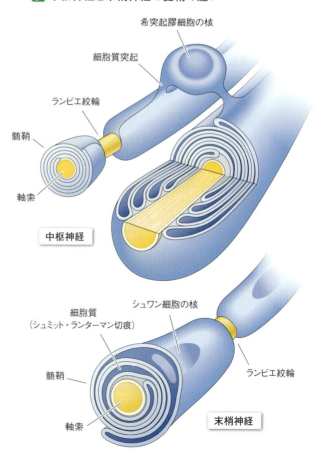

7 中枢神経と末梢神経の髄鞘の違い

580

8 末梢神経の横断面

個々の神経線維は束ねられ，結合組織の被膜で包まれている。

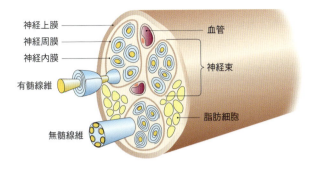

9 神経線維の分類

	髄鞘の有無	直径(μm)	伝導速度(m/sec)	機能
Aα		12～20	70～120	運動線維（骨格筋）感覚線維（筋紡錘，腱器官）
Aβ	有髄（厚い）	5～12	30～70	感覚線維（触圧覚）
Aγ		3～6	15～30	運動線維（錘内筋）
Aδ		2～5	12～30	感覚線維（温・痛覚）
B	有髄（薄い）	1～3	3～15	自律神経節前線維
C	無髄	0.5～2	0.2～2	自律神経節後線維 感覚線維（痛覚）

10 感覚神経線維の分類

	受容器の種類	表9との対応
Ia	筋紡錘の一次終末	Aα
Ib	腱器官	Aα
II	筋紡錘の二次終末，触圧覚受容器	Aβ, Aγ
III	自由終末（温・痛覚）	Aδ
IV	自由終末（痛覚）	C

は変性に陥り貪食される。やがて生き残った軸索の断端から数本の再生芽が出て，末梢に向かって伸長する。このとき末梢側ではシュワン細胞が増殖して索状構造を作り，軸索の再生を誘導する。シュワン細胞の索に入り込んだ軸索のみが伸長を続け，再生が完成する。

軸索の太さや髄鞘の有無によって伝導速度が異なる 9

末梢神経線維は軸索の径や髄鞘の有無によって分類される。一般に軸索の径が太くなるにつれ伝導速度は速くなり，直径(μm)×6＝伝導速度(m/sec)の関係にある。また有髄線維（感覚神経，運動神経）のほうが無髄線維（自律神経）よりも伝導速度が速い。運動神経線維はαまたはγに分類される。感覚神経線維では受容器の種類による分類も用いられ，ローマ数字で表す 10。

軸索輸送によって必要な物質が供給される 11

軸索内には蛋白合成を行う細胞内小器官がない。そのため，軸索の成長やシナプスの形成に必要な蛋白質や小器官は，細胞体で合成されたのち，軸索を通って輸送される。これを**順行性軸索輸送**という。逆に，神経終末で取り込まれた栄養因子や化学物質は，**逆行性軸索輸送**により細胞体へ輸送される。微小管 microtubule がこれらの輸送のレールの役目を果たし，モーター蛋白の**キネシン** kinesin（キネシンスーパーファミリー蛋白質；KIFs）は順行性の輸送に，**ダイニン** dynein は逆行性の輸送に働く。

順行性輸送では，いろいろな物質が異なる速さで運ばれる。シナプス小胞は速い流れ（100～400 mm/day）で，ミトコンドリアは中間の流れ（60 mm/day）で，細胞骨格（アクチン，ニューロフィラメント，微小管）は遅い流れ（10 mm/day以下）で運ばれる。逆行性輸送では，100～200 mm/dayの速さでライソソームなどが運ばれる。

軸索内の微小管では，チュブリン tubulin の重合と脱重合の速度が速い部分，つまり微小管の伸長している部分（プラス端）が絶えず遠位側にある。また，軸索にはタウ蛋白と呼ばれる微小管関連蛋白が特異的に分布しており，チュブリンの重合を促進し微小管の安定化に寄与している。

11 軸索輸送

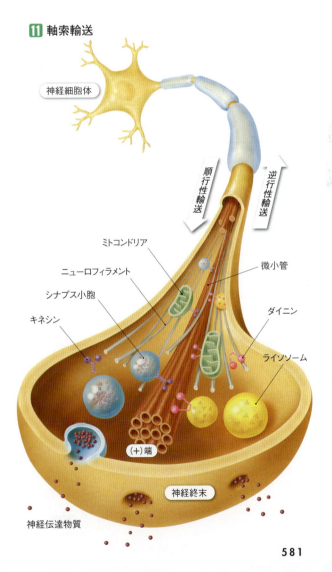

神経系(1) 神経系における情報伝達の仕組み

ニューロンの活動電位はNa⁺とK⁺によって形成される

すべての細胞で細胞内は負電位である 12

ニューロンを含むすべての細胞において，興奮していない静止状態では，細胞内は細胞外に対して負電位（約−60〜−90mV）になっている。これを**静止膜電位** resting membrane potentialと呼ぶ。静止膜電位は，K⁺濃度が細胞外よりも細胞内で約30〜40倍高く維持されていることと，細胞膜に常に開いているK⁺チャネルが存在することにより生じる。このK⁺チャネルを通って，K⁺は**濃度勾配**に従って細胞内から細胞外へ移動する。K⁺が細胞外へ移動すると，K⁺は正電荷を有するので細胞外が細胞内に対して正電位となる。この**電位勾配**が生じると，K⁺は細胞外から細胞内へ移動しようとする。このような濃度勾配による移動と電位勾配による移動とが釣り合ったところで，見かけ上K⁺の移動しない平衡状態となる。このとき，細胞膜をはさんで，細胞外に細胞内よりも正電荷が多く分布しており，電位差すなわちK⁺の**平衡電位**が生じる。多くの細胞で，静止膜電位はK⁺の平衡電位に近い〔p.109参照〕。

膜電位は，細胞内外のさまざまな条件や刺激により変化する。膜電位が通常の静止膜電位よりもプラス方向に変化することを**脱分極** depolarization，よりマイナス方向に変化することを**過分極** hyperpolarizationと呼ぶ。

神経細胞では活動電位が発生する 13

ニューロンでは，膜電位の急激な一過性（約1msec）の上昇（約100mV）が，間欠的に（1秒間に1〜100回）発生する。これを**活動電位** action potentialと呼び，ニューロンは活動電位によって情報を遠くまで迅速に伝えている。

活動電位は，Na⁺とK⁺の細胞内外への移動によって発生する。その発生過程をみてみよう。まず，何らかの刺激によりニューロンに脱分極が起きる。この脱分極により**電位依存性Na⁺チャネル**が開く。Na⁺チャネルが開くと，濃度勾配と電位勾配に従って，細胞外から細胞内へNa⁺が流入する。Na⁺の流入により，脱分極がさらに進む。脱分極，電位依存性Na⁺チャネルの開口，Na⁺の流入がそれぞれを次々に促進していき，膜電位が急激に上昇する。ついには細胞内外の膜電位が逆転して，細胞内が細胞外に対して正電位になる（**オーバーシュート**）。

しかし，この膜電位の上昇は，2つの機序により長くは続かない。1つは，開いていた電位依存性Na⁺チャネルが不活性化していきNa⁺の流入が止まること，もう1つは，Na⁺チャネルより少し遅れて**電位依存性K⁺チャネル**が開くことである。K⁺チャネルが開くと，濃度勾配に従って細胞内から細胞外へK⁺が流出する。K⁺の流出により細胞内は次第に負電位に傾いていき，一時的に静止膜電位よりもさらにマイナスの電位に下がった（**後過分極**）のち，最終的に元の静止膜電位に戻る（**再分極**）。

活動電位の発生は，**全か無かの法則**に従う。すなわち，最初の脱分極が閾値となる電位（**閾電位**）を超えれば必ず活動電位が発生するが，最初の脱分極が閾電位に達しなければ活動電位は発生せず，静止膜電位に戻る。また，一度活動電位が発生すると，その最中には次の活動電位が発生することはなく，この期間を**絶対不応期**と呼ぶ。続く活動電位の発生直後は閾電位が上昇して，活動電位が発生しにくくなっており，この期間を**相対不応期**と呼ぶ。

電位依存性Na⁺チャネルは3つの状態（静止・開口・不活性化）がある 14

このチャネルは膜電位の変化によって開閉し，Na⁺を選択的に通過させる。4つの膜貫通ドメインがイオンの通路を形成し，それぞれが電圧センサーを有する。脱分極により開口してNa⁺を通すが，間もなく不活性化しNa⁺を通さなくなる。不活性化したチャネルは，一度再分極して静止

12 平衡電位の発生機序

左：K⁺チャネルが閉じている場合。K⁺濃度は細胞内のほうが高いが，膜のどちら側でも電荷の総和はゼロである。

右：K⁺チャネルが開くと，濃度勾配に従ってK⁺が細胞外に流出するため，細胞内電位は細胞外に対して負になる。この電位勾配による駆動力がK⁺を細胞内に引き戻そうとし，濃度勾配による駆動力と釣り合ったところで平衡状態となる。このときの膜電位がK⁺の平衡電位で，細胞内がマイナスになる。

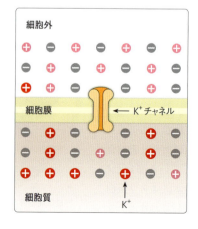
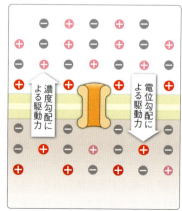

状態に戻らない限り，再び開口してNa⁺を通すようにはならない。前述の絶対不応期では，電位依存性Na⁺チャネルが不活性化しているために活動電位が発生しない。

活動電位が軸索を伝わる 15

活動電位は通常，軸索の起始部で発生し，軸索を伝導し，遠く離れた神経終末まで伝えられる。活動電位の伝導は3つの原則に従う。すなわち，①一度発生した活動電位は途中で消滅することはない（**不減衰伝導**），②活動電位は細胞膜を両方向に伝わりうる（**両方向性伝導**），③活動電位が隣接する神経線維間で乗り移ることはない（**絶縁伝導**）。

活動電位は隣接部位に次々と活動電位を発生させることで伝導する。軸索上のある点で活動電位が発生すると，この部位では細胞内がプラス，細胞外がマイナスとなり，隣接する部位と電位が逆転している。そのため，活動電位発生部位から隣接部位に向かって局所電流が流れる。その結果，隣接部位の細胞膜が脱分極し，活動電位が発生する。ここからさらに隣の領域へ局所電流が流れ，脱分極を生じさせる。このようにして，隣接する部位に次々と活動電位を発生させることにより，遠くまで伝えられていく。

有髄線維では髄鞘が絶縁体となるため，局所電流がラン

15 活動電位の伝導

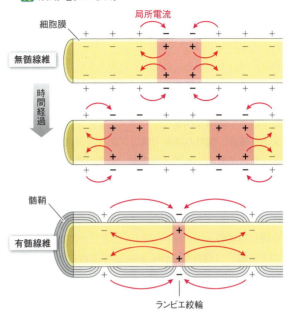

ビエ絞輪間で流れることになる。このため局所電流による活動電位の発生も，ランビエ絞輪の部分で飛び飛びに起こることになり（**跳躍伝導** saltatory conduction），無髄線維に比べて速く活動電位が伝えられる。種々の原因で髄鞘が壊れる脱髄疾患，たとえば多発性硬化症では，活動電位の伝導が障害され，さまざまな神経症状が出現する。

13 活動電位とチャネルの開閉

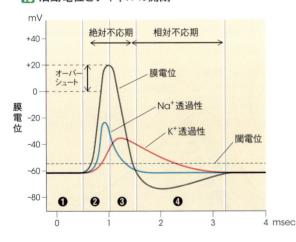

14 電位依存性Na⁺チャネル

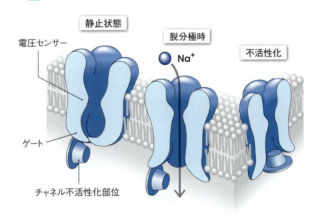

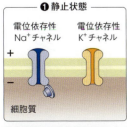

❶静止状態
静止状態では電位依存性チャネルは閉じている

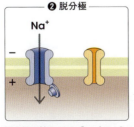

❷脱分極
脱分極が始まるとまずNa⁺チャネルのゲートが開き，Na⁺が流入する

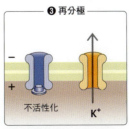

❸再分極
脱分極が続くとNa⁺チャネルは不活性化し，K⁺チャネルが開く

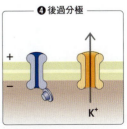

❹後過分極
静止膜電位まで分極すると，Na⁺チャネルの不活性化は解除される

583

神経系(1) 神経系における情報伝達の仕組み

シナプスで電気信号を化学信号に変える

シナプスは信号の中継点である 16

神経系は，多数のニューロンが信号をやりとりすることにより，さまざまな機能を実現している。ニューロンと他のニューロンや効果器との接合部が**シナプス** synapseで，ここで信号が伝達される。

シナプスは，信号の送り手側のシナプス前細胞の神経終末と，受け手側のシナプス後細胞，両者の間のシナプス間隙（約20～50nm）により構成される。電子顕微鏡で見ると，神経終末の内部には多数の**シナプス小胞** synaptic vesicleが認められ，ミトコンドリアも密に存在する。シナプス小胞は**神経伝達物質** neurotransmitterを含んでいる。また，シナプス前膜には**活性帯** active zoneと呼ばれる電子密度の高い部分があり，電位依存性Ca^{2+}チャネルが列をなして存在し，細胞内にシナプス小胞が集積している。活性帯に向かい合った**シナプス後膜**は肥厚しており，**神経伝達物質受容体**が多数存在する。

Ca^{2+}がシナプス伝達の鍵である

活動電位がシナプス前ニューロンの神経終末まで伝わると，神経終末の細胞膜が脱分極する。脱分極により電位依存性Ca^{2+}チャネルが開き，Ca^{2+}が濃度勾配に従って神経終末内に流入する。神経終末内のCa^{2+}濃度の上昇をきっかけとして，シナプス小胞がシナプス前膜に融合し，神経伝達物質をシナプス間隙に放出する（**開口分泌** exocytosis）。

放出された神経伝達物質は，シナプス後膜に存在する神経伝達物質受容体に結合し，受容体を活性化する。受容体が活性化すると，シナプス後膜のイオン透過性が変化し膜電位が変化する。受容体に結合しなかった神経伝達物質は，酵素による分解や輸送体による再取り込み，拡散などにより，速やかにシナプス間隙から取り除かれる。

以上のように，シナプス伝達では，シナプス前ニューロンの活動電位という電気信号が，神経伝達物質という化学信号に置き換えられ，再びシナプス後ニューロンの膜電位変化という電気信号となって伝達される。

神経筋接合部は最も単純なシナプスである 17

運動ニューロンと筋線維との間のシナプスは**神経筋接合部**と呼ばれ，比較的単純なシナプス伝達が行われる。中枢神経系のニューロンが多数の神経線維からの入力を統合するのに対し，神経筋接合部では1本の筋線維が単一の神経線維から入力を受けることが特徴である。〔p.766参照〕

活動電位が運動ニューロン終末まで伝わると，神経終末から神経伝達物質として**アセチルコリン**（ACh）がシナプス間隙に放出される。筋線維のシナプス後膜には**ニコチン型アセチルコリン受容体** 18 があり，AChが結合すると受容体の陽イオンチャネルが開く。その結果，濃度勾配に従ってNa^+が細胞外から細胞内へ流入し，K^+が細胞内から細胞外へ流出するが，Na^+の流入量が多く，結果的にシナプス後

16 シナプスの構造と働き

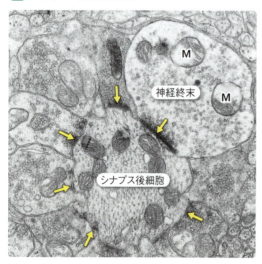

中枢神経系のシナプスの透過電顕像。1個のシナプス後細胞を取り囲むように，多数の神経終末がシナプス（矢印）を形成している。終末内には多数のシナプス小胞とミトコンドリア（M）が集積している。

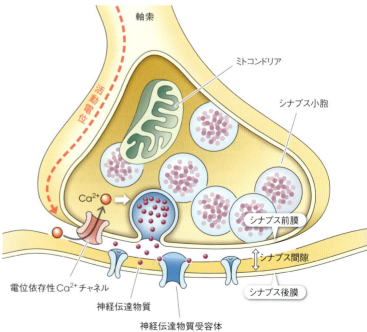

膜は脱分極する。この脱分極（終板電位）は閾電位よりも十分に大きく，筋線維に活動電位が発生する。シナプス間隙のAChは，アセチルコリンエステラーゼにより分解される。

このように，神経筋接合部では，シナプス後細胞が単一のシナプス前ニューロンから入力を受け，AChという単一の神経伝達物質が作用している。また，シナプス前ニューロンの活動電位がシナプス後細胞に必ず活動電位を発生させることが特徴である。

● アセチルコリン伝達の阻害
クラーレ：南米の先住民が獲物を捕るときに矢の先端に塗っていた猛毒成分。ニコチン型ACh受容体の阻害作用を有する。
重症筋無力症：筋線維のニコチン型ACh受容体に自己抗体が結合し，AChの伝達が障害される疾患。易疲労性や筋脱力などを示す。
Lambert-Eaton症候群：運動ニューロン終末の電位依存性Ca^{2+}チャネルが阻害され，AChの放出が障害される疾患。筋無力症状が生じる。

シナプス小胞はリサイクルされる 19

開口分泌に先立って，シナプス小胞は活性帯に向かって移動し，そこにつなぎ止められ（ドッキング），Ca^{2+}に反応できるよう準備状態に入る（プライミング）。神経終末内のCa^{2+}濃度が上昇すると，シナプス小胞はシナプス前膜に融合し，神経伝達物質を放出する。これらの過程には，シナプシン，シナプトタグミンなどの蛋白質が関与している。

開口分泌後，シナプス前膜に融合したシナプス小胞は，速やかに細胞内に回収される（エンドサイトーシス）。この過程には**クラスリン**という蛋白質が関わっている。回収された小胞膜はエンドソームに取り込まれ，再利用される。すなわちエンドソームから新たなシナプス小胞が出芽し，神経伝達物質が充填され，貯蔵プールに蓄えられる。このように神経終末内でシナプス小胞を再利用することにより，シナプスにおける活発な情報伝達が可能となる。

神経終末およびシナプス間隙の神経伝達物質は，それぞれ特異的な輸送体（トランスポーター）によって輸送される。小胞膜輸送体はシナプス小胞膜上に存在し，伝達物質の充填に働く。細胞膜輸送体は主にシナプス前膜に存在し，シナプス間隙に放出された伝達物質を再取り込みすることで神経伝達を速やかに終息させる。

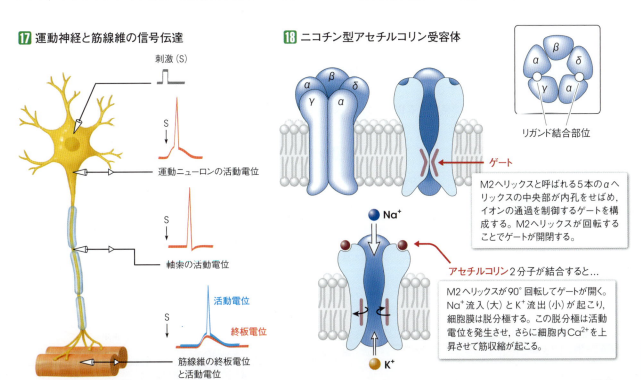

神経系(1) 神経系における情報伝達の仕組み

ひとつの神経伝達物質が複数の受容体に働き，さまざまな応答が起きる

中枢神経系のシナプス伝達の特徴

中枢神経系におけるニューロン間のシナプス伝達には，神経筋接合部のシナプス伝達と大きく異なる特徴がある。

第一は，1つのニューロンに対し多数のニューロンがシナプス結合し，信号を送っていることである[20]。ただし，個々のニューロンからの入力は小さく，通常，単一ニューロンからの単発の入力では，シナプス後ニューロンに活動電位を発生させるには不十分である。活動電位を発生させるためには，多数の入力を統合する必要がある。

第二に，中枢神経系の神経伝達物質には多くの種類があり，さらに，それぞれの神経伝達物質に対し複数の種類の受容体が存在することである。神経伝達物質の種類によりシナプス後細胞への作用は異なる。また，同じ神経伝達物質でも，受容体の種類が違えば異なる応答を引き起こす。

第三は，興奮性と抑制性のシナプス伝達が起きることである。興奮性シナプス伝達では，神経筋接合部の伝達のように，神経伝達物質が受容体に結合することにより，シナプス後ニューロンに脱分極（**興奮性シナプス後電位** excitatory postsynaptic potential；**EPSP**）が生じ，このニューロンは興奮しやすくなる。抑制性シナプス伝達では，神経伝達物質が受容体に結合することにより，シナプス後ニューロンに過分極（**抑制性シナプス後電位** inhibitory postsynaptic potential；**IPSP**）が生じ，このニューロンでは活動電位の発生が抑制される。[21]

多くのシナプス入力が統合される

中枢神経系の単一ニューロンは，興奮性や抑制性の多数のシナプス入力を統合する。その結果として，膜電位が閾電位を超えれば活動電位が発生する。

通常，単一のシナプス入力で発生するEPSPは小さく，閾電位には達しないので，活動電位の発生には多数の興奮性入力を加算する必要がある。その1つの形が**空間的加重**で，複数のシナプス入力が同時期に到達することにより起こる。個々のEPSPが加算されて，単一入力よりも大きな脱分極が発生する。もう1つは**時間的加重**で，短い時間間隔で入力が到達することにより起こる。先行のEPSPが消滅する前に新しいEPSPが発生すると，脱分極は階段状に加算されて，単一入力よりも大きな脱分極が生じる。[22]

抑制性入力によりIPSPが発生しているときに興奮性入力が入ると，興奮性入力により生じるはずの脱分極は過分極に打ち消されてしまう。このようなIPSPによる抑制を，**シナプス後抑制**と呼ぶ。また，抑制性ニューロンが神経終末に軸索-軸索シナプスを形成することがある。この場合，神経終末に発生する脱分極の大きさが減弱し，神経終末からの神経伝達物質の放出が減少して，シナプス後ニューロンにおける膜電位変化が小さくなる。このような神経終末での抑制を**シナプス前抑制**と呼ぶ。[20]

神経伝達物質には多くの種類がある[23]

神経系には約60種以上の神経伝達物質が存在し，小分子伝達物質と神経ペプチド伝達物質の2種に大別される。

小分子伝達物質には**アセチルコリン**，**モノアミン**（ドーパミン，ノルアドレナリン，アドレナリン，セロトニン，ヒスタミン），**アミノ酸**（GABA，グルタミン酸，グリシン），**ATP**などがある。いずれもシナプス前神経終末で合成され，小型のシナプス小胞に蓄えられる。シナプス後細胞への作用は顕著で，短潜時で発現するが，作用の持続は短い。

神経ペプチド伝達物質は50種以上と多くの種類がある。いずれもニューロンの細胞体で合成され，軸索輸送によって神経終末に運ばれ，大型のシナプス小胞に蓄えられる。

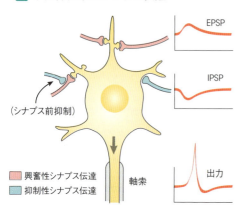

[20] 中枢神経系のシナプス伝達

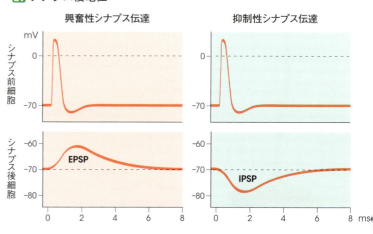

[21] シナプス後電位

22 EPSPの加重

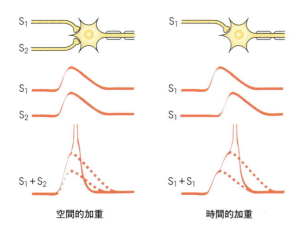

空間的加重 　　時間的加重

23 主な神経伝達物質と受容体

伝達物質		イオンチャネル型受容体	代謝調節型受容体
	アセチルコリン	ニコチン型 (N)	ムスカリン型 (M)
モノアミン	ノルアドレナリン		$\alpha_1, \alpha_2, \beta_1, \beta_2, \beta_3$
	ドーパミン		D_1, D_2, D_5
	セロトニン	$5\text{-}HT_3$	$5\text{-}HT_{1,2,4}$
	ヒスタミン		H_1, H_2, H_3
アミノ酸	**GABA**	$GABA_A$	$GABA_B$
	グルタミン酸	AMPA, NMDA	mGlu
	ATP	P2X	P2Y

低濃度でシナプス後細胞に作用し，作用は長く持続し，主に調節的な働きを担う。

神経伝達物質の受容体は2種類に大別される 23 24

イオンチャネル型受容体は，神経伝達物質の結合部位とイオンチャネルとが一体となっていて，神経伝達物質の結合により直接イオンチャネルが開く。立ち上がりが速く，持続の短い膜電位変化が生じる。神経筋接合部のニコチン型アセチルコリン受容体がその代表例である。

代謝調節型受容体は，神経伝達物質の結合によりG蛋白質を介して細胞内情報伝達系が活性化され，細胞内のイノシトール三リン酸（IP_3）やcAMP，Ca^{2+}などのセカンドメッセンジャーの増減によりさまざまな作用を及ぼす。膜電位変化は立ち上がりが遅く，持続の長いものとなる。ムスカリン型アセチルコリン受容体や生体アミンの受容体が代表例である。

興奮性シナプス伝達は主にグルタミン酸による

グルタミン酸は，中枢神経系で興奮性シナプス伝達を起こす代表的な神経伝達物質である。グルタミン酸の受容体には，イオンチャネル型のAMPA型受容体およびNMDA型受容体と，代謝調節型のmGlu受容体がある。

AMPA型受容体は中枢神経系に広く分布し，グルタミン酸の結合により陽イオンチャネルが開いてNa^+とK^+の透過性が増大し，シナプス後膜に脱分極を引き起こす。

NMDA型受容体では，グルタミン酸の結合によりNa^+とK^+に加えて，Ca^{2+}の透過性も増大する。ただし，静止膜電位では受容体チャネルはMg^{2+}によってブロックされているので，チャネルの開口にはまず脱分極が発生してMg^{2+}による阻害が解除される必要がある。NMDA受容体はシナプス伝達の長期増強に重要な役割を果たす〔p.621参照〕。

抑制性シナプス伝達は主にGABAによる

γ-アミノ酪酸 γ-aminobutyric acid；GABAは，中枢神経系で抑制性シナプス伝達を起こす代表的な神経伝達物質である。GABAの受容体には，イオンチャネル型の$GABA_A$受容体と，代謝調節型の$GABA_B$受容体がある。

$GABA_A$受容体は中枢神経系に広く分布し，GABAの結合によりCl^-チャネルが開いてCl^-の流入をもたらし，シナプス後膜に過分極を引き起こす。$GABA_A$受容体にはベンゾジアゼピン（抗不安薬）やバルビツレート（麻酔薬）の結合部位もあり，これらの薬物はGABAの作用を増強し，ニューロンの興奮を抑制する。

24 神経伝達物質受容体の作用機序

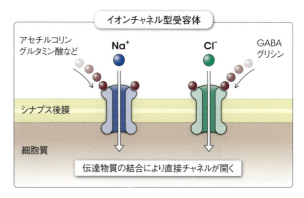

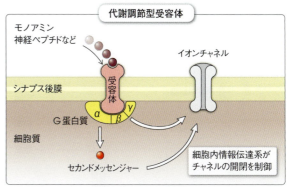

神経系(1) 脳・脊髄の構造

中枢神経系は脊椎動物とともに誕生,進化してきた

神経組織の発生と進化を個体発生（卵から個体までの発生）と系統発生（種の進化）の両面からみていこう。

個体発生からみた脳の区分 25 26

中枢神経系は**神経管** neural tube から分化する。神経管の頭方は拡張して脳となり，それ以外の部分は管の原形をとどめて脊髄となる。脳はまず3つのふくらみ（前脳胞，中脳胞，菱脳胞）として発生し，前脳胞から**終脳** telencephalon と**間脳** diencephalon が，中脳胞から**中脳** mesencephalon が，菱脳胞から後脳 metencephalon（将来の**橋**と**小脳**）と髄脳 myelencephalon（将来の**延髄**）が分化する。神経管の内腔は，脊髄においては**脊髄中心管**となり，脳においては脳胞ごとに拡大して**脳室**を形成する。

前脳胞から左右1対のふくらみとして形成される終脳は，神経管の頭端の終わりであることから命名された。大脳皮質，髄質，基底核などを含む。間脳は前脳胞の残りの部分から分化し，視床，視床下部，下垂体などに区分される。中脳は比較的細いまま残り，後脳からは後方に小脳が突出し，残りの部分は橋となる。髄脳は延髄となり尾方に脊髄が続く。

終脳と間脳を合わせて大脳と呼ぶ。ヒトを含む霊長類では大脳皮質がよく発達して間脳などを覆い隠す。正中部に深い溝（大脳縦裂）があって左右の大脳半球に分かれて見える。大脳の下に続く中脳，橋，延髄は，大脳を支える木の幹のように見えることから**脳幹** brainstem と呼ばれる。

系統発生からみた脳の発達様式 27

神経細胞とそのネットワークは脊椎動物以外にもみられる。ヒドラのような腔腸動物では分散した神経細胞が互いに連絡を持つ散在神経系がみられる。扁形動物（プラナリ

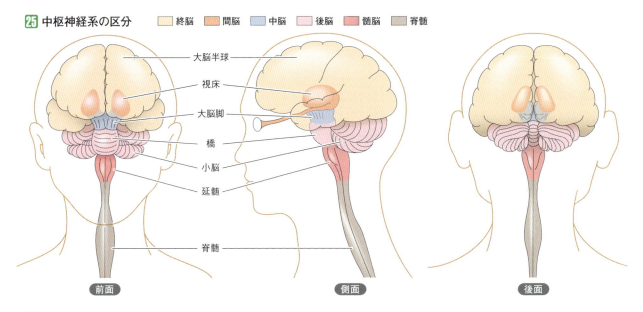

25 中枢神経系の区分　終脳　間脳　中脳　後脳　髄脳　脊髄

前面／側面／後面

26 中枢神経系の分化

神経管の頭方に3つの膨らみ（一次脳胞）ができる。前脳胞は終脳と間脳に，菱脳胞は後脳と髄脳に分かれる。

28 脳の進化 （青色の部分は前頭連合野）

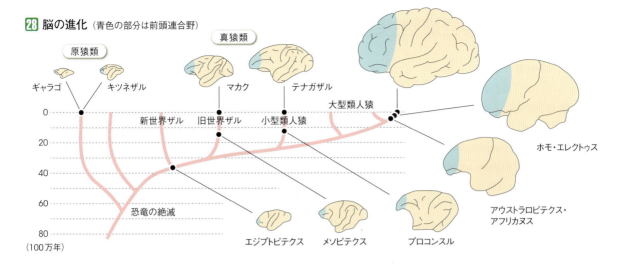

ア など）では神経細胞が頭部に集中して神経節を形成する傾向がみられ，軟体動物や節足動物（昆虫など）でも頭部，胸部，腹部に神経節が形成される。

脊椎動物の祖先と考えられるホヤなどの原索動物には，脊索の背側に神経管が生じ，脊髄が形成される。これは中枢神経系の原型である。脊椎動物になると頭部に頭蓋が，体部に脊柱が形成され，中枢神経系はその中に収まって保護される。脊柱内にある部分が脊髄，頭蓋内にある部分が脳に分化する。

27 脊椎動物の脳

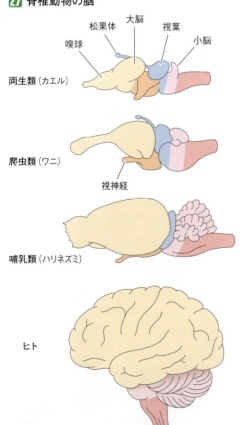

脊椎動物の中枢神経系を比較すると，その動物の行動パターンによって脳の特定の部分が発達することがわかる。たとえば，嗅覚の発達した動物では終脳の中の嗅覚を担当する部分が大きく，運動能力の高い動物では小脳が大きくなる。しかし，脳は酸素とエネルギーを他の組織よりも多く必要とする（ヒトの場合，脳の重量は体重の2％程度だが，安静時の心拍出量の約20％の血液が供給される）ため，その発達には制約もある。全体的な傾向を見ると，脳が発達すると動物の行動が複雑かつ迅速になり，より多くの獲物を捕らえてカロリーを摂取することができるようになり，脳のさらなる発達が可能となる。

哺乳類は他のグループよりも大脳皮質が発達し，ほとんどの感覚の中枢が大脳皮質に集約される。恐竜が繁栄していた時代の哺乳類は小型で夜行性の動物が多く，嗅覚が発達していた。ネズミなどには現在もその傾向がみられる。それに対して，霊長類の祖先は樹上生活を送って枝から枝に飛び移るなど，視覚に多く依存する行動をとったために嗅覚は退化していった。

連合野の発達と高次機能 28

霊長類は哺乳類の中でも大脳皮質がよく発達している。大脳皮質には感覚野，運動野，連合野などがある。感覚野は主に末梢からの感覚情報を処理し，運動野は脳幹や脊髄の運動ニューロンに指令を送って筋を収縮させる。それに対して，連合野はさまざまな種類の感覚情報を統合したり，記憶にとどめたり記憶された情報を取り出したりして，状況を判断し，運動を計画するなど，複雑な環境に適応して適切な行動を実現する役割を持つ。ヒトの場合，言語の処理も連合野の役割である。霊長類では連合野の増大が著しく，ヒトの連合野は大脳皮質の2/3に達する。このように連合野が発達することで，ヒトは高次の精神活動を実現している。

神経系(1) 脳・脊髄の構造

脊髄の灰白質は神経細胞，白質は縦走する神経線維からなる

脊髄の全長は脊柱管のそれよりも短い

　脊髄 spinal cord は長さ40〜45cm，左右径約1cmの楕円柱状で，脊柱管の中にある。上端は大後頭孔，下端は成人では第1〜2腰椎の高さに一致する。下端部は円錐形に細くなり**脊髄円錐** conus medullaris と呼ばれ，その尖端は神経細胞を有しない**終糸** filum terminale となっている。脊髄円錐は生直後には第2〜3腰椎の高さに位置するが，その後，椎骨をはじめとする骨の成長が著しく，神経系の発育がこれに追いつかないため，脊髄下端は相対的に上昇する。29

　脊髄からは31対の脊髄神経が出る。これに対応して，脊髄も31個の分節（頸髄は8，胸髄は12，腰髄は5，仙髄は5，尾髄は1個）に分かれる。2ヵ所に大きな膨らみがあり，**頸膨大**からは上肢を支配する腕神経叢が，**腰膨大**からは下肢を支配する腰神経叢，仙骨神経叢が出る。

　成長に伴い，脊髄下端は脊柱管に対して相対的に上昇する。そのため脊髄神経が脊髄から出る位置と椎間孔から脊柱管の外に出る位置がずれ，下位の神経ほど脊柱管内を下行する距離が長くなる。腰仙髄から出た脊髄神経は脊髄円錐のさらに下方で束となり，**馬尾** cauda equina を形成する。

　脊髄は外側から硬膜，クモ膜，軟膜で覆われている。硬膜と椎骨の骨膜との間を**硬膜上腔** epidural space といい，内椎骨静脈叢や脂肪組織が存在する。軟膜は脊髄の全長にわたって約20ヵ所で左右に肥厚し，クモ膜を貫いて硬膜に付着する。ここを**歯状靱帯** denticulate ligament と呼ぶ。30

●腰椎穿刺

下半身の手術に伴う麻酔や脳脊髄液の採取に際しては，第3〜4腰椎間に針を穿刺する。この部位は馬尾がクモ膜下腔の脳脊髄液中に浮いた状態になっており，針が脊髄を傷つける危険は小さい。ヤコビー線 Jacoby's line（左右の腸骨稜の頂点を結ぶ線）は第4腰椎を通るので，体表からの目安になる。

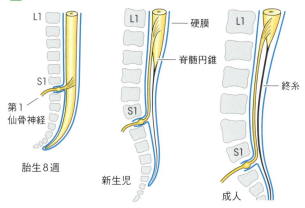

29 脊髄下端の高さ

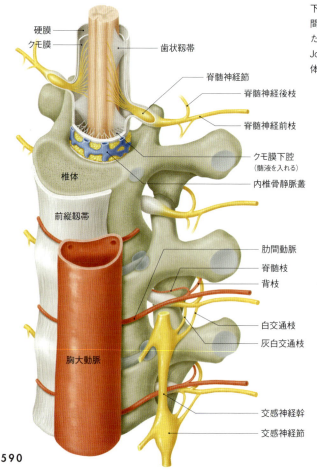

30 脊髄とその周囲構造

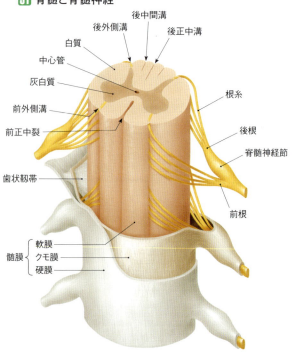

31 脊髄と脊髄神経

32 脊髄の横断面

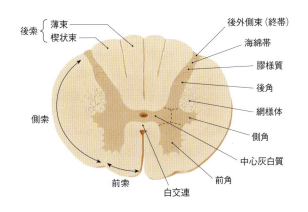

34 脊髄に分布する動脈

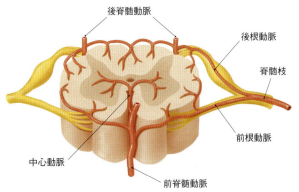

灰白質の形態は脊髄レベルによって異なる

脊髄表面には正中を縦に走る溝がある 31。腹側面に**前正中裂**，背側面に**後正中溝**があり，脊髄を左右に分けている。前正中裂は深い溝で，軟膜と前脊髄動脈の枝が入り込む。左右の外側面にある浅い溝を**前外側溝**，**後外側溝**といい，脊髄神経の線維束（**根糸**）が出入りする。前外側溝から出た根糸は**前根** ventral root を形成し，後外側溝には**後根** dorsal root の根糸が入る。

前正中裂，前外側溝，後外側溝，後正中溝によって挟まれた部分を，それぞれ**前索** ventral funiculus, **側索** lateral funiculus, **後索** dorsal funiculus と呼ぶ。頸髄と上部胸髄ではさらに後中間溝があり，後索を**薄束** gracile fasciculus と**楔状束** cuneate fasciculus に分けている。

脊髄の横断面 32 をみると，内部に灰白色を呈する**灰白質** gray matter, 外部に白色の**白質** white matter が区別でき

る。灰白質には神経細胞の細胞体や樹状突起が存在し，白質は主として有髄神経線維からなる。灰白質は蝶のような形をしており，腹側への突出部を**前角** ventral horn, 背側への突出部を**後角** dorsal horn という。第2胸髄から第1腰髄にかけては，前角と後角の間に**側角** lateral horn が存在する。灰白質の真ん中を細い**中心管** central canal が貫き，上方で脳室につながっている。

灰白質の形態や白質の占める割合は，脊髄の各レベルにおいて異なっている 33。頸膨大や腰膨大では四肢に分布する運動ニューロンのために前角が発達しており，胸髄では内臓に分布する交感神経ニューロンのために側角が発達している。白質の占める割合は，頭方へ向かうにつれ増加する。これは，上行性線維が白質に加わり，また下行性線維が白質を離れていくからである。したがって，仙髄から尾髄，脊髄円錐にかけては白質の面積は少なくなる。

33 脊髄の各レベルの断面

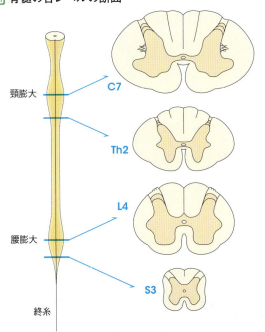

1本の前脊髄動脈と2本の後脊髄動脈が脊髄に分布する 34

椎骨動脈，上行頸動脈，肋間動脈，腰動脈の**脊髄枝**は椎間孔を通り，脊髄神経根に沿って**前根動脈** anterior radicular artery と**後根動脈** posterior radicular artery に分かれ，脊髄に進入する。腰髄に分布する前根動脈には特に太いものがあり，**大前根動脈**（Adamkiewicz動脈）と呼ばれる。

前根動脈，後根動脈はそれぞれ**前脊髄動脈** anterior spinal artery, **後脊髄動脈** posterior spinal artery と吻合する。前脊髄動脈は左右の椎骨動脈の枝が1本に合して脊髄の前正中裂に沿って下行し，後脊髄動脈は椎骨動脈あるいは後下小脳動脈から分かれ，後外側溝に沿って下行する。前脊髄動脈の枝の**中心動脈**は前角を中心に栄養し，後脊髄動脈は後角を栄養する。静脈は前脊髄静脈，後脊髄静脈を経て，硬膜の外の内椎骨静脈叢に入る。

● **前脊髄動脈症候群**
下部胸椎での前脊髄動脈の虚血により，温・痛覚の消失，対麻痺，膀胱直腸障害が起こるが，後索の深部感覚は保たれる（解離性感覚障害）。

神経系(1) 脳・脊髄の構造

脊髄の後根から感覚神経線維が入り，前根から運動神経線維が出る

脊髄への入出力 35

前根は脊髄前角あるいは側角に起始する運動ニューロンの遠心性線維から構成され，後根は脊髄神経節に存在する感覚ニューロンの求心性線維から構成される。このことをベル・マジャンディーの**法則** Bell-Magendie's law という。

灰白質は部位によって機能が異なる

灰白質は均一の神経組織ではなく，部位によって機能が異なる。Rexed は灰白質を10層に区分した。Ⅰ～Ⅵ層は後角，Ⅶ層の一部は側角，Ⅷ層とⅨ層は前角，Ⅹ層は中心管のまわりに相当する。

1) **前角**：2種類の運動ニューロンが存在する。**α運動ニューロン**は大型の多極性ニューロンであり，興奮性，抑制性の調節を受ける。1個の筋を支配するα運動ニューロンは，2～4髄節にわたって細胞柱を作っている。前角におけるα運動ニューロンの分布には局在性がある 36。前角の内側部に存在する運動ニューロンは体幹や四肢の近位の筋を支配し，外側部のものは四肢の遠位の筋を支配する。また，前角の深部に存在する運動ニューロンは屈筋を支配し，周辺部のものは伸筋を支配する。**γ運動ニューロン**は中型から小型のニューロンで，筋紡錘の筋（錘内筋線維）を支配し，筋緊張の調節に関っている〔p.628参照〕。

2) **後角**：脊髄神経節 spinal ganglion（後根神経節）に存在する感覚ニューロンは偽単極性ニューロンであり，その求心性線維が後根から入ってくる。脊髄表面と後角との間には細い線維束からなる**後外側束**（Lissauer束，終帯ともいう 32）が存在し，感覚線維はここで上下の髄節に側枝を出したのち，後角に終わる。感覚ニューロンが直接運動ニューロンにシナプスすることはなく，多くの場合介在ニューロンを介して連絡される。

3) **側角**：胸髄の側角には交感神経節前ニューロンが存在する。その軸索は前根から出たのち，交感神経節で節後ニューロンに接続し，内臓や血管，腺，心筋に分布する。仙髄には側角と呼べるほどの突出はみられないが，相当する部位に副交感神経節前ニューロンが存在する。また，第8頸髄から第3腰髄にかけて**胸髄核**（クラーク核 Clarke nucleus）が存在し，筋紡錘や腱器官からの入力を受ける。

白質では有髄線維が上行性・下行性の伝導路を作る 37

白質には有髄線維と無髄線維が混在しているが，有髄線維は伝導速度も速く，束を作り上行性・下行性の情報を伝えていく。前索，側索は特定の伝導路が一定の場所を占めてはいるが，部位によっては重なり合うところも多い。

1) **後索**：主に同側性の上行性線維からなり，触圧覚や深部感覚を担う。線維が上行するにつれ，後索内では外側に追加されてゆく。したがって，内側の**薄束**は下半身からの，外側の**楔状束**は上半身からの感覚を伝える線維で構成される。これらの線維はそれぞれ延髄の薄束核，楔状束核に終わる。

2) **側索**：**後脊髄小脳路** posterior spinocerebellar tract は胸髄核に起始する線維が同側性に小脳皮質まで上行し，**前脊髄小脳路** anterior spinocerebellar tract は対側の線維が上行する。ともに下半身の筋紡錘，腱などの深部感覚を担う。**外側脊髄視床路** lateral spinothalamic tract は，対側の後角ニューロンの線維が上行するが，下肢からの線維は外側，上肢からの線維は内側に分布し，温度覚と痛覚を視床へ伝える。

36 脊髄前角運動ニューロンの体部位局在

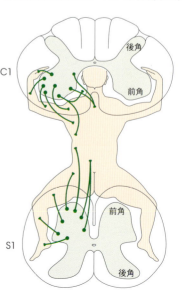

35 脊髄への入出力

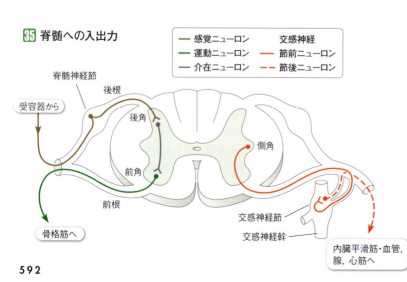

37 脊髄における伝導路

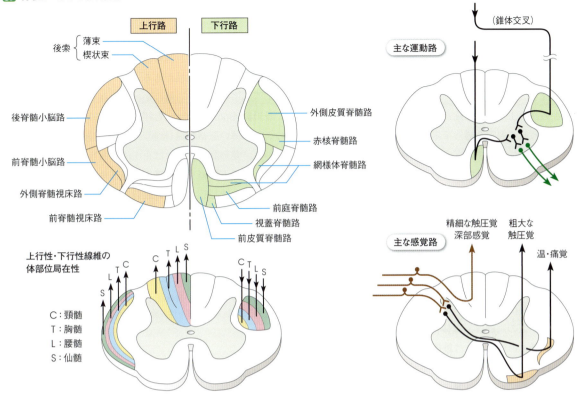

外側皮質脊髄路 lateral corticospinal tract は，対側の大脳皮質（主として一次運動野）からの線維が錐体交叉を通って下行するが，下肢に向かうものほど外側部を通る。**赤核脊髄路** rubrospinal tract は，対側の赤核からの線維が側索を下行し，灰白質の介在ニューロンに終わる。**網様体脊髄路** reticulospinal tract は，網様体からの線維が両側性に側索，前索を下行し，後角ニューロンに終わり体性感覚を修飾する。

3）前索：皮質脊髄路の線維の10～25％は延髄で交叉せず，同側の**前皮質脊髄路** anterior corticospinal tract を下行したのち，前角の運動ニューロンに終わる。**前庭脊髄路** vestibulospinal tract は外側前庭核からの線維が同側性に下行し，介在ニューロンを介して運動ニューロンに連絡する。**視蓋脊髄路** tectospinal tract は中脳上丘（視蓋）から対側の前索を下行し，頸髄の前角介在ニューロンに終わる。

脊髄分節は一定の皮膚領域と骨格筋を支配する 38

1つの脊髄分節が感覚を伝える皮膚領域を**皮膚分節**（デルマトーム dermatome）という。実際には重なり合っていることが多く，境界は明瞭でない。また個々の骨格筋は，それぞれ一定の脊髄分節の前角ニューロンによって支配される。したがって，感覚異常や運動障害の範囲を知ることにより，脊髄の障害レベルを推測することができる。

38 脊髄分節と皮膚分節・支配筋

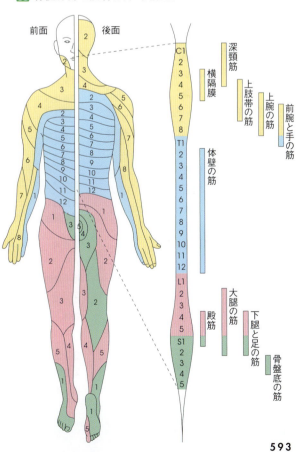

神経系(1) 脳・脊髄の構造

延髄，橋，中脳を合わせて脳幹といい，脳神経が出入りする

脳幹 brainstem とは脊髄と間脳の間を連絡する部分で，背側に小脳が存在する。発生学的に異なる3つの部位，すなわち延髄，橋，中脳からなり，それぞれの部位で構造と機能が異なる。

脳幹からは第Ⅰ，第Ⅱを除く脳神経が出入りし，頭蓋骨の底面にある孔や裂隙を通って末梢器官と連絡する。脳神経は頭方から順にローマ数字の番号が振られており，第Ⅳ脳神経(滑車神経)を除き腹側面から出入りする。

延髄の上部は中心管が開放し，第四脳室を形成する

延髄 medulla oblongata は脊髄の上方に連続する部分で，大後頭孔の上で斜台の後部に乗っている。延髄は球 bulb とも呼ばれる。bulb には球根の意味があり，上部が膨らんだ形状を表している。

延髄の腹側面には，脊髄から続く前正中裂，前外側溝がある。前正中裂の両側は，**錐体** pyramid と呼ばれる隆起をつくる。脊髄との移行部には**錐体交叉** pyramidal decussation と呼ばれる交叉線維がみられる。錐体の外側にオリーブ olive と呼ばれる小さな隆起があり，内部に下オリーブ核が存在する。下オリーブ核や側索からの線維の一部が**下小脳脚**をつくって小脳に入る。

錐体とオリーブの間にある前外側溝から**舌下神経** hypoglossal nerve (Ⅻ)，オリーブのさらに外側にある後外側溝から**副神経** accessory nerve (Ⅺ)，**迷走神経** vagus nerve (Ⅹ)，**舌咽神経** glossopharyngeal nerve (Ⅸ) が出る。

延髄の下部では中央に脊髄中心管の続きがみられ，背側面には後正中溝がある。上部では中心管が背側に寄って拡大し，**第四脳室**となる。

頸髄からの続きである薄束と楔状束は，延髄では小高い隆起となり，それぞれ**薄束結節**，**楔状束結節**と呼ばれ，内部に薄束核と楔状束核がある。

第四脳室は延髄から橋にかけて存在し，その底面の形から**菱形窩** rhomboid fossa と呼ばれる。第四脳室の延髄部分の天井は薄い脈絡組織(軟膜と上衣が近接した組織)でできている。菱形窩の正中には正中溝があり，その両側はやや隆起し，**舌下神経三角**と**迷走神経三角**があり，それぞれの内部に舌下神経核と迷走神経背側核が存在する。迷走神経三角の下方にあって血管に富む**最後野** area postrema は血液脳関門を欠く。ここに血中の一部の物質が作用すると嘔吐が誘発される。

● **球麻痺** bulbar palsy
延髄にある舌下神経核や疑核などの運動性脳神経核の障害を球麻痺という。舌筋の萎縮や線維束性収縮がみられ，発声障害や嚥下困難などを伴う。

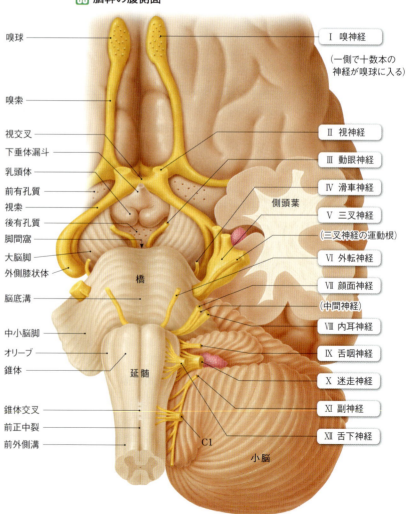

39 脳幹の腹側面

594

橋は横走線維を持ち、小脳と連絡する

橋ponsは、腹側面が大きく前方に隆起していて、内部に橋核がある。腹側面ではこの隆起によって中脳、延髄との境界が明瞭である。橋核のニューロンから出た線維は対側に交叉して外側に向かい、**中小脳脚**を形成して小脳の外側部に入る。腹側面の正中には浅い**脳底溝**basilar sulcusがあり、その表面に脳底動脈が接する。

延髄との境界である下橋溝の内側部から**外転神経**abducens nerve（Ⅵ）が出る。下橋溝の外側部には内側から順に、**顔面神経**（中間神経を含む）facial nerve（Ⅶ）と**内耳神経**vestibulo-cochlear nerve（Ⅷ）が出る。この部位は**小脳橋角部**と呼ばれ、聴神経腫瘍の好発部位として臨床上重要である。橋から中小脳脚への移行部で、太い知覚根と細い運動根からなる**三叉神経**trigeminal nerve（Ⅴ）が起始する。

橋の背側面は、菱形窩の上半部を占める。その天井は、左右の**上小脳脚**とその間に張る**上髄帆**（小脳深部の白質の一部）で構成される。

中脳の腹側面には大脳脚、背側面には上丘と下丘がある

中脳midbrainは脳幹の最上部にある。内部を**中脳水道**が貫き、第三脳室と第四脳室を連絡している〔脳室系はp.642参照〕。腹外側面には線維束でできた**大脳脚**cerebral peduncleという1対の太い隆起があり、大脳半球の深部に連なる。左右の大脳脚の間は深いくぼみとなり、**脚間窩**と呼ばれる。脚間窩には中脳実質に進入する小血管のための孔がみられ、**後有孔質**という。脚間窩からは**動眼神経**oculomotor nerve（Ⅲ）が出る。

中脳の背側面には上下に2対の隆起がある。それぞれ**上丘**superior colliculus、**下丘**inferior colliculusといい、内部に神経核を有している。上丘は視蓋とも呼ばれ、視覚や体性感覚の情報を統合して運動の調節を行う。鳥類で非常に発達している。下丘は聴覚の中継核である。外側毛帯の線維が下丘核に聴覚情報を伝え、下丘核のニューロンから出た線維が下丘腕を形成して視床の**内側膝状体**medial geniculate bodyに至る。**滑車神経**trochlear nerve（Ⅳ）は下丘のすぐ下で起こり、前方へまわり、橋との境で腹側面に現れる。

40 脳幹の外側面

41 脳幹の背側面　上下髄帆と脈絡組織を切除して菱形窩をのぞむ〔46 も参照〕

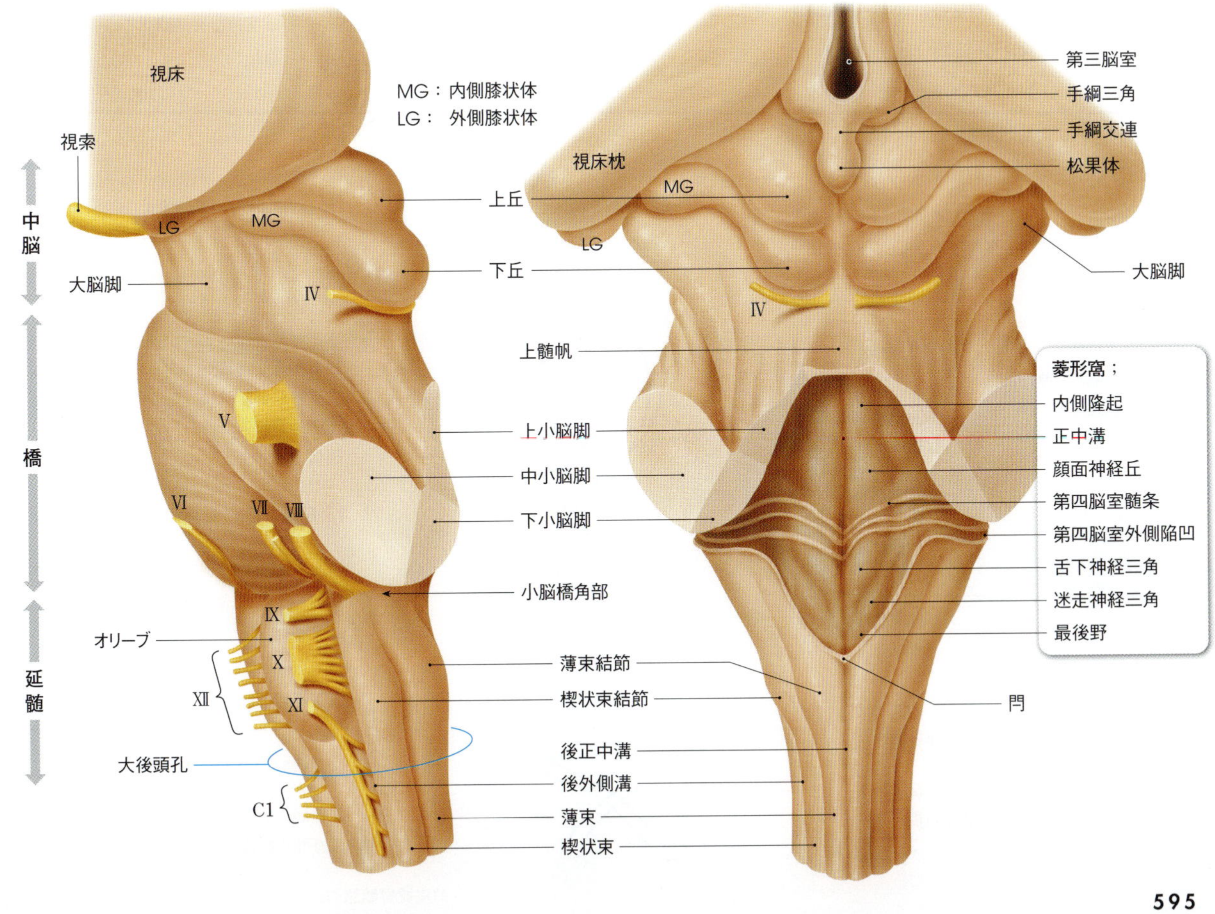

595

神経系(1) 脳・脊髄の構造

上行性，下行性の伝導路は脳幹内で対側に交叉する

脳幹の内部には，延髄，橋，中脳それぞれのレベルで多数の構造が存在するが，それらは次の4つに分類される。

①**上行性・下行性の伝導路**：脊髄からの情報を大脳に伝える線維束や，大脳からの情報を下行性に伝える線維束のほか，小脳との連絡路，さらにはこれらの中継核がある。

②**脳神経核**：脳神経を介して頭部・顔面の感覚ならびに運動を制御する。

③**網様体** reticular formation：神経細胞が明瞭な神経核を構成せずに散在している部分で，脳幹の全長にわたって存在する。大脳皮質その他の部位と連絡し，睡眠と覚醒のレベルを調節している。

④循環中枢，呼吸中枢など生命維持に不可欠な**自律神経中枢**。

上行性線維は脳幹内で内側毛帯・脊髄毛帯を形成する

四肢・体幹の体性感覚は脊髄の後角に入り，脳幹を通って対側の視床へ，さらに大脳皮質感覚野へと伝えられる。その経路は2通りある。〔伝導路の図解はp.705〕

精細な触圧覚(局在性のある通常の触圧覚)と深部感覚は，同じ伝導路を通る。これらの感覚を伝える一次ニューロンは脊髄神経節を経て脊髄に入り，同側の後索内を上行し(37)，延髄の薄束核と楔状束核に終わる。ここで二次ニューロンに接続し，**内弓状線維**となって対側へ交叉し(**毛帯交叉**)，**内側毛帯** medial lemniscus という線維束を作って上行し，視床の後外側腹側核(VPL)に至る。

温・痛覚と粗大な触圧覚を伝える経路は，上記と異なる。一次ニューロンは脊髄の後角で二次ニューロンに接続する。二次ニューロンは脊髄内で対側に交叉し，温・痛覚を伝える線維は側索の外側脊髄視床路を，触圧覚を伝える線維は前索の前脊髄視床路を上行する。脳幹内で2つの脊髄視床路が合わさって**脊髄毛帯** spinal lemniscus を形成して上行し，視床の後外側腹側核(VPL)に至る。

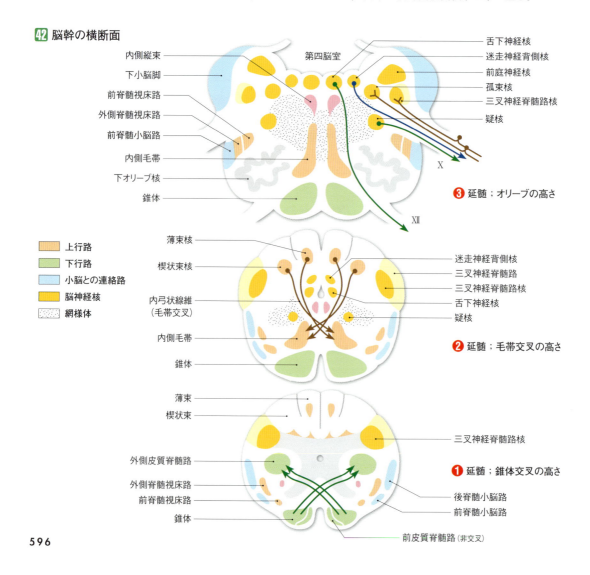

42 脳幹の横断面

596

皮質脊髄路の大部分は延髄で交叉する〔p.633参照〕

大脳皮質の運動野を中心とした領域から脊髄への投射線維は脳幹を通って脊髄に至る。この下行性伝導路を**皮質脊髄路** corticospinal tract といい，その大部分が延髄の錐体を通るため**錐体路** pyramidal tract とも呼ばれる。皮質脊髄路の線維は大脳皮質から内包を経て，大脳脚の中央部を通り橋の腹側部で**橋縦束**となり，延髄では錐体を下行する。80〜90％の線維は錐体交叉で対側に向かい，**外側皮質脊髄路**となって脊髄の側索を走行し，前角の運動ニューロンに接続する。一部の線維は錐体で交叉せず，**前皮質脊髄路**となって同側の前索を下行したのち，脊髄で交叉する。

橋には大脳皮質と小脳との中継核が存在する

橋の腹側部に散在する神経細胞群を**橋核**といい，大脳皮質から小脳への中継核となっている。**皮質橋路**の線維は大脳脚の内側部と外側部を通り，橋核に終わる。橋核ニューロンは**横橋線維**となって対側に交叉し，中小脳脚を経て小脳へ入る（**橋小脳路**）。

延髄のオリーブを構成する**下オリーブ核** inferior olivary nucleus もいろいろな部位からの入力を受け，小脳へと投射する中継核である。中脳上部にある**赤核** red nucleus は，上小脳脚を介して小脳からの入力を受け，主に下オリーブ核に出力を送る。

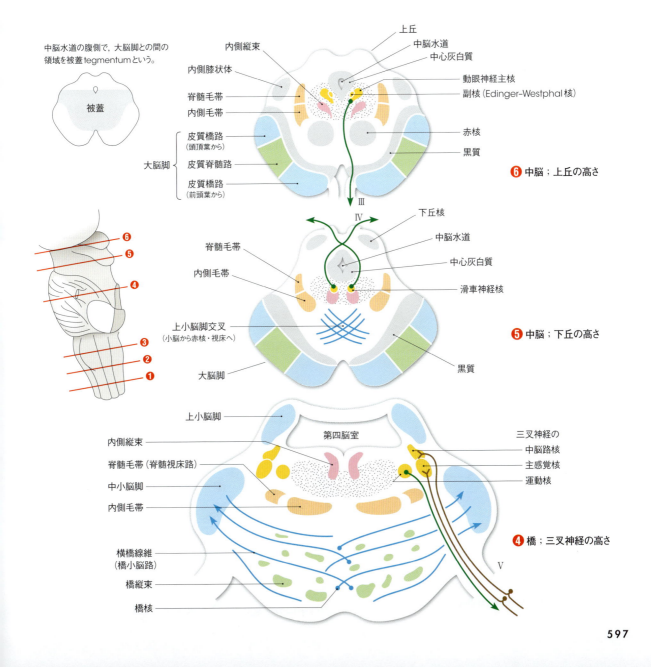

神経系(1) 脳・脊髄の構造

脳神経の核は一般の運動核と知覚核に加え，特殊核を有する

神経管の腹側は運動を，背側は感覚を担う 43

　脳幹は脊髄の脳側への延長であり，脊髄にみられた基本的構造は保たれている。特に延髄の下半分は脊髄と大差なく，中心管を灰白質が取り囲み，その外側を白質が包んでいる。しかし，延髄の上半分から橋にかけては中心管が第四脳室に開き，これに伴って灰白質や白質の位置関係が変わってくる。

　神経管の壁を構成する細胞は，分界溝を隔てて腹側に**基板** basal plate，背側に**翼板** alar plate を形づくる〔p.650参照〕。基板は運動を，翼板は感覚を担うという原則があり，また分界溝の周囲の領域は内臓機能に関連し，それ以外の領域は体性機能に関わる。したがって，神経管の灰白質の機能は，腹側から背側に向かって①**体性運動**，②**内臓運動**，③**内臓感覚**，④**体性感覚**に分けられる。

　脊髄では基板の部分から前角と側角が発達するため，前角は体性運動を，側角は内臓運動を担うことになる。側角は自律神経領域となり，胸髄や仙髄で特に発達する。翼板は脊髄の後角と側角の一部になり，それぞれ体性感覚と内臓感覚を司る。

　延髄から上の脳幹では，神経管の背側正中部（**蓋板** roof plate）が左右に幅広く引き伸ばされるため灰白質が背開きされた形となる。これによって翼板が外側，基板が内側に位置するようになる。

脳神経核の配列には一定の規則性がある 44

　脳幹には脳神経の核が存在するが，それらは脊髄の灰白質でみられた機能に加え，頭部に特有の機能を含んでいる。そこで，脊髄でみられた4種類の機能を**一般** general，脳幹で新たに加わる機能を**特殊** special と称して，脳神経核を分類する。特殊な機能としては，鰓弓由来の横紋筋を支配する特殊内臓運動，味覚の特殊内臓感覚，聴覚や平衡覚の特殊体性感覚の3種があげられる。

　脳神経核は，基板に由来する①**一般体性運動**，②**一般内臓運動**，③**特殊内臓運動**が内側に配列し，翼板に由来する④**一般および特殊内臓感覚**，⑤**特殊体性感覚**，⑥**一般体性感覚**が外側に配列する。

　それぞれの機能をもつ脳神経核は，脳幹の吻側から尾側にかけて細胞柱をなして存在している。ただし，完全に連続した柱とはならず，ところどころで分断されている。また，実際には6本の柱で構成されている。これは2つの機

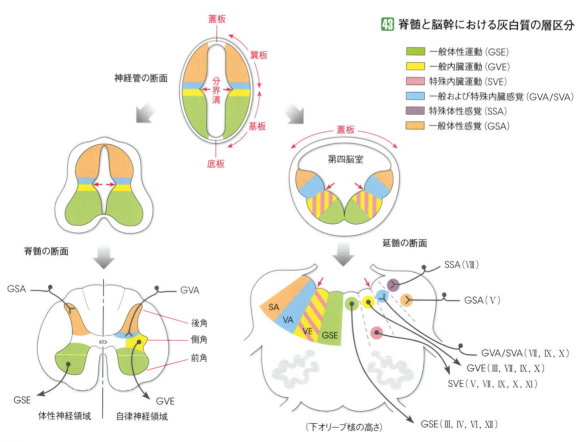

43 脊髄と脳幹における灰白質の層区分

能（一般内臓感覚，特殊内臓感覚）が1つの細胞柱の前後に分離されたためである。

①一般体性運動general somatic efferent；GSE：頭部体節に由来する横紋筋，特に舌筋と外眼筋を支配する。**舌下神経核**（XII），**外転神経核**（VI），**滑車神経核**（IV），**動眼神経核**（III）がこれに当たる。

②一般内臓運動general visceral efferent；GVE：内臓の平滑筋，腺細胞を支配する副交感性の節前ニューロンからなる神経核。**迷走神経背側核**（X），**上・下唾液核**（VII, IX），**動眼神経副核**（III）がこれに当たる。

③特殊内臓運動special visceral efferent；SVE：鰓弓由来の横紋筋，すなわち咀嚼筋，表情筋，喉頭・口蓋・頸部の筋を支配する。**副神経核**（XI），**疑核**（IX, X, XI），**顔面神経核**（VII），**三叉神経運動核**（V）がこれに当たる。

④一般内臓感覚general visceral afferent；GVAと特殊内臓感覚special visceral afferent；SVA：内臓からの感覚と味覚を受ける。**孤束核**（VII, IX, X）がこれに当たる。

⑤特殊体性感覚special somatic afferent；SSA：前庭や蝸牛からの感覚を受ける。**前庭神経核**と**蝸牛神経核**（VIII）がこ

45 脳神経の線維構成 〔p.689参照〕

	遠心性 efferent			求心性 afferent		
	GSE	GVE	SVE	GVA/SVA	SSA	GSA
III 動眼神経	●	●				
IV 滑車神経	●					
V 三叉神経			●			●
VI 外転神経	●					
VII 顔面神経		●	●	●		
VIII 内耳神経					●	
IX 舌咽神経		●	●	●		
X 迷走神経		●	●	●		●
XI 副神経			●			
XII 舌下神経	●					

れに当たる。

⑥一般体性感覚general somatic afferent；GSA：頭部皮膚の感覚を受ける。**三叉神経脊髄路核・主感覚核・中脳路核**（V）がこれに当たる。

脳神経の多くは，異なる機能を持つ線維が混在する 45

（　）内に示したように，各脳神経はこれらの神経核からの線維が束になったものであり，ある脳神経は特定の機能のみを担うが，ある脳神経はさまざまな機能を有する線維群から構成される。

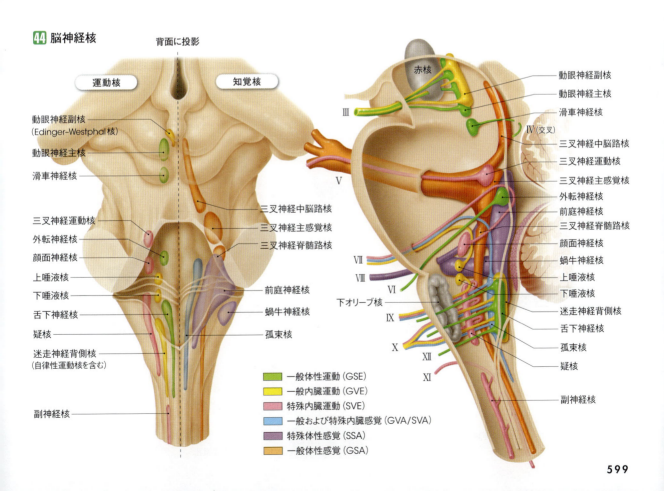

44 脳神経核

小脳は系統発生学的に3区分され，各部は別々の機能を担っている

小脳の外形と形態学的区分 46

小脳cerebellumは脳幹の背側にあり，後頭蓋窩において小脳テントの下に位置している。左右に大きく張り出した部分を**小脳半球**cerebellar hemisphereといい，正中部のくびれた部分を**虫部**vermisという。3対の**小脳脚**cerebellar peduncleによって脳幹と連絡しており，上小脳脚は中脳と，中小脳脚は橋と，下小脳脚は延髄とそれぞれ結びついている。

小脳の表面には平行に走る多数の溝fissureがあり，溝と溝の間には回foliumができる。特に深い溝を裂と呼ぶ。これらの溝や裂によって多くの小葉に分けられ，それぞれ名称が付けられている。

大別すると，小脳は3葉に区分される。第一裂より前方の小脳半球と虫部を**前葉**anterior lobe，第一裂より後方の部分のうち，最尾側の片葉と小節を合わせたものを**片葉小節葉**flocculonodular lobe，それ以外の部分を**後葉**posterior lobeと呼ぶ。一方，小脳を正中線に沿って縦に区分すると，虫部，その外側の**傍虫部（中間部）**，さらに外側の小脳半球に分けられる。

小脳の機能的区分 47

小脳の働きを考えるうえで，形態学的区分よりも系統発生学的区分が役に立つ。小脳は系統発生学的に古い順に，**原小脳**archicerebellum，**古小脳**paleocerebellum，**新小脳**neocerebellumに区分される。これらはそれぞれ前庭器，脊髄，橋からの求心性線維を受けることから前庭小脳，脊髄小脳，橋小脳とも呼ばれ，別個に機能を果たしている。

前庭小脳vestibulocerebellum（原小脳）は，主として片葉小節葉からなる。内耳にある前庭器から平衡覚の入力を受け，頭部と眼球の運動を制御し，身体の平衡を保つ。最も原始的な小脳であり，魚類では小脳のほとんどを占める。

脊髄小脳spinocerebellum（古小脳）は，虫部と傍虫部の大部分を占める。脊髄を上行してきた深部感覚の入力を受け，四肢や体幹の筋緊張を調節し，姿勢の維持に働く。脊髄小脳は爬虫類や鳥類でみられるようになる。

橋小脳pontocerebellum（新小脳）は小脳半球に相当する。大脳皮質との結びつきが深く，ヒトで最もよく発達する。橋を介して大脳皮質，特に運動野からの入力を受け，運動の円滑化に重要な役割を果たす。

46 小脳とその周囲

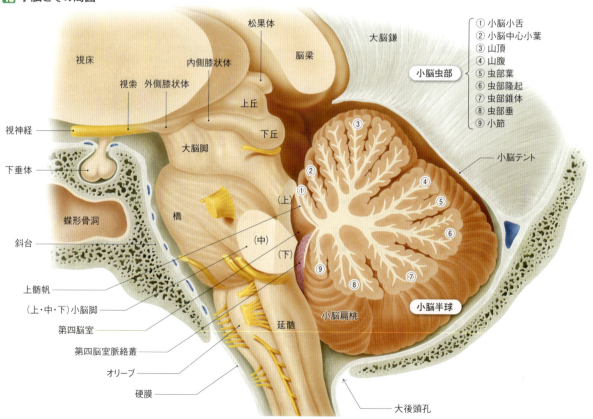

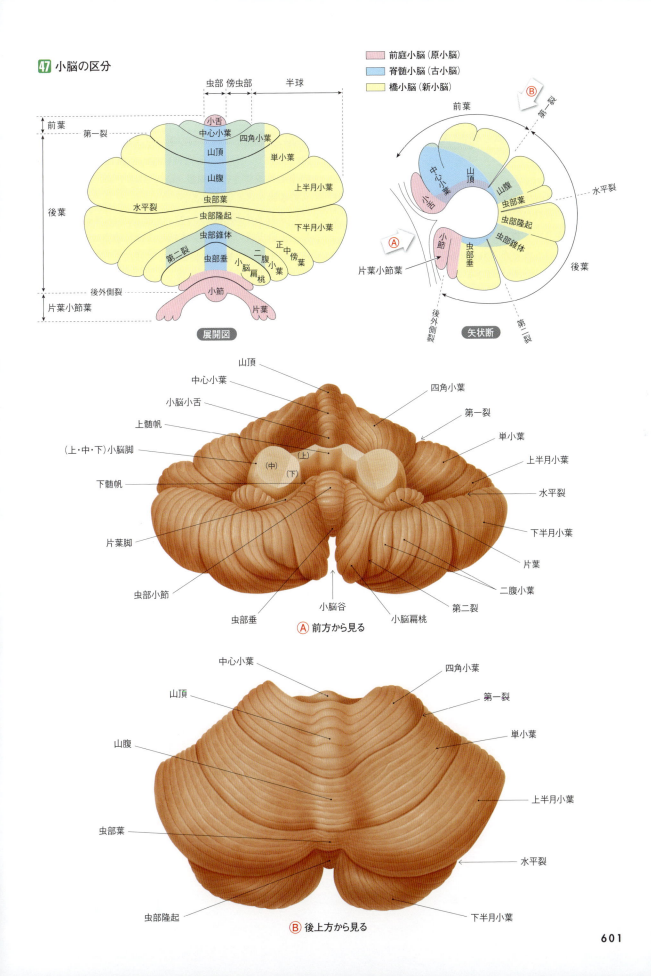

神経系(1) 脳・脊髄の構造

身体の位置情報や筋・腱の深部感覚は小脳核で統合される

小脳核はそれぞれ対応する皮質からの線維を受ける 49

小脳の皮質は灰白質，髄質は白質からなる。正中矢状断面（46）で見ると，回と溝とが深く入り組んでいるために，白質は大樹が枝を伸ばしているように見え，**活樹** arbor vitae と呼ばれる。

髄質には4対の核があり，皮質と連絡している。外側から，歯状核，栓状核，球状核，室頂核である。これらの核は小脳皮質からの線維の中継核であり，小脳から出ていく遠心性線維はほとんどがこれら小脳核からのものである。

歯状核 dentate nucleus は小脳核の中で最も大きい。形は不規則で多数のしわがあり，下オリーブ核に似る。この核には小脳半球の皮質からの線維（プルキンエ細胞の軸索）が終わり，この核のニューロン軸索は上小脳脚を通って赤核や視床に向かう。

栓状核 emboliform nucleus は，歯状核の門にあたる部位に存在し，あたかも栓をしているかのような形を呈する。**球状核** globose nucleus は栓状核と室頂核の間に位置する。この両核はヒト以外の脊椎動物では連続しており，まとめて**中位核**と呼ばれる。いずれも傍虫部の皮質からの線維を受ける。

室頂核 fastigial nucleus は最も内側に位置し，球形で正中部に近い。第四脳室の天井に接するのでこの名がある。片葉小節葉や虫部の皮質からの線維を受ける。室頂核からは前庭神経核へ線維を送る。

小脳への入力は小脳核で統合され，出力される

小脳への入力は，主として2種類の求心性線維からなる。延髄の下オリーブ核からの求心性線維を**登上線維** climbing fiber という。脊髄，前庭神経核，網様体，橋核などからの求心性線維を**苔状線維** mossy fiber といい，特に橋核からの線維が多くを占める。

いずれも小脳核ニューロンに直接シナプスするとともに，小脳皮質のプルキンエ細胞や顆粒細胞にもシナプスする。プルキンエ細胞の軸索は小脳核に終わるから，結局すべての入力は小脳核で統合され，出力されることになる。
〔小脳内神経回路の詳細は p.636 参照〕

上記のほか，小脳皮質には脳幹からのモノアミン作動性線維が投射する。青斑核からはノルアドレナリン線維，縫線核からはセロトニン線維が小脳皮質に投射する（81）。ノルアドレナリンはプルキンエ細胞の樹状突起に対するグルタミン酸の興奮性作用を高め，逆にセロトニンは弱める調節機能を有している。

49 前庭小脳系の入出力

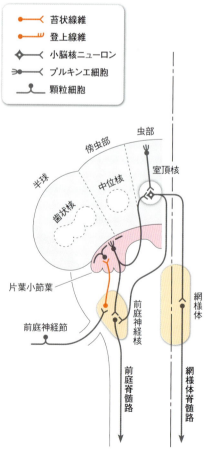

48 上小脳脚を通る断面

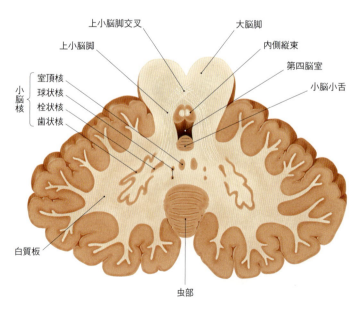

小脳の3領域はそれぞれ別個の線維連絡をもつ

1) 前庭小脳（原小脳）49

この部は前庭器から，頭部の位置と傾きの情報を受け取る。求心性線維は前庭神経（Ⅷ）を介して直接，あるいは同側の前庭神経核でニューロンを代えたのち，下小脳脚の内側を通って片葉小節葉に入る。片葉小節葉の皮質からの線維は前庭神経核と室頂核に終わり，室頂核からの出力線維は前庭神経核や網様体に終わる。

前庭神経核ニューロンは，外眼筋，頸部の筋，体幹の抗重力筋を反射的に制御している。前庭小脳からの出力は，この反射系に対するフィードバック調節機構として働き，眼球運動と頭部の運動を協調させるとともに，身体の平衡，特に体軸の維持に寄与する。〔平衡機能の詳細はp.730参照〕

2) 脊髄小脳（古小脳）50

この部は全身の深部感覚や触圧覚を受け取る。下半身の深部感覚は脊髄の側索（前脊髄小脳路と後脊髄小脳路）を，上半身の深部感覚は後索路を上行し，上・下小脳脚を通って虫部，傍虫部の皮質に入る。皮質からの線維は室頂核や中位核に終わり，さらにこれらの核からの出力線維は上小脳脚を通って対側の中脳の赤核や網様体に終わる。ここから下行性に，あるいは視床・大脳皮質を介して，体幹や四肢の筋緊張を調節し，運動の調節や姿勢の維持に働く。

3) 橋小脳（新小脳）51

この部は大脳皮質の広い範囲（前頭葉，頭頂葉）から入力を受ける。大脳皮質からの線維は橋核でニューロンを代えて交叉し，中小脳脚を通って小脳半球の皮質に入る。また，対側の下オリーブ核からの登上線維も，下小脳脚を通ってこの部に終わる。皮質からの出力は歯状核で統合され，上小脳脚を通って対側に向かい，視床の外腹側核（VL）を経由して大脳皮質運動野に至る。このように，小脳皮質に向かう求心路と大脳皮質運動野に至る遠心路がループ回路を形成していることから，運動のプログラム化に関わっていると考えられる。これを**大脳-小脳連関**という。

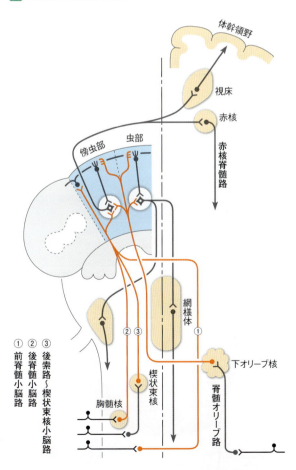

50 脊髄小脳系の入出力

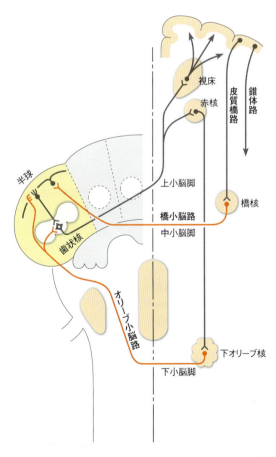

51 橋小脳系の入出力

視床は中枢神経系で最大の神経核である

　終脳（大脳半球）の間にある灰白質の塊を**間脳** diencephalonといい、尾方では中脳に続く。左右の間脳は第三脳室をはさみ、その壁をなす。間脳は、視床、視床上部、視床下部の3領域に区分される。52 53

視床は神経核の集合体で、感覚の中継核として働く

　視床 thalamusは間脳の4/5を占め、第三脳室の左右に位置する卵形の灰白質で、中枢神経系で最大の神経核である。上面は**脳弓** fornix、**脈絡組織** tela choroideaが覆い、第三脳室の上壁をなす。ヒトでは約70％の例で左右の視床が癒合しており、これを**視床間橋** massa intermediaと呼ぶ。

　視床に出入りする有髄線維はY字形の**内側髄板** internal medullary laminaを構成し、視床の灰白質を肉眼的に3つの部分に分ける。すなわち**前核**、**内側核**、**外側核**である。それぞれの核は、さらにいくつかの核に細区分される（55）。

　嗅覚を除くすべての感覚情報はいったん視床に集められ、視床核でニューロンを代えたのち、**視床皮質路**を形成して大脳皮質の内顆粒層（第Ⅳ層）へ投射する。これらの線維は**視床放線** thalamic radiationと呼ばれ、内包を貫く（67）。

● **視床症候群**
血管障害によって視床の後腹側核が破壊され、体性感覚の異常をきたす症候群。対側の皮膚感覚（痛覚、触覚、温度覚）と深部感覚が障害される。異常な不快感、特に焼けるような、切り裂くような痛みを引き起こす。

視床上部には手綱核、松果体などがある 54

　視床の後背側を占め、第三脳室の後壁をなす部分を**視床上部** epithalamusという。**視床髄条** stria medullarisの後方に続く白質の部分を**手綱** habenulaと呼び、左右の手綱は**手綱交連** habenular commissureでつながる。手綱の後背側部は三角形をしているので**手綱三角** habenular trigoneという。手綱三角の内部には手綱核があり、大脳辺縁系からの入力線維が終わる（53）。手綱核は嗅覚情報の中継核で、中脳の脚間核へMeynert反屈束と呼ばれる線維を送り、ここからさらに唾液核や咀嚼筋、嚥下筋支配の運動核に至る。

　後交連 posterior commissureは左右の視蓋前核などから

52 間脳・脳幹の矢状断

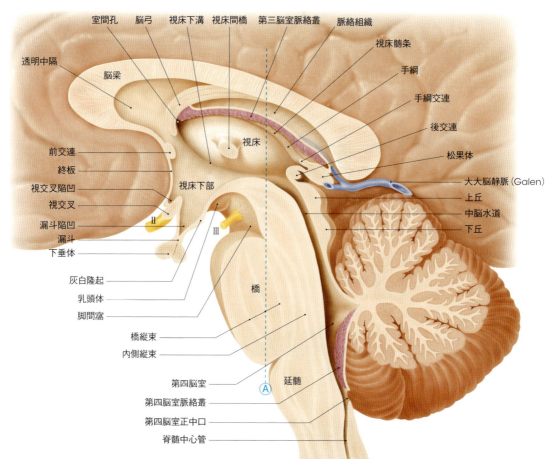

の線維を交叉させる線維束で，松果体の下に位置し，第三脳室と中脳水道の移行部の後壁をなす。

松果体pineal glandは松かさ状の形をし，松果体茎を介して手綱交連や後交連とつながる。思春期を過ぎる頃からカルシウムやマグネシウム塩が松果体に沈着し，**脳砂**と呼ばれる小さな石灰化物を認めるようになる。松果体細胞はセロトニンからメラトニンを合成し，血中に放出する。メラトニンは視床下部に働いてLHRH分泌を抑え，その結果，下垂体前葉からの性腺刺激ホルモン分泌が抑制される。メラトニンの血中濃度は夜間に高く，日内リズムを示す。

視床下部は自律神経系と内分泌系の中枢である

視床下部 hypothalamusは視床下溝よりも下方で，第三脳室が下垂体に向かって漏斗状に突出している部分である。第三脳室の側壁と底をなし，前は**終板** lamina terminalis，後ろは**乳頭体** mammillary bodyまでの小さな領域である。

視床下部は多くの神経核からなり，大脳皮質や辺縁系などと連絡し，自律神経系および内分泌系の統合中枢として働いている。体温調節中枢，血糖調節中枢，浸透圧調節中枢といった生命維持に不可欠の中枢が存在し，自律神経や内分泌系を介して内臓機能を調節するとともに，生体リズム，摂食・飲水行動を引き起こすことにより，体内環境の

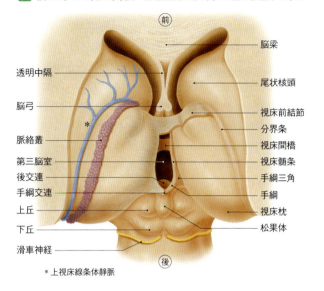

54 後上方から見た間脳 脈絡組織を切り開いて第三脳室をのぞむ

* 上視床線条体静脈

恒常性を維持している〔p.686参照〕。

視床下部の神経細胞の一部は，ホルモン産生細胞でもある。**室傍核**や**視索上核**の神経細胞はバソプレシン，オキシトシンを産生し，軸索輸送により下垂体後葉へ送り，血中へ放出する。**弓状核**や**視索前核**の神経細胞は，下垂体前葉ホルモンの分泌を調節する因子を産生することにより，他の内分泌器官を制御している〔p.542参照〕。

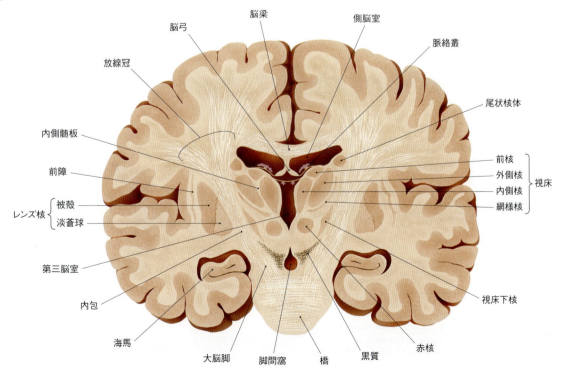

53 脳の前頭断 前ページの図中Ⓐの位置で切断

視床核は下位脳と大脳皮質を連絡する中継核である

視床核の解剖学的区分と機能 55 56

視床核には内側髄板と外側髄板という板状の白質が入り込んでいる。内側髄板より内側に内側核群と正中核群が、前には前核群が、外側から後方には腹側核群、背側核群、膝状体核が、内側髄板の内部や近傍には髄板内核群がある。外側髄板は腹側核群や背側核群を外側から包んでおり、外側髄板より外側に網様核がある。

視床核はその区分ごとに異なる入力を受ける。出力には大脳皮質の限局した部位に向かうもの、さまざまな領野に広がるもの、基底核など大脳皮質以外に向かうものがあり、入力と出力の種類によって機能が決まっている。視床核と大脳皮質との連絡は一般に両方向性であり、視床核はその投射する皮質領野からの線維を受けることが多い。

1）前核群

3つの核（背側前核、内側前核、腹側前核）からなる。海馬から直接、あるいは乳頭体と乳頭視床束（Vicq d'Azyr束）を介して間接に入力を受け、内包前脚を介して帯状回と相互に連絡している。大脳辺縁系における中継核であり、記憶や情動に関与する。

2）外側核群

背外側核（LD）、**後外側核**（LP）および**視床枕核**（Pul）からなる。視床枕核はさらに4つの核に区分される。上丘や視蓋前野から、また網膜からの入力を受ける。視床枕核は頭頂葉、側頭葉、後頭葉の感覚連合野と相互に連絡する。外側膝状体から一次視覚野への経路とは別に、視覚対象の空間情報を伝えているほか、さまざまな高次機能に関与している。

3）腹側核群

前腹側核（VA）と**外腹側核**（VL）はともに小脳や大脳基底核からの入力を受け、運動野へ投射することから、運動の制御に関与していると考えられる。外腹側核は後部（VLp）と前部（VLa）に分けられる。VLpは小脳の歯状核から、VLaは淡蒼球からの線維を受ける。VLpからの出力線維は内包を経て中心前回の一次運動野へ、VLaからは運動前野へ投射する。

後腹側核（VP）は体性感覚の中継核である。**後内側腹側核**（VPM）は、三叉神経脊髄路核や主感覚核から頭部・顔面の体性感覚の入力を受ける。**後外側腹側核**（VPL）は、内側毛帯と脊髄視床路を介して体幹・四肢の体性感覚の入力を受ける。上肢からの線維はVPLの腹内側部に、下肢からの線維は背外側部に至る。VPMとVPLからの出力線維は、体部位に対応した配列を保ったまま内包後脚を通り、中心後回の一次体性感覚野へ投射する。このように体の各部位を担当するニューロンが規則的に配列することを体部位局在という。

VPMの内側部には細胞の小さい**小細胞部**（VPMpc）があり、味覚情報を中継している。

4）内側核群

背内側核（MD）が大部分を占める。嗅内野や扁桃体からの線維を受け、前頭眼野と相互に連絡している。前核群とともに情動に関与する。

5）膝状体核

内側膝状体核（MG）は聴覚路の中継核である。外側毛帯

55 視床核の解剖学的区分

区分	代表的な核	英語の名称	略号
前核群	前核	anterior nuclei	A
外側核群	背外側核	lateral dorsal nucleus	LD
	後外側核	lateral posterior nucleus	LP
	視床枕核	pulvinar nuclei	Pul
腹側核群	前腹側核	ventral anterior nucleus	VA
	外側腹側核前部	anterior ventrolateral nucleus	VLa
	外側腹側核後部	posterior ventrolateral nucleus	VLp
	後外側腹側核	ventral posterolateral nucleus	VPL
	後内側腹側核	ventral posteromedial nucleus	VPM
	後内側腹側核小細胞部	parvocellular part of ventral posteromedial nucleus	VPMpc
内側核群	背内側核	medial dorsal nucleus	MD
膝状体核	内側膝状体核	medial geniculate nucleus	MG
	外側膝状体核	lateral geniculate nucleus	LG
髄板内核群	外側中心核	central lateral nucleus	CL
	内側中心核	central medial nucleus	CM
	束傍核	parafascicular nucleus	Pf
	正中中心核	centromedian nucleus	Cm
正中核群	室傍核	paraventricular nuclei of thalamus	Pv
	結合核	nucleus reuniens	Re
網様核	網様核	reticular nucleus of thalamus	R

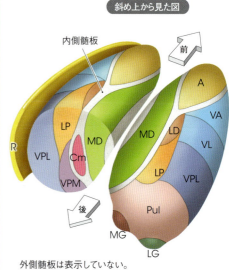

斜め上から見た図

外側髄板は表示していない。

56 視床核の機能分類

機能の分類	代表的な核	入力	出力	機能
感覚の中継	VPL	後索核, 脊髄灰白質	一次体性感覚野	頸部以下の皮膚感覚, 固有感覚の中継
	VPM	三叉神経核	一次体性感覚野	頭部・顔面の皮膚感覚, 固有感覚の中継
	VPMpc	孤束核	一次味覚野	味覚の中継
	MG	下丘	一次聴覚野	聴覚の中継
	LG	視神経	一次視覚野	視覚の中継
運動の調節	VLp	小脳核	一次運動野	小脳から皮質への出力の中継
	VLa, VA	淡蒼球内節, 黒質網様部	運動前野	基底核から皮質への出力の中継
連合野との連携	LP	上丘, 頭頂連合野	頭頂連合野	空間認知等の高次機能
	Pul	上丘, すべての連合野	すべての連合野	
辺縁系との連携	MD	扁桃体	前頭連合野, 帯状回	情動
	A	海馬, 乳頭体	帯状回	記憶の形成
	LD	海馬	帯状回	
その他	CL, CM, Cm, Pf	脊髄, 脳幹, 大脳基底核	大脳基底核, 大脳皮質の広い範囲	大脳皮質の活動の調節
	R	他の視床核, 大脳皮質	他の視床核	他の視床核の抑制

の聴覚線維は下丘でニューロンを代え, 下丘腕を経て内側膝状体へ至る. 内側膝状体からの出力は聴放線となって, 側頭葉の横側頭回にある一次聴覚野(41野)に終止する.

外側膝状体(LG)は視覚路の中継核である. 網膜神経節細胞の軸索が視神経を形成し, 視交叉, 視索を通って外側膝状体に終止する. 外側膝状体核は6層からなる層構造を呈し, 腹側から順に番号が付けられている. 1, 4, 6層には対側の網膜の鼻側半からの交叉線維が終止し, 2, 3, 5層には同側の網膜の耳側半からの非交叉線維が終止する. 外側膝状体からの出力線維は視放線となって, 後頭葉の鳥距溝周囲の一次視覚野(17野)に終止する.

6）髄板内核群

内側髄板の線維の中にある核群で, **外側中心核**(CL), **内側中心核**(CM), **正中中心核**(Cm), **束傍核**(Pf)などがある. これらの核は脳幹網様体からの線維を受け, 被殻や尾状核へ線維を送るとともに, 大脳皮質のほぼ全域に投射している. 末梢からの感覚情報を大脳皮質の広い範囲に伝えることで, 意識水準や覚醒に影響を与えている〔p.624参照〕. その入力と出力には正中核群と共通点が多いが, 正中核群は辺縁系との連絡がより豊富で, 情動に関与すると考えられている.

7）正中核群（髄板内核群を参照）

8）網様核

この核は大脳皮質への投射線維を持たない. 視床から皮質に向かう線維や皮質から視床に向かう線維の側枝が網様核の入力である. これらを受けて網様核ニューロンはGABA作動性の抑制性線維を他の視床核へ送り, それらの活動を調節している.

57 視床と大脳皮質の線維連絡

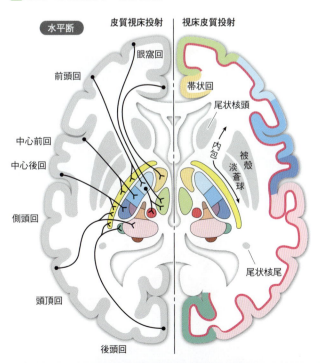

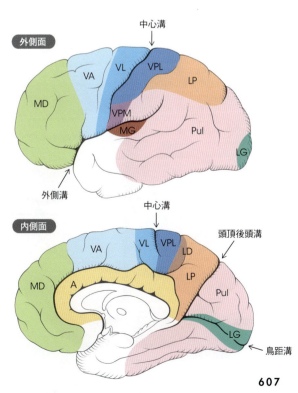

神経系(1) 脳・脊髄の構造

巨大化した新皮質を頭蓋内に詰め込んだため, 多くのしわが生じた

大脳の正中には**大脳縦裂**longitudinal cerebral fissureという深い溝があり, 左右の**大脳半球**cerebral hemisphereを分けている. 大脳縦裂の底で, **脳梁**corpus callosumが左右の半球を結んでいる.

半球の表面には多数のしわがあり, 隆起部を**脳回**gyrus, 脳回を隔てる溝を**脳溝**sulcusと呼ぶ. このようなしわは半球の表面積を拡大させ, 皮質の容積を増大させている. 脳溝のなかでも特に**中心溝**central sulcus (Roland溝), **外側溝**lateral sulcus (Sylvius裂), **頭頂後頭溝**parieto-occipital sulcusは深く明瞭であり, 半球を4つの葉lobeに分ける.

①**前頭葉**frontal lobe：最も大きく, 皮質容積の約1/3を占める. 中心溝と平行に中心前溝が走り, **中心前回**を境する. ここには一次運動野がある. また半球上縁と平行に上下の前頭溝が走り, **上・中・下前頭回**を分ける. 下前頭回は, 外側溝の前枝と上行枝によって眼窩部, 三角部および弁蓋部に分けられる. 左半球では三角部・弁蓋部にBrocaの運動性言語野がある.

②**頭頂葉**parietal lobe：中心溝と平行に中心後溝が走り, **中心後回**を境する. ここには一次体性感覚野がある. 中心後溝の後方を頭頂間溝が走り, **上・下頭頂小葉**を分ける. 下頭頂小葉において外側溝と上側頭溝の後端を囲む領域はそれぞれ縁上回, 角回と呼ばれ, 左半球ではWernickeの感覚性言語野がある.

③**側頭葉**temporal lobe：外側溝と平行に走る上下の側頭溝によって, **上・中・下側頭回**に分けられる. 外側溝の底をなす部分を**横側頭回** (Heschl横回) と呼び, 一次聴覚野がある. 横側頭回の後方は明らかな溝がなく, 側頭平面と呼ばれる. 下面では, 下側頭溝に平行に走る後頭側頭溝と側副溝によって**外側・内側後頭側頭回**が区別され, 側副溝の内側は**海馬傍回**となる.

④**後頭葉**occipital lobe：内側面で頭頂後頭溝と**鳥距溝**calcarine sulcusに囲まれた部分を**楔部**という. 鳥距溝の両側は一次視覚野にあたり, 発達した有髄線維が割面で白線として認められるので有線野とも呼ばれる. 鳥距溝は深く, 側脳室後角の内側壁に鳥距という高まりを生じる.

上記の4葉のほか, 半球の深部にも皮質領域が存在する. 外側溝の奥で前頭葉, 頭頂葉, 側頭葉によって覆われている部分を**島**insulaという. また, 帯状回, 終板傍回, 梁下野, 海馬傍回などからなる領域を**辺縁葉**limbic lobeと呼ぶことがある.

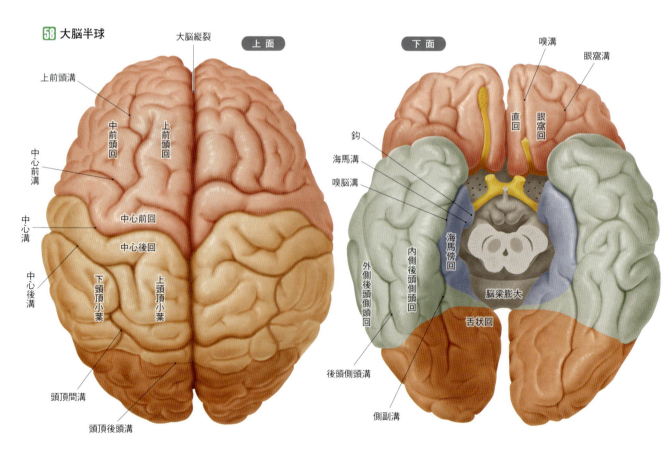

58 大脳半球

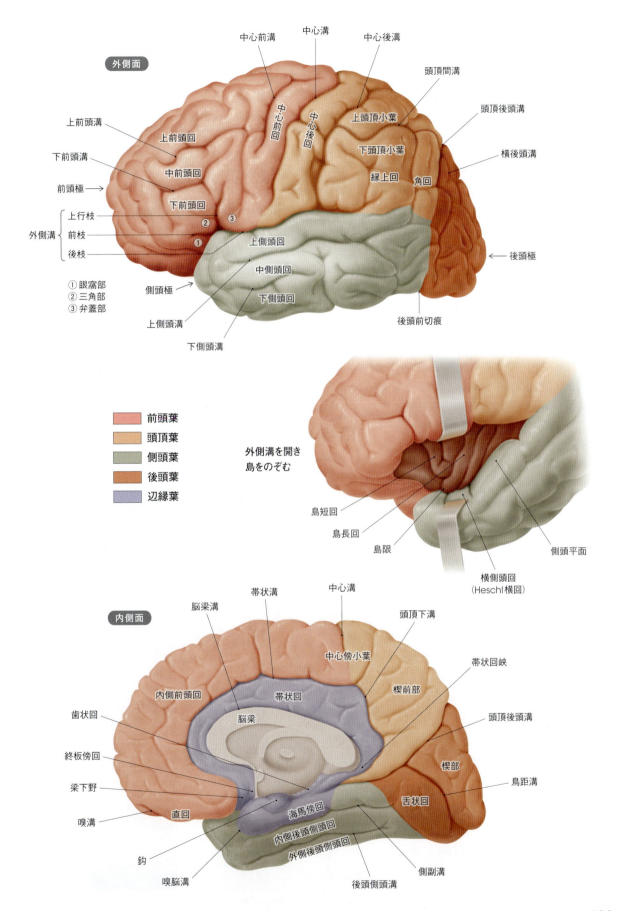

新皮質は6層からなり，各層の発達の程度は部位により異なる

新皮質は6層からなる

大脳半球の表層は厚さ2〜4mmにわたって灰白質が占め，**大脳皮質** cerebral cortexを構成する。大脳皮質は系統発生学的に3つに区分される。ヒトでは皮質の90％を**新皮質** neocortexが占め，**古皮質** paleocortexは嗅脳，**原皮質** archicortexは海馬などの限られた領域に分布する。

大脳皮質には約140億個の神経細胞が存在する。種々の染色法によって細胞の種類や線維の密度の違いが明らかとなり，数層に区別される。新皮質は6層からなり，**等皮質** isocortexと呼ばれる。古皮質と原皮質は3〜5層からなる**不等皮質** allocortexである。

分子層（Ⅰ）：最表層は主に樹状突起や軸索の終末分枝からなり，組織切片では点状または分枝状の構造が認められる。樹状突起や軸索の間にCajal-Retzius細胞やMartinotti細胞が存在する。

外顆粒層（Ⅱ）：小型の**顆粒細胞** granule cellと介在ニューロンを含む。顆粒細胞は，細胞体が球形を呈することからそのように名付けられた。一方，この細胞の突起は細胞体から放射状に出ており，**星状細胞** stellate cellとも呼ばれている。

外錐体細胞層（Ⅲ）：典型的な**錐体細胞** pyramidal cellが存在し，その軸索は同側または対側の皮質の第Ⅰ・Ⅱ層へ投射する。

内顆粒層（Ⅳ）：顆粒細胞が密に分布し，少数の介在ニューロンと錐体細胞も存在する。表面に平行に走る有髄線維（多くは視床からの求心性線維）が外Baillarger線として認められる。一次視覚野では肉眼で見えるほど太く，Gennari線条と呼ばれる。

内錐体細胞層（Ⅴ）：第Ⅲ層よりも大型の錐体細胞が存在し，介在ニューロンと混在している。一次運動野で見られるBetz巨大錐体細胞はこの層に存在する。この層の錐体細胞の軸索は，視床以外の皮質下領域へ投射している。深部に内バイヤルジェ線がある。

多形細胞層（Ⅵ）：Martinotti細胞が多く認められるが，さまざまな形の錐体細胞や介在ニューロンも存在している。この層の錐体細胞の軸索は視床へ向かい，皮質視床路を作る。

ブロードマン領野は細胞構築の差異に基づく分類である

新皮質は原則として前述の6層構造を示すが，各層の厚さや細胞密度は部位によって異なる。このような細胞構築の差異に基づいて，Brodmannは皮質を52の領野 areaに区分した。各領野の細胞構築の特徴はその機能を反映しているものと考えられ，実際いくつかの領野で機能局在が知られている。

一次運動野（ブロードマンの4野）では錐体細胞層，特に第Ⅴ層が発達しているが，これは運動指令を下位中枢へ送る錐体細胞の機能を反映している。これに対し，視覚野（17野）や聴覚野（41野）をはじめとする一次感覚野では顆粒細胞層，特に第Ⅳ層が発達しており，錐体細胞層は薄い。連合野では6層がほぼ均等に発達している。

大脳皮質への入出力

皮質への求心性線維は次のようにまとめられる。

①視床核，特に後内側腹側核（VPM），後外側腹側核

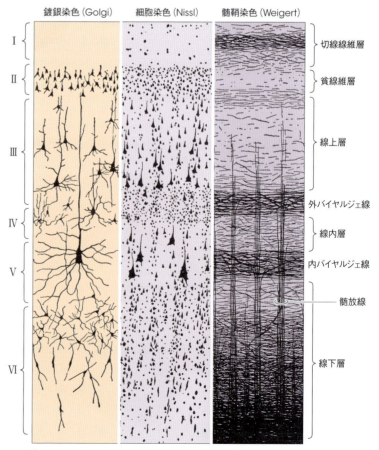

59 大脳皮質の層構造

（Brodmann, K : *Handbuch der Neurologie*. Springer, 1910）

60 細胞構築に基づく大脳皮質の領野 (Brodmann, 1909)

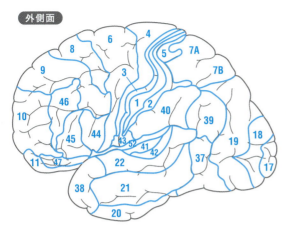

(VPL)，膝状体からの線維は皮質内で分枝し，外バイヤルジェ線となって第Ⅳ層の顆粒細胞に終止する。

②同側または対側の半球の皮質（第Ⅱ・Ⅲ層のニューロン）からの連合線維が入力する。

③Meynert基底核（前脳無名質）のコリン作動性ニューロン，青斑核のノルアドレナリン作動性ニューロン，縫線核のセロトニン作動性ニューロン，中脳腹側被蓋野および黒質緻密部のドーパミン作動性ニューロン，さらに視床下部後外側部のヒスタミン作動性ニューロンの線維が特有の分布パターンを示して終止する(**61**)。

皮質からの出力線維は次のようにまとめられる。

①投射ニューロンprojection neuronは皮質下の領域に投射線維を送る。第Ⅴ層の錐体細胞は皮質下領域，基底核，脳幹，脊髄などへ投射し，第Ⅵ層のニューロンは視床へ投射する。

②連合ニューロンassociation neuronは同側の半球皮質の細胞に連絡している。

③交連ニューロンcommissural neuronは対側の半球皮質と連絡しており，その主な線維は脳梁を経由する。

異なる層の細胞が縦に連絡して機能円柱を作る 61

感覚野や運動野では，異なる層の細胞が縦に連絡し，皮質表面に対して垂直な柱状のまとまりをつくる。この柱状構造は皮質の機能単位となっており，**機能円柱 functional column** あるいは単に**コラム**と呼ばれる。

体性感覚野では各コラムはそれぞれ特異な刺激によって興奮する。たとえば，あるコラムは触覚刺激によって，別のコラムは関節の運動によって興奮する。1つのコラムは直径約300μm，約2,500個のニューロンからなる。

61 機能円柱のモデル (Szentágothaiの原図に基づく)

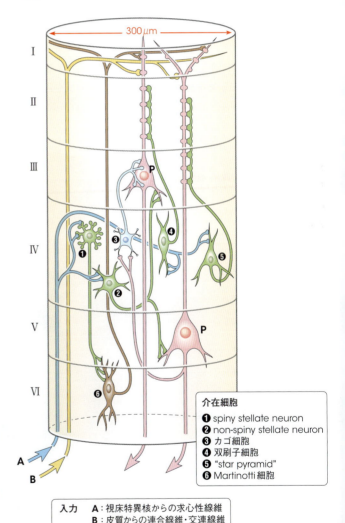

介在細胞
❶ spiny stellate neuron
❷ non-spiny stellate neuron
❸ カゴ細胞
❹ 双刷子細胞
❺ "star pyramid"
❻ Martinotti細胞

入力　A：視床特異核からの求心性線維
　　　B：皮質からの連合線維・交連線維
出力　P：錐体細胞

神経系(1) 脳・脊髄の構造

嗅脳と辺縁系は古い皮質からなり，大脳半球の隅に押しやられている

ヒトの大脳皮質では進化の過程で新しく発達する新皮質が著しく拡大し，大脳半球の外表面を覆う。そのため進化の過程で早く出現する皮質は，大脳半球の下面や内側面に押しやられている。

嗅脳は前頭葉の下面に位置する 62

嗅覚にあずかる部分を**嗅脳**といい，3層構造の古皮質でできている。鼻粘膜に分布する嗅細胞からの求心性線維は，篩骨篩板の小孔を通って頭蓋内に入り，**嗅球** olfactory bulb において二次ニューロンに接続する。二次ニューロンの軸索は**嗅索** olfactory tract を形成して**嗅三角** olfactory trigone に至り，内側嗅条と外側嗅条に分かれる。嗅覚情報は主として外側嗅条によって，**前有孔質** anterior perforated substance，**鉤** uncus，**梨状前皮質** prepiriform cortex などの一次嗅皮質に伝えられる。

辺縁葉は，脳梁に沿って存在する古い皮質の総称である 63

脳の内側面で脳梁をC字型に取り囲む皮質領域を**辺縁葉** limbic lobe と呼ぶ。主な構成要素として，眼窩回，梁下野，帯状回，海馬傍回，嗅内野，海馬，歯状回がある。海馬と歯状回は3層構造の原皮質で，その他の領域は新皮質との中間的な構造をとる。この領域は皮質下の中隔核，扁桃体，視床下部 (乳頭体を含む) などと密接に連絡して機能する。辺縁葉とこれらの皮質下構造を合わせて (大脳) 辺縁系 limbic system と呼ぶ。これらの要素を連絡する有髄線維 (脳弓，分界条など) は，大脳半球の発達に伴って半ループ状に引き伸ばされている (129)。辺縁系は本能，情動，記憶形成といった機能に関わっている。

1) 中隔 septum

中隔核は終板傍回の内部に位置する。**脳弓** fornix を介して海馬からの入力を受け，**内側前脳束** medial forebrain bundle を介して視床下部へ出力する。また**視床髄条** thalamic medullary stria を介して視床上部の**手綱核** habenular nucleus に投射する。手綱核からはMeynert反屈束を介して脚間核に投射し，さらに脚間核から視床下部と脳幹に出力される。

透明中隔 septum pellucidum は脳梁と脳弓の間に形成される膜状の組織で，神経細胞に乏しい。

62 脳底面

間脳と脳幹を取り除き，脳弓を露出したところ

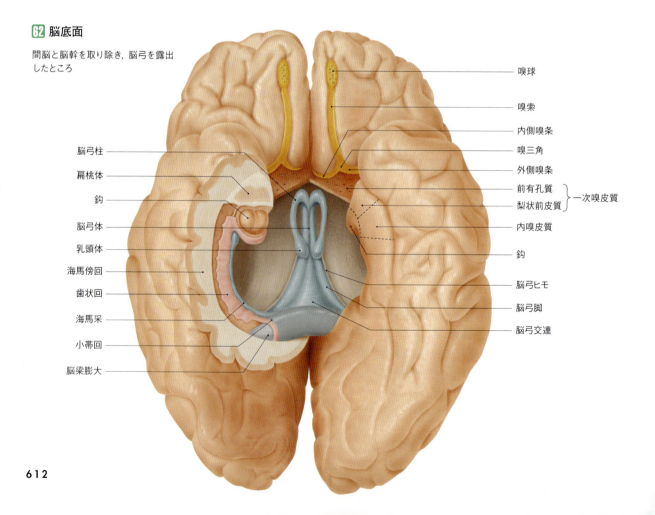

2）海馬体 hippocampal formation

海馬 hippocampus そのものと**歯状回** dentate gyrus，さらに**海馬台** subiculum をあわせて海馬体という。これらは，側頭葉の内側面で**海馬傍回** parahippocampal gyrus の奥に埋もれている64。海馬はその形状がヒツジの角に似ているところから，**アンモン角** Ammon's horn の別名がある（Ammonはヒツジの角を持つ古代エジプトの神）。

海馬からの出力線維は**海馬采** fimbria を形成して後方から背側に進み，脳弓脚，脳弓体へと続く。室間孔の前で脳弓柱となって間脳の実質に入り，視床前核や**乳頭体** mammillary body に終わる。乳頭体からはさらに**乳頭視床束**（Vicq d'Azyr束）を介して**視床前核**に投射する。視床前核は**帯状回** cingulate gyrus と強い結合がある。帯状回は脳梁の背側を取り囲む最も長い脳回で，脳梁膨大の後ろで前下方に曲がり，海馬傍回に移行する。

辺縁系の主要構成要素の間の連絡（海馬－脳弓－乳頭体－視床前核－帯状回－海馬傍回－海馬）はPapezの回路と呼ばれるループをなし，長期記憶の形成を担う〔p.620参照〕。

3）扁桃体 amygdaloid body

扁桃体は側頭葉の鈎部にある神経核の集合体で，形がアーモンドの実に似ていることから命名された。扁桃体は，嗅覚のみならず各種の感覚連合野からの入力を受け，**分界条** stria terminalis や腹側扁桃体遠心路を介して視床下部へ出力を送る。扁桃体の神経核は3群に分けられる。

①**皮質内側核**：嗅球からの入力を受け，分界条床核，中隔，視床下部，脳幹の臓性神経核などと連絡する。

②**中心核**：出力が視床下部や脳幹に向かい，自律神経活動を制御する。

③**基底外側核**：前頭葉，側頭葉，帯状回，視床と両方向性に連絡していて，ヒトでよく発達している。

扁桃体は視床や大脳皮質からさまざまな情報を受け取り，個体の生存に危険な情報をいち早く検知して，視床下部や脳幹を介して自律神経反応を引き起こし，帯状回などの皮質を介して適切な行動を開始させる。〔p.622参照〕

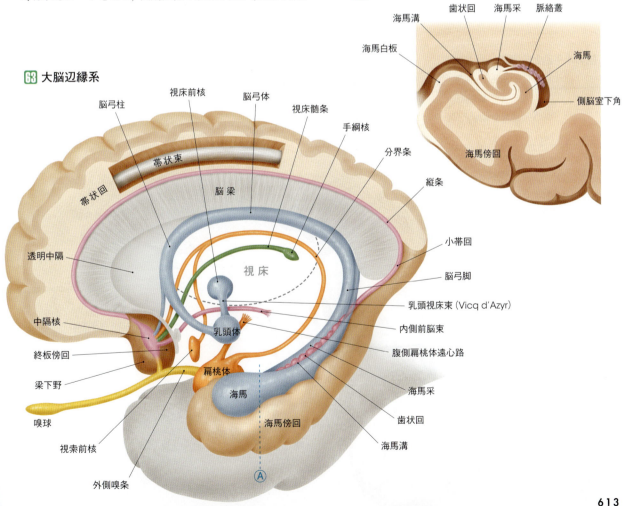

64 海馬体（下図Ⓐの前頭断面）

63 大脳辺縁系

神経系(1) 脳・脊髄の構造

大脳髄質の深部にかつての運動中枢があり、錐体路系を補佐する

基底核は皮質下に存在する核群である 65 66

大脳の髄質中に大きな灰白質塊があり、内包によって間脳から隔てられている。大脳の底部に位置することから、**基底核** basal nuclei と呼ぶ。鳥類以下の動物では運動の最高中枢であるが、ヒトでは新皮質が発達したため、基底核は下位中枢となっている。基底核を構成する主な核として**線条体**と**淡蒼球**があるが、中脳の**黒質** substantia nigra や間脳の**視床下核** subthalamic nucleus との結びつきが強いため、機能的にはこれらも含めて考える。〔p.634参照〕

1) 線条体 corpus striatum

尾状核 caudate nucleus と**被殻** putamen を合わせて線条体(**新線条体** neostriatum)という。両者はもともと一体であったが、内包の線維束によって貫かれ分離したものである。尾状核は側脳室の外側にあり、視床を囲むように前方から頭、体、尾と続き、側頭葉の深部で扁桃体とつながる。

線条体は、前頭葉や頭頂葉の皮質からの入力を受ける。これらのニューロンはグルタミン酸を伝達物質として興奮性の制御を行っている。また、視床の髄板内核群である正中中心核(CM)から線条体への入力がある。さらに、同側の黒質緻密部からの線維が入力される。このニューロンの伝達物質はドーパミンである。線条体からの出力線維は、淡蒼球と黒質網様部へ向かう。

2) 淡蒼球 globus pallidus

系統発生学的に古く、**古線条体** paleostriatum とも呼ばれる。また肉眼的形態から、被殻と併せて**レンズ核** lentiform nucleus としてまとめられる。淡蒼球は**外節** external segment と**内節** internal segment に分かれる。内節と黒質網様部はもともと一体であったが、内包が入り込んだため分離したものである。

淡蒼球は、線条体から直接、あるいは視床下核を介して入力を受ける。淡蒼球内節からの出力線維は、黒質網様部のニューロンとともに淡蒼球視床線維を形成し、視床の外腹側核(VL)、前腹側核(VA)、正中心核(CM)へ抑制性の制御を行う。淡蒼球視床線維にはレンズ核束と、レンズ核ワナの2通りの投射路がある(98)。

3) 前障 claustrum

被殻の一部が白質(外包)によって隔てられたものである。

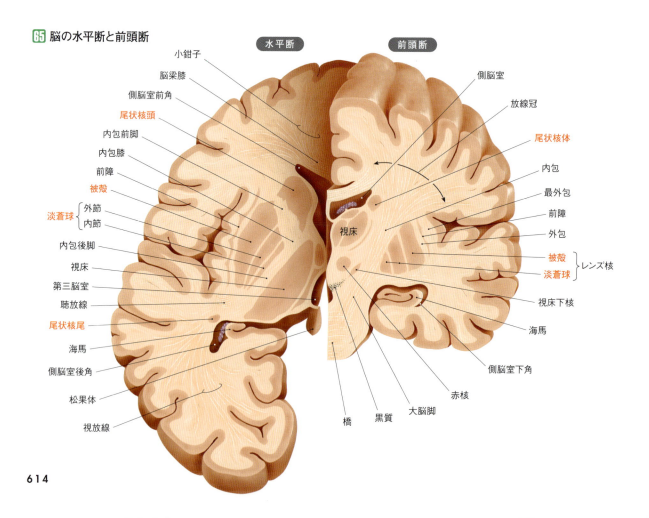

65 脳の水平断と前頭断

614

基底核は錐体外路系に属し，運動の制御に働く

皮質脊髄路（錐体路）や皮質延髄路では，大脳皮質からの指令が直接，運動ニューロンに伝えられる。これに対し，脊髄との直接の連絡はないが，間接的に運動機能に関与する経路を**錐体外路** extrapyramidal tract という。この経路では基底核，視床，小脳を介して運動のフィードバック回路が形成され，錐体路の運動を修飾することで姿勢が制御され，運動が滑らかに行われる。基底核が障害されると，不随意運動などの特異な運動障害が起こる。〔p.635参照〕

大脳皮質と下位脳を結ぶ線維が内包を形成する 67

大脳皮質と下位脳を結ぶ上行性・下行性線維が基底核と視床の間に挟まれる部分を**内包** internal capsule という。上方は**放線冠** corona radiata となって皮質に放散し，下方は大脳脚に連なる。水平断で見ると内包は「く」の字に屈曲しており，**前脚**，**膝**，**後脚**の3部に分ける。内包膝から後脚にかけては，皮質脊髄路や皮質延髄路などの運動出力線維が通るため重要である。中大脳動脈の出血が内包後脚に及ぶと，錐体路症状である片麻痺をきたす。

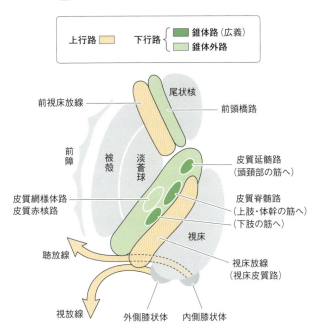

67 内包の構成（水平断）

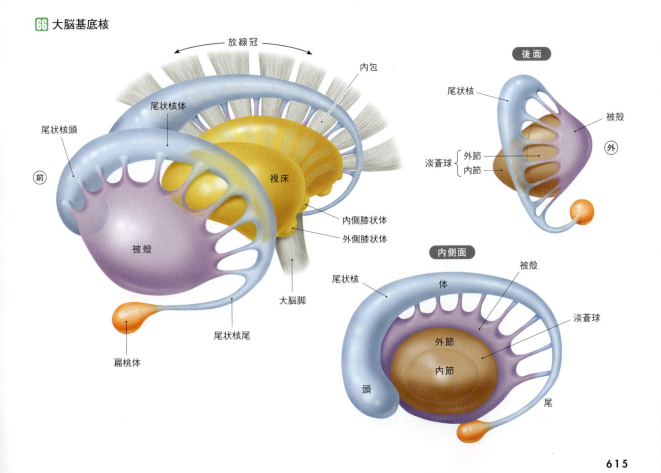

66 大脳基底核

神経系(1) 高次神経機能(1) 大脳皮質の機能局在

中心溝の前方に運動野, 後方に感覚野がある

大脳皮質の各領域は異なる機能を担う 68

　大脳皮質は多くの溝で区分されているが, 一見するとどの部分も似たように見える. しかし, 入力源や出力先の違う多くの領域に分けられ, 各領域はそれぞれ異なる機能を担っている. これを**機能局在**といい, 大脳の部分損傷患者の症状や電気刺激の効果などから明らかとなってきた.

　大脳皮質の機能局在を初めて明確に示したのはBrocaで, 19世紀中頃, 運動性失語症患者の脳を調べ, 左半球の下前頭回後部に損傷があることを報告した. この領域を**運動性言語野(Broca野)** と呼ぶ. 運動性失語症では, なかなか発語できず, 話しても片言程度になる. 聞いたり読んだりした言葉は理解でき, 声を出すことはできる.

　続いてWernickeが, 感覚性失語症患者で上側頭回後部が破壊されていることを報告した. この領域を**感覚性言語野(Wernicke野)** と呼ぶ. 感覚性失語症では, 話し言葉や書かれた言葉を理解できない. 多弁で流暢に話すが, その内容が意味のないものになる. 呼称や復唱も障害される. 運動性言語野と感覚性言語野は, **弓状束**(連合線維である上縦束 73 の一部)によって結ばれている.

一次運動野は中心前回にある

　大脳皮質を弱い電流で局所的に刺激すると, 手足の運動を誘発したり筋収縮を起こすことができる. 運動を誘発できる領域は中心溝のすぐ前方の中心前回(ブロードマン4野)に限られ, ここを**一次運動野** primary motor area と呼ぶ. この領域を損傷すると, 対側の手足の運動麻痺が起こる.

　一次運動野内でも, 刺激部位により誘発されて動く身体部分が異なる. 中心前回の内側部の刺激では下肢が動き, 刺激部位が下外側に向かうにつれて, 体幹, 上肢, 顔の順に運動が誘発される. 損傷により麻痺が生じる身体部分も同様である. すなわち, 一次運動野内の異なる小領域がそれぞれ身体の異なる部位を制御している. これを**体部位局在性** 69 と呼ぶ. 一次運動野で占める領域の広さは身体部位の大きさとは必ずしも比例せず, 手や口など, 細かく複雑な動きを必要とする部位が脳では広い面積を占める.

中心溝の後方には種々の感覚野が存在する

1) 一次体性感覚野 primary somatosensory area

　全身の皮膚や関節, 筋からの情報を処理する**一次体性感覚野**は, 中心溝のすぐ後方, 中心後回(ブロードマン3a, 3b, 1, 2野)にある. ここへは, 視床の後外側腹側核(VPL)や後内側腹側核(VPM)を介して対側の末梢からの信号が入る. 局所的に電気刺激すると, 手や足に接触感や圧迫感が生じる. 一次体性感覚野にも一次運動野と同様に体部位局在性があり, 中心溝をはさんで一次運動野の体部位再現と向かい合うように, 下肢, 体幹, 上肢, 顔面の領域が並んでいる. ここでも, 細かな識別が必要な手指や口唇の領域が実際の身体の大きさに比して広くなっている. 一次体性感覚野の損傷では, 触識別能力の障害が起こり, また習熟した手指の運動や道具の使用なども障害される. これは, 体性感覚情報が運動制御に不可欠であることを示す.

2) 二次体性感覚野 secondary somatosensory area

　一次体性感覚野の外側で, 外側溝の奥を上方から覆う頭頂弁蓋に**二次体性感覚野**がある. 二次体性感覚野へは, 視床を介して末梢からの信号が入るとともに, 一次体性感覚野からも入力がある. 体部位局在性は一次体性感覚野ほどははっきりせず, 電気刺激により両側の身体部位の感覚が生じることがある.

3) 一次視覚野 primary visual area

　網膜からの視覚情報を処理する**一次視覚野**は, 後頭葉の内側面で, 鳥距溝の上下(ブロードマン17野)にある. 一次視覚野は, 外側膝状体から入力を受ける. この入力は視放

68 大脳皮質の機能局在 (数字はブロードマンの領野)

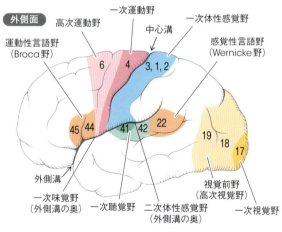
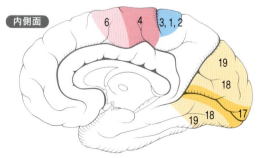

線となって皮質第Ⅳ層に入るが，ここに終わる線維が肉眼でも線条として見えることから，**有線野** striate cortex とも呼ばれる．

左右の一次視覚野は，それぞれ左右網膜の同側半から入力を受ける．たとえば，左視覚野は左右の網膜の左半分からの入力を受けるので，右視野空間の情報を受け取ることになる．網膜部位，すなわち視野空間と一次視覚野内の領域との間には対応関係（**網膜部位局在性**）がある．網膜の上半分からの入力は鳥距溝の上縁に，下半分からの入力は鳥距溝の下縁に終わり，視野中心部，黄斑部付近からの入力は有線野の後方を広く占め，視野周辺部からの入力は前方に終わる〔p.716参照〕．

大脳皮質は，皮質表面に垂直な直径0.5mm程度の円柱を機能単位としている（機能円柱 61）．一次視覚野ではその典型例がみられ，受容野や眼優位性，方位選択性について共通の性質を有する神経細胞が円柱状に集まり，機能単位を形成している．70

4) **一次聴覚野** primary auditory area

内耳からの聴覚情報を処理する**一次聴覚野**は，上側頭回の内側面（ブロードマン41野）にある．一次聴覚野は，内側膝状体から入力を受ける．対側の内耳からの入力が優位ではあるが，左右の聴覚野とも両側の内耳からの信号を受ける．一次聴覚野内では，領域により応答する音の高さが異なり，後方から前方にかけて，低音から高音に応答する領域が並んでいる（**周波数局在性**）．

70 一次視覚野の機能円柱

視覚野ニューロン（単純型）の受容野は，スリット状の光刺激によく応答する．スリットの傾きを変えて調べると，同じ方向の光刺激に応答するニューロンが集まって方位円柱をなし，隣り合う方位円柱の応答する光の方向は10°ずつずれている．方位円柱の列は，左右の眼からのものが交互に並んでいる（眼優位円柱）．

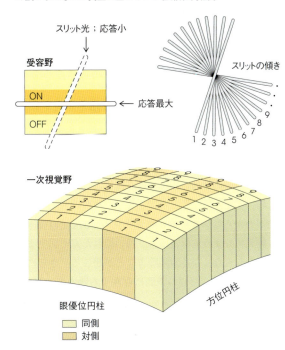

69 運動野と感覚野の体部位局在

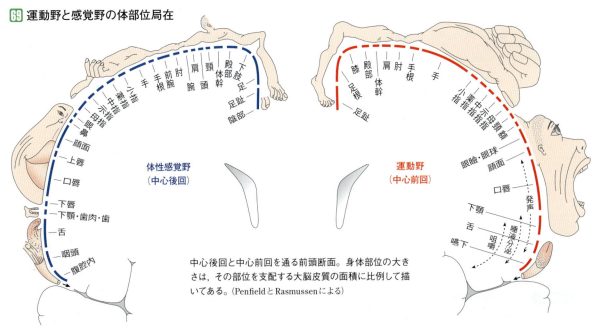

中心後回と中心前回を通る前頭断面．身体部位の大きさは，その部位を支配する大脳皮質の面積に比例して描いてある．（PenfieldとRasmussenによる）

神経系(1) 高次神経機能(1) 大脳皮質の機能局在

連合野はさまざまな情報を統合し知的機能を営む

　感覚野と運動野を除いた新皮質領域を**連合野**association areaという。連合野は，他の動物に比べ霊長類，特にヒトで発達しており，また個体発生においても神経線維の髄鞘化が脳内で最も遅れて完成する。この領域の損傷により出現する症状などから，高次脳機能（認知，思考，行動制御，記憶，言語など）を担っていると考えられる。連合野は，視覚野，聴覚野，体性感覚野などから各種の感覚情報を受け取って統合し，また感覚情報や記憶に基づいて行動計画を立てる。

3つの連合野が高次機能を実現している 71

1）頭頂連合野

　頭頂連合野は，頭頂葉の体性感覚野の後方から視覚野の前方までの領域で，**空間知覚**や自らの**身体意識**に関わる。たとえば，この領域の損傷では，物体が見えていてもそこへ正確に手を伸ばすことができない，複数の対象物の位置関係がわからないなどの視覚性失見当，3次元の物体が平面に見えてしまう立体視障害，通い慣れた家や病室までの道順がわからなくなる道順障害などが起こる。さらに右頭頂葉の損傷では，左側の空間に存在する物を全く無視し，あたかも左側には何もないかのように行動する半側空間無視 72 が起こる。

　また，頭頂葉の損傷では，自分の身体部分を指し示すことのできない身体部位失認や，両手の指を識別・呼称できなくなる手指失認，自分の身体について左右を正しく判断できない左右見当識障害などもみられる。

2）側頭連合野

　側頭連合野は，側頭葉の聴覚野を除いた領域で，視覚野から続く下側頭葉は**物体認知**に関わる。たとえば，この領域の損傷では，物が見えているにもかかわらず，その物が何であるかわからないという物体失認や，よく知っている人物や有名人の顔を見ても誰であるか特定できないという相貌失認などが起こる。また，上側頭葉の障害では，まわりの音は聞こえるが，その音が何の音かわからないという聴覚失認や，音楽のメロディーやリズムが了解できないという失音楽症が生じる。一方，側頭葉内側部は**エピソード記憶**に関わり，損傷により記憶障害，健忘症が起こる。

3）前頭連合野

　前頭連合野は，前頭葉の運動野より前方の領域で，その背外側部は**遂行機能**，すなわち目標を設定し，そのための

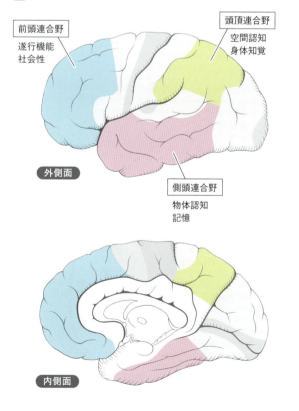

71 連合野の主な機能

72 右頭頂葉損傷による半側空間無視（PosnerとRaichleによる）

618

計画を立て，実際の行動を効果的に遂行する能力に関わる。この領域の損傷では，考え方を柔軟に切り替えることが困難だったり，うまくいかなくとも習慣的な反応や考え方をステレオタイプに繰り返したり（たとえば後出し負けジャンケンがうまくできない），継次的な行動がうまくできなかったりする。この領域の脳活動を調べてみると，行動遂行に必要な情報（たとえば電話番号）を一時的に憶えておく（作業記憶）ときによく活動する。

一方，前頭連合野の眼窩部や腹内側部は，**性格や社会性**，**感情表出**に関わる。この領域の損傷例として，1848年にGageという名の工事現場監督の事例が報告された。作業中の爆発事故により，鉄棒が彼の下顎から飛び込み，前頭葉を貫いた。幸い生命はとりとめたものの，元来几帳面で周りから信頼される人物だったのに，事故後はすっかり変わってしまい，気まぐれで，移り気で，傲慢な性格になってしまった。また，かつて治療目的で前頭葉白質切断術（いわゆるロボトミー）が行われていたが，この手術を受けた患者は多幸的で楽天的になり，積極的に行動する意欲が乏しく，外界の出来事に無関心になった。

左右の大脳半球は交連線維で結ばれる 73

大脳皮質の異なる領域間は，種々の**連合線維**によって密接な連絡がある。また，左右の大脳半球の対応する領域間は，**交連線維**によって結ばれている。ヒトでは交連線維がよく発達し，脳梁を形成する。

交連線維が切断された分離脳の患者や半球損傷事例を調べることにより，左右の大脳皮質の機能の違いが明らかにされてきた。95％以上の人で言語機能は左脳に依存しており，右脳だけでは，見たり触ったりした物体の名前を呼称できず，書字が障害される。一方，視空間認知は右脳に優位に依存しており，左脳だけでは3次元物体の模写や見本通りにブロックを組み立てることが困難になる。

脳活動を見ることができる

ヒトの高次脳機能の仕組みは主に脳損傷事例から明らかにされてきたが，近年では画像診断装置を用いた脳機能イメージング法により，生きているヒトの脳活動を直接見ることができる（124）。さまざまな脳機能に脳のどの領域が関わっているか，より詳細に明らかにされつつある。

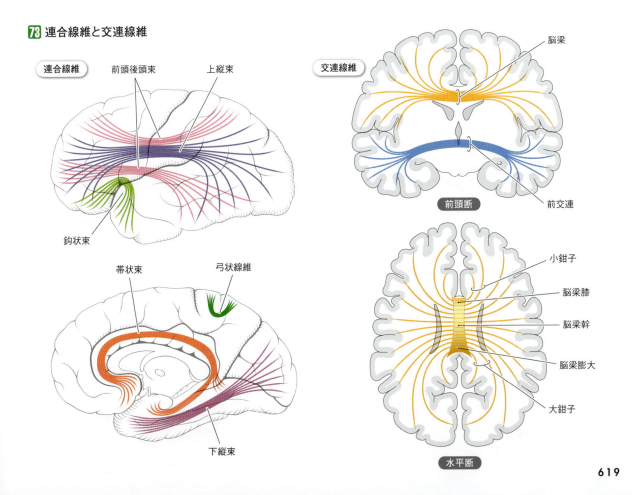

73 連合線維と交連線維

海馬は記憶の形成に関わる

記憶には種類がある

　記憶とは，新しい事柄を覚え込み，脳内に保持し，必要に応じて取り出す働きである。知識や過去の体験など言葉によって再生される記憶を**陳述記憶**と呼び，自転車乗りやピアノの演奏など行為によって再生される記憶を**手続き記憶**と呼ぶ。陳述記憶は，記憶する事柄により，**エピソード記憶**と**意味記憶**に分けられる。エピソード記憶とは個人の日々の経験や出来事についての記憶であり，意味記憶とは言葉の意味や固有名詞などいわゆる知識に関する記憶である。

　陳述記憶は，**短期記憶**と**長期記憶**の2つの過程からなる。短期記憶は，新しい事柄を短い時間（数分～数時間）意識して憶えている過程で，そのままでは忘れ去られてしまう。短期記憶の情報がしっかりと登録されると，普段は意識されないが必要があれば思い出せる長期記憶になる。このように記憶は，その内容や過程により分類され，それぞれ異なる神経システムが関与している。

エピソード記憶には，海馬が関わる

　両側の海馬を含む側頭葉内側面を手術で除去された患者H.M.は，手術後の日常の出来事の記憶がほとんどなくなった。医師の診察直後でさえ，誰と話をしていたのか全く憶えていないほどだった。手術以前の数年間の出来事も憶えていなかったが，それ以前の子供の頃の出来事はよく憶えていた。また，知能は正常で，手続き記憶にも異常はなかった。このように，両側性の損傷により健忘が生じる脳部位として，海馬のほかに，視床背内側核や視床前核，乳頭体，脳弓，大脳基底部などがある。これらの領域は，海馬を中心にして，海馬－脳弓－乳頭体－視床前核－帯状回－帯状束－海馬傍回－海馬を結ぶ**Papez回路**74のように密な神経ネットワークを形成している。

　海馬と隣接する海馬傍回とは密な線維連絡がある。海馬傍回へは種々の連合野や辺縁皮質からの求心性投射があり，海馬傍回からはほとんどすべての大脳皮質領域に遠心性投射がある。すなわち海馬は，海馬傍回を介して視覚，聴覚，体性感覚，嗅覚など各種の感覚や情動に関する情報を受け取り，それに基づいて処理した結果をさまざまな大脳皮質領域に送り返す位置に存在している。

　海馬内では，海馬の長軸を横切るような3シナプス経路により信号が伝えられる75。海馬傍回から内嗅皮質を経た信号はまず歯状回に入り，次いで海馬皮質のCA3領域，さらにCA1領域へと伝わる。CA1領域からは海馬台を経て内嗅皮質，海馬傍回へ信号が送り返される。

74 海馬の入出力

75 海馬の細胞構築

海馬は細胞構築によってCA1～CA3の3領域に区分される。海馬からの遠心性線維（錐体細胞の軸索）は，内嗅皮質に終わるものと，海馬采を経て脳弓へ向かうものがある。

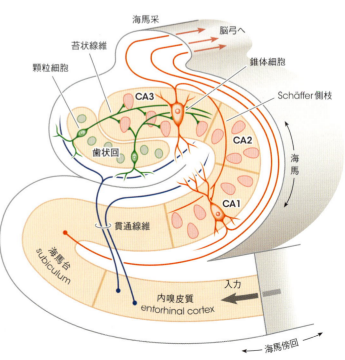

77 2種類のグルタミン酸受容体と長期増強のメカニズム

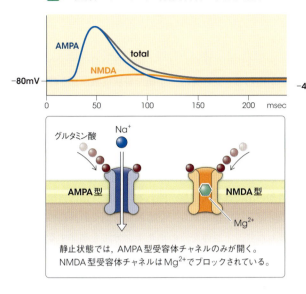
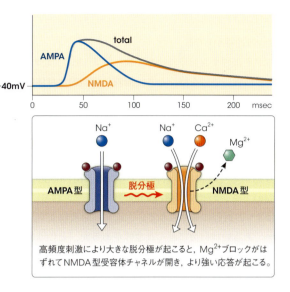

海馬でシナプス伝達の長期増強が起こる 76

　記憶に関わる基本的な機序と考えられているのがシナプス伝達効率の変化である。その1つが，海馬内の神経回路で最初に見出された**長期増強** long-term potentiation である。CA3領域の錐体細胞の軸索はSchäffer側枝を出して，CA1領域の錐体細胞へ興奮性シナプス結合する。Schäffer側枝を電気刺激すると，CA1の錐体細胞に興奮性シナプス後電位が発生する。Schäffer側枝を数秒間高頻度刺激した後では，興奮性シナプス後電位の振幅が増大し，高頻度刺激を止めた後も数時間以上持続する。

　このような長期増強は，中枢神経内のさまざまなシナプスで生じている。その発生機序として，シナプス後細胞における神経伝達物質への感受性の増加と，シナプス前細胞からの神経伝達物質の放出の増加とがあげられる。通常，シナプス前線維を電気刺激すると，神経終末からグルタミン酸が放出され，シナプス後膜のAMPA型グルタミン酸受容体に結合し，受容体チャネルが開いてNa^+が細胞内に流入する。グルタミン酸はNMDA型グルタミン酸受容体にも結合するが，静止状態ではMg^{2+}でブロックされているため，この受容体チャネルは開かない。シナプス前線維を高頻度刺激すると，AMPA型受容体の活性化によりシナプス後膜が大きく脱分極され，NMDA型受容体のMg^{2+}ブロックがはずれる。すると，NMDA型受容体のチャネルも開き，Na^+に加えて，Ca^{2+}が細胞内に流入する。77

76 海馬内神経回路と長期増強

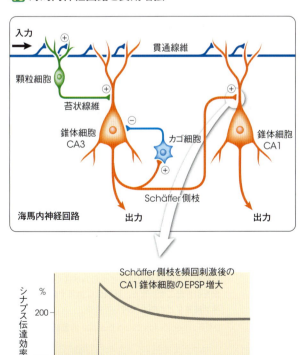

　細胞内Ca^{2+}濃度が上昇すると，カルモジュリンキナーゼが活性化し，AMPA型受容体をリン酸化し感受性が増大する。またCa^{2+}濃度に依存して受容体数も増加する。さらにシナプス後細胞から逆行性メッセンジャーのNOが放出され，シナプス前細胞に働きかけ，神経伝達物質放出の増加を誘導する。

　このような現象が長期増強のはじめの数時間に起きている。さらに長期増強が続くときには，mRNAが活性化し，新たな蛋白質が合成され，新しいシナプスが形成される。

● **コルサコフ症候群** Korsakoff syndrome ──
慢性アルコール中毒とビタミンB_1欠乏により間脳が侵されると，前向健忘（新しい出来事を憶えられない），逆向健忘（昔の出来事を思い出せない），見当識障害，作話，病識の欠如などの記憶障害が起こる。

神経系(1)　高次神経機能(3) 情動

扁桃体は情動と本能行動の統合中枢である

情動は3つの過程からなる

私たちがさまざまな対象に快や不快，喜び，怒り，恐れ，悲しみなどの強い感情を抱くとき，同時に定型的な身体反応が起こる。たとえば，山道で突然熊に出会ったとすると，驚きとともにこわばった顔になり，逃げ出すために筋緊張が強まり，心拍数や血圧が上昇し，カテコールアミンの分泌増加が起こる。そして恐怖感を抱くだろう。このような主観的な感情とそれに伴う身体反応（**情動表出** emotional expression）とを合わせて**情動** emotion と呼ぶ。

情動は3つの過程に分けられる。①まず，対象物が有害か有益か，あるいは自分にどんな意味があるか，という情動的な評価を直感的に行う。②その評価に従って，自律神経系や内分泌系の反応と，姿勢や表情の変化などの骨格筋の反応が起こる。③このような情動表出とともに，恐れ，怒りなどの主観的な感情を体験する。

大脳辺縁系の扁桃体が情動の中枢である 78

ヒトの扁桃体を電気刺激すると，恐れや怒りの感情が誘発される。また，両側の扁桃体が損傷した患者では，他人の顔を見て，誰なのかは識別できるが，驚きや恐れなどの表情を的確に評価できない。さらに，扁桃体を含む両側側頭葉を破壊された動物は，情動反応が低下し，元来恐れていた物を近づけても何の反応も示さなかったり，敵に平気で近づいていったりするようになる。このように，扁桃体は，主に対象の情動的な評価に関わっている。その評価に必要な感覚情報は，大脳皮質の感覚連合野や視床から送られてくる。

主観的な感情の体験には，大脳皮質の前頭眼窩野や帯状皮質が関わる。たとえば，手術で帯状皮質前部を除去した患者は，痛みに苦しまなくなる。どこが痛むかは識別できるし，痛みに対する自律神経系の反応は起こるが，痛みに伴う強い不快感がなくなる。また，前頭眼窩野を破壊した動物では，通常有する攻撃性が減弱し，情動反応がみられなくなる。

情動表出には視床下部が関わる。視床下部は自律神経系と内分泌系の中枢であり，交感神経や副交感神経の活動を制御したり，下垂体からのホルモン分泌を調節する。扁桃体からの信号は視床下部に送られて，心拍数，血圧，呼吸，消化管運動，発汗，瞳孔などにさまざまな変化を引き起こす。

動物の視床下部を電気刺激すると，場所に応じて特徴的な情動表出が起きる。たとえば，ネコの視床下部外側部を刺激すると，怒りの身体反応が誘発される。血圧は上昇し，瞳孔が拡大して体毛を逆立て，背を丸めて尾を立てる。逆にこの領域を破壊すると，動物は穏やかになる。

視床下部や扁桃体からは，脳幹の運動神経核や網様体などに信号が送られて，顔面筋や顎運動による表情の表出，発声，筋緊張や姿勢の変化など，感情に伴う骨格筋系の変化を引き起こす。

● うつ病のモノアミン仮説

うつ病が，脳内のセロトニンやノルアドレナリンなどのモノアミン系神経伝達の異常で起こるという仮説がある。うつ病を誘発するような強いストレスでモノアミン系の活動に異常が生じたり，シナプスでセロトニンの再取り込みを阻害してセロトニンの作用を強める薬（SSRI）がうつ病に有効であったりすることに基づく。

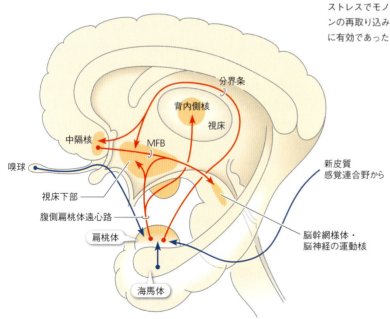

78 扁桃体の入出力

扁桃体へは，大脳皮質の感覚連合野や嗅球などから，すべての種類の感覚入力が入る。扁桃体からは，腹側扁桃体遠心路を介して，視床下部や視床背内側核，脳幹網様体や脳神経核などへ出力が送られ，情動表出を引き起こす。また，扁桃体は海馬や前頭眼窩野，帯状皮質などと相互連絡している。

（MFB；medial forebrain bundle 内側前脳束）

視床下部が本能行動を制御する 79

　個体および種族を維持するために不可欠な，動物の本能的な欲求（渇き，食欲，性欲など）によって起こる行動，すなわち飲水行動，摂食行動，性行動などを**本能行動** instinctive behaviorと呼ぶ．視床下部は，これら本能行動の制御に必要な内部環境因子をモニターしており，その内部環境情報と大脳辺縁系からの外部環境情報などを統合し，本能行動を制御している．

　飲水行動は，体液量の減少と体液浸透圧の上昇により誘発される．摂食行動は，毎回の摂食量を制御する短期的な因子と，体重を一定に保つように働く長期的な因子によって制御される．短期的な因子には，血液中のグルコースや遊離脂肪酸の濃度，血液中のインスリン，副腎皮質ホルモン，コレシストキニンなどのホルモン，消化管壁の伸展などがあり，長期的な因子の1つに，脂肪組織から分泌されるレプチンがあげられる．性行動の発現には，血中に性ホルモンが必要である．

　視床下部は，これらの内部環境因子を，視床下部に存在する受容体により直接モニターするか，身体各部の受容体で得られた情報を神経やホルモンを介して受け取っている．視床下部には，それぞれの本能行動を誘発する領域があり，内部環境因子に基づいて，行動を制御している．もとより，これらの本能行動は，上述した内部環境因子のみによって誘発されるのでなく，外部環境や24時間リズム，社会的な要因など，他の多くの因子によって制御されている．その制御因子の1つが，快感・不快感である．

●レプチン

1994年に肥満モデルマウスの研究から，肥満を制御するホルモンとして発見された．この肥満モデルマウスは，レプチンやレプチン受容体の遺伝子に異常があり，満腹を知らないかのように食べ続ける．レプチンは脂肪細胞から分泌され，視床下部のレプチン受容体に作用し，食欲を抑制したり，エネルギー消費量を増加させる．脂肪細胞に蓄えられる中性脂肪が増加すると，レプチン分泌量も増加する．すなわち，肥満傾向になるとレプチンの分泌量が増え，肥満を防ぐように働く．多くの肥満者では，レプチンが作用しにくい状態になっており，レプチンが分泌されても脂肪が減らず，肥満が進行する．

脳には報酬系が存在する

　脳内には快感を生み出す神経機構が存在し，**報酬系**と呼ばれる．報酬系は，種々の行動を動機づけるのに関わっている．中脳の**腹側被蓋野**に分布するドーパミン作動性ニューロンは，扁桃体，側坐核，帯状皮質，辺縁皮質，前頭皮質などへ投射する（81）．動物でこのドーパミン性投射を電気的に刺激すると，動物は食物などの報酬を得たかのように振る舞い，この電気刺激を報酬として種々の行動を学習することができる．また，コカイン，アンフェタミン，オピオイド，ニコチンなどの嗜癖性薬物は，この系を活性化する．

79 情動の形成とその表出機構

扁桃体では大脳皮質から種々の感覚入力が入り，海馬からの記憶情報と照合して，感覚情報の情動的な価値評価がなされる．扁桃体からは，視床下部や脳幹網様体，脳神経核などへ出力が送られ，自律神経系や内分泌系，骨格筋系による情動表出を引き起こす．一方，大脳皮質への出力は，主観的な感情の体験を生み出す．

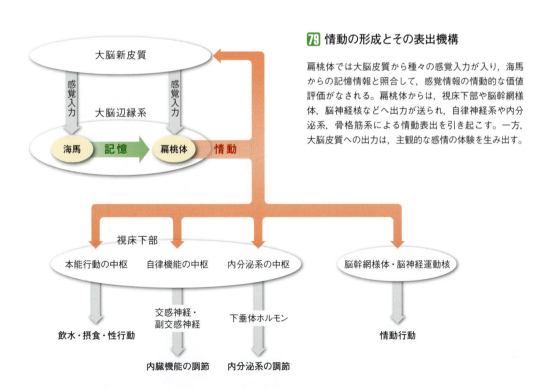

脳幹からの上行性投射が意識水準を調節している

網様体は中枢神経系の各所と連絡する

網様体 reticular formation は脳幹の中心部を占める領域で，神経細胞が密集した核を形成せず，散在性に分布する。神経細胞から伸びる樹状突起が網状に広がり，その間を通る神経線維も線維束を形成せず，散在性に走行する。

脳幹網様体へは末梢から各種の感覚入力が入り，また大脳皮質や小脳などからの投射がある。外側部には小型の介在ニューロンが分布し，脳神経核の運動ニューロンと神経回路網を形成して，脳神経が制御するさまざまな運動や自律神経系の反応に関わる。内側部には大型の投射ニューロンが分布し，上行性には脳の広範な領域に，下行性には脊髄へと軸索を伸ばしている。これらのニューロンは，身体の運動や体性感覚の調節，呼吸や循環の調節，あるいは睡眠や覚醒レベルの制御に関わっている。

上行性投射により大脳が賦活化する

脳幹部にはモノアミンを伝達物質とするニューロン群が存在し，その軸索は大脳皮質の全域を含めて脳全体へ広く及んでいる。**青斑核** locus caeruleus からのノルアドレナリン性投射，**縫線核** raphe nuclei からのセロトニン性投射，さらに視床下部からのヒスタミン性投射がある。これらのニューロンの軸索は枝分かれを繰り返し，広い領域に投射する。このような投射を**汎性投射系**と呼ぶ。近年見出された視床下部外側部のオレキシン性ニューロンも汎性に投射する。また，脚橋被蓋核や外背側被蓋核のコリン作動性ニューロンは，視床の髄板内核へ投射し，髄板内核からは大脳皮質へ広汎な投射がある。

これらの上行性投射系は，脳の広い領域の活動を同時に調節できる。これらの系が活性化すると大脳全体が興奮し，覚醒レベルや注意力が上がり，感覚刺激に対する反応が増強されることから，**上行性賦活系**と呼ぶ。

脳波は脳の活動レベルを示す

脳波は，脳の電気的活動を頭皮上から記録したものであり，多数の大脳皮質ニューロンの膜電位の変動を主に反映している。脳波は，周波数によって，速いほうからβ波（14〜30 Hz），α波（8〜13 Hz），θ波（4〜7 Hz），δ波（0.5〜3 Hz）に分けられる。

脳波は，意識や睡眠状態などの脳の全般的な活動レベルを反映する。成人が覚醒していて静かに眼を閉じているときには（瞑想中），脳の後部を中心にα波が優位にみられる。開眼したり，瞑想中でも精神を何かに集中すると，α波が消失し，低振幅のβ波が現れる（αブロッキング）。また，脳の活動が異常に亢進すると特徴的な波が出現するので，てんかんの診断に不可欠である。脳死のときには，脳波は持続的に平坦になる。

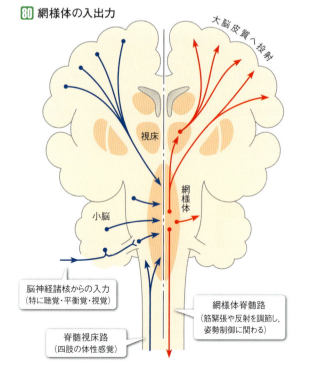

80 網様体の入出力

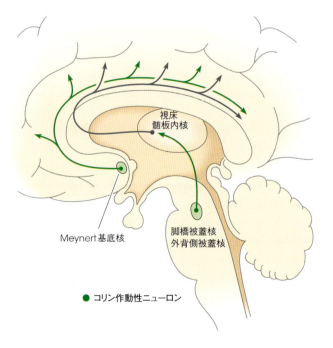

81 脳のコリン作動性ニューロンとモノアミン作動性ニューロン

睡眠は複数のステージに分けられる 82

　睡眠には徐波睡眠とレム睡眠の2つの段階がある。最初に寝入るときは徐波睡眠で，続いてレム睡眠に入り，以後，徐波睡眠とレム睡眠を交互に繰り返す。成人では一晩の間に4～6回レム睡眠に入る。

　徐波睡眠 slow wave sleep は4段階に分けられる。眠りに入りうとしている第1段階では，脳波は覚醒時に比べα波の振幅が低下し出現頻度も低下して，代わりに低振幅の徐波（θ波やδ波）が現れる。また，ときどき鋭波が出現する。浅い睡眠相の第2段階に入ると，低振幅の徐波が連続するようになり，ときどき12～14Hzの睡眠紡錘波やK複合が出現する。さらに深い睡眠相に入ると，高振幅のδ波が現れる。δ波が20～50％のときを第3段階，50％以上を第4段階とする。深い睡眠相では，筋緊張や反射が低下し，さらに交感神経系の活動が低下して副交感神経系が優位となり，血圧下降，心拍数減少，縮瞳などが起きる。

　レム睡眠 REM sleep では，その名の由来である**急速眼球運動** rapid eye movement が起こっている。深く眠っていて，全身の骨格筋の緊張は消失しているが，脳波は覚醒時や徐波睡眠の第1段階に似た低振幅波を示す。このように，行動上休んでいるにも関わらず，大脳は起きているときのように活動していることから，**逆説睡眠**とも呼ばれる。また，呼吸や心拍は不規則になり，男性では勃起が起きる。レム睡眠中の人を覚醒させると，夢を見ていたと述べる。

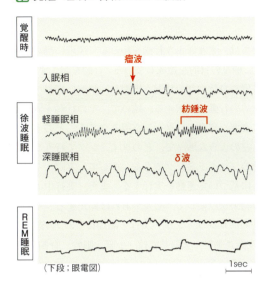

82 覚醒・睡眠の各相における脳波

　徐波睡眠を発現させる神経機構は，視床下部前部（視索前野）を含む前脳基底部に存在する。この領域を電気刺激すると脳波が徐波化し睡眠を誘発でき，この領域を破壊すると不眠になる。また，レム睡眠を発現させる機構は，吻側橋網様核を中心に存在する。この領域を損傷すると，長期間レム睡眠が除かれる。

● **ナルコレプシー**

日中，猛烈な眠気に襲われ数分間睡眠に落ちたり（睡眠発作），突然に抗重力筋の力が抜けたり（カタプレキシー），入眠時や覚醒時に金縛りにあって動けなくなったりする（睡眠麻痺）。視床下部のオレキシン系の障害による睡眠障害と考えられ，覚醒状態から徐波睡眠を経ずにすぐにレム睡眠に入ってしまう。睡眠時の無呼吸を合併することがある。

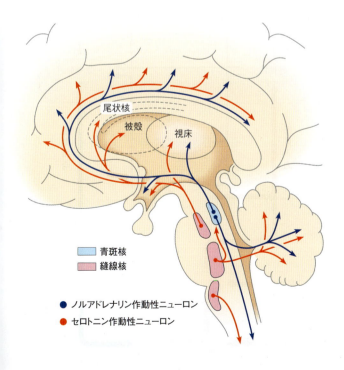

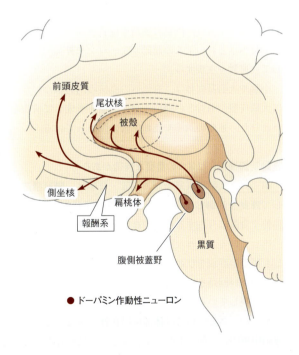

神経系(1) 運動系

運動機能は複数の中枢により階層的に制御されている

私たちは，さまざまな行動を起こして環境に働きかけることで，種々の目的を達成している．行動を起こす際には，まず外界や身体内部の状況を把握し，状況に応じて目的達成のための行動を選択する．続いて，その行動を実現するために必要な運動のパターンを組み立てる．どのような運動を，どのような順序で，どのタイミングで行うか，という運動のプログラミングである．そして，実際にそのプログラムに基づいて運動を実行する．また，実行中の運動や運動の結果を点検して，必要があれば修正する．このような運動のプログラミング・実行・調節は，5つの運動中枢（大脳皮質運動野，大脳基底核，小脳，脳幹，脊髄）が協同して行っている．

5つの運動中枢が運動を制御する 83

脊髄や脳幹には，骨格筋へ出力を送る**運動ニューロン** motor neuron が存在する．どのような運動でも，実行時には必ず運動ニューロンから筋へ運動指令が送られなければならないので，この経路を**最終共通路**と呼ぶ．また脊髄や脳幹には，**反射**のような，定型的で協調した運動を起こす神経回路が存在する．さらに脳幹は，脊髄への下行路を介して脊髄の神経回路を調節し，姿勢や歩行などの自動的な運動を制御している．

大脳皮質には複数の**運動野** motor area が存在し，複雑で多様な随意運動のプログラミングを行う．運動野は，感覚連合野や前頭連合野から各種の感覚情報や認知的な情報を受け取り，それらを統合して運動を組み立てる．大脳皮質からの運動指令は，皮質脊髄路や皮質延髄路を介して脊髄や脳幹へ送られ，そこの運動ニューロンや神経回路に作用して，運動を実現する．

小脳や大脳基底核は，脊髄への直接の出力はないが，主に大脳皮質や脳幹との間でループ回路を形成して情報をやりとりし，運動の調節や運動学習に関わっている．

運動制御機構には3つの重要な特徴がある

第一に，大脳皮質運動野・脳幹・脊髄は，**階層構造**をなして運動を制御している．大脳皮質は運動指令を送る際，脳幹や脊髄に存在する要素的な協調運動を司る神経回路を活用している．複雑な随意運動を指令するときでも，必ずしも運動の詳細をひとつひとつ指示する必要はなく，いくつかの神経回路を組み合わせて駆動することで，複雑な運動を実現している．

第二に，運動中枢には**体部位局在性**がある．それぞれの運動中枢内に，顔，上肢，下肢などの領域が存在する．そして，運動野の上肢領域は脊髄の上肢運動ニューロンに投射する，というように，運動中枢の間でそれぞれ対応する体部位領域が連絡している．

第三に，それぞれの運動中枢に感覚情報が入り，それを運動制御に生かしている．脊髄へは，筋や腱，皮膚などからの体性感覚が直接入力され，運動の遂行に重要な役割を果たしている．たとえば，筋紡錘からの感覚線維が障害された患者や，脊髄の後根を切断した動物では，運動を円滑に遂行することができなくなる 84．脳幹や小脳へは，体性感覚情報に加えて，前庭系から平衡感覚情報が入り，姿勢や眼球運動の制御に関わっている．大脳皮質運動野へは，体性感覚情報に加えて，感覚連合野から視覚や聴覚などの情報が入り，随意運動のプログラミングに寄与している．

一次運動野は運動ニューロンへ指令を送る 85

中心溝の前方，中心前回（ブロードマン4野）に**一次運動野**が存在する．この領域を弱い電流で局所的に刺激すると，手足の運動を誘発できる．またこの領域が損傷すると，運動麻痺が生じる．刺激部位や損傷部位と身体部位との対応から，一次運動野内の異なる領域はそれぞれ身体の異なる部位を制御していることがわかる〔p.616参照〕．

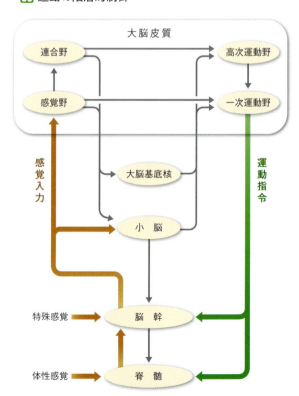

83 運動の階層的制御

一次運動野は，高次運動野や体性感覚野からの入力を受け，皮質脊髄路や皮質延髄路を介して脊髄や脳幹へ出力を送る。一次運動野から脊髄へ出力を送る神経細胞の活動は，運動を引き起こす筋の活動より数十ミリ秒先行して開始する。また，運動の種類に応じて，筋活動と同じように活動パターンが変化する。一次運動野は，運動指令を脊髄へ出力していると考えられる。

高次運動野は運動のプログラムを生成する

　一次運動野の前方（ブロードマン6野）には，**補足運動野** supplementary motor areaや**運動前野** premotor areaなどの高次運動野が存在する。補足運動野は大脳半球の内側面，運動前野は背外側面に位置する。これらの高次運動野は，前頭連合野や各種の感覚連合野からの入力を受け，一次運動野や脊髄へ出力を送る。高次運動野の電気刺激でも運動が生じる。おおまかな体部位局在性があり，補足運動野では前から後ろへ向かって，顔，上肢，下肢の運動が誘発される。運動前野では内側から外側へ向かって，下肢，上肢，顔の運動が誘発される。ただし，一次運動野と比べて，運動誘発のためには強い刺激が必要であり，また誘発される運動も複合的な運動になりやすい。

　高次運動野の損傷では運動障害が生じる。一次運動野の場合と異なり，運動麻痺ではなく，運動がうまくできなくなる。たとえば補足運動野の損傷では，自発的な運動や発語が減少する。強く促すと手足を動かしたり話したりできるので，動かせないのではなく，自ら動かすことが障害されている。また，左右の手を協調して使う動作，手指と肩や肘を同時に動かす運動，両手を使って一定のリズムで楽器を叩く運動など，さまざまな協調運動が障害される。

　高次運動野の神経活動には，一次運動野と異なる特徴がある。1つは，単純な運動ではあまり活動せず，複雑な順序立てた運動でより活動することである。また，同じ運動を行うときでも状況によって活動が変化してくる。補足運動野は脳に記憶された情報に基づいて運動を行うときに，運動前野は視覚情報に基づいて運動を行うときに，より活動する。さらに，高次運動野では運動遂行時以外にも活動がみられる。たとえば，次に行うべき運動を準備しているときや，複雑な順序立てた運動を頭の中でイメージしたときに活動が生じる。さらに，相手の動作を見たときにも運動前野が活動することが示され，運動前野が動作の理解や相手とのコミュニケーションに関わっているかもしれない，と注目されている。

84 脊髄反射経路の切断実験

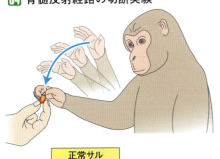

正常サル
まっすぐエサに手を伸ばし，つかむ。

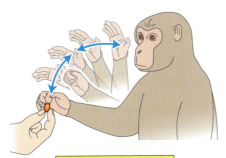

頸髄後根を切断したサル
腕を前後に振って数回の試行ののち，やっとエサをつかむことができる。

(Bossom, J : *Brain Research* 71 ; 1974)

85 一次運動野と高次運動野

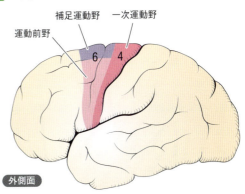

外側面

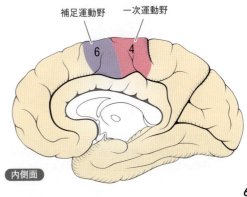

内側面

神経系(1) 運動系

脊髄は運動における下位中枢である

脊髄には，筋を直接支配する運動ニューロンが存在する。脊髄から伸びる運動神経線維は，運動指令が必ず経由する最終共通路となっている。また，脊髄には運動ニューロンのほかに，介在ニューロン（同じ髄節内に投射する）や脊髄固有ニューロン（他のレベルの髄節に投射する），投射ニューロン（脳に投射する）が存在し，反射やリズム運動を支配する神経回路を形成している。

筋には深部感覚の受容器が存在する 86

骨格筋には，筋の伸展度や筋にかかる張力を検出する固有受容器が備わっている。

筋紡錘 muscle spindleは，筋線維の間に埋もれて存在する紡錘形の伸展受容器である。筋線維と平行に走る**錘内筋線維**の束からなり，結合組織に包まれている。Ⅰa群感覚線維は錘内筋線維に**一次終末**を形成し，筋の長さと伸展速度に応じて応答を変化させる。特に筋が急速に引き伸ばされたときに興奮する。Ⅱ群線維は**二次終末**を形成し，筋の長さに応じて興奮する。筋紡錘の両端の錘内筋線維は，脊髄のγ運動ニューロンの支配を受けており，これによって筋紡錘の感度が調節される。γ運動ニューロンが興奮すると，両端の錘内筋線維が収縮し，筋の伸展を感知する筋紡錘の中央部は引き伸ばされるので，検出感度が高まる。

ゴルジ腱器官 tendon organ of Golgiは，筋と腱との移行部に存在し，この部にかかる張力を感知する。外力や筋収縮によって腱が引っ張られると，興奮する。

● α-γ連関

随意運動の遂行時，多くの場合，α運動ニューロンとともにγ運動ニューロンも活性化される。α運動ニューロンだけが興奮すると，錘外筋の収縮に伴って筋紡錘も短縮してしまい，筋紡錘は機能を果たせなくなってしまう。γ運動ニューロンが同時に興奮することで，錘内筋が収縮して筋紡錘が引き伸ばされ，運動中も筋紡錘の感度が適切に維持される。

末梢からの入力が脊髄に伝わり，運動が生じる

筋や関節，皮膚などの末梢からの感覚入力が，脊髄内の神経回路を介して定型的な運動を引き起こすとき，これを**脊髄反射** spinal reflexという。末梢からの入力の種類により，以下のような多様な運動が発生する。

1) 伸張反射 87

筋を引き伸ばすと，伸ばされた筋が収縮する反射で，このとき拮抗筋は弛緩する。ハンマーで膝蓋靱帯を叩いて誘発する**膝蓋腱反射**はその代表例である。筋の伸張を筋紡錘が感知し，その興奮をⅠa群線維が脊髄へ伝える。Ⅰa群線維は，脊髄内でその筋を支配する運動ニューロンに直接シ

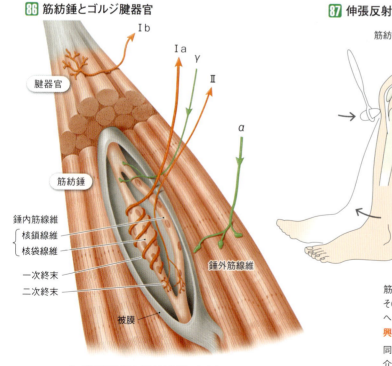

86 筋紡錘とゴルジ腱器官

Ⅰa群感覚線維は，錘内筋線維の中央部にラセン形の終末をつくる。ここは核が多く集まり，筋フィラメントが少ない部分である。γ運動線維は，錘内筋線維の両端部に終末をつくる。

87 伸張反射

筋紡錘の興奮はⅠa線維によって脊髄へ伝えられ，その筋を支配するα運動ニューロンを興奮させる。筋への刺激が同じ筋に作用を及ぼすことから，**自原性興奮** autogenous excitationと呼ぶ。

同時にⅠa線維の側枝は，抑制性介在ニューロンを介して拮抗筋のα運動ニューロンを抑制する。これを**相反性抑制** reciprocal inhibitionという。

ナプス結合し，これを興奮させる。運動ニューロンの興奮はα線維により筋に伝えられ，伸ばされた筋が収縮する（**自原性興奮**）。この反射は，ただ1つのシナプスを介する**単シナプス反射**である。Ⅰa群線維はまた，脊髄内で抑制性介在ニューロンに接続する。抑制性介在ニューロンは拮抗筋の運動ニューロンを抑制し，拮抗筋が弛緩する（**相反性抑制**）。伸張反射は，筋緊張を維持し，筋の長さを一定に保つように働き，姿勢や肢位を保持することに役立つ。

2) 筋に加わる力による反射 88

筋にかかる張力に応じて，筋の収縮を調節する反射である。筋張力を腱器官が感知し，その興奮をⅠb群線維が脊髄へ伝える。Ⅰb群線維は脊髄内で抑制性介在ニューロンに接続し，抑制性介在ニューロンはこの筋の運動ニューロンを抑制する。その結果，張力のかかった筋が弛緩する（**自原性抑制**）。Ⅰb群線維は同時に興奮性介在ニューロンをも興奮させる。興奮性介在ニューロンは拮抗筋の運動ニューロンを興奮させ，拮抗筋は収縮する。この反射は，筋にかかる張力を一定に保ち，過度の張力がかかるのを防いでいる。主に伸筋からの入力により，伸筋の弛緩と屈筋の収縮が起こる。

3) 屈曲反射 89

皮膚に侵害刺激が加わったときに，肢を引っ込めて刺激を避けようとする反射である。たとえば，足裏で画鋲を踏むと，反射的に足を引き上げる。このとき対側の足は，身体を支えるように伸展する（**交叉性伸展反射**）。皮膚の侵害受容器や関節・筋の高閾値受容器の興奮は，種々の求心性線維（屈曲反射求心性線維）により脊髄へ伝えられる。脊髄内では，いくつかの介在ニューロンを介して，刺激側の複数の屈筋の運動ニューロンが興奮し，複数の伸筋の運動ニューロンが抑制される。その結果，屈筋群が収縮し伸筋群が弛緩して，肢を引っ込める。対側では，伸筋の運動ニューロンが興奮し屈筋の運動ニューロンが抑制される。その結果，伸筋群が収縮し屈筋群が弛緩して，肢が伸びて体重を支え姿勢を保持する。

脊髄反射を中枢指令が調節している

脊髄反射の経路は脊髄内に存在するが，反射の出現は脳からのさまざまな調節を受けている。たとえば，錐体路の損傷では，反射経路に異常はないのに，伸張反射の亢進が生じる（錐体路症状の1つ）。また，診察時に患者が緊張して伸張反射が出現しにくいことがあるが，注意を逸らすことにより正常の反応を引き出すことができる。

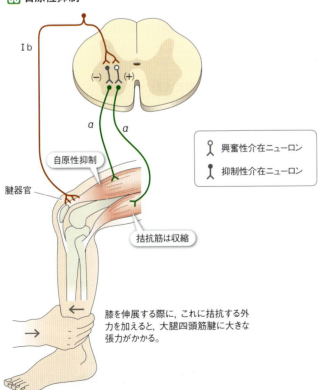

88 自原性抑制

膝を伸展する際に，これに拮抗する外力を加えると，大腿四頭筋腱に大きな張力がかかる。

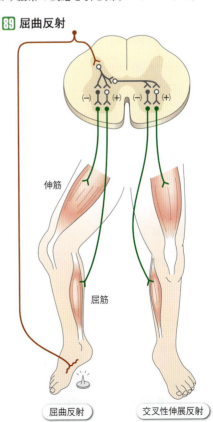

89 屈曲反射

姿勢制御，眼球運動の中枢は脳幹にある

倒れないように姿勢を制御する

私たちは，二足で立ち，歩いたり走ったりして移動し，重い物を持ち運ぶことができる。重力のある地上で，転ばずにこれらの作業をするためには，身体の動きに応じて頭部や四肢の位置を調節し，身体の重心を安定に保つ必要がある。このような姿勢制御は，脳幹や脊髄などに中枢のあるさまざまな**姿勢反射** postural reflex の組み合わせによって行われる。姿勢反射を引き起こす入力として，前庭器からの頭部の動きの情報，関節や筋の固有受容器からの情報，眼からの視覚情報などがある。

1) 前庭頸反射 90

頭部が地面に対して傾いたときに，頭部を垂直に保とうとする反射である。たとえば，つまずいて前に倒れそうになったとき，頭部を後屈させ，垂直を保つ。頭部の回転運動は前庭半規管によって検出される〔p.726参照〕。その情報は**前庭神経核**に送られ，さらに前庭脊髄路を介して頸筋の運動ニューロンを興奮あるいは抑制することにより，頭部を反対方向に回転させる。

2) 頸反射 91

頭がねじれたとき，すなわち頭部と頸部の位置関係がずれたとき，頸部の関節や筋の固有受容器からの信号に応じて，四肢の反射的な伸展や屈曲が起きる。たとえば，頭部

90 前庭頸反射（水平方向の例）

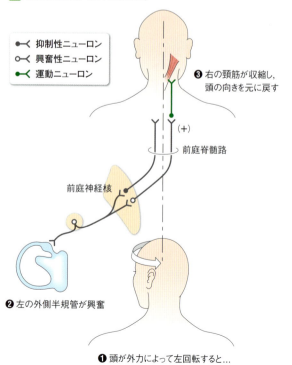

❶ 頭が外力によって左回転すると…
❷ 左の外側半規管が興奮
❸ 右の頸筋が収縮し，頭の向きを元に戻す

- 抑制性ニューロン
- 興奮性ニューロン
- 運動ニューロン

91 頸反射

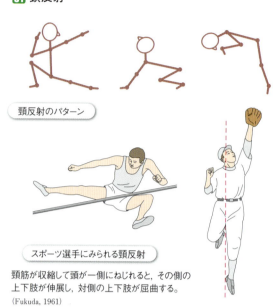

頸反射のパターン

スポーツ選手にみられる頸反射

頸筋が収縮して頭が一側にねじれると，その側の上下肢が伸展し，対側の上下肢が屈曲する。
(Fukuda, 1961)

を左右の一側に向けると，同側の上下肢が伸展し，対側の肢は屈曲する。頭部を後屈すると上肢の伸展と下肢の屈曲が起き，頭部を前屈すると上肢の屈曲と下肢の伸展が起きる。通常，これらの反射を直接観察する機会はないが，日常生活のさまざまな場面，たとえばスポーツ選手の無意識な体勢に頸反射と同様の姿勢をみることがあり，このような姿勢を反射的に作る神経回路の存在を示している。

よく見えるように眼球を動かす

眼球は，意識しないときでも休みなく動いている。その目的は，よく見るために，視野がぶれないように安定させ，対象物を網膜の中心部でとらえることである。そのために，頭部が動いたり，あるいは対象物が動いたりしても，視線を対象物へ向ける仕組みが備わっている。

1) 前庭動眼反射 92

頭部が動いたとき，それを打ち消す方向に眼球を回転させ，視線を一定方向に保つ反射である。たとえば，頭部を左側に向けると，眼球は右側に回転する。このとき左の半規管からの求心性インパルスが増加し，前庭神経核ニューロンを興奮させる。前庭神経核ニューロンは外転神経核へ出力を送るが，同側に対しては抑制性，対側に対しては興奮性である。さらに，外転神経核から対側の動眼神経核へ興奮性の投射がある。結果として，右の外側直筋と左の内側直筋を支配する運動ニューロンが興奮し，これらの外眼筋が収縮して左右の眼球は右側へ回転する。

92 前庭動眼反射（水平方向の例）

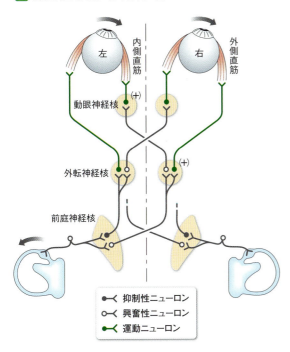

方向ではなく，両眼とも内側に向かって動く。これを輻輳運動と呼ぶ。この運動は，両側の内側直筋の収縮で生じ，中脳の動眼神経核領域で制御される〔p.717参照〕。

脳幹の損傷は特徴的な眼球運動障害を生じる

橋の外転神経核から中脳の動眼神経核へ向かう神経線維は**内側縦束** medial longitudinal fasciculus；MLFを通る。内側縦束の損傷（MLF症候群）では，側方に視線を向けるとき，一側の眼球は外転するが，他側の眼球は内転しない，という特徴的な症状が出現する。これは，傍正中橋網様体から橋の外転神経核へは運動指令が伝わるが，MLFの損傷により中脳の動眼神経核へは運動指令が伝わらないことによる。

脳幹の刺激は歩行を誘発する

歩くときには，左右肢の屈筋と伸筋をタイミングよく収縮させる必要がある。この運動の基本的なパターンは，脊髄の神経回路で形成される。脳幹には，脊髄の歩行神経回路を駆動する領域がある。たとえば，ネコで中脳と橋の境界部の網様体を電気刺激すると，動物は歩き始める。この領域は中脳歩行誘発野と呼ばれ，この部への刺激は網様体脊髄路を介して脊髄に伝えられる。

2）視運動性反応

視野全体が一方向に動くと，視野を追うように眼球が回転する。あるところまでゆっくりと回転する（緩徐相）と，反対方向の急速な眼球運動（急速相）が起こって元の位置に戻り，再びゆっくりとした回転が生じ，これを繰り返す。たとえば，等速度で動いている電車から外を眺めているときに生じる眼球運動である。この反応は，視覚入力を脳幹で処理し，前庭神経核を介して外眼筋運動ニューロンを駆動している。

3）急速眼球運動

随意的に眼球を動かし，視線を対象物へ向ける運動で，**サッケード** saccadeとも呼ばれる。左右の眼球を同じ方向へ動かす（共同運動）機構が脳幹に存在する 93。たとえば，左方を見るとき，左眼の外転と右眼の内転が起こる。これは，左の**傍正中橋網様体** paramedian pontine reticular formation；PPRFからの信号が，左の外転神経核運動ニューロンと右の動眼神経核運動ニューロンを興奮させ，それぞれ左の外側直筋と右の内側直筋を収縮させることによる。これに対し，眼球運動の垂直成分は**中脳網様体** mesencephalic reticular formationで形成される。それぞれの領域は，**上丘**から運動指令を受け取る。上丘は，網膜からの視覚情報と大脳皮質や大脳基底核，小脳などからの情報を受け取り，それらを統合して眼球運動指令を形成している。

4）輻輳運動

近づいてくる物を見つめるときには，左右の眼球は同じ

93 急速眼球運動の中枢経路

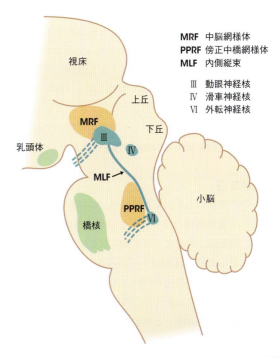

神経系(1) 運動系

錐体路が運動指令を脊髄に伝える

皮質脊髄路(錐体路)[94]

大脳皮質から脊髄へ投射する神経細胞の軸索は、まとまった線維束となり**皮質脊髄路**を形成する。皮質脊髄路は脳内最大の下行路で、大脳皮質からの運動指令を脊髄へ伝える。延髄の錐体を通ることから**錐体路**とも呼ばれる。系統発生学的に新しく、哺乳類で初めて出現し、ヒトにいたって最も発達している。

起始細胞(錐体路ニューロン)は大脳皮質の第V層に存在する。そこから伸びた軸索は放線冠を形成し、内包の後脚を通って中脳に至る。中脳では大脳脚を通過し、橋では小さな束に分かれて橋核の間を通る。延髄で再び合流してまとまった束となり**錐体**を形成する。延髄と脊髄の移行部で、約4分の3の線維が正中線を越えて対側へ交叉する(**錐体交叉**)。交叉した線維は脊髄側索の背側部を下行し、**外側皮質脊髄路**を形成する。残りの線維は交叉せず、同側の脊髄前索を下行し、**前皮質脊髄路**を形成する。

交叉した線維は、脊髄前角の外側部の運動ニューロンや中間層の介在ニューロンに終止する。主に四肢の遠位筋の制御に関わり、同様の領域に終止する赤核脊髄路とともに**外側運動系**と呼ばれる。非交叉の線維は、脊髄の腹内側部に両側性に終止する。主に体幹筋や四肢の近位筋の制御に関わり、同様の領域に終止する前庭脊髄路、網様体脊髄路、視蓋脊髄路などとともに**内側運動系**と呼ばれる。

皮質脊髄路は、単に運動野と脊髄の運動ニューロンを結ぶ経路というわけではない。錐体路ニューロンは、一次運動野(ブロードマン4野)ばかりでなく、高次運動野(6野)や体性感覚野(3, 1, 2野)、5野などにも存在する。一次運動野、高次運動野、その他の領野に約3分の1ずつ存在する。また、錐体路ニューロンは必ずしも脊髄の運動ニューロンに直接シナプス結合するわけではなく、むしろ多くは脊髄の介在ニューロンに終わる。直接シナプス結合する投射は系統発生学的に新しく、ヒトでよく発達しており、一次運動野の手指領域からの線維が多い。

皮質延髄路[94]

頭や顔の運動指令を伝える経路で、脳神経の運動核へ至ることから**皮質核路**ともいう。表情筋、外眼筋、咀嚼筋、咽頭筋、喉頭筋、舌筋などへ運動指令を伝える。運動野の外側部にある顔面支配領域からの線維は、内包膝を経て、脳幹の三叉神経核、顔面神経核、舌下神経核の運動ニューロンに直接シナプス結合する。多くは脳幹内で交叉する。

顔面上部の筋を支配する運動ニューロンへは、両側の運動野から同程度の線維が投射するが、顔面下部の筋を支配する運動ニューロンへは対側の運動野からの投射が優位である。そのため、一側の皮質延髄路の障害では、対側の顔面下部の筋力低下だけが生じ、額のしわ寄せなど顔面上部の運動は保たれる。

錐体路以外の下行路[95][96]

大脳皮質に始まる皮質脊髄路以外に、赤核、視蓋(上丘)、脳幹網様体、前庭神経核からも脊髄への投射がある。それぞれ赤核脊髄路、視蓋脊髄路、網様体脊髄路、前庭脊髄路と呼ばれる。これらのうち**視蓋脊髄路**、**網様体脊髄路**、**前庭脊髄路**は、同側または対側の脊髄前索を下行し、灰白質の腹内側部の介在ニューロンや脊髄固有ニューロンに終止する。前皮質脊髄路とともに内側運動系を構成し、主に体幹筋や四肢の近位筋を制御し、姿勢調節に関わる。**赤核脊髄路**は、対側の脊髄側索を下行し、灰白質の背外側部の介在ニューロンに終止する。外側皮質脊髄路とともに外側運動系を構成し、主に上肢の遠位筋の制御に関わる。

錐体路症状と錐体外路症状

皮質脊髄路が、運動野から脊髄運動ニューロンに至るまでの経路のどこかで損傷を受けると、①運動麻痺、②腱反射の亢進、③Babinski反射[97]などの異常反射といった症状が現れる。これらを**錐体路症状**と呼ぶ。運動麻痺の部位と広がりは、障害部位により決まる。

これに対し、運動麻痺ではなく不随意運動や筋緊張の異常などが顕著な運動障害があり、**錐体外路症状**と呼ぶ。主に大脳基底核の病変で出現することから、かつては大脳基底核が運動野とは独立して機能し、錐体路とは別の下行路を制御すると考え、その系を錐体外路系と呼んでいた。現在では、運動野と大脳基底核との密な線維連絡が明らかとなり、錐体路と独立した錐体外路系という考え方は適切ではなくなった。ただし、錐体路症状と錐体外路症状の区別は臨床診断上、重要である。

[97] バビンスキー反射

足底の皮膚を踵からつま先に向かってこすると、健常者では母趾が底屈するが、錐体路障害があると母趾は背屈する。この反射は1歳未満の正常乳児にも出現する。

94 皮質脊髄路（━），皮質延髄路（━）

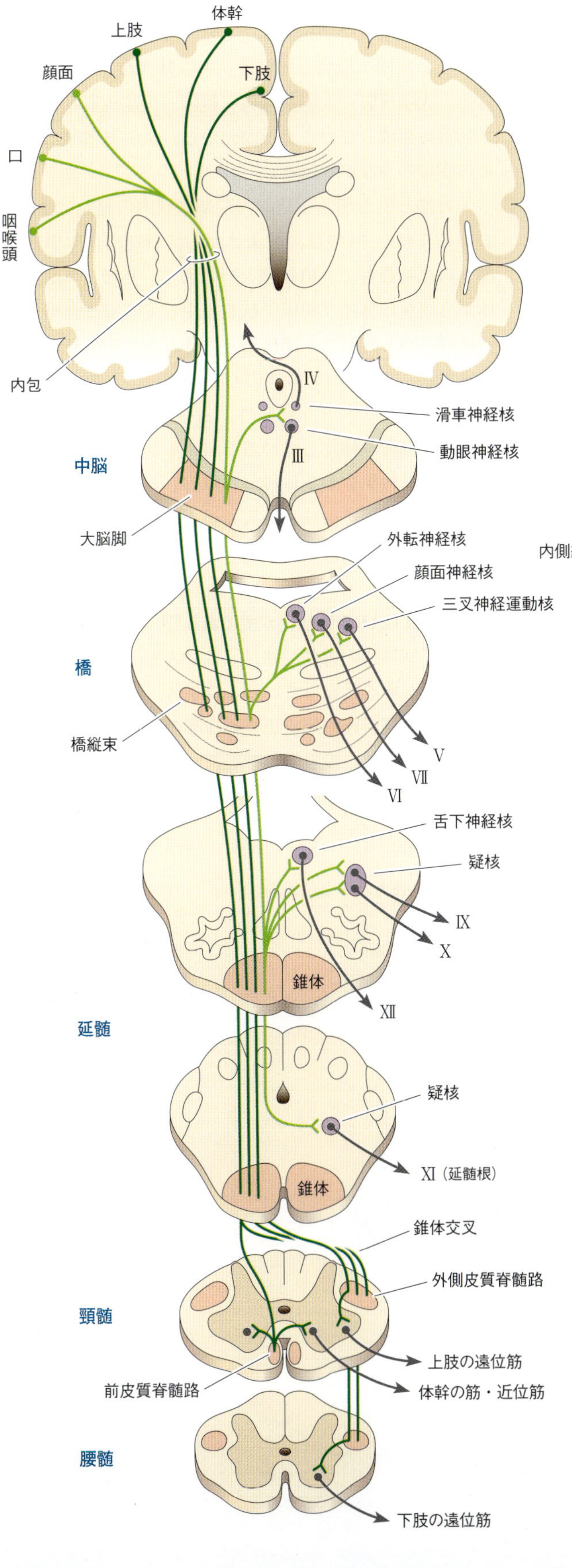

95 網様体脊髄路（━），前庭脊髄路（━）

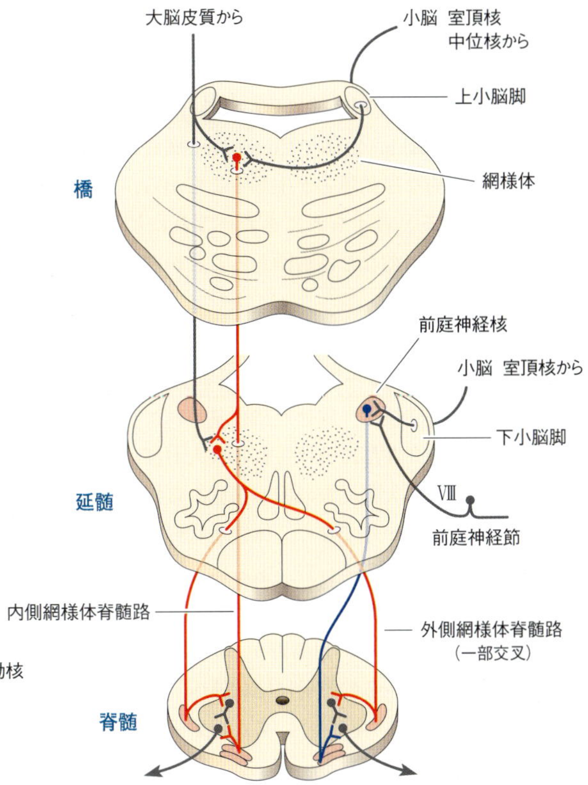

96 赤核脊髄路（━），視蓋脊髄路（━）

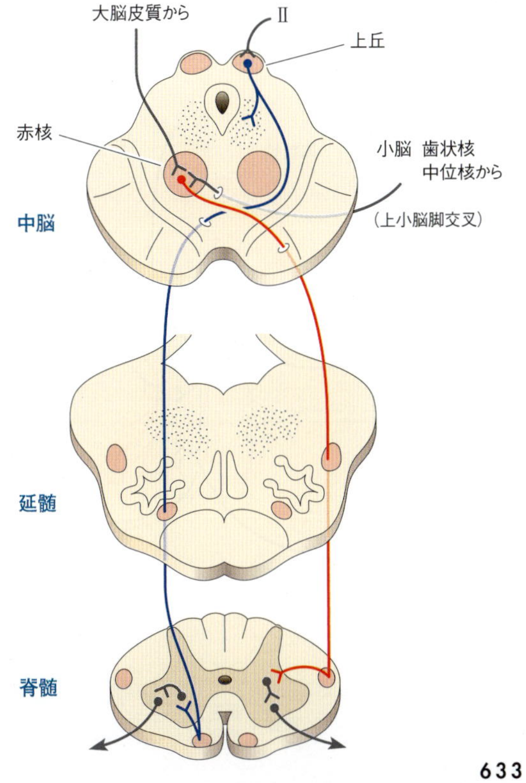

神経系(1) 運動系

基底核の損傷により特異な運動障害が生じる

　大脳基底核は大脳半球の深部に存在する核群で，**線条体**（尾状核と被殻からなる），**淡蒼球**（外節と内節に分かれる），**黒質**（緻密部と網様部に分かれる），**視床下核**などからなる（65）。Parkinson病やHuntington病などの大脳基底核疾患で特徴的な運動障害が生じることから，古くから運動制御に関わると考えられてきた。これに加えて最近では，認知機能や情動などにも関わることが明らかとなってきた。

基底核と大脳皮質はループ回路を形成する 98

　大脳基底核の諸核は，線維連絡に基づいて，入力部と出力部，その他の介在部に分けられる。入力部にあたるのが**線条体**で，ここへ大脳皮質の広い領域から投射がある。運動野からの投射ばかりでなく，体性感覚野，認知機能に関わる前頭連合野や頭頂連合野，あるいは情動に関わる前頭眼窩野や帯状皮質などからの投射もある。この皮質線条体投射には局在性があり，運動野からの投射は主に被殻へ，前頭連合野背側部からの投射は尾状核へ，前頭眼窩野からの投射は腹側線条体へ向かう。また線条体へは，視床の髄板内核群からの投射もある。

　出力部にあたるのは**淡蒼球内節**と**黒質網様部**で，これらの核から脳幹の脚橋被蓋核や上丘，視床の腹側核群へ投射がある。視床の腹側核群は，さらに前頭葉の大脳皮質のさまざまな領域へ投射している。大脳基底核を1つにまとめると，大脳皮質－大脳基底核－視床－大脳皮質というループ回路を形成していることがわかる。大脳基底核は，脊髄との直接のつながりはない。

　入力部と出力部とを結ぶ大脳基底核内の経路は，2つにまとめられる。1つは，線条体から淡蒼球内節や黒質網様部への直接投射で，**直接路**と呼ばれる。もう1つは，線条体から淡蒼球外節，視床下核を経由して淡蒼球内節や黒質網様部へ至る経路で，**間接路**と呼ばれる。大脳基底核からの出力は，この2つの経路のバランスにより決まる。黒質緻密部にはドーパミン作動性ニューロンが集積していて，線条体へ軸索を伸ばしている。パーキンソン病では，このドーパミン性黒質線条体投射が障害される。黒質緻密部へは線条体や脚橋被蓋核から入力がある。大脳皮質運動野から視床下核への直接投射もあり，ハイパー直接路という。

基底核ではGABA性伝達が主である 99

　大脳基底核内の神経回路は，GABAを伝達物質とする抑制性伝達が中心となっている。線条体，淡蒼球外節，そして出力部の淡蒼球内節や黒質網様部の投射ニューロンはすべてGABA性で，投射先の神経細胞を抑制する。線条体に

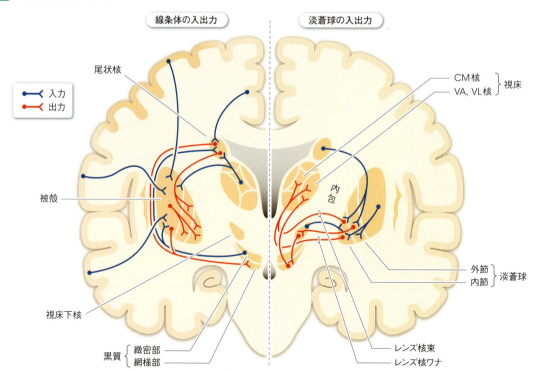

98 大脳基底核の入出力

はアセチルコリン性の介在ニューロンも存在する。視床下核の投射ニューロンは，基底核内で唯一グルタミン酸を伝達物質とする興奮性ニューロンである。

大脳皮質から線条体への入力はグルタミン酸を伝達物質とする興奮性である。大脳皮質からの入力が線条体の神経細胞を興奮させた場合，大脳基底核内の直接路を経由すると，線条体からの投射は抑制性なので，出力部の神経細胞には抑制がかかる。一方，間接路を経由すると，2つの抑制性伝達と1つの興奮性伝達を介することになるので，逆に出力部の神経細胞を興奮させる。黒質緻密部から線条体へのドーパミン性投射は，この2つの経路のバランスを調節している。

基底核は脱抑制で機能を発揮する

神経回路からみた大脳基底核の特徴は，出力が抑制性であることである。しかも，出力部の淡蒼球内節と黒質網様部の神経細胞は，きわめて高頻度で発火している。すなわち，投射先の活動を常時抑制していることになり，常にブレーキをかけている状態といえる。出力部の神経細胞の活動がさらに高まるとブレーキを強め（**抑制強化**），弱まるとブレーキを一時的にゆるめることになる（**脱抑制**）。大脳基底核はこのブレーキのかけ具合を調節することにより機能を発揮していると考えられる。運動機能についてみると，大脳皮質からのさまざまな情報に基づいて大脳基底核の活動が変化することにより，ブレーキをはずして必要な運動を実行したり，ブレーキを強めて不必要な運動を抑えたりしている。

基底核疾患では特異な運動障害が認められる

大脳基底核疾患では，損傷領域により，手足が固くなって動かしづらくなったり，手がふるえたり，また手足が勝手に動き出したりなどと，さまざまな運動障害が生じる。これらの障害は，大脳皮質運動野や皮質脊髄路の損傷により生じる，運動麻痺を中心とした錐体路症状とは異なり，錐体外路症状と呼ばれる。

基底核の損傷による運動障害は，大きく2つにまとめられる。1つは**運動減少・筋緊張亢進型**で，パーキンソン病に代表されるように，自発的な運動の減少や筋固縮などがみられる。大脳基底核の出力部の活動が亢進し，視床-大脳皮質系や脳幹を過度に抑制するために生じると考えられている。もう1つは**運動亢進・筋緊張減少型**で，ハンチントン病やバリスムに代表されるように，自分の意志と関係なく運動が生じる不随意運動が起こる。出力部の活動が低下し，視床-大脳皮質系や脳幹への抑制が利かないために生じると考えられている。

認知や情動に関わる基底核領域の損傷では，思考抑制や意欲低下が生じたり，感情が鈍麻したりする。

● パーキンソン病 Parkinson's disease ─────
黒質緻密部のドーパミン作動性ニューロンの変性により生じ，手足の振戦，筋の固縮，動作緩慢などの症状を呈する。無表情な顔つき（仮面様顔貌）と前屈姿勢が特徴的である。主に50～60歳代で発症し，徐々に進行していく。日本での有病率は1,000人に約1人と多い。ドーパミンの前駆物質であるL-dopa投与により症状が改善する。

99 大脳基底核の機能的構成

大脳基底核内の神経回路は，入力部の線条体から直接，出力部の淡蒼球内節・黒質網様部へ投射する直接路と，線条体から淡蒼球外節，視床下核を経由して出力部に向かう間接路とにまとめられる。線条体の活動は，直接路を経由すると出力部に抑制をかけ，間接路を経由すると2つの抑制性伝達と1つの興奮性伝達を介するので出力部を興奮させる。基底核疾患ではこの2つの系のバランスが崩れる。

興奮性ニューロン　GABA：γ-アミノ酪酸
抑制性ニューロン　Glu：グルタミン酸
　　　　　　　　　DA：ドーパミン
（ドーパミンはD₁受容体を介して興奮性に，D₂受容体を介して抑制性に働く）

神経系(1)　運動系

小脳皮質には規則的な神経回路が存在する

小脳の表面は灰白質からなる小脳皮質で覆われ、深部には小脳核がある。小脳皮質への入力は最終的に小脳核で統合され、出力される〔p.602参照〕。小脳疾患で特徴的な運動障害が生じることから、古くから小脳は運動や姿勢の制御に関わると考えられてきた。小脳皮質の微細構造はきわめて規則的で、その役割と動作原理の解明が進んでいる。

小脳皮質は3層構造をなす 100

小脳皮質は、小脳溝により多数の小脳回に分けられるが、どの部分も一様で、きわめて規則的な微細構造がみられる。巨大な**プルキンエ細胞** Purkinje cell 101 が皮質表面に平行に一列に並ぶ**プルキンエ細胞層**と、その表層の**分子層**、深部の**顆粒細胞層**の3層が区分される。分子層には**星状細胞** stellate cell と**バスケット細胞** basket cell が存在し、プルキンエ細胞の樹状突起が扇状に広がっている。顆粒細胞層には**ゴルジ細胞** Golgi cell と**顆粒細胞** granule cell が存在する。

顆粒細胞の軸索は皮質表面に向かって伸び、表面に至って分岐し、表面と平行に走行する**平行線維**となって長く伸びる。平行線維は、プルキンエ細胞の樹状突起の扇状の広がりと直交するように走る。プルキンエ細胞の樹状突起は、多数の平行線維に突き抜かれる形になる。

小脳皮質は2系統の入力を受ける

小脳皮質には5種類の神経細胞が存在するが、興奮性ニューロンは顆粒細胞だけで、他はいずれも抑制性ニューロンである。小脳皮質への入力は、苔状線維と登上線維によってもたらされる。**苔状線維** mossy fiber は、脊髄、前庭神経核、橋核、脳幹網様体などから起こり、小脳核と小脳皮質の顆粒細胞に終止し、これらに興奮性入力を与える。顆粒細胞はさらに平行線維を介してプルキンエ細胞に興奮性入力を与える。**登上線維** climbing fiber は、延髄の下オリーブ核から起こり、下小脳脚を通って対側の小脳核と小脳皮質のプルキンエ細胞に終わる。特にプルキンエ細胞の樹状突起にからみつくように終止し、きわめて強い興奮作用を及ぼす。

小脳皮質からの唯一の出力がプルキンエ細胞の軸索で、小脳核や前庭神経核に終止し、これらに抑制作用を及ぼす。小脳核からは、脳幹網様体、前庭神経核、赤核、視床などへ投射がある。

ゴルジ細胞、バスケット細胞、星状細胞は抑制性介在ニューロンである。ゴルジ細胞は、顆粒細胞からの入力により興奮し、顆粒細胞を抑制する。すなわち、顆粒細胞が興奮しすぎないように負のフィードバック回路を形成している。バスケット細胞と星状細胞は、平行線維からの入力により興奮し、プルキンエ細胞を抑制する。平行線維からの入力は、プルキンエ細胞に対して直接的に作用すると興奮性に、介在ニューロンを介して作用すると抑制性に働くことになる。

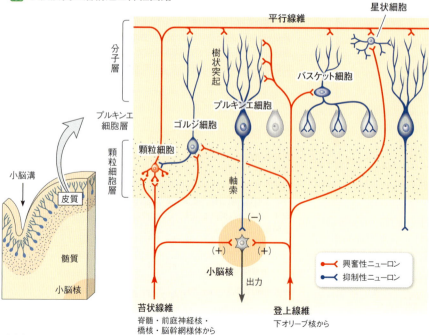

100 小脳皮質の層構造と神経回路

101 プルキンエ細胞

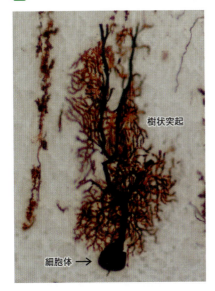

102 小脳皮質のマイクロゾーン

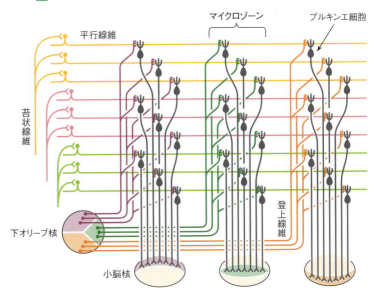

小脳皮質は機能単位に分けられる 102

　下オリーブ核と小脳皮質と小脳核には，それぞれの投射領域に対応関係がある．すなわち，下オリーブ核内の小領域からの登上線維は，小脳皮質内で前後方向に広がる帯状領域(**機能帯**)に分布する．この帯状領域からのプルキンエ細胞の軸索は，小脳核や前庭神経核内の特定の領域に終わる．ここへは，下オリーブ核内の同じ小領域からの登上線維の側枝も終止する．すなわち，小脳皮質の機能帯と小脳核や下オリーブ核の小領域とは，1つの複合体を形成して機能していると考えられる．小脳皮質の機能帯の中で，さらに幅500μm，長さ5mm程度の領域が1つのまとまった機能単位として働いていると考えられており，**マイクロゾーン**と呼ばれる．

プルキンエ細胞は2種類の活動電位を発生する 103

　プルキンエ細胞は，上述したとおり，2系統の興奮性入力を受ける．すなわち，苔状線維−顆粒細胞−平行線維と伝わってくる入力と登上線維からの入力である．1個のプルキンエ細胞は，1万個以上の顆粒細胞と1本の登上線維から入力を受ける．これら2系統の入力に応じて，個々のプルキンエ細胞に2種類の活動電位が発生する．1つは**単純スパイク** simple spikeと呼ばれ，他のニューロンの活動電位と同様の形状で，1秒間に50〜100回と高頻度に発生する．これは平行線維からの入力で生じる．体性感覚や平衡感覚の刺激，あるいは上下肢や眼球の運動に応じて活動が変化する．もう1つは**複雑スパイク** complex spikeと呼ばれ，通常の活動電位と異なる多峰性の幅広い活動電位で，1秒間に約1回と低頻度に発生する．これは登上線維からの強力な興奮性入力で生じる．

長期増強

　上記のような低頻度に発生する複雑スパイクの役割は何だろうか．プルキンエ細胞において，複雑スパイクを発生させる登上線維と特定の平行線維からの入力が同期して繰り返し入ると，その後，その平行線維とプルキンエ細胞の間のシナプスの伝達効率が長期にわたって抑制される(**長期抑制** long-term depression)．

　この実験事実に基づいて，小脳の動作原理は次のように考えられる．登上線維からの入力は運動の誤差情報を伝え，プルキンエ細胞に複雑スパイクを発生させる．複雑スパイクが発生すると，誤差を生じさせた信号を伝える平行線維とプルキンエ細胞との間のシナプスの伝達効率が抑制される．すなわち，不適切な信号を伝えるシナプスの伝達効率が低下する．適切な信号を伝達するシナプスの伝達効率は維持されることにより，プルキンエ細胞の出力が適切なものへと変化していく．このような動作原理に基づいて，小脳はさまざまな運動学習に関わると考えられている．

103 プルキンエ細胞の活動電位

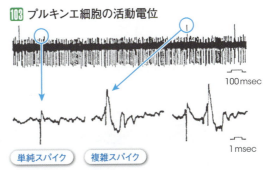

神経系(1) 運動系

小脳は感覚情報と運動指令を統合し，運動を調節する

小脳皮質の3領域は異なる役割を担っている

小脳皮質は，どの領域でも一様で規則的な微細構造になっているので，共通の原理で働いていると考えられる。しかし，部位により入力と出力が異なっており，前庭小脳，脊髄小脳，橋小脳の3領域に区分される〔p.603参照〕。3つの領域はそれぞれ異なる役割を担っている。

1) 前庭小脳

片葉小節葉を占める前庭小脳は，内耳の前庭器から直接入力を受け，出力を前庭神経核に送る。前庭神経核からは，脊髄や外眼筋の運動ニューロンへ出力が送られる。前庭小脳は，頭部の位置や傾きの情報をもとに，姿勢や眼球運動の調節に関わっている。

2) 脊髄小脳

脊髄からの入力が，直接あるいは脳幹の神経核を介して入る。出力は，小脳核（**室頂核**と**中位核**）を介して，前庭神経核や脳幹網様体，赤核，視床へ送られる。前庭神経核や脳幹網様体，赤核からは脊髄へ出力が送られ，視床は大脳皮質運動野へ出力を送る。小脳から運動野を経由して脊髄へ至る経路は，途中で2回交叉する。

脊髄小脳は，足底の圧受容器を含めて，全身の筋，腱，関節，皮膚の感覚受容器から運動や姿勢に関する情報を受け取っている。その情報を処理して，脊髄の運動ニューロンに働きかけ，体幹や四肢の運動を調節している。

脊髄小脳では，領域により異なる身体部位からの入力が入る。すなわち体部位局在性 104 がある。大脳皮質とは異なり，身体の左側は小脳の左側，身体の右側は小脳の右側と，同側性に再現されている。これは，脊髄から小脳皮質に至る経路が非交叉，あるいは途中で2回交叉するためである。正中に近い小脳虫部を体幹が占め，その外側を四肢の近位部，さらに外側の傍虫部（中間部）を四肢の遠位部が占める。虫部は主に身体の平衡や姿勢の調節，四肢の自動的な運動の調節に，傍虫部は四肢による細かな運動の調節に関わっている。

3) 橋小脳

小脳半球の大部分を占める橋小脳には，橋核を介して大脳皮質からの入力が入る。出力は，小脳核（**歯状核**）を介して視床に送られ，視床から大脳皮質へと伝えられる。

大脳皮質と小脳半球は密接な線維連絡で結ばれていて，絶えず情報をやりとりしていると考えられる。小脳半球は大脳皮質の発達につれて大きくなり，特にヒトでは他の動物に比べ最もよく発達している。橋核も小脳半球の拡大につれて発達する。橋核へは大脳皮質のほぼ全域から投射があり，橋核から中小脳脚を通って小脳皮質へ投射があるので，小脳へは大脳皮質の広い範囲からさまざまな情報が送られていることになる。その中でも，一次運動野や高次運動野，前頭連合野などからの入力が顕著である。

一次運動野からの入力は，橋小脳ばかりでなく，脊髄小脳へも送られる。脊髄小脳への入力は，体性感覚の体部位再現性と重なり合うように，運動野の体幹領域からの入力は小脳虫部へ，四肢近位部領域からの入力はその外側へ，四肢遠位部領域からの入力はさらに外側へ向かう。一次運動野の手指領域からの入力は，小脳半球にも広がる。高次

104 脊髄小脳の体部位局在 (Sniderによる)

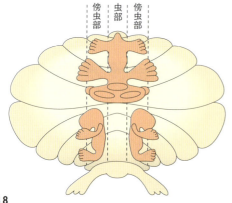

105 小脳による随意運動の制御

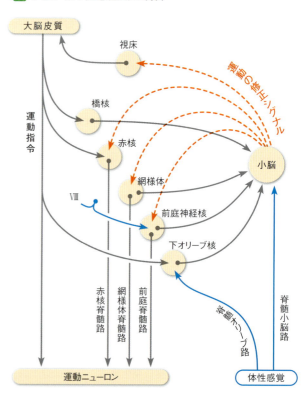

106 シフト・プリズムの実験

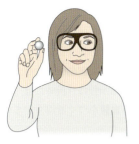
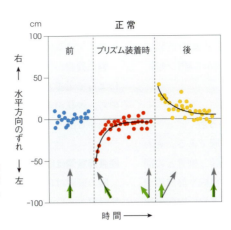
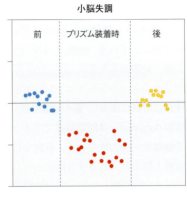

プリズム眼鏡を装着して視野をずらし、標的に向かって手を伸ばす。健常者では、時間の経過とともに運動の誤差が修正される。グラフ下段の緑色の矢印は視線の方向を、黒矢印は運動の方向を示している。

運動野や前頭連合野からの入力は小脳半球に入る。

歯状核からの出力は、赤核や視床の腹側核群および背内側核へ投射する。視床のこれらの核は、大脳皮質の一次運動野、高次運動野、前頭連合野などと連絡している。橋小脳は、大脳皮質から運動指令を含むさまざまな情報を受け取り、随意的な運動の組み立てや協調に関わっている。特に、手指の複雑な動作や滑らかな話し方に重要である。

小脳は誤差に対応して運動を修正する 105

小脳の主要な働きの1つは、外界や身体内部からの感覚入力に合わせて、運動の向きや大きさなどを調整していくことである。たとえば、プリズムを装着させて視野をずらした状態で、目標へ手を伸ばす到達運動を行わせるシフト・プリズムの実験 106 がある。視野がずれるために、初めは目標からはずれたところに手を伸ばしてしまうが、繰り返し運動すると、次第に正確に目標へ手を伸ばせるようになる。ところが、小脳に損傷があると、視野のずれに応じて運動を修正することができず、いつまでも目標からはずれたところに手を伸ばしてしまう。

小脳疾患では特徴的な運動障害が生じる

小脳を損なうと、平衡障害や筋緊張の低下、そしてさまざまな運動障害が生じる。運動障害としては、①運動の開始の遅れ、②運動の大きさの異常、③協調運動の障害などがみられ、**小脳性運動失調**cerebellar ataxiaと呼ばれる。運動野や錐体路の損傷と異なり、運動麻痺は生じない。

運動の開始の遅れは、筋緊張低下に加えて、筋収縮の開始や停止の遅れ（**時間測定異常**dyschronometry）などのため、適切なタイミングで協調する筋を収縮させることができないことによる。反応時間が遅くなることに加えて、運動が滑らかさを欠き緩慢になる。また、運動の速度も適切に制御できなくなり、ゆっくりした動きの最中に突発的に速い運動が出現したりする。

また、運動の大きさを適切に調節できないので、目標に向かって手を伸ばしても、手前だったり、行き過ぎたりする（**測定障害**dysmetria）。また、目標に近づくと手の震えが生じる（**企図振戦**intention tremor）。臨床では、指鼻試験 107 や踵膝試験などで調べる。

協調運動の障害は、一連の動作に必要な複数の筋を協調して使うことができないことによる。たとえば手を伸ばして物をつかもうとするとき、正常では、肩を動かし、肘を伸ばして、手首を伸展するという動作がひとつながりに起こるが、小脳損傷患者ではそれぞれの動きが解離してしまう。また、つかむときにも、手首を伸ばすことと指先を曲げることがバラバラになってしまう。臨床では、回内・回外運動を速く繰り返すことができるかどうかでチェックする。

平衡障害と運動失調のため、歩くときは歩幅が広くステップが不規則な特徴的な歩き方（酔っぱらい歩行）となる。話し方にも影響し、言葉が滑らかでなくなり、ゆっくりした単調な発語に突発的な発語が混じる。

107 小脳性運動失調（指鼻試験）

指で自分の鼻に触れる動作を行わせる。小脳失調があると、目標に正確に到達できずに、前後左右にずれる。

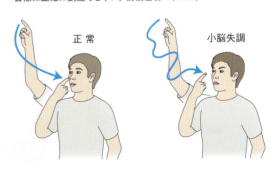

神経系(1) 脳・脊髄を包む構造

脳と脊髄は3重の被膜で包まれ、髄液中に浮かんでいる

脳と脊髄は、**髄膜**meningesと呼ばれる共通の被膜によって包まれている。髄膜は、骨に近い外側から順に硬膜、クモ膜、軟膜からなる。

脳硬膜は板状に突出し、脳の移動を防いでいる 108

硬膜dura materは膠原線維でできた厚い膜である。きわめて強靭で、弾力性を欠く。脊髄では、硬膜と椎骨との間に硬膜上腔と呼ばれるすき間があり、脂肪組織や静脈叢が存在している（30）。一方、脳の硬膜は、頭蓋骨の内面に癒着している。

脳の硬膜は部分的に板状に突出し、頭蓋腔を仕切ることにより脳の移動を防いでいる。左右の大脳半球の間の大脳縦裂に入り込んだ硬膜を**大脳鎌**cerebral falxという。大脳と小脳の間には**小脳テント**cerebellar tentoriumという水平な硬膜が入り込み、後頭葉を乗せている。左右の小脳半球は**小脳鎌**cerebellar falxで隔てられる。トルコ鞍の上に張る硬膜を**鞍隔膜**sellar diaphragmといい、下垂体茎を通している。

頭蓋内の血腫や腫瘍、脳浮腫などのために頭蓋内圧が亢進すると、脳が偏位し、硬膜による圧迫症状が出現する。これを**脳ヘルニア**という。テント切痕ヘルニアや大後頭孔ヘルニアは脳幹を圧迫し、意識障害や呼吸停止をきたす。

脳の硬膜の大部分は**中硬膜動脈**middle meningeal arteryによって栄養される。中硬膜動脈は、顎動脈から分かれたのち、棘孔から頭蓋内に入る。側頭骨の骨折時には、この動脈から出血が起こり、**硬膜外血腫**をつくる場合が多い。

硬膜静脈洞は脳の静脈を集め、内頸静脈に注ぐ

脳の硬膜は内外2枚に分かれる部分があり、そこは**硬膜静脈洞**dural venous sinusと呼ばれる血管腔になっている。脳実質や硬膜からの静脈は、硬膜静脈洞に集められる。

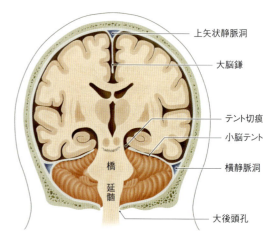

前頭断

108 脳硬膜と硬膜静脈洞

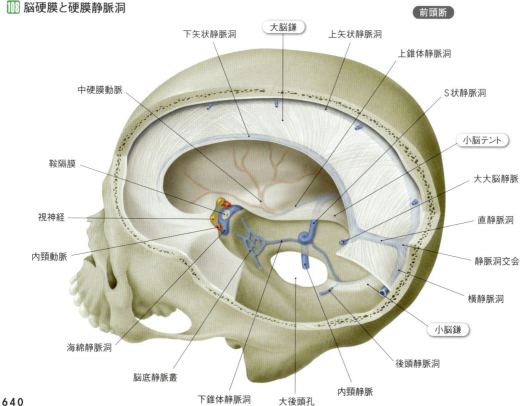

上矢状静脈洞superior sagittal sinusは大脳鎌の上縁に沿って後方へ向かい，内後頭隆起の前で横静脈洞transverse sinusと合する。下矢状静脈洞inferior sagittal sinusは大脳鎌の下縁に沿って後方へ向かい，直静脈洞straight sinusに合流する。直静脈洞は大脳鎌と小脳テントが合わさる部分を後方へ向かい，横静脈洞に注ぐ。横静脈洞は小脳テントの付着縁に沿って円弧を描き，S状静脈洞sigmoid sinusとなって頸静脈孔を通り，内頸静脈に移行する。上矢状静脈洞と直静脈洞が合流して左右の横静脈洞に移行する部分を**静脈洞交会**confluence of sinusesと呼ぶ。〔p.123参照〕

海綿静脈洞cavernous sinusはトルコ鞍の外側にある海綿状の静脈洞で，左右が連絡している。内頸動脈と複数の脳神経がここを貫くため，臨床的に重要な場所である（122）。海綿静脈洞からは脳底静脈叢，下錐体静脈洞を経て後頭静脈洞へ注ぐ経路と，上錐体静脈洞を経て横静脈洞またはS状静脈洞に注ぐ経路がある。

クモ膜と軟膜の間は髄液で満たされている 109

硬膜の下にクモの巣のような膜があり，**クモ膜**arachnoid materと呼ぶ。硬膜とクモ膜は密着しており，硬膜下腔は存在しないが，外傷などで静脈が破綻すると硬膜下に血腫ができる（**硬膜下血腫**）。

軟膜pia materは，脳の実質および血管の表面を覆う薄い膜である。クモ膜と軟膜の間隙を**クモ膜下腔**subarachnoid spaceと呼び，髄液で満たされている。膠原線維からなるクモ膜小柱が，クモ膜と軟膜を架橋している。

クモ膜下腔には，脳実質に出入りする血管が存在する。この血管が破綻すると，髄液中に血液が流出し**クモ膜下出血**となる。多くは動脈瘤の破裂が原因である。クモ膜下腔の特に広くなっているところを**クモ膜下槽**subarachnoid cisternあるいは**脳槽**という 110。延髄背側面と小脳下面にできる小脳延髄槽（大槽とも呼ばれる），視神経交叉のところの視交叉槽，中脳の脚間窩に対応する脚間槽などがある。クモ膜下出血に際し，これらの槽は血液のたまり場所となるため，画像診断上重要である。

● グリアリンパ系

近年，脳脊髄液が血管周囲腔と星状膠細胞を介して脳の間質液に移行し，再び血管周囲腔に流れ出すことがわかってきた。この流れには星状膠細胞の終足に発現するアクアポリン4が関与しており，**グリアリンパ系**glymphatic systemと名付けられた。この系は脳の老廃物の排出に関与している。

109 髄膜の構成

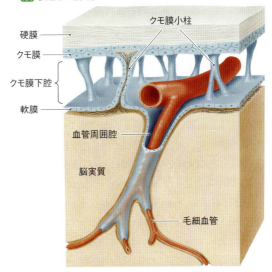

110 クモ膜下槽

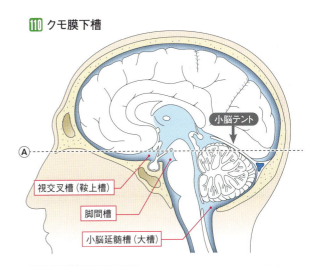

MRI水平断（上図Ⓐの高さ）

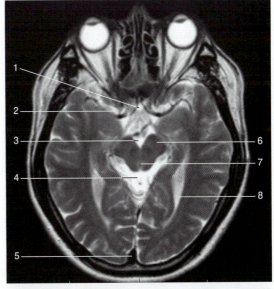

1：視交叉槽，2：大脳外側窩槽（Sylvius槽），3：脚間槽，4：四丘体槽，5：上矢状静脈洞，6：大脳脚，7：中脳水道，8：側脳室の後角

髄液は中枢神経系を物理的・化学的に保護している

脳室はクモ膜下腔に通じている

脳の発達に伴って神経管の内腔が拡張し、脳室が形成される。終脳では**側脳室** lateral ventricle、間脳では**第三脳室** third ventricle、中脳では**中脳水道** cerebral aqueduct、後脳と髄脳では**第四脳室** fourth ventricle となり、脊髄の中心管へと続く。

側脳室は左右の大脳半球の内部にあり、前頭葉、側頭葉、後頭葉の発達に対応して**前角** anterior horn、**下角** inferior horn、**後角** posterior horn が形づくられる。左右の側脳室は、**室間孔** interventricular foramen（モンロー孔 Monro's foramen）によって第三脳室に通じている。

第三脳室は正中部にあり、左右の視床に挟まれている。第三脳室の下壁は視床下部、後壁は視床上部からなり、それらに対応した陥凹が認められる。中脳水道は、中脳の発達に伴い内腔が著しく狭められている。

第四脳室の底面には橋と延髄が、上面と側面には小脳が接する。第四脳室の天井には3ヵ所の孔があり、クモ膜下腔に通じている。正中下端にある**正中口** median aperture（マジャンディー孔 Magendie's foramen）と、左右両側の**外側口** lateral aperture（ルシュカ孔 Luschka's foramen）である。

脳室の内壁は上衣細胞と軟膜で構成される。これらが毛細血管を伴って脳室内に突出したものを**脈絡叢** choroid plexus と呼ぶ。左右の側脳室の脈絡叢は室間孔の部分で合体し、脈絡組織を作って第三脳室の天井を覆う。第四脳室の天井は下半分が脈絡組織からなり、脈絡叢を伴っている。

脳脊髄液は脳室で生成される

脳室とクモ膜下腔は約140 mLの**脳脊髄液** cerebrospinal fluid ; CSFで満たされている。脳室内に30 mL、クモ膜下腔に110 mLである。髄液の生成速度はほぼ一定で、1日に約500 mL生成されるので、3～4回入れ替わる計算になる。

髄液は主として脳室の脈絡叢で作られる。側脳室で作られた髄液は第三脳室に流れ、ここで生成される髄液が加わり、中脳水道を経て第四脳室に至る。ここでさらに少量の髄液が加わり、第四脳室正中口および外側口を経て大槽へと排出され、クモ膜下腔を循環する。

クモ膜下腔を循環した髄液は、硬膜静脈洞に吸収される。クモ膜の一部は硬膜を貫いて硬膜静脈洞内に絨毛状に突出しており、**クモ膜絨毛** arachnoid villi と呼ばれる。肉眼で見えるほど大きな突出は**クモ膜顆粒** arachnoid granulations と呼ばれ、特に上矢状静脈洞に多くみられる。髄液の大部分は、ここを通って静脈系に吸収される。

髄液の吸収速度は髄液圧で決まる。クモ膜絨毛における

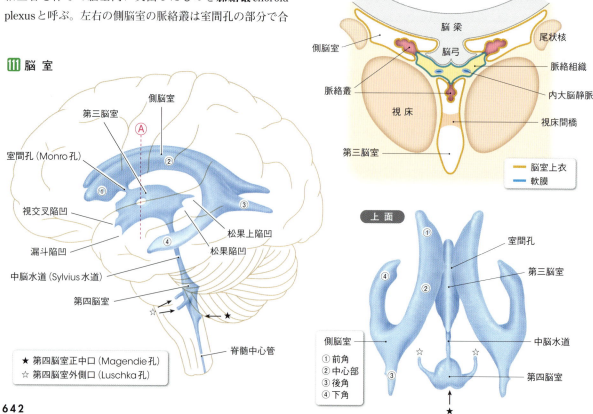

112 髄液循環

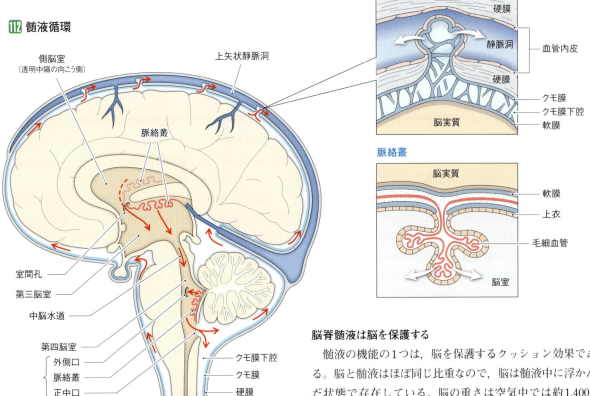

髄液の移動は一方向性であり，髄液を静脈洞側へ移動させるが，逆方向への移動は防いでいる。髄液圧が静脈圧を上回れば髄液は静脈洞側へ移動し，髄液圧が低下すると吸収は止まる。クモ膜絨毛が何らかの原因で閉塞されると，髄液の吸収は低下し，髄液圧は上昇する。

髄液成分は血液成分と異なる

脈絡叢の上皮細胞は上衣細胞が特殊化したもので，能動輸送を行い，髄液の産生に寄与する。まず，能動的にNa^+が細胞内から脳室内へ分泌され，続いてプラス荷電によりCl^-が細胞内から脳室内へ引っ張られる。これらのイオンの影響で髄液の浸透圧が高まり，水が脳室内へ移動する。

髄液は無色透明で血漿に似るが，蛋白質はほとんど含まず，グルコース濃度は血糖の60〜80％である。また，血漿に比べNa^+，Cl^-の濃度が高く，K^+の濃度は低い。このような髄液の組成は，脈絡叢の上皮細胞によって調節され，恒常性が保たれている。

脳脊髄液は脳を保護する

髄液の機能の1つは，脳を保護するクッション効果である。脳と髄液はほぼ同じ比重なので，脳は髄液中に浮かんだ状態で存在している。脳の重さは空気中では約1,400gであるが，髄液中では浮力のためにわずか50gとなる。脳は軟弱な組織であるが，この浮力のため，頭蓋内にしっかりと支持され，自重による変形を免れている。頭部に何らかの衝撃が加わったときでも，髄液のクッションにより頭部と脳の動きのずれが和らげられ，脳の頭蓋への衝突を防ぐ。ただし，頭部への衝撃がきわめて強いとき，衝撃が加わった対側に脳損傷が生じることがある（対撃損傷）。たとえば，ボクサーが前頭部にパンチを受けたときに，後頭部に障害が生じる。

血液と髄液との間には**血液髄液関門**があり，物質の移動が制限されている。これは，脈絡叢の上皮細胞がタイト結合を形成していて，細胞間にすき間がないことによる。この関門のおかげで，全身の血液の組成に変化が生じても，髄液にはその変化が及びにくく，神経細胞を取り巻く環境は一定に保たれる。また，髄液が脳室からクモ膜下腔，静脈洞へと一方向性に循環することは，脳に発生した有害な代謝物を速やかに除去するのに役立っている。

● 水頭症

髄液の循環がどこかで閉塞すると，その部位の上流に髄液が貯留し，脳室が拡大する。脳室が拡大すると，頭蓋内の容積は決まっているので頭蓋内圧が上昇し，脳血流が減少して脳実質の損傷を招く。閉塞が脳室内で起きる場合を非交通性水頭症，閉塞がクモ膜下腔で起きるか吸収に障害がある場合を交通性水頭症と呼ぶ。非交通性水頭症は，中脳水道の閉塞で起こることが多い。中脳水道が閉塞すると第三脳室と側脳室がきわめて大きくなり，脳は薄い殻のようになってしまう。頭蓋縫合が完成していない小児では，頭部全体が大きくなる。

神経系(1) 脳循環

大脳への血液供給は，大部分を内頸動脈が担っている

2系統の動脈が脳底部で動脈輪を形成する 113 114

脳を栄養する動脈は内頸動脈と椎骨動脈に由来する。この2系統の動脈は，脳底部で左右前後が吻合して動脈輪を形成する。

内頸動脈 internal carotid artery は総頸動脈から分かれ，頸部を上行し，側頭骨の頸動脈管を通って頭蓋腔に入る。海綿静脈洞を貫いて前進し，眼動脈を出したのち，後上方へ向きを変えUターンする。この特徴的な屈曲部を**頸動脈サイフォン** carotid siphon という〔p.120参照〕。その後，前床突起の内側を通り，視交叉の外側で脳表面に達する。ここで内頸動脈は**前大脳動脈** anterior cerebral artery と**中大脳動脈** middle cerebral artery に分かれる。左右の前大脳動脈は，脳底部において**前交通動脈** anterior communicating artery によって結ばれている。前大脳動脈は大脳縦裂内を脳梁に沿って走行する。中大脳動脈は外側へ向かい，外側溝に沿って走行する。中大脳動脈は前・中・後大脳動脈のなかで最も太く，支配する領域も広い。

内頸動脈が総頸動脈から分岐する部位はアテローム硬化による狭窄や梗塞が起こりやすく，一過性脳虚血発作 transient ischemic attack ; TIAを起こすことがある。

椎骨動脈 vertebral artery は鎖骨下動脈から分かれ，頸椎の横突孔を通って上行し，大後頭孔から頭蓋腔に入る。左右の椎骨動脈は延髄と橋の境界部で合わさり，**脳底動脈** basilar artery となる。脳底動脈は橋と中脳の境界部で，左右の**後大脳動脈** posterior cerebral artery に分かれる。後大脳動脈は，細い**後交通動脈** posterior communicating artery によって内頸動脈と結ばれる。

後交通動脈によって内頸動脈系と椎骨・脳底動脈系が連絡し，下垂体と視交叉を取り囲む**ウィリス動脈輪** arterial circle of Willis が形成される。動脈輪を構成する血管は互いに交通があり，どれかの血管が閉塞したときは別の血管から血液が供給される。ただし実際には，脳の血流の大部分を担う内頸動脈が閉塞すれば，虚血は免れない。また，動脈輪は脳動脈瘤の好発部位であり，脳動脈瘤の90%を占め，特に分岐部に多発する。

片側の鎖骨下動脈が椎骨動脈の分岐部より近位で閉塞または狭窄すると，上肢の運動時に閉塞側の椎骨動脈の血液が逆流して鎖骨下動脈へ流れる。その結果，脳虚血症状が現れることがあり，subclavian steal syndromeという。

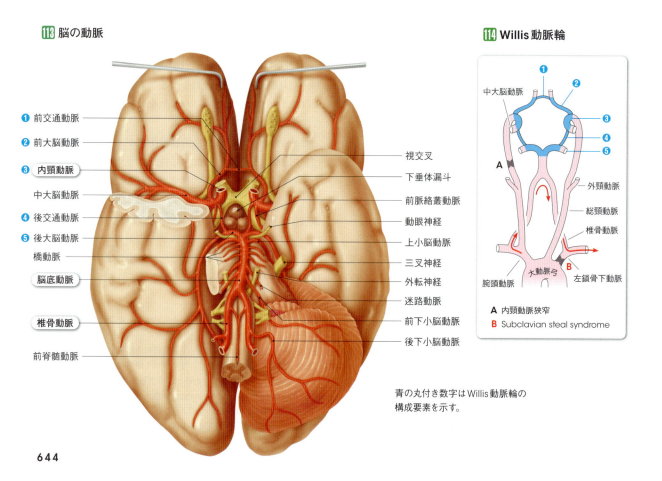

113 脳の動脈

114 Willis動脈輪

青の丸付き数字はWillis動脈輪の構成要素を示す。

644

115 皮質枝

外側面

内側面

■ 前大脳動脈
■ 中大脳動脈
■ 後大脳動脈

脳血管は皮質枝 115 と中心枝 116 に分けられる

皮質枝 cortical branch は，脳表面に沿ってクモ膜下腔を走行し，皮質に向かって枝を出す。前大脳動脈の皮質枝は，前頭葉や頭頂葉の内側面に分布し，運動野や感覚野の下肢支配領域を栄養する。中大脳動脈の皮質枝は，大脳半球の外側面に分布し，上肢支配領域を中心とした運動野と感覚野，言語野などを栄養する。後大脳動脈の皮質枝は，視覚野を含む後頭葉と側頭葉の下内側面に分布する 117。

中心枝 central branch（穿通枝）は，脳底部から直ちに脳実質に進入し，上行して間脳や基底核に分布する。前大脳動脈からは**内側線条体動脈** medial striate artery や**ホイブナー反回動脈** recurrent artery of Heubner が出て，尾状核頭，被殻の前1/3，内包前脚を支配する。中大脳動脈の中心枝である**レンズ核線条体動脈** lenticulostriate artery は，淡蒼球と被殻，内包膝を支配する。この動脈は別名シャルコーの**脳卒中動脈** Charcot's artery of cerebral hemorrhage とも呼ばれ，しばしば出血する。内頸動脈の枝である**前脈絡叢動脈** anterior choroidal artery は側脳室脈絡叢を作り，扁桃体や外側膝状体，内包後脚を支配する。後大脳動脈の中心枝（後脈絡叢動脈）や後交通動脈の視床枝（視床膝状体動脈）は，視床を支配する。

116 中心枝（穿通枝）

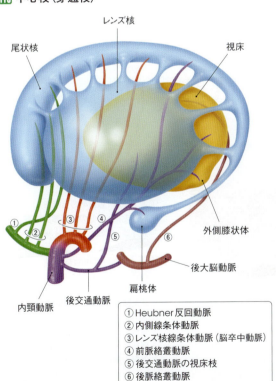

① Heubner 反回動脈
② 内側線条体動脈
③ レンズ核線条体動脈（脳卒中動脈）
④ 前脈絡叢動脈
⑤ 後交通動脈の視床枝
⑥ 後脈絡叢動脈

117 脳動脈の灌流域

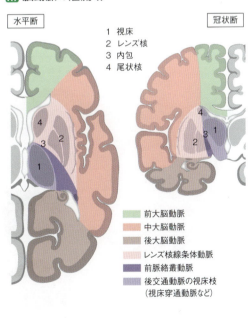

水平断　冠状断

1 視床
2 レンズ核
3 内包
4 尾状核

■ 前大脳動脈
■ 中大脳動脈
■ 後大脳動脈
■ レンズ核線条体動脈
■ 前脈絡叢動脈
■ 後交通動脈の視床枝（視床穿通動脈など）

神経系(1) 脳循環

脳幹と小脳は椎骨・脳底動脈から血液供給を受ける

脳幹・小脳に分布する動脈 118

　脳幹への血流は左右の椎骨動脈と1本の脳底動脈に由来する。椎骨動脈からは**前脊髄動脈** anterior spinal artery と**後下小脳動脈** posterior inferior cerebellar artery；PICAが，脳底動脈からは**前下小脳動脈** anterior inferior cerebellar artery；AICA，数本の**橋動脈** pontine artery，**上小脳動脈** superior cerebellar artery；SCAが出る。

　脳幹の灌流域は正中部と外側部に大別される。中脳では正中部と外側部のいずれも後大脳動脈が支配する。橋の正中部は脳底動脈の枝である橋動脈が，外側部は上小脳動脈と前下小脳動脈が支配する。延髄の正中部は椎骨動脈と前脊髄動脈が，外側部は後下小脳動脈が支配する。

　これらの血管に血行障害が生じると，その灌流域にある神経核や伝導路が障害され，特有の症候群をきたす。たとえば，延髄の腹内側部に分布する椎骨動脈の枝が閉塞するとDejerine症候群が，背外側部に分布する後下小脳動脈が閉塞するとWallenberg症候群が生じる 119。

　上小脳動脈，前下小脳動脈，後下小脳動脈はそれぞれ脳幹の外側部を灌流したのち，小脳に至る。小脳半球および虫部の上半分は上小脳動脈が，下半分は後下小脳動脈が栄養する。前下小脳動脈は片葉小節葉に分布する。

大脳の静脈は浅静脈と深静脈の2系統がある 120

　浅静脈は脳表面の静脈を集め，深静脈は脳深部の静脈を集める。いずれも最終的に硬膜静脈洞へ注ぎ，内頸静脈に流入する。また，脳の静脈の特徴として弁を持たない。

　①浅静脈：**上大脳静脈** superior cerebral veinは5～8本あり，大脳半球の外側面上部からの静脈を集め，上矢状静脈洞へ注ぐ。**浅中大脳静脈** superficial middle cerebral veinは外側溝に沿って走り，大脳半球の外側面からの静脈を集めて海綿静脈洞へ注ぐ。一部は**上吻合静脈** superior anastomotic veinを介して上矢状静脈洞へ，また**下吻合静脈** inferior anastomotic veinを介して横静脈洞へ注ぐ。大脳半球の下面と外側面下部からの静脈は**下大脳静脈** inferior cerebral veinに集められる。

　②深静脈：視床線条体静脈と脈絡叢静脈は合して**内大脳静脈** internal cerebral veinとなり，正中部で左右が合して**大大脳静脈** great cerebral vein（Galen大静脈）となる。前大脳静脈（前大脳動脈に伴行する）と深中大脳静脈（外側溝の深部を走る）は合して**脳底静脈** basal veinとなり，大大脳静脈へ注ぐ。大大脳静脈は直静脈洞へ注ぐ。

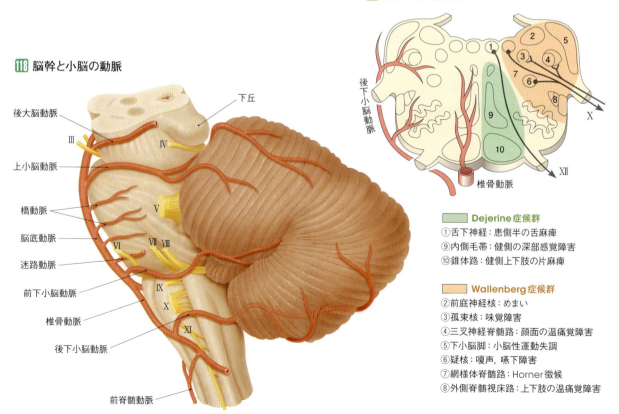

118 脳幹と小脳の動脈

119 延髄の循環障害

Dejerine症候群
①舌下神経：患側半の舌麻痺
⑨内側毛帯：健側の深部感覚障害
⑩錐体路：健側上下肢の片麻痺

Wallenberg症候群
②前庭神経核：めまい
③孤束核：味覚障害
④三叉神経脊髄路：顔面の温痛覚障害
⑤下小脳脚：小脳性運動失調
⑥疑核：嗄声，嚥下障害
⑦網様体脊髄路：Horner徴候
⑧外側脊髄視床路：上下肢の温痛覚障害

120 大脳の静脈

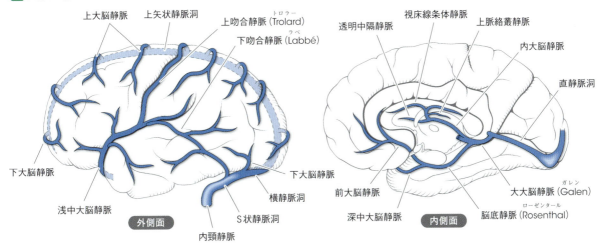

海綿静脈洞内を内頸動脈と脳神経が通る 121 122

海綿静脈洞 cavernous sinus はトルコ鞍の両側にある硬膜静脈洞で，上眼窩裂から側頭骨錐体尖にかけて存在する。左右の海綿静脈洞は，下垂体を取り巻くようにつながっている（108）。静脈洞の内腔は結合組織の小柱で貫かれ，海綿状を呈する。

海綿静脈洞内を内頸動脈，動眼神経，滑車神経，外転神経，眼神経および上顎神経が通る。この部の腫瘍や炎症によって，海綿静脈洞内を走る脳神経の圧迫症状が出現する（**海綿静脈洞症候群**）。また，海綿静脈洞は上眼静脈を介して顔面の静脈と交通しているため，顔面の炎症が海綿静脈洞に及ぶ場合がある。

122 海綿静脈洞（前頭断を後方から見る）

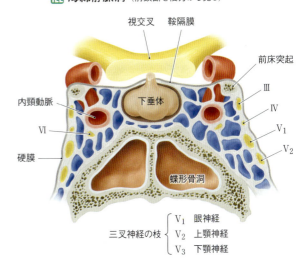

121 頭蓋底の血管・神経

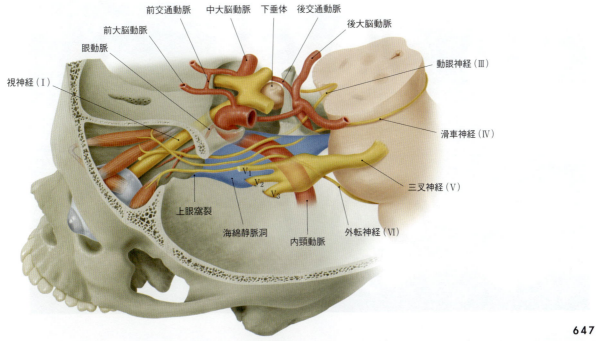

神経系(1)　脳循環

神経細胞は虚血にさらされると容易に死滅する

　成人の脳重量は体重の2%にすぎないが，脳は安静時に心拍出量の15%の血液を受け，全身の消費量の20%もの酸素とグルコースを消費する。脳は代謝率が非常に高く，多くのエネルギーと酸素を必要とするためである。

　神経細胞は，膜電位変化に伴ってNa^+，K^+などのイオンが細胞膜を通って盛んに移動する。細胞内外におけるこれらのイオン濃度は一定に保つ必要があり，そのためNa^+/K^+ポンプなどの能動的な膜輸送システムを絶えず駆動している。このエネルギーを得るために，脳では速い代謝が必要となる。

脳は虚血に弱い

　脳は，全身の他の組織と比べて，虚血にきわめて弱い。脳血流が10秒間遮断されるだけで，脳機能は低下し意識が消失する。虚血が数分間に及ぶと，不可逆性の組織障害が生じる。脳では，上述したように代謝速度がきわめて速いために，必要なエネルギーを，酸素を用いてグルコースを分解する好気性代謝により得ている。他の組織のように嫌気性代謝では組織の機能を維持できず，またグリコーゲンの貯蔵もほとんどない。したがって，血流により絶えず酸素とグルコースが供給される必要がある。

脳血流は自動的に調節される 123

　脳血管は，生理的な環境の変化に伴って，2通りの自動調節機構により血管径を変える。1つは全身血圧の変化に伴うもので，血圧が上昇すると脳の細動脈は収縮し，血圧が低下すると細動脈は拡張する。これにより，平均動脈圧が60～150mmHgの間では，脳血流量は一定に保たれる。

　第2の自動調節機構は，血液中あるいは組織中のCO_2やO_2濃度，pHの変化に伴う。動脈血のCO_2分圧が上昇すると，脳の細動脈は拡張し脳血流量は増加し，CO_2分圧が低下すると，細動脈は収縮し脳血流量は減少する。この反応

123 脳血流に及ぼす血圧・Pa_{O_2}・Pa_{CO_2}の影響

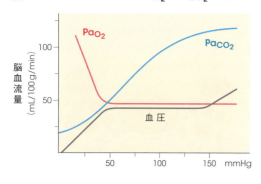

124 脳機能イメージング

4種類の課題を行ったときの脳血流マップをPETで撮影し，MRI画像に重ね合わせた。
上段は大脳，下段は小脳のスライス面を示す。赤色の領域は血流量の増加が著しい。

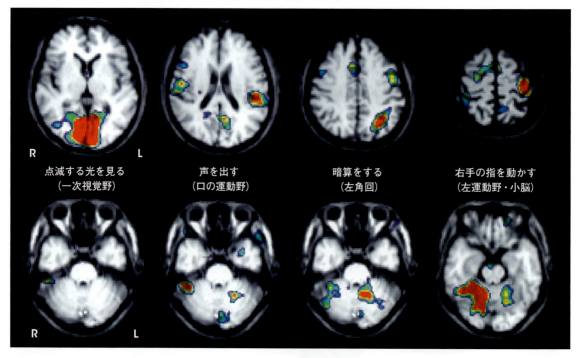

点滅する光を見る（一次視覚野）　　声を出す（口の運動野）　　暗算をする（左角回）　　右手の指を動かす（左運動野・小脳）

125 脳の毛細血管

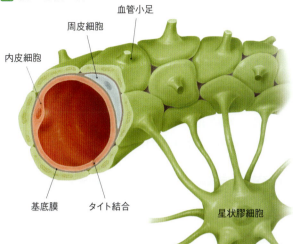

126 頭蓋内の成分

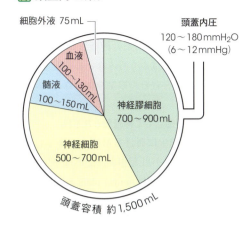

は非常に敏感で，5％のCO_2吸入で脳血流量は50％増加し，7％のCO_2吸入では脳血流量は2倍になる。動脈血O_2分圧の低下も脳の細動脈の拡張を引き起こすが，CO_2分圧変化に対する反応ほど敏感ではない。またH^+濃度の増加，すなわちpHの低下により，細動脈は拡張し脳血流量は増加する。前述したCO_2増加による動脈拡張は，このH^+濃度の増加による機序を介する。このような反応は，虚血や低酸素血症，組織損傷などの際に，酸素の供給を増やすとともに，神経活動を抑制する酸性代謝物を除去するのに役立つ。

神経活動により局所脳血流が変化する 124

脳の総血流量は通常一定に保たれる。しかし，脳内の小領域を流れる局所血流量は，その領域の神経活動に応じて変化する。神経細胞が活動すると，代謝が亢進し，同時に局所血流量は増加する。PET (positron emission tomography) やMRIなどの画像診断装置により，局所における酸素やグルコースの消費量，血流量などの変化を測定することができる。種々の条件下でのこれら脳活動の様子を画像で表示する手法が**脳機能イメージング**である。

写真124は被検者に^{15}O標識水を静脈注射すると同時に各種の課題を行わせ，安静時との放射能分布の差分をPETで検出し，局所血流量の変化を画像化したものである。たとえば，光を見るときには後頭葉の視覚野，単純発声時には運動野の口腔支配領域，右手の指を動かすときには左の運動野や右の小脳に血流量の増加がみられる。

脳機能イメージング法を用いた研究は近年盛んに進められ，上述のように比較的単純な機能ばかりでなく，人間らしい高次の認知機能に関わる脳領域が明らかになってきた。特殊な例では，将棋名人が次の一手を考えるときの神経機構や，犯罪者が嘘をつくときの神経機構などにも研究が及んでいる。

脳へは物質が到達しにくい 125

脳の毛細血管は，内皮細胞の小孔（窓）が少なく，その表面はグリア細胞（星状膠細胞）の突起で覆われている。また，内皮細胞間はタイト結合を形成しており，血液と脳の間の物質移動が制限される。この仕組みを**血液脳関門** blood-brain barrier と呼ぶ。

水やCO_2，O_2は容易にこの関門を通過でき，脂溶性物質（アルコールや麻酔薬など）も通過しやすい。しかし，Na^+，K^+，Cl^-などの電解質は通過しにくく，蛋白質や親水性有機分子はほとんど通過できない。重要なエネルギー源であるグルコースは，グルコース輸送体GLUT1を介して血液脳関門を通過する。脳毛細血管のグルコース輸送体が欠損している小児では，血糖値が正常であっても髄液や間質液のグルコース濃度が低く，発達の遅れが生じる。

中枢神経系の神経細胞を取り巻く環境は，血液脳関門により一定に保たれる。神経細胞の活動は，周囲の間質液のイオン濃度に大きく依存している。全身の細胞外液に変化が生じても，この関門により神経細胞周囲にはその影響が及びにくく，神経細胞を保護することができる。また，生体内外からのさまざまな毒素から脳を守る役割もある。

頭蓋内の容積は一定でなければならない 126

脳は，頭蓋腔という硬い容器に収まっている。したがって，脳，頭蓋内の血液，脳脊髄液の容積の和はほぼ一定でなければならない。頭蓋内に生じた出血や感染，腫瘍は，頭蓋内圧を上昇させる。頭蓋内圧の上昇は視神経周囲のクモ膜下腔に伝わり，視神経とこれに伴う網膜血管が圧迫され，網膜に浮腫が生じる。特に網膜乳頭部の浮腫は**うっ血乳頭**と呼ばれ，臨床上，頭蓋内圧亢進の重要な所見である。また，頭蓋内圧亢進により，血管運動中枢が刺激されて血圧が上昇し（**Cushing現象**），迷走神経が刺激されて徐脈となり，呼吸もゆっくりとなる。

649

神経系(1) 神経系の発生

脳・脊髄は神経管から形成される

中枢神経系は外胚葉由来の**神経管** neural tube から発生する。神経管の頭方はふくらみながら複雑な過程を経て脳を形成し、尾方は神経管の原型を保ちながら脊髄になる。

左右の神経ヒダが癒合して神経管となる 127

中枢神経系の発生における最初の出来事は、胎生18日目に、三層性胚盤の外胚葉組織に肥厚部が生じることである。この肥厚部は**神経板** neural plate と呼ばれ、頭方に向かって成長する〔p.460参照〕。神経板の腹側では、正中線上に1本の中胚葉性の索状組織が存在する。これを**脊索** notochord といい、ここから放出される物質 (sonic hedgehog ; SHH など) により神経板の分化が誘導され、神経系の吻尾軸が決定される。

神経板は正中線の両側で隆起し、**神経ヒダ** neural fold をつくる。その結果、左右の神経ヒダの間には**神経溝** neural groove ができる。左右の神経ヒダは互いに接近し、ついには正中で癒合して、神経管が形成される。このとき、神経管はつまみ出されるような形で表層外胚葉から分離し、中胚葉組織の中に移動する。

神経ヒダの癒合は頭尾軸において一斉に起こるのではなく、神経管の中央部(胚子の頸部)から頭側と尾側の両方向へジッパーを閉じるように閉鎖が進む。頭端は前神経孔、尾端は後神経孔として開口しているが、やがて閉鎖し盲管となる。前神経孔の閉鎖不全は無脳症 anencephaly となり、後神経孔の閉鎖不全は二分脊椎 spina bifida となる。

神経管の上皮細胞が増殖して中枢神経組織をつくる 127

神経管の壁は、多列円柱上皮の形態をとる**神経上皮細胞** neuroepithelial cell で構成されている。この細胞は、神経芽細胞や神経膠芽細胞に分化する。また、神経管の内腔に面する神経上皮細胞は上衣細胞に分化し、脳室や中心管の内面を覆う。

神経上皮細胞の増殖により、神経管の長さと壁の厚さが増す。脊髄と脳幹になる部位では、神経管の外側壁の神経上皮細胞が腹側と背側に分かれて増殖し、それぞれ**基板** basal plate と**翼板** alar plate と呼ばれる細胞の集塊ができ、灰白質となる。基板と翼板の間を境する溝を**分界溝** sulcus limitans という。神経管の腹側壁と背側壁はあまり発達せ

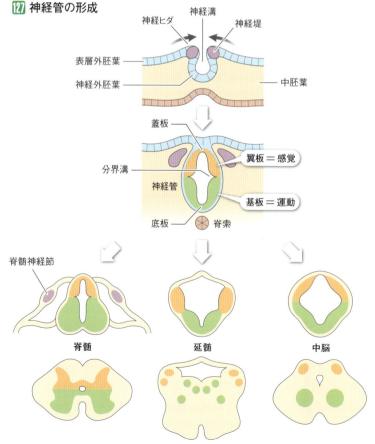

127 神経管の形成

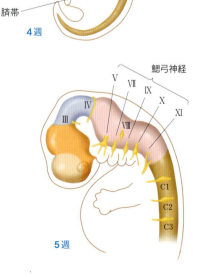

128 中枢神経系の発生

ず，それぞれ**底板** floor plate，**蓋板**（がい）roof plate と呼ばれる。

基板を構成する細胞は体性および内臓性の運動ニューロンへと分化し，翼板を構成する細胞は感覚を司る。すなわち脊髄では，基板は前角に，翼板は後角および側角になる。脳幹では，基板は脳神経の運動核に，翼板は知覚核になる。ただし，延髄上部と橋では第四脳室の発達に伴い蓋板が引き伸ばされるため，背側部が水平方向に広がり，上記の原則が変形された状態になる。

一方，神経板の外側縁，つまり表層外胚葉との境界部は**神経堤** neural crest と呼ばれ，末梢神経組織の原基となる。神経堤細胞は神経管の外側へ移動し，脊髄神経節や交感神経節を形成する〔p.560参照〕。

5つの脳胞が折りたたまれて脳を形成する 128

脳は，神経管のふくらみ（脳胞）として発生する。まず，**前脳** prosencephalon，**中脳** mesencephalon，**菱脳**（りょう）rhombencephalon という3つのふくらみができる。その後，前脳は**終脳** telencephalon と**間脳** diencephalon に，菱脳は**後脳** metencephalon と**髄脳** myelencephalon に分かれる。後脳からは小脳と橋が，髄脳からは延髄が形成される。

脳胞の成長に伴い神経管の内腔は拡張して脳室となり，終脳では左右の側脳室，間脳では第三脳室，中脳では中脳水道，菱脳では第四脳室を形成する。

脳胞の急速な成長に伴って，脳全体は3ヵ所で折りたたまれる。まず，中脳が背側凸に屈曲する（頭屈あるいは中脳屈）。その結果，前脳は腹側に折れ曲がり，中脳の下にもぐり込むような位置になる。これに引き続いて，菱脳と脊髄の境界部が背側凸に屈曲する（頸屈）。やや遅れて，橋の部分が腹側凸に屈曲する（橋屈）。橋屈の折れ込みは深く，後脳（小脳を含む）は髄脳に覆いかぶさるように折りたたまれる。

終脳の大部分は大脳半球になる。終脳の尾方が頭蓋に達すると，大脳半球の成長は前方へ向きを変え，側頭葉の部分が作られる。大脳半球の発達は島を中心に半円を描くことになる。大脳半球の回転に伴って，脳梁，脳弓，大脳辺縁系（海馬），線条体などの深部構造もアーチ状に引き伸ばされるように成長する。129

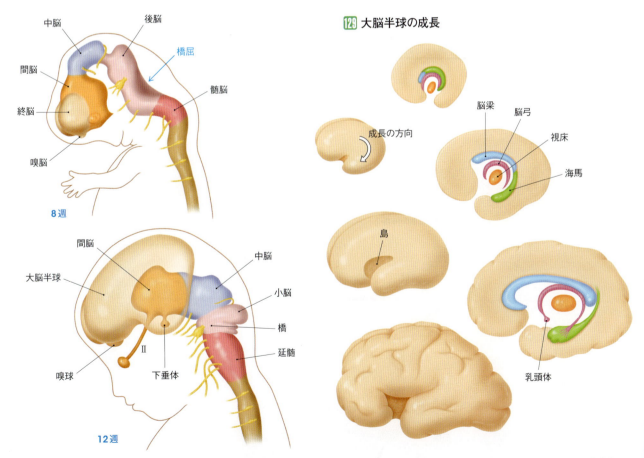

神経系(1)　神経系の発生

神経堤細胞が遊走して脊髄神経節，自律神経節をつくる

　末梢神経を構成するニューロンは，その種類によって由来が異なる。運動ニューロンは神経管の上皮に由来し，その細胞体は脊髄前角および脳幹の脳神経核，すなわち中枢神経系の内部にあって，末梢に向かって軸索を伸ばす。これに対し，感覚ニューロンと自律神経節後ニューロンは**神経堤** neural crest に由来し，中枢神経系の外に**神経節** ganglion を作り，中枢および末梢に向かって軸索を伸ばす。

脊髄神経の発生 130

　神経管が完成すると，神経堤細胞は神経外胚葉を離れて遊走し，分化を開始する。一部の細胞は感覚ニューロンに分化し，脊髄の両側に**脊髄神経節** spinal ganglion（後根神経節）を形成する。感覚ニューロンの求心性突起は脊髄の後角に向かって伸長し，後根を作る。遠心性突起は，運動ニューロンから伸び出た軸索すなわち前根と合わさって，脊髄神経を構成する。脊髄神経は，おのおのの脊髄分節が対応する**体節** somite に枝を伸ばし，それぞれの体節から分化した骨格筋と皮膚領域を支配することになる。

自律神経の発生 131

　神経堤細胞の一部は自律神経節後ニューロンに分化し，**自律神経節** autonomic ganglion を形成する。節前ニューロンの細胞体は脊髄および脳幹内にあり，神経節に向かって軸索を伸ばす。

　交感神経の節後ニューロンは胸部の神経堤から発生し，交感神経幹をなして頸部から腰仙部まで分節状に配列する。一部の細胞は大動脈の前面に移動し，腹腔神経節や腸間膜神経節を形成する〔p.560参照〕。

　副交感神経の節後ニューロンは内臓（心臓や肺，消化管）に移動し，臓器内あるいはその近傍において神経節や神経叢を作る。頭部では脳神経所属の副交感神経節を作る。

　神経堤細胞は上記のほか，副腎髄質細胞やパラガングリオン paraganglion（大動脈小体，頸動脈小体を含む），さらにはメラノサイトなど多様な細胞に分化する。

● ヒルシュスプルング病 Hirschsprung's disease ──
先天性の巨大結腸を呈する疾患で，結腸壁の神経節細胞の欠損が原因である。神経節欠損部位は蠕動運動が起こらないため通過障害をきたし，近位の正常な腸管が拡張する。この疾患の80％は，直腸とS状結腸に神経節を見ない。何らかの原因により，神経堤細胞の遊走や分化に異常が起こったためと考えられる。

脳神経の発生 132

　脳神経は，その分布する器官の原基と密接な関連をもって発生する。

1) 感覚プラコードと関連の深いもの

　プラコード placode とは頭部において感覚器の原基となる外胚葉の肥厚部で，ここから感覚上皮が分化する。鼻プ

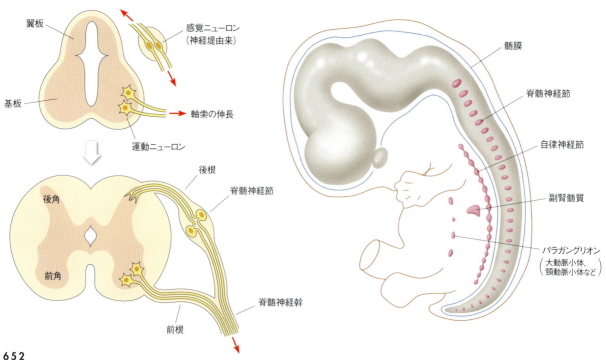

130 脊髄神経の発生

131 神経堤細胞の分布

ラコードの上皮細胞は嗅細胞に分化し，その軸索は嗅神経（Ⅰ）となって嗅球に終止する．眼杯から発生した原始網膜では，神経芽細胞が視神経節細胞に分化し，その軸索は視神経（Ⅱ）となって間脳に至る．耳胞からは内耳が発生する．その近くの神経堤細胞は感覚ニューロンに分化して前庭神経節，蝸牛神経節を形成し，遠心性線維を半規管やコルチ器に送り，求心性線維を前庭神経核や蝸牛神経核に送る．これらの線維の束が内耳神経（Ⅷ）となる．

2) 頭部体節由来の筋を支配するもの

頭部の体節からはいくつかの骨格筋が発生する．**耳胞前体節**は眼杯の近くに移動し，外眼筋に分化する．上斜筋には滑車神経（Ⅳ）が，外側直筋には外転神経（Ⅵ）が分布し，それ以外の外眼筋には動眼神経（Ⅲ）が分布する．**後頭体節**は舌の近くに移動し，舌筋に分化する．ここには舌下神経（Ⅻ）が分布する．

3) 鰓弓由来の筋を支配するもの

鰓弓（咽頭弓）を構成する中胚葉からは顔面や頸部の筋が発生し，それぞれ対応する脳神経によって支配される．第1鰓弓由来の咀嚼筋や口腔の筋には三叉神経の下顎枝（V_3）が，第2鰓弓由来の表情筋には顔面神経（Ⅶ）が分布する．第3鰓弓由来の茎突咽頭筋は舌咽神経（Ⅸ）が，第4～第6鰓弓由来の喉頭筋などは迷走神経（Ⅹ）が支配する．第5,6鰓弓由来の僧帽筋や胸鎖乳突筋は副神経（Ⅺ）が支配する．

133 髄鞘形成

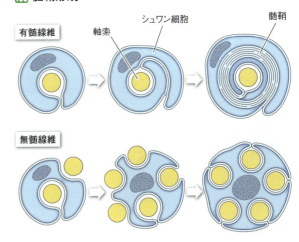

髄鞘の形成過程 133

末梢神経の軸索は，シュワン細胞の細胞膜によって被覆される．有髄線維の場合は，シュワン細胞が軸索に巻き付いたのち，軸索のまわりを回転することにより細胞膜が幾重にも重なって，円筒形の鞘が形成される．この鞘に脂質や蛋白質が蓄積して髄鞘が完成する．この過程を**髄鞘化 myelination** という．髄鞘形成不全，あるいは髄鞘が特異的に障害される疾患（脱髄疾患）では，軸索の伝導速度が低下し，多彩な神経症状を引き起こす．無髄線維の場合は，シュワン細胞が数本の軸索を抱えるようにして包んでいるが，髄鞘は形成されない．

132 脳神経の発生

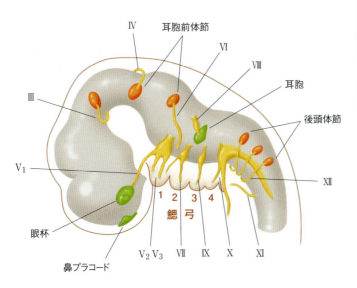

10 神経系 2

末梢神経系の構造・自律神経機能・感覚系

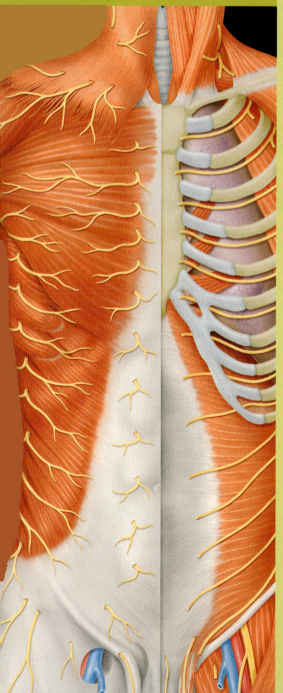

脊髄神経
- 656 脊髄神経は椎間孔を出るとすぐに前枝と後枝に分かれる
- 658 後枝は体壁の背側，前枝は体壁の腹側および体肢に分布する
- 660 頸神経叢の枝は，頸部の皮膚，舌骨下筋群，横隔膜に分布する
- 662 腕神経叢の枝は上肢に分布する
- 664 筋皮神経は上腕の屈筋，正中神経は前腕の屈筋，尺骨神経は手の小筋を支配する
- 666 橈骨神経は上腕と前腕のすべての伸筋を支配する
- 668 腰神経叢の枝は，下腹部と大腿前面に分布する
- 670 仙骨神経叢の枝は，殿部・大腿後面・下腿・足に分布する
- 672 坐骨神経は人体最大の神経で，その枝は足底にまで及ぶ

自律神経
- 674 自律神経は内臓・血管・腺を支配する
- 676 胸部内臓は，幹神経節を出た節後線維と迷走神経とによって支配される
- 678 腹部の自律神経は，腹大動脈の分枝に伴って諸臓器に至る
- 680 交感神経は身体活動の活性化に，副交感神経は身体活動の安静化に働く
- 682 自律神経の伝達物質はアセチルコリンとノルアドレナリンである
- 684 内臓は自律神経によって反射性調節を受ける
- 686 視床下部は自律神経，内分泌，体性神経の統合中枢である

脳神経
- 688 脳神経は特殊感覚線維と副交感線維を含む
- 690 動眼神経，滑車神経，外転神経は眼球運動を司る
- 692 三叉神経第1枝と第2枝は顔面の皮膚感覚を司る
- 694 三叉神経第3枝は咀嚼筋を支配する
- 696 顔面神経と舌咽神経は，分泌線維，味覚線維を含む
- 698 迷走神経は主として副交感線維からなり，胸腹部内臓に広く分布する

体性感覚
- 700 皮膚・筋・腱・関節の受容器によって生じる感覚を体性感覚という
- 702 応答特性の異なる種々の受容器が皮膚感覚を司る
- 704 体性感覚は3つのニューロンを介して大脳皮質感覚野に伝えられる

視覚
- 706 眼球は眼筋や涙器とともに眼窩に収まり，それらの隙間を脂肪が埋めている
- 708 眼球各部の働きは，カメラの部品にたとえられる
- 710 網膜は高度に分化した神経組織である
- 712 視細胞の外節において，光は電気信号に変換される
- 714 網膜は明暗，色，形，動きをとらえる
- 716 網膜からの信号は外側膝状体を経て一次視覚野へ伝えられる

聴覚と平衡覚
- 718 鼓膜の振動は，耳小骨を介して内耳の外リンパに伝えられる
- 720 蝸牛内で音の周波数が弁別される
- 722 有毛細胞は，音の振動を感覚毛の傾きとして検出する
- 724 聴覚中枢は音の強さ，高低，音源の方向を弁別する仕組みを備えている
- 726 半規管は回転加速度の受容器である
- 728 平衡斑は重力の方向を検出する装置である
- 730 前庭覚は，姿勢と眼球の向きを制御して身体平衡を維持している

嗅覚と味覚
- 732 嗅細胞は最も原始的な感覚ニューロンである
- 734 味細胞は5つの基本味に特異的に応答する

外皮
- 736 表皮細胞は基底層で新生し，角化しながら表層へ移動する
- 738 皮膚は生体防衛の最前線である

overview

脊髄神経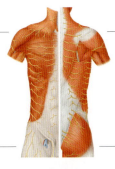
- 脊髄神経は4種類の神経線維で構成される。それぞれの行き先はどこか？
- 脊髄神経は前枝と後枝に分かれる。両者の分布パターンの違いに注目しよう。
- 4つの大きな神経叢から出る枝をたどり，その支配領域を把握しよう。
- 腕神経叢の枝の分布は複雑である。上腕と前腕，屈側と伸側に分けて整理しよう。
- 交通枝は何が通るところか？

自律神経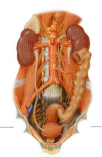
- 自律神経の遠心路は2個のニューロンからなるが，その経路は交感神経と副交感神経ではかなり異なる。両者の節前線維はどこから起こり，どこを通り，どこで節後線維に接続するか？
- 自律神経反射によって内臓機能が調節されていることを理解しよう。
- 交感神経刺激によって心筋は収縮し，気管支は拡張する。同じ伝達物質が臓器によっていろいろな反応を引き起こすのはなぜだろうか？
- 副交感神経に比べ，交感神経の作用が広範囲に及び，かつ長く持続するのはなぜか？
- 視床下部は自律機能の統合中枢といわれる。何を「統合」しているのだろうか？

脳神経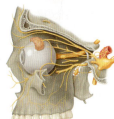
- 脳神経のうち純粋な感覚神経はどれか？
- 眼球運動，咀嚼，嚥下を司る脳神経を挙げてみよう。
- 顔面神経麻痺の際，顔面筋の運動麻痺のほかに起こりうる症状は何か？
- 迷走神経の走行を略図に描いてみよう（左右差に注意！）。

体性感覚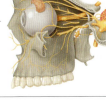
- 体性感覚は4つの感覚種に区分される。それぞれの受容器と求心性線維の種類を知ろう。
- 触圧覚の受容器には多くの種類がある。それらは機能的にどんな違いがあるか？
- 深部感覚(固有感覚)とは何か？ それが失われると，どのような不都合が起こるか？

視　覚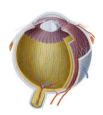
- 眼球壁を構成する3層を区分し，それぞれの役割を理解しよう。
- 眼底検査でどんなことがわかるか？
- 中心窩はなぜ重要なのか？ 中心窩がなければ視力はどうなるか？
- 杆体と錐体の機能の違いは何か？ 網膜における両者の分布にも注目しよう。
- 視細胞における光受容の仕組みを知ろう。それによって明順応・暗順応を説明しよう。
- 遠近調節の仕組みを理解し，近視や遠視がなぜ起こるか考えよう。

聴覚と平衡覚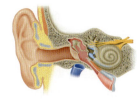
- 音波はどのようにして内耳に伝わるか？ 耳小骨は何の役に立っているか？
- 音の強さ，音の高低，音源の方向を弁別する仕組みはどうなっているか。
- 身体平衡を保つ前庭反射を3つ挙げ，その反射経路を説明しよう。
- 有毛細胞は基本的には同じメカニズムで機械的刺激を電気信号に変換する。コルチ器(音波)，膨大部稜(回転加速度)，平衡斑(重力)における有毛細胞の配置の違いに注目しよう。
- 内リンパと外リンパは電解質組成が異なる。このことはどんな意義があるか？

嗅覚と味覚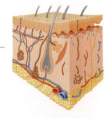
- 嗅細胞と味細胞は化学受容器と呼ばれる。その受容機構を具体的に理解しよう。
- 味覚の伝導路を整理しておこう。

外　皮
- 皮膚は保護のためだけにあるのではない。その多彩な機能を理解しよう。

神経系(2) 脊髄神経

脊髄神経は椎間孔を出るとすぐに前枝と後枝に分かれる

脊髄神経spinal nerveは31対あり，左右の椎間孔から1本ずつ出入りする。脊柱の分節に対応して，8対の**頸神経**cervical nerve；C，12対の**胸神経**thoracic nerve；T，5対の**腰神経**lumbar nerve；L，5対の**仙骨神経**sacral nerve；S，1対の**尾骨神経**coccygeal nerve；Coがある。これらの名称は，椎間孔を形成する椎骨の名称に基づいており，上位の椎骨の番号を付けて呼ぶ。頸神経だけは例外で，第1頸神経は後頭骨と第1頸椎の間から出て，第8頸神経は第7頸椎と第1胸椎の間から出る。すなわち，7個の頸椎に対し8対の頸神経が存在することになる。

脊髄神経は4種類の線維で構成される 1

脊髄神経は，運動指令を筋や腺へ送る遠心性線維と，感覚情報を脊髄や脳へ送る求心性線維を含む。

①体性運動線維(遠心性)：骨格筋の運動終板へ行く。
②体性感覚線維(求心性)：皮膚の感覚器や骨格筋・腱の感覚器から来る。
③内臓運動線維(遠心性)：自律神経節を経由して，内臓の平滑筋，血管，腺，心筋へ行く。
④内臓感覚線維(求心性)：内臓の感覚終末から来る。

体性運動ニューロンと内臓運動ニューロンの細胞体は，それぞれ脊髄の前角と側角に起始核を形成する。感覚ニューロンの細胞体は脊髄内ではなく脊髄神経節に存在するが，その中継核は，後角内に腹側から背側に向かって内臓性，体性の順に位置する。

脊髄の前外側溝から出る遠心性線維の集まりが**前根**ventral rootとなり，後外側溝に入る求心性線維の集まりが**後根**dorsal rootとなる。両根は外側方に向かって走り，硬膜内で合流して1本の神経幹となる。この合流の直前に**脊髄神経節**spinal ganglion（後根神経節）がある。脊髄神経は脊柱管を離れると，次の枝に分かれる。

硬膜枝meningeal branch：脊柱管内に戻り，硬膜に分布する。

交通枝ramus communicans：脊髄神経と交感神経幹を相互に連絡する枝。白交通枝は，節前線維を交感神経節へ運ぶ。灰白交通枝は，節後線維を脊髄神経へ運ぶ。

前枝ventral ramus：体幹の側面・前面，および体肢の筋と皮膚に分布する。

後枝dorsal ramus：体幹の背面の固有背筋と，背部および殿部の皮膚に分布する。

体幹では分節性が認められ，体肢では神経叢を形成する

皮膚に分布し主に感覚を司る神経は，**皮神経**または**皮枝**と呼ばれる。皮神経の分布には比較的明瞭な分節性が認められる（**皮節：皮膚分節**dermatome；デルマトーム）。皮節は，頭側から尾側へと並ぶ輪状の帯の連続として観察される。 2

脊髄神経は，発生の過程で隣接する体節と密接な対応がある。体幹の筋も真皮と同様，体節から分化するので，分節性を示す（**筋節**myotome；ミオトーム）。ただし，前面の一部では分節の帯が必ずしも順序よく並んでおらず，脱落しているところがある。これは体肢が形成される際に取り込まれたためである。

体肢へ向かう脊髄神経は，上下数分節からの前枝が混じり合って**神経叢**plexusをつくったのち，数本の神経に分かれて末梢に至る。上肢に分布する脊髄神経は腕神経叢（C5〜T1）をつくり，下肢に分布する脊髄神経は腰神経叢（T12〜L4）および仙骨神経叢（L4〜S4）をつくる。したがって，体肢の筋は何本かの脊髄神経によって支配される。

体肢が形成される際，分節的な筋の原基が体壁の腹外側の限局した部分で統合・分裂することにより個々の筋が形成される。したがって，筋は複数の分節からの神経線維を集めることがあるとともに，1つの分節からも複数の筋に神経線維が行くことがある。そのため，複数の連続する分節からの神経線維が吻合して，神経叢がつくられるのである。

1 脊髄神経の構成

2 体壁（背側面）の神経支配

青の破線は脊髄神経後枝の支配領域を表す。

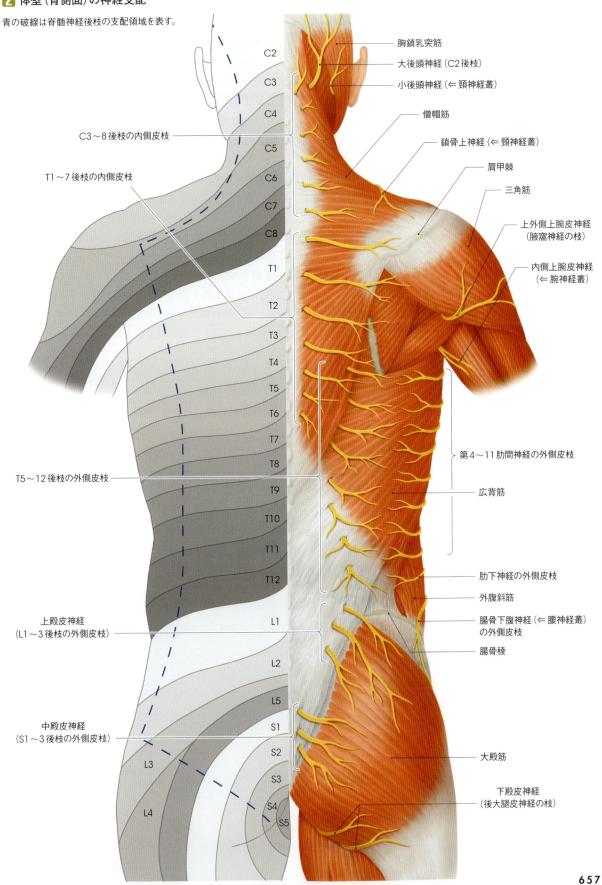

神経系(2)　脊髄神経

後枝は体壁の背側，前枝は体壁の腹側および体肢に分布する

脊髄神経の後枝は背部に分布する 2

脊髄神経の後枝は固有背筋（脊柱起立筋）に筋枝を与えたのち，これを貫いて皮枝となる 3。一般に後枝の分布域は狭く，前枝よりも発達が悪い。例外として，C1およびC2の後枝は同分節の前枝よりも強大である。また，通常C1，C6～8，L4～5，S4～Co1の後枝は皮枝を与えない。後枝は内側枝と外側枝に分かれるが，一般に頭側では内側枝が，尾側では外側枝が皮枝をつくる。

後頭下神経 suboccipital nerve：C1の後枝。深項筋の上部を支配する純粋な筋枝である。

大後頭神経 greater occipital nerve：C2の後枝の内側枝。後頭部の皮膚に分布する。

第三後頭神経 third occipital nerve：C3の後枝の内側枝。大後頭神経の下内方で後頭部の皮膚に分布する。

上殿神経 superior clunial nerve：L1～3の後枝の外側枝。殿部上部の皮膚に分布する。

中殿皮神経 medial clunial nerve：S1～3の後枝の外側枝。殿部中央の皮膚に分布する。

胸神経の前枝は胸腹壁に分布する 4

胸腹壁に分布する神経は，胸神経および上位腰神経の前枝に由来する。そのうちT1～11の前枝を特に肋間神経と呼ぶ。L1およびL2の前枝は，体幹と下肢の境界に分布するので境界神経とも呼ばれる。腸骨下腹神経，腸骨鼠径神経および陰部大腿神経がそれにあたる〔p.668参照〕。

1) 肋間神経 intercostal nerve 3

肋間神経は肋間隙を，主として内肋間筋と最内肋間筋の間を走る。第 n 肋間神経は第 n 肋骨の下縁に沿って走るが，その起始付近から派生し，第 $n+1$ 肋骨の上縁に沿って走る側副枝がしばしば見出される〔p.67図参照〕。

肋間神経は肋間筋に筋枝を与えるほかに，外側皮枝と前皮枝を分枝する。**外側皮枝**は内・外肋間筋を貫通したのち，肋骨の下縁から現れる。外側皮枝はさらに前後の2枝に分かれるが，2つの枝は筋を貫通する途中ですでに分離していることが多い。外側皮枝の後枝は後方へまわり，背中の外側部にも達する。外側皮枝の前枝は前内側へ走る。

前皮枝は胸骨傍部で筋膜下に現れる。前皮枝には肋間神経の主幹から起こるものと側副枝に発するものの2種類があり，前皮枝の数が肋間隙の数を上回る。前皮枝も内側と外側の2枝に分岐する。内側前皮枝は前正中線を越えない。第3～5肋間神経では前皮枝の外側枝が乳頭付近まで達しており，外側皮枝の前枝の分布と隣接している。

2) 肋間上腕神経 intercostobrachial nerve

第2肋間神経の外側皮枝は多くの場合，腋窩を越えて上腕に進入する。このように肋間神経から起こり上腕に分布する神経を肋間上腕神経と呼ぶ。

3) 下位肋間神経

胸郭の下部では肋骨弓が形成されるため，肋間隙が途中でなくなるが，下位肋間神経（第7～11肋間神経）は本来の走行方向を保ち続け，腹壁に至る。すなわち，初めは肋間筋を，次いで腹壁筋を支配する。外側皮枝の前枝においては，それから派生する小枝が外腹斜筋に表側から進入する。前皮枝は腹直筋鞘を貫いて現れ，内側・外側に分かれて分布する。

4) 肋下神経 subcostal nerve

T12の前枝は最下肋骨の下を通ることから，肋下神経と呼ばれる。腸骨稜に近接して走り，その外側皮枝は外腹斜筋の下部を貫通し，腸骨稜を越えて殿部の外側部に分布する。

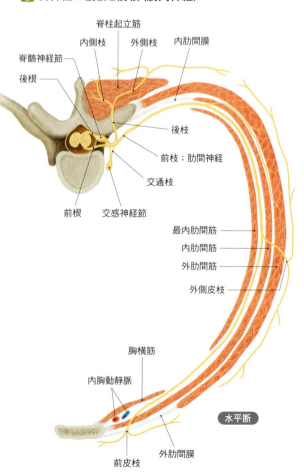

3 胸神経の後枝と前枝（肋間神経）

658

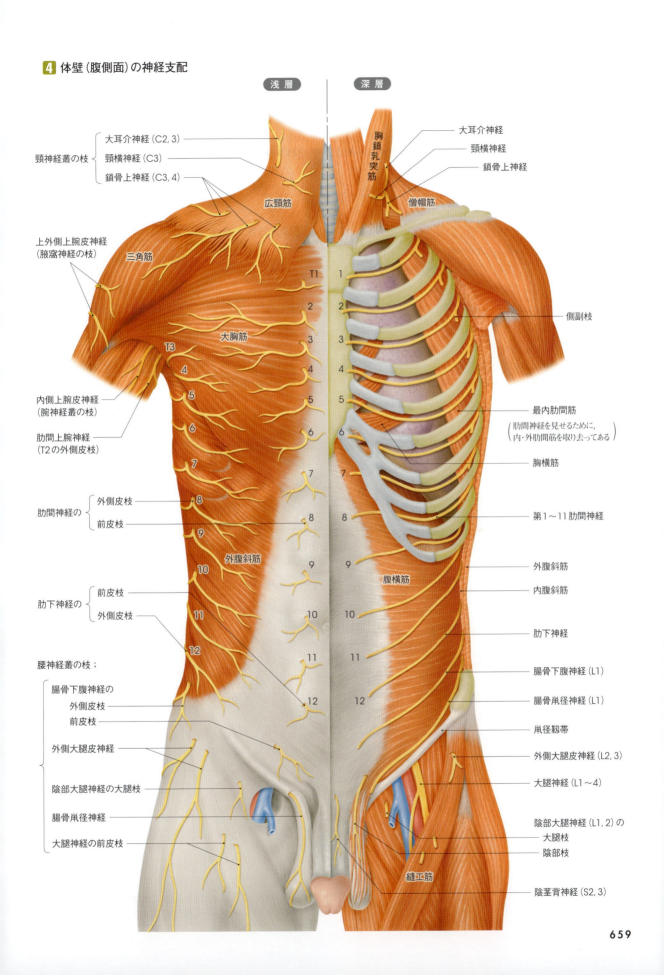

4 体壁（腹側面）の神経支配

頸神経叢の枝は，頸部の皮膚，舌骨下筋群，横隔膜に分布する

上位頸神経（C1〜4）の前枝が吻合して，胸鎖乳突筋の深部に**頸神経叢** cervical plexus をつくる 5 6。副神経（胸鎖乳突筋や僧帽筋を支配する）ならびに交感神経幹との交通がある。発生の過程で頭部および上肢の形成による影響を受けるため，頸神経叢の枝は頸部のみならず，耳介の周囲，肩，上胸部にまで広く分布している。また胸腔に入り，横隔膜の運動を支配する。

1）皮枝 7

皮枝は胸鎖乳突筋後縁のほぼ中央で筋膜下に現れる。ここをErbの神経点という。ここから以下の神経が放射状に皮下に分布する。

小後頭神経 lesser occipital nerve（C2）：胸鎖乳突筋の後縁に沿って上行し，耳の後方および後頭の皮膚に分布する。

大耳介神経 great auricular nerve（C2, 3）：ほぼ垂直に上行する。前枝は下顎角から耳介前面にかけて，後枝は耳介後面の皮膚に分布する。

頸横神経 transverse cervical nerve（C3）：広頸筋の下を水平に前方へ進み，前頸部に至る。上枝は舌骨より上方の皮膚に分布し，その中の1枝は顔面神経の頸枝と交通する。下枝は，舌骨より下方の皮膚に分布する。

鎖骨上神経 supraclavicular nerve（C3, 4）：扇状に枝分かれしながら下行し，鎖骨を乗り越えて上胸部と肩に分布す

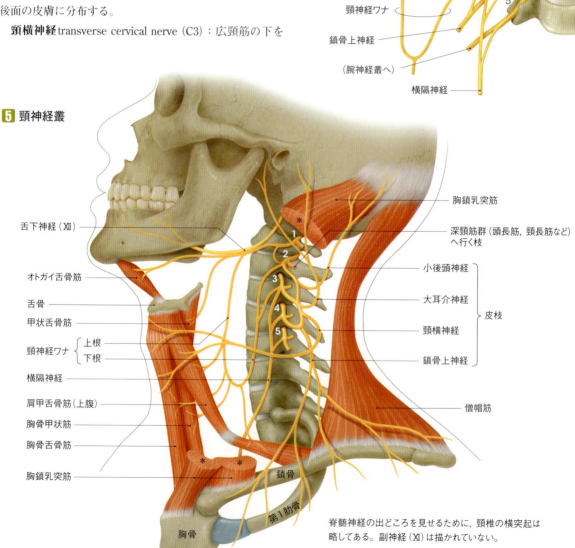

5 頸神経叢

6 頸神経叢の構成（前方から見る）

脊髄神経の出どころを見せるために，頸椎の横突起は略してある。副神経（XI）は描かれていない。

7 頭頸部の皮膚の神経支配

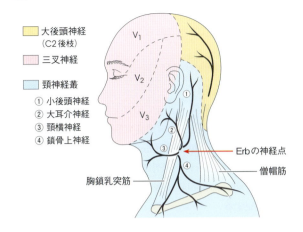

る．内側鎖骨上神経は鎖骨の内側1/3を覆う皮膚に，中間鎖骨上神経は鎖骨の中1/3と前胸壁上外側の皮膚に，外側鎖骨上神経は肩峰と三角筋より上方の皮膚に分布する．

2) **頸神経ワナ** ansa cervicalis

上根 (C1, 2) はいったん舌下神経と走行をともにしたのち，再び分かれて下行し，**下根** (C2, 3) と合してワナをつくる．このワナは，内頸静脈の内側に形成されやや高位に位置する内側型と，内頸静脈の外側に形成される外側型とに分類される．ワナの枝は舌骨下筋群（甲状舌骨筋，胸骨舌骨筋，胸骨甲状筋，肩甲舌骨筋）を支配する．甲状舌骨筋枝とオトガイ舌骨筋枝は，上根よりかなり遅れて舌下神経から分岐し，それぞれの筋へ向かう．

3) **横隔神経** phrenic nerve (C3～5) **8**

主として横隔膜に至る運動線維からなる．前斜角筋の前面を横切って胸腔に入り，心膜横隔動静脈とともに縦隔中部を下り，横隔膜に分布する．一部は横隔膜を貫いて腹腔に至る横隔腹枝となり，交感神経の枝とともに横隔神経叢をつくり，肝臓および副腎に枝を出す．横隔神経は頸部においても交感神経幹の中・下頸神経節からの交感神経線維を受けている．なお，腕神経叢（しばしば鎖骨下筋神経）から出た小枝が第1肋骨付近で横隔神経に合することがある．この小枝を**副横隔神経**と呼ぶことがある．

4) **筋 枝**

C1～4前枝の短い筋枝は，前・中斜角筋のほか椎前筋群（頸長筋，頭長筋，前・外側頭直筋）を支配する．

8 横隔神経 〔p.60-61 および p.64-65 の図も参照〕

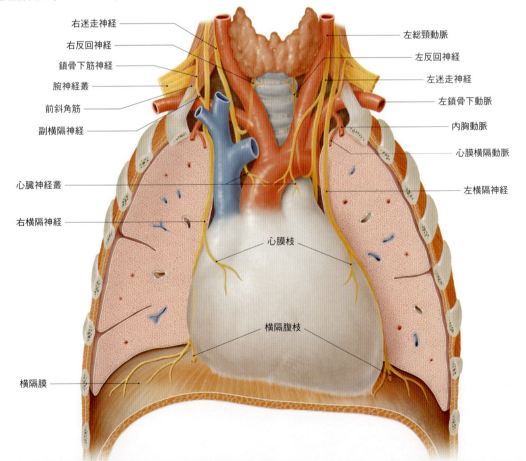

神経系(2) 脊髄神経

腕神経叢の枝は上肢に分布する

　腕神経叢 brachial plexusは，第5〜8頸神経と第1胸神経の前枝によって構成される神経叢で，前斜角筋，中斜角筋および第1肋骨に挟まれて鎖骨の後上方から外下方へ抜け，腋窩に至る。しばしば第4頸神経や第2胸神経からの小枝が加わることがある。腕神経叢の枝は上肢帯および自由上肢に分布する。

腕神経叢の構成 9

　前斜角筋と中斜角筋のあいだの間隙を**斜角筋隙**という。腕神経叢を構成する前枝は，斜角筋隙の出口で合流して上(C5,6)・中(C7)・下(C8,T1)の**神経幹**を形成する。3本の神経幹は鎖骨の後面で各々前部と後部に分かれたのち，再び合流して3本の神経束に再構成され，腋窩動脈を囲むように配列する。上および中神経幹の前部は合して**外側神経束**(C5〜7)を形成し，下神経幹の前部は**内側神経束**(C8, T1)を形成する。神経幹の後部は3本が合して**後神経束**(C5〜8, T1)を形成する。

　外側神経束，内側神経束は各々分かれて2枝となる。中央の2枝は合して**正中神経**となり，外側神経束の他の1枝は**筋皮神経**，内側神経束の他の1枝は皮神経を出したのち**尺骨神経**となる。後神経束はそのまま延長して**腋窩神経**および**橈骨神経**となる。これら5本の終枝が上肢の筋を支配する。

腕神経叢の枝 10 11

　腕神経叢は，鎖骨によって鎖骨上部と鎖骨下部の2部に分けられる。鎖骨上部は胸鎖乳突筋下部の後ろ，中斜角筋の前に位置し，**肩甲背神経** dorsal scapular nerve，**長胸神経** long thoracic nerve，**鎖骨下筋神経** subclavian nerve，**肩甲上神経** suprascapular nerveを出す。これらの枝は上肢帯筋を支配する。

　鎖骨下部は，大・小胸筋に覆われ，腋窩に至る部分である。ここから次の枝が出る。**外側胸筋神経** lateral pectoral nerveと**内側胸筋神経** medial pectoral nerveは大・小胸筋を支配する。**肩甲下神経** subscapular nerveと**胸背神経** thoracodorsal nerveは腋窩の後壁の筋を支配する。**内側上腕皮神経** medial cutaneous nerve of armと**内側前腕皮神経** medial cutaneous nerve of forearmは上肢の尺側の皮膚に分布する。

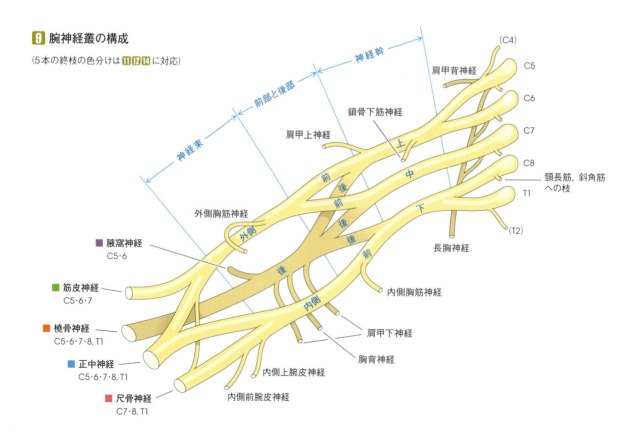

9 腕神経叢の構成
(5本の終枝の色分けは 11 12 14 に対応)

662

10 腕神経叢の枝

			髄節	筋枝	皮枝
鎖骨上部		肩甲背神経	C4, 5	大菱形筋, 小菱形筋, 肩甲挙筋	
		長胸神経	C5〜7	前鋸筋	
		鎖骨下筋神経	C5	鎖骨下筋	
		肩甲上神経	C5, 6	棘上筋, 棘下筋	肩関節 (感覚枝)
鎖骨下部	外側神経束	外側胸筋神経	C5〜7	大胸筋, 小胸筋	
		筋皮神経	C5〜7	上腕の屈筋	前腕の橈側面
		正中神経	C5〜8, T1	前腕の屈筋, 回内筋, 母指球筋, 第1〜3虫様筋	手掌の橈側3½
	内側神経束	内側胸筋神経	C8, T1	大胸筋, 小胸筋	
		内側上腕皮神経	C8, T1		上腕の尺側面
		内側前腕皮神経	C8, T1		前腕の尺側面
		尺骨神経	C(7), 8, T1	尺側手根屈筋と深指屈筋の尺側部, 手の小筋	手掌の尺側1½, 手背の尺側半
	後神経束	肩甲下神経	C5, 6	肩甲下筋, 大円筋	
		胸背神経	C5〜8	広背筋	
		腋窩神経	C5, 6	三角筋, 小円筋	肩 (三角筋領域)
		橈骨神経	C5〜8, T1	上腕および前腕の伸筋, 回外筋	上腕および前腕の後面, 手背の橈側半

11 腕神経叢

(5本の終枝の色分けは 12 14 に対応)

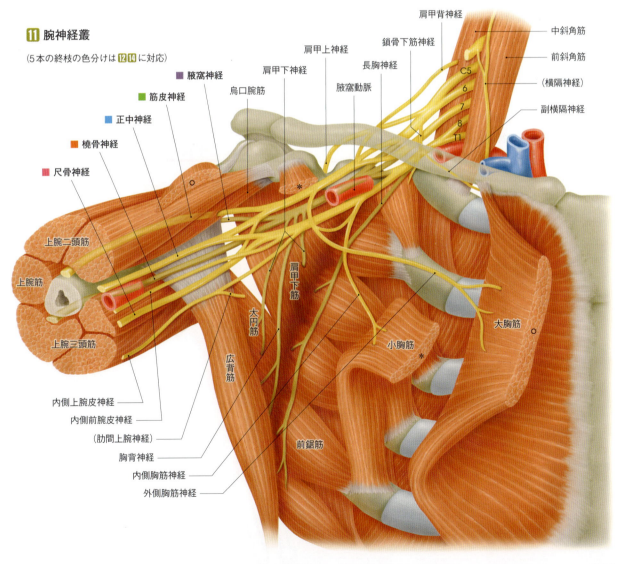

神経系(2)　脊髄神経

筋皮神経は上腕の屈筋，正中神経は前腕の屈筋，尺骨神経は手の小筋を支配する

筋皮神経 musculocutaneous nerve（C5〜7）

腋窩の神経血管幹の最も外側に位置する。烏口腕筋の中1/3のところを貫き，上腕二頭筋と上腕筋の間を通過する間に，これら3つの屈筋に筋枝を出す。肘関節の近くで感覚性の終枝である**外側前腕皮神経** lateral cutaneous nerve of forearmに続き，外側二頭筋溝の遠位端で筋膜を貫いて前腕橈側の皮膚に分布する。

正中神経 median nerve（C5〜8, T1）

腕神経叢の最大の枝である。外側神経束の内側枝と内側神経束の外側枝とが腋窩動脈の前面で合し，正中神経となる。内側上腕筋間中隔において上腕動脈を近位外側から遠位内側に向かってらせん状に横切り，肘関節の高さに達する。上腕では枝を出さない。

肘窩では上腕二頭筋腱膜と上腕筋停止腱との間で円回内筋の2頭間，次いで浅指屈筋腱弓の下を通って前腕に現れる。深指屈筋と長母指屈筋の境，すなわち前腕の正中を下り，手首にまで達する。この間，肘窩で**前骨間神経** anterior interosseous nerve，手首の近くで**掌枝** palmar branchを出す。前者は前腕深部の屈筋と方形回内筋，後者は手掌の皮膚に分布する。正中神経の主幹は手根管を通って手掌に至り，3本の**総掌側指神経** common palmar digital nerveに分かれ，さらに各々が2本の**固有掌側指神経** proper palmar digital nerveとなって指縁に分布する。

正中神経は前腕の屈筋の大部分と回内筋，母指球筋ならびに第1・2・(3)虫様筋を支配する。また，手掌の橈側半および橈側3 1/2指の皮膚に分布する。

12 上肢の神経

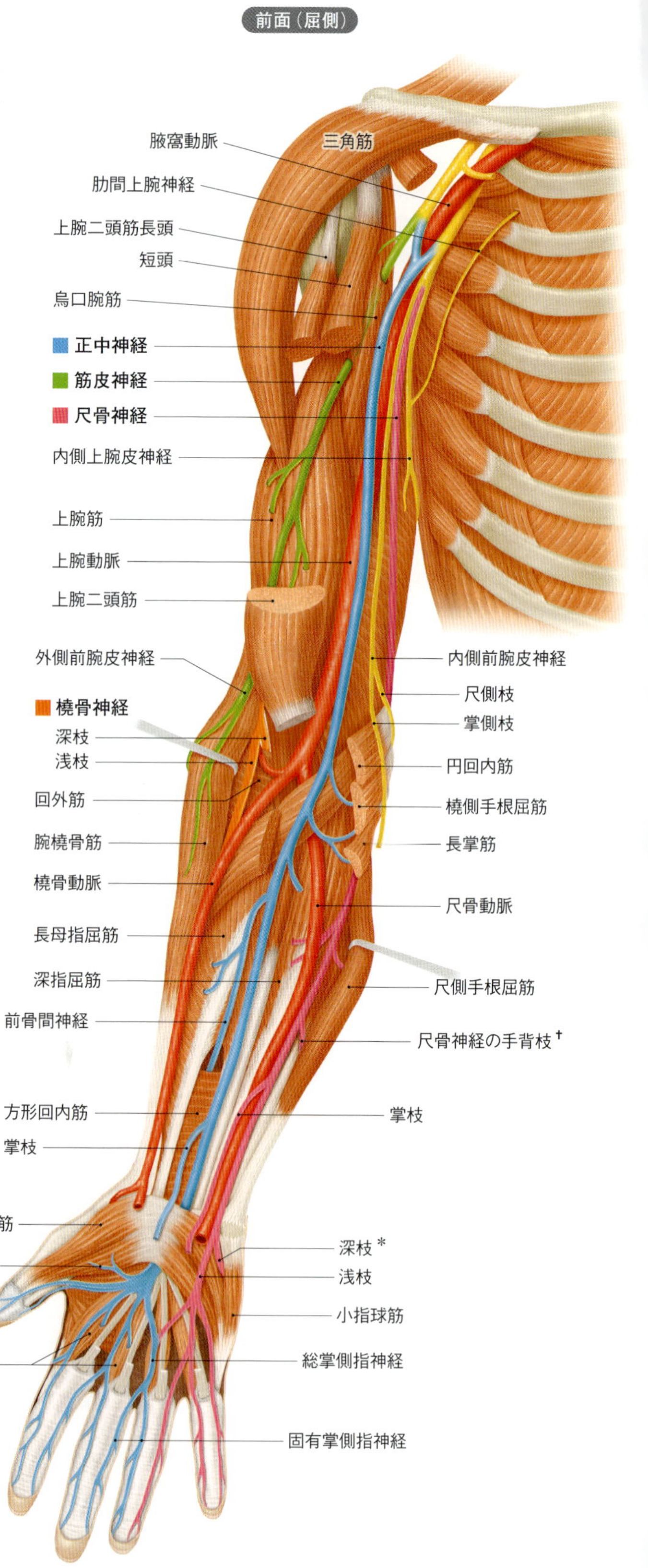

前面（屈側）

*尺骨神経深枝

664

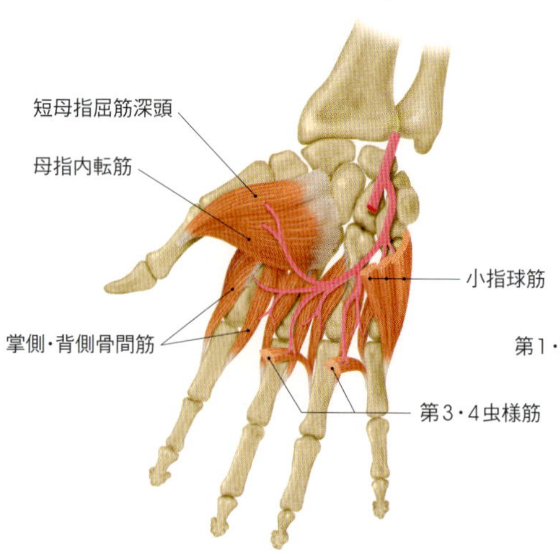

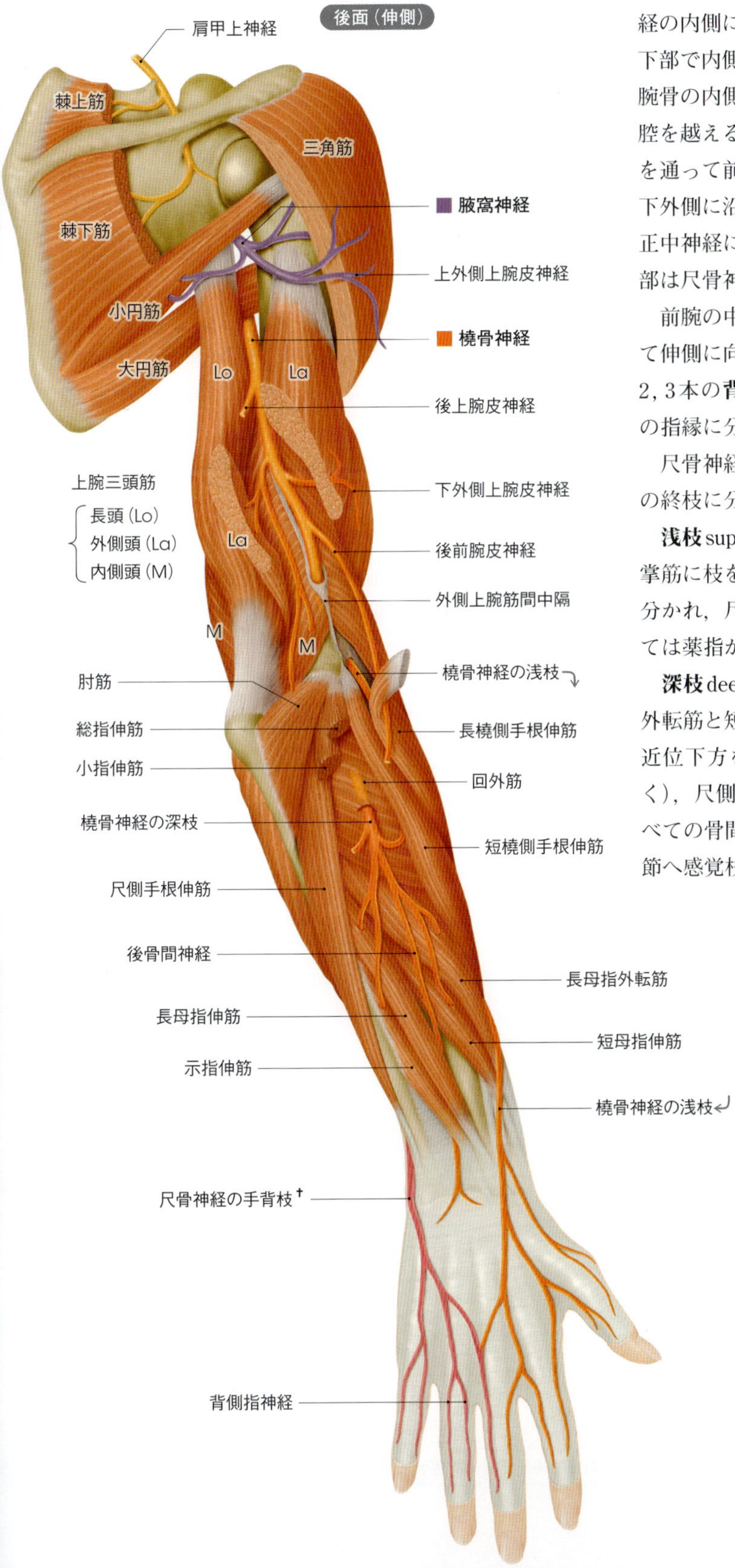

尺骨神経 ulnar nerve (C(7), 8, T1)

　正中神経の内側から出て，まず上腕動静脈および正中神経の内側に沿って走るが，次第にこれらから離れて上腕の下部で内側上腕筋間中隔を貫き，上腕の伸側に向かう。上腕骨の内側上顆の後面で尺骨神経溝を通り，肘関節の関節腔を越える。続いて，尺側手根屈筋の上腕頭と尺骨頭の間を通って前腕の屈側に出て，尺骨動静脈とともにこの筋の下外側に沿って下る。前述のごとく前腕の屈筋の大部分は正中神経に支配されるが，尺側手根屈筋と深指屈筋の尺側部は尺骨神経に支配される。

　前腕の中部で**手背枝** dorsal branch が出て，尺骨をまわって伸側に向かい，手背尺側の皮膚に分布する。その終枝は2, 3本の**背側指神経** dorsal digital nerve として尺側2½指の指縁に分布する（ただし中節骨の領域まで）。

　尺骨神経の主幹は手首に至り，屈筋支帯の表面で浅・深の終枝に分かれる。

　浅枝 superficial branch は浅掌動脈弓の尺側を通過し，短掌筋に枝を出したのち，総掌側指神経と固有掌側指神経に分かれ，尺側1½指に分布する。したがって，手掌においては薬指が正中神経と尺骨神経の支配領域の境界となる。

　深枝 deep branch は，尺骨動脈の深掌枝に伴行して小指外転筋と短小指屈筋の間で小指球を通過し，深掌動脈弓の近位下方を経て母指へ向かう。小指球の筋（短掌筋を除く），尺側の虫様筋，母指内転筋，短母指屈筋の深頭，すべての骨間筋へ筋枝を出す。また，手の関節と中手指節関節へ感覚枝を与える。

橈骨神経は上腕と前腕のすべての伸筋を支配する

腋窩神経 axillary nerve（C5, 6）

腕神経叢において後神経束から分かれ，後方へ向かう。肩甲下筋の停止腱の前面を走り，大・小円筋の間すなわち外側腋窩隙を通って腋窩の後方へ抜け，上腕骨外科頸をまわって三角筋に向かう。小円筋と三角筋に筋枝を出し，さらに**上外側上腕皮神経** superior lateral cutaneous nerve of arm となって三角筋領域の皮膚に分布する。

橈骨神経 radial nerve（C5〜8, T1）

後神経束の続きとして腋窩動脈の背側を通り，上腕深動脈とともに上腕骨の後面に出る。橈骨神経溝を外下方に走り，上腕三頭筋外側頭と内側頭の間を通り，外側上腕筋間中隔を貫いて屈側に向かう。この間，上腕三頭筋と肘筋に筋枝を送るほか，**後上腕皮神経** posterior cutaneous nerve of arm，**下外側上腕皮神経** inferior lateral cutaneous nerve of arm，**後前腕皮神経** posterior cutaneous nerve of forearm を出す。橈骨神経の本幹は，肘関節の上でいったん屈側に出て，感覚性の浅枝と運動性の深枝とに分かれる。

浅枝 superficial branch は上腕骨外側上顆の前を下り，橈骨動脈の外側に並び，回外筋，円回内筋，長母指屈筋（橈骨頭）の付着部を越えながら橈骨に沿って走る。前腕中央部で橈骨の外側面を回り込んで腕橈骨筋の下から伸側に現れ，手背橈側半の皮膚および橈側2½指の指縁に分布する（第2，第3指においては中節骨の領域まで）。したがって，手背においては中指が橈骨神経と尺骨神経支配の境界となる。

深枝 deep branch は運動性の太い枝で，回外筋を貫きながら橈骨頭をまわり，前腕の伸側に出て，伸筋の浅層と深層の間を下る。前腕のすべての伸筋と回外筋を支配する。

上肢の末梢神経障害により特徴的な症状が現れる 13

腕神経叢の上位の神経が障害されると，上腕三頭筋，腕橈骨筋，回外筋，手首と指の伸筋の麻痺が起こり，前腕は回内し，手首の関節は屈曲する（waiter's tip position）。

橈骨神経麻痺の典型的な症状は，肘関節と手関節の伸展が不能となり，手がだらりと下がる。この状態を**下垂手**という。

正中神経が遠位で障害されると，手掌の知覚障害が起こる。原因は手根管症候群が多い。重度の場合，母指球筋が萎縮してサルの手のように見える。この状態を**猿手**という。

正中神経の枝である前骨間神経が障害されると，長母指屈筋と深指屈筋（橈側部）が麻痺し，母指・示指の屈曲ができなくなる。この状態を**祈祷手**（祝福の手）という。

尺骨神経麻痺では骨間筋が萎縮し，基節骨は過伸展して背屈位をとる。この状態を**鷲手**という。

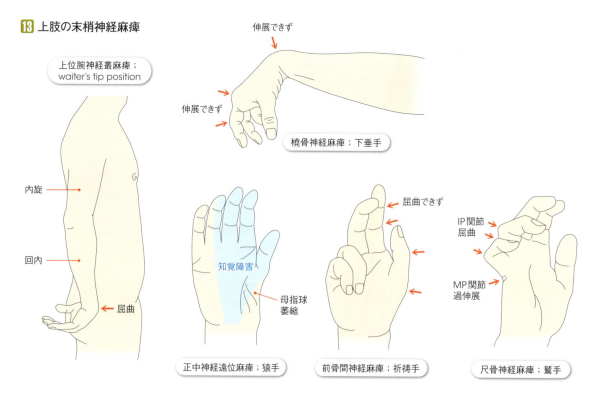

13 上肢の末梢神経麻痺

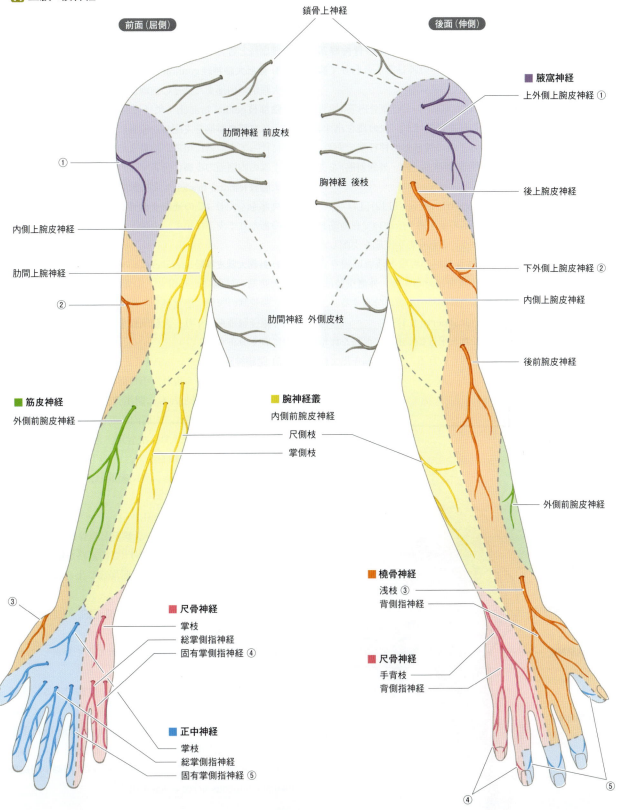

腰神経叢の枝は，下腹部と大腿前面に分布する

　腰神経叢lumbar plexusは第1〜4腰神経（第12胸神経の一部も加わることがある）の前枝によって，大腰筋の内部とその後方に形成される⓯。L4の前枝の一部はL5の前枝と合して腰仙骨神経幹をつくり，小骨盤に入って**仙骨神経叢**sacral plexusに参加する。この2つの神経叢を合わせて**腰仙骨神経叢**lumbosacral plexusと呼ぶ⓰。
　腰神経叢は後腹壁の筋（腰方形筋）および寛骨内筋（腸骨筋，大腰筋）に直接短い筋枝を送るほか，次の枝を出す。上位の枝は，体幹の神経と下肢の神経との移行型であり，下位肋間神経とともに腹壁筋（腹横筋，内・外腹斜筋）を支配する。

　1）**腸骨下腹神経**iliohypogastric nerve（(T12), L1）
　肋下神経の下方で腰方形筋の前を通り，次いで腹横筋と内腹斜筋の間を前方に向かう。これらの腹壁筋を支配したのち，浅鼠径輪の上方で外腹斜筋の腱膜と浅腹筋膜を貫き，**前皮枝**として鼠径部の皮膚に分布する。**外側皮枝**は，内・外腹斜筋を貫いて殿部の外側部の皮膚に分布する。

　2）**腸骨鼠径神経**ilio-inguinal nerve（L1）
　腸骨下腹神経の下方をこれと平行して走り，筋枝を腹壁筋に与えたのち，鼠径管を通り抜ける。浅鼠径輪を出て付近の皮膚に分布するとともに，男性では**前陰囊神経**anterior scrotal nerve，女性では**前陰唇神経**anterior labial nerveを送り，陰囊または陰唇の前部に分布する。腸骨下腹神経の側副枝と考えられ，外側皮枝はもたない。

　3）**陰部大腿神経**genitofemoral nerve（L1, 2）
　大腰筋の内部またはその前面で2枝に分かれる。
　陰部枝genital branch：鼠径管を通る。男性では精索内に入って精巣挙筋を支配し，陰囊に至る。女性では子宮円索に伴って大陰唇に至る。陰囊または大陰唇，さらには大腿上端の内側面の皮膚に分布する。
　大腿枝femoral branch：大腿動静脈とともに鼠径靱帯の中央部をくぐり（この通路を**血管裂孔**⓱という），伏在裂孔のあたりで皮下に出て，大腿上端の前面の皮膚に分布する。

　4）**外側大腿皮神経**lateral cutaneous nerve of thigh（L2, 3）
　大腰筋の外側縁から現れ，腸骨筋の前面を外下方へ走り，腸骨窩の腹膜に感覚枝を与える。上前腸骨棘のすぐ内側で鼠径靱帯をくぐり，大腿筋膜を貫いて大腿外側面の皮膚に広く分布する。

　5）**閉鎖神経**obturator nerve（L2〜4）
　大腰筋の内側縁から現れ，小骨盤の側壁に沿って前下方へ走り，閉鎖動静脈とともに**閉鎖管**⓱を通って大腿に至る。前後の2枝に分かれ，大腿内転筋群を支配する。**前枝**は長・短内転筋の間を下り，恥骨筋，薄筋に枝を与える。一部は大腿内側面に皮枝を出し，その下端は膝関節に至る。**後枝**は外閉鎖筋を貫き，外閉鎖筋と大および短内転筋に枝を与える。

　6）**大腿神経**femoral nerve（L1〜4）
　腰神経叢の最大の枝である。大腰筋と腸骨筋の境を下り，これらとともに鼠径靱帯をくぐり（この通路を**筋裂孔**⓱という），大腿動脈の外側に沿って腸恥窩に出る。鼠径靱帯の数cm下方で，次の3枝に分かれる。
　筋枝：恥骨筋および大腿の伸筋（縫工筋，大腿四頭筋，膝関節筋）を支配する。
　前皮枝：大腿前面から内側面にかけて広く分布し，その下端は膝蓋に至る。
　伏在神経saphenous nerve：最も長い皮枝である。大腿動脈に伴って縫工筋の深側を下り，内転筋管を貫いて膝の内側で皮下に出る。ここで**膝蓋下枝**infrapatellar branchを出したのち，大伏在静脈に伴って下腿の内側を下り，内果に至る。途中，下腿の内側面と足の内側縁に**内側下腿皮枝**medial cutaneous nerve of legを出す。

⓯ 腰神経叢の構成

17 鼡径部

下図Aの方向から見上げたところ。腸骨筋膜の一部が鼡径靱帯と腸恥隆起の間に筋膜弓をつくり、筋裂孔と血管裂孔とを隔てる。

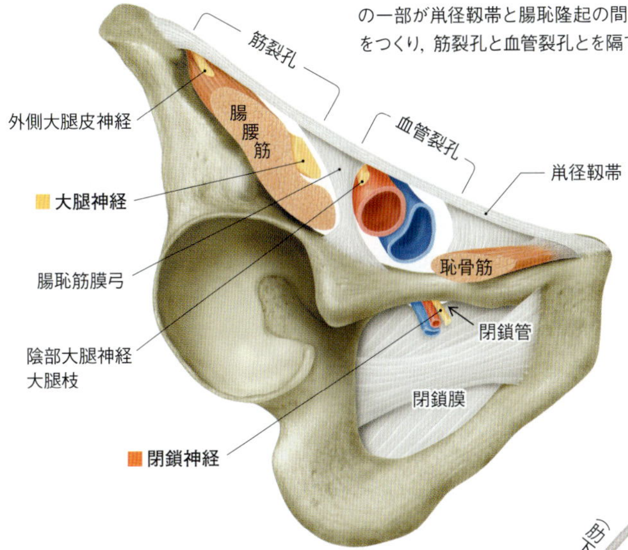

- 筋裂孔
- 外側大腿皮神経
- 腸腰筋
- 血管裂孔
- 大腿神経
- 鼡径靱帯
- 腸恥筋膜弓
- 恥骨筋
- 陰部大腿神経大腿枝
- 閉鎖管
- 閉鎖膜
- 閉鎖神経

16 腰仙骨神経叢

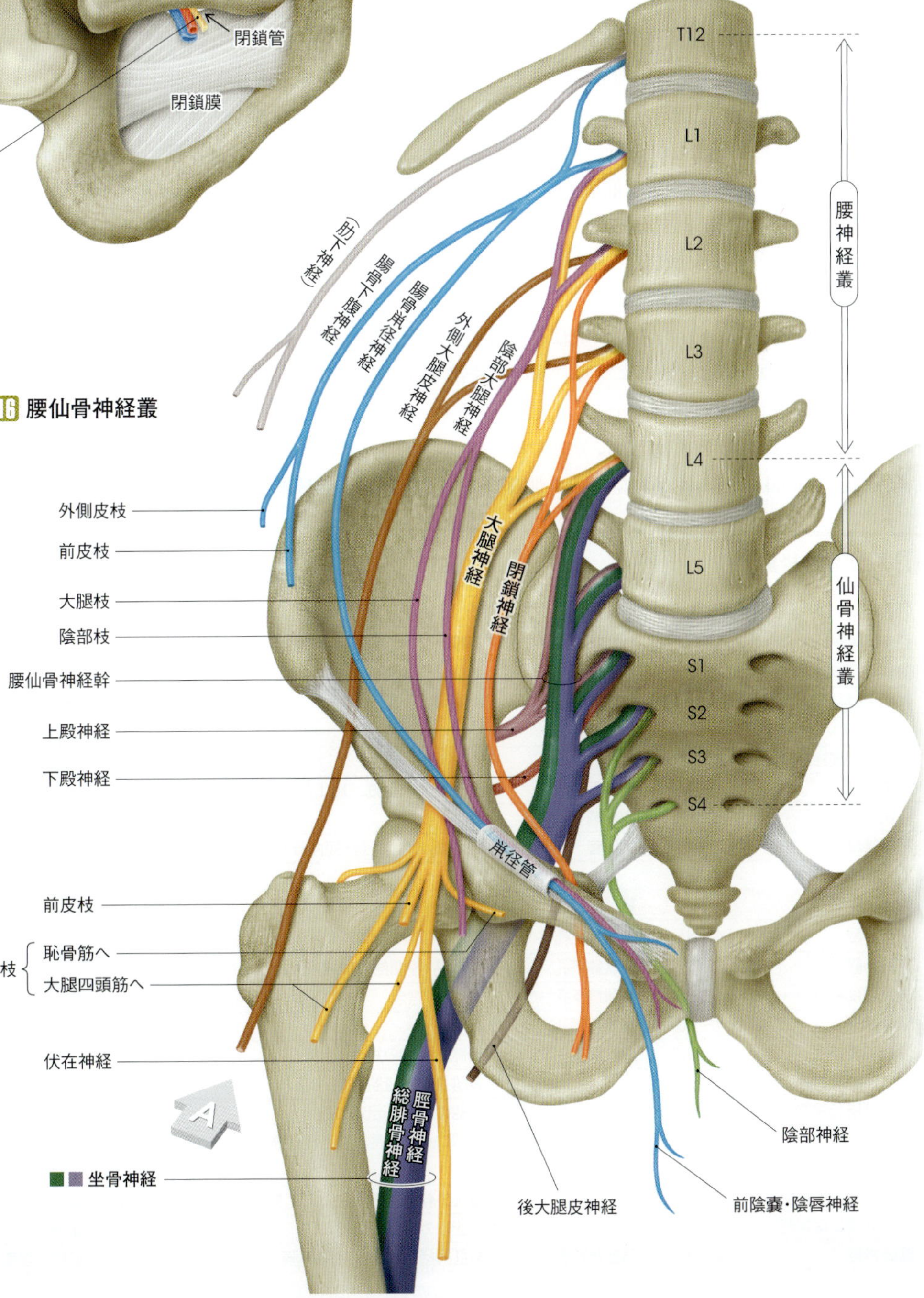

- 腰神経叢
- 仙骨神経叢
- 肋下神経
- 腸骨下腹神経
- 腸骨鼡径神経
- 外側大腿皮神経
- 陰部大腿神経
- 大腿神経
- 閉鎖神経
- 外側皮枝
- 前皮枝
- 大腿枝
- 陰部枝
- 腰仙骨神経幹
- 上殿神経
- 下殿神経
- 鼡径管
- 前皮枝
- 筋枝
  - 恥骨筋へ
  - 大腿四頭筋へ
- 伏在神経
- 脛骨神経
- 総腓骨神経
- 坐骨神経
- 後大腿皮神経
- 陰部神経
- 前陰嚢・陰唇神経

T12, L1, L2, L3, L4, L5, S1, S2, S3, S4

仙骨神経叢の枝は，殿部・大腿後面・下腿・足に分布する

仙骨神経叢 sacral plexus は第4腰神経〜第4仙骨神経の前枝によって形成される。仙骨神経の前枝は前仙骨孔を通って脊柱管を出て，梨状筋の前面で腰仙骨神経幹（L4前枝の一部とL5前枝からなる）と合流し，大坐骨孔に向かう。

仙骨神経叢は直接の枝を大腿回旋筋群（梨状筋，内閉鎖筋，上・下双子筋，大腿方形筋）と骨盤隔膜（肛門挙筋，尾骨筋）に送り，また骨盤内臓に赴く小枝を出す。そのほかに次の枝が出る。

1) 上殿神経 superior gluteal nerve (L4〜S1)
大坐骨孔で梨状筋の上縁（**梨状筋上孔**）を通り，小骨盤を出て外側に向かう。中殿筋と小殿筋の間を走り，両筋を支配し，大腿筋膜張筋に至る。

2) 下殿神経 inferior gluteal nerve (L5〜S2)
大坐骨孔で梨状筋の下縁（**梨状筋下孔**）を通り，大殿筋に分布する。

3) 後大腿皮神経 posterior cutaneous nerve of thigh (S1〜3)
坐骨神経とともに梨状筋下孔を出て，坐骨結節と大転子の間を下り，大殿筋の下から皮下に現れる。大腿後面の皮膚に分布し，その下端は腓腹部に至る。次の枝を出す。

下殿皮神経 inferior clunial nerve：大殿筋の下縁をまわって上行し，殿部の下縁の皮膚に分布する。

会陰枝 perineal branch：坐骨結節の外側部から，会陰，陰嚢または陰唇外側部の皮膚に至る。

4) 坐骨神経 sciatic nerve (L4〜S3)
仙骨神経叢を構成する神経根の大部分を集め，人体最大の神経である。梨状筋下孔から出て，大腿後面をほぼ垂直に下り，膝窩の上方で**脛骨神経**と**総腓骨神経**に分かれる。その枝は大腿の屈筋および下腿と足のすべての筋を支配し，下腿と足の皮膚の大部分に分布する〔p.672参照〕。

5) 陰部神経 pudendal nerve (S2〜4)
梨状筋下孔を出たところで坐骨棘をまわり，小坐骨孔を通って坐骨直腸窩に入り，内陰部動静脈とともに**陰部神経管**〔p.137参照〕を通って会陰に向かう。陰部神経管の中で下直腸神経を出し，尿生殖三角の後縁の近くで会陰神経と陰茎（陰核）背神経に分かれる。

下直腸神経 inferior rectal nerve：多くの小枝に分かれ，外肛門括約筋を支配し，肛門とその周囲の皮膚に分布する。

会陰神経 perineal nerve：会陰の皮膚および筋（球海綿体筋，坐骨海綿体筋，浅・深会陰横筋ならびに外肛門括約筋の一部）に枝を出したのち，**後陰嚢神経**または**後陰唇神経**となって陰嚢または陰唇の後部に分布する。

陰茎背神経 dorsal nerve of penis または**陰核背神経** dorsal nerve of clitoris：陰茎または陰核背面に達し，陰茎または陰核亀頭，包皮および尿道粘膜などに分布する。

18 腰仙骨神経叢の枝

腰神経叢	髄節	経路	筋枝	皮枝
腸骨下腹神経	(T12), L1	腹壁筋を貫く	腹横筋，内腹斜筋，外腹斜筋	鼡径部，殿部の外側部
腸骨鼡径神経	L1	鼡径管	腹横筋，内腹斜筋，外腹斜筋	恥丘，陰茎の基部，陰嚢・陰唇の前部
陰部大腿神経　陰部枝	L1, 2	鼡径管	精巣挙筋	大腿上部の内側面
大腿枝		血管裂孔		大腿上部の前面
外側大腿皮神経	L2, 3	筋裂孔		大腿外側面
大腿神経	L1〜4	筋裂孔	腸骨筋，恥骨筋，縫工筋，大腿四頭筋，膝関節筋	大腿前面
伏在神経		内転筋管		下腿内側面，足の内側縁
閉鎖神経	L2〜4	閉鎖管	恥骨筋，薄筋，長・短内転筋，大内転筋，外閉鎖筋	大腿内側面

仙骨神経叢	髄節	経路	筋枝	皮枝
上殿神経	L4〜S1	梨状筋上孔	中・小殿筋（股関節の外転），大腿筋膜張筋	
下殿神経	L5〜S2	梨状筋下孔	大殿筋（股関節の伸展）	
後大腿皮神経	S1〜3	梨状筋下孔		殿部下縁，大腿後面，膝窩
坐骨神経	L4〜S3	梨状筋下孔		
総腓骨神経	L4〜S2	腓骨頭をまわる	大腿二頭筋の短頭	下腿外側面
浅腓骨神経			長腓骨筋，短腓骨筋	足背の大部分
深腓骨神経			下腿の伸筋，足背の筋	足背の一部（母趾と第2趾の対向縁）
脛骨神経	L4〜S3	垂直に下り内果へ	大腿二頭筋の長頭，半腱様筋，半膜様筋，下腿の屈筋	
腓腹神経				下腿後面の遠位部，足の外側縁
内側足底神経			母趾外転筋，短母趾屈筋，短趾屈筋，第1虫様筋	足底の内側 3 1/2
外側足底神経			上記以外の足底の筋	足底の外側 1 1/2
陰部神経	S2〜4	陰部神経管	外肛門括約筋，尿生殖隔膜	肛門，陰嚢・陰唇の後部，陰茎・陰核

19 下肢の皮神経

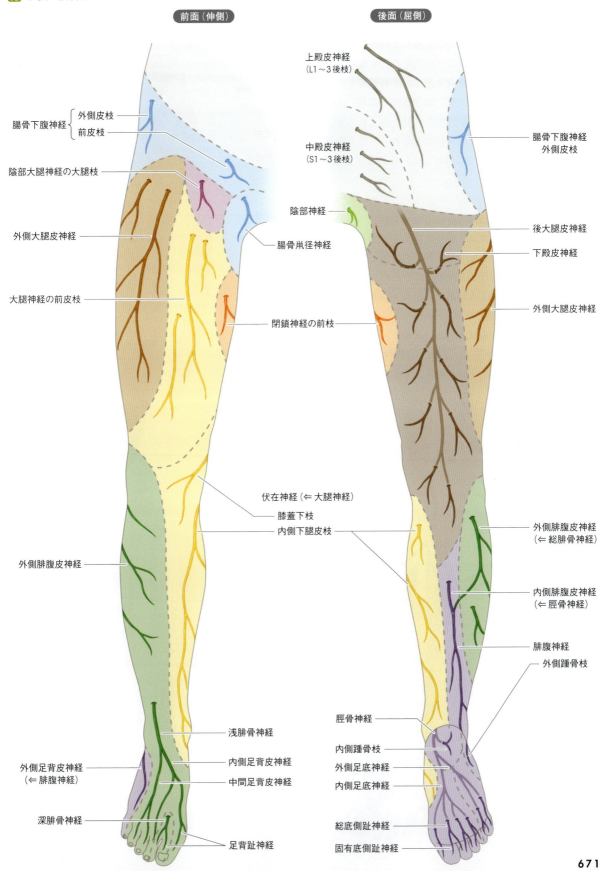

神経系(2) 脊髄神経

坐骨神経は人体最大の神経で，その枝は足底にまで及ぶ

坐骨神経 sciatic nerve（L4～S3）は**総腓骨神経**と**脛骨神経**の2つの成分からなるが，大腿上部では両神経は共通の被膜に包まれ，1本の神経のように見える。すなわち，後大腿皮神経とともに梨状筋下孔を出て，坐骨結節と大転子の間を通り，大殿筋および大腿二頭筋長頭の深側，大内転筋の浅側を垂直に下り，大腿屈筋群に枝を与えたのち，膝窩の上方で総腓骨神経と脛骨神経に分かれる。この両神経は，小骨盤を出る前にすでに分岐していることがある（高位分岐）。

総腓骨神経 common fibular nerve（L4～S2）

大腿二頭筋長頭の内側縁に沿って外下方へ向かい，その間に大腿二頭筋短頭を支配する。膝窩の外側で**外側腓腹皮神経** lateral sural cutaneous nerve を出したのち，腓骨頭をまわり長腓骨筋を貫いて下腿前面に出て，浅腓骨神経と深腓骨神経に分かれる。

1) 浅腓骨神経 superficial fibular nerve

長腓骨筋の起始部を貫き，これと短腓骨筋との間を下り，両筋に筋枝を送る。下腿の遠位部で皮下に現れ，**内側**

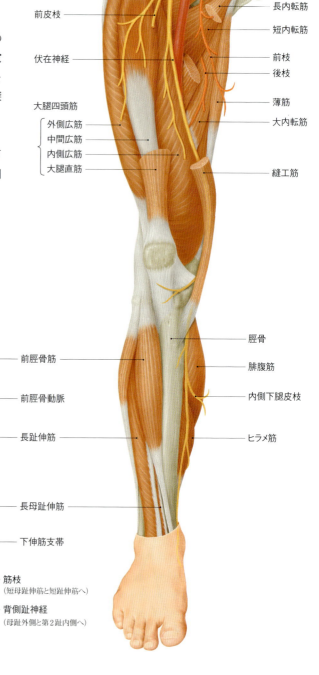

20 下肢の神経

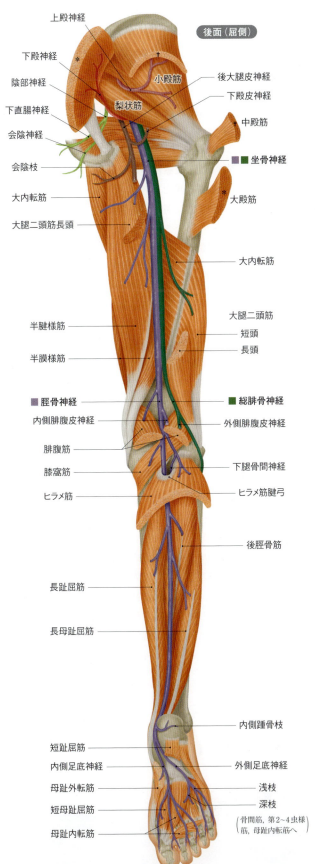

足背皮神経 medial dorsal cutaneous nerve と**中間足背皮神経** intermediate dorsal cutaneous nerve に分かれて足背の皮膚に分布する。前者は母趾の内側縁および第2, 3趾の対向縁に至り, 後者は第3, 4, 5趾の対向縁に至る。

2) 深腓骨神経 deep fibular nerve

長腓骨筋および長趾伸筋の起始部を貫いて深部へ向かい, 前脛骨動脈とともに長趾伸筋と前脛骨筋の間を下り, 下腿の伸筋 (前脛骨筋, 長趾伸筋, 長母趾伸筋) に枝を送る。足背動脈とともに足背に出て, 足背の筋 (短母趾伸筋, 短趾伸筋) に枝を送ったのち, **背側趾神経** dorsal digital nerve となって母趾と第2趾の対向縁に至る。

脛骨神経 tibial nerve (L4〜S3)

総腓骨神経の約2倍の太さをもち, 大腿の屈筋のほとんど (大腿二頭筋長頭, 半腱様筋, 半膜様筋) と, 下腿後側のすべての筋 (腓腹筋, ヒラメ筋, 足底筋, 膝窩筋, 後脛骨筋, 長趾屈筋, 長母趾屈筋) を支配する。

脛骨神経は膝窩動静脈とともに膝窩の中央を下り, 腓腹筋の内側頭と外側頭の間を通る。その間に**内側腓腹皮神経** medial sural cutaneous nerve を出す。下腿ではヒラメ筋腱弓を通ってヒラメ筋の深側に入り, 後脛骨動脈とともに長母趾屈筋と長趾屈筋の間を下行する。両筋の腱とともに内果の後ろをまわって足底に至り, **内側**および**外側足底神経**に分かれる。

1) 腓腹神経 sural nerve (19)

脛骨神経の皮枝である内側腓腹皮神経は, 総腓骨神経の外側腓腹皮神経からの交通枝と合して腓腹神経となり, 下腿後面の遠位部に分布する。腓腹神経は外果の後ろで**外側足背皮神経** lateral dorsal cutaneous nerve となり, 第5趾の背外側に至る。また, 2〜3本の**外側踵骨枝**が出て外果付近の皮膚に分布する。

2) 内側足底神経 medial plantar nerve

内側足底動脈とともに, 母趾外転筋に覆われながら短母趾屈筋と短趾屈筋の間を走り, これらの筋および第1 (2) 虫様筋を支配する。また, 足底の内側部および内側3 1/2 趾 (趾の足底面, 爪床, 趾尖を含む) に分布する。

3) 外側足底神経 lateral plantar nerve

外側足底動脈とともに, 短趾屈筋と足底方形筋の間を通って外側へ向かい2枝に分かれる。**浅枝**は足の外側縁に沿って進み, 足底の外側部および外側1 1/2 趾に分布する。**深枝**は足底動脈弓に沿って内側深部に向かい, 内側足底神経に支配されないすべての足底筋を支配する。

神経系(2) 自律神経

自律神経は内臓・血管・腺を支配する

自律神経系 autonomic nervous system は，内臓および血管平滑筋・心筋・腺を支配し，体温調節・循環・呼吸・消化・分泌などの基本的な生命維持機能を調節している。その作用は無意識的・反射的であり，体性神経系の場合と異なり随意的な制御を受けない。

末梢の自律神経は2個のニューロンからなる

自律神経には**交感神経** sympathetic nerve と**副交感神経** parasympathetic nerve があり，互いに拮抗的に作用する。交感神経は身体の活動に働き，副交感神経は身体の安静に働く。

自律神経の特徴は，脳や脊髄から出た神経線維がそのまま標的器官に達するのではなく，必ず途中でシナプスを経由することである。脳や脊髄から起こる神経線維を**節前線維** preganglionic fiber といい，**自律神経節** autonomic ganglion でニューロンを代えて**節後線維** postganglionic fiber となり標的器官に分布する。節前線維は有髄であるが，節後線維は無髄か，きわめて薄い髄鞘を有するのみである。

また，自律神経線維は末梢に至る途中で分岐と合流を繰り返し，主として血管周囲に**自律神経叢** autonomic plexus をつくる。自律神経叢の多くは交感神経と副交感神経が混在してできている。

交感神経は胸髄および上位腰髄から起こる

交感神経の節前ニューロンの細胞体は，胸髄（T1～12）および上位腰髄（L1～2）の側角に存在する。節前線維は前根を通り，いったん脊髄神経に入るが，脊柱管を出たところで脊髄神経と分かれ，**白交通枝**（有髄線維からなり白色に見える）となって**交感神経幹** sympathetic trunk に入る。その後の経路は，行き先によって異なる 21 。

①頭頸部および胸部の内臓に向かう交感神経は，交感神経幹にある**幹神経節**（**交感神経節**，あるいは脊柱の両側にあることから**椎傍神経節**とも呼ぶ）でニューロンを代える。節後線維は血管に沿って神経叢をつくり，標的器官に分布する。

②腹部および骨盤部の内臓に向かう交感神経は，幹神経節でシナプスをつくらずに通り過ぎ，末梢の自律神経叢（たとえば腹腔神経叢）に至り，その中にある神経節（たとえば腹腔神経節，上・下腸間膜動脈神経節）でニューロンを代える。これらの神経節は脊柱の前にあり，**椎前神経節**と呼ぶ。節後線維は，動脈の分枝に伴って内臓に至る。

③体幹および体肢に向かう交感神経は，幹神経節でニューロンを代える。節後線維は**灰白交通枝**（大部分が無髄線維からなり灰白色に見える）となって再び脊髄神経に合流し，その脊髄神経の支配領域に至り，皮膚の血管・汗腺・立毛筋に分布する。

副交感神経は脳幹および仙髄から起こる

副交感神経の節前ニューロンは，中脳・延髄の副交感神経核と仙髄（S2～4）から起こる。節前線維は，脳幹では脳神経（動眼神経，顔面神経，舌咽神経，迷走神経）に混在して脳を出る。仙髄では仙骨神経の前枝に混在して脊髄を出て，**骨盤内臓神経**となって骨盤内臓に分布する。

副交感神経節は，頭部では脳神経の走行中に小さなふくらみ（脳神経節）として存在し，胸腹部では標的器官のすぐ近く，あるいは臓器内（**壁内神経節**）にある。したがって副交感神経の節後線維は，交感神経の節後線維より短い。

21 交感神経の構成（実線；節前線維，破線；節後線維）

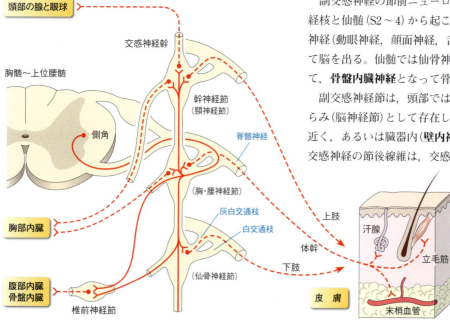

674

22 自律神経系の遠心路（実線；節前線維，破線；節後線維）

注1：脊髄神経に混在して皮膚の血管・汗腺・立毛筋に分布する交感神経は省略してある（左ページの図を参照）。
注2：副腎髄質は例外的に交感神経節前線維が直接支配し，節後線維を持たない。

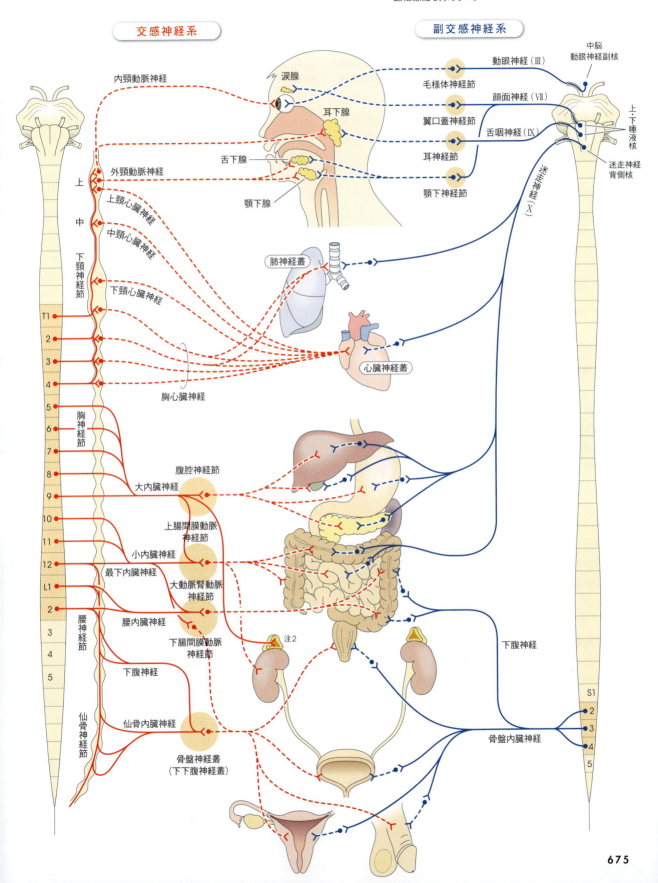

胸部内臓は，幹神経節を出た節後線維と迷走神経とによって支配される

交感神経幹は，上下の幹神経節が**節間枝**によって鎖状に連なったもので，脊柱の両側を頭蓋底から尾骨まで縦走している。幹神経節は，胸部，腰部，仙骨部で，程度の差はあるが分節的に発達している。頸神経節は上下のものが融合して2～3対となる。胸神経節は同じ高さの脊髄から節前線維を受ける。頸神経節はT1～4の高さから，仙骨神経節はT12～L2の高さから節間枝を介して節前線維を受ける（22）。

交感神経幹の頸部

交感神経幹の頸部には3つの神経節がある。

上頸神経節 superior cervical ganglion は最も大きく，内頸動脈の後ろで扁平な紡錘形をしている。頭蓋底の下約2cmのところで第2～3頸椎の横突起の前に位置し，交通枝によって第1～4頸神経と交通する。頭頸部（眼，唾液腺，血管）へ行くすべての節後ニューロンの細胞体と，心臓へ行く節後ニューロンの細胞体の一部が存在する。頭部自体には交感神経節はないといわれる。

中頸神経節 middle cervical ganglion は第4頸椎の高さで下甲状腺動脈の近くにあるが，その存在は不定である。

下頸神経節 inferior cervical ganglion は通常，第1ないし第2胸神経節と合して星状を呈し，**頸胸神経節**または**星状神経節** stellate ganglion と呼ばれる。前斜角筋の内側で鎖骨下動脈の後ろにあり，交通枝によって第7～8頸神経と交通する。中・下頸神経節の間の節間枝は前後に分かれ，前枝は鎖骨下動脈を囲む**鎖骨下ワナ**を作る。

①**頸静脈神経**：上頸神経節から出て，内頸静脈に沿って舌咽神経の下神経節と迷走神経の上神経節に入る。

②**内頸動脈神経** internal carotid nerve：内頸動脈に伴って上行する。頸動脈管内で**内頸動脈神経叢**を形成し，ここから頭部（毛様体神経節，涙腺と鼻粘膜）へ交感神経線維を送る。

③**外頸動脈神経** external carotid nerve：総頸動脈および外頸動脈の周囲に神経叢を作り，頭部（舌下腺，顎下腺，口腔粘膜，耳下腺）へ交感神経線維を送る。

④**上・中[頸]心臓神経** superior/middle cardiac nerve：右側では腕頭動脈，左側では総頸動脈に沿って下り，心臓神経叢に入る。

⑤**下[頸]心臓神経** inferior cardiac nerve：星状神経節から出て鎖骨下動脈の後ろを通り，心臓神経叢の深部に至る。

⑥**鎖骨下動脈神経叢，椎骨動脈神経叢**：鎖骨下動脈とその枝に沿って広がる神経叢。

● ホルネル症候群 Horner's syndrome

肺癌や外傷により頸部交感神経幹が圧迫・損傷されると，頭部の交感神経系に特徴的な症状がみられる。損傷を受けた側の眼は，瞳孔散大筋の麻痺のため縮瞳をきたし，平滑筋である瞼板筋の麻痺のため眼瞼裂が狭くなる。

瞼裂狭小＋縮瞳　　健側

交感神経幹の胸部

10～12対の**胸神経節** thoracic ganglion が整然と配列する。下端は横隔膜の腰椎部で内側弓状靱帯の後ろを大腰筋とともに通り，腹腔内に入る〔p.65参照〕。下位8対の胸神経節は腹腔神経叢に枝を送り，そこの神経節で節後ニューロンに接続して腹部内臓に分布する。

①**胸心臓神経** thoracic cardiac nerve：上位5対の胸神経節から出て，心臓神経叢に入る。

②**肺枝**：第2～4胸神経節から出て，肺神経叢に入る。

③**大内臓神経** greater splanchnic nerve：第5～9胸神経節から出て椎体側面を下り，横隔膜を左右両脚の部位で貫き，腹腔神経節に至る。

④**小内臓神経** lesser splanchnic nerve：第10～11胸神経節から出て，大内臓神経の外側で横隔膜を貫き，腹腔神経節と上腸間膜動脈神経節に至る。

⑤**最下内臓神経**：第12胸神経節から大動脈腎動脈神経節に至る。

迷走神経 vagus nerve（副交感神経）

脳幹から出る副交感神経のうち，動眼神経，顔面神経，舌咽神経に混在するものは頭部に分布する。これに対し迷走神経は，頸静脈孔を出たのち延々と下行し，頸部および胸腹部内臓に広く分布する。胸部では心臓神経叢，肺神経叢，食道神経叢に参加して，これらの臓器に副交感神経線維を送っている。〔脳神経の項を参照〕

心臓神経叢 cardiac plexus

上・中・下[頸]心臓神経，胸心臓神経からの交感神経線維と，迷走神経の上・下心臓枝および胸心臓枝からの副交感神経線維からなる神経叢である。冠状動脈と心筋，刺激伝導系に分布し，心臓の活動を調節している〔p.104参照〕。

心臓神経叢は浅部と深部に分けられる。浅部は，大動脈弓の凸面および肺動脈分岐部を包む弱い神経叢である。深部は気管分岐部の前，大動脈弓の上行部の後ろに位置し，左冠状動脈に沿って神経叢を形成し，右冠状動脈神経叢と交通する。

23 頸部・胸部の自律神経

〔頭部・顔面の自律神経は脳神経の項を参照〕

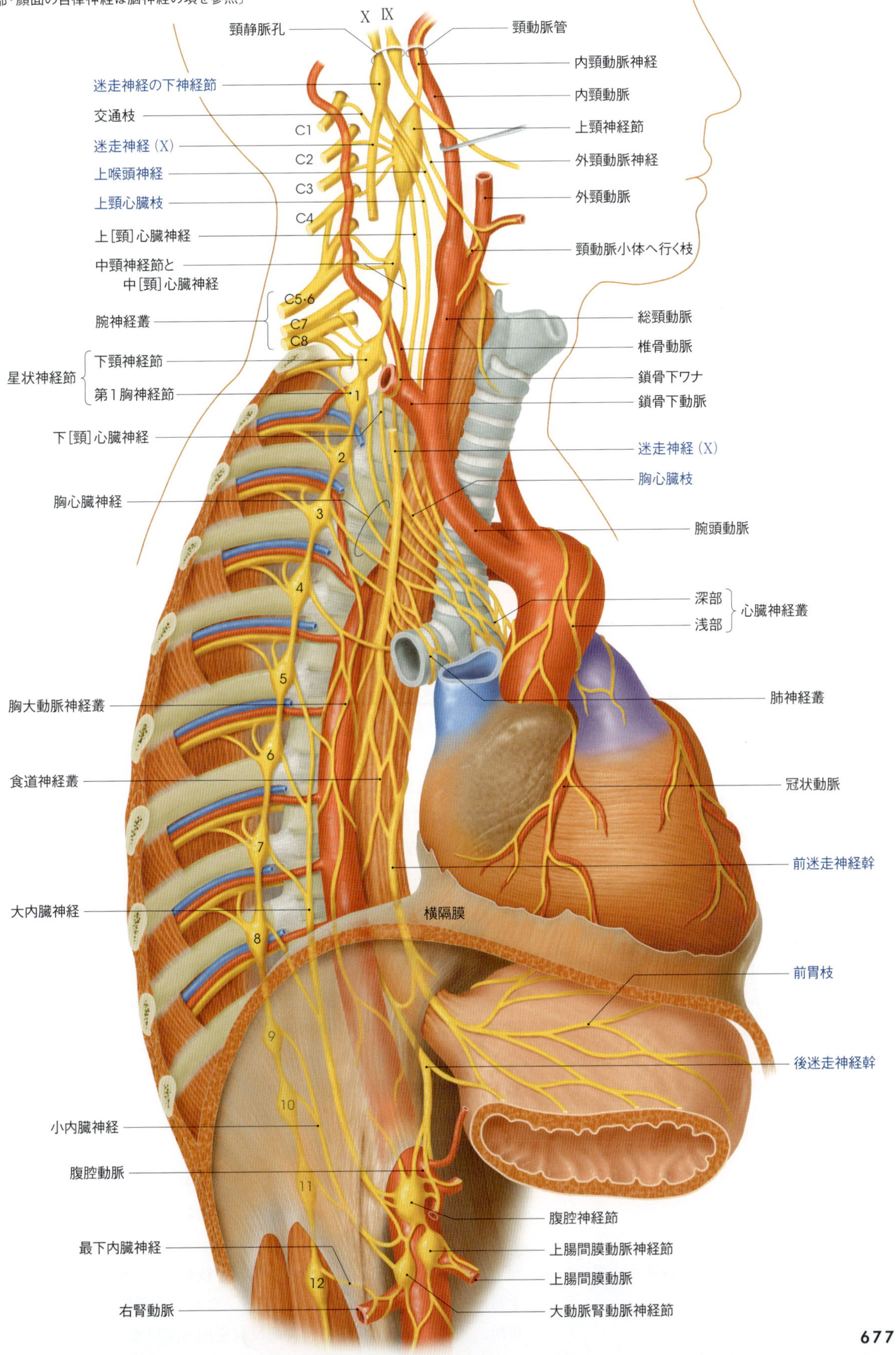

神経系(2)　自律神経

腹部の自律神経は，腹大動脈の分枝に伴って諸臓器に至る

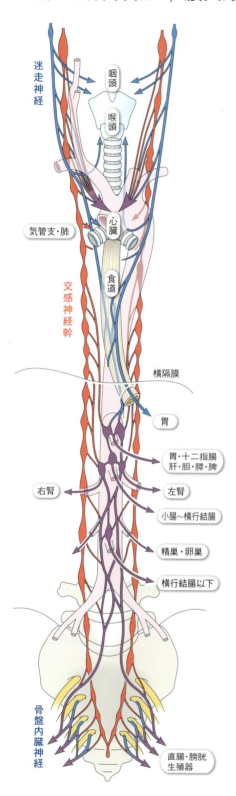

24 内臓自律神経系の全景
神経叢において交感・副交感神経線維が入り混じり，諸臓器に分布する。

交感神経幹の腹部・骨盤部

交感神経幹は，腹部では腰椎の椎体の前外側面を下行し，総腸骨動静脈の後ろを通って骨盤内に入る。腹部では4〜5対の**腰神経節** lumbar ganglion から**腰内臓神経** lumbar splanchnic nerve が出て，腹大動脈神経叢と上下腹神経叢に入る。

骨盤内では仙骨の前面を下行し，前仙骨孔の内側で4対の**仙骨神経節** sacral ganglion を作ったのち，尾骨の前面で左右の神経幹が合して不対神経節を作って終わる。仙骨神経節からは**仙骨内臓神経** sacral splanchnic nerve が出て，骨盤神経叢に入る。

腹大動脈神経叢 abdominal aortic plexus

胸部から下行してきた大・小内臓神経と迷走神経（右迷走神経腹腔枝）に腰内臓神経が加わり，腹大動脈の前面に自律神経叢を作る。腹大動脈が枝を出す部位で発達し，それぞれの動脈に伴って腹部内臓に分布する。

①**腹腔神経叢** celiac plexus：腹腔動脈と上腸間膜動脈の起始部を囲む大きな神経叢。**腹腔神経節，上腸間膜動脈神経節，大動脈腎動脈神経節**の3対の椎前神経節を含む。これらの神経節が放射状に配列するところから，**太陽神経叢**とも呼ばれる。腹腔動脈の枝に伴って胃，十二指腸，肝臓，膵臓，脾臓などに枝を送るほか，以下の神経叢と連絡する。

②**上腸間膜動脈神経叢** superior mesenteric plexus：上腸間膜動脈に伴って小腸，結腸上部に分布する。

③**腎神経叢** renal plexus：腹腔神経叢の下部から出た枝によって形成される。第1腰神経節からの枝も腎神経叢の後部に入るとされる。

④**副腎神経叢** suprarenal plexus：副腎髄質は交感神経節と同じく神経堤細胞に由来するため，交感神経に富む。副腎に進入するところでは約20本の枝が認められる。

⑤**下腸間膜動脈神経叢** inferior mesenteric plexus：下腸間膜動脈に伴って結腸下部に分布する。骨盤神経叢（下下腹神経叢）の副交感神経が下腹神経を通って達する。

上下腹神経叢 superior hypogastric plexus

腹大動脈神経叢の続きで，下位の腰内臓神経が加わり，骨盤内に下行する。岬角の高さで左右の**下腹神経** hypogastric nerve に分かれ，骨盤神経叢に参加する。一方，骨盤神経叢からは副交感神経線維が上行する。

副交感神経の仙骨部と骨盤神経叢

仙髄から出る副交感神経を**骨盤内臓神経** pelvic splanchnic nerve といい，S2〜4から数本以上の小枝として起こり，肛門挙筋神経と共通幹を作ることが多い。骨盤内臓神経は，下腹神経および仙骨内臓神経とともに，**骨盤神経叢** pelvic plexus（**下下腹神経叢** inferior hypogastric plexus）を構成する。骨盤神経叢は，膀胱の後縁から直腸の側方にかけて広がる扁平な神経叢である。ここから多数の小枝が出て，直腸，膀胱，前立腺，子宮，腟などの骨盤内臓に分布する。なかでも骨盤内臓神経は，排尿，排便，勃起などの重要な自律神経反射を担っている。

25 腹部・骨盤部の自律神経

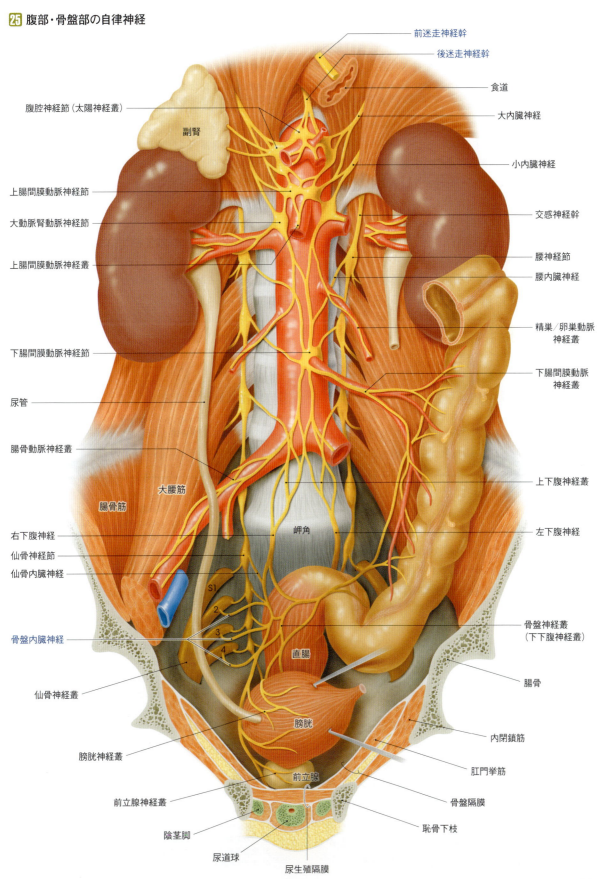

神経系(2)　自律神経

交感神経は身体活動の活性化に，副交感神経は身体活動の安静化に働く

多くの内臓は自動性を持っており，末梢自律神経を切断しても適切な環境を保てば機能は維持される。しかし，食べる，歩く，眠るなど日常的な行動においても，内外の環境は常に変化している。全身の内臓器官に張り巡らされた自律神経は，その時々の環境に即応して内臓機能を調節しホメオスタシスを維持する役割を担っている。その過程は，自律神経で直接支配される個々の臓器の機能，複数の臓器が共同して達成される機能，さらに複数の機能の統合を必要とする行動まで，さまざまなレベルで多重に織り成されるフィードバック機構の上に成り立っている。

自律神経は体性神経とは異なる特徴を持つ

自律神経系は体性神経系と同様，求心性経路・遠心性経路とそれらを統合する中枢から構成されるが，体性神経系とは異なる次のような特徴を持っている。

1) 二重・拮抗支配 26

原則として各臓器は交感神経と副交感神経の支配を受けており（二重支配），その作用は拮抗的である（**拮抗支配**）。すなわち，交感神経は身体活動やエネルギー消費行動，ストレス（恐怖・怒り・苦痛・出血など）に対する応答を促進し，副交感神経は身体の安静やエネルギー蓄積を促す。たとえば，循環や呼吸は交感神経によって促進され，副交感神経によって抑制される。逆に消化や排泄は副交感神経によって促進され，交感神経によって抑制される。このように促進と抑制からなるシステムは，内臓機能の精緻な調節を可能にし，ホメオスタシス維持の基盤となっている。

ただし，なかには交感神経のみの支配を受ける器官（汗腺，立毛筋，動脈血管，副腎髄質，脂肪組織，瞳孔散大筋）や，副交感神経のみの支配を受ける器官（瞳孔括約筋）もある。また，唾液腺のように，2つの系の作用が拮抗的でないものもある（精神的に緊張したときには交感神経の働きで少量の粘度の高い唾液を分泌し，消化に際しては副交感神経の働きで多量の酵素を含む粘度の低い唾液を分泌する）。

交感・副交感神経を伝わる活動電位（インパルス）の頻度が同時に反対方向に変化することによって，環境変化に対する内臓機能の適応はより効果的に行われる。循環機能を例にとると，副交感神経は心拍数を減少させ，交感神経は心拍数や心収縮力を増加させるとともに血管を収縮させる。血圧が上がると，圧受容器からの求心性インパルスが増加する。それに応じて副交感神経インパルスが増加するだけでなく交感神経インパルスが減少し，より強力に血圧を下げることができる 27。血圧が下がると逆のことが起こり，血圧を上げるように心・血管系が調節される。

2) 不随意性

"自律"という名称が示すように，自律神経の働きは通常意識されず，任意にコントロールすることもできない。これは，上位中枢が脳幹や視床下部にあり，通常の反応が大脳皮質の関与しない反射として行われていることを意味する。しかし，臓器の受ける刺激が強くなれば，内臓感覚受容器からの情報は，膀胱や消化管の膨満感，悪心や痛みなどの感覚として知覚される。

3) 緊張性支配

体性運動神経は中枢からの指令を受けない限りインパルスを発生しないが，自律神経では末梢レベルだけでなく脊髄の節前ニューロンや介在ニューロンにおいても一定頻度（2～10Hz）のインパルスが常にみられる。このような自発性インパルスによる緊張性支配をトーヌスtonusと呼び，同一神経においてインパルス頻度の増減による促進・抑制の両方向の調節を可能にしている 27。

26 諸器官に対する自律神経の作用（■交感神経，■副交感神経）

器官		アドレナリン作動性 受容体	効果	コリン作動性[1] 効果
眼	瞳孔散大筋	$α_1$	収縮	
	瞳孔括約筋			収縮
	毛様体筋	$β_2$	弛緩	収縮
心臓	洞房結節	$β_1$	心拍数↑	心拍数↓
	房室結節	$β_1$	伝導速度↑	伝導速度↓
	心房筋	$β_1$	収縮力↑	収縮力↓
	心室筋	$β_1$	収縮力↑	収縮力やや↓
血管	平滑筋	$α_1$	収縮	
		$β_2$	弛緩[2]	
気管支	平滑筋	$β_2$	弛緩	収縮
胃腸	平滑筋	$α_2, β_2$	運動性↓	収縮，運動性↑
	括約筋	$α_1$	収縮	弛緩
	腺	$α_2$	分泌↓	分泌↑
膀胱	排尿筋	$β_3$	弛緩	収縮
	括約筋	$α_1$	収縮	弛緩
肝臓		$α_1, β_2$	グリコーゲン分解	
膵臓	腺房	$α$	消化酵素分泌↓	消化酵素分泌↑
	ラ氏島	$α_2$	インスリン分泌↓	インスリン分泌↑
腎臓		$β_1$	レニン分泌	
副腎髄質				カテコールアミン分泌[3]
脂肪組織		$β_3$	脂肪分解↑	
皮膚	汗腺			発汗[4]
	立毛筋	$α_1$	収縮	
唾液腺		$α, β$	粘液分泌↑	漿液分泌↑

注 1) コリン作動性節後線維に対する受容体はムスカリン型
   2) 冠状動脈，骨格筋および肺の血管など
   3) 交感神経の節前線維による
   4) エクリン腺からの発汗

27 自律神経のトーヌス

圧受容器からの求心性刺激に応じて交感神経・副交感神経のインパルス頻度が変わる。

28 関連痛の出現部位

同じ脊髄分節に入る内臓と皮膚からの入力の相互作用による。

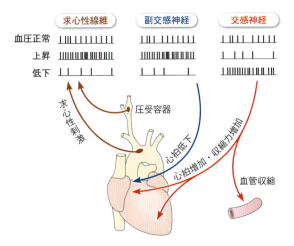
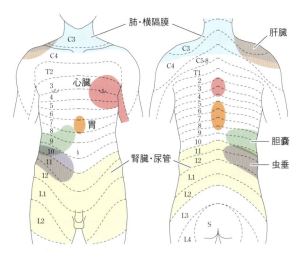

　自発性インパルスは，効果器細胞の有効な応答を引き起こすためにも必要である。自律神経では，節後ニューロンと効果器細胞間のシナプス間隙が広く，伝達物質が効果器に到達する効率が低い。そのため，単一のインパルスでは効果器が十分に応答しないことが多い。インパルスごとに分泌される伝達物質が蓄積し，有効濃度に達した段階で効果器は働き始め，インパルス頻度が高くなるとその効果も増大する。

4) 神経節における情報の発散

　体性神経との大きな違いは，自律神経は中枢を出て標的臓器に至るまでにシナプス（神経節）を形成することである。神経節の存在は，情報の広がりと密接に関係している。

　神経節では，1本の節前線維が多数の節後線維と連絡するため，情報の発散が起こる。神経節が標的臓器の近くにある副交感神経の場合は，発散の影響は臓器内にとどまるが，交感神経では神経節が中枢神経の近くにあり，節後線維の数も多く広い範囲に分布するため，発散の効果が大きい（22）。心・血管系，肺・気管支を支配する節後ニューロンの活動は，同じレベルの神経節で制御されている。身体活動に伴って循環・呼吸のいずれも促進されるように，交感神経活動の亢進は複数の臓器で連動することが多い。

　交感神経節前線維で直接支配される唯一の臓器である副腎髄質は，節前線維のインパルスを受けて交感神経の伝達物質であるカテコールアミンを血中に分泌する。カテコールアミンは血液を介して全身の臓器に運ばれ，交感神経の情報発散を助ける〔p.563，564参照〕。

自律神経と体性神経との協同作用

　自律神経と体性神経は役割が異なり，働き方にもそれぞれに特徴があるが，両者が協力して機能を調節する場合も少なくない〔p.684参照〕。たとえば，通常，呼吸は無意識のうちに調節されているが，意識的に呼吸を止めたり深呼吸できたりするように，完全に"不随意"ではない。これは，肺の伸展受容器や血中のCO_2濃度を検出する化学受容器からの求心路が自律神経であるにもかかわらず，効果器である呼吸筋（横隔膜や肋間筋）は骨格筋であり体性神経の支配を受けているからである。また，皮膚に痛覚刺激を与えると瞬間的に手を引っ込めるのは体性神経を介する屈曲反射〔p.629参照〕であるが，しばしば呼吸促進，血圧上昇，頻脈など内臓機能の変化を伴う。

　内臓疾患の際にみられる関連痛や筋性防御は，自律神経と体性神経の相互作用に基づく症状である。**関連痛** referred painは，内臓からの自律神経求心路と同じ脊髄分節に入る体性神経が分布する皮膚や筋に生じる痛みである 28。内臓が受けた異常刺激の情報は，脊髄内で自律神経求心性線維から体性感覚ニューロンに伝えられ大脳皮質感覚野まで上行するため，その体性感覚ニューロンの受容野に相当する局所の皮膚の痛みとして知覚される。脊髄分節は胎生期に形成されるため，関連する内臓の位置と皮膚の領域は必ずしも一致しない。狭心症に伴う胸痛や左肩の痛み，虫垂炎での臍上部の痛みなどがよく知られている。

　内臓からの異常刺激の求心性情報が同じ脊髄分節の前角にある運動ニューロンを活性化すると，腹筋や下肢屈筋など骨格筋が反射的に収縮する。内臓を保護するような体勢をとることから**筋性防御** muscular defenseといい，虫垂炎や腹膜炎の診断に利用される。

● 植物状態

体性感覚や骨格筋の運動など体性神経が司る機能を動物機能，自律神経が司る内臓機能を植物機能と呼ぶことがある。植物状態とは，動物機能が失われ植物機能のみが残っている状態をいい，意識はないが，自発呼吸は維持される。大脳皮質とともに自律神経の中枢である脳幹の機能までも失われた「脳死」とは異なる。脳死判定には，脳幹機能の喪失を反映する自発呼吸の消失，対光反射の消失などを問う項目がある。

神経系(2) 自律神経

自律神経の伝達物質はアセチルコリンとノルアドレナリンである

末梢自律神経は、神経終末から伝達物質としてアセチルコリンを放出する**コリン作動性神経** cholinergic nerve と、ノルアドレナリンを放出する**アドレナリン作動性神経** adrenergic nerve に分けられる。アセチルコリンおよびノルアドレナリンの作動薬や拮抗薬は、内臓機能を調節する目的でしばしば用いられる。

末梢自律神経は2個のシナプスを経由する 29

1) 神経節シナプス

節前線維は交感神経、副交感神経どちらもコリン作動性であり、神経節において節後ニューロンとシナプスを形成する。節前線維のインパルスに応じて放出されたアセチルコリンは、節後ニューロンの細胞体に存在するニコチン型アセチルコリン受容体に結合して興奮性シナプス後電位（EPSP）を発生する〔p.586参照〕。EPSPが閾値に達すると活動電位が起こり、遠心性インパルスとなって節後線維を効果器まで送られる。交感神経節には、このほかにドーパミンを放出する介在神経 (small intensely fluorescent cell; SIF cell) が存在し、シナプス伝達を修飾している。

2) 効果器シナプス

節後線維は、原則として交感神経がアドレナリン作動性、副交感神経がコリン作動性である。ただし、汗腺を支配する交感神経はコリン作動性である。効果器との間に作られるシナプスには、骨格筋の神経筋接合部にみられる終板のような構造はなく、神経終末はシナプス小胞の詰まった膨大部が数珠状に連なっている 30。膨大部にインパルスが到着するとシナプス小胞の開口放出が起こり、放出された伝達物質はシナプス間隙を拡散し、効果器細胞膜の受容体と結合して細胞反応を引き起こす。

29 遠心性線維の構成

自律神経では2個、体性神経では1個のシナプスを経由する。

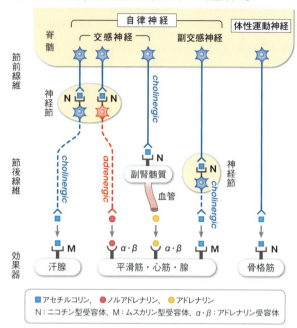

シナプス間隙に放出された伝達物質は速やかに代謝される 31

コリン作動性神経の終末部では、**コリンアセチル転移酵素** choline acetyltransferase; CATによってコリンとアセチルCoAからアセチルコリンが合成され、シナプス小胞に蓄えられる。シナプス間隙に放出されたアセチルコリンは、シナプス後細胞の受容体と反応したのち、直ちに**アセチルコリンエステラーゼ** acetylcholine esterase; AChEによってコリンと酢酸に分解される。コリンは神経終末に取り込まれ、再びアセチルコリンに合成される。

30 自律神経節後線維の終末

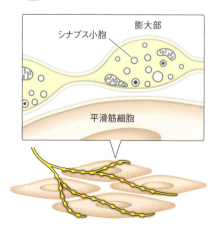

31 神経終末における伝達物質の生合成と不活化

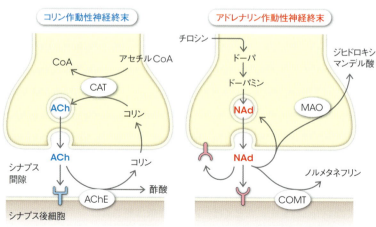

ACh：アセチルコリン，NAd：ノルアドレナリン（その他の略語は本文参照）

アドレナリン作動性神経では，ノルアドレナリンは細胞体から軸索輸送で運ばれたり，膨大部でチロシンから合成される。節後ニューロンはノルアドレナリンをアドレナリンに変換する *N*-メチル転移酵素を持たないため，ノルアドレナリンが最終産物となる〔p.564参照〕。シナプス間隙に放出されたノルアドレナリンは，効果器の受容体と反応したのち，神経終末に再び取り込まれたり，**モノアミン酸化酵素** monoamine oxidase；MAOや**カテコール-*O*-メチル転移酵素** catechol-*O*-methyltransferase；COMTによって分解される。また，節後線維終末にも受容体があり，ノルアドレナリンの放出を自己調節する仕組みとなっている。

自律神経の受容体と細胞内情報伝達 32

伝達物質が受容体に結合すると何が起こるのだろうか。神経節に分布する**ニコチン型アセチルコリン受容体**はイオンチャネルで，アセチルコリンが結合するとチャネルが開きNa^+が流入してEPSPを発生する。一方，効果器細胞にある**ムスカリン型アセチルコリン受容体**と**アドレナリン受容体**はチャネル構造を持たず，伝達物質が結合すると，細胞内のG蛋白質（G_S, G_i, G_q）を介する細胞内情報伝達が始動する。情報伝達の初期過程はG蛋白質の種類によって共通点がある。

アドレナリン受容体にはα_1, α_2, β_1, β_2, β_3, ムスカリン型アセチルコリン受容体にはM_1〜M_5などのサブタイプがある。心臓では主にβ_1，気管支では主にβ_2というように，サブタイプの分布は臓器によって異なるため(26)，治療薬の選択には注意が必要である。

β受容体は，G_Sと共役してアデニル酸シクラーゼを活性化する。その結果産生されたサイクリックAMPによってプロテインキナーゼAが活性化し，種々の機能性蛋白質をリン酸化する。交感神経による心筋収縮力の増加は，β_1受容体を介してCa^{2+}チャネルがリン酸化されて活性が増強し，細胞内へのCa^{2+}流入量が増えた結果である。一方，気管支などの内臓平滑筋では，β_2受容体を介して筋弛緩が起こる。

α_2受容体とM_2，M_4受容体は，G_iと共役してアデニル酸シクラーゼを抑制する。心筋では，副交感神経が働くとM_2受容体に共役したG_iによってK^+チャネルが開口する。K^+流出の結果，過分極が起こり心拍数が減少する。

α_1受容体とM_1，M_3，M_5受容体は，G_qを介してホスホリパーゼCやホスホリパーゼDを活性化し，一連の細胞内反応を経て括約筋や血管平滑筋の収縮を調節する。

このように，受容体，細胞内情報伝達機構，その制御を受ける機能性蛋白質がそれぞれ異なるために，同じ伝達物質が臓器によって異なる反応を引き起こすのである。

効果器近傍に局在する細胞が，自律神経の働きを修飾する場合もある。たとえば腸管神経系は，自律神経の支配を受けるほか，腸管神経叢の細胞群が消化管の機械的・化学的刺激に応答してサブスタンスPなどを分泌し，腸管の運動と分泌を制御する〔p.227, 577参照〕。また血管内皮細胞は，M_3受容体刺激に応答して一酸化窒素（NO）を産生する。NOは隣接する平滑筋細胞に入り，グアニル酸シクラーゼを活性化することにより血管平滑筋を弛緩させる〔p.163参照〕。

32 伝達物質受容体と細胞内情報伝達

イオンチャネル型（N）

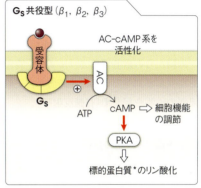

G_S共役型（β_1, β_2, β_3）

AC：アデニル酸シクラーゼ
PKA：プロテインキナーゼA
＊Ca^{2+}チャネルなど

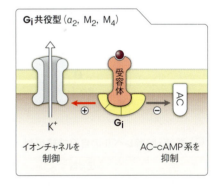

G_i共役型（α_2, M_2, M_4）

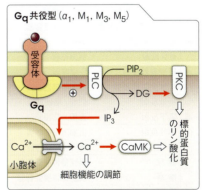

G_q共役型（α_1, M_1, M_3, M_5）

PLC：ホスホリパーゼC
PKC：プロテインキナーゼC
CaMK：カルモジュリンキナーゼ
PIP_2：ホスファチジルイノシトール二リン酸
DG：ジアシルグリセロール
IP_3：イノシトール三リン酸

神経系(2) 自律神経

内臓は自律神経によって反射性調節を受ける

自律神経の作用機序の原則は，受容器－求心性線維－中枢－遠心性線維－効果器で構成される**反射弓**によるフィードバック調節である．入出力を担う神経系によって，反射は3つのタイプに分けられる．入力・出力のいずれも自律神経による場合を**内臓内臓反射**と呼び，循環調節をはじめとする大半の臓器の調節がこれにあたる．入力が体性神経，出力が自律神経の場合を**体性内臓反射**と呼び，光刺激によって縮瞳が起こる対光反射，寒冷刺激による皮膚血管や立毛筋収縮，痛みに伴う血圧上昇などが相当する．逆に入力が自律神経，出力が体性神経の場合は**内臓体性反射**と呼び，呼吸反射や嚥下反射などがある．

求心路と遠心路は脊髄で反射弓をつくる

内臓からの求心性インパルスは，脊髄内で介在ニューロンを介して側角の自律神経節前ニューロンに伝えられ，効果器の応答を起こす（**脊髄反射** 33）．

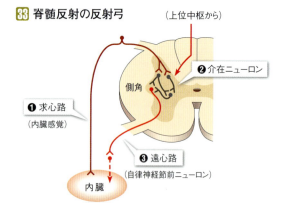

33 脊髄反射の反射弓

節前ニューロンや介在ニューロンは，上位中枢からの下行性インパルスも受けているが，これを遮断しても脊髄反射を起こすことができる．たとえば，脊髄反射中枢が仙髄にある膀胱では，仙髄より上部で脊髄の損傷や離断が起こった場合，上位中枢による統合的な調節はできなくなるものの，脊髄レベルでの排尿反射は残り，尿が貯留して膀胱壁が伸展すれば反射的に排尿が起こる．乳幼児では上位中枢からの経路が十分に発達していないため，同様の反射的排尿が起こる．脊髄反射が上位中枢から受けるコントロールの程度は臓器によって異なる．

生命維持に重要な内臓機能の調節中枢は脳幹にある

自律神経の求心性インパルスは，脊髄を上行し脳幹に至る．脳幹には循環中枢，呼吸中枢，排尿中枢，嘔吐中枢，嚥下中枢，涙液・唾液分泌中枢，対光反射中枢など，生命を維持するためになくてはならない内臓機能を調節する中枢の大半が存在する 34．脳幹が**生命中枢** vital center とも呼ばれるゆえんである．

脳幹は脊髄のみならず上位脳（視床下部，大脳皮質，小脳など）からの豊富な入出力を受け，複数の臓器が関わる機能を統合的に調節する役割を果たしている．

循環中枢は心臓，血管，副腎髄質の働きを調節する 35

運動をすれば心拍数が増え，心臓の鼓動を自覚するように，身体活動に伴って循環機能は絶えず変化している．循環動態の指標となる血圧，血液ガス分圧やpHの変動は，**圧受容器**（頸動脈洞，大動脈弓），**化学受容器**（頸動脈小体，大動脈小体）で感知され，自律神経求心性線維（舌咽神経や

34 脊髄・脳幹レベルの自律神経反射

		受容器	求心路	中枢	遠心路 (Sy：交感神経，P：副交感神経)	反応
	対光反射	網膜	II	中脳	III (P)	縮瞳
呼吸	化学受容器反射	化学受容器	IX, X		横隔神経，肋間神経	換気量↑
	Hering-Breuer反射	肺の伸展受容器	X		横隔神経，肋間神経	吸息抑制
	くしゃみ反射	鼻粘膜	V		横隔神経，肋間神経	長い吸息から強い呼息
	せき反射	気道粘膜	X		横隔神経，肋間神経	声門閉鎖から急速な呼息
循環	圧受容器反射	圧受容器	IX, X	延髄	X (P) ↑, Sy ↓	徐脈，心拍出量↓，血管拡張
	化学受容器反射	化学受容器	IX, X		X (P) ↓, Sy ↑	頻脈，心拍出量↑，血管収縮
消化	唾液反射	口腔・咽頭粘膜	V, VII, IX, X		VII (P), IX (P), Sy	唾液分泌↑
	嚥下反射	舌根，咽頭粘膜	IX, X		IX (P), X (P)	咽頭筋収縮，食道蠕動
	嘔吐反射	上部消化管粘膜	X		X (P)，横隔神経，肋間神経	横隔膜収縮，胃逆蠕動
	胃－胃反射	胃の伸展受容器	X		X (P)	胃弛緩
排泄	蓄尿	膀胱壁伸展受容器	骨盤内臓神経	腰仙髄	下腹神経 (Sy)，陰部神経	尿道括約筋収縮
	排尿	膀胱壁伸展受容器	骨盤内臓神経		骨盤内臓神経 (P)↑，下腹神経 (Sy)↓，陰部神経	膀胱収縮，尿道括約筋弛緩
	排便	直腸壁伸展受容器	骨盤内臓神経		骨盤内臓神経 (P)，陰部神経	直腸収縮，肛門括約筋弛緩
生殖	勃起	亀頭の触受容器	陰部神経		骨盤内臓神経 (P)，陰部神経	海綿体の平滑筋弛緩
	射精	亀頭の触受容器	陰部神経		下腹神経 (Sy)，陰部神経	精管収縮，海綿体収縮

＊横隔・肋間・陰部神経は体性運動神経

迷走神経)を介して脳幹に入る。脳幹には心臓や血管の働きを調節する場所が複数あり，求心性インパルスはまず孤束核に入ってから，交感神経の中枢(**血管運動中枢**)と副交感神経の中枢(**心臓抑制中枢**)に情報を送る。

血管運動中枢は**吻側延髄腹外側野**rostral ventrolateral medulla；RVLMにあり，その出力は脊髄を下行して胸髄に至り，心臓，血管，副腎髄質を支配する交感神経節前ニューロンに情報を伝える。心臓抑制中枢からの出力は，迷走神経を介して心臓の洞房結節や房室結節に伝えられ，心拍数を調節する。血圧が下がれば交感神経出力の増加と副交感神経出力の減少，血圧が上がればその逆が起こる(27)。血圧の恒常性は，交感・副交感神経の拮抗作用と複数の臓器にわたる統合的なフィードバック調節を司る脳幹内の神経ネットワークによって維持されている。

臥位から立位になると静水圧による血液量の再配分が起こり，心臓より上の臓器(脳など)で血圧が下がる。また，静脈からの血液還流も減るので，心拍出量・血圧が低下する。しかし，反射が働いて直ちに血圧を上げるため，通常はその変化に気づかない。この反射が起こりにくくなって初めて立ちくらみなどの症状が自覚される(**起立性低血圧**)。自律神経の異常や失血などで循環血液量が減少している場合のほか，特に病因がなくてもみられることがある。たとえば，暑い環境や激しい運動をしたときには，体温調節や代謝の要求によって皮膚や筋の血管が拡張しており，循環反射が働きにくい。

呼吸中枢は安静時の呼吸リズムを作る 35

呼吸は無意識のうちに行われる吸息と呼息のリズミカルな繰り返しである。脳幹には吸息あるいは呼息に関わるニューロン群が存在し，そのネットワークによって活動が調節され，安静時の呼吸リズムが作られる。末梢からの入力も呼吸リズムに影響を与える。吸息によって肺が拡張すると，肺にある伸展受容器からの求心性インパルスが迷走神経を介して脳幹に送られる。中枢からの出力は脊髄を下行して頸・胸髄で呼吸筋(肋間筋や横隔膜)の運動ニューロンに伝えられ，吸息を抑制して呼息に切り替える。

運動時には酸素の消費と二酸化炭素の産生が格段に増加するが，呼吸中枢は呼吸を深くし呼吸数を増やして対応する。血中の酸素分圧，pHの低下や炭酸ガス分圧の上昇が末梢や延髄の化学受容器で感知され呼吸中枢に伝えられると，換気量が増加するように調節される。また，呼吸中枢には三叉神経を介して気道粘膜や鼻粘膜からの入力があり，粘膜が刺激されると咳やくしゃみの反射が起こる。これは異物を排出し生体を保護する上で重要な働きである。

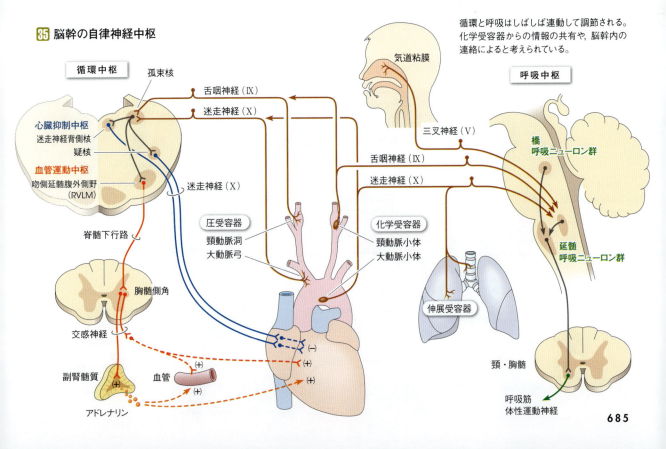

35 脳幹の自律神経中枢

循環と呼吸はしばしば連動して調節される。化学受容器からの情報の共有や，脳幹内の連絡によると考えられている。

神経系(2) 自律神経

視床下部は自律神経，内分泌，体性神経の統合中枢である

個体および種族の維持のための**本能行動**（摂食，飲水，性行動）や**情動行動**（恐れ，警戒，怒り，防御，逃走など）は，全身の多くの臓器にわたる自律神経反応を伴う。視床下部には種々の神経核 36 が存在し，脳幹の自律神経中枢のほか，情動を司る大脳辺縁系，内分泌を司る下垂体とも密接な連絡がある。

視床下部には体温，血糖，体液量（浸透圧）を調節する中枢が存在する 37。いずれも生命を維持するために不可欠な機能であり，内臓の反応だけでなく，個体の行動を伴うことが特徴である。視床下部は自律神経，内分泌，体性神経を介して統合的な調整を行う生体ホメオスタシスの最高中枢といえよう。

体温調節中枢

生体内で起こる化学反応の至適温度は通常37℃前後である。環境温度が変わっても内臓は37℃前後に保たれるように，熱の産生と放出のバランスがとられている。皮膚や内臓の温度受容器で感受された情報は，視床下部にある中枢に伝えられる。運動すると体が熱いと感じるのは，筋肉での急激な熱発生の情報が中枢に伝わったことを示している。

寒くなると，自律神経反射として皮膚血管の収縮，立毛（鳥肌）が起こり，体表からの熱の損失を抑える。同時に，体を丸くして放熱面積を減らす行動をとり，骨格筋の周期的な収縮（ふるえ shivering）や代謝促進による熱産生を促すなど，体性神経や内分泌系も動員して体温維持を図る。暑くなると，皮膚血管の拡張や発汗によって熱を放出するとともに，熱産生が起こらないように身体活動を減らす行動をとる〔p.739参照〕。

● **熱中症，低体温症**
著しい暑熱や寒冷下では体温調節が十分にできず，深部体温が上昇あるいは下降し，熱中症や低体温症が生じる。

血糖調節中枢

空腹になれば食べ，満腹になれば食べるのを止める。摂食行動は空腹感や満腹感を伴う複雑な機能である。視床下部の腹内側核を電気刺激すると食欲がなくなり，外側核を刺激すると食欲が亢進することから，摂食の調節が視床下部を中心に行われていることが古くから知られていた。

では，食物を十分に摂取したという情報はどのようにして中枢に届くのだろうか？　その1つは血中グルコース濃度である。視床下部には血糖値に応答するニューロンが存在する。外側核にある**グルコース感受性ニューロン**（グルコースにより活動が抑制される）と，腹内側核にある**グルコース受容ニューロン**（グルコースにより活動が促進される）である。これらのニューロンが血糖値のセンサーとして働き，血糖低下によって空腹感，血糖上昇によって満腹感が生じる。

視床下部弓状核ニューロンはインスリン，レプチン，グレリンの受容体を持ち，それらの情報を外側核や腹内側核

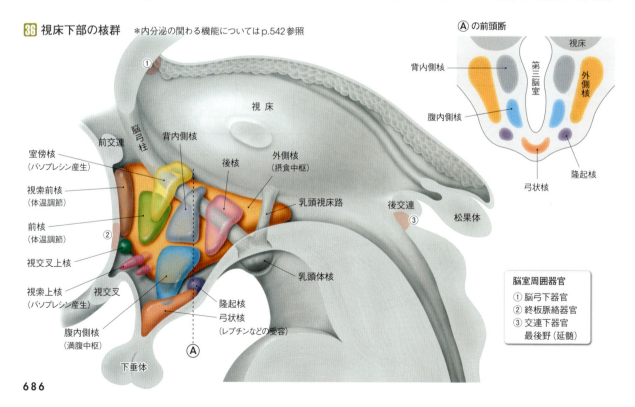

36 視床下部の核群　*内分泌の関わる機能についてはp.542参照

37 視床下部の自律機能調節中枢

	刺激	受容器	中枢	遠心路 → 効果器	反応	
体温調節	温度低下	皮膚・内臓；冷受容器	視床下部前部 視索前野	交感神経 → 皮膚血管 交感神経 → 褐色脂肪など TRH → 下垂体TSH → 甲状腺 体性神経 → 骨格筋	血管収縮 脂肪の分解 甲状腺ホルモン↑ ふるえ	} 熱産生
	温度上昇	皮膚・内臓；温受容器 視床下部；温受容ニューロン	視床下部前部 視索前野	交感神経(−) → 皮膚血管 交感神経(コリン作動性) → 汗腺	血管拡張 発汗	} 熱放散
血糖調節	血糖低下	視床下部；グルコース感受性ニューロン	外側核 (摂食中枢)	交感神経 → 肝細胞 交感神経 → 膵α細胞 交感神経 → 副腎髄質	グリコーゲン分解促進 グルカゴン↑ アドレナリン↑	
	血糖上昇	視床下部；グルコース受容ニューロン	腹内側核 (満腹中枢)	迷走神経 → 肝細胞 迷走神経 → 膵β細胞	グリコーゲン合成促進 インスリン↑	
水分調節	体液量減少	心房；低圧受容器 脳室周囲；ATⅡ受容ニューロン	視床下部前部	下垂体後葉ADH → 腎集合管	尿量↓(再吸収↑)	
	浸透圧上昇	視床下部；浸透圧受容ニューロン				

に伝達する。**レプチン**は脂肪細胞から分泌されるペプチドホルモンで，脂肪貯蔵量が増えるとレプチン分泌量が増加する〔p.299参照〕。レプチンが作用すると摂食を抑制するとともに，交感神経活動を亢進させエネルギー消費を促す。インスリンは食後の高血糖に対応して分泌が高まり，摂食を抑制する。**グレリン**は空腹時に胃の内分泌細胞から分泌され，摂食を促進する。

摂食に伴って生じる体内の変化は，迷走神経によっても伝達される。消化管壁の伸展，小腸や肝臓におけるグルコース濃度の上昇，消化管ホルモン（コレシストキニン，GLP-1）は迷走神経求心路を活性化し，それらの情報が視床下部に伝達されることで満腹感が生じる。

視床下部は自律神経や内分泌系を介して代謝機能を調節している。自律神経は，糖代謝を担う肝臓や，代謝ホルモンを分泌する膵臓・副腎髄質を支配しており，交感神経は異化作用，副交感神経は同化作用を促進させる方向に働く。血糖が低下すると交感神経活動が亢進し，肝臓でのグリコーゲン分解を促し，膵臓から**グルカゴン**，副腎髄質から**アドレナリン**を分泌させて血糖を増加させる。逆に血糖が上昇すると，交感神経が抑制，副交感神経が促進され，膵臓からインスリンを分泌させてグリコーゲンの合成や，骨格筋，脂肪細胞などへのグルコースの取り込みを促進する〔p.282, 316参照〕。

水分（浸透圧）調節中枢

のどが渇くと水を飲みたくなり，十分飲むと渇きがおさまる。飲水行動も摂食と同様，感覚や行動を伴う統合的な機能であり，視床下部にある中枢によって制御されている。生体の60％以上は水分であり，生命現象に伴う化学反応の多くは水溶液の中で行われている。脱水はもちろんのこと，水分の過剰もさまざまな機能障害をもたらす。

そのため体液量は，水分の摂取と腎臓を中心とした水分の排泄によって厳密に保たれている。体液量の減少は，心房壁や肺血管に存在する**低圧受容器**や間脳の**アンジオテンシンⅡ（ATⅡ）受容器**で検出される。

細胞機能を維持するためには，浸透圧の恒常性も欠かせない。塩分の多い食物を食べるとのどが渇くように，視床下部には血漿浸透圧の変化を感受する**浸透圧受容器**がある。体液量減少あるいは浸透圧上昇の情報が視床下部の中枢に伝えられると，「渇き」の感覚が生まれ，飲水行動を起こすとともに，バソプレシンが産生され下垂体から**抗利尿ホルモン（ADH）**の分泌を促進し，腎臓からの水分排泄を抑える〔p.331, 371参照〕。

強いストレス下では全身の交感神経活動が亢進する

動物が攻撃行動を起こす際には，唸り声・身構え・爪立てなどの行動に伴い，血圧上昇・消化管運動低下・消化管血流減少・骨格筋血流増加・心拍数および心拍出量の増加・呼吸数増加・血糖上昇・瞳孔散大など，多くの臓器で交感神経活動が増強する。出血，寒冷，低血糖，火傷などの強いストレス下でも，全身の交感神経活動が同時に増強する。この状態を**防衛反応**defense reactionあるいは**緊急反応**emergency reactionと呼び，視床下部を刺激することで誘発される。視床下部は交感神経の活動レベルを全体的に調整する役割を果たしている。

全身の交感神経活動が亢進する場合には，副腎髄質の役割も大きい。副腎髄質を構成するクロム親和性細胞は特殊に分化した交感神経節後ニューロンに相当し，節前線維のインパルスに応じてカテコールアミン（80％はアドレナリン，20％はノルアドレナリン）を血中に分泌する。通常，血中アドレナリンはもっぱら代謝ホルモンとして働き，交感神経による各臓器の調節に大きく影響を与えることはない。しかし，ストレスや防衛反応のような事態が起これば，副腎髄質から大量に放出されたカテコールアミンが心臓や気管支をはじめ全身臓器のアドレナリン受容体に作用して交感神経活動を増強する〔p.562〜565参照〕。

神経系(2) 脳神経

脳神経は特殊感覚線維と副交感線維を含む

脳神経 cranial nerve は脳に出入りする12対の末梢神経であり，頭側から尾側に向かって順にⅠ～Ⅻの番号が付けられている38。嗅神経と視神経は嗅索・視索の延長上にあるが，その他の脳神経は脳幹から出る。すべての脳神経は頭蓋底の孔を通って頭蓋の外に出て，頭頸部に分布する。迷走神経のみは頭頸部にとどまらず，胸腹部にも分布する。

脳神経は種々の神経線維によって構成される39

脊髄神経は，体性運動，体性感覚，内臓運動，内臓感覚という4種類の神経線維で構成される。脳神経はこれらに加えて，頭頸部に特有の機能に関わる神経線維を含む。すなわち，嗅覚・視覚・聴覚・平衡覚・味覚を伝える特殊感覚線維，鰓弓由来の横紋筋を支配する特殊内臓遠心性（鰓弓運動）線維である。個々の脳神経はこれらの神経線維の組み合わせによって構成されており，その機能もさまざまであるが，ごく大まかに分類すると次の3群に区分される。

1) 特殊体性求心性神経

嗅覚，視覚，聴覚，平衡覚はそれぞれ専用の脳神経によって伝えられる。すなわち嗅神経，視神経，蝸牛神経，前庭神経である。これに対し特殊内臓求心性線維は，後述する鰓弓神経に混在して中枢に至る。

2) 一般体性遠心性神経

体節由来の横紋筋に分布する神経で，脊髄神経の前根に相当する。頭部の体節は耳胞の発生によって中断され，耳(胞)前体節と後頭体節に分かれる〔p.653参照〕。動眼神経，滑車神経，外転神経は耳(胞)前体節に属し，ここから分化した外眼筋を支配する。舌下神経は後頭体節に属し，ここから分化した舌筋を支配する。いずれも体性運動線維のみで構成されるが，動眼神経だけは，内眼筋に分布する副交感神経線維を含む。

3) 鰓弓神経

鰓弓とは胎生期の頸部にみられる隆起で，内部に筋原基などを含む。鰓弓由来の器官に分布する神経を**鰓弓神経** branchial nerve と呼ぶ。6対の鰓弓が形成され（第5鰓弓はすぐ消失する），それぞれに脳神経が対応する。第1鰓弓には三叉神経，第2鰓弓には顔面神経，第3鰓弓には舌咽神経，第4～6鰓弓には迷走神経が対応する。迷走神経に運動線維を与える副神経も加えると，5対の鰓弓神経が存在することになる〔p.653参照〕。これらの多くは運動線維と感覚線維からなる**混合性神経**である。

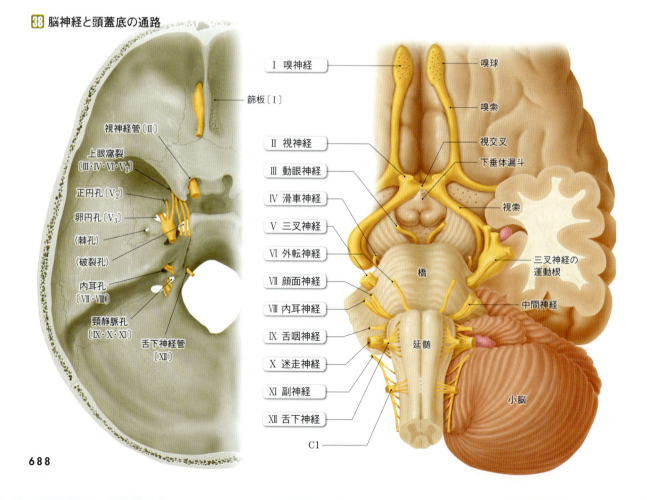

38 脳神経と頭蓋底の通路

①**特殊内臓遠心性（鰓弓運動）線維**：鰓弓由来の横紋筋（咀嚼筋，表情筋，咽頭・喉頭の筋，頸部の筋など）を支配する。

②**一般内臓遠心性線維**：平滑筋や腺，心筋に分布する副交感神経線維である。脳幹の副交感神経核から起こり，動眼神経，顔面神経，舌咽神経，迷走神経に混在して脳幹を出る。頭部の自律神経節（毛様体神経節，翼口蓋神経節，耳神経節，顎下神経節）で節後線維に乗り換え，内眼筋や涙腺，唾液腺に分布する。迷走神経に含まれる節前線維は，頸部および胸腹部内臓に至り，臓器の近くでニューロンを代える。

③**一般体性および一般内臓求心性線維**：顔面領域の皮膚感覚は主に三叉神経によって伝えられる。咽頭の感覚は舌咽神経，喉頭・気管および消化管の内臓感覚は迷走神経によって伝えられる。感覚ニューロンの細胞体は中枢の近くで神経節（三叉神経節，舌咽神経および迷走神経の上・下神経節）をつくる。これらは脊髄神経の後根神経節に相当する。

④**特殊内臓求心性線維**：顔面神経，舌咽神経，迷走神経に含まれて孤束核に至る。味覚を司る。

嗅神経 olfactory nerve（Ⅰ）

鼻腔の最上部を覆う粘膜を嗅上皮といい，嗅細胞が密に存在する。嗅細胞の軸索が集まって片側約20本の嗅神経となり，**篩骨篩板**の孔を通り，**嗅球**の下面に入る。嗅球内で二次ニューロンに乗り換え，**嗅索**となって大脳の嗅皮質に至る〔p.732参照〕。

視神経 optic nerve（Ⅱ）

視神経は，網膜とともに前脳胞の突出として発生することから (75)，中枢神経系の一部ともみなされる。網膜の神経節細胞の軸索が集まって束となり，眼球の後極近くを貫いて視神経となる。視神経は，髄膜の続きである**視神経鞘**に包まれて眼窩内を後内側に向かい，蝶形骨の**視神経管**を通って頭蓋腔に入る。左右の視神経は合して**視交叉**をつくり，網膜の鼻側半から来た線維は対側に交叉する（耳側半からの線維は交叉しない）。交叉線維と非交叉線維とが合して左右の**視索**となり，視床後部の外側膝状体に至る。外側膝状体でニューロンを代え，視放線を形成しながら後頭葉の一次視覚野に終わる〔p.716参照〕。

39 脳神経の分類と分布先　　嗅神経（Ⅰ）と視神経（Ⅱ）は除いてある

			腹根神経	背根神経					
				遠　心　性			求　心　性		
			一般体性 (GSE)	特殊内臓（鰓弓運動） (SVE)	一般内臓（副交感） (GVE)	一般内臓 (GVA)	特殊内臓 (SVA)	一般体性 (GSA)	特殊体性 (SSA)
特殊感覚神経	Ⅷ 内耳神経	前庭神経							前庭器 （平衡覚）
		蝸牛神経							コルチ器 （聴覚）
体性運動神経	Ⅲ 動眼神経		外眼筋*, 上眼瞼挙筋		瞳孔括約筋, 毛様体筋				
	Ⅳ 滑車神経		上斜筋						
	Ⅵ 外転神経		外側直筋						
	Ⅻ 舌下神経		舌筋, オトガイ舌骨筋						
鰓弓神経	Ⅴ 三叉神経	眼神経						額・上眼瞼・鼻根の皮膚, 鼻腔・副鼻腔粘膜	
		上顎神経						上顎・上唇の皮膚, 上顎歯, 口蓋粘膜	
		下顎神経		咀嚼筋, 顎舌骨筋, 顎二腹筋前腹, 鼓膜張筋, 口蓋帆張筋				下顎・下唇の皮膚, 下顎歯, 口腔粘膜, 舌の前2/3	
	Ⅶ 顔面神経			表情筋, アブミ骨筋, 茎突舌骨筋, 顎二腹筋後腹					
		中間神経			涙腺, 顎下腺, 舌下腺, 口蓋腺, 鼻腺		舌の前2/3 （味覚）		
	Ⅸ 舌咽神経			口蓋筋**, 茎突咽頭筋, 咽頭収縮筋	耳下腺	軟口蓋, 舌の後1/3, 咽頭, 頸動脈小体, 頸動脈洞, 中耳	舌の後1/3 （味覚）	（耳介, 外耳道）	
	Ⅹ 迷走神経			口蓋筋**, 咽頭収縮筋, 食道上1/3	気管・気管支・消化管の平滑筋と腺, 心筋	喉頭, 気管, 消化管	喉頭蓋（味覚）	耳介, 外耳道	
	Ⅺ 副神経	延髄根（内枝）		喉頭の筋***					
		脊髄根（外枝）		胸鎖乳突筋, 僧帽筋					

*上斜筋と外側直筋を除く　**口蓋帆張筋を除く　***迷走神経に合流　　ここでいう「特殊（special）」とは鰓弓由来の構造に関して用いる。

神経系(2) 脳神経

動眼神経，滑車神経，外転神経は眼球運動を司る

動眼神経 oculomotor nerve (Ⅲ)

主に4種類の外眼筋（外側直筋と上斜筋を除くその他の外眼筋）を支配する運動線維からなり，内眼筋を支配する副交感神経線維も含んでいる。運動線維は中脳の動眼神経主核から起こり，動眼神経副核（Edinger-Westphal核）からの副交感神経線維がこれに加わる。

動眼神経は脚間窩から出て前方へ進み，硬膜を貫いて海綿静脈洞の外側壁内を走り，**上眼窩裂**を通って眼窩内に入る。上下の2枝に分かれ，上枝は**上眼瞼挙筋**および**上直筋**に，下枝は**内側直筋**，**下直筋**および**下斜筋**に分布する。副交感神経線維は下枝から分かれて**毛様体神経節** ciliary ganglion に入り，ニューロンを代える。節後線維は**短毛様体神経** short ciliary nerve に含まれて眼球内に入り，2種類の内眼筋（**瞳孔括約筋**と**毛様体筋**）に分布する。

滑車神経 trochlear nerve (Ⅳ)

外眼筋のうち**上斜筋**のみを支配する運動神経で，脳神経中最も細く，また脳の背側面から出る唯一の脳神経である。中脳の滑車神経核から起こり，脳幹内で左右の神経が交叉したのち，対側の下丘のすぐ下から出て大脳脚の側面を前方へまわる。小脳テントの前端内側で硬膜を貫き，海綿静脈洞の外側壁内で動眼神経の下方を走り，上眼窩裂を通って眼窩内に入る。

外転神経 abducent nerve (Ⅵ)

外側直筋のみを支配する運動神経である。橋の外転神経核から起こり，橋と延髄の境目で脳幹を出る。三叉神経の内側で硬膜を貫き，海綿静脈洞内を前進し，上眼窩裂を通って眼窩内に入る。

外転神経は交感神経線維に含まれる内頸動脈とともに海綿静脈洞を貫く〔図解はp.647参照〕。この部の病変により，これらの神経に圧迫症状が出現することがある。

眼球運動は6種類の外眼筋の共同運動である

外眼筋は眼球運動を行う骨格筋で，4つの直筋（上直筋，下直筋，内側直筋，外側直筋）と2つの斜筋（上斜筋，下斜筋）からなる。4つの直筋は，視神経管を輪状に取り巻く共通の起始腱（**総腱輪** common tendinous ring）から起始し，それぞれ眼球の前半部に停止する。上斜筋は，総腱輪の上内側部で蝶形骨から起こり，その腱は線維軟骨からなる**滑車** trochlea をくぐって鋭角に後方に曲がり，上直筋の下でこれと交叉し，眼球後半部の上面に停止する。下斜筋は，

40 動眼神経，滑車神経，外転神経（左の眼窩）

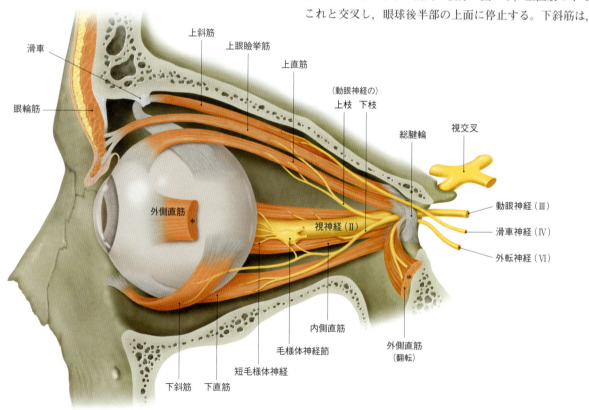

41 眼窩領域の筋

		神経支配	作 用
外眼筋	外側直筋	外転神経	外転
	内側直筋	動眼神経	内転
	上直筋	動眼神経	上転・内旋・内転
	下直筋	動眼神経	下転・外旋・内転
	上斜筋	滑車神経	下転・内旋・外転
	下斜筋	動眼神経	上転・外旋・外転
内眼筋	瞳孔括約筋	動眼神経（副交感）	縮瞳
	瞳孔散大筋	交感神経	散瞳
	毛様体筋	動眼神経（副交感）	水晶体の屈折力を調節する
眼瞼	上眼瞼挙筋	動眼神経	上眼瞼を挙上する
	眼輪筋	顔面神経	眼瞼裂を閉じる

42 眼球運動（左眼）

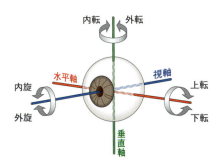

眼窩下壁の前部で鼻涙管の近くから起こり，下直筋の下を斜め後方に走り，眼球後半部の外側面に停止する。

眼球運動は3つの軸によって説明される **42**。内側直筋・外側直筋の作用は単純な内転・外転である。これに対し，上直筋・下直筋の作用は単純な上転・下転ではない。これらの筋は視軸（眼球の前後軸）に対して斜めに走行しているため，外方視では上転・下転の作用が強いが，内方視では内旋・外旋の作用が強くなる **43**。さらに，筋の停止部が眼球前部の内側にあるため，常に内転を伴う。上斜筋・下斜筋の場合は，外方視では内旋・外旋の作用が強いが，内方視では下転・上転の作用が強くなり，また筋の停止部が眼球後部の外側にあるため常に外転を伴う。

すなわち，上直筋・下直筋・上斜筋・下斜筋の作用は，3軸の運動が種々の程度に組み合わさったものとなる **44**。

実際には，上方視（眼球をまっすぐ上転させる）は上直筋と下斜筋の共同運動，下方視（眼球をまっすぐ下転させる）は下直筋と上斜筋の共同運動によって実現する。

左右の眼球の運動は，中脳および橋に存在する核群によって調節され，両眼は1つの機能的運動単位を形成する。たとえば，右方を見るときは，右眼の外側直筋と左眼の内側直筋が同時に働く〔図解はp.631参照〕。両眼の運動が協調して精密に調整されることにより，立体視が可能となる。

なお，**内眼筋**は平滑筋であり，自律神経に支配される。

● 眼位異常
外眼筋を支配する神経が麻痺した場合，眼球は偏位する。動眼神経麻痺では眼球は外下方，滑車神経麻痺では内上方，外転神経麻痺ではやや内方をそれぞれ向く。

43 左眼を上から見たところ

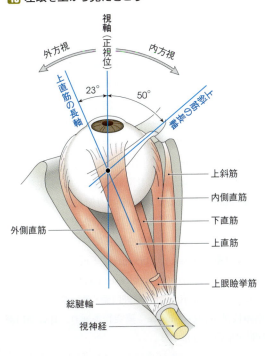

44 外眼筋の作用（左眼）

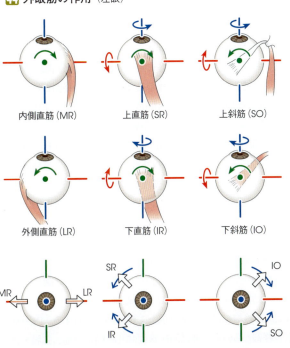

三叉神経第1枝と第2枝は顔面の皮膚感覚を司る

三叉神経 trigeminal nerve（Ⅴ）

最大の脳神経で，感覚線維（三叉神経主感覚核・中脳路核・脊髄路核に連絡する）と運動線維（三叉神経運動核から起こる）からなる混合性神経である。これらの線維は太い**感覚根** sensory rootと細い**運動根** motor rootとなり，橋の外側面から出る。感覚根は側頭骨錐体尖の前壁で**三叉神経節** trigeminal ganglion（Gasserの半月神経節）をつくり，ここから3本の枝が出て顔面領域の感覚を司る（**7**）。運動根は感覚根の内側面に沿って走り，第3枝に合流して咀嚼筋を支配する。したがって，第1，第2枝は感覚線維のみからなり，第3枝は感覚線維のほかに運動線維も含む。

瞬目反射（角膜を刺激すると眼を閉じる）の求心路は三叉神経（V_1），遠心路は顔面神経である。

第1枝；眼神経 ophthalmic nerve（V_1）

海綿静脈洞の外側壁内を走り，上眼窩裂を通って眼窩内に入る。次の枝を出す。

1）硬膜枝，テント枝：頭蓋内で起こり，脳硬膜ならびに脳硬膜の一部である小脳テントに分布する。

2）**涙腺神経** lacrimal nerve：眼窩の外側縁を前進し，涙腺，結膜および上眼瞼外側部に分布する。

3）**前頭神経** frontal nerve：眼窩上壁に沿って前進し，**眼窩上神経** supra-orbital nerveと**滑車上神経** supratrochlear nerveに分かれて前頭部の皮膚に分布する。

4）**鼻毛様体神経** nasociliary nerve：視神経と上直筋の間を通って眼窩の内側壁に至り，内眼角に向かう。
①毛様体神経節との交通枝。
②**長毛様体神経** long ciliary nerve：毛様体神経節から出る短毛様体神経とともに眼球に進入し，強膜・脈絡膜・角膜に分布する。瞬目反射のときの三叉神経（V_1）の経路となる。
③**後篩骨神経** posterior ethmoidal nerve：後篩骨孔を通り，篩骨洞および蝶形骨洞の粘膜に分布する。
④**前篩骨神経** anterior ethmoidal nerve：前篩骨孔を通って頭蓋腔に入り，さらに篩板を経て鼻腔に入り，鼻粘膜に分布する。一部は鼻背に出て皮膚に分布する。
⑤**滑車下神経** infratrochlear nerve：上斜筋の滑車の下を通り，眼瞼内側部および涙囊に分布する。

毛様体神経節 ciliary ganglion

眼球の後方で視神経と外側直筋の間にある小さな副交感神経節。動眼神経からの副交感神経線維はここでニューロンを代え，節後線維は瞳孔括約筋と毛様体筋に分布する。内頸動脈神経叢からの交感神経節後線維（瞳孔散大筋に分布する），強膜・脈絡膜・角膜からの感覚線維（鼻毛様体神経との交通枝を経て三叉神経節へ）もこの神経節を通過する。これらの神経線維は多数の細い**短毛様体神経** short ciliary nerveとなって眼球に進入する。

第2枝；上顎神経 maxillary nerve（V_2）

正円孔を通って翼口蓋窩に入り，翼口蓋神経節との交通枝および頬骨神経を出したのち，下眼窩裂を通って眼窩に入り眼窩下神経と名称を変える。

1）硬膜枝：頭蓋内で起こり，脳硬膜に分布する。
2）翼口蓋神経節との交通枝。
3）**頬骨神経** zygomatic nerve：眼窩内で涙腺神経と交通したのち，頬骨側頭枝と頬骨顔面枝に分かれ，それぞれ同名の孔を通って頬部および側頭部の皮膚に分布する。
4）**眼窩下神経** infra-orbital nerve：眼窩底の眼窩下溝，眼窩下管を通り，眼窩下孔を出て，下眼瞼，鼻翼，鼻前庭粘膜，上唇に分布する。
5）**上歯槽神経** superior alveolar nerve：前・中・後上歯槽枝をあわせて上歯槽神経と総称する。上顎骨の歯槽管内で上歯神経叢をつくり，歯と歯肉に分布する。

翼口蓋神経節 pterygopalatine ganglion

翼口蓋窩にある副交感神経節。涙腺および鼻粘膜の分泌に関わる副交感神経線維は上唾液核から起こり，顔面神経，**大錐体神経** greater petrosal nerveを経て翼口蓋神経節に入り，節後線維に接続する。鼻腔・口蓋粘膜に分布する交感神経節後線維は，内頸動脈神経叢から**深錐体神経** deep petrosal nerveを経て翼口蓋神経節に入る。大錐体神経と深錐体神経は合して**翼突管神経** nerve of pterygoid canalとなり，翼突管内を前進して翼口蓋神経節に至る。中枢に向かう感覚線維や涙腺に向かう副交感神経節後線維は，上顎神経との交通枝を通って翼口蓋神経節を出る。

翼口蓋神経節から次の枝が出る。これらの枝は上記の自律神経節後線維と感覚線維を種々の割合で含む。

1）**眼窩枝** orbital branch：下眼窩裂から眼窩に入り，後篩骨孔を通って篩骨洞・蝶形骨洞粘膜などに分布する。
2）**後鼻枝** posterior nasal branch：内側および外側上後鼻枝は蝶口蓋孔を通り，下後鼻枝は骨壁を貫いて鼻腔に入り，鼻粘膜に分布する。切歯管を通って硬口蓋粘膜に至る枝を特に**鼻口蓋神経** nasopalatine nerveと呼ぶ。
3）**大・小口蓋神経** greater and lesser palatine nerve：それぞれ大口蓋孔・小口蓋孔から出て，硬口蓋・軟口蓋に分布する。
4）**咽頭枝** pharyngeal nerve：翼突管を通り，耳管開口部付近の咽頭粘膜に分布する。

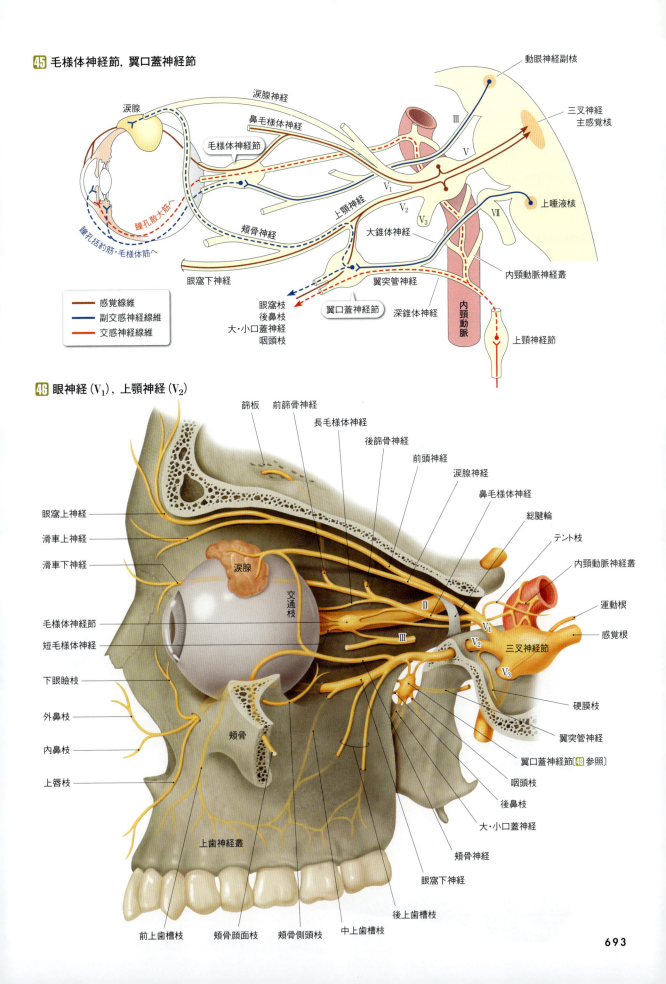

三叉神経第3枝は咀嚼筋を支配する

第3枝；下顎神経 mandibular nerve (V₃)

卵円孔を通って側頭下窩に現れ，次の枝を出す。

1) 硬膜枝：脳硬膜および乳突蜂巣に分布する。
2) 咀嚼筋への枝：**咬筋神経** masseteric nerve，**外側および内側翼突筋神経** nerve to lateral and medial pterygoid はそれぞれ同名筋を支配し，**深側頭神経** deep temporal nerve は側頭筋を支配する。
3) **頰神経** buccal nerve：外側翼突筋の上頭～下頭を通り，頰筋を貫いて頰粘膜に分布する（頰筋の運動は顔面神経支配）。
4) **耳介側頭神経** auriculotemporal nerve：後方へ走り，顎関節の後ろで上方へ曲がり，耳介および側頭部の皮膚に分布する。途中，耳下腺，外耳道，鼓膜に枝を送る。また，耳神経節を経由してくる副交感神経線維を受け，耳下腺の分泌にも関わる。
5) **舌神経** lingual nerve：内側翼突筋と外側翼突筋の間を下行し，舌に分布する。途中，顔面神経の枝である**鼓索神経** chorda tympani が合流し，これから味覚線維と顎下腺および舌下腺の分泌に関わる副交感神経線維を受ける。舌の前2/3の体性感覚と味覚を司る。
6) **下歯槽神経** inferior alveolar nerve：下顎孔から下顎管に入り，下歯神経叢をつくり，歯と歯肉に枝を送る。終枝はオトガイ孔を通って下顎前面に出て**オトガイ神経** mental nerve となり，オトガイと下唇に分布する。下歯槽神経が下顎管に入る直前で**顎舌骨筋神経** nerve to mylohyoid が分かれ，顎舌骨筋および顎二腹筋前腹を支配する。

耳神経節 otic ganglion

卵円孔の直下で下顎神経の内側に接して存在する副交感神経節。副交感神経線維は下唾液核から起こり，舌咽神経，鼓室神経，**小錐体神経** lesser petrosal nerve を経て耳神経節に入り，節後線維に接続する。下顎神経からの運動線維や，中硬膜動脈を取り巻く交感神経叢からの節後線維もこの神経節を通過する。

自律神経節後線維は交通枝を介して耳介側頭神経に送られ，耳下腺に分布する。

運動線維は**鼓膜張筋神経** nerve to tensor tympani，**口蓋帆張筋神経** nerve to tensor veli palatini となって神経節を出て，それぞれ同名の筋を支配する。

47 下顎神経（V₃） 外側面

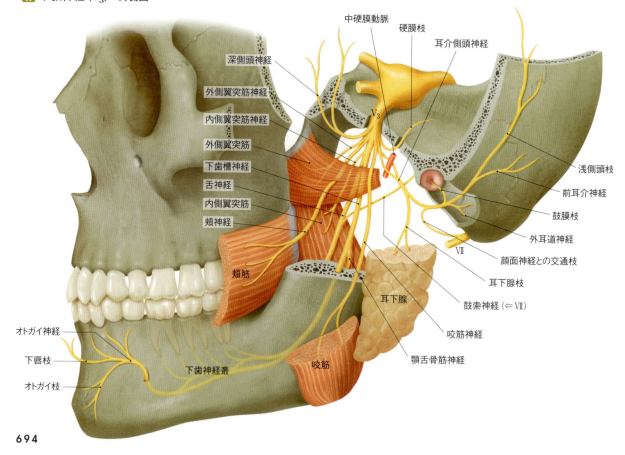

49 三叉神経の分布

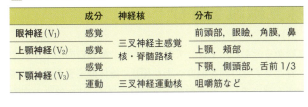

	成分	神経核	分布
眼神経(V₁)	感覚	三叉神経主感覚核・脊髄路核	前頭部, 眼瞼, 角膜, 鼻
上顎神経(V₂)	感覚		上顎, 頬部
下顎神経(V₃)	感覚		下顎, 側頭部, 舌前1/3
	運動	三叉神経運動核	咀嚼筋など

顎下神経節 submandibular ganglion

　顎下腺の上に位置する副交感神経節。副交感神経線維は上唾液核から起こり, 顔面神経, 鼓索神経, 舌神経を経て顎下神経節に入り, 節後線維に接続する。顔面動脈を取り巻く交感神経叢からの節後線維もこの神経節を通過する。

　自律神経節後線維は数本の腺枝となって顎下腺や舌下腺に分布する。一部の節後線維は再び舌神経に入り, 口腔壁の小唾液腺に至る。

50 耳神経節, 顎下神経節

① 咀嚼筋群へ
② 口蓋帆張筋・鼓膜張筋へ
③ 顎舌骨筋・顎二腹筋前腹へ

48 下顎神経(V₃) 内側面

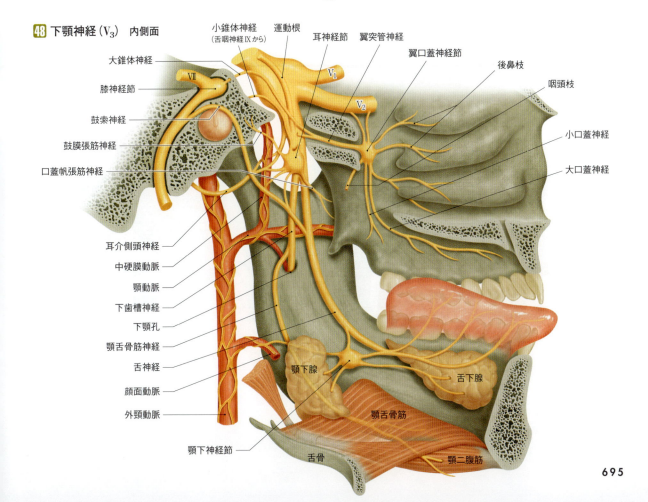

神経系(2) 脳神経

顔面神経と舌咽神経は，分泌線維，味覚線維を含む

顔面神経 facial nerve（Ⅶ）

顔面神経の主成分は，顔面神経核から起こり顔面の表情筋に分布する運動線維である。そのほかに，上唾液核から起こり涙腺・顎下腺・舌下腺に分布する副交感神経線維や，舌の前2/3の味覚を伝える味覚線維などがある。これらの非運動性線維は，運動線維と内耳神経との中間で脳幹を出ることから**中間神経** intermediate nerveとも呼ばれる（38）。

顔面神経（の運動成分）と中間神経は相接して走り，内耳神経とともに側頭骨錐体の後面にある**内耳孔**から内耳道に入る。内耳道底で内耳神経と分かれて**顔面神経管**に入り，鼓室の内側壁の近くでほぼ直角に後方へ曲がり，この屈曲部で**膝神経節** geniculate ganglionをつくる。次いで鼓室の後壁に沿って下行し，**茎乳突孔**から皮下に現れる。

顔面神経は枝を出す位置で次の3部に分けられる。

1) 顔面神経管内で出る枝：

大錐体神経 greater petrosal nerve：膝神経節で分かれ，側頭骨錐体の前面に出て破裂孔に至り，深錐体神経と合する。副交感神経節前線維を翼口蓋神経節に送る（45）。

アブミ骨筋神経 nerve to stapedius：同名筋を支配する。

鼓索神経 chorda tympani：茎乳突孔を出る手前で中間神経から分かれ，上行して鼓室に入る。鼓膜の内面でキヌタ骨とツチ骨の間を前方へ走り（88），錐体鼓室裂を通って側頭下窩に達し，味覚線維を舌神経に送る（味覚線維の細胞体は膝神経節に存在する50）。また，鼓索神経は副交感神経節前線維を顎下神経節に送り，顎下腺・舌下腺の分泌に関わる。

2) 茎乳突孔の直下で出る枝：

後耳介神経 posterior auricular nerve：後頭筋，側頭頭頂筋，後耳介筋に分布する。

二腹筋枝 digastric branch：顎二腹筋後腹と茎突舌骨筋に分布する。

3) 耳下腺内で出る枝：

顔面神経は耳下腺内で**耳下腺神経叢** parotid plexusをつくり，ここから多くの枝が放射状に出て表情筋に分布する。側頭枝，頬骨枝，頬筋枝，下顎縁枝，頸枝がある。

内耳神経 vestibulocochlear nerve（Ⅷ）〔図解はp.718〕

内耳神経は，平衡覚を伝える**前庭神経** vestibular nerveと，聴覚を伝える**蝸牛神経** cochlear nerveからなる。両神経は内耳道底で分かれ，それぞれ内耳の感覚上皮に分布す

51 顔面神経（Ⅶ）

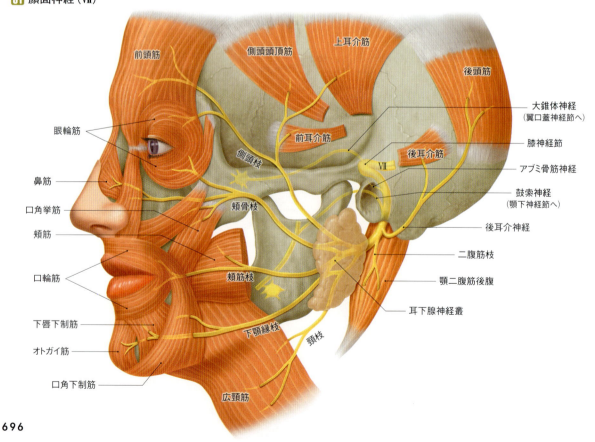

52 顔面神経の分布

	成分	神経核	分布
顔面神経	運動	顔面神経核	表情筋，アブミ骨筋
	感覚	三叉神経脊髄路核	外耳道，耳介
		孤束核	舌前2/3の味覚
	副交感	上唾液核	涙腺・舌下腺・顎下腺

54 舌咽神経の分布

	成分	神経核	分布
舌咽神経	運動	疑核	茎突咽頭筋，咽頭筋
	感覚	三叉神経脊髄路核	中耳，咽頭，軟口蓋，扁桃，舌後1/3
		孤束核	舌後1/3の味覚，頸動脈小体
	副交感	下唾液核	耳下腺

る。前庭神経は，内耳道底で**前庭神経節** vestibular ganglion をつくったのち，細枝に分かれて卵形嚢，球形嚢および半規管膨大部に分布する。蝸牛神経は，蝸牛軸の中で**蝸牛神経節** cochlear ganglion（ラセン神経節 spiral ganglion）をつくったのち，コルチ器（ラセン器）に分布する。

舌咽神経 glossopharyngeal nerve（Ⅸ）

その名の通り舌と咽頭に分布する神経で，体性感覚および運動線維のほかに，耳下腺に分布する副交感神経線維や，舌の後1/3の味覚を伝える味覚線維を含む。延髄の後外側溝から出て，迷走神経や副神経とともに頸静脈孔を通って頭蓋腔を出る。頸静脈孔のところで**上・下神経節** superior and inferior ganglion をつくったのち，内頸動脈に沿って下行し，次いで前方に曲がって舌根に至る。次の枝を出す。

1）**鼓室神経** tympanic nerve：頸静脈孔の直下で分かれ，鼓室に入る。内頸動脈神経叢から起こる頸鼓神経（交感性）や顔面神経からの交通枝ととともに**鼓室神経叢** tympanic plexus をつくり，鼓室粘膜に分布する。この神経叢から**小錐体神経** lesser petrosal nerve が起こり，側頭骨錐体の前面に出て卵円孔に至り，耳神経節に入る（48）。小錐体神経は，耳下腺の分泌に関わる副交感神経線維を含む（50）。

2）**咽頭枝** pharyngeal branch：迷走神経および交感神経の咽頭枝とともに咽頭の外側壁で**咽頭神経叢** pharyngeal plexus をつくり，咽頭の筋，咽頭と軟口蓋の粘膜に分布する。このうち口蓋筋と咽頭収縮筋については，迷走神経成分がより強く支配する。

3）**茎突咽頭筋枝** stylopharyngeal branch：同名筋を支配。

4）**頸動脈洞枝** carotid branch：内頸動脈に沿って下行し，頸動脈洞（圧受容器）および頸動脈小体（化学受容器）に至る。これらの受容器からの情報を孤束核へ伝え，循環反射の求心路となる（35）。

5）**扁桃枝** tonsillar branch：口蓋扁桃と口蓋弓に分布。

6）**舌枝** lingual branch：舌の後1/3に分布し，体性感覚および味覚を司る。

53 咽頭領域の神経支配

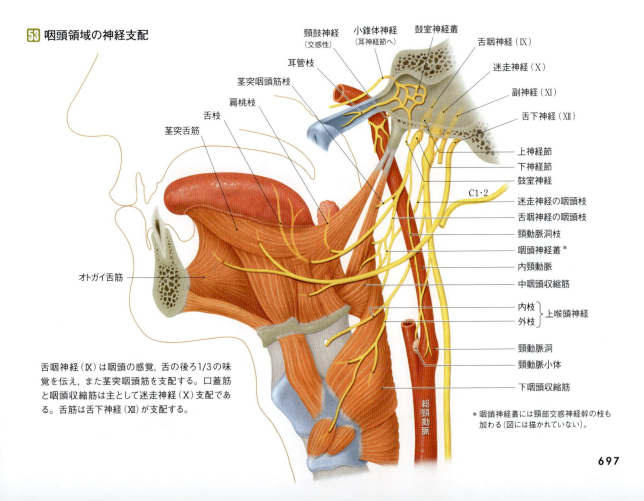

舌咽神経（Ⅸ）は咽頭の感覚，舌の後ろ1/3の味覚を伝え，また茎突咽頭筋を支配する。口蓋筋と咽頭収縮筋は主として迷走神経（Ⅹ）支配である。舌筋は舌下神経（Ⅻ）が支配する。

＊咽頭神経叢には頸部交感神経幹の枝も加わる（図には描かれていない）。

神経系(2)　脳神経

迷走神経は主として副交感線維からなり，胸腹部内臓に広く分布する

迷走神経 vagus nerve (X)

延髄の後外側溝から出て，舌咽神経・副神経とともに**頸静脈孔**を通って頭蓋腔を出る。内頸動脈，次いで総頸動脈の後外側を下行して胸腔に入り，食道とともに横隔膜を貫いて腹腔に至る。途中，頸部と胸腹部の内臓に枝を送り，その分布範囲は脳神経中で最も広い（"*vagus*"は"*wandering*"を意味するラテン語である）。

迷走神経の主成分は副交感神経線維であり，延髄の迷走神経背側核から起こり，内臓平滑筋・腺および心筋に分布する。そのほか，延髄の疑核から起こり咽頭・喉頭の筋を支配する運動線維や，上・下神経節から起こる感覚線維も含まれている。

1) 頭 部

上神経節 superior ganglionは頸静脈孔内にあり，体性感覚ニューロンからなる。ここから**硬膜枝** meningeal branch（再び頭蓋腔に入り脳硬膜に分布）と**耳介枝** auricular branch（耳介後面および外耳道後壁に分布）が出て，それぞれの部位の体性感覚を三叉神経脊髄路核へ送る。

2) 頸 部 [53]

下神経節 inferior ganglionは頸静脈孔の下にある細長い神経節である。主に内臓感覚ニューロンからなり，また舌咽神経・副神経・交感神経の上頸神経節との交通がある。

咽頭枝 pharyngeal branch：下神経節から起こり，咽頭神経叢に参加し，咽頭と軟口蓋の粘膜に分布する。また，茎突咽頭筋（IX支配）を除くすべての咽頭筋，ならびに口蓋帆張筋（V_3支配）を除くすべての口蓋筋を支配する。咽頭枝および次に述べる上喉頭神経外枝に含まれる運動線維は，副神経の延髄根に由来する [55]。

上喉頭神経 superior laryngeal nerve：下神経節から起こり，舌骨の高さで外枝と内枝に分かれる。外枝は主に運動線維からなり，下咽頭収縮筋に枝を与えたのち，輪状甲状筋および甲状腺に分布する。内枝は，上喉頭動脈とともに甲状舌骨膜を貫いて喉頭腔に入り，喉頭粘膜に分布する。

上・下頸心臓枝 superior and inferior cervical cardiac branch：不定の高さで起こり，胸心臓枝とともに心臓神経叢に参加する。

3) 胸 部 [23]

迷走神経は，右は鎖骨下動脈，左は大動脈弓の前面を乗り越える際に，**反回神経** recurrent laryngeal nerveを分枝する。左右の反回神経はそれぞれ血管の下をくぐり，気管と食道の間の溝を上行して，**気管枝** tracheal branchと**食道枝** esophageal branchを与える。終枝は**下喉頭神経** inferior laryngeal nerveとなり，声門より下の喉頭粘膜に分布するとともに，輪状甲状筋（上喉頭神経支配）を除くすべての内喉頭筋を支配し発声を司る〔p.11参照〕。

迷走神経の本幹からは**胸心臓枝** thoracic cardiac branchが出て**心臓神経叢** cardiac plexusに加わる。**気管支枝** bronchial branchは肺門に至り，**肺神経叢** pulmonary plexusをつくる。左右の迷走神経は気管支の後ろを通り，食道周囲で**食道神経叢** esophageal plexusをつくる。これらの神経叢は主に副交感神経線維からなり，一部に内臓感覚線維も含む。

4) 腹 部

左迷走神経の枝は食道の前面，右迷走神経の枝は食道の後面で幹をなし，**前・後迷走神経幹** anterior and posterior vagal trunkをつくる。前後の迷走神経幹は食道に伴って横隔膜を貫き，**前胃枝** anterior gastric branch，**後胃枝** posterior gastric branchとなって胃に分布する。

さらに，前迷走神経幹からは**肝枝** hepatic branchが出て，小網に沿って肝門に向かう。後迷走神経幹からは**腹腔枝** celiac branchが出て腹腔神経叢に入り，腹部内臓に副交感神経線維を送る〔p.200図参照〕。

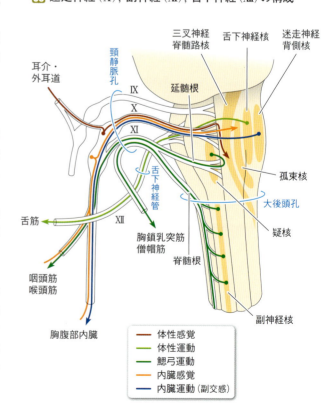

[55] 迷走神経(X)，副神経(XI)，舌下神経(XII)の構成

57 迷走神経，副神経，舌下神経の分布

	成分	神経核	分布
迷走神経	副交感	迷走神経背側核	胸腹部内臓（運動・分泌）
	感覚	孤束核	喉頭粘膜，胸腹部内臓
	運動*	疑核	咽頭筋，喉頭筋
副神経	運動	副神経核	胸鎖乳突筋，僧帽筋
舌下神経	運動	舌下神経核	舌筋

* 副神経の延髄根に由来

副神経 accessory nerve（XI）

延髄の疑核から起こる**延髄根** cranial root と，頸髄の副神経核から起こる**脊髄根** spinal root とからなる運動性神経である。脊髄根は脊柱管内を上行して頭蓋腔に入り，延髄根と合して副神経となる。頸静脈孔を出たところで，延髄根に由来する運動線維は迷走神経に合流し，咽頭・口蓋の筋に分布する。一方，脊髄根に由来する運動線維は下外方へ走り，胸鎖乳突筋および僧帽筋に分布する。

舌下神経 hypoglossal nerve（XII）

舌下神経核から起こり，延髄の前外側溝から出る運動性神経である。後頭骨の**舌下神経管**を通り頭蓋腔を出て，下顎角のところで前方に曲がり，すべての舌筋群を支配する。この経過中に頸神経ワナの上根が伴行する（5 53）。

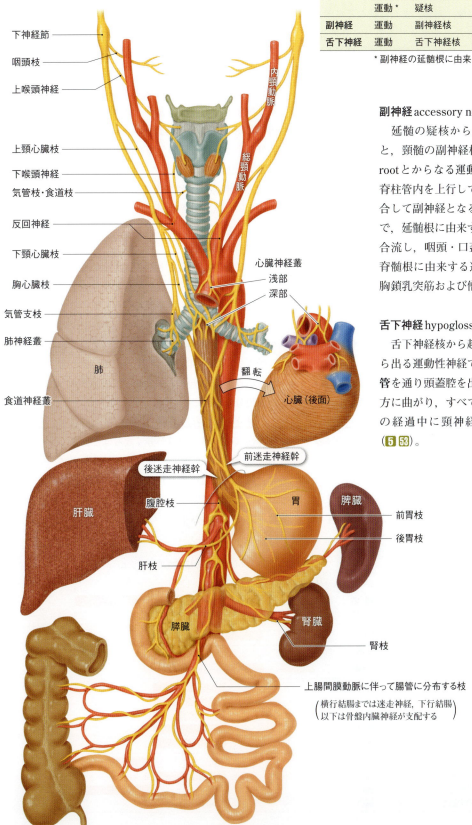

56 迷走神経の分布

神経系(2) 体性感覚

皮膚・筋・腱・関節の受容器によって生じる感覚を体性感覚という

感覚とは何か？

ものに触れると，その温度，固さ，表面性状などを感じとり，眼では形や色，動きなどを見分けることができる。さまざまな要素から成り立つ環境からの情報を，私たちは**感覚**sensationとして自覚（知覚）している。熱を感じなければ，火に触れても手を引っ込める反射は起こらず，重いやけどを負ってしまう。感覚は，個体が危険回避のために適切に行動する上でも欠かせない機能である。

感覚は，①皮膚や深部組織で生じる**体性感覚**（皮膚感覚と深部感覚），②内臓で生じる**内臓感覚**，③特殊な感覚器官によって受容される**特殊感覚**（視覚，聴覚，平衡覚，味覚，嗅覚）に大別される。体性感覚や特殊感覚は，感覚受容器からの情報が末梢神経および中枢内伝導路を介して大脳皮質感覚野に伝えられ，自覚される。これに対し内臓感覚は，受容器からの情報が下位中枢にとどまるため，明確に自覚されることは少ない。

感覚受容器は特定の刺激に応答する 58

体性感覚は，侵害刺激による**痛覚**，温熱と寒冷刺激による**温度覚**，接触・圧・振動などの機械的刺激による**触圧覚**，関節の動きや筋・腱の伸張による**深部感覚（固有感覚）**に大別される。感覚の種類modalityは，それぞれの刺激に特有の受容器によって決定される。

体性感覚の受容器は，感覚神経線維の末端が特別の装置を持たずに終わるもの（自由神経終末）と，末端部が被包で覆われるなど特有の装置を持つものがある（62）。これらの受容器は，特定の刺激に対して最も敏感に応答する。この刺激を**適刺激**という。たとえば，触圧覚の受容器はいずれも機械的刺激に応答する**機械受容器**mechanoreceptorであるが，適刺激の異なる多くの種類に分けられ，それぞれ異なる感覚を生じる。触圧覚を表すのに多彩な表現（ざらざら，重い，くすぐったいなど）があるのは，このためである。

感覚神経線維は通常，分枝して組織に分布する。それぞれの枝の末端に受容器が形成されるため，1個のニューロンが支配する複数の受容器が1つの感覚単位となり，その受容器の分布範囲を**受容野**receptive fieldと呼ぶ。個々の受容野が小さく受容器の分布密度が高いほど，識別できる2点間の距離は短くなる。たとえば指先では3〜4mm離れた部位の触刺激を識別できるが，背中では40mmほど離れていないと区別できない。

体性感覚の受容機構

受容器で受けた刺激を中枢へ伝えるためには，刺激の持つエネルギーを電気信号に変換しなければならない。受容器の細胞膜にはその変換装置が備わっている。近年の研究により，刺激に応答する感覚受容分子の中に**陽イオンチャネル**の構造を持つものがあることがわかってきた。たとえば，触圧受容器の細胞膜には圧力が加わると開口するチャネルがあり，このチャネルを通って細胞外からNa$^+$が流れ込むと脱分極が起こる 59。

この脱分極は**受容器電位（起動電位）**と呼ばれ，それ自体に伝導性はないが，刺激が強くなるほど大きくなり波及する領域も広がる。これが直接，あるいはシナプスを介して感覚神経末端の電位依存性Na$^+$チャネルを活性化させることで活動電位が発生する 60。こうして，末梢の感覚情報は活動電位による求心性インパルスとして中枢へ伝えられる。

58 体性感覚の受容器

求心性線維の伝導速度 (m/sec)

	受容器	適刺激	順応	線維型
痛覚	自由神経終末	熱・化学的・機械的侵害	しない	C (slow pain)
	自由神経終末	熱・機械的侵害	しない	Aδ (fast pain)
温度覚	自由神経終末	温熱 (30〜45℃)	中間	C
	自由神経終末	寒冷 (10〜30℃)	中間	C, Aδ
触圧覚	ルフィニ小体	皮膚の伸展・変形	非常に遅い	Aβ
	メルケル盤	軽い接触	遅い	Aβ
	マイスナー小体	圧, 低周波振動	速い	Aβ
	パチニ小体	深部圧, 高周波振動	非常に速い	Aβ
	毛包受容器	毛幹の動き	速い	Aβ
深部感覚	筋紡錘 一次終末	筋の伸展	遅い	Aα (Ia)
	筋紡錘 二次終末	筋の伸展	遅い	II
	ゴルジ腱器官	腱の張力	遅い	Aα (Ib)
	関節受容器	関節の動き	遅い	II

59 感覚受容のメカニズム

①感覚刺激によって陽イオンチャネルが開き，脱分極が起こる。
②閾値に達すると電位依存性Na⁺チャネルが開き活動電位が発生する。

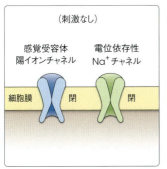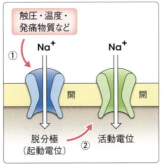

60 感覚神経における求心性インパルスの発生

起動電位がNa⁺チャネルの閾値を越えると活動電位が発生する。

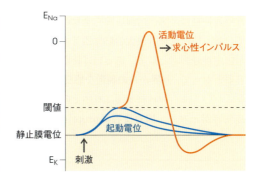

15～42℃の温度変化には，固有の温度領域を感受する数種の**TRP**（transient receptor potential）陽イオンチャネルファミリーが応答する。42℃以上で活性化されるTRPV1チャネルは，高温だけでなく酸やカプサイシンなどにも応答する。

痛覚を生じる**侵害刺激**としては，強い機械的刺激や温度刺激（15℃以下または45℃以上），炎症や組織障害に伴って生じる物質（ヒスタミン，ブラジキニン，ATP，プロスタグランジン，酸，K⁺など）がある。化学的刺激，機械的刺激，温熱刺激など多様な侵害刺激に応答する**ポリモーダル侵害受容器**も存在する。

感覚神経を求心性インパルスが伝導する速さは，神経線維によって異なる 58。触圧覚は伝導速度の速い太い有髄線維（Aβ）で伝えられるが，温度覚は細い有髄線維（Aδ）や無髄のC線維を通る。侵害刺激のうち，針で皮膚を刺したり，熱湯を浴びたときのような鋭く強い痛み（fast pain）はAδ線維を通り，ポリモーダル侵害受容器を介して発生する持続的鈍痛（slow pain）はC線維によって伝えられる。

起動電位から発生する活動電位の大きさは一定である。にもかかわらず，感覚刺激を受けたときに，その強弱がわかるのは，刺激の強さに応じて求心性インパルスの頻度やインパルスを運ぶ神経線維の数が変化するからである。

順応の速さによって受容器の特性が決まる

刺激が続くと感覚が薄れてくる（意識にのぼらなくなる）ことは日常的に経験する。これは**順応** adaptation と呼ばれる感覚の重要な特性の1つで，刺激が続いている間に求心性インパルスが次第に減少することを反映している。順応の程度は受容器の種類によって特徴がある。61 は機械受容器の例である。

パチニ小体は，圧の加わり始めと終わりに一過性の活動電位を発生する，きわめて順応の速い受容器である。マイスナー小体は，圧が加わる過程で活動電位を発生し，変化速度に応じてその頻度が高くなるが，圧が一定になれば終止する。これら順応の速いタイプは，刺激の時間的変化（振動や加速度）を検出するのに適している。

一方，メルケル盤やルフィニ小体は定常圧刺激の間も持続的に活動電位を発生する。このように順応の遅いタイプでは，インパルス頻度は刺激の強さによく相関し，触圧の強度や持続時間を検出する役割を果たしている。実際にものに触れたときに微妙な違いを感じ分けることができるのは，特性の異なる受容器が協同して情報を処理していることによる。

なお，組織障害の警報を発する侵害受容器では，順応はほとんど起こらない。

61 触圧受容器の応答特性

受容器の種類によってインパルスの発生パターンが異なる。

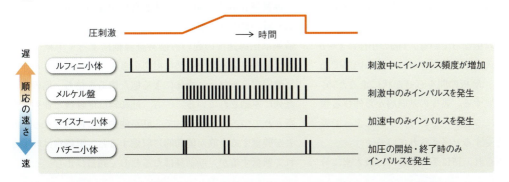

神経系(2) 体性感覚

応答特性の異なる種々の受容器が皮膚感覚を司る

体性感覚神経は，脳と内臓を除く全身の至るところに分布している。特に皮膚は最大の感覚器であり，無数の神経終末が自由神経終末として，あるいは特別の装置を伴う機械受容器となって，外界からの刺激を感受している。一方，筋や腱においては，神経終末部は身体そのものの動きを感受する受容器となり，**固有受容器**proprioceptorと呼ばれる。

自由神経終末 free nerve ending

自由神経終末とは感覚神経線維の末端が特別な装置を持たずに終わっているものをいい，全身の結合組織に存在する。皮膚では，真皮の神経叢から出る多くの枝が，真皮や表皮の細胞間で自由神経終末として終わる。自由神経終末は，人体にダメージを与える熱や機械的・化学的刺激を感受する**侵害受容器**nociceptorであり，痛覚に関わる。また，あるものは温度受容器として働く。求心性線維は無髄または径の小さい有髄線維で，伝導速度は遅い(58)。

皮膚の機械受容器

皮膚に分布する感覚神経線維の末端が，刺激を感受するための特別な装置をつくる場合がある。被包を持たず比較的単純な構造のものと，マイスナー小体やパチニ小体のように被包を持つものがある。いずれも触圧覚の受容器として働き，その情報を有髄神経線維によって中枢へ送る。

1) メルケル盤 Merkel disk

表皮基底層に存在する**メルケル細胞**Merkel cellは上皮細胞が特殊に分化したもので，指状の細胞突起を持ち，皮膚の変形を感受する。ここに達する神経線維は終末部が皿状に拡がり，メルケル細胞に接してシナプス様の構造を作る。これを**触覚円板**tactile diskという。メルケル細胞と触覚円板とが1つの機能単位となり，触覚の受容器として働いている。表皮のほか，口腔粘膜や舌縁などにもみられる。

2) マイスナー小体 Meissner corpuscle

表皮直下（真皮乳頭の頂部）に位置する小型の受容器で，**触覚小体**tactile corpuscleとも呼ばれる。全体は卵形を呈し，薄い線維性被膜で覆われ，内部は特殊に分化したシュワン細胞が層板状に積み重なっている。1個の小体に1～5本の有髄神経線維が進入する。神経線維は小体の内部で髄鞘を失って枝分かれし，層板の間をらせん状に走るため，縦断面では糸巻き状を呈する。表皮の基底層から伸びる膠原線維束が小体の被膜につながっており，これによって表皮のわずかな変形を感受すると考えられている。

手掌や足底に多くみられ，特に手の指腹には最も密に分布しており，繊細な触覚を担っている。そのほか口唇，眼瞼縁，外陰部にも分布する。

3) パチニ小体 Pacinian corpuscle

ファーター・パチニ小体 Vater-Pacini corpuscle，**層板小体**lamellated corpuscleとも呼ばれる。大型・半透明の受容器で，真皮と皮下組織の境界部に多くみられ，また靱帯や関節周囲の結合組織内にも存在する。長さ1～4mm，直径0.5～3mmの楕円体で，肉眼でも見える大きさである。

パチニ小体は数十層もの層板が同心円状に配列した被包を持ち，組織切片で観察するとタマネギの断面のように見える。中心部は軸索の周囲をシュワン細胞の層板が取り巻き，**内棍（内球）**という。その外側を神経周膜が分化した層板が取り巻いており，**外棍（外球）**という。外棍を構成する層板は，間質液を満たした間隙によって互いに隔てられている。このような層板構造は，組織に加わった圧を増幅して神経終末に伝えることで，受容器としての感度を高めていると考えられる。

皮膚では手掌や足底に多くみられ，特に手の指腹に密である。そのほか腹膜，陰茎，陰核，尿道，乳輪などにも分布する。

4) ルフィニ小体 Ruffini corpuscle

長さ約1mmの紡錘形の受容器で，主に真皮に分布する。全体は薄い結合組織の被膜で覆われ，その内部で多数の枝に分かれた神経終末が膠原線維束に接している。ルフィニ小体の膠原線維束は周囲組織のそれと同じ方向に走っており，皮膚の伸展を感受することができる。同様の構造が関節包にもみられる。

5) 毛包受容器 hair follicle receptor

毛は鋭敏な触覚器官である。毛根に分布する神経線維は柵状に毛根鞘に巻きつき，柵状神経終末と呼ばれる構造を作る。この終末部は毛根に接する部分でシュワン細胞を欠き，毛幹の傾きを直接感受する。

筋・腱の固有受容器 〔図解はp.628〕

筋紡錘muscle spindle，**腱器官**tendon organ of Golgiは筋や腱の緊張度を感受する装置である。ここで感受された情報は伝導速度の速い有髄神経線維によって中枢へ送られ，筋の協調運動や姿勢反射を引き起こす。

腱器官はルフィニ小体によく似た構造を持ち，筋線維と直列に連結されている。一方，筋紡錘は筋線維と並列に配置されている。したがって，筋が他動的に伸張されると両者が興奮する。筋が能動的に収縮すると，腱器官は伸展されて興奮するが，筋紡錘はたるむので興奮は止む。

62 皮膚の感覚受容器

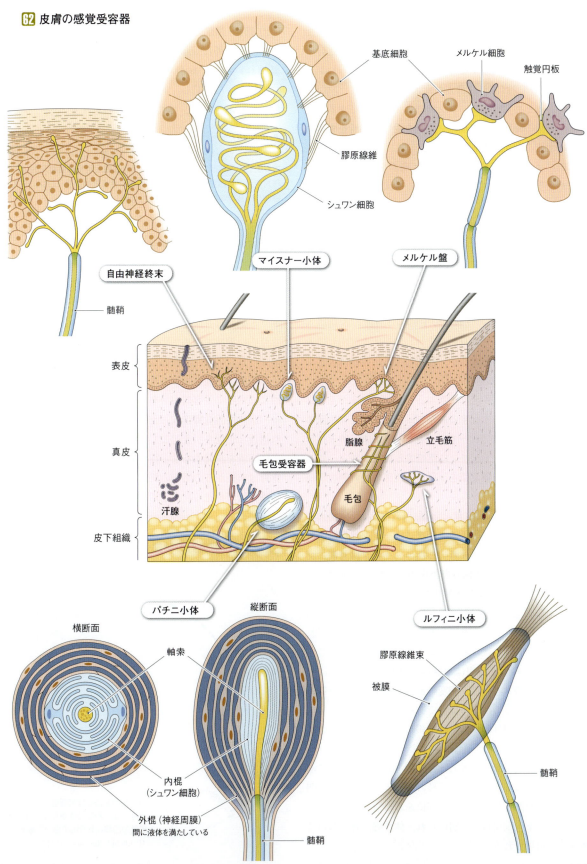

神経系(2) 体性感覚

体性感覚は3つのニューロンを介して大脳皮質感覚野に伝えられる

　目を閉じていても，右親指の先端を針で突けば，右親指の先端が痛いと感じる。一方，大脳皮質の体性感覚野のニューロンを電気刺激すると，あたかもそのニューロンに収束する末梢受容器が刺激されたように感じる。つまり，末梢受容器と感覚野ニューロンの間に正確な対応があるために，刺激の種類だけでなく，刺激を受けた場所をも容易に把握することができるのである。

　麻酔によって神経活動を抑えれば痛みを感じなくなる。感覚が発生するためには末梢受容器から大脳皮質感覚野に至る神経ネットワークが健在であることが必要で，両者を結ぶ経路のどこが絶たれても感覚障害が起こる。

体性感覚は対側の大脳皮質に投射する

1) 体幹・体肢の体性感覚

　末梢感覚神経すなわち一次求心性ニューロンの細胞体は後根神経節にあり，神経線維の中枢端は脊髄の後角に入る。求心性インパルスは脊髄を上行し，視床を経由して大脳皮質の感覚野に到達するが，視床に至る伝導路は大きく2つに分かれる〔p.593参照〕。**37**

　①**後索－内側毛帯路 63** は一次ニューロンの軸索がそのまま同側の脊髄後索を上行する経路で，精細な触圧覚や深部感覚を伝える。一次ニューロンは延髄の**後索核**（薄束核と楔状束核）で二次ニューロンに連絡する。二次ニューロンは対側に交叉し，**内側毛帯**を上行して視床の後外側腹側核(VPL)に至る。

　②**脊髄視床路 64** は温度覚と痛覚，局在性の低い粗大な触圧覚，かゆみなどを伝える。一次ニューロンは**脊髄後角**で二次ニューロンに連絡する。二次ニューロンは対側に交叉し，温痛覚は側索（**外側脊髄視床路**），触圧覚は前索（**前脊髄視床路**）を上行して視床VPL核に至る。

　視床から感覚野まで投射する三次ニューロンによって伝導路は完結する。後索－内側毛帯路，脊髄視床路のいずれを辿った場合も，二次ニューロンの神経線維が交叉するので，末梢からの感覚情報は対側の感覚野に入ることになる。脳血管障害などの際，病変のある大脳半球と反対側の感覚異常が起こるのはこのためである。

　では，左右差以外の体部位の情報はどのように処理されているのだろうか？　**63 64** に示すように，二次ニューロンは下位の脊髄分節への入力ほど外側を通って上行してゆき，中継核となる後索核や視床核のレベルでも同様の規則性をもって整然と分布する。各部位からの情報は局在性を維持したまま大脳皮質まで届けられ，体性感覚野において体部位が再現される。

2) 顔面・頭部の体性感覚

　顔面と頭部に分布する体性感覚神経は，第Ⅴ脳神経（三叉神経）として脳幹の三叉神経核に入る。ここで二次ニューロンに連絡し，対側に交叉したのち視床の後内側腹側核(VPM)に至り，体性感覚野に投射する。

● 脊髄反射

　伝導路の下位のレベルでは，感覚として自覚されないうちに，刺激に対する反射が引き起こされることがある。屈曲反射や膝蓋腱反射は，脊髄後角に入った感覚神経の情報が，前角にある運動ニューロンに伝えられ脊髄レベルで完結する〔p.628, 629参照〕。

体性感覚野には体部位局在がある

　大脳皮質の中心溝より後ろの部分（中心後回）に**一次体性感覚野 65** が広がっている。頭頂部から順に下肢，体幹，上肢，顔面からの投射領域が並んでいるが，体表面積の大きさとは異なり，手や顔の感覚野は体幹や下肢に比べてかなり広い領域を占めている。感覚野の大きさは，投射するニューロンの数，すなわち末梢の感覚受容器の数を反映する。精緻な感覚を生じる手や顔には，他の部位に比べて格段に高密度で受容器が分布しているわけである。

　一次体性感覚野に入った情報は二次体性感覚野に伝えられ複雑な感覚を引き起こしたり，連合野を介して感覚とともに感情を誘発するなど統合的な情報処理が行われる。感覚野は末梢からの情報の終点であると同時に，他の脳領域に感覚情報を送る起点ともなる。

65 一次体性感覚野の体部位局在

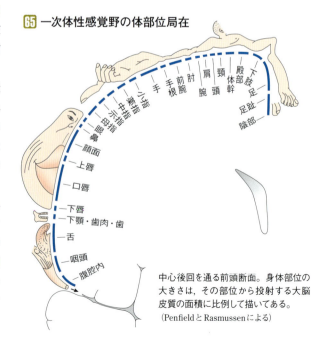

中心後回を通る前頭断面。身体部位の大きさは，その部位から投射する大脳皮質の面積に比例して描いてある。
（PenfieldとRasmussenによる）

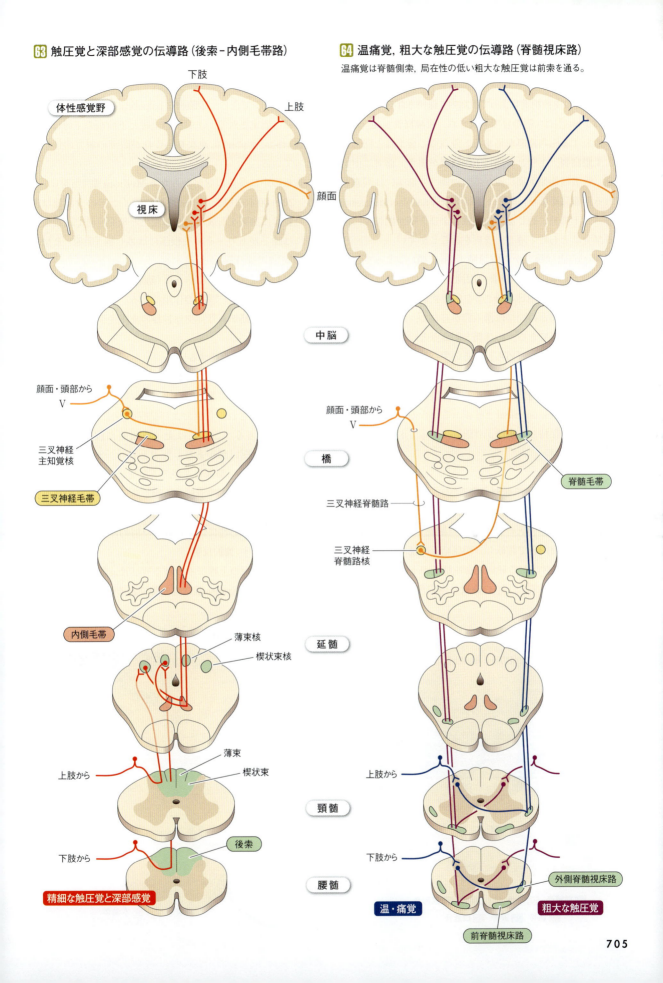

神経系(2)　視覚

眼球は眼筋や涙器とともに眼窩に収まり，それらの隙間を脂肪が埋めている

眼球は多くの支持構造によって眼窩内に保持される

眼窩orbit 66 は7個の骨で構成され，視神経管optic canalを頂点とする四角錐形を呈する。外側壁の後半は上壁との間に上眼窩裂，下壁との間に下眼窩裂が開き，前者は中頭蓋窩，後者は側頭下窩に通じる。内側壁の前端には涙囊を容れる涙囊窩があり，その下方は鼻涙管nasolacrimal canalとなって下鼻道に通じる。内側壁および下壁が副鼻腔に接する部分はきわめて薄く，骨折を起こしやすい。

眼球eyeballは後方から眼球鞘(Tenon鞘)によって包まれる 68 。この鞘は視神経管の周囲に始まり，視神経を包みながら前進して眼球の後2/3を包む強靭な膜である。眼球鞘と眼球強膜との間には滑液腔が存在し，眼球は自由に回転することができる。眼球鞘と眼窩壁との間は眼窩脂肪体orbital fat bodyで埋められ，その中を外眼筋や血管・神経が通る。内側直筋および外側直筋が眼球鞘を貫くあたりで，筋膜から線維性結合組織が伸び，眼窩壁に付く。これを制動靭帯check ligamentと呼ぶ。これらの靭帯や眼窩脂肪体が眼球を保持し，眼球が外眼筋によって引かれても後方に移動しない。

眼瞼はゴミや強い光から眼球を守る 67

眼瞼eyelidsは眼球の前面を覆う皮膚のヒダであり，内面は結膜conjunctivaと呼ばれる薄い粘膜で裏打ちされる。眼瞼結膜は結膜円蓋で翻転し，眼球結膜に続く。

瞼板tarsusと呼ばれる硬い結合組織板が支柱となり，眼瞼の形を保っている。上下の瞼板は内眼角(めがしら)と外眼角(めじり)で合し，眼瞼靭帯palpebral ligamentによって眼窩縁に固定される。上瞼板の上縁と下瞼板の下縁は眼窩隔膜orbital septumに連なり，これが眼窩の前方の仕切となっている。

瞼板の中に多数の腺房からなるMeibom腺(脂腺)があり，20～30本の導管が後眼瞼縁に開く。その分泌物は涙液の表面に油層を形成し，涙の流出と蒸発を防ぐ。前眼瞼縁には睫毛があり，その毛根部にはZeis腺(脂腺)とMoll腺(アポクリン汗腺)が付属する。

まぶたを開くのは上眼瞼挙筋(動眼神経支配)，閉じるのは眼輪筋(顔面神経支配)の作用による。そのほかに平滑筋でできた瞼板筋があり，交感神経の支配を受ける。

涙液は角膜表面を保護する 69

涙腺lacrimal glandは上眼窩縁の外側直下に位置し，数本の導管が上結膜円蓋に開口する。涙腺からは漿液性の涙液が常に分泌され，角膜および結膜の表面を潤したのち，内眼角に集まる。ここには上・下眼瞼に涙小管lacrimal canaliculusの開口部があり，涙点という。涙液は涙小管，涙囊lacrimal sac，鼻涙管を経て下鼻道に排出される。

涙腺の分泌は，上唾液核から起こる副交感神経線維が支配している(45)。角膜に異物が触れると，その刺激は三叉神経を介して求心性に伝えられ，反射的に分泌が亢進して異物を洗い流す(流涙反射)。

なお，上瞼板の上縁にみられるWolfring腺，上・下結膜円蓋にみられるKrause腺は副涙腺である。

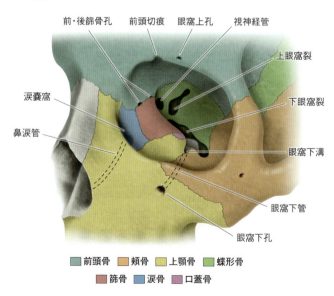

66 眼窩（前外側から見る）

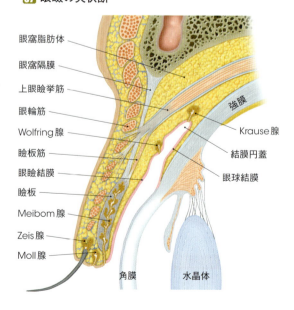

67 眼瞼の矢状断

眼球には2系統の血管が分布する

　眼球に入る動脈はすべて眼動脈（⇐内頸動脈）の枝であり，眼球から出る静脈はすべて上眼静脈に注ぐ．網膜に分布する網膜血管系と，眼球血管膜に分布する毛様体血管系とに分けることができる（**71**）．

　①**網膜血管系**：眼球の15～20mm後方で**網膜中心動脈** central retinal artery が視神経内に進入し，視神経円板で7枝に分かれ，網膜の内面に放射状に広がる（**70**）．静脈は同名動脈に伴い，集まって**網膜中心静脈**となる．

　②**毛様体血管系**：数本の**長・短後毛様体動脈** long and short posterior ciliary artery と**前毛様体動脈** anterior ciliary artery からなる．前者は視神経付着部の近く，後者は角膜縁の近くで眼球内に進入し，脈絡膜・毛様体・虹彩に分布する．静脈は，**渦静脈** vorticose veins（眼球脈絡膜静脈）と**前毛様体静脈**に集められる．

● 眼底検査 ──

　眼底鏡を用いて網膜を観察する．網膜は血管の状態を体外から直接見ることのできる唯一の場所であり，高血圧，動脈硬化，糖尿病などの全身疾患に伴う変化を観察できる．また，頭蓋内圧亢進の際にはうっ血乳頭（視神経円板の浮腫）が認められる．

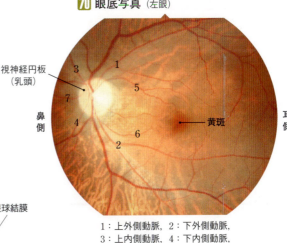

69 涙器

70 眼底写真（左眼）

1：上外側動脈，2：下外側動脈，
3：上内側動脈，4：下内側動脈，
5：上黄斑動脈，6：下黄斑動脈，
7：網膜内側動脈

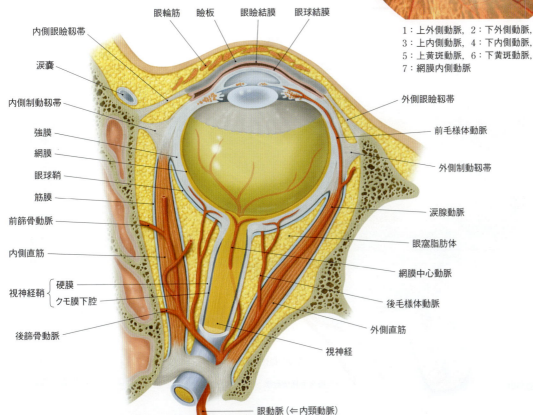

68 眼窩の水平断（右眼を上方から見る）

神経系(2) 視覚

眼球各部の働きは，カメラの部品にたとえられる

眼球壁は線維膜，血管膜，神経膜の3層からなる 71

1）眼球線維膜 fibrous layer

眼球壁の最外層にあり，主に膠原線維からなる強靭な膜。後5/6は不透明な強膜，前1/6は透明な角膜である。

強膜 sclera《ボディ》 密な膠原線維がつくる厚い膜で，白色を呈する。眼球の形状を保ち，また外眼筋の付着部となる。後部は視神経，毛様体神経，毛様体動静脈が貫くため篩（ふるい）状となる。

角膜 cornea《レンズ》 強膜よりもさらに曲率が大きく，前方に凸隆する。光を屈折するレンズの役割を果たしている。角膜上皮は重層扁平上皮からなり，表皮に似た構造をとるが，角化することはない。角膜実質は膠原線維が規則正しく配列し，透明性に寄与している。角膜には痛覚線維が豊富に分布し，**瞬目**（まばたき）**反射**や流涙反射を引き起こす。角膜は血管を持たない。

2）眼球血管膜 vascular layer

血管と色素細胞に富み，黒褐色を呈することからぶどう膜 uvea ともいう。脈絡膜，毛様体，虹彩で構成される。

脈絡膜 choroid《暗箱》 強膜と網膜の間に存在する薄い膜で，豊富なメラニン色素が光を吸収する。脈絡膜に分布する毛様体血管系は網膜との境界付近に毛細血管網をつくり，網膜の外層を栄養する。脈絡膜はまた，眼球前部に分布する神経の通路でもある。

毛様体 ciliary body《レンズの焦点の調節》 眼球血管膜が肥厚して眼球内に突出した部分で，前方は虹彩に続き，後方は脈絡膜に連なる。ヒダ状の突起から多数の**毛様体小帯**（チン小帯）と呼ばれる線維が起こり，水晶体に付く。毛様体は内部に平滑筋を持ち，その作用で水晶体の厚みを変化させ，屈折力を調節する。**毛様体筋**は線維の走向により，輪状線維（Müller筋），放線状線維，経線状線維（Brücke筋）に区分される。毛様体は眼房水の産生にも関与する〔後述〕。

虹彩 iris《絞り》 眼球血管膜の前端部にある円盤状の薄い膜で，いわゆる黒目にあたる部分である。中央やや鼻側寄りに**瞳孔 pupil**が開き，光線を眼球内に入れる。平滑筋の働きで瞳孔径を変え，入射光量を調節する。瞳孔を輪状

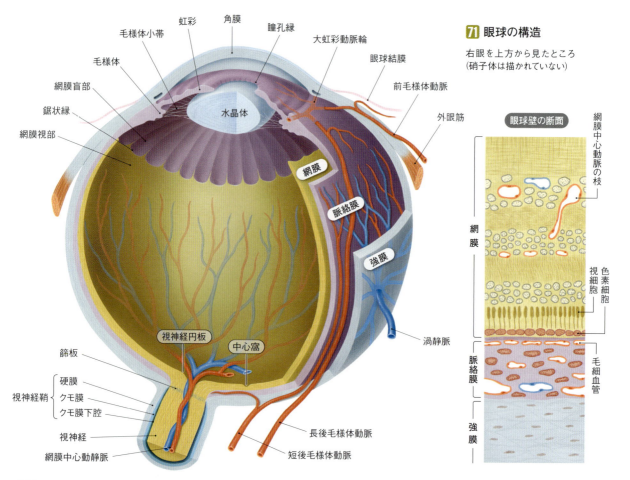

71 眼球の構造

右眼を上方から見たところ
（硝子体は描かれていない）

708

に囲む**瞳孔括約筋**（副交感神経支配）と，瞳孔縁から放射状に広がる**瞳孔散大筋**（交感神経支配）がある。

3) 眼球神経膜＝網膜 retina《撮像素子：フィルム》

眼球壁の最内層は網膜である。網膜には光受容器である視細胞が存在する。眼球後極の鼻側2〜3mmのところで網膜は視神経に移行し，眼球を出てゆく。眼底検査では径約1.5mmの明るい円として見え，**視神経円板** optic disc または**視神経乳頭**と呼ぶ（70）。ここには視細胞が存在せず，視力を欠くことから盲点とも呼ばれる。一方，眼球後極のやや耳側寄りに径約2mmの暗色調の領域があり，**黄斑** macula という。その中心に**中心窩** fovea と呼ばれるくぼみがある。中心窩は血管を欠き視細胞が密に分布しているために視力が最も良く，視軸はここを通る。

透明な内容物が眼球内を満たし，光の通路を構成する 72

水晶体 lens《可変焦点レンズ》 両凸レンズ形の透明体で，虹彩の後ろに位置し，毛様体小帯によって吊り下げられている。表面は水晶体包という厚い被膜で覆われ，前面に1層の**水晶体上皮**がある。上皮細胞は赤道部に近づくにつれて扁平となり，ついには細長い六角柱状の**水晶体線維**に移行する。水晶体線維は核や細胞内小器官を失い，タマネギの皮のように重なり合って水晶体の実質を構成する。

水晶体は弾性に富む。眼が休止状態にあるとき，あるい

72 前眼部の横断面

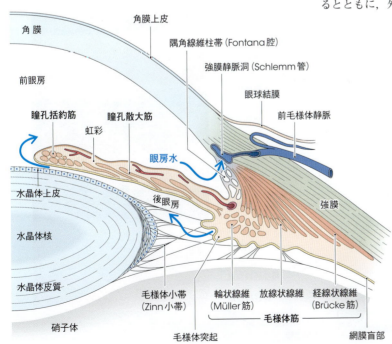

73 屈折異常

水晶体の屈折力や眼軸長（眼球の奥行き）そのものに異常があると焦点がずれ，網膜上に正しく像を結ばない。

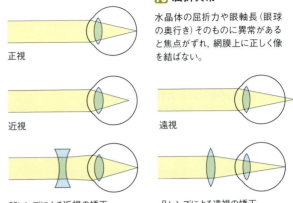

は遠くを見るときは，毛様体筋は弛緩し平坦になっている。そのため毛様体小帯が水晶体を引っ張り，水晶体は薄くなる。近くを見るときは毛様体筋が収縮し，水晶体に近づく。そのため毛様体小帯は弛緩し，水晶体は自らの弾性によって厚みを増す。このように水晶体の厚みを変化させて屈折力を調節する働きを**遠近調節**という。この働きが低下すると，焦点が網膜の前後にずれるために像がぼやけて見える（屈折異常 73）。年をとると水晶体の弾性が低下し，近くのものが見えにくくなる。これがいわゆる老眼である。また，水晶体は加齢とともに透明度が低下し，ついには混濁する（白内障）。

硝子体 vitreous body は水晶体の後方を満たす透明・粘稠なゲル状組織である。99％は水からなり，細胞成分はほとんど含まない。眼球容積の80％を占め，眼圧を維持するとともに，外力に対するクッションとして働く。

角膜と水晶体および毛様体との間を眼房といい，虹彩を境として**前眼房** anterior chamber と**後眼房** posterior chamber に分けられる。これらの腔は**眼房水** aqueous humor で満たされる。眼房水は毛様体上皮細胞で産生され，瞳孔を通って前眼房に入り，隅角（虹彩角膜角）にある**強膜静脈洞**（シュレム管）に吸収される。こうして眼房水は絶えず循環し，血管を持たない角膜や水晶体に栄養を供給する。眼房水の吸収が阻害されると，眼圧の亢進をきたし，視神経が障害を受けることがある（緑内障）。炭酸脱水酵素阻害薬やβ遮断薬は毛様体での眼房水の産生を抑制することから，緑内障治療薬として用いられる。

神経系(2) 視覚

網膜は高度に分化した神経組織である

　網膜は脳の続きであり，種々の神経細胞や支持細胞が規則正しく配列した層構造を示す**74**。大きく分けると，①視細胞をはじめとする神経細胞からなる**神経層**neural layerと，②色素細胞からなる**色素上皮層**pigment epitheliumに分けられる。光を感じるのは前者である。

　発生学的には，網膜は前脳胞の膨出部である**眼胞**optic vesicleに由来する。眼胞の先端が表層外胚葉に達すると，中央部が陥凹して二重壁からなる杯状の構造物，すなわち**眼杯**optic cupを形成する。この二重壁の内層が神経層になり，外層が色素上皮層になる**75**。

　色素上皮層は脈絡膜の内面を覆い，さらに毛様体と虹彩後部まで続いている。これに対し，神経層は脈絡膜の内面を覆うにとどまり，前端はジグザグの**鋸状縁**（**71**）となって終わる。鋸状縁より後方を**網膜視部**，前方を**網膜盲部**と呼ぶ。

視細胞は網膜神経層の深部に存在する

　眼に入った光は，網膜の全層を通過し，深部に位置する視細胞（杆体細胞と錐体細胞）によって感受される。視細胞の興奮は，光の入射方向とは反対に，双極細胞，次いで神経節細胞へと伝えられる。神経節細胞の軸索すなわち視神経線維は視神経円板のところに集まって束となり，網膜を貫き，眼球を出て視神経となる。

　視細胞は長さ50～60μmの細長い細胞で，特殊な樹状突起を外側に向けて並んでいる。突起の先端は**外節**outer segmentと呼ばれ，光受容器である。円柱状の外節を持つ**杆体細胞**rod cellと，円錐状の外節を持つ**錐体細胞**cone cellの2種類がある（両者は単に杆体，錐体とも呼ばれる）。組織切片でみられる杆体錐体層は視細胞の突起に，外顆粒層は細胞体に相当する。

　2種類の視細胞は光感受性が異なる。杆体細胞は感受性がきわめて高く，弱い光に反応する。錐体細胞は強い光に反応し，分解能向上に寄与するとともに，色覚に関与する

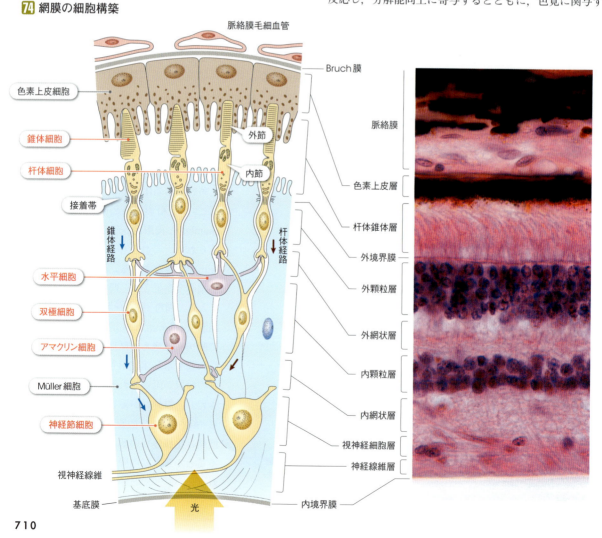

74 網膜の細胞構築

710

(夜行性のネコは杆体細胞が発達しており，鳥類の多くは錐体細胞が発達している)。杆体細胞は1億個以上あるとされ，網膜の周辺部に多く分布する。錐体細胞は約600万個と比較的少なく，網膜の中心部に密に分布する。

双極細胞 bipolar cell は視細胞からの入力を受け，神経節細胞へ伝える二次ニューロンである。1個の双極細胞は複数の杆体細胞とシナプスをつくる。一方，神経節細胞に対しては，複数の双極細胞が1個の神経節細胞とシナプスをつくる。このような情報の収束の度合は網膜の周辺部へ行くほど著しくなり，100個以上の杆体細胞が1個の神経節細胞に収束するようになる。逆に中心窩付近では，錐体細胞，双極細胞，神経節細胞が1：1：1に対応しており，分解能が高い。

神経節細胞 ganglion cell は**視神経細胞**とも呼ばれる大きな多極性ニューロンで，約100万個存在する。その細胞体は黄斑部では数層，その他の部位では1層に並び，組織切片では視神経細胞層として観察される。軸索は網膜内面に平行して走り神経線維層を構成する。

介在ニューロンによる横の連絡が情報の統合を可能にする

網膜における情報伝達の主な経路は上述のごとくであるが，そのほかにいくつかの介在ニューロンが存在する。これらの介在ニューロンは水平方向に突起を伸ばし，隣り合う視細胞群からの情報の統合に働いていると考えられる。

水平細胞 horizontal cell は，隣り合う視細胞を連絡するように突起を伸ばし，双極細胞の突起とともにシナプスをつくる。視細胞-双極細胞間のシナプス伝達を修飾する。

無軸索細胞 amacrine cell (**アマクリン細胞**) は双極細胞-神経節細胞間のシナプス伝達を修飾する。

これらの介在ニューロンや双極細胞の細胞体が内顆粒層を，突起やシナプスが内網状層・外網状層を構成する。

Müller細胞は神経膠細胞に由来する支持細胞である

網膜にはMüller細胞や星状膠細胞といった神経膠細胞が存在し，ニューロン間の隙間を埋めている。神経膠細胞はニューロンの保護・栄養・絶縁にあずかり，損傷時の修復にも働く。

Müller細胞は，網膜神経層のほぼ全層にまたがる大型の神経膠細胞である。多くの側枝を出してニューロンを囲み支えるとともに，網膜内に分布する毛細血管の周囲を包んでいる。隣り合うMüller細胞は，視細胞の内節の基部で互いに接着帯で結ばれ，**外境界膜**を形成する。一方，基底面は円錐状に広がり，**内境界膜**を形成する。こうしてMüller細胞は一種の閉じた環境を作り，網膜ニューロン群を有害物質から保護している。

色素上皮細胞は視細胞の機能維持に働いている

網膜の最外層は，色素細胞が単層立方上皮を構成し，Bruch膜(基底膜の一種)を隔てて脈絡膜に接する。色素上皮細胞間にはタイト結合などの接着装置が発達し，脈絡膜の組織液が網膜に入るのを防ぐ。したがって，強膜や脈絡膜に炎症が起こっても，網膜は影響を受けない。

色素上皮細胞は頂部に微絨毛を持ち，視細胞の外節を個別に包むように保持している。細胞頂部はメラニン色素に富み，視細胞と反応しなかった光を吸収して散乱を防ぐ。また，レチナールをエステル化して，視物質の原料として外節に供給する〔p.712参照〕。外節の先端の古くなった部分は，色素上皮細胞によって貪食される。

● **網膜剥離**
網膜神経層が色素上皮層から分離した状態。両層の間には接着装置がないため，網膜の萎縮や外力によって離れてしまうことがある。色素上皮細胞による視物質の補給を受けられなくなった視細胞は光感受性を失い，この部の視野が欠損する。

75 眼の発生

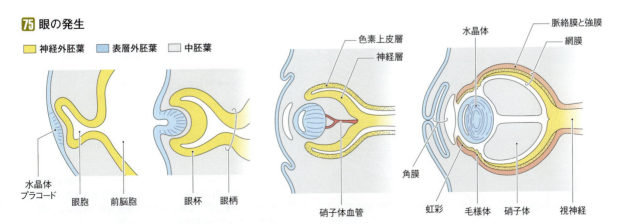

711

神経系(2) 視覚

視細胞の外節において，光は電気信号に変換される

視細胞の外節は多数の膜が積み重なっている 76

2種類の視細胞はどちらも外節と内節に分かれ，その間は細い線毛でつながっている。外節は多数の膜が積み重なった構造であり，その膜には光を吸収して反応を起こす**視物質**が大量に組み込まれている。錐体の外節は細胞膜が何度も陥入したような構造であるが，杆体では陥入した膜が閉じ，コイン状の袋(円板)となって数百個積み重なっている。光は膜を横切って進むので，膜が多く重なっているほど視物質と衝突し吸収される可能性が高い。杆体の外節では，最も感受性の高い緑色光の場合，入射光の約90％が吸収される。

杆体の円板は外節基部で細胞膜が陥入して追加される。それらは徐々に外節頂部へ移動し，約10日で外節先端に達すると，網膜色素上皮細胞に貪食される。

膜上で視物質の光化学反応が起こる 77

視物質はG蛋白質共役型受容体に属する分子量約4万の分子で，オプシン類と呼ばれる蛋白質ファミリーの一員である。膜を7回貫通し，**レチナール** retinal (ビタミンAのアルデヒド型)を包み込む構造をとる。杆体の視物質は赤いバラの色をしていることから**ロドプシン** rhodopsinと呼ばれ，緑の光をよく吸収する。錐体の視物質は3種類あり，それぞれ赤，緑，青の光をよく吸収する。視物質がどの色の光をよく吸収するかを**分光吸収特性**という(81)。どの視物質にも共通に含まれるレチナールは光を受けるアンテナに相当し，分光吸収特性はレチナール分子と相互作用する蛋白質の構造で決まる。すなわち，ロドプシンと3種類の錐体視物質は，互いにアミノ酸配列がわずかに異なる。

視物質に含まれるレチナールは11-シス型であり，光エネルギーを吸収すると立体異性化を起こして全トランス型となる。レチナールが異性化すると，蛋白部分にも構造変化が起こり，活性型ロドプシンともいえる**メタロドプシン**に変化する。つまり，通常の受容体とは異なり，リガンド(レチナール)はすでに受容体(ロドプシン)に結合しているが活性化しておらず，光がレチナールを異性化することで受容体が活性化する。メタロドプシンは短時間でリン酸化されて不活性型となり，さらに構造変化をきたして，結合していたレチナールを放出して**オプシン** opsinとなり色を失い，光に対する反応性も消失する(褪色)。

オプシンは再び11-シス型レチナールと結合すると元のロドプシンに戻り光感受性を回復するが，このための11-

76 視細胞の微細構造と光受容の分子機構

光を吸収したロドプシンはトランスデューシン(G_t)をGTP結合型に変える。G_tのαサブユニットとGTPの複合体はホスホジエステラーゼ(PDE)に結合してこれを活性化，PDEにより細胞内のcGMPが分解され，チャネルが閉じる。

712

シス型レチナールは杆体には備蓄されておらず，色素上皮細胞から供給される。そのため杆体が光感受性を回復するには時間がかかる。一方，褪色した錐体の視物質は色素上皮細胞に依存せず速やかに復活する。

● 色覚異常
赤と緑の錐体視物質をコードする遺伝子はX染色体上に連続して存在する。これらは非常に相同性が高いこともあり，交雑による変異が生じやすい。このため赤・緑色覚異常が男性に多くみられる。

78 光受容野

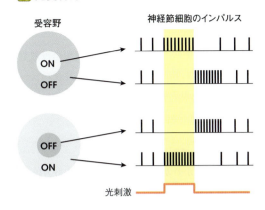

光化学反応はcGMPを介して細胞膜の過分極を引き起こす

ロドプシンが光を吸収してメタロドプシンに変化すると，G蛋白質の一種トランスデューシンtransducin（G_t）を活性化する。活性化されたG_tはホスホジエステラーゼ（PDE；cGMPの分解酵素）を活性化するので，細胞内cGMP濃度が低下する。その結果，暗時に開いていた外節膜のcGMP依存性Na^+チャネルが閉じ，膜電位がマイナスに傾く（過分極する）。76

杆体は1個の光子を検知できる。これは，1個の光子を吸収して生じた1分子のメタロドプシンが不活性化されるまでの間に数百分子のG_tを活性化し，その各々がPDEを活性化し，各PDEが毎秒数百分子のcGMPを分解するという連鎖反応により高度に増幅された結果である。

cGMP依存性Na^+チャネルはCa^{2+}も通過させるので，これが閉じると細胞内Ca^{2+}濃度が低下する。するとCa^{2+}で抑制されていたグアニル酸シクラーゼが活性化し，cGMP合成が促進される。その結果，チャネルが開き，光が当たる前の状態に戻る。

錐体も光を受けると同様の機序により過分極するが，活性型視物質の寿命が短いため，多くの光子によって多数の錐体視物質が活性化されないと明瞭な過分極が生じない。すなわち錐体は光に対する感受性が低い。しかし，応答が長引かないので素早い明るさの変化を検出できる。

網膜における視覚情報の統合

光を受けた視細胞は過分極し，終末からの伝達物質（グルタミン酸）の放出を減少させる。錐体からの信号を受ける双極細胞は，光を受けたときに脱分極する**ON型**と過分極する**OFF型**に分かれ，それぞれ異なる種類のグルタミン酸受容体を持つ。双極細胞から信号を受ける神経節細胞もON型とOFF型に分かれる。ON型は黒板の文字のような背景より明るい部分を，OFF型は紙に書かれた文字のような背景より暗い部分を検出していると考えられる。

神経節細胞は網膜内で唯一，軸索を有し中枢へインパルスを送り出す細胞である。1個の神経節細胞のインパルス発射に影響を与える網膜上の領域を**受容野**という。ON型では受容野の中心部を光刺激すると発射頻度が増し，周辺部では減少する 78。こうした受容野の形成や色情報処理（三色説→反対色説），動くものの検出などに水平細胞やアマクリン細胞が重要な役目を果たしている。

受容野の大きさは，神経節細胞のサイズや網膜上の場所により異なる。網膜の周辺部に多い大型の神経節細胞は**M細胞**と呼ばれ，広い受容野を持ち，動体視や立体視に関わる。網膜の中心部に多い小型の**P細胞**は受容野が狭く，詳細な視力に関わる。

77 ロドプシンの光化学反応

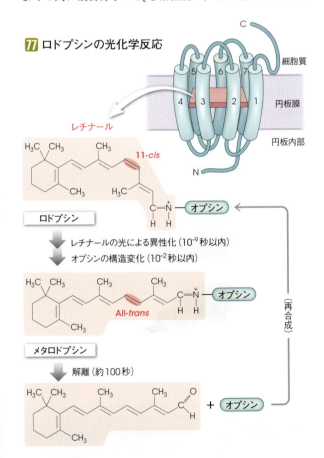

網膜は明暗，色，形，動きをとらえる

ものの色や形，動きに関する情報は，複数の視細胞からの信号を比較することで得られる。網膜の介在ニューロン（水平細胞やアマクリン細胞）は複数の視細胞から信号を受け，こうした情報の抽出に関与している。

環境の明るさに応じて感度を変える（順応）

光環境は，星明かりから直射日光下まで100万倍以上も明るさが変化する。星明かりから満月の明るさくらいまでの範囲はもっぱら杆体が担当しており，色彩を感じない（**暗所視**）。これより明るい環境では錐体が働き，色の感覚を生じる（**明所視**）。

杆体，錐体のいずれも環境の明るさに応じて感受性を変え，常に適切なコントラストの画像が得られるようになっている。たとえば，急に明所に出るとまぶしく感じるが，対光反射による縮瞳に続いて，褪色による視物質の減少や，細胞内シグナル伝達系の変化のために視細胞の光感受性が低下し，すぐにまぶしさが消失する。これを**明順応**という。

明順応時の視細胞内シグナル伝達系の変化を**79**に示す。cGMP依存性チャネルが閉じて細胞内Ca^{2+}濃度が低下することにより，①**グアニル酸シクラーゼ**に対する抑制が解除され，cGMPの合成が促進する。②**ロドプシンキナーゼ**も脱抑制され，活性型視物質がより速やかに不活性化される（寿命が短くなる）。どちらも視細胞の光感受性を低下させる。

逆に明所から暗所へ移ると，はじめ何も見えないが，徐々に見えるようになる。この過程で網膜の光感受性が変化する様子を表したものを**暗順応曲線**といい，**錐体相**（10分で感度100倍）と**杆体相**（30〜60分で感度1万〜10万倍）からなる**80**。錐体相と杆体相の境で暗順応曲線が屈曲する（Kohlrauschの屈曲点）。夜盲症などで杆体の機能不全があると杆体相はみられない。
コールラウシュ

明所では杆体に含まれているロドプシンの大半が褪色している。それと色素上皮胞から供給される11-シス型レチナールとを結合させて元の状態に再生させる過程が杆体相である。

色覚は三色説と反対色説で説明される

錐体は3種類ある視物質のいずれかを含む。それらの分光吸収特性のピークは560, 530, 425 nmである**81**。さまざまな色の光は錐体で赤，緑，青の3成分に分解されて受容されることになり，視細胞レベルでは**三色説**が成り立つ。

しかし，三色説では，赤い斑点を見た直後に灰色のスクリーンを見ると緑色の残像が見える現象や，色の恒常性を説明できない。色の恒常性とは，同じ対象を異なる照明条件で観察すると，対象から反射して網膜に入る光の波長成分が異なるにもかかわらず，ほとんど同じ色に感じる現象である。

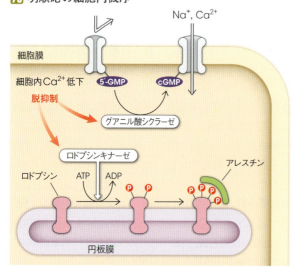

79 明順応の細胞内機序

グアニル酸シクラーゼはcGMP合成を促進し，細胞膜を脱分極させる。ロドプシンキナーゼはメタロドプシンをリン酸化し，活性を低下させる（さらにアレスチンが結合することによりロドプシンは不活性となる）。これらの酵素は暗所ではCa^{2+}によって抑制されている。明所では細胞内Ca^{2+}濃度の低下に伴ってこれらの酵素が脱抑制され，視細胞の光感受性は低下する。

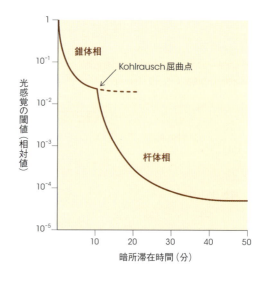

80 暗順応曲線

これらを説明するのが**反対色説**で、ヒトの色覚には赤ー緑、青ー黄、明ー暗という3つの対立軸が存在し、それらの軸に沿って色が認識されるというものである。実際、反対色説に対応する光応答（赤色光で興奮ー緑で抑制、青で興奮ー黄で抑制など）が神経節細胞の一部に観察される。色の情報は、網膜内で三色説から反対色説の信号に変換され、形や動きとは別経路で中枢へ伝えられる。

ものの形をとらえる（視力） 82

中心窩は視軸の中心に位置し、錐体だけが2～3μm間隔で密集して存在している。しかも、それらは神経節細胞を経て外側膝状体に至るまで1:1に対応しており、高い空間分解能（視力）をもたらす。中心窩から離れると錐体の密度が減るうえ1:1対応でなくなるため、空間分解能は急に悪くなる。杆体は中心窩の中央部には全く存在しないので、暗所視では視軸の中心よりも周辺部のほうが光の検出能力に優れている（暗い星を視軸の中心でとらえようとすると見えなくなる）。

視力は、識別可能な2点間の最小距離を視角として分単位で測定し、その逆数で表す。したがって、視力表に描かれている視力1.0のランドルト環の切れ目（1.5mm）を指定された距離（5m）から見ると、視角は1分（1°/60）となる。視力は、網膜に結ばれる像のシャープさ以外に、網膜のどこで見るか、杆体と錐体のどちらで見ているかにより大きく異なる。網膜の介在ニューロンによる側方抑制は、コントラストを増し、2点識別能力を高めている。

83 視 野

単眼視野における黒の実線は白色刺激、青・赤・緑の実線はそれぞれの色刺激による視野を表す。

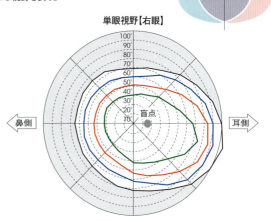

動きをとらえる

網膜周辺部にある神経節細胞には受容野が広いものが多い。これらの細胞がとらえる画像の空間分解能は悪いが、時間分解能に優れており、動くものの検出に適している。視野の周辺部で動くものをとらえると、眼球をそちらに向け、視野の中心部で詳細に分析することができる。

左右の視野が重なっているために立体視が可能となる

視野とは、眼前の1点を固視した状態で見えている範囲をいう。鼻と上下眼瞼に遮られるため、単眼視野は耳側に広い楕円形となる 83。両眼で正面を見た場合、左右の視野は50～60°まで重なり、この範囲で立体視が可能となる。白色の刺激を用いて測定する場合に比べ、色刺激を用いると視野は狭くなる。

81 視物質の分光吸収特性

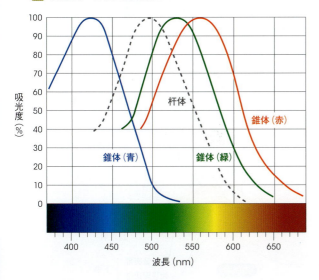

82 網膜各部の視力

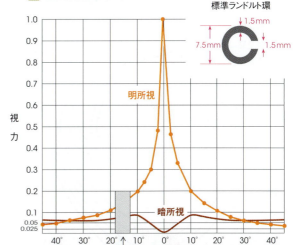

神経系(2) 視覚

網膜からの信号は外側膝状体を経て一次視覚野へ伝えられる

視覚の伝導路 84

眼球を出た視神経線維の大半は**視交叉** optic chiasma を経て**視索** optic tract となり，視床の**外側膝状体** lateral geniculate body に終わる。網膜の鼻側半からの線維は視交叉で交叉するが，耳側半は交叉しない。この結果，左脳は視野の右半を，右脳は視野の左半を担当することになる。

外側膝状体は視覚の中継核である。6層構造からなり，対側眼からの神経線維は1, 4, 6層に，同側眼からは2, 3, 5層に入る。1層と2層は比較的大型のニューロンからなる**大細胞層**，残りは**小細胞層**である。大細胞層には広い受容野を持ち，動く光の点に敏感な神経節細胞（M細胞）からの線維が入り，小細胞層には受容野が狭く持続的な応答を示す神経節細胞（P細胞）からの線維が入る。こうして網膜からの信号は，動きに関する情報を伝える**M経路**と，詳細な形や色に関する情報を伝える**P経路**とに分かれて中継され，**視放線** optic radiation となって一次視覚野へ投射する。

一次視覚野は後頭葉の内側面で**鳥距溝**の上下にある。網膜の下半すなわち視野の上半は鳥距溝の下縁へ，視野の下半は鳥距溝の上縁へ投射する。また，黄斑からの投射が後方の広い範囲を占める。

上記の伝導路のどこかに障害があると，その障害部位に特有の視野欠損が起こる。上記以外の経路として，**上丘**を経て視床枕核へ至る経路があり，眼球運動の制御に必要な情報を伝える。また一部は視床下部の**視交叉上核**に至り，概日リズムの形成に関与する。

中枢における視覚情報の統合 85

大脳皮質の中で視覚情報を主に処理する領域は全体の約1/3もの広い範囲を占める。この領域にあるニューロンの多くは，単純なスポット状の光にほとんど反応しない。

一次視覚野には，特定の方向を向いた細長いスリット状の光に反応する**単純型細胞**や，スリット光が特定の方向に動くときに反応する**複雑型細胞**，特定の長さと方向を持つスリット光に反応する**超複雑型細胞**などが存在する。これらは視覚情報を線分の傾きや長さ，移動方向といった要素に分解し，物体の輪郭などの特徴を抽出している。

一次視覚野では，一側の眼から入力を受け，同じ方位に選択性を持つ単純型細胞や複雑型細胞が集まって垂直方向の機能単位を形成する。これを**方位コラム**という。隣り合

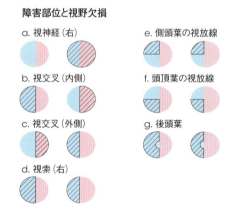

84 視覚の伝導路

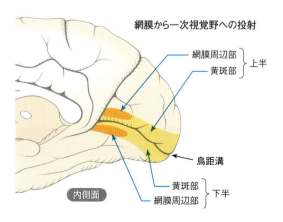

716

うコラムは，視野上の同じ位置で約10°異なる方位選択性を持つ細胞群からなっている．方位コラムの列とほぼ直交する向きに皮質をたどると，その隣のコラムは視野上の位置は同じだが対側の眼から入力を受けている．これを**眼優位コラム**という．

一次視覚野の約1mm²の部分には全方位をカバーする18の方位コラムが2セット含まれ，それぞれ右眼優位と左眼優位である．この1mm²の部分は，視野のある1点を分析するのに十分な要素を持つことから**超コラム**と呼ばれる．また，超コラムの中に**ブロッブ**blobと呼ばれる斑状の細胞集団が存在し，それらは色に選択性を持つ．逆に単純型細胞や複雑型細胞は色選択性がない．したがって色情報は，形や動きの情報とは別途に分析されている．

超コラムで抽出された視覚情報は，一次視覚野の前方に位置する**視覚前野**においてさらに詳細に分析されたのち，側頭葉および頭頂葉の**視覚連合野**へ送られる．側頭連合野は形や色の情報を統合して物体認知を行い，頭頂連合野は動きや奥行きの情報に基づいて空間認知を行う．それらの部位が障害を受けると，色覚を失う，立体感を失う，動きの認識ができない，などの特異な症状が現れる〔p.616～625参照〕．

対光反射 86

眼に明るい光を照射すると，瞳孔が収縮する．瞳孔の直径は最大約8mmから1mmまで約0.2秒で変わり，網膜に届く光量を最大64倍変化させる．明るさの情報は，網膜神経節細胞から視蓋前域のオリーブ核を経て両側の動眼神経副核（Edinger-Westphal核）に至る．一側の眼に光を当てても両側の縮瞳が起こるのはこのためである．動眼神経副核から起こる副交感神経線維は，毛様体神経節を経て瞳孔括約筋を収縮させる．脳幹の自律神経反射の1つであり，反射の消失や瞳孔左右不同anisocoriaは重大な脳幹部の障害を意味し，生死に関わる重要な所見である．

遠近調節と輻輳 86

近くを注視するときは，水晶体の屈折力が増し（**調節反射**），両眼が内転して寄り目になる（**輻輳反射**）と同時に瞳孔が収縮する．これは視覚野で検出された網膜像のぼけや両眼視差などの情報が，前頭眼野を経て動眼神経主核（内側直筋収縮）および副核（毛様体筋・瞳孔括約筋収縮）に伝えられて起こる．近見時に縮瞳することは，焦点深度を増して像を明瞭にする効果がある．

85 視覚情報の統合

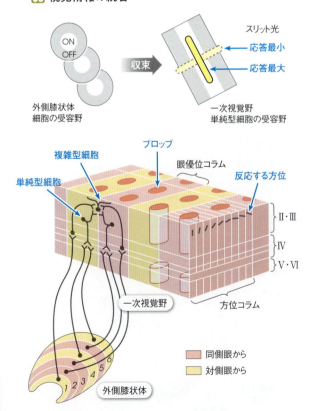

86 対光反射と調節・輻輳反射

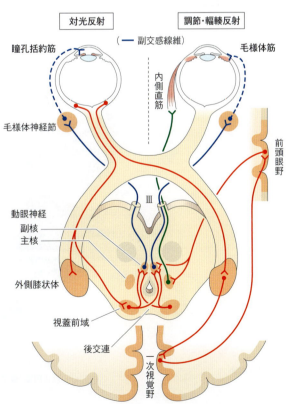

神経系(2)　聴覚と平衡覚

鼓膜の振動は，耳小骨を介して内耳の外リンパに伝えられる

外耳は集音装置である

外耳は耳介と外耳道からなる。**耳介** auricle は，弾性軟骨が支柱となって特有の凹凸を形づくり，いろいろな方向からの音波を反射して外耳道に導く。**外耳道** external acoustic meatus は音の通路で，共鳴腔として働く。外1/2は軟骨が壁をつくり，内1/2は側頭骨内部にある。表面は皮膚の続きで覆われ，皮脂腺のほかに多数の耳道腺がある。

中耳は伝音装置であり，音波を機械的振動に変換する

中耳は，粘膜で覆われた鼓室，その中にある耳小骨と耳小骨筋で構成される。

外耳道と鼓室は**鼓膜** tympanic membrane によって隔てられる。鼓膜は厚さ約0.1mmの線維性の膜で，外面は外耳道の皮膚に覆われ，内面は鼓室粘膜に覆われている。鼓膜の上方1/5の部分は線維層を欠くため弛緩している（弛緩部）が，それ以外の部分は緊張している（緊張部）。音波によって振動する。緊張部は内側に向かって凹んでいる。陥凹の中心部を**鼓膜臍**と呼び，その内面にツチ骨柄の先端が付く。

鼓室 tympanic cavity は側頭骨錐体の中にある空洞で，内外に狭く前後上下に広い。外側壁は鼓膜，内側壁は内耳の骨迷路，上壁は側頭骨の鼓室蓋からなり，下壁は頸静脈窩，前壁は頸動脈管，後壁は乳突洞に続く。

鼓室の前壁から**耳管** auditory tube が起こり，下内方に走って鼻咽頭の外側壁に開く。この管は通常ほとんど閉じているが，嚥下運動の際に口蓋帆張筋の収縮によって開き，空気が鼓室に出入りする。これによって鼓室内圧を外気圧と等しく保ち，鼓膜の振動を助ける（気圧変化のために音が聞こえにくくなったとき，つばを飲み込むと治るのはこのためである）。

鼓室の後壁には乳突洞口が開き，外耳道の後方にある**乳突洞** mastoid antrum に通じている。乳突洞はさらに後下方にある含気性の**乳突蜂巣** mastoid cells に連なる。

● 中耳炎

上気道炎の際に，細菌が咽頭から耳管を通って侵入し，鼓室の炎症を引き起こすことがある。乳幼児の耳管は短く水平に近いため，特に頻度が高い。中耳炎は乳突洞や乳突蜂巣へ波及しやすい。また，顔面神経管の壁を侵して顔面神経へと広がる可能性がある。

耳小骨は人体で最も小さな骨である。3つの小骨が関節で連なり，鼓膜の振動を内耳に伝える。**ツチ骨** malleus の細長い突起はツチ骨柄と呼ばれ，鼓膜の内面に密着する。ツチ骨頭は球状で，**キヌタ骨** incus と鞍関節をつくる。キヌタ骨は長脚と呼ばれる突起を持ち，その先端に**アブミ骨** stapes が連結する。アブミ骨底は，骨迷路の開口部である

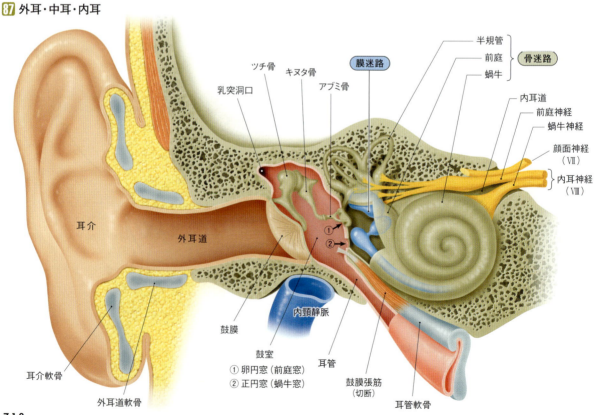

87　外耳・中耳・内耳

718

88 鼓室の外側壁（右の鼓室を内側から見る）

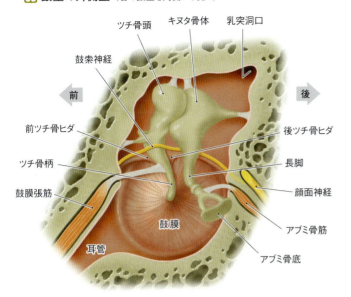

89 耳小骨の作用と伝音機構

音波（空気の振動）は，鼓膜と耳小骨によって増幅され，内耳の外リンパに伝えられる。増幅率は，テコ比（ツチ骨とキヌタ骨の回転軸からの長さの比＝1.3：1）と，鼓膜とアブミ骨底の面積比（17：1）によって決まる。

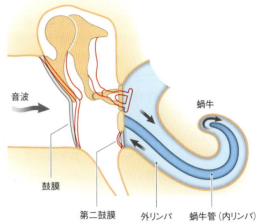

卵円窓（前庭窓）にはまる。 88

ツチ骨とキヌタ骨は各2ヵ所の靱帯によって鼓室壁につながれ，前後方向の軸を中心としてテコのように動く。ツチ骨柄が内側に押されると，ツチ骨頭およびキヌタ骨体は外側へ動く。このときキヌタ骨長脚は内側へ動いてアブミ骨を押す。 89 このようなテコの作用に加え，鼓膜とアブミ骨底の面積比のために，鼓膜にかかる圧力は20～30倍に増幅されて内耳に伝わる。この増幅により，音波は，空気よりも振動抵抗の高い外リンパへ効率よく伝えられる。

耳小骨には2つの横紋筋が付く。**鼓膜張筋** tensor tympani muscle（三叉神経支配）はツチ骨柄を鼓室のほうに引いて鼓膜を緊張させる。**アブミ骨筋** stapedius muscle（顔面神経支配）はアブミ骨に付く。過大な音にさらされたとき，これらの筋は反射的に収縮して耳小骨の動きを制限する。

内耳は聴覚および平衡覚の受容器を備えている

内耳は鼓室の奥にあり，その複雑な形から迷路とも呼ばれる。側頭骨の内部をうがつ骨迷路と，その中にある膜性の膜迷路からなる。

骨迷路 bony labyrinth は緻密骨で囲まれた複雑な形の管腔で，**蝸牛** cochlea, **前庭** vestibule, **骨半規管** semicircular canal の3部からなる。骨迷路は鼓室に面して2つの開口部を持つ。**卵円窓（前庭窓）**はアブミ骨底が靱帯とともにふさぎ，**正円窓（蝸牛窓）**は結合組織性の第二鼓膜によってふさがれる。骨迷路と膜迷路との間は，外リンパという液体で満たされる。

膜迷路 membranous labyrinth 90 は骨迷路の中にある軟らかい膜性の閉鎖管で，その中に内リンパを満たしている。骨迷路とほぼ似た形をしており，**蝸牛管** cochlear duct は蝸牛の中に，**卵形嚢** utricle と **球形嚢** saccule は前庭の中に，**半規管** semicircular duct は骨半規管の中にそれぞれ収まる。これらは骨迷路に比べはなはだ細く，骨壁から離れて外リンパの中に浮かんでいる。

蝸牛管の内部にはコルチ器と呼ばれる聴覚の受容器があり，**蝸牛神経**が分布する。卵形嚢・球形嚢と半規管はまとめて**前庭器** vestibular organ と呼ばれ，平衡覚にあずかる。その受容器は**平衡斑**と**膨大部稜**にあり，**前庭神経**が分布する。蝸牛神経と前庭神経は内耳道底で合流して**内耳神経**（Ⅷ）となり，中枢へ向かう。

90 膜迷路　濃い青色は感覚細胞（有毛細胞）の分布を表す。

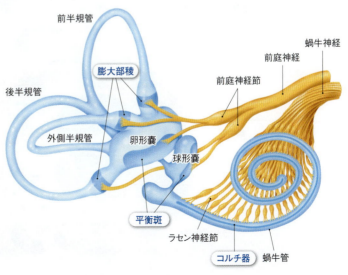

神経系(2)　聴覚と平衡覚

蝸牛内で音の周波数が弁別される

蝸牛は3階建てのトンネルである 91

蝸牛は骨迷路の前内側部を占め，カタツムリの殻のようにうずを巻いている。うず巻きの基底部を**蝸牛底**，頂上を**蝸牛頂**という。**蝸牛ラセン管** spiral canal は蝸牛底において前庭の続きとして起こり，**蝸牛軸**のまわりを $2\frac{3}{4}$ 回転して，蝸牛頂で行き止まりになって終わる。

横断面を見ると，蝸牛軸から管腔内に向かって**骨ラセン板**が伸び出ており，その先端と蝸牛ラセン管の外側壁との間をつなぐようにして膜迷路の蝸牛管が走る。そのため蝸牛ラセン管は**前庭階** scala vestibuli と**鼓室階** scala tympani の2つに仕切られる。蝸牛管はこの両階に挟まれる形となり，**中央階** scala media とも呼ばれる。蝸牛頂では骨ラセン板を欠くため前庭階と鼓室階が交通する。この交通部位を**蝸牛孔** helicotrema と呼ぶ。

音の受容器は蝸牛管の内部にある

蝸牛管は膜迷路の一部であり，内リンパを満たしている。管の両端はいずれも盲端であるが，前庭盲端の近くで細い結合管によって球形嚢と連絡する(90)。

蝸牛管の断面はほぼ三角形をなす 92。上壁は**前庭膜** vestibular membrane (ライスナー膜 Reissner's membrane) と呼ばれ，2層の扁平上皮からなる薄い膜である。細胞間には接着装置が発達し，イオン濃度の異なる内リンパと外リンパを隔てている。

下壁はコラーゲンを含む強靭な**基底膜** basilar membrane が支えとなり，その上に音の受容器である**コルチ器** organ of Corti が乗っている。基底膜は骨ラセン板の自由縁とラセン靱帯（蝸牛ラセン管の骨内膜の肥厚部）との間に張る。コルチ器からの信号を伝える求心性線維は，基底膜を貫いたのち骨ラセン板の中を蝸牛軸のほうに向かい，骨ラセン板の基部で**ラセン神経節**をつくる。

外側壁には**血管条** stria vascularis と呼ばれる部位がある。ここは蝸牛管の上皮細胞が毛細血管網を取り囲んでおり，内リンパを産生する。

外リンパと内リンパは電解質組成が異なる

外リンパは細胞外液に似た電解質組成を持ち，その電位は細胞外電位に等しい。内リンパの電解質組成は細胞内液に近く，高 K^+，低 Na^+，低 Ca^{2+} である。さらに蝸牛においては，内リンパは外リンパに対し約 $+80\,mV$ の正電位を持つ。これらの条件は，内リンパの K^+ がコルチ器の有毛細胞内へ流入するのに好都合となっている。

蝸牛管における内リンパの電解質組成と電位は，血管条の上皮細胞や線維芽細胞の持つ特殊なイオン輸送機構に

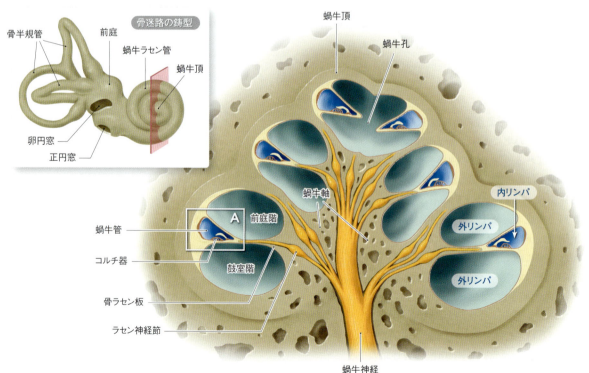

91 蝸牛の横断面

93 蝸牛管内での音波の進路

94 基底膜における同調周波数の分布と進行波

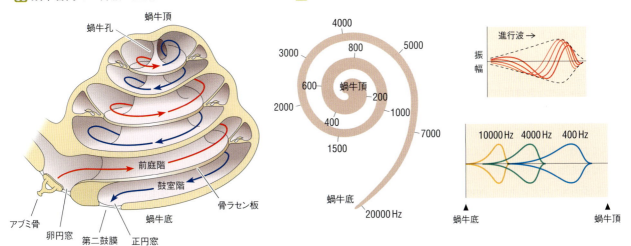

よって作り出される。これに対し，前庭器の膜迷路は電位発生の機構を持たず，蝸牛の膜迷路との間に結合管による連絡はあるものの，前庭器の内リンパに正の電位はない。ただし，細胞内電位は負であるので，内リンパのK^+が有毛細胞内へ流入するための電位勾配は存在する。

音波は蝸牛内を伝わり，基底膜を局所的に振動させる

卵円窓を覆うアブミ骨底の振動は，その向こう側にある外リンパに伝わる。外リンパの周囲は，卵円窓と正円窓以外は骨迷路で囲まれているので，液体の振動は卵円窓から前庭階，蝸牛孔，鼓室階を経て，正円窓を覆う第二鼓膜へと伝わる 93。この際，前庭階・中央階と鼓室階を隔てる基底膜に振動が引き起こされる（ライスナー膜は薄く柔らかいので，音波の伝導に関してはあまり考えなくてよい）。

基底膜は，蝸牛底では幅が狭く固いため高い周波数（20,000 Hzまで）に同調し，蝸牛頂に向かうにつれ幅が広く柔らかくなり低い周波数（100 Hz以下まで）に同調する性質がある 94。そのため外リンパの振動は，その周波数に同調する基底膜の特定の部位を最もよく振動させる。

この基底膜の振動は**進行波**と呼ばれ，蝸牛底側で生じ，振幅を増しながら蝸牛頂側へ進んでいく。そして，周波数に応じた特定の部位で最大の振幅を示したのち，急速に減衰する（99）。このような基底膜の特性によって，音の高低を聴き分けること（周波数弁別）が可能となっている。

92 左図Aの拡大

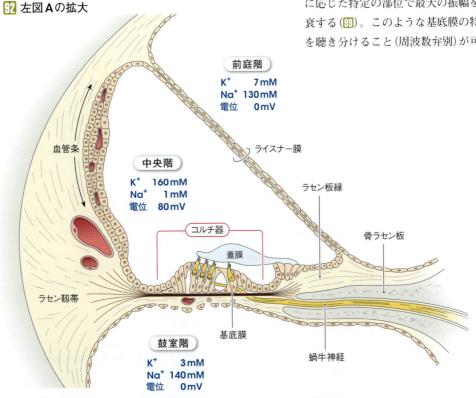

721

神経系(2) 聴覚と平衡覚

有毛細胞は，音の振動を感覚毛の傾きとして検出する

コルチ器は有毛細胞と支持細胞で構成される 95

コルチ器は基底膜上の蝸牛管上皮が特殊化したもので，蝸牛管の全長にわたって存在する。感覚細胞である**有毛細胞**hair cellと数種類の支持細胞からなり，その上をゼラチン質の**蓋膜**tectorial membraneが覆う。有毛細胞と支持細胞は，内リンパに面する細胞頂部ではタイト結合が発達しており，互いにすき間なく結合している。一方，側底部では細胞間にすき間があり，鼓室階の外リンパが入り込んでいる（内・外トンネル，Nuel腔）。

蝸牛管の横断面で，コルチ器の細胞構築をよく観察することができる。蝸牛管がラセン状であることから，断面に内側と外側を定義できる。最内側は**内境界細胞**，最外側は**外境界細胞**（Hensen細胞）が数列並ぶ。有毛細胞は内側に1列の**内有毛細胞**，外側に3列の**外有毛細胞**があり，それぞれ**内指節細胞，外指節細胞**（Deiters細胞）によって支えられている。それらの間に**内柱細胞，外柱細胞**がある。内柱細胞・外柱細胞と外指節細胞は細胞内骨格（微小管）がよく発達しており，コルチ器全体を支えている。有毛細胞は支持細胞に囲まれて，蝸牛管の管腔面に細胞頂部を出している。

有毛細胞は感覚毛を持つ 96 97

有毛細胞の頂部には**感覚毛**sensory hairと呼ばれる微絨毛が密生している。感覚毛はその先端近くに**機械受容チャネル**を備えている。機械的刺激によってチャネルが開くと，内リンパのK^+が有毛細胞内に流入し，脱分極を引き起こす〔p.727参照〕。

内有毛細胞は1個あたり約10本の求心性線維とシナプスをつくる。求心性線維の大部分は内有毛細胞に分布し，しかもそれぞれが単一の内有毛細胞からの信号を伝える。このことから，内有毛細胞が音受容の主役を担っていると考えられる。

外有毛細胞も機械的刺激に応じて脱分極を起こすが，その際，細胞側面の細胞膜下に存在する特殊な機構により，細胞の長さがわずかに短縮する。外有毛細胞には求心性線維よりも遠心性線維が多く分布している。

内有毛細胞が音を受容し，外有毛細胞は感度を調節する

基底膜が上下に振動すると，有毛細胞の感覚毛とそれを覆う蓋膜との間に内外方向のずれが生じ，そのため感覚毛が屈伸する 98。これによって感覚毛の機械受容チャネル

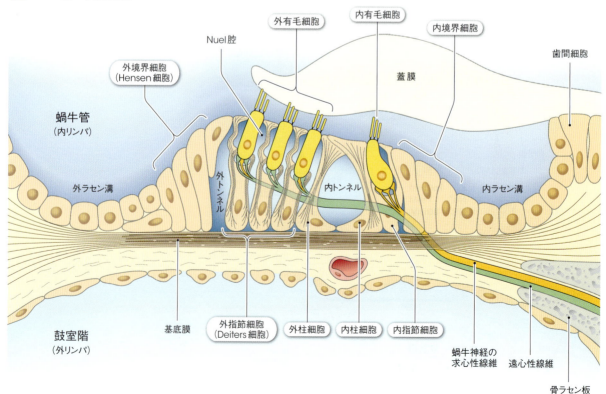

95 コルチ器の細胞構築

98 基底膜の振動とコルチ器の動き

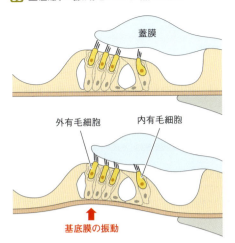

99 外有毛細胞による基底膜の振動（進行波）の増幅

蝸牛を直線化した模式図で，基底膜の振動を強調して表している。上段は外有毛細胞の働きを抑制した場合，下段は外有毛細胞の働く生理的条件下である。

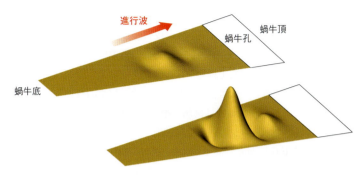

が開閉し，内リンパ側から有毛細胞内へ流れる電流が変化する（104）。基底膜が上に振れるときに電流の流入が大きくなり，有毛細胞が脱分極する。このため，音の波形と同期した波状の電位変化が有毛細胞に生ずる。

内有毛細胞が脱分極すると，細胞の基底部にある電位依存性 Ca^{2+} チャネルが開口し，細胞内 Ca^{2+} 濃度が上昇する。その結果，伝達物質が放出され，求心性線維に活動電位を発生させる。

一方，外有毛細胞は内有毛細胞よりも特殊化した有毛細胞で，脱分極時に細胞の長さをわずかに短くするという運動性を備えている。この運動は，外指節細胞を介して基底膜の振動を増幅し，コルチ器の感度と周波数同調性を高め

る効果があることから，蝸牛増幅器として説明される 99。さらに外有毛細胞のこの働きは，内耳から微弱な音が発生する現象（耳音響放射）の基盤となっており，聴覚検査として臨床応用されている。

外有毛細胞に分布するオリーブ蝸牛束〔p.724参照〕の遠心性線維の活動は，外有毛細胞を過分極させ，音に対する電位応答を弱める。結果として外有毛細胞の働きは抑制され，コルチ器の感度と周波数同調性は低下する。遠心性線維はアセチルコリンを伝達物質とする。外有毛細胞には Ca^{2+} 透過性の高い特殊なアセチルコリン受容体があり，Ca^{2+} 流入が近傍の Ca^{2+} 依存性 K^+ チャネルを開口させ，過分極が引き起こされる。

96 走査電顕で見たコルチ器

蓋膜を取り除いた状態で上から見たところ。支持細胞が作るコルチ器の屋根から感覚毛が突出している。上1列は内有毛細胞，下3列は外有毛細胞。

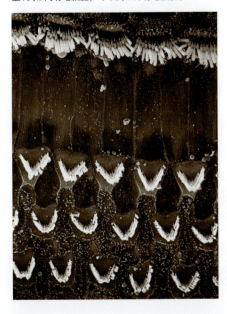

97 コルチ器の内有毛細胞〔p.727 104 参照〕

感覚毛は丈の高い順に列をなして並び，全体として階段状を呈する。丈の低い毛と隣の高い毛は先端連結（tip link）と呼ばれるフィラメントで連結され，毛の列は一斉に動く。基底部には求心性線維がシナプスをつくる。

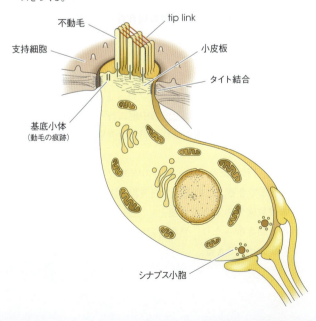

神経系(2) 聴覚と平衡覚

聴覚中枢は音の強さ，高低，音源の方向を弁別する仕組みを備えている

聴覚の伝導路は多くの側副経路を持つ⓾

聴覚の伝導路は複雑であるが，最も単純な経路としては4個のニューロンを介して対側の大脳皮質聴覚野に投射する。①一次ニューロン（**蝸牛神経**の求心性線維）が内有毛細胞とシナプスを作り，有毛細胞からの情報を活動電位に変換して脳へ伝える。一次ニューロンの細胞体は蝸牛の**ラセン神経節**にあり，その軸索は延髄の**蝸牛神経核**に終わる。②蝸牛神経核ニューロンの軸索は延髄内で交叉し，**外側毛帯**を通って**下丘**に至る。③下丘ニューロンは**内側膝状体**に，④内側膝状体ニューロンは聴覚野に投射する。

下丘は最初の統合的処理を行う神経核で，すべての上行性投射は下丘を経由する。聴覚路は脳幹内での交叉が多く，大脳でも脳梁を介して連絡するので，聴覚野は左右の内耳からの情報を受け取る。対側の大脳へ至る経路のほうが優勢である。

聴覚中枢には多くの側副経路がある。蝸牛神経核の出力の一部は同側と対側の**上オリーブ核**に投射し，音源定位に関係する〔後述〕。上オリーブ核からの出力の一部は，蝸牛神経内を遠心性に走り，コルチ器（主に外有毛細胞）に分布する。この**オリーブ蝸牛束**と呼ばれる遠心路は，蝸牛に対して抑制性に働き，強い音響下で蝸牛を保護する働きなどがある。

周波数の弁別

蝸牛神経の一次ニューロンは，蝸牛管から蝸牛神経核への投射に際し，低周波に応答する蝸牛底からは内側へ，高周波に応答する蝸牛頂からは外側へという場所的な対応がある。この結果，蝸牛神経核の内側は高音，外側は低音に反応する。聴覚路の各神経核や一次聴覚野には，このような周波数と場所との対応関係（**周波数局在性**）が認められる。

聴覚路や一次聴覚野の各ニューロンは特定の周波数には閾値が低い，すなわち音が弱くても応答する性質があり，音の周波数に対して応答する閾値をプロットするとV字状の曲線が得られる。脳幹では上位の中枢に行くほど側方抑制が働いて曲線のV字が細くなり，周波数弁別能が向上する。

ヒトの聴覚は，1秒当たり25％の純音の周波数変化を20ミリ秒以内に感知できる。このような周波数弁別能によって，異なる周波数成分の混合を音色として感じたり，言語音を聞き取ったり，発声者の個人識別をしたりすることができる。

音の強さの弁別

知覚される音の強さは，基準音に対する音圧レベルで表す。実際には，10倍の音圧の違いを20の差に変換したデシベルdBという単位を用いる。すなわち1,000 Hzでの閾値に相当する音圧 P_0（= 20マイクロパスカル μPa）を基準として，音圧Pの音の強さは次式のように定義される。

$$音圧レベル (dB\ SPL) = 20 \log (P/P_0)$$

このように物理的な音圧比の対数で表した音圧レベルは，私たちが知覚する音の大きさの違いによく一致する。

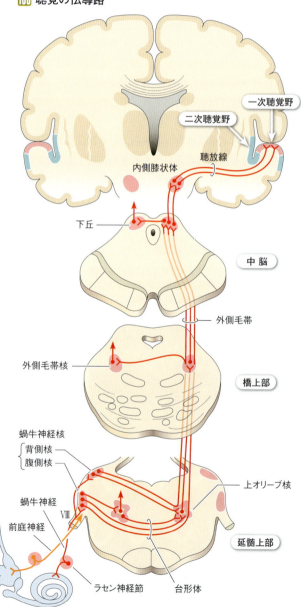

⓾ 聴覚の伝導路

101 ヒトの聴力の周波数特性

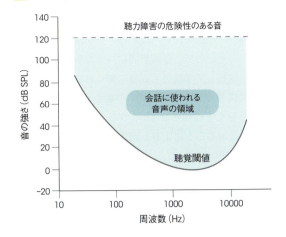

1dBは，ヒトがかろうじて識別することのできる音の強さの違いに相当する。

聴力曲線101に示すように，ささやき声から大きな騒音まで，物理的な音圧比としては約100万倍の範囲の音を識別することができる。音の周波数により感度が異なり，約1,000 Hzで最も閾値が低い(小さな音が聞こえる)。

音源定位 102

音源定位とは音の発生源の場所を特定する機能である。水平方向の音源定位は，両耳間の音の時間差と強度差に基づいて行われる。内側上オリーブ核細胞は左右の蝸牛神経核から入力を受けるが，左右の入力線維の長さの違いにより，特定の時間差に特異的に応答する。外側上オリーブ核細胞は，同側の音刺激で興奮，対側の音刺激で抑制される。こうして左右の時間差と強度差が検出され，音源情報として上位中枢へ送られる。

耳介は音波を反射して外耳道へ導くが，複雑な外形のために，音のどの周波数成分を増強・減衰するかが(つまり音色づけが)音の入力方向により異なる。音色づけの違いが垂直方向の音源の違いとして認識されることにより，垂直方向の音源定位がなされる。

一次聴覚野の構築と機能

一次聴覚野では，前後軸に沿った周波数局在性が存在し，後方ほど高音に反応する。一次聴覚野のニューロンは，音の特徴を抽出すると考えられる反応様式を示す。開始時と終了時に一過性に反応することで音の時間的な変化の特徴を抽出するニューロンや，特徴周波数をはずれた周波数の音が刺激音に加えられると応答が修飾されることで音色を抽出するニューロンなどが存在する(音色とは，自然界の音や言語音にみられるように，多くの周波数の音が混在するパターンである)。

両側の一次聴覚野の障害では皮質性難聴に陥り，音の周波数や強さの識別，音のパターンや音声の認識，音源定位の能力が低下するが，音に対する驚愕反射などの反応は保たれる。一側の聴覚野の障害では，聴覚路における左右間の交叉結合のため，対側の聴力がわずかに低下するのみである。一次聴覚野の周囲には**二次聴覚野**(聴覚連合皮質)があり，音声の認識など高次の聴覚情報処理を行っている。

● 伝音難聴と感音難聴

聴力検査では，音を空気の振動として外耳に与えたとき(気導)と，固体の振動として側頭骨に与えたとき(骨導)の聞こえを調べる。骨導の場合，音は中耳を通らずに内耳を振動させる。気導のみ聴力が低下していれば，外耳・中耳の障害を意味し，伝音難聴と呼ばれる(たとえば鼓膜穿孔，中耳炎)。気導・骨導の両者で聴力が低下していれば，内耳以降の障害を意味し，感音難聴と呼ばれる(たとえば老人性難聴，騒音難聴)。

102 音源定位

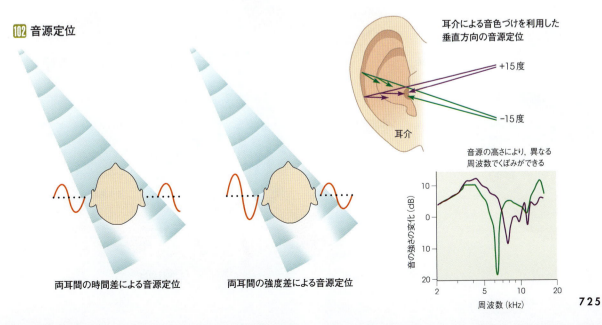

神経系(2)　聴覚と平衡覚

半規管は回転加速度の受容器である

　半規管と卵形嚢・球形嚢は膜迷路に属し，内リンパを満たしている。これらは平衡覚の受容器であり，まとめて**前庭器**vestibular organと呼ぶ。

3つの半規管がXYZ平面に配置される 103

　半規管semicircular ductは前・後・外側の3つからなり，互いにほぼ直交する平面上で半円を描き，卵形嚢につながっている。卵形嚢への開口部の近くで，各半規管はそれぞれ1ヵ所のふくらみをつくる(**膨大部**ampulla)。ここでは管壁の一部が内腔に向かって堤防状に隆起しており，**膨大部稜**ampullary crestと呼ばれる。膨大部稜は管の方向と直交する向きに走り，その上に有毛細胞が並んでいる。

　膨大部稜は，**クプラ**cupulaまたは**小帽**と呼ばれる帽子状のゼラチン質で覆われる。有毛細胞の感覚毛はクプラの内部に埋まっている。一方，クプラの頂部は膨大部の天井に達し，内リンパ腔を仕切っている。クプラの比重は周囲の内リンパに近いので，半規管内に浮いた状態となっている。頭部が回転して半規管も同様に動くとき，内リンパは慣性のために半規管内を相対的に移動し，クプラを押し，その中の感覚毛を屈曲させる。3つの半規管が互いに直交する平面上にあることにより，頭部の回転運動を三次元で検出することができる。

有毛細胞は機械的刺激を電気信号に変換する 104

　有毛細胞hair cellは脊椎動物の聴覚器と平衡覚器に存在する特殊な感覚細胞で，管腔面(細胞頂部)に生えた感覚毛に機械受容チャネルを持ち，機械的刺激(感覚毛の屈曲)を電気信号に変換する。

　有毛細胞の感覚毛は，全体の方向性を決定する1本の長い**動毛**kinociliumと，動毛を頂点として規則的に配列する50〜100本の**不動毛**stereociliaからなる。動毛は9+2の微小管で構成される線毛構造〔p.20参照〕を持つ。コルチ器の有毛細胞は動毛を欠き，基底小体のみがある(97)。不動毛は特殊化した硬い微絨毛である。不動毛の付け根は細くなっており，付け根のところで倒れるように屈曲する。

　感覚毛の列を側面から見ると，動毛から離れるほど毛の丈が短くなり，かつ隣り合う感覚毛は先端近くで接着分子

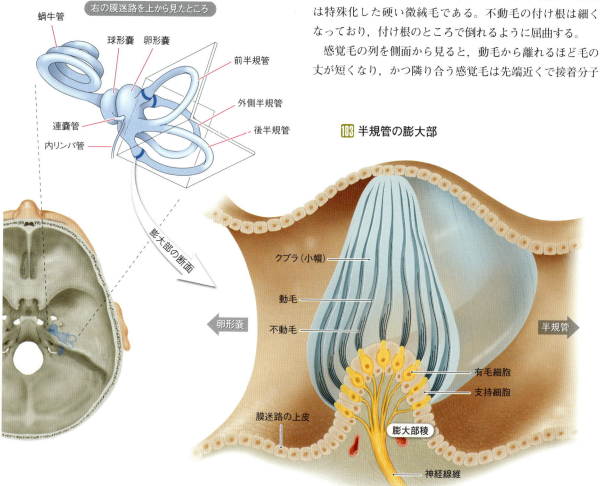

103 半規管の膨大部

からなる細線維によって結ばれている（**先端連結** tip link）。このため感覚毛は全体として束状になって屈曲する。

不動毛の先端近くには**機械受容チャネル**がある。このチャネルは静止状態でも多少の確率で開いているが、不動毛が動毛側へ倒れたときに、より高い確率で開くようになり、動毛と反対側へ倒れたときには閉じていく。先端連結に引っ張られることでこのような変化が起きると考えられている。このチャネルは陽イオンを非選択的に通すが、内リンパは K^+ 濃度が高いため、主に K^+ が電位勾配に従って内リンパから細胞内へ流入し、有毛細胞を脱分極させる。

有毛細胞は持続的に伝達物質を放出している

軸索終末のシナプスは、一般に活動電位のような大きな電位変化によって伝達物質を放出する。これに対し、有毛細胞のシナプスは、静止電位においても伝達物質を放出しており、膜電位のわずかな変化に応じて伝達物質の放出量が変化する。シナプス小胞の開口分泌に電位依存性 Ca^{2+} チャネルが関与するのは他のシナプスと同様であるが、それ以外に有毛細胞のシナプスには**リボン**または**密小体** dense bodyと呼ばれる独特の構造があり、これに隣接しているシナプス小胞がまず放出される。密小体の周囲には多数のシナプス小胞があり、不足分はすぐに補われる。伝達物質はグルタミン酸であり、後シナプス側の求心性線維に興奮性に作用して活動電位を発生させる。

膨大部稜における感覚毛の方向性 105

膨大部稜ではすべての有毛細胞が同じ方向を向いて並んでいる。感覚毛の列は半規管の軸に対して直交し、外側半規管では卵形嚢に近い側が動毛側、前半規管および後半規管では卵形嚢から遠い側が動毛側になっている。このような感覚毛の方向性は、内リンパの流れ（クプラの偏位）を検出するのに都合がよい。

頭部が回転し始めるとき、内リンパは慣性のために取り残されて、頭部の回転方向とは逆方向に移動し、クプラが押されて感覚毛が倒れる。回転の終了時には、内リンパは慣性によりしばらく流れ続けるため、感覚毛は回転開始時とは逆方向に倒れる。

前述のように有毛細胞は静止状態（感覚毛が倒れていない状態）でも伝達物質を放出しており、求心性線維は一定の頻度で発火している。感覚毛が動毛側へ倒れれば、求心性線維において興奮性の応答（発火頻度の増加）が起き、感覚毛が反動毛側へ倒れれば求心性線維において抑制性の応答（発火頻度の減少）が起きる。

104 有毛細胞の刺激変換機構

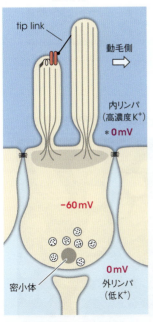
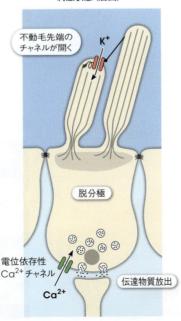

105 膨大部における回転加速度の受容

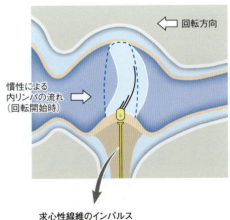

神経系(2)　聴覚と平衡覚

平衡斑は重力の方向を検出する装置である

平衡斑は水平面と矢状面に配置される

卵形嚢 utricle と**球形嚢** saccule は，ともに膜迷路の袋状の部分で，互いに管でつながっている(90)。卵形嚢には半規管が開口する。球形嚢は蝸牛管と細い管(連結管)でつながり，また側頭骨錐体の後面にある**内リンパ嚢** endolymphatic sac とも連絡する。

卵形嚢と球形嚢には，膜迷路の上皮が厚くなった径2〜3mmの楕円形の領域がある。ここを**平衡斑** macula といい，有毛細胞と支持細胞からなる感覚上皮が存在する106。**卵形嚢斑**は卵形嚢の下壁に，**球形嚢斑**は球形嚢の内側壁に位置し，それぞれ頭部の水平面と矢状面に沿っている。

感覚上皮の上を厚さ約20μmのゼラチン質の膜が覆っている。これを**平衡砂膜** otolithic membrane と呼ぶ。平衡砂膜の下部は網目状で，有毛細胞の感覚毛を覆っているが，感覚上皮の表面との間には隙間がある。

平衡砂膜の上部には，**平衡砂**あるいは**耳石** otolith と呼ばれる長さ数μmの炭酸カルシウムの結晶107が多数含まれている。平衡砂の比重は2.9で内リンパよりも大であるので，重力の影響を常に受け，また慣性が働く。たとえば，乗っている自動車やエレベータが動き出したとき，平衡砂は慣性のために取り残されて平衡砂膜を逆方向に動かし，その中にある感覚毛を屈曲させる。このようにして平衡斑は，頭部の傾きや運動の直線加速度を検出することができる。卵形嚢斑と球形嚢斑を総称して**耳石器** otolith organ ともいう。

前庭器では2種類の有毛細胞がある108

半規管膨大部や平衡斑に存在する有毛細胞は2種類に分けられる。**Ⅰ型有毛細胞**は系統発生学的に新しく，両生類以下にはみられない。細胞はフラスコ形を呈し，基底部は杯状に広がった1本の求心性線維の終末によって覆われる。**Ⅱ型有毛細胞**は系統発生学的に古く，細胞は円柱形で，基底部は複数の求心性および遠心性線維の終末とシナプス

108 前庭器のⅠ型およびⅡ型有毛細胞

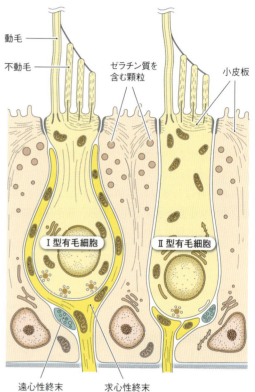

106 平衡斑

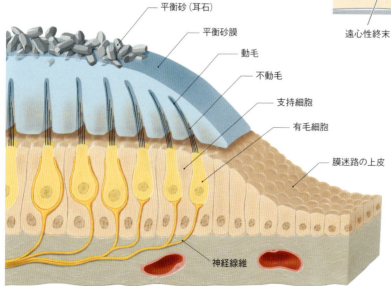

107 走査電顕で見た平衡砂(耳石)

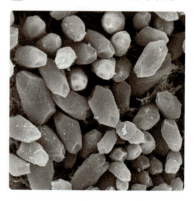

をつくる。Ⅰ型有毛細胞は，半規管では膨大部稜の稜線付近，平衡斑ではストリオーラ〔後述〕付近に分布する。

2種類の有毛細胞は応答様式にそれぞれ特徴がある。Ⅰ型有毛細胞は強い刺激にすばやく応答し，Ⅱ型有毛細胞は弱い刺激に高感度に応答する。ただし，多くの求心性線維は枝分かれによってⅠ型とⅡ型の両方から入力を受ける。これら2型への分化の意義については不明な点もあるが，両者が前庭刺激の受容と前庭反射の誘発に関わっている。

平衡斑における感覚毛の方向性 [109]

平衡斑においても，有毛細胞の感覚毛の方向には規則性がある。それぞれ1本の境界線によって，卵形嚢斑は内側と外側の領域に，球形嚢斑は上と下の領域に分かれる。この境界線周囲の帯状の部分を**ストリオーラ** striolaと呼ぶ。境界線を挟んで感覚毛の方向性は逆転し，卵形嚢斑では動毛側が境界線を向き，球形嚢斑では反動毛側が境界線を向いている。また，これらの境界線は直線ではなく弓なりにカーブを描くため，個々の有毛細胞の感覚毛の方向軸は少しずつずれており，全体として，どのような方向でも検出できる。卵形嚢斑は主として重力方向の変化（頭部の傾き）と水平方向の直線加速度，球形嚢斑は主として垂直方向と一部は前後方向の直線加速度を受け持つ。

卵形嚢斑は，頭部が直立しているときは水平になっている。このとき有毛細胞の感覚毛は静止状態にあり，求心性線維は一定の頻度で発火している。これは頭位の変化に対して最も鋭敏な状態であり，頭部がわずかに（たとえば0.5度）どちらかに傾いても，平衡砂膜が感覚上皮に対してずれを生じ，卵形嚢斑上のどこかの有毛細胞が興奮ないし抑制され，求心性線維の発火頻度の増加ないし減少を引き起こす[110]。こうして得られた頭位変化の情報は，脳幹へ送られ，姿勢制御に重要な役割を果たしている。

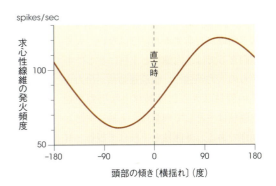

[110] 頭部の傾きに対する卵形嚢斑の応答例
(Fernandez, et al., 1972)

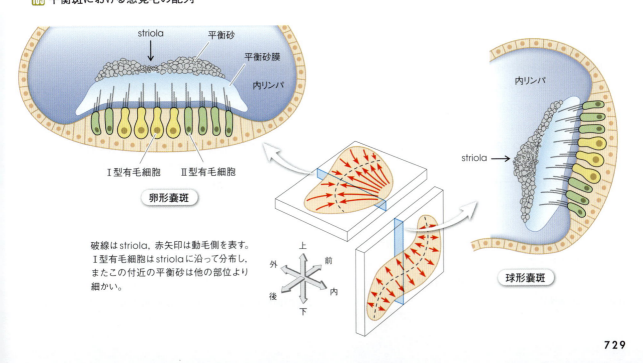

[109] 平衡斑における感覚毛の配列

破線はstriola，赤矢印は動毛側を表す。Ⅰ型有毛細胞はstriolaに沿って分布し，またこの付近の平衡砂は他の部位より細かい。

神経系(2)　聴覚と平衡覚

前庭覚は，姿勢と眼球の向きを制御して身体平衡を維持している

前庭覚の伝導路と前庭反射 111

前庭器に分布する一次ニューロンの細胞体は**前庭神経節**にあり，その求心性線維は蝸牛神経とともに内耳神経(Ⅷ)を構成し，脳幹に入る。求心性線維の大部分は**前庭神経核**に終わり，一部は小脳に投射する。

前庭神経核の二次ニューロンには興奮性のものと抑制性のものがある。姿勢の変化によって前庭器が刺激されると，前庭神経核は脳幹の眼筋運動核群や脊髄前角へ出力を送る。その結果，眼球や体幹・四肢において姿勢の変化を代償するような運動が起こる。これを**前庭反射** vestibular reflex という。

前庭神経核は外側核，内側核，上核，下核に区分され，個別に「外側前庭神経核」などとも呼ばれる。このような核の区分は，前庭器の種類と明確に対応するわけではない。大まかな傾向としては，内側核と上核はともに半規管からの入力が強く，眼筋運動核へ出力を送る。内側核はさらに頸髄へ主な出力を送る。内側核は主として興奮性，上核は主として抑制性である。外側核と下核は半規管と耳石器からの入力を受け，主に脊髄へ出力を送る。

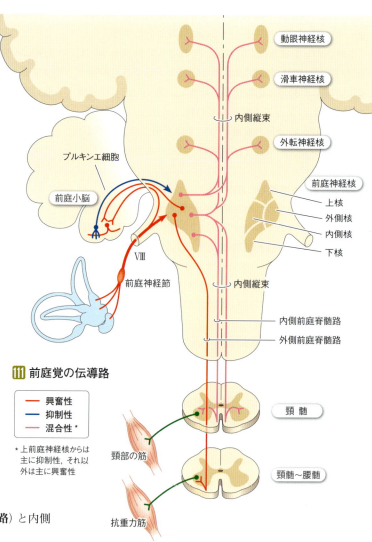

111 前庭覚の伝導路

― 興奮性
― 抑制性
― 混合性*

*上前庭神経核からは主に抑制性，それ以外は主に興奮性

1) 脊髄に至る経路

脊髄前索の腹外側を通る経路(**外側前庭脊髄路**)と内側を通る経路(**内側前庭脊髄路**)がある。

外側前庭脊髄路は外側前庭神経核に発し，同側の下位頸髄・胸髄・腰髄の前角に至り，異なるレベルの複数の筋を支配する。主に耳石器からの入力を受け，同側の抗重力筋(重力に抗して身体を支える筋〔p.759参照〕)に興奮性に作用する。体幹の傾きに対抗して反射的に抗重力筋が働くことにより，起立姿勢を保つ(**前庭脊髄反射** vestibulospinal reflex)。

内側前庭脊髄路は主に内側および下前庭神経核に発し，**内側縦束**を下行して頸髄の前角に至る。この経路は主として半規管からの入力を受け，頭部のいろいろな方向への回転運動に対して，それに拮抗する頸部の筋に興奮性に作用する。これによって，身体が動揺する状況下でも，頭部を正面に向け，かつ垂直に保つ(**前庭頸反射** vestibulocollic reflex〔p.630参照〕)。

2) 眼筋に至る経路

この経路は主に内側および上前庭神経核に発し，内側縦束を上行して動眼・滑車・外転神経核に至り，外眼筋の運動ニューロンに接続する。この経路は主として半規管からの入力を受ける。頭部が回転すると，それを打ち消す方向に眼球を回転させて，視線のブレを防ぎ，目標注視を可能にする(**前庭動眼反射** vestibulo-ocular reflex)。

水平方向の前庭動眼反射の経路は比較的単純である。頭部が左に回転する場合を考えてみよう 112。回転の開始時には，内リンパは慣性のために相対的に逆方向に流れるので，左の外側半規管では感覚毛は動毛側へ倒れ，興奮性の応答(求心性線維の発火頻度が増加)が起きる。これによって左の前庭神経核ニューロンが興奮する。このニューロン

は対側の外転神経核に対しては興奮性に，同側の外転神経核には抑制性に作用する。さらに外転神経核には，対側の動眼神経核に至る興奮性介在ニューロンが存在する。結果として右の外側直筋と左の内側直筋が収縮することになり，左右の眼球が共同して右向きに回転し，背景に対して視線の向きを一定に保つ。

3）その他の経路

前庭神経核の出力の一部は，視床を経由して大脳皮質に投射し，回転・移動や重力方向の知覚に関与する。また，前庭神経核の出力の一部および一次求心性線維の一部は，苔状線維として小脳に投射する〔p.603参照〕。前庭小脳（片葉小節葉）のプルキンエ細胞は前庭神経核に抑制性に投射し，上述の前庭反射に対するフィードバック調節機構として働いている。

前庭器が過度に刺激されたときに起こるめまい・血圧変動・冷汗・悪心・嘔吐は，一般に**動揺病**（乗り物酔い）の症状として知られているが，前庭神経核や前庭小脳の刺激によっても起こる。これらの症状は**前庭自律神経反射**と総称され，前庭神経核から脳幹の自律神経核群や脚傍核，孤束核への投射が関与する。

前庭神経核は交連性抑制によって応答感度を増している

同じ前庭刺激でも，たとえば水平回転の場合，左右の前庭器では正反対の応答が起こる。相反する情報はどのように統合されているのだろうか。前庭神経核には一次ニューロンから入力を受ける二次ニューロン（Ⅰ型ニューロン）のほかに，抑制性介在ニューロン（Ⅱ型ニューロン）が存在する。Ⅰ型ニューロンは対側の前庭神経核に交連線維を送り，Ⅱ型ニューロンを介して対側のⅠ型ニューロンを抑制する（**交連性抑制**113）。この結果，前庭神経核での応答の感度が増強し，また片側性の前庭器障害に際して速やかに代償することができる。

前庭神経核では種々の情報が統合される

前庭神経核には，前庭器のみならず，小脳，脊髄，脳幹（眼球運動に関係するいくつかの部位），大脳（頭頂連合野など）などさまざまな部位からの入力が収束する。このことから，前庭神経核は前庭神経系の中継核にとどまらず，複雑な情報の統合に働いていると考えられる。実際，平衡覚は，視覚や体性感覚の寄与が明らかである。視覚や深部感覚を遮断すると，頭部の傾きと直線加速とを区別できない。前庭器からの情報に加え，視覚情報（視野内での背景の傾きや移動）や体性感覚情報（関節・筋の状態，足底の圧力など）が統合されることによって，姿勢の変化を正しく認識し，制御することができる。

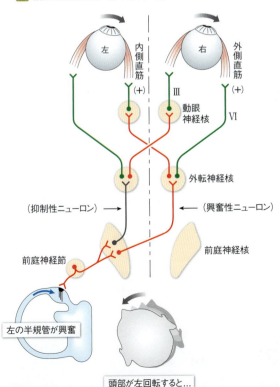

112 前庭動眼反射（水平方向の例）

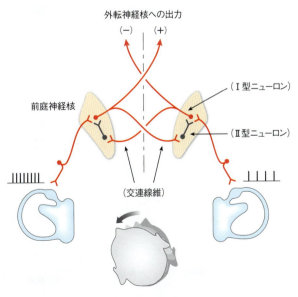

113 交連性抑制
交連線維はⅡ型ニューロン（抑制性）を介して対側の前庭神経核からの出力を調節する。

神経系(2)　嗅覚と味覚

嗅細胞は最も原始的な感覚ニューロンである

感覚受容器の多くは物理的刺激（光，音，温度，機械刺激）により興奮する。これに対し，外敵から身を守り餌を探すのに必要な**嗅覚**，摂取する前に食物と毒を見分ける**味覚**が，進化の過程で最も古くから発達した典型的な**化学感覚**である。受容器細胞は，匂いや味物質の刺激によりさまざまに応答するが，結局は**受容器電位**と呼ばれる膜電位の変化を引き起こす（多くは脱分極）。受容器電位の振幅と持続時間は感覚特異的な神経経路を通って中枢に伝えられ，刺激の種類，強さ，危険度などが判断される。

嗅覚と味覚は，食事の際それぞれ相互に影響し合う。たとえば風邪で鼻がつまったりすると，味がわからなくなったり，知らない味になったりする。

嗅細胞は鼻粘膜の表面に線毛を出している 114

匂いは，鼻腔の最上部（上鼻甲介の上部から鼻中隔にかけて）を覆う**嗅上皮** olfactory epithelium で受容される。片鼻の嗅上皮の面積は約 $2～4\,cm^2$ で，約500万個の受容細胞である**嗅細胞** olfactory cell と支持細胞で構成され，Bowman腺（杯細胞）から分泌される粘液層で覆われている。嗅細胞は基底細胞から分化した一次感覚細胞（双極性ニューロン）で，約30日で新しい細胞と置き換わる。嗅細胞の頂部には**嗅線毛** olfactory cilia が多数存在する。空気中を飛んできた匂い物質は，粘液に溶解し，線毛上の受容体に結合する。嗅細胞の中枢端は無髄神経線維である。この神経線維が集まって**嗅神経（I）**となり，篩骨を貫いて嗅球に達する。

匂い分子が受容体に結合すると，嗅細胞は脱分極する 115

匂い分子が嗅細胞に認識されるには，嗅上皮を覆う粘液に溶け込んだ後，線毛上の**嗅覚受容体**に結合しなければならない。嗅覚受容体は，ヒトの場合約350遺伝子で構成され，巨大なファミリーを形成し，1つの嗅細胞には1種類

115 匂い受容の分子機構

❶ 匂い分子が嗅線毛上の特異な受容体蛋白質に結合。
❷ 活性化した受容体が G_S（G_{olf}）を刺激し，細胞内cAMPが増加。
❸ 陽イオンチャネルが開口し，Ca^{2+}，Na^+ の流入量が増加。
❹ 脱分極と細胞内 Ca^{2+} 濃度の増加。
❺ Ca^{2+} 濃度の増加は Cl^- チャネルを活性化し，さらに脱分極させる。脱分極が閾値を超えると，嗅細胞は活動電位を発生する。

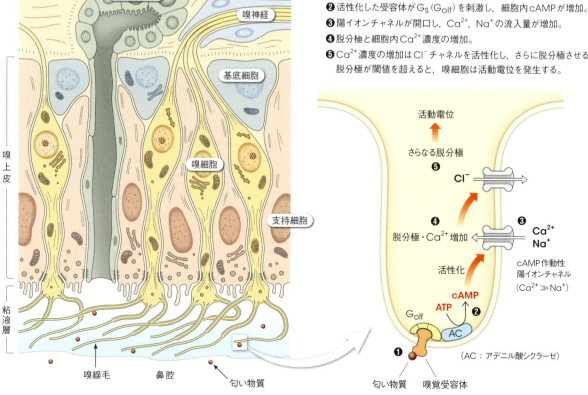

114 嗅上皮

の受容体しか発現しないという1細胞1受容体ルールが知られている。受容体の数は多いものの，数十万種を超える匂い分子を識別するためには足りない。AxelとBuckは，嗅覚受容体をクローニングし個々の匂い分子に応答する受容体の組み合わせパターンの違いで，多くの匂いを識別していることを明らかにした（2004年ノーベル賞受賞）。

匂い分子が受容体に結合すると，細胞内に共役したG蛋白質（G_{olf}）がアデニル酸シクラーゼを活性化し，cAMPが増産される。cAMPは陽イオンチャネルを活性化し，さらに細胞内に流入したCa^{2+}がCl^-チャネルを活性化し，嗅細胞は脱分極する（受容器電位）。

匂いの情報は嗅球内で空間的に表現される 116

嗅細胞の軸索（嗅神経）は，篩骨篩板を貫いて**嗅球** olfactory bulb に達する。嗅神経は，嗅球内の**糸球体** glomerulus と呼ばれる構造において二次ニューロン（僧帽細胞，房飾細胞）の樹状突起とシナプスをつくる。1個の糸球体には数万本の神経線維が入力し，数十個の二次ニューロンとシナプスを形成する。このような糸球体が，マウスの嗅球に

は約1,800個存在する。同一の嗅覚受容体を発現する嗅細胞の軸索は，左右一対の特定の糸球体に収斂投射する。つまり，1つの糸球体には特定の嗅覚受容体を発現する嗅細胞の軸索のみが投射する。

ある匂い分子は固有の組み合わせの複数の嗅覚受容体を活性化するが，その情報は嗅球における活性化する糸球体の組み合わせに変換される。嗅球における，この匂い分子固有の空間的活性化パターンは"匂い地図"と呼ばれ，匂いの識別に関わる。

二次ニューロンは，嗅球内で介在ニューロン（傍糸球体細胞，顆粒細胞）による制御を受ける。介在ニューロンは，二次ニューロンを抑制性に支配する。逆に，二次ニューロンである僧帽細胞は，同一シナプスを使って介在ニューロンを興奮性に支配する。このようなシナプス形成を**相反性シナプス**という。介在ニューロンは中枢からの抑制シグナルを受けており，このような場合，二次ニューロンは興奮する。嗅細胞から送られてきた信号は，糸球体の二次ニューロンで信号の抑制と増強が起こり，匂いに対する応答のコントラストが明瞭となり，中枢に送られる。

二次ニューロンの求心性線維は，嗅索を通って同側および対側の嗅覚野（古皮質）に達する。外側嗅索の線維の一部は視床下部に達し，性行動の誘発に大きな影響を持つ。さらに，嗅覚の信号は海馬，扁桃体，大脳辺縁系に投射され，一部は視床を経由して眼窩前頭皮質（前頭葉下面）に達する。

匂いの閾値

空気中の匂い物質は，メチルメルカプタン（にんにく臭）の場合，きわめて低濃度（4×10^{-15} g/L）でその存在に気付かれ，その50倍の濃度（2×10^{-13} g/L）で識別される。多くの匂い物質は，嗅細胞の閾値を超えて脱分極させるためには，もっと高濃度に存在することが必要である。

嗅細胞は同じ匂いに対して順応が早いので，他人の臭いには敏感に反応するが，自分の臭いに気付かない。ヒトはイヌに比べ，100万～1,000万倍閾値が高い（鼻が悪い）。

● 匂いの役割

日本には"香"をたしなむ文化があり，香道として知られている。アロマテラピーは，芳香を気分転換，ストレス解消，健康増進に利用している。良い匂いは唾液，胃液の分泌を亢進させ，食欲増進につながる。嫌な匂い，腐敗臭は，有害物質や毒の摂取を避けるのに役立つ。刺激臭をもつtert-ブチルメルカプタンは，無臭である都市ガスの付臭剤であり，ガス漏れを報せる"警報装置"として応用されている。

116 嗅球内のシナプス伝達

→ 興奮性伝達
→ 抑制性伝達

中枢から
中枢へ
顆粒細胞
＊傍糸球体細胞 } 介在ニューロン
僧帽細胞
房飾細胞 } 二次ニューロン
糸球体
嗅球
篩板
嗅上皮
嗅神経
嗅細胞

神経系(2) 嗅覚と味覚

味細胞は5つの基本味に特異的に応答する

味細胞の頂端膜で味物質を受容する 117

味覚は，舌表面の**乳頭** papillaeに存在する50〜70μm大の**味蕾**(みらい) taste budで受容される。1個の乳頭に多数の味蕾が存在し，舌全体で5,000〜10,000個の味蕾がある。個々の味蕾は50〜100個の**味細胞** taste cellと基底細胞で構成され，つぼみのような形を呈する。味細胞の頂端膜は，上皮に開いた味孔を通して口腔に露出している。

味細胞は，形態的・機能的特徴をもとに，Ⅰ型(グリア様細胞)，Ⅱ型(甘味・うま味・苦味・塩味細胞)，Ⅲ型(酸味細胞)に分けられる。Ⅱ型・Ⅲ型味細胞の頂端膜が味物質を受容すると，基底部から神経伝達物質が放出され，求心性神経終末を経由して中枢に伝えられる。

体に必要なミネラル(**塩味** salty)や栄養素(**うま味** umami, **甘味** sweet)と有害物質(**酸味** sour, **苦味** bitter)とを識別する味覚は，生きていくために必須の感覚である。これら5つの基本味はそれぞれ固有の味細胞により受容される。酸味はⅢ型味細胞で，それ以外は全てⅡ型味細胞で受容される。Ⅱ型味細胞は受容する味の質によって甘味細胞，うま味細胞，苦味細胞，塩味細胞に細分される。各基本味の情報はそれぞれ独立した求心性神経線維を介して中枢に伝達される。Ⅰ型細胞は突起を伸ばしてⅡ型・Ⅲ型細胞を包み込むことで，これらの細胞を化学的・電気的に隔離・絶縁する。これにより，Ⅱ型・Ⅲ型細胞同士の直接の接触はなく，互いに影響し合わずに機能することが可能となる。

味細胞は基底細胞から分化し，約10日で新しい細胞と置き換わる。味細胞(短寿命)と求心性神経線維(長寿命)がシステムとして特異的な結合を継続するには，新たに分化した味細胞を認識してシナプスを形成する仕組みが必要である。

味覚の伝導路 118

味蕾は，舌背のほか軟口蓋，咽頭にも分布する。舌の前2/3の味覚は**鼓索神経**(顔面神経Ⅶ)が，後ろ1/3の味覚は**舌咽神経**(Ⅸ)が伝達し，同側の延髄孤束核に終わる。軟口蓋・咽頭の感覚はそれぞれ，顔面神経(Ⅶ)と迷走神経(Ⅹ)を介して同じく延髄孤束核に伝えられる。続いて，信号は孤束核でシナプスを介して視床，大脳皮質一次味覚野へと送られて味覚が認識される。一方，孤束核から上・下唾液核に伝わり，反射的に唾液の分泌を促す経路も存在する。

食感(口腔内皮膚感覚，舌触り，歯ごたえ)，温度感覚，辛味(カプサイシン)は，粘膜固有層にある体性感覚受容器で受容

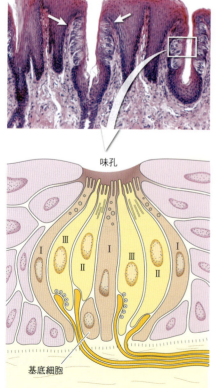

117 味蕾

味孔

基底細胞

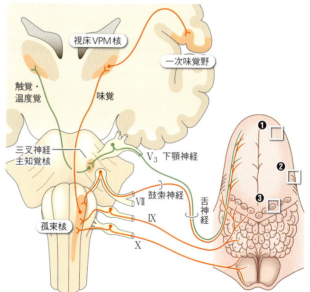

118 味覚の伝導路

視床VPM核
一次味覚野
触覚・温度覚
味覚
三叉神経主知覚核
V₃ 下顎神経
Ⅶ 鼓索神経
Ⅸ 舌神経
孤束核
Ⅹ

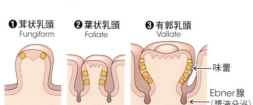

❶ 茸状乳頭 Fungiform
❷ 葉状乳頭 Foliate
❸ 有郭乳頭 Vallate
味蕾
Ebner腺(漿液分泌)

舌の先端部には丸い茸の形をした茸状乳頭(❶)，舌側面には葉状乳頭(❷)があり，舌根部には大きな有郭乳頭(❸)がV字形に配置されている。1個の有郭乳頭には約100個の味蕾がある。喉頭蓋や咽頭の粘膜にも味蕾は存在し，味を感じる。

119 基本味の受容機構

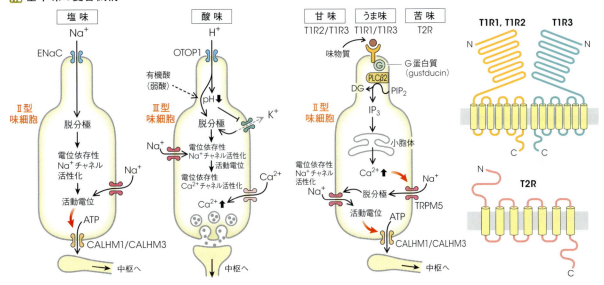

され,三叉神経第3枝(下顎神経)を介して対側の視床に伝達される。なお,辛味は味蕾を介さない化学感覚であり,味覚には含めない。

5つの基本味に特異的なセンサーが存在する

各味細胞の頂端膜には,5つの基本味に特異的に対応するセンサー分子が局在する。

1) 塩味 119左

塩味は食塩NaClに対する味覚である。Na^+は,体液量調節など生存に必須のミネラルである。Na^+がⅡ型味細胞の一種である塩味細胞の頂端膜にあるアミロライド感受性上皮型Na^+チャネル(ENaC)を通って細胞内に流入すると,細胞は脱分極する(受容器電位)。次いで,電位依存性Na^+チャネルが活性化され,活動電位が生じる。最後に,基底膜に存在する電位依存性ATP放出チャネルCALHM1/CALHM3が開口し,このチャネルの大きなポアを通じて神経伝達物質としてATPが放出されて求心性神経へと塩味情報が伝達される。シナプス小胞ではなくチャネルのポアを介したこの伝達物質の放出様式は,Ⅱ型味細胞に特徴的である。また,塩味には陰イオンであるCl^-の寄与も知られているが,その受容機構は不明である。

2) 酸味 119中

酸味は,腐った食物を摂取しないための警告信号である。H^+はH^+選択性チャネルOtopetrin1(OTOP1)を介してⅢ型味細胞に流入し,細胞を脱分極させる(受容器電位)とともに,細胞内pHを低下させる。細胞内pHの低下は膜電位を維持しているK^+チャネルを阻害することで脱分極を促進する。次いで,電位依存性Na^+チャネルの活性化による活動電位,電位依存性Ca^{2+}チャネルの活性化による細胞内へのCa^{2+}流入,シナプス小胞の開口分泌による求心性神経への神経伝達が連鎖的に生じる。強酸のHClよりも酢や柑橘類などの有機酸(弱酸)のほうが低濃度で酸っぱく感じるのは,非イオン化した酸が細胞内に拡散し,細胞内pHを大きく低下させる効果があるためである。

3) 甘味,うま味,苦味 119右

甘味,うま味,苦味は,Ⅱ型味細胞の頂端膜にあるG蛋白質共役型受容体を介してシグナルが受容される。

甘味受容体(T1R2/T1R3)とうま味受容体(T1R1/T1R3)は,T1R3を共通ユニットとしたヘテロダイマーで構成され,細胞外に味物質分子を感知する大きなドメインを持つ。甘味受容体は糖やグリシン,甘味ペプチドのほか,人工甘味料に応答する。うま味受容体はグルタミン酸などのアミノ酸やイノシン一リン酸やグアニル一リン酸などのヌクレオチドに応答する。一方,ヒトでおよそ25種類存在する苦味受容体群(T2R)の細胞外ドメインは特に大きくはない。苦味受容体は,毒物の摂取を防ぐために発達してきたと考えられ,キニーネなど多くの苦味物質に応答する。

Ⅱ型味細胞に属する甘味細胞,うま味細胞,苦味細胞はそれぞれ異なる受容体を発現することで区別されるが,受容体の下流のシグナルは共通している。味物質が受容体に結合すると,gustducinと呼ばれるG蛋白質を介してホスホリパーゼCが活性化され,IP_3を産生する。IP_3は小胞体からCa^{2+}を放出させ,細胞内Ca^{2+}濃度が上昇する。その結果,細胞膜の陽イオンチャネルTRPM5が開口し,脱分極(受容器電位)が起こる。次いで,電位依存性Na^+チャネルが活性化され,活動電位が生じる。神経伝達機構は塩味と同様であり,活動電位により基底膜にある電位依存性ATP放出チャネルCALHM1/CALHM3が開口し,伝達物質ATPが放出されて求心性神経へと情報が伝達される。

神経系(2)　外皮

表皮細胞は基底層で新生し，角化しながら表層へ移動する

皮膚は成人で約1.6m^{2}もの表面積を持ち，体重の約16%を占め，人体で最大の臓器といえる。皮膚の機能の第一は，体の表面を覆い保護することである。熱傷などのために体表面積の30%以上の皮膚が損なわれると，血漿成分の漏出によるショックに陥り，生命の危険がある。また皮膚は種々の神経終末装置を含み，感覚器としても重要な役割を担う。

皮膚の組織構造 120 123

皮膚は表皮，真皮，皮下組織の3層からなる。発生学的に表皮は外胚葉に由来し，真皮および皮下組織は中胚葉に由来する。表皮は角化した重層扁平上皮であり，固く丈夫である。真皮は主として膠原線維や弾性線維からなり，表皮と皮下組織とをつなぐ。皮下組織は脂肪を含む疎性結合組織であり，弾性に富む。

1) 表皮 epidermis

表皮細胞の90%は**ケラチノサイト**で占められる。ケラチノサイトは基底層で増殖し，表層へ移動するつれ徐々にケラチンが蓄積する。この過程を**角化** keratinization といい，15〜30日で表面に達して剥がれ落ちる。角化の各段階にあるケラチノサイトによって，表皮は5層に区別される。

①**基底層**：1層の円柱細胞からなる。ここで分裂した新しい細胞が表層へ押し上げられる。
②**有棘層**：重層する多角形の細胞からなり，浅層の細胞ほど丈が低くなる。これらの細胞は**細胞間橋** intercellular bridge と呼ばれる棘状の構造で互いに強く結合している。電子顕微鏡で見ると，ケラチンフィラメントを含む細胞質突起どうしがデスモゾームを介して結合する。
③**顆粒層**：2〜4層のやや扁平な細胞からなる。核や細胞内小器官は変性を始めており，細胞内には角質の前段階物質にあたる**ケラトヒアリン顆粒**が存在する。電子顕微鏡では脂質を含む**層板顆粒** lamellar granule を認める。
④**淡明層**：重層する扁平な細胞からなり，色素に染まりにくい。核，ケラトヒアリン顆粒を持たない。
⑤**角質層**：ケラチンで充満した角質細胞が重積し，表面の細胞は絶えず剥がれ落ちる。層板顆粒から放出されたセラミドなどの脂質が細胞間を満たし，角質層の水分保持やバリア機構に寄与する。

このような5層構造は，手掌や足底の厚い皮膚で明らかである。その他の部位の薄い皮膚では顆粒層や淡明層は明らかでなく，角質層も薄い。

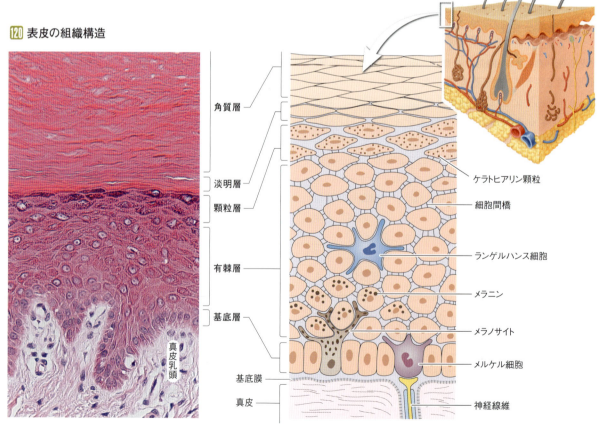

120　表皮の組織構造

表皮にはケラチノサイト以外に3種類の細胞が存在する。**メラノサイト**は基底細胞間にあり，暗褐色のメラニン色素を合成し，顆粒状にして周囲のケラチノサイトに供給する。分裂中のケラチノサイトはメラニンを取り込むことで，紫外線によるDNA障害を免れる。樹状細胞の一種である**ランゲルハンス細胞** Langerhans cell は主に有棘層に分布し，リンパ節に移動して抗原提示を行う。基底細胞間にみられる**メルケル細胞** Merkel cell は触覚の受容細胞である（62）。

2) 真皮 dermis

真皮は密な線維性結合組織である。膠原線維からなる網目の中に弾性線維が混在し，強靱さと伸展性を兼ね備えている。また真皮内には血管網，リンパ管網，神経叢が発達している。細胞成分としては線維芽細胞のほか，免疫担当細胞（マスト細胞，マクロファージ，白血球）が存在する。真皮は乳頭層と網状層に分けられるが，明らかな境界なく移行する。

① **乳頭層**：真皮の表層部が**真皮乳頭** dermal papilla をなして表皮内に突出する部分をいう。乳頭内には毛細血管がループ状に進入し，表皮の細胞に栄養を供給する（表皮内には血管は存在しない）。一部の乳頭はマイスナー小体や自由神経終末を備えており，手足の指や手掌・足底などに多くみられる。

② **網状層**：乳頭層の深部で太い線維束が粗大な網目をつ

121 皮膚割線

真皮の結合組織線維の走向を反映したもので，皮膚にかかる張力の方向に沿っている。

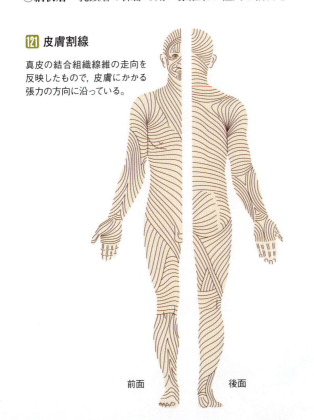

前面　　　後面

122 爪の構造

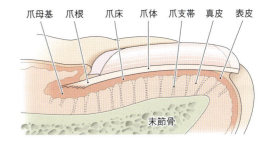

爪母基　爪根　爪床　爪体　爪支帯　真皮　表皮

末節骨

くる層である。線維束の走行方向は人体の部位によってほぼ一定であり，**皮膚割線** 121 として知られている。この割線に沿って皮膚を切開すると，治癒が早く，瘢痕も残りにくい。割線に対して直角方向に切開を行うと，線維束が切断され，切り口が引っ張られて広がってしまう。

3) 皮下組織 subcutaneous tissue

皮下組織は多量の脂肪組織を含む。脂肪組織は疎性結合組織によって分葉状に隔てられる。皮下組織の結合組織線維は真皮網状層と連続しており，両者の境界は判然としない。皮下脂肪はエネルギー源の貯蔵庫として重要であり，またその保温効果によって体温の維持に役立つ。

皮膚付属器

表皮は，ところどころで真皮内に落ち込んで汗腺，脂腺を形成する（123）。また一部はさらに角化して，毛と爪という硬い組織をつくる。

1) 毛 hair

皮膚の表面から突き出ている部分を**毛幹**，皮膚の中にある部分を**毛根**という。毛根は，表皮が落ち込んで変化した**毛包** hair follicle によって取り囲まれる。毛根の下端には毛細血管を伴う**毛乳頭** hair papilla が入り込み，栄養を供給する。毛包が毛乳頭に接するところを**毛母基** hair matrix といい，毛と毛包の細胞はここから新生する。

毛には**脂腺**と**立毛筋**（平滑筋）が付属する。立毛筋は交感神経の支配を受け，その収縮によって毛は直立し，脂腺の分泌物が毛包内に押し出される。

2) 爪 nail 122

爪は指先を保護するもので，毛と同様，局所的に表皮が角化したものである。皮膚の下に隠れている爪の後方部を**爪根**，その他を**爪体**という。爪体を載せる皮膚面を**爪床**といい，通常の皮膚と同じく真皮と表皮でできている。真皮の結合組織線維は一部は指の長軸に沿って走り，一部は深く垂直に入って指節骨の骨膜と連結し，爪を固定する。垂直の結合組織線維が小束をなすものを**爪支帯**という。爪床の後部で爪根に接するところを**爪母基**といい，爪の細胞はここから新生する。

神経系(2) 外皮

皮膚は生体防衛の最前線である

皮膚腺 123

皮膚には外分泌腺として脂腺と汗腺が付属する。乳腺は，汗腺が特殊に発達したものである。

1) 脂腺 sebaceous gland

毛に付属する胞状腺であり，その導管が毛包に開くので**毛包腺**とも呼ばれる。**独立脂腺**といって，毛に関係なく皮膚および粘膜表面に開口するものもあり，口唇，鼻前庭，乳房，包皮，小陰唇，肛門周囲にみられる。脂腺はホロクリン分泌によって**皮脂**を分泌し，表皮に滑らかさを与える。

2) 汗腺 sweat gland

汗腺は単一管状腺である。分泌様式によってエクリン汗腺とアポクリン汗腺の2種類に分けられる。

エクリン汗腺(小汗腺)はほぼ全身の皮膚に分布し，その数はアポクリン汗腺よりもずっと多い。特に手掌，足底，前額などの露出部に多く分布する。分泌部は真皮下層でとぐろを巻き，導管は真っ直ぐ上行したのち表皮内をらせん状に走り，皮膚表面に汗孔として開口する。エクリン汗腺の主な働きは発汗による体温調節であり，コリン作動性交感神経の支配を受ける。

アポクリン汗腺(大汗腺)は腋窩，乳輪，陰嚢，恥丘，大陰唇，会陰，肛門周囲など限られた部位に分布する。そのほか，睫毛腺や耳道腺もアポクリン汗腺の一種である。分泌部はエクリン汗腺に比べ大型で，真皮下層から皮下組織にあり，導管は毛包の上部に開口する。アポクリン汗腺による発汗はアドレナリン作動性交感神経(情動刺激)によるもので，性ホルモンの影響を受ける。その分泌物は脂質および蛋白質を含み，細菌によって分解され特有の臭気を放つ。

皮膚の機能

皮膚は外界に対する物理的・化学的なバリアである。また，感覚，体温調節，免疫，代謝などを担うさまざまな仕組みを備えており，これらの機能を総動員して生命活動の維持を図っている。

1) 物理・化学的保護

最外層にあたる角質層は，角化したケラチノサイトの間を脂質が満たす20μm程度の薄い層であるが，水分子，化学物質，微生物などをきわめて通しにくく，水の蒸発を防

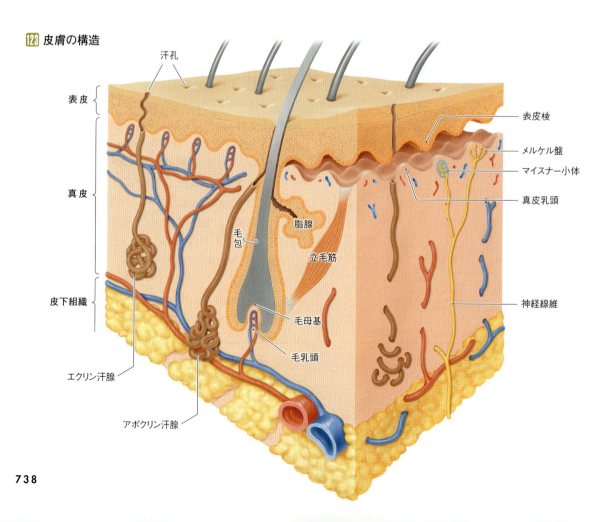

123 皮膚の構造

いで体内の水分を保持し，有害な物質や微生物が体内に侵入するのを防いでいる。また，皮膚は伸展や圧迫に耐え，衝撃をやわらげることができる。これは真皮を構成する膠原線維，弾性線維，間質成分(プロテオグリカン)や皮下脂肪が，皮膚に強度と弾力を与えているからである。さらに，ケラチノサイトに蓄積されるメラニン色素は光を吸収し，紫外線に対するバリアの役割を果たす。

2) 皮膚感覚

真皮には触圧覚・温度覚・痛覚など体性感覚の受容器が高密度に分布している〔p.702参照〕。皮膚は全身を覆う最大の感覚器官として，環境から加えられる情報を直ちに中枢神経系に送り，有害な刺激であればそれを回避するような行動や生体の応答を起こさせる。

3) 体温調節

外気温にかかわらず，体の深部(脳と内臓)の温度はほぼ一定に保たれる124。皮膚は外気と直接に熱のやりとりを行う場であり，外気との接触面積が広いことからも，体温調節に果たす役割は大きい。皮膚表面からは絶えず水分が蒸発し(**不感蒸泄**)，気化熱として体熱を奪っている(蒸散性熱放散)。皮下脂肪や毛にはそれ自体で保温効果があるが，体温の変動が視床下部の体温調節中枢〔p.686参照〕に伝えられると，交感神経を介して次のような反応が起こり，体温を保とうとする。

①**皮膚血管反応**：体内を循環する血液の温度は，真皮の血管網を通るときに外気温の影響を受ける。皮膚血管は，寒冷時には収縮して体表から外気への熱の移動(非蒸散性熱放散)を防ぎ，暑いときには拡張して熱放散を促進する。特に手足の皮膚血管では動静脈吻合が発達しており，血流量の調節が行われている〔p.165参照〕。

②**発汗**：エクリン汗腺から汗が分泌され，水分が気化することで蒸散性熱放散が起こる。外気温が体温より高いときには発汗が唯一の放熱手段となるが，湿度が高い環境では蒸散が妨げられるため熱中症が起こりやすい。汗にはNa^+，Cl^-が含まれ，大量の発汗では塩分喪失が起こる。

③**立毛**：寒いときには立毛筋の収縮による鳥肌を経験する。ヒトでの効果は少ないが，毛を立て皮膚表面の空気層を保持し熱放散を減らす仕組みである。

4) 免疫機能

私たちは微生物に囲まれて暮らしているといっても過言ではないが，角質層の緻密なバリア構造のおかげで細菌やウイルスが体内に侵入することはない。しかし，いったん角質層に傷が生じると，そこから微生物が侵入してくる。そこで，皮膚には異物をいち早く検知し防御体制をしくた

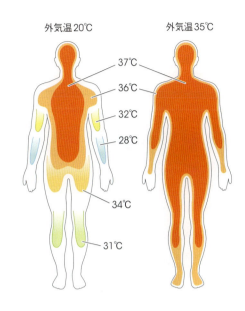

124 冷環境と温環境における体温分布 (Aschoff & Wever, 1985)

めに高度に発達した免疫器官としての役目がある。

皮膚に異物が侵入すると，表皮の**ランゲルハンス細胞**が直ちに活性化され抗原を取り込む〔p.531参照〕。ランゲルハンス細胞はリンパ循環に乗って所属リンパ節に移動し，Tリンパ球に抗原の情報を伝え，全身的な免疫反応を発動させる。表皮のケラチノサイトは，異物に刺激されるとインターロイキン-1をはじめとする炎症性サイトカインを分泌し，リンパ球やランゲルハンス細胞を活性化する。

真皮には，食作用によって異物を処理する**マクロファージ**や，IgE抗体を表面に発現している**マスト細胞**が存在する。抗原となる異物が侵入すると，マスト細胞はヒスタミンやサイトカインを大量に分泌する。痛み刺激で感覚神経末端から分泌されるサブスタンスPも，近傍のマスト細胞を刺激してヒスタミンを分泌させる。ヒスタミンや炎症性サイトカインによって血管が拡張し血管透過性が亢進すると，白血球や異物を分解する補体などの血漿成分が血管から組織内に入ってくる。その結果，皮膚の発赤や腫脹が生じる。これら一連の炎症反応は，異物を排除し正常組織を回復する過程であるが，しばしば痛みやかゆみを伴い，アレルギー反応を引き起こすこともある。

5) ビタミンD生成

ビタミンD (1,25-ジヒドロキシビタミンD) は，カルシウムおよびリン代謝を調節する重要なホルモンである。その前駆物質は皮膚で紫外線を受けてビタミンDに変換され，さらに肝臓と腎臓で水酸化されて活性型ビタミンDとなる〔p.395参照〕。長期にわたる日光不足はビタミンD生成を阻害し，骨の石灰化障害(くる病，骨軟化症)の一因となる。

11 運動器

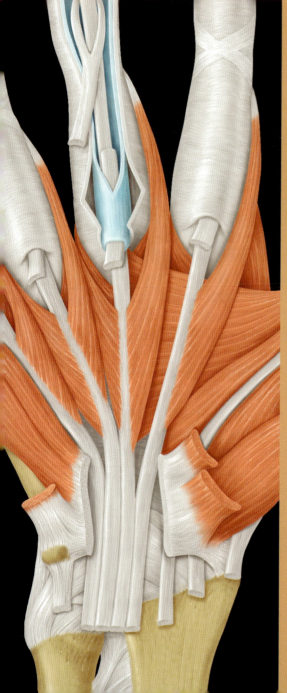

運動器の概観
742 支持する骨と動かす筋の組み合わせにより，各部の多彩な運動が行われる
744 体幹と四肢の骨格はそれぞれの役割に適した構造を持つ

骨格系
746 骨は緻密質と海綿質で構築され，丈夫さと軽さを兼ね備えている
748 骨組織は絶え間ない骨吸収と骨形成によって再構築される
750 丈夫な骨を作るためには，ホルモン，栄養，運動が必要である
752 骨端板における軟骨細胞の増殖が，骨を長軸方向に成長させる
754 関節面の形状が関節の可動性を規定する
756 関節運動の結果，骨の遠位端で複雑な動きが生じる

筋系
758 骨格筋は骨に付き，随意運動ならびに姿勢の維持に働く
760 筋線維は，収縮蛋白質を含む細長い細胞である
762 細胞内Ca^{2+}濃度の上昇によって分子スイッチが作動し，筋収縮が起こる
764 筋細胞膜の脱分極は瞬時に細胞内に伝わり，筋小胞体からCa^{2+}が放出される
766 神経筋接合部ではアセチルコリンを用いたシナプス伝達が行われる
768 骨格筋の収縮力は神経からの刺激頻度と運動単位の数によって決まる
770 平滑筋は横紋筋に比べ収縮速度が遅く，張力も弱い

上肢
772 上肢帯は，自由上肢と体幹との間をつなぐ骨格単位である
774 肩関節は大きな可動域を持つが安定性に乏しく，多くの筋で補強されている
776 前腕は，屈伸と回外・回内の組み合わせにより自由に動く
778 手根の関節は，橈骨と手根骨が作る楕円関節である
780 ヒトの手の巧緻な運動は，母指の動きによるところが大きい
782 浅背筋と浅胸筋は上肢帯を保持し，肩甲骨をいろいろな方向へ動かす
784 肩関節の運動は，多くの筋の協同作用である
786 肘関節の主要な屈筋は上腕筋，伸筋は上腕三頭筋である
788 前腕の前面には，手の骨に付く屈筋群と，前腕骨に付く回内筋が存在する
790 前腕後面の伸筋群は，6つのトンネルを通って手に向かう
792 手の内在筋は，指の精緻な運動を行う

下肢
794 骨盤は体重を支え，また自由下肢を連結する
796 股関節は，肩関節に比べはるかに安定性が高い
798 膝関節は最も酷使される関節であり，半月板が存在する
800 足の骨はアーチ形に組み合わさり，体重を分散する
802 骨盤から起こる強大な筋群が直立二足歩行を可能にした
804 大腿の伸筋と屈筋は，股関節と膝関節の両方に作用する
806 内転筋群は大腿を内側に引き，直立位の維持に寄与する
808 足の内反・外反は，歩行にとって重要な働きのひとつである
810 強大な下腿屈筋のおかげで，つま先立ちができる
812 足底の筋は協同して足弓を維持し，体重を支える

体幹
814 椎骨の形は部位ごとに特徴がある
816 個々の椎骨の運動はわずかでも，脊柱全体としては非常な柔軟性を持つ
818 胸式呼吸は肋骨の上下運動である
820 固有背筋は脊柱の起立と運動に働く
822 頸部の筋は頭部の運動と内臓機能に関与する
824 安静時の主要な吸息筋は外肋間筋と横隔膜である
826 腹壁の筋は腹部内臓を保護するとともに，腰椎の運動，呼吸運動に関わる

頭部
828 15種23個の骨が主に縫合でつながり，頭蓋を構成する
830 表情筋はすべて第2鰓弓に由来し，顔面神経の支配を受ける

overview

運動器の概観
- 骨と骨格筋は運動のほかにいろいろな機能を持つ。非力学的な役割にも注目しよう。
- 頭蓋，体幹，上肢，下肢について，それぞれの骨格の特徴を理解しよう。

骨格系

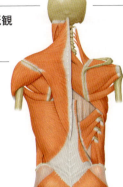

- 骨の内部構造はどうなっているか？　力学と栄養の観点から調べてみよう。
- 骨基質を構成する有機質と無機質は，骨の強靱さにどのように寄与しているか？
- 骨の再構築に関わる細胞と，その働きを調節するホルモンを挙げてみよう。
- 骨の成長はどのようにして起こるか？　骨端軟骨の役割を理解しよう。
- 血漿Ca^{2+}およびリン濃度の恒常性を維持するために，骨が果たしている役割は？
- 関節運動の種類とその用語を憶えよう（部位によって運動の方向が異なることに注意）。

筋　系
- 筋線維はそれ自身が1個の細胞である。その微細構造の特徴は何か？
- 筋収縮の分子機構を理解しよう。Ca^{2+}とATPはどんな役割を担っているか？
- 神経筋接合部にインパルスが到着してから筋収縮が始まるまでの一連の出来事を整理しよう。
- 赤筋（遅筋）と白筋（速筋）の違いは何か？　エネルギー代謝に注目しよう。
- 骨格筋の収縮はなめらかで持続的である。「加重」と「運動単位」という言葉を使って，その理由を説明しよう。
- 神経支配と収縮機構の点から，骨格筋・心筋・平滑筋を比較しよう。

上　肢

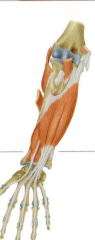

- 肩甲骨は胸郭上をいろいろな方向に動く。これは上肢の運動にとってどんな意義があるか？
- 肩関節の運動には多くの筋が参加する。上肢帯筋，体幹の筋，上腕の筋に分けて考えよう。
- 僧帽筋や三角筋のように広い起始を持つ筋は，いろいろな作用があることに注意しよう。
- 上腕二頭筋は肘関節の屈曲のほかにどんな作用を持っているか？
- 前腕の屈筋・伸筋は手根関節，MP関節，IP関節に作用するものがある。それぞれの停止部に着目しよう。
- ペンやお箸を持つとき母指はどんな動きをするか？　その動きを可能にしている構造は？

下　肢
- 骨盤は，上半身の体重を下肢に伝える構造として理解しよう。
- 股関節の主要な屈筋・伸筋は何か？
- 中殿筋や小殿筋は歩行時にどんな働きをしているか？
- 膝関節に特有の補助構造は何か？　それが障害されるとどんな症状が起こるか？
- 膝関節に作用する筋の多くは股関節にも作用することに注意しよう。
- 直立の姿勢を保つのに筋力はほとんど必要としない。なぜか？

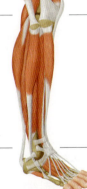

体　幹
- 脊柱の運動性は頸椎，腰椎，胸椎の順に大きい。その理由は？
- 肋骨挙上に働く主要な吸息筋は何か？　また，肋骨とは関係ない吸息運動は何か？
- 脊柱起立筋は多くの筋の総称である。どんな種類があるか？
- 腹壁を構成する筋群とその停止腱膜が作る構造を理解しよう。

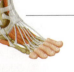

頭　部

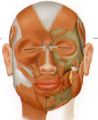

- 頭蓋を構成する骨は15種類。多数の孔があり，頭蓋の内外を連絡している。
- 鰓弓由来の筋は脳神経に支配されることに注意しよう。

運動器　運動器の概観

支持する骨と動かす筋の組み合わせにより，各部の多彩な運動が行われる

運動器の構成要素

1）骨　格

骨格 skeleton は人体を力学的に支持する構造である。**骨** bone はその主要な構成要素であり，カルシウムを含み血管が豊富に分布する。人体には 206 個の骨があり（腱に付属する種子骨を除く），大きさは最大の大腿骨から最小の耳小骨まで，形状は長・短・扁平・不規則形などさまざまである。これらの骨は，軟骨や靱帯などによって連結され，骨格を形成する。**軟骨** cartilage は，弾力性に富み透明感のある素材で，内部に血管が進入しない。**靱帯** ligament は，強靱なコラーゲン線維からなる線維性結合組織である。

人体の軟骨

関節軟骨	可動性の関節で骨の関節面を覆う
軟骨結合	骨と骨を軟骨でつなぐ。椎間円板，恥骨結合など
発生・成長期の骨	軟骨性骨では軟骨性の原基が骨に置き換わるが，成長期までは骨端軟骨などとして軟骨が残存する
顔の軟骨	外鼻，外耳の骨格を作る
気道の軟骨	喉頭，気管，気管支を作る

骨格に関連する線維性結合組織

靱帯 ligament	骨と骨をつないで関節を補強する
支帯 retinaculum	手首や足首で腱が浮き上がるのを防ぐ
腱 tendon	筋の端を骨格につなぐ
腱膜 aponeurosis	膜状の結合組織で，筋の端につながり腱として働く
筋膜 fascia	膜状の結合組織で，筋などを包む
真皮 dermis	皮膚の本体をなす強靱な結合組織

骨の役割には，身体を支持するなどの力学的な役割（下記①～③）と，非力学的な役割（④⑤）とがある。

骨の役割

①**支持**：支柱となって体重を支える。特に脊柱や直立時の下肢など
②**運動**：骨格筋の収縮によって動きを生じる。特に四肢など
③**保護**：内臓を外力から保護する。特に頭蓋，胸郭，骨盤など
④**Ca^{2+} 貯蔵**：体内カルシウムの 99％は骨に貯蔵されている
⑤**造血**：骨髄で血液細胞が新たに作られる

2）骨格筋

骨格に付着する筋を**骨格筋** skeletal muscle といい，体重の約 40％を占める。全身の骨格筋は，名前の付いたものが 222 種類，そのほとんどが左右で対になっている。脊柱の筋や指の筋は複数に分かれており，筋の総数は約 600 個ともいわれるが，正確な数は決められない。

骨格筋は，顕微鏡で観察すると筋線維に横縞のある**横紋筋** striated muscle で，筋線維の 1 本ずつが体性神経によって支配される**随意筋** voluntary muscle である。人体にはこのほかに，心臓壁を作る**心筋** cardiac muscle，内臓と血管の壁を作る**平滑筋** smooth muscle があり，これらは自律神経が支配する**不随意筋** involuntary muscle である（**39**）。

骨格筋の役割には，筋の収縮力による力学的な役割（下記①～④）と，非力学的な役割（⑤）とがある。

骨格筋の役割

①**随意運動**：骨格を動かして身体の運動を行う。特に四肢など
②**姿勢保持**：重力に抗して姿勢を保つ。特に体幹や直立時の下肢など
③**内臓の保護**：体壁を作り内臓を保護する。特に頸部，胸腹壁，骨盤底など
④**内臓の出入口**：呼吸器での発声，消化器での嚥下・排便，泌尿器での排尿を調節する
⑤**体温の保持**：筋収縮に伴う熱産生。特に寒冷時のふるえ

骨格と筋の力学的関係

骨格筋の力が骨格に作用して多様な運動を行うために，骨格と骨格筋の間には一定の関係がある。

①骨格筋の両端が骨格に付着する。付着の一方を起始，他方を停止と呼ぶ〔p.758 参照〕。

②骨格筋の起始と停止の間に関節がはさまる。はさまる関節の数により 1 関節筋，2 関節筋と呼ぶ。

③反対方向の関節運動を起こす拮抗筋〔p.759 参照〕の組み合わせになっている。筋は，収縮の際に力を発揮し，伸展は拮抗筋の作用によって行われる。

筋によって運動する関節（支点），筋の付着（力点），力の作用場所（作用点）の位置関係により，作用の速度や力が規定される**1**。

1 関節運動におけるテコの作用

作用速度が大きくなる例：上腕二頭筋による肘関節の屈曲。支点（肘関節）から作用点（手）までの距離は，支点と力点の間の距離の 6 倍あり，手をすばやく動かすことができる。

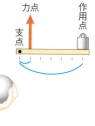

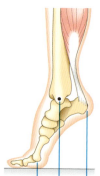

作用力が大きくなる例：下腿三頭筋による足首の底屈。爪先立ちをすると，支点（距腿関節）と作用点（爪先）の水平距離は，支点と力点（踵骨後端）の水平距離よりも小さくなる。そのため底屈力が強くなり，全体重を支えることができる。

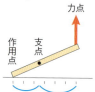

2 全身骨格（前面）

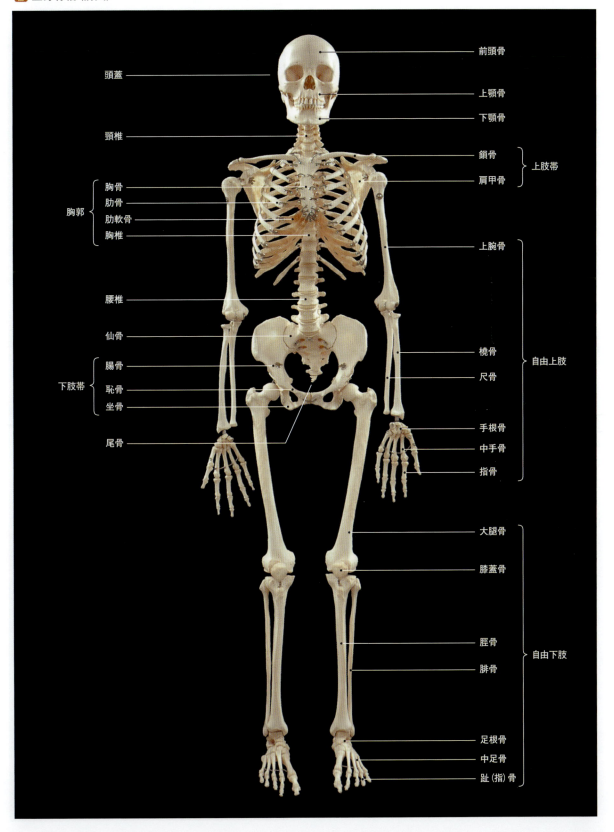

体幹と四肢の骨格はそれぞれの役割に適した構造を持つ

　人体の骨格は，中軸をなす体幹と，左右に突き出した上肢と下肢からなる。

体幹 trunk

　体幹は上下に連なる**脊柱**vertebral columnを中心にして，その上端に頭蓋が乗り，胸部では胸郭が前方に突き出し，下端は骨盤に組み込まれている。脊柱は椎骨が積み重なったもので，頸椎・胸椎・腰椎・仙骨・尾骨に区分される。

　体幹には重要臓器を収める箱状の部分が3ヵ所ある。脳と顔の臓器を収める**頭蓋**cranium，肺や心臓などを収める**胸郭**thorax，腹部内臓の受け皿となる**骨盤**pelvisである。体幹の可動性は，箱状部分では小さいが，これらの間に位置する頸椎と腰椎では大きく，前後に曲げたり（前屈・後屈），左右に曲げたり（側屈），左右によじったり（回旋）の運動ができる。

上肢 upper limb

　上肢の骨格は，つけ根にあたる**上肢帯**と，外に突き出た**自由上肢**からなる。

　上肢の役割は手で物を操ることであり，5本の指を自在に動かして物を把握し，手の位置と方向を動かして物を移動させる。特に人類では，母指が他の指と対立する独特の働きをする。手と体幹の間には6個の関節がはさまり，手の運動の自由度が大きい。とりわけ上腕骨は，肩関節における運動と，鎖骨を介した肩甲骨の運動とが複合して，可動域がきわめて大きい。さらに，尺骨と橈骨の間の回内・回外運動と，橈骨手根関節の2方向の運動（屈曲・伸展，内転・外転）とが組み合わさって，手のひらの方向を自在に変えることができる。

下肢 lower limb

　下肢の骨格は，つけ根にあたる**下肢帯**と，外に突き出た**自由下肢**からなる。左右の下肢帯の寛骨は，脊柱下端の仙骨および尾骨と組み合わさって骨盤を構成する。

　下肢の役割は，体重を支えて起立し，二足で歩行することである（直立二足歩行）。下肢の骨格と関節は，上肢のそれとほぼ対応するが，骨が全体に太いことと，関節が頑丈で可動域が狭いという特徴がある。人類では殿部の筋が特に発達しており，上体を後方に引き上げ（股関節の伸展），歩行時に着地足側に引き上げて（股関節の外転），直立二足歩行を可能にする。膝関節は，歩行時に体重の数倍以上の荷重を支え，かつ屈曲・伸展の可動域が広いために，半月，十字靱帯など特異な付属構造を備えている。

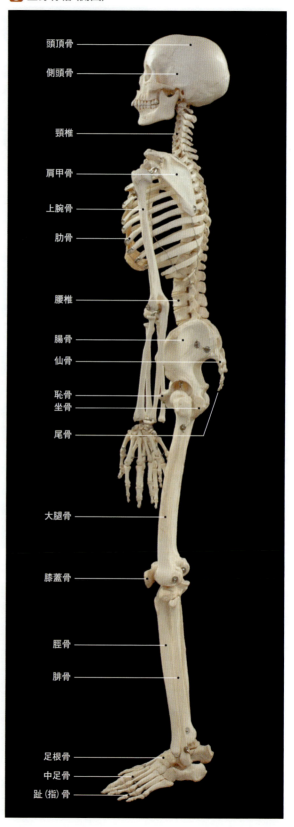

3 全身骨格（側面）

4 全身骨格（後面）

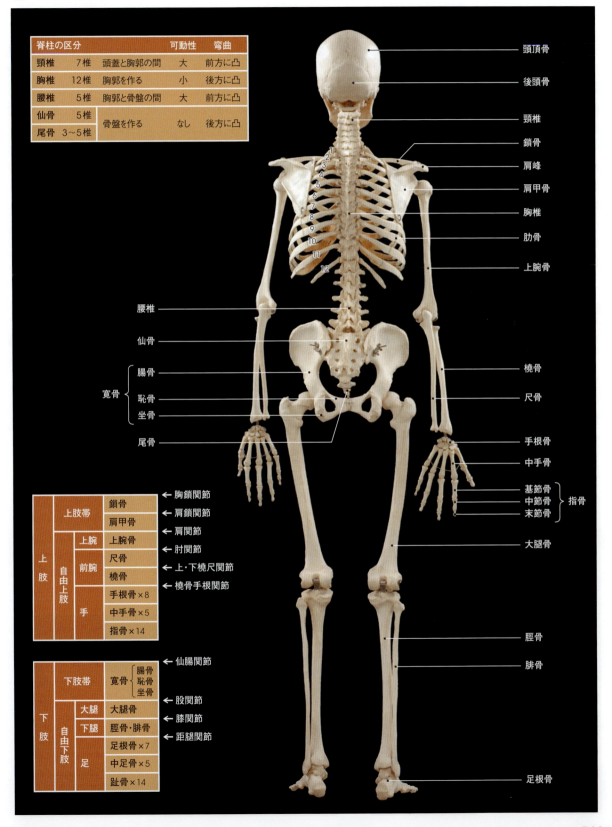

運動器　骨格系

骨は緻密質と海綿質で構築され，丈夫さと軽さを兼ね備えている

骨の肉眼的構造 5

骨の表面は緻密で均質に見えるが，断面を見ると内部はスポンジ状である。外表面の緻密で硬い部分を**緻密質**compactaといい，内部の小孔と網目状の骨梁からなる部分を**海綿質**spongiosaという。長い大型の骨では，中心に向かうにつれて海綿質の小孔の数と大きさが増し，大きな**髄腔**medullary cavityを形成する。海綿質の小孔と髄腔を満たす組織を**骨髄**bone marrowという。大きな骨の外面には，**栄養孔**と呼ばれる小孔が肉眼的に認められる。これは髄腔に向かう血管の進入部である。

緻密質と海綿質の構造は，強度を低下させることなく軽量化を実現している。緻密質は外力を表面に分散させ，また長骨の骨幹では厚さを増して必要な強度を保っている。海綿質の内部では，その部位にかかる外力の方向に応じて**骨梁**(りょう) 6 が三次元的に配置されている。

骨は形状により区別され，内部構造にも特徴がある。

骨の形状		
長骨	長い円柱状	上腕骨，大腿骨など
短骨	球形ないし多面体	手根骨，足根骨など
扁平骨	薄い板状	頭蓋冠の骨，胸骨，肋骨など
不規則形骨	凹凸が著しい	椎骨，上顎骨など
含気骨	内部に空洞	上顎骨，篩骨，前頭骨など

長骨では**骨端**epiphysisと**骨幹**diaphysisを区別する。骨端では緻密質が薄く，内部は海綿質からなる。骨幹では緻密質が厚く，内部は髄腔が広がり海綿質が乏しい。

頭蓋冠の骨では，内層と外層は厚い緻密質からなり，**内板・外板**という。**板間層**diploëは海綿質からなり，板間静脈が通る〔p.123参照〕。

含気骨の内部の空洞は粘膜で覆われており，鼻腔を通じて外界と交通している。

腱の内部にみられる小骨を**種子骨**(しゅし)sesamoid boneという。腱が骨や関節の近くを通過するところに存在し，腱の方向を変える働きをする。

骨の組織構造 7

緻密質にみられる骨の典型的な組織構造を，ハヴァース系という。血管の通路である**ハヴァース管**Haversian canalを，厚さ数μmの**骨層板**bone lamellaが同心円状に取り巻き，円筒形の**骨単位**osteonを形成する。骨単位は，長軸方向の外力に抗するように，骨の表面ないし長軸に平行に並んでいる。ハヴァース管を横に連絡する**フォルクマン管**Volkmann's canalは，骨表面および髄腔に開いており，内外の血管をつなぐ通路になっている。

5 長骨の断面

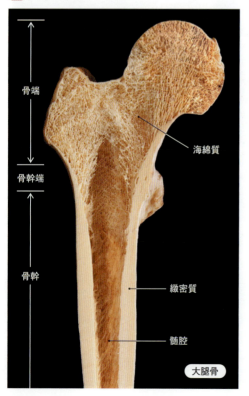

大腿骨

6 骨梁の構築

アーチ状の骨梁が三次元的に交錯しており，最小の構造で最大の力学的負荷に耐えうるようになっている。

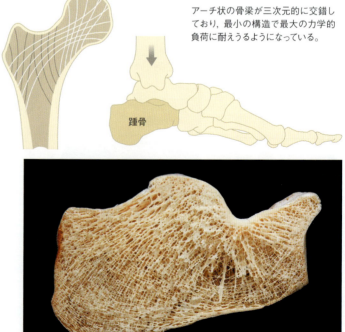

踵骨

746

骨層板は，コラーゲン線維などの蛋白質が枠組みを作り，そこにリン酸カルシウムの結晶が沈着したものである。コラーゲン線維は骨単位の層板の中でラセン状に配列し，隣り合う層板ではほぼ直交する。

骨層板の間には**骨小腔** bone lacuna が存在し，骨細胞を収めている。骨小腔から放射状に伸びる**骨細管** bone canaliculi を通して，骨細胞は細い突起を伸ばし互いに連絡している。骨細胞は，骨小腔と骨細管に含まれる細胞外液を通して物質交換を行う。

骨単位の周囲にはコラーゲン線維に乏しい石灰化基質の層があり，セメント基質と呼ぶ。骨単位に属さない不規則な領域には，再構築の過程で破壊された骨単位の一部が残存しており，**介在層板**と呼ばれる。骨の外表面と髄腔面の近くでは，骨層板が骨表面に平行に配列しており，それぞれ**外環状層板**，**内環状層板**と呼ばれる。

海綿質には血管を通すハヴァース管がなく，骨層板は骨単位を形成しない。骨小腔は，骨細管を通して髄腔につながる。

骨膜と骨内膜

骨膜 periosteum は，骨の外表面を覆う結合組織の層である。骨膜の外層は線維芽細胞とコラーゲン線維からなり，腱・靱帯・関節包などの付着部となり，それらの結合組織と連続する。骨膜の内層は骨芽細胞などを含み，骨の成長と修復を行うので，**骨形成層**と呼ばれる。外層のコラーゲン線維の一部は，内層を貫いて骨基質内に進入している。これは**シャーピー線維** Sharpey's fiber と呼ばれ，腱や靱帯の力を骨内部に伝える働きをする。骨膜には感覚神経終末が分布しており，痛みを感じる。骨折で痛みが激しいのは，骨膜の感覚神経が刺激されるためである。

骨内膜 endosteum は，骨の髄腔面を覆う不連続な細胞の層で，骨芽細胞と破骨細胞を含む。結合組織は乏しい。

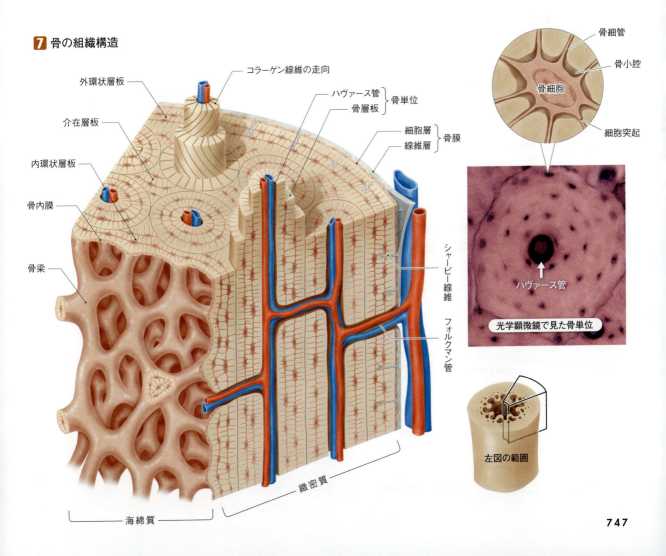

7 骨の組織構造

骨組織は絶え間ない骨吸収と骨形成によって再構築される

骨基質はコラーゲン線維と無機塩からなる

細胞間を埋める石灰化組織を**骨基質** bone matrix と呼ぶ。骨基質は無機質（50％），有機質（35％），水（15％）でできている。無機質はカルシウムとリンが大部分を占め，**ヒドロキシアパタイト** hydroxyapatite 8 と呼ばれるリン酸カルシウム塩の結晶をつくる。一方，有機質はⅠ型コラーゲンが大部分を占め，ほかに数種の糖蛋白を含む。

Ⅰ型コラーゲンは強靱な構造蛋白質であり，皮膚や腱にも存在する。骨では，コラーゲン線維間に無機塩が沈着することによって骨基質が形成される。コラーゲン線維と無機塩の関係は，鉄筋コンクリートにおける鉄棒とセメントに相当し，剛性と硬度を両立させている。

8 ヒドロキシアパタイトの形成

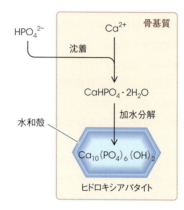

血漿中のリン（HPO_4^{2-}）がCa^{2+}の存在下で沈澱し，加水分解を受けて結晶化する。結晶の表面は親水性イオンが水を引き寄せて水和殻をつくり，細胞外液とイオン交換を行う。

骨の細胞成分 9

1) 骨芽細胞 osteoblast

骨芽細胞は間葉系幹細胞から分化した細胞で，骨表面にシート状に配列し，骨膜および骨内膜を構成する。骨芽細胞は，コラーゲンやオステオカルシンなどの蛋白質を合成・分泌する。これらの有機成分からなる骨基質は未だ石灰化されておらず，**類骨** osteoid と呼ばれる。骨芽細胞は同時に，強いアルカリホスファターゼ活性と高濃度の酸性リン脂質を有する**基質小胞**を分泌する。基質小胞内でリン酸とカルシウムが濃縮され，ヒドロキシアパタイトの結晶化が始まる。結晶はやがて基質小胞の膜を破って小胞外へ伸び出し，コラーゲン線維へと波及して類骨の石灰化が起こる。この一連の過程を**骨形成**という。

2) 骨細胞 osteocyte

骨細胞は，一部の骨芽細胞が自ら分泌した骨基質内に埋もれ，終末分化を遂げることで分裂能を失った細胞である。骨基質に囲まれた骨小腔に存在し（7），細胞質突起のギャップ結合によって互いに連絡し，骨基質全体にわたるネットワークを形成している。骨細胞はこのネットワークを通じて物質輸送や情報のやりとりを行うとともに，骨に加わる外力に応答して骨形成を制御している。

骨細胞が産生する重要な因子として，FGF23とスクレロスチンがある。**FGF23**は線維芽細胞増殖因子 fibroblast growth factor の1つで，腎近位尿細管でのリン再吸収を抑制するとともに，血中ビタミンD濃度の低下を介して腸管でのリン吸収を抑制する。FGF23の作用異常は，低リン血症（くる病）あるいは高リン血症（石灰沈着）を引き起こす。**スクレロスチン**は骨芽細胞の分化を促進するWntシグナルを弱め，骨芽細胞の機能を抑制する。

3) 破骨細胞 osteoclast

破骨細胞は，造血幹細胞から分化した前駆細胞（単核）が多数融合して多核巨細胞となったものである。破骨細胞は遊走能を有し，活性化すると骨表面に接着して骨基質を分解・吸収する 10。その際，まず細胞辺縁部の**明帯**と呼ばれるリング状の領域がインテグリンを介して骨表面に接着し，その内側に閉鎖腔を形成する。次いで，明帯に囲まれた領域から多数の偽足様の細胞突起が出て，**波状縁** ruffled border が形成される。

9 骨の細胞の分化

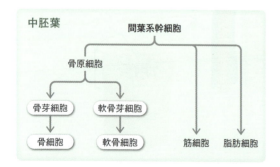

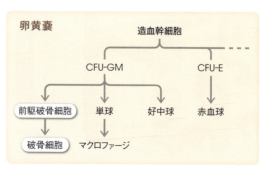

波状縁の細胞膜にはプロトンポンプ（H⁺ ATPase）が組み込まれ，H⁺を細胞外に汲み出している。そのため波状縁下の閉鎖腔はpH 4程度の酸性に保たれ，骨基質中の無機質が溶解する。さらに，ライソソームから放出された酵素（カテプシンKなど）によって有機質が分解される。骨基質から遊離したCa^{2+}とリンは破骨細胞内に取り込まれ，近くの毛細血管により運び去られる（血漿Ca^{2+}濃度は上昇する）。この一連の過程を**骨吸収**という。骨吸収の結果，骨表面に**ハウシップ窩** Howship lacunaというくぼみができる。

骨の再構築とその調節因子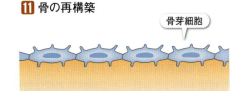

成人においても骨は絶えず骨吸収と骨形成を繰り返し，新しい組織に置き換わっている。このサイクルを**再構築（リモデリング）**といい，力学的負荷に応じて骨組織を作り変えるとともに，血漿Ca^{2+}濃度を一定に保つ意義がある。

骨吸収と骨形成のバランスは，主に血中ホルモンによって調節されている。**副甲状腺ホルモン（PTH）** と**活性型ビタミンD**は，骨芽細胞の発現する因子を介して間接的に破骨細胞を活性化し，骨吸収を促進する。骨芽細胞はPTH受容体とビタミンD受容体を持ち，これらのホルモン刺激を受けると膜上に破骨細胞分化因子（RANKリガンド）を発現する。RANKリガンドが前駆破骨細胞の持つ受容体（RANK）に結合すると，前駆破骨細胞は増殖・融合し，破骨細胞へ分化する。さらに，RANKリガンドは成熟した破骨細胞を活性化する。一方，**カルシトニン**は破骨細胞の機能を直接抑制する。そのほか，骨基質中の因子やインターロイキンなどのサイトカインも破骨細胞の機能を制御する。

10 破骨細胞の機能

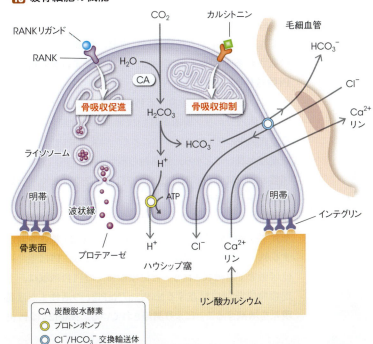

11 骨の再構築

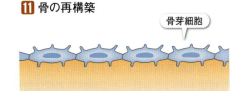

休止期：休止状態の骨芽細胞が骨表面を覆っている。

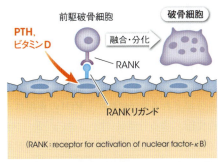

活性化期：骨芽細胞の発現するRANKリガンドは前駆細胞を増殖・融合させ，破骨細胞への分化を促す。

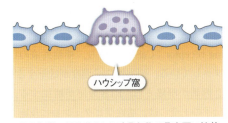

骨吸収期：活性化された破骨細胞は骨表面に接着し，骨吸収を行う。

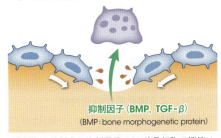

逆転期：基質中の抑制因子により破骨細胞の機能は抑制される。骨吸収部位に移動してきた骨芽細胞が基質成分を分泌し，骨形成が骨吸収を上回る。

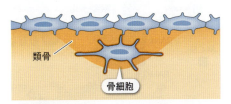

骨形成期：骨芽細胞により新たな類骨が形成される。一部の細胞は類骨中に埋め込まれて骨細胞となる。

丈夫な骨を作るためには、ホルモン、栄養、運動が必要である

カルシウム代謝は3つのホルモンによって調節される

Ca^{2+}は骨や歯の構成材料となるほか、神経伝達物質の放出や筋収縮機構などにおける細胞内シグナルとしても重要な機能を担っており、その細胞外濃度は厳格に維持されねばならない。骨はCa^{2+}およびリンの貯蔵庫であり、これらを血中に供給している。血漿Ca^{2+}およびリン濃度は、骨吸収による血中への動員、食事からの吸収、腎臓における排泄のバランスによって決まる。3つのホルモンがそれらを調節し、一定の濃度を保っている〔p.392～395参照〕。

1) 副甲状腺ホルモンparathyroid hormone；PTH

PTHは血漿Ca^{2+}濃度の維持に必須のホルモンであり、血漿Ca^{2+}濃度が低下すると直ちに副甲状腺(上皮小体)から分泌される〔p.559参照〕。PTHの作用は、①破骨細胞活性化⓬による骨吸収(骨からのCa^{2+}とリンの遊離)の促進、②腎臓におけるCa^{2+}再吸収の促進、③腎臓における活性型ビタミンD合成酵素の誘導、④腎臓におけるリン排泄の促進などである。つまりPTHは、血漿Ca^{2+}濃度を上昇させ、血漿リン濃度を低下させる働きがある。

PTHの分泌を調節する最も重要な因子は、細胞外Ca^{2+}濃度である。副甲状腺の主細胞はCa感知受容体(Ca sensing receptor；CaSR)を持ち、細胞外液のCa^{2+}濃度をモニターしている。細胞外Ca^{2+}濃度が低下するとフィードバック抑制が解除され、PTH分泌が増加する。また、PTH遺伝子の上流には、活性型ビタミンDに反応し、PTH合成を抑制する領域が存在する。血中の活性型ビタミンDが上昇するとPTH合成は抑制される。

2) 活性型ビタミンD〔1,25-ジヒドロキシビタミンD〕

活性型ビタミンDの主な作用は、小腸におけるCa^{2+}とリンの吸収を促進することである。そのほか、PTHによる骨吸収促進作用と腎臓におけるCa^{2+}再吸収促進作用を増強する働きがあり、全体として血漿Ca^{2+}およびリン濃度を上昇させる。活性型ビタミンD欠乏状態では血漿Ca^{2+}およびリン濃度が低下し、骨基質の石灰化が不完全となる(くる病、骨軟化症)。

3) カルシトニンcalcitonin

血漿Ca^{2+}濃度が正常範囲を超えて増加すると、甲状腺C細胞からカルシトニンが分泌される。カルシトニンは破骨細胞に直接作用し、その機能を抑制することで血漿Ca^{2+}濃度を低下させ正常範囲内に保つ。食後や妊娠中の高カルシウム血症を是正する役割を果たしていると考えられる。

小腸・腎尿細管におけるカルシウムとリンの吸収機構⓭⓮

食物中のCaは、小腸において2つの経路で吸収される。①細胞間隙を通る受動輸送と、②能動的な経細胞輸送である。活性型ビタミンDは後者の能動輸送系を活性化する。

腎臓におけるCa^{2+}の再吸収は、大部分が近位尿細管およびヘンレループで起こる受動輸送によるものであり、残り約20％が遠位尿細管での能動輸送である。PTHと活性型ビタミンDは、後者の能動輸送系を活性化する。

小腸や腎尿細管におけるCa^{2+}の能動輸送は、上皮細胞の管腔膜に局在するTRPチャネルを介してCa^{2+}が細胞内に流入し、基底膜のCa^{2+}チャネルにより汲み出される。TRPチャネルは非選択的陽イオンチャネルである(かつては上皮型Ca^{2+}チャネルと呼ばれていた)。十二指腸ではTRPV6、遠位尿細管ではTRPV5が優位に発現する。

食品中のリンは、リン酸塩と有機リン酸塩の形態をとる。腸管リン酸(Pi)吸収では、輸送体を介する経細胞輸送と細胞間隙を介する受動輸送により、無機モノPiとして吸収されると想定されている。輸送体分子はNa^+依存性Pi輸送体；NaPiであるNaPi2b、PiT1およびPiT2が同定されている。NaPi2bを介するPi吸収は、成長期やリン欠乏時など体内でのリン要求が高い状態でその役割が果たされる。食品中のリン含量は非常に多く、腸管管腔内におけるリン濃度が高いことから、通常時の吸収経路はPiに対する親和性が～μM単位のNaPi2bやPiT1/PiT2ではなく、傍細胞経路を介する受動輸送が主である。しかし、その分子機序は明らかとなっていない。また活性型ビタミンDはNaPi2bを介する吸収を促進する因子で、輸送体の発現・機能を調節するが、受動輸送には影響しない。腎臓では、Piは主に近位尿細管で再吸収される。近位尿細管でのPi再吸収は、上皮細胞管腔側に局在するNaPi2a/NaPi2cの活性または発現量を増減することにより調節されている。NaPi2aはPi再

⓬ PTHによる破骨細胞の活性化

PTHは骨芽細胞に作用してRANKリガンド発現とM-CSF分泌を促進する一方、RANKの拮抗阻害蛋白であるosteoprotegrin；OPGの分泌を抑制する。M-CSFは前駆破骨細胞に作用してRANKの発現を促す。

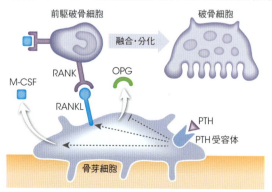

13 小腸におけるCaとリンの吸収

Ca^{2+}の能動輸送を担うTRPチャネル(TRPV6)は十二指腸に局在する。細胞内に取り込まれたCa^{2+}はカルビンディン(Ca結合蛋白質)と結合することで細胞内にプールされ、基底膜のCa^{2+}ポンプによって汲み出される。活性型ビタミンDは核に作用して機能性蛋白質の合成を促すことにより、これらすべての過程を促進する。

Piの能動輸送はNa$^+$依存性Pi輸送体(NaPi2b, PiT1およびPiT2)によって行われ、活性型ビタミンDによって促進される。

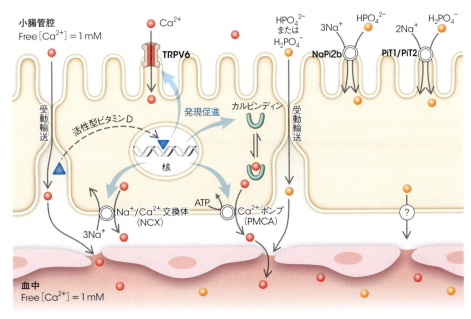

吸収の中心であり、NaPi2cは成長に重要な輸送体として考えられている。PTHやFGF23は、これらの輸送体の発現・機能を減少させ、Pi再吸収を阻害する。特に血中リン濃度の調節には、NaPi2aの素早いエキソサイトーシスおよびエンドサイトーシスが重要である。

骨量を維持するためには運動が不可欠である

骨形成が起こるためには、重力や運動による恒常的な刺激が重要である。寝たきり老人や宇宙飛行士のように、骨に負荷が加わらない状態では骨形成が低下し、骨基質の石灰成分が溶出する(脱灰)。一方、筋肉を鍛えると、その付着部の骨が肥厚する。逆に運動をしないと、骨量は減少する。骨にかかる力学的負荷は、骨基質中に埋もれている骨細胞によって感知される。骨細胞は骨小腔内の液流、静水圧などを感知し、骨表面の骨芽細胞とともに骨形成に働いていると考えられる。

エストロゲン欠乏により骨粗鬆症が起こる 12

閉経後の女性では血中エストロゲンの低下に伴い、**骨粗鬆症** osteoporosisの発症率が増加する。エストロゲンは、インターロイキン(IL-1, IL-6)、TNF-αなどのサイトカインの分泌を抑制する。これらのサイトカインは、骨芽細胞に作用しRANKリガンドの発現とM-CSFの分泌を促すことにより、破骨細胞の形成を促進する働きがある。エストロゲン欠乏状態ではこれらのサイトカインが増加するために、破骨細胞数が増加する。その結果、骨吸収が亢進し、骨量が減少する。

14 腎尿細管におけるリンの再吸収

血漿リン濃度は、主に腎近位尿細管における再吸収により調節されている。上皮細胞の管腔側にはNa$^+$依存性Pi輸送体(NaPi2a, NaPi2c)が局在する。

PTHとFGF23は、近位尿細管細胞に発現するそれぞれの受容体に結合し、細胞内シグナル伝達系を介してNaPiの細胞膜への組み込みを阻害する。その結果、膜上のNaPiが減少し、尿中へのリン排泄が増加する。血漿リン濃度調節には、特にNaPi2aの素早いエンドサイトーシスを介した調節が重要である。

FGF23はまた1α水酸化酵素を抑制し、活性型ビタミンD合成を低下させる。FGF23は骨細胞が産生・分泌し、その作用発現にはα-Klotho蛋白が必要である〔p.395参照〕。

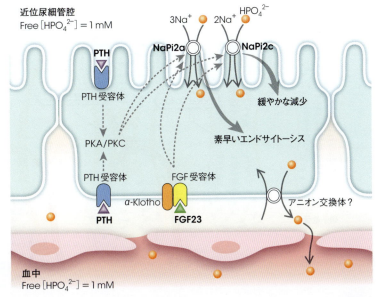

運動器　骨格系

骨端板における軟骨細胞の増殖が，骨を長軸方向に成長させる

胎生期には大量の軟骨が作られ，将来の骨の原型となる

骨の発生様式には2通りがある。間葉組織から直接骨芽細胞が分化する**膜内骨化**と，いったん軟骨の原型が作られ，これが骨に置き換わる**軟骨内骨化**である。四肢や体幹の骨の大半は，後者の様式で発生する。

1) 膜内骨化 15

頭蓋冠などの扁平骨にみられる骨化の様式である。
①まず血管に富む未分化間葉組織が皮下に進入し，厚い膜様の構造を作る。
②間葉系幹細胞から骨芽細胞が分化し，骨基質を分泌して**一次骨化中心**を形成する。頭蓋冠のように大きな骨では複数の骨化中心ができる。
③骨化中心からいくつもの突起(**骨針**)が成長し，海綿質を形づくる。
④一部は再構築により髄腔，緻密質に変化する。

2) 軟骨内骨化 16

四肢の長骨などにみられる骨化の様式である。
❶間葉組織内で**軟骨細胞** chondrocyte が分化する。軟骨細胞は，線維成分とプロテオグリカンに富む軟骨基質を分泌して，**硝子軟骨**を形成する。
❷骨幹を取り巻くように骨性の膜(bone collar)が出現する。そのため中心部への栄養が途絶し，軟骨細胞が死滅して空所ができる。
❸この空所に血管とともに骨芽細胞が進入し，**一次骨化中心**を形成する。
❹骨端に向かって石灰化が進み，軟骨を骨に置き換えていく。同時に再構築が起こり，髄腔，緻密質が作られる。
❺出生の前後になると，骨端に血管と骨芽細胞が進入し，**二次骨化中心**を形成する。
❻生後，骨端は海綿質に置き換わるが，**関節軟骨**と**骨端軟骨**(**骨端板** epiphyseal plate)は石灰化されずに残る。

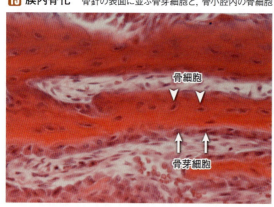

15 膜内骨化　骨針の表面に並ぶ骨芽細胞と，骨小腔内の骨細胞

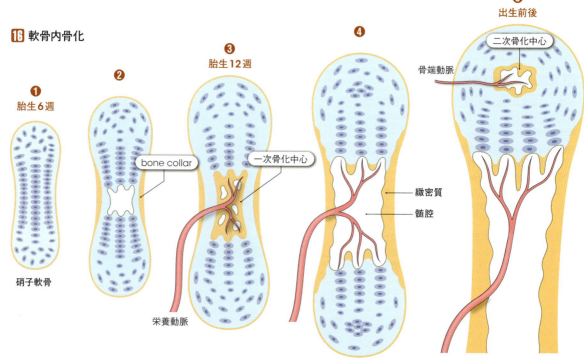

16 軟骨内骨化

骨端軟骨は骨の成長に重要な役割を果たしている 17

　骨端軟骨は骨幹と骨端とを隔てる軟骨層であり，骨の成長にとって重要な働きをしている。骨端軟骨の骨端側では，生後も新たな硝子軟骨が形成され続ける。その一方で，骨幹側の軟骨基質は石灰化による侵食を受ける。光学顕微鏡で観察すると，骨端側では軟骨細胞が柱状に積み重なっており，細胞分裂・増殖が盛んであることを示している。一方，骨幹側では軟骨基質の石灰化に伴い，軟骨細胞は肥大・空胞化して，やがてアポトーシスに陥り死滅する。軟骨細胞が埋め込まれていたところは空所となり，骨芽細胞が入り込んで類骨を形成する。

　成長期においては，骨端軟骨における軟骨形成と石灰化の速度は等しい。そのため骨端軟骨は一定の厚さを保ったまま骨幹から遠ざかっていく。つまり，骨の長さが伸びる。特に思春期には成長ホルモンや性ホルモンの分泌が急増し，**インスリン様成長因子** insulin-like growth factor；IGF の作用を介して骨端軟骨における軟骨細胞の増殖を促す〔p.550参照〕。

　成長期を過ぎると軟骨形成の速度は低下し，骨端軟骨は次第に薄くなり，ついには完全に石灰化される。これを**骨端閉鎖** epiphyseal closing という。X線写真で見ると，成長期の骨では骨端軟骨が線状の透過像（**骨端線** epiphyseal line）として認められるが，成長が完了するとこの線は消失する。骨端閉鎖後は骨の長軸方向への成長は起こらず，身長の伸びも止まる。ただし，骨膜において骨の外周方向への成長が起こるため，骨の太さは増大する。

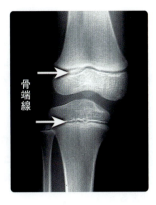

骨の維持と修復

　骨量は成長期に増加し，20歳前後に最大骨量に達し，それ以降は徐々に減少する。若年者の骨は骨吸収・骨形成とも盛んであり，1年間に全骨格の約1/5が再構築される。中年以降，骨芽細胞の活性が低下するためにこのバランスが崩れ，骨量が減少しはじめる。

　骨折時には骨膜を構成する骨原細胞が骨折部に侵入し，骨芽細胞あるいは軟骨芽細胞に分化する。そのため膜内骨化と軟骨内骨化が同時に起こり，**仮骨** callus と呼ばれる幼若な骨組織が形成される。仮骨はやがて再構築され，本来の骨が復元される。

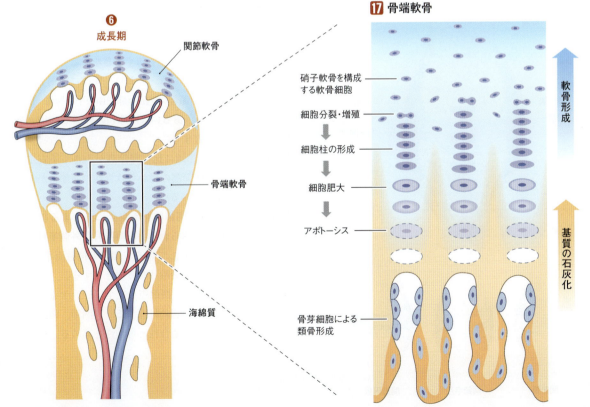

関節面の形状が関節の可動性を規定する

骨の連結

人体の206個の骨はさまざまな様式で連結し,骨格を作り上げる。骨の連結 articulation の様式は,関節腔を持たない不動性の結合と,関節腔を持つ可動性の結合とに大別される。

1) 不動性の結合

①**線維性の連結**：骨が線維性結合組織で結合されているもの。縫合（頭蓋冠の前頭縫合など），靱帯結合（脛腓靱帯結合など）がある。釘植（歯根と歯槽骨の間の結合）もこれにあてはまる。

②**軟骨結合**：骨が線維軟骨（椎間円板,恥骨結合）や硝子軟骨（肋軟骨）で結合されているもの。

③**骨結合**：発生期の個別の骨が融合して単一の骨になったもの。寛骨（腸骨＋恥骨＋坐骨），仙骨（5個の仙椎）などがある。四肢の長骨（骨端と骨幹）もこれにあてはまる。

2) 可動性の結合

四肢などにみられる可動性の連結は,一般に**関節** joint と呼ばれる。滑膜などからなる複雑な構造を有しており,**滑膜性の連結** synovial joint とも呼ばれる。関節の可動性は,関節面の形状や靱帯などの補助構造により規定される。

関節の構造 18

関節が可動性であるために必要な基本構造と,一部の関節で発達する補助構造とがある。

1) 関節の基本構造

関節腔 articular cavity：骨を隔てる隙間で,**滑液** synovial fluid によって満たされている。滑液はヒアルロン酸に富む粘稠な液で,摩擦を軽減し,関節軟骨を栄養する。

関節包 articular capsule：関節腔を囲んで閉鎖空間にする袋で,内外2層からなる。

外層は密な結合組織からなる丈夫な膜で,**線維膜** fibrous membrane と呼ばれ,関節をはさむ両骨の骨膜に付着する。ある種の関節では,線維膜の一部が束状に発達して靱帯を作る。

内層は血管に富む特殊な結合組織の膜で,滑液を分泌することから**滑膜** synovial membrane と呼ばれる。滑膜表面には2種類の細胞が存在する。線維芽細胞様の細胞は,滑液成分のヒアルロン酸を合成・分泌する。マクロファージ様の細胞は,滑液中の異物を処理する。

関節軟骨 articular cartilage：骨の関節面を覆う硝子軟骨である。圧迫によって変形するために,接触面の摩擦を減らし,衝撃を吸収する働きをする。関節軟骨は血管を持たず,滑液によって酸素と栄養を供給される。

2) 関節の補助構造

靱帯 ligament：関節をはさむ両骨をつなぐ密なコラーゲン線維束である。関節を補強するとともに,運動の方向や範囲を制限して,過剰な運動を防ぐ働きをする。多くの場合,靱帯は関節包と一体になっており,明確に区別しがたい。一部の靱帯は,関節包の内部（膝関節の十字靱帯,股関節の大腿骨頭靱帯など），あるいは関節包の外部（膝関節の外側側副靱帯など）に存在する。

関節唇 labrum：関節頭に比べ関節窩が小さく不安定な場合（肩関節など），関節窩の縁から軟骨性の関節唇が張り出して関節面を広げている。

関節半月 meniscus：関節腔を不完全に二分する線維軟骨の小板で,膝関節にみられる。内側半月と外側半月があり,外縁で関節包に付着している。関節の接触面を広げ,関節軟骨にかかる荷重を分散させる働きをする。

関節円板 articular disc：関節腔を完全に二分する線維軟骨の小板で,周縁で関節包に付着する。顎関節,胸鎖関節などにみられ,関節面の適合性と可動性を高める。

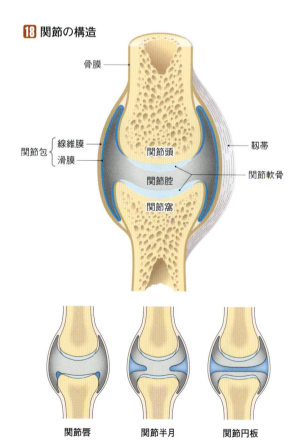

18 関節の構造

関節唇　　関節半月　　関節円板

関節の形状19

　関節運動の軸と方向は，主に関節面の形状によって規定される。運動軸の数により，一軸性，二軸性，多軸性を区別する。関節面の凹と凸が明白な場合には，突出する側を**関節頭**，陥凹する側を**関節窩**と呼ぶ。

　右記のほか，中間的な構造のものを**顆状関節** condyloid joint と呼ぶことがあり，中手指節関節（形は球状だが，運動は二軸性）や，膝関節（二顆の関節）などが含まれる。

関節の形状	運動軸	例
球関節 ball and socket joint	多軸性	肩関節, 股関節
楕円関節 ellipsoid joint	二軸性	橈骨手根関節, 顎関節
鞍関節 saddle joint	二軸性	母指の手根中手関節, 胸鎖関節
蝶番関節 hinge joint	一軸性	腕尺関節, 指節間関節
車軸関節 pivot joint	一軸性	橈尺関節, 正中環軸関節
平面関節 plane joint	なし	椎間関節, 手根間関節

19 関節の形状と運動軸

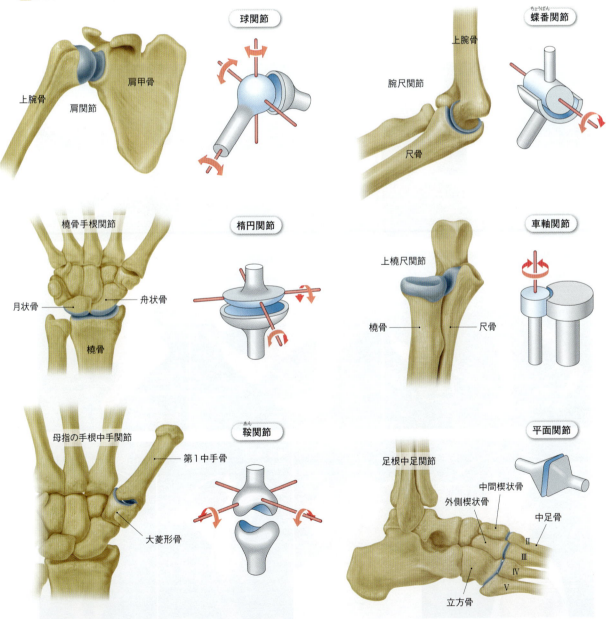

運動器　骨格系

関節運動の結果，骨の遠位端で複雑な動きが生じる

角運動

屈曲 flexion［屈筋 flexor］・**伸展** extension［伸筋 extensor］：矢状面で行われる主方向の関節運動。関節をはさむ両骨の角度は，屈曲では小さくなり，伸展では大きくなる。体の大部分では屈曲は前方へ，伸展は後方への運動であるが，下肢の膝より下の部分では方向が逆になり，屈曲は後方へ，伸展は前方への運動になる。身体の部位により別名がある。

	屈曲	伸展
脊柱	前屈（前方へ）	後屈（後方へ）
手首	掌屈（前方へ）	背屈（後方へ）
足首	底屈（後方へ）	背屈（前方へ）

内転 adduction［内転筋 adductor］・**外転** abduction［外転筋 abductor］：前頭面で行われる副方向の関節運動。内転では中心軸に近づき，外転では中心軸から遠ざかる。体幹の運動の中心軸は正中面にあり，四肢では四肢の骨格が中心軸をなす。手の指では第3指が，足の趾では第2趾が運動の中心軸になる。身体の部位により別名がある。

	内転	外転
脊柱	側屈（左右へ）	
手首	尺屈（小指側へ）	橈屈（母指側へ）
手の指	内転（中指に近づける）	外転（中指から遠ざける）
足首	内反*（母趾側へ）	外反*（小趾側へ）
足趾	内転（第2趾に近づける）	外転（第2趾から遠ざける）

*臨床ではこの運動を「内返し・外返し」と呼び，「内反・外反」は関節の変形を指す。

⑳ 関節運動の種類

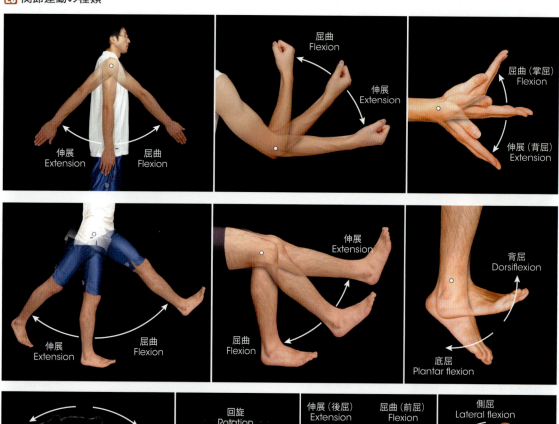

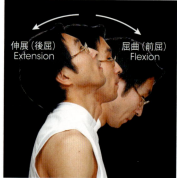

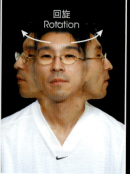

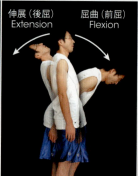

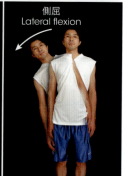

二軸性ないし多軸性の関節では，軸の異なる角運動を組み合わせて，円を描くような運動ができる．腕や脚を振り回すような運動で，分回しcircumductionと呼ばれる．

軸運動

回旋rotation［回旋筋rotator］：骨が長軸まわりに回転する運動．**内旋**medial rotationでは四肢の前面を内側に回し，**外旋**lateral rotationでは外側に回す．

回内pronation［回内筋pronator］・**回外**supination［回外筋supinator］：前腕の尺骨と橈骨の間での同様の運動．回内では手掌を下に向け，回外では手掌を上に向ける．臨床では，足首での回旋も回内・回外と呼ぶことがある．

特殊な運動

挙上elevation［挙筋levator］・**下制**depression［下制筋depressor］：挙上は重力に抗して上方に引き上げる運動．下制は逆の運動で，重力の作用が助ける．

収縮constriction［括約筋sphincter］・**拡張**dilation［散大筋dilator］：収縮は，内腔の圧に抗して管腔を閉じる運動．拡張は逆の運動で，内圧の作用が助ける．

対立opposition・**復位**reposition：母指ないし小指の運動．対立では母指と小指の指腹を向かい合わせ，復位ではもとに戻す．

前突protrusion・**後退**retrusion：下顎骨の運動で，前突ではオトガイを前方に，後退では後方に動かす．

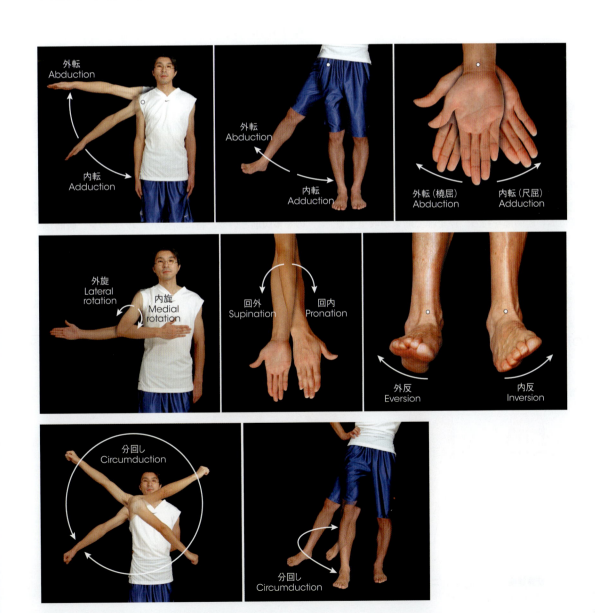

骨格筋は骨に付き，随意運動ならびに姿勢の維持に働く

骨格筋の付着部

骨格筋は一般に1つ以上の関節をまたいで，両端が骨格に付着する。付着部は骨であることが多いが，関節包や筋膜に付着することもある。筋の両端部はコラーゲン線維束からなる**腱** tendon となって骨格に付着する。腱が膜状に広がるものを**腱膜** aponeurosis という。骨格筋の収縮力は腱ないし腱膜を介して作用し，骨格の運動を引き起こす。一部の筋（顔の表情筋，手掌の短掌筋）は，皮膚に付着して皮膚を動かす。

骨格筋の両端の付着部を**起始** origin および**停止** insertion と呼ぶ 21 。起始は身体の中心に近く動きの少ない方，停止は末端に近く動きの大きい方である。筋の起始に近い部分を**筋頭**，停止に近い部分を**筋尾**，中間部分を**筋腹**という。

骨格筋の形状 22

筋の形状は，筋束の走行，筋束と腱の位置関係を反映し，きわめて多様である。

紡錘状筋：筋腹は厚みがあり，筋束は筋の長軸と平行に走り，両端が収束して細い腱に移行する。筋の収縮距離が大きい。大多数の筋がこれに属する。

平板筋：筋腹が薄く，筋束はおおむね平行に配列し，幅広い起始と停止を持つ。筋の収縮距離は大きいが，収縮力は小さい。胸腹壁の筋（外肋間筋，外腹斜筋）など。

収束筋：広い起始部を持ち，停止部で筋束が収束する。収縮する筋束の部位により，作用が異なる。大胸筋，僧帽筋など。

羽状筋：筋の中央を縦走する腱の両側に，斜走する筋束が並んでいる（大腿直筋など）。筋束が腱の片側にある場合

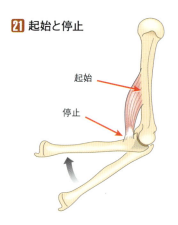

21 起始と停止

を**半羽状筋**（総指伸筋など），多数の羽状筋が並ぶ場合を**多羽状筋**（三角筋など）という。筋の収縮距離は小さいが，収縮力は大きい。

輪状筋：筋束が同心円状に配列し，開口部を閉じる働きをする。口輪筋，肛門括約筋など。

骨格筋の名称

筋の形状は，しばしば筋の名称に用いられる。

筋頭の数：起始が複数に分かれているものを多頭筋という。起始の数により，**二頭筋**（上腕二頭筋など），**三頭筋**（下腿三頭筋など），**四頭筋**（大腿四頭筋）がある。

筋腹の数：中間腱によって筋腹が複数に分かれているものを**多腹筋**という。特に筋腹が2つのものを**二腹筋**（顎二腹筋など）という。中間腱の幅が筋腹の幅と変わらないものを**腱画**といい，腹直筋などにみられる。

筋の外形：**三角筋**，**菱形筋**，**梨状筋**，**方形筋**（大腿方形筋など），**円筋**（大円筋など），**広筋**（広背筋など），**鋸筋**（前鋸筋

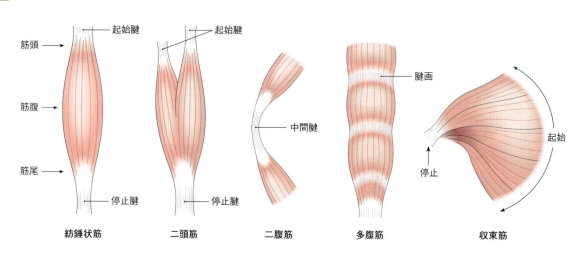

22 筋の形状

など)がある。

　筋の走行：**直筋**(腹直筋など)，**斜筋**(外腹斜筋など)，**横筋**(腹横筋など)がある。

骨格筋の補助装置

1) 筋膜

筋膜 fascia は，個々の筋や筋群を包む強靱な線維性結合組織である。筋を補強するとともに，隣り合う筋や他の構造物との摩擦を軽減し，筋の動きを円滑にする。また，他の筋の付着部となることがある。

　四肢では筋膜が厚さを増して骨に付着し，屈筋群と伸筋群とを分けている。これを**筋間中隔** intermuscular septum という。また，前腕および下腿の筋膜は，手首と足首で肥厚して靱帯様になっている。この部分を**支帯** retinaculum (屈筋支帯，伸筋支帯)といい，下層を走る腱が浮き上がるのを防ぐ。

　皮下組織を**浅筋膜** superficial fascia と呼び，本来の筋膜を**深筋膜** deep fascia と呼ぶことがある。下腹部の Scarpa(スカルパ)筋膜，会陰の Colles(コーレス)筋膜などは，皮下組織に属する。

2) 筋と腱の周辺構造

滑液包 synovial bursa：滑液を入れた小さな袋で，滑膜と同様の組織からなる。関節の周辺に多くみられ，筋や腱が骨などの近くを通過するところで，それらの間に介在して緩衝材の働きをする。存在する部位により，皮下包，筋下包，腱下包を区別する。一部の滑液包は，関節包と連絡する(膝関節の膝蓋上包など)。23

滑液鞘 synovial sheath：滑液包が腱をサヤ状に包み込むもので，手指の腱などにみられる。周囲を補強する結合組

23 滑液包と滑液鞘

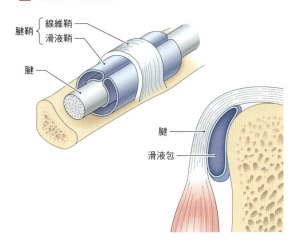

織性の線維鞘と合わせて，**腱鞘** tendon sheath を構成する(指屈筋の総腱鞘など)。

　種子骨 sesamoid bone：腱の内部にある骨で，関節面の近くや骨表面にあり，腱の方向を変える働きをする。大半のものは径数mmのゴマ状である。最大のものは膝蓋骨である。

　滑車 trochlea：骨格に付属する構造で，腱の方向を変える働きをする。踵骨の腓骨筋滑車など。

運動器としての筋の作用

1) 筋の相互作用

　身体の運動は，複数の筋の協力により行われる。運動に対する役割によって，筋の位置づけが異なる。

　主動筋 agonist：その運動にあたって積極的に収縮し，主に力を発揮する。

　協力筋 synergist：その運動を補助する。運動の開始時に働いて運動のはずみをつけ，また関節の不要な動きを抑えることにより，主動筋の作用を助ける。

　拮抗筋 antagonist：主動筋と反対の作用を持つ。運動の際に弛緩し，また適度な緊張を保つことにより運動の速さや強さを調節して滑らかにする。

　たとえば，肘関節の屈曲における主動筋は上腕二頭筋，協力筋は上腕筋，拮抗筋は上腕三頭筋である。

2) 姿勢の保持

　立位の姿勢は，重力に抗して筋が緊張することにより保持される。体幹では脊柱起立筋，股関節では殿筋が緊張して，前傾しようとする上体を後方に引く。このような筋群を**抗重力筋**という。

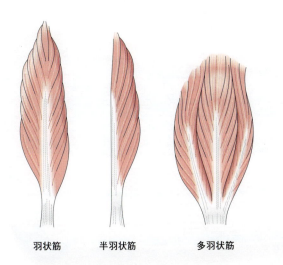

羽状筋　　半羽状筋　　多羽状筋

運動器　筋系

筋線維は，収縮蛋白質を含む細長い細胞である

骨格筋の組織構造 24

1) 骨格筋の被膜

骨格筋の筋線維は，表面および内部に広がる結合組織の被膜によって束ねられ，支持されている。

筋上膜 epimysium は，筋膜（深筋膜）の一部であり，個々の筋の表面を包む被膜である。

筋周膜 perimysium は，筋の表面から内部に向かって伸びる隔壁で，筋を多数の筋線維束に分ける。血管および神経は，筋周膜とともに筋の内部に進入する。

筋内膜 endomysium は，個々の筋線維を包む薄い被膜である。

2) 筋線維

骨格筋を肉眼的に解剖して見える線維状の構造は，筋周膜に包まれた**筋線維束** fasciculus である。筋線維束は，数本～数十本の筋線維と筋内膜を含んでいる。

筋線維 muscle fiber は，それぞれが多数の核を持つ巨大な細胞である。骨格筋細胞は直径50～100μm，長さはしばしば筋の全長に及び，数十cmに達するものもある。核は**筋細胞膜** sarcolemma の直下に位置しているため，断面で見ると筋線維の周辺部に核が見える（39）。

3) 神経と血管

骨格筋には，筋線維を支配する運動神経線維のほかに，筋紡錘に向かう感覚神経線維も分布する。また，筋収縮に必要な多量のエネルギーをまかなうために血管が豊富に分布し，交感神経の支配を受けている。運動時には，局所のCO_2増加，代謝によるpH低下，交感神経刺激などにより，それまで閉塞していた血管が開いて，骨格筋の血流量が大幅に増加する。

4) 筋線維の発生と修復

骨格筋細胞は巨大な多核の細胞であり，発生の過程で単核の筋芽細胞が数百個融合して生じる。骨格筋細胞自身は分裂能を失っている。

骨格筋細胞の周囲には，単核で紡錘状の**衛星細胞** satellite cell が散在する。衛星細胞は筋芽細胞に由来し，筋の損傷などの刺激によって増殖を開始して，筋の修復を助ける。衛星細胞は筋細胞と融合して新たな核を加え，筋フィラメントの構造蛋白質を供給する。運動によって筋が太くなるのは，この機序で筋線維が肥大することによるもので，筋細胞の数が増えるのではない。

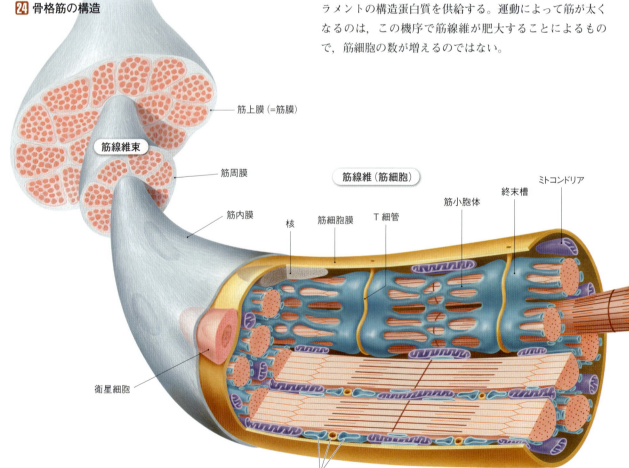

24 骨格筋の構造

骨格筋線維（骨格筋細胞）の微細構造

1）筋原線維

筋細胞の内部には，直径1μmほどの**筋原線維**myofibrilが充満している。筋原線維は，細胞骨格にあたる**筋フィラメント**myofilamentが規則的に配列した束である。顕微鏡で見える横縞（横紋）は，筋フィラメントの規則的な配列を反映したものである。

筋フィラメントには，アクチンからなる**細いフィラメント**（径約6nm）と，ミオシンからなる**太いフィラメント**（径約15nm）の2種類がある。両者が交互に配列することで筋原線維の横縞が作られる。横縞は，明調の**I帯**と暗調の**A帯**からなる。I帯の中央には**Z線**がある。Z線は格子状の構造で，ここから長さ約1μmの細いフィラメントが両側に突き出し，A帯に一部入り込んでいる。A帯には長さ約1.5μmの太いフィラメントが並んでいる。A帯の中央部は，細いフィラメントが入り込まないためにやや明るく見え，**H帯**と呼ばれる。H帯の中央に見えるM線は，太いフィラメントを連結する格子状構造である。隣り合うZ線の間の1区画を**筋節**sarcomereといい，筋収縮の基本単位である。

2）T細管と筋小胞体

筋細胞の内部には2種類の膜系があり，筋原線維を取り巻くように配置する。これらの膜系は，筋細胞の興奮を収縮に結びつける働きをしている。

T細管transverse tubuleは，筋細胞膜が落ち込んでできた管状の構造で，A帯とI帯の境界に沿って，筋原線維を横切るように走る。筋細胞表面の興奮を細胞内部に伝える役割がある。

筋小胞体sarcoplasmic reticulumは滑面小胞体の一種であり，内腔にCa^{2+}を蓄えている。筋原線維を網目状に取り巻き，T細管に接する部分は拡張して**終末槽**と呼ばれる。

T細管とその両側の終末槽を合わせたものを，**三つ組**triadと呼ぶ。膜系の興奮に伴う細胞質へのCa^{2+}放出がここで引き起こされ，筋収縮の引き金となる〔p.764参照〕。

3）筋形質

骨格筋細胞の細胞質を**筋形質**sarcoplasmといい，筋原線維のほかにミトコンドリア，グリコーゲンなどを含んでいる。筋収縮のエネルギーは，細胞質での嫌気的解糖とミトコンドリアでの酸化的リン酸化によって供給される〔p.765参照〕。筋形質に含まれる**ミオグロビン**myoglobinは，ヘモグロビンと同様の蛋白質であり，酸素を結合して筋細胞内に保持する。またその色調から筋の暗赤色の原因となり，特に赤筋に多く含まれる。

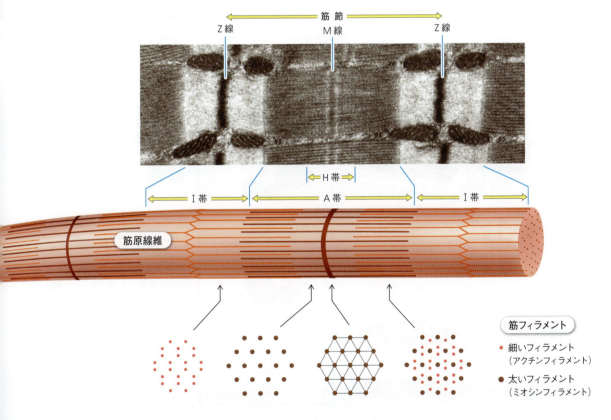

細胞内Ca²⁺濃度の上昇によって分子スイッチが作動し，筋収縮が起こる

筋フィラメントの構造

1) 太いフィラメント thick filament

太いフィラメントはⅡ型ミオシンからなる。Ⅱ型ミオシンは2本の**重鎖**と4本の**軽鎖**からなる 25。2本の重鎖はαヘリックスにより合わさって長さ130nmの尾部を形成し，頸部を介して球状の頭部につながっている。

頭部はATPase活性を持ち，アクチンとの結合能を有する。頭部には2種類の軽鎖が結合している。**必須軽鎖**はATPase活性に必須であり，**調節軽鎖**はATPase活性を調節する。ミオシン単独ではATPase活性は低いが，アクチンと結合することによりATPase活性が増大する。

Ⅱ型ミオシンは尾部をM線に，頭部をフィラメントの両端に向けた状態で重合し，フィラメントを形成する。ミオシン分子は位置と角度を少しずつ変えながら配列し，頭部がフィラメントの全周に突出する形となる。

2) 細いフィラメント thin filament 26

細いフィラメントは主にアクチンからなる。単量体の**Gアクチン**は径5.5nmの球状の蛋白質であるが，生理的条件下で重合して細長い線維状の**Fアクチン**となり，二重らせんのフィラメントを形成する。

アクチンの表面にはミオシン結合部位が存在するが，筋弛緩時には**トロポミオシン**という細長い分子が結合部位を覆い隠している。トロポミオシンの末端には**トロポニン**が結合している。トロポミオシン1分子の長さは約40nmなの

25 Ⅱ型ミオシンの構造

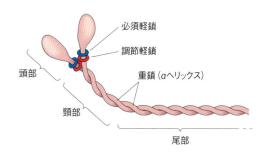

27 筋節の短縮

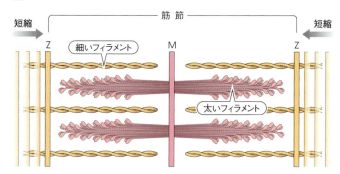

26 細いフィラメントの構造変化

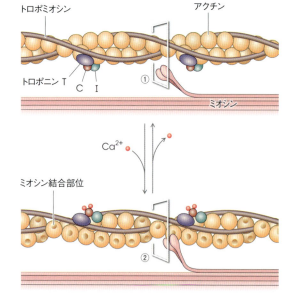

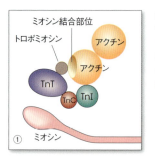

Ca²⁺非存在下ではトロポミオシンはアクチンフィラメントに沿って配列し，ミオシン結合部位を覆い隠している。トロポニン(Tn) Tはトロポミオシンに，トロポニンIはアクチンに結合している。

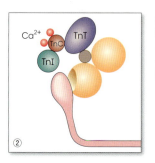

Ca²⁺が結合するとトロポニンの構造変化が起こり，アクチンから離れるとともにトロポミオシンを移動させる。その結果，ミオシン結合部位が露出する。

で，アクチン7分子あたり1分子のトロポニンが存在することになる（アクチンの二重らせんの半周に相当）。トロポニンは3つのサブユニットからなる。トロポニンTはトロポミオシンと結合し，トロポニンCはCa^{2+}を結合する。トロポニンIはアクチンに結合してミオシンとの会合を妨げる。

骨格筋収縮の分子機構

筋収縮のメカニズムは「滑り説」で説明される。すなわち，アクチンとミオシンの分子間相互作用によって細いフィラメントと太いフィラメントが互いに滑り合い，筋節が短縮する 27 。

1）細胞内Ca^{2+}濃度の上昇

細胞内Ca^{2+}濃度の上昇は筋収縮を引き起こす。その分子機構の詳細は明らかになっていないが，以下のような仮説が提唱されている。Ca^{2+}がトロポニンCに結合すると，トロポニンの立体構造に変化が起こる 26 。トロポニンIはアクチンから離れ，トロポニンTはトロポミオシンをアクチンの二重らせんの溝へと押しやる。この変化によってアクチン表面のミオシン結合部位が露出し，アクチンとミオシンの相互作用が始まる。トロポニンは，細胞内Ca^{2+}濃度によって収縮をON/OFFする分子スイッチといえる。

2）アクチンとミオシンの相互作用

ミオシン分子はATPの加水分解によって得た化学エネルギーを機械的エネルギーに変え，アクチンフィラメント上を移動する。そのメカニズムとして 28 に示すような「首振り説」が提唱されている。

❶ATPが結合していないとき，ミオシン頭部はアクチンと強く結合している。❷ATPが結合すると，ミオシン頭部の立体構造がわずかに変化するためアクチンとの親和性が低下し，いったん解離する。❸ATPaseによりATPが加水分解されると，ミオシン頭部はさらなる構造変化を起こし，❹アクチンフィラメントのプラス側すなわちZ線側に移動し，その場でアクチンに結合する。❺加水分解によって生じた無機リン酸（Pi）が解離すると，ミオシン頭部はもとの立体構造に戻る。このときアクチンフィラメントはマイナス側すなわち筋節の中央部に向かって引っ張られ，筋節は短縮する。ミオシン頭部は1本のフィラメントに約300個あり，上記のサイクルを1秒間に5回繰り返すという。

最近，ミオシン1分子の運動を観察できるようになり，1回のATP分解サイクルで10～20nm程度移動することがわかった。また，その際5.5nmごと（アクチン分子1個分）のステップを経て移動することも知られている。

28 ミオシン頭部の運動サイクル

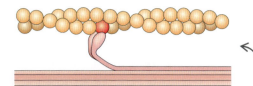

❶ ヌクレオチドが結合していない状態では，ミオシン頭部はアクチンと強く結合している。

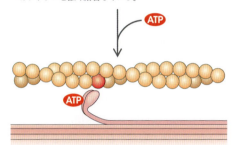

❷ ATPが結合すると，アクチンとの親和性が低下するために，ミオシン頭部はアクチンから離れる。

加水分解

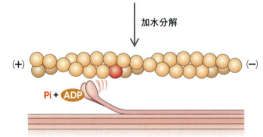

❸ ATPが加水分解されると，ミオシン頭部の立体構造が変化し，アクチンフィラメントの（＋）側に移動する。

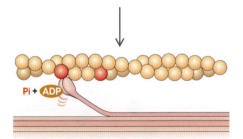

❹ 分子間相互作用が起こり，ミオシン頭部はアクチンフィラメントの新たな部位に結合する。

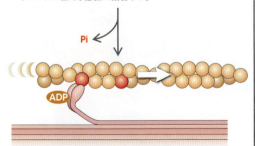

❺ 無機リンが遊離すると，ミオシン頭部は初期の状態に戻る。このときアクチンフィラメントを（−）側へ動かす力が発生する。

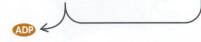

運動器　筋系

筋細胞膜の脱分極は瞬時に細胞内に伝わり、筋小胞体からCa²⁺が放出される

骨格筋の興奮収縮連関

筋細胞の細胞膜に活動電位が生じ、筋の収縮が起こるまでの一連の過程を**興奮収縮連関** excitation contraction couplingという。骨格筋細胞では、活動電位の発生から収縮開始までの時間がきわめて短い（大きな筋細胞でも数msecにすぎない）ことと、細胞内の筋節が一斉に短縮することが特徴である。T細管とそれに隣接する筋小胞体の終末槽からなる**三つ組** triadという構造が、それらを可能にしている。

すなわち、T細管は細胞膜とひとつづきの構造であり、膜の脱分極は直接細胞の深部に至るため、興奮の伝達が速やかである。かつ、個々の筋節のA帯とI帯の境界部（太いフィラメントの末端部）に位置する終末槽からCa²⁺が放出されるため、筋線維全体の収縮がむらなく起こる。

細胞内Ca²⁺濃度の調節機構 29

T細管の膜には**電位依存性Ca²⁺チャネル（L型）**があり、活動電位を感知し構造変化する。このチャネルは、降圧薬のジヒドロピリジンが結合して開口を阻害することから、**ジヒドロピリジン受容体（DHP受容体）**とも呼ばれる。

一方、T細管に接する終末槽の膜にもCa²⁺チャネルがある。分子量約550 kDaの大きな分子が四量体をとり、開口により筋小胞体内の貯蔵Ca²⁺が細胞質に放出される。植物アルカロイドのリアノジンが結合して機能が阻害されることから、**リアノジン受容体**と呼ばれる。骨格筋では1型リアノジン受容体（RyR1）が発現する。

DHP受容体とリアノジン受容体は三つ組の部位で共同して筋小胞体からのCa²⁺放出を制御している。

①細胞膜からT細管に伝わった活動電位は、DHP受容体の構造を変化させる。DHP受容体の構造変化は、それに接するリアノジン受容体を機械的に開口させ、筋小胞体内のCa²⁺が細胞質に放出される。DHP受容体もCa²⁺チャネルであるが、その開口によって細胞内に流入するCa²⁺は骨格筋の収縮に必要ではない（心筋では必要）。つまり、DHP受容体はCa²⁺流入路としてでなく、電位センサーとして機能している。

②終末槽から放出されたCa²⁺は細胞質を拡散し、細いフィラメントに作用して筋節の短縮を引き起こす。

③筋小胞体の膜にはCa²⁺ポンプ（Ca²⁺ ATPase）が豊富に存在する。再分極により終末槽からのCa²⁺放出が止むと、Ca²⁺はCa²⁺ポンプにより再び筋小胞体内に取り込まれる。細胞質のCa²⁺濃度が低下し、トロポニンCからCa²⁺がはずれると、アクチンとミオシンの分子間相互作用は解除され、筋は弛緩する。

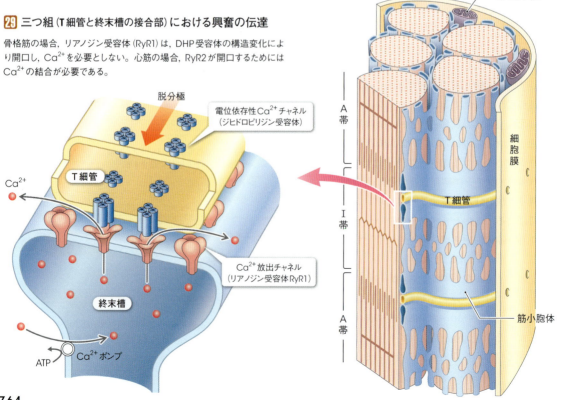

29 三つ組（T細管と終末槽の接合部）における興奮の伝達
骨格筋の場合、リアノジン受容体（RyR1）は、DHP受容体の構造変化により開口し、Ca²⁺を必要としない。心筋の場合、RyR2が開口するためにはCa²⁺の結合が必要である。

30 骨格筋におけるATPの生合成

赤字は基質1分子あたりのATP生成数

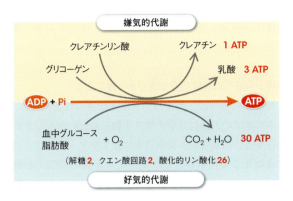

31 骨格筋線維の分類

	赤筋	白筋	
	Ⅰ型	ⅡA型	ⅡB型
収縮の速さ	遅い	中間	速い
発生張力	小	中	大
毛細血管	多い	多い	少ない
ミトコンドリア	多い	多い	少ない
ミオグロビン	多い	多い	少ない
グリコーゲン	少ない	多い	多い
ATPase活性	低	高	高
解糖系酵素活性	低	高	高
酸化的酵素活性	高	高	低

筋収縮のエネルギー源 30

筋収縮は大量のATPを消費する。最大収縮を行った場合，細胞内の貯蔵ATPはわずか1〜2秒間で消費されてしまう。したがって，収縮を持続するためにはATPを補充しなければならない。ATPの供給源として次のものがある。

1) クレアチンリン酸（ホスホクレアチン）

骨格筋（特に白筋線維）や脳細胞に多く蓄えられている高エネルギーリン酸化合物である。細胞内に取り込まれたクレアチンは，**クレアチンキナーゼ（CK）** によってリン酸化されクレアチンリン酸として蓄えられる。細胞内のATPが消費されADPが増加してくると，CKの反応が逆転し，ADPを再リン酸化してATPを合成する。これにより7〜8秒間の最大収縮に必要なATPをまかなうことができる。

$$クリアチンリン酸 + ADP \xrightleftharpoons{CK} クレアチン + ATP$$

● クレアチンとクレアチニン

筋内クレアチンの1%は日々代謝され，クレアチニンとして尿中に排泄される。クレアチニン・クリアランスは，糸球体濾過量を反映するので，腎機能検査として利用されている。

2) 嫌気的解糖 〔p.285参照〕

骨格筋細胞は血中グルコースを取り込み，グリコーゲンとして大量に蓄えている（筋重量の0.5〜1％）。運動時には交感神経とアドレナリンの作用によりグリコーゲンの分解が亢進し，グルコース1-リン酸を経てグルコース6-リン酸を生じる〔p.317参照〕。グルコース6-リン酸は細胞質の**解糖系**によりピルビン酸に分解され，その過程で3分子のATPが合成される。これにより30〜40秒間の最大収縮に必要なATPをまかなうことができる。

以上の代謝系は酸素を必要としないため，酸素供給の乏しい運動開始直後などに利用される。ATP供給は速やかであるが短時間で枯渇し，代謝産物であるクレアチンや**乳酸**が細胞内に蓄積する（筋疲労）。乳酸は血中に拡散し，肝臓に運ばれて再びグルコースに合成される。

3) 酸化的リン酸化

運動中は心拍出量の増加と骨格筋血管の拡張により筋血流量が増し，酸素の供給も増加する。このような好気的条件下では，ピルビン酸はミトコンドリアに入り，クエン酸回路を経て酸化的リン酸化が行われる。細胞質のNADHもグリセロールリン酸シャトルを経てミトコンドリアに運ばれ，酸化的リン酸化に加わる。酸化的リン酸化は嫌気的解糖に比べ反応速度は遅いが，はるかに多くのATP（グルコース1分子あたり26分子）を合成することができる。

長時間の運動時に用いられるエネルギーの大半は，好気的代謝系に依存している。筋細胞内のグリコーゲンのみならず，血中のグルコースや脂肪酸も利用され，これらの栄養素と酸素の供給が続く限り，持続的にATPを合成する。心肺機能（一回心拍出量や最大酸素摂取量）を高めることにより，好気的運動能は向上する。

骨格筋線維の種類 31

骨格筋はその色合いによって**赤筋**と**白筋**に分類される。ミオグロビン含量が多いと赤く見える。赤筋は長時間姿勢を維持する筋（抗重力筋など）に多くみられ，**遅筋**とも呼ばれる。白筋は瞬発力を要する筋（手の筋など）に多くみられ，**速筋**とも呼ばれる。

筋線維は組織学的に3型に分類される。各型の組織学的・生化学的特徴は，上述のエネルギー代謝を反映する。すなわちⅠ型は主に好気的にエネルギーを得ており，収縮は遅いが疲労しにくい。ⅡB型は主に嫌気的にエネルギーを得ており，速く収縮できるが疲労しやすい。ⅡA型は両者の中間型である。実際の筋には，各型の線維が種々の割合で含まれている。短距離走のような**無酸素運動** anaerobic exerciseを行うとⅡB型線維が肥大し，瞬発力が増す。マラソンのような**有酸素運動** aerobic exerciseを行うとⅡA型線維の割合が増し，持久力が向上する。

運動器　筋系

神経筋接合部ではアセチルコリンを用いたシナプス伝達が行われる

神経筋接合部の構造 32 33

骨格筋に分布する神経は運動線維と感覚線維を含んでいる。α運動線維は筋束内で多くの枝に分かれたのち、個々の筋線維との間にシナプスをつくる。ここを**神経筋接合部** neuromuscular junctionといい、1本の筋線維に原則として1ヵ所しかない。つまり、個々の筋線維は単一のシナプスから入力を受けている。

神経筋接合部において神経終末は髄鞘を失い、軸索は筋線維の表面で指を広げたような形で終わる。これに接する筋線維の表面は**運動終板** motor endplateと呼ばれる円盤状の肥厚部をなし、軸索末端の**終末ボタン** terminal boutonに対応したくぼみを持つ。くぼみの底には**接合部ヒダ** junctional foldと呼ばれる深い陥凹があり、筋細胞膜すなわちシナプス後膜の表面積を増大させている。シナプス間隙は50〜60nmで、基底膜が入り込みシナプス前膜と後膜とをつなぎ止めている。

神経から筋への興奮伝達は速やかで確実である

神経筋接合部は、興奮性シナプス伝達の代表例である。終末ボタンの内部には**シナプス小胞** synaptic vesicleが密に存在する。活動電位が軸索終末に達すると、シナプス前膜に存在する電位依存性Ca^{2+}チャネルが開いてCa^{2+}が流入し、シナプス小胞の開口分泌を促す。1個のシナプス小胞には1万分子もの**アセチルコリン** acetylcholine；AChが入っている。電子顕微鏡で見ると、シナプス小胞が列をなして集積し、シナプス前膜に融合しているのがわかる。ここを**活性帯** active zoneといい、シナプス後膜の接合部ヒダと向かい合う場所にある。

シナプス後膜には**ニコチン性ACh受容体**が存在し、特に接合部ヒダの部位に密集している。この分子はACh受容体と陽イオンチャネルが一体となったリガンド依存性イオンチャネルであり、AChが2分子結合すると直ちにチャネルが開く〔p.585参照〕。その結果、濃度勾配に従ってNa^+が細胞内に流入し、脱分極が生じる。この興奮性シナプス後電位を特に**終板電位**（endplate potential）と呼ぶ。

終板電位は、AChの放出と拡散に要する短い潜時（約0.5 msec）ののち急峻に立ち上がり、チャネルの開口（数msec）

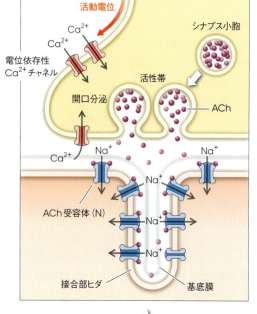

32 神経筋接合部の構造

活性帯と接合部ヒダが向かい合う位置に存在することが、興奮の伝達を確実なものにしている。

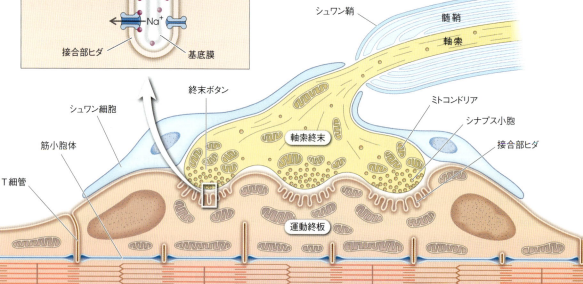

33 神経筋接合部の走査電顕像

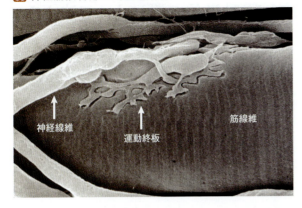

が終了したあとは膜容量を充電しつつゆるやかに減衰する❸❹。1回の神経インパルスで発生する終板電位（+50〜70mV）は，筋線維の活動電位の閾値（+20〜30mV）を大きく上回る。したがって，神経インパルスが到達すれば筋線維は必ず収縮する。

神経筋接合部では，神経刺激がない状態でも少量のAChが自発的に放出され，終板部に小さな終板電位が生じている。この終板電位を**微小終板電位**と呼ぶ。微小終板電位の振幅は一定の単位で増減しているが，これはシナプス小胞1個に対応すると考えられる。

アセチルコリンとシナプス小胞のリサイクル ❸❺

シナプス間隙に放出されたAChは，基底膜やシナプス後膜に存在する**アセチルコリンエステラーゼ**によって速やかに分解される。受容体に結合したAChも約5msec後には分解され，チャネルが閉じ，膜電位は静止膜電位に戻り，次の刺激に備える。分解によって生じたコリンはシナプス前膜に取り込まれ，軸索終末内でAChに再合成される。

開口分泌後のシナプス小胞はシナプス前膜に融合しているが，クラスリンなどの収縮蛋白の働きで細胞膜から引きちぎられ（エンドサイトーシス），新しい小胞に作りかえられる。さらに，H^+との交換輸送によってAChが新しい小胞内に取り込まれる。このようなリサイクル機構により，限られた数のシナプス小胞を使って持続的な興奮伝達を行うことが可能となっている（軸索輸送によるシナプス小胞の補充は長時間を要する）。

● **重症筋無力症** myasthenia gravis
血液中の自己抗体により神経筋接合部の機能が低下し，易疲労性と筋力低下をきたす疾患。胸腺腫摘除，抗コリンエステラーゼ阻害薬，ステロイド，免疫抑制薬などを組み合わせて治療する。

● **ボツリヌス症**
十分に加熱されていない保存食品を食べることなどによって，見えづらさや顔面・四肢・呼吸筋の筋力低下をきたす疾患。嫌気性菌（酸素がなくても生存可能な細菌）であるボツリヌス菌が産生する毒素が，神経筋接合部からのアセチルコリンの放出を抑制するために生じる。

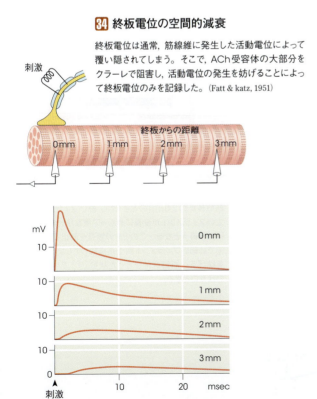

34 終板電位の空間的減衰

終板電位は通常，筋線維に発生した活動電位によって覆い隠されてしまう。そこで，ACh受容体の大部分をクラーレで阻害し，活動電位の発生を妨げることによって終板電位のみを記録した。(Fatt & katz, 1951)

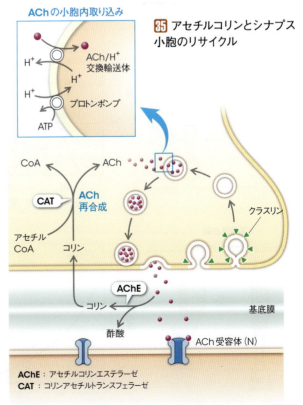

35 アセチルコリンとシナプス小胞のリサイクル

AChE：アセチルコリンエステラーゼ
CAT：コリンアセチルトランスフェラーゼ

骨格筋の収縮力は神経からの刺激頻度と運動単位の数によって決まる

筋の収縮は，張力または筋長の変化として測定される 36

重い荷物を持ち上げる場合を考えてみよう。筋の張力が荷重を上回らなければ，荷物は持ち上がらない。したがって筋の長さは変わらない。この状態を**等尺性収縮** isometric contractionという。筋の張力が荷重を上回ると，筋は荷重に見合った張力を発生しつつ短縮する。この状態を**等張性収縮** isotonic contractionという。

1) 等尺性収縮

筋の両端を固定し，筋長を一定にした状態で刺激すると，筋は張力を生じる。このときの張力は，**静止張力** resting tension（筋が引き伸ばされたときに，弾性によって元の長さに戻ろうとする力）と**発生張力** developed tension（収縮によって生じた能動的な力）の和である。発生張力は筋長に依存し，**静止長** resting lengthで収縮させたとき最大の張力を発生する。これは筋節長が2.0〜2.2μmの状態に相当し，細いフィラメントと太いフィラメントの滑り合いが起こるのに至適の長さである。

2) 等張性収縮

筋の一端におもりを吊り下げた状態で刺激し，筋を短縮させる。このときの短縮速度は荷重によって一定である。荷重ゼロのときの短縮速度を**最大短縮速度** V_{max} という。荷重を次第に大きくしていくと，ついには短縮速度ゼロすなわち等尺性収縮となる。

神経からの刺激頻度によって収縮力が調節される 37

1回の活動電位によって生じる筋収縮を**単収縮** twitchという。単収縮を繰り返すとき，刺激の間隔を短くすると，張力が静止レベルに戻る前に次の収縮が始まり，2つの単収縮が融合して，より大きな張力が発生する。これを収縮の**加重** summationという。さらに刺激頻度を増していくと，発生張力が次々に加算され，ついには個々の単収縮が区別できないプラトーに達する。この状態を**強縮** tetanusといい，体内での骨格筋の収縮様式はこれである。完全強縮によって生じる張力は，単収縮の約4倍となる。

このように，刺激頻度が増すと，収縮の加重により大きな収縮力が生じる。これを可能にしているのは，神経筋接合部における確実なシナプス伝達と短い不応期である。骨格筋の場合，筋収縮の持続時間（25〜250 msec）に比べ，活動電位の経過そのものが数msecと短く不応期も短いために，収縮の加重が起こりうる。

36 等尺性収縮と等張性収縮

等尺性収縮

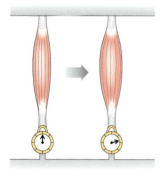

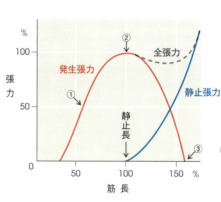

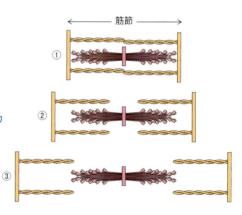

筋節長が約2.0μmのとき（②），細いフィラメントと太いフィラメントが全長にわたって重なり合い，発生張力は最大となる。このときの筋節長を静止長という。①では細いフィラメント同士が接触してしまい，滑走を妨げる。筋節が伸びきった状態（③）では発生張力はゼロとなる。

等張性収縮

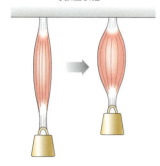

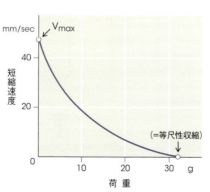

37 頻度加重

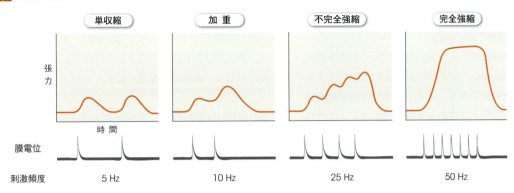

負荷の大きさに見合った運動単位が動員される 38

1) 運動単位

1個のα運動ニューロンとそれが支配する筋線維群をまとめて**運動単位** motor unit と呼ぶ。1運動単位あたりの筋線維数は，精細な制御を要する小さな筋（外眼筋や喉頭筋など）では数本であるが，粗大な運動を行う筋（下肢の筋など）では数百〜1,000本に及ぶ。

同じ運動単位に属する筋線維は同じ型の線維であり，同時に収縮する。骨格筋線維は大きく3つの型に分類できるので（31），運動単位も支配する骨格筋線維によって分類することができる。Ⅰ型の筋線維（遅筋）を支配する運動ニューロンは，細胞体が小さく，神経の伝導速度が遅い。このような運動ニューロンの興奮によって生じる収縮は遅く，発生張力も小さいが，疲労しにくい（**小さな運動単位**）。

これに対しⅡB型の筋線維（速筋）を支配する運動ニューロンは，細胞体が大きく，神経の伝導速度も速い。筋収縮は速く，発生張力も大きいが，疲労しやすい（**大きな運動単位**）。このように，運動単位によって筋の収縮特性が分かれており，実際の筋の中では，異なる運動単位に属する筋線維が混ざり合って存在している。

2) 多線維加重

ある運動を行うとき，脊髄前角の一定のニューロン群（**運動ニューロンプール**）が興奮するが，このときすべてのニューロンが一斉に興奮するわけではない。小型の運動ニューロンは大型の運動ニューロンに比べ，発火の閾値が低い。そのため，筋の収縮力を徐々に強めていくとき，収縮の開始時には小さな運動単位がまず動員され，大きな運動単位が遅れて動員される。これを**サイズの原理** size principle という。つまり，収縮が弱いときには小さな運動単位によって力を小刻みに調節し，収縮が強いときには大きな運動単位により力を粗く増減させる。

こうして負荷の大きさに応じて収縮力を連続的に調節することにより，筋全体の運動は円滑に行われる。運動単位（筋線維）の数を増すことにより，より大きな収縮力が生じることを**多線維加重** multiple-fiber summation という。

筋の状態は固有受容器によってモニターされている

骨格筋には固有受容器として筋紡錘と腱器官が備わっている。**筋紡錘** muscle spindle は筋の内部にあり，錘内筋（筋線維の変化したもの）を求心性終末が取り巻き，筋長の変化に応じて中枢へインパルスを送っている。**腱器官** tendon organ of Golgi は腱との移行部にあり，コラーゲン線維の束を求心性終末が取り巻き，腱にかかる張力を感知している。これらの受容器からのインパルスは脊髄や小脳へ送られ，反射的に姿勢を制御したり，個々の筋の収縮力を調節したりする。〔図解と詳細はp.628参照〕

38 多線維加重におけるサイズの原理

運動の開始時には小さな運動単位（収縮力は弱いが疲労しにくい）が動員され，遅れて大きな運動単位（収縮力は強いが疲労しやすい）が動員される。

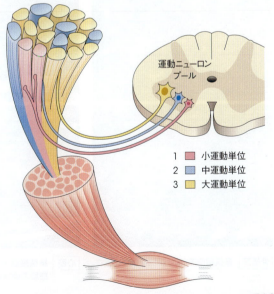

1 小運動単位
2 中運動単位
3 大運動単位

平滑筋は横紋筋に比べ収縮速度が遅く，張力も弱い

骨格筋と心筋，平滑筋との比較 39

人体には**骨格筋** skeletal muscle のほかに，心臓壁を構成する**心筋** cardiac muscle，血管や中空臓器の壁を構成する**平滑筋** smooth muscle がある。これら3種類の筋組織を比較してみると，形態的には次のような相違がある。①骨格筋と心筋には横紋があるが，平滑筋にはない（フィラメントの配列が不規則なため），②心筋と平滑筋は単核細胞であるが，骨格筋は多核の細胞である，③心筋と平滑筋では細胞間にギャップ結合が存在する，④骨格筋と心筋にはT細管が存在するが，平滑筋にはない。

一方，太いフィラメント，細いフィラメント，筋小胞体は3種類の筋すべてに存在し，フィラメントの滑り合いによって収縮が起こるという点では共通である。

骨格筋は体性運動神経の刺激によってのみ収縮する。これに対し，心筋と平滑筋は中枢性の神経刺激がなくても自発的に収縮し，その収縮の度合いは自律神経によって調節されている。心臓や多くの平滑筋組織（消化管など）では，自発的に興奮を繰り返す**ペースメーカー細胞**が存在する。

細胞内 Ca^{2+} 濃度によって収縮が制御されていることは，骨格筋，心筋，平滑筋で共通である。しかし，収縮の分子機構は，横紋筋（骨格筋・心筋）と平滑筋で異なる。横紋筋では Ca^{2+} が細いフィラメント上のトロポニンに結合することが収縮を引き起こすスイッチであるのに対し，平滑筋にはトロポニンが存在せず，太いフィラメント上のミオシン軽鎖が収縮に深く関わっている〔後述〕。また，横紋筋に比べ，平滑筋はアクチンやミオシンの含量が少ないため発生張力が弱く，収縮速度も遅い 40 。

心筋の収縮には細胞外 Ca^{2+} の流入が必須である

ペースメーカー（洞房結節）で生じた興奮は，刺激伝導系を通して心筋細胞に伝えられる。心筋細胞は**介在板** intercalated disk によって互いに連結しており，ギャップ結合を介して興奮が伝播することが特徴である〔p.107参照〕。また，心筋細胞は活動電位の経過が長く，プラトーを形成する 40 。この間は**絶対不応期**であり，骨格筋のような収縮の加重は起こらない。

心筋の収縮機構〔p.112参照〕は基本的には骨格筋と同じである。ただし，筋小胞体からの Ca^{2+} 放出機構が骨格筋と異なる。心筋細胞膜の脱分極はT細管のDHP受容体を開口させ，Ca^{2+} が細胞内に流入する。この Ca^{2+} が筋小胞体のリアノジン受容体に結合し，開口させることによって，貯蔵 Ca^{2+} が放出される。これを Ca^{2+}-induced Ca^{2+} release といい，DHP受容体を通って流入した Ca^{2+} が重要な役割を果たしている。骨格筋の1型リアノジン受容体はDHP受容体の構造変化に伴って開口するのに対し，心筋の2型リアノジン受容体は Ca^{2+} が結合することによって開口する。

心筋細胞は骨格筋細胞に比べて大量のミトコンドリアを持ち，エネルギーの大部分を好気的代謝により産生している。利用される栄養素の60％は脂肪酸である。

39 3種類の筋組織（上段；横断面，下段；縦断面）

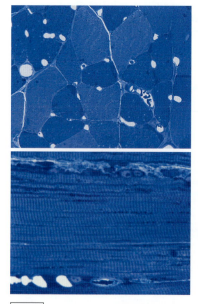

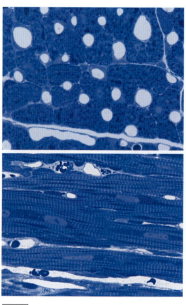

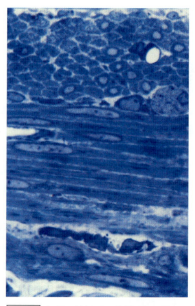

骨格筋　多核細胞で，核は細胞膜直下に偏在。

心筋　単核細胞で，核は細胞の中央に存在。細胞の両端は介在板で連結される。

平滑筋　細長い紡錘形の単核細胞。横紋はみられない。

40 骨格筋・心筋・平滑筋における活動電位と発生張力の時間経過

活動電位と発生張力のピークをそろえて、時間経過を比較した。
時間軸が骨格筋（0.1秒）、心筋（1秒）、平滑筋（1分）で異なることに注意。

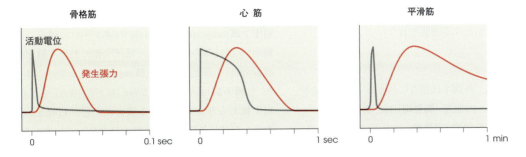

平滑筋ではミオシン軽鎖が収縮に関与する 41

平滑筋の機能は，部位により異なっている。たとえば，大動脈や気管の平滑筋は活動電位を発生しない。活動電位を発生する平滑筋でも，自律神経の刺激によってのみ活動電位を発生するものと，ペースメーカー細胞を持ち自発的に活動電位を発生するものがある。消化管平滑筋では，筋層間組織中の**カハール介在細胞**がペースメーカーとなり，その興奮がギャップ結合を介して全体に広がる。その結果，消化管は律動的に蠕動運動を行う。

多くの平滑筋細胞は，引き伸ばされると収縮する性質を持っている。これは，細胞膜にある**機械受容チャネル**が伸展刺激により開口し，Na^+が細胞内に流入することにより脱分極が起こるためである。

平滑筋の収縮は，横紋筋と同じく細胞内Ca^{2+}濃度の上昇により引き起こされるが，その機構は2通りある。ひとつは活動電位に伴う細胞内Ca^{2+}増加である。脱分極により細胞膜の電位依存性Ca^{2+}チャネルが開口し，細胞内にCa^{2+}が流入してCa^{2+}-induced Ca^{2+} releaseを引き起こす。

もうひとつの機構はアゴニスト刺激による。脱分極がなくても，アゴニストが結合することにより**受容体共役型チャネル**（リガンド作動性チャネル）が開口し，細胞内にCa^{2+}が流入する。また，ある種のアゴニスト刺激（たとえば交感神経によるα受容体刺激）は，細胞膜のホスホリパーゼCを活性化し，その結果産生されたIP_3が筋小胞体のCa^{2+}放出チャネルを開口させる（**IP_3-induced Ca^{2+} release**）。

細胞質のCa^{2+}は**カルモジュリン**と複合体を形成し，**ミオシン軽鎖キナーゼ**を活性化する。ミオシンの調節軽鎖がリン酸化されることにより，アクチンとミオシンの分子間相互作用が開始し，収縮が起こる。細胞質のCa^{2+}が筋小胞体のCa^{2+}ポンプにより回収され，また細胞膜のCa^{2+}ポンプやNa^+/Ca^{2+}交換輸送により細胞外に排出されて減少すると，ミオシン軽鎖キナーゼ活性が低下し，ミオシン軽鎖は**ミオシン軽鎖ホスファターゼ**によって脱リン酸化される。これらの酵素活性のバランスにより収縮・弛緩が起きる。

41 平滑筋の収縮機構

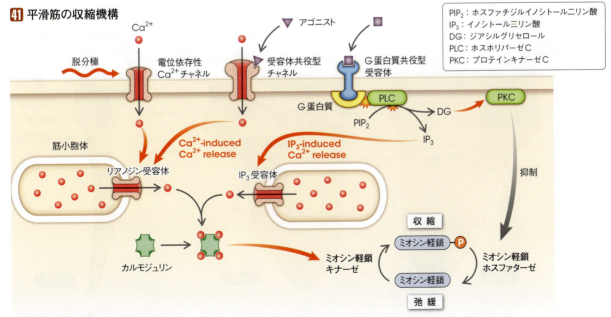

上肢帯は，自由上肢と体幹との間をつなぐ骨格単位である

上肢帯の骨格は鎖骨と肩甲骨で構成され，両者は一体となって胸鎖関節を中心とする運動を行う。

鎖骨 clavicle 42

内側半は前方に凸，外側半は後方に凸となって，ゆるやかなS字形を呈する。内側端（**胸骨端**）は円錐状に膨らみ，胸骨と関節を作る。外側端（**肩峰端**）は上下に扁平となり，肩甲骨の肩峰と関節を作る。

肩甲骨 scapula 43

三角状の扁平な骨体と大小2つの突起を持つ。外側角は大きく膨らみ，楕円形の浅い**関節窩** glenoid cavity を作る。

胸郭に向く面（肋骨面）は全体として軽度にくぼみ，これを**肩甲下窩** subscapular fossa（肩甲下筋が存在）と呼ぶ。後面（背側面）の上1/3の高さには，ほぼ全幅にわたる**肩甲棘** spine of scapula が隆起し，**棘上窩** supraspinous fossa（棘上筋が存在）と**棘下窩** infraspinous fossa（棘下筋が存在）を区画する。肩甲棘から外上方に伸びる強大な突起が**肩峰** acromion である。肩峰は外側角よりも外方に突出し，体表から容易に触れる。先端は上下に扁平となって前方へ曲がり，その内側部に肩峰関節面が存在する。

外側角の基部には**関節上結節**と**関節下結節**があり，それぞれ上腕二頭筋長頭と上腕三頭筋長頭の起始部となる。外側角の内側上部では**烏口突起** coracoid process が前外方に突出する（鎖骨下で体表から触れる）。烏口突起と肩峰の間には**烏口肩峰靱帯**が張り，これらは関節窩の上方に張り出して上腕骨の上方移動を制限する。烏口突起の内側にある**肩甲切痕** suprascapular notch には上肩甲横靱帯が張り，その下を肩甲上神経が通る。

胸鎖関節 sternoclavicular joint 44

体幹と上肢を結ぶ唯一の関節であり，胸骨の鎖骨切痕と鎖骨の胸骨端で構成される。鎖骨が大きいため，胸骨の関節面は第1肋軟骨上面にまで広がる。左右の鎖骨の間は陥凹して頸切痕となる。関節内には関節円板が介在し，球関節に類似する広い運動域を持つ。この関節を中心として，鎖骨の肩峰端は楕円運動を行う。その際，鎖骨が回旋する

42 右の鎖骨

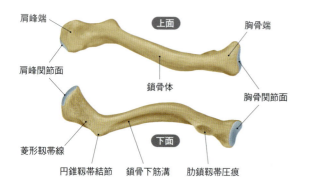

43 右の肩甲骨

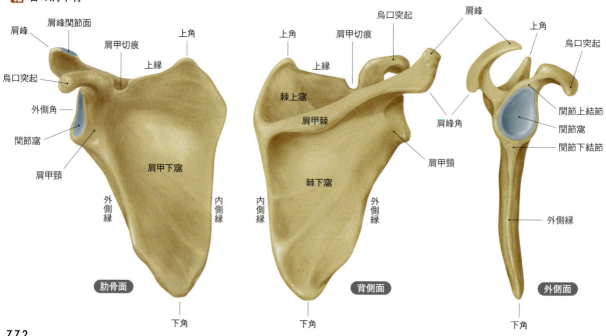

44 胸鎖関節

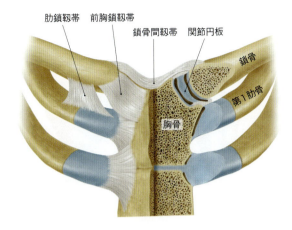

45 肩鎖関節 (前方から)

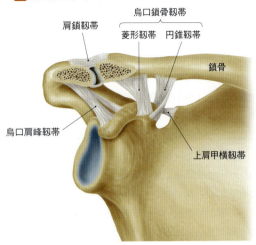

ことで肩甲骨の可動域をさらに広げている。
　関節包の前後面には**前胸鎖靱帯**と**後胸鎖靱帯**が，上面には**鎖骨間靱帯**があって関節を補強する。関節包の外側には**肋鎖靱帯**が存在し，第1肋骨上面と鎖骨下面（肋鎖靱帯圧痕）を強く連結して鎖骨胸骨端の上方移動を制限する。

肩鎖関節 acromioclavicular joint 45
　鎖骨肩峰端と肩峰の間の小さな平面関節。関節内には不完全な関節円板が存在する。関節包上面の**肩鎖靱帯**に加え，関節包から独立して存在する**烏口鎖骨靱帯**により連結が補強される。この靱帯は鎖骨下面と烏口突起基部の間に位置し，後内側部の**円錐靱帯**と前外側部の**菱形靱帯**に分かれる。肩鎖関節は回旋に働き，約40°の可動性を持つ。

肩甲骨の運動 46
　肩甲骨と胸郭後面の間には前鋸筋と粗な結合組織が介在するため，肩甲骨は胸鎖関節を中心として胸郭上を上下・前後方向に滑動することができ，さらに肩鎖関節で回旋して関節窩の向きを変えることも可能である。この肩甲骨と胸郭の関係を scapulothoracic joint（肩甲胸郭関節）と呼ぶこともある。体幹から起こり上肢帯および上腕に停止する筋が，その運動に関わっている。

　挙上と下制：上方あるいは下方への平行移動。
　前進（外転）と**後退**（内転）：胸郭に沿って外前方あるいは内後方へ向かう運動。
　上方回旋と下方回旋：肩甲骨の中心を軸として回転し，関節窩を上あるいは下に向ける運動。

46 肩甲骨に作用する筋

挙上	僧帽筋上部, 肩甲挙筋, 大・小菱形筋
下制	僧帽筋下部, 小胸筋, 前鋸筋下部, 大胸筋腹部, 広背筋, 鎖骨下筋
前進	前鋸筋, 小胸筋, 大胸筋
後退	僧帽筋中部, 大・小菱形筋, 広背筋上部
上方回旋	僧帽筋上部・下部, 前鋸筋下部, 広背筋
下方回旋	大・小菱形筋, 小胸筋

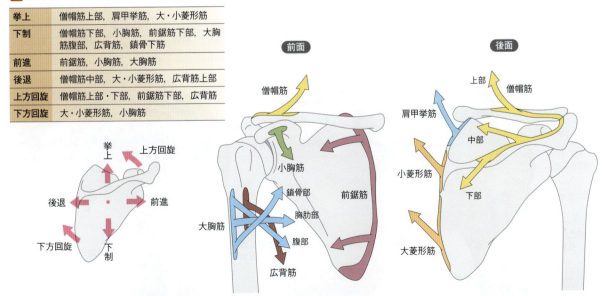

肩関節は大きな可動域を持つが安定性に乏しく，多くの筋で補強されている

上腕骨 humerus 47

近位端は上腕骨頭，解剖頸，大・小結節からなる。**上腕骨頭**は上内後方を向く半球状の関節面をなし，肩甲骨の関節窩と連結する。上腕骨頭の辺縁に沿って一周するくびれを**解剖頸**と呼ぶ。近位端前面には**小結節** lesser tubercle とその下方に続く小結節稜が，また外側面には**大結節** greater tubercle と大結節稜が隆起する。2つの隆起の間は**結節間溝** intertubercular sulcus となって上腕二頭筋長頭腱を通す。近位端と骨幹の移行部は骨折の好発部位であり，**外科頸**と呼ばれる。外科頸の後外側面を腋窩神経が横走する。

骨幹は上腕骨体と呼ばれ，上半は円柱状，下半は三角柱状である。骨幹上半の外側面では三角筋停止部がV字状の隆起を作り，**三角筋粗面** deltoid tuberosity と呼ばれる。粗面の後下方には，上後方から下前方に向かって斜めに走る**橈骨神経溝**がある。

遠位端は前後に扁平となり，**内側上顆** medial epicondyle と**外側上顆** lateral epicondyle が側方に突出する。内側上顆は前腕屈筋群，外側上顆は前腕伸筋群の起始部となる。内側上顆の後面には**尺骨神経溝**が縦走する。2つの上顆の間には前方へ膨らんだ上腕骨顆があり，これを内側の**上腕骨滑車** trochlea と外側の**上腕骨小頭** capitulum に分ける。滑車は尺骨の滑車切痕と，小頭は橈骨頭の関節窩と関節する。前面には滑車の上に**鈎突窩**，小頭の上に**橈骨窩**があって，肘の屈曲時に尺骨の鈎状突起と橈骨頭を収める。後面の大きな**肘頭窩**は，肘の伸展時に尺骨の肘頭を収める。鈎突窩と肘頭窩は滑車上孔によって連絡することがある。

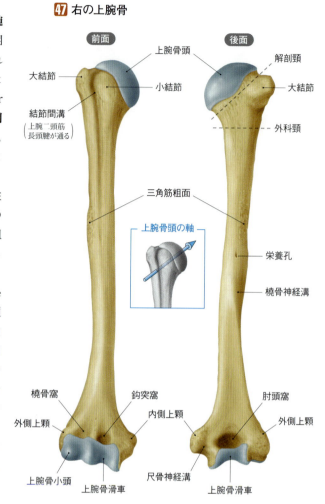

47 右の上腕骨

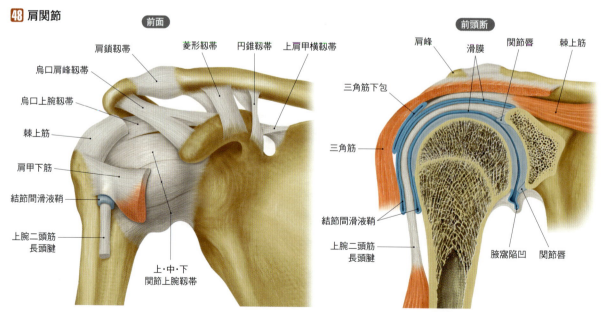

48 肩関節

肩関節 glenohumeral joint ; shoulder joint 48

　肩甲骨の関節窩と上腕骨頭が作る多軸性の球関節。肩甲骨の関節窩が浅く小さいため安定性には欠けるが，可動性は非常に大きく，人体で最大の可動域を持つ。緩い関節包も大きな可動域に貢献する。関節窩の周縁には軟骨性の関節唇が存在し，関節面をわずかに広げている。

　関節包は，肩甲骨では関節唇の外側に，上腕骨では解剖頸に付着する。関節包の前面には3束の弱い肥厚が生じ，**関節上腕靱帯**となる。烏口突起外側縁から起こった**烏口上腕靱帯**は，途中から関節包の上外側面に合流し，上腕骨大結節近くに終わる。関節の上方を肩峰と烏口肩峰靱帯が覆い，上腕骨の上方移動を制限する。関節内を走行する上腕二頭筋長頭腱と，関節包の周囲を覆うローテーター・カフ 49 は，肩関節の安定に寄与する。

　肩関節は単独でも広い可動域を持つが，肩甲骨が胸郭上で位置を変えることにより，上腕骨の可動域はさらに広がる。たとえば，上腕骨の外転は肩関節だけでは約90°に制限されるが，これに肩甲骨の上方回旋（僧帽筋・前鋸筋の作用）が加わると約140°まで挙上でき，さらに上腕骨を外旋して大結節の位置を変えると170°まで外転できる。50

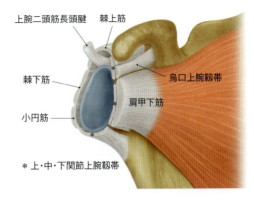

49 ローテーター・カフ
上肢帯筋の停止腱が，関節包の周囲を袖（カフ）のように囲んでいる〔p.784参照〕。

＊上・中・下関節上腕靱帯

肩関節の運動 51

　屈曲（前方挙上）と**伸展**（後方挙上）：上腕を前方あるいは後方に上げる。

　外転（側方挙上）と**内転**：上腕を外側方に上げる，あるいは体幹に近づける。

　外旋と**内旋**：肘関節を屈曲した状態で，前腕を外方あるいは内方に向ける。

　そのほか，水平屈曲（水平内転）と水平伸展（水平外転）を区別する場合がある。これは肩関節を90°外転した状態から，上腕を前方あるいは後方へ移動させる運動である。

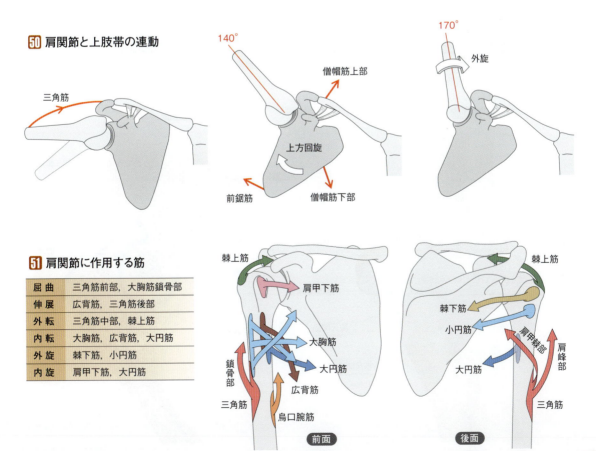

50 肩関節と上肢帯の連動

51 肩関節に作用する筋

屈曲	三角筋前部，大胸筋鎖骨部
伸展	広背筋，三角筋後部
外転	三角筋中部，棘上筋
内転	大胸筋，広背筋，大円筋
外旋	棘下筋，小円筋
内旋	肩甲下筋，大円筋

前腕は，屈伸と回外・回内の組み合わせにより自由に動く

前腕骨は小指側の尺骨と母指側の橈骨で構成される。上腕骨との連結は尺骨が，手根骨との連結は橈骨が，それぞれ主に担当する。

尺骨 ulna 52

近位端は大きく膨らみ，上方に**肘頭** olecranon，前方に**鉤状突起** coronoid process が突出する。両者の間は大きく陥凹して**滑車切痕** trochlear notch となり，上腕骨滑車と連結する。鉤状突起の高さの外側面には**橈骨切痕** radial notch があり，橈骨頭と関節する。鉤状突起の直下にある**尺骨粗面** tuberosity of ulna には上腕筋が停止する。

骨幹は尺骨体と呼ばれ，前縁，後縁，骨間縁を持つ三角柱状であるが，下部は細くなって円柱状となる。

遠位端は軽度に膨らみ**尺骨頭**となる。内側部には小柱状の**茎状突起** styloid process があり，関節円板が付着する。尺骨頭は，外側面の**関節環状面** articular circumference で橈骨と関節するが，手根骨とは直接に連結しない。

橈骨 radius 52

近位端は短い円柱状の**橈骨頭**である。その上面はややくぼんだ関節窩となって上腕骨小頭に対向し，また側面は全周が**関節環状面**となって尺骨の橈骨切痕と関節する。

骨幹は橈骨体と呼ばれ，尺骨と同様に前縁，後縁，骨間縁がある。橈骨頸直下の内側部にある**橈骨粗面** tuberosity

52 右前腕の骨

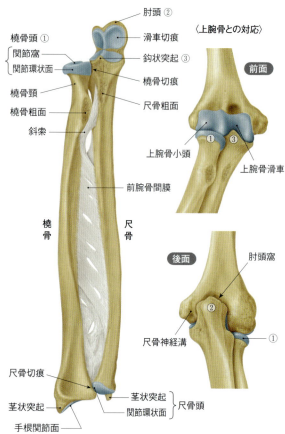

53 肘関節

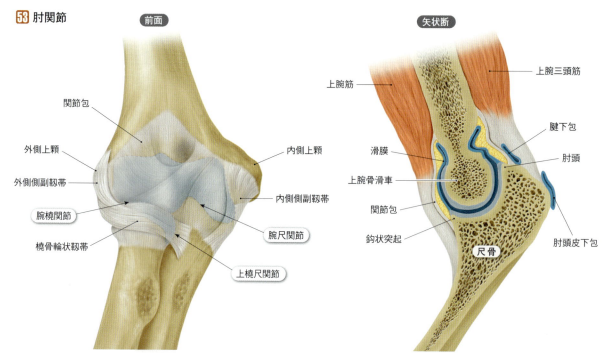

of radiusは強大な結節であり，上腕二頭筋が停止する。

遠位端は膨らんで，橈骨で最も大きくなる。下面の**手根関節面** carpal articular surfaceは手根骨と，内側面の**尺骨切痕** ulnar notchは尺骨頭と関節する。外側部は**茎状突起**となって下方に突出する。

肘関節 elbow joint 53

上腕骨，尺骨，橈骨によって作られる複関節である。屈伸運動を行い，前腕の回内・回外運動にも参加する。

①**腕尺関節**：上腕骨滑車と尺骨の滑車切痕が作る蝶番関節。約150°の屈伸運動が可能である。

②**上橈尺関節**：橈骨と尺骨の間の関節で，回内・回外運動に関わる〔後述〕。

③**腕橈関節**：上腕骨小頭と橈骨頭の関節窩が作る球関節。その運動は他の2関節の運動に従う。

これら3つの関節を一括して関節包が包む。関節包は両側で強く肥厚して側副靱帯となり，肘関節の屈伸運動を安定させる。**内側側副靱帯**は上腕骨内側上顆と尺骨近位端内側部を結び，**外側側副靱帯**は上腕骨外側上顆から**橈骨輪状靱帯**を経由して尺骨近位端外側部に向かう。側副靱帯が橈骨に付着することはない。

橈尺連結と回内・回外運動 54

橈骨と尺骨は上・下橈尺関節と前腕骨間膜によって連結され，回旋運動（回内・回外）を行う。

上橈尺関節：橈骨の関節環状面と尺骨の橈骨切痕が作る車軸関節。橈骨輪状靱帯によって橈骨頭が固定される。

下橈尺関節：橈骨の尺骨切痕と尺骨の関節環状面が作る車軸関節。両骨の下端は関節円板によって強く連結する。

前腕骨間膜 interosseous membrane of forearm：前腕骨双方の骨間縁を連結する強靱な結合組織。大部分の線維は橈側近位から尺側遠位に向かう。近位部には走行の方向が異なる線維束があり**斜索**と呼ぶ。

肘関節を90°屈曲した状態で，手掌を下に向ける動作を**回内**，上に向ける動作を**回外**という。尺骨は腕尺関節で固定されるため，橈骨が運動の主体となる。上橈尺関節では尺骨と橈骨輪状靱帯が作る輪の中で橈骨頭が回り，下橈尺関節では尺骨の茎状突起を中心として関節円板によって連結された橈骨が尺骨の周りを回る。したがって，回外・回内運動の回転軸は，橈骨頭の中心と尺骨の茎状突起を結ぶ線である。橈骨と尺骨は，最大回外位（解剖学的肢位）では平行となり，最大回内位では交差する。運動の範囲は約180°である。

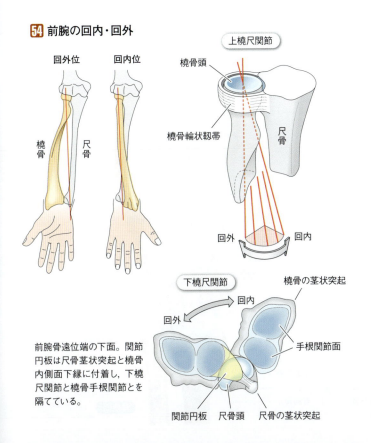

54 前腕の回内・回外

55 前腕骨に作用する筋

屈曲	上腕筋，上腕二頭筋，腕橈骨筋
伸展	上腕三頭筋
回内	円回内筋，方形回内筋
回外	回外筋，上腕二頭筋

手根の関節は，橈骨と手根骨が作る楕円関節である

手の骨 56

1) 手根骨 carpal bones

手根を構成する8個の短骨。概念的に2列に区分され，近位列は**舟状骨** scaphoid，**月状骨** lunate，**三角骨** triquetrum，**豆状骨** pisiform，遠位列は**大菱形骨** trapezium，**小菱形骨** trapezoid，**有頭骨** capitate，**有鈎骨** hamateで構成される。実際には，大きな有頭骨の周りを他の骨が囲むように配列する。舟状骨は解剖学的嗅ぎ煙草入れ〔p.791参照〕の底に位置し，血管の進入路となる骨体中央部で骨折を起こしやすい。豆状骨は尺側手根屈筋腱に付属する種子骨であり，三角骨の前面に付加された骨である。

豆状骨以外の近位手根骨は一塊となって橈骨手根関節を作り，遠位手根骨は個々に中手骨と関節する。隣り合う手根骨は関節で連結するが，掌側と背側から多くの靱帯で補強され可動性に乏しい 57。

手根の掌側面は，外側で**舟状骨結節**と**大菱形骨結節**，内側で豆状骨と**有鈎骨鈎**が隆起するために，中央部がくぼみ**手根溝** carpal grooveとなる。この溝に蓋をするように屈筋支帯が内外の隆起の間に張り，**手根管** carpal tunnelが形成される (75)。

2) 中手骨 metacarpals [Ⅰ〜Ⅴ]

手のひらを構成する5個の管状骨で，手背体表から容易に触れる。近位端を**底**，骨幹を**体**，遠位端を**頭**と呼ぶ。中手骨底の底面には手根骨に対する関節窩が，側面には隣接する中手骨との関節面が存在する。中手骨頭は半球状の関節面を持ち，基節骨と関節する。

3) 指骨 phalanges

指を構成する管状骨。**基節骨** proximal phalanx，**中節骨** middle phalanx，**末節骨** distal phalanxからなるが，母指では中節骨を欠く。基節骨底は浅い楕円状の関節窩となって中手骨頭に対応する。基節骨頭と中節骨頭は，内外両側が顆状に膨らみ，その間が溝となる。中節骨底と末節骨底の中央にはこの溝に対応する隆起が存在し，関節の運動方向を制限している。

手根の関節 57

1) 橈骨手根関節 radiocarpal joint ; wrist joint

前腕骨と近位手根骨 (豆状骨を除く) が作る楕円関節。橈骨の遠位面とその尺側に続く関節円板が関節窩となり，舟状骨・月状骨・三角骨が関節頭となる。三角骨は中立位では関節窩から離れた位置にあるが，内転位では関節円板と対向する。関節包の掌側と背側は**橈骨手根靱帯**で，内側と外側は**手根側副靱帯**で補強される。関節腔は下橈尺関節の関節腔に隣接するが，両者は関節円板で隔てられている。

2) 手根中央関節 midcarpal joint

手根骨近位列内，あるいは遠位列内に存在する**手根間関**

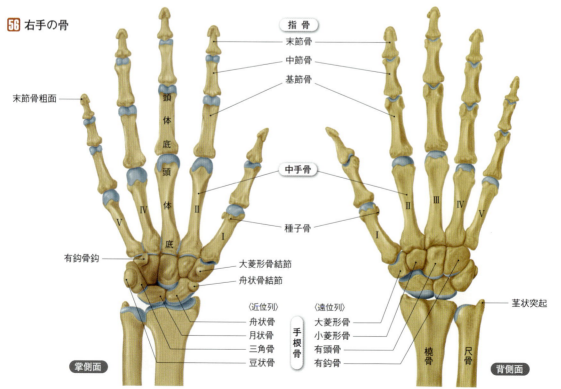

56 右手の骨

57 右手の関節と靭帯

前腕骨と手根骨を結ぶ靭帯	手根骨どうしを結ぶ靭帯	手根骨と中手骨を結ぶ靭帯	中手骨どうしを結ぶ靭帯
1. 内側手根側副靭帯	6. 掌側手根間靭帯	11. 掌側手根中手靭帯	14. 掌側中手靭帯
2. 外側手根側副靭帯	7. 背側手根間靭帯	12. 背側手根中手靭帯	15. 背側中手靭帯
3. 掌側橈骨手根靭帯	8. 骨間手根間靭帯	13. 豆中手靭帯	16. 骨間中手靭帯
4. 掌側尺骨手根靭帯	9. 放線状手根靭帯		
5. 背側橈骨手根靭帯	10. 豆鈎靭帯		

大；大菱形骨　舟；舟状骨
小；小菱形骨　月；月状骨
頭；有頭骨　　三；三角骨
鈎；有鈎骨　　豆；豆状骨

*屈筋支帯

掌側面　背側面　断面を手背側から見る

節では，関節内の骨間手根間靭帯によりその運動が著しく制約される。一方，近位列と遠位列の間にできる**手根中央関節**には可動性があり，手根の運動に寄与している。この複関節の外側部は舟状骨が遠位に凸となって大・小菱形骨と関節し，内側部は有頭骨と有鈎骨が近位に凸となって舟状骨・月状骨・三角骨と関節する。関節腔は全体としてS字状に手根を横断する形となる。

なお，豆状骨は三角骨とゆるく関節するが，豆鈎靭帯と豆中手靭帯によって有鈎骨と第5中手骨に強く連結するため尺側手根屈筋の牽引力に対抗することができる。

手根の運動 58 59

手根は，橈骨手根関節と手根中央関節の協同作用により，**屈曲**（掌屈）85°，**伸展**（背屈）85°，**外転**（橈屈）25°，**内転**（尺屈）55°の可動域を持つ。屈曲では橈骨手根関節，伸展では手根中央関節が運動の過半を担う。屈曲を完全に行うためには指を伸展し指伸筋を弛緩させる必要がある。外転運動は橈骨茎状突起と舟状骨が干渉するため，内転運動より範囲が狭い。屈曲は手根屈筋群，伸展は手根伸筋群，外転は橈側の筋群，内転は尺側の筋群が行う。回旋運動は手根では不可能である。

58 手根の運動

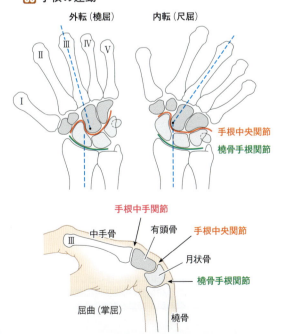

59 手根に作用する筋

屈曲	橈側手根屈筋，尺側手根屈筋，長掌筋
伸展	長・短橈側手根伸筋，尺側手根伸筋，総指伸筋
外転	橈側手根屈筋，長・短橈側手根伸筋，長母指外転筋
内転	尺側手根屈筋，尺側手根伸筋

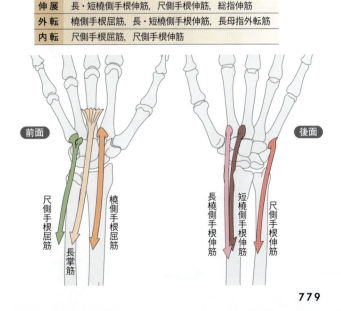

運動器　上肢；手指の関節

ヒトの手の巧緻な運動は，母指の動きによるところが大きい

手根中手関節 carpometacarpal joint；**CM関節** 60

　手根骨遠位列と中手骨底の間の関節。Ⅱ～Ⅴ指の中手骨はそれぞれ1～3個の手根骨と平面関節を作る。これらの関節は関節腔を共有し，関節面は全体としては複雑に入り組む。関節包は掌側および背側の**手根中手靱帯**によって補強される。Ⅱ・Ⅲ指では可動性がほとんどないが，Ⅳ指では若干の屈曲，Ⅴ指では軽度の屈曲と回旋が可能であり，強い握りや対立運動のときにみられる。

　母指の中手骨は大菱形骨との間に鞍関節を作る。関節腔は独立しており，他の指のCM関節に比べはるかに広い可動域を持つ。関節包はゆるく関節を包み，橈側，掌側，背側に存在する靱帯によって補強される。外転・内転と対立・復位が可能な2軸性の関節であり，これらの組み合わせにより分回し運動も可能となる。

中手間関節 intermetacarpal joint

　Ⅱ～Ⅴ指の中手骨底において，互いに隣接する小区画にできる平面関節。運動性はほとんどない。関節包はCM関節に連続し，背側・掌側中手靱帯および骨間中手靱帯によって補強される。

中手指節関節 metacarpophalangeal joint；**MP関節**

　中手骨頭と基節骨底の間の関節。各指の関節包は個々に独立する。関節包の掌側には厚い**掌側靱帯（掌側板）**があり，中手骨頭にゆるく，基節骨底に強く付着する。関節包の側面には**側副靱帯**が基節骨底の掌側面に向かって斜走し，背側面には**指背腱膜**〔p.793参照〕が癒着する。

　MP関節は形態的には球関節であるが，付属する靱帯などで制約され，屈曲・伸展と外転・内転に働く2軸性の関節となる。ただし，屈曲位では側副靱帯が強く緊張するため，外転・内転運動は行えない（60右図）。このことは拳を強く握ったときの関節の安定性に寄与する。伸展位では側副靱帯がゆるみ，外転・内転運動が可能となる。母指のMP関節は可動域が小さい。

　Ⅱ～Ⅴ指では**深横中手靱帯**が隣り合う中手骨頭を固く結び運動を制限する。母指とⅡ指の間にはこの靱帯が存在しないため，第1中手骨は広い可動域を持つ。

指節間関節 interphalangeal joint；**IP関節**

　指骨間の関節。Ⅱ～Ⅴ指では，近位 proximal（**PIP関節**）と遠位 distal（**DIP関節**）を区別する。これらはすべて蝶番関節であり，屈曲・伸展運動のみを行う1軸性の関節であ

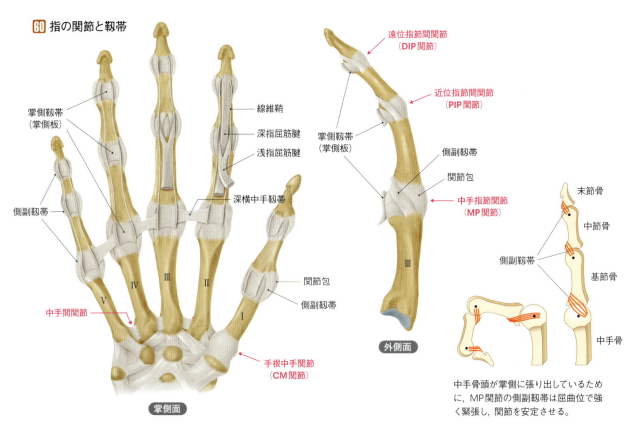

60 指の関節と靱帯

中手骨頭が掌側に張り出しているために，MP関節の側副靱帯は屈曲位で強く緊張し，関節を安定させる。

61 指の運動

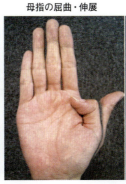
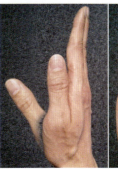
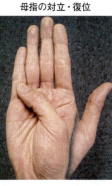

Ⅱ～Ⅴ指の外転　　Ⅱ～Ⅴ指の内転　　母指の屈曲・伸展　　母指の外転・内転　　母指の対立・復位

る。2軸性のMP関節とは機能的に若干異なるが, 靱帯の構成は類似しており, 掌側は掌側板, 内外側は側副靱帯, 背側は指背腱膜によって補強される。

Ⅱ～Ⅴ指の運動 61 62

屈曲・伸展：指腹を手掌に近づけたり遠ざけたりする運動。運動軸はMP・PIP・DIPの各関節にあり, 手掌面と平行に各関節を横走する。

外転・内転：Ⅲ指の中心線を運動の基線とする。Ⅱ, Ⅳ, Ⅴ指ではⅢ指から離れる運動が外転, 近づく運動が内転である。Ⅲ指では橈屈, 尺屈ともに基線から離れる運動なので外転となる。運動軸はMP関節にあり手掌面と直交する。

母指の運動

母指は背腹の向きが他の指と90°異なる。したがって, その運動も異なる方向性を示す。

屈曲・伸展：運動軸は主としてMP・IP関節にあり手掌面と直交する。

外転・内転：運動軸はCM・MP関節にあり手掌面と平行である。母指の長軸は, 最大内転位でⅡ指の長軸と平行になり, 最大外転位では手掌面に直交する。

対立・復位：母指の指腹を他の指の指腹と対向させる運動を対立, もとに戻す運動を復位という。手の多様な働き, たとえば指先で物をつまむ (pinch) などの動作は, 母指の対立運動によって可能となる。運動軸はCM関節にある。

62 指骨に作用する筋

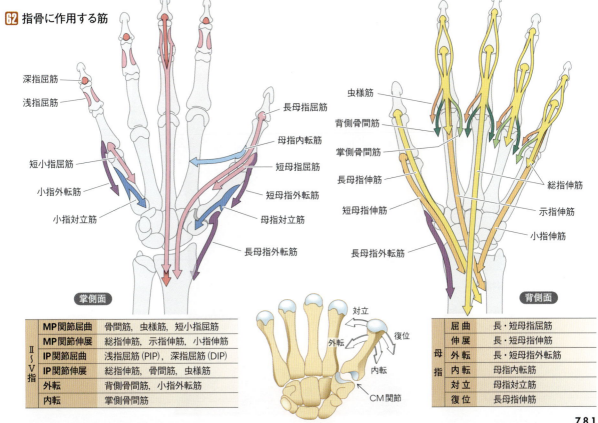

運動器　上肢；上肢帯を動かす筋

浅背筋と浅胸筋は上肢帯を保持し，肩甲骨をいろいろな方向へ動かす

体幹から起こり上肢帯・上腕骨に停止する筋

　上肢帯の保持と運動に関わる筋群である。上腕骨に停止する筋（広背筋，大胸筋）は，肩関節の運動にも関わる〔p.784参照〕。体幹から広く起始する筋では，上肢帯あるいは上腕骨の狭い停止に向かって筋束が集束する結果，筋の各部で筋束の方向が変わり，1つの筋が部分ごとに異なる作用を示す。上肢帯の運動に関わる筋は，腕神経叢近位部から起こる神経によって支配される。例外として，僧帽筋は副神経，肩甲挙筋は頸神経叢の分枝が支配する。

1）浅背筋〔僧帽筋，肩甲挙筋，大・小菱形筋，広背筋〕64

　2層構成の筋群で，表層に僧帽筋が位置する。**僧帽筋**は筋束の方向によって3部に区分され，上部は外下方に走り鎖骨と肩峰に，中部は横走して肩甲棘に，下部は外上方に走り肩甲棘内側部に停止する。**肩甲挙筋**と**大・小菱形筋**は僧帽筋の深層に位置し，肩甲骨の上角および内側縁に停止する。大菱形筋と小菱形筋は起始の高さ（Th1）を基準として区別されるが，両者は連続しており質的な違いはない。**広背筋**は一部が僧帽筋に覆われるだけで，大部分は皮膚の直下に位置する。上腕骨に近づくと大円筋の下縁をまわってその前方に停止する。

2）浅胸筋〔大胸筋，小胸筋，鎖骨下筋，前鋸筋〕65

　大胸筋は鎖骨部，胸肋部，腹部の3部から起こり，外方に進むと捻れるように下位の筋束が深層に移行し，U字状に折り重なって上腕骨に停止する。3部のうち胸肋部が最も強大である。**小胸筋**は大胸筋の深層に位置し，鎖骨下動脈の浅層を横切る。**前鋸筋**の上部および中部筋束は横走し

64 浅背筋

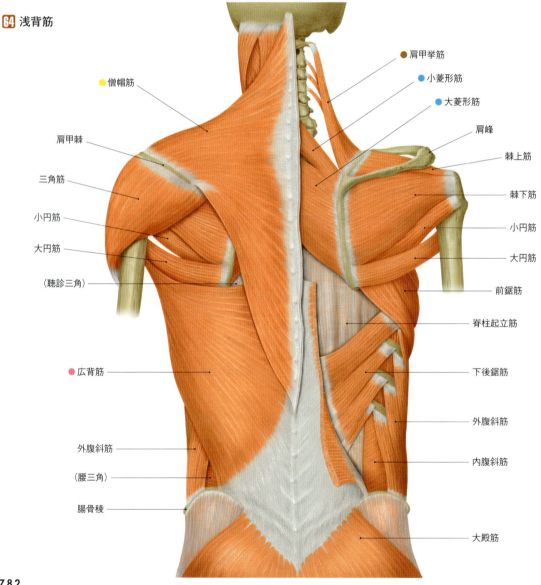

782

て肩甲骨上角〜内側縁に，下部筋束は後上内方に走り下角に停止する。前鋸筋の支配神経（長胸神経）は腋窩に面する浅層を縦走する〔p.663参照〕。神経の障害によって前鋸筋が麻痺すると，肩甲骨は後退し内側縁が胸郭から浮き上がる（翼状肩甲骨）。**鎖骨下筋**は鎖骨と第1肋骨の間に位置し，鎖骨を内下方へ引く。

● 聴診三角と腰三角
聴診三角は広背筋，僧帽筋，大菱形筋で囲まれる三角形で，その深部は胸郭である。肩甲骨が前進してこの部分が拡張すると，胸郭（第6肋間隙の周辺領域となる）での肺音の聴診が容易になる。腰三角（Petit三角）は広背筋，外腹斜筋，腸骨稜で囲まれる三角形で，その深部には内腹斜筋が存在する。まれにこの部で腰ヘルニアの発生をみる。

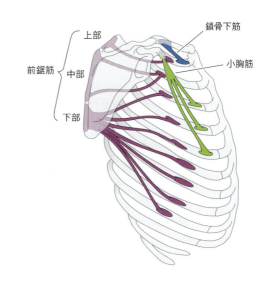

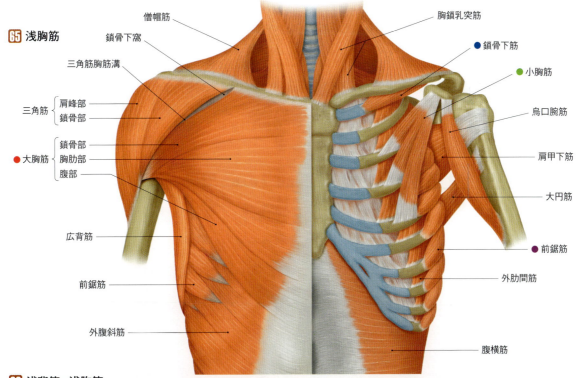

65 浅胸筋

63 浅背筋, 浅胸筋

筋名		起始	停止	神経支配	作用
僧帽筋	trapezius	後頭骨〜Th12（棘突起，棘上靱帯）	鎖骨，肩甲骨肩峰・肩甲棘	副神経，C2〜4僧帽枝	上部：肩甲骨挙上，中部：肩甲骨後退，下部：肩甲骨下制，全体：肩甲骨上方回旋
広背筋	latissimus dorsi	胸腰筋膜，腸骨稜，下位肋骨，肩甲骨下角	上腕骨小結節稜	胸背神経	肩関節の内転・伸展・内旋
肩甲挙筋	levator scapulae	C1〜4横突起	肩甲骨上角	C3〜4肩甲挙筋枝	肩甲骨挙上
大菱形筋	rhomboid major	Th2〜5棘突起	肩甲骨内側縁	肩甲背神経	肩甲骨後退・挙上
小菱形筋	rhomboid minor	項靱帯，C7〜Th1棘突起	肩甲骨内側縁上部	肩甲背神経	肩甲骨後退・挙上
大胸筋	pectoralis major	鎖骨，胸骨，第1〜7肋骨，腹直筋鞘	上腕骨大結節稜	外側・内側胸筋神経	肩関節の内転・屈曲・内旋，肩甲骨前進
小胸筋	pectoralis minor	第2〜5肋骨	肩甲骨烏口突起	外側・内側胸筋神経	肩甲骨前進・下制・下方回旋
鎖骨下筋	subclavius	第1肋骨	鎖骨外側部下面	鎖骨下筋神経	鎖骨下制
前鋸筋	serratus anterior	第1〜9肋骨	肩甲骨上角・内側縁・下角	長胸神経	肩甲骨前進・上方回旋

運動器　上肢；肩関節を動かす筋

肩関節の運動は，多くの筋の協同作用である

上肢帯と上腕骨を結ぶ筋＝上肢帯筋〔三角筋，棘上筋，棘下筋，小円筋，大円筋，肩甲下筋〕

　三角筋は上肢帯から広く起こり，肩関節を覆ったのち集束して上腕骨の外側面に停止する。起始に応じた区分（**鎖骨部，肩峰部，肩甲棘部**）は，三角筋の作用と密接に関係する66。三角筋は肩関節の強力な外転筋であるが，外転初期（0°～15°）に主力となるのは**棘上筋**である。運動時の摩擦を防ぐための滑液包として，三角筋と上腕骨大結節の間に三角筋下包48，棘上筋と肩峰の間に肩峰下包が存在し，両者は連続する。**棘下筋**と**小円筋**は外旋筋である。両者は全長にわたり並行するが，筋膜で区画され，神経支配が異なる。**大円筋**と**肩甲下筋**は内旋筋である。上腕の筋に分類される烏口腕筋は，肩関節の屈曲と内転に働く。

体幹と上腕骨を結ぶ筋〔大胸筋，広背筋〕：内転の主力筋であり，また三角筋とともに屈伸運動に働く。

上肢帯と前腕骨を結ぶ筋〔上腕二頭筋，上腕三頭筋長頭〕：主として肘関節に作用するが，肩関節に対しても補助的な作用がある〔p.786参照〕。

● **ローテーター・カフ（回旋筋腱板49）**

回旋筋群 rotator（肩甲下筋，棘上筋，棘下筋，小円筋）の停止腱は，肩関節の前方・上方・後方を覆って逆U字状に並び，その配置がシャツの袖口（cuff）に似ることから rotator cuff と呼ばれる。関節包を補強するとともに，上腕骨頭を関節窩に引き寄せて保持する働きがある。肩関節は浅い関節窩，緩い関節包，貧弱な靱帯など構造的に弱いため，rotator cuff を構成する筋群が関節の安定に重要な役割を担っている。

腋窩と腋窩隙

　腋窩とは「わきの下」の深部に位置するピラミッド形の空間で，前は大胸筋・小胸筋，後ろは肩甲下筋・大円筋・広背筋，内側は前鋸筋，外側は上腕骨，下は腋窩筋膜が囲む。腋窩動静脈，腕神経叢，腋窩リンパ節など，体幹と上肢を連絡する構造が存在する。腋窩の後壁には上肢帯の後部に向かう血管や神経の通路が2つ存在する。これは小円筋と大円筋の間隙が上腕三頭筋長頭によって内外に区画されたもので，**内側腋窩隙，外側腋窩隙**と呼ぶ。前者は肩甲回旋動静脈を，後者は腋窩神経と後上腕回旋動静脈を通す。腋窩の前壁にも大胸筋，三角筋，鎖骨に囲まれて血管の通路が存在し，**鎖骨下窩**または**三角筋胸筋溝**と呼ばれる65。橈側皮静脈がここを通って腋窩静脈に注ぐ。

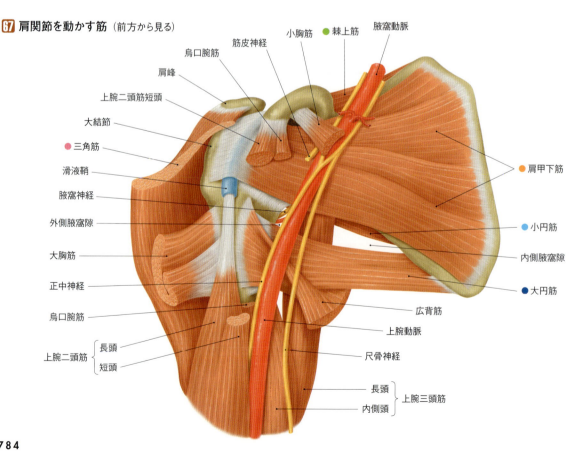

67 肩関節を動かす筋（前方から見る）

66 上肢帯筋

筋名		起始	停止	神経支配	肩関節；	屈曲	伸展	外転	内転	外旋	内旋
● 三角筋	deltoid	鎖骨外側部, 肩甲骨肩峰・肩甲棘	上腕骨三角筋粗面	腋窩神経	鎖骨部	○					○
					肩峰部			○			
					肩甲棘部		○			○	
● 棘上筋	supraspinatus	肩甲骨棘上窩	上腕骨大結節	肩甲上神経				○			
● 棘下筋	infraspinatus	肩甲骨棘下窩	上腕骨大結節	肩甲上神経						○	
● 小円筋	teres minor	肩甲骨外側縁	上腕骨大結節	腋窩神経						○	
● 大円筋	teres major	肩甲骨外側縁・下角	上腕骨小結節稜	肩甲下神経					○		○
● 肩甲下筋	subscapularis	肩甲骨肩甲下窩	上腕骨小結節	肩甲下神経							○

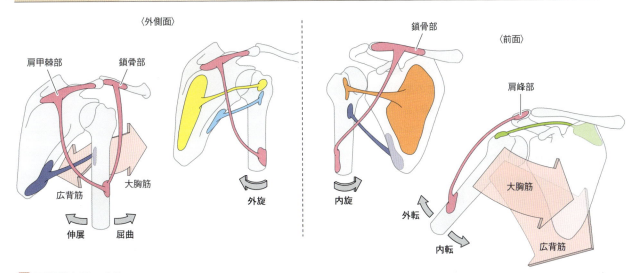

68 肩関節を動かす筋（後方から見る）

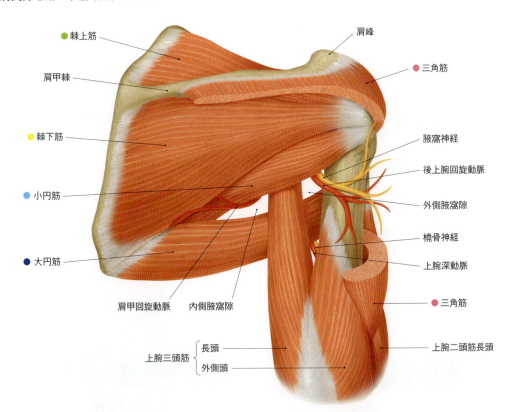

肘関節の主要な屈筋は上腕筋，伸筋は上腕三頭筋である

上腕屈側の筋〔上腕二頭筋，上腕筋，烏口腕筋〕70

　上腕筋と上腕二頭筋が肘関節を屈曲する。**上腕筋**は尺骨粗面に停止し，腕尺関節に直接的に作用する。**上腕二頭筋**は，肘関節の屈曲のほかに，肩関節内を走る長頭腱や烏口突起から起こる短頭によって肩関節の屈曲の補助と安定化に働く。また，橈骨粗面に停止することで，前腕の強力な回外筋としても作用する。停止腱は肘の前面で容易に触れ，内側を走る上腕動脈の指標となる。停止腱の一部は腱膜となって前腕筋膜に放散する。**烏口腕筋**は肩関節に作用する筋で，筋腹を筋皮神経が貫く。

　肘の前面で，両側の上顆を結ぶ線と円回内筋，腕橈骨筋に囲まれた三角形の領域を**肘窩**という。上腕二頭筋腱，上腕動静脈，正中神経が縦走する。この部の皮静脈は採血や静脈注射によく用いられる〔p.126参照〕。

72 上腕中央部の横断面

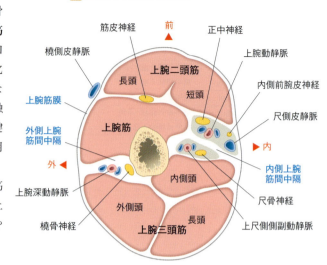

70 上腕前面（屈側）の筋

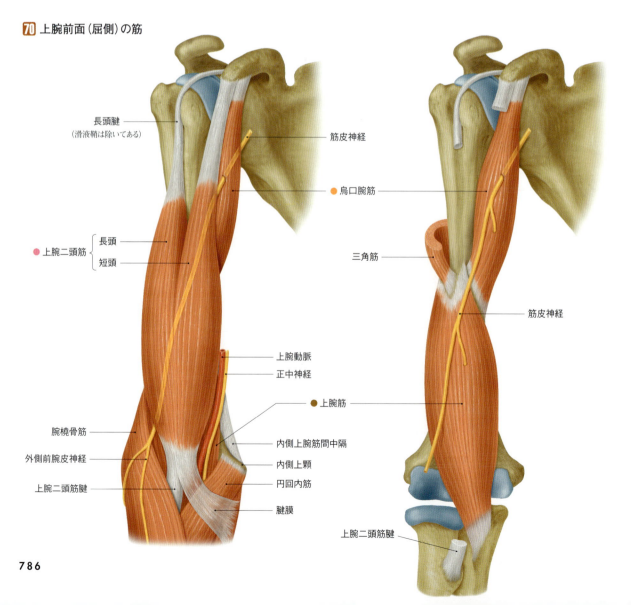

69 上腕の筋

筋名		起始	停止	神経支配	肘関節	肩関節
上腕二頭筋	biceps brachii	長頭：肩甲骨関節上結節	橈骨粗面，前腕筋膜	筋皮神経	屈曲，回外	屈曲
		短頭：肩甲骨烏口突起				
上腕筋	brachialis	上腕骨体前面	尺骨粗面	筋皮神経	屈曲	
烏口腕筋	coracobrachialis	肩甲骨烏口突起	上腕骨上部内側面	筋皮神経		屈曲，内転
上腕三頭筋	triceps brachii	長頭：肩甲骨関節下結節	尺骨肘頭	橈骨神経	伸展	内転
		外側頭：上腕骨後面上部				
		内側頭：上腕骨後面下部				
肘筋	anconeus	上腕骨外側上顆後面	尺骨肘頭	橈骨神経	伸展	

上腕伸側の筋〔上腕三頭筋, 肘筋〕71

肘関節の伸展は**上腕三頭筋**の作用であり，特に内側頭が強く働くとされる。肩甲骨から起こる長頭は肩関節を内転するとともに，上腕骨の下垂を防ぐ。外側頭と内側頭の間を橈骨神経が走る。**肘筋**は上腕三頭筋内側頭から分離した小筋である。一般にこの筋は肘関節の伸展に働くとされるが，前腕回内時に尺骨の外転を行うとする考えもある。

上腕筋膜と筋間中隔 72

上腕筋膜は上腕の筋群全体を覆うとともに，上腕骨に向かって筋間中隔を送り，屈筋群と伸筋群を区画する。正中神経，上腕動静脈は常に筋間中隔の屈側を走行する。橈骨神経は上腕深動脈とともに大円筋，上腕三頭筋長頭，上腕骨の間を通って伸側に入るが，肘の近くで**外側上腕筋間中隔**を貫いて屈側へ移行する。尺骨神経は内側上顆の上で**内側上腕筋間中隔**を貫いて伸側へ移行し，内側上顆後面の皮下組織（臨床的に**肘部管**と呼ばれる）を走行する。

71 上腕後面（伸側）の筋

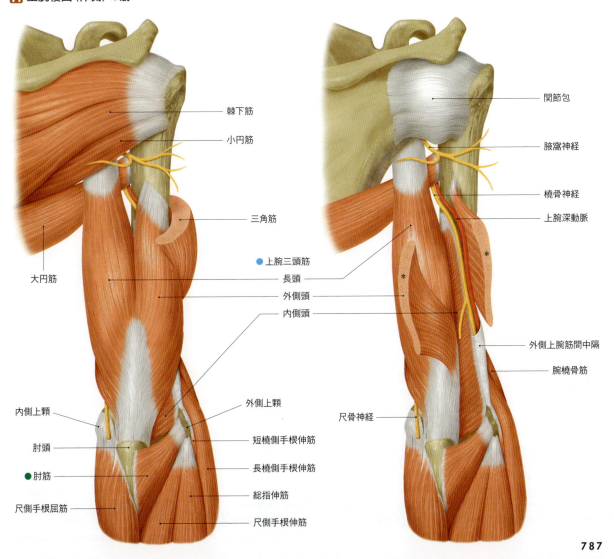

前腕の前面には，手の骨に付く屈筋群と，前腕骨に付く回内筋が存在する

前腕屈側の筋は上腕骨と前腕骨から起こる。多くは手根や指の関節を屈曲するが，円回内筋と方形回内筋は橈骨に停止し前腕の回内を行う。層構成により4群に分ける。

第1層：**円回内筋**，**橈側手根屈筋**，**長掌筋**，**尺側手根屈筋**。主に内側上顆に起始を持つ筋群である。円回内筋は上腕頭と尺骨頭を持ち，両頭の間を正中神経が通る。長掌筋の停止腱は手掌の浅層で扇状に広がり，Ⅱ～Ⅴ指の基部に至る**手掌腱膜** palmar aponeurosis となる。手掌腱膜は皮膚の動きを制限し，把握を強める働きがある。橈側手根屈筋は手根において屈筋支帯を貫く。尺側手根屈筋は上腕頭と尺骨頭を持ち，両頭の間を尺骨神経が通る（78）。

第2層：**浅指屈筋**。4筋束に分かれⅡ～Ⅴ指の中節骨底に付く。停止部近くで腱は二分し，深指屈筋腱を通す。

第3層：**長母指屈筋**，**深指屈筋**。末節骨底に停止する筋群。この2筋には上腕骨内側上顆に付く副頭が出現することがあり，Gantzer の筋と呼ばれる。

第4層：**方形回内筋**。前腕骨の遠位端で前腕骨間膜の直前を横走する。

これらの筋は，正中神経とその分枝である前骨間神経によって支配される。例外として，尺側手根屈筋と深指屈筋の尺側部は尺骨神経が支配する。深指屈筋における正中・尺骨神経の支配領域は，およそⅢ～Ⅴ指が境界となる。

屈筋支帯と手根管 75

屈筋支帯 flexor retinaculum は手根の掌側を横走する靭帯で，手根溝に蓋をして**手根管** carpal tunnel を形成する。手根管は指屈筋腱の通路であり，屈筋支帯は手根屈曲時に腱が浮き上がるのを防ぐ。狭い管内を多くの腱とともに正中神経が通るため，炎症などによって正中神経が圧迫され疼痛や麻痺を生じることがある（手根管症候群）。

指屈筋腱は手根管内で滑液鞘（**腱鞘**）に包まれ，なめらかに動く。手根管の滑液鞘と指の滑液鞘は連続することがある。指の滑液鞘は周囲を線維鞘で補強されている（81）。

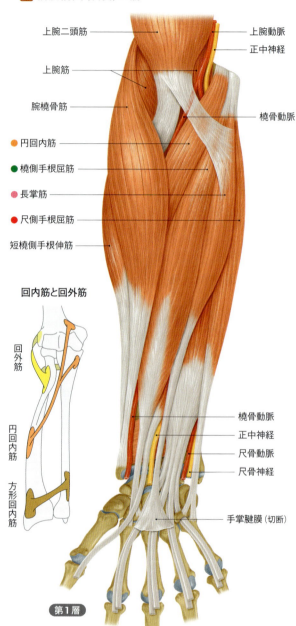

74 前腕前面（屈側）の筋

回内筋と回外筋

第1層

73 前腕屈側の筋

筋名		起始	停止	神経支配	作用
橈側手根屈筋	flexor carpi radialis	上腕骨内側上顆	Ⅱ中手骨底	正中神経	手根屈曲・外転
尺側手根屈筋	flexor carpi ulnaris	上腕頭：内側上顆	豆状骨，有鉤骨，Ⅴ中手骨底	尺骨神経	手根屈曲・内転
		尺骨頭：肘頭・尺骨体上部			
長掌筋	palmaris longus	上腕骨内側上顆	手掌腱膜，屈筋支帯	正中神経	手根屈曲
浅指屈筋	flexor digitorum superficialis	上腕尺骨頭：内側上顆・尺骨粗面	Ⅱ～Ⅴ中節骨底	正中神経	Ⅱ～Ⅴ PIP屈曲
		橈骨頭：橈骨前面			
深指屈筋	flexor digitorum profundus	尺骨体・骨間膜の前面上部～中部	Ⅱ～Ⅴ末節骨底	前骨間神経，尺骨神経	Ⅱ～Ⅴ DIP屈曲
長母指屈筋	flexor pollicis longus	橈骨体・骨間膜の前面中部	Ⅰ末節骨	前骨間神経	Ⅰ MP・IP屈曲
円回内筋	pronator teres	上腕頭：内側上顆，尺骨頭：鉤状突起	橈骨外側面	正中神経	回内，肘屈曲
方形回内筋	pronator quadratus	尺骨下部前面	橈骨下部前面	前骨間神経	回内

注）Ⅰ～Ⅴ＝第1～5指，MP＝中手指節関節，PIP＝近位指節間関節，DIP＝遠位指節間関節，IP＝指節間関節

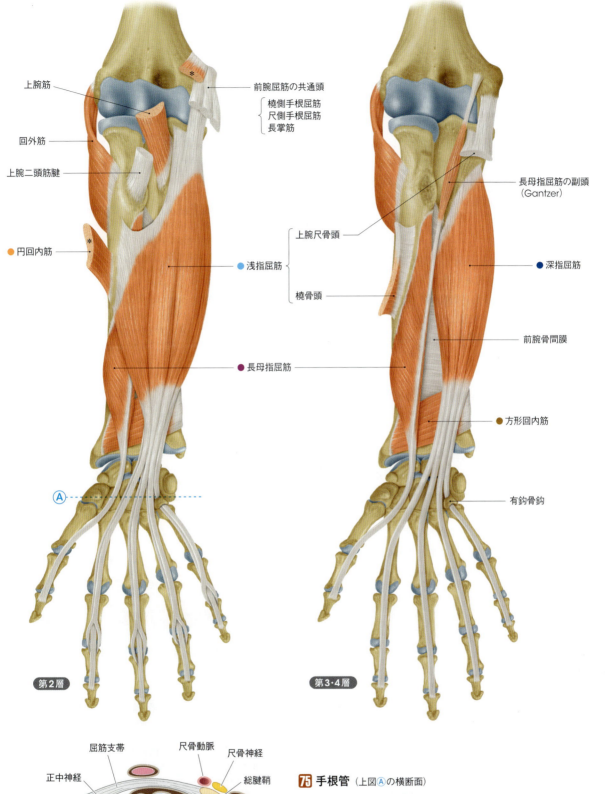

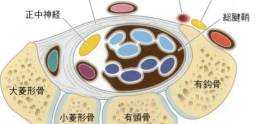

75 手根管（上図Ⓐの横断面）

前腕から手掌に向かう構造の走路；
① 手根管：浅・深指屈筋（共通の総腱鞘に包まれる），長母指屈筋，正中神経
② 屈筋支帯内：橈側手根屈筋
③ 屈筋支帯より浅い層：長掌筋，尺側手根屈筋，尺骨神経・動脈

尺骨神経・動脈の通路を臨床的に Guyon canal（ギヨン管）と呼ぶ。

運動器　上肢；前腕伸側の筋

前腕後面の伸筋群は，6つのトンネルを通って手に向かう

　腕橈骨筋は，前腕の橈側伸筋群と同じ筋区画に存在するため前腕伸側の筋として分類されるが，肘関節の前面に位置して屈曲に働く（**74**）。他の屈筋群と異なり，橈骨神経に支配される点が特徴である。
　回外筋は橈骨を後面から外側面に回るように走行する。橈骨神経に支配され，その深枝が筋腹を貫く。上腕二頭筋と共同して前腕の回外に働くが，肘関節が屈曲位にあるときは上腕二頭筋の補助的な作用にとどまる。

前腕の伸筋群

　中手骨や指骨に停止し手根と指の伸展を行う筋群であり，すべて橈骨神経に支配される。次の3群に分類できる。
　橈側群：長橈側手根伸筋，短橈側手根伸筋。上腕骨の外側縁から外側上顆にかけて起こる筋群。前腕の橈側を下行し，手根に近づくと伸筋群の最深層に位置するようになる。それぞれⅡ指とⅢ指の中手骨底に停止し，手根の伸展と橈屈を行う。
　浅層群：総指伸筋，小指伸筋，尺側手根伸筋。上腕骨の外側上顆から起こる筋群。総指伸筋は4筋束に分かれてⅡ～Ⅴ指に向かい，指背腱膜（**83**）に移行する。小指伸筋はⅤ指の指背腱膜に参加する。尺側手根伸筋は上腕骨に加えて尺骨からも起始し，前腕の尺側を下行してⅤ指の中手骨底に停止する。手根の伸展と尺屈を行う。
　深層群：長母指外転筋，短母指伸筋，長母指伸筋，示指伸筋。橈骨，尺骨および前腕骨間膜から起こる筋群。前3筋はそれぞれ母指の中手骨，基節骨，末節骨に停止し，加えて指背腱膜も構成する。示指伸筋はⅡ指の指背腱膜に参加する。

伸筋支帯と腱区画 **79**

　伸筋支帯 extensor retinaculum は前腕筋膜が前腕遠位端で肥厚し靱帯となったもので，橈骨と尺骨に付着する。伸筋支帯の深層は中隔によって6つに区画され，それぞれ1～2個の筋の腱が通過する。これらの腱は区画ごとに独立した滑液鞘に包まれている。

● 腱鞘炎
急性のものは創傷感染，慢性のものは過度の運動が原因となることが多い。滑膜の炎症のために腱鞘が肥厚し，腱の滑りが悪くなり，指の屈伸時に疼痛を生じる（狭窄性腱鞘炎）。さらに腱が引っかかるようになった状態をばね指といい，指屈筋腱に多くみられる。伸筋群では伸筋支帯深層の第1区画に好発し，ド・ケルヴァン病と呼ばれる。

● 解剖学的嗅ぎ煙草入れ anatomical snuff box
母指を伸展かつ外転させたときに，母指の基部から手根にかけてできる細長い三角形の陥凹部。尺側の長母指伸筋腱，橈側の短母指伸筋腱と長母指外転筋腱が浮き上がることで区画される。橈骨動脈がこの部を横切るため，脈を触れる。

77 前腕中央部の横断面

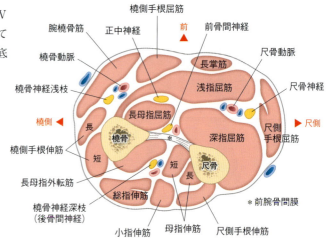

76 前腕伸側の筋

筋名		起始	停止	神経支配	作用
腕橈骨筋	brachioradialis	上腕骨外側縁下部	橈骨下端	橈骨神経	肘屈曲
回外筋	supinator	上腕骨外側上顆，尺骨体上部外側面	橈骨体上部外側面	橈骨神経深枝	回外
長橈側手根伸筋	extensor carpi radialis longus	上腕骨外側縁下端	Ⅱ中手骨底	橈骨神経	手根伸展・外転
短橈側手根伸筋	extensor carpi radialis brevis	上腕骨外側上顆	Ⅲ中手骨底	橈骨神経	手根伸展・外転
尺側手根伸筋	extensor carpi ulnaris	上腕頭：外側上顆，尺骨頭：尺骨後縁	Ⅴ中手骨底	橈骨神経深枝	手根伸展・内転
総指伸筋	extensor digitorum	上腕骨外側上顆	Ⅱ～Ⅴ指背腱膜	橈骨神経深枝	Ⅱ～Ⅴ MP伸展
小指伸筋	extensor digiti minimi	総指伸筋から分束	Ⅴ指背腱膜	橈骨神経深枝	Ⅴ MP伸展
長母指外転筋	abductor pollicis longus	橈骨・骨間膜・尺骨の後面中部上方	Ⅰ中手骨底	橈骨神経深枝	Ⅰ CM外転
長母指伸筋	extensor pollicis longus	尺骨・骨間膜の後面中部	Ⅰ末節骨	橈骨神経深枝	Ⅰ IP伸展
短母指伸筋	extensor pollicis brevis	橈骨・骨間膜の後面中部	Ⅰ基節骨	橈骨神経深枝	Ⅰ MP伸展
示指伸筋	extensor indicis	尺骨・骨間膜の後面中部下方	Ⅱ指背腱膜	橈骨神経深枝	Ⅱ MP伸展

注）Ⅰ～Ⅴ＝第1～5指，CM＝手根中手関節，MP＝中手指節関節，IP＝指節間関節

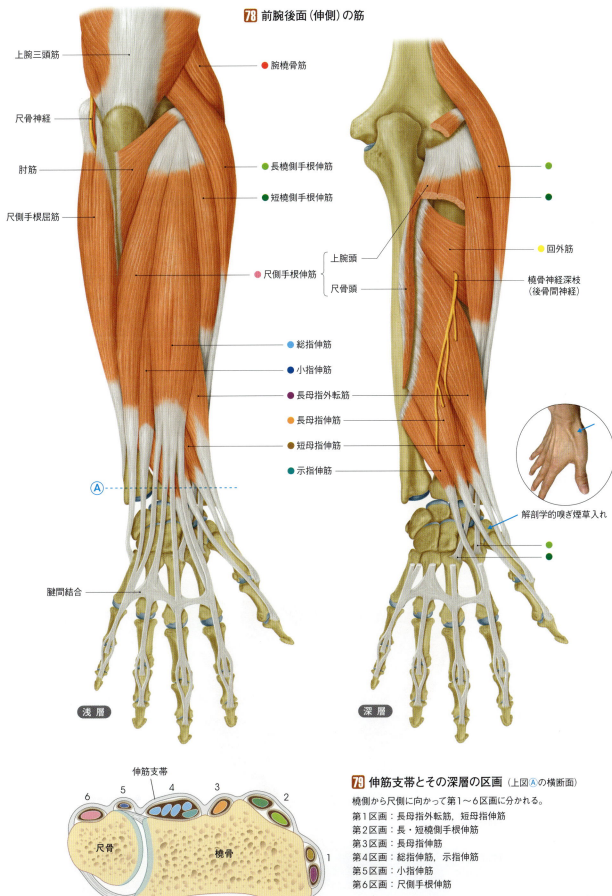

手の内在筋は，指の精緻な運動を行う

手掌において手の骨や腱から起こる筋を**内在筋**といい，上腕や前腕から起こる**外来筋**と協力して指を動かす。

母指球筋〔短母指外転筋，短母指屈筋，母指対立筋，母指内転筋〕

母指の対立・内転運動を行う筋群で，物をつかむときに働く。これらの筋は全体として**母指球**thenarという高まりを作る。**短母指外転筋**は最も浅層にあり，正中神経反回枝の進入部位で他の筋と区別できる。**短母指屈筋**は浅頭と深頭を持ち，両頭の間を長母指屈筋腱が通る。**母指内転筋**では，横頭と斜頭の間を尺骨神経および深掌動脈弓が通る。**母指対立筋**は短母指外転筋に覆われている。

母指球筋は正中神経と尺骨神経の支配を受ける。支配領域の境界は長母指屈筋腱にほぼ一致するが，個人差がある。

小指球筋〔短掌筋，小指外転筋，短小指屈筋，小指対立筋〕

すべて尺骨神経支配であり，短掌筋は浅枝，他の3筋は深枝から筋枝を受ける。**短掌筋**は皮筋であり，物を握ったときに小指球尺側の皮膚を引いて小指球を高め，保持を助ける。残りの3筋は，起始・停止・作用について母指球筋と対称的な関係にあるが，発達が悪い。小指外転筋と短小指屈筋の間を尺骨神経深枝が通る。

中手筋〔虫様筋，掌側骨間筋，背側骨間筋〕

手掌の中央部に位置する筋群。尺骨神経の支配を受けるが，橈側の虫様筋は正中神経が支配する。**虫様筋**（4個）はII～V指で深指屈筋腱から起こり，各指の橈側をまわって指背腱膜に加わる。**掌側骨間筋**（3個）は，II指で中手骨体の尺側面，IV・V指で橈側面から起こり，起始と同側から指背腱膜に加わる。**背側骨間筋**（4個）は隣り合う中手骨体の対向面から2頭性に起こり，一部は基節骨底に停止し，他はII指で橈側，III指で両側，IV指で尺側から指背腱膜に加わる 82。虫様筋と骨間筋の間に深横中手靱帯がある。

骨間筋は指の開閉（内転・外転）を行う。また骨間筋と虫様筋は，MP関節とPIP関節の間で掌側から背側に移行するため，MP関節には屈筋として，2つのIP関節には伸筋として働く。その際，虫様筋の収縮によって深指屈筋腱が指尖に向かって引かれ，IP関節の伸展が容易になる。指先の微妙な運動はこれらの作用によるところが大きい。

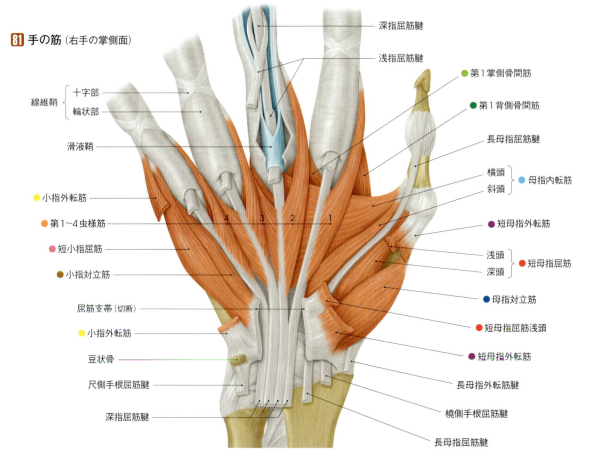

81 手の筋（右手の掌側面）

792

80 手の内在筋

筋名		起始	停止	神経支配	作用
短母指外転筋	abductor pollicis brevis	舟状骨結節，屈筋支帯	I 基節骨底橈側部	正中神経	I CM 外転
短母指屈筋	flexor pollicis brevis	大・小菱形骨，屈筋支帯	I 基節骨底橈側部	正中神経，尺骨神経	I MP 屈曲
母指対立筋	opponens pollicis	大菱形骨結節，屈筋支帯	I 中手骨体	正中神経	I CM 対立
母指内転筋	adductor pollicis	斜頭：有頭骨と周辺中手骨底 横頭：III 中手骨体	I 基節骨底尺側部	尺骨神経	I CM 内転・対立
短掌筋	palmaris brevis	手掌腱膜	手掌内側縁の皮膚	尺骨神経浅枝	小指球隆起
小指外転筋	abductor digiti minimi	豆状骨，屈筋支帯	V 基節骨底尺側部	尺骨神経	V MP 外転
短小指屈筋	flexor digiti minimi brevis	有鈎骨，屈筋支帯	V 基節骨底尺側部	尺骨神経	V MP 屈曲
小指対立筋	opponens digiti minimi	有鈎骨	V 中手骨体	尺骨神経	V CM 対立
虫様筋	lumbricals	深指屈筋腱	II〜V 指背腱膜	正中神経，尺骨神経	II〜V MP 屈曲，IP 伸展
掌側骨間筋	palmar interossei	II・IV・V 中手骨	II・IV・V 指背腱膜	尺骨神経	II・IV・V MP 内転・屈曲，IP 伸展
背側骨間筋	dorsal interossei	中手骨（2頭性）	II〜IV 指背腱膜	尺骨神経	II〜IV MP 外転・屈曲，IP 伸展

注) I〜V＝第1〜5指，CM＝手根中手関節，MP＝中手指節関節，IP＝指節間関節（近位および遠位）

指背腱膜 83

総指伸筋腱が指背を覆うように膜状に広がったもので，II 指では示指伸筋，V 指では小指伸筋の腱も参加する。MP 関節の遠位で骨間筋と虫様筋の腱が指背腱膜に合流する。一部の線維を MP 関節包に送ったのち，基節骨の高さで3束に分かれ，中間索は中節骨底，側索は末節骨底に停止する。

83 指背腱膜（右手の指）

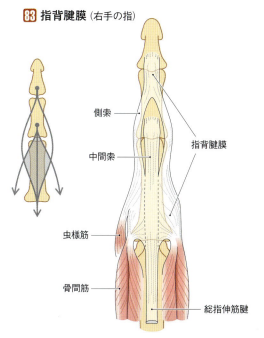

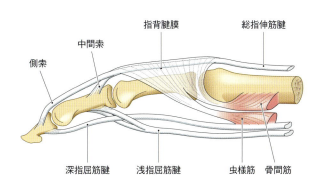

82 骨間筋（右手の掌側面）

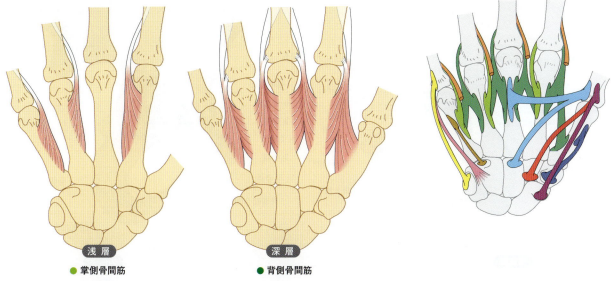

浅層　●掌側骨間筋　　深層　●背側骨間筋

運動器　下肢；下肢帯

骨盤は体重を支え，また自由下肢を連結する

寛骨 hip bone 84

下肢のつけ根にあって下肢帯をなす骨格を寛骨という。発生学的には**腸骨** ilium，**坐骨** ischium，**恥骨** pubisからなり，小児では3骨がY字軟骨によって連結する。思春期に軟骨が骨化して単一の寛骨となる。

寛骨の上半は翼状の腸骨からなる。その外側面に殿筋群，内側面に腸骨筋，前端の**上前腸骨棘** anterior superior iliac spineに縫工筋や鼠径靱帯が付着する。後内側面は**耳状面** auricular surfaceを作って仙骨と関節し，その下方は強く弯曲して**大坐骨切痕** greater sciatic notchとなる。

寛骨の下部は**閉鎖孔** obturator foramenを囲んで，前半に恥骨，後半に坐骨が位置する。恥骨は**恥骨結合面** symphysial surfaceで対側の恥骨と結合する。坐骨の後下端には強大な**坐骨結節** ischial tuberosityがあり，大腿屈筋群，大内転筋，仙結節靱帯が付着する。大坐骨切痕と坐骨結節の間に**坐骨棘** ischial spine（仙棘靱帯が付着）と**小坐骨切痕** lesser sciatic notchがある。生体では閉鎖孔の大部分は**閉鎖膜**によって塞がれ，閉鎖神経と閉鎖動静脈を通す小さな**閉鎖管** obturator canalだけが残る。

寛骨の外側面で3骨が接する部位に**寛骨臼** acetabulumと呼ばれるお椀形の関節窩があり，大腿骨頭を入れる。関節面は三日月形を呈することから**月状面** lunate surfaceと呼ばれ，下方の裂隙（寛骨臼切痕）には寛骨臼横靱帯が張る。

● 体表から触れる部位

上前腸骨棘とそれに続く腸骨稜は，いわゆる「こしぼね」である。左右の腸骨稜の頂点を結ぶ線（ヤコビー線 Jacoby's line）は，第4腰椎の高さの指標となる。坐骨結節は着座姿勢のときに座面に対向する。恥骨結節は腹部の正中最下部で触れる。

骨盤 pelvis 85

左右の寛骨と脊柱下端部（仙骨，尾骨）が作る環状骨格で，脊柱が受ける荷重を2分して左右の大腿骨に伝える。

恥骨結合 pubic symphysis：左右の恥骨結合面が線維軟骨を介して連結したもの。可動性はほとんどないが，出産時には若干広がる。

仙腸関節 sacro-iliac joint：仙骨の耳状面と腸骨の耳状面が作る関節であるが，周囲（特に関節の背側）の靱帯が著しく発達しているため，実際には可動性を持たない。

仙骨と寛骨を結ぶ靱帯：仙骨は脊柱が受ける荷重を寛骨に伝えるが，その際，脊柱からの負荷が加わる部位（仙骨底）は寛骨に負荷を渡す部位（耳状面）より前方に位置する。この結果，仙骨に荷重がかかると（86 緑矢印），左右の耳状面を結ぶ線を軸として仙骨底が前下方へ移動するような回転運動が発生する（86 赤矢印）。この運動に対抗するため，

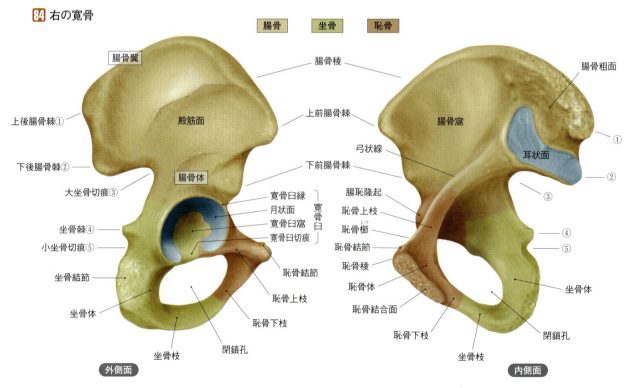

84 右の寛骨

794

86 仙骨への負荷

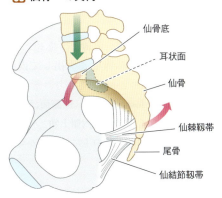

87 男女の骨盤

仙骨岬角－腸骨弓状線－恥骨結合上縁を結ぶ線を分界線といい，この線によって囲まれる平面が骨盤上口である。

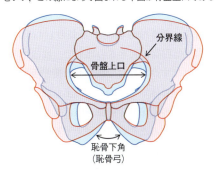

仙骨と寛骨は強靱な靱帯群によって連結される。**仙棘靱帯**と**仙結節靱帯**は，仙骨と坐骨棘あるいは坐骨結節を結び，仙骨下部の後方移動を防ぐ。耳状面にある**骨間仙腸靱帯**と関節後部の**後仙腸靱帯**は仙骨上部を腸骨後部に固定する。**腸腰靱帯**は第5腰椎横突起と腸骨稜を結び，第5腰椎の捻転や前方移動を抑制するとともに仙骨上部の固定にも働く。

大坐骨切痕および小坐骨切痕と仙骨とのすき間は，仙棘靱帯と仙結節靱帯によって区切られ，**大坐骨孔**および**小坐骨孔**が形成される。これらは骨盤の内外を連絡する通路として重要である。大坐骨孔のほとんどは梨状筋によって占められるが，その上下を殿部や下肢に向かう神経・血管が通る（100）。小坐骨孔は内閉鎖筋の通路となり，さらに会陰に向かう陰部神経と内陰部動静脈が通る。

骨盤の性差 87

骨盤を分界線によって上下2部に分ける。上部（**大骨盤**）は腹腔底として腹部内臓の受け皿となる。下部（**小骨盤**）は骨盤内臓を収める骨盤腔と，外生殖器や肛門が存在する会陰部に分かれる。小骨盤の上端は分界線が囲む**骨盤上口** pelvic inlet であり，骨盤腔と会陰部の境界は骨盤隔膜である〔p.450参照〕。

女性骨盤は産道として機能するため，小骨盤が大きく短くなる。男性骨盤は運動機能に有利となるように左右の股関節の距離が狭まる。結果的に，骨盤は全身の骨格の中で最大の性差を示す。女性骨盤の特徴は，円形の骨盤上口（男性はハート形），約90°の恥骨下角（男性は60°），間隔の開いた坐骨結節，L字形の大坐骨切痕（男性はJ字形）などである。

85 骨盤の連結

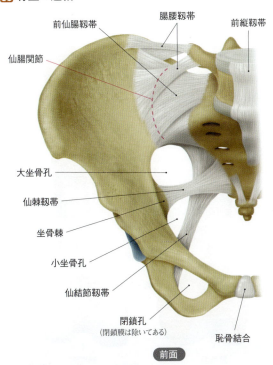

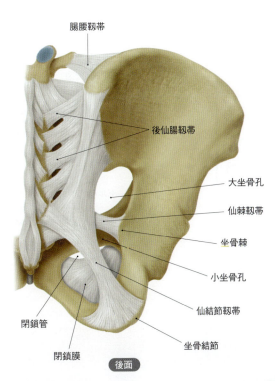

股関節は，肩関節に比べはるかに安定性が高い

大腿骨 femur 88

最大の長骨で，長さは約40cm，身長の1/4に相当する。

大腿骨頭は2/3程度の大きさの球形で，ほぼ中央にある**大腿骨頭窩**以外はすべて軟骨で覆われた関節面である。

大腿骨頚は大腿骨体から上内方に突出し，大腿骨頭を大腿骨体から離して股関節の可動域を広げている。荷重線が骨幹の長軸から外れるため負荷が増大するが，これには骨梁の力学的配列で対応する〔p.746参照〕。大腿骨頚の長軸と大腿骨体の長軸とのなす角を**頚体角**または**傾斜角**といい，約125°である。さらに，大腿骨頚の長軸は顆間軸（外側顆と内側顆の中心を結ぶ線）に対し約15°前方を向いており，**前捻角**という。

大腿骨頚の基部にある2つの隆起は，股関節の運動に関わる筋群の付着部となる。**大転子** greater trochanter には中・小殿筋などが，**小転子** lesser trochanter には腸腰筋が停止する。周辺には**転子間線**（腸骨大腿靱帯が付着），**転子間稜**（大腿方形筋が停止）などが存在する。股関節の45°屈曲位において大転子が上前腸骨棘，坐骨結節と一直線に並ぶ状態を**ローゼル・ネラトン線**と呼ぶ。これは骨折，脱臼などで起こる大転子の転位を判断する基準となる。

大腿骨体は円柱状で前方にやや弯曲する。大部分を大腿四頭筋で覆われるが，後面には**殿筋粗面**，**恥骨筋線**，**粗線**があり，それぞれ大殿筋，恥骨筋，内転筋群が停止する。大腿骨体の長軸は脛骨の長軸に対し約170°の角度で外方に傾いている（膝の生理的外反）。この外反と頚体角とによ

り，大腿骨頭，膝，足根は一直線上に並ぶ。

遠位端は両側で後方に大きく突出して**内側顆** medial condyle と**外側顆** lateral condyle を作り，その間の陥凹を**顆間窩** intercondylar fossa という。関節面は前部で連続してU字状の形状となる。側面の**内側上顆**と**外側上顆**には側副靱帯が付着する。内側上顆の上には体表から触知できる**内転筋結節**がある。

股関節 hip joint 89 90

寛骨臼と大腿骨頭の間の球関節。関節窩が深いため臼状関節に分類されることもある。関節頭とよく適合し強靱な

88 右の大腿骨

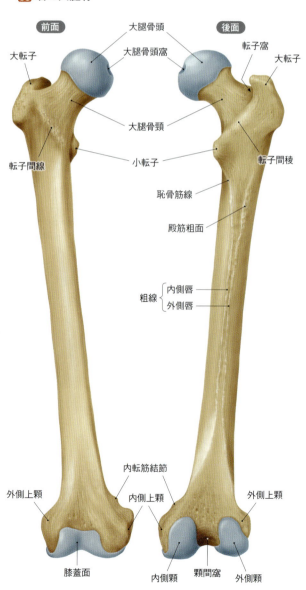

86 仙骨への負荷

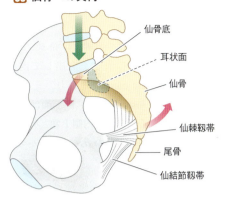

87 男女の骨盤

仙骨岬角－腸骨弓状線－恥骨結合上縁を結ぶ線を分界線といい，この線によって囲まれる平面が骨盤上口である。

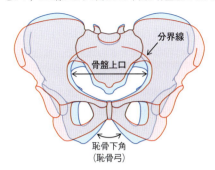

仙骨と寛骨は強靱な靱帯群によって連結される。**仙棘靱帯**と**仙結節靱帯**は，仙骨と坐骨棘あるいは坐骨結節を結び，仙骨下部の後方移動を防ぐ。耳状面にある**骨間仙腸靱帯**と関節後部の**後仙腸靱帯**は仙骨上部を腸骨後部に固定する。**腸腰靱帯**は第5腰椎横突起と腸骨稜を結び，第5腰椎の捻転や前方移動を抑制するとともに仙骨上部の固定にも働く。

大坐骨切痕および小坐骨切痕と仙骨とのすき間は，仙棘靱帯と仙結節靱帯によって区切られ，**大坐骨孔**および**小坐骨孔**が形成される。これらは骨盤の内外を連絡する通路として重要である。大坐骨孔のほとんどは梨状筋によって占められるが，その上下を殿部や下肢に向かう神経・血管が通る（100）。小坐骨孔は内閉鎖筋の通路となり，さらに会陰に向かう陰部神経と内陰部動静脈が通る。

骨盤の性差 87

骨盤を分界線によって上下2部に分ける。上部（**大骨盤**）は腹腔底として腹部内臓の受け皿となる。下部（**小骨盤**）は骨盤内臓を収める骨盤腔と，外生殖器や肛門が存在する会陰部に分かれる。小骨盤の上端は分界線が囲む**骨盤上口** pelvic inlet であり，骨盤腔と会陰部の境界は骨盤隔膜である〔p.450参照〕。

女性骨盤は産道として機能するため，小骨盤が大きく短くなる。男性骨盤は運動機能に有利となるように左右の股関節の距離が狭まる。結果的に，骨盤は全身の骨格の中で最大の性差を示す。女性骨盤の特徴は，円形の骨盤上口（男性はハート形），約90°の恥骨下角（男性は60°），間隔の開いた坐骨結節，L字形の大坐骨切痕（男性はJ字形）などである。

85 骨盤の連結

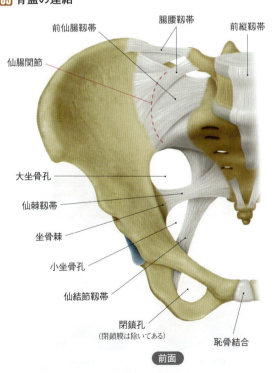
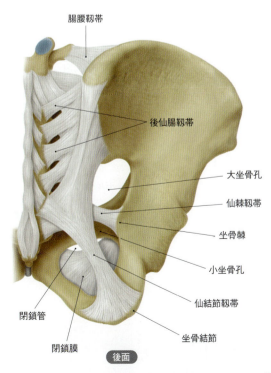

運動器　下肢；大腿骨と股関節

股関節は，肩関節に比べはるかに安定性が高い

大腿骨 femur 88

最大の長骨で，長さは約40cm，身長の1/4に相当する。

大腿骨頭は2/3程度の大きさの球形で，ほぼ中央にある**大腿骨頭窩**以外はすべて軟骨で覆われた関節面である。

大腿骨頸は大腿骨体から上内方に突出し，大腿骨頭を大腿骨体から離して股関節の可動域を広げている。荷重線が骨幹の長軸から外れるため負荷が増大するが，これには骨梁の力学的配列で対応する〔p.746参照〕。大腿骨頸の長軸と大腿骨体の長軸とのなす角を**頸体角**または**傾斜角**といい，約125°である。さらに，大腿骨頸の長軸は顆間軸（外側顆と内側顆の中心を結ぶ線）に対し約15°前方を向いており，**前捻角**という。

大腿骨頸の基部にある2つの隆起は，股関節の運動に関わる筋群の付着部となる。**大転子** greater trochanter には中・小殿筋などが，**小転子** lesser trochanter には腸腰筋が停止する。周辺には**転子間線**（腸骨大腿靱帯が付着），**転子間稜**（大腿方形筋が停止）などが存在する。股関節の45°屈曲位において大転子が上前腸骨棘，坐骨結節と一直線に並ぶ状態を**ローゼル・ネラトン線**と呼ぶ。これは骨折，脱臼などで起こる大転子の転位を判断する基準となる。

大腿骨体は円柱状で前方にやや弯曲する。大部分を大腿四頭筋で覆われるが，後面には**殿筋粗面**，**恥骨筋線**，**粗線**があり，それぞれ大殿筋，恥骨筋，内転筋群が停止する。大腿骨体の長軸は脛骨の長軸に対し約170°の角度で外方に傾いている（膝の生理的外反）。この外反と頸体角とによ

り，大腿骨頭，膝，足根は一直線上に並ぶ。

遠位端は両側で後方に大きく突出して**内側顆** medial condyle と**外側顆** lateral condyle を作り，その間の陥凹を**顆間窩** intercondylar fossa という。関節面は前部で連続してU字状の形状となる。側面の**内側上顆**と**外側上顆**には側副靱帯が付着する。内側上顆の上には体表から触知できる**内転筋結節**がある。

股関節 hip joint 89 90

寛骨臼と大腿骨頭の間の球関節。関節窩が深いため臼状関節に分類されることもある。関節頭とよく適合し強靱な

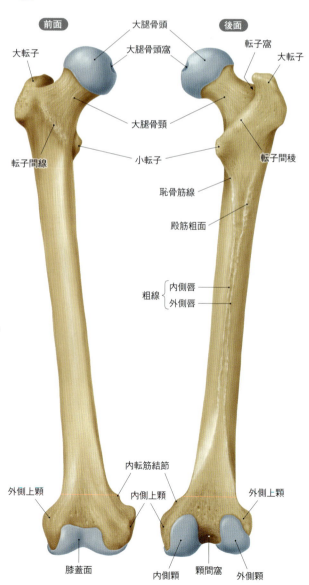

88 右の大腿骨

89 股関節

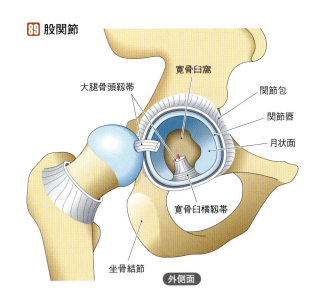

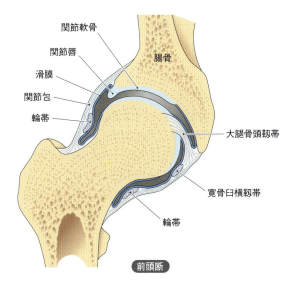

靱帯や筋群によって囲まれるため安定性は非常に高いが，可動域は狭くなる。寛骨臼の辺縁から関節唇が張り出して大腿骨頭を包み，その脱出を防ぐ。関節包は寛骨臼から大腿骨頸の下部まで広がる。そのため大腿骨頸は滑膜に覆われ，骨折治癒の起点となる骨膜を欠く。

関節包はその大部分を強靱な靱帯によって補強される。寛骨と大腿骨を結ぶ靱帯（**腸骨大腿靱帯，坐骨大腿靱帯，恥骨大腿靱帯**）は，らせんを描いて走行することが特徴である。これは，直立姿勢のため股関節が恒常的に伸展位をとるためである。伸展運動はこのらせんをさらに捻ることになり，可動域が狭い。最も強靱な腸骨大腿靱帯は，下前腸骨棘と転子間線の間で逆Y字形を呈する（Y字靱帯）。深層には大腿骨頸を取り巻いて輪状に走行する線維束（**輪帯**）があり，関節包にくびれを作って大腿骨頭の脱出を防止する。関節包内に独立して存在する**大腿骨頭靱帯**は，寛骨臼切痕から大腿骨頭窩に至る血管の通路となる。

股関節の運動

屈曲と伸展：大腿を前腹壁に近づけ，あるいは遠ざける。伸展の可動域は靱帯，特に腸骨大腿靱帯によって制限されるため，約15°と小さい。直立位では股関節を少し過伸展にする（体重を前方にかける）と，筋緊張を要せずに股関節を固定できる。

外転と内転：大腿を側方に開き，あるいは閉じる。

外旋と内旋：つま先を外方あるいは内方に向ける。

股関節に作用する筋

屈曲	腸腰筋	伸展	大殿筋
外転	中殿筋，小殿筋	内転	内転筋群
外旋	梨状筋，内閉鎖筋，双子筋，大腿方形筋		
内旋	中・小殿筋の前部筋束，大腿筋膜張筋		

90 股関節の靱帯

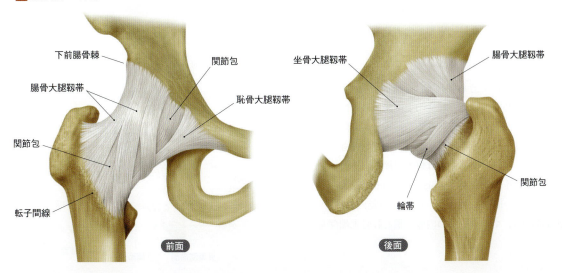

797

運動器　下肢；下腿骨と膝関節

膝関節は最も酷使される関節であり、半月板が存在する

脛骨 tibia 91

下腿の母趾側に位置し、体重を支持する太い骨。

近位端は内外および後方に突出して**内側顆**と**外側顆**を作る。上面には**顆間隆起**によって隔てられた2つの**上関節面**があり、大腿骨の内側顆および外側顆に対向する。外側顆は後外側面で腓骨頭と関節する。外側顆の側面には腸脛靱帯が、内側顆の側面には半膜様筋が停止する。

脛骨体は三角柱状で、前縁と内側面は筋に覆われないため皮下によく触れる。前縁上端は大きく隆起して**脛骨粗面**となり、大腿四頭筋（膝蓋靱帯）が停止する。後面の**ヒラメ筋線**からはヒラメ筋が起こる。

遠位端の外側部は緩やかに陥凹して腓骨と接し（**腓骨切痕**）、内側部は下方に突出して**内果** medial malleolus（内くるぶし）となる。遠位端下面の**下関節面**とそれに続く**内果関節面**は、腓骨の外果関節面とともに深い関節窩を構成し、距骨滑車を入れる。

腓骨 fibula 91

腓骨は膝関節に加わらず、体重の支持に直接関わらない。そのため脛骨に比べて極端に細い。腓骨と脛骨は、靱帯や骨間膜によって互いに固く連結される。

腓骨頭は脛骨の外側顆と小さな平面関節（脛腓関節）を作るが、前後の腓骨頭靱帯によって可動性は著しく制限される。腓骨頭の外側面には大腿二頭筋と外側側副靱帯が付着する。腓骨頸の外側面では、後ろから前に向かって走る総腓骨神経を体表から容易に触知できる。

腓骨と脛骨の骨間縁は**下腿骨間膜**で連結される。骨間膜の上下両端には孔があり血管を通す。

腓骨の遠位端は脛骨の腓骨切痕にはまり、骨間靱帯と前後の脛腓靱帯によって固定される（脛腓靱帯結合）。**外果** lateral malleolus（外くるぶし）は内果よりも下方に突出し、その結果として**外果関節面**は内果関節面よりも広くなる。

膝関節 knee joint 92 93

大腿骨と脛骨の間にできる顆状関節。大腿骨の外側顆・内側顆の関節面は凸面であり、脛骨の上関節面はほぼ平坦である。そのため接触面は点状となるが、両者の間隙は関節半月によって埋められる。種々の靱帯が関節を補強し可動方向を制限するため、機能的には蝶番関節に似る。

1）**内側**および**外側側副靱帯** tibial and fibular collateral ligament：関節包の側面を補強し、内外への脱臼を防ぐ。内側側副靱帯は幅広く、大腿骨の内側上顆と脛骨上端部を結ぶ。外側側副靱帯は索状で、大腿骨の外側上顆と腓骨頭を結ぶ。外側側副靱帯の下部は関節包から遊離しており、両者の間を膝窩筋腱が通る。側副靱帯は伸展位で強く緊張するが、屈曲位では若干ゆるみ膝関節の回旋を許す。

2）**内側**および**外側半月** medial and lateral meniscus：関節腔に突出して両骨の間に介在する線維軟骨の小板である。断面はくさび形で外縁部が厚い。関節の接触面を広げて荷重を分散し潤滑を増強する。半月の両端は脛骨に固定され、外周縁は関節包に付着する。関節包と側副靱帯の関係により、内側半月は関節包を介して側副靱帯に固定されるが、外側半月は側副靱帯から分離して可動性を持つ。

3）**前**および**後十字靱帯** anterior and posterior cruciate ligament：関節包内に位置し、関節の前後方向の滑動を制限する。前十字靱帯は脛骨の顆間隆起の前（前顆間区）と大

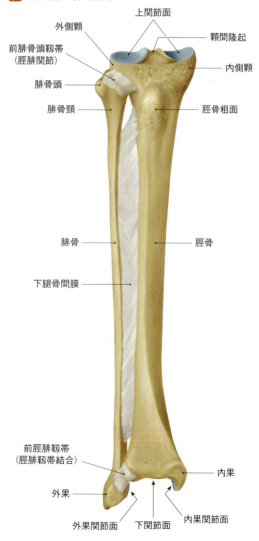

91 右下腿の骨（前面）

798

腿骨の外側顆内側面を，後十字靱帯は顆間隆起の後ろ（後顆間区）と内側顆外側面を結ぶ．大腿骨を固定した状態で，前十字靱帯は脛骨の前方変位を，後十字靱帯は後方変位を防ぐ．両者は屈伸状態に関わらず常に緊張するが，斜めに交叉して配置されているために屈伸運動を妨げない．

　4）**膝蓋靱帯** patellar ligament と**膝蓋骨** patella：大腿四頭筋の停止腱と種子骨であり，同時に膝関節の前面を補強する．膝蓋骨は大腿骨と関節し，伸展運動において大腿四頭筋を効率的に作用させる．

膝関節の運動

　屈曲と伸展：下腿を大腿に近づけ，あるいは遠ざける．屈筋群が坐骨から起こるため，屈曲の可動域は股関節の状態によって変化する（120〜140°）．

　軽度の回旋：屈伸運動に連動して起こる．関節の形状が内外で若干異なるため，屈伸時の大腿骨の前後移動が外側で大きくなることによる．伸展に伴って大腿骨は脛骨上を内旋する．この内旋によって靱帯に緊張が生じ，最大伸展位で膝関節は固定される．屈曲の開始時には，膝窩筋が大腿骨を逆に回旋（外旋）して，この固定を解除する．

膝関節に作用する筋

屈曲	大腿二頭筋，半膜様筋，半腱様筋
伸展	大腿四頭筋

93 膝関節（矢状断）

膝蓋骨より上方では滑膜が膝蓋上包として大腿四頭筋の深層に伸び出す．下方では膝蓋下滑膜ヒダが関節腔に突出して大腿骨の顆間窩に付着する．

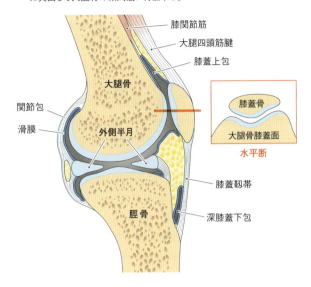

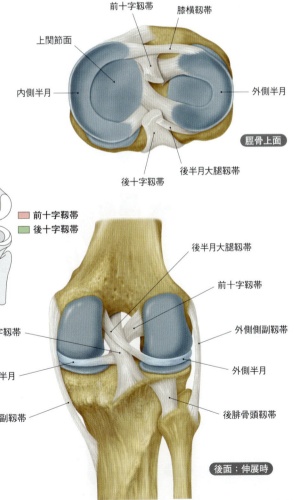

92 膝関節の靱帯と関節半月
（関節包は取り除いてある）

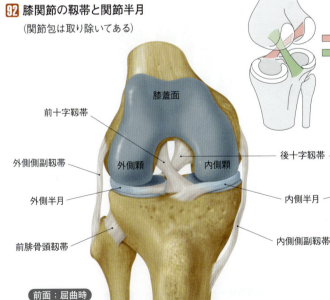

運動器　下肢；足の骨と関節

足の骨はアーチ形に組み合わさり，体重を分散する

足の骨 94

1）足根骨 tarsal bones

7個の短骨。近位足根骨は**距骨** talus，**踵骨** calcaneus，**舟状骨** navicular，遠位足根骨は**内側・中間・外側楔状骨** medial/intermediate/lateral cuneiform，**立方骨** cuboid で構成される。距骨の上面は鞍状に隆起して**距骨滑車**となり脛骨および腓骨と関節し，下面は踵骨と，前方の**距骨頭**は舟状骨と関節する。距骨と踵骨との関節面は前後2部に分かれ，その間に**足根洞**と呼ばれる空間ができる。踵骨は距骨体と**載距突起**で距骨を支え，また後下方に突出して**踵骨隆起**（かかと）を作る。載距突起の下面には広い溝があり，足底に向かう屈筋腱，神経，血管が通る。

2）中足骨 metatarsals と趾（指）骨 phalanges

手と同様の構成で，母趾は中節骨を欠く。母趾の中足骨は短いが非常に太く，その頭の下面には1対の種子骨があって接地点となる。

足の関節 95 96

1）距腿関節 talocrural joint；ankle joint

脛骨と腓骨が作る関節窩と，距骨滑車の間の蝶番関節。距骨滑車は前方に向かって幅広くなるため，関節は背屈位で安定する。側副靱帯が内外にある。**内側靱帯（三角靱帯）**は4部からなり，**外側側副靱帯**は3つの靱帯で構成される。

2）足根間関節 intertarsal joints

足根骨間の関節のうち重要なものは次の3つである。

①**距骨下関節**（距踵関節）：距骨下面と踵骨上面の間の関節で，足根洞の後方に位置する。足根洞内の**骨間距踵靱帯**が両骨を強く連結する。

②**距踵舟関節**：距骨頭が踵骨・舟状骨と作る関節で，球関節に似る。踵骨と舟状骨が離解する部位を**底側踵舟靱帯**が覆い，関節窩の一部をなしている。この靱帯は**スプリング靱帯**とも呼ばれ，その直下にある後脛骨筋腱とともに内側縦足弓の維持に働く。

③**踵立方関節**：踵骨前面と立方骨後面の間の関節。背側は**二分靱帯**，底側は**長足底靱帯**や**底側踵立方靱帯**（短足底靱帯）で補強されている。この関節と距踵舟関節とを合わせて**横足根関節**と呼び，外科的に足の切断部位となる（**Chopart関節**）。

3）足根中足関節 tarsometatarsal joints

遠位足根骨と中足骨底の間の平面関節。内側の3中足骨は楔状骨と，残り2骨は立方骨と関節する。手とは異なり母趾の関節が特殊化することはない。同一平面上にないため運動性に欠けるが，横足弓の維持には適する。外科的に足の切断部位となる（**Lisfranc関節**）。中足骨底の側面は隣

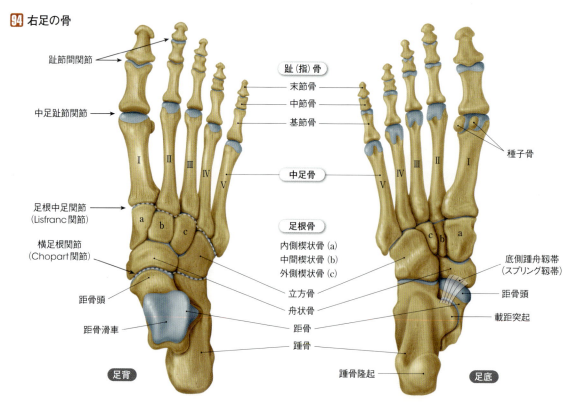

94　右足の骨

800

96 距腿関節と距骨下関節（前頭断）

97 足弓

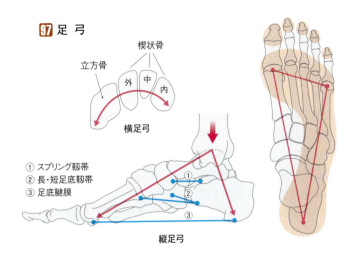

接する骨と平面関節（中足間関節）を作る。

4）中足趾節関節，趾節間関節

手と同様の構成であるが，深横中足靱帯がⅠ～Ⅴ中足骨頭を結ぶため，母趾の運動は著しく制限される。

足弓 **97**

足根骨と中足骨が作る前後・内外方向のアーチ構造を足弓といい，荷重を分散して直立を助け，また歩行時の着地の衝撃をやわらげている。前後方向には2条のアーチが形成される。足の内側部の骨格が作る高いアーチを**内側縦足弓**，外側部の骨格が作る低いアーチを**外側縦足弓**という。内外方向には遠位足根骨によって**横足弓**が形成され，内側縦足弓と外側縦足弓の間を1/4円状に結ぶ。これらのアーチによって「土踏まず」ができ，距骨にかかる荷重は，踵骨隆起，第5中足骨頭，第1中足骨頭の3点に分散される。

足弓は個々の骨を連結する靱帯によって静的に維持されるが，特に底側踵舟靱帯，長足底靱帯，足底腱膜が強く働く。また，足趾や足根に停止する筋群の作用が加わり，運動時の緩衝・反発装置として動的に機能する。

足根の運動

底屈と背屈：つま先を伸ばす，あるいは下腿に近づける運動で，下腿骨と距骨の間（距腿関節）で起こる。

内反と外反：足底を内方あるいは外方に向ける。内反は回外と内転の合成，外反は回内と外転の合成である。運動は距骨と踵骨・舟状骨の間（距骨下関節および距踵舟関節）で起こる。

足根に作用する筋

底 屈	下腿三頭筋，後脛骨筋，長母趾屈筋，長趾屈筋
背 屈	前脛骨筋，長母趾伸筋，長趾伸筋
内 反	後脛骨筋，前脛骨筋
外 反	長腓骨筋，短腓骨筋，第三腓骨筋

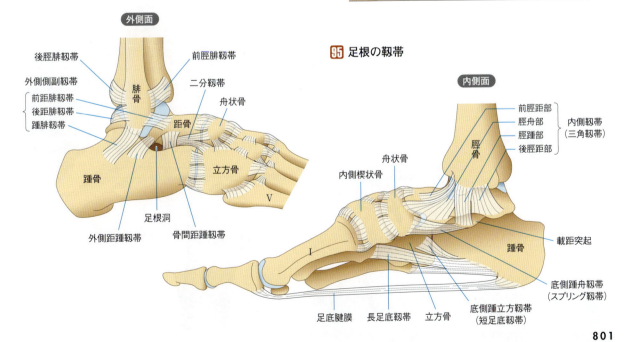

95 足根の靱帯

骨盤から起こる強大な筋群が直立二足歩行を可能にした

骨盤内の筋 99

腸腰筋は，腸骨窩から起こる**腸骨筋**と，腰椎から起こる**大腰筋**の総称である。両筋は**鼠径靱帯** inguinal ligament をくぐり，共通腱となって大腿骨の小転子に停止する。大腰筋の上部筋束は一部が腸恥隆起付近に停止する。これを**小腰筋**と呼ぶ（約半数例で欠如）。

腸腰筋は股関節の前面を覆い，屈筋の主力として働く。一側のみが働くと脊柱を側弯させる。下肢を固定した場合は骨盤を前に引く（背臥位から上半身を起こすときなど）。股関節と腸腰筋の間には大きな滑液包（腸恥包）が存在する。

腸腰筋の筋膜の一部は**腸恥筋膜弓**となって鼠径靱帯と腸恥隆起を結び，筋裂孔と血管裂孔の境界となる〔図解は p.669 参照〕。大腰筋の中には腰神経叢が存在し，筋の前面や側面からその分枝（大腿神経，閉鎖神経など）が現れる。

殿部の筋（骨盤後方の筋）100

1）殿筋群〔腸骨翼外側面から起こる筋群〕

大殿筋は腸骨翼後端から尾骨に至る広い範囲から起こり，大腿骨の殿筋粗面，外側大腿筋間中隔，**腸脛靱帯**に停止する。大転子との間に大きな滑液包がある。股関節の最も強力な伸筋であり，腸腰筋と協調して走行や階段昇降などの屈伸運動に働く。下肢を固定した場合は体幹を持ち上げる（前屈から直立に戻る）。また，腸脛靱帯を経由して膝関節にも作用する〔p.806 参照〕。

骨盤外側面の浅層に**中殿筋**，深層に**小殿筋**が位置する。両筋の間を上殿神経が外方に向かう。両筋は大転子に付き，大腿を外転させる。歩行時に骨盤は遊脚（挙上した脚）側が下がるように傾斜するが，立脚（体重を支える脚）側の外転筋群がこれに対抗し，骨盤の水平を保つ。また，両筋の前部筋束は大腿の内旋を行う。

大腿筋膜張筋は中殿筋の前方，縫工筋の後方で，2 層になった大腿筋膜の間に位置する。大殿筋とともに腸脛靱帯を緊張させ，膝関節の安定に寄与する。大腿の外転，内旋にも働く。

2）回旋筋群〔梨状筋，内閉鎖筋，上・下双子筋，大腿方形筋〕

骨盤から起こり，股関節の後方を横切り，大腿骨の後面（大転子・転子窩・転子間稜）に停止する筋群。大腿の外旋を主として行う。**梨状筋**は骨盤内面から起こり，大坐骨孔

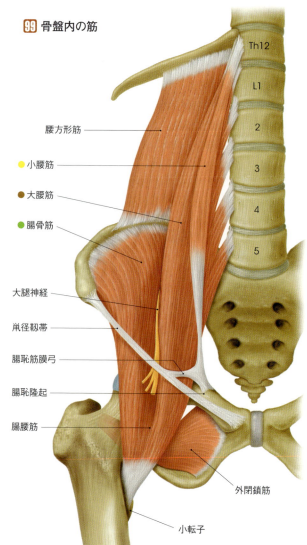

99 骨盤内の筋

98 下肢帯筋

筋 名		起 始	停 止	神経支配	股関節
腸腰筋	iliopsoas				
● 腸骨筋	iliacus	腸骨窩	大腿骨小転子	第2〜4腰神経（大腿神経）	屈曲
● 大腰筋	psoas major	腰椎	大腿骨小転子	第2〜4腰神経	屈曲
● 小腰筋	psoas minor	第12胸椎，第1腰椎	寛骨腸恥隆起	第1〜2腰神経	体幹屈曲*
● 大殿筋	gluteus maximus	腸骨翼外面，仙骨，尾骨，仙結節靱帯	大腿骨殿筋粗面，外側大腿筋間中隔，腸脛靱帯	下殿神経	伸展
● 中殿筋	gluteus medius	腸骨翼外側面	大腿骨大転子	上殿神経	外転・内旋
● 小殿筋	gluteus minimus	腸骨翼外側面	大腿骨大転子	上殿神経	外転・内旋
● 大腿筋膜張筋	tensor fasciae latae	腸骨稜	腸脛靱帯	上殿神経	外転・内旋・屈曲
● 梨状筋	piriformis	仙骨前面	大腿骨大転子	第1〜2仙骨神経	外旋
● 上双子筋	gemellus superior	坐骨棘	大腿骨転子窩	仙骨神経叢の筋枝	外旋
● 内閉鎖筋	obturator internus	閉鎖膜内面，閉鎖孔周辺，坐骨体	大腿骨転子窩	仙骨神経叢の筋枝	外旋
● 下双子筋	gemellus inferior	坐骨結節	大腿骨転子窩	仙骨神経叢の筋枝	外旋
● 大腿方形筋	quadratus femoris	坐骨結節	大腿骨転子間稜	仙骨神経叢の筋枝	外旋・内転

*小腰筋は寛骨に停止するため，股関節には作用しない

を通って大転子に停止する．大坐骨孔は骨盤内と殿部を連絡する通路であり，梨状筋の上（**梨状筋上孔**）を上殿神経と上殿動静脈が通り，下（**梨状筋下孔**）を坐骨神経，下殿神経，下殿動静脈，陰部神経，内陰部動静脈が通る．梨状筋は坐骨神経の総腓骨神経成分によって貫かれることがある．

内閉鎖筋は閉鎖膜の内面から起こり，小坐骨孔を通る際，小坐骨切痕を滑車にして直角に向きを変える．筋腹の筋膜は二重になり，その中に陰部神経，内陰部動静脈を入れる（**陰部神経管**〔p.137参照〕）．

上・下双子筋は坐骨の後面から起こり，内閉鎖筋の停止腱を上下から包むように位置する．

大腿方形筋は下双子筋の下，大内転筋の上に並んで位置する．強力な外旋筋であるが，内転にも働く．

● 殿筋注射

梨状筋下孔から骨盤外に出た坐骨神経は，ゆるやかな弧を描きながら大殿筋の深層を大腿後面に向かう．大殿筋に対する筋肉内注射は，深部の坐骨神経を損傷する可能性があり禁忌である．したがって殿筋注射には中殿筋が用いられ，殿部の上外側1/4の範囲を目安に行う．

100 殿部の筋

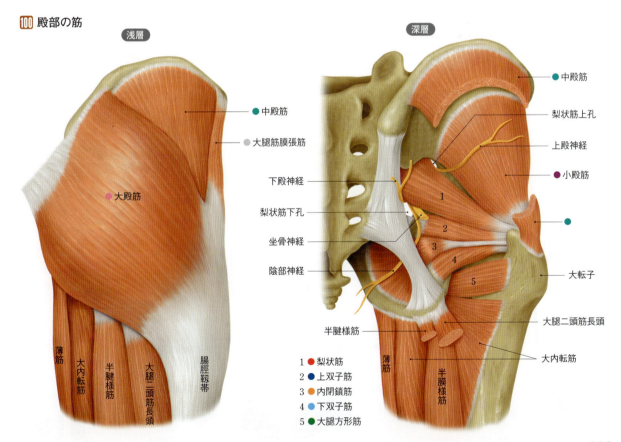

803

大腿の伸筋と屈筋は，股関節と膝関節の両方に作用する

大腿前面の筋＝主として膝関節の伸筋 102

大腿四頭筋は，寛骨から起こる**大腿直筋**と，大腿骨から起こる**内側広筋・中間広筋・外側広筋**からなり，膝蓋骨を経由して脛骨粗面に停止し，膝関節の強力な伸筋となる。大腿直筋は股関節の屈曲作用も持つ。膝の生理的外反〔p.796参照〕のため，大腿四頭筋が収縮すると膝蓋骨は外方に牽引される。この作用に対抗するのは内側広筋で，伸展の最終段階で強く働く。中間広筋の最深層の小筋束は膝関節包の上部に停止する**膝関節筋**となり，関節伸展時に関節包を上方に牽引する（93）。膝蓋骨と脛骨粗面の間の停止腱を**膝蓋靱帯**，膝蓋骨の両側の腱性部を**膝蓋支帯**と呼ぶ。

縫工筋は股関節に対しては屈曲・外転・外旋作用を，膝関節に対しては屈曲作用を示し，「あぐら」の筋として知られる。人体で最長の筋線維を持つ筋である。

大腿後面の筋＝ハムストリング筋 103

大腿後面の3筋は，その停止腱が膝窩の両側で索状となるため，一括してハムストリングスと呼ばれる。

半腱様筋，半膜様筋，大腿二頭筋長頭は坐骨結節から起こり下腿骨に停止する2関節筋で，股関節を伸展，膝関節を屈曲する。これらの筋はいずれも坐骨神経の脛骨神経成分によって支配される。半腱様筋の停止腱は，縫工筋，薄筋のそれと重なって脛骨粗面の内側に停止する。この部をその形状から**鵞足**と呼ぶ。半膜様筋は脛骨内側顆の後面で内側側副靱帯の付着部に一致して停止し，鵞足には参加しない。

大腿二頭筋短頭は大腿骨から起こり，長頭と合して腓骨頭に停止する。坐骨神経の総腓骨神経成分に支配されており，長頭とは異なる由来を持つと考えられる。大腿二頭筋短頭をハムストリング筋に含めない場合もある。

膝の後面は**膝窩**と呼ばれる菱形の領域で，上方を大腿二頭筋と半膜様筋，下方を腓腹筋の2頭で囲まれる。膝窩の上端で坐骨神経が分岐し，脛骨神経は膝窩動静脈とともに中央を縦走し，総腓骨神経は大腿二頭筋に沿って外方に向かう。

102 大腿前面（伸側）の筋

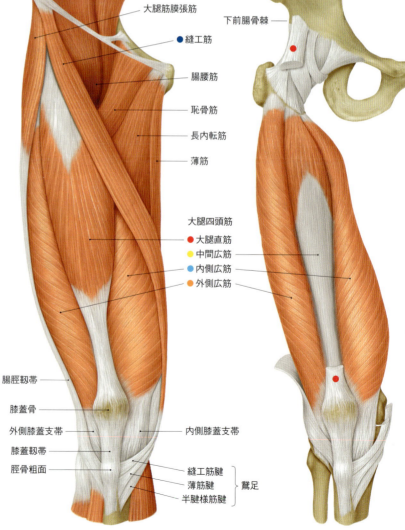

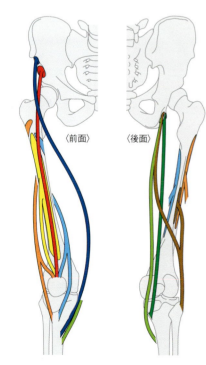

101 大腿の伸筋と屈筋

筋名		起始	停止	神経支配	膝関節	股関節
大腿四頭筋	quadriceps femoris					
大腿直筋	rectus femoris	下前腸骨棘	脛骨粗面	大腿神経	伸展	屈曲
内側広筋	vastus medialis	大腿骨粗線内側唇	脛骨粗面	大腿神経	伸展	
中間広筋	vastus intermedius	大腿骨体前外側面	脛骨粗面	大腿神経	伸展	
外側広筋	vastus lateralis	大腿骨粗線外側唇	脛骨粗面	大腿神経	伸展	
膝関節筋	articularis genus	大腿骨前面遠位部	膝関節包	大腿神経	関節包挙上	
縫工筋	sartorius	上前腸骨棘	脛骨粗面の内側	大腿神経	屈曲	屈曲・外転・外旋
大腿二頭筋	biceps femoris	長頭：坐骨結節	腓骨頭, 脛骨外側顆	脛骨神経	屈曲	伸展
		短頭：大腿骨粗線		総腓骨神経		
半腱様筋	semitendinosus	坐骨結節	脛骨粗面の内側	脛骨神経	屈曲	伸展
半膜様筋	semimembranosus	坐骨結節	脛骨内側顆の後内側面	脛骨神経	屈曲	伸展

103 大腿後面（屈側）の筋

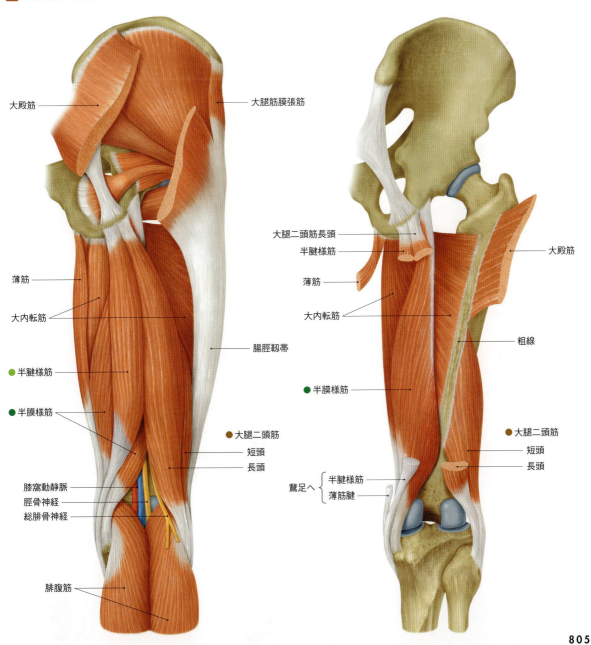

運動器　下肢；大腿の内転筋

内転筋群は大腿を内側に引き，直立位の維持に寄与する

大腿内側面の筋＝内転筋群〔恥骨筋，薄筋，長内転筋，短内転筋，大内転筋，外閉鎖筋〕　105

　恥骨および坐骨の前面から起こり，主に大腿骨の後面（粗線周辺）に停止して，股関節の内転に働く筋群。薄筋は脛骨に停止し(鵞足に参加)，膝関節の屈曲も補助する。外閉鎖筋は転子窩に停止し，股関節の外旋に働く。内転筋群は閉鎖神経の支配を受けるが，恥骨筋だけは大腿神経が支配する。長・短・大内転筋は前後3層に重なり，各筋は閉鎖神経の前枝および後枝で区画される。

大腿筋膜と腸脛靱帯　106

　大腿の筋は頑丈な**大腿筋膜**によって覆われる。特に外側部は縦走線維によって肥厚して**腸脛靱帯** iliotibial tract となり，腸骨稜から脛骨外側顆へ張る。大殿筋の一部と大腿筋膜張筋はこの靱帯に停止する。腸脛靱帯の緊張は膝関節を外転方向に牽引し，関節を安定させる。また，靱帯付着部が膝関節の屈伸軸の前に位置することから，膝関節の伸展を補助する。

　大腿筋膜は**外側・内側大腿筋間中隔**によって大腿骨とつながり，大腿は前後の区画に分かれる。外側大腿筋間中隔は腸脛靱帯の後縁と連続する構造で，大殿筋の停止部ともなり，きわめて強靱である。

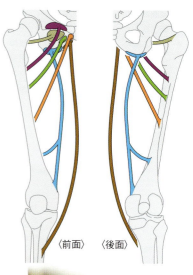

〈前面〉〈後面〉

105 大腿内側面の筋

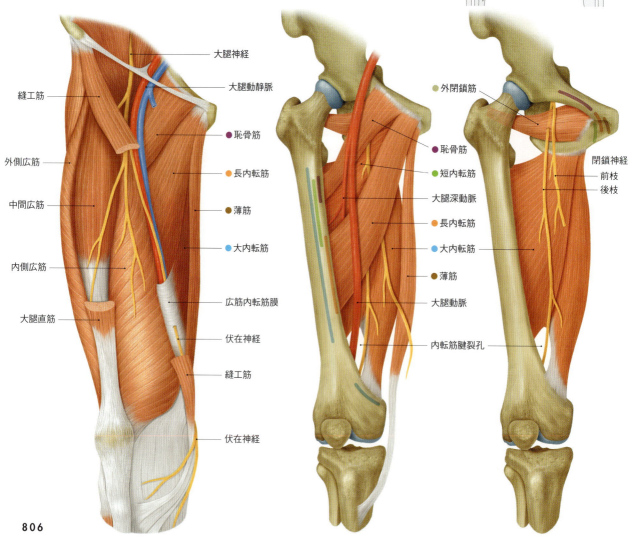

104 大腿の内転筋

筋名	起始	停止	神経支配	股関節	膝関節
恥骨筋 pectineus	恥骨体，恥骨上枝	大腿骨上部後面（恥骨筋線）	大腿神経	屈曲・内転	
薄筋 gracilis	恥骨体，恥骨下枝	脛骨粗面の内側	閉鎖神経	内転	屈曲
長内転筋 adductor longus	恥骨結節下部	大腿骨粗線中部	閉鎖神経	内転	
短内転筋 adductor brevis	恥骨下枝	大腿骨粗線上部	閉鎖神経	内転	
大内転筋 adductor magnus	恥骨下枝，坐骨結節	大腿骨粗線，内転筋結節	閉鎖神経	内転・伸展	
外閉鎖筋 obturator externus	閉鎖膜外面，閉鎖孔周辺	大腿骨転子窩	閉鎖神経	外旋	

大腿の前面で鼡径靱帯の下に大腿筋膜の欠損部があり，**伏在裂孔** saphenous opening という．大伏在静脈などの皮静脈がこの裂孔を通って大腿静脈に注ぐ．

大腿の区画・通路 107

大腿管 femoral canal：血管裂孔の内側部（大腿輪）と伏在裂孔の間を結ぶ潜在的な通路である．疎な結合組織によって充填されているが抵抗が弱いため，ここから腸が脱出することがある（大腿ヘルニア）．

大腿三角 femoral triangle（Scarpa三角）：鼡径靱帯，縫工筋の内側縁，長内転筋の外側縁（内側縁とする場合もある）によって囲まれる領域で，体表からもくぼみとして観察できる．大腿動静脈，大腿神経が中央を縦走する．

内転筋管 adductor canal（Hunter管）：縫工筋の深層にあり，内側広筋，大内転筋および両筋の間に張る結合組織性の**広筋内転筋膜**によって囲まれる三角柱状のスペース．大腿動静脈と大腿神経の分枝がここを走行する．内転筋管の下端は，大内転筋の停止腱が作る**内転筋腱裂孔** adductor hiatus によって膝窩に連絡する．大腿動脈はここを通って膝窩に出る．大腿神経の分枝の伏在神経は，内転筋管の途中で広筋内転筋膜を貫いて皮下に現れる．

起立と歩行に関わる筋群

起立姿勢は，重力に対抗して身体を支える筋群（抗重力筋）の働きを基本とし，重心の変化に対応するための筋群が必要に応じて参加することにより保たれる．自然体にある場合，重力線は股関節の後ろ，膝関節と足根関節の前を通る．このとき，股関節と膝関節は伸展位となり，靱帯などによる補強を受けて最も安定する．このため，関節の位置を固定するための筋力はあまり必要としない．足根関節はやや安定性に劣り，下腿三頭筋が前屈に，前脛骨筋が外反に対抗して関節を固定する．

歩行は下肢筋全体による統合的な運動である．歩行周期に伴って片脚に挙上，前進，着地，体重負荷が起こるが，これには各関節の屈筋群と伸筋群が関与する．たとえば，片脚挙上（遊脚相）では腸腰筋，前脛骨筋などが，体重負荷（立脚相）では大腿四頭筋，下腿三頭筋などが働く．片脚挙上に伴う左右の体重移動は，股関節の外転筋群（中・小殿筋）によって補正される．つま先を進行方向に向けるのは股関節の回旋筋群（大腿方形筋など）の作用である．

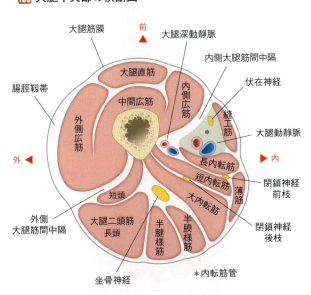

106 大腿中央部の横断面

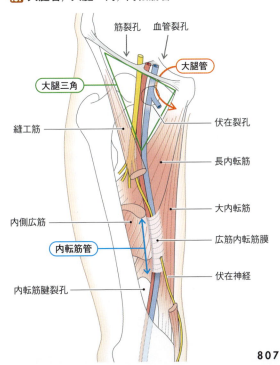

107 大腿管，大腿三角，内転筋管

運動器　下肢；下腿と足の伸筋，腓骨筋

足の内反・外反は，歩行にとって重要な働きのひとつである

下腿の伸筋群〔前脛骨筋，長母趾伸筋，長趾伸筋，第三腓骨筋〕

　下腿の前方区画（下腿骨，下腿骨間膜，前下腿筋間中隔の前）を占める〔横断図112参照〕。下腿骨および下腿骨間膜の前面から起こり，足根関節の前を通り，足の骨に停止する。すべて深腓骨神経に支配され，足の背屈と趾の伸展に働く。

　前脛骨筋は前方区画の内側部から起こり，足の内側面に向かい，内側楔状骨と第1中足骨底に停止する。強力な背屈作用を示し，同時に足を内反する。直立姿勢では下腿三頭筋と協力して足根を固定する。歩行時，前方へ振り出す足のつま先を上げて足の移動を助け（遊脚相），かかとからの着地に伴う急激な足の底屈を制限する（立脚相の初期）。前脛骨筋の筋腹は下腿上部で長趾伸筋と，下部で長母趾伸筋と並び，その間を深腓骨神経，前脛骨動静脈が通る。

　長母趾伸筋は下腿中部で前脛骨筋と長趾伸筋の間から起こり，母趾の末節骨底に停止する。母趾の伸展を行う。

　長趾伸筋は前方区画の外側部から起こり，4腱に分かれⅡ～Ⅴ趾の趾背腱膜となって中節骨と末節骨に付く。趾の伸展を行う。遠位部の筋束が独立して第5中足骨底に停止するものを**第三腓骨筋**と呼ぶ。

　下腿伸筋群の腱は，足根部でそれぞれ独立した滑液鞘に包まれ，上・下伸筋支帯によって固定される。

足の伸筋群〔短母趾伸筋，短趾伸筋〕

　背側面に内在筋が存在しない手とは異なり，足の内在筋は足背にも存在する。この筋の遠位部は4束に分かれ，母趾の基節骨とⅡ～Ⅳ趾の趾背腱膜に付く。母趾に向かう筋束を**短母趾伸筋**，他の筋束を**短趾伸筋**と呼ぶ。深腓骨神経に支配される。

腓骨筋群〔長腓骨筋，短腓骨筋〕

　下腿の外側区画（腓骨と前・後下腿筋間中隔に囲まれる領域）を占める〔横断図112参照〕。**長腓骨筋**は腓骨外側面の上半から，**短腓骨筋**は下半から起こり，下腿外側面を下行する。両筋の腱は外果の後ろをまわり，**上・下腓骨筋支帯**をくぐって足底に至る。このとき滑液鞘が近位では共通に，遠位では個別に腱を包む。足底に入ると，短腓骨筋は第5中足骨底に，長腓骨筋はさらに足底を斜めに横断して内側楔状骨および第1中足骨底に停止する。

　腓骨筋群は浅腓骨神経に支配され，足の外反に働く。前脛骨筋や後脛骨筋などの内反に作用する筋と協調して，足を接地面の凹凸に適応させ，運動時に横方向の体重配分を調節する。長腓骨筋は足の中央部を上方に引き，縦足弓を維持する。

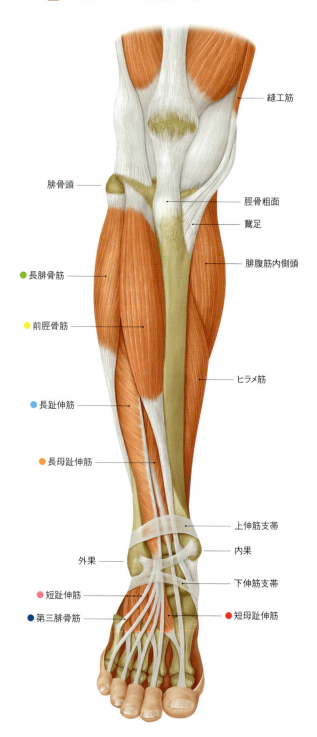

109 下腿前面および外側面の筋

108 下腿と足の伸筋，腓骨筋

筋 名		起 始	停 止	神経支配	作 用
前脛骨筋	tibialis anterior	脛骨外側面上部，下腿骨間膜	内側楔状骨，I中足骨底	深腓骨神経	足根背屈・内反
長母趾伸筋	extensor hallucis longus	腓骨前面中部，下腿骨間膜	I末節骨底	深腓骨神経	I伸展，足根背屈
長趾伸筋	extensor digitorum longus	腓骨前面上中部	II〜V趾背腱膜	深腓骨神経	II〜V伸展，足根背屈
第三腓骨筋	fibularis tertius	腓骨前面下部，下腿骨間膜	V中足骨底	深腓骨神経	足根外反・背屈
短母趾伸筋	extensor hallucis brevis	踵骨背側面前部	I基節骨底	深腓骨神経	I伸展
短趾伸筋	extensor digitorum brevis	踵骨背側面前部	II〜IV趾背腱膜	深腓骨神経	II〜IV伸展
長腓骨筋	fibularis longus	腓骨外側面上部	内側楔状骨，I・II中足骨底	浅腓骨神経	足根外反・底屈
短腓骨筋	fibularis brevis	腓骨外側面下部	V中足骨底	浅腓骨神経	足根外反・底屈

注）足根＝足根関節，I〜V＝第1〜5趾

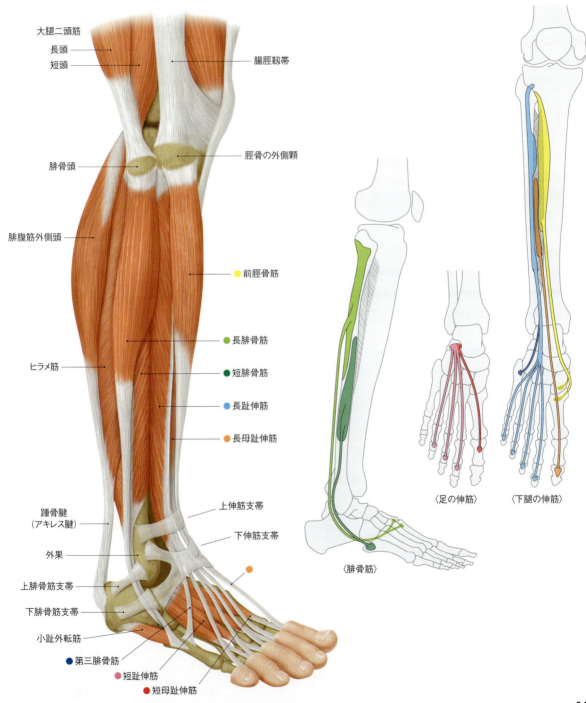

運動器　下肢；下腿の屈筋

強大な下腿屈筋のおかげで，つま先立ちができる

　下腿の屈筋群は後方区画（下腿骨，下腿骨間膜，後下腿筋間中隔の後方）を占め，筋膜によって浅深2層に分けられる。脛骨神経に支配され，主に足の底屈と趾の屈曲に働く。

浅層屈筋群

　下腿三頭筋は腓腹筋とヒラメ筋からなり，両筋の停止腱は合して**踵骨腱（アキレス腱）**を作る。**腓腹筋**は内側頭と外側頭に分かれて大腿骨から起こる。**ヒラメ筋**は腓腹筋の深側に位置し，その起始部は腓骨頭を頂点として脛骨と腓骨の後面を逆V字状に広がる。腓骨と脛骨の間では**ヒラメ筋腱弓**を作り，その深層を膝窩動静脈と脛骨神経が通る。

　下腿三頭筋はきわめて強大な筋で，全体重を支えてかかとを上げることができる。特に膝が伸展して腓腹筋が伸ばされたとき，最大の底屈作用を示す（立脚相の後半，つま先立ちのとき）。膝が屈曲すると腓腹筋がゆるむため，その収縮は底屈に反映されない。直立姿勢では，前脛骨筋と協力して足根の関節を固定する。

　足底筋は腓腹筋とヒラメ筋の間に位置し，小さな筋腹と踵骨腱に加わる細長い腱を持つ。下腿三頭筋を補助する。

深層屈筋群

　膝窩筋は腓腹筋の深側に位置し，大腿骨外側顆から脛骨後面内側部に向かって斜走する。脛骨固定時の大腿外旋と膝関節の屈曲を行う。膝関節の最大伸展時に大腿骨は内旋して固定されるが，膝窩筋は大腿骨を外旋して固定を解除する働きを持つ〔p.799参照〕。

　長趾屈筋，**長母趾屈筋**，**後脛骨筋**は，ヒラメ筋の深側で下腿骨および下腿骨間膜の後面から起こる。3筋の腱は内果の後ろをまわり，**屈筋支帯**をくぐって足底に至る。後脛骨筋は足根骨および中足骨底に広く停止し，足の底屈と内反に働く。長母趾屈筋腱は載距突起の下面を走り，母趾に向かう。長趾屈筋腱は他の2筋の浅層を越え，4腱に分かれⅡ〜Ⅴ趾に至る（114）。これらの筋は立脚相の最後に地面を蹴って身体を前進させる作用を持ち，内側縦足弓の維持にも重要である。

下腿筋膜 112

　大腿筋膜に続く頑丈な筋膜。前内側部は脛骨内側面に接し，骨膜に融合する。下腿筋膜は前後2葉の筋間中隔で腓骨と連結する。この中隔と屈筋群内の筋膜により，下腿の筋群は伸筋群，腓骨筋群，浅層および深層屈筋群の4群に区画される。足根部では下腿筋膜または足の筋膜が肥厚し，上・下伸筋支帯，上・下腓骨筋支帯，屈筋支帯を作る。

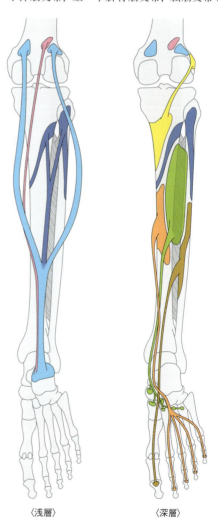

〈浅層〉　〈深層〉

112 下腿中央部の横断面

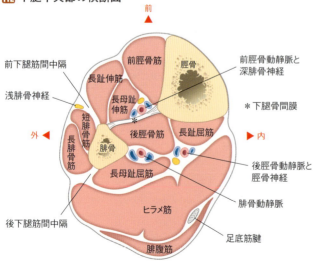

110 下腿の屈筋

筋名		起始	停止	神経支配	作用
下腿三頭筋 triceps surae					
腓腹筋	gastrocnemius	内側頭：大腿骨内側顆後面上部	踵骨隆起	脛骨神経	足根底屈，膝関節屈曲
		外側頭：大腿骨外側顆外側面上部			
ヒラメ筋	soleus	腓骨後面上部，脛骨ヒラメ筋線	踵骨隆起	脛骨神経	足根底屈
足底筋	plantaris	大腿骨外側顆後面上部	踵骨隆起	脛骨神経	足根底屈
膝窩筋	popliteus	大腿骨外側上顆	脛骨後面上部	脛骨神経	膝関節屈曲，大腿外旋
長趾屈筋	flexor digitorum longus	脛骨後面中部	Ⅱ～Ⅴ末節骨底	脛骨神経	Ⅱ～Ⅴ屈曲，足根底屈
長母趾屈筋	flexor hallucis longus	腓骨後面中部	Ⅰ末節骨底	脛骨神経	Ⅰ屈曲，足根底屈
後脛骨筋	tibialis posterior	脛骨後面上部，下腿骨間膜	Ⅱ～Ⅳ中足骨底，足根骨（距骨と踵骨を除く）	脛骨神経	足根底屈・内反

注）足根＝足根関節，Ⅰ～Ⅴ＝第1～5趾

111 下腿の屈筋

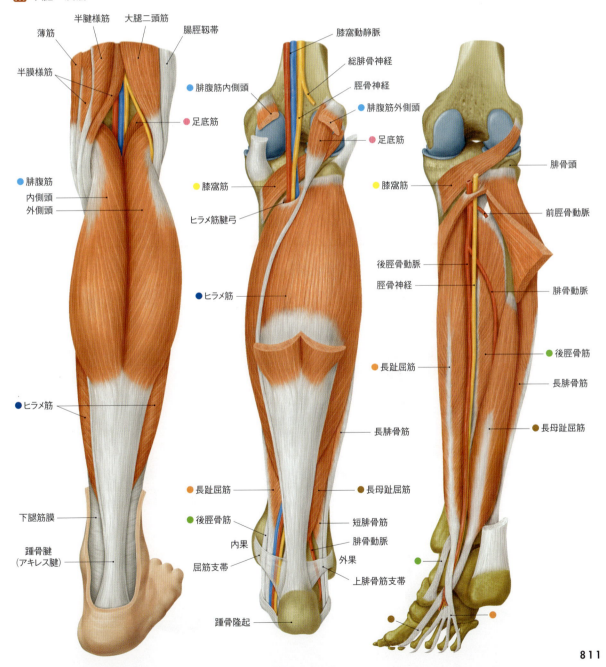

運動器　下肢；足底の筋

足底の筋は協同して足弓を維持し，体重を支える

　足底の筋群の構成は手掌に似るが，足に特有な筋がいくつか存在することや，個々の足趾の運動よりも筋群全体として体重の支持や歩行運動に関わることが特徴である。

母趾球筋〔母趾外転筋，母趾内転筋，短母趾屈筋〕
小趾球筋〔小趾外転筋，短小趾屈筋〕
　内転や外転の作用はわずかであり，もっぱら屈曲や縦足弓の動的な維持（運動時の緩衝・反発）に働く。**短母趾屈筋**は2腹に分かれ，内側腹は**母趾外転筋**と，外側腹は**母趾内転筋**と共同腱を構成して基節骨底に付く。それぞれの停止腱には種子骨が付属し，その間を長母趾屈筋腱が通る。

中足筋
　短趾屈筋は第2〜5中節骨に付き，これを屈曲する。停止腱は付着部で二分し，その間を長趾屈筋腱が通る。この関係は，手の浅指屈筋と深指屈筋の場合と同様である。
　足底方形筋は，足底を斜走する長趾屈筋腱を後方に牽引することにより，筋の作用の方向を変える(別名；**副屈筋**)。
　虫様筋はⅡ〜Ⅴ趾のMP関節を屈曲，IP関節を伸展する。
　底側骨間筋はⅢ〜Ⅴ趾を内転し，**背側骨間筋**はⅡ〜Ⅳ趾を外転する。手指の場合と異なり，足趾の内転・外転運動の基線はⅡ趾の中心線である。両者が同時に働けばMP関節を屈曲する。

足底腱膜
　足底筋膜の浅葉は中央部で肥厚し，**足底腱膜**となる。足底筋の停止腱膜が踵骨の発達により分離したものと考えられ，後方では踵骨隆起に，前方では分束して各趾のMP関節に付着する。足底を保護し，また他の靱帯とともに縦足弓の維持構造として機能する(97)。

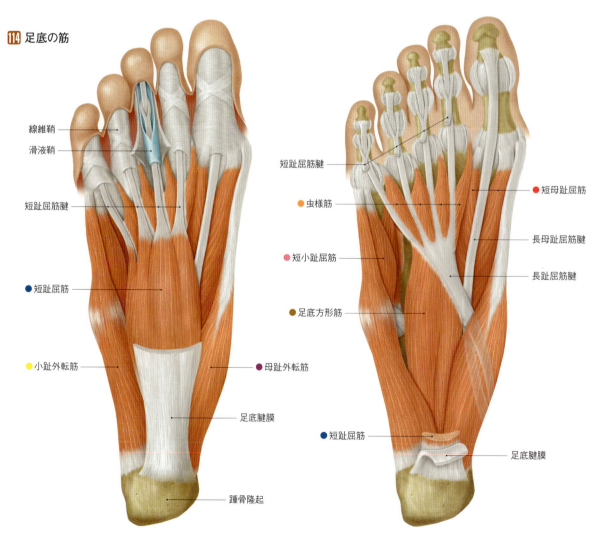

114 足底の筋

812

113 足底の筋 〔足背の内在筋はp.808参照〕

筋 名		起 始	停 止	神経支配	作 用
●	母趾外転筋　abductor hallucis	踵骨隆起内側面	I 基節骨底内側面	内側足底神経	I 外転・屈曲
●	母趾内転筋　adductor hallucis	斜頭：II〜IV 中足骨底 横頭：III〜V MP関節包	I 基節骨底外側面	外側足底神経	I 内転
●	短母趾屈筋　flexor hallucis brevis	遠位足根骨内側面	I 基節骨底	内側足底神経	I 屈曲
●	小趾外転筋　abductor digiti minimi	踵骨隆起	V 基節骨底外側面	外側足底神経	V 外転
●	短小趾屈筋　flexor digiti minimi brevis	V 中足骨底	V 基節骨底	外側足底神経	V 屈曲
●	短趾屈筋　flexor digitorum brevis	踵骨，足底腱膜	II〜V 中節骨底	内側足底神経	II〜V 屈曲
●	足底方形筋　quadratus plantae	踵骨	長趾屈筋腱	外側足底神経	II〜V 屈曲補助
●	虫様筋　lumbricals	長趾屈筋腱	II〜V 趾背腱膜	内側および外側足底神経	II〜V MP屈曲, IP伸展
●	底側骨間筋　plantar interossei	III〜V 中足骨内側面	III〜V 基節骨底内側面	外側足底神経	III〜V 内転・MP屈曲
●	背側骨間筋　dorsal interossei	I〜V 中足骨	II〜IV 基節骨底	外側足底神経	II〜IV 外転・MP屈曲

注）I〜V＝第1〜5趾，MP＝中足趾節関節，IP＝趾節間関節（近位および遠位）

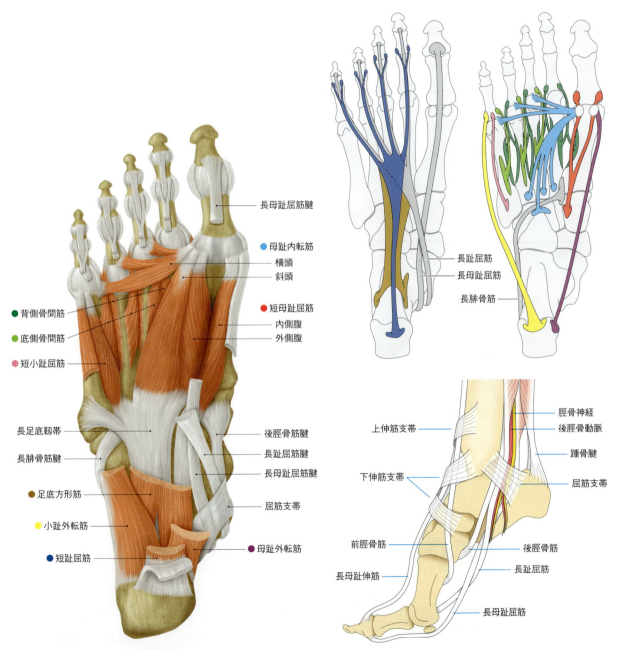

椎骨の形は部位ごとに特徴がある

脊柱の構成 116

体幹の軸をなす柱状の骨格を**脊柱** vertebral column といい、上下に連結する32～34個の**椎骨** vertebrae からなる。椎骨は、その部位と形態的特徴によって5群に分けられる。

頸椎 cervical vertebrae	7個	(略号 C1～7)
胸椎 thoracic vertebrae	12個	(Th1～12)
腰椎 lumbar vertebrae	5個	(L1～5)
仙椎 sacral vertebrae	5個	(S1～5)
尾椎 coccygeal vertebrae	3～5個	(Co1～5)

成人では、仙椎は5個が融合して1個の**仙骨** sacrum に、尾椎も同様に1～2個の**尾骨** coccyx になる。したがって、最終的に脊柱を構成する骨は26～27個である。

脊柱の全体的な形態と役割

成人の脊柱を側方から見ると、前後の弯曲で4部に区分できる。頸部と腰部は前方に凸（**前弯**_{わん}）、胸部と仙尾部は後方に凸（**後弯**）である。新生児の脊柱は全体として後弯を示し、成長の過程で前弯が出現してくる。頸部前弯は頭部の安定的な保持（首の据わり）に伴って生後約3ヵ月で、腰部前弯は直立が可能となる生後約1年で完成する。

脊柱の役割は、①体幹の支柱として荷重を支え、②体幹や上肢帯の筋に付着を提供し、③脊髄を覆い保護することである。脊柱の弯曲は、荷重支持に必要な緩衝機能の一部を担っている。

椎骨の基本形 115

椎骨の形状は部位により変化がみられるが、その基本形は椎体、椎弓および3種の突起（後方、側方および上下方への）で構成される。

椎体 vertebral body は前部を占める円柱状（断面はハート形に近い）の部分で、下位椎骨ほど大きい。上下面は硝子軟骨板で覆われ、椎間円板と固着する（117）。

椎弓 vertebral arch は椎体から後方へ伸びるアーチ状の部分で、基部を**椎弓根**、その後方の扁平な部分を**椎弓板**という。左右の椎弓原基は正中部で融合し、椎体との間に**椎孔** vertebral foramen と呼ばれる空間をつくる。脊柱全体では椎孔が上下に連なって**脊柱管** vertebral canal となり、脊髄を入れる〔p.590参照〕。

椎弓の後端から後下方に向かって1本の**棘突起**_{きょく} spinous process が出る。また椎弓の側面からは外側に向かって1対の**横突起** transverse process が突出する。これらの突起に多くの筋が付着する。

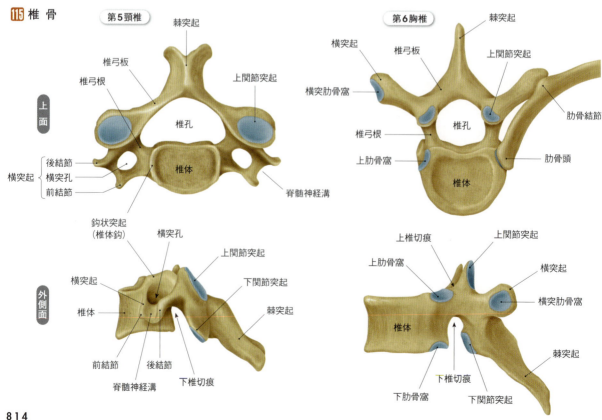

115 椎骨

上・下関節突起 superior and inferior articular process は椎弓から上下に突出し，椎弓間を連結する関節を作る。関節面の形状と向きは部位により異なる。

椎弓根には**上・下椎切痕** superior and inferior vertebral notch という切れ込みがある。椎骨が連結した状態では，上下の切痕が向かい合って**椎間孔** intervertebral foramen を形成し，脊髄神経や血管の通路となる。

椎骨の形態的特徴は，肋骨との関係に由来する

肋骨は，椎骨に隣接して発生する。胸部では肋骨原基から独立した肋骨が形成される。そのため，胸椎の椎体と横突起には肋骨に対する関節面が形成される（123）。胸部以外では肋骨原基は椎骨に融合する。頸椎では肋骨原基は横突起の前半部（**前結節**）となる。本来の横突起（**後結節**）との間には**横突孔** foramen transversarium が生じ，椎骨動静脈の通路となる。腰椎では椎弓根に融合して**肋骨突起** costal process に，仙椎では仙骨外側部の一部となる。

肋骨とは無関係の形態的特徴もある。第1頸椎の椎体は一部が分離して第2頸椎の**歯突起**となる。第6頸椎の横突起前結節は前方に突出して**頸動脈結節**と呼ばれる。腰椎では横突起が縮小して**乳頭突起**と**副突起**に変化する。

116 脊 柱

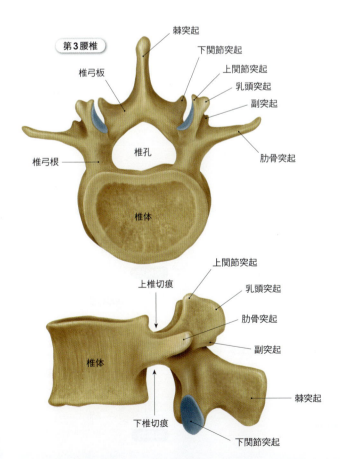

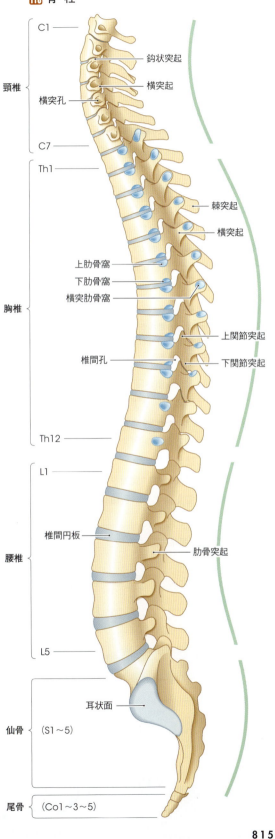

運動器　体幹；脊柱

個々の椎骨の運動はわずかでも，脊柱全体としては非常な柔軟性を持つ

上下の椎骨は，椎体と関節突起で連結する 117

1）椎間円板 intervertebral disc

椎体間にある円盤状の線維軟骨で，上下の椎体を連結し，クッションの役割を果たしている。環椎・軸椎間を除く脊柱全体に存在し，脊柱全長の約1/4を占める。円板の厚さは頸椎と腰椎で厚く，胸椎で薄い。そのため頸椎と腰椎は比較的大きな可動性を持つ。

椎間円板は，外周部の**線維輪** anulus fibrosusと中心部の**髄核** nucleus pulposusからなる。線維輪は線維軟骨の層板が同心円状に配列したもので，適度な弾性を持ち，椎体間の安定的な連結と可動性とを両立させている。髄核はゼラチン組織で多量の水分を含む。髄核は線維輪と硝子軟骨板に囲まれて形状を保っており，線維輪の変形を容易にし，椎体間に加わる荷重を分散する。加齢に伴って水分量が減少すると椎間円板は薄くなる。結果として脊柱の柔軟性は低下し，身長は低くなる。

● **椎間板ヘルニア**
線維輪の変性や損傷により髄核が脱出した状態。特に後方・後外方への突出は，脊髄や脊髄神経を圧迫し神経症状をもたらす。下位腰椎に起こり坐骨神経痛を生じる例が多い。

2）椎間関節 zygapophysial joint

上位椎骨の下関節突起と下位椎骨の上関節突起の間の関節。関節面の形状と方向は脊柱の部位によって異なり（115），各部の運動方向を制限する〔後述〕。

3）靱帯による連結

椎体の前面を**前縦靱帯**，後面を**後縦靱帯**が縦走し，脊柱を全長にわたって支持する。後縦靱帯は脊柱管の前壁になる。**黄色靱帯**は上下の椎弓板の間を埋めて脊柱管の後壁の一部となり，脊髄の保護に働く。多量の弾性線維を含むため黄色を呈する。**棘間靱帯**は上下の棘突起間に張り，過度の前屈を防ぐ。**棘上靱帯**は棘突起の後端を縦走し，棘間靱帯に連続してこれを補強する。頸部では後方に広がって**項靱帯**と呼ばれる。**横突間靱帯**は上下の横突起間に張り，腰部でよく発達する。

脊柱の運動性は部位により異なる

脊柱は前後屈，側屈，回旋を行う。椎間関節の形状，椎間円板の厚さなどに影響され，部位により可動性が異なる。

頸椎は最も運動性が大きい。椎間関節面は水平面に対し45°後下方に傾いており，前後屈と複合的な側屈・回旋が可能である。一方，椎体上面の鉤状突起と下面の対応部が関節様に連結することで安定性も確保される。

胸椎の椎間関節面は前頭面に近く，側屈に有利であるが，実際には肋骨が連結するため胸椎の運動は制限される。

腰椎は椎間円板が厚く，運動性は大きい。椎間関節面が矢状面に近いため前後屈は比較的自由に行え，側屈も可能であるが，回旋は制限される。

脊柱と頭蓋の連結 118 119

第1頸椎（**環椎** atlas）と第2頸椎（**軸椎** axis）は，次の3種の関節を作って頭部の運動にあずかる。

環椎後頭関節：環椎の上関節窩と後頭骨の後頭顆が作る関節。関節形状や靱帯の制限により前後屈だけを行う。

正中環軸関節：軸椎の**歯突起** dens axisが前方で環椎の

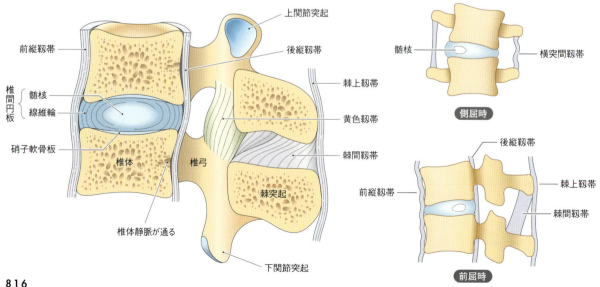

117 **椎骨の連結**（腰椎の正中断）

118 環軸関節

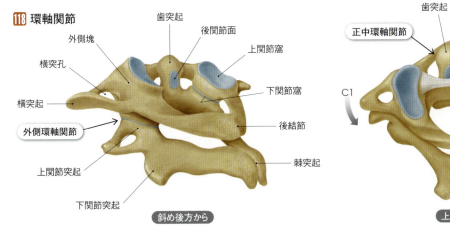

歯突起窩と，後方で環椎横靱帯と作る関節。歯突起を軸として，環椎が頭蓋とともに回旋する。これに頚椎全体の回旋が加わり，頭部を広範囲に動かすことができる。

外側環軸関節：環椎の下関節窩と軸椎の上関節面の間の関節で，ゆるい関節包に包まれる。

仙骨と腰仙連結 120

5個の仙椎が椎間円板や周囲の靱帯と融合して1個の仙骨となる。椎孔は**仙骨管**となり，前後の**仙骨孔**から脊髄神経前枝・後枝が出る。棘突起，関節突起，横突起はそれぞれ正中，中間，外側**仙骨稜**になる。

第5腰椎の椎体と椎間円板は，前が厚く後ろが薄いクサビ形をなし，脊柱に強い屈曲を作る（腰仙角）。これを受ける**仙骨底**は前下方に約45°傾斜するため，第5腰椎には前方に滑り落ちる力が働く（86）。第5腰椎が前方移動すると脊髄神経が圧迫され，神経症状を呈する（脊椎すべり症）。仙骨底の前端を**岬角**といい，産道計測の基準点となる。

119 頭蓋・環椎・軸椎の連結

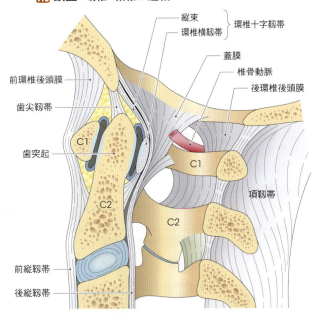

120 仙骨と尾骨

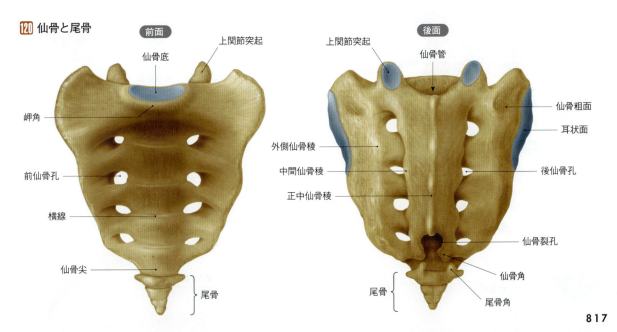

胸式呼吸は肋骨の上下運動である

胸骨，肋骨，胸椎が円筒状に連結して**胸郭**thoraxが作られる。これに肋間筋などが加わって胸壁を構成し，その内部（胸腔）に胸部内臓を収める。

胸骨sternum 121

胸骨柄manubrium，**胸骨体**body，**剣状突起**xiphoid processの3部が軟骨性に結合する。柄と体の連結部はやや前方に突出し**胸骨角**sternal angleと呼ばれ，体表から観察したときの指標となる（気管分岐部，大動脈弓起始部の高さに一致）。剣状突起は軟骨成分が多く，形状不定である。

胸骨柄の外側上部は**鎖骨切痕**となって鎖骨と関節する（**胸鎖関節** 44）。鎖骨切痕の直下から胸骨体下端にかけて7対の**肋骨切痕**が外側縁に並ぶ。第2肋骨切痕は胸骨角の高さにあるため，第2肋骨は体表から容易に同定できる。

● 胸骨穿刺
胸骨は体表に近く赤色骨髄が存在するため，骨髄の採取部位として利用される。そのほか腸骨も採取部位として用いられる。

肋骨ribs 122

肋骨は12対の細長い扁平骨であり，大部分は海綿骨からなる。前端部は骨化せず硝子軟骨のまま残る。

後端はやや膨大し**肋骨頭**と呼ばれ，胸椎の椎体と連結する。第2～10肋骨は，それぞれ対応する同番号の胸椎とその上位の胸椎にまたがって連結するため，肋骨頭関節面は上下2部に分かれ，その間は肋骨頭稜となる。

肋骨頭に続く細い部分を**肋骨頸**といい，**肋骨結節**tubercle of ribを境として**肋骨体**に移行する。肋骨結節の後内側面は胸椎の横突起と関節する。肋骨体は肋骨結節の外方で強く屈曲して前下方へ向きを変える。この屈曲部を**肋骨角**costal angleという。肋骨体の内面には下縁に沿って**肋骨溝**costal grooveがあり，肋間神経と肋間動静脈が通る。

肋骨前端の軟骨部を**肋軟骨**costal cartilageという。上位7対の肋骨では肋軟骨が直接胸骨と連結する（**真肋**）。下位5対は胸骨と直接の関係を持たない（**仮肋**）。このうち第8～10肋軟骨は上位の肋軟骨に結合して**肋骨弓**costal archを形成し，第11・12肋骨では肋軟骨が遊離端として終わる（**浮肋**）。

第1肋骨は最も幅広く，上下に扁平である。上面に前斜角筋の停止部（**前斜角筋結節**）や鎖骨下動静脈のための溝を持ち，肋骨頭関節面は単一平面である。第11・12肋骨は肋骨結節を持たず，肋骨頭関節面は単一平面である。

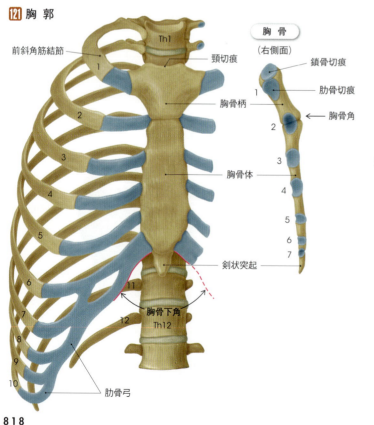

121 胸郭

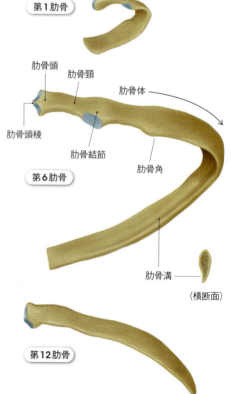

122 肋骨（後方から見る）

123 肋椎関節

上方から見る

胸椎 thoracic vertebrae 123

胸椎は椎体側面で肋骨頭と，横突起で肋骨結節と関節する（**肋骨頭関節**と**肋横突関節**）。肋骨頭関節は椎間円板を挟んで2つの椎体にまたがるため，椎体側面には**上・下肋骨窩** superior and inferior costal facet が形成される。関節腔は，椎間円板と肋骨頭稜を連結する関節内肋骨頭靭帯によって完全に二分される。第1, 11, 12肋骨頭関節は下方に位置を変え，椎体側面のほぼ中央に単一の肋骨窩を作る。この結果，第1胸椎には第1肋骨を受ける上肋骨窩と第2肋骨を受ける下肋骨窩が，第11・12胸椎にはそれぞれ単一の肋骨窩が形成される。また第10胸椎は下肋骨窩を持たない。

横突肋骨窩 transverse costal facet は第2〜5胸椎では強く陥凹するが，下位胸椎では次第に平坦となる。第11・12胸椎では関節を作らず，靭帯結合となる。

胸郭の運動

肋椎関節 costovertebral joints 123：肋骨頭関節と肋横突関節の2ヵ所で連結するため，肋骨は両関節の中心を通る直線（肋骨頸の長軸にほぼ一致する）を軸として回旋する。肋骨を挙上する方向に回旋させると，肋骨体が上前外方に移動し，胸郭全体では胸腔容積が拡大する。この結果，胸膜腔の陰圧が高まり，肺の拡張と吸気が起こる〔p.66参照〕。胸郭を土台とする堅固な胸壁構造は，呼吸機能に不可欠である。

胸肋関節 sternocostal joints 124：胸骨と肋軟骨の間の関節であるが，第1肋軟骨は胸骨と軟骨性に連結して関節を作らない。また，下位の肋軟骨は加齢に伴い関節腔を失って，軟骨結合に変化する。胸肋関節は，肋椎関節による肋骨の運動に対応して受動的に動く。補強靭帯は胸骨の表面に広がり，厚い**胸骨膜**となる。

● 胸郭上口と胸郭下口

胸郭上口は第1胸椎，第1肋骨，胸骨柄上縁で囲まれる平面で，前下方に傾く。肺尖部は胸郭上口より上に出ており，胸膜上膜が覆っている。胸郭下口は第12胸椎，第12肋骨，肋骨弓，剣状突起下端を辺縁とし，中央部が高く左右両側が低いアーチ状の曲面となる。

124 胸肋関節

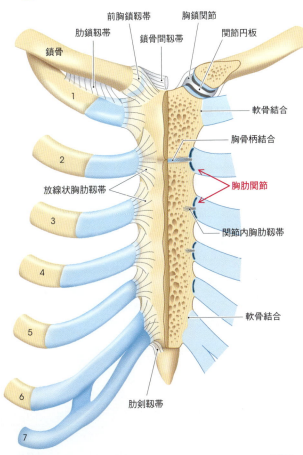

固有背筋は脊柱の起立と運動に働く

浅背筋

背部の浅層に位置する筋を総称して**浅背筋**という。僧帽筋，肩甲挙筋，菱形筋，広背筋は上肢帯や上腕骨に付き，上肢の運動に関わる〔p.782参照〕。

上・下後鋸筋は上肢帯筋や広背筋の深層に位置し，肋骨に停止して呼吸補助筋として働く〔p.824参照〕。

深背筋（固有背筋） 125 126

背部の深層にあって脊柱と頭蓋の運動に関わる筋群を**固有背筋**という。椎骨の棘突起や横突起に付く筋束が連続的に配列し，脊柱の両側を骨盤から頭蓋まで縦走する。筋の走行を基準として，以下の3群に大別する。いずれも脊髄神経の後枝によって支配される。

1) 脊柱起立筋 erector spinae〔腸肋筋，最長筋，棘筋〕

棘突起間あるいは横突起（肋骨）間を結ぶ筋束が集合して長大な筋となり，脊柱のほぼ全長にわたって固有背筋の浅層をなす。**腸肋筋**は脊髄神経後枝の外側枝の外方に，**最長筋**は内方にあって，ともに外側枝の支配を受ける。最内側の**棘筋**は内側枝に支配され，半棘筋または棘間筋由来とされる。脊柱起立筋は特に腰部で発達し，脊柱を後方に反らせて直立姿勢を維持する。一側が働くと脊柱は側屈する。

板状筋は脊柱起立筋の中では例外的な走行を示し，棘突起から上外方に走って頸椎横突起あるいは頭蓋に付く。両側が働くと頭蓋を後屈し，一側が働くと回旋が加わる。腸肋筋の上部筋束が起始を内方に変位したものと考えられる。

2) 横突棘筋 transversospinalis〔半棘筋，多裂筋，回旋筋〕

下位横突起から起こり上位棘突起に付く短い筋束群。走行距離によって**回旋筋**（1～2個上の棘突起に付く），**多裂筋**（3～5個上），**半棘筋**（6個上あるいはそれ以上）を区別する。走行距離の短い筋ほど深層に位置し，脊柱の回旋に強く働く。横突棘筋は脊柱起立筋の内側深層に位置し，脊髄神経後枝の内側枝によって支配される。

頸部では半棘筋が発達する。頭半棘筋は後頭骨の後面に停止し，板状筋と協同して頭蓋を後ろに牽引する。内側枝に加えて外側枝からも神経支配を受けており，本来の半棘筋成分に最長筋成分が融合したものと考えられる。

3) 棘間筋・横突間筋

隣接する棘突起間・横突起間を結び，脊柱の後屈・側屈を行う。腰部と頸部で発達する。棘間筋は回旋筋から派生する。横突間筋は一部が脊髄神経前枝によって支配されるため，その由来を固有背筋に限定できない。

胸腰筋膜 thoracolumbar fascia 125

固有背筋を包む筋膜で，後葉は棘突起から，前葉は横突起から外方に伸びる。胸部では肋骨角に付着する。腰部では固有背筋の外側縁で2葉が合わさり，腹横筋・内腹斜筋の起始腱になる。この部の後葉は広背筋・下後鋸筋の起始となるため腱膜様に肥厚し，**腰背腱膜**とも呼ばれる。

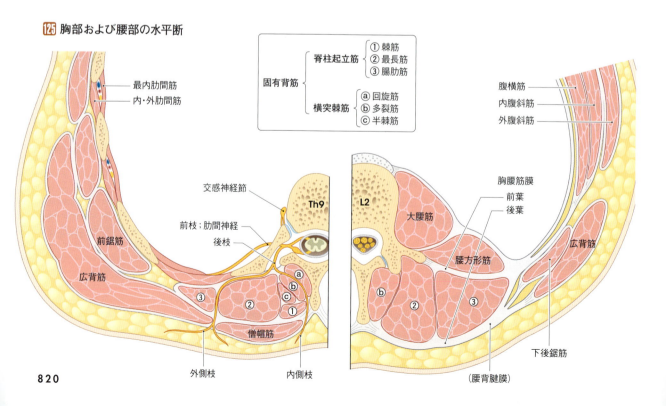

125 胸部および腰部の水平断

126 固有背筋

脊柱起立筋 erector spinae 脊柱の後屈	
● 腸肋筋 iliocostalis 後枝外側枝支配	
腰腸肋筋	腸骨,胸腰筋膜 → 第7～12肋骨角
胸腸肋筋	第7～12肋骨角 → C7横突起,第1～6肋骨角
頸腸肋筋	第3～6肋骨角 → C4～6横突起
● 最長筋 longissimus 後枝外側枝支配	
胸最長筋	腰椎肋骨突起,胸腰筋膜 → 胸椎横突起,第3～12肋骨
頸最長筋	Th1～5横突起 → C2～6横突起
頭最長筋	Th1～5横突起,C4～7関節突起 → 側頭骨乳様突起
● 棘筋 spinalis 後枝内側枝支配	
胸棘筋	Th11～L2棘突起 → Th1～9棘突起
頸棘筋	C5～Th1棘突起 → C2～4棘突起
頭棘筋	C5～Th2棘突起 → 頭半棘筋に融合して後頭骨

板状筋 splenius 後枝外側枝支配,頭の後屈	
頸板状筋	Th3～6棘突起 → C1～3横突起
頭板状筋	C7～Th3棘突起 → 側頭骨乳様突起,後頭骨

横突棘筋 transversospinalis 脊柱の回旋・後屈	
● 半棘筋 semispinalis 後枝内側枝支配(頭半棘筋は外側枝も分布)	
胸半棘筋	Th7～12横突起 → C6～Th4棘突起
頸半棘筋	Th1～6横突起 → C2～5棘突起
頭半棘筋	C4～6関節突起,C7～Th6横突起 → 後頭骨
● 多裂筋 multifidus 後枝内側枝支配	
	仙骨～C4横突起 → 3～5個上位の棘突起(上限はC2)
● 回旋筋 rotatores 後枝内側枝支配(胸部でよく発達)	
長回旋筋	椎骨横突起 → 2個上位の椎骨棘突起
短回旋筋	椎骨横突起 → 直上の椎骨棘突起

棘間筋 interspinales 後枝内側枝支配,脊柱の後屈	
	椎骨棘突起 → 直上の椎骨棘突起(頸部,腰部でよく発達)

横突間筋 intertransversarii 後枝または前枝支配,脊柱の側屈	
	椎骨横突起 → 直上の椎骨横突起(頸部,腰部でよく発達)

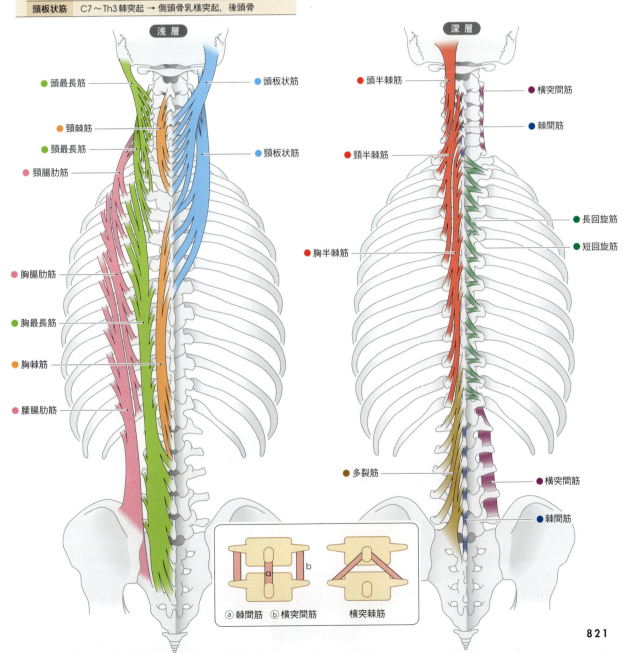

頸部の筋は頭部の運動と内臓機能に関与する

頭頸部の運動に働く筋

胸鎖乳突筋：頸部側面を斜走する強大な筋。体表から容易に同定でき，頸部の区分 130 に使われる。一側が働くと，頭部を側屈し回旋する（頭を傾けて上を向く）。両側が働くと，首をすくめて顎を突き出す。副神経から運動性の，頸神経叢から知覚性の神経支配を受ける。

後頭下筋 129：固有背筋由来の小筋群で，半棘筋の深側に位置し，軸椎・環椎・後頭骨を結ぶ。筋群で囲まれる領域を**後頭下三角**といい，椎骨動脈と第1頸神経後枝が通る。

椎前筋 131：頸長筋と頭長筋は椎体の前外側面を縦走し，頸を前屈する。前および外側頭直筋は環椎と頭蓋底を結び，後頭下筋群とともに頭蓋の姿勢を維持する。

咀嚼，嚥下に働く筋〔p.193, 199参照〕

舌骨上筋 128：下顎骨・頭蓋底と舌骨を結び，口腔底を作る筋群。舌骨下筋と協同して下顎を引き下げる（開口）。下顎を固定した場合は，舌骨を挙上する（嚥下時）。筋は個々に（顎二腹筋は筋腹ごとに）神経支配が異なり，この筋群がさまざまな由来を持つ筋の集合であることを示す。

舌骨下筋 128：胸骨・肩甲骨と舌骨を結ぶ筋群。頸の正中部で2層となり，深層筋は甲状軟骨によって上下に分かれる。舌骨を引き下げて開口し，嚥下時は甲状軟骨の上下移動に関与する。すべて頸神経ワナの分枝に支配される。

舌骨の後方で胸鎖乳突筋，顎二腹筋後腹，肩甲舌骨筋上腹によって囲まれる領域を**頸動脈三角**という。ここを総頸動脈（脈を触れる），内頸静脈，迷走神経が通る。

呼吸の補助筋〔p.67参照〕

斜角筋 131：頸椎横突起から外下方へ向かい，第1または第2肋骨に付く。主な作用は肋骨の挙上であり，胸郭を広げることによって吸息筋として働く。胸郭を固定した場合は，頸を前屈する。前斜角筋と中斜角筋の間（**斜角筋隙**）を鎖骨下動脈，腕神経叢が通る。この部の狭窄によって上肢の麻痺や循環障害が起こることがある（斜角筋症候群）。また，前斜角筋の前面を横隔神経が下方に向かう。

皮　筋

広頸筋：下顎骨から起こり，頸の前面を薄く覆い，鎖骨の高さで皮膚に停止する。顔面神経によって支配される点は頭部の皮筋（表情筋）と同様である〔p.830参照〕。

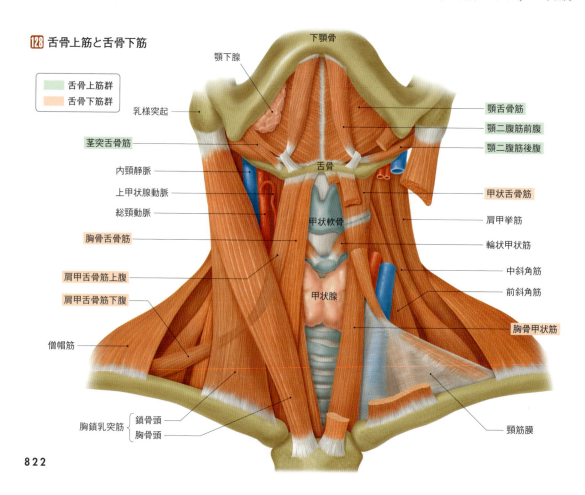

128 舌骨上筋と舌骨下筋

127 頸部の筋

筋名		起始	停止	神経支配	作用
浅頸筋	広頸筋 platysma	下顎骨体下縁, 顔面下部の皮膚	鎖骨より下方の皮膚	顔面神経頸枝	頸部・前胸部の皮膚を上に引く
	胸鎖乳突筋 sternocleidomastoid	胸骨部：胸骨柄前面 鎖骨部：鎖骨内側部上面	側頭骨乳様突起, 後頭骨上項線	副神経, 頸神経叢	両側性：頸をすくめ頤を突き出す 一側性：頭の側屈, 回旋
舌骨上筋	顎二腹筋 digastric	前腹：下顎骨二腹筋窩 後腹：側頭骨乳様突起	中間腱	顎舌骨筋神経 顔面神経	舌骨挙上, あるいは舌骨を固定して下顎を引く
	茎突舌骨筋 stylohyoid	側頭骨茎状突起	舌骨大角	顔面神経	舌骨を後上方に引く
	顎舌骨筋 mylohyoid	下顎骨体内側面 (顎舌骨筋線)	舌骨体, 正中で対側筋	顎舌骨筋神経	舌骨挙上, 口腔底の構成
	オトガイ舌骨筋 geniohyoid	下顎骨正中部後面 (オトガイ棘)	舌骨体	舌下神経	舌骨の前方移動
舌骨下筋	胸骨舌骨筋 sternohyoid	胸骨柄・胸鎖関節包の後面	舌骨体内側部	頸神経ワナ	舌骨下制
	肩甲舌骨筋 omohyoid	肩甲骨上縁	舌骨体外側部	頸神経ワナ	舌骨下制, 二腹筋 (上下腹)
	胸骨甲状筋 sternothyroid	胸骨柄・第1肋軟骨の後面	甲状軟骨	頸神経ワナ	甲状軟骨下制
	甲状舌骨筋 thyrohyoid	甲状軟骨	舌骨大角	舌下神経	舌骨下制, 舌骨を固定すれば喉頭挙上
後頭下筋	大後頭直筋 rectus capitis posterior major	C2棘突起	後頭骨下項線	C1後枝	頭の固定・後屈
	小後頭直筋 rectus capitis posterior minor	C1後結節	後頭骨下項線	C1後枝	頭の固定・後屈
	上頭斜筋 obliquus capitis superior	C1横突起	後頭骨下項線の上外側	C1後枝	頭の固定・側屈
	下頭斜筋 obliquus capitis inferior	C2棘突起	C1横突起	C1～2後枝	頭の回旋
椎前筋	前頭直筋 rectus capitis anterior	C1外側塊	後頭骨底部	C1前枝	頭の前屈
	外側頭直筋 rectus capitis lateralis	C1横突起	後頭骨頸静脈突起	C1前枝	頭の前屈
	頸長筋 longus colli	上斜部：C2～5横突起 垂直部：C5～Th3椎体 下斜部：Th1～2椎体	C1前結節 C2～5椎体 C5～6横突起	C3～6前枝	頸の前屈
	頭長筋 longus capitis	C3～6横突起	後頭骨底部	C1～3前枝	頭の前屈
斜角筋	前斜角筋 scalenus anterior	C3～6横突起	第1肋骨前斜角筋結節	C5～7前枝	第1肋骨挙上, 一側性に頸の側屈
	中斜角筋 scalenus medius	C2～7横突起	第1肋骨	C2～7前枝	第1肋骨挙上, 一側性に頸の側屈
	後斜角筋 scalenus posterior	C4～6横突起	第2肋骨	C7～8前枝	第2肋骨挙上, 一側性に頸の側屈

注) 広頸筋については前胸部を起始とする説もある。

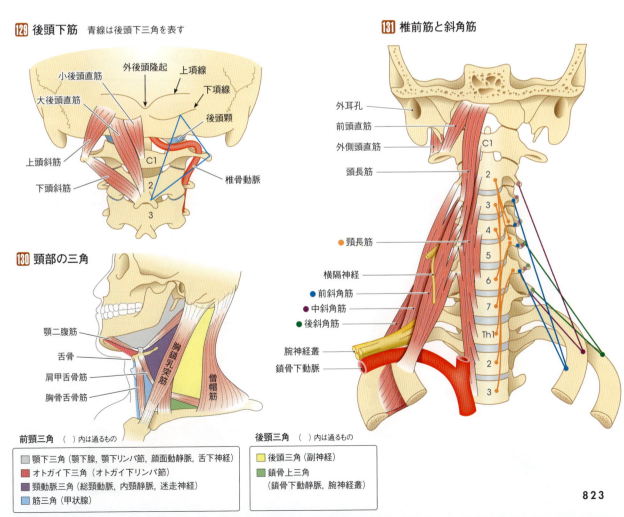

129 後頭下筋　青線は後頭下三角を表す

130 頸部の三角

131 椎前筋と斜角筋

前頸三角　( )内は通るもの
- 顎下三角 (顎下腺, 顎下リンパ節, 顔面動静脈, 舌下神経)
- オトガイ下三角 (オトガイ下リンパ節)
- 頸動脈三角 (総頸動脈, 内頸動脈, 迷走神経)
- 筋三角 (甲状腺)

後頸三角　( )内は通るもの
- 後頭三角 (副神経)
- 鎖骨上三角 (鎖骨下動静脈, 腕神経叢)

823

運動器　体幹；胸部の筋

安静時の主要な吸息筋は外肋間筋と横隔膜である

深胸筋（固有胸筋）132

　肋骨に付き，呼吸運動に関わる〔p.67参照〕。肋間隙で3層に配置する肋間筋群がその主体である。

　外肋間筋は肋間隙の表層にあり，肋骨結節から肋硬骨領域全体に広がる。前方の肋軟骨領域では結合組織性の**外肋間膜**に移行する。筋束は上位肋骨の後部から下位肋骨の前部へ斜走する。肋骨を挙上し，吸息に働く。

　内肋間筋は肋間隙の深層を占め，胸骨外側縁から肋骨角までの範囲に広がる。肋骨角より後方は**内肋間膜**に移行する。筋束は上前方から下後方に向かって斜走し，外肋間筋と直交する。この筋は肋骨を下制し，外肋間筋と拮抗的に働く（呼息）。ただし肋軟骨領域では，肋軟骨の走行方向が肋骨体とは異なるため，この部に付く筋束（parasternal intercostal muscleとも呼ばれる）は肋軟骨を挙上し，外肋間筋とともに吸息に働く。

　最内肋間筋は内肋間筋の深層にあり，筋束の方向は内肋間筋と一致するが，両者の間を肋間動静脈・肋間神経が走るため区別される。胸内筋膜を介して壁側胸膜に接する。

　肋骨運動の補助筋として次のものがある。**肋下筋**は胸郭後部で2肋間にまたがって走行，**胸横筋**は胸郭前部で胸骨と肋骨を連結し，ともに胸壁最深層の筋となる。胸郭の背側では，棘突起から起こる**上・下後鋸筋**が固有背筋の表層にあり，横突起から起こる**肋骨挙筋**が腸肋筋より深層にあって，それぞれ肋骨に付く。

● 胸式呼吸

斜角筋群が第1肋骨を固定・挙上，外肋間筋が第2肋骨以下を挙上して，胸郭の拡大（吸気）が起こる。一方，腹壁筋群が第12肋骨を固定，内肋間筋が肋骨を下制すると，胸郭の強制的な縮小（努力性呼気）が起こる。

横隔膜 133〔詳細はp.64参照〕

　胸腔と腹腔を隔てる膜性筋。中央に腱膜（**腱中心**）が存在し，筋束は胸郭下口と腱中心を結んで放射状に配列する。腱中心は胸郭下口より高い位置にあり，横隔膜は上方に凸となるドーム状を呈する。筋の収縮によってドームが低くなると，胸腔容積の増大に伴う吸気が起こる。安静時の主要な吸息筋として働く（**腹式呼吸**）。

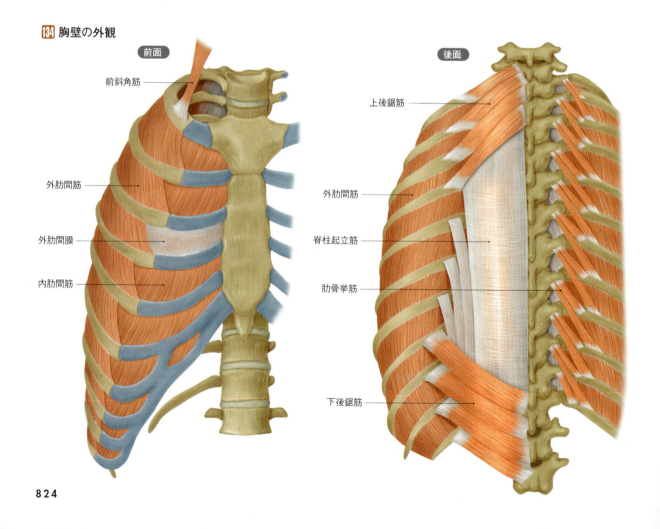

134 胸壁の外観

132 深胸筋 〔浅胸筋は上肢帯の項 p.783〕

筋名		起始	停止	神経支配	作用
外肋間筋	external intercostal	肋骨下縁	肋骨上縁	肋間神経	肋骨挙上(吸息筋)
内肋間筋	internal intercostal	肋骨および肋軟骨下縁	肋骨および肋軟骨上縁	肋間神経	肋骨下制(呼息筋)
最内肋間筋	innermost intercostal	肋骨下縁	肋骨上縁	肋間神経	肋骨下制(呼息筋)
肋下筋	subcostales	下位肋骨内側面	1〜2個下の肋骨上縁	肋間神経	肋骨下制(呼息筋)
胸横筋	transversus thoracis	胸骨体下部, 剣状突起	第2〜6肋軟骨	第3〜5肋間神経	肋骨下制(呼息筋)
肋骨挙筋	levatores costarum	C7〜Th11横突起	1〜2個下の肋骨	C8〜Th11前枝・中枝・後枝	肋骨挙上(吸息筋)
下後鋸筋	serratus posterior inferior	Th11〜L2棘突起	第9〜12肋骨	第9〜11肋間神経*	肋骨下制(呼息筋)
上後鋸筋	serratus posterior superior	項靱帯, C7〜Th2棘突起	第2〜5肋骨	第1〜3肋間神経*	肋骨挙上(吸息筋)

* 外肋間筋枝

133 横隔膜 〔図解は p.64〕

筋名		起始	停止	神経支配	作用
横隔膜	diaphragm	腰椎部:腰椎体(右脚・左脚), L2肋骨突起, 第12肋骨(弓状靱帯) 肋骨部:肋骨弓(第7〜12肋軟骨) 胸骨部:剣状突起	腱中心	横隔神経	胸腔底の下方移動(吸息筋)

135 胸壁の内面

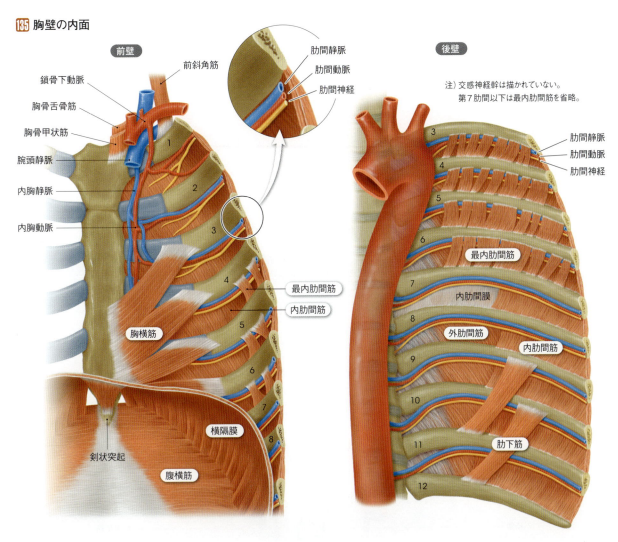

825

運動器　体幹；腹部の筋

腹壁の筋は腹部内臓を保護するとともに，腰椎の運動，呼吸運動に関わる

前・側腹壁の筋 136 139 140

腹壁は，皮膚，皮下組織（浅筋膜），筋，横筋筋膜，腹膜の5層からなる 137。前腹壁では腹直筋が縦走し，側腹壁では外腹斜筋・内腹斜筋・腹横筋が3層に並ぶ。浅筋膜は2層が区別でき，浅層の脂肪組織を **Camper筋膜**（カンパー），深層の膜様組織を **Scarpa筋膜**（スカルパ）と呼ぶ。

腹直筋：正中線の両側を縦走する多腹筋。3～4本の**腱画** tendinous intersections が筋腹を区画し，筋の収縮は「腹が割れる」状態として体表から観察できる。**腹直筋鞘** rectus sheath が腹直筋を前後から覆う。これは側腹壁の3筋の腱膜からなり，左右が正中で合して**白線** linea alba を作る。腹壁下部では後葉が形成されず（後葉の下端を**弓状線** arcuate line という），前葉のみとなる。

外腹斜筋：側腹壁の浅層にあり，筋束は後上方から前下方へ斜走する。停止部は広い腱膜となって腹直筋鞘の前葉を作る。腱膜の下端が上前腸骨棘と恥骨結節の間に作る腱弓は強く肥厚し，**鼠径靱帯**（そけい）inguinal ligament と呼ばれる。

内腹斜筋：側腹壁の中層にあり，大部分の筋束は外腹斜筋と直交して後下方から前上方へ走る。最下部筋束は鼠径靱帯の上でアーチとなり，その一部が精巣挙筋に移行する。停止腱膜は2層に分かれ，腹直筋鞘の前後両葉に加わる。

腹横筋：側腹壁の深層にあり，筋束は横走する。内腹斜筋と同様に最下部筋束は鼠径靱帯の上でアーチとなる。停止腱膜は腹直筋鞘の後葉を作る。

前・側腹壁の筋は，①内臓の支持・保護，②両側性には脊柱の前屈，一側性には側屈・回旋，③排便・分娩時のいきみ，④努力性呼気時の胸郭下降・横隔膜上昇に働く。

● **鼠径管**〔図解は p.419〕
腹壁を貫通する精索・子宮円索の通路。前壁は外腹斜筋腱膜，上壁は内腹斜筋・腹横筋，後壁は横筋筋膜，下壁は鼠径靱帯からなる。外腹斜筋腱膜には浅鼠径輪が，横筋筋膜には深鼠径輪が開口する。

後腹壁の筋

腰方形筋（99）は一側性に働くと腰椎を側屈し，両側性では第12肋骨を固定して横隔膜の収縮（吸息）を補助する。

会陰の筋 138 〔詳細は p.450 参照〕

骨盤隔膜（肛門挙筋）と尿生殖隔膜（深会陰横筋）が骨盤下口を閉じ，内臓を下から支える。

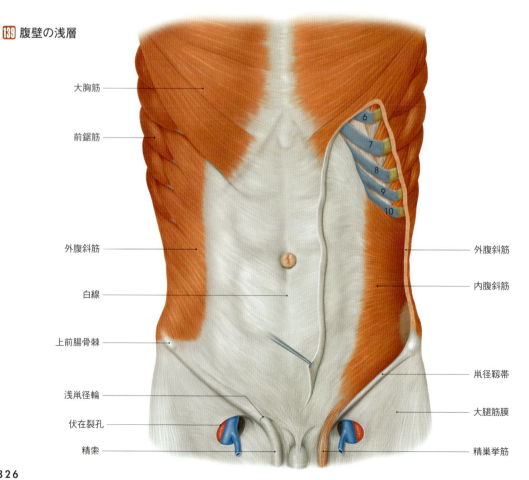

139 腹壁の浅層

137 腹壁の構成

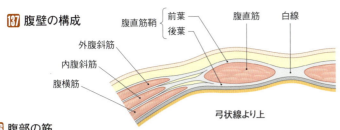
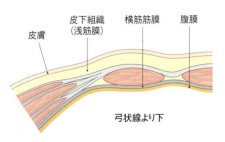

弓状線より上 / 弓状線より下

ラベル: 腹直筋鞘（前葉, 後葉）, 腹直筋, 白線, 外腹斜筋, 内腹斜筋, 腹横筋, 皮膚, 皮下組織（浅筋膜）, 横筋筋膜, 腹膜

136 腹部の筋

筋 名	起 始	停 止	神経支配	作 用
外腹斜筋 external oblique	第5～12肋骨	腸骨稜, 恥骨結節, 白線	第5～11肋間神経, 肋下神経	腹圧上昇, 体幹の屈曲・回旋
内腹斜筋 internal oblique	胸腰筋膜, 腸骨稜, 鼠径靱帯	第10～12肋軟骨, 白線, 恥骨稜	第10～11肋間神経, 肋下神経, 腸骨下腹神経	腹圧上昇, 体幹の屈曲・回旋
腹横筋 transversus abdominal	第7～12肋軟骨, 胸腰筋膜, 腸骨稜, 鼠径靱帯	白線, 恥骨稜	第6～11肋間神経, 肋下神経, 腸骨下腹神経	腹圧上昇
腹直筋 rectus abdominis	恥骨稜	剣状突起, 第5～7肋軟骨	第6～11肋間神経, 肋下神経	体幹前屈, 腹圧上昇
錐体筋 pyramidalis	恥骨稜	白線下部	腸骨下腹神経	白線を下制
腰方形筋 quadratus lumborum	腸骨稜, 腰腸靱帯, 下位腰椎肋骨突起	第12肋骨, 上位腰椎肋骨突起	Th12～L3前枝	腰部側屈, 第12肋骨下制

138 会陰の筋 〔図解はp.450〕

筋 名	起 始	停 止	神経支配	作 用
肛門挙筋 levator ani *	恥骨内面, 閉鎖筋膜の肛門挙筋腱弓, 坐骨棘	会陰腱中心, 直腸, 肛門尾骨靱帯, 尾骨	S3～4前枝	直腸会陰曲の形成, 腹圧上昇
尾骨筋 coccygeus	坐骨棘	尾骨・仙骨下部の外側縁	S3～4前枝	仙棘靱帯の補助
外肛門括約筋 external anal sphincter	肛門周囲の皮膚, 尾骨, 肛門尾骨靱帯, 会陰腱中心に付着	会陰神経, 下直腸神経, 肛門尾骨神経	肛門の閉塞
深会陰横筋 deep transverse perineal	坐骨枝, 恥骨下枝	正中で対側筋, 尿道, 女性では腟	会陰神経	尿生殖三角を埋め, 尿道周囲では外尿道括約筋となる
浅会陰横筋 superficial transverse perineal	坐骨結節	会陰腱中心	会陰神経	尿生殖三角を埋め, 骨盤下口を閉じる

* 肛門挙筋を恥骨直腸筋, 恥骨尾骨筋, 腸骨尾骨筋に区画する

140 腹壁の深層

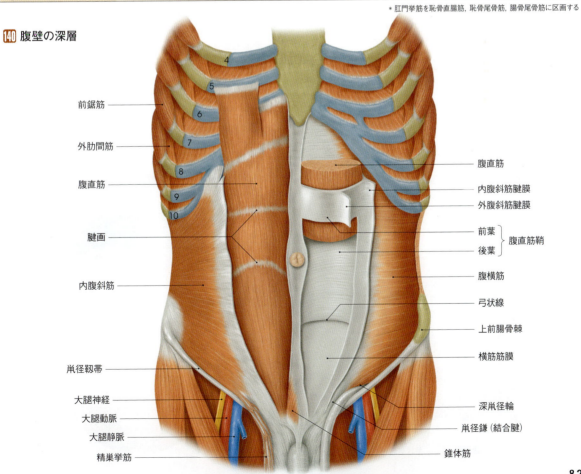

15種23個の骨が主に縫合でつながり，頭蓋を構成する

脳頭蓋は脳の容れ物である

前頭骨，左右の頭頂骨，後頭骨は**縫合**により連結してドーム状の**頭蓋冠** calvaria を作り，内腔（**頭蓋腔** cranial cavity）に脳を容れる。頭蓋冠は膜内骨化により形成されるが，胎児期には骨化が完成しないため，分娩に際して軽度の変形が可能である。新生児では縫合の交点に膜様の未骨化部が残存し，**泉門** fontanelle と呼ばれる〔p.468参照〕。泉門は生後2〜3年で完全に骨化する。

頭蓋腔の底をなす部分を頭蓋底という。頭蓋底の内面（内頭蓋底）には前頭葉，側頭葉，小脳が収まるくぼみがあり，**前・中・後頭蓋窩**という。中頭蓋窩と後頭蓋窩を区画する隆起部が**錐体**であり，その内部に鼓室と内耳を含む〔p.718参照〕。頭蓋底には脊柱管に続く**大［後頭］孔**のほか，神経・血管を通す小孔が点在する〔p.688参照〕。

顔面頭蓋は頭部内臓の土台となる

顔面頭蓋は視覚器を収め，鼻腔や口腔を囲んでいる。

眼窩〔p.706参照〕

鼻腔・副鼻腔〔p.4, 8参照〕

顎関節：頭蓋唯一の関節〔p.188参照〕

側頭窩・側頭下窩：頭蓋側面の陥凹部を，頬骨弓によって上下に区分する。下顎枝や咀嚼筋が収まる。

翼口蓋窩：側頭下窩の最深部で，前方を上顎骨，上方と後方を蝶形骨，内側を口蓋骨で囲まれた狭い間隙。頭蓋腔（⇐ 正円孔），外頭蓋底（⇐ 翼突管），眼窩（⇐ 下眼窩裂），鼻腔（⇐ 蝶口蓋孔），口腔（⇐ 大口蓋管）と連絡がある。上顎神経，顎動脈はここを経由して周辺に分布する。

なお，舌骨は単独で喉頭の上に位置する。他の骨とは直接連結せず，靱帯や筋によって支持される(128)。

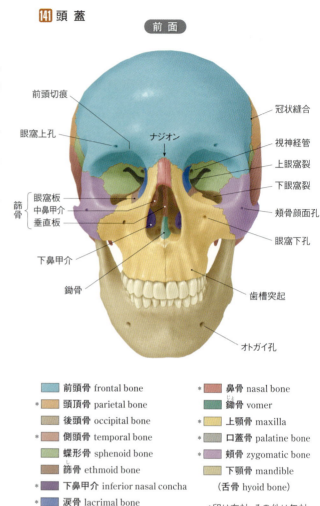

141 頭蓋

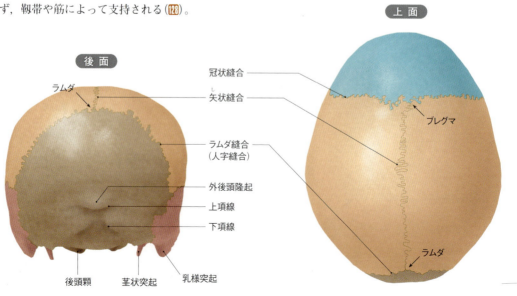

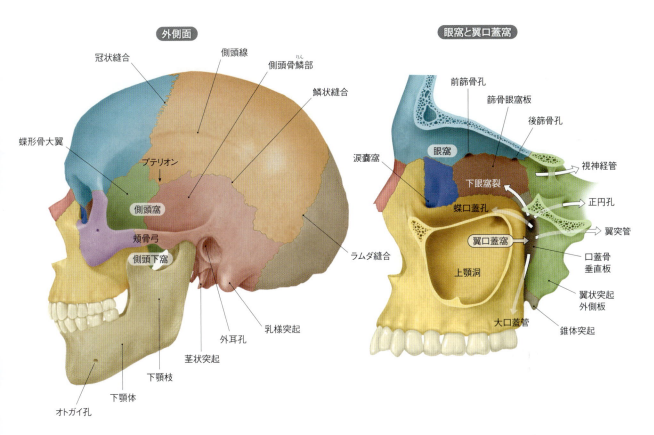
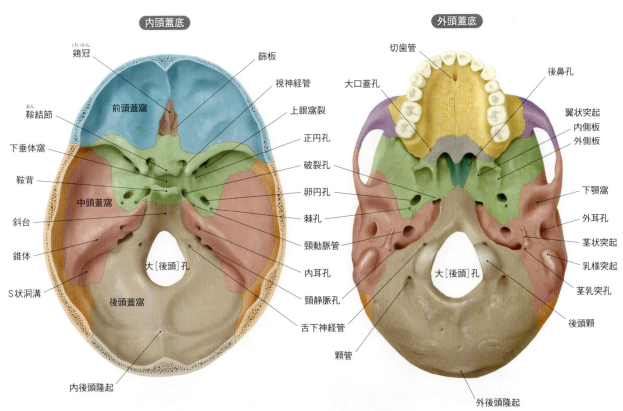

表情筋はすべて第2鰓弓に由来し，顔面神経の支配を受ける

全身の筋は**体節** somite と呼ばれる中胚葉に由来するが，頭部では**鰓弓** branchial arch（**咽頭弓** pharyngeal arch）も筋の形成に参加する。鰓弓は魚類などでエラを作る細胞群であるが，エラが不要な動物では頭部の骨，靱帯，筋などの材料に転用される。頭部では舌筋と外眼筋が体節由来，その他の筋は鰓弓由来である **142**。

顔面筋（表情筋）**143 144 145**

主に頭蓋骨から起こり，顔面の皮膚に停止する筋。皮膚を動かして表情をつくる。小さな筋が多数存在するが，すべて第2鰓弓に由来し，顔面神経の支配を受ける。本来は眼，鼻，耳，口を開閉するために発達した筋である（**眼輪筋，口輪筋**など）。発声に必要となる微細な口の変形に対応するため，口の周辺では筋が高度に分化する（**大頬骨筋，口角下制筋**など）。**頬筋**は頬粘膜に付いて，頬を歯列に近づけ，咀嚼の際に口腔前庭の食塊を歯列の間に戻すように働く。また吸引動作にも関わり，新生児期の哺乳に不可欠である。頭頂全体を覆う**後頭前頭筋**は，前頭筋と後頭筋が**帽状腱膜**によって連結された二腹筋である。前頭の皮膚を上げ，上眼瞼の挙上を補助する。帽状腱膜は皮膚と固く結合し，**頭皮** scalp の一部を構成する。一方，深部の骨膜とは緩やかに結ばれており，この介在層は血液や浸出液が貯留，移動する場所として留意する必要がある。顔面神経が障害されると，眼の乾燥，咀嚼不全などが起こる。

142 鰓弓由来の筋〔鰓弓の図解は p.653〕

原基	神経支配	筋
第1鰓弓	下顎神経	咀嚼筋，顎舌骨筋，顎二腹筋前腹，鼓膜張筋，口蓋帆張筋
第2鰓弓	顔面神経	表情筋，アブミ骨筋，茎突舌骨筋，顎二腹筋後腹
第3鰓弓	舌咽神経	茎突咽頭筋
第4～6鰓弓	迷走神経	咽頭収縮筋，内喉頭筋，口蓋帆挙筋
	副神経	胸鎖乳突筋，僧帽筋

頭部のその他の筋

咀嚼筋〔側頭筋，咬筋，内側・外側翼突筋〕〔p.190参照〕
舌筋〔外舌筋，内舌筋〕〔p.192参照〕
口蓋筋〔口蓋帆挙筋，口蓋帆張筋，口蓋垂筋，口蓋舌筋〕〔p.198参照〕
咽頭壁の筋〔咽頭挙筋，上・中・下咽頭収縮筋〕〔p.197参照〕
眼窩の筋〔外眼筋，上眼瞼挙筋〕〔p.690参照〕
耳小骨筋〔鼓膜張筋，アブミ骨筋〕〔p.719参照〕

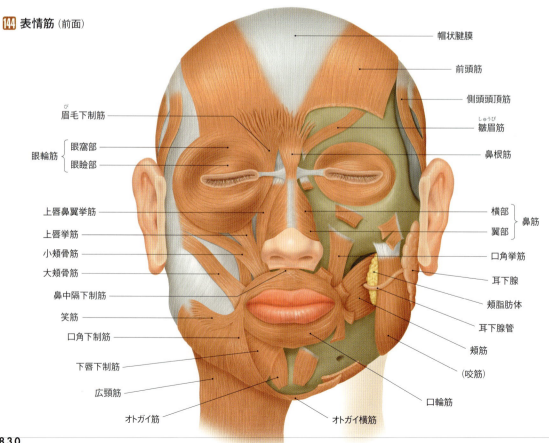

144 表情筋（前面）

143 表情筋

	筋名		起始	停止	神経支配[1]	作用
耳周辺	前耳介筋	auricularis anterior	帽状腱膜の続き	耳介軟骨	側頭枝	耳介を前方に引く
	上耳介筋	auricularis superior	帽状腱膜	耳介軟骨	側頭枝, 後耳介神経	耳介を上げる
	後耳介筋	auricularis posterior	側頭骨(乳様突起)	耳介軟骨	後耳介神経	耳介を後方に引く
前頭・頭頂部	後頭筋	occipital belly [2]	後頭骨(最上項線)	帽状腱膜	後耳介神経	頭皮を後方に引く
	前頭筋	frontal belly [2]	帽状腱膜	眉の高さの皮膚	側頭枝	眉を上げる
	皺眉筋	corrugator supercilii	前頭骨(眼窩上縁内側端)	眉中央部の皮膚	側頭枝	眉を内下方に引く(眉間に縦皺)
	鼻根筋	procerus	鼻骨	眉間の皮膚	頬骨枝	眉の内側部を下方に引く(鼻根に横皺)
眼周辺	眼輪筋	orbicularis oculi	眼窩部：前頭骨, 上顎骨(眼窩内側縁)	眼窩周囲に輪状となる	側頭枝, 頬骨枝, 頬筋枝	眼裂を強く閉じ, 外眼角に皺を作る
			眼瞼部：内側眼瞼靱帯とその周辺	眼瞼縫線で上下が連絡		眼裂を閉じる
			深部(涙嚢部)：涙骨(後涙嚢稜)	眼瞼部に合流		涙小管を圧迫し, 涙を排泄する
鼻周辺	鼻筋	nasalis	上顎骨(鼻切痕の外下方)	横部：鼻背の腱膜	頬骨枝, 頬筋枝	外鼻を圧迫し, 鼻孔をせばめる
				翼部：鼻翼軟骨		鼻翼を後外方に引き, 鼻孔を広げる
	鼻中隔下制筋	depressor septi nasi	上顎骨(切歯の上方)	鼻中隔軟骨	頬骨枝	鼻孔を広げる
口周辺	上唇鼻翼挙筋 levator labii superioris alaeque nasi		上顎骨(前頭突起)	上唇の皮膚と筋組織, 鼻翼の皮膚と軟骨	頬骨枝, 頬筋枝	上唇を上方に引く 鼻孔を広げる
	上唇挙筋	levator labii superioris	上顎骨(眼窩下縁の下方)	上唇の筋組織に合流	頬骨枝, 頬筋枝	上唇を上方に引く, 鼻唇溝を作る
	小頬骨筋	zygomaticus minor	頬骨(眼窩外側縁下方)	上唇の筋組織に合流	頬骨枝, 頬筋枝	上唇を上方に引く, 鼻唇溝を作る
	大頬骨筋	zygomaticus major	頬骨(側頭突起)	口角の皮膚, 口輪筋	頬骨枝, 頬筋枝	口角を上外方に引く
	口角挙筋	levator anguli oris	上顎骨(犬歯窩)	口角の皮膚, 口輪筋	頬骨枝, 頬筋枝	口角を上方に引く
	頬筋	buccinator	上顎骨(大臼歯の歯槽隆起), 下顎骨(頬筋稜), 翼突下顎縫線	口角で口輪筋に合流 唇の粘膜	頬骨枝, 頬筋枝	頬を歯列に押しつける 頬を緊張させる
	笑筋	risorius	耳下腺筋膜, 咬筋筋膜	口角の皮膚, 口輪筋	頬筋枝	口角を外方に引く
	口輪筋	orbicularis oris	口に集まる表情筋の筋束 一部は周辺骨格から起始	口裂周囲で輪状となる	頬骨枝, 頬筋枝, 下顎縁枝	口を閉じる 唇を尖らせる
	口角下制筋	depressor anguli oris	下顎体(犬歯, 小臼歯の下方)	口角の皮膚, 口輪筋	頬骨枝, 下顎縁枝	口角を下方に引く
	下唇下制筋	depressor labii inferioris	下顎体(オトガイ孔の下方)	下唇の皮膚, 口輪筋	下顎縁枝	下唇を下外方に引く
	オトガイ筋	mentalis	下顎骨(切歯の歯槽隆起)	オトガイの皮膚	下顎縁枝	下唇を挙上し突き出す

上記のほか, 眉毛下制筋(眼輪筋内側部), オトガイ横筋(口角下制筋前部), 側頭頭頂筋(帽状腱膜に付着)が区別される。また, 頸部で記載した広頸筋も表情筋の1つである。

注1) 表情筋はすべて顔面神経の支配を受ける。この表では顔面神経の枝の名称を記載した。
注2) 前頭筋と後頭筋は帽状腱膜で連続し, 後頭前頭筋 occipitofrontalis を構成する。

145 表情筋（側面）

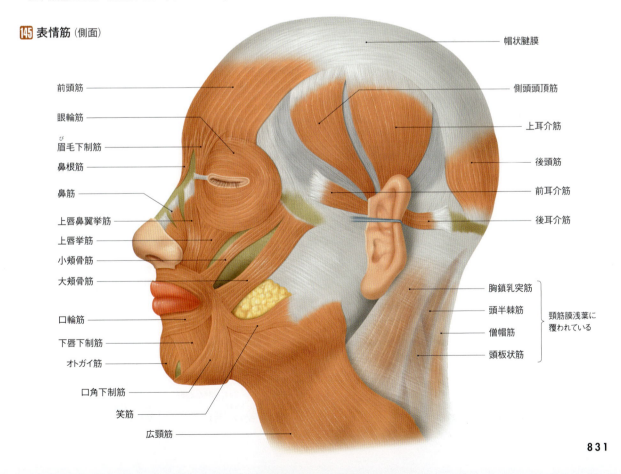

和文索引 (fは図中)

ア

α-アミラーゼ 233, 234, 234f, 310
α-γ連関 628
α-グロブリン 293
α-ケト酸 294, 294f
α-デキストリナーゼ 234
α-フェトプロテイン 293, 325
α運動線維 766
α運動ニューロン 592, 769
α顆粒 496, 496f
α間在細胞 361, 391f
α細胞 308, 308f
α受容体 683
α波 624
α-1,4グルコシド結合 234, 283, 310
α-1,6グルコシド結合 234, 283, 310
α$_1$-アンチトリプシン 79, 293
α$_1$受容体 162, 565, 680, 683
α$_2$受容体 565, 680, 683
α$_2$-プラスミンインヒビター 501
α$_2$-マクログロブリン 293
アイゼンメンゲル症候群 88
アイントーフェン三角形 98, 98f
アウエルバッハ神経叢 202, 202f, 226, 226f, 245
アカラシア 203
アキレス腱 809f, 810, 811f
アクアポリン 145, 241f, 368, 371
アクチビン 573
アクチン 112, 113f, 762, 762f
——フィラメント 106f, 230, 231f, 348f, 761
アクロシン 422, 452f, 453
アジソン病 571
アシドーシス 49, 49f, 397
　呼吸性—— 48, 397
　代謝性—— 48, 323, 397
　尿細管性—— 399
アシュネル試験 105
アシルCoA 285f, 288, 288f
——-コレステロールアシルトランスフェラーゼ 291f
アスコルビン酸 242, 426
アストロサイト 579, 579f
アスパラギン酸アミノトランスフェラーゼ(AST) 294
アスピリン 220, 252
　抗血栓作用 497
——喘息 499
アセチルCoA 284, 285f, 288, 289f
——カルボキシラーゼ 289, 321
アセチルコリン 113, 162, 217, 314, 586, 682, 766
——再合成 767f
アセチルコリン受容体
　ニコチン型—— 584, 585f, 682f, 683, 766
　ムスカリン型—— 105, 113f, 162, 162f, 217, 682f, 683
アセチルコリンエステラーゼ 682, 767, 767f
アセトアセチルCoA 288f
アセトアルデヒド 296, 296f

アセト酢酸 288f, 289
アセトン 288f, 289
アダプター蛋白質 540
アダムキーヴィッツ動脈 591
アディポサイトカイン 299
アディポネクチン 299
アデニル酸シクラーゼ 113f, 162f, 217f, 540f, 541
アデノイド 196
アデノシン 158
アデノシン三リン酸 ☞ ATP
アデノシン二リン酸 ☞ ADP
アトピー 525
アドヘレンス結合 348, 348f
アドレナリン 160, 161f, 162, 282, 316, 586, 687
　合成・代謝 564
　作用 565
——作動性神経 682
アドレナリン受容体 317f, 565, 680, 682f, 683
アドレノメデュリン 159, 163f
アトロピン 105, 217, 217f
アナジー 518, 526
アナフィラキシーショック 524
アナフィラトキシン 507
アニオンギャップ 397
アブミ骨 718, 718f
アブミ骨筋 719, 719f, 830
アブミ骨筋神経 696, 696f
アブミ骨底 719f
アポクリン汗腺 738, 738f
アポクリン分泌 738
アポ蛋白質 238, 239f, 290, 290f
——A 291f
——B-100 291f
アポトーシス 275, 434, 519, 519f, 535
アポフェリチン 492, 493f
アマクリン細胞 711
アミノアシルtRNA 292, 292f
——合成酵素 292
アミノ基 236f
——転移反応 294, 294f
アミノ酸 187f, 236, 292, 294
——交換 295f
——再吸収 366
——代謝 294, 294f
——尿 367
——輸送体 237f, 366
アミノトランスフェラーゼ 294, 294f
アミノペプチダーゼ 187f, 233, 236f, 237
アミラーゼ 233, 234, 234f
　膵—— 187f, 310
　唾液—— 187f, 194
アミロース 234
アミロペクチン 234
アミロイド 384
——感受性ENaC 734
アミン 538
アラキドン酸 238, 498, 524
——カスケード 252, 253f, 498
アラニン 283, 283f, 295
アラニンアミノトランスフェラーゼ(ALT) 294
アランチウス管 178f
アレル 494

アルカリ尿 217
アルカリホスファターゼ 502, 748
アルカローシス 48, 49f, 397
アルコック管 137, 137f
アルコール 296
——性肝炎 276
——デヒドロゲナーゼ 296
アルデヒドデヒドロゲナーゼ 296
アルドステロン 103, 156, 157f, 383, 566, 570
アルブミン 293, 347, 350, 482, 492
アレルギー 252, 511, 524
アレルゲン 252, 524
アロステリック効果 40
アロマターゼ 436, 437f, 473, 572
アンキリン 488, 488f
アンジオテンシノーゲン 156, 157f, 293, 382, 570, 571f
アンジオテンシンI 78, 156, 157f, 382, 570, 571f
アンジオテンシンII 78, 103, 156, 157f, 382, 567, 571f, 687
アンジオテンシン変換酵素 78, 156, 157f, 382, 570
アンチコドン 292, 292f
アンチトロンビン 293, 501
アンドロゲン 436, 572, 573f
——結合蛋白 423, 423f
　副腎—— 566
アンドロステンジオン 472, 566, 572
アンモニア 47, 236, 294f, 295, 295f, 399
アンモン角 613
亜鉛 243, 426
悪性貧血 242, 491
足細胞 342, 342f, 344
足突起 344
圧受容器 105f, 161f, 685f
——反射 104, 160, 684
圧痛 246
圧-量曲線 28, 28f
　胸郭の—— 74f
　肺の—— 74f
後産 462
暗殺 530
暗順応 714
暗箱小管系 496, 496f
鞍隔膜 542, 640, 640f, 647f
鞍関節 755, 755f
鞍結節 829f
鞍上槽 641f
鞍背 829f
安静換気 36
安静吸気 72
安静呼気 72

イ

イオンチャネル 111f, 363
——型受容体 587, 587f
　電位依存性—— 109
イオンポンプ 240, 363
イソマルターゼ 234, 234f, 235f
イヌリン 350, 354f
——クリアランス 354

イノシトール三リン酸 162, 238, 314, 314f, 319, 541, 541f
——受容体 163f, 314f, 319, 771f
イレウス 244
インクレチン 219, 323
インスリン 282, 316, 388, 687
　構造 318f
　合成 319f
　作用 320, 321f
　分泌 319f
——感受性 322
——受容体 320, 320f
——小胞 318, 319f
——抵抗性 322
——分解酵素 318
抗——作用 550
インスリン様成長因子 550, 551f, 753
インターフェロン(IFN) 523
　IFN-α 523
　IFN-β 523
　IFN-γ 274, 519, 523
インターロイキン(IL) 487, 509f, 519f, 523
インテグリン 349, 349f, 504, 504f, 748, 749f
インドメタシン 252
インバリアント鎖 521, 521f
インヒビン 422, 423f, 436, 437, 573, 573f
胃 182f, 208, 209f
——内因子 215, 242, 243f
——抑制ペプチド 219
——リパーゼ 187f, 233, 238
胃圧痕(肝臓の) 266f
胃-胃反射 684
胃液 187f, 212, 216
胃横隔間膜 222f
胃下垂 208
胃-回腸反射 246
胃潰瘍 220
胃角部 208, 209f
胃冠状静脈 205f, 210
胃漿膜 258f, 324
胃結腸間膜 245f
胃酸 216
——分泌刺激 217, 217f
胃十二指腸動脈 132, 210, 210f, 223f, 267f, 304f, 305f
胃小窩 212, 212f, 213f, 214f
胃小区 212
胃切除 208, 208f
胃腺 212, 212f, 213f
胃前庭部 208, 209f
胃相(消化液分泌の) 218, 315
胃体 208, 209f, 262f, 263f
胃体管 208, 209f, 211f
胃腸炎 251
胃腸内分泌細胞 214f, 215, 309
胃底 63f, 208, 209f
胃底腺 212, 214, 219f
胃粘膜 212, 220
——ヒダ 211f
胃脾間膜 222f, 257f, 532
胃泡 208
異化 185, 278, 278f
異形成 277

異所性興奮　105
異所性妊娠　457
異常伝導路　101
異数性　416
移行抗体　516
移行上皮　206, 206f, 207, 402
移行帯　443
移行乳　471
移植片拒絶反応　521
意識水準　624
意味記憶　620
萎縮性胃炎　243
遺伝子再構成　517
遺伝性球状赤血球症　488, 493
遺伝性QT延長症候群　101
遺伝性楕円赤血球症　488
伊東細胞　273
囲卵腔　452f
閾電位　582
Ⅰa群線維　628
Ⅰb群線維　629
Ⅰ型過敏反応　524
Ⅰ型筋線維　765, 769
Ⅰ型コラーゲン　748
Ⅰ型サイトカイン受容体　522
Ⅰ型肺上皮細胞　24, 24f, 25f
Ⅰ型有毛細胞　728
1型糖尿病　322
1型リアノジン受容体　770
1関節筋　742
1秒率　72
1秒量　72, 73f
一過性脳虚血発作　644
一回換気量　72
一回心拍出量　765
一回拍出量　102
一酸化炭素（CO）　78
　　──中毒　41
一酸化窒素（NO）　78, 79f, 158, 163f, 203, 227
　　──合成酵素　51, 162
一次運動野　616, 616f, 626, 627f
一次顆粒　502, 502f
一次気管支芽　21, 21f
一次嗅皮質　612
一次極体　434, 435f, 456f
一次血栓　496, 497f
一次孔　170, 170f
一次骨化中心　752
一次視覚野　616, 616f, 716, 716f
一次室間孔　169
一次終末（筋紡錘の）　628, 628f, 700f
一次静脈　269
一次性能動輸送　362, 367f
一次精母細胞　420, 421f
一次体性感覚野　616, 616f, 704
一次胆汁酸　300
一次中隔　170, 170f
一次聴覚野　616, 617, 725
一次脳胞　588
一次免疫応答　517, 517f
一次卵母細胞　434, 435
一次卵胞　434, 435f
一次リンパ器官　513, 528, 528f
一次濾胞　530, 530f
一倍体　416
一般体性運動　598, 599, 689

一般体性感覚　598, 599, 689
一般内臓運動　598, 599, 689
一般内臓感覚　598, 599, 689
陰窩　226, 226f, 229, 241, 245, 528f
陰窩上皮（卵管の）　439
陰窩底部円柱細胞　228
陰核　401f, 449
陰核海綿体　430f, 440f
陰核亀頭　448f, 449f
陰核脚　449, 449f
陰核体　449, 449f
陰核提靱帯　430f, 440f, 449f
陰核背神経　670
陰核背動脈　137f
陰核包皮　448f
陰茎　428
陰茎海綿体　400f, 418f, 425f, 428, 428f
陰茎亀頭　418f, 428
陰茎脚　402f, 428f
陰茎根　428
陰茎深動脈　428, 428f, 429f
陰茎体　428
陰茎中隔　428, 428f
陰茎提靱帯　400f
陰茎背　428
陰茎背神経　428f, 659f, 670
陰茎背動脈　137f, 428, 428f
陰茎縫線　418f, 478, 479f
陰唇小帯　448f
陰唇隆起　478, 479f
陰性T波　101
陰嚢　418, 418f
　　──水腫　419
陰嚢中隔　418f
陰嚢縫線　418f, 478, 479f
陰嚢隆起　478, 479f
陰部枝（陰部大腿神経の）　418f, 659f, 668, 669f
陰部神経　249, 249f, 405, 426, 426f, 669f, 670, 671f, 673f, 803f
陰部神経管　137, 137f, 248f, 670, 803
陰部大腿神経　659f, 668, 669f
陰裂　449
飲水行動　623, 687
咽頭　2f, 196
咽頭弓　461f, 553, 553f, 653, 830
　　──神経　650f, 653f, 688
　　──動脈　176, 176f
　　──由来の筋　653f, 830
咽頭挙筋　197, 197f, 199f, 830
咽頭枝（舌咽神経の）　697, 697f
咽頭枝（迷走神経の）　69, 697f, 698, 699f
咽頭枝（翼口蓋神経節の）　692, 693f, 695f
咽頭収縮筋　197, 197f, 199, 199f, 697f, 830
咽頭神経叢　197, 697, 697f
咽頭相（嚥下の）　198
咽頭頭底板　196f, 197, 197f
咽頭嚢　553, 553f
咽頭扁桃　6f, 7f, 196, 196f, 197f
咽頭縫線　197f

ウ

うっ血性心不全　384
うっ血性脾腫　532
うっ血乳頭　649, 707
うつ病　622
ウアバイン　216
ヴィックダジール束　606, 613, 613f
ウィリス動脈輪　121, 121f, 644, 644f
ウイルス性肝炎　276
ウイルス感染細胞　521f
ヴィルズング管　305, 305f, 325f
ウィルヒョウリンパ節　153
ウィンスロー孔　209f, 265, 267f
ウェルニッケ野　616, 616f
ウェンケバッハ型　101
ウォルフ管　406, 474f, 475f, 476, 476f, 477f
ウォルフリング腺　706, 706f
ウルソデオキシコール酸　300f
ウロビリノーゲン　300
　尿中──　301f, 303
ウロビリン　301
右胃静脈　134, 134f, 205, 209f, 210, 210f
右胃大網静脈　134f, 209f, 210f, 223f
右胃大網動脈　132, 132f, 209f, 210, 210f, 223f, 304f
右胃動脈　132, 132f, 209f, 210, 210f, 304f
右下肺静脈　50f
右下葉　16, 56f, 57f, 60f
右下葉気管支　14f, 59f
右外縁枝（冠状動脈の）　86f, 116, 116f
右肝管　267f
右肝静脈　268f
右冠状動脈　86f, 92f, 116, 116f
右気管支縦隔リンパ本幹　54, 149f
右頸リンパ本幹　149f
右脚（横隔膜の）　63f, 64, 65f
右脚（刺激伝導系の）　94, 95f
右胸心　169
右結腸曲　183f, 209f, 244, 244f, 262, 262f, 265f
右結腸静脈　134f
右結腸動脈　132f
右鎖骨下動脈起始異常　177
右鎖骨下リンパ本幹　149f
右三角間膜　222f, 264f, 265, 265f
右軸偏位　101
右上肺静脈　50f
右上葉　16, 56f, 57f, 60f
右上葉気管支　14f
右静脈角　148, 149f
右心耳　59f, 86, 86f, 90
右心室　50f, 59f, 62f, 85, 86f, 90f
右心肥大　53
右心不全　53
右心房　50f, 58f, 62f, 85, 86f, 90f
右腎　263f, 265f, 332f, 560f
右精巣静脈　332f
右中葉　16, 56f, 57f, 60f
右中葉気管支　14f

右脳　619
右肺静脈　59f, 62f, 63f
右肺動脈　50, 50f, 60f, 87f
右卵巣静脈　332f
右リンパ本幹　149f, 470f
右腕頭静脈　50f, 60f
烏口肩峰靱帯　772, 773f, 774f
烏口鎖骨靱帯　773, 773f
烏口上腕靱帯　774f, 775, 775f
烏口突起　772, 772f
烏口腕筋　663f, 664f, 783f, 784f, 786, 786f
羽状筋　758, 759f
内返し　756
内向き整流K⁺チャネル　111
　G蛋白質制御性──　113f
内向き電流　109f
産声　29, 77
運動根（三叉神経の）　692, 695f
運動失調　639
運動終板　766, 766f
運動神経線維　576
運動性言語野　616, 616f
運動性失語症　616
運動前野　627, 627f
運動単位　769, 769f
運動中枢　626
運動ニューロン　626, 769
　体部位局在　592f
　──プール　769, 769f
運動負荷試験　101
運動麻痺　632
運動野　616, 626
　体部位局在　617f

エ

エイコサノイド　387, 498
エキソサイトーシス　311
エキソペプチダーゼ　236
エクリン汗腺　738, 738f
エコノミークラス症候群　50
エスケープ現象　570
エストラジオール　437f, 465, 465f, 572
エストリオール　437f, 465, 465f, 572
エストロゲン　436, 446, 447f, 465, 572, 573f
　合成　437f
　作用　446
　分泌調節　436f
エストロン　437f, 465, 465f, 473, 572
エタクリン酸　384
エタノール　296f
エディンガー・ウェストファル核　597f, 599f, 690, 717
エナメル質　191
エネルギー代謝　278
エピソード記憶　618, 620
エピネフリン ☞ アドレナリン
エフェクター細胞　512
エブネル腺　192, 735f
エプレレノン　384
エマルジョン　238, 239f

833

和文索引 （fは図中）

エラスターゼ　187f, 233, 236f, 237, 310
エラスチン　28, 349
エリスロポエチン　38, 386, 487, 490, 490f
エルプの神経点　660, 661f
エンケファリン　547, 563
エンテロキナーゼ　310
エンテログルカゴン　219
エンテロペプチダーゼ　310
エンドサイトーシス　231
エンドセリン　159, 162f, 269, 387
エンドソーム　291f, 521, 585
エンドトキシン　241
エンドペプチダーゼ　236
エンドルフィン　547
会陰　451
会陰横靱帯　450, 450f
会陰曲　247, 247f
会陰腱中心　247f, 428f, 449f, 451
会陰枝（後大腿皮神経の）　670, 673f
会陰神経　670, 673f
会陰体　451
会陰動脈　137, 137f, 430f
会陰縫線　479f
会陰膜　402f, 425f, 428f, 450
永久歯　191
衛星細胞　760, 760f
栄養血管　51, 268
栄養孔　485, 485f, 746, 774f
栄養素　278, 482
栄養動脈　752
栄養膜　457, 457f, 462f
　　──腔隙　458f, 462
　　──合胞体層　458, 458f, 462f
　　──細胞層　458, 458f, 462f
腋窩　784
腋窩陥凹　774f
腋窩隙　784
腋窩静脈　126f, 127, 127f
腋窩神経　662, 663f, 665f, 666, 784f, 785f, 787f
腋窩動脈　119f, 124, 125f, 129f, 664f, 784f
腋窩リンパ節　149f, 150, 470, 470f
液性調節　156
遠位曲尿細管　338, 360
遠位指節間関節　780, 780f
遠位直尿細管　338, 360
遠位尿細管　338, 360
遠近調節　709
円回内筋　664f, 788, 788f, 789f
円錐靱帯　773, 773f, 774f
円錐靱帯結節　772f
円錐隆起　174
円柱上皮　206, 442f
塩基　46, 48
塩基配列　292
塩欠乏型脱水　381f
塩酸　216
嚥下　10, 10f, 184f, 198, 822
　咽頭相　198
　口腔相　198
　食道相　202, 203f
　──中枢　198, 684
　──反射　684
沿軸中胚葉　461, 461f
炎症　274, 508

──性サイトカイン　508, 523
──性蛋白質　293
──メディエーター　508, 524
縁上回　608, 609f
延髄　594, 594f, 595f, 600f, 604f
延髄根（副神経の）　699
延髄腹外側野　104, 161f

オ

オキサロ酢酸　284, 285f
オキシトシン　471, 544, 549
──感受性　465, 469
オキシヘモグロビン　40, 40f
オキシミオグロビン　45
オクルディン　348
オシレーション　453
オステオカルシン　748
オステオン　746
オスモル濃度　350
オッディ括約筋　223, 267, 267f, 303
オトガイ　188f
オトガイ横筋　830f
オトガイ下三角　823f
オトガイ下静脈　122
オトガイ下リンパ節　150
オトガイ筋　696f, 830f, 831f
オトガイ孔　188f, 694, 828f, 829f
オトガイ枝（オトガイ神経の）　694f
オトガイ神経　694, 694f
オトガイ舌筋　192f, 697f
オトガイ舌骨筋　192f, 660f
オトガイ動脈　119f
オーバーシュート　109f, 582, 583f
オピオイドペプチド　547
オプシン　712
オプソニン　506
オメプラゾール　217f
オリゴデンドロサイト　579, 579f
オリゴ糖　187f, 234f, 235
オリゴペプチダーゼ　230
オリゴペプチド　187f, 236, 236f, 366
オリーブ　594, 594f, 595f, 600f
オリーブ蝸牛束　724
オリーブ小脳路　603f
オレキシン　624
オロソムコイド　293
オンディーヌの呪い　69
横位　469
横隔胸膜　62, 63f
横隔結腸ヒダ　258
横隔神経　60f, 61f, 64, 64f, 65f, 68f, 250f, 660f, 661
横隔神経核　68
横隔神経叢　661
横隔脾ヒダ　532
横隔腹枝（横隔神経の）　661f
横隔膜　56f, 59f, 60f, 63f, 64, 182f, 200f, 209f
　運動　66, 66f
　発生　65
　──下膿瘍　265
　──ヘルニア　65
横隔面（肺の）　56, 60f, 61f
横橋線維　597, 597f

横筋筋膜　419f, 826, 827f
横行結腸　182, 244, 244f, 262f, 263f
横行結腸間膜　133f, 222f, 244, 245f, 257, 257f, 258, 259f, 304
横後頭溝　609f
横枝（外側大腿回旋動脈の）　136f
横小管　432
横静脈洞　122, 123f, 640f, 641
横舌筋　192f
横線（仙骨の）　817f
横足弓　801, 801f
横足根関節　800, 800f
横側頭回　608, 609f
横中隔　65, 65f, 254, 255f, 324, 324f
横突間筋　820, 821f
横突間靱帯　816, 816f
横突起　814, 814f
横突棘筋　820, 820f, 821f
横突孔　118, 814f, 815, 817f
横突肋骨窩　67, 814f, 819, 819f
横披裂筋　10, 11f, 12f, 13f, 196f, 197f
横膀胱ヒダ　433f
横紋筋　742, 770
応形機能　469
黄色骨髄　484
黄色靱帯　816, 816f
黄色ブドウ球菌　251
黄体　435f, 436f, 437, 446, 573
──期　436, 436f, 446, 447f
　妊娠　437, 459
黄体形成ホルモン（LH）　422, 423f, 436, 437, 447f, 547, 549, 572, 573f
黄疸　303
黄斑　707f, 709
嘔吐　250
──中枢　250, 250f
──反射　250, 684
音源定位　725
音声　12
温受容体　700
温度覚　700
──伝導路　705f

カ

γ-アミノ酪酸（GABA）　586, 587, 634
──作動性ニューロン　634
──受容体　587
γ運動ニューロン　592, 628
γ-グロブリン　293
かみ合い細胞　153
カイロミクロン　148, 231f, 238, 239f, 290, 290f
カイロミクロンレムナント　290, 290f
カウパー腺　402f, 424f, 425, 425f
ガスRライン　34, 34f
ガス交換率　34
ガストリン　215, 217, 218, 218f, 219f, 303, 315
──放出ペプチド　219, 219f
ガス分圧　30, 30f
カゼイン　471

カタプレキシー　625
カチオン（陽イオン）チャネル　392, 558, 701, 751
ガッセル神経節　692
カテコールアミン　104, 113, 367, 681, 687
　合成・代謝　564
　作用　565
　分泌細胞　562
　分泌刺激　564
カテコール-O-メチル転移酵素　564, 683
カテニン　107, 107f
カテプシン　749
カドヘリン　107, 231, 348, 348f
カハール介在細胞　226, 227, 771
カハール・レチウス細胞　610
カプサイシン　701, 734
カベオラ　376
ガラクトース　285f
カラードプラ法　95
カリウム　388
──再吸収　390
──チャネル　319f, 390
──分泌　390
──保持性利尿薬　384
カリクレイン　387
カーリー線　55f
カリジン　159, 163f, 387
カルシウム　217f, 748
　筋小胞体からの放出　764
　小腸での吸収　243, 750
　腎尿細管での再吸収　393
カルシウム感知受容体　393, 559, 750
カルシウムチャネル　314, 319f
　受容体作動性──　162
　上皮型──　392, 751
　電位依存性──　109, 112f, 318, 584, 766
　容量依存性──　162
カルシウム電流　109
カルシウム波　453
カルシウムバランス　392
カルシウムポンプ ☞ Ca²⁺ ATPase
カルシトニン　314, 392, 559, 749, 750
カルシフェロール　242
ガルトナー管　432, 477f
──囊腫　477f
カルバミノ化合物　44, 45
カルバミノ結合　45f
カルビンディン　393, 559, 750f
カルボキシペプチダーゼ　187f, 233, 236f, 237
──A　310
──B　310
カルボキシル基　236f
カルモジュリン　163, 163f, 318, 541, 541f, 771, 771f
──依存性キナーゼ　541, 621
ガレン大静脈　123f, 604f, 646, 647f
カロー三角　267, 267f
カロチノイド　242
ガンツァー筋　788, 789f
カントリー線　268, 268f
カンパー筋膜　419f, 451, 826

834

下咽頭収縮筋　197f, 697f
下横隔静脈　560f
下横隔動脈　65f, 129f, 133, 200f, 204, 204f, 560f
下黄斑動脈　707f
下オリーブ核　596f, 597, 599f, 603f, 637
下下垂体動脈　543, 543f
下下腹神経叢　426f, 429, 675f, 678, 679f
下外側上腕皮神経　665f, 666, 667f
下外側動脈(網膜の)　707f
下角(肩甲骨の)　772f
下角(甲状軟骨の)　11f
下角(側脳室の)　614f, 642f
下顎縁枝(顔面神経の)　696f
下顎窩　188f, 829f
下顎角　188f
下顎管　193f, 694
下顎孔　694, 695f
下顎後静脈　122f
下顎骨　188, 828f
下顎枝　188f, 197f, 829f
下顎神経　189f, 190, 647f, 694, 694f
下顎体　188f, 829f
下顎頭　188f
下関節窩　817f
下関節突起　814f, 815, 816f
下関節面　798, 798f
下眼窩裂　706, 706f, 828f, 829f
下眼瞼枝(眼窩下神経の)　693f
下眼静脈　122f
下気管気管支リンパ節　54, 55f, 150
下気道　2f
　発生　21
下丘　595, 595f, 600f, 604f, 605f, 724, 724f
下丘核　597f
下橋溝　595
下頸神経節　675f, 676, 677f
下頸心臓枝(迷走神経の)　69f, 698, 699f
下頸心臓神経　104f, 675f, 676, 677f
下後鋸筋　782f, 820, 820f, 824, 824f
下後腸骨棘　794f
下行結腸　182f, 244, 244f, 262f, 263f
下行肩甲動脈　118, 118f, 119f
下行枝(外側大腿回旋動脈の)　136f, 138f
下行膝動脈　138f, 139f
下行大動脈　59f, 62f, 85f, 114, 200
下行直血管　375
下行部(十二指腸の)　222, 222f
下甲状腺静脈　205, 205f, 552, 552f
下甲状腺動脈　118, 118f, 119f, 129f, 204, 204f, 552, 552f
下項線　828f
下喉頭神経　12, 69f, 698, 699f
下根(頸神経ワナの)　660f
下枝(動眼神経の)　690f
下矢状静脈洞　122, 123f, 640f, 641
下肢静脈瘤　140
下肢帯　743f, 744

下歯神経叢　694, 694f
下歯槽神経　189f, 193f, 694, 694f, 695f
下歯槽動脈　119f, 193f
下斜筋　690, 690f
下尺側側副動脈　124f, 125f
下縦舌筋　192f
下縦束　619f
下十二指腸陥凹　222f
下十二指腸ヒダ　222f
下小脳脚　594, 595f, 596f, 600f
下上皮小体　552f
下唇下制筋　696f, 831f
下唇枝(オトガイ神経の)　694f
下唇静脈　122f
下唇動脈　119f
下伸筋支帯　808, 808f, 813f
下神経幹(腕神経叢の)　662f
下神経節(舌咽神経の)　697, 697f
下神経節(迷走神経の)　69f, 677f, 698, 699f
下垂手　666
下垂体　542, 542f, 600f, 604f, 647f
　発生　543f
　──後葉ホルモン　544, 549
　──腺腫　545, 568
　──前葉ホルモン　545, 548
　──中葉ホルモン　549
　──門脈系　543, 543f
下垂体窩　542, 829f
下垂体漏斗　121f
下膵十二指腸動脈　132, 210f, 223, 304f, 305, 305f
下膵動脈　304f, 305f
下錐体静脈洞　122, 123f, 640f, 641
下髄帆　601f
下制　757
下制筋　757
下精巣上体間膜　419f
下舌区　17
下舌枝　16
下前腸骨棘　794f, 797f
下前庭神経核　730
下前頭回　608, 609f
下前頭溝　609f
下双子筋　803, 803f
下側頭回　608, 609f
下側頭溝　609f
下唾液核　195f, 599f, 675f, 695f
下腿筋膜　141f, 810
下腿骨間神経　673f
下腿骨間膜　138f, 798, 798f, 810f
下腿三頭筋　810
下大静脈　50f, 60f, 63f, 64f, 65f, 86, 86f, 114, 131f, 332f
下大静脈口　90f
下大静脈靭帯　266f
下大脳静脈　646, 647f
下腸間膜静脈　134, 134f, 205f, 210f, 223f, 304f, 305, 305f
下腸間膜動脈　129f, 132, 133f, 224, 245, 256f
下腸間膜動脈神経節　675f, 679f
下腸間膜動脈神経叢　678, 679f
下腸間膜リンパ節　151, 151f
下直筋　690, 690f
下直腸静脈　134, 134f, 247, 248f

下直腸神経　670, 673f
下直腸動脈　137, 137f, 430f
下椎切痕　814f, 815, 815f
下殿神経　669f, 670, 673f, 803, 803f
下殿動脈　136f, 137, 137f, 139f, 430f, 803
下殿皮神経　657f, 670, 671f, 673f
下頭斜筋　823f
下頭頂小葉　608, 608f, 609f
下橈尺関節　777, 777f, 779f
下内側動脈(網膜の)　707f
下尿生殖隔膜筋膜　402f, 425f, 428f, 449f, 450, 450f
下肺静脈　50, 59f
下半月小葉　601f
下腓骨筋支帯　808, 809f
下鼻甲介　4, 4f, 5f, 7f, 9f, 828f
下鼻道　6, 7f
下部食道括約筋　202, 203f
下副甲状腺　552f
下副腎動脈　560, 560f
下腹神経　405, 426f, 675f, 678, 679f
下腹部　208f
下腹壁静脈　131f, 419f, 424f, 430f, 433f
下腹壁動脈　136f, 137f, 419f, 424f, 430f, 433f
下吻合静脈　123f, 646, 647f
下膀胱動脈　136, 137f, 430f
下葉(肺の)　57
下肋骨窩　814f, 819, 819f
下肋部　208f
化学感覚　732
化学受容器　70, 160, 161f, 217, 684, 685f
　──反射　160, 684
化学受容野　70, 70f
化学浸透圧説　286
化学的消化　184f, 185
化学ポテンシャル勾配　362
顆管　829f
顆間窩　796, 796f
顆間軸　796, 796f
顆間隆起　798, 798f
顆状関節　755
顆粒球　482, 483f
顆粒細胞(嗅球の)　733
顆粒細胞(糸球体の)　379
顆粒細胞(小脳皮質の)　602f, 636, 636f
顆粒細胞(大脳皮質の)　610
顆粒層(表皮の)　736, 736f
顆粒膜細胞　434, 435f, 436, 436f, 452, 573
過換気　45
　──症候群　49, 60
過期産　455f
過呼吸　2
過酸化作用　79
過酸化水素　505
過分極　582
過敏反応　524
蝸牛　718f, 719
蝸牛管　719, 720, 720f
蝸牛孔　720, 720f
蝸牛軸　720, 720f

蝸牛神経　697, 718f, 719, 720f
蝸牛神経核　599f, 724, 724f
蝸牛窓　718f, 719
蝸牛頂　720, 720f
蝸牛底　720
蝸牛ラセン管　720, 720f
架橋化フィブリン　500f
仮骨　753
仮性びらん　443
仮面様顔貌　635
仮肋　818
加重　768
加水分解　279
渦静脈　707, 708f
可聴域　725
可動性結合　754
可変領域　516
可溶性抗原　525
荷電選択的障壁　347
果糖　234
花粉　524
芽球化　512
鵞足　804, 804f, 808f
回外　757, 777, 777f
回外筋　664f, 789f, 790, 791f
回結腸静脈　134f
回結腸動脈　132f
回旋　757
回旋筋　820, 820f, 821f
回旋筋腱板　784
回旋枝(左冠状動脈の)　86f, 92f, 116f
回腸　182f, 224, 224f, 433f
回腸静脈　134f
回腸動脈　132f, 224
回内　757, 777, 777f
回内筋　788f
回盲口　224f, 246f
回盲ヒダ　246f
回盲部　246
回盲弁　246, 246f
壊血病　242
開口期(分娩の)　469
開口分泌　311, 314, 314f, 318, 319f, 538, 541f, 563f
開始コドン　292f
開放系　47, 48
開放小管系　496, 496f
介在神経　682
介在層板　747, 747f
介在板　106, 770
介在部　194, 194f, 307, 307f
解糖　284, 285f, 765
解剖学的嗅ぎ煙草入れ　124, 790, 791f
解剖学的死腔　15, 33
解剖学的シャント　51
解剖学的内子宮口　442, 442f
解剖頸　774, 774f
解離性感覚障害　591
解離性大動脈瘤　167
解離定数　46
海馬　605f, 613, 613f, 614f, 620
　神経回路　621f
　入出力　620f
海馬溝　608f, 613
海馬采　612f, 613, 613f, 620f
海馬体　613, 613f, 620f

835

和文索引 （fは図中）

海馬台　613, 620f
海馬白板　613f
海馬傍回　608, 608f, 609f, 612f, 613, 613
海綿間静脈洞　122
海綿質　746, 746f, 753f
海綿状細胞　562
海綿静脈洞　120, 122, 122f, 123f, 640f, 641, 647, 647f, 690
　――症候群　647
海綿層　444, 444f
海綿帯　591f
海綿体小柱　428, 429f
海綿体動脈　428
海綿体洞　428, 429f
海綿体部（尿道の）　401
灰白交通枝　590f, 656f, 674, 674f
灰白質　579
灰白隆起　542f, 604f
界面活性作用　300
潰瘍　220
潰瘍性大腸炎　251
外因系　500
外陰部　448
外陰部静脈　140f
外果　798, 798f
外果関節面　798, 798f
外顆粒層（大脳皮質の）　610
外顆粒層（網膜の）　710f
外環状層板　747, 747f
外眼角　707f
外眼筋　603, 690, 706, 830
　発生　653
外境界細胞　722, 722f
外境界膜　710f
外頸静脈　122, 122f, 131f, 193f, 205f, 552f
外頸動脈　118, 118f, 119f, 552f
外頸動脈神経　675f, 676, 677f
外呼吸　3, 3f
外喉頭筋　10
外後頭隆起　828f, 829f
外肛門括約筋　247f, 248, 248f, 428f, 440f, 449f, 450, 827
外枝（上喉頭神経の）　552f, 697f
外子宮口　440f, 441f, 442f
外指節細胞　722, 722f
外耳　718
外耳孔　188f, 829f
外耳道　718, 718f
外耳道神経　694f
外耳道軟骨　718f
外錐体細胞層（大脳皮質の）　610
外精筋膜　418, 418f, 419f
外生殖器　415
　発生　478
外節　710, 712, 712f
外舌筋　192, 192f, 830
外旋　757
外腺（前立腺の）　425, 425f
外鼠径ヘルニア　419
外側運動系　632
外側腋窩　666, 784, 784f, 785f
外側腋窩リンパ節　150, 470f
外側顆（脛骨の）　798, 798f
外側顆（大腿骨の）　796, 796f, 799f
外側下膝動脈　138f, 139f
外側塊（環椎の）　817f

外側核（視床の）　604, 605f, 606
外側核（視床下部の）　686f
外側角（肩甲骨の）　772f
外側環軸関節　817, 817f
外側眼瞼靱帯　707f
外側嗅条　612, 612f, 613f
外側弓状靱帯　65f
外側距踵靱帯　801f
外側胸筋神経　662, 663f
外側胸静脈　126f
外側胸動脈　124, 125f, 129f
外側楔状骨　800, 800f
外側溝（大脳の）　608, 609f
外側広筋　804, 804f
外側甲状舌骨靱帯　11f
外側後頭側頭回　608, 608f, 609f
外側鎖骨上神経　661
外側臍ヒダ　433f
外側膝蓋支帯　804f
外側膝状体　594f, 595f, 600f, 716, 717f
　――核　607
外側手根側副靱帯　779f
外側縦足弓　801
外側踵骨枝（腓骨神経の）　671f, 673
外側上顆（上腕骨の）　774, 774f
外側上顆（大腿骨の）　796, 796f
外側上膝動脈　138f, 139f
外側上腕筋間中隔　665f, 786f, 787, 787f
外側上腕皮神経　664f
外側唇（粗線の）　796f
外側神経束（腕神経叢の）　662f
外側靱帯　188, 188f
外側制動靱帯　707f
外側脊髄視床路　592, 593f, 596f, 704, 705f
外側舌喉頭蓋ヒダ　192f
外側仙骨動脈　129f, 136f, 137, 137f
外側仙骨稜　817, 817f
外側前庭神経核　730
外側前庭脊髄路　730
外側前腕皮神経　664, 667f, 786f
外側側副靱帯（足関節の）　800, 801f
外側側副靱帯（膝関節の）　798, 799f
外側側副靱帯（肘関節の）　776f, 777
外側足根動脈　138f, 139f
外側足底神経　671f, 673, 673f
外側足底動脈　138, 139f
外側足背皮神経　671f, 672f, 673
外側大腿回旋静脈　140f
外側大腿回旋動脈　136f, 138, 139f
外側大腿筋間中隔　806, 807f
外側大腿皮神経　659f, 668, 669f, 671f
外側中心核　607
外側中葉区　17
外側中葉枝　16
外側直筋　690, 690f
外側頭直筋　823f
外側二頭筋溝　664
外側肺底区　17
外側肺底枝　16
外側半規管　726f
外側半月　798, 799f
外側皮枝（胸神経の）　657f
外側皮枝（腸骨下腹神経の）　659f, 668, 669f, 671f

外側皮枝（肋下神経の）　657f, 659f
外側皮枝（肋間神経の）　657f, 658, 658f, 659f
外側皮質脊髄路　593, 593f, 596f, 597, 632, 633f
外側ヒダ　254, 254f
外側腓腹皮神経　671f, 672, 673f
外側鼻軟骨　4, 4f
外側毛帯　724, 724f
外側毛帯核　724
外側網様体脊髄路　633f
外側翼突筋　188, 190, 191, 191f, 197f, 694f, 830
外側翼突筋神経　191, 694, 694f
外側輪状披裂筋　10, 11f, 13f, 199
外側肋横突靱帯　819f
外弾性板　142, 377
外緻密線維　422f
外柱細胞　722, 722f
外腸骨静脈　131f, 140f, 424f, 430f, 433f
外腸骨動脈　129f, 136f, 137f, 332f, 424f, 430f, 433f
外腸骨リンパ節　151
外椎骨静脈叢　130, 130f
外転　756
外転筋　756
外転神経　121f, 594f, 595, 647f, 688f, 690, 690f
　――麻痺　691
外転神経核　599f, 630, 631f, 730f
外頭蓋底　829f
外套細胞　579
外透明層　346
外トンネル　722f
外尿道口　401, 440f, 448f, 479f
外背側被蓋核　624, 624f
外バイヤルジェ線　610, 610f
外胚葉　406, 460, 460f
外反　756
　膝の生理的――　796, 796f
外板　746
外鼻　4
外鼻孔　4
外鼻枝（眼窩下神経の）　693f
外腹斜筋　67, 334f, 419f, 433f, 659f, 782f, 783f, 820f, 826
外腹斜筋腱膜　418f, 419f
外腹側核（視床の）　606
外分泌部（膵臓の）　306
外閉鎖筋　802f, 806, 806f
外包　614f
外膜（気管の）　14, 14f
外膜（血管壁の）　142
外膜（ミトコンドリアの）　286f
外網状層（網膜の）　710f
外有毛細胞　722, 722f
外ラセン溝　722f
外卵胞膜　434, 435f
外リンパ　720
外肋間筋　66, 67f, 658f, 783f, 824, 824f, 825f
外肋間膜　658f, 824, 824f
概日リズム　546, 573
咳嗽反射　69, 684
蓋板　598, 598f, 651
蓋膜（頸椎の）　817f
蓋膜（コルチ器の）　722, 722f

踵膝試験　639
角運動　756
角化　736
角回　608, 609f
角質層　736, 736f
角切痕　208, 209f
角膜　708, 708f
　――上皮　709f
核下空胞　445, 445f
核鎖線維　628f
核酸　278f
核周部　578
核周明庭　512f
核袋線維　628f
核内受容体スーパーファミリー　556, 568, 568f
核膜孔　292f
核癒合　456
拡散　30
　――係数　30
　――障害　39
拡散能　30, 30f
拡張期　97f
　――血圧　83f, 154
　――輪転様音　85
覚醒　625
隔膜部（尿道の）　401
喀痰　69
獲得免疫　502
顎下三角　823f
顎下神経節　195f, 675f, 695, 695f
顎下腺　193, 193f, 196f, 695, 695f
顎下腺管　193, 193f
顎下リンパ節　150
顎関節　188
顎静脈　122f
顎舌骨筋　192f, 193f, 198, 695f, 822f
顎舌骨筋神経　189f, 694, 694f, 695f
顎舌骨筋神経溝　189f
顎動脈　118, 119f, 120f, 189f, 695f
顎二腹筋　193f, 196f, 197f, 695f, 822f
肩関節 ☞ けんかんせつ
滑液　754
滑液鞘　759, 759f
　（手の）　788, 792f
　（足の）　812f
滑液包　759, 759f
滑車　690
滑車下神経　692, 693f
滑車上孔　774
滑車上静脈　122f
滑車上神経　692, 693f
滑車上動脈　119f
滑車神経　594f, 595, 605f, 647f, 688f, 690, 690f
　――麻痺　691
滑車神経核　597, 599f, 690, 730f
滑車切痕　776, 776f
滑膜　754, 754f
　――性連結　754
滑面小胞体　230, 231f, 272, 296, 562
割球　457
脚気　242
活樹　602

836

活性型ビタミンD（D_3） 243, 280,
　　392, 558, 749, 750
　　合成　395, 395f
　　——受容体　568
活性酸素　79, 221, 505
活性帯　584, 766, 766f
活動電位　109, 110, 582
褐色細胞腫　166, 565
渇中枢　380
括約筋　757
鎌状赤血球症　491
肝胃間膜　209, 209f
肝移植　274
肝右葉　58, 63f, 182f, 209f, 263f,
　　264f, 266f
肝円索　209f, 259f, 264f, 265,
　　266f, 324, 324f
肝炎　276
肝芽　255f, 324, 324f, 325f
肝外胆管閉塞　303
肝外門脈　269
肝鎌状間膜　182f, 209f, 222f,
　　257f, 259f, 264f, 265, 265f, 266
肝管　266, 267f
肝冠状間膜　222f, 264f, 265, 265f
肝癌　277
肝機能　280
肝区域　268, 268f
肝血流量　268
肝硬変　135, 205, 276
肝左葉　59f, 182f, 209f, 263f,
　　264f, 266f
肝再生　272
肝細胞　272, 272f
　　——性黄疸　303
肝細胞索　270, 271f
肝枝（迷走神経の）　698, 699f
肝十二指腸間膜　209, 209f, 222f,
　　256f, 265, 265f, 267f
肝循環　165, 268, 269
肝小葉　270, 270f
肝静脈　135f, 183f, 200f, 222f,
　　264f, 264f, 265, 268f, 269
　　——の発生　324f
肝腎陥凹　265, 265f
肝腎ヒダ　265
肝星細胞　271f, 273, 273f
肝性脳症　135, 276, 295
肝造血　275, 325f, 455
肝胆汁　300
　　——の分泌　302
肝転移　277
肝動脈　264, 268
　　——血流量　269
肝内胆管　275
　　——閉塞　324
肝内門脈系　269, 269f
肝内リンパ管　271
肝門　264, 266
肝野胆管　275
感音難聴　725
感覚　700
　　——受容器　700
感覚根（三叉神経の）　692, 693f
感覚上皮　207
感覚神経線維　576
感覚性言語野　616, 616f
感覚性失語症　616

感覚ニューロン　592
感覚毛　722, 726
感覚野　616
感情　622
　　——表出　619
感染性胃腸炎　251
管外増殖性糸球体腎炎　356
管腔内液　329
管腔内消化　185, 232, 310
管状ミエリン　28
管内増殖性腎炎　356
換気応答　71, 71f
換気血流比　34
　　——曲線　34, 35f
　　——不均等分布　35, 36, 37f, 39
換気障害　72
換気量不均等分布　36f
環境ホルモン　476
環軸関節　816, 817f
環状鉄芽球　491
環椎　816, 817f
環椎横靱帯　196f, 817f
環椎後頭関節　816
環椎十字靱帯　817f
冠血流量　164f
冠循環　164
冠状溝　116
冠状静脈洞　87f, 90, 93f, 117,
　　117f
冠状静脈洞口　90f, 93f
冠状動脈　92f, 116, 116f, 164
冠状縫合　828f, 829f
還元　287
汗孔　738f
汗腺　674f, 738, 738f
寛骨　451f, 794, 794f
寛骨臼　794, 794f
寛骨臼横靱帯　794, 797f
寛骨臼窩　794f, 797f
寛骨臼切痕　794, 794f
幹細胞　420
幹神経節　674, 674f, 676
間細胞　361, 391f, 399f
　　α——　361, 391f
　　β——　361, 391f
間質液　54, 145, 148, 329
間質性肺炎　69
間質部（卵管の）　438
間質マクロファージ　79
間接喉頭鏡　13
間接ビリルビン　303
間脳　588, 588f, 604, 651, 651f
間膜　182, 255, 258, 430
間膜ヒモ　245, 245f
間葉細胞　273
緩衝曲線　46, 46f
緩衝系　47, 396
緩衝線　48, 48f
緩衝能　47
杆状核球　483
杆状細胞　533, 533f
杆体細胞　710, 710f
杆体錐体層　710f
杆体相　714
灌水様音　85
関節　754

関節円板　754, 754f
　（下橈尺関節の）　777f, 779f
　（顎関節の）　188f, 189f
　（胸鎖関節の）　773f
関節窩　754f, 755
　（肩甲骨の）　772, 772f
　（橈骨の）　776f, 776f
関節下結節（肩甲骨の）　772, 772f
関節環状面（尺骨の）　776, 776f
関節環状面（橈骨の）　776, 776f
関節腔　754, 754f
関節結節　188
関節受容器　700
関節上結節（肩甲骨の）　772, 772f
関節上腕靱帯　774f, 775, 775f
関節唇　754, 754f
　（肩関節の）　774f, 775
　（股関節の）　797, 797f
関節頭　754f, 755
関節内胸肋靱帯　819f
関節内肋骨頭靱帯　819
関節軟骨　742, 754, 754f
　発生　752, 753f
関節半月　754, 754f
関節包　754, 754f
関節リウマチ　527f
関連痛　333, 681
完全強縮　768, 769f
完全抗体　495
貫通静脈　127, 140, 141f
貫通線維　620f
貫通動脈（大腿深動脈の終枝）　138,
　　139f
貫通動脈（副腎の）　561, 561f
寒冷刺激　557f
眼圧亢進　709
眼位異常　691
眼窩　706, 706f, 829f
眼窩下管　692, 706f
眼窩下孔　692, 706f, 828f
眼窩下溝　692, 706f
眼窩下神経　692, 693f
眼窩下動脈　119f
眼窩回　608f
眼窩隔膜　706, 706f
眼窩溝　608f
眼窩枝（翼口蓋神経節の）　692
眼窩脂肪体　706, 706f, 707f
眼窩上孔　706f, 828f
眼窩上神経　692, 693f
眼窩板（篩骨の）　829f
眼窩部（下前頭回の）　608, 609f
眼角静脈　122f
眼球　706
　　——圧迫試験　105
眼球運動　690, 691
　　——中枢　630
　　急速——　625, 631
眼球血管膜　708
眼球結膜　706f, 707f
眼球鞘　706, 707f
眼球神経膜　709
眼球線維膜　708
眼球脈絡膜静脈　707
眼瞼　706, 706f
眼瞼結膜　706f, 707f
眼瞼靱帯　706
眼神経　647f, 692, 693f

眼底検査　707
眼動脈　119f, 120, 120f, 647f,
　　707, 707f
眼杯　653, 653f, 710, 711f
眼柄　711f
眼胞　461f, 650f, 710, 711f
眼房水　709
眼優位コラム　617, 717, 717f
眼輪筋　690, 696f, 706f, 830f,
　　831f
含気骨　746
顔面横動脈　119f
顔面筋　830
顔面静脈　122f
顔面神経　193, 594f, 595, 675f,
　　688f, 696, 696f, 830
顔面神経核　599f, 696
顔面神経管　696
顔面神経丘　595f
顔面頭蓋　828
顔面動脈　118, 119f, 193f, 695f
門　595f

キ

キース・フラック結節　94, 95f
キスペプチン　436
キーゼルバッハ部位　6, 6f
ギッテルマン症候群　385
キニナーゼ　508
キニノーゲン　387
キニン　159, 387, 508
キヌタ骨　718, 718f
キヌタ骨体　719f
キヌタ骨長脚　719f
キネシン　581, 581f
ギブス・ドナン平衡　44
キモトリプシノーゲン　310
キモトリプシン　187f, 233, 236f,
　　237, 310
ギャップ結合　107, 107f, 272, 348,
　　348f
キャリア　362
ギヨン管　789f
キラーT細胞 細胞傷害性T細胞
記憶　620
記憶B細胞　512, 531
飢餓状態　283, 288
機械受容器　700
機械受容チャネル　722, 727, 727f,
　　771
機械的消化　184f, 185
機能円柱　611, 611f, 617f
機能血管　50, 268
機能層（子宮内膜の）　444, 444f,
　　447f
機能蛋白質　278
機能的右葉　268f
機能的左葉　268f
機能的残気量　72, 74
機能的終動脈　117
期外収縮　101
気管　2f, 14, 14f, 58f, 60f
気管気管支リンパ節　54, 55f
気管筋　14f, 202f
気管支　2f, 14, 14f, 51f, 60f, 61f
気管支芽　21, 21f

837

和文索引 （*f* は図中）

気管支関連リンパ組織　528
気管支鏡　15*f*
気管支枝（迷走神経の）　69*f*, 698, 699*f*
気管支樹　15
気管支縦隔リンパ本幹　54, 149*f*, 150
気管(支)上皮　18
気管支静脈　51, 51*f*, 130*f*
気管支腺　18
気管支喘息　19, 77, 524
気管支動脈　51, 51*f*, 54, 60, 61*f*, 128, 128*f*, 129*f*, 204*f*
気管支肺リンパ節　54, 55*f*, 150
気管支平滑筋　19, 19*f*
　　　──の伸展受容器　68*f*
気管枝（反回神経の）　69*f*, 698, 699*f*
気管食道中隔　21
気管食道稜　21, 21*f*
気管食道瘻　21
気管腺　14, 14*f*, 18, 18*f*
気管軟骨　11*f*, 12*f*, 14, 202*f*, 552*f*
気管粘膜　202*f*
気管分岐部　63*f*, 200, 201*f*
気管傍リンパ節　150
気胸　63, 63*f*, 74
気道　2
　　　──抵抗　76
　　　──内圧　76, 77*f*
　　　──分泌　18
　　　──閉塞　77
気導　725
気流速度　76, 77*f*
器官形成　454
起坐呼吸　36
起始　758
起始円錐　578
起始腱　758*f*
起電性ポンプ　363
起動電位　700
起立姿勢　807
起立性低血圧　160, 685
基質小胞　748
基靱帯　441, 441*f*
基節骨（手の）　778, 778*f*
基節骨（足の）　800*f*
基礎体温　446, 447*f*
基礎代謝量　556, 557*f*
基礎分泌（インスリン）　318
基礎分泌（下垂体ホルモン）　557, 569
基底顆粒細胞　215
基底核　614, 615*f*, 634
　　　入出力　634*f*
基底陥入　360
基底細胞　18
基底小体　20, 20*f*, 723*f*
基底線条　194, 194*f*, 207, 359
基底層（子宮内膜の）　444, 444*f*, 447*f*
基底層（表皮の）　736, 736*f*
基底側膜　312
基底脱落膜　462, 462*f*, 463*f*
基底動脈（子宮内膜の）　444, 444*f*
基底膜　207, 349
　糸球体　343, 346, 346*f*
　肺胞壁　24*f*, 26, 26*f*
　毛細血管　144

基底膜（蝸牛管の）　720, 721*f*, 722*f*
　　　──の振動　723*f*
基板　598, 598*f*, 650, 650*f*
希釈尿　372
希突起膠細胞　579, 579*f*, 580
奇静脈　60, 62*f*, 64, 130, 130*f*, 131*f*, 200, 205, 205*f*
寄生虫　519
企図振戦　639
亀頭冠　428
祈祷手　666
稀発月経　473
揮発性酸　396
基本味　735
　　　──受容機構　735*f*
季肋部　208*f*
疑核　596*f*, 599*f*, 685*f*, 698*f*, 699
偽重層　445
偽小葉　277, 277*f*
偽性低アルドステロン症　385
偽足　496
偽単極性ニューロン　578
偽中隔　173
偽半陰陽　573
偽びらん　443
拮抗筋　742, 759
拮抗支配　680
脚間窩　594*f*, 595, 604*f*, 605*f*
脚間槽　641, 641*f*
脚橋被蓋核　624, 624*f*, 634
脚ブロック　100
逆行性睡眠　625
逆蠕動　250, 250*f*
逆転期（骨再構築の）　749*f*
球　594
　　　──麻痺　594
球海綿体筋　402*f*, 426*f*, 428*f*, 430*f*, 449*f*
球関節　755, 755*f*
球形嚢　719, 719*f*, 726*f*
球形嚢斑　728, 729*f*
球室溝　169, 169*f*
球状核　602, 602*f*
球状帯　561, 561*f*
　　　──細胞　562
球部（十二指腸の）　208*f*, 209, 222
球隆起　174
嗅覚　7, 732
　　　──受容体　732
　　　──野　733
嗅球　6*f*, 7, 612, 688*f*, 689*f*, 733
嗅溝　608*f*, 609*f*
嗅細胞　7, 732, 732*f*
嗅索　6*f*, 612, 688*f*, 689*f*, 733
嗅三角　612, 612*f*
嗅小毛　7
嗅上皮　7, 732, 732*f*
嗅神経　6*f*, 7, 594, 688*f*, 689*f*, 733
　　　発生　653
嗅線毛　732, 732*f*
嗅脳　612, 651*f*
嗅脳溝　608*f*, 609*f*
嗅皮質　612
嗅部　6, 7*f*
臼歯　191
吸収上皮　207
　　　──細胞　228, 228*f*, 229*f*, 231*f*
吸息筋　66, 824

吸入性アレルゲン　524
弓状核　542, 542*f*, 543*f*, 605, 686*f*
弓状静脈　335*f*, 337, 375
弓状線（腸骨の）　450, 451*f*, 794*f*
弓状線（腹直筋鞘の）　826, 827*f*
弓状線維　619*f*
弓状束　616
弓状動脈（子宮の）　441, 441*f*
弓状動脈（腎臓の）　335*f*, 337, 374
弓状動脈（足背の）　138, 139*f*
急性期蛋白質　509
急性呼吸窮迫症候群　29, 75
急性呼吸性アシドーシス（急性RAc）　49
急性糸球体腎炎　356
急性腎不全　495
急速眼球運動　625, 631
急速進行性糸球体腎炎　356
旧妊娠線　467
巨核芽球　485, 487
巨核球　482, 485, 485*f*
巨人症　550
巨赤芽球　491
　　　──性貧血　242, 491, 493
巨大結腸　251
挙筋　757
挙睾筋　418
挙睾反射　419
挙上　757
距骨　800, 800*f*
距骨下関節　800, 801*f*
距骨滑車　800, 800*f*
距骨頭　800, 800*f*
距踵関節　800
距踵舟関節　800
距腿関節　800, 801*f*
距腓靱帯　801*f*
鋸状縁　708*f*, 710
拒絶反応　521
虚脱脈　93
許容作用　557, 569
橋　542*f*, 588, 594*f*, 595, 595*f*, 600*f*, 604*f*
橋核　597, 597*f*, 603*f*, 638
橋屈　651, 651*f*
橋呼吸ニューロン群　68
橋縦束　597, 597*f*, 604*f*
橋小脳　600, 603, 638
　入出力　603*f*
橋小脳路　597, 597*f*, 603*f*
橋動脈　121*f*, 644*f*, 646, 646*f*
強縮　768
強膜　707*f*, 708, 708*f*
強膜静脈洞　709, 709*f*
共役塩基　46
共顕性　494, 520
共刺激分子　518, 526
共通管　305
共通心房　169
共通代謝経路　285*f*
共輸送　145
胸横筋　658*f*, 659*f*, 824, 825*f*
胸郭　56, 744, 818, 818*f*
　　　──圧-量曲線　74*f*
　　　──運動　66, 819, 824
　　　──コンプライアンス　75
　　　──成形術　37
　　　──容積　66*f*

胸郭上口　56, 58, 59*f*
胸郭出口症候群　118
胸管　58, 61*f*, 64, 65*f*, 148, 149*f*, 201
胸棘筋　821*f*
胸筋間リンパ節　470, 470*f*
胸筋筋膜　470*f*
胸筋リンパ節　150, 470, 470*f*
胸腔　56
　　　──内圧　36*f*, 62, 76, 77*f*
胸肩峰静脈　126*f*
胸肩峰動脈　124, 125*f*, 129*f*
胸骨　818, 818*f*
　　　──圧迫　85
　　　──穿刺　818
胸骨下角　818*f*
胸骨角　14*f*, 59*f*, 818, 818*f*
　　　──平面　58
胸骨関節面　772*f*
胸骨甲状筋　10, 660*f*, 822*f*, 825*f*
胸骨舌骨筋　193*f*, 660*f*, 822*f*, 825*f*
胸骨体　59*f*, 61*f*, 62*f*, 818, 818*f*
胸骨端　772, 772*f*
胸骨堤　254
胸骨部（横隔膜の）　64, 65*f*
胸骨柄　56*f*, 59*f*, 61*f*, 818, 818*f*
胸骨柄結合　819
胸骨傍リンパ節　150, 470, 470*f*
胸骨膜　819
胸鎖関節　772, 773*f*, 819
胸鎖乳突筋　67, 193*f*, 657*f*, 659*f*, 660*f*, 783*f*, 822, 822*f*, 831*f*
胸最長筋　821*f*
胸式呼吸　66, 824
胸神経　576*f*, 656, 658
胸神経節　675*f*, 676, 677*f*
胸心臓枝（迷走神経の）　677*f*, 698, 699*f*
胸心臓神経　104*f*, 675*f*, 676, 677*f*
胸水　63
胸髄　576*f*, 590
胸髄核　592, 603*f*
胸腺　58, 60*f*, 61*f*, 153, 275, 534, 534*f*
　発生　553
　　　──腫　88
　　　──依存皮質　530
　　　──皮質上皮細胞　534, 535*f*
胸大動脈　64*f*, 114, 128, 128*f*, 200*f*
胸大動脈神経叢　677*f*
胸腸肋筋　821*f*
胸椎　814, 814*f*
胸背神経　662, 663*f*
胸背動脈　125*f*, 129*f*
胸半棘筋　821*f*
胸部Ｘ線写真　60, 88
胸部食道　200
胸部誘導　98, 99*f*
胸腹膜　65, 65*f*
胸膜　56, 62, 200*f*
　　　──液　62, 63
　　　──炎　63
胸膜腔　62, 62*f*, 63*f*, 85*f*
　　　──内圧　36*f*, 62
胸膜上膜　60*f*, 61*f*, 62, 63*f*
胸膜頂　56*f*, 62, 63*f*
胸膜洞　57, 62

838

胸腰筋膜　820, 820f
胸リンパ節　149f
胸肋関節　66, 66f, 819, 819f
胸肋三角　64, 65f
境界神経　658
頬筋　190, 191, 193f, 694f, 696f, 830f
頬筋枝（顔面神経の）　696f
頬筋リンパ節　150
頬骨　4f, 188f, 828f
頬骨眼窩動脈　119f
頬骨顔面孔　828f
頬骨弓　829f
頬骨枝（顔面神経の）　696f
頬骨神経　692, 693f
　頬骨顔面枝　692, 693f
　頬骨側頭枝　692, 693f
頬骨突起（側頭骨の）　188f
頬脂肪体　830f
頬神経　694, 694f
頬動脈　119f
狭窄性腱鞘炎　790
狭心症　100, 117
協調運動障害　639
協力筋　759
莢膜　434
　──細胞　436, 436f, 573, 573f
凝固　500
　──因子　293, 500
凝集　495
棘　578f, 579
棘下窩　772, 772f
棘下筋　665f, 775f, 782f, 784, 785f
棘間筋　820, 821f
棘間靱帯　816, 816f
棘筋　820, 820f, 821f
棘孔　688f, 829f
棘上窩　772, 772f
棘上筋　665f, 774f, 775f, 782f, 784
棘上靱帯　816, 816f
棘突起　814, 814f
局所血流　36
局所肺気量　36
局所反射　217
曲精細管　420, 420f
近位曲尿細管　338, 358
近位指節間関節　780, 780f
近位中心体　422f
近位直尿細管　338, 358
近位尿細管　338, 358
筋横隔動脈　64, 128, 129f
筋芽細胞　760
筋下包　759
筋間中隔　759
筋緊張　629
　──亢進　635
　──低下　639
筋形質　761
筋原性調節　158
筋原線維　761, 761f
筋固縮　635
筋細胞膜　760, 760f
筋三角　823f
筋収縮　763, 765
筋周膜　760, 760f

筋小胞体　106, 107f, 112, 760f, 761, 764f
　──Ca²⁺放出機構　764, 770
筋上皮細胞　194, 470
筋上膜　760, 760f
筋伸展反射　69f, 628, 628f
筋性防御　681
筋性動脈　142, 377
筋節　106, 656, 761, 761f
　──長　768, 768f
筋線維　760, 760f
　──束　760, 760f
筋層間神経叢　226, 226f
筋頭　758, 758f
筋突起（下顎骨の）　188f
筋突起（披裂軟骨の）　11f, 13f
筋内膜　760, 760f
筋肉内注射　803
筋皮神経　662, 663f, 664, 664f, 784f, 786f
筋疲労　765
筋フィラメント　761, 761f, 762, 762f
筋紡錘　628, 628f, 700f, 702, 769
筋ポンプ　114, 114f, 148, 155
筋膜　742, 759, 760f
筋様細胞　420
筋裂孔　668, 669f, 802, 807f
緊急反応　687
緊張型ヘモグロビン　40
緊張性支配　680

ク

くしゃみ反射　684
くる病　242, 395, 739, 750
グアニリン　241
グアニル酸シクラーゼ　162, 162f, 429, 714
クイノー分類　268f
クエン酸回路　284, 285f
クッシング現象　649
クッシング症候群　568
クッパー細胞　271f, 274, 274f, 502
クーパー靱帯　470, 470f
クプラ　726, 726f
クームス分類　524
クモ膜　590, 590f, 641, 641f
　──下出血　121, 641
クモ膜下腔　123f, 641, 641f, 643f
クモ膜下槽　641
クモ膜顆粒　122, 123f, 642, 643f
クモ膜絨毛　642
クモ膜小柱　641, 641f
クラインフェルター症候群　478
クラウゼ腺　706, 706f
クラーク核　592
クラスⅠMHC　519f, 520, 521f
クラスⅡMHC　518f, 520, 521f
クラススイッチ　517
クラスリン　291f, 585, 767, 767f
クラブ細胞　18, 19f
グラーフ卵胞　435
クラーレ　585
グランザイム　519

グリア　579
　──リンパ系　641
クリアランス　354
　イヌリン──　354
　クレアチニン──　355
　自由水──　372
　浸透圧──　372
　デキストラン──　347f
クリグラー・ナジャー病　303
グリコーゲン　279f, 282, 282f, 765
　合成　283, 317, 317f
　分解　283, 285f, 317, 317f
　──顆粒　272, 272f
　──シンターゼ　283, 317f, 320
　──ホスホリラーゼ　283, 317f
　肝──　298
　筋──　298
グリコフォリン　488, 488f, 494
グリシン　586
クリステ　286f, 562
グリセルアルデヒド3-リン酸　284
グリセロール　187, 239f, 283, 288, 288f, 289f, 568
　合成　285f
　分解　285f
グリセロール3-リン酸　288, 288f
グリセロールリン酸シャトル　284
グリソン鞘　270, 271f
グルカゴン　316, 316f, 318, 687
　作用　282, 282f, 317f
　──受容体　317f, 319
グルカゴン様ペプチド　219, 323
グルクロニルトランスフェラーゼ　300
グルクロン酸抱合　300, 492
　──障害　303
グルコキナーゼ　284
グルコース　234, 282, 282f, 285f, 316, 765
　──エネルギー変換　284
　──感受性ニューロン　686
　──再吸収　365
　──取り込み　317, 320, 321f
グルコース輸送体　282f, 321f
　肝臓　320
　小腸　235, 235f
　腎臓　365
　胎盤　464
　脳　649
グルコース1-リン酸　283, 285f
グルコース6-リン酸　283, 285f
　──デヒドロゲナーゼ　489, 489f
グルコース6-ホスファターゼ　283
グルコース-アラニン回路　283, 295
グルタチオン還元酵素　489f
グルタミン　295f
グルタミン酸　294, 586, 587
　──受容体　587, 621, 621f
　──デヒドロゲナーゼ　294
グルタミン酸-オキサロ酢酸トランスアミナーゼ（GOT）　294f
グルタミン酸-ピルビン酸トランスアミナーゼ（GPT）　294f
グルテン　229
クルミ割り現象　335
クレアチニン　354, 399, 482, 765
　──クリアランス　355
クレアチン　765

──キナーゼ　765
──リン酸　765
クレチン病　550, 557
クレブス回路　284
グレリン　211, 215, 551, 687
クロスプレゼンテーション　515
クロスマッチ　495
クローディン　348, 381f
グロビン　40, 40f, 491, 491f
グロブリン　293, 482
クロム親和性細胞　561, 563
グロムス細胞　71f, 160
クロモグラニン　563
クロライドシフト　44, 45f
クロールイオン Cl⁻
クローン病　243, 251
区域気管支　14, 15f, 16
区域気管支枝　15, 15f
区域胆管　275
区域動脈　335
区域門脈　268
駆出期　97
空間的加重　586, 587f
空間認知　618, 619
空気塞栓　50, 130
空腸　182f, 222f, 224, 224f
空腸静脈　134f
空腸動脈　132f, 224
空腹時血糖値　316
空腹感　686
隅角　709
隅角線維柱帯　709f
口すぼめ呼吸　77
屈曲　756
屈曲反射　629, 629f, 681
屈筋　756
屈筋支帯（手の）　788, 789f, 792f
屈筋支帯（足の）　810, 811f, 813f
屈折異常　709f
首振り説　763

ケ

ケトアシドーシス　289, 323
　糖尿病性──　397
ケトーシス　289
17-ケトステロイド　573
ケトン血症　323
ケトン体　288, 289, 323
ケトン尿　323f
ケノデオキシコール酸　300, 300f
ケモカイン　505
ケラチノサイト　736
ケラチン　736
ケラトヒアリン顆粒　736, 736f
ケルクリング襞　225
ケント束　101
毛　737
外科頸　774, 774f
解毒　280, 296
下痢　251
頸横神経　659f, 660, 660f
頸横動脈　118, 118f, 119f
頸管　440, 441f, 442, 442f
　──熟化　468
　──展退　468f

和文索引 （*f*は図中）

頸管腺　442
頸管内膜　442, 442*f*
頸管粘液　427, 442
頸胸神経節　676
頸棘筋　821
頸筋膜　196*f*, 822*f*
頸屈　650*f*, 651
頸鼓神経　697, 697*f*
頸最長筋　821*f*
頸枝（顔面神経の）　696*f*
頸静脈弓　131*f*
頸静脈孔　688*f*, 697, 698*f*, 829*f*
頸静脈神経　676
頸神経　576*f*, 656
頸神経叢　577*f*, 660, 660*f*
頸神経ワナ　660*f*, 661
頸髄　576*f*, 590
頸切痕　818*f*
頸体角（大腿骨の）　796, 796*f*
頸長筋　823*f*
頸腸肋筋　821*f*
頸椎　814, 814*f*
頸動脈管　120, 829*f*
頸動脈結節　815
頸動脈サイフォン　120, 120*f*, 644, 645*f*
頸動脈三角　822, 823*f*
頸動脈小体　70, 71*f*, 160, 161*f*, 561, 652, 685*f*, 697*f*
頸動脈造影　120
頸動脈洞　70*f*, 104, 120, 160, 161*f*, 685*f*, 697*f*
　　──圧迫試験　105
頸動脈洞枝（舌咽神経の）　70, 104, 161*f*, 697, 697*f*
頸半棘筋　821*f*
頸反射　630, 630*f*
頸板状筋　821*f*
頸部食道　200
頸部粘液細胞　214, 214*f*, 221
頸膨大　577*f*, 590, 591*f*
頸リンパ節　149*f*
鶏冠　5*f*, 829*f*
経口糖負荷試験　316, 323*f*
経口避妊薬　446
経口補液　240, 251
経口免疫寛容　253
経細胞液　329
経細胞経路　366*f*
経線状線維　708, 709*f*
経腟的超音波検査　466
経肺圧　77*f*
脛骨　798, 798*f*
脛骨神経　669*f*, 671*f*, 673, 673*f*, 804, 811*f*
脛骨粗面　798, 798*f*
脛骨体　798
脛腓関節　798
脛腓靱帯結合　798, 801*f*
軽鎖（ミオシンの）　762, 771
憩室　226
形質芽細胞　529
形質細胞　512, 512*f*, 515*f*, 531
形質細胞様樹状細胞　510
傾斜角（大腿骨の）　796
茎状突起（尺骨の）　776, 776*f*
茎状突起（側頭骨の）　188, 197*f*, 828*f*, 829*f*

茎状突起（橈骨の）　776*f*, 777
茎突咽頭筋　197, 199, 199*f*, 830
茎突咽頭筋枝（舌咽神経の）　697, 697*f*
茎突下顎靱帯　188, 188*f*, 189*f*
茎突舌筋　192*f*, 198, 697*f*
茎突舌骨筋　193*f*, 196*f*, 197*f*, 822*f*, 830
茎乳突孔　696, 829*f*
血圧　83, 154
　液性調節　156
　神経性調節　160
　　──測定法　154
血液Rライン　34, 34*f*
血液ガス分析　39
血液型　494
　　──検査　495
　　──不適合妊娠　495
　　──不適合輸血　494
血液胸腺関門　534
血液凝固　500
　　──因子　293, 500
血液空気関門　26, 146
血液細胞　482
　　──の分化　486*f*
血液髄液関門　643
血液生化学検査　268
血液精巣関門　421
血液透析　355
血液脳関門　121, 165, 649
血液pH　293
血管運動中枢　104, 160, 161*f*, 685
血管外溶血　494
血管極　342, 379
血管作動性アミン　508
血管作動性腸ポリペプチド　227, 314
血管作動性物質　78, 158, 159, 387
血管条　720, 721*f*
血管小足　579*f*
血管新生　277
血管束　375
血管断面積　155*f*
血管抵抗　52, 154
血管透過性亢進　55, 508, 509*f*
血管内皮　207, 344, 346, 376
血管内マクロファージ　79
血管内溶血　494
血管平滑筋　142, 377*f*
　　──収縮機構　163*f*
　　──による自動調節　352
血管裂孔　668, 669*f*, 802, 807*f*
血管攣縮説　446
血球　482
血行性転移　277
血行動態性肺水腫　55
血色素　491
血漿　329, 482
　　──アミノ酸濃度　294
　　──K$^+$濃度　571
　　──Ca^{2+}濃度　575, 750
　　──滲出　508, 509*f*
　　──リン濃度　750
血漿膠質浸透圧　55, 145, 293, 351
　　──受容器　549
血漿蛋白　293, 482
　　──緩衝系　293
血小板　483*f*, 496

　　──活性化因子　508, 524
　　──凝集・粘着　497*f*
　　──第4因子　496
　　──由来成長因子　496, 497, 522*f*
　　──リン脂質　500, 500*f*
血小板血栓　496
血小板減少性紫斑病　497
血清　482
　　──クレアチニン　355
　　──尿素窒素　295
血栓　496, 501
　　──症　50, 167
　　──性静脈炎　122
血中hPL測定　465
血中グルコース濃度　316
血中酸素分圧　490
血中尿素窒素　380, 550
血中ビリルビン　303
血糖値　282, 316, 565
　　──の調節　282*f*, 316*f*
血糖調節中枢　605, 686
血尿　350
血餅　482*f*, 501, 501*f*
血流シャント　31, 39
血流速度　155*f*
血流量不均等分布　37*f*
結核　37, 525
結合子　422*f*
結合尿細管　338, 360
結合複合体　230, 231*f*
結節間滑液鞘　774*f*
結節間溝　774, 774*f*
結節間平面　208*f*
結滞　101
結腸　244
結腸圧痕（肝臓の）　264*f*, 266*f*
結腸ヒモ　245, 245*f*, 246
結腸膨起　245, 246*f*
結膜　706
結膜円蓋　706*f*
月経　444, 446, 493
　　──異常　473
　　──期　446, 447*f*
　　──困難症　446
　　──周期　446, 447*f*
　　──不順　472
　　──齢　454*f*
月状骨　778, 778*f*
月状面　794, 794*f*, 797*f*
楔状結節　11*f*, 12*f*
楔状束　591*f*, 592, 593*f*
楔状束核　596*f*, 603*f*, 704
楔状束核小脳路　603*f*
楔状束結節　594, 595*f*
楔状軟骨　10, 11*f*
楔前部　609*f*
楔部　609*f*
腱　742, 758
腱下包　759, 776*f*
腱画　758, 826, 827*f*
腱間結合　791*f*
腱器官　628, 628*f*, 700, 702, 769
腱区画　790, 791*f*
腱索　90, 90*f*, 92
腱鞘　759, 759*f*
　（手の）　788, 792*f*
　（足の）　812*f*

　　──炎　790
腱中心　64, 64*f*, 65
腱反射亢進　632
腱膜　742, 758
肩関節　774*f*, 775
　運動　775
　作用する筋　775*f*
肩甲下窩　772, 772*f*
肩甲下筋　663*f*, 774*f*, 775*f*, 783*f*, 784
肩甲下静脈　126*f*
肩甲下神経　662, 663*f*
肩甲下動脈　124, 125*f*, 129*f*
肩甲下リンパ節　470
肩甲回旋動脈　125*f*, 129*f*, 785*f*
肩甲挙筋　67, 782, 782*f*, 822*f*
肩甲胸郭関節　773
肩甲棘　772, 772*f*
肩甲頸　772*f*
肩甲骨　772, 772*f*
　運動　773
　作用する筋　773*f*
肩甲上神経　662, 663*f*, 665*f*
肩甲上動脈　118, 118*f*, 119*f*, 129*f*, 552*f*
肩甲舌骨筋　193*f*, 660*f*, 822*f*
肩甲切痕　772, 772*f*
肩甲線　56
肩甲背神経　662, 663*f*
肩甲背動脈　118, 118*f*, 119*f*, 129*f*
肩鎖関節　773, 773*f*
肩鎖靱帯　773, 773*f*, 774*f*
肩峰　772, 772*f*, 774*f*
肩峰下包　784
肩峰角　772*f*
肩峰関節面（肩甲骨の）　772*f*
肩峰関節面（鎖骨の）　772*f*
肩峰端　772, 772*f*
嫌気的解糖　282*f*, 285*f*, 488, 765
犬歯　191, 193*f*
牽糸性　442
剣状突起　56*f*, 59*f*, 65*f*, 818, 818*f*
見当識障害　618
瞼板　706, 706*f*, 707*f*
瞼板筋　706, 706*f*
健忘　620
限界デキストリン　234
限界板　271*f*, 272
原始窩　460, 460*f*
原始結節　460, 460*f*
原始絨毛　459*f*, 462, 462*f*
原始心内膜管　461*f*
原始心房　169*f*
原始生殖細胞　434, 474, 474*f*, 475*f*
原始生殖索　474, 475*f*
原始線条　460, 460*f*
原始大動脈弓　176, 176*f*
原始肺静脈　172*f*, 173
原始肺胞　27
原始卵黄嚢　458*f*, 459
原始卵胞　434, 435*f*, 474, 475*f*
原小脳　600, 603
原腸　461
原発性アルドステロン症　166, 383, 570
原発性肝癌　277
原発性肺高血圧症　53
原発性副腎皮質不全　571

840

原皮質 610
減数分裂 416, 417f
　　──抑制因子 474

コ

コイル動脈 444
コッヘルの操作 225
コドン 292, 292f
ゴナドトロピン ☞ 性腺刺激ホルモン
コネキシン 107, 348
コネクソン 107, 107f, 348
コネクチン 106
コハク酸 286
　　──-ユビキノンレダクターゼ 286
コバラミン 242, 243f, 280, 490f, 491
コバルト 243
コラーゲン 346, 349
　　──線維 270, 273f, 277, 496, 748
コリ回路 316f
コリパーゼ 238, 239f, 311f
コリン 367, 767f
　　──アセチルトランスフェラーゼ 682, 767f
　　──作動性ニューロン 624, 624f, 682
コルサコフ症候群 621
コール酸 300, 300f
ゴルジ腱器官 628, 628f, 700, 702, 769
ゴルジ細胞 636, 636f
ゴルジ装置 207, 231f, 272
コルチ器 720, 722, 722f
コルチコステロイド結合グロブリン 569
コルチコステロン 566
コルチゾール 566
コルポスコープ 443f
コールラウシュ屈曲点 714
コールラウシュ襞 247, 247f
コレカルシフェロール 280, 395
コレシストキニン 303, 312, 314, 314f, 315f, 547
　　──-パンクレオザイミン 219
コーレス筋膜 247f, 402f, 428f, 440f, 449f, 451, 759
コレステロール 187f, 238, 239f, 290, 566
　　合成 290, 291f
　　細胞内取り込み 291f
　　排出 301
　　輸送 291
　　──エステラーゼ 311
　　──側鎖切断酵素 436
コレステロールエステル 187f, 239f, 290, 291f
　　──転送蛋白 290f
　　──ヒドロラーゼ（加水分解酵素） 187f, 233, 239f, 310, 566, 567f
コレラ菌 251
コレラ毒素 241
コロイド 552, 554
　　──小滴 553, 554f
コロニー形成単位 486

コロニー刺激因子 487
コン症候群 383, 570
コンダクタンス 31
コンパクション 457
コンプライアンス 75
股関節 796, 797f
　　運動 797
　　作用する筋 797
呼吸運動 66, 824
呼吸窮迫症候群 29, 75
呼吸筋 66
呼吸憩室 21
呼吸困難 77
呼吸鎖 286
呼吸細気管支 15, 15f, 22, 22f, 23f, 54f
呼吸商 32, 45
呼吸上皮 207
呼吸性アシドーシス（RAc） 49, 397
呼吸性アルカローシス（RAl） 49, 397
呼吸性移動 57
呼吸性代償 49, 49f
呼吸性不整脈 102
呼吸中枢 68, 68f, 685
呼吸調節 71
　　化学的調節 70
　　神経性調節 68
呼吸ニューロン 68, 685
呼吸の4ステップ 2, 3f
呼吸反射 684
呼吸不全 37, 38f
呼吸部（下気道の） 15, 15f
呼吸部（鼻粘膜の） 6
呼吸様運動 29
呼吸リズム 68
呼息筋 66
鼓索神経 192, 694, 694f, 695f, 696, 696f
鼓室 718, 719f
鼓室階 720, 720f
鼓室枝 695f, 697, 697f
鼓室神経叢 697, 697f
鼓膜 718, 719f
鼓膜臍 718
鼓膜枝（耳介側頭神経の） 694f
鼓膜張筋 718, 719, 719f, 830
鼓膜張筋神経 694, 695f
古小脳 600, 603
古線条体 614
古典経路（補体活性化の） 506, 506f
古典的活性化マクロファージ 509
古典的樹状細胞 510
古皮質 610
孤束核 70, 596f, 599f, 695f, 698f, 735f
孤立リンパ小節 528
固有胃腺 212, 214, 219f
固有感覚 700
固有肝動脈 132, 132f, 183f, 223f, 264f, 266f, 304f, 305f
　　右枝 267f
　　左枝 267f
固有胸筋 824
固有受容器 628, 702, 769
固有掌側神経 664, 664f, 667f
固有掌側指動脈 124f, 125f
固有底側趾神経 671f

固有背筋 334f, 658, 820, 820f
固有卵巣索 430f, 431f, 432, 433f, 441f
誤嚥 10
　　──性肺炎 14
五炭糖リン酸回路 ☞ ペントースリン酸回路
鈎 608f, 612, 612f
鈎状束 619f
鈎状突起（頸椎の） 814f
鈎状突起（篩骨の） 8f
鈎状突起（尺骨の） 776, 776f
鈎状突起（膵臓の） 304, 305f, 325f
鈎突窩 774, 774f
高圧受容器 160, 161f
高アンモニア血症 295, 323
高エネルギーリン酸結合 279f
高円柱上皮 442f
高温相 446, 447f
高カリウム血症 101, 391, 571
高カリウム性周期性四肢麻痺 391
高カルシウム血症 750
　　体液性腫瘍性── 559
高血圧 166
高血糖 322, 568
高次運動野 627, 627f
高次視覚野 616
高炭酸ガス換気応答 71
高炭酸ガス血症 31, 38
高地 53
高窒素血症 330
高張性脱水 387
高内皮細静脈 152, 152f, 513, 528, 530f
高密度リポ蛋白質 290
後胃枝（迷走神経の） 698, 699f
後陰唇交連 448f
後陰唇神経 670
後陰嚢神経 670
後腋窩リンパ節 150
後顆間窩 799
後下膵十二指腸動脈 132, 132f, 223f, 304f, 305f
後下小脳動脈 120, 121f, 644f, 646, 646f
後下腿筋間中隔 810
後過分極 582, 583f
後外側核（視床の） 606
後外側溝（脊髄） 590f, 591, 595f
後外側束（脊髄） 591f, 592
後外側腹側核（視床の） 606
後外側裂（小脳） 601
後角（脊髄の） 591, 591f, 592
後角（側脳室の） 614, 642
後核（視床下部の） 686
後環椎後頭膜 817
後関節面（軸椎の） 817
後眼房 709, 709f
後弓（環椎の） 118
後距腓靱帯 801
後胸鎖靱帯 773
後屈 756
後脛骨筋 673f, 810, 811f, 813f
後脛骨静脈 141
後脛骨動脈 138, 138f, 139f, 810
後脛腓靱帯 798, 801
後頸三角 823f
後結節（環椎の） 817

後結節（頸椎の） 814f, 815
後交通動脈 120, 120f, 121f, 644, 644f, 647f
後交連 542f, 604, 604f, 605f
後骨間静脈 127f
後骨間神経 665, 790f
後骨間動脈 124f, 125f
後骨髄球 484
後根 590f, 591, 656
後根神経節 ☞ 脊髄神経節
後根動脈 591, 591f
後索 591, 591f, 592
後索核 704
後索-内側毛帯路 704
後索路 603f, 705f
後産期 469
後枝（脊髄神経の） 590f, 656, 658, 658f
後枝（閉鎖神経の） 668, 672f
後篩骨ド 706, 829f
後篩骨神経 692, 693f
後篩骨動脈 6, 6f, 707f
後耳介筋 696f, 831f
後耳介静脈 122f
後耳介神経 696, 696f
後耳介動脈 118, 119f
後室間溝 87f
後室間枝（冠状動脈の） 87f, 92f, 116
後斜角筋 823f
後尺側反回動脈 124f, 125f
後縦隔 58, 202
後縦靱帯 196f, 816, 816f
後十字靱帯 797, 799f
後上歯槽枝 692, 693f
後上膵十二指腸動脈 132, 132f, 223f, 304f, 305f
後上葉区 17
後上葉枝 16
後上腕回旋動脈 124, 125f, 785f
後上腕皮神経 665f, 666, 667f
後唇 440f
後神経孔 650
後神経束（腕神経叢の） 662f
後深側頭動脈 119f
後腎 408, 476f
後膵動脈 304f, 305, 305f
後正中溝（脊髄の） 590f, 591f, 595f
後脊髄小脳路 592, 593f, 596f, 603f
後脊髄動脈 591, 591f
後尖 92f
後仙骨孔 817
後仙腸靱帯 795, 795f
後前腕皮神経 665f, 666, 667f
後側頭泉門 468f
後退 757
後大腿皮神経 669f, 670, 671f, 673f
後大脳動脈 120, 120f, 121f, 644, 644f, 646f, 647f
　　皮質枝 645f
後腟円蓋 440f, 441
後中間溝（脊髄の） 590f
後腸 254, 254f, 256f, 461, 474f
後腸動脈 256, 256f
後ツチ骨ヒダ 719f
後天性免疫不全症候群 511
後頭顆 816, 828f, 829f

和文索引 (*f* は図中)

後頭下筋　822, 823*f*
後頭下三角　822
後頭下神経　658
後頭蓋窩　828, 829*f*
後頭極　609*f*
後頭筋　696*f*, 831*f*
後頭骨　828*f*
後頭三角　823*f*
後頭静脈　122*f*
後頭静脈洞　122, 123*f*, 640*f*, 641
後頭前切痕　609*f*
後頭前頭筋　830
後頭側頭溝　608*f*, 609*f*
後頭体節　653, 653*f*, 688
後頭導出静脈　122
後頭動脈　118, 119*f*
後頭葉　608, 609*f*
後頭リンパ節　150
後内側腹側核 (視床の)　606
後脳　588, 588*f*, 651, 651*f*
後肺底区　17
後肺底枝　16
後半規管　726*f*
後半月大腿靱帯　799*f*
後腓骨頭靱帯　798, 799*f*
後鼻鏡　7*f*
後鼻孔　4, 5*f*, 6*f*, 197*f*, 829*f*
後鼻枝 (翼口蓋神経節の)　692, 693*f*, 695*f*
後負荷　103
後腹側核 (視床の)　606
　──小細胞部　606
後腹膜器官　258, 304, 332
後脈絡叢動脈　645, 645*f*
後迷走神経幹　65*f*, 200*f*, 201, 677*f*, 679*f*, 698, 699*f*
後毛様体動脈　707*f*
後有孔質　594*f*, 595
後葉 (下垂体の)　542*f*, 543, 543*f*
　──ホルモン　544, 549
後葉 (小脳の)　600, 601*f*
後輪状披裂筋　10, 11*f*, 13*f*, 197*f*
後輪状披裂靱帯　11*f*
口咽頭膜　255*f*, 460, 460*f*
口窩　255*f*, 543
口蓋咽頭弓　192, 196, 197*f*
口蓋咽頭筋　192, 197*f*, 199, 199*f*
口蓋筋　198*f*
口蓋骨　4, 5*f*, 828*f*
口蓋垂　6*f*, 7*f*, 196*f*
口蓋垂筋　197*f*, 198*f*, 830
口蓋舌弓　192
口蓋舌筋　192, 198, 830
口蓋突起 (上顎骨の)　5*f*
口蓋帆挙筋　197*f*, 198*f*, 199, 830
口蓋帆張筋　198*f*, 199, 830
口蓋帆張筋神経　694, 695*f*
口蓋扁桃　192, 192*f*, 196*f*
口角炎　242
口角下制筋　696*f*, 830*f*, 831*f*
口角挙筋　696*f*, 830*f*
口渇　323*f*
口腔相 (嚥下の)　198
口輪筋　190*f*, 191, 696*f*, 830*f*, 831*f*
抗インスリン作用　550
抗炎症作用　569
抗原　521
抗原結合部位　516, 516*f*

抗原ペプチド　514
抗原提示　514
　──細胞　521
　──MHCによる──　521, 521*f*
抗糸球体基底膜抗体病　527
抗重力筋　603, 730, 759, 765
抗ストレス作用　569
抗体　515, 516
　──親和性の成熟　517, 531
抗プロテアーゼ　293
抗ミュラー管ホルモン　435
抗利尿ホルモン (ADH)　157, 371, 544, 549, 571, 687
好塩基球　482, 483*f*, 503
好塩基性赤芽球　485, 490, 490*f*
好気性菌　37
好気的運動能　765
好気的解糖　282*f*, 285*f*
好酸球　482, 483*f*, 503
　──活性化　78
　──の走化活性　78
好中球　482, 483*f*, 502
　血管外遊出　504
　走化　505
　動員　509
　貪食・殺菌　505*f*
　──浸潤　509
構音　12
硬化性糸球体腎炎　356
岬角　433*f*, 450, 451*f*, 468*f*, 817, 817*f*
交感神経　674, 680
　(血管)　160, 161*f*
　(心臓)　104, 104*f*, 161*f*
　(腎臓)　375, 379
　(副腎髄質)　564
交感神経幹　590*f*, 674, 674*f*
　胸部　61*f*, 676, 677*f*
　頸部　676, 677*f*
　腹部・骨盤部　678, 679*f*
交感神経刺激　195
交感神経節　590, 674, 674*f*
　──後線維　564
　──前線維　563
交叉性伸展反射　629, 629*f*
交叉槽　641, 641*f*
交叉反応　521
交差適合試験　495
交通枝　656, 658*f*
交通性水頭症　643
交連下器官　686*f*
交連性抑制　731
交連線維　619, 619*f*
交連ニューロン　611
睾丸　418
　──水瘤　419
　──痛　419
咬筋　190, 190*f*, 193*f*, 694*f*, 830, 830*f*
咬筋神経　191, 694, 694*f*
広筋内転筋膜　807, 807*f*
広頸筋　659*f*, 696*f*, 822, 830*f*, 831*f*
広背筋　657, 663*f*, 782, 782*f*, 783*f*, 784
膠原線維　24*f*, 349
膠質浸透圧　55, 145, 293, 351
　──受容器　549

膠様質　591*f*
虹彩　708, 708*f*, 709*f*
鉱質コルチコイド　566
甲状頸動脈　118, 118*f*, 129*f*, 204*f*, 552*f*
甲状喉頭筋　10*f*, 11*f*
甲状喉頭蓋靱帯　11*f*, 12*f*, 196*f*
甲状舌管　192, 553, 553*f*
　──嚢胞　553
甲状舌骨筋　10, 10*f*, 12*f*, 193*f*, 660*f*, 822*f*
甲状舌骨筋枝 (頸神経ワナの)　661
甲状舌骨膜　11*f*, 12*f*, 196*f*, 552*f*
甲状腺　12*f*, 118*f*, 196*f*, 552, 552*f*, 822*f*
　発生　553
　──機能亢進症　102, 556
　──機能低下症　102, 556
　──憩室　553, 553*f*
　──ペルオキシダーゼ　554
　──ヨウ素プール　555
甲状腺芽　255*f*
甲状腺刺激ホルモン (TSH)　547, 549, 557, 557*f*
　──放出ホルモン　546
甲状腺ホルモン　554
　合成　554
　作用　556
　分泌調節　557
　──応答性エレメント　556, 556*f*
　──受容体　556, 556*f*
甲状軟骨　10, 10*f*, 11*f*, 12*f*, 118*f*, 193*f*, 196*f*, 201*f*, 552
甲状披裂筋　10, 11*f*, 13*f*, 199
恒常性　482
項靱帯　816, 817*f*
酵素　279
酵素原顆粒　307, 311, 311*f*
梗塞　50
拘束性換気障害　73
喉頭　2*f*, 10, 12*f*
喉頭蓋　2*f*, 10, 10*f*, 11*f*, 12*f*, 192*f*, 196*f*, 197*f*
喉頭蓋軟骨　10, 10*f*, 11*f*, 12*f*, 196*f*
喉頭鏡　13*f*
喉頭筋　10
喉頭腔　12
喉頭口　11*f*, 12*f*, 197*f*
喉頭室　12, 12*f*
喉頭前庭　12, 12*f*
喉頭内視鏡　13
喉頭軟骨　10
喉頭隆起　10
更年期　472
　──出血　473
　──障害　473
興奮収縮連関　764
興奮性シナプス後電位　586
興奮性シナプス伝達　587
硬膜　590, 590*f*, 640, 641*f*
　──下血腫　641
　──外血腫　640
硬膜枝 (下顎神経の)　694, 694*f*
硬膜枝 (上顎神経の)　692, 693*f*
硬膜枝 (脊髄神経の)　656
硬膜枝 (迷走神経の)　698
硬膜上腔　590, 640
硬膜静脈洞　122, 123*f*, 640, 640*f*

肛門　248, 448*f*
肛門縁　248
肛門括約筋　248, 249*f*
　外──　247*f*, 248, 248*f*, 440*f*, 450, 827
　内──　247*f*, 248, 248*f*, 440*f*
肛門管　244*f*, 247*f*, 248, 248*f*, 450*f*
肛門挙筋　247*f*, 248, 248*f*, 402*f*, 450, 450*f*, 827
肛門三角　451, 451*f*
肛門皺皮筋　248
肛門腺　248*f*
肛門柱　248, 248*f*
肛門直腸管　476, 476*f*
肛門洞　248, 248*f*
肛門ヒダ　478, 479*f*
肛門皮膚線　248, 248*f*
肛門尾骨靱帯　247*f*, 400*f*, 450*f*
肛門膜　478, 479*f*
肛門輪　248
黒質　597*f*, 605*f*, 614, 614*f*, 625*f*
　緻密部　635*f*
　網様部　635*f*
　──線条体投射　625*f*, 634
骨化中心　752, 752*f*
骨芽細胞　748, 749*f*, 753*f*
骨格　742
骨格筋　742
　血流量　760, 765
　収縮機構　763
　名称　758
骨格筋線維　760
　分類　765
骨幹　746, 746*f*
骨幹端　746*f*
骨間縁　776
骨間距踵靱帯　800, 801*f*
骨間手根間靱帯　779, 779*f*
骨間仙腸靱帯　795
骨間中手靱帯　779*f*
骨基質　748
骨吸収　392, 558, 749
骨形成　748
　──層　747
骨結合　754
骨作用　569
骨細管　747, 747*f*
骨細胞　747, 747*f*, 748, 749*f*
骨産道　468, 468*f*
骨重積　469
骨小腔　747, 747*f*
骨針　752
骨髄　484, 746
　──穿刺　484, 818
　──造血　484
骨髄芽球　484, 503*f*
骨髄間質細胞　487*f*
骨髄球　484
骨髄球系前駆細胞　486*f*, 487
骨髄細胞　484
骨折　753
骨粗鬆症　473, 751
骨層板　746, 747*f*
骨単位　746, 747*f*
骨端　746, 746*f*
　──線　753
　──閉鎖　550, 753

842

骨端動脈　752f
骨端軟骨　753, 753f
　——板(骨端板)　550, 550f, 752
骨導　725
骨内膜　747, 747f
骨軟化症　399, 739, 750
骨半規管　719, 720f
骨盤　451f, 744, 794
　——位　468f, 469
　——軸　468
　——出口　468
　——誘導線　468
骨盤下口　450, 795
骨盤隔膜　247f, 248, 450, 450f, 679f, 826
骨盤闊部　468, 468f
骨盤峡部　468, 468f
骨盤筋膜　402f, 450
骨盤腔　450, 795
骨盤上口　450, 795, 795f
骨盤神経叢　426f, 429, 675f, 678, 679f
骨盤底　450
骨盤内臓神経　249f, 405, 426f, 429, 674, 675f, 678, 679f
骨盤リンパ節　149f
骨鼻腔　4
骨鼻中隔　4
骨膜　747, 747f
骨迷路　718f, 719, 720f
骨ラセン板　720, 720f, 721f
骨梁　746, 746f, 747f
混合静脈血　33, 34
混合性換気障害　73
混合性神経　689
混合腺　194
混合ミセル　239f
根糸　590f, 591
根小毛　20
昏睡　316
　肝性——　295
　糖尿病性——　323

サ

サイアザイド系利尿薬　384
サイアミン　242
サイクリックAMP ☞ cAMP
サイクリックGMP ☞ cGMP
サイズ選択的障壁　347
サイズの原理　769, 769f
サイトカイン　509, 519f, 522
　——受容体　522f
　炎症性——　274, 523
サイロキシン　554
　——結合グロブリン　293, 555
　——結合プレアルブミン　555
サイログロブリン　552, 554, 554f
サージ　547
サッケード　631
サーファクタント　24, 28, 79, 454
サブスタンスP　203, 227, 547
サラセミア　491
サルモネラ菌　251
サントリーニ管　305
サントリーニ弁　305

左胃静脈　134, 134f, 205, 205f, 209f, 210, 210f, 223f
左胃大網静脈　134f, 209f, 210f, 223f
左胃大網動脈　132, 132f, 209f, 210, 210f, 223f, 304f
左胃動脈　132, 132f, 200f, 204, 204f, 209f, 210, 210f, 223f, 304
左下肺静脈　50f, 59f
左下葉　16, 56f, 57f, 61f
左下葉気管支　14f, 59f
左外縁枝(冠状動脈の)　116f
左肝管　267f
左肝静脈　266f, 268f
左気管支縦隔リンパ本幹　54, 149f
左脚(横隔膜の)　64, 65f
左脚(刺激伝導系の)　94, 95f
左頸リンパ本幹　149f
左結腸曲　183f, 209f, 244, 244f, 262f
左結腸静脈　134f
左結腸動脈　133f
左鎖骨下動脈　86f, 114, 118f, 128, 129f
左鎖骨下リンパ本幹　149f
左三角間膜　222f, 264f, 265, 265f
左軸偏位　101
左上肺静脈　50f, 59f
左上葉　16, 56f, 57f, 61f
左上葉気管支　14f
左静脈角　148, 149f
左心耳　58f, 86f, 87, 91
左心室　50f, 58f, 59f, 62f, 63f, 85f, 86f, 91f
左心室後静脈　117, 117f
左心不全　55
左心房　50f, 59f, 62f, 63f, 85f, 87f, 91f
左心房斜静脈　117, 117f, 173
左腎　262f, 332f, 560f
左精巣静脈　332f
左総頸動脈　86f, 114, 118f, 128, 177f
左脳　619
左肺動脈　50, 50f, 59f, 61f, 63f, 87f
左副肝動脈　210
左辺縁静脈(心臓の)　117, 117f
左房圧　55f
　平均——　53
左方移動　509
左卵巣静脈　332f
左腕頭静脈　50f, 58f, 60f, 61f
鎖胸三角　127
鎖骨　772, 772f
鎖骨下窩　783f, 784
鎖骨下筋　60f, 61f, 783, 783f
鎖骨下筋溝　772
鎖骨下筋神経　662, 663f
鎖骨下静脈　59f, 61f, 126f, 131f, 205f
鎖骨下動脈　51f, 59f, 61f, 118, 119f, 129f, 176f, 200f, 204
鎖骨下動脈神経叢　676
鎖骨下部(腕神経叢の)　662
鎖骨下リンパ節　150
鎖骨下ワナ　676, 677f
鎖骨間靱帯　773, 773f, 819f

鎖骨上三角　823f
鎖骨上神経　657f, 659f, 660, 660f
鎖骨上部(腕神経叢の)　662
鎖骨上リンパ節　150
鎖骨切痕　818, 818f
鎖骨体　772
鎖骨中線　56, 84, 84f, 262
嗄声　12
坐骨　451f, 794, 794f
坐骨下枝　424f, 449f, 450f
坐骨海綿体筋　402f, 426f, 428f, 449f
坐骨棘　450f, 794, 794f, 795f
坐骨結節　248f, 424f, 428f, 449f, 450f, 451, 794, 794f, 795f
坐骨枝　428f, 794f
坐骨神経　669f, 670, 672, 803, 803f, 807f
坐骨体　794f
坐骨大腿靱帯　797, 797f
坐骨動脈　137
最下甲状腺動脈　552
最下内臓神経　675f, 676, 677f
最外包　614f
最後野　594, 595f
最小血圧　83, 83f, 154
最上胸動脈　124, 129f
最上肋間静脈　130, 131f
最上肋間動脈　118, 119f
最大吸気位　72
最大吸気量　72
最大血圧　83, 83f, 154
最大呼気位　72
最大酸素摂取量　765
最大短縮速度　768
最長筋　820, 820f, 821f
最内肋間筋　67, 67f, 658f, 824, 825f
細管小胞　214f, 215f, 217
細気管支　2f, 15, 15f, 54f
　——上皮　18
細菌　505, 519
　——性腸炎　241
細小心臓静脈　117, 117f
細静脈　142
細胆管　275
細動脈　142
細胞外液　329
　——量　380, 381f
細胞外基質　349
細胞外シグナル分子　498, 522
細胞外マトリックス　271
細胞間橋　421, 421f, 736, 736f
細胞間経路　366f
細胞間情報伝達　522f
細胞嵌合　358
細胞結合　348
細胞骨格　348
細胞死　519
細胞質突起　274, 274f
細胞質分裂　416
細胞周期　416
細胞傷害性T細胞　515, 519
細胞診　443
細胞性免疫　518
細胞内液　329
細胞内受容体　538f, 539
細胞内情報伝達系　540, 683

細胞内分泌細管　214, 215f
細胞分裂　416
細胞膜　362
　——受容体　538f, 538
細胞容積　363
細網細胞　152, 484, 533
細網線維　152, 349, 485f, 533
催奇形因子　454
鰓弓　461f, 553, 553f, 653, 830
　——神経　650f, 688
　——由来の筋　653f, 830
鰓原性嚢胞　197
鰓溝　553f
鰓後体　553, 553f
鰓嚢　553, 553f
再吸収　145, 145f
　尿細管における——　364
再構築(骨の)　749
再生結節　277
再生不良性貧血　493
再分極　98, 109f, 582, 583f
載距突起　800, 800f, 801f
採血　126
臍静脈　172, 178, 259f, 265, 324, 324f, 462f, 463
臍帯　254, 462f, 463
　——ヘルニア　257
臍腸瘻管　257
臍動脈　136, 137f, 178, 430f, 462f, 463
臍動脈索　137f, 179, 419f, 433f
臍部　208f
臍傍静脈　135, 210f, 264f, 265
杯細胞　18, 18f, 19f, 206f, 228, 228f, 229f, 245
酢酸　296f
殺菌　79f, 505, 505f
刷子縁　228, 228f, 358
刷子細胞　18, 19f
莢膜　533, 533f
猿手　666
酸塩基平衡　46, 396
　——の異常　49, 49f
酸化　279, 287
酸化還元電位　286, 287f
酸化ストレス　489
酸化的リン酸化　286, 489, 765
酸好性顆粒　503
酸好性細胞(副甲状腺の)　553, 558f
酸性尿　46
酸性糜粥　216
酸性ホスファターゼ　426, 502
酸素
　——運搬能　493
　——解離曲線　40, 41f, 464f
　——拡散能　30
　——消費量　41
　——摂取量　41
　——投与　39
　——分圧　31, 34
　——飽和度　40
酸分泌細胞　214, 214f, 216f, 221
酸分泌抑制薬　217f
産科的真結合線　468f
産科的内子宮口　466
産道　468
　——膝　468, 468f
III型過敏反応　525

和文索引 （*f* は図中）

三角間膜　222*f*, 264*f*, 265, 265*f*
三角筋　657*f*, 659*f*, 665*f*, 774*f*, 782*f*, 783*f*, 784
三角筋下包　774*f*, 784
三角筋胸筋溝　126*f*, 127, 783*f*, 784
三角筋胸筋リンパ節　150
三角筋粗面　774, 774*f*
三角骨　778, 778*f*
三角靱帯　800, 801*f*
三角部（下前頭回の）　608, 609*f*
三管合流部　266
三叉神経　594*f*, 595, 647*f*, 688*f*, 692, 694
　──の支配領域　661*f*
　運動核　597*f*, 599*f*, 692, 695*f*
　主感覚核　597*f*, 599*f*, 692, 693*f*, 695*f*
　脊髄路　596*f*
　脊髄路核　596*f*, 599*f*, 692, 698*f*
　中脳路核　597*f*, 599*f*, 692
三叉神経節　692, 693*f*
三叉神経毛帯　705*f*
三次気管支芽　21, 21*f*
三次性能動輸送　367*f*
三色説　714
三尖弁　84*f*, 90*f*, 92, 92*f*
三層性胚盤　460, 460*f*
三大栄養素　281*f*
散大筋　757
山頂（小脳虫部の）　600*f*, 601*f*
山腹（小脳虫部の）　600*f*
残気量　72, 74

シ

θ波　625
ジアシルグリセロール　162, 541*f*
シェーグレン症候群　193
シェーファー側枝　620*f*, 621
ジェロタ筋膜　244, 334, 334*f*, 560
ジェンナリ線条　610
ジギタリス　113
シクロオキシゲナーゼ　253*f*, 497*f*, 498, 498*f*
システイニルロイコトリエン　498*f*
シトクロム *c*　286, 286*f*
　──オキシダーゼ　286
シトクロム P450　297, 297*f*, 566
シナプシン　585
シナプス　584
　──伝達　584, 682
シナプス間隙　584*f*
シナプス後細胞　584
シナプス後電位　586
シナプス後膜　584*f*
シナプス後抑制　586
シナプス小胞　584, 584*f*, 766
　──のリサイクル　585*f*, 767
シナプス前細胞　584
シナプス前膜　584*f*
シナプス前抑制　586
シナプトタグミン　585
1,25-ジヒドロキシコレカルシフェロール　395
1,25-ジヒドロキシビタミン D　395, 558, 750

ジヒドロキシマンデル酸　564*f*
ジヒドロテストステロン　573
ジヒドロピリジン受容体　112*f*, 764, 764*f*
ジヒドロ葉酸レダクターゼ　490
シブソン筋膜　62, 63*f*
ジペプチダーゼ　233
ジペプチド　187*f*, 236*f*, 237, 237*f*
シメチジン　217*f*
ジャヌッチ半月　194
シャーピー線維　191, 747, 747*f*
シャルコーの脳卒中動脈　645
シャント　31, 33, 39, 51
　解剖学的──　51
　真性──　33, 51
　生理学的──　33
シャントビリルビン血症　303
シュミット・ランターマン切痕　580, 580*f*
シュレム管　709, 709*f*
シュワン細胞　579, 580, 580*f*, 653*f*
ショック　167
ジヨードチロシン　554
ショパール関節　800, 800*f*
シルビウス水道　642*f*
シルビウス溝　641*f*
シルビウス動脈群　120
シルビウス裂　608
ジルベール病　303
視運動性反応　631
視蓋　595
視蓋脊髄路　593, 593*f*, 632, 633*f*
視蓋前域　717*f*
視覚　713
　──伝導路　716
視覚前野　717
視覚野　616, 616*f*
視覚連合野　717
視交叉　121*f*, 542*f*, 594, 604, 647*f*, 688*f*, 689, 716
視交叉陥凹　604*f*, 642*f*
視交叉上核　546, 573, 686*f*, 716
視交叉槽　641*f*
視細胞　710, 712*f*
視索　594*f*, 595*f*, 600, 688*f*, 689, 716
視索上核　542, 542*f*, 543*f*, 686*f*
視索前核　542, 542*f*, 613*f*, 686*f*
視軸　691*f*, 715
視床　604, 604*f*, 614*f*
　──症候群　604
視床下核　605*f*, 614, 614*f*, 634, 634*f*, 635
視床下溝　542, 542*f*, 604*f*
視床下部　542, 542*f*, 604*f*, 605, 622, 623*f*, 686, 686*f*
　──ホルモン　546
視床下部-下垂体系　412, 413*f*, 542
視床核　606, 606*f*
視床間橋　542*f*, 604, 604*f*, 605*f*
視床膝状体動脈　645
視床上部　604
視床髄条　604, 604*f*, 605*f*, 612, 613*f*
視床線条体静脈　646, 647*f*
視床内核　604, 605*f*, 606, 613, 613*f*, 620*f*
視床前結節　605*f*

視床枕　595*f*, 605*f*
視床枕核　606
視床皮質路　604, 615*f*
視床腹側核　606, 634
視放線　604, 615*f*
視神経　121*f*, 542*f*, 594*f*, 647*f*, 688*f*, 689, 690*f*, 707*f*
　発生　653
視神経円板　707*f*, 708*f*, 709
視神経管　688*f*, 689, 706, 706*f*, 828*f*, 829*f*
視神経細胞　711
　──層　710*f*
視神経鞘　689, 707*f*, 708*f*
視神経乳頭　709
視物質　712, 715*f*
視放線　607, 614*f*, 615*f*, 716
視野　715, 715*f*
　──欠損　716
視力　715
四角小葉　601*f*
四丘体槽　641*f*
歯冠　191
歯間細胞　722*f*
歯根　191
歯根管　191
歯根膜　191
歯状回　609*f*, 612*f*, 613, 613*f*, 620*f*
歯状核　602, 602*f*
歯状線　248
歯状靱帯　590, 590*f*
歯髄腔　191
歯尖靱帯　196*f*, 817*f*
歯槽骨　191
歯槽突起　5*f*, 828*f*
歯突起　816, 817*f*
歯突起窩　817*f*
歯列弓　191
死冠　137, 137*f*
死腔　33
　解剖学的──　15, 33
　生理学的──　33
弛緩型ヘモグロビン　40
子宮　430, 440
　発生　477*f*
　──外妊娠　457
　──後屈　441
子宮円索　430, 432, 433*f*, 440*f*, 441*f*
子宮下節　466
子宮外膜　440
子宮間膜　431, 431*f*
子宮峡部　440, 441*f*, 442, 442*f*
子宮筋層　440, 441*f*, 444
子宮腔　441*f*
子宮頸［部］　431*f*, 440, 440*f*, 442*f*
子宮頸横靱帯　441, 441*f*
子宮頸管 ☞ 頸管
子宮頸癌　443
子宮広間膜　430, 432*f*, 433*f*, 441*f*
子宮腺　442, 444*f*
子宮体［部］　431*f*, 440, 440*f*, 441*f*, 442*f*
子宮端（卵巣の）　432, 432*f*
子宮腟部　440
　──びらん　443
子宮中隔　477*f*
子宮底　431*f*, 440, 440*f*, 441*f*

　──長　467*f*
子宮洞筋　468
子宮動脈　136, 430*f*, 432*f*, 433, 441, 441*f*
　卵管枝　431*f*
　卵巣枝　431*f*
子宮内膜　440, 441*f*, 442, 442*f*, 444, 444*f*
　──間質　444
　──腺　442, 444*f*
子宮部（卵管の）　438, 438*f*
子宮傍組織　431, 431*f*
糸球体　342, 342*f*
　発生　407*f*, 475*f*
　──基底膜　346
　──係蹄　342
　──腎炎　525
糸球体（嗅球の）　733
糸球体外メサンギウム　342*f*, 379
糸球体尿細管バランス　369
糸球体毛細血管　146, 343, 374
　──圧　350
糸球体門　342
糸球体濾液　350, 364
糸球体濾過量　350
　──の調節　352, 379
糸状乳頭　192
刺激受容器　69
刺激伝導系　94
止血機序　497
始原生殖細胞　434, 474, 474*f*, 475*f*
指骨　778, 778*f*
　作用する筋　781*f*
指状嵌入細胞　153
指節間関節　780, 780*f*
指背腱膜　793, 793*f*
指鼻試験　639*f*
指放線　461*f*
趾骨　800, 800*f*
趾節間関節　800*f*, 801
篩骨　4, 5*f*, 828*f*
篩骨垂直板　4*f*, 5*f*
篩骨洞　8, 8*f*, 9*f*
篩骨胞　8, 8*f*
篩骨蜂巣　8, 8*f*
篩骨漏斗　8
篩板（強膜の）　708*f*
篩板（篩骨の）　4, 5*f*, 6*f*, 688*f*, 693*f*, 829*f*
篩板孔（類洞内皮の）　270, 271*f*
脂質　238
　──異常症　299
　──代謝　281, 288
　──滴　273
　──二重層　362
　──分解酵素　311
脂腺　738, 738*f*
脂腺癌　296
脂肪球　471
脂肪細胞　281, 282*f*, 289, 298
脂肪酸
　吸収　187*f*, 238, 239*f*
　合成　289, 289*f*
　代謝　285*f*, 288, 288*f*
脂肪性肝疾患　276
脂肪摂取細胞　273
脂肪線条　166

844

脂肪組織　281f, 283f, 298, 299
脂肪塞栓　50
脂肪滴　239f, 296, 296f, 298, 471f, 562, 562f, 566
脂肪被膜　334, 334f, 560f
脂肪変性　276
脂溶性ビタミン　242
脂溶性ホルモン　538f, 539
思春期　472
　　──早発　573
　　──の成長　550
矢状縫合　828f
姿勢制御　69
姿勢反射　630
雌性前核　456, 456f
支帯　742, 759
姉妹染色体　456, 456f
肢誘導　98
次亜塩素酸　505
耳窩　461f
耳下腺　193, 193f, 196f, 694, 694f, 695f, 830f
耳下腺管　190, 190f, 193, 193f, 830f
耳下腺枝（耳介側頭神経の）　694f
耳下腺神経叢　696, 696f
耳下腺リンパ節　150
耳介　718
耳介後リンパ節　150
耳介枝（迷走神経の）　698
耳介側頭神経　694, 694f, 695f
耳介軟骨　718f
耳管　8, 196, 197f, 718, 718f
耳管咽頭筋　197f, 199, 199f
耳管咽頭口　6f, 7f, 8f, 196, 196f
耳管枝（鼓室神経叢の）　697f
耳管軟骨　718f
耳管扁桃　196, 196f
耳管隆起　6f, 7f, 196f, 197f
耳小骨　718, 719f
耳小骨筋　830
耳状面（仙骨の）　815f, 817f
耳状面（腸骨の）　794, 794f
耳神経節　195f, 675f, 694, 695f
耳石　728, 728f
耳石器　728
耳道腺　718, 738
耳胞　653
耳胞前体節　653, 653f, 688
痔核　135, 247
時間測定異常　639
時間的加重　586, 587f
持久力　765
自原性興奮　628f, 629
自原性抑制　629, 629f
自己炎症疾患　511
自己寛容　511, 526
自己抗原　526, 535
自己抗体　511
自己分泌　522
自己免疫疾患　511, 527
自己免疫性精巣炎　421
自己免疫性溶血性貧血　493, 527f
自己リン酸化　320
自然気胸　63
自然免疫　502
自動能　95, 105
自発性インパルス　680

自由エネルギー　287, 287f
自由下肢　743f, 744
自由絨毛　462f
自由上肢　743f, 744
自由神経終末　702, 703f
自由水　373
　　──クリアランス　372
自由ヒモ　245, 245f
自由腹腔　304
自律神経　674
　　血管の調節　160, 162
　　心臓の調節　104, 113
　　発生　652
　　──系　577
　　──中枢　685f
　　──反射　684
自律神経節　652, 674
自律神経叢　674
示指伸筋　665f, 790, 791f
示指橈側動脈　124
茸状乳頭　192, 735f
児頭回旋　469f
色覚　714
　　──異常　713
色素上皮　710f, 711
色素沈着　467
軸運動　757
軸索　578, 579f, 580f
　　──の再生　581
　　──輸送　544f, 581
　　──流　544
軸糸　20, 422, 422f
軸椎　816, 817f
膝横靱帯　799
膝窩　804
膝窩筋　673f, 810, 811f
膝窩静脈　140, 140f, 141f, 805f, 810, 811f
膝窩動脈　138, 138f, 139f, 805f, 810, 811f
膝窩リンパ節　151
膝蓋下枝（伏在神経の）　668, 671f
膝蓋腱反射　628
膝蓋骨　799, 799f, 804f
膝蓋支帯　804
膝蓋上包　799f
膝蓋靱帯　799, 799f, 804, 804f
膝蓋面　796f, 799f
膝関節　798, 799f
　　運動　799
　　作用する筋　799
膝関節筋　799f, 804
膝周囲動脈網　138
膝神経節　695f, 696, 696f
室間孔（心室中隔の）　171
室間孔（脳室の）　604f, 642, 642f
室上稜　90, 90f
室靱帯　11f, 12, 12f
室頂核　602, 602f
室ヒダ　12, 12f, 13f, 196f
室傍核　542, 542f, 543f, 686f
失禁　404
失血　493
失見当識　618
失語症　616
櫛状筋　90
櫛状線　248, 248f

悉無律　454
斜角筋　67, 822, 823f
　　──症候群　822
斜角筋隙　118, 662, 822
斜索　776f, 777
斜線維　210, 211f, 212f
斜台　600f, 829f
斜披裂筋　10, 11f, 12f, 13f, 197f
斜裂　56f, 57, 57f, 60f, 61f, 62f, 63f
車軸関節　755, 755f
射出　426
射精　426, 684
射精管　424, 425f
射乳　549
　　──反射　471
尺屈　756
尺骨　776, 776f
尺骨静脈　126f, 127
尺骨神経　662, 663f, 664f, 665, 784f, 786f, 787, 788f
　　──麻痺　666
尺骨神経溝　665, 774, 774f
尺骨切痕　776f, 777
尺骨粗面　776, 776f
尺骨体　776
尺骨頭　776, 776f
尺骨動脈　124, 124f, 125f, 664f, 788f, 789f, 790
尺側枝（内側前腕皮神経の）　664f, 667f
尺側手根屈筋　664f, 788f, 791f, 792f
尺側手根伸筋　665f, 790, 790f, 791f
尺側皮静脈　126, 126f, 127f, 786f
若年性糖尿病　322
主気管支　14, 14f, 15f
主細胞（胃腺の）　214, 214f
主細胞（腎集合管の）　361
主細胞（副甲状腺の）　553, 558f, 559
主膵管　267, 305, 305f
　　発生　325
主席卵胞　437
主動筋　759
主要組織適合遺伝子複合体　520
主要組織適合抗原　520
手根　778
　　運動　778
　　作用する筋　779f
手根管　778, 788, 789f
　　──症候群　788
手根間関節　778
手根関節面　776f, 777
手根溝　778
手根骨　778
手根静脈網　127f
手根側副靱帯　778
手根中央関節　779, 779f
手根中手関節　779f, 780, 780f
手指失認　618
手掌腱膜　788, 788f
手背枝（尺骨神経の）　664f, 665, 665f, 667f
手背静脈網　126, 127f
種子骨　746, 759
　（手の）　778f
　（足の）　800f

腫脹　508
腫瘍壊死因子 ☞ TNF
樹状細胞　503, 514, 514f, 534, 535
　　濾胞──　531, 531f
樹状突起　578, 578f, 579f
受精　438, 452
　　──卵　457
　　──齢　454
受精能　452
　　──抑制因子　452
受動免疫　516
受動輸送　232, 362
受容器　700
　　──電位　700, 732
受容体共役型チャネル　771
受容体作動性Ca^{2+}チャネル　162
受容野　700
周期性四肢麻痺　391
周波数局在性　724
周皮細胞　142, 143f, 144
周辺微小管　20
集合管　338, 360
集合リンパ管　148
集合リンパ小節　226, 528
集合リンパ節　150
集団運動　249
終糸　577, 590
終止コドン　292f
終帯　591f, 592
終動脈　117
終脳　588, 588f, 651, 651f
終板　542, 604f, 605
終板電位　585, 766, 767f
終板傍回　609f, 613f
終板脈絡器官　549, 686f
終末細気管支　15, 15f, 22, 22f, 23f, 54f
終末小管　470
終末扇　228, 228f
終末槽　760f, 761, 764, 764f
終末嚢　27
　　──期　27
終末ボタン　766, 766f
収縮期　96f
　　──血圧　83f, 154
収縮輪　468, 468f
収束筋　758, 758f
舟状骨（手の）　778, 778f
舟状骨（足の）　800, 800f
舟状骨結節　778, 778f
皺眉筋　830f
修復期内膜　446
縦隔　58, 60f, 84
　　区分　59f
　　──陰影　60, 61f
　　──炎　202
　　──腫瘍　88
縦隔胸膜　62, 62f, 63f
縦管　432f
縦筋層
　（胃）　211f, 212f
　（小腸）　225f, 226f
　（食道）　202, 203f
　（直腸）　247f
縦条　613f
縦束　817f
縦足弓　801, 801f

845

和文索引 （*f* は図中）

縦柱　423*f*
重症筋無力症　527*f*, 585, 767
重層上皮　206
重層扁平上皮　206*f*, 207*f*, 442*f*
重炭酸イオン（HCO$_3^-$）　44, 216, 220, 313
　　──緩衝系　47, 48, 396
重複大動脈弓　177
重力　36, 53
十二指腸　183*f*, 222, 222*f*, 258, 262*f*, 263*f*
　　──潰瘍　220
　　──ループ　262, 304
十二指腸圧痕（肝臓の）　266*f*
十二指腸球部　208*f*, 209, 222
十二指腸空腸曲　222, 222*f*
十二指腸縦ヒダ　223, 223*f*
十二指腸上部　209*f*, 211*f*
十二指腸腺　226
十二指腸提筋　222, 223*f*
充満期　97
絨毛（小腸の）　225, 225*f*, 226*f*, 229, 229*f*
絨毛（胎盤の）　462
絨毛幹　462*f*
絨毛間腔　462, 462*f*
絨毛細胞　459
絨毛性ゴナドトロピン　☞ hCG
絨毛膜　462, 462*f*
　　──無毛部　463*f*
　　──有毛部　462, 462*f*
絨毛膜腔　463*f*
絨毛膜板　462*f*, 463
縮合　554
縮瞳　717
粥状動脈硬化症　323
瞬発力　765
瞬目反射　692, 708
循環血液量　102, 156
循環中枢　684, 685*f*
循環反射　684
順応　701
初経　472
初乳　253, 471
処女膜　449
所属リンパ節　150
蔗糖　234
鋤骨　4, 4*f*, 5*f*, 828*f*
女性ホルモン　413, 572
徐波睡眠　625
徐脈　102
　　反射性──　565
小陰唇　440*f*, 448*f*, 449
小円筋　665*f*, 775*f*, 782*f*, 784, 784*f*
小角結節　11*f*, 12*f*, 13*f*
小角軟骨　10, 11*f*
小鉗子　614*f*, 619*f*
小汗腺　738
小臼歯　191, 193*f*
小球性低色素性貧血　493
小胸筋　470*f*, 663*f*, 782, 783*f*
小頬骨筋　830*f*, 831*f*
小結節　774, 774*f*
小結節稜　774
小口蓋孔　692
小口蓋神経　692, 693*f*, 695*f*
小膠細胞　502, 579, 579*f*
小後頭神経　657*f*, 660, 660*f*

小後頭直筋　823*f*
小骨盤　450, 795
小坐骨孔　670, 795, 795*f*
小坐骨切痕　794, 794*f*
小指外転筋　792, 792*f*
小指球筋　792
小指尺側動脈　124
小指伸筋　665*f*, 790, 790*f*, 791*f*
小指対立筋　792
小趾外転筋　809*f*, 812, 812*f*
小斜径　468*f*
　　──周囲　469
小十二指腸乳頭　223, 223*f*, 305*f*
小循環　82
小心臓静脈　93*f*, 117, 117*f*
小腎杯　335, 335*f*, 336*f*
小錐体神経　694, 695*f*, 697, 697*f*
小節（小脳虫部の）　600*f*
小舌下腺　193, 193*f*
小泉門　468*f*
小前庭腺　449
小唾液腺　193, 695
小帯回　612*f*, 613*f*
小腸　222
小転子　796, 796*f*
小殿筋　673*f*, 802, 803*f*
小内臓神経　65*f*, 675*f*, 676, 677*f*, 679*f*
小脳　588, 600
　　区分　601*f*
　　──性運動失調　639
小脳延髄槽　641, 641*f*
小脳核　602, 602*f*, 636
小脳鎌　123*f*, 640, 640*f*
小脳脚　600, 600*f*, 601*f*
小脳橋角部　595, 595*f*
小脳谷　601*f*
小脳小舌　600*f*, 601*f*, 602*f*
小脳中心小葉　600*f*
小脳虫部　600, 600*f*
小脳テント　600*f*, 640, 640*f*
小脳半球　600, 600*f*, 601*f*
小脳皮質　636, 636*f*
小脳扁桃　600*f*, 601*f*
小皮板　723*f*, 729*f*
小鼻翼軟骨　4, 4*f*
小伏在静脈　140, 140*f*, 141*f*
小胞体　106, 107*f*, 112, 314*f*, 319*f*
小胞膜輸送体　585
小帽　726, 726*f*
小網　182*f*, 209, 209*f*, 256, 257*f*, 259*f*, 265, 265*f*
小網隆起（肝臓の）　266*f*
小網隆起（膵臓の）　304*f*, 325*f*
小葉（肺の）　22, 54*f*
　　──間結合組織　54*f*
　　──中心型肺気腫　79
小葉下静脈（肝臓の）　269, 269*f*, 270*f*
小葉間静脈（腎臓の）　335*f*, 337*f*, 375
小葉間胆管　270*f*, 271*f*, 275
小葉間動脈（肝臓の）　270*f*, 271*f*
小葉間動脈（腎臓の）　335*f*, 337*f*, 374
小葉間動脈（膵臓の）　306*f*
小葉間導管（膵臓の）　307, 307*f*
小葉間門脈　268, 270*f*, 271*f*

小葉周辺帯　270
小葉中間帯　270
小葉中心帯　270
小葉内導管（膵臓の）　307, 307*f*
小腰筋　802, 802*f*
小菱形筋　782, 782*f*
小菱形骨　778, 778*f*
小リンパ球　512
小弯　208, 209*f*
漿液細胞　194
漿液半月　194, 194*f*
漿膜　212*f*, 226*f*, 255
　　──下組織　212*f*, 226*f*
　　──性心膜　86
消炎鎮痛薬　499
消化　185
消化液　186
消化管間質腫瘍　226
消化管ホルモン　219*f*, 309, 314
消化管免疫系　253
消化酵素　186, 233, 310
消退出血　473
松果体　542*f*, 573, 595*f*, 600*f*, 604*f*, 605, 605*f*
笑筋　830*f*, 831*f*
掌屈　756
掌枝（尺骨神経の）　664*f*, 667*f*
掌枝（正中神経の）　664, 664*f*, 667*f*
掌側骨間筋　792, 792*f*, 793*f*
掌側枝（内側前腕皮神経の）　664*f*, 667*f*
掌側尺骨手根靱帯　779*f*
掌側手根間靱帯　779*f*
掌側手根中手靱帯　779*f*
掌側靱帯　780, 780*f*
掌側中手靱帯　779*f*
掌側中手動脈　124, 125*f*
掌側橈骨手根靱帯　779*f*
掌側板　780, 780*f*
踵骨　800, 800*f*
踵骨腱　809*f*, 810, 811*f*
踵骨静脈網　141*f*
踵骨隆起　800*f*
踵腓靱帯　801*f*
踵立方関節　800
硝子体　709, 709*f*
硝子体血管　711*f*
硝子軟骨　752
鞘状突起　418, 419, 419*f*, 433*f*
鞘膜腔　418, 419*f*
少糖類　310
睫毛　706
睫毛腺　706, 738
上衣細胞　579, 579*f*, 643
上胃部　208*f*
上咽頭収縮筋　197*f*
上咽頭神経　552*f*
上腋窩リンパ節　150, 470*f*
上横隔動脈　64, 64*f*, 128, 129*f*
上黄斑動脈　707*f*
上オリーブ核　724, 724*f*
上下垂体動脈　543, 543*f*
上下腹神経叢　678, 679*f*
上-下葉区　17
上-下葉枝　16
上外側上腕皮神経　657*f*, 659*f*, 665*f*, 666
上外側動脈（網膜の）　707*f*

上角（肩甲骨の）　772*f*
上角（甲状軟骨の）　11*f*
上顎骨　4, 5*f*, 188, 828*f*
上顎神経　9, 647*f*, 692, 693*f*
上顎洞　8, 8*f*, 9*f*, 829*f*
上顎洞裂孔　4, 5*f*
上関節窩（環椎の）　817*f*
上関節突起　814*f*, 815, 816*f*
上関節面　798, 798*f*, 799*f*
上眼窩裂　647*f*, 688*f*, 690, 706, 706*f*, 828*f*, 829*f*
上眼瞼挙筋　690, 690*f*, 706*f*, 830
上眼静脈　122*f*, 707
上気管気管支リンパ節　55*f*, 150
上気道　2*f*
上丘　595, 595*f*, 597*f*, 600, 604*f*, 716
上頸神経節　195*f*, 675*f*, 676, 677*f*
上頸心臓枝（迷走神経の）　69*f*, 677*f*, 698, 699*f*
上頸心臓神経　104*f*, 675*f*, 676, 677*f*
上肩甲横靱帯　772, 773*f*, 774*f*
上行咽頭動脈　118, 119*f*
上行頸動脈　118, 119*f*, 552*f*
上行結腸　182*f*, 244, 244*f*, 263*f*, 433*f*
上行枝（外側大腿回旋動脈の）　136*f*
上行性賦活系　624
上行大動脈　58, 59*f*, 60*f*, 87, 91*f*, 114
上行直血管　375
上行部（十二指腸）　222, 222*f*
上行腰静脈　130, 131*f*
上後鋸筋　820, 824, 824*f*
上後腸骨棘　794*f*
上甲状腺静脈　131*f*, 552, 552*f*
上甲状腺動脈　118, 119*f*, 129*f*, 552, 552*f*, 822*f*
上項線　828*f*
上喉頭静脈　11*f*
上喉頭神経　12, 69*f*, 677*f*, 698, 699*f*
　　外枝　552*f*, 697*f*
　　内枝　552*f*, 697*f*
上喉頭動脈　11*f*
上根（頸神経ワナの）　660*f*
上枝（動眼神経の）　690*f*
上肢芽　461*f*
上肢帯　743*f*, 744
　　──筋　784
上視床線条体静脈　605*f*
上矢状静脈洞　122, 123*f*, 640*f*, 641
上歯神経叢　692, 693*f*
上歯槽神経　9, 692
上耳介筋　696*f*, 831*f*
上斜筋　690, 690*f*
上尺側側副動脈　124*f*, 125*f*, 786*f*
上縦隔　58
上縦舌筋　192*f*
上縦束　619*f*
上小脳脚　595, 595*f*, 597*f*, 600*f*, 602*f*
上小脳脚交叉　597*f*, 602*f*
上小脳動脈　120, 120*f*, 121*f*, 644*f*, 646, 646*f*
上上皮小体　552*f*
上唇挙筋　830*f*, 831*f*

846

上唇枝(眼窩下神経の) 693f
上唇静脈 122f
上唇動脈 6, 6f, 119f
上唇鼻翼挙筋 830f, 831f
上伸筋支帯 808, 808f, 813f
上神経幹(腕神経叢の) 662f
上神経節(舌咽神経の) 697, 697f
上神経節(迷走神経の) 69f, 698
上膵十二指腸動脈 132, 210f, 223, 304, 304f, 305f
上錐体静脈洞 122, 123f, 640f, 641
上髄帆 595, 595f, 600f, 601f
上精巣上体間膜 419f
上舌区 17
上舌枝 16
上前腸骨棘 208, 794, 794f, 827f
上前庭神経核 730
上前頭回 608, 608f, 609f
上前頭溝 608f, 609f
上双子筋 803, 803f
上側頭回 608, 609f
上側頭溝 609f
上唾液核 195f, 599f, 675f, 693f, 695f
上大静脈 50, 58f, 60f, 86f, 130, 131f, 135, 205f
上大静脈口 90f
上大脳静脈 123f, 646, 647f
上腸間膜静脈 134, 134f, 222f, 223f, 304f, 305, 305f
上腸間膜動脈 132, 132f, 222f, 223, 223f, 304, 304f, 305f, 335f
──症候群 225
上腸間膜動脈神経節 675f, 678, 679f
上腸間膜動脈神経叢 678, 679f
上腸間膜リンパ節 151, 151f
上直筋 690, 690f
上直腸静脈 134, 134f, 247, 248f
上直腸動脈 132, 133f
上椎切痕 814f, 815, 815f
上殿神経 669f, 670, 673f, 803, 803f
上殿動脈 129f, 136f, 137, 137f, 139, 430f, 803
上殿皮神経 657f, 658, 671f
上頭斜筋 823f
上頭頂小葉 608, 608f, 609f
上橈尺関節 776f, 777, 777f
上内側動脈(網膜の) 707f
上尿生殖隔膜筋膜 402f, 424f, 425f, 450
上肺静脈 50, 59f
上半月小葉 601f
上皮 206
──成長因子 522f
──様細胞 379
上皮型Ca^{2+}チャネル 392, 751
上皮型Na$^+$チャネル 382f, 570, 734
上皮小体(副甲状腺) 197, 552, 552f
　発生 553
　──ホルモン 392, 394, 552, 558, 749, 750
上腓骨筋支帯 808, 809f, 811f
上鼻甲介 4, 5f, 7f
上鼻道 6, 7f

上部(十二指腸の) 222, 222f
上部食道括約筋 202, 203f
上副甲状腺 552f
上副腎動脈 65, 560, 560f
上腹壁静脈 131f
上腹壁動脈 129f
上吻合静脈 123f, 646, 647f
上膀胱動脈 136, 137f
上脈絡叢静脈 647f
上葉(肺の) 57
上肋横突靱帯 819f
上肋間静脈 60f, 61f
上肋骨窩 67, 814f, 819, 819f
上腕回旋静脈 126f, 127f
上腕筋 663f, 664f, 776f, 786, 786f
上腕筋膜 787
上腕骨 774, 774f
上腕骨滑車 774, 774f, 776f
上腕骨小頭 774, 774f, 776f
上腕骨体 774
上腕骨頭 774, 774f
上腕三頭筋 663f, 665f, 776f, 787
　外側頭 785f, 787f
　長頭 784f, 785f, 787f
　内側頭 784f, 787f
上腕深動脈 124, 124f, 125f, 785f, 786f, 787, 787f
上腕静脈 126f, 127, 127f
上腕動脈 124, 124f, 125f, 664f, 784f, 786f, 787f, 788f
上腕二頭筋 663f, 664f, 786
　短頭 784f, 786f
　長頭 774f, 775f, 784f, 786
　──腱 786, 786f
蒸散性熱放散 739
常染色体 416
情動 622
　──行動 686
静脈 142
　──還流量 102, 155
　──血 82
　──性腎盂造影 333
　──注射 126
　──弁 114, 143f, 155
　──瘤 140, 167
静脈角 148, 149f
静脈管 178, 265, 324, 324f
静脈管索 179, 264f, 265, 266f, 324, 324f
静脈洞 172, 172f
静脈洞角 172
静脈洞交会 123f, 640f, 641
触圧覚 700
　──伝導路 705f
触覚円板 702
触覚小体 702
触診法 154
食塩 380
食塊 190, 198f
食細胞 505
食中毒 251
食道 14f, 60f, 62f, 64f, 196f, 197f, 200, 200f, 201
　──癌 205
　──気管瘻 21f
　──狭窄 21f
　──閉鎖 21, 21f

──離断術 205
食道圧痕(肝臓の) 201, 266f
食道胃境界部 202
食道入口部 201
食道括約筋 202, 203f
食道間膜 65, 65f, 255
食道枝(下横隔動脈の) 204, 560f
食道枝(下甲状腺動脈の) 204f
食道枝(左胃動脈の) 204f
食道枝(反回神経の) 69f, 698, 699f
食道静脈 130f, 134, 205f, 210f
　──瘤 135, 202, 205, 205f, 277
食道静脈叢 134, 204
食道神経叢 60f, 61f, 69f, 200f, 201, 677f, 698, 699f
食道腺 202
食道相(嚥下の) 202, 203f
食道粘膜 202f
食道裂孔 64, 65f, 200, 200f, 201
　──ヘルニア 65
食道動脈 51f, 61f, 128, 128f, 204, 204f
食品添加物 252
食物アレルギー 252
食物繊維 251
食胞 505
植物機能 681
植物状態 681
心圧痕(肺の) 60, 60f, 61f
心エコー図 94f, 95
心円錐 169
心音 96
　──図 96f
心窩部 208f
心外膜 87f, 168
心間膜 168
心奇形 39, 175
心基部 84
心球 169
心胸比 88
心筋 106, 742, 770
　──梗塞 100, 117, 323
　──収縮機構 112f, 770
心腔内心電図 101
心雑音 93, 97
心室 90
　──細動 100
　──性期外収縮 100, 101
　──性頻拍 100
　──内伝導障害 101
心室中隔 90f, 91
　筋性部 90f
　膜性部 91f
　発生 171
　──欠損症 88, 171
心切痕 56f, 61f
心尖 84, 86f
　──拍動 84
心臓血管中枢 104, 160, 161f
心臓神経叢 104, 675f, 677f, 698, 699f
心臓電気軸 99
心臓発生域 168, 460f, 460f
心臓ペーシング 101
心臓抑制中枢 105, 685
心臓ループ 169, 169f
心タンポナーデ 87
心底 84

心電図 96f, 98
心内膜 87f
　──炎 93
心内膜床 170
心内膜筒 168, 168f
心内膜隆起 170
心嚢 86
心肺機能 765
心肺蘇生法 85
心拍出係数 102
心拍出量 50, 53f, 82, 102, 102f, 156, 565
心拍数 102
心肥大 101
　右── 53
心不全 53, 166
　うっ血性── 384
心腹膜管 65, 65f
心房 90
　──細動 100
　──収縮期 96
　──性期外収縮 100
　──粗動 100
心房性Na利尿ペプチド 157, 162, 163f, 383, 570
心房中隔 170
　──欠損症 88, 171, 171f
心膜 62f, 63f, 85f, 86, 87f, 200f
　──炎 87
　──摩擦音 87
心膜横隔静脈 60f, 61f, 86
心膜横隔動脈 60f, 61f, 64, 64f
心膜横洞 86, 87f, 168
心膜腔 62f, 63f, 85f, 86, 168
心膜枝(横隔神経の) 661f
心膜斜洞 86, 87f
心隆起 461f
深陰茎筋膜 418f, 428, 428f
深陰茎背静脈 428, 428f, 429f, 450f
深会陰横筋 401f, 402f, 424f, 425f, 440f, 450, 827f
深会陰隙 450
深横中手靱帯 780, 780f
深横中足靱帯 801
深胸筋 824
深筋膜 759
深頚動脈 118, 119f
深頚リンパ節 150
深呼吸 67
深枝(外側足底神経の) 673f, 673f
深枝(尺骨神経の) 664f, 665
深枝(橈骨神経の) 665f, 666
深指屈筋 664f, 780f, 788, 789f, 792f
深膝蓋下包 799f
深掌静脈弓 126f
深掌動脈弓 124, 125f, 792
深静脈 127, 140, 141f
深錐体神経 692, 693f
深鼠径輪 419, 419f, 431f, 433f, 826, 827f
深鼠径リンパ節 151, 151f
深側頭神経 191, 694, 694f
深肘正中皮静脈 126f
深中大脳静脈 646, 647f
深腸骨回旋静脈 131f
深腸骨回旋動脈 129f, 136f, 137f

847

和文索引（*f*は図中）

深背筋　820
深腓骨神経　671*f*, 672*f*, 673, 808, 810*f*
深部温　739
深部感覚　576, 603, 700
　——受容器　628
深リンパ管　148
侵害刺激　629, 701
侵害受容器　702
伸筋　756
伸筋支帯　790, 791*f*
伸展　756
伸展受容器　68*f*, 69, 102, 105*f*, 160, 685, 685*f*
伸展（伸張）反射　69, 628, 628*f*
真菌　519
真血漿　48
真性シャント　33, 51
真皮　737, 738*f*
真皮乳頭　736*f*, 737, 738*f*
真肋　818
神経芽細胞　650
神経外胚葉　461, 650*f*
神経管　255*f*, 460, 474*f*, 588, 598*f*, 650, 650*f*
神経筋接合部　584, 766, 766*f*
神経溝　254*f*, 460, 460*f*, 650, 650*f*
神経膠芽細胞　650
神経膠細胞　579
神経細胞　578
神経周膜　581*f*
神経終末　578, 578*f*, 579*f*
神経上皮細胞　650
神経上膜　581*f*
神経性下垂体　543
神経節　681
神経節細胞（網膜の）　710*f*, 711
神経線維　578
　　分類　581*f*
神経線維層（網膜の）　710*f*
神経叢　656
神経束　581*f*
神経腸管　460, 460*f*
神経堤　561, 650*f*, 652
神経点　660, 661*f*
神経伝達物質　584, 586
　——受容体　584, 587, 683
　——輸送体　585
神経内分泌　542, 544
神経内膜　581*f*
神経板　460, 460*f*, 650
神経ヒダ　461*f*, 650, 650*f*
神経ペプチド　547, 586
進行波　721, 723*f*
滲出　508
新小脳　600, 603
新生児黄疸　303
新生児呼吸窮迫症候群　29
新生児溶血性貧血　242
新線条体　614
新妊娠線　467
新皮質　610
振戦　635
身体部位失認　618
浸透　363
浸透圧　240, 293, 350
　——クリアランス　372
　——勾配　372

　——受容器　157, 331, 370, 549, 687
　——調節中枢　605, 687
塵埃細胞　24
腎圧痕（肝臓の）　264*f*, 266*f*
腎盂　335
　——造影　333*f*
腎下垂　335
腎筋膜　244, 334, 334*f*, 560
腎クリアランス　354
腎結石　399
腎血漿流量　353*f*, 354
腎血流量　352
腎枝（迷走神経の）　699*f*
腎集合管　549, 570
腎小体　342
腎小胞　345
腎上体　560
腎静脈　223*f*, 332*f*, 335, 374, 560*f*
腎神経叢　678
腎錐体　335, 335*f*, 336
腎髄質　336
腎生検　333
腎性高血圧症　166
腎性糖尿　365
腎性尿崩症　371
腎性貧血　490
腎節　406, 461
腎疝痛　333
腎臓　222*f*, 223*f*
腎柱　335, 335*f*, 336
腎洞　334*f*, 335
腎動脈　129*f*, 133, 332*f*, 335, 374, 560*f*
　——造影　374
腎乳頭　335, 335*f*, 336
腎杯　332
腎盤　335
腎皮質　335*f*, 336
腎被膜　334, 335*f*, 560*f*
腎不全　356
腎副動脈　374
腎傍脂肪　334, 334*f*
腎門　334*f*, 335
腎葉　336
人工血液　29
人工呼吸　85
　——器　27
人字縫合　828
靱帯　742, 754, 754*f*
靱帯結合　754
陣痛　468

ス

スカベンジャー　274
スカベンジャー受容体　510
スカルパ筋膜　419*f*, 451, 759, 826
スカルパ三角　807
スキーン腺　449
スクラーゼ　187*f*, 233, 234, 234*f*, 235
スクレロスチン　748
スクロース　234
スターリングの法則　103
スターリング力　145
ステロイド　238

　——結合グロブリン　293
ステロイドホルモン　538, 566, 572
　——分泌細胞　562
　——受容体　568
ステロール核　566
ストリオーラ　729, 729*f*
ストレス　565, 569, 687
スパイク　356
スパイロメーター　72
スパイン　578*f*, 579
スーパーオキシド　79, 505
スピロノラクトン　384
スプリング靱帯　800, 800*f*, 801*f*
スペクトリン　488, 488*f*
スペルミン　427
スメア　443
スライド凝集反応　495
スリット膜　347
スルホニル尿素　319*f*
頭蓋　☞とうがい
膵アミラーゼ　187*f*, 233
膵液　187*f*, 219, 238, 310
　　電解質組成　313*f*
　　分泌調節　314
膵炎　307
膵芽　255*f*, 256*f*, 324*f*, 325, 325*f*
膵管　223*f*, 305
　　発生　325
膵管括約筋　267*f*, 305
膵後筋膜　304
膵酵素　310
膵枝（脾動脈の）　304*f*, 305
膵十二指腸静脈　134, 210*f*
膵十二指腸動脈　304
膵星細胞　307
膵切痕　305*f*
膵臓ポリペプチド　308, 314, 319
膵体　222*f*, 263*f*, 304, 304*f*
膵島　☞ランゲルハンス島
膵島ホルモン　308, 318
膵頭　183*f*, 222*f*, 262*f*, 304, 304*f*
膵尾　183*f*, 222*f*, 262*f*, 304, 304*f*
膵尾動脈　304*f*, 305
膵リパーゼ　187*f*, 233, 238, 311
水解小体　358
水晶体　708*f*, 709
　——プラコード　711*f*
水晶体核　709
水晶体上皮　709, 709*f*
水晶体線維　709
水晶体板　461*f*
水晶体皮質　709*f*
水晶体包　709
水素イオン（プロトン）　☞H⁺
水頭症　643
水分調節中枢　687
水分の吸収　240, 241*f*, 251
水平屈曲　775
水平細胞　710*f*, 711
水平伸展　775
水平部（十二指腸の）　222, 222*f*, 259
水平裂（右肺の）　57, 60*f*, 62*f*, 63*f*
水平裂（小脳の）　601*f*
水溶性ビタミン　242
水溶性ホルモン　538, 538*f*, 540
水和反応　45*f*
錘外筋　69*f*, 628*f*
錘内筋　69*f*, 628, 628*f*, 769

錐体（延髄の）　594, 594*f*, 596*f*
錐体（側頭骨の）　828, 829*f*
錐体外路　615, 615*f*
　——症状　632, 635
錐体筋　827, 827*f*
錐体交叉　594, 594*f*, 596*f*, 632, 633*f*
錐体細胞（大脳皮質の）　610, 621
錐体細胞（網膜の）　710, 710*f*
錐体視物質　713
錐体相　714
錐体突起　829*f*
錐体葉　552
錐体路　597, 632
　——症状　632
垂直舌筋　192*f*
垂直板（口蓋骨の）　829*f*
垂直板（篩骨の）　828*f*
睡眠　625
　——時無呼吸症候群　13, 77
　——麻痺　625
吹鳴性音　85, 93
随意運動　626
　　小脳による制御　638*f*
随意筋　249, 742
随意性排便　249
髄液　642
　——圧　643
　——循環　643*f*
髄外造血　275, 484*f*
髄核　816, 816*f*
髄腔　484, 746, 746*f*
髄索　152, 530*f*
髄質（胸腺の）　534, 534*f*
髄質（腎臓の）　336
髄質（副腎の）　560, 561*f*
髄質（リンパ節の）　152, 530*f*
髄質集合管　338
髄質動脈（副腎の）　561, 561*f*
髄鞘　579*f*, 580, 580*f*
　——形成　653, 653*f*
髄洞　152, 530*f*
髄脳　588, 588*f*, 651, 651*f*
髄板内核　607, 624
髄放線　336, 610
髄膜　590*f*, 640, 641*f*
皺眉筋　830*f*
滑り説　763, 763*f*

セ

セカンドメッセンジャー　538*f*, 540
セクレチン　219, 236, 302*f*, 303, 313, 314, 315*f*
セメント質　191
セラミド　736
セリアック病　229
セリン　295*f*
セルトリ細胞　420, 421, 421*f*, 423*f*, 573, 573*f*
セルロース　249, 251
セルロプラスミン　293
セレクチン　504, 504*f*
セロトニン　215, 496, 497*f*, 586
　——性投射　624, 625*f*
精液　426
精管　418*f*, 419*f*, 424, 424*f*

発生　477f
精管動脈　136, 137f, 418, 418f
精管膨大部　424, 424f, 425f
精丘　402f, 424, 425f
精細管　420, 420f
　──周囲細胞　420
精索　418, 418f, 419f, 826f
精子　420, 421f, 422, 422f
　──運動能　423
　──細胞　421, 421f
　──受胎能　452
　精巣──　421
精漿　426
精娘細胞　421
精神発達遅滞　557
精祖細胞　420, 421f
精巣　418, 419f, 572
　発生　475f
　──下降　418, 419f
　──性女性化症候群　478
精巣挙筋　418, 418f, 419f, 668, 826, 826f
精巣挙筋動脈　418f
精巣索　474, 475f
精巣縦隔　420f
精巣鞘膜　418, 418f, 419f
精巣小葉　420f
精巣上体　418f, 420, 420f
　──体　419f, 420f
　──頭　419f, 420f
　──尾　419f, 420f
精巣上体管　420, 420f
精巣上体垂　18, 418f, 419f, 477f
精巣静脈　332f, 418, 560f
精巣垂　418, 418f, 419f, 477f
精巣中隔　420, 420f
精巣導帯　419, 419f, 477f
精巣動脈　133, 332f, 418, 560f
精巣動脈神経叢　679f
精巣傍体　432, 477f
精巣網　420
精巣輸出管　420, 420f
精嚢　424, 424f, 425f
　──液　426
正円孔　688f, 692, 829f
正円窓　718f, 719, 720f
正期産　455f
正染性赤芽球　485, 490, 490f
正中環軸関節　816, 817f
正中弓状靱帯　65f
正中頸囊胞　192, 553
正中溝(菱形窩の)　595f
正中甲状舌骨靱帯　11f, 12f
正中臍索　400f, 433f, 440f, 476
正中臍靱帯　259f
正中臍ヒダ　433f
正中神経　662, 663f, 664, 664f, 784f, 787, 788f, 789f
　──麻痺　666
正中舌喉頭蓋ヒダ　192f
正中仙骨動脈　114, 129f, 133, 136f, 137f, 332f
正中仙骨稜　817, 817f
正中中心核　607
正中隆起　542f, 543
正の選択　535, 535f
性格　619
性管　414

性行動　623, 686
性周期　446, 447f
性成熟期　413
性腺　414
　発生　407f, 474
性腺刺激ホルモン(ゴナドトロピン)　412, 436, 447f, 549, 573
　──分泌細胞　545
　──放出ホルモン　412, 546
性染色体　416
性早熟現象　476
性分化　474
　──の異常　478
　脳の──　476
性ホルモン　412, 437f, 572
　──結合グロブリン　573
制御された細胞死　519
制御性T細胞　253, 527
制限性再吸収　368
制動靱帯　706
星細胞　271f, 273, 273f, 307
星状膠細胞　579, 579f
星状細胞(小脳皮質の)　636
星状細胞(大脳皮質の)　610
星状静脈　337, 375
星状神経節　104f, 676, 677f
星状大食細胞　274
静止長　768, 768f
静止張力　103f, 768, 768f
静止膜電位　98, 108, 318, 582
静水圧　351
成熟分裂　416
成熟卵子　456
成熟卵胞　435, 435f
成長因子　457, 522f
成長速度曲線　472f
成長ホルモン　316f, 317, 548, 550
　作用　550
　分泌調節　551
　──放出ホルモン　546
　──抑制ホルモン　546
成乳　471
生殖器　414
生殖茎　407f
生殖結節　476f, 478, 479f
生殖細胞　414
生殖腺　414
生殖堤　474, 474f
生殖隆起　407f, 478, 479f
生体エネルギー　278
生物的消化　185
生命中枢　684
生理学的死腔　33
生理学的シャント　33
生理活性アミン　538
生理活性物質　279
生理的外反　796, 796f
生理的臍帯ヘルニア　257
声帯　12, 196f
声帯筋　11, 12f, 13f
声帯靱帯　11f, 12, 12f
声帯突起　11f, 13f
声帯ヒダ　2f, 12, 12f, 13f
声門　12
声門下腔　12, 12f
声門裂　12, 12f, 13f
青斑核　624, 625f
毳毛　455

咳　69
赤芽球　485f, 486f, 490
　──島　485, 485f
　──癆　493
赤核　597, 597f, 599f, 603f, 605f
赤核脊髄路　593, 593f, 603f, 632, 633f
赤筋　43, 765
赤血球　482, 483f, 488
　エネルギー代謝　489
　ガス交換　26f, 45f
　構造　488
　──数　489f
　──増多　490
　──破砕症候群　493
　──容積率　482
赤血球膜　44, 488f
　──抗原　494
赤色骨髄　484, 484f
赤道板　456
赤脾髄　532, 533f
脊索　254f, 460, 461f, 650, 650f
脊索管　460, 460f
脊索前板　460f
脊索突起　460, 460f
脊索板　460, 460f
脊髄　590, 591f
　入出力　592
脊髄円錐　590
脊髄オリーブ路　603f, 638f
脊髄根(副神経の)　699
脊髄枝(動脈の)　590f, 591, 591f
脊髄視床路　597, 624f, 704, 705f
脊髄小脳　600, 603, 638
　体部位局在　638
　入出力　603
脊髄小脳路　603, 603f, 638f
脊髄神経　576, 590f, 656
　発生　652
　──後枝　820f
脊髄神経溝　814f
脊髄神経節　590f, 592, 656, 658f
　発生　652
脊髄中心管　588, 590f, 591, 642f
脊髄反射　628, 684, 684f, 704
脊髄分節　590
　──と支配筋　593f
脊髄毛帯　596, 597f, 705f
脊柱　744, 814
　──の運動　816
脊柱管　814
脊柱起立筋　658f, 782f, 820, 821f
脊椎すべり症　817
石灰化　748, 753, 753f
節間枝　676
節後線維　674, 682, 682f
節前線維　674, 682, 682f
接合子　456
接合部ヒダ　766, 766f
接着結合　107, 348, 348f
接着帯　231, 231f, 348, 348f
接着斑　106, 231, 348, 348f
接着分子　273, 504
切歯　191, 193f
切歯管　5f, 692, 829f
切線線維層　610f
摂食行動　623, 686
舌　192

舌咽神経　68, 70, 70f, 192, 197, 594, 594f, 675f, 688f, 697, 697f
舌下小丘　193f
舌下神経　594, 594f, 660f, 688f, 697f, 698
舌下神経核　596f, 599f, 698f
舌下神経管　688f, 699, 829f
舌下神経三角　594, 595f
舌下腺　193, 193f, 695, 695f
舌下ヒダ　193, 193f
舌筋　192, 653, 688, 830
　外──　192, 192f, 830
　内──　192, 192f, 198, 830
舌骨　10, 10f, 11f, 192, 193f, 196f, 552f, 660f, 828
舌骨下筋　10, 190, 193f, 822, 822f
舌骨喉頭蓋靱帯　11f, 12f, 196f
舌骨小角　192f
舌骨上筋　10, 190, 193f, 822, 822f
舌骨舌筋　192f, 193f
舌骨体　192f
舌骨大角　192f, 196f
舌根　10f, 12f, 192, 197f
　──沈下　192
舌枝(舌咽神経の)　697, 697f
舌状回　608f, 609f
舌神経　189f, 192, 193f, 694, 694f, 695f
舌正中溝　192f
舌尖　192
舌体　192
舌苔　192
舌動脈　118, 119f
舌分界溝　192f
舌扁桃　192, 192f, 196f
舌盲孔　192, 192f, 196f, 553, 553f
舌リパーゼ　187f, 233, 238
絶縁伝導　583
絶対不応期　582, 583f
線維化　276
線維芽細胞　24, 271f, 277
　──増殖因子　522f, 748
　──様細胞　754
線維三角　92, 92f
線維鞘　759, 759f
　(手の)　780f, 788, 792f
　(足の)　812f
線維性隔壁　276f, 277
線維性心膜　86
線維性被膜　166
線維性連結　754
線維素溶解　501
線維付属　264f, 265, 266f
線維輪(心臓の)　92, 93f, 94
線維輪(椎間円板の)　816, 816f
線維肋　423f
線下層　610f
線上層　610f
線条体　614, 634, 634f, 635f
線条部(唾液腺の)　194, 194f
腺内層　610f
線毛細胞　20
線毛上皮　206
　(気管)　18, 19f
　(卵管)　438, 439f
線溶　501
浅陰茎筋膜　418f, 428, 428f
浅陰茎背静脈　428f

和文索引 （fは図中）

浅会陰横筋　428f, 449f, 451, 827
浅会陰筋膜　402f, 428f, 440f, 449f, 451
浅会陰隙　451
浅胸筋　782
浅筋膜　759, 826, 827f
浅頸筋　823
浅頸神経ワナ　660
浅頸動脈　118, 118f, 119f, 129f, 552f
浅頸リンパ節　150
浅枝（外側足底神経の）　673f, 673f
浅枝（尺骨神経の）　664f, 665
浅枝（橈骨神経の）　665f, 666, 667f
浅指屈筋　780f, 788, 789f, 792f
浅掌静脈弓　126f
浅掌動脈弓　124, 125f
浅鼠径輪　418f, 419f, 668, 826, 826f
浅鼠径リンパ節　151
浅側頭枝（耳介側頭神経の）　694f
浅側頭静脈　122f
浅側頭動脈　118, 119f, 190
浅中大脳静脈　123f, 646, 647f
浅腸骨回旋静脈　140f
浅背筋　782
浅腓骨神経　671f, 672, 672f, 808, 810f
浅腹壁静脈　140f
浅リンパ管　148
栓球　482
栓状核　602, 602f
仙棘靱帯　450f, 795, 795f
仙結節靱帯　450f, 795, 795f
仙骨　450f, 451f, 814
仙骨角　817f
仙骨管　817, 817f
仙骨曲（直腸の）　247, 247f
仙骨孔　817
仙骨子宮靱帯　432f, 433f, 441, 441f
仙骨神経　576f, 656
仙骨神経後枝　675f, 678, 679f
仙骨神経叢　577f, 669f, 670, 679f
仙骨尖　817f
仙骨粗面　817f
仙骨底　794, 817, 817f
仙骨内臓神経　675f, 678, 679f
仙骨リンパ節　151
仙骨裂孔　817f
仙髄　576f, 590
仙腸関節　136, 794, 795f
仙椎　814
腺腫様過形成　277
腺上皮　207
腺性下垂体　543
腺房（膵臓の）　306
腺房（唾液腺の）　194, 194f
腺房（乳腺の）　470
腺房細胞　307, 307f
　　　——からの分泌機構　312, 312f
腺房中心細胞　307, 307f, 313
腺様期　27
染色質　416
染色体　416
　　　——交叉　416
　　　——不分離　416
染色分体　416, 417f
先体　422, 422f

——反応　452, 452f
先体外膜　422f
先体赤道面　422
先体内膜　422f
先端連結　727
先天性横隔膜ヘルニア　65
先天性巨大結腸症　245, 251
先天性食道閉鎖症　21, 21f
先天性胆道閉鎖症　303
先天性ネフローゼ症候群　356
先天性副腎過形成　573
穿通枝　645
泉門　468f, 828
前胃枝（迷走神経の）　200f, 677f, 698, 699f
前陰唇交連　448f
前陰唇神経　668, 669f
前陰嚢神経　668, 669f
前腋窩リンパ節　150
前顆間区　799
前下小脳動脈　120, 120f, 121f, 644f, 646, 646f
前下膵十二指腸動脈　132, 132f, 223f, 304f
前下腿筋間中隔　810f
前外果動脈　139f
前外側溝（脊髄の）　590f, 591, 594f
前角（脊髄の）　591, 591f, 592
前角（側脳室の）　614f, 642f
前核（視床の）　604, 605f, 606, 613, 613f, 620f
前核（視床下部の）　686f
前環椎後頭膜　196f, 817f
前眼房　709, 709f
前巨核球　485
前鋸筋　67, 663f, 782, 782f, 783f, 820f
前距腓靱帯　801f
前胸鎖靱帯　773, 773f, 819f
前駆細胞　487
前駆破骨細胞　749f, 751f
前屈　756
前脛骨筋　672f, 808, 808f, 809f, 813f
前脛骨静脈　140f
前脛骨動脈　138, 138f, 139f, 672f, 810f, 811f
前脛骨反回動脈　138f, 139f
前脛腓靱帯　798, 798f, 801f
前頸三角　823
前頸静脈　131f
前結節（頸椎の）　814f, 815
前交通動脈　120, 120f, 121f, 644, 644f, 647f
前交連　542f, 604f, 619f
前骨間静脈　126f
前骨間神経　664, 664f, 788, 790f
前骨間動脈　124, 124f, 125f
前骨髄球　484
前根　590f, 591, 656
前根動脈　591, 591f
前索　591, 591f, 593
前枝（脊髄神経の）　590f, 656
前枝（閉鎖神経の）　668, 671f, 672f
前篩骨孔　706f, 829f
前篩骨神経　692, 693f
前篩骨動脈　6, 6f, 707f
前視床放線　615f

前耳介筋　696f, 831f
前耳介神経（耳介側頭神経の）　694f
前室間溝　86f
前室間枝（冠状動脈）　86f, 92f, 116, 116f
前斜角筋　59f, 60f, 61f, 118f, 661f, 663f, 822, 822f, 823
前斜角筋結節　818, 818f
前尺側側反回動脈　124f, 125f
前縦隔　58
前縦靱帯　67f, 196f, 590f, 795f, 816, 816f
前十字靱帯　798, 799f
前障　605f, 614, 614f
前床突起　647f
前上歯槽枝　693f
前上膵十二指腸動脈　132, 132f, 223f, 304f
前上葉区　17
前上葉枝　16
前上腕回旋動脈　124, 125f
前唇　440f
前神経孔　650
前心臓静脈　117, 117f
前深側頭動脈　119f
前腎　406
前皺柱　448f
前正中裂（脊髄の）　590f, 591, 594f
前赤芽球　485, 490, 490f
前脊髄視床路　593f, 596f, 704, 705f
前脊髄小脳路　592, 593f, 596f, 603f
前脊髄動脈　121f, 591, 591f, 644f, 646, 646f
　　　——症候群　591
前仙棘靱帯　795f
前仙骨孔　670, 817f
前尖　92f
前側頭泉門　468f
前大脳動脈　646, 647f
前大脳動脈　120, 120f, 121f, 644, 644f, 647f
　　皮質枝　645f
前置胎盤　459
前腟円蓋　440f
前腸　21, 21f, 254, 254f, 256f, 461
前ツチ骨ヒダ　719f
前庭　718f, 719, 720f
前庭階　720, 720f
前庭覚　726
　　　——伝導路　730, 730f
前庭器　726
前庭球　430f, 449, 449f
前庭頸反射　630, 630f, 730
前庭自律神経反射　731
前庭小脳　600, 603, 638, 731
　　入出力　602f
前庭神経　696, 718f, 719
前庭神経核　596f, 599f, 602f, 630, 637, 730, 730f
前庭神経節　719f, 730
前庭脊髄反射　730
前庭脊髄路　593, 593f, 602f, 632, 633f, 730, 730f
前庭窓　718f, 719
前庭動眼反射　630, 631f, 730

前庭反射　730
前庭ヒダ　12, 12f, 13f
前庭膜　720
前頭蓋窩　828, 829f
前頭眼窩野　622
前頭橋路　615f
前頭極　609f
前頭筋　696, 830f, 831f
前頭後頭束　619
前頭骨　4, 5f, 828
前頭枝（浅側頭動脈の）　119f
前頭枝（中硬膜動脈の）　120f
前頭神経　692, 693f
前頭切痕　706f, 828f
前頭直筋　823
前頭洞　5f, 8, 8f, 9f
前頭突起　5f
前頭板間静脈　122f
前頭皮質　625f
前頭葉　608, 609f
前頭連合野　618, 618f
前頭縫合　468f
前突　757
前内果動脈　139f
前捻角（大腿骨の）　796, 796f
前脳　650f, 651
前脳胞　588f
前肺底区　17
前肺底枝　16
前半規管　726
前腓骨頭靱帯　798, 798f, 799f
前皮枝（大腿神経の）　659f, 668, 669f, 671f
前皮枝（腸骨下腹神経の）　659f, 668, 669f, 671f
前皮枝（肋下神経の）　659f
前皮枝（肋間神経の）　658, 658f, 659f
前皮質脊髄路　593, 593f, 596f, 597, 632, 633f
前負荷　103
前腹側核（視床の）　606
前腹側室周囲核　436
前脈絡叢動脈　120, 121f, 644f, 645, 645f
前迷走神経幹　65, 200f, 201, 677f, 679f, 698, 699f
前毛細血管括約筋　144
前毛様体静脈　707, 709f
前毛様体動脈　707, 707f, 708f
前有孔質　594f, 612, 612f
前葉（下垂体の）　542f, 543, 543f
　　　——ホルモン　545, 548
前葉（小脳の）　600, 601f
前立腺　400f, 402f, 424f, 425
　　区分　425f
　　発生　477f
　　　——液　426
　　　——肥大症　247, 425
前立腺芽　476, 477f
前立腺挙筋　450f
前立腺小室　425f
前立腺神経叢　679f
前立腺洞　402f, 425, 425f
前立腺部（尿道の）　401, 424
前肋間枝（内胸動脈の）　118f, 128f, 129f
前腕骨　776, 776f
　　作用する筋　777f

850

前腕骨間膜 125f, 127f, 776f, 777, 789f, 790f
前腕正中皮静脈 126f
全か無かの法則 582
全身性エリテマトーデス 527f
全身性炎症反応症候群 511
全張力 103
全肺気量 72, 74
全分泌 738
喘息 19, 77, 524
喘鳴 77
蠕動 184f, 203, 203f, 211, 227f
——波 211f

ソ

ソマトスタチン 215, 219, 219f, 227, 314, 319, 546, 547f
ソマトメジン 550
ゾリンジャー・エリソン症候群 243
鼠径鎌 827f
鼠径管 418, 419, 419f, 424f, 668, 669f, 826
鼠径靱帯 136f, 424f, 669f, 802, 802f, 826, 826f, 827
鼠径部 208f
鼠径ヘルニア 419
鼠径リンパ節 149f
組織因子 500, 500f
——経路インヒビター 501
組織学的内子宮口 442, 442f
組織間液 28, 54, 145, 148, 329
組織適合抗原 459
組織特異的自己抗原 535
組織型プラスミノゲンアクチベータ 501, 501f
咀嚼 184f, 190, 822
——筋 190, 694, 830
粗線 796, 796f, 805f
粗面小胞体 272
走化性 505
——因子 505
双角子宮 430
双極細胞 710f, 711
双極性ニューロン 578
総肝管 183f, 223f, 266, 266f, 267f, 304f
総肝動脈 132, 132f, 204f, 210f, 223f, 267f, 304f, 305f
総顔面静脈 122f
総頸動脈 51f, 61f, 118, 119f, 129f, 176f, 200f, 204f, 552
総腱鞘 789f
総腱輪 690, 690f
総骨間動脈 124, 124f, 125f
総指伸筋 665f, 790, 791f, 793f
総主静脈 172, 172f, 324f
総掌側指神経 664, 664f, 667f
総掌側指動脈 124, 125f
総胆管 183f, 222f, 223f, 264f, 266f, 267, 267f, 304f, 305f
総胆管括約筋 267f, 305f
総腸骨静脈 114, 131f
総腸骨動脈 114, 129f, 136f, 137f, 332f
総腸骨リンパ節 151
総底側趾神経 671f

総排泄腔 406, 474f, 476
総腓骨神経 669f, 672, 672f, 673f, 798, 804, 805f, 811f
爪根 737, 737f
爪支帯 737, 737f
爪床 737, 737f
爪体 737, 737f
爪母基 737, 737f
早産 455f
桑実胚 457, 457f
巣状糸球体硬化症 356
棕状ヒダ 440, 441f
相対不応期 582, 583f
相同染色体 416
相反性シナプス 733
相反性抑制 628f, 629
相貌失認 618
層板顆粒 736
層板小体 24, 25f, 702
僧帽筋 67, 657f, 659f, 660f, 782, 782f, 783f, 820, 822
僧帽細胞 733
僧帽弁 84f, 91f, 92, 92f
——狭窄症 53, 85, 88, 93
——閉鎖不全 85, 88, 93
臓器移植 521
臓側胸膜 2f, 56, 62, 62f
臓側板 86, 255
臓側腹膜 182, 265, 430
象牙質 191
造血 484
——因子 487, 522f
——幹細胞 486, 486f
造後腎胚芽組織 406f, 408
造血細胞索 461
造精細胞 418, 420
増殖因子 522f
増殖期(子宮内膜の) 445, 446, 447f
側角(脊髄の) 591, 591f, 592
側屈 756
側鎖切断酵素 566, 567f
側索 591, 591f, 592
側頭窩 828, 829f
側頭下窩 828, 829f
側頭極 609f
側頭筋 190, 190f, 191, 830
側頭溝 608
側頭骨 4f, 828f
　頬骨突起 188f
　鱗部 188f
側頭枝(顔面神経の) 696f
側頭線 829f
側頭頭頂筋 696f, 830f, 831f
側頭平面 608, 609f
側頭葉 608, 609f
側頭連合野 618, 618f
側脳室 605, 642, 642f
側板 406
側板中胚葉 461, 461f
側副溝 608f, 609f
側副靱帯(指節間関節の) 780, 780f
側副靱帯(中手指節関節の) 780, 780f
側腹部 208f
側方靱帯 247
足弓 801, 801f
足根 800
　運動 801

作用する筋 801
足根間関節 800
足根骨 800, 800f
足根中足関節 800, 800f
足根洞 800, 801f
足細胞 342, 342f, 344
足底筋 810, 811f
足底腱膜 801f, 812, 812f
足底静脈弓 140, 141f
足底動脈弓 139f
足底方形筋 812, 812f
足突起 344
足背趾神経 671f, 672f
足背静脈弓 140, 140f
足背静脈網 140f
足背動脈 138, 139f
速筋 765, 769
束状帯 561, 561f
——細胞 562
束傍核 607
促進性G蛋白質 315, 317f, 540, 540f
促通拡散 232, 363
塞栓症 167
測定障害 639
外返し 756
外向き電流 109f

タ

ダイテルス細胞 722, 722f
タイト結合 348, 348f
ダイニン 20, 581, 581f
ダイノルフィン 547
タウ蛋白 581
ダウン症候群 416
ダグラス窩 247, 247f, 401f, 425f, 430f, 431, 440f
——穿刺 247, 441
ターナー症候群 478
多遺伝子性 520
多飲 323f
多羽状筋 758, 759f
多核巨細胞 525f
多極性ニューロン 578
多型 520
多形細胞層(大脳皮質の) 610
多精子受精阻止機構 453
多線維加重 769, 769f
多染性赤芽球 485, 490, 490f
多頭筋 758
多糖類 234, 310
多尿 322
多発性筋炎 527f
多発性硬化症 583
多腹筋 758, 758f
多裂筋 820, 820f, 821f
多列上皮 206
多列線毛上皮 6, 18, 18f, 206f
手綱 604, 604f, 605f
手綱核 612, 613f
手綱交連 595f, 604, 604f, 605f
手綱三角 595f, 604, 605f
田原結節 94, 95f
唾液 187f, 194
——アミラーゼ 187f, 233
——分泌機構 195

——反射 684
唾液腺 193
楕円関節 755, 755f
体位 52
体液 328
——区分 328f
——浸透圧 330, 687
——pH 46, 396, 398
——量の調節 382, 570
体液性免疫 518
体温調節 739
——中枢 605, 686
体幹 744
体腔 255, 406
体細胞変異 531
体脂肪 298
体循環 52, 52f, 82, 82f
体性運動 656
体性感覚 576, 656, 700
——伝導路 704
　特殊—— 599
体性感覚野 616, 704
　体部位局在 617f
体性神経系 577
体性内臓反射 684
体節 254, 255f, 406, 461, 461f, 474f, 656, 830
体内時計 546, 573
胎芽 454
胎脂 455
胎児期 454
胎児呼吸様運動 29, 455
胎児循環 37, 178, 178f
胎児身長概算式 466
胎児心拍 454, 466
胎児体重概算式 466
胎児-胎盤系 465f
胎児尿 466
胎児発育曲線 466f
胎児副腎皮質 465f
胎児ヘモグロビン 41, 464
胎動 455
胎嚢 466
胎盤 462, 462f, 464
——機能検査法 465
胎盤絨毛 462
胎盤性ゴナドトロピン(hCG) 459, 464, 465f, 549
胎盤性ラクトーゲン(hPL) 465, 548, 551
胎盤中隔 463, 463f
胎盤膜 462, 462f
胎盤葉 463
胎胞 468f
胎膜 463, 463f
対撃損傷 643
対光反射 684, 717, 717f
対向輸送 145
対向流系 3, 372
対向流交換系 372
対向流増幅系 372
対立遺伝子 アレル
対立運動 757, 781
代謝 42, 46, 185, 278
——性代償 49, 49f
——性調節 158
——率 556, 565

和文索引（fは図中）

代謝性アシドーシス（MAc） 48, 323, 397
代謝性アルカローシス（MAl） 49, 397
代謝機能障害関連脂肪性肝疾患 296
代謝調節型受容体 587, 587f
代替活性化マクロファージ 509
帯状回 609, 613, 613f
帯状回峡 609f
帯状溝 609f
帯状束 613f, 619f, 620f
帯状皮質 622
苔状線維 602, 602f, 636, 636f
太陽神経叢 678, 679f
第1減数分裂 416, 417f, 420, 434
第2減数分裂 416, 417f, 421, 434
第一呼吸 29
第一裂（小脳の） 601f
第二経路（補体活性化の） 506, 506f
第二鼓膜 719, 719f
第二裂（小脳の） 601f
第三後頭神経 658
第三脳室 595f, 604, 605f, 614f, 642, 642f
 ――脈絡組織 604f
 ――脈絡叢 604f
第三腓骨筋 808, 808f, 809f
第四脳室 594, 600f, 602f, 604f, 642, 642f
 ――外側陥凹 595f
 ――外側口 642, 642f
 ――髄条 595f
 ――正中口 604f, 642, 642f
 ――脈絡叢 600f, 604f
大陰唇 440f, 448, 448f
大円筋 663f, 665f, 782f, 783f, 784, 784f
大横径 466
大顆粒リンパ球 513
大鉗子 619f
大汗腺 738
大臼歯 191, 193f
大胸筋 470f, 659f, 663f, 782f, 783f, 784f, 826f
大頰骨筋 830f, 831f
大血管転位症 175
大結節 774, 774f
大結節稜 774
大口蓋管 828
大口蓋孔 5f, 692, 829f
大口蓋神経 692, 693f, 695f
大口蓋動脈 6, 6f
大虹彩動脈輪 708f
大後頭孔 118, 595f, 600f, 640f, 828, 829f
 ――ヘルニア 640
大後頭神経 657f, 658
大後頭直筋 823f
大骨盤 450, 795
大坐骨孔 137, 670, 795, 795f
大坐骨切痕 794, 794f
大耳介神経 659f, 660, 660f
大斜径 468f
大十二指腸乳頭 223, 223f, 267f, 305, 305f
大循環 82
大静脈孔 64, 65f
大静脈溝 264, 264f

大静脈洞 86, 90, 90f, 173
大心臓静脈 93f, 117, 117f
大腎杯 335, 335f, 336f
大錐体神経 692, 693f, 695f, 696, 696f
大膵動脈 304f, 305
大舌下腺管 193
大泉門 468f
大前根動脈 591
大前庭腺 430f, 449, 449f
大前庭腺芽 477f
大槽 641, 641f
大腿管 807, 807f
大腿筋膜 806, 807f, 826f
大腿筋膜張筋 802, 803f, 804f
大腿骨 796, 796f
大腿骨頸 796, 796f
大腿骨体 796
大腿骨頭 796, 796f
大腿骨頭窩 796, 796f
大腿骨頭靱帯 797, 797f
大腿三角 807, 807f
大腿枝（陰部大腿神経の） 659f, 668, 669f, 671f
大腿四頭筋 672f, 804, 804f
大腿静脈 140, 140f, 141f, 806f, 827f
大腿神経 659f, 668, 669f, 671f, 802, 802f, 806f, 827f
大腿深静脈 140f, 141f
大腿深動脈 136f, 138, 139f, 806f, 807f
大腿直筋 804, 804f
大腿動脈 136f, 138, 139f, 672f, 806f, 827f
大腿二頭筋 673f, 804
 短頭 804, 805f
 長頭 803f, 804, 805f
大腿ヘルニア 807
大腿方形筋 803, 803f
大腿輪 433f, 807
大大脳静脈 123f, 604f, 640f, 646, 647f
大腸 244
大腸菌 251
大転子 796, 796f
大殿筋 428f, 449f, 657f, 673f, 802, 803f
大動脈 87, 222f, 263f
 ――解離 167
 ――縮窄症 88, 177
 ――瘤 88
大動脈弓 51f, 58f, 59f, 61f, 86, 118f, 128, 201f, 552
 発生 176
大動脈口 91
大動脈周囲リンパ節 151
大動脈小体 70, 70f, 160, 161f, 652, 652f
大動脈腎動脈神経節 675f, 677f, 678, 679f
大動脈洞 91f, 114
大動脈嚢 176
大動脈肺動脈中隔 174
大動脈弁 84f, 91f, 92, 92f
 ――狭窄 85, 88, 93, 175
 ――閉鎖 175
 ――閉鎖不全 85, 88, 93

大動脈傍体 561
大動脈裂孔 64, 65f, 332f
大内臓神経 60f, 61f, 64f, 65f, 67f, 675f, 676, 677f, 679
大内転筋 672f, 673f, 805f, 806, 806f
大脳外側窩槽 641f
大脳鎌 123f, 600f, 640, 640f
大脳基底核 614, 615f, 634
 入出力 634f
大脳脚 542f, 594, 595, 595f, 597f, 600f
大脳縦裂 608, 608f
大脳-小脳連関 603
大脳動脈輪 ☞ ウィリス動脈輪
大脳半球 608, 608f
 ――の成長 651f
大脳皮質 610
 機能局在 616
 層構造 610
大脳辺縁系 612, 613f, 622, 623f
大肺胞上皮細胞 24
大鼻翼軟骨 4, 4f, 5f
大伏在静脈 140, 140f, 141f
大網 182f, 209, 209f, 245f
 発生 256, 257f, 258, 259f
大網ヒモ 245, 245f
大腰筋 65f, 332f, 668, 802, 802f, 820f
大翼（蝶形骨の） 829f
大菱形筋 782, 782f
大菱形骨 778, 778f
大菱形骨結節 778, 778f
大リンパ球 512
大弯 208, 209f
台形体 724, 724f
脱アミノ反応 294, 294f
脱顆粒 503, 524
脱灰 751
脱核 490
脱水症 240, 251, 322, 387
脱髄疾患 583
脱分極 98, 109f, 318, 582, 583f
脱ヨウ素酵素 554f, 555
脱抑制 635
脱落膜 462
 ――細胞 458
 ――様変性 445
痰 69
短胃静脈 134f, 210f, 223f
短胃動脈 132f, 210, 210f, 223f, 304f
短回旋動脈 821f
短期記憶 620
短骨 746
短鎖脂肪酸 238
短趾屈筋 673f, 812, 812f
短趾伸筋 808, 808f, 809f
短小指屈筋 792, 792f
短小趾屈筋 812, 812f, 813f
短足底靱帯 801f
短橈側手根伸筋 665f, 788f, 790, 791f
短内転筋 672f, 806, 806f
短腓骨筋 808, 809f, 811f
短母指外転筋 792, 792f
短母指屈筋 664f, 792, 792f

短母指伸筋 665f, 790, 791f
短母趾屈筋 673f, 812, 812f, 813f
短母趾伸筋 672f, 808, 808f, 809f
短毛様体神経 690, 690f, 692
短絡 ☞ シャント
短ループネフロン 341
単為生殖 412
単核食細胞系 502
単球 482, 483f, 502
単極胸部誘導 98
単極性ニューロン 578
単シナプス反射 628
単収縮 768, 769f
単純拡散 145, 362
単純型細胞（一次視覚野の） 716, 717f
単小葉 601f
単層円柱上皮 206f, 207f
単層上皮 206
単層線毛上皮 18
単層扁平上皮 206f
単層立方上皮 206f
単糖 187f, 234, 310
胆管 264
 ――炎 303
 ――周囲腺 267
 ――周囲毛細血管叢 269, 269f, 271f
 ――上皮 275, 303
 ――粘液腺 267
胆汁 238, 300, 492
 濃縮 302f
 分泌調節 302f
 ――うっ滞 303
 ――色素 300
胆汁酸 238, 239f, 300
 一次―― 300
 二次―― 300
 ――依存性分泌 302
 ――による乳化 238
 ――非依存性分泌 302
 ――プール 301f
胆汁酸塩 301f, 311
胆膵管膨大部 267f
胆石 238, 303
胆囊 209f, 223f, 264f, 266, 266f, 267f, 302
 発生 325f
 ――収縮 303
 ――胆汁 300, 302
 ――粘膜上皮 302
胆囊窩 266
胆囊管 183f, 264f, 266, 266f, 267f
胆囊動脈 223f, 266f, 267, 267f
炭酸イオン 45
炭酸-重炭酸イオン緩衝系 47, 48, 396
炭酸脱水酵素 42, 44, 45f, 312f, 314f, 367, 398
 ――阻害薬 385, 709
炭水化物 234
 ――分解酵素 310
炭素骨格 295
淡蒼球 605f, 614, 634
 外節 614f, 615f, 635f
 内節 614f, 615f, 635f
 入出力 634f

852

──視床線維　614
淡明層(表皮の)　736, 736f
蛋白質　187f, 236
　合成　292, 292f
　代謝　281, 292
　──分解酵素　233, 237, 310
蛋白同化作用　550, 572
蛋白尿　347, 350
弾性　28
弾性円錐　11f, 12f
弾性収縮力　66
弾性線維　24, 24f, 74, 349
弾性動脈　142, 377
弾性板　143f, 376
男性不妊　419, 423, 427
男性ホルモン　413, 572

チ

チアノーゼ　171, 175
チェーン・ストークス呼吸　71, 71f
チミジル酸合成酵素　490f
チモーゲン顆粒 ☞ 酵素原顆粒
チャネル ☞ イオンチャネル
チュブリン　20, 349, 422, 581
チョークポイント　76, 77f
チロシン　538, 554, 564
チロシンキナーゼ　320, 321f, 540
　──型受容体　538f, 541
チン小帯　708, 709f
遅筋　765, 769
恥丘　440f, 448, 448f
恥骨　451f, 794, 794f
恥骨下角　795f
恥骨下枝　428f, 449f, 450f, 794f
恥骨弓　451f, 795f
恥骨筋　669f, 672f, 804f, 806, 806f
恥骨筋線　796, 796f
恥骨結合　440f, 450f, 794, 795f
恥骨結合面　794, 794f
恥骨結節　794, 794f
恥骨後隙　400f
恥骨枝(閉鎖動脈の)　136f, 137f
恥骨櫛　794f
恥骨上枝　402f, 794f
恥骨靱帯　450f
恥骨体　794f
恥骨大腿靱帯　797, 797f
恥骨直腸筋　247, 247f, 248, 450, 450f
恥骨膣筋　450f
恥骨尾骨筋　248, 248f, 450, 450f
恥骨部　208f
恥骨膀胱靱帯　401f
恥骨稜　794f
緻密質　746, 746f, 752f
緻密層(基底膜の)　346
緻密層(子宮内膜の)　444, 444f
緻密斑　342f, 352, 378
蓄尿　684
蓄尿反射　405
蓄膿症　9
腟　401f, 430f, 440f, 448
　発生　477f
　──スメア　448
腟円蓋　441f, 442f, 448

腟口　440f, 448, 448f
腟上皮　448
腟上部(子宮頸の)　441f, 442f
腟皺柱　441f, 448
腟前庭　401f, 448f, 449
腟前庭窩　448f
腟動脈　430f, 432f, 433, 441f
腟粘膜ヒダ　441f, 448
腟板　476, 477f
腟部(子宮頸の)　440, 441f, 442f
　──びらん　443
着床　458
中位核　602
中咽頭収縮筋　197, 697f
中腋窩線　56
中央階　720, 721f
中隔縁柱　90
中隔核　612, 613f, 620f
中隔尖　92f
中間径フィラメント　231, 348
中間楔状骨　800, 800f
中間腱　758, 758f
中間広筋　804, 804f, 806f
中間鎖骨上神経　661
中間神経　688f, 696
中間仙骨稜　817, 817f
中間足背皮神経　671f, 672f, 673
中間代謝　280
中間中胚葉　406, 461, 461f
中間洞　152f
中間尿細管　338, 359
中間部(小脳の)　600
中肝静脈　268f
中頸神経節　675f, 676, 677f
中頸心臓神経　104f, 675f, 676, 677f
中結腸静脈　134f
中結腸動脈　132f, 133f
中甲状腺静脈　552, 552f
中硬膜動脈　119f, 120f, 189f, 640, 640f, 695f
中鎖脂肪酸　238, 239f
中鎖トリグリセリド　471
中耳　718
　──炎　718
中膝動脈　138f, 139f
中斜角筋　118f, 663f, 822, 822f, 823f
中手間関節　780, 780f
中手骨　778, 778f
中手骨頭間静脈　126f
中手指節関節　780, 780f
中縦隔　58, 84
中小脳脚　594f, 595, 595f, 597f, 600
中上歯槽枝　692, 693f
中心腋窩リンパ節　150, 470f
中心窩　708, 709f, 715
中心灰白質　591f, 597f
中心管　590f, 591, 642f
中心溝　608, 608f, 609f
中心後回　608, 608f, 609f
中心後溝　608, 608f, 609f
中心枝　645
中心小葉(小脳虫部の)　601f
中心静脈(肝臓の)　269, 271f
中心静脈(骨髄の)　485, 485f
中心静脈(副腎の)　561, 561f

中心静脈圧　155
中心前回　608, 608f, 609f
中心前溝　608, 608f, 609f
中心臓静脈　93f, 117, 117f
中心体　417f
中心動脈(骨髄の)　485f
中心動脈(前脊髄動脈の枝)　591, 591f
中心動脈(脾臓の)　532, 533f
中心乳糜腔　229
中心微小管　20
中心傍小葉　609f
中心リンパ管　229, 229f, 230f, 528f
中神経幹(腕神経叢の)　662f
中腎　406, 474f, 476
中腎管　406, 475f, 476, 476f, 477f
中腎細管　475f, 476, 476f, 477f
中腎傍管　475f, 476, 476f, 477f
中枢化学受容野　70, 70f
中枢神経系　576
中枢性寛容　526
中性脂肪　187f, 238, 551
中節骨(手の)　778, 778f
中節骨(足の)　800f
中前頭回　608, 608f, 609f
中側頭回　608, 609f
中側副動脈　124f, 125f
中足間関節　801
中足筋　812
中足骨　800, 800f
中足趾節関節　800f, 801
中大脳動脈　120, 120f, 121f, 644, 644f, 647f
　皮質枝　645f
中腸　254, 254f, 255f, 256f, 461
中腸動脈　256, 256f
中直腸静脈　134, 134f, 247, 248f
中直腸動脈　136, 137f, 430f
中殿筋　673f, 802, 803f
中殿皮神経　657f, 658, 671f
中頭蓋窩　828, 829f
中脳　588, 588f, 595, 595f, 650f, 651
中脳水道　595, 597f, 604f, 642, 642f
中脳胞　588f
中脳網様体　631
中胚葉　255, 406, 460, 460f, 650f
中皮　206
中皮質糸球体　337
中皮質ネフロン　341
中鼻甲介　4, 4f, 5f, 7f, 9f, 828f
中鼻道　6, 7f
中副腎動脈　133, 560, 560f
中膜　142, 377
中密度リポ蛋白質　290
中葉(右肺の)　57
中葉(下垂体の)　543, 543f
　──ホルモン　549
肘窩　786
肘関節　777
　運動　777
　作用する筋　777, 786
肘筋　665f, 787, 787f, 791f
肘周囲動脈網　124f
肘正中皮静脈　126f
肘頭　776, 776f

肘頭窩　774, 774f
肘頭皮下包　776f
肘部管　787
肘リンパ節　150
虫垂　182f, 244f, 246, 246f, 433f
虫垂間膜　183f, 246, 246f, 257f
虫垂口　246f
虫垂動脈　246, 246f
虫部　600, 601f, 602f
虫部小節　601
虫部垂　600, 601f
虫部錐体　600f
虫部葉　600f
虫部隆起　600f
虫様筋(手の)　664f, 792, 792f, 793f
虫様筋(足の)　812, 812f
貯蔵鉄　493
腸液　187f
腸管関連リンパ組織　253, 528
腸管筋層反射　227, 227f
腸管神経系　227, 577
腸管免疫　516
腸管免疫系　253
腸肝循環　238, 301, 301f
腸間膜　132f, 183f, 209f, 224, 245f
　発生　257, 257f, 258, 259
腸間膜根　222f, 224
腸クロム親和性細胞　214f
腸脛靱帯　802, 805f, 806, 807f, 809
腸骨　451f, 794, 794f
腸骨窩　794f
腸骨下腹神経　657f, 659f, 668, 669f
腸骨筋　668f, 802, 802f
腸骨結節　208
腸骨枝(腸腰動脈の)　136f
腸骨枝(閉鎖動脈の)　136f
腸骨鼡径神経　418f, 659f, 668, 669f, 671f
腸骨粗面　794f
腸骨体　794f
腸骨大腿靱帯　797, 797f
腸骨動脈神経叢　679f
腸骨尾骨筋　248f, 450, 450f
腸骨翼　794f
腸骨稜　333f, 450f, 794, 794f
腸重積症　206
腸腺　226, 226f
腸相(消化液分泌の)　218, 315
腸恥筋膜弓　669f, 802, 802f
腸恥包　802
腸恥隆起　794f, 802
腸内細菌　249, 253
腸内分泌細胞　214f, 215, 309
腸捻転　244
腸閉塞　244
腸腰筋　669f, 802, 802f, 804f
腸腰靱帯　795, 795f
腸腰動脈　129f, 136, 136f, 137f
腸リンパ本幹　65f, 149f
腸肋筋　820, 820f, 821f
超音波断層法　466
超可変領域　516
超コラム　717
超低密度リポ蛋白質　290

和文索引 (fは図中)

超複雑型細胞(一次視覚野の) 716
蝶下顎靱帯 188, 188f, 189f
蝶形骨 4, 5f, 828f
蝶形骨洞 5f, 8, 8f, 9f, 600f
蝶口蓋孔 4, 5f, 692, 829f
蝶口蓋動脈 6, 6f
蝶篩陥凹 7f, 8
蝶番関節 755, 755f
長回旋筋 821f
長期記憶 620
長期増強 621
長期抑圧 637
長胸神経 662, 663f
長後毛様体動脈 707, 708f
長骨 746
長鎖脂肪酸 238, 288
長趾屈筋 673f, 810, 811f, 812f, 813f
長趾伸筋 672f, 808, 808f, 809f
長掌筋 788, 788f, 790f
長足底靱帯 800, 801f, 813f
長橈側手根伸筋 665f, 790, 791f
長内転筋 672f, 804, 806, 806f
長腓骨筋 672f, 808, 808f, 809f, 811f
長母指外転筋 665f, 790, 791f, 792f
長母指屈筋 664f, 788, 789f, 792f
長母指伸筋 665f, 790, 790f, 791f
長母趾屈筋 673f, 810, 811f, 812f, 813f
長母趾伸筋 672f, 808, 808f, 809f, 813f
長毛様体神経 692, 693f
長ループネフロン 341
聴覚 718
  ——伝導路 724
  ——失認 618
聴覚野 616f, 617, 725
聴神経腫瘍 595
聴診三角 782f, 783
聴診法 154
聴放線 607, 614f, 615f
聴力曲線 724
聴力検査 725
鳥距溝 608, 609f, 716, 716f
調節軽鎖 762, 762f, 771
調節反射(眼の) 717
跳躍伝導 580, 583
直回 608f, 609f
直血管 372
直静脈洞 122, 123f, 640f, 641
直精細管 420, 420f
直接ビリルビン 303
直線状動脈 444
直腸 183f, 244f, 247, 430f, 440f
  ——指診 247, 425
直腸横ヒダ 247f
直腸肛門境界線 248, 248f
直腸子宮窩 247, 247f, 401f, 430f, 431, 431f, 433f, 440f
直腸子宮ヒダ 432f, 433f, 440f
直腸静脈叢 134, 247, 248f
直腸膀胱窩 247, 247f, 400f, 425f
直腸膨大部 247, 248, 248f
直動脈 132f, 224
陳述記憶 620

ツ

つわり 467
ツァイス腺 706, 706f
ツェンカー憩室 201
ツチ骨 718, 718f
  後——ヒダ 719f
  前——ヒダ 719f
ツチ骨頭 719f
ツチ骨柄 719f
ツッカーカンドル器官 561
椎間円板 816, 816f
椎間関節 816
椎間孔 656, 815, 815f
椎間板ヘルニア 816
椎弓 814, 816f
椎弓根 814, 814f
椎弓板 814, 814f
椎孔 814, 814f
椎骨 814, 814f
椎骨静脈叢 130
椎骨動脈 118, 118f, 119f, 120, 120f, 644, 644f, 646f, 823f
椎骨動脈溝 817f
椎骨動脈神経叢 676
椎前筋 822, 823f
椎前神経節 674, 674f
椎体 67f, 814, 814f, 816f
椎体鉤 814f
椎傍神経節 674
痛覚 700
  ——伝導路 705f
土踏まず 801
爪 737
蔓状静脈叢 418, 418f, 433

テ

P 351
π 351
δ-アミノレブリン酸 491f
δ細胞 308
δ波 625, 625f
てんかん 624
でんぷん 187f, 234, 310
ディッセ腔 270, 271f, 273, 273f
ディフェンシン 519
デオキシコール酸 300, 300f
デオキシコルチコステロン 566
デオキシヘモグロビン 40, 40f, 43
デオキシリボヌクレアーゼ 310
デキサメタゾン 566
デキストランクリアランス 234
デキストリナーゼ 234
デシベル 724
デジュリーヌ症候群 646
テストステロン 420, 422, 474, 566, 572
  合成 437f
  作用 423
  分泌調節 423f
  ジヒドロ—— 573
デスミン 107
デスモグレイン 107, 231, 348f
デスモコリン 348, 348f
デスモゾーム 106, 107f, 231, 231f, 348, 348f
デスモプラキン 107, 231, 348f
デーデルライン桿菌 448
デノビエ筋膜 247, 247f
テノン鞘 706
デヒドロエピアンドロステロン 472, 566
  ——サルフェート 465, 465f
7-デヒドロコレステロール 395
テベシウス静脈 117
デュービン・ジョンソン症候群 297, 303
デルマトーム 593, 593f, 656
テント枝(眼神経の) 692, 693f
テント状T波 101, 391
テント切痕 640
  ——ヘルニア 640
テンナーゼ 500f
手続き記憶 620
低圧受容器 160, 161f, 687
低温相 446, 447f
低カリウム血症 101, 391, 571
低カリウム性周期性四肢麻痺 391
低カルシウム性テタニー 393
低換気 71
低鎖脂肪酸 249
低酸素換気応答 71
低酸素血症 38, 649
低酸素性肺血管攣縮 37, 37f, 52
低酸素誘導因子 386, 386f
低身長 557
  ——症 550
低炭酸ガス血症 31
低張性脱水 387
低T3症候群 555
低密度リポ蛋白質 290
低リン酸血症 395
底屈 756
底側骨間筋 812, 813f
底側趾動脈 139f
底側踵舟靱帯 800, 800f, 801f
底側踵立方靱帯 800, 801f
底側中足動脈 139f
底板 598f, 650f, 651
抵抗血管 154
停止 758
停止腱 758f
停留精巣 419
定常領域 516
釘植 754
適応免疫 502, 514
適刺激 700
滴定酸 399
鉄 280
  ——代謝 492
鉄芽球性貧血 491
鉄欠乏性貧血 491, 493
転移性肝癌 277
転子窩 796f
転子間線 796, 796f, 797f
転子間稜 796, 796f
転写 292, 292f
  ——調節因子 539, 540, 568
点状出血 497
点変異 517, 531
電位依存性ATP放出チャネル 735

電位依存性Kチャネル 110, 111f, 582
電位依存性Ca^{2+}チャネル 109, 112f, 318, 584, 766
  L型—— 110, 112, 764, 764f
電位依存性Naチャネル 109, 110, 582, 583f
電解質異常 101
電解質コルチコイド 566
  合成 566
  作用 570
  分泌調節 570
電気化学ポテンシャル勾配 362
電気軸 98f
電子伝達系 286, 286f
伝音難聴 725
伝導障害 101
伝導路 593f, 596f, 597f, 633f
殿筋粗面 796, 796f
殿筋注射 803
殿筋面 794f

ト

ド・ケルヴァン病 790
トコフェロール 242
ドナン平衡 44
トーヌス 680
ドーパ 564f
ドーパミン 547, 564, 586, 634, 635f
  ——性投射 623, 625f, 634
ドーム上皮 228
トライツ靱帯 222, 222f
トランスアミナーゼ 294
トランスコバラミンⅡ 242, 243f
トランスサイトーシス 144, 529
トランスサイレチン 293, 555
トランスデューシン 712f, 713
トランスフェリン 280, 293, 492
  ——受容体 492, 493f
トランスフォーミング成長因子 457, 522f
トリアムテレン 384
トリカルボン酸回路 284
トリクロルメチアジド 384
トリグリセリド 238, 239f, 288, 288f, 289f, 290
トリソミー 416
トリプシノーゲン 237, 310
トリプシン 187f, 233, 236f, 237, 310
トリヨードサイロニン 554
トルコ鞍 5f, 542, 543f
トルサドポアン 101
トルト筋膜 244, 245f, 304
トルバプタン 384
トル様受容体 510
トロポニン 112, 762, 762f
  ——I 113f
  ——C 113f
  ——T 113f
トロポミオシン 112, 113f, 488f, 762, 762f
トロラー静脈 123f, 647f
トロンビン 293, 500f, 501
トロンボキサンA$_2$ 159, 496, 498

――受容体　162f, 498
トロンボポエチン　487f
トロンボモジュリン　501
登上線維　602, 602f, 636, 636f
怒責　469
努力呼吸　76
努力呼出　72
　――曲線　73f
努力肺活量　72, 73f
島　608
島外内分泌細胞　309
島限　609f
島短回　609f
島長回　609f
等圧点　76, 77f
等尺性収縮　768, 768f
等張性再吸収　368
等張性収縮　768, 768f
等皮質　610
等容性弛緩期　97
等容性収縮期　96
頭位　469
頭蓋　744, 828
　――腔　828
　――内圧亢進　640, 649
頭蓋冠　828
頭蓋底　688f, 828
頭棘筋　821
頭屈　650f, 651
頭最長筋　821f
頭長筋　823f
頭頂下溝　609f
頭頂間溝　608, 608f, 609f
頭頂後頭溝　608, 608f, 609f
頭頂骨　4f, 828f
頭頂枝（浅側頭動脈の）　119f
頭頂枝（中硬膜動脈の）　120f
頭頂葉　608, 609f
頭頂連合野　618, 618f
頭殿長　466
頭半棘筋　821f, 831f
頭板状筋　821f, 831f
頭皮　830
頭部ヒダ　254, 254f
糖衣　230, 344, 347f
糖鎖　488f, 494, 494f
糖質コルチコイド　316f, 317, 566
　合成　566
　作用　568
　分泌調節　569
　応答性エレメント　568
糖新生　283, 283f, 285f, 295, 568
糖代謝　282, 282f, 289f
糖尿病　296, 322
　――性ケトアシドーシス　397
　――性昏睡　323
　――性腎症　356
透過係数　351
透過亢進性肺水腫　55
透明帯　434, 435f
　――反応　453, 453f
透明中隔　604f, 605f, 612, 613f
透明中隔静脈　647f
橈屈　756
橈骨　776, 776f
橈骨窩　774, 774f
橈骨頸　776f
橈骨手根関節　778, 779f

橈骨手根靱帯　778
橈骨静脈　126f, 127
橈骨神経　662, 663f, 664f, 665f, 786f, 787f, 787f
　深枝　790f, 791f
　浅枝　790f
　――麻痺　666
橈骨神経溝　666, 774, 774f
橈骨切痕　776, 776f
橈骨粗面　776, 776f
橈骨体　776
橈骨頭　776, 776f
橈骨動脈　124, 124f, 125f, 664f, 788f, 790f
橈骨輪状靱帯　776f, 777, 777f
橈尺連結　777
橈側手根屈筋　788, 788f, 790f, 792f
橈側側副動脈　124f, 125f
橈側反回動脈　124f, 125f
橈側皮静脈　126, 126f, 127f, 786f
豆鉤靱帯　779, 779f
豆状骨　778, 778f, 792f
豆中手靱帯　779, 779f
投射ニューロン　611
疼痛　508
同化　185, 278, 279f
同調周波数　721f
導管　194, 307
導管細胞　307f, 313
導管部（下気道の）　15, 15f
導管細胞　312f
導出静脈　122, 123f
動眼神経　594f, 595, 630, 647f, 675f, 688f, 690, 690f
　主核　597f, 599f, 631f, 690, 717, 717f, 731f
　副核　597f, 599f, 690, 693f, 717, 717f
　――麻痺　691
動機づけ　623
動原体　416, 417f
動静脈吻合　165
動物機能　577, 681
動脈　142
　――圧受容器　160, 161f
　――硬化　166
　――周囲間質　376
動脈円錐　90, 90f
動脈円錐枝（冠状動脈の）　116f
動脈管　87, 176, 178
　――開存症　159, 175
動脈管索　61f, 86f, 87, 179, 200f
動脈幹　169
動脈幹中隔　174
動脈幹隆起　174
動脈血　82
　――ガス分圧　34
動脈周囲リンパ鞘　513, 532, 533f
動脈弁　92
動毛　726, 726f, 729f
動揺病　731
洞機能不全症候群　100
洞性徐脈　100
洞性頻拍　100
洞腔球　477f
洞調律　100
洞房結節　94, 95f

洞房結節枝（冠状動脈の）　116, 116f
洞房口　173
洞房ブロック　101
洞様毛細血管　147, 270, 271f, 485, 485f, 544
瞳孔　708
　――左右不同　717
瞳孔括約筋　690, 708, 709f
瞳孔散大筋　692, 709, 709f
特殊感覚　576, 688, 700
特殊心筋　94f
特殊体性感覚　598, 599
特殊内臓運動　598, 599
特殊内臓遠心性線維　689
特殊内臓感覚　598, 599
特殊内臓求心性線維　689
独立脂腺　738
鳥肌　739
貪食　79f, 274, 505

ナ

ナイアシン　242
ナジオン　828f
ナース細胞　534, 534f
ナチュラルキラー細胞 NK細胞
ナトリウム Na$^+$
　――依存性輸送　362
　――欠乏型脱水　381f, 387
　――再吸収　364, 381, 570
ナトリウムチャネル　381f, 570
　上皮型――　381f, 734
ナトリウムポンプ Na$^+$/K$^+$ ATPase
ナトリウム利尿ペプチド　157, 162, 383
ナボット卵　442
ナルコーシス　71
ナルコレプシー　625
内因系　500
内因子　215, 242, 243f, 491
内因性クレアチニン　355
内因性発熱物質　509
内陰部静脈　247
内陰部動脈　137, 137f, 139f, 430f, 803
内果　798, 798f
内果関節面　798, 798f
内顆粒層（大脳皮質の）　610
内顆粒層（網膜の）　710f
内環状層板　747, 747f
内眼角　707f
内弓状線維　596, 596f
内嗅皮質　612f, 620, 620f
内境界細胞　722, 722f
内境界膜（網膜の）　710f
内莢膜細胞　435
内胸静脈　64f, 130f, 131f, 825f
内胸動脈　64f, 118, 118f, 119f, 128f, 129, 552f, 658f, 825f
内頸静脈　122, 122f, 123f, 131f, 205, 552f, 640, 640f, 822f
内頸動脈　118f, 119f, 120, 120f, 121f, 552f, 644, 644f, 647f
内頸動脈神経　675f, 676, 677f
内頸動脈神経節　693f
内頸動脈神経叢　676, 692
内呼吸　2, 3f

内喉頭筋　10, 12
内後頭隆起　829f
内肛門括約筋　247, 248, 248f, 400f, 440f
内細胞塊　457, 457f, 458f
内枝（上喉頭神経の）　552f, 697f
内子宮口　441f
　解剖学的――　442, 442f
　産科的――　466
　組織学的――　442, 442f
内指節細胞　722, 722f
内耳孔　688f, 829f
内耳神経　594, 595, 688f, 696, 718f, 719
　発生　653
内耳道　696, 718f
内錐体細胞層（大脳皮質の）　610
内精膜　418, 418f, 419f
内節　712, 712f
内舌筋　192, 192f, 198, 830
内腺（前立腺の）　425, 425f
内旋　757
内臓運動　656
　特殊――　599, 689
内臓感覚　576, 656, 700
　特殊――　599, 689
内臓逆位　169
内臓脂肪　298
内臓神経系　577
内臓体性反射　684
内臓内臓反射　684
内側運動系　632
内側腋窩隙　784, 784f, 785f
内側顆（脛骨の）　798, 798f
内側顆（大腿骨の）　796, 796f, 799f
内側下膝動脈　138f, 139f
内側下腿皮枝（伏在神経の）　668, 671f, 672f
内側核（視床の）　604, 605f, 606
内側眼瞼靱帯　707f
内側嗅条　612, 612f
内側弓状靱帯　65f
内側胸筋神経　662, 663f
内側楔状骨　800, 800f
内側広筋　804, 804f, 806f
内側後頭側頭回　608, 608f, 609f
内側鎖骨上神経　661
内側脚ヒダ　433f
内側膝蓋支帯　804f
内側膝状体　595, 595f, 597f, 724, 724f
　――核　606f
内側手根側副靱帯　779f
内側縦束　597f, 602f, 604f, 631, 631f, 730, 730f
内側縦足弓　801
内側踵骨枝（脛骨神経の）　671f, 673f
内側上顆（上腕骨の）　774, 774f, 776f
内側上顆（大腿骨の）　796, 796f
内側上膝動脈　138f, 139f
内側上腕筋間中隔　786f, 787
内側上腕皮神経　659f, 662, 663f, 664f
内側唇（粗線の）　796f
内側神経束（腕神経叢の）　662
内側靱帯（足関節の）　800, 801f
内側髄板　604, 605f, 606f

855

和文索引 （fは図中）

内側制動靱帯　707f
内側線条体動脈　645, 645f
内側前庭神経核　730
内側前庭脊髄路　730
内側前頭回　609f
内側前脳束　612, 613f, 622f
内側前腕皮神経　662, 663f, 664f, 667f, 786f
内側足根動脈　138, 139f
内側足底神経　671f, 673, 673f
内側足底動脈　138, 139f
内側足背皮神経　671f, 672, 672f
内側側副靱帯（膝関節の）　798, 799f
内側側副靱帯（肘関節の）　776f, 777
内側大腿回旋動脈　136f, 138, 139f
内側大腿筋間中隔　807f
内側中心核　607
内側中葉区　17
内側中葉枝　16
内側直筋　690, 690f
内側二頭筋溝　126f
内側肺底区　17
内側肺底枝　16
内側半月　798, 799f
内側皮枝（胸神経の）　657f
内側腓腹皮神経　671f, 673, 673f
内側毛帯　596, 596f, 597f, 705f
内側網様体脊髄路　633f
内側翼突筋　190, 191, 191f, 197f, 694f, 830
内側翼突筋神経　191, 694, 694f
内側隆起（菱形窩の）　595f
内大脳静脈　123f, 646, 647f
内弾性板　142, 376
内柱細胞　722, 722f
内腸骨静脈　131f, 134, 247
内腸骨動脈　129f, 136, 136f, 137f, 332f, 430f
内腸骨リンパ節　151
内椎骨静脈叢　122, 130, 130f, 590, 590f
内転　756
内転筋　756
内転筋管　138, 138f, 139f, 668, 807, 807f
内転筋結節　796, 796f
内転筋腱裂孔　139f, 807, 807f
内頭蓋底　829f
内透明層　346
内トンネル　722f
内尿道口　400f, 402f, 425f
内バイヤルジェ線　610, 610f
内胚葉　254, 406, 460, 460f
内反　756
内板　746
内皮　142, 206
内皮細胞　144, 344, 346, 376
　　有窓型─　143f, 144, 144f, 309, 346, 538
　　連続型─　143f, 144, 144f
内鼻枝（眼窩下神経の）　693f
内部環境　276, 279, 328, 482
内腹斜筋　67, 419, 433f, 659f, 820f, 826, 826f, 827f
内分泌　522, 538
　　─細胞　221
　　─腺　538
内分泌部（膵臓の）　306, 308

内閉鎖筋　248f, 402f, 803, 803f
内包　605f, 615f
内包後脚　614f, 615
内包膝　170, 170f
内包前脚　614f, 615
内膜　142
内膜腫　442, 444f
内網状層（網膜の）　710f
内有毛細胞　722, 722f, 723f
内ラセン溝　722f
内卵胞膜　434, 435f
内リンパ　720
内リンパ管　726f
内リンパ嚢　728
内肋間筋　66, 67, 658f, 824, 824f, 825f
内肋間膜　658f, 824, 825f
長さ-張力関係　103
7回膜貫通型受容体　522f
軟口蓋　7f, 196f, 198
軟骨　742
　　関節─　742, 753, 754
　　骨端─　753, 753f
　　─基質　752
　　─結合　742, 754
　　─細胞　550, 752, 753f
　　─内骨化　752
軟産道　468
軟膜　123f, 602, 602f, 641, 641f
難聴　725

ニ

2,3-ビスホスホグリセリン酸　43
2価金属イオントランスポーター　492
2型糖尿病　322
2型リアノジン受容体　770
2関節筋　742
24時間内因性クレアチニンクリアランス　355
ニコチン性受容体　584, 585f, 682f, 683, 766
ニコチン酸　242
ニッスル小体　578
ニトログリセリン　159
ニューロテンシン　547
ニューロフィジン　544
ニューロフィラメント　581, 581f
ニューロン　578
ⅡA型筋線維　765
ⅡB型筋線維　765, 769
Ⅱ型過敏反応　525
Ⅱ型サイトカイン受容体　522
Ⅱ型肺胞上皮細胞　24, 24f, 25f
Ⅱ型ミオシン　762, 762f
Ⅱ型有毛細胞　728
Ⅱ群線維　628
二価染色体　416
二酸化炭素　47, 396
　　─運搬　44
　　─解離曲線　44f
　　─拡散能力　30
　　─排出　46
　　─負荷　48
　　─分圧　34
二次顆粒　502, 502f

二次気管支芽　21, 21f
二次極体　456, 456f
二次血栓　496, 497f
二次孔　170, 170f
　　─欠損　171f
二次骨化中心　752
二次終末（筋紡錘の）　628, 628f, 700f
二次静脈　269
二次性徴　472, 572
二次性能動輸送　362, 367f
二次精母細胞　421, 421f
二次体性感覚野　616, 616f, 704
二次胆汁酸　300
二次中隔　170, 171f
二次聴覚野　725
二次免疫応答　517, 517f
二次卵黄嚢　459f
二次卵母細胞　434, 435f
二次卵胞　435, 435f
二次リンパ器官　513, 528, 528f
二次濾胞　530, 530f
二重支配　680
二層性胚盤　458, 458f
二頭筋　758f
二糖類　187f, 234, 310
　　─分解酵素　230, 234f
二倍体　416
二腹筋　758f
二腹筋枝（顔面神経の）　696, 696f
二腹小葉　601f
二分靱帯　800, 801f
二分脊椎　650
匂い物質　7, 732
肉芽腫　525
肉柱　90
肉様膜　418, 418f, 419f, 428, 428f
乳化　238, 239f, 300, 311
乳管　470, 470f
乳管洞　470, 470f
乳酸　42, 42f, 283, 283f, 285f, 765
　　─回路　316f
乳歯　191
乳汁　471, 551
乳腺　470
乳腺小葉　470
乳腺葉　470, 470f
乳糖　234, 471
　　─不耐症　235
乳頭　470
乳頭管　340
乳頭筋　90, 90f, 92
乳頭視床束　606, 613, 613f
乳頭層（真皮の）　737
乳頭体　542f, 594f, 604f, 612f, 613, 613f
乳頭突起（肝臓の）　264f, 266f
乳頭突起（腰椎の）　815, 815f
乳頭部 ☞ ファーター乳頭
乳突洞　718
乳突洞口　718f
乳突導出静脈　122f
乳突蜂巣　718
乳糜槽　65, 148, 149f
乳房　470
乳房提靱帯　470, 470f
乳様突起　828f, 829f

尿意　405
尿管　263, 332f, 400, 424f, 433f
　　─結石　400
尿管芽　407f, 408
尿管口　402f, 404f, 425f
尿細管　338
　　─最大輸送量　369
　　─糸球体フィードバック　352, 379
　　─性アシドーシス　399
尿細管極　342
尿細管周囲毛細血管　337f, 374
尿酸　399
尿生殖隔膜　401f, 402f, 425f, 450, 450f, 679f, 826
尿生殖間膜　419
尿生殖溝　478, 479f
尿生殖三角　451, 451f
尿生殖堤　407f, 474f
尿生殖洞　406, 476, 476f, 477f
尿生殖ヒダ　478
尿生殖膜　407f, 478, 479f
尿素　295, 330, 372
　　─回路　295, 295f
尿中E$_3$測定　465
尿中ウロビリノーゲン　301f, 303
尿中ビリルビン　303
尿直腸中隔　407f, 476, 476f
尿糖　316f, 322
尿道　401, 425, 440f
　　─下裂　478
尿道海綿体　400f, 418f, 425f, 428, 428f
尿道括約筋　405, 450f
　　外─　401, 402, 402f, 405
　　内─　402, 402f, 405, 426f
尿道球　400f, 402f, 425, 425f, 428f
尿道球腺　402f, 424f, 425, 425f, 450f
　　─液　426
尿道球腺芽　477f
尿道溝　478, 479f
尿道ヒダ　478, 479f
尿道腺　401
尿道傍腺　449
尿道面　428
尿道隆起（腟の）　448
尿道稜　402f
尿毒症　330
尿崩症　157
　　腎性─　371
尿膜　254f
尿膜管　258f, 407f, 476, 476f
尿路結石　399
尿路上皮　26
妊娠悪阻　467
妊娠黄体　437, 459
妊娠可能期間　452
妊娠関連蛋白　466
妊娠期間　454
妊娠高血圧症候群　467
妊娠初期　454
妊娠線　467
妊娠中期　454
妊娠中毒症　467
妊娠糖尿病　322
妊娠末期　454

ヌ

ヌエル腔 722f

ネ

ネキシン 20
ネクローシス 502
ネーゲレの概算法 454
ネトーシス 502
ネフリン 347
ネフローゼ症候群 356
　先天性―― 347
ネフロン 341
ネラトン線 796, 796f
ネルンストの式 109, 363, 391
熱感 508
熱産生 556, 565, 686, 739
熱ショック蛋白質 568
熱放散 686, 739
粘液 18, 220
粘液細胞 214, 214f
粘液栓 442
粘膜下静脈叢 202f
粘膜下神経叢 212, 212f, 226, 226f
粘膜下組織 212, 212f, 226, 226f
粘膜関連リンパ組織 153, 528
粘膜筋板 202, 212, 212f, 226, 226f
粘膜固有層 212, 212f, 226, 226f
粘膜傷害因子 220
粘膜上皮 212, 212f, 226, 226f
粘膜ヒダ 208, 211
粘膜防御因子 220

ノ

ノルアドレナリン 78, 104, 113f, 160, 162, 162f, 586, 682
　合成・代謝 564
　作用 565
　――性投射 624, 625f
ノルエピネフリン ☞ ノルアドレナリン
ノルメタネフリン 564
飲み込み小胞 207
乗り物酔い 731
脳回 608
脳幹 588, 594, 684
脳幹網様体 624
脳弓 542f, 604, 604f, 605f, 612, 620f
脳弓下器官 686f
脳弓脚 612f, 613f
脳弓交連 612f
脳弓体 612f, 613f
脳弓柱 612f, 613f
脳弓ヒモ 612f
脳虚血 648
脳血管障害 121, 323
脳血栓 121
脳血流量 165f, 648
脳溝 608
脳砂 605
脳室 642, 642f
脳室周囲器官 571, 686f

脳室上衣細胞 544
脳出血 121
脳循環 121, 164, 644
脳神経 576, 688
　線維構成 599f, 689
　発生 652
脳神経核 598, 599f
脳神経節 674
脳性Na利尿ペプチド 157, 162, 163f, 383, 547
脳脊髄液 ☞ 髄液
脳相（消化液分泌の） 218, 315
脳槽 641
脳塞栓 121
脳卒中動脈 645, 645f
脳腸ペプチド 547
脳底溝 594, 594f
脳底静脈 123f, 646, 647f
脳底静脈叢 122, 123f, 640f, 641
脳底動脈 120, 120f, 121f, 644, 644f, 646f
脳頭蓋 828
脳動脈瘤 120, 644
脳波 624
脳ヘルニア 640
脳胞 651
脳梁 604f, 605f, 608, 609f, 613f
脳梁幹 619f
脳梁溝 609f
脳梁膝 614f, 619f
脳梁膨大 608f, 612f, 619f
膿胸 63
濃縮尿 372
能動輸送 232, 362

ハ

ばね靱帯 ☞ スプリング靱帯
ばね指 790
バイエル板 225f, 227, 528, 528f
ハイステル弁 266
バイヤルジェ線 610, 610f
ハヴァース管 746, 747f
ハウシップ窩 749, 749f
ハウスダスト 524
ハウストラ 245
バウヒン弁 246f
パーキンソン病 635
バスケット細胞（小脳皮質の） 636, 636f
バセドウ病 557
パーセントVC 72
バソプレシン 103, 157, 157f, 162f, 330, 371, 544, 549, 571
バーター症候群 385
パターン認識受容体 510
パチニ小体 701, 702, 703f
バック筋膜 428, 428f
ハッサル小体 534
ハッチング 457
バッド・キアリ症候群 205
バニリルマンデル酸 564
パネート細胞 228, 228f, 229f
パパニコロー分類 443
バビンスキー反射 632, 632f
パーフォリン 275, 519
ハプトグロビン 293, 495

ハムストリングス 804
パラアミノ馬尿酸 354, 368f
パラガングリオン 561, 652
パラトルモン ☞ 副甲状腺ホルモン
バリアント ☞ 多型
バリスム 635
バリン 295f
バルサルバ試験 105
バルサルバ洞 91f
パルスオキシメーター 39
パルス発生装置 546
ハルトマン嚢 266
バルトリン腺 430f, 449, 449f
バルビツレート 587
パルミチン酸 289f
パンクレオザイミン 219, 303
ハンター管 807
ハンチントン病 635
バンド3蛋白 44, 45f, 488, 488f
バンド4.1蛋白 488, 488f
パントテン酸 242
破骨細胞 392, 558, 748, 749f
破水 468f
破綻出血 473
破裂孔 120, 688f, 829f
波状縁 748, 749f
馬蹄腎 409
馬尾 576, 590
肺圧-量曲線 28f, 74f
肺うっ血 55
肺下界 57
肺芽 21, 21f, 255f, 553f
肺拡散能 31
肺活量 72, 72f
肺間膜 60, 60f, 61f, 63
肺気腫 53, 74, 77
肺気量 72
　分画 72f
肺胸膜 54, 62, 62f, 63
肺区域 16, 16f, 17f
肺結核 37, 53
肺血管抵抗 37, 53
肺血管攣縮 37, 37f, 52
肺血栓症 50
肺呼吸の開始 29
肺高血圧症 53, 167
肺根 60
肺コンプライアンス 75
肺サーファクタント 24, 28, 79, 454
肺枝（自律神経の） 676
肺循環 50, 78, 82, 82f
　――時間 39
肺小葉 22, 54
肺静脈 22f, 50, 50f, 51f, 54f, 59f, 60f, 61f, 62
　――圧 36
　――閉塞症 53
肺静脈口 91f
肺神経叢 69f, 675f, 677f, 698, 699f
肺伸展反射 69
肺水腫 55
肺性心 53
肺尖 56, 56f, 60f, 61
肺尖区 17
肺尖後区 17
肺尖後枝 16

肺尖枝 16
肺線維症 53, 74
肺塞栓症 50, 53
肺底 56, 60f
肺動静脈瘻 39
肺動脈 22f, 50, 51f, 52, 60f, 61f, 86f, 87
　――狭窄症 88
肺動脈圧 36, 52, 53f
　平均―― 53
肺動脈幹 50, 50f, 56f, 58f, 86f, 87, 90f
肺動脈弁 84f, 90f, 92, 92f
　――狭窄 175
肺内リンパ節 54, 55f, 150
肺胞 15, 22, 22f
　発生 27f
　――過換気 31
　――低換気 31, 38
　――内圧 29, 36
　――マクロファージ 24, 24f, 25f, 79, 79f
肺胞管 15, 15f, 22, 22f, 23f, 54f
肺胞換気式 33
肺胞期 27
肺胞気式 33
肺胞気-動脈血酸素分圧較差 35, 38
肺胞孔 22f, 24, 24f
肺胞上皮 24, 24f, 26, 26f
　――細胞 24, 24f, 25f
肺胞蛋白症 79
肺胞中隔 22f, 24, 24f
肺胞内圧 29f
肺胞嚢 15, 15f, 22, 22f, 23f, 54f
肺胞毛細血管 30
　――通過時間 30f
肺表面活性物質 24, 28, 79, 454
　――関連蛋白 28
肺毛細血管 22, 23f, 25f, 26, 51
　――床 52, 53f
　――抵抗 52
　――内皮 24f, 26, 26f, 78
肺門 60, 60f, 61f, 62f
　――陰影 60, 61f
　――リンパ節 54, 55f, 60f, 61f
肺野 60
肺葉 16, 57
胚外臓側中胚葉 459f
胚外体腔 254f, 459f
胚外体腔膜 458, 458f
胚外中胚葉 458f
胚外壁側中胚葉 459f
胚結節 457, 457f
胚子 454
　――期 454
　――前期 454
胚上皮 434
胚中心 530, 530f, 531, 531f
胚内体腔 254f
胚盤胞 457, 457f
胚盤葉 458, 458f
背外側核（視床の） 606
背屈 756
背枝（肋間動脈の） 129f, 590f
背側胃間膜 256f, 325f, 532
背側間膜 255, 255f, 256
背側呼吸ニューロン群 68, 68f
背側骨間筋（手の） 792, 792f, 793f

857

和文索引 （fは図中）

背側骨間筋（足の） 812, 813f
背側示指動脈 124
背側指静脈 127f
背側指神経 665, 665f, 667f
背側指動脈 124, 125f
背側趾神経 672f, 673
背側趾動脈 139f
背側手根間靱帯 779f
背側手根枝（尺骨動脈の） 125f
背側手根枝（橈骨動脈の） 125f
背側手根中手靱帯 779f
背側手根動脈網 124, 125f
背側膵芽 256, 256f, 325, 325f
背側大動脈 168, 176f, 474f
背側中手静脈 127f
背側中手靱帯 779f
背側中手動脈 124, 125f
背側中足動脈 139f
背側橈骨手根靱帯 779f
背側弁隆起 174
背側母指動脈 124
背内側核（視床の） 606, 622f
背内側核（視床下部の） 686f
配偶子 414
排泄腔 474f, 476
排泄腔ヒダ 478, 479f
排泄腔膜 255f, 406f, 460, 460f, 476f, 478, 479f
排泄性腎盂造影 333f
排尿反射 404, 684
排便 249f
　　──反射 249, 684
排卵 435f, 436, 447f
　　──周期 446
白筋 765
白血球 482, 483f
　　──の血管外遊出 509f
　　──百分率 503f
白血病 487f
　　──抑制因子 487f
白交通枝 590f, 656f, 674, 674f
白交連 591f
白質 579
白質板 602f
白線 440f, 826, 826f, 827f
白体 435f, 437
白内障 709
白脾髄 532, 533f
白膜 420, 420f, 428, 428f, 434, 474f
薄筋 672f, 804f, 805f, 806, 806f
薄束 591, 591f, 592, 593f
薄束核 596f, 704
薄束結節 594, 595f
麦芽糖 234
発エルゴン反応 185
発汗 739
発声 12
発生張力 103f, 768, 768f
発熱 509
半羽状筋 758, 759f
半規管 718f, 719, 719f, 726, 726f
半奇静脈 61f, 64f, 65f, 130, 130f, 131f, 205, 205f
半棘筋 820, 820f, 821f
半月神経節 692
半月体 356
半月ヒダ 245, 246f

半月弁 92
　　発生 174
半月弁結節 92, 93f
半月弁半月 92, 93f
半月裂孔 8, 8f
半腱様筋 673f, 804, 805f
半小胞 376
半数体 416
半側空間無視 618, 618f
半膜様筋 673f, 804, 805f
反回骨間動脈 124, 124f, 125f
反回枝（正中神経の） 664f, 792
反回神経 12, 14f, 69f, 200, 552f, 661f, 698, 699f
　　発生 176f, 177
　　──麻痺 12
反射 577, 626, 628
　　──弓 684
反射性嘔吐 250
反射性徐脈 565
反対色説 715
反発係数 55
汎血球減少 493
汎小葉型肺気腫 79
汎性投射系 624
斑状出血 497
板間静脈 122, 123f
板間層 746
板状筋 820, 821f

ヒ

ヒアルロニダーゼ 422, 452
ヒアルロン酸 754
ビオチン 242
ヒス角 201, 201f
ヒス束 94, 95f
　　──心電図 101
ヒスタミン 217, 219f, 252f, 508, 509f, 524, 524f, 586, 739
　　──受容体 217f
　　──性投射 624
ヒステリシス 29
2,3-ビスホスホグリセリン酸 43, 489
ピースミール壊死 276
ビタミンA 242, 273, 280, 712
ビタミンB群 242
ビタミンB_{12} 243f, 280, 491
ビタミンC 242
ビタミンD 243, 280, 392, 558, 749, 750
　　合成 395, 395f
　　──受容体 568
ビタミンE 242
ビタミンK 242, 249, 500
ピット細胞 271f, 274, 274f
ヒト絨毛性ゴナドトロピン 459, 464, 465f, 549
ヒト絨毛性ソマトマンモトロピン 551
ヒト胎盤性ラクトーゲン 465, 548, 551
ヒトパピローマウイルス 443
ヒドロキシアパタイト 748, 748f
25-ヒドロキシコレカルシフェロール 395

7α-ヒドロキシコレステロール 300f
3-ヒドロキシ-3-メチルグルタリルCoA 291f
3-ヒドロキシ酪酸 288f, 289
ヒドロキシラジカル 79, 505
17α-ヒドロキシラーゼ 436
ヒドロフルメチアジド 384
ヒューザー膜 458, 458f
ヒラメ筋 673f, 808f, 809f, 810, 811f
ヒラメ筋腱弓 673f, 810, 811f
ヒラメ筋線 798
ピリドキシン 242
ビリベルジン 301f
ビリルビン 300, 301, 492
　　非抱合型（間接）── 301f, 303
　　抱合型（直接）── 301f, 303
ビール嚢 267
ピルビン酸 284, 285f
　　──カルボキシラーゼ 283
　　──キナーゼ 489f
　　──デヒドロゲナーゼ 284
ビルロート索 533
非アドレナリン非コリン作動性神経 429
非交通性水頭症 643
非重炭酸イオン緩衝系 48, 48f
非蒸散性熱放散 739
非ステロイド性抗炎症薬 220, 252, 499
非選択性カチオンチャネル 392
非抱合型ビリルビン 301, 301f
皮下脂肪 298
皮下組織 737, 738f
皮下包 759
皮筋 822
皮枝 656
皮脂 738
皮質（胸腺の） 534, 534f
皮質（腎臓の） 336
皮質（副腎の） 560, 561f
皮質（リンパ節の） 152, 530, 530f
皮質延髄路 615f, 632, 633f
皮質核路 632
皮膚炎 597, 597f, 603f
皮質炎 527f
皮質枝 645
皮質集合管 338, 361
皮質小節 152, 152f
皮質髄質浸透圧勾配 372
皮質赤核路 615
皮質脊髄路 597, 597f, 615f, 632, 633f
皮質線条体投射 634
皮質迷路 336
皮質網様体路 615
皮静脈 126, 140, 141f
皮神経 656
皮膚 736
　　──感覚 700
　　──血管反応 739
　　──循環 165
皮膚割線 737, 737f
皮膚分節（デルマトーム） 593, 593f, 656

脾機能亢進 493
脾索 533, 533f
脾腫 277, 532
脾小節 532, 533, 533f
脾静脈 134, 134f, 205f, 210f, 223f, 259, 304f, 305, 305f, 532
脾腎ヒダ 532
脾髄静脈 533f
脾臓 262f, 263f, 304f, 532, 532f
　　発生 256f
脾柱 532, 533f
脾柱静脈 533f
脾柱動脈 533f
脾洞 533, 533f
脾動脈 132, 132f, 204f, 210f, 223f, 304, 304f, 305f, 532
脾門 304, 532
被蓋細胞 207
被殻 605f, 614, 614f, 615f, 634
被覆小胞 291f
被包脱落膜 463f
肥厚性幽門狭窄症 210
肥満 296, 322
肥満細胞 78, 217, 503, 508, 509f, 524, 524f
腓骨 798, 798f
腓骨頸 798f
腓骨静脈 141f
腓骨切痕 798
腓骨頭 798, 798f
腓骨動脈 139f, 810f, 811f
腓腹筋 141f, 673f, 810
　　外側頭 809f, 811f
　　内側頭 808f, 811f
腓腹神経 671f, 673
腓腹動脈 139f
披裂喉頭蓋筋 10, 10f, 11f, 12f, 199
披裂喉頭蓋ヒダ 10, 11f, 197f, 199
披裂軟骨 10, 11f, 13f
鼻炎 7
鼻筋 696f, 830f, 831f
鼻腔 2f, 4
鼻甲介 197f
鼻口蓋神経 692
鼻骨 4, 5f, 828f
鼻根筋 830f, 831f
鼻汁 7
鼻出血 6
鼻腺 6
鼻前庭 6, 7f
鼻前頭管 8, 8f
鼻中隔 4, 4f, 6f, 7f, 9f, 196f, 197f
鼻中隔下制筋 830
鼻中隔軟骨 4, 4f, 5f
鼻軟骨 4
鼻背動脈 119f
鼻プラコード 652, 653f
鼻閉 7
鼻毛 7f
鼻毛様体神経 692, 693f
鼻涙管 4f, 5f, 8, 8f, 706, 706f, 707f
尾骨 450f, 451f, 468f, 814, 817f
尾骨角 817f
尾骨筋 450, 450f, 827
尾骨神経 576f, 656
尾状核 614, 614f, 634

858

体　605f, 615f
頭　605f, 615f
尾　615f
尾状突起　264f, 266f
尾状葉　264f, 265, 266, 266f
尾髄　576f, 590
尾側延髄腹外側野　160, 161f
尾椎　814
尾部ヒダ　254, 254f
微絨毛　225, 225f, 230, 272, 272f, 358
微小管　20, 20f, 349, 422, 581
微小終板電位　767
微小循環　145f
微小変化型糸球体腎炎　356
微量元素　243
糜粥　211
眉毛下制筋　830f, 831f
光刺激　573
光受容野　713f
膝関節 ☞ しつかんせつ
肘関節 ☞ ちゅうかんせつ
左胃静脈　134, 134f, 205, 205f, 209f, 210, 210f, 223f
左胃大網静脈　134f, 209f, 210f, 223f
左胃大網動脈　132, 132f, 209f, 210, 210f, 223f, 304f
左胃動脈　132, 132f, 200f, 204, 204f, 209f, 210, 210f, 223f, 304f
左下肺静脈　50f, 59f
左下葉　16, 56f, 57f, 61f
左下葉気管支　14f, 59f
左外縁枝（冠状動脈の）　116f
左肝管　267f
左肝静脈　266f, 268f
左冠状動脈　86f, 92f, 116, 116f
左気管支縦隔リンパ本幹　54, 149f
左頸リンパ本幹　149f
左結腸曲　183f, 209f, 244, 244f, 262f
左結腸静脈　134f
左結腸動脈　133f
左鎖骨下動脈　86f, 114, 118f, 128, 129f
左鎖骨下リンパ本幹　149f
左三角間膜　222f, 264f, 265, 265f
左上肺静脈　50f, 59f
左上葉　16, 56f, 57f, 61f
左上葉気管支　14f
左静脈角　148, 149f
左精巣静脈　332f
左総頸動脈　86f, 114, 118f, 128, 177f
左肺動脈　50, 50f, 59f, 61f, 63f, 87f
左副肝動脈　210
左辺縁枝（心臓の）　117f
左卵巣静脈　332f
左腕頭静脈　50f, 58f, 60f, 61f
必須アミノ酸　236, 292
必須軽鎖　762, 762f
必須脂肪酸　238
筆毛動脈　532, 533f
表在糸球体　337
表在性感覚　576
表在ネフロン　341
表情筋　696, 830, 830f

表層顆粒　453
表層外胚葉　461, 650f
表層上皮　430
表層粘液細胞　212, 214f, 221
表皮　736, 738f
表皮稜　738f
表面Ig ☞ B細胞受容体
表面活性物質　24, 28, 79, 454
　──関連蛋白　28
表面張力　28, 29f
表面マーカー　512
標準酸化還元電位　287
標準肢誘導　98, 98f
標的器官　538
標的細胞　519, 538
病原体関連分子パターン　510f
貧血　386, 493
　悪性──　491
　巨赤芽球性──　491, 493
　再生不良性──　493
　自己免疫性溶血性──　493, 527
　新生児溶血性──　495
　腎性──　490
　鉄芽球性──　491
　鉄欠乏性──　491, 493
　溶血性──　493f
貧線維層　610f
頻呼吸　69
頻度加重　769f
頻脈　102

フ

ぶどう膜　708
ふるえ熱産生　686
ファゴソーム　505
ファゴライソソーム　505
ファーター乳頭　223, 223f, 267f, 305, 305f
ファーター・パチニ小体　702
ファブリキウス囊　275
ファロー四徴症　88, 174, 175f
ファンコニ症候群　369
フィックの第一法則　30
フィックの方法　102
フィードバック調節　684
フィブリノゲン　293, 497f, 501
フィブリノリシン　427
フィブリン　500f, 501
　──網　497f, 501f
　──溶解　501
フィブロネクチン　344, 345
フィロキノン　242
フィンランド型先天性ネフローゼ症候群　356
フェリチン　280, 492, 493f
フェロポーチン　280, 492
フォルクマン管　746, 747f
フォルクマン拘縮　124
フォン・ウィルブランド因子　496
フォンタナ腔　709f
プティ三角　783
プテリオン　829f
ブドウ糖負荷試験　316
ブメタニド　384
プラコグロビン　348f
プラコード　652

ブラジキニン　159, 163f, 387, 508
　──不活性化　78
プラスミノゲン　501
プラスミノゲンアクチベータ　501
　──インヒビター　501
プラスミン　78, 500f, 501
　──インヒビター　501
プラトー相　110
フラビンアデニンジヌクレオチド　284
フラビンモノヌクレオチド　286
ブリュッケ筋　708, 709f
プルキンエ細胞　602, 602f, 636, 636f, 637f, 731
　──層　636
プルキンエ線維　94, 95f
ブルッフ膜　711
ブルンネル腺　226, 227f
プレグナンジオール　465
プレグネノロン　465, 465f, 566
ブレグマ　828f
プレドニゾロン　566
プレプロインスリン　318, 318f
プレプロホルモン　538
ブロイエル・へーリング反射　68f, 69, 684
プロインスリン　318, 318f
プロエラスターゼ　237, 310
プロオピオメラノコルチン　548
ブローカ野　616, 616f
プロカルボキシペプチダーゼA　310
プロカルボキシペプチダーゼB　310
プログルカゴン　323
プロゲステロン　436, 437, 446, 447f, 465, 572, 573f
　合成　437f, 465f
　作用　446
　分泌調節　436f
プロ酵素　186
プロスタグランジン（PG）　387, 498
　PGD_2　524f
　PGE_1　78
　PGE_2　217, 220, 387, 498f, 508
　$PGF_{2\alpha}$　78, 498f
　PGI_2　159, 162f, 498f
プロスタサイクリン　159, 162f, 497
プロスタノイド　498
プロセシング　252f, 319f
フロセミド　384
プロップ　717, 717f
プロテアソーム　521
プロテインキナーゼA　113f, 317f, 540f, 541
プロテインキナーゼC　541, 541f
プロテオグリカン　346, 752
プロトポルフィリン　491f
ブロードマン領野　610, 611f
プロトンビナーゼ　500f
プロトロンビン　501
プロトン ☞ H^+
プロトンチャネル　286f, 287
プロトンポンプ ☞ H^+/K^+ ATPase, H^+ ATPase
プロベネシド　385f
プロホスホリパーゼA_2　310

プロホルモン　538
フローボリューム曲線　73, 73f
プロラクチン　471, 547, 548, 551
　──抑制ホルモン　546
プロレニン　387
不応期　110, 582, 583f, 768
　絶対──　582, 583f, 770
　相対──　582, 583f
不感蒸泄　330, 739
不完全強縮　769f
不完全抗体　495
不規則形骨　746
不規則抗体　495
不揮発性酸　396
不減衰伝導　583
不随意運動　635
不随意筋　249, 742
不整脈　100
不対神経節　678
不適合輸血　494
不等比質　610
不等分裂　434
不動性結合　754
不動毛　726, 726f, 729f
不妊　419, 423, 427, 441
浮腫　145, 148, 384
浮肋　818
付着茎　254f, 459f, 460f
付着絨毛　462f, 463
負の選択　535, 535f
復位　757, 781
副横隔神経　661, 661f
副屈筋　812
副交感神経　674, 674f, 680
　（循環調節）　105, 160
　（消化管運動・分泌）　203, 218f
　（膵液分泌）　315
副交感神経刺激　194
副交感神経節　692
副甲状腺（上皮小体）　197f, 552, 552f
　発生　553
副甲状腺ホルモン（PTH）　392, 394, 552, 558, 749, 750
副細胞（胃腺の）　214, 214f
副神経　594, 594f, 688, 697f, 698f, 699
副神経核　599f, 698f
副腎　332f, 560, 560f
　発生　561f
　──アンドロゲン　566
　──過形成　573
　──クリーゼ　571
　──性器症候群　478, 573
副腎圧痕（肝臓の）　266f
副腎静脈　560, 560f
副腎神経叢　678
副腎髄質　560, 561f, 681, 685f, 687
副腎皮質　560, 561f
　機能亢進　568
　──不全　571
副腎皮質刺激ホルモン（ACTH）　547, 548, 566, 567f, 569f
　──放出ホルモン　546
副腎皮質ホルモン　566
　合成　566
　作用　568, 570

859

和文索引 （ _f_ は図中）

副膵管 223, 305, 305_f_
　　発生 325_f_
副伝導路 101
副横側皮静脈 127_f_
副突起（腰椎の） 815, 815_f_
副半奇静脈 61_f_, 130, 130_f_, 131_f_, 205_f_
副鼻腔 8
　　——炎 9
副伏在静脈 140_f_, 141_f_
副涙腺 706
腹横筋 419_f_, 433_f_, 659_f_, 820_f_, 825_f_, 826, 827_f_
腹外側野 104
腹筋不全症候群 254
腹腔 262
腹腔枝（迷走神経の） 200_f_, 210, 698, 699_f_
腹腔神経節 675_f_, 677_f_, 678, 679_f_
腹腔神経叢 678
腹腔動脈 129_f_, 132, 132_f_, 200_f_, 204_f_, 210, 210_f_, 304, 304_f_
　　発生 256_f_
腹腔リンパ節 151
腹式呼吸 66, 824
腹水 271
腹側胃間膜 256_f_, 324, 325_f_
腹側核（視床の） 606, 634
腹側間膜 255, 255_f_, 256
腹側呼吸ニューロン群 68, 68_f_
腹側膵芽 255_f_, 256, 256_f_, 325, 325_f_
腹側被蓋野 623, 625_f_
腹側扁桃体遠心路 613, 613_f_, 622_f_
腹側弁隆起 174
腹大動脈 114, 132, 332_f_, 560_f_
腹大動脈神経叢 678
腹直筋 419_f_, 433_f_, 826, 827_f_
腹直筋鞘 826, 827_f_
腹内側核（視床下部の） 605, 686_f_
腹部食道 200
腹膜 182, 209_f_, 265, 430
　　——炎 265
　　——妊娠 457
腹膜腔 182, 255, 265
腹膜後器官 258, 304, 332
腹膜後隙 304, 334
腹膜垂 245, 245_f_
伏在神経 668, 669_f_, 671_f_, 672_f_, 806_f_, 807
伏在裂孔 140, 140_f_, 807, 807_f_, 826_f_
複雑型細胞（一次視覚野の） 716, 717_f_
複糸期 434
輻輳運動 631
輻輳反射 717, 717_f_
物質交換 144, 270
物質代謝 278
物体認知 618
物理的消化 185
物理的溶解 40
太い上行脚 338, 360
太いフィラメント 349
吻側延髄腹外側野 160, 161_f_, 685, 685_f_
糞便 249
噴門 200_f_, 201_f_, 208, 209_f_

噴門切痕 201, 209_f_
噴門腺 212
分界溝（神経管の） 598_f_, 650, 650_f_
分界溝（心臓の） 90
分界溝（舌の） 192
分界条 605_f_, 613, 613_f_, 622_f_
分界線 450, 451_f_, 795_f_
分界稜 90, 173, 173_f_
分岐角リンパ節 54, 55_f_
分光吸収特性 712
分枝酵素 283
分枝鎖アミノ酸 295_f_
分子層（小脳皮質の） 636
分子層（大脳皮質の） 610
分節収縮 203
分泌顆粒 538, 541_f_, 545_f_, 563_f_
分泌型IgA 253, 471, 516, 529, 529_f_
分泌期（子宮内膜の） 445, 446, 447_f_
分泌成分 529, 529_f_
分娩 468
　　——予定日算出法 454
分回し 757
分葉核球 483
分離血漿 48
分離脳 619

ヘ

β間在細胞 361, 391_f_
β-グロブリン 293
β細胞 308, 309_f_
β酸化 285_f_, 288, 288_f_, 289_f_
$β_1$受容体 113_f_, 565, 680, 683
$β_2$受容体 162, 565, 680, 683
$β_3$受容体 405, 680, 683
ベインブリッジ反射 160
ヘキソキナーゼ 284, 489_f_
ヘシュル横回 608, 609_f_
ペースメーカー細胞 94, 770
ベッチンガー複合体 68
ベッツ巨大錐体細胞 610
ヘパリン 78, 501
ペプシジン 280, 493
ペプシノゲン 214, 216
　　——活性化 237
ペプシン 187_f_, 216, 233, 236, 236_f_
ペプチダーゼ 236_f_, 294, 311
ペプチド結合 292
ペプチドホルモン 538
ペプチド輸送体 237_f_, 366
ペーペズ回路 620
ヘマトクリット 482, 489_f_
ヘミデスモゾーム 349_f_
ヘム 40, 40_f_, 301_f_, 491
　　——合成酵素 491_f_
　　——ポケット 43, 43_f_, 491_f_
ヘモグロビン 40, 490
　　緩衝能 48
　　合成 490, 491_f_
　　代謝 301_f_, 492
　　分子構造 40_f_
　　——A 41
　　——A1c 323
　　——F 41, 464
　　——酸素飽和度 40, 41_f_

ヘモクロマトーシス 493
ヘモジデリン 492
ヘモペキシン 293
ペラグラ 242
ヘリコバクター・ピロリ 221
ヘーリング・ブロイエル反射 68_f_, 69, 684
ヘリング管 271_f_, 272, 272_f_
ヘリング小体 544, 545_f_
ペルオキシナイトライト 79
ベルタン柱 336
ヘルパーT細胞 514, 515, 519
　　——サブセット 519_f_
ベル・マジャンディーの法則 592
ヘンゼン細胞 722, 722_f_
ベンゾジアゼピン 587
ヘンダーソン・ハッセルバルヒの式 47, 396
ペントースリン酸回路 289_f_, 489, 489_f_
ペンドリン 391_f_
ヘンリーの法則 30
ヘンレループ 337_f_, 338, 370, 372
平滑筋 770
　　——収縮機構 162, 771
平均血圧 154
平均左房圧 53
平均赤血球容積 489_f_
平均電気軸 98_f_
平均肺動脈圧 53
平衡砂 728, 728_f_
平衡砂膜 728, 728_f_
平衡障害 639
平衡電位 363, 582, 582_f_
平衡斑 719_f_, 728, 728_f_
平行線維 636, 636_f_
平板筋 758
平面関節 755, 755_f_
閉経 472
閉鎖筋 137, 668, 669_f_, 794, 795_f_
閉鎖筋膜 450_f_
閉鎖系 48
閉鎖孔 794, 794_f_, 795_f_
閉鎖神経 668, 669_f_, 671_f_, 672_f_, 806
　　後枝 806_f_
　　前枝 806_f_
閉鎖堤 228, 228_f_
閉鎖動脈 129_f_, 136_f_, 137, 137_f_, 430_f_
閉鎖膜 137_f_, 402_f_, 669_f_, 794, 795_f_
閉塞性黄疸 242, 303
閉塞性換気障害 73
壁細胞（胃腺の） 214, 214_f_
壁在神経叢 202
壁側胸膜 2_f_, 60_f_, 61_f_, 62, 62_f_, 64_f_
壁側板 86, 255
壁側腹膜 182, 265, 304, 430
壁脱落膜 463_f_
壁内神経節 674
壁内神経叢 683
変閾作用 104
変周期作用 104
変伝導作用 104
変力作用 104
辺縁系 612, 613_f_, 622, 623_f_
辺縁静脈洞 463_f_

辺縁洞 152_f_, 530_f_
辺縁動脈 133_f_
辺縁葉 608, 609_f_, 612
偏在性自己抗原 535
扁桃 153, 528, 528_f_
扁桃枝（舌咽神経の） 697, 697_f_
扁桃体 612_f_, 613, 613_f_, 615_f_, 622
　　入出力 622_f_
扁平円柱上皮境界 442
扁平骨 746
扁平上皮 206
　　——化生 443
　　——癌 443
扁平肺胞上皮細胞 24
片葉 601
片葉脚 601_f_
片葉小節葉 600, 601_f_, 602_f_, 603
便意 249
便秘 251
弁蓋部（下前頭回の） 608, 609_f_
弁尖 92
弁膜症 93
娩出期 469
娩出物 468
娩出力 468
鞭毛 422

ホ

ボーア効果 42, 42_f_
ボーアの式 33
ホイブナー反回動脈 645, 645_f_
ボイル・シャルルの法則 33
ボウマン腔 342_f_
　　——圧 350
ボウマン腺 732, 732_f_
ボウマン嚢 342, 342_f_
　　発生 407_f_, 474_f_
ホスファチジルコリン 28
ホスホエノールピルビン酸 285_f_
　　——カルボキシキナーゼ 283, 321
ホスホクレアチン 765
ホスホジエステラーゼ 429
ホスホフルクトキナーゼ 489_f_
ホスホランバン 113, 113_f_, 163
ホスホリパーゼA_2 233, 239_f_, 253_f_, 311, 498, 524, 524_f_
ホスホリパーゼC 217_f_, 314, 314_f_, 541, 541_f_
ホスホリラーゼキナーゼ 317_f_
ボタロー管 178_f_
ボツリヌス菌 251
ボツリヌス症 767
ポドカリクシン 344
ボホダレク孔 64, 65_f_
ホーミング 513, 529, 529_f_
　　——レセプター 513
ホメオスタシス 316, 328
ポリIg受容体 529, 529_f_
ポリアミン 426
ポリペプチド 187_f_, 236, 236_f_
ポリモーダル侵害受容器 701
ホルター心電図 101
ホルツクネヒト腔 88
ホールデン効果 44, 44_f_
ホルネル症候群 676

860

ポルフィリン　40, 491
ポルホビリノーゲン　491f
ホルモン　538
　——感受性リパーゼ　298
ホロクリン分泌　738
ポワズイユの法則　154
保護上皮　207
歩行　631, 807
補助呼吸筋　67, 822
補足運動野　627, 627f
補体　506
　——活性化　506f
　——制御因子　507
哺乳刺激　471, 549, 551
母指　781
母指球　792
母指球筋　664f, 792
母指主動脈　124, 125f
母指対立筋　792, 792f
母指内転筋　664f, 792, 792f
母趾外転筋　673f, 812, 812f
母趾内転筋　673f, 812, 813f
方位コラム　617f, 716, 717f
方形回内筋　664f, 788, 789f
方形葉　264f, 265, 266, 266f
芳香化酵素　436, 572
縫工筋　672f, 804, 804f, 806f
縫合　754, 828
縫線核　624, 625f
抱合型ビリルビン　300, 301f
抱合反応　297
放射状動脈(子宮の)　441f, 444, 444f
放射冠(卵胞の)　435, 435f, 452
放射冠(大脳の)　605f, 614f, 615, 615f
放線状胸肋靱帯　819f
放線状手根靱帯　779f
放線状線維　708, 709f
放線状肋骨頭靱帯　67, 819f
報酬系　623
胞状垂　432, 432f, 477f
胞状卵胞　434, 435f
胞胚腔　457, 457f
包皮　418f
包皮小帯　418f
泡沫細胞　166
防衛反応　687
傍気管リンパ節　55f
傍胸骨筋　67
傍結腸溝　245f
傍糸球体細胞(嗅球の)　733
傍糸球体細胞(腎臓の)　379
傍糸球体装置　378
傍神経節　561
傍髄質糸球体　337
傍髄質ネフロン　341
傍正中橋網様体　631
傍虫部　600, 601f
傍皮質　152, 152f, 513, 530, 530f
傍分泌　522
傍濾胞域　528f, 533
傍濾胞細胞　553, 559
膀胱　400, 402
　神経支配　404
　——穿刺　401
膀胱頸　400, 400f, 425f
膀胱三角　401, 402f

発生　408
膀胱子宮窩　401f, 430f, 431, 431f, 440f
膀胱子宮靱帯　441, 441f
膀胱神経叢　679f
膀胱尖　400, 400f
膀胱底　400, 400f, 425f
房室管　169
房室管中隔　170
房室結節　94, 95f
　——遅延　97
房室結節枝　116
房室溝　116
房室接合性調律　100
房室接合性頻拍　100
房室束　93f, 94
房室伝導時間　99
房室ブロック　100
房室弁　92
　発生　171
房飾細胞　733
房水 眼房水
帽状域　530
帽状腱膜　830, 830f, 831f
紡錘糸　416, 417f
紡錘状筋　758, 758f
紡錘波　625, 625f
膨大部(胆膵管の)　267, 267f, 305
　——括約筋　267f, 305
膨大部稜(半規管の)　726, 726f
細い下行脚　338
細い上行脚　338
発作性心房性頻拍　100
発作性夜間ヘモグロビン尿症　507
発赤　508
勃起　429, 684
　——障害　429
　——神経　429
　——中枢　429
本態性高血圧　166
本能行動　623, 686
翻訳　292, 292f
　——の修飾　321f

マ

マイスナー小体　701, 702, 703f, 738f
マイスナー神経叢　202, 202f, 212, 226, 226f
マイネルト基底核　611, 624f
マイネルト反屈束　604, 612
マイボーム腺　706, 706f
マクバーニー点　246f
マクロファージ　502, 509, 509f
　(肝類洞)　274
　(肺胞)　24, 25f, 79, 79f
　(脾臓)　533, 533f
　(リンパ節)　152, 153f
　古典活性化——　509
　代替活性化——　509
マジャンディー孔　642, 642f
マスター二階段法　101
マスト細胞 肥満細胞
マルターゼ　187f, 233, 234, 235f
マルティノッティ細胞　610
マルトース　234, 310

マルトトリオース　234, 310
マルピーギ小体(腎臓)　342
マルピーギ小体(脾臓)　532
マロニルCoA　289
マロリー小体　276
マンノース結合レクチン　506
膜間腔(ミトコンドリアの)　286f, 287
膜骨格　488
膜消化　185, 232
膜侵襲複合体　507, 507f
膜性腎症　356
膜性増殖性糸球体腎炎　356
膜性壁(気管の)　11f, 14, 14f, 15f
膜蛋白質　108, 362
膜電位　108, 363
膜内骨化　752
膜迷路　718, 719, 719f, 726f
膜輸送　362
　——体　232, 362, 363
末梢化学受容器　70
末梢血管抵抗　156
末梢神経系　576
末梢性寛解　526
末節骨(手の)　778, 778f
末節骨(足の)　800f
末節骨粗面　778f
末端肥大症　550
満月様顔貌　568
満腹感　686
慢性肝炎　276
慢性呼吸性アシドーシス(慢性RAc)　49
慢性呼吸性アルカローシス(慢性RAl)　49
慢性呼吸不全　38
慢性糸球体腎炎　356
慢性腎不全　490
慢性膵炎　242, 307, 322
慢性肺気腫　75, 77
慢性閉塞性肺疾患　72, 73

ミ

ミエリン鞘 ☞ 髄鞘
ミエロペルオキシダーゼ　79f, 502, 505, 505f
ミオグロビン　42f, 43, 761
ミオシン　112, 762, 762f
　——結合部位　762f
　——頭部　763, 763f
　——フィラメント　106, 106f, 761
　II型——　762, 762f
ミオシン軽鎖　762, 762f
　——キナーゼ　163, 771, 771f
　——ホスファターゼ　163, 771, 771f
ミオトーム　656
ミクログリア　579, 579f
ミクロソーム画分　296
ミクロフィブリル　349
ミクロフィラメント　348
ミセル　238, 239f, 300, 301f, 311
ミトコンドリア　284, 286
　——鞘　422, 422f
　——内膜　286, 286f
　——マトリックス　286f

ミネラル　243
ミネラルコルチコイド　566
　——受容体　382, 570
ミュラー管　475f, 476, 476f, 477f
　——抑制因子　474, 476
　抗——ホルモン　435
ミュラー筋　708, 709f
ミュラー細胞　710f, 711
味覚　734
　——線維　695f
　——伝導路　734f
味孔　734f
味細胞　734, 734f
味蕾　192, 734, 734f
未熟児　29
未分化生殖腺　474
三つ組　760f, 761, 764, 764f
右胃静脈　134, 134f, 205f, 209f, 210, 210f
右胃大網静脈　134f, 209f, 210f, 223f
右胃大網動脈　132, 132f, 209f, 210, 210f, 223f, 304f
右胃動脈　132, 132f, 209f, 210, 210f, 304f
右下肺静脈　50f
右下葉　16, 56f, 57f, 60f
右下葉気管支　14f, 59f
右外縁枝(冠状動脈の)　86f, 116, 116f
右肝管　267f
右肝静脈　268f
右冠状動脈　86f, 92f, 116, 116f
右気管支縦隔リンパ本幹　54, 149f
右頸リンパ本幹　149f
右結腸曲　183f, 209f, 244, 244f, 262, 262f, 265f
右結腸静脈　134f
右結腸動脈　132f
右鎖骨下動脈起始異常　177
右鎖骨下リンパ本幹　149f
右三角間膜　222f, 264f, 265, 265f
右上肺静脈　50f
右上葉　16, 56f, 57f, 60f
右上葉気管支　14f
右静脈角　148, 149f
右精巣静脈　332f
右中葉　16, 56f, 57f, 60f
右中葉気管支　14f
右肺静脈　59f, 62f, 63f
右肺動脈　50, 50f, 60f, 87f
右-左シャント　39
右-左連関　53
右卵巣静脈　332f
右リンパ本幹　149f, 470f
右腕頭静脈　50f, 60f
水欠乏型脱水　381f, 387
水チャネル　240f, 370
水・電解質の吸収　240, 241f, 251
水の再吸収　370
水バランス　329
水利尿薬　384
密顆粒　496, 496f
密小体　727, 727f
密着結合　230, 231f, 348
脈圧　154
脈絡組織　604, 642, 642f
脈絡叢　642, 643f

和文索引 （*f* は図中）

脈絡叢静脈　646
脈絡膜　708, 708*f*

ム

ムスカリン型受容体　105, 113*f*, 162, 163, 217, 682*f*, 683
ムチン　194, 216, 220, 307
無顆粒球　482, 483*f*
無機塩　748
無気肺　39, 69, 73
無機リン酸　278, 394, 748
　——再吸収　364, 394
無月経　473
無呼吸　13, 71
無酸素運動　765
無軸索細胞　710*f*, 711
無漿膜野　264*f*, 265, 265*f*, 266*f*
　発生　259*f*
無髄神経線維　580
無性生殖　412
無脳症　650
無排卵周期　446
無反応　518, 526

メ

メサンギウム　342*f*, 343
　——角　343
　——基質　345
　——細胞　345
　——増殖性腎炎　356
　——糸球体外　343, 379
メタ細動脈　144
メタスチン　436
メタネフリン　564
メタボリック症候群　299
メタロドプシン　712
メッケル憩室　257
メデューサの頭　135
メナキノン　242
メバロン酸　291
メモリー B 細胞　512, 531
メラトニン　573, 605
メラニン　711, 737
メラノサイト　652, 736*f*, 737
　——刺激ホルモン　549
メルケル細胞　702, 703*f*, 736*f*, 737
メルケル盤　701, 702, 703*f*, 738*f*
迷管　432
迷走神経　675*f*, 677*f*, 698, 699*f*
　（血管）　160
　（喉頭）　12
　（消化管）　203, 218*f*
　（心臓）　104*f*, 105
　（膵臓）　315
迷走神経三角　594, 595*f*
迷走神経背側核　596, 599*f*, 675*f*, 698*f*
迷走-迷走神経反射　217, 315, 315*f*
迷路動脈　121*f*, 644*f*, 646
明順応　714
明帯　748, 749*f*
免疫寛容　253, 274, 511
免疫グロブリン　516
免疫チェックポイント分子　526

免疫複合体　525

モ

モチリン　211, 215
モノアシルグリセロール　187*f*, 238, 239*f*
モノアミン　586
　——作動性ニューロン　624, 625*f*
　——酸化酵素　564, 682
モノクロラミン　221
モノヨードチロシン　554
モルガニ小胞　432
モルガニ水胞　477*f*
モール腔　271, 271*f*
モル腺　706, 706*f*
モントゴメリー腺　470
モンロー孔　642, 642*f*
毛幹　737
毛根　737
毛細血管　144, 146
　有窓型　143*f*, 144, 144*f*, 309, 346, 538
　連続型　143*f*, 144, 144*f*
　——床　52, 53*f*
　——通過時間　30*f*
　——抵抗　52
毛細血管後細静脈　152*f*, 528
毛細胆管　270, 271*f*, 272, 272*f*
毛細リンパ管　148, 148*f*, 528*f*, 529*f*
毛帯交叉　596, 596*f*
毛乳頭　737, 738*f*
毛母基　737, 738*f*
毛包　737, 738*f*
　——受容器　701, 702, 703*f*
毛包腺　738
毛様体　708, 708*f*
　——血管系　707
毛様体筋　708, 709*f*, 717
毛様体小帯　708, 708*f*, 709*f*
毛様体神経節　675*f*, 690*f*, 692, 693*f*
毛様体突起　709*f*
網状赤血球　485, 485*f*, 490, 490*f*
網状層（真皮の）　737
網状帯　561, 561*f*
　——細胞　562
網嚢　209, 209*f*, 265, 265*f*
　発生　256, 257*f*, 259*f*
網嚢峡部　265
網嚢孔　209, 209*f*, 256, 257*f*, 259*f*, 265, 267*f*
網嚢前庭　265
網膜　707*f*, 708*f*, 709
　視部　708*f*, 710
　盲部　708*f*, 710
　——感受性　714
　——血管系　707
　——剥離　711
網膜色素上皮層　710
網膜神経層　710
網膜中心静脈　707, 708*f*
網膜中心動脈　707, 707*f*, 708*f*
網膜内側動脈　707*f*
網様核（視床の）　605*f*, 606*f*, 607
網様体（脊髄の）　591*f*

網様体（脳幹の）　596, 596*f*, 597*f*, 624, 624*f*
網様体脊髄路　593, 593*f*, 602*f*, 624*f*, 632, 633
　外側——　633*f*
　内側——　633*f*
盲腸　182*f*, 244*f*, 246, 246*f*, 433*f*
盲腸芽　256*f*
盲腸後陥凹　246
盲点　709*f*, 715*f*
門脈　134, 134*f*, 135*f*, 205, 223*f*, 267*f*, 268
　右枝　267*f*, 268*f*
　左枝　267*f*, 268*f*
　発生　324*f*
　——血流量　269
　——体循環吻合　134
門脈圧　269
　——亢進症　135, 165, 277, 532
門脈域　270
門脈終末枝　268, 269*f*
門脈前終末枝　268, 269*f*

ヤ

ヤコビー線　590, 794
夜盲症　242
薬物性肝障害　303
薬物排出能　367

ユ

ユビキノール　286
ユビキノール-シトクロム *c* レダクターゼ　286
ユビキノン　286, 286*f*
癒合筋膜　244, 245*f*, 258, 304, 325*f*
輸出細動脈　342, 342*f*, 374
輸出リンパ管　152*f*, 514*f*, 530*f*
輸送小胞　144
輸送体　232, 362, 363
輸送蛋白質　293
輸入細動脈　342, 342*f*, 374
輸入リンパ管　152*f*, 514*f*, 530*f*
有郭乳頭　192, 192*f*, 735*f*
有機アニオン輸送体　297, 367, 385*f*
有機イオン分泌　367
有機カチオン輸送系　367
有機リン　394
有棘層（表皮の）　736, 736*f*
有鉤骨　778, 778*f*
有鉤骨鉤　778, 778*f*
有効腎血漿流量　354
有酸素運動　765
有糸分裂　416, 417*f*
有髄神経線維　580
有性生殖　412
有線野　617
有窓型毛細血管　144, 144*f*, 309, 346, 538
有頭骨　778, 778*f*
有毛細胞　722, 726, 729*f*
　Ⅰ型——　728
　Ⅱ型——　728

遊脚相　807
遊走腎　335
遊離アミノ酸　294
遊離コレステロール　290
遊離脂肪酸　551, 565
雄性前核　453, 453*f*, 456, 456*f*
幽門　208, 208*f*, 209*f*
　——狭窄症　210
　——平面　208, 208*f*, 258
幽門括約筋　210, 211, 211*f*, 250
幽門管　208, 209*f*
幽門腺　212, 219*f*
幽門前静脈　210, 210*f*
幽門前庭部　209*f*, 211*f*
幽門洞　208, 209*f*
幽門部　208, 209*f*, 211*f*

ヨ

ヨウ素（ヨード）　554
　——プール　555*f*
　——輸送体　554*f*
予備吸気量　72
予備呼気量　72
予備蛋白質　293
陽イオンチャネル　392, 558, 700
葉間胸膜　55*f*, 62
葉間静脈　335, 335*f*, 337, 375
葉間動脈　335, 335*f*, 337, 374
葉間門脈　268
葉間裂　57, 62
葉気管支　14, 15*f*
葉酸　242, 490*f*, 491
　——レダクターゼ　490*f*
葉状乳頭　192, 192*f*, 735*f*
溶菌　507
溶血　493
　血管内——　495
溶血性黄疸　303
溶血性貧血　303, 493*f*, 495
　自己免疫性——　493, 527
溶存ガス　45
腰三角　782*f*, 783
腰枝（腸腰動脈の）　136*f*
腰静脈　131*f*
腰神経　576*f*, 656
腰神経節　675*f*, 678, 679*f*
腰神経叢　577*f*, 668, 668*f*
腰髄　576*f*, 590
腰仙角　817
腰仙骨神経幹　668, 669*f*
腰仙骨神経叢　668, 669*f*
腰腸肋筋　821*f*
腰椎　814, 815*f*
　——穿刺　590
腰椎部（横隔膜の）　64, 65*f*
腰動脈　129*f*, 133
腰内臓神経　675*f*, 678, 679*f*
腰背腱膜　820, 820*f*
腰ヘルニア　783
腰方形筋　332*f*, 802*f*, 820*f*, 826
腰膨大　577*f*, 590, 591*f*
腰リンパ節　149*f*, 151
腰リンパ本幹　65*f*, 149*f*
腰肋三角　64, 65*f*
羊水　455, 463
　——検査　466

862

──レシチン測定　29
羊膜　458, 458f, 462f, 463, 463f
羊膜芽細胞　458f
羊膜腔　254f, 458, 458f, 463f
羊膜上皮　463
容量依存性Ca^{2+}チャネル　162
容量血管　155
容量受容器　331
翼口蓋窩　692, 828, 829f
翼口蓋神経節　675f, 692, 693f, 695f
翼状突起　5f, 191f, 829f
　外側板　5f
　内側板　5f
翼突管　692, 829f
翼突管神経　692, 693f, 695f
翼突筋静脈叢　122f
翼突鉤　5f
翼板　598, 598f, 650, 650f
抑制性G蛋白質　315, 541
抑制性シナプス後電位　586
抑制性シナプス伝達　587
Ⅳ型過敏反応　525

ラ

ライスナー膜　720, 721f
ライソソーム　272, 274, 274f, 291f, 358
ライディッヒ細胞　420, 421f, 423f, 572, 573f
ライマー三角　201
ラクターゼ　187f, 233, 234f, 235
ラクトアルブミン　471
ラクトグロブリン　471
ラクトース　234, 310, 471
ラセン器 ☞ コルチ器
ラセン神経節　719f, 720f, 724
ラセン靱帯　721f
ラセン動脈(陰茎の)　428, 429f
ラセン動脈(子宮内膜の)　444, 444f, 463f
ラセン板縁　721f
ラセンヒダ　266, 267f
ラッセル音(ラ音)　166
ラトケ嚢　543, 543f
ラプラスの法則　28, 29f
ラベ静脈　123f, 647f
ラミニン　346
ラムダ　828
ラムダ縫合　828f, 829f
ラングハンス細胞　458
　──層　462, 462f
ランゲルハンス細胞　531, 736f, 737, 739
ランゲルハンス島　306, 306f, 308, 308f
ランツ点　246f
ランドルト環　715, 715f
ランバート・イートン症候群　585
ランビエ絞輪　580, 580f
卵円窩　90, 90f
卵円孔(心房中隔の)　170, 179
　──開存　171f
　──探針的開存　179
　──弁　170
卵円孔(蝶形骨の)　688, 694, 829f

卵円窓　718f, 719, 720f
卵黄腸管　254, 255f, 256f, 257, 324f, 406f
卵黄嚢　254, 254f, 257, 461f, 474f
　──造血　455, 484
卵黄嚢静脈　172, 172f, 324, 324f
卵割　457, 457f
卵管　430, 431f, 432, 433f, 438, 440f
　発生　477f
　──炎　457
　──妊娠　457
　──分泌液　438
卵管間膜　431, 431f, 432f, 438
卵管峡部　432f, 438, 438f
卵管采　431f, 432f, 438, 438f
卵管枝(子宮動脈の)　431f, 432f, 433
卵管子宮口　438, 438f
卵管端(卵巣の)　432, 432f
卵管ヒダ　438, 438f
卵管腹腔口　438, 438f
卵管膨大部　432f, 438, 438f
卵管漏斗　431f, 432f, 438, 438f
卵丘　435, 435f
　──細胞　452
卵形嚢　719, 719f, 726f
卵形嚢斑　728, 729f
卵細胞膜　452
卵子　456
　──活性化　453
　──形成過程　434, 434f
卵祖細胞　434, 435f, 475f
卵巣　430, 431f, 432, 433f
　発生　475f
　──下降　433f
　──周期　436, 446, 447f
卵巣窩　432
卵巣間膜　431, 431f
卵巣枝(子宮動脈の)　432f, 433
卵巣上体　432, 432f, 477f
卵巣静脈　332, 433, 560f
卵巣提索　430, 431f, 432, 432f, 433f
卵巣動脈　332, 433, 560f
卵巣動脈神経叢　679f
卵巣被膜　430
卵巣傍体　432, 477f
卵巣門　433, 435f
卵胞　434, 436
　──液　434
　──期　436, 436f, 446, 447f
　──閉鎖　435
卵胞腔　434, 435f
卵胞刺激ホルモン(FSH)　422, 423f, 437f, 547, 549, 573
卵胞斑　435, 435f
卵胞膜　434, 435f

リ

リアノジン受容体　112, 112f, 764, 764f, 770
　1型──　770
　2型──　770
リウマトイド因子　527f
リエントリー　100, 101

リサイクル小胞　291f
リシルブラジキニン　159
リスフラン関節　800, 800f
リゾチーム　228
リゾレシチン　239f, 311
リッサウエル束　592
リトコール酸　300, 300f
リドル症候群　385
リバースT$_3$　555
リパーゼ　233, 238, 239f, 288, 300, 311
　胃──　187f, 233, 238
　膵──　187f, 233, 238
　舌──　187f, 233, 238
　ホルモン感受性──　298
リポキシゲナーゼ　252, 253f, 498
リボソーム　292, 292f
リポ蛋白質　290, 291f
　合成　290f
　──リパーゼ　290, 290f
リポトロピン　549
リボヌクレアーゼ　310
リポフスチン　562
リボフラビン　242
リモデリング　749
リラキシン　468
リン　394, 748
　──吸収　750
　──再吸収　364, 394, 751
　──輸送体　394
リンゴ酸‐アスパラギン酸シャトル　284
リン酸カルシウム　394f, 395, 748
リン酸緩衝系　396
リン脂質　238, 239f, 290, 291f, 301f
リンパ　148
リンパ芽球　512, 512f
リンパ管　148, 149f
リンパ球　482, 483f, 512
　──浸潤　276f
　──の再循環　513, 513f, 528
　──ホーミング　513, 529, 529f
リンパ球系前駆細胞　486f, 487
リンパ小節　212f, 226, 226f, 532, 533f
リンパ節　150, 152, 530, 530f
　──腫脹　153
リンパ本幹　148
リンパ流量　55
リンパ濾胞 ☞ リンパ小節
離出分泌　738
梨状陥凹　196, 197f, 199
梨状筋　137f, 802, 803f
梨状筋下孔　670, 803, 803f
梨状筋上孔　670, 803, 803f
梨状口　4, 4f, 5f
梨状前皮質　612, 612f
理想肺胞気　34
利尿薬　384
履歴ループ　29
立脚相　807, 810
立体視　618, 715
立方骨　800, 800f
立方上皮　206
立毛筋　674, 737, 738f
隆起核(視床下部の)　686f
瘤波　625f

流涙反射　706
領域リンパ節　150
梁下野　609f, 612, 613f
両眼視　691
両親媒性　300
両性生殖　412
両方向性伝導　583
菱形窩　594, 595f
菱形靱帯　773, 773f, 774f
菱形靱帯線　772f
菱脳　650f, 651
菱脳胞　588, 588f
緑内障　709
臨界期　175, 454
輪筋層
　(胃の)　211f, 212f
　(小腸の)　225f, 226f
　(食道の)　202f, 203f
　(直腸の)　247f
輪状咽頭筋　201, 201f
輪状咽頭靱帯　11f
輪状気管靱帯　11f
輪状甲状関節　11f, 13f
輪状甲状筋　10, 11f, 12f, 13f, 552f, 822f
輪状甲状靱帯　11f
輪状靱帯　14, 14f
輪状線維　708, 709f
輪状軟骨　10, 10f, 11f, 12f, 552f
輪状ヒダ　225, 225f, 226
輪状披裂関節　11f
輪帯　797, 797f
輪転様音　85, 93
鱗状縫合　829f
鱗部(側頭骨の)　188f, 829f

ル

ルシュカ管　266
ルシュカ孔　642, 642f
ルフィニ小体　701, 702, 703f
ループ利尿薬　384
涙液　706
涙骨　5f, 828f
涙小管　706, 707f
涙腺　692, 693f, 706
涙腺神経　692, 693f
涙腺動脈　707f
涙点　706
涙嚢　706, 707f
涙嚢窩　706, 706f, 829f
類結晶　503
頬骨　748, 749f, 753f
類洞　147, 270, 271f

レ

レイノー病　83
レギュラトリーT細胞 ☞ 制御性T細胞
レクチン経路　506, 506f
レシチン　238, 239f
　羊水──測定　29
レシチン-コレステロールアシルトランスフェラーゼ　290f, 291f
レチナール　712

863

和文索引 （*f*は図中）

レチニルエステル　273
レチノイン酸受容体　556
レチノール　242, 273
　——結合蛋白　273
レニン　103, 156, 157*f*, 570
　——分泌機構　379
レニン-アンジオテンシン系　352, 369, 382
レニン-アンジオテンシン-アルドステロン系　156, 383, 570, 571*f*
レプチン　299, 623, 687
レム睡眠　625
レムナント受容体　290*f*
レンズ核　605*f*, 614, 614*f*
レンズ核線条体動脈　645, 645*f*
レンズ核束　614, 634*f*
レンズ核ワナ　614, 634*f*
レンニン　187*f*
冷受容体　700
連結部複合体　488, 488*f*
連合線維　619, 619*f*
連合ニューロン　611
連合野　589, 618, 618*f*
連続型毛細血管　143*f*, 144, 144*f*
連嚢管　726*f*

ロ

ロイコトリエン（LT）　498, 524
　LTB$_4$　498*f*, 508, 509*f*, 524*f*
　LTC$_4$　78, 498*f*, 524*f*
　LTD$_4$　78, 498*f*, 524*f*
　LTE$_4$　524*f*
ロウ症候群　399
ロキタンスキー・アショフ洞　266
ローゼル・ネラトン線　796, 796*f*
ローゼンタール静脈　123*f*, 647*f*
ロート病　303
ロッター・リンパ節　470
ローテーター・カフ　775*f*, 784
ロドプシン　712, 712*f*
　——キナーゼ　714
ローランド溝　608
濾過　145
　——圧　55, 145, 351
　——係数　55, 145, 351
　——スリット　347
　——率　352
濾胞（甲状腺の）　552, 553*f*
濾胞関連上皮　228
濾胞細胞（下垂体前葉の）　545
濾胞細胞（甲状腺の）　552, 553*f*
濾胞樹状細胞　531, 531*f*
濾胞星細胞（下垂体前葉の）　545
濾胞性ヘルパー T 細胞　515, 518, 531
老化赤血球　492
老眼　709
労作時呼吸困難　77
漏斗　542*f*, 543, 594*f*, 604*f*
漏斗陥凹　604*f*, 642*f*
漏斗状部（胆嚢の）　267*f*
肋横突関節　66*f*, 819, 819*f*
肋横突靱帯　819*f*
肋下筋　824, 825*f*
肋下神経　657*f*, 658, 659*f*
肋下動脈　128, 129*f*
肋間筋　658, 658*f*, 659*f*
肋間静脈　60, 67*f*, 130*f*, 131*f*, 205*f*, 825*f*
肋間上腕神経　658, 659*f*, 664*f*, 667*f*
肋間神経　60*f*, 67*f*, 68*f*, 250*f*, 657*f*, 658, 659*f*, 820*f*, 825
肋間動脈　60*f*, 67*f*, 119*f*, 128, 129*f*, 204*f*, 590*f*, 825*f*
肋頸動脈　118, 119*f*
肋剣靱帯　819*f*
肋骨　818, 818*f*
　——下平面　208*f*
　——の運動　66*f*
肋骨横隔洞　56*f*, 57, 57*f*, 61*f*, 62, 63*f*, 64*f*
肋骨角　67*f*, 818, 818*f*
肋骨弓　818, 818*f*
肋骨挙筋　824, 824*f*
肋骨胸膜　62, 62*f*, 63*f*
肋骨頸　818, 818*f*
肋骨結節　67*f*, 818, 818*f*
肋骨溝　67*f*, 818, 818*f*
肋骨縦隔洞　62, 62*f*, 64*f*
肋骨切痕　818, 818*f*
肋骨体　818, 818*f*
肋骨頭　67*f*, 818, 818*f*
肋骨頭関節　66*f*, 819, 819*f*
肋骨頭稜　818, 818*f*
肋骨突起　815, 815*f*
肋骨部（横隔膜の）　64, 65*f*
肋骨面（肺の）　56
肋鎖靱帯　773, 773*f*, 819*f*
肋鎖靱帯圧痕　772*f*
肋椎関節　66, 66*f*, 819, 819*f*
肋軟骨　818

ワ

ワルダイエル鞘　404, 404*f*
ワルダイエル輪　196, 197*f*, 528*f*
ワレンベルグ症候群　646
鷲手　666
腕尺関節　776*f*, 777
腕神経叢　662, 662*f*, 823*f*
腕橈関節　776*f*, 777
腕橈骨筋　664*f*, 786*f*, 788*f*, 790, 790*f*
腕頭静脈　50*f*, 114, 131*f*, 552*f*, 825*f*
腕頭動脈　51*f*, 114, 118*f*, 128
腕突起　20

欧文索引 （fは図中）

A

Aキナーゼ ☞ PKA
A抗原 494
A細胞(膵島の) 308, 308f
A細胞(副腎髄質の) 563
A帯 106, 106f, 761, 761f
A-like cell 215
AaDo₂ 38f, 39f
AaPo₂ 35, 35f, 38
ABCトランスポーター 165
abdominal aorta 114, 132, 335
abdominal cavity 262
abduction 756
ABO血液型 494
absolute refractory period 110
absorptive epithelial cell 228
AC；adenylate cyclase 540f, 541
AC-cAMP系 540
ACAT；acyl-CoA-cholesterol acyltransferase 291, 291f
accessory pancreatic duct 305, 305f, 325f
accessory renal arteries 374
ACE；angiotensin converting enzyme 78, 156, 382, 570
acetabulum 794
ACh；acetylcholine 585, 682, 766
AChE；acetylcholine esterase 682, 767f
acinar cell 306
acinus 194, 306
acquired immunity 502
acromion 772
acrosome 422
―― reaction 452
ACTH；adrenocorticotropic hormone 547, 548, 566, 567f, 569f
―― 分泌細胞 545
―― 放出ホルモン 546
action potential 109, 582
active transport 362
active zone 584, 766
activin 573
Adam's apple 10
Adamkiewicz動脈 591
adaptation 701
adaptive immunity 502
Addison病 571
adduction 756
adductor canal 138f, 807
adductor hiatus 807
adenohypophysis 543
adenomatous hyperplasia 277
ADH；alcohol dehydrogenase 296, 297f
ADH；antidiuretic hormone 157, 371, 544, 549, 571, 687
adherens junction 107, 231, 231f, 348, 348f
adhesion molecule 504
ADP；adenosine diphosphate 278, 279f
adrenal gland 333, 560
adrenaline 282, 282f, 316f, 317, 563
adrenergic nerve 682
adrenomedullin 159, 163f
AED；automated external defibrillator 85
aerobic exercise 765
afferent arteriole 342, 374

affinity maturation 531
AFP；α-fetoprotein 293, 325
agglutination 495
agranulocyte 482
AIDS；acquired immune deficiency syndrome 511
airway 2
ALA合成酵素 491
alar plate 598, 650
albumin 293
Alcock管 137, 137f
ALDH；aldehyde dehydrogenase 296, 296f
aldosterone 103, 156, 566
―― induced protein 383
allocortex 610
allosteric effect 40
ALT；alanine aminotransferase 294
alternative pathway 506
alveolar duct 15, 22
alveolar epithelial cell 24
alveolar pore 24
alveolar sac 15, 22
alveolar septum 24
alveolus 15, 22
amacrine cell 711
AMH；anti-Müllerian hormone 435
Ammon's horn 613
amnion 458, 463
amniotic cavity 458
amniotic fluid 463
AMPA型グルタミン酸受容体 587, 621, 621f
ampulla 305, 438, 726
ampulla of Vater 223, 223f, 267, 305, 305f
ampullary crest 726
amygdaloid body 613
anabolism 278
anaerobic exercise 765
anal canal 248
anal column 248
anal fold 478
anal membrane 478
anal sinus 248
anaphylatoxin 507
anatomical snuff box 790
androgen 413f, 422, 436, 572
―― binding protein 422
androstenedione 472, 566
anemia 493
anencephaly 650
anergy 518, 526
angina pectoris 100, 117
angiotensin 103, 156
angular incisure 208
anisocoria 717
ankyrin 488
ANP；atrial natriuretic peptide 157, 162, 163f, 383f
ansa cervicalis 661
anterior corticospinal tract 593
anterior cruciate ligament 798
anterior gastric branch 698
anterior interventricular branch 116
anterior perforated substance 612
anterior spinocerebellar tract 592
anterior superior iliac spine 794
anterior vagal trunk 698
antigenic peptide 514
antiport 145

antral follicle 434
anular ligament 14
anulus fibrosus 816
anus 248
aorta 87
aortic arch 87
aortic body 70, 160
aortic sinus 114
aortic valve 85, 92
A-P window 88
apex of lung 56
apex of urinary bladder 400
apical membrane 312
apocrine 738
apoferritin 492
aponeurosis 742, 758
apoprotein 290
apoptosis 434, 519
AQP；aquaporin 145, 241f, 368, 371
aqueous humor 709
arachnoid granulations 642
arachnoid mater 641
arachnoid villi 642
Arantius管 178f
archicerebellum 600
archicortex 610
arcuate line 826
arcuate nucleus 542
ARDS；acute respiratory distress syndrome 29, 75
area postrema 594
arrhythmia 100

Arteries
 anterior cerebral 120, 644
 anterior choroidal 645
 anterior ciliary 707
 anterior communicating 644
 anterior inferior cerebellar 120, 646
 anterior radicular 591
 anterior spinal 591, 646
 anterior tibial 138
 appendicular 246
 arcuate 374, 441
 ascending pharyngeal 118
 axillary 124
 basilar 118, 120, 644
 brachial 124
 bronchial 51, 128
 celiac trunk 132, 304
 central 532
 central retinal 707
 common carotid 118
 common hepatic 132
 common iliac 114, 136
 deep, of penis 428
 deep femoral 138
 dorsal, of penis 428
 dorsal scapular 118
 to ductus deferens 418
 esophageal 128, 204
 external carotid 118
 facial 118
 femoral 138
 gastroduodenal 132
 hepatic 264
 iliolumbar 136
 inferior gluteal 137
 inferior mesenteric 132
 inferior pancreaticoduodenal 223
 inferior phrenic 133
 inferior rectal 137
 inferior vesical 136
 interlobar 374

 interlobular 374
 internal carotid 118, 644
 internal iliac 136
 internal pudendal 137
 internal thoracic 118
 lateral circumflex femoral 138
 lateral sacral 137
 left common carotid 114
 left coronary 116
 left gastric 132, 210
 left gastroepiploic 210
 left subclavian 114
 lenticulostriate 645
 lingual 118
 long posterior ciliary 707
 lumbar 133
 maxillary 118
 medial circumflex femoral 138
 medial striate 645
 middle cerebral 120, 644
 middle meningeal 640
 middle rectal 136
 middle sacral 133
 middle suprarenal 133
 obturator 137
 occipital 118
 ophthalmic 120
 ovarian 133, 433
 penicillar 532
 perineal 137
 pontine 646
 popliteal 138
 posterior auricular 118
 posterior cerebral 120, 644
 posterior communicating 644
 posterior inferior cerebellar 120, 646
 posterior intercostal 128
 posterior radicular 591
 posterior spinal 591
 posterior tibial 138
 profunda brachii 124
 proper hepatic 132
 pulmonary 50
 radial 124
 renal 133, 335, 374
 right coronary 116
 right gastric 132, 210
 right gastroepiploic 210
 sheathed 533
 short gastric 210
 short posterior ciliary 707
 splenic 132, 304
 subclavian 118
 subcostal 128
 superficial temporal 118
 superior cerebellar 120, 646
 superior gluteal 137
 superior mesenteric 132, 304
 superior pancreaticoduodenal 223
 superior phrenic 128
 superior rectal 132
 superior thyroid 118
 superior vesical 136
 testicular 133, 418
 ulnar 124
 umbilical 136, 178, 463
 uterine 136, 433
 vaginal 433
 vertebral 118, 644
arteriole 142
articular capsule 754
articular cartilage 754
articular cavity 754

865

欧文索引 （*f*は図中）

articular circumference 776
articular disc 188, 754
articulation 754
arytenoid cartilage 10
ascending aorta 87, 114
ascending colon 244
ascending vasa recta 375
Aschner現象 105
association area 618
AST；aspartate aminotransferase 294
astrocyte 579
AT₁受容体 162
atherosclerosis 166, 323
ATL；ascending thin limb 338
atlas 816
ATP；adenosine triphosphate 278, 362, 489, 570, 586, 765
── 感受性K⁺チャネル 318, 319*f*
── 合成酵素 286*f*, 287, 287*f*
── 生成数 284
ATP-ADP交換輸送体 287
ATPase 762
atrial septal defect 171
atrial systole 96
atrioventricular nodal branch 116
atrioventricular (AV) node 94
atrioventricular valve 92
atrium 90
auditory tube 8, 196, 718
Auerbach神経叢 202, 202*f*, 226, 226*f*, 245
auricle 718
auricular surface 794
autocrine 522
autonomic ganglion 674
autonomic nerve 576
autonomic nervous system 577, 674
autonomic plexus 674
autosome 416
AV nodal delay 97
aV_F 98
aV_L 98
AVP；arginine vasopressin 371
AVPV；anteroventral periventricular nucleus 436
aV_R 98
axis 816
axoneme 20
axon 578
── hillock 578

B

B抗原 494
B細胞 308, 309*f*, 512
── 受容体 515, 531
── 領域 533*f*
Babinski反射 632, 632*f*
bacteriolysis 507
Baillarger線 610, 610*f*
Bainbridge反射 160
ball and socket joint 755
BALT；bronchus associated lymphoid tissue 528
band 3 protein 44, 45*f*, 488, 488*f*
band 4.1 protein 488, 488*f*
bare area 265
baroreceptor 104, 160
Bartholin腺 430*f*, 449, 449*f*
Bartter症候群 385
basal arteriole 444

basal body 20
basal cell 18
basal infolding 360
basal layer 444
basal nuclei 614
basal plate 598, 650
basal striation 194
base deficit 48
base excess 48
base of lung 56
Basedow病 557
basement membrane 144, 207, 349
basilar membrane 720
basilar plexus 122
basilar sulcus 595
basket cell 636
basolateral membrane 312
basophil 482, 483*f*, 503
basophilic erythroblast 485
bathmotropic action 104
Bauhin弁 246*f*
BCA；B cell attracting chemokine 505
Beale嚢 267
Bell-Magendieの法則 592
Bertin柱 336
Betz巨大錐体細胞 610
BFU-E；burst forming unit-erythroid 486*f*
bilaminar germ disc 458
bile 300
bile acids 300
bile canaliculus 272
bile duct 264
bile pigments 300
bilirubin 300, 492
Billroth's cord 533
bipolar cell 711
blastocyst 457
blastomere 457
BLC；B lymphocyte chemoattractant 505
blob 717
blood clot 501
blood-air barrier 26, 146
blood-brain barrier 121, 165, 649
blood-testis barrier 421
blood-thymus barrier 534
blowing 93
BMR；basal metabolic rate 556, 557*f*
BNP；brain natriuretic peptide 157, 163*f*, 383*f*, 547
Bochdalek孔 64, 65*f*
Bohr効果 42, 42*f*
Bohrの式 33
bone canaliculi 747
bone collar 752, 752*f*
bone lacuna 747
bone lamella 746
bone marrow 484, 746
bone matrix 748
bony labyrinth 719
Botallo管 178*f*
Bötzinger complex 68
Bowman腺 732, 732*f*
Bowman嚢 342
BPD；biparietal diameter 466
2,3-BPG；2,3-bisphosphoglycerate 43, 489
brachiocephalic trunk 114
bradycardia 102
bradykinin 159
brainstem 588, 594

branchial arch 176, 553, 653, 830
branchial nerve 688
branchial pouch 553
branching enzyme 283
Breuer-Hering reflex 68*f*, 69, 684
broad ligament of uterus 430
Broca野 616, 616*f*
Brodmann areas 610
bronchial branch 698
bronchial bud 21
bronchial C-fiber 69
bronchiole 15
bronchomediastinal trunk 150
bronchopulmonary segments 16
bronchus 14
Bruch膜 711
Brücke筋 708, 709*f*
Brunner腺 226
brush border 228, 228*f*, 358
brush cell 18
BTPS 33
buccopharyngeal membrane 460
Buck筋膜 428, 428*f*
Budd-Chiari症候群 205
buffer response 269
buffy coat 482*f*
bulb 594
bulb of vestibule 449
bulbar palsy 594
bulbourethral gland 425
bulbus cordis 169
BUN；blood urea nitrogen 295, 380, 550

C

C型肝炎 276
C細胞（甲状腺の） 553, 559
Cペプチド 318, 318*f*
C末端 236
C-fiber 69
CA；carbonic anhydrase 44, 312*f*, 367, 398
Ca電流 109*f*
Ca波 453
Ca²⁺ 217*f*, 748
── 筋小胞体からの放出 764
── 小腸における吸収 750
── バランス 392
Ca²⁺チャネル 314, 319*f*
── 骨格筋 764
── 上皮型 392, 751
── 平滑筋 771
Ca²⁺ポンプ（Ca²⁺ ATPase） 108, 112, 113*f*, 162*f*
Ca²⁺-induced Ca²⁺ release 112, 770, 771*f*
Cajal介在細胞 226, 227, 771
Cajal-Retzius cell 610
calbindin 393, 750
calcaneus 800
calcarine sulcus 608
calcitonin 559, 750
calix 332
callus 753
Calot三角 267, 267*f*
calvaria 828
CaMK；calmodulin kinase 541, 541*f*
cAMP 113, 162, 217*f*, 283, 312, 317*f*, 540, 541

Camper筋膜 419*f*, 451, 826
Cantlie線 268, 268*f*
capacitance vessel 155
capacitation 452
capillary 142, 144
capitate 778
capitulum 774
CapZ 106
cardia 208
cardiac conduction pathway 94
cardiac gland 212
cardiac hypertrophy 101
cardiac impression 60
cardiac index 102
cardiac muscle 770
cardiac output 102
cardiac tube 168
cardiac vector 99
cardinal ligament 441
cardiogenic area 460
cardioinhibitory area 105
cardiovascular center 104, 160
carotid body 70, 120, 160
carotid branch 697
carotid siphon 120, 120*f*, 644
carotid siuns 120
carpal articular surface 777
carpal bones 778
carpal groove 778
carpal tunnel 778, 788
CaSR；Ca sensing receptor 393, 559, 750
CAT；choline acetyltransferase 682
catabolism 278
cauda equina 590
caudate lobe 265
caudate nucleus 614
caveola 376
cavernous sinus 122, 641, 647, 647*f*
CBC (crypt base columnar)細胞 228
CBG；corticosteroid binding globulin 569
CCD；cortical collecting duct 338, 361
CCK；cholecystokinin 303, 314
── 受容体 303
CCK2受容体 217*f*
CCK-PZ；cholecystokinin-pancreozymin 219
CCL2 505
CCL5 78, 505
C_Cr；creatinine clearance 355
CD；cluster of differentiation 512, 535
CD4 252*f*, 512, 518*f*, 535
CD8 252*f*, 512, 519*f*, 535
CD25 527
CD28 518, 518*f*
CD31 504*f*
CD55 507*f*
CD59 507*f*
CD80 518, 518*f*, 526
CD86 518, 518*f*, 526
cDC；classical dendritic cell 510
cDC1 515
cDC2 514
cecum 246
celiac branch 698
celiac disease 229
cell junction 348
cellular interdigitation 359
central branch 645

866

central canal 591
central lacteal 229
central nervous system 576
central sulcus 608
central tendon 64
central tolerance 526
centroacinar cell 307
centromere 416
cerebellar ataxia 639
cerebellar falx 640
cerebellar hemisphere 600
cerebellar peduncle 600
cerebellar tentorium 640
cerebellum 600
cerebral aqueduct 642
cerebral cortex 610
cerebral falx 640
cerebral hemisphere 608
cerebral peduncle 595
cerebrospinal fluid 642
cervical canal 440
cervical gland 442
cervical vertebrae 814
cervix of uterus 440
CTEP；cholesteryl ester transfer protein 290f
CFU；colony forming unit 486, 487
cGMP 162, 162f, 429
Charcot's artery 645
charge selective barrier 347
check ligament 706
chemiosmotic mechanism 286
chemokine 505
chemoreceptor 70, 160
chemotactic factor 505
chemotaxis 505
Cheyne-Stokes呼吸 71, 71f
chiasma 416
chief cell 214, 553, 559
choanae 4
cholinergic nerve 682
chondrocyte 752
Chopart関節 800, 800f
chorda tympani 694, 696
chorionic plate 463
chorion 462
choroid 708
choroid plexus 642
chromaffin cell 561
chromatid 416
chromatin 416
chromogranin 563
chromosome 416
chronotropic action 104
chyle cistern 148
chylomicron 290
cilia 18, 20
ciliary body 708
ciliary ganglion 692
ciliated cell 18
cingulate gyrus 613
circadian rhythm 546, 573
circular folds 225, 226
circumduction 757
circumflex branch 116
citrate 284
citric acid cycle 284
CKD；chronic kidney disease 355
CL核 607
Cl⁻ 44
Cl⁻チャネル 312
Cl⁻/HCO₃⁻ 交換輸送体 313
Clarke nucleus 592
classical pathway 506

class switching 517
claudin 381f
claustrum 614
clavicle 772
clearance 354
cleavage 457
climacterium 472
climbing fiber 602, 636
clitoris 419
cloaca 406, 476
cloacal fold 478
cloacal membrane 460
club cell 18
CM核 607
Cm核 607
CM関節 780, 780f
cMOAT；canalicular multispecific organic anion transporter 297
CNT；connecting tubule 338, 360
CO 78
——中毒 41
CO₂ 47, 396
——解離曲線 44f
——拡散能 30
——ナルコーシス 71
——排出 46
——負荷 48
——分圧 34
coagulation 500
coccygeal vertebrae 814
coccyx 814
cochlea 719
cochlear duct 719
codominance 520
coelom 406
coiled arteriole 444
collagen 349
collecting duct 338, 361
collecting lymph nodes 150
collecting lymphatics 148
Colles筋膜 247f, 402f, 428f, 440f, 449f, 451
colon 244
columnar epithelium 206
common bile duct 267
common tendinous ring 690
compacta 746
compaction 457
complement 506
COMT；catechol-O-methyltransferase 564, 683
conducting vein 268, 269f
condyloid joint 755
cone cell 710
confluence of sinuses 641
conjunctiva 706
Conn症候群 383, 570
connexin 107, 348
connexon 107, 348
constant region 516
conus arteriosus 90
conus cordis 169
conus medullaris 590
convoluted seminiferous tubule 420
Coombs分類 524
Cooper靭帯 470, 470f
COPD；chronic obstructive pulmonary disease 72, 73
coracoid process 772
cord of umbilical artery 179
Cori回路 316f
cornea 708
corniculate cartilage 10
corona mortis 137

corona radiata 435, 615
coronary ligament 265
coronary sinus 90, 117
coronoid process 776
corpus albicans 437
corpus callosum 608
corpus cavernosum penis 428
corpus luteum 437
corpus of uterus 440
corpus spongiosum penis 428
corpus striatum 614
cortex 336, 560
Corti器 720, 722
cortical branch 645
cortical labyrinth 336
cortical lymph nodule 152
corticospinal tract 597
corticosterone 566
corticotroph 545
corticotropin 547
cortisol 566
costal angle 818
costal arch 818
costal cartilage 818
costal groove 818
costal process 815
costocervical trunk 118
Couinaud分類 268f
countercurrent system 372
Cowper腺 402f, 424f, 425
COX；cyclooxygenase 220, 253f, 497f, 498
COX1 498
COX2 498
cranial cavity 828
cranial nerve 576
cranium 744
CRE；cAMP responsive element 540f
CREB；CRE-binding protein 540f
CRH；corticotropin-releasing hormone 546, 569f
cricoid cartilage 10
Crigler-Najjar病 303
crista terminalis 90, 173
critical period 454
CRL；crown rump length 466
Crohn病 243, 251
cross match 495
CRP；C-reactive protein 293, 509
crystalloid 503
CSF；colony stimulating factor 487
CT；computed tomography 334
CTLA-4 526
CTR；cardiothoracic ratio 88
CTZ；chemoreceptor trigger zone 250f
cuboid 800
cuboidal epithelium 206
cumulus oophorus 435
cuneate fasciculus 591
cuneiform cartilage 10
cupula 726
Cushing現象 649
Cushing症候群 322, 568
CVLM；caudal ventrolateral medulla 160
CXCL8 505
CXCL13 505, 530
cystic duct 266
cytochrome c 286, 286f
cytochrome P450 297, 297f

cytokine 522
cytoskeleton 348
cytotrophoblast 458

D

D因子(D抗原) 495
D細胞(胃腸粘膜の) 215, 219
D細胞(膵島の) 308
dark cell 361
dartos muscle 418
DCT；distal convoluted tubule 338, 360
decidua basalis 462
decidual cell 458
deep fascia 759
deep perineal space 450
deferent duct 424
deglutition 198
dehydration 279, 322
Deiters cell 722, 722f
Dejerine症候群 646
deltoid tuberosity 774
dendrite 578
dendritic cell 503
Denonvilliers筋膜 247, 247f
dens axis 816
dense body 727
dentate gyrus 613
dentate line 248
dentate nucleus 602
denticulate ligament 590
depolarization 98, 582
depression 757
dermal papilla 737
dermatome 593, 593f, 656
dermis 737
descending aorta 114
descending colon 244
descending vasa recta 375
desmin 107
desmosome 106, 231, 348, 348f
developed tension 768
dextrocardia 169
DG；diacylglycerol 162, 541
DHEA；dehydroepiandrosterone 472, 566
DHEA-S；dehydroepiandrosterone sulfate 465, 465f
DHP受容体 764
diabetes mellitus 322
diabetic coma 323
diaphragm 64
diaphysis 746
diastole 97f
diencephalon 588, 604, 651
diffusing capacity 32
diffusion 30
digastric branch 696
dilator 757
DIP関節 780, 780f
dipalmitoylphosphatidylcholine 28
diploë 746
diploid 416
Disse腔 270, 271f, 273, 273f
distal phalanx 778
distal tubule 338
distributing vein 268, 269f
DIT；diiodotyrosine 554, 555f
diverticulum 226
D_L；diffusing capacity of the lung 31
DMT1；divalent metal transporter 492

867

欧文索引 (fは図中)

DN ; double negative 534
DNA 292f, 416
　——合成 491
Döderlein桿菌 448
dominant follicle 437
dorsal aorta 168
dorsal branch 665
dorsal funiculus 591
dorsal horn 591
dorsal mesentery 255
dorsal pancreatic bud 325
dorsal ramus 656
dorsal root 591
Douglas窩 247, 247f, 425f, 430f, 431, 440f
　——穿刺 441
Down症候群 416
DP ; double positive 534
2,3-DPG ; 2,3-diphosphoglycerate 43
draining venule 269, 271f
DRG ; dorsal respiratory group 68, 68f
dromotropic action 104
DST ; distal straight tubule 338, 360
DTL ; descending thin limb 338
Dubin-Johnson症候群 297, 303
duct of epididymis 420
ductal plate 324
ductus arteriosus 87, 176, 178
ductus venosus 178
duodenojejunal flexure 222
duodenum 222
dura mater 640
dural venous sinus 122, 640
dynein 20, 581
dyschronometry 639
dysmetria 639

E

E-selectin 504
Ebner腺 192, 735f
EC細胞 215
ECF ; extracellular fluid 329, 381f
ECG ; electrocardiogram 98
ECL細胞 215, 219f
ectoderm 406, 460
ED ; erectile dysfunction 429
edema 145, 148
Edinger-Westphal核 597f, 599f, 690, 717
efferent arteriole 342, 374
efferent ductule 420
EGF ; epidermal growth factor 457, 522f
eGFR ; estimated GFR 355
eicosanoids 387, 498
Einthoven三角形 98
Eisenmenger症候群 88
ejaculation 426
ejaculatory duct 424
E_K 109
elastic artery 142, 377
elastic fiber 349
elastic lamina 376
elevation 757
ellipsoid joint 755
emboliform nucleus 602
embryo 454
embryoblast 457
emergency reaction 687
emotion 622

emulsification 300
ENaC ; epithelial Na$^+$ channel 382f, 570, 735
end artery 117
endocardial cushion 170
endocardium 87f
　endocrine 522
　——gland 538
endoderm 254, 406, 460
endogenous pyrogen 509
endolymphatic sac 728
endometrium 440, 442
endomysium 760
endosteum 747
endothelial cell 144, 273, 344
endothelin 159, 387
endothelium 142, 206, 376
endplate potential 766
enkephalin 563
enteric nervous system 577
enterochromaffin cell 215
enterohepatic circulation 301
entorhinal cortex 620f
eosinophil 482, 483f, 503
ependymal cell 579
epiblast 458
epicardium 87f, 168
epidermis 736
epididymis 420
epidural space 590
epigastric region 208f
epiglottic cartilage 10
epiglottis 10
epimysium 760
epinephrine ☞ adrenaline
epiphyseal closing 753
epiphyseal line 753
epiphyseal plate 752
epiphysis 746
epiploic appendage 245
epiploic foramen 209
epithalamus 604
epithelioid cell 379
epithelium 206
EPO ; erythropoietin 386, 487, 490
EPSP ; excitatory postsynaptic potential 586, 586f
equal pressure point 76
Erbの神経点 660, 661f
erector spinae muscle 820, 821
ERV ; expiratory reserve volume 72
erythroblast 490
erythroblastic island 485
erythrocyte 482, 483f, 488
erythropoietin 386, 487, 490
esophageal branch 698
esophageal gland 202
esophageal varices 135, 205
esophagus 200
essential hypertension 167
estradiol 437f, 465, 465f, 572
estriol 437f, 465, 465f
estrogen 413f, 436, 446, 447f, 465, 572
estrone 437f, 465, 465f, 473
ethmoid bone 4, 828
ethmoidal cells 8
ethmoidal sinus 8
euchromosome 416
excitation contraction coupling 764
extension 756
extensor retinaculum 790
external acoustic meatus 718

extracellular matrix 349
extraglomerular mesangium 343, 379
extrapyramidal tract 615
extrasystole 101
exudation 508
eyeball 706
eyelids 706

F

F細胞(膵島の) 308
F actin 107, 762
Fabricius嚢 71
FAD 284, 286
$FADH_2$ 284
falciform ligament 265
Fallot四徴症 88, 174
Fanconi症候群 369
Fas 519
fascia 742, 759
fasciculus 760
fast pain 701
fastigial nucleus 602
fatty acid 288
fatty streak 166
Fc受容体 507f, 524, 524f
FDP ; fibrinogen and fibrin degradation products 501
Fe^{2+} 492
Fe^{3+} 492
female pronucleus 456
femoral branch 668
femoral canal 807
femoral triangle 807
femur 796
fenestration 121, 144, 145f
ferritin 492
ferroportin 492
fertilization 438
fetal membrane 463
FEV_1 ; forced expired volume at one second 72
FEV_1% 72
FGF ; fibroblast growth factor 522f
FGF23 395, 748, 751f
FHB ; fetal heart beat 466
fibrin 500
fibrinogen 293, 500
fibrinolysis 501
fibrous cap 166
fibular collateral ligament 798
fibula 798
Fickの法則 30
Fickの方法 102
filiform papillae 192
filtration barrier 346
filtration coefficient 55
filtration fraction 352
filtration slit 347
filum terminale 590
fimbria(海馬) 613
fimbria(卵管) 438
first polar body 434
fissure 600
flavin mononucleotide 286
flexion 756
flexor retinaculum 788
flocculonodular lobe 600
floor plate 651
foam cell 166
foliate papillae 192
folium 600
follicle(甲状腺濾胞) 552

follicle(卵胞) 434
follicular antrum 434
follicular cell 552
follicular dendritic cell 153
follicular epithelial cell 434
follicular helper T cell 518, 531
folliculostellate cell 545
Fontana腔 709f
fontanelle 828
foot process 344
foramen cecum linguae 192
foramen ovale 170
foramen primum 170
foramen secundum 170
foramen transversarium 815
foregut 461
fornix 604, 612
fourth ventricle 642
fovea 709
Foxp3 527
FRC ; functional residual capacity 72
free nerve ending 702
frontal bone 4, 828
frontal lobe 608
frontal sinus 8
frontonasal canal 8
fructose 1,6-bisphosphatase 283
FSH ; follicle-stimulating hormone 422, 423f, 447f, 547, 549, 573
　——受容体 436
functional column 611
functional layer 444
fundic gland 212
fundus of urinary bladder 400
fundus of uterus 440
fungiform papillae 192
fusion fascia 304
FVC ; forced vital capacity 72

G

G細胞(胃腸粘膜の) 215, 218f, 219f, 315
G蛋白質 540, 683
$G_{12/13}$ 541
G_i 113f, 315, 541, 565, 683
G_O 163
G_{olf} 733
G_q 162, 163f, 314, 541, 541f, 565, 683
G_s 113f, 315, 317f, 540, 540f, 565, 683
G_t 713
G actin 762
G-CSF 486f, 487, 509, 509f
G6PD ; glucose 6-phosphate dehydrogenase 489, 489f
GABA ; γ-aminobutyric acid 586, 587, 634
$GABA_A$受容体 587
$GABA_B$受容体 587
Galen大静脈 123f, 604f, 646, 647f
gallbladder 266
GALT ; gut associated lymphoid tissue 227, 253, 528
gamete 414
ganglion cell 711
Gantzerの筋 788, 789f
gap junction 107, 107f, 348
Gartner管 432, 477f
　——囊腫 477f

Gasser神経節　692
gastric area　212
gastric canal　208
gastric cell　215
gastric gland　212
gastric pit　212
gastrin　218, 303, 315
gastroesophageal angle　201
GBM ; glomerular basement membrane　343, 346
geniculate body　716
geniculate ganglion　696
genital branch　668
genital ridge　474
genital swelling　478
genital tubercle　478
Gennari線条　610
GEP内分泌系　309
germ cell　414
germinal center　530
Gerota筋膜　334, 334f
gestational sac　466
GFR ; glomerular filtration rate　350, 352
　　　estimated——　355
GH ; growth hormone　547, 548, 550, 551f
　——分泌細胞　545
GHIH ; growth hormone-inhibiting hormone　546
GHRH ; growth hormone-releasing hormone　546, 551f
Giannuzzi半月　194
Gibbs-Donnan平衡　44
Gilbert病　303
GIP ; gastric inhibitory peptide (glucose-dependent insulinotropic peptide)　218f, 219, 323
GIST ; gastrointestinal stromal tumor　226
Gitelman症候群　385
glenoid cavity　772
glia　579
Glisson鞘　270
globose nucleus　602
globulin　293
globus pallidus　614
glomerular capillary　374
glomerular hilus　342
glomerular tuft　342
glomerulotubular balance　369
glomerulus　342
glomus cell　71f
glottis　12
GLP-1 ; glucagon-like peptide-1　219, 319, 323
glucagon　282
glucocorticoid　566
　—— response element　568
glucokinase　284
gluconeogenesis　283
glucose　282
glucose 6-phosphatase　283, 489
GLUT ; glucose transporter　235, 321
　GLUT1　282f, 321, 464, 489
　GLUT2　282f, 316f, 320, 365
　GLUT3　321
　GLUT4　282f, 316f, 320
glyceraldehyde 3-phosphate　284
glycerol　288
glycerol 3-phosphate　288
glycocalyx　230, 344
glycogen　282
glycogen phosphorylase　283

glycogen synthase　283
glycogenesis　283
glycogenolysis　283
glycolysis　284
glycophorin C　488
glymphatic system　641
GM-CSF　486f, 487
GnRH ; gonadotropin-releasing hormone　413f, 422, 423f, 436, 546, 573f
　—— pulse generator　422, 472
goblet cell　18, 228
Golgi腱器官　628, 628f, 700, 702, 769
Golgi細胞　636, 636f
gonadotroph　545
gonadotropin　413f, 549
GOT ; glutamic-oxaloacetic transaminase　294f
GpⅠb-Ⅸ-Ⅴ　496, 497f
GpⅡb-Ⅲa　496, 497f
GPCR ; G protein-coupled receptor　541
GPI ; glycosyl phosphatidyl inositol　507
GPT ; glutamic-pyruvic transaminase　294f
Graafian follicle　435
gracile fasciculus　591
Graham's law　30
granular cell　379
granule cell　610, 636
granulocyte　482
granulosa cell　434
granzyme　519
greater curvature　208
greater omentum　209
greater pelvis　450
greater sciatic notch　794
greater tubercle　774
greater vesibular gland　449
growth spurt　472, 550
GTP結合蛋白質 ☞ G蛋白質
guanylin　241
gustducin　735
Guyon管　789
gyrus　608

H

H抗原　494
H鎖(免疫グロブリンの)　516
H帯　106, 106f, 761, 761f
H⁺　42, 46, 284, 286, 287
　——負荷　48
　——分泌　398
H⁺チャネル　286f, 287
H⁺ ATPase　399, 748
H⁺/K⁺ ATPase　216, 216f, 217f, 391f
H₂受容体　217
H₂PO₄⁻　394, 399
habenula　604
habenular commissure　604
habenular nucleus　612
habenular trigone　604
hair cell　722, 726
hair follicle　737
　—— receptor　702
hair papilla　737
Haldane効果　44, 44f
hamate　778
haploid　416
Hartmann's pouch　266
Hassall小体　534

hatching　457
haustration　245
Haversian canal　746
Hb ; hemoglobin　40, 488
　HbA　41
　HbA1c　323
　HbF　41, 464
hCG ; human chorionic gonadotropin　459, 464, 465f, 549
HCO₃⁻　44, 47, 216, 220, 313
　——緩衝系　47, 48, 396
　——再吸収　367, 398
　——新生　399
hCS ; human chorionic somatomammotropin　551
HDL ; high density lipoprotein　290, 290f
heart rate　102
heart sound　96
heat shock protein　568
heavy for dates　466
Heister valve　266
Helicobacter pylori　221
helicotrema　720
hematopoiesis　484
hematopoietic stem cell　486
hemodynamic edema　55
hemolysis　493
hemorrhoid　135
hemosiderin　492
Henderson-Hasselbalchの式　47, 396
Henle loop　337f, 338, 372
Henryの法則　30
Hensen cell　722, 722f
hepatic branch　698
hepatic cell plate　270
hepatic duct　266
hepatic lobule　270
hepatic stellate cell　273
hepatocyte　272
hereditary elliptocytosis　488
hereditary spherocytosis　488
hERGチャネル　110
Hering管　271f, 272, 272f
Hering-Breuer反射　68f, 69, 684
Herring小体　544, 545f
Heschl横回　608, 609f
heteroploidy　416
Heubner反回動脈　645, 645f
Heuser膜　458, 458f
HEV ; high endothelial venule　513, 528, 530f, 534f
HIF ; hypoxia inducible factor　386
hilar haze　55f
hilum of lung　60
hilum of ovary　433
hindgut　461
hinge joint　755
hip bone　794
hippocampal formation　613
hippocampus　613
Hirschsprung病　245, 251, 652
His角　201, 201f
His束　94
HLA ; human leukocyte antigen　520
HMG-CoA　291, 291f
　—— reductase　291
hoarseness　12
holocrine　738
Holter monitor　101
Holzknecht腔　88
homeostasis　279, 482
homing　529

homologous chromosome　416
horizontal cell　711
horizontal fissure　57
hormone　538
Horner症候群　676
Howship窩　749
hPL ; human placental lactogen　465, 548, 551
HPO₄²⁻　394, 398, 748f
HPV ; human papilloma virus　443
Ht ; hematocrit　482
5-HT ; 5-hydroxytryptamine　587
humerus　774
Hunter管　807
Huntington病　634
hydrolysis　279
hydroxyapatite　748
hymen　449
hyoid bone　10
hyperactivation　452
hyperglycemia　322
hyperkalemia　391
hyperpnea　2
hyperpolarization　582
hypertension　166
hypervariable region　516
hypoblast　458
hypochondriac region　208f
hypokalemia　391
hypophyseal portal system　543
hypophysis　542
hypothalamus　542, 605
hypoxic pulmonary vasoconstriction　37

I

I細胞(十二指腸粘膜の)　219, 315
I帯　106, 106f, 761, 761f
IC ; inspiratory capacity　72
ICAM ; intercellular adhesion molecule　273, 504, 504f
ICF ; intracellular fluid　329, 381f
IDL ; intermediate density lipoprotein　290, 290f
IFN ; interferon　523
　IFN-α　523
　IFN-β　523
　IFN-γ　274, 519, 523
Ig ; immunoglobulin　516
　IgA　229, 471, 516, 529
　IgD　516
　IgE　252f, 255
　IgG　464, 516
　IgM　516
IgA nephropathy　356
IL ; interleukin　487, 509f, 519f, 523, 751
ileocecal valve　246
ileum　224
iliotibial tract　806
ilium　794
immune complex　525
immunological tolerance　253
implantation　458
　—— window　458
IMT ; intermediate tubule　338, 359
incretin　323
incus　718
inferior articular process　815
inferior cervical cardiac branch　698
inferior cervical ganglion　676

869

欧文索引（fは図中）

inferior colliculus 595
inferior costal facet 819
inferior ganglion (Ⅸ) 697
inferior ganglion (Ⅹ) 698
inferior lobe 57
inferior nasal concha 4, 828
inferior nasal meatus 6
inferior olivary nucleus 597
inferior petrosal sinus 122
inferior sagittal sinus 122, 641
inferior vena cava 86
inferior vertebral notch 815
inflammation 508
inflammatory mediator 524
infraglottic cavity 12
infrapatellar branch 668
infraspinous fossa 772
infundibulum 438
inguinal canal 418
inguinal ligament 802, 826
inguinal region 208f
inhibin 422, 423f, 436f, 437, 573
inlet venule 268
innate immunity 502
inner cell mass 457
inner elastic lamina 376
inner medullary collecting duct 338
inner medulla 336
inner stripe 336
inotropic action 104
insertion 758
instinctive behavior 623
insula 608
insulin 282
insulin-like growth factor 550, 551f, 753
integrin 349, 504
intention tremor 639
intercalated cell 361
intercalated disk 106, 770
intercavernous sinus 122
intercellular bridge 421, 736
intercellular pathway 366f
intercondylar fossa 796
interdigitating cell 153
intermediate cuneiform 800
intermediate filament 348
intermediate mesoderm 406, 461
intermuscular septum 759
internal capsule 615
internal medullary lamina 604
interosseous membrane 777
interstitial cell 420
interstitial fluid 145
intertubercular plane 208f
intertubercular sulcus 774
interventricular septum 91
intervertebral disc 816
intervertebral foramen 815
intervillous space 462
intestinal crypt 226
intracellular canaliculus 214
intrinsic factor 242, 491
involuntary muscle 742
IP関節 780
IP_3 ; inositol triphosphate 162, 238, 314, 541, 541f
―――受容体 163f, 314f, 319f, 771f
IP_3-induced Ca^{2+} release 771, 771f
IPSP ; inhibitory postsynaptic potential 586, 586f

IRDS ; infantile respiratory distress syndrome 29
iris 708
irritant receptor 69
IRS-1 ; insulin receptor substrate-1 321f, 550
IRV ; inspiratory reserve volume 72
ischial spine 794
ischial tuberosity 794
ischium 794
isocortex 610
isometric contraction 768
isotonic contraction 768
isovolumetric systole 96
isovolumetric ventricular relaxation 97
isthmus of uterine tube 438
isthmus of uterus 440

J
J受容器 55, 68f, 69
Jacoby線 590, 794
JAK ; Janus kinase 523, 523f, 540
jaundice 303
jejunum 224
Joints
  acromioclavicular 773
  ankle 800
  carpometacarpal 780
  costovertebral 819
  elbow 777
  glenohumeral 775
  hip 796
  intermetacarpal 780
  interphalangeal, distal 780
  interphalangeal, proximal 780
  intertarsal 800
  knee 798
  metacarpophalangeal 780
  midcarpal 778
  radiocarpal 778
  sacro-iliac 794
  scapulothoracic 773
  shoulder 775
  sternoclavicular 772
  sternocostal 819
  talocrural 800
  tarsometatarsal 800
  temporomandibular 188
  wrist 778
  zygapophysial 816
junctional complex 230, 272
junctional fold 766
juxta-pulmonary capillary receptor 69
juxtaglomerular apparatus 378
juxtaglomerular cell 379
juxtamedullary nephron 341

K
K細胞（十二指腸粘膜の） 218, 219
K^+再吸収 390
K^+チャネル 319f, 390
K^+バランス 388
K^+分泌 390
K^+平衡電位 109f
K^+保持性利尿薬 384
kallidin 159
Keith-Flack結節 94, 95f
Kent束 101

keratinization 736
Kerckringヒダ 225
Kerley B line 55f
ketone body 289
ketosis 323
Kiesselbach部位 6
kinesin 581
kinin 159
kinocilium 726
Klinefelter症候群 478
Klotho 395, 751f
Kocher操作 225
Kohlrausch屈曲点 714
Kohlrauschヒダ 247, 247f
Korsakoff症候群 621
Krause腺 706, 706f
Krebs cycle 284
Kupffer cell 271f, 274, 274f, 502
K_V channel (voltage-gated K^+ channel) 110, 111f, 582
K_VLQT1 110, 111f

L
L鎖（免疫グロブリンの） 516
L細胞 219
L-dopa 635
Labbé静脈 123f, 647f
labial swelling 478
labium majus 449
labium minus 449
labrum 754
lacrimal bone 828
lacrimal canaliculus 706
lacrimal gland 706
lacrimal sac 706
lactate 284
lactiferous duct 470
Laimer三角 201
Lambert-Eaton症候群 585
lamellar body 24
lamellar granule 736
lamellated corpuscle 702
lamina densa 346
lamina muscularis mucosae 212
lamina propria 212
lamina rara externa 346
lamina rara interna 346
lamina terminalis 605
Langerhans細胞 531, 736f, 737, 739
Langerhans島 306, 306f, 308, 308f
Langhans細胞 458
―――層 462, 462f
Lanz点 246f
Laplaceの法則 28, 29f
large intestine 244
laryngeal cartilages 10
laryngeal prominence 10
laryngeal ventricle 12
laryngeal vestibule 12
larynx 10
latch bridge 163
lateral condyle 796
lateral corticospinal tract 593
lateral cuneiform 800
lateral epicondyle 774
lateral funiculus 591
lateral horn 591
lateral malleolus 798
lateral meniscus 798
lateral plate 406, 461
lateral region 208f

lateral rotation 757
lateral spinothalamic tract 592
lateral sulcus 608
lateral ventricle 642
LCAT ; lecithin-cholesterol acyltransferase 290f, 291, 291f
LD核 606
LDL ; low density lipoprotein 290, 290f
―――受容体 290f, 291, 291f, 566
leaky epithelia 240, 348
left auricle 87, 91
left bundle 94
left colic flexure 244
lens 709
lentiform nucleus 614
LES ; lower esophageal sphincter 202
lesser curvature 208
lesser omentum 209, 265
lesser pelvis 450
lesser sciatic notch 794
lesser trochanter 796
lesser tubercle 774
leukocyte 482, 483f
Leydig細胞 420, 421f, 423f, 572, 573f
LFA-1 ; leukocyte functioning antigen-1 504, 504f
LGL ; large granular lymphocyte 513
LH ; luteinizing hormone 422, 423f, 436, 437, 447f, 549, 572
―――サージ 436, 573
―――受容体 436
LHRH ; LH-releasing hormone 547
Liddle症候群 385
LIF ; leukemia inhibitory factor 487
ligament 742, 754
ligament of ovary 432
ligamentum arteriosum 87, 179
ligamentum venosum 179
limbic lobe 608, 612
limbic system 612
linea alba 826
linea terminalis 450
lingual branch 697
lingual tonsil 192
lipofuscin 562
lipoprotein 290
Lisfranc関節 800, 800f
Lissauer束 592
liver bud 324
liver cirrhosis 277
L_{max} 103f
lobar bronchus 14
locus caeruleus 624
long loop feedback 548
long-looped nephron 341
long QT syndrome 101
long-term depression 637
long-term potentiation 621
longitudinal cerebral fissure 608
loop of Henle 337f, 338, 372
Lowe症候群 399
LP核 606
LPH ; lipotropic hormone 549
LPL ; lipoprotein lipase 290f
LT ; leukotriene 498
  LTB_4 498, 508, 509f, 524f
  LTC_4 498, 524f
  LTD_4 498, 524f
  LTE_4 524f

870

lumbar ganglion 678
lumbar vertebrae 814
lunate 778
lunate surface 794
lung bud 21
lung lobule 22
Luschka管 266
Luschka孔 642, 642f
lymph 148
Lymph nodes
  anterior axillary 150
  apical axillary 150
  bronchopulmonary 150
  buccinator 150
  celiac 151
  central axillary 150
  common iliac 151
  cubital 150
  deep cervical 150
  deep inguinal 151
  deltopectoral 150
  external iliac 151
  inferior mesenteric 151
  inferior tracheobronchial 150
  internal iliac 151
  intrapulmonary 150
  lateral axillary 150
  lumbar 151
  occipital 150
  parasternal 150
  paratracheal 150
  parotid 150
  popliteal 151
  posterior axillary 150
  retroauricular 150
  sacral 151
  subclavian 150
  submandibular 150
  submental 150
  superficial cervical 150
  superficial inguinal 151
  superior mesenteric 151
  superior tracheobronchial 150
lymphangion 148
lymphatic capillary 148
lymphatic follicle 226, 530
lymphatic nodule 528, 530
lymphatic vessel 148
lymphocyte 482, 483f, 512
lysosome 358

M

M細胞（腸上皮の） 228, 529, 529f
M細胞（網膜の） 713, 716
M受容体 683
M線[M帯] 106, 106f, 761, 761f
M_1受容体 163, 683, 683f
M_1マクロファージ 509
M_2受容体 113f, 163, 683, 683f
M_2マクロファージ 509
M_3受容体 163, 217, 683, 683f
M_4受容体 683, 683f
M_5受容体 683, 683f
M-CSF 486f, 487, 751
MAc ; metabolic acidosis 48
macrophage 152, 502, 509f
macula 709, 728
macula densa 352, 378
MAdCAM ; mucosal addressin cell adhesion molecule 529
Magendie孔 642, 642f
main gastric gland 212
main pancreatic duct 305, 305f, 325f
major calyx 335
major duodenal papilla 223
MAl ; metabolic alkalosis 48
male pronucleus 456
malleus 718
Mall腔 271
Mallory小体 276
Malpighian corpuscle
  renal corpuscle 342
  splenic corpuscle 532
MALT ; mucosa associated lymphoid tissue 528
mammary gland 470
mammillary body 605, 613
mammotroph 545
mandible 828
mantle zone 530
manubrium 818
MAO ; monoamine oxidase 564, 682
MAPK ; mitogen-activated protein kinase 321f, 540
Martinotti cell 610
MASLD ; metabolic dysfunction-associated steatotic liver disease 296
massa intermedia 604
mast cell 217, 503
Master's two-step test 101
mastication 190
mastoid antrum 718
mastoid cells 718
mature follicle 435
maxilla 4, 828
maxillary sinus 8
MBL ; mannnose binding lectin 506
MBP ; major basic protein 503
McBurney点 246f
MCD ; medullary collecting duct 338, 361
MCP ; monocyte chemotactic protein 505
MCT ; medium chain triglyceride 471
MCV ; mean corpuscular volume 489
MD核 606
mechanoreceptor 700
media 376
medial condyle 796
medial cuneiform 800
medial epicondyle 774
medial forebrain bundle 612, 622f
medial geniculate body 595
medial lemniscus 596
medial malleolus 798
medial meniscus 798
medial rotation 757
median cervical cyst 553
median eminence 543
mediastinum 58, 84
medulla 336, 560
medulla oblongata 594
medullary cavity 746
medullary cord 152
medullary rays 336
medullary sinus 152
megakaryoblast 485
megakaryocyte 482
megaloblast 491
Meibom腺 706, 706f
meiosis 416
—— inhibitory factor 474
Meissner小体 701, 702
Meissner神経叢 202, 226, 226f
melanocyte 652, 736f, 737
melatonin 573
membrane skeleton 488
membranous labyrinth 719
membranous wall 14
memory cell 512
meningeal branch 656
meninges 640
meniscus 754, 798
menstruation 446
MEOS ; microsomal ethanol oxidizing system 296
Merkel cell 702, 736f, 737
Merkel disk 702
mesangial angle 343
mesangial cell 345
mesangial matrix 345
mesangium 343
  extraglomerular —— 343, 378
mesencephalic reticular formation 631
mesencephalon 588, 651
mesentery 224
mesoappendix 246
mesoderm 406, 460
mesometrium 431
mesonephric duct 406, 476
mesonephros 406
mesosalpinx 431
mesothelium 206
mesovarium 431
metabolism 278
metacarpals 778
metamyelocyte 484
metanephrogenic blastema 408
metanephros 406
metarteriole 144
metatarsals 800
metencephalon 588, 651
Meynert基底核 611, 624f
Meynert反屈束 604, 612
mGlu受容体 587
MHC ; major histocompatibility complex 520
  ——拘束性 521, 521f
  ——による抗原提示 521f
micelle 300
microfilament 348
microglia 502, 579
microtubule 20, 349, 581
microvilli 225, 230, 358
midbrain 595
midcortical nephron 341
middle cervical ganglion 676
middle lobe 57
middle nasal concha 4
middle nasal meatus 6
middle phalanx 778
midgut 461
midinguinal line 208f
MIF ; Müllerian inhibitory factor 474, 476
mineralocorticoid 566
minor calyx 335
MIT ; monoiodotyrosine 554, 555f
mitochondria rich cell 361
mitosis 416
mitral valve 85, 92
MLCK ; myosin light chain kinase 163
MLCP ; myosin light chain phosphatase 163
MLF ; medial longitudinal fasciculus 631, 631f
  ——症候群 631
Mo cell 215
Mobitz II型 101
Moll腺 706, 706f
monocyte 482, 483f, 502
mononuclear phagocyte system 502
Monro孔 642, 642f
mons pubis 448
Montgomery腺 470
Morgagni小胞 432
Morgagni水胞 477f
morula 457
mossy fiber 602, 636
motor area 626
motor endplate 766
motor nerve fiber 576
motor neuron 626
motor unit 769
MP関節 780, 780f
MRI ; magnetic resonance imaging 334, 649
mRNA 292, 292f
MSH ; melanocyte stimulating hormone 549
mucous cell 194
mucous neck cell 214
Müller管 475f, 476, 476f, 477f
  ——抑制因子 474, 476
Müller筋 708, 709f
Müller細胞 710f, 711
multiple-fiber summation 769
murmur 97
Muscles
  abductor 756
  abductor digiti minimi
    of foot 813
    of hand 793
  abductor hallucis 813
  abductor pollicis brevis 793
  abductor pollicis longus 790
  adductor 756
  adductor brevis 807
  adductor hallucis 813
  adductor longus 807
  adductor magnus 807
  adductor pollicis 793
  anconeus 787
  articularis genus 805
  aryepiglottic 10
  auricularis anterior 831
  auricularis posterior 831
  auricularis superior 831
  biceps brachii 787
  biceps femoris 805
  brachialis 787
  brachioradialis 790
  buccinator 831
  coccygeus 827
  coracobrachialis 787
  corrugator supercilii 831
  cricothyroid 10
  deep transverse perineal 827
  deltoid 785
  depressor 757
  depressor anguli oris 831
  depressor labii inferioris 831
  depressor septi nasi 831
  diaphragm 825
  digastric 823
  dorsal interossei
    of foot 813
    of hand 793
  erector spinae 820, 821

欧文索引 (fは図中)

extensor 756
extensor carpi radialis brevis 790
extensor carpi radialis longus 790
extensor carpi ulnaris 790
extensor digiti minimi 790
extensor digitorum 790
extensor digitorum brevis 809
extensor digitorum longus 809
extensor hallucis brevis 809
extensor hallucis longus 809
extensor indicis 790
extensor pollicis brevis 790
extensor pollicis longus 790
external anal sphincter 248, 827
external intercostal 66, 825
external oblique 827
fibularis brevis 809
fibularis longus 809
fibularis tertius 809
flexor 756
flexor carpi radialis 788
flexor carpi ulnaris 788
flexor digiti minimi brevis
　of foot 813
　of hand 793
flexor digitorum brevis 813
flexor digitorum longus 811
flexor digitorum profundus 788
flexor digitorum superficialis 788
flexor hallucis brevis 813
flexor hallucis longus 811
flexor pollicis brevis 793
flexor pollicis longus 788
gastrocnemius 811
gemellus inferior 803
gemellus superior 803
geniohyoid 823
gluteus maximus 803
gluteus medius 803
gluteus minimus 803
gracilis 807
iliacus 803
iliocostalis 821
iliopsoas 803
infraspinatus 785
innermost intercostal 825
internal anal sphincter 248
internal intercostal 66, 825
internal oblique 827
interspinales 821
intertransversarii 821
lateral cricoarytenoid 10
lateral pterygoid 190
latissimus dorsi 783
levator 757
levator anguli oris 831
levator ani 248, 827
levator labii superioris 831
levator labii superioris alaeque nasi 831
levator scapulae 783
levatores costarum 825
longissimus 821
longus capitis 823
longus colli 823
lumbricals
　of foot 813
　of hand 793
masseter 190

medial pterygoid 190
mentalis 831
multifidus 821
mylohyoid 823
nasalis 831
oblique arytenoid 10
obliquus capitis inferior 823
obliquus capitis superior 823
obturator externus 807
obturator internus 803
occipitofrontalis 831
omohyoid 823
opponens digiti minimi 793
opponens pollicis 793
orbicularis oculi 831
orbicularis oris 831
palmar interossei 793
palmaris brevis 793
palmaris longus 788
papillary 90
parasternal intercostal 824
pectinate 90
pectineus 807
pectoralis major 783
pectoralis minor 783
piriformis 803
plantar interossei 813
plantaris 811
platysma 823
popliteus 811
posterior cricoarytenoid 10
procerus 831
psoas major 803
psoas minor 803
pyramidalis 827
pronator 757
pronator quadratus 788
pronator teres 788
quadratus femoris 803
quadratus lumborum 827
quadratus plantae 813
quadriceps femoris 805
rectus abdominis 827
rectus capitis anterior 823
rectus capitis lateralis 823
rectus capitis posterior major 823
rectus capitis posterior minor 823
rectus femoris 805
rhomboid major 783
rhomboid minor 783
rotator 757
rotatores 821
sartorius 805
scalenus anterior 823
scalenus medius 823
scalenus posterior 823
semimembranosus 805
semispinalis 821
semitendinosus 805
serratus anterior 783
serratus posterior inferior 825
serratus posterior superior 825
soleus 811
spinalis 821
splenius 821
stapedius 719
sternocleidomastoid 823
sternohyoid 823
sternothyroid 823
stylohyoid 823
subclavius 783
subcostales 825

subscapularis 785
superficial transverse perineal 827
supinator 757
supinator 790
supraspinatus 785
temporalis 190
tensor fasciae latae 803
tensor tympani 719
teres major 785
teres minor 785
thyroarytenoid 10
thyrohyoid 823
tibialis anterior 809
tibialis posterior 811
transverse arytenoid 10
transversospinalis 820, 821
transversus abdominal 827
transversus thoracis 825
trapezius 783
triceps brachii 787
triceps surae 811
vastus intermedius 805
vastus lateralis 805
vastus medialis 805
zygomaticus major 831
zygomaticus minor 831
muscle fiber 760
muscle pump 114, 114f, 155
muscle spindle 628, 702, 769
muscular artery 142, 377
muscular defense 681
myasthenia gravis 767
myelencephalon 588, 651
myelin sheath 580
myelination 653
myeloblast 484
myelocyte 484
myeloperoxidase 505
myenteric reflex 227
myocardial infarction 100, 117
myoepithelial cell 194
myofibril 761
myofilament 761
myoglobin 42f, 43, 761
myoid cell 420
myometrium 440
myotome 656

N

N末端 236
N-メチル転移酵素 563, 564
NA細胞 (副腎髄質の) 563
Na電流 109f
Na$^+$依存性輸送 362
Na$^+$再吸収 364, 381, 570
Na$^+$チャネル 381f, 570
Na$^+$ポンプ ☞ Na$^+$/K$^+$ ATPase
Na$^+$/Ca^{2+}交換輸送体 108, 112f, 113, 392
Na$^+$/Cl$^-$共輸送体 240, 381f
Na$^+$/H$^+$交換輸送体 240, 313, 366, 380f, 398
Na$^+$/K$^+$ ATPase 108, 108f, 194, 312, 364, 365f, 570
Na$^+$/K$^+$/2Cl$^-$共輸送体 372, 380f, 390f
Na$^+$/I$^-$共輸送体 554
Naboth卵 442
NaCl 243, 380
　── 溶液の吸収 240, 241f
NAD$^+$ 284, 286
NADH 284, 286
　── -ubiquinon reductase 286

NADP$^+$ 489f
NADPH 489
　── オキシダーゼ 505, 554
Nägeleの概算法 454
NANC ; non-adrenergic non-cholinergic nerve 429
NaPi (Na$^+$依存性リン酸輸送体) 364, 558, 750, 751f
nares 4
nasal bone 4, 828
nasal cavity 4
nasal gland 6
nasal septum 4
nasolacrimal canal 706
nasolacrimal duct 8
natriuretic peptide 383
natural killer cell ☞ NK細胞
navicular 800
neck of urinary bladder 400
negative selection 535
Nélaton線 796, 796f
neocerebellum 600
neocortex 610
neostriatum 614
nephrin 347
nephrogenic diabetes insipidus 371
nephron 341
nephroptosis 335
nephrotome 406, 461
Nernstの式 109, 363, 391
Nerves
abducent 690
accessory 699
anterior ethmoidal 692
anterior interosseous 664
anterior labial 668
anterior scrotal 668
auriculotemporal 694
axillary 666
buccal 694
cervical 656
coccygeal 656
cochlear 697
common fibular 672
common palmar digital 664
cranial 688
cutaneous nerve
　inferior lateral, of arm 666
　intermediate dorsal 673
　lateral, of forearm 664
　lateral, of thigh 668
　lateral dorsal 673
　lateral sural 672
　medial, of arm 662
　medial, of forearm 662
　medial, of leg 668
　medial dorsal 673
　medial sural 673
　posterior, of arm 666
　posterior, of forearm 666
　posterior, of thigh 670
　superior lateral, of arm 666
deep fibular 673
deep petrosal 692
deep temporal 694
dorsal digital 665, 673
dorsal, of clitoris 670
dorsal, of penis 670
dorsal scapular 662
external carotid 676
facial 595, 696
femoral 668
frontal 692
genitofemoral 668
glossopharyngeal 594, 697

872

great auricular 660
greater occipital 658
greater palatine 692
greater petrosal 692, 696
greater splanchnic 676
hypogastric 678
hypoglossal 594, 699
iliohypogastric 668
ilio-inguinal 668
inferior alveolar 694
inferior cardiac 676
inferior clunial 670
inferior gluteal 670
inferior laryngeal 698
inferior rectal 670
infra-orbital 692
infratrochlear 692
intercostal 658
intercostobrachial 658
intermediate 696
internal carotid 676
lacrimal 692
lateral pectoral 662
lateral plantar 673
to lateral pterygoid 694
lesser occipital 660
lesser palatine 692
lesser petrosal 694, 697
lesser splanchnic 676
lingual 694
long ciliary 692
long thoracic 662
lumbar 656
lumbar splanchnic 678
mandibular 694
masseteric 694
maxillary 692
medial clunial 658
medial pectoral 662
medial plantar 673
to medial pterygoid 694
median 664
mental 694
middle cardiac 676
musculocutaneous 664
to mylohyoid 694
nasociliary 692
nasopalatine 692
obturator 668
oculomotor 595, 690
olfactory 689
ophthalmic 692
optic 689
parasympathetic 674
pelvic splanchnic 678
perineal 670
pharyngeal 692
phrenic 64, 661
posterior auricular 696
posterior ethmoidal 692
proper palmar digital 664
of pterygoid canal 692
pudendal 670
radial 666
recurrent laryngeal 698
sacral 656
sacral splanchnic 678
saphenous 668
sciatic 670, 672
short ciliary 690, 692
spinal 656
to stapedius 696
subclavian 662
subcostal 658
suboccipital 658
subscapular 662

superficial fibular 672
superior alveolar 692
superior cardiac 676
superior clunial 658
superior gluteal 670
superior laryngeal 698
supraclavicular 660
supra-orbital 692
suprascapular 662
supratrochlear 692
sural 673
sympathetic 674
to tensor tympani 694
to tensor veli palatini 694
third occipital 658
thoracic 656
thoracic cardiac 676
thoracodorsal 662
tibial 673
transverse cervical 660
trigeminal 595, 692
trochlear 595, 690
tympanic 697
ulnar 665
vagus 105, 594, 676, 698
vestibular 696
vestibulocochlear 595, 696
zygomatic 692
nerve fiber 578
neural crest 652
neural fold 650
neural groove 460, 650
neural plate 460, 650
neural tube 460, 588, 650
neurenteric canal 460
neuroendocrine system 542
neuroepithelial cell 650
neurohypophysis 543
neuromuscular junction 766
neuron 578
neurophysin 544
neurotransmitter 584
neutrophil 482, 483f, 502
nexin 20
NH₃ 236, 294, 399
NH₄⁺ 399
Nissl小体 578
NK細胞 274, 487, 513
NKT細胞 274
N_M受容体 683
NMDA型グルタミン酸受容体 587, 621, 621f
N_N受容体 683
NO 78, 79f, 162, 163f, 203, 227, 429, 683
── synthase 51, 162, 163f
nociceptor 702
NOD様受容体 510
noradrenaline 104, 113f, 160, 162, 563, 682
normal sinus rhythm 100
notochord 460, 650
notochordal canal 460
notochordal plate 460
notochordal process 460
NSAIDs ; non-steroidal anti-inflammatory drugs 220, 499
nucleus pulposus 816
Nuel腔 722f
nutcracker phenomenon 335

O

O₂-CO₂ダイアグラム 34, 34f
・O₂⁻（スーパーオキシド）79, 505

OAT ; organic anion transporter 385
OATP ; organic anion transporting polypeptide 297
oblique fissure 57
oblique pericardial sinus 86
obturator canal 794
obturator foramen 794
occipital bone 828
occipital lobe 608
occipital sinus 122
occluding junction 230
Oddi括約筋 223, 267, 267f, 303
・OH（ヒドロキシラジカル）79, 505
Oh型 494
olecranon 776
olfactory area 6
olfactory bulb 612, 733
olfactory cell 7, 732
olfactory cilia 732
olfactory epithelium 7, 732
olfactory tract 612
olfactory trigone 612
oligodendrocyte 579
olive 594
omental bursa 209, 265
oogonium 434
opposition 757
opsin 712
opsonization 506
optic canal 706
optic chiasma 716
optic cup 710
optic disc 709
optic radiation 716
optic tract 716
optic vesicle 710
oral pit 543
orbit 706
orbital branch 692
orbital fat body 706
orbital septum 706
organic anion transporter 385
origin 758
orthochromatic erythroblast 485
osmolality 350
osmolarity 350
osmosis 363
osteoblast 748
osteoclast 748
osteocyte 748
osteoid 748
osteon 746
osteoporosis 751
osteoprotegerin 751
otic ganglion 694
otolith 728
── organ 728
otolithic membrane 728
outer elastic lamina 376
outer medulla 336
outer medullary collecting duct 338
outer stripe 336
oval cell 272f, 273
oval foramen 170
oval fossa 90
ovarian follicle 434
ovary 432
oviduct 438
OVLT ; organum vasculosum of the lamina terminalis 549
ovum 415
oxaloacetate 284
oxidation 279
oxygen dissociation curve 40

oxyntic cell 215
oxyphil cell 553, 559
oxytocin 471, 549
──感受性 465, 469

P

P細胞（網膜の）713, 716
P波 96, 99
P450 297, 297f
──エポキシゲナーゼ 498
Pacini小体 701, 702, 703f
Paco₂ 38
PAF ; platelet activating factor 508, 509f, 524, 524f
PAH ; para-aminohippuric acid 354, 368f
PAI-1 ; plasminogen activator inhibitor-1 299, 299f, 500f, 501
palatine bone 4, 828
palatine tonsil 192
paleocerebellum 600
paleocortex 610
paleostriatum 614
palmar aponeurosis 788
palmar branch 664
palmate folds 440
palpebral ligament 706
PALS ; periarterial lymphatic sheath 532
pampiniform plexus 418
pancreas 304
pancreatic bud 325
pancreatic juice 310
pancreatic polypeptide 308, 314, 319
Paneth細胞 228, 228f, 229f
Pao₂ 38
Papanicolaou分類 443
Papez回路 620
papillary duct 340
paracrine 522
parafollicular area 528
parafollicular cell 553
paraganglion 561, 652
parahippocampal gyrus 613
paramesonephric duct 476
parametrium 431
paranasal sinuses 8
pararenal fat 334
parathormone ☞ PTH
parathyroid gland 552
paraurethral gland 449
paraventricular nucleus 542
paraxial mesoderm 461
parietal bone 828
parietal cell 214
parietal epithelium 342
parietal layer 86
parietal lobe 608
parietal pleura 62
parieto-occipital sulcus 608
Parkinson病 635
parotid gland 193
passive transport 362
patella 799
patellar ligament 799
PCT ; proximal convoluted tubule 338, 358
PCV ; postcapillary venule 528
PD-1 526
pDC ; plasmacytoid dendritic cell 510
PD-L1 526

873

欧文索引（fは図中）

PD-L2　526
PDGF；platelet derived growth factor　496, 522f
pectinate line　248
pelvic cavity　450
pelvic diaphragm　450
pelvic fascia　450
pelvic inlet　795
pelvis　744, 794
penis　428
PEPCK；phosphoenolpyruvate carboxykinase　283, 285f, 321
PEPT；peptide transporter　367
　PEPT1　367
　PEPT2　367
perforating vein　127, 140, 141f
perforin　519
periarterial interstitium　376
peribiliary plexus　269
peribronchial cuffing　55f
pericardial cavity　86
pericardial sac　86
pericardium　86
pericyte　142, 144
perikaryon　578
perimetrium　440
perimysium　760
perineal body　451
perineal branch　670
perineal membrane　450
perineum　451
periosteum　747
peripheral nervous system　576
peripheral tolerance　526
perirenal fat　334
peritoneum　332, 430
peritubular capillary　374
permeability edema　55
peroxynitrite　79
PET；positron emission tomography　649
Petit三角　783
Peyer's patch　153, 227, 528
Pf核　607
pFRG；parafacial respiratory group　68
PG；prostaglandin　498
　PGD$_2$　524f
　PGE$_1$　78
　PGE$_2$　217f, 220, 387, 498, 509f
　PGF$_{2\alpha}$　78, 498
　PGI$_2$　158, 163f, 497, 498
pH　42, 46, 396
phagocyte　505
phagocytosis　505
phagosome　505
phalanges of foot　800
phalanges of hand　778
pharyngeal branch　697, 698
pharyngeal pouch　553
pharyngeal tonsil　196
pharynx　196
phosphodiesterase　429
phospholamban　113, 163
Pi（無機リン酸）　278, 394, 748
PI；phosphatidylinositol　541f
PI3キナーゼ　321f, 550
pia mater　641
piecemeal necrosis　276
PIH；prolactin-inhibiting hormone　546
pineal gland　573, 605
PIP関節　780, 780f
PIP$_2$；phosphatidylinositol diphosphate　541f, 683f, 771f
piriform aperture　4

piriform recess　196
pisiform　778
pit cell　274
pituitary gland　542
pivot joint　755
pK　46
PKA；protein kinase A　113f, 317f, 540f, 541
PKC；protein kinase C　541, 541f
placenta　462
placode　652
plane joint　755
plasma　482
plasmablast　529
plasma cell　152, 512
plasma protein　293
plasmin　501
plasminogen activator inhibitor-1　500f, 501
platelet　482, 483f, 496
PLC；phospholipase C　314f, 541, 541f
PLC-Ca^{2+}系　541
pleura　56, 62
pleural cavity　62
pleural fluid　62
pleural recesses　57, 62
Plexus (nerve)
　abdominal aortic　678
　brachial　662
　cardiac　676, 698
　celiac　678
　cervical　660
　esophageal　698
　inferior hypogastric　678
　inferior mesenteric　678
　lumbar　668
　lumbosacral　668
　parotid　696
　pelvic　678
　pharyngeal　697
　pulmonary　698
　renal　678
　sacral　670
　superior hypogastric　678
　superior mesenteric　678
　suprarenal　678
　tympanic　697
pneumothorax　63
PNMT；phenylethanolamine-N-methyltransferase　564
P$_{O_2}$感受性K$^+$チャネル　70
podocalyxin　344
podocyte　342, 344
point mutation　517
Poiseuilleの法則　154
polychromatophilic erythroblast　485
polygeny　40
polymorphism　40
polyuria　322
POMC；proopiomelanocortin　548
pons　595
pontocerebellum　600
porta hapatis　264
portal hypertension　135, 532
portal tract　270
portio vaginalis　440
positive selection　535
posterior commissure　604
posterior cruciate ligament　798
posterior gastric branch　698
posterior interventricular branch　116
posterior nasal branch　692

posterior spinocerebellar tract　592
posterior vagal trunk　698
postganglionic fiber　674
postural reflex　630
PP細胞　308
PPAR；peroxisome proliferator-activated receptor　499
PPRF；paramedian pontine reticular formation　631
PR（PQ）時間　99
pre-Bötzinger complex　68
preganglionic fiber　674
pregnenolone　566
premotor area　627
preoptic nucleus　542
prepiriform cortex　612
preterminal portal venule　268
PRG；pontine respiratory group　68, 68f
primary auditory area　617
primary bronchial bud　21
primary follicle　434
primary motor area　616
primary oocyte　434
primary somatosensory area　616
primary spermatocyte　420
primary visual area　616
primitive node　460
primitive pit　460
primitive sex cords　474
primitive streak　460
primitive yolk sac　459
primordial follicle　434
primordial germ cell　474
PRL；prolactin　471, 548, 551
　——分泌細胞　545
proerythroblast　485
progesterone　436, 437, 446, 447f, 465, 572
promegakaryocyte　485
promyelocyte　484
pronation　757
pronephros　406
proprioceptor　702
prosencephalon　651
prostanoid　498
prostate　425
prostatic sinus　401, 425
protein kinase G　162
protrusion　757
proximal phalanx　778
proximal tubule　338
pseudostratified epithelium　206
PST；proximal straight tubule　338, 358
pterygopalatine ganglion　692
PTH；parathyroid hormone　392, 394, 558, 749, 750
　——関連蛋白　559
　——受容体　559, 751f
puberty　472
pubic region　208f
pubic symphysis　794
pubis　794
pudendal canal　137
Pul核　606
pulmonary C-fiber　69
pulmonary circulation　82
pulmonary edema　55
pulmonary ligament　60
pulmonary trunk　50, 87
pulmonary valve　85, 92
pulse generator　546
pump-leak theory　388

pupil　709
Purkinje細胞　602, 602f, 636, 636f, 637f, 731
Purkinje線維　94, 95f
putamen　614
pyloric antrum　208
pyloric canal　208
pyloric gland　212
pylorus　208
pyramid　594
pyramidal cell　610
pyramidal decussation　594
pyramidal tract　597
pyruvate　284
pyruvate carboxylase　283
pyruvate dehydrogenase　284
PZ；pancreozymin　303

Q

Q波　99
Q；volume of blood　32
Q̇；volume flow of blood　32
QRS時間　99
QRS波　96
QT延長症候群　101
QT時間　99
QTc　99
quadrate lobe　265

R

R型ヘモグロビン　40, 40f, 43
R波　99
RAc；respiratory acidosis　48
radial notch　776
radius　776
RAl；respiratory alkalosis　48
ramus communicans　656
RANK　749, 749f
　——リガンド　749, 749f
RANTES　78, 505
Ranvier絞輪　580, 580f
raphe nuclei　624
rapid eye movement　625
rapidly adapting stretch receptor　69
Ras　321f, 540, 550
Ras-MAPK系　540
Rathke嚢　543, 543f
Raynaud病　83
RBC；red blood cell　482
RBF；renal blood flow　352f
receptive field　700
rectal ampulla　248
recto-uterine pouch　247, 431
rectovesical pouch　247
rectum　247
rectus sheath　826
red marrow　484
red nucleus　597
red pulp　532
reduction　279
referred pain　333, 681
reflection coefficient　55
reflex　577
regional lymph nodes　150
regulated cell death　519
Reissner膜　720, 721f
REM sleep　625
renal biopsy　333
renal calix　332
renal colic　333
renal column　336

renal corpuscle 342
renal cortex 336
renal failure 356
renal fascia 334
renal glucosuria 365
renal hilum 335
renal lobe 336
renal medulla 336
renal papilla 335, 336
renal pelvis 335
renal pyramid 335, 336
renal sinus 335
renin 103, 156
repolarization 98
reposition 757
resistance vessel 154
respiratory area 6
respiratory bronchiole 15, 22
respiratory diverticulum 21
respiratory exchange ratio 32
resting length 768
resting membrane potential 108, 363, 582
resting tension 768
rete testis 420
reticular cell 484
reticular fiber 349
reticular formation 596, 624
reticulocyte 485, 490
reticulospinal tract 593
retinaculum 742, 759
retina 709
retinal 712
retroperitoneal organ 258, 304, 332
retroperitoneum 262, 304
retrusion 757
Rh血液型 495
rhodopsin 712
rhombencephalon 651
rhomboid fossa 594
RIG-I様受容体 510
right auricle 86, 90
right bundle 94
right colic flexure 244
rima glottidis 12
ring sideroblast 491
RNAポリメラーゼ 292, 292f
rod cell（脾臓の） 533
rod cell（網膜の） 710
Rokitansky-Aschoff洞 266
Roland溝 608
ROMK；renal outer medullary K$^+$ channel 380f
roof plate 598, 651
root of lung 60
Rosenthal静脈 647f
Roser-Nélaton線 796, 796f
rotation 757
rotator cuff 775f, 784
Rotor病 303
Rotterリンパ節 470
round ligament of liver 179, 265
round ligament of uterus 432
RPF；renal plasma flow 353f, 354
rT$_3$；reverse T$_3$ 555
RTA；renal tubular acidosis 399
RTN；retrotrapezoid nucleus 68
rubrospinal tract 593
Ruffini小体 701, 702, 703f
ruffled border 748
rumbling 93
RV；residual volume 72
RVLM；rostral ventrolateral medulla 160, 161f, 685, 685f

RyR；ryanodine receptor 770
RyR1 764
RyR2 112

S

S細胞（小腸粘膜の） 219, 315
S状結腸 183f, 244, 244f
S状結腸間陥凹 244, 245f
S状結腸間膜 183f, 244, 245f, 257, 257f, 433f
S状結腸静脈 134f
S状結腸動脈 133f
S状静脈洞 122, 123f, 197f, 640f, 641
S状洞溝 829f
S波 99
saccade 631
saccule 719, 728
sacral ganglion 678
sacral vertebrae 814
sacrum 814
saddle joint 755
saltatory conduction 580, 583
Santorini管 305, 305f, 325f
Santorini弁 305
saphenous opening 807
sarcolemma 760
sarcomere 761
sarcoplasmic reticulum 106, 761
sarcoplasm 761
satellite cell（神経節の） 579
satellite cell（骨格筋の） 760
scala media 720
scala tympani 720
scala vestibuli 720
scalp 830
scaphoid 778
scapula 772
Scarpa筋膜 419f, 451, 759, 826
Scarpa三角 807
SCF；stem cell factor 484, 487f
Schäffer側枝 620, 621f
Schlemm管 709, 709f
Schwann細胞 579, 580, 580f, 653f
sclera 708
scrotal swelling 478
scrotum 418
sebaceous gland 738
second polar body 456
secondary bronchial bud 21
secondary follicle 435
secondary oocyte 434
secondary somatosensory area 616
secondary spermatocyte 421
secretin 219, 303
secretory component 529
segmental artery 335
segmental bronchus 14, 16
selectin 504
self tolerance 526
sellar diaphragm 640
semen 426
semicircular canal 719
semicircular duct 719, 726
semilunar folds 245
semilunar hiatus 8
seminal colliculus 401, 424
seminal emission 426
seminal vesicle 424
sensation 700
sensory hair 722

sensory nerve fiber 576
septum pellucidum 612
septum primum 170
septum secundum 170
septum transversum 324
serous cell 194
Sertoli細胞 420, 421, 423f, 573
serum 482
sesamoid bone 746, 759
sex chromosome 416
SGLT；sodium-dependent glucose transporter 235, 321
SGLT1 365
SGLT2 365
Sharpey線維 191, 747
shivering 686
short loop feedback 548
short-looped nephron 341
Sibson筋膜 62, 63f
sickle cell anemia 491
side-chain cleavage enzyme 566
sieve plate 273
sLeX 504, 504f
sIgA；secretory IgA 471, 516, 529, 529f
sigmoid colon 244
sigmoid mesocolon 244
sigmoid sinus 122, 641
sinoatrial (SA) node 94
sinuatrial nodal branch 116
sinuatrial orifice 173
sinus horn 172
sinus venarum cavarum 86, 90, 173
sinus venosus 172
sinusoid 147, 269, 270, 485
sinusoidal capillary 134, 147
size principle 769
size selective barrier 347
Sjögren症候群 193
skeletal muscle 742, 770
skeleton 742
Skene腺 449
slit diaphragm 347
slow pain 701
slow wave sleep 625
slowly adapting stretch receptor 69
small granule chromaffin cell 563
small intensely fluorescent cell 682
smear 443
smooth muscle 770
somatic hypermutation 531
somatic nervous system 577
somatomedin 550
somatostatin 314, 546
somatotroph 545
somatotropin 547
somite 406, 461, 830
SP；single positive 534
special sense 576
spectrin 488
spermatic cord 418
spermatid 421
spermatogonium 420
spermatozoon 415
sphenoethmoidal recess 8
sphenoid bone 4, 828
sphenoidal sinus 8
sphenomandibular ligament 188
sphincter 757
spina bifida 650

spinal cord 590
spinal ganglion 592
spinal lemniscus 596
spinal nerve 576
spinal reflex 628
spine 579
spine of scapula 772
spinocerebellum 600
spinous process 814
spiral arteriole 444
spiral canal 720
spiral valve of Heister 266
spleen 153, 532
splenic cord 533
splenic nodule 532
splenic sinus 533
splenomegaly 532
spongiocyte 562
spongiosa 746
squamocolumnar junction 442, 443f
squamous epithelium 206
squamous metaplasia 443
SRY；sex determining region of Y chromosome 474
ST部分 99
stapes 719
Starlingの法則 102
Starling力 145
STAT；signal transducers and activators of transcription 523, 523f, 540
steatotic liver disease 276
stellate cell 610, 636
stellate ganglion 676
stellate vein 375
stereocilia 726
sternal angle 818
sternum 818
stomach 208
STPD；standard temperature and pressure, dry 33
straight arteriole 444
straight sinus 122, 641
stretch activated channel 700
stretch receptor 69
stretch reflex 69
stria medullaris 604
stria terminalis 613
stria vascularis 720
striate cortex 617
striated muscle 742
striola 729, 729f
stroke volume 102
stromal cell 487
styloid process 776
stylopharyngeal branch 697
subarachnoid cistern 641
subarachnoid space 641
subclavian steal syndrome 644
subcostal plane 208f
subcutaneous tissue 737
subiculum 613, 620f
sublingual gland 193
sublobular vein 269
submandibular ganglion 695
submandibular gland 193
submucosa 212
subscapular fossa 772
substantia nigra 614
subthalamic nucleus 614
succinate 286
sulcus 608
sulcus limitans 650
sulcus terminalis 90, 192
sulfonylurea 319f

欧文索引（fは図中）

summation 768
superficial fascia 759
superficial nephron 341
superficial perineal space 451
superior articular process 815
superior cervical cardiac branch 698
superior cervical ganglion 676
superior colliculus 595
superior costal facet 819
superior ganglion (IX) 697
superior ganglion (X) 698
superior lobe 57
superior nasal concha 4
superior nasal meatus 6
superior petrosal sinus 122
superior sagittal sinus 122, 641
superior vena cava 86
superior vertebral notch 815
superoxide 79, 505
supination 757
supplementary motor area 627
suprachiasmatic nucleus 573
supraoptic nucleus 542
suprapleural membrane 62
suprarenal gland 560
suprascapular notch 772
supraspinous fossa 772
supraventricular crest 90
surface mucous cell 212
surfactant 24, 28, 454
surge 547
swallowing 198
sweat gland 738
Sylvius水道 642f
Sylvius溝 641f
Sylvius裂 608
sympathetic trunk 674
symphysial surface 794
symport 145
synapse 584
synaptic vesicle 584, 766
syncytiotrophoblast 458
synovial bursa 759
synovial fluid 754
synovial joint 754
synovial membrane 754
synovial sheath 759
systemic circulation 82
systole 96f

T

T型ヘモグロビン 40, 40f, 43
T細管 106, 107f, 112, 760f, 761, 764, 764f
T細胞 512, 514
　——受容体 518, 518f
　——疲弊 526
　——領域 513, 533
T波 97, 99
t-PA ; tissue plasminogen activator 501
T1R/T2R ; taste receptor 735
T_3 ; triiodothyronine 554, 555f, 557f
T_4 ; tetraiodothyronine 554, 555f
tachycardia 102
tactile corpuscle 702
tactile disk 702
taenia coli 245
TAL ; thick ascending limb 338, 360
talus 800

tanycyte 544
TAP ; transporters associated with antigen processing 521
tarsal bones 800
tarsus 706
taste bud 734
taste cell 734
TCA回路 284, 489
T cell exhaustion 526
TCR ; T cell receptor 518, 518f
　——レパートリー 535
tectorial membrane 722
tectospinal tract 593
tela choroidea 604
telencephalon 588, 651
temporal bone 828
temporal lobe 608
tendinous cord 90
tendinous intersections 826
tendon 742, 758
tendon organ of Golgi 628, 702, 769
tendon sheath 759
Tenon鞘 706
terminal bar 228, 228f
terminal bouton 766
terminal bronchiole 15
terminal portal venule 268
terminal web 228, 228f
testis 418
testis cords 474
testosterone 572
tetanus 768
Tfh細胞 518, 531
TFPI ; tissue factor pathway inhibitor 501
TGF ; transforming growth factor 457, 522f
Th1細胞 514, 519
Th2細胞 519
Th17細胞 519
thalamic medullary stria 612
thalamic radiation 604
thalamus 604
thalassemia 491
Thebesius静脈 117
theca externa 434
theca interna 434
theca interna cell 435
thenar 792
thick filament 349, 762
thin filament 762
third ventricle 642
thoracic aorta 114, 128
thoracic cardiac branch 698
thoracic cavity 56
thoracic duct 148
thoracic ganglion 676
thoracic outlet syndrome 118
thoracic vertebrae 814
thoracolumbar fascia 820
thorax 56, 744, 818
thrombin 501
thrombocyte 482
thrombocytopenic purpura 497
thrombus 501
thymus 153, 534
thyrocervical trunk 118
thyroglobulin 552
thyroglossal duct 553
thyroid cartilage 10
thyroid gland 552
　——分泌細胞 545
thyroid hormone response element 556
thyroid peroxidase 554
thyrotroph 545

thyrotropin 547
thyroxine binding globulin 555
tibia 798
tibial collateral ligament 798
tight epithelia 240, 348
tight junction 230, 240, 348, 348f
tip link 723f, 727
tissue factor 500, 501f
　—— pathway inhibitor 501
TLC ; total lung capacity 72
Tm ; transport maximum 369
TNF-α ; tumor necrosis factor-α 299, 504, 504f, 509, 523
Toldt筋膜 244, 245f, 304
Toll様受容体 510
tongue 192
tonsillar branch 697
tonus 680
torsades de pointes 101
TPO ; thrombopoietin 487f
trachea 14
tracheal branch 698
tracheal cartilage 14
tracheal gland 14
tracheoesophageal septum 21
transcellular fluid 329
transcellular pathway 366f
transcytosis 144
transducin 713
transferrin 492
transformation zone 443
transitional epithelium 206, 402
transport vesicle 144
transpyloric plane 208, 208f, 258
transverse cervical ligament 441
transverse colon 244
transverse costal facet 819
transverse mesocolon 244
transverse pericardial sinus 86
transverse process 814
transverse sinus 122, 641
transverse tubule 761
TRPチャネル 392, 558, 701, 751
trapezium 778
trapezoid 778
Treg ; regulatory T cell 253, 527
Treitz靭帯 222, 222f
TRH ; thyrotropin-releasing hormone 546, 557f
triad 761, 764
tricarboxylic acid cycle 284
tricuspid valve 85, 92
trigeminal ganglion 692
triglyceride 288
trigone of urinary bladder 401
trilaminar germ disc 460
triquetrum 778
tRNA 292, 292f
trochlea 690, 759, 774
trochlear notch 776
Trolard静脈 123f, 647f
trophoblast 457
troponin 112
truncus arteriosus 169
truncus cushions 174
TSH ; thyroid-stimulating hormone 547, 549, 557f
　——分泌細胞 545
tubal tonsil 196
tubercle of rib 818
tuberosity of radius 776
tuberosity of ulna 776

tubulin 581
tubuloglomerular feedback 352, 379
tunica adventitia 142
tunica albuginea 420, 428
tunica intima 142
tunica media 142
Turner症候群 478
TV ; tidal volume 72
twitch 768
TXA_2 ; thromboxane A_2 159, 162f, 496, 498
tympanic cavity 718
tympanic membrane 718
tyrosine 555

U

U波 97, 99
ubiquinol-cytochrome c reductase 286
UDP-グルコース 283, 285f
　——ピロホスホリラーゼ 283
ulna 776
ulnar notch 777
ultra-short loop feedback 548
umbilical cord 463
umbilical region 208f
uncinate process 304
uncus 612
urea 295
ureteric bud 407f, 408
ureter 400
urethra 401
urethral crest 401
urethral fold 478
urethral groove 478
urinary bladder 400
urinary pole 342
urobilin 301
urobilinogen 301
urogenital diaphragm 450
urogenital fold 478
urogenital groove 478
urogenital membrane 478
urogenital sinus 476
uterine gland 442
uterine tube 438
uterosacral ligament 441
uterovesicular ligament 441
uterus 440
utricle 719, 728
uvea 708

V

V ; volume of gas 32
$\dot{V}$; volume flow of gas 32
V_{1a}受容体 162, 371
V_2受容体 371
V_1-V_6誘導 98
VA核 606
$\dot{V}_A/\dot{Q}$ 34
vagina 448
vaginal column 448
vaginal fornix 448
vaginal orifice 448
vaginal plate 476
vaginal rugae 448
vagovagal reflex 315
vallate papillae 192, 735f
Valsalva試験 105
Valsalva洞 91f
valve of foramen ovale 170

variable region 516
varicose vein 135, 140
vas deferens 424
vasa recta 375
vascular bundle 375
vascular pole 342
vasoactive amine 508
vasomotor area 104, 160
vasopressin 103, 157, 157f, 162f, 330, 371, 549
Vater乳頭 223, 223f, 267f, 305, 305f
Vater-Pacini小体 702
VC ; vital capacity 72
V_E 363
Veins
　accessory hemiazygos 130
　anterior cardiac 117
　arcuate 375
　ascending lumbar 130
　azygos 130
　basal 646
　basilic 126
　bronchial 51
　central 269
　cephalic 126
　common cardinal 172
　deep dorsal, of penis 428
　esophageal 134, 204
　external jugular 122
　femoral 140
　great cardiac 117
　great cerebral 646
　great saphenous 140
　hemiazygos 130
　hepatic 264
　inferior anastomotic 646
　inferior cerebral 646
　inferior mesenteric 134
　inferior rectal 134
　interlobar 375
　interlobular 375
　internal cerebral 646
　internal iliac 134
　internal jugular 122
　left gastric 134
　left posterior ventricular 117
　middle cardiac 117

　middle rectal 134
　oblique, of left atrium 117
　ovarian 433
　paraumbilical 135
　popliteal 140
　portal 134, 264, 305
　prepyloric 210
　pulmonary 50, 91
　renal 335, 374
　right gastric 134
　small cardiac 117
　small saphenous 140
　splenic 134
　superficial middle cerebral 646
　superior anastomotic 646
　superior cerebral 646
　superior mesenteric 134
　superior rectal 134
　testicular 418
　umbilical 172, 178, 324, 463
　vitelline 172, 324
　vorticose 707
ventral funiculus 591
ventral horn 591
ventral mesentery 255
ventral pancreatic bud 325
ventral ramus 656
ventral root 591
ventricle 90
ventricular ejection 97
ventricular filling 97
ventricular septal defect 171
venule 142
vermiform appendix 246
vermis 600
vertebrae 814
vertebral arch 814
vertebral body 814
vertebral canal 814
vertebral column 744, 814
vertebral foramen 814
vesico-uterine pouch 431
vestibular fold 12
vestibular membrane 720
vestibular organ 726
vestibular reflex 730
vestibule 719

vestibule of vagina 449
vestibulocerebellum 600
vestibulocollic reflex 730
vestibulo-ocular reflex 730
vestibulospinal reflex 730
vestibulospinal tract 593
Vicq d'Azyr束 606, 613, 613f
villi 225, 226, 462
VIP ; vasoactive intestinal polypeptide 203, 227, 314
Virchowリンパ節 153
visceral inversion 169
visceral layer 86
visceral nervous system 577
visceral pleura 62
visceral sense 576
vital center 684
vitreous body 709
VL核 606
VLDL ; very low density lipoprotein 290, 290f, 291f
VMA ; vanillylmandelic acid 564
V 768
vocal cord 12
vocal fold 12
vocal ligament 12
Volkmann管 746
Volkmann拘縮 124
voltage-gated K⁺ channel 37
voluntary muscle 742
vomer 4, 828
von Willebrand因子 496
VP核 606
VPL核 606, 704
VPM核 606
VRG ; ventral respiratory group 68, 68f

W

W波 101
waiter's tip position 666
Waldeyer鞘 404, 404f
Waldeyer輪 196, 197f, 528f
Wallenberg症候群 646
water-hammer pulse 93

WBC ; white blood cell 482
Wenckebach型 101
Werner症候群 322
Wernicke野 616, 616f
white pulp 532
Willis動脈輪 121, 121f, 644, 644f
Winslow孔 209f, 265, 267f
Wirsung管 305, 305f, 325f
Wolff管 406, 474f, 475f, 476, 476f, 477f
Wolfring腺 706, 706f
WPW症候群 101

X

X線透過性 60
X/A-like cell 215
xiphoid process 818

Y

Y字靱帯 797
Y染色体 474
yellow marrow 484
yolk sac 254

Z

Z線[Z帯] 106, 106f, 761, 761f
Zeis腺 706, 706f
Zenker憩室 201
zinc finger 556, 556f, 568
Zinn小帯 708, 709f
Zollinger-Ellison症候群 243
zona fasciculata 561
zona glomerulosa 561
zona pellucida 434
zona reticularis 561
Zuckerkandl器官 561
zygomatic bone 828
zygote 456
zymogen granule 307

人名索引（fは図中）

Adamkiewicz（アダムキーヴィッツ）動脈　591
Addison（アジソン）病　571
Alcock（アルコック）管　137, 137f
Arantius（アランチウス）管　178f
Aschner（アシュネル）現象　105
Auerbach（アウエルバッハ）神経叢　202, 202f, 226, 226f, 245
Babinski（バビンスキー）反射　632, 632f
Baillarger（バイヤルジェ）線　610, 610f
Bainbridge（ベインブリッジ）反射　160
Bartter（バーター）症候群　385
Bartholin（バルトリン）腺　430f, 449, 449f
Basedow（バセドウ）病　557
Bauhin（バウヒン）弁　246f
Beale（ビール）嚢　267
Bell-Magendie（ベル・マジャンディー）の法則　592
Bertin（ベルタン）柱　336
Betz（ベッツ）巨大錐体細胞　610
Billroth（ビルロート）索　533
Bochdalek（ボホダレク）孔　64, 65f
Bohr（ボーア）効果　42, 42f
Bohr（ボーア）の式　33
Botallo（ボタロー）管　178f
Bötzinger（ベッチンガー）複合体　68
Bowman（ボウマン）腺　732, 732f
Bowman（ボウマン）嚢　342, 342f
Breuer-Hering（ブロイエル・ヘーリング）反射　68f, 69, 684
Broca（ブローカ）野　616, 616f
Brodmann（ブロードマン）領野　610, 611f
Bruch（ブルッフ）膜　711
Brücke（ブリュッケ）筋　708, 709f
Brunner（ブルンネル）腺　226, 227f
Buck（バック）筋膜　428, 428f
Budd-Chiari（バッド・キアリ）症候群　205
Cajal（カハール）介在細胞　226, 227, 771
Cajal-Retzius（カハール・レチウス）細胞　610
Calot（カロー）三角　267, 267f
Camper（カンパー）筋膜　419f, 451, 826
Cantlie（カントリー）線　268, 268f
Charcot（シャルコー）の脳卒中動脈　645
Cheyne-Stokes（チェーン・ストークス）呼吸　71, 71f
Chopart（ショパール）関節　800, 800f
Clarke（クラーク）核　592
Colles（コーレス）筋膜　247f, 402f, 428f, 440f, 449f, 451, 759
Conn（コン）症候群　383, 570
Coombs（クームス）分類　524
Cooper（クーパー）靱帯　470, 470f
Cori（コリ）回路　316f
Corti（コルチ）器　720, 722, 722f
Couinaud（クイノー）分類　268f
Cowper（カウパー）腺　402f, 424f, 425
Crigler-Najjar（クリグラー・ナジャー）病　303
Crohn（クローン）病　243, 251
Cushing（クッシング）現象　649
Cushing（クッシング）症候群　568
Davenport（ダヴェンポート）ダイアグラム　49
de Quervain（ド・ケルヴァン）病　790

Deiters（ダイテルス）細胞　722, 722f
Dejerine（デジェリーヌ）症候群　646
Denonvilliers（デノビエ）筋膜　247, 247f
Disse（ディッセ）腔　270, 271f, 273, 273f
Döderlein（デーデルライン）桿菌　448
Douglas（ダグラス）窩　247, 247f, 425f, 430f, 431, 440f
Down（ダウン）症候群　416
Dubin-Johnson（デュービン・ジョンソン）症候群　297, 303
Ebner（エブネル）腺　192, 735f
Edinger-Westphal（エディンガー・ウェストファル）核　597f, 599f, 690, 717
Einthoven（アイントーフェン）三角形　98, 98f
Eisenmenger（アイゼンメンゲル）症候群　88
Erb（エルブ）の神経点　660, 661f
Fabricius（ファブリキウス）嚢　71
Fallot（ファロー）四徴症　88, 174, 175f
Fanconi（ファンコニ）症候群　369
Fick（フィック）の第一法則　30
Fick（フィック）の方法　102
Fontana（フォンタナ）腔　709f
Galen（ガレン）大静脈　123f, 604f, 646, 647f
Gantzer（ガンツァー）筋　788
Gartner（ガルトナー）管　432, 477f
Gasser（ガッセル）神経節　692
Gennari（ジェンナリ）線条　610
Gerota（ゲロタ）筋膜　334, 334f
Giannuzzi（ジャヌッチ）半月　194
Gibbs-Donnan（ギブス・ドナン）平衡　44
Gilbert（ジルベール）病　303
Gitelman（ギッテルマン）症候群　385
Glisson（グリソン）鞘　270, 271f
Golgi（ゴルジ）腱器官　628, 628f, 700, 702, 769
Golgi（ゴルジ）細胞　636, 636f
Graaf（グラーフ）卵胞　435
Graham（グラハム）の法則　30
Guyon（ギヨン）管　789
Haldane（ホールデン）効果　44, 44f
Hartmann（ハルトマン）嚢　266
Hassall（ハッサル）小体　534
Havers（ハヴァース）管　746, 747f
Heister（ハイステル）弁　266
Henderson-Hasselbalch（ヘンダーソン・ハッセルバルヒ）の式　47, 396
Henle（ヘンレ）ループ　337f, 338, 370, 372
Henry（ヘンリー）の法則　30
Hensen（ヘンゼン）細胞　722, 722f
Hering（ヘリング）管　271f, 272, 272f
Hering-Breuer（ヘーリング・ブロイエル）反射　68f, 69, 684
Herring（ヘリング）小体　544, 545f
Heschl（ヘシュル）横回　608, 609f
Heubner（ホイブナー）反回動脈　645, 645f
Heuser（ヒューザー）膜　458, 458f
Hirschsprung（ヒルシュスプルング）病　245, 251, 652
His（ヒス）角　201, 201f
His（ヒス）束　94
Holter（ホルター）心電図　101

Holzknecht（ホルツクネヒト）腔　88
Horner（ホルネル）症候群　676
Howship（ハウシップ）窩　749, 749f
Hunter（ハンター）管　807
Huntington（ハンチントン）病　634
Ito（伊東）細胞　273
Jacoby（ヤコビー）線　590, 794
Keith-Flack（キース・フラック）結節　94, 95f
Kent（ケント）束　101
Kerckring（ケルクリング）ヒダ　225
Kerley（カーリー）線　55f
Kiesselbach（キーゼルバッハ）部位　6, 6f
Klinefelter（クラインフェルター）症候群　478
Kocher（コッヘル）の操作　225
Kohlrausch（コールラウシュ）屈曲点　714
Kohlrausch（コールラウシュ）ヒダ　247, 247f
Korsakoff（コルサコフ）症候群　621
Krause（クラウゼ）腺　706, 706f
Krebs（クレブス）回路　284
Kupffer（クッパー）細胞　271f, 274, 274f, 502
Labbé（ラベ）静脈　123f, 647f
Laimer（ライマー）三角　201
Lambert-Eaton（ランバート・イートン）症候群　585
Landolt（ランドルト）環　715, 715f
Langerhans（ランゲルハンス）細胞　531, 736f, 737, 739
Langerhans（ランゲルハンス）島　306, 306f, 308, 308f
Langhans（ラングハンス）細胞　458, 462, 462f
Lanz（ランツ）点　246f
Laplace（ラプラス）の法則　28, 29f
Leydig（ライディッヒ）細胞　420, 421f, 423f, 572, 573f
Liddle（リドル）症候群　385
Lisfranc（リスフラン）関節　800, 800f
Lissauer（リッサウエル）束　592
Lowe（ロウ）症候群　399
Luschka（ルシュカ）管　266
Luschka（ルシュカ）孔　642, 642f
Magendie（マジャンディー）孔　642, 642f
Mall（モール）腔　271, 271f
Mallory（マロリー）小体　276
Malpighi（マルピギー）小体　342, 532
Martinotti（マルティノッティ）細胞　610
Master（マスター）二階段法　101
McBurney（マクバーニー）点　246f
Meckel（メッケル）憩室　257
Meibom（マイボーム）腺　706, 706f
Meissner（マイスナー）小体　701, 702, 703f, 738
Meissner（マイスナー）神経叢　202, 202f, 212, 226, 226f
Merkel（メルケル）細胞　702, 736f, 737
Merkel（メルケル）盤　702, 703f, 738f
Meynert（マイネルト）基底核　611, 624f
Meynert（マイネルト）反束　604, 612
Moll（モル）腺　706, 706f
Monro（モンロー）孔　642, 642f
Montgomery（モントゴメリー）腺　470
Morgagni（モルガニ）小胞　432

Morgagni（モルガニ）水胞　477f
Müller（ミュラー）管　475f, 476, 476f, 477f
Müller（ミュラー）筋　708, 709f
Müller（ミュラー）細胞　710f, 711
Naboth（ナボット）卵　442
Nägele（ネーゲレ）の概算法　454
Nélaton（ネラトン）線　796, 796f
Nernst（ネルンスト）の式　109, 363, 391
Nissl（ニッスル）小体　578
Nuel（ヌエル）腔　722f
Oddi（オッディ）括約筋　223, 267, 267f, 303
Pacini（パチニ）小体　701, 702, 703f
Paneth（パネート）細胞　228, 228f, 229f
Papanicolaou（パパニコロー）分類　443
Papez（ペーペズ）回路　620
Parkinson（パーキンソン）病　635
Petit（プティ）三角　783
Peyer（パイエル）板　225f, 227, 528, 528f
Poiseuille（ポワズイユ）の法則　154
Purkinje（プルキンエ）細胞　602, 602f, 636, 636f, 637f, 731
Purkinje（プルキンエ）線維　94, 95f
Ranvier（ランビエ）絞輪　580, 580f
Rathke（ラトケ）嚢　543, 543f
Raynaud（レイノー）病　83
Reissner（ライスナー）膜　720, 721f
Rokitansky-Aschoff（ロキタンスキー・アショフ）洞　266
Roland（ローランド）溝　608
Rosenthal（ローゼンタール）静脈　123f, 647f

Roser-Nélaton（ローゼル・ネラトン）線　796, 796f
Rotor（ローター）病　303
Rotter（ロッター）リンパ節　470
Ruffini（ルフィニ）小体　701, 702, 703f
Santorini（サントリーニ）管　305, 305f, 325f
Santorini（サントリーニ）弁　305
Scarpa（スカルパ）筋膜　419f, 451, 759, 826
Scarpa（スカルパ）三角　807
Schäffer（シェーファー）側枝　620f, 621
Schlemm（シュレム）管　709, 709f
Schmidt-Lanterman（シュミット・ランターマン）切痕　580, 580f
Schwann（シュワン）細胞　579, 580, 580f, 653f
Sertoli（セルトリ）細胞　420, 421, 423f, 573
Sharpey（シャーピー）線維　191, 747, 747f
Sibson（シブソン）筋膜　62, 63f
Sjögren（シェーグレン）症候群　193
Skene（スキーン）腺　449
Starling（スターリング）の法則　103
Starling（スターリング）力　145
Sylvius（シルビウス）水道　642f
Sylvius（シルビウス）槽　641f
Sylvius（シルビウス）裂　608
Tawara（田原）結節　94, 95f
Thebesius（テベシウス）静脈　117
Tenon（テノン）鞘　706
Toldt（トルト）筋膜　244, 245f, 304
Treitz（トライツ）靭帯　222, 222f
Trolard（トロラー）静脈　123f, 647f

Turner（ターナー）症候群　478
Valsalva（バルサルバ）試験　105
Valsalva（バルサルバ）洞　91f
Vater（ファーター）乳頭　223, 223f, 267f, 305, 305f
Vater-Pacini（ファーター・パチニ）小体　702
Vicq d'Azyr（ヴィック・ダジール）束　606, 613, 613f
Virchow（ウィルヒョウ）リンパ節　153
Volkmann（フォルクマン）管　746, 747f
Volkmann（フォルクマン）拘縮　124
von Willebrand（フォン・ウィルブランド）因子　496
Waldeyer（ワルダイエル）鞘　404, 404f
Waldeyer（ワルダイエル）輪　196, 197f, 528f
Wallenberg（ワレンベルグ）症候群　646
Wenckebach（ウェンケバッハ）型　101
Wernicke（ウェルニッケ）野　616, 616f
Willis（ウィリス）動脈輪　121, 121f, 644, 644f
Winslow（ウィンスロー）孔　209f, 265, 267f
Wirsung（ヴィルズング）管　305, 305f, 325f
Wolff（ウォルフ）管　406, 474f, 475f, 476, 476f, 477f
Wolfring（ウォルフリング）腺　706, 706f
Zeis（ツァイス）腺　706, 706f
Zenker（ツェンカー）憩室　201
Zinn（チン）小帯　708, 709f
Zollinger-Ellison（ゾリンジャー・エリソン）症候群　243
Zuckerkandl（ツッカーカンドル）器官　561

電子書籍QRコード
閲覧方法は巻末の袋とじをご覧ください。

―――――――――――――――――――
カラー図解 人体の正常構造と機能
【全10巻縮刷版】

定価(本体18,000円+税)

2008年 3月11日　第1版
2008年 5月12日　第1版2刷
2009年 1月19日　第1版3刷
2009年 6月29日　第1版4刷
2010年 5月27日　第1版5刷
2011年 5月28日　第1版6刷
2012年 1月11日　第2版
2014年 2月10日　第2版2刷
2017年 1月27日　第3版
2020年 1月24日　第3版2刷
2021年 1月30日　第4版
2025年 1月29日　第5版

総編集　坂井建雄・河原克雅
発行者　梅澤俊彦
発行所　日本医事新報社　www.jmedj.co.jp
　　　　〒101-8718 東京都千代田区神田駿河台2-9
　　　　電話03-3292-1555(販売)・1557(編集)
　　　　振替口座00100-3-25171
印　刷　ラン印刷社

©2025 Tatsuo Sakai, Katsumasa Kawahara. Printed in Japan
ISBN978-4-7849-3182-8
―――――――――――――――――――

本書の複製権・翻訳権・上映権・譲渡権・公衆送信権(送信可能化権を含む)は(株)日本医事新報社が保有します。

JCOPY〈(社)出版者著作権管理機構 委託出版物〉
本書の無断複写は著作権法上での例外を除き禁じられています。複写される場合は,そのつど事前に(社)出版者著作権管理機構(電話03-5244-5088, FAX 03-5244-5089, e-mail : info@jcopy.or.jp)の許諾を得てください。